Rankl/Effing

Handbuch der Chipkarten

Wolfgang Rankl
Wolfgang Effing

Handbuch der Chipkarten

Aufbau – Funktionsweise – Einsatz von Smart Cards

5., überarbeitete und erweiterte Auflage

HANSER

Alle in diesem Buch enthaltenen Informationen, Verfahren und Darstellungen wurden nach bestem Wissen zusammengestellt und mit Sorgfalt getestet. Dennoch sind Fehler nicht ganz auszuschließen. Aus diesem Grund sind die im vorliegenden Buch enthaltenen Informationen mit keiner Verpflichtung oder Garantie irgendeiner Art verbunden. Autoren und Verlag übernehmen infolgedessen keine juristische Verantwortung und werden keine daraus folgende oder sonstige Haftung übernehmen, die auf irgendeine Art aus der Benutzung dieser Informationen – oder Teilen davon – entsteht.

Gleiches gilt für die Verletzung von Patentrechten und anderen Rechten Dritter, die daraus resultieren könnten. Autoren und Verlag übernehmen keine Gewähr dafür, dass beschriebene Verfahren usw. frei von Schutzrechten Dritter sind. Die Wiedergabe von Gebrauchsnamen, Handelsnamen, Warenbezeichnungen usw. in diesem Buch berechtigt deshalb auch ohne besondere Kennzeichnung nicht zu der Annahme, dass solche Namen im Sinne der Warenzeichen- und Markenschutz-Gesetzgebung als frei zu betrachten wären und daher von jedermann benutzt werden dürften.

Bibliografische Information der Deutschen Nationalbibliothek:

Die Deutsche Nationalbibliothek verzeichnet diese Publikation in der Deutschen Nationalbibliografie; detaillierte bibliografische Daten sind im Internet über http://dnb.d-nb.de abrufbar.

Lektorat: Margarete Metzger
Herstellung: Irene Weilhart
Umschlagkonzept: Marc Müller-Bremer, www.rebranding.de, München
Umschlagrealisation: Stephan Rönigk
Datenbelichtung, Druck und Bindung: Kösel, Krugzell
Ausstattung patentrechtlich geschützt. Kösel FD 351, Patent-Nr. 0748702
Printed in Germany

ISBN 978-3-446-40402-1

Inhaltsverzeichnis

Vorwort

Buchprojekte mit über eintausend Seiten in der fünften Auflage folgen etwas anderen Gesetzen als Fachbücher mit dreihundert Seiten in der ersten Auflage. Dies mussten wir in den vergangenen zwei Jahren beinahe schon schmerzhaft erfahren, als wir uns entschlossen, diese neue Auflage des Handbuchs der Chipkarten zu schreiben.

Der Grund dafür war, dass die Entwicklung der Chipkarten-Technologie seit der letzten Auflage aus dem Jahre 2002 so viele tiefgreifende Änderungen erfahren hat, dass nahezu auf jeder Seite Anpassungen notwendig waren. Diese erheblichen Änderungen haben wir auch gleich zum Anlass genommen, das Buch von einer weithin bekannten und für solche Textmengen am Rande des völligen Zusammenbruchs arbeitenden Textverarbeitung auf ein professionelles Layoutsystem umzustellen. Als bekennende Anhänger von quelloffener Software kam dabei für uns nur LaTeX in Frage. Diesen Schritt haben wir zwar zu keinem Zeitpunkt bereut, allerdings beschleunigte dies das Buchprojekt nicht gerade. Eine der für den Leser spürbaren Auswirkungen dieser Umstellung ist die große Zahl von Querverweisen mit Seitennummer. Weiterhin haben wir die meisten Zeichnungen und alle Tabellen überarbeitet. Das Ergebnis ist ein deutlich übersichtlicheres und besser lesbares Buch.

Mit dieser Generalüberholung haben wir auch alle Themenbereiche neu geordnet, so dass es jetzt auch eine logischere Aufteilung der einzelnen Bereiche gibt. Wir konnten damit die in den vergangenen Auflagen eingeflossenen Ergänzungen, Veränderungen und Sonderfälle wieder in ein in sich geschlossenes neues System überführen, welches das gesamte Thema übersichtlicher strukturiert.

Dies bildet auch den beginnenden Technologiewechsel bei den Chipkarten ab. Diese führten bislang in der Informationstechnologie eher ein Nischendasein in einem ziemlich abgeschlossenen Technotop. In den letzten Jahren hält jedoch die Technologie aus der PC- und Internet-Welt immer mehr Einzug in die Welt der Karten. Als Beispiel sei hier nur die kryptografisch gesicherte Datenübertragung zwischen äußerer Welt und Chipkarte genannt. Der Standard ist nach wie vor Secure Messaging nach ISO/IEC 7816, doch ist am Horizont bereits die Integration des im Internet bewährten SSL/TLS-Protokolls sichtbar. Ähnliches zeichnet sich auch mittlelfristig bei TCP/IP ab. Damit werden Chipkarten ein eindeutig adressierbares Gerät im Internet und lassen sich in diese Infrastruktur auch entsprechend einbinden.

Das große Thema Chipkarten-Mikrocontroller mit Flash-Speicher anstelle von maskenprogrammiertem ROM machte ebenfalls einige größere Anpassungen notwendig. Sollte die Entwicklungsrichtung so weitergehen, und es spricht alles dafür, dann wird es bereits in wenigen

Jahren nahezu keine ROM-basierten Chips für Karten mehr geben. Einher geht damit eine deutlich gesteigerte Flexibilität bei den Betriebssystemen und in der Produktionslogistik.

Bei der grundsätzlichen Gliederung des Handbuchs der Chipkarten haben wir das über die letzten Auflagen bewährte Schema beibehalten. Den Anfang bilden die relativ kurz gehaltenen und prägnanten Kapitel mit der allgemeinen Einführung in die Welt der Karten. Anschließend folgt der Teil mit den allgemeinen Grundlagen, die man zum Verständnis dieses doch recht umfangreichen Themas benötigt. Erst dann beginnt der Teil zu Datenübertragung, Kommandos, Betriebssysteme, Herstellung von Chipkarten und Qualitätssicherung.

Den recht umfangreichen Abschluss bilden mehrere Kapitel über die verschiedenen Anwendungen. Wir haben diesen Teil auf exemplarische Beispiele begrenzt, da gerade bei den Chipkarten-Anwendungen in den letzten Jahren eine schier unüberschaubare Anzahl von neuen interessanten Einsatzgebieten erschlossen wurde.

Wir möchten uns an dieser Stelle bei unseren Familien, Freunden und Kollegen bedanken, die durch ihre Hilfe und Motivation dieses Buch möglich gemacht haben. Ein besonderer Dank geht auch an die folgenden Personen: Bernhard Seen für seine kompetenten Anmerkungen zur Kartenfertigung, Jörn Treger für die engagierte Überarbeitung des Texts zur Java Card, Christoph Schiller für die Beantwortung vieler Fragen zu LaTeX, Johannes Reschreiter für die kompetente Auskunft zu Chipkarten in Skigebieten, Thomas Tarantino für die Hilfe bei Fragen zum Kartenkörper, Michael Baldischweiler für seine fachkundigen Hinweise zu USB, SWP und HCI, Peter Hildinger für die Durchsicht des Kapitels Zahlungsverkehrskarten, Marcus Janke und Peter Laackmann für die vielen Hinweise und Fotos zu Angriffen auf Chipkarten, Christopher Tarnovsky für die interessanten Fotos zu Chipanalysen, Jürgen Hirschinger für seine exakten Anmerkungen zum Thema Test, Harald Vater für die Beantwortung vieler Detailfragen zur Kryptografie, Hermann Altschäfl für seine praxisnahen Hinweise bei Anwendungen im Telekommunikationsbereich, Peter van Elst und Dieter Weiß für die stets prompte und fachkundige Beantwortung vieler kleiner Fragen rund um Karten, Irene Weilhart für die hervorragenden Anregungen und die sachkundige Hilfe in Typografie und Gestaltung eines Fachbuchs und Margarete Metzger für die erstaunliche Geduld, wenn wir wieder einmal den Abgabetermin verschieben mussten, und die exzellente Zusammenarbeit bei diesem Buchprojekt.

Ein besonderer Dank gilt den vielen engagierten Lesern des Handbuchs der Chipkarten, die uns mit ihren Hinweisen und Fragen oft zu interessanten, neuen Einsichten führten.

München, im Juni 2008

Wolfgang Rankl
Wolfgang@wrankl.de
www.wrankl.de

Wolfgang Effing
Wolfgang.Effing@gi-de.com

Symbole und Notationen

- Das niedrigstwertige Bit wird analog der ISO Nomenklatur mit der Nummer 1 bezeichnet.
- Bei einer Verkettung von Daten befindet sich das höherwertige Byte am Anfang und demzufolge das niederwertige Byte am Ende der Kette, die Endianness ist also *big endian*.
- Die Angabe „Byte“ entspricht dem üblichen Sprachgebrauch und ist eine Sequenz von 8 Bit.
- Die Längenangaben von Daten oder Objekten sowie alle zählbaren Größen sind in dezimaler Schreibweise dargestellt.
- Die Präfixe „Kilo“, „Mega“ und „Giga“ haben im Zusammenhang mit Daten- oder Speichergrößen die Werte 1 024 (= 2^{10}), 1 048 576 (= 2^{20}) und 1 073 741 824 (= 2^{30}).
- Binäre Werte sind kontextabhängig benutzt und nicht explizit gekennzeichnet.
- Chipkarten-Kommandos sind in Großbuchstaben geschrieben (z. B.: SELECT).
- Bei Sequenzdiagrammen ist in der Regel ausschließlich der Gutfall gezeigt.
- In Zeichnungen zeigen Pfeile mit ausgefüllter Spitze eine Richtung an. Hinweispfeile hingegen besitzen eine nicht ausgefüllte Spitze.
- Alle Zahlenangaben sind, sofern nicht anders angegeben, auf dem Stand Anfang 2008.

Zeichen- und Zahlendarstellung

0, 1	binärer Wert (kontextabhängig verwendet und nicht explizit gekennzeichnet)
8	dezimaler Wert
'00'	hexadezimaler Wert
"ABC"	ASCII-Wert
bn	Bit mit der Nummer n (z. B.: b8)
Bn	Byte mit der Nummer n (z. B.: B1)
Dn	Stelle (Digit) mit der Nummer n (z. B.: D3)

Verweise

siehe auch „...“	Dies ist ein Querverweis auf eine andere Stelle innerhalb des Buches.
[X Y]	Dies ist ein Querverweis auf im Anhang genannte Literatur oder eine Seite im Internet. Sofern es sich um einen Literaturverweis handelt, ist dabei X der Familienname des erstgenannten Autors und Y die auf die Zehnerstellen gekürzte Jahreszahl des Erscheinungsjahrs. Ein Verweis auf eine Seite im Internet enthält eine eindeutige Kurzbezeichnung und keine Jahreszahl.

Funktionen

$e = C(m)$	Berechnung des Fehlererkennungskodes e (*error detection code*) über die Nachricht m (*message*).
$t = T(d)$	Strukturierung der Daten d (*data*) mittels TLV-Kodierung. Das Ergebnis sind die TLV-kodierten Daten t (*TLV coded data*).
$p = P(d, v, l)$	Padding der Daten d (*data*) mit dem Wert oder der Methode v (*value*) auf ein Vielfaches der Blocklänge l (*length*). Das Ergebnis sind die gepaddeten Daten p (*padded data*).
$c = E(p, k)$	Verschlüsselung (*encryption*) des Klartexts p (*plain text*) mit einem symmetrischen Kryptoalgorithmus und dem geheimen Schlüssel k (*key*). Das Ergebnis ist der Schlüsseltext c (*cipher text*).
$p = D(c, k)$	Entschlüsselung (*decryption*) des Schlüsseltexts c (*cipher text*) mit einem symmetrischen Kryptoalgorithmus und dem geheimen Schlüssel k (*key*). Das Ergebnis ist der Klartext p (*plain text*).
$a = M(m, k)$	Berechnung des MAC (*message authentication code*) a über die Nachricht m (*message*) mit dem geheimen Schlüssel k (*key*).
$s = S(m, sk)$	Signierung (*sign*) der Nachricht m (*message*) mit dem geheimen Schlüssel sk (*secret key*).
$r = V(m, s, pk)$	Prüfung (*verify*) der Signatur s (*signature*) über die Nachricht m (*message*) mit dem öffentlichen Schlüssel pk (*public key*). Das Ergebnis r (*result*) ist true oder false.
$h = H(m)$	Berechnung des Hashwertes h (*hash*) über die Nachricht m (*message*).
$C = (A, pk_A, S(A \parallel pk_A, sk_{CA}))$	Zertifikat C (*certificate*) des öffentlichen Schlüssels pk_A (*public key*) von Benutzer A. Dieses ist mit dem geheimen Schlüssel sk_{CA} (*secret key certification authority*) der Zertifizierungsinstanz CA (*certification authority*) signiert.
$r = V(A \parallel pk_A, C, pk_{CA}))$	Prüfung (*verify*) des Zertifikats C (*certificate*) zum öffentlichen Schlüssel pk_A (*public key*) von Benutzer A mit dem öffentlichen Schlüssel pk_{CA} (*public key certification authority*) der Zertifizierungsinstanz CA (*certification authority*). Das Ergebnis r (*result*) ist true oder false.

logische Funktionen und Programmkode

$=$	Zuweisungsoperator (Unterscheidung zu Vergleichsoperator ist kontextabhängig)
$=, \neq, <, >, \leq, \geq$	Vergleichsoperatoren
$+, -, \cdot, /$	Rechenoperatoren
$\parallel$	Verkettungsoperator (z. B. von zwei Datenelementen oder Datenobjekten)

Programmkode

Der in diesem Buch verwendete Programmkode orientiert sich in Syntax und Semantik an den gängigen BASIC-Dialekten. Zur Vereinfachung des Verständnisses ist es jedoch zusätzlich erlaubt, innerhalb des Programmkodes Erklärungen in natürlicher Sprache einzufügen. Damit wird es für den Leser einfacher, den dargestellten Programmkode zu verstehen, einer automatischen Übersetzung in Maschinenkode ist dadurch allerdings der Weg versperrt. Die deutlich erhöhte Lesbarkeit rechtfertigt aber diesen Kompromiss in jedem Falle.

<table>
<tr><td>:=</td><td>Zuweisungsoperator</td></tr>
<tr><td>$=, ! =, <, >, <=, >=$</td><td>Vergleichsoperatoren</td></tr>
<tr><td>$+, -, *, /$</td><td>Rechenoperatoren</td></tr>
<tr><td>NOT</td><td>logisches Nicht</td></tr>
<tr><td>AND</td><td>logisches Und</td></tr>
<tr><td>OR</td><td>logisches Oder</td></tr>
<tr><td>||</td><td>Verkettungsoperator (z. B.: von zwei Bytestrings)</td></tr>
<tr><td>_</td><td>Zeilenende innerhalb mehrzeiliger Anweisungen</td></tr>
<tr><td>// ...</td><td>Kommentar</td></tr>
<tr><td>IO_Buffer</td><td>Variable (in kursiver Schrift gesetzt)</td></tr>
<tr><td>Label:</td><td>Sprungziel oder Aufrufziel (in fetter Schrift gesetzt)</td></tr>
<tr><td>GOTO ...</td><td>Sprung</td></tr>
<tr><td>CALL ...</td><td>Funktionsaufruf</td></tr>
<tr><td>RETURN</td><td>Funktionsrücksprung</td></tr>
<tr><td>IF ... THEN ...</td><td>Entscheidung, Variante 1</td></tr>
<tr><td>IF ... THEN ... ELSE ...</td><td>Entscheidung, Variante 2</td></tr>
<tr><td>SEARCH (...)</td><td>Suchen in einer Liste, Beschreibung als Text in Klammern</td></tr>
<tr><td>STATUS (...)</td><td>Abfrage des Ausführungsergebnisses bei einem vorangegangenen Funktionsaufruf</td></tr>
<tr><td>STOP</td><td>Beendigung eines Ablaufs</td></tr>
<tr><td>LENGTH (...)</td><td>Berechnung von Längen</td></tr>
<tr><td>EXIST</td><td>Test auf Vorhandensein (z. B. eines Objekts oder Datenelements)</td></tr>
<tr><td>WITH ...</td><td>Beginn der Festlegung einer Variablen oder eines Objekts als Referenz</td></tr>
<tr><td>END WITH</td><td>Ende der Festlegung einer Variablen oder eines Objekts als Referenz</td></tr>
</table>

Abkürzungen

µC	Mikrocontroller
3DES	Triple-DES (data encryption standard) (siehe Glossar)
3GPP	third generation partnership project (siehe Glossar)
3GPP2	third generation partnership project 2 (siehe Glossar)
3rd FF	third form factor
A-PET	amorphes Polyethylenterephtalat
A3, A5, A8	GSM Algorithm 3, 5, 8 (siehe Glossar)
AAM	application abstract machine
ABA	American Bankers Association
ABS	Acrylnitril-Butadien-Styrol
AC	access conditions (siehe Glossar „Zugriffsbedingungen“)
ACD	access control descriptor
ACK	acknowledge
ACM	Accumulated Call Meter
ADF	application dedicated file
ADK	additional decryption key
ADN	abbreviated dialling number
AES	advanced encryption standard (siehe Glossar)
AFI	Application family identifier
AFNOR	Association Française de Normalisation (siehe Glossar)
AGE	Autobahngebührenerfassung
AGE	automatische Gebührenerfassung
AID	application identifier (siehe Glossar)
AM	access mode
Amd.	Amendment
AMPS	Advanced Mobile Phone Service (siehe Glossar)
AND	logische UND-Verknüpfung
ANSI	American National Standards Institute (siehe Glossar)
AoC	Advice of Charge
AODF	authentication object directory file
APACS	Association for Payment Clearing Services
APDU	application protocol data unit (siehe Glossar)
API	application programming interface (siehe Glossar)
AR	access rules
ARM	Advanced RISC Machine
ARR	access rule reference
ASC	application specific command

ASCII	American Standard Code for Information Interchange
ASIC	application specific integrated circuit
ASK	amplitude shift keying (siehe Glossar)
ASN.1	abstract syntax notation one (siehe Glossar)
AT	attention
ATM	automated teller machine
ATQA	Answer to request, type A
ATQB	Answer to request, type B
ATR	answer to reset (siehe Glossar)
ATS	Answer to Select
AUX1, AUX2	auxiliary 1, auxiliary 2
BAC	Basic Access Control
BAFA	Bundesamt für Wirtschaft und Ausfuhrkontrolle
BASIC	beginners all purpose symbolic instruction code
BCD	binary coded digit
Bellcore	Bell Communications Research Laboratories
BER	basic encoding rules (siehe Glossar)
BER-TLV	basic encoding rules tag, length, value
BEZ	Börsenevidenzzentrale
BGT	block guard time
BIBO	be-in-be-out
BIN	bank identification number
BIP	bearer independent protocol
bit	binary digit
BPF	basic processor functions
BPSK	Binary phase shift keying (siehe Glossar)
BS	base station
BSI	Bundesamt für Sicherheit in der Informationstechnik
BWT	block waiting time
C-APDU	command-APDU (siehe Glossar „Kommando-APDU")
C-SET	Chip-SET (secure electronic transaction)
CA	certificate authority (siehe Glossar „Zertifizierungsinstanz")
CAD	chip accepting device (siehe Glossar)
CAFE	conditional access for Europe (EU-Projekt)
CAMEL	Customized Applications for Mobile Enhanced Logic
CAP	card application (siehe Glossar „CAP-Datei")
CAPI	Crypto API (application programming interface)
CASCADE	Chip Architecture for Smart Card and portable intelligent Devices
CASE	computer aided software engineering
CAT	card application toolkit
CAT_TP	card application toolkit transport protocol
CAVE	cellular authentication, voice privacy and encryption
CBC	cipher block chaining
CC	Common Criteria (siehe Glossar)
CCD	card coupling device
CCID	integrated circuit(s) cards interface device
CCITT	Comité Consultatif International Télégraphique et Téléphonique (jetzt ITU) (siehe Glossar)
CCR	chip card reader
CCS	chryptographic checksum (kryptografische Prüfsumme) (siehe Glossar)

CD	committee draft
CDC	communications device class
CDF	certificate directory file
CDM	card dispensing machine
CDMA	Code Division Multiple Access (Codevielfachzugriffsverfahren) (siehe Glossar)
CEN	Comité Européen de Normalisation (Europäisches Komitee für Normung)
CEN	Comité Européen de Normalisation (siehe Glossar)
CENELEC	Comité Européen de Normalisation Eléctrotechnique
CEPS	common electronic purse specifications (siehe Glossar)
CEPT	Conférence Européenne des Postes et Télécommunications (siehe Glossar)
CFB	cipher feedback
CGI	Common Gateway Interface
CHV	card holder verification
CHV	card holder verification information
CICC	contactless integrated chip card
CICO	check-in-check-out
CID	card identifier
CISC	complex instruction set computer
CLA	class
CLF	contactless frontend
CLK	clock (Takt)
CLn	Cascade level n, type A
CMEA	Cellular Message Encryption Algorithm
CMM	capability maturity model (siehe Glossar)
CMOS	complementary metal oxide semiconductor
CMS	card management system
CoD	clear on deselect
CoR	clear on reset
COS	chip operating system (siehe Glossar)
COT	chip-on-tape (siehe Glossar)
CPA	common payment application
CPU	central processing unit
CRC	cyclic redundancy code (zyklischer Redundanzprüfungscode) (siehe Glossar)
CRCF	clock rate conversion factor
CRT	Chinese remainder theorem
CRT	control reference template
Cryptoki	cryptographic token interface
CSD	Circuit Switched Data
CT	card terminal
CT	Cascade tag, type A
CT	Chipcard Terminal
CT	cordless telephone
CT-API	Chipcard Terminal (CT)-API (siehe Glossar)
CTDE	cryptographic token data element
CTI	cryptographic token information
CTIO	cryptographic token information object
CVM	cardholder verification method
CWT	character waiting time
D	Divisor
D-AMPS	Digital Advanced Mobile Phone Service (siehe Glossar)

DAD	destination address
DAM	DECT Authentication Module
DAM	draft amendment
DAP	data authentication pattern
DB	database
DBF	database file
DBMS	Database Management System
DC/SC	digital certificates on smart cards
DCODF	data container object directory file
DCS	digital cellular system
DEA	data encryption algorithm (siehe Glossar)
DECT	digital enhanced cordless telecommunications (siehe Glossar)
DEMA	differential electromagnetic analysis
DER	distinguished encoding rules (siehe Glossar)
DES	data encryption standard (siehe Glossar)
DF	dedicated file (oft auch: directory file) (siehe Glossar)
DFA	differential fault analysis (siehe Glossar „differentielle Fehleranalyse")
DFÜ	Datenfernübertragung
DG	data group
DIL	dual inline
DIN	Deutsche Industrienorm
DIS	draft international standard
DLL	Dynamic Link Library
DMA	direct memory access
DO	data object (Datenobject)
DoA	dead on arrival
DoD	US Department of Defense
DOM	Document Object Model
DoS	Denial of Service-Angriff
DOV	data over voice
DPA	differential power analysis (differentielle Stromanalyse) (siehe Glossar)
dpi	dots per inch
DR	divisor receive (PCD to PICC)
DRAM	dynamic random access memory (siehe Glossar)
DRI	divisor receive integer (PCD to PICC)
DS	divisor send (PICC to PCD)
DSA	digital signature algorithm
DSA	digital signature algorithm
DSI	divisor send integer (PICC to PCD)
DSS	digital signature standard
DTAUS	Datenträgeraustausch
DTD	Document Type Definition
DTMF	dual tone multiple frequency
DVD	digital versatile disc
DVS	Dateiverwaltungssystem
E	end of communication, type A
E^2PROM	electrical erasable programmable read only memory
E/A	Eingabe/Ausgabe
EAC	Extended Access Control
EAP	extensible authentication protocol

EAP-SIM	extensible authentication protocol security identity module
EBCDIC	extended binary coded decimal interchange code
EC	elliptic curve
EC	elliptic curve crypto algorithm (Kryptoalgorithmus mit elliptischen Kurven)
ec	eurocheque
ECB	electronic code book
ECBS	European Committee for Banking Standards (siehe Glossar)
ECC	elliptic curve cryptosystems (siehe Glossar)
ECC	error correction code (Fehlerkorrekturkode) (siehe Glossar „Fehlerkorrekturkode“)
ECC	EU Citizen Card
ECDSA	elliptic curve digital signature algorithm (DSA)
ECML	Electronic Commerce Modelling Language
ECTEL	European Telecom Equipment and Systems Industry
EDC	error detection code (Fehlererkennungskode) (siehe Glossar „Fehlererkennungskode“)
EDGE	enhanced data rates for GSM and TDMA evolution (siehe Glossar)
EDI	electronic data interchange
EDIFACT	electronic data interchange for administration, commerce and transport
EEM	ethernet emulation model
EEPROM	electrical erasable programmable read only memory (siehe Glossar)
EF	elementary file (siehe Glossar)
EFF	electronic frontier foundation
EFI	EF internal
EFTPOS	electronic fund transfer at point of sale
EFW	EF working
eGK	elektronische Gesundheitskarte
EGT	Extra guard time, type B
EHIC	European Health Insurance Card
EMV	Europay, MasterCard, Visa (siehe Glossar)
EOF	end of frame, type B
EOP	end of packet
EP	endpoint
EPA	elektronische Patientenakte
EPROM	erasable programmable read only memory (siehe Glossar)
ESD	electrostatic discharge
ETS	European Telecommunication Standard (siehe Glossar)
ETSI	European Telecommunications Standards Institute (siehe Glossar)
etu	elementary time unit (siehe Glossar)
EVG	Evaluierungsgegenstand (siehe Glossar „Evaluierungsgegenstand“)
f	folgende Seite
F2F	face to face
FAQ	frequently asked questions
FAR	false acceptance rate
FAT	file allocation table (siehe Glossar)
FBZ	Fehlbedienungszähler (siehe Glossar „Fehlbedienungszähler“)
f_C	Frequency of operating field (carrier frequency)
FCB	file control block
FCC	Federal Communication Commission
FCFS	first come first serve
FCI	file control information
FCOS	flip chip on substrate

FCP	file control parameters
FD/CDMA	frequency division/code division multiple access (siehe Glossar)
FDMA	Frequency Division Multiple Access (siehe Glossar)
FDN	fixed dialling number
FDT	Frame delay time, type A
FEAL	fast data encipherment algorithm
FET	field effect transistor
ff	folgende Seiten
FID	file identifier (siehe Glossar)
FIFO	first in first out
FINEID	Finnish Electronic Identification Card
FIPS	Federal Information Processing Standard (siehe Glossar)
FMD	file management data
FN	Fowler-Nordheim-Effekt
FO	Frame option
FPGA	field programmable gate array
FPLMTS	future public land mobile telecommunication service (siehe Glossar)
FRAM	ferroelectric random access memory (siehe Glossar)
FRR	false rejection rate
FS	file system
f_S	Frequency of sub carrier modulation
FSC	Frame size for proximity card
FSCI	Frame size for proximity card integer
FSD	Frame size for coupling device
FSDI	Frame size for coupling device integer
FSK	frequency shift keying
FTAM	file transfer, access, and management
FTL	Flash Transaction Layer (siehe Glossar)
FWI	Frame waiting time integer
FWT	Frame waiting time
FWTTEMP	Temporary frame waiting time
GF	Galois-Feld
GGSN	Gateway GPRS Support Node
ggt	größter gemeinsamer Teiler
GMT	Greenwich Mean Time
GND	ground (Masse)
GNU	GNU's not Unix
GP	Global Platform (siehe Glossar „Global Platform“)
GPL	GNU general public license
GPRS	General Packet Radio System (siehe Glossar)
GPS	global positioning system
GSM	Global System for Mobile Communications (siehe Glossar)
GSMA	GSM Association
GTS	GSM Technical Specification
GUI	graphical user interface
HAL	Hardware Abstraction Layer (siehe Glossar)
HBA	Heilberufsausweis
HBCI	Home Banking Computer Interface (siehe Glossar)
HCI	host controller interface

HiCo	high coercivity
HLTA	Halt command, Typ A
HLTB	Halt command, Typ B
HMAC	keyed-hash message authentication code (MAC)
HPC	health professional card
HSCSD	High Speed Circuit Switched Data
HSM	hardware security module
HSM	high security module
HSM	Hochsicherheitsmodul
HSM	host security module
HSP	high speed protocol
HTML	hypertext markup language
HTTP	hypertext transfer protocol
HV	Härte Vickers
HW	hardware
I-block	Information block
I/O	input/output
I^2C	inter-integrated circuit
IATA	International Air Transport Association
IBAN	international bank account number
IBE	identity based encryption
ICAO	International Civil Aviation Organization
ICC	integrated circuit card (siehe Glossar)
ICCD	integrated circuit(s) cards devices
ICCSN	ICC serial number
ID	identifier (Kennzeichen)
IDEA	international data encryption algorithm
IEC	International Electrotechnical Commission (siehe Glossar)
IEEE	Institute of Electrical and Electronics Engineers
IEP	inter-sector electronic purse
IFD	interface device (siehe Glossar)
IFS	information field size
IFSC	information field size for the card
IFSD	information field size for the interface device
IIC	institution identification codes
IMEI	international mobile equipment identity
IMSI	international mobile subscriber identity
IMT-2000	international mobile telecommunication 2000 (siehe Glossar)
IN	Intelligent Network
INF	Information field
INS	instruction
INTAMIC	International Association of Microcircuit Cards
IP	internet protocol
IPES	improved proposed encryption standard
IPR	intellectual property rights
IrDA	Infrared Data Association
ISDN	integrated services digital network (siehe Glossar)
ISF	internal secret file
ISIM	IP security identity module
ISO	International Organization for Standardization (siehe Glossar)

IT	Informationstechnik
ITSEC	Information Technology Security Evaluation Criteria (siehe Glossar)
ITU	International Telecommunications Union (siehe Glossar)
IuKDG	Informations- und Kommunikations-Gesetz
IV	Initialisierungsvektor
IVU	in vehicle unit
J	Jahr
J2ME	Java 2 Micro Edition
JC	Java Card
JCF	Java Card Forum (siehe Glossar „Java Card Forum“)
JCP	Java Community Process
JCRE	Java Card Runtime Environment (siehe Glossar „Java Card Runtime Environment“)
JCVM	Java Card Virtual Machine (siehe Glossar „Java Card Virtual Machine“)
JDK	Java Development Kit (siehe Glossar „Java Development Kit“)
JECF	Java electronic commerce framework
JFFS	journaling flash file system
JIT	just in time
JSR	Java specification request
JTC1	Joint Technical Committee One
JVM	Java Virtual Machine
K	key
Kc	ciphering key
KCV	key check value
KD	key derived
KFPC	key fault presentation counter
Ki	individual key
KID	key identifier
KM	key master
KS	key session
KVK	Krankenversichertenkarte
LA	Location Area
LAN	local area network
L_c	length command
LCSI	Life cycle status indicator
LDS	logical data structure
L_e	length expected
LEN	length
LFSR	linear feedback shift register
LIFO	last in first out
LLC	logical link control
LND	last number dialled
LOC	lines of code
LoCo	low coercivity
LPDU	link protocol data unit
LRC	longitudinal redundancy check
LSAM	load secure application module
lsb	least significant bit
LSB	least significant byte

M	Monat
M2M	machine to machine (siehe Glossar)
MAC	medium access control
MAC	message authentication code (Nachrichtenbeglaubigungscode) (siehe Glossar)
MAO	multi-application operating system
MBL	Maximum buffer length
MBLI	Maximum buffer length index
MCU	micro controller unit
MD5	message digest algorithm 5
ME	mobile equipment
MEL	Multos executable language
MExE	mobile station execution environment (siehe Glossar)
MF	master file (siehe Glossar)
MF	master file
MFC	multi function card, multifunktionale Chipkarte
MIME	multipurpose internet mail extensions
MIPS	microprocessor without interlocked pipeline stages
MIPS	million instructions per second
MKT	Multifunktionales Kartenterminal (siehe Glossar)
MLC	multi level cell
MLI	multiple laser image
MM	moduliertes Merkmal
MMI	man machine interface
MMS	Multimedia Messaging Service
MMU	memory management unit
MOC	match on card
MOO	mode of operation
MOSAIC	microchip on surface and in card
MOSFET	metal oxide semiconductor field effect transistor
MoU	Memorandum of Understanding (siehe Glossar)
MRTD	machine readable travel document
MRZ	machine readable zone
MS	mobile station
msb	most significant bit
MSB	most significant byte
MSC	mass storage class
MSE	MANAGE SECURITY ENVIRONMENT
MTBF	mean time between failures
MUSCLE	Movement for the Use of Smart Cards in a Linux Environment
NAD	node address
NAK	Negativ acknowledgement
NBS	US National Bureau of Standards (siehe Glossar)
NCSC	National Computer Security Center (siehe Glossar)
NDA	non disclosure agreement
NFC	Near Field Communication
NIST	US National Institute of Standards and Technology (siehe Glossar)
nok	nicht ok
NOP	no operation
NPU	numeric processing unit (numerischer Coprozessor) (siehe Glossar)
NRZ	non return to zero

NRZI	non return to zero inverted
NSA	US National Security Agency (siehe Glossar)
NU	not used
NVB	Number of valid bits
NVM	non-volatile memory (siehe nichtflüchtiger Speicher)
OBU	on board unit
OCF	open card framework
OCR	optical character recognition
ODF	object directory file
OFB	output feedback
OID	object identifier
OMA	Open Mobile Alliance (ex. WAP)
OOK	On/off keying
OP	Open Platform (siehe Glossar)
OR	logische ODER-Verknüpfung
OS	operating system
OSI	Open Systems Interconnections
OTA	Open Terminal Architecture
OTA	over the air (siehe Glossar)
OTASS	over the air SIM services
OTP	one time password
OTP	one time programmable
OTP	open trading protocol
OVI	optically variable ink
ÖPNV	öffentlicher Personennahverkehr
P1, P2, P3	Parameter 1, 2, 3
PA	power analysis (Stromanalyse)
PACE	Password Authenticated Connection Establishment
PB	procedure byte
PC	personal computer
PC	Polycarbonat
PC/SC	personal computer/smart card (siehe Glossar)
PCB	protocol control byte
PCD	proximity coupling device (siehe Glossar)
PCMCIA	Personal Computer Memory Card International Association
PCN	personal communication networks
PCS	personal communication system
PDA	personal digital assistant
PES	proposed encryption standard
PET	Polyethylenterephtalat
PETP	teilkristallines Polyethylenterephtalat
PGP	Pretty Good Privacy
PGP	pretty good privacy
PICC	proximity ICC (siehe Glossar)
PIN	personal identification number
PIX	proprietary application identifier extension
PKCS	public key cryptography standards (siehe Glossar)
PKI	public key infrastructure (siehe Glossar)
PLL	phase locked loop

PLMN	Public Land Mobile Network (siehe Glossar)
PM	Personenmonat
POD	production on demand
POS	point of sale (siehe Glossar)
POZ	POS ohne Zahlungsgarantie
PP	Protection Profil (siehe Glossar „Schutzprofil")
PPM	pulse position modulation
PPP	Point-to-Point Protocol
PPS	Produktionsplanungs- und steuerung
PPS	protocol parameter selection
prEN	pre Norme Européenne
prETS	pre European Telecommunication Standard
PrKDF	private key directory file
PRNG	pseudo random number generator (siehe Glossar „Zufallszahlengenerator")
PROM	programmable read only memory
PSAM	purchase secure application module
PSK	phase shift keying
PSO	PERFORM SECURITY OPERATION
PSTN	public switched telephone network (siehe Glossar)
PTS	protocol type selection
PTT	Postes Télégraphes et Téléphones
Pub	publication
PUK	personal unblocking key (siehe Glossar)
PuKDF	public key directory file
PUPI	Pseudo-unique PICC identifier
PVC	Polyvinylchlorid
PWM	pulse width modulation
QFN	quad flat pack no-leads
R-APDU	response-APDU (siehe Glossar „Antwort-APDU")
R-UIM	removable user identity module (siehe Glossar)
RACE	Research and Development in Advanced Communications Technologies in Europe
RAM	random access memory (siehe Glossar)
RATS	Request to answer to select
Reg TP	Regulierungsbehörde für Telekommunikation und Post
REJ	reject
REQA	Request command, type A
REQB	Request command, type B
RES	resynchronisation
RF	radio frequency
RFC	request for comment
RFID	radio frequency identifier
RFU	reserved for future use
RID	record identifier
RID	registered application provider identifier
RIPE	RACE (EU-Projekt) integrity primitives evaluation
RIPEMD	RACE Integrity Primitives Evaluation Message Digest
RISC	reduced instruction set computer
RMI	remote method invocation
RND	random number (Zufallszahl)

RNDIS	remote network device interface specification
RNG	random number generator
ROM	read only memory (siehe Glossar)
RS	Reed-Solomon
RSA	Rivest, Shamir und Adleman Kryptoalgorithmus
RST	reset
RTE	runtime environment
S	Start of communication
S-HTTP	secure hypertext transfer protocol
S^2C	SigIn-SigOut-Connection
S@T	SIM Alliance Toolbox
S@T	SIM Alliance Toolkit
S@TML	SIM Alliance Toolbox Markup Language
SA	security attributes
SA	Service Area
SAD	source address
SAGE	Security Algorithm Group of Experts
SAK	Select acknowledge
SAM	secure application module (siehe Glossar)
SAS	Security Accreditation Scheme
SAT	SIM Application Toolkit (siehe Glossar „SIM Application Toolkit“)
SATSA	Security and Trust Services API
SC	security conditions
SC	smart card
SCC	smart card controller
SCMS	smart card management system
SCOPE	smart card open platform environment (siehe Glossar)
SCP	smart card platform
SCQL	structured card query language
SCSUG	Smart Card Security Users Group
SCWS	smart card web server
SDL	specification and description language
SDMA	Space Division Multiple Access (siehe Glossar)
SE	security environment (siehe Glossar „Security Environment“)
SECCOS	Secure Chip Card Operating System (siehe Glossar)
SEIS	secured electronic information in society
SEL	Select code
SEMA	simple electromagnetic analysis
SEMPER	Secure Electronic Marketplace for Europe (EU-Projekt)
SEPP	secure electronic payment protocol
SET	secure electronic transaction (siehe Glossar)
SFGI	Start-up frame guard time integer
SFGT	Start-up frame guard time
SFI	short file identifier
SGSN	Serving GPRS Support Node
SigG	Signaturgesetz (siehe Glossar „Signaturgesetz“)
SigV	Signaturverordnung (siehe Glossar „Signaturverordnung“)
SIM	subscriber identity module (siehe Glossar)
SIMEG	subscriber identity module expert group (siehe Glossar)
SKDF	secret key directory file

SLC	single level cell
SM	secure messaging
SM	security mechanism
SMD	surface mounted device
SMG9	Special Mobile Group 9 (siehe Glossar)
SMIME	secure multipurpose internet mail extensions
SMS	short message service (Kurznachrichtendienst) (siehe Glossar)
SMS-PP	Short Message Service Point to Point
SMSC	Short Message Service Center
SOF	Start of frame
SOP	small outline package
SOP	start of packet
SPA	simple power analysis (einfache Stromanalyse) (siehe Glossar)
SPU	standard or proprietary use
SQL	structured query language
SQUID	superconducting quantum interference device
SRAM	static random access memory (siehe Glossar)
SRES	signed response
SS	supplementary service
SSC	send sequence counter (Sendefolgezähler)
SSCD	secure signature creation device
SSL	secure socket layer
SSO	Single-Sign-On (siehe Glossar)
STARCOS	Smart Card Chip Operating System (Produkt von G&D)
STC	sub technical committee
STK	SIM Application Toolkit (siehe Glossar „SIM Application Toolkit")
STT	secure transaction technology
SVC	stored value card (Produkt von Visa International)
SW	Software
SW1, SW2	status word 1, 2
SWIFT	Society for Worldwide Interbank Financial Telecommunications
SWP	single wire protocol
T	tag
TAB	tape automated bonding
TACS	Total Access Communication System
TAL	terminal application layer
TAN	Transaktionsnummer (siehe Glossar „Transaktionsnummer")
TAR	Toolkit Application Reference
tbd	to be defined
TC	Technical Committee
TC	thermochrom
TC	Trustcenter (siehe Glossar „Trustcenter")
TCOS	Telesec Card Operating System
TCP	transport control protocol
TCSEC	Trusted Computer System Evaluation Criteria (siehe Glossar)
TD/CDMA	time division/code division multiple access (siehe Glossar)
TDES	Triple-DES (data encryption standard) (siehe Glossar)
TDMA	Time Division Multiple Access (siehe Glossar)
TETRA	Trans-European Trunked Radio (siehe Glossar)
TLS	transport layer security

TLV	tag length value (siehe Glossar „TLV-Format")
TMSI	temporary mobile subscriber identity
TOE	target of evaluation (siehe Glossar „Evaluierungsgegenstand")
TPD	trusted personal device (siehe Glossar)
TPDU	transmission protocol data unit (siehe Glossar)
TRNG	true random number generator (siehe Glossar „Zufallszahlengenerator")
TS	technical specification
TSCS	The Smart Card Simulator
TTCN	the tree and tabular combined notation
TTL	terminal transport layer
TTL	transistor-transistor logic
TTP	Trusted-Third-Party (siehe Glossar „Trusted-Third-Party")
UART	universal asynchronous receiver transmitter (siehe Glossar)
UATK	UIM Application Toolkit
UCS	universal character set (siehe Glossar)
UDP	user datagram protocol
UI	User Interface
UICC	universal integrated chip card (siehe Glossar)
UID	unique identifier
UIM	user identity module (siehe Glossar)
UML	unified modeling language (siehe Glossar)
UMTS	universal mobile telecommunication system (siehe Glossar)
URL	uniform resource locator (siehe Glossar)
USAT	USIM Application Toolkit (siehe Glossar „USIM Application Toolkit")
USB	universal serial bus (siehe Glossar)
USIM	universal subscriber identity module (siehe Glossar)
USSD	unstructured supplementary services data
UTF	UCS transformation format
UTRAN	UMTS Radio Access Network
VAS	value added services (siehe Glossar „Zusatzanwendungen")
Vcc	voltage collector common (Versorgungsspannung)
VCD	vicinity coupling device
VEE	Visa Easy Entry (siehe Glossar „Visa Easy Entry")
VICC	vicinity integrated chip card
VKNR	Versichertenkartennummer
VLSI	very large scale integration
VM	virtual machine (siehe Glossar „Virtual Machine")
VOP	Visa Open Platform (siehe Glossar)
Vpp	Programmierspannung
VSI	vertical system integration
W3C	World Wide Web Consortium
WAE	Wireless Application Environment
WAN	wide area network
WAP	Wireless Application Protocol (siehe Glossar)
WCDMA	wideband code division multiple access (siehe Glossar)
WDP	Wireless Datagram Protocol
WfSC	Windows for Smart Cards
WG	working group
WIG	Wireless Internet Gateway

WIM	wireless identification module (siehe Glossar)
WML	Wireless Markup Language (siehe Glossar)
WORM	write once read multiple
WSP	Wafer-Scale-Package
WSP	Wireless Session Protocol
WTAI	Wireless Telephony Application Interface
WTLS	Wireless Transport Layer Security
WTP	Wireless Transport Protocol
WTX	waiting time extension
WTXM	waiting time extension multiplier
WUPA	wake up command, type A
WUPB	wake up command, type B
WWW	World Wide Web (siehe Glossar)
XML	extensible Markup Language (siehe Glossar)
XOR	logische exklusive Oder-Verknüpfung
ZKA	Zentraler Kreditausschuss (siehe Glossar)

Kapitel 1

Einleitung

Dieses Buch wendet sich an Studenten, Ingenieure und technisch Interessierte, die mehr zum Thema Chipkartentechnik wissen möchten. Es versucht, dieses sehr breite Gebiet so vollständig wie möglich abzudecken, um so dem Leser einen Überblick über die Grundlagen und den aktuellen Stand der Technik zu geben.

Wir haben großen Wert darauf gelegt, die Thematik möglichst praxisnah darzustellen. Anhand der vielen Bilder, Tabellen und Bezüge zu realen Anwendungen von Chipkarten möchten wir dem Leser helfen, sich in die Thematik wesentlich schneller einzuarbeiten als bei einer streng wissenschaftlichen Darstellungsweise. Deshalb erhebt dieses Buch auch nicht den Anspruch auf wissenschaftliche Vollständigkeit, sondern auf praxisnahe Gebrauchsfähigkeit. Dies ist auch der Grund, warum die Erklärungen so anschaulich wie möglich gehalten sind. Es war an vielen Stellen eine Entscheidung für wissenschaftliche Exaktheit oder für leichte Verständlichkeit zu treffen. Wir haben versucht, einen Mittelweg zu gehen. Wenn dies aber nicht möglich war, ging uns die Verständlichkeit des Themas immer vor.

Der Aufbau des Buches ist so gestaltet, dass es ganz normal von vorne nach hinten gelesen werden kann, da wir so weit wie möglich versucht haben, Vorwärtsbezüge zu vermeiden. Die einzelnen Kapitel sind in ihrem Aufbau und Inhalt so strukturiert, dass sie auch separat ohne Einbußen an Verständnis gelesen werden können. Das ausführliche Sachverzeichnis und Glossar machen das Handbuch der Chipkarten darüber hinaus zu einem praktischen Nachschlagewerk. Möchte man mehr über ein spezielles Gebiet wissen, dann helfen die Querverweise im Text und das kommentierte Normenverzeichnis, die entsprechende Stelle zu finden.

Leider haben sich, wie in so vielen Gebieten der Technik und des täglichen Lebens, auch in der Chipkartentechnik mittlerweile sehr viele Abkürzungen eingebürgert. Dies macht gerade für den Neuling den Einstieg besonders schwer. Auch hier haben wir versucht, so wenig wie möglich von den kryptischen und oft auch unlogischen Kurzformen Gebrauch zu machen. Allerdings musste in vielen Fällen ein Mittelweg zwischen dem international üblichen Fachjargon der Spezialisten und der allgemein verständlichen Umgangssprache der Laien gewählt werden. Falls uns dies nicht immer gelungen ist, soll wenigstens das sehr umfangreiche Abkürzungsverzeichnis die (hoffentlich nur) anfängliche Mauer der Unverständlichkeit überwinden helfen. Ein umfangreiches Glossar am Ende des Buches erläutert die wichtigsten Fachbegriffe in prägnanter Form und ergänzt so das Abkürzungsverzeichnis.

Mit der mittlerweile unüberschaubaren Anzahl von Anglizismen im Umfeld von Chipkarten standen wir vor dem gleichen Problem wie mit den Abkürzungen. Auch hier haben wir versucht, so weit wie möglich und sinnvoll die Klarheit einer einheitlichen Sprache beizubehalten und nur bei denjenigen Begriffen, für die es keine sinnvollen oder nur unübliche Übersetzungen gibt, die entsprechenden englischen Begriffe zu wählen. Gleichwohl haben wir an den entsprechenden Stellen die entsprechenden englischen oder deutschen Begriffe aufgeführt.

Ein wichtiges Merkmal von Chipkarten besteht darin, dass sie in ihren Eigenschaften stark auf internationalen Normen aufbauen. Dies ist für die meist zwingend notwendige Interoperabilität auch von wesentlicher Bedeutung. Leider sind diese Normen oft schwer zu verstehen und müssen an einigen kritischen Stellen sogar interpretiert werden. Manchmal können ausschließlich die Mitglieder der jeweiligen Normungsgruppe Auskunft über die eigentliche Intention von bestimmten Abschnitten Auskunft geben. Das Handbuch der Chipkarten versucht an diesen Stellen, den in der Chipkartenindustrie üblicherweise akzeptierten Weg aufzuzeigen. Trotzdem ist und bleiben die entsprechenden Normen die alleinige Referenz und sollten in solchen Fällen auch immer zum Studium herangezogen werden.

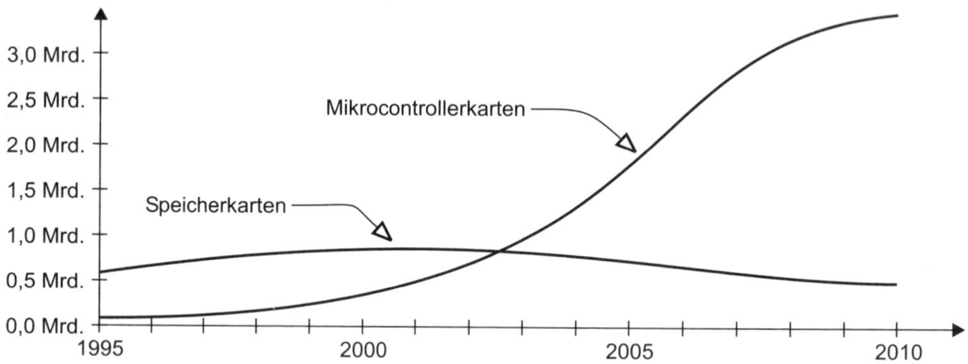

Bild 1.1 Die weltweiten Produktionszahlen von Speicher- und Prozessorkarten. Die Zahlen sind Schätzwerte, da die unterschiedlichen Quellen erheblich differieren und sie deshalb als Mittelwert gerechnet wurden.

1.1 Geschichte der Chipkarten

Die Verbreitung von Plastikkarten begann Anfang der 50er-Jahre in den USA. Der preisgünstige Kunststoff PVC ermöglichte die Herstellung von robusten, langlebigen Karten, die für den Gebrauch im täglichen Leben weit besser geeignet waren als die bis dahin gebräuchlichen Karten aus Papier oder Karton, welche mechanischen Belastungen und Klimaeinwirkungen nur unzureichend standhielten.

Die erste Vollplastikkarte für den überregionalen Zahlungsverkehr wurde 1950 vom Diners-Club ausgegeben. Sie war für einen exklusiven Personenkreis bestimmt, diente somit auch als Statussymbol und ermöglichte es dem Karteninhaber, statt mit Bargeld mit seinem „guten Namen“ zu bezahlen. Die Akzeptanz dieser Karten war zunächst auf Restaurants und Hotels der gehobenen Klasse beschränkt, weshalb sich für diesen Kartentyp der Begriff „Traveller and Entertainment Card“ eingebürgert hat.

Durch den Eintritt von Visa und MasterCard in die Kartenszene verbreitete sich das Plastikgeld sehr rasch, zunächst in Amerika, einige Jahre später auch in Europa und dem Rest der Welt.

Heute ermöglichen es die Plastikkarten dem Reisenden, weltweit ohne Bargeld einzukaufen. Der Karteninhaber ist jederzeit zahlungsfähig, ohne das Risiko des Geldverlustes durch Diebstahl oder andere, gerade auf Reisen schwer abschätzbare Gefahren eingehen zu müssen. Außerdem entfällt der lästige Geldumtausch bei Auslandsreisen. Diese einzigartigen Vorteile verhalfen den Plastikkarten zu einer schnellen Verbreitung weltweit. Heute werden jährlich mehrere Milliarden Karten produziert und ausgegeben.

Die Funktion der Karten war zu Beginn recht einfach. Sie dienten zunächst als gegen Fälschung und Manipulation geschützte Datenträger, wobei die allgemeinen Daten, wie der Name des Kartenausgebers, aufgedruckt waren, während individuelle Daten, wie der Name des Karteninhabers oder die Kartennummer, durch Hochprägung aufgebracht wurden. Darüber hinaus hatten viele Karten ein Unterschriftsfeld, auf welchem der Karteninhaber seine Referenzunterschrift leisten konnte. Der Fälschungsschutz wurde bei diesen Karten der ersten Generation durch visuelle Merkmale wie Sicherheitsdruck und Unterschriftsfeld hergestellt. Die Sicherheit des Systems hing infolgedessen ganz wesentlich von der Erfahrung und Sorgfalt des Personals in den Kartenakzeptanzstellen ab, was bei der anfänglichen Exklusivität der Karten jedoch kein großes Problem darstellte. Mit der zunehmenden massenhaften Verbreitung der Karten reichte diese doch recht einfache Funktionalität und Sicherheitstechnik nicht mehr aus, zumal auch die Gefährdung durch organisiertes Verbrechen stetig wuchs.

Zum einen erforderte der steigende Kostendruck im Handel und bei den Banken eine maschinenlesbare Karte, andererseits stiegen von Jahr zu Jahr die Verluste der Kartenausgeber durch Zahlungsunfähigkeit von Kunden oder durch Betrug. Es war somit offensichtlich, dass Betrugs- und Manipulationssicherheit sowie die Funktionalität erweitert und verbessert werden mussten.

Als erste Verbesserung wurde zunächst ein Magnetstreifen auf die Kartenrückseite aufgebracht, wodurch außer den visuellen Informationen noch zusätzliche digitalisierte Daten in maschinenlesbarer Form gespeichert werden konnten. Hierdurch wurde es möglich, die bis dahin erforderlichen Papierbelege auf ein Minimum zu reduzieren. Die Unterschrift des Kunden zur Personenidentifizierung ist bei den klassischen Kreditkartenanwendungen jedoch nach wie vor auf einem Papierbeleg erforderlich. Neue Anwendungen konnten jedoch so konzipiert werden, dass Papierbelege gänzlich überflüssig wurden, so dass das Ziel, die Zettelwirtschaft durch elektronische Datenverarbeitung zu ersetzen, endlich erreicht werden konnte. Die Benutzeridentifizierung, die bis dahin durch die Leistung der Unterschrift erfolgte, musste hierzu durch ein neues Verfahren ersetzt werden. Allgemein durchgesetzt hat sich die Verwendung einer persönlichen Geheimzahl (abgekürzt PIN für *personal identification number*), die mit einem Referenzwert im Terminal oder online im Hintergrundsystem verglichen wird. Der Leser kennt dieses Verfahren von der Benutzung der Bankkarten am Geldausgabeautomaten. Dieser Kartentyp (hochgeprägte Karte mit Magnetstreifen und PIN) hat auch heute noch die größte Verbreitung im Zahlungsverkehr.

Die Magnetstreifentechnik hat jedoch einen entscheidenden Nachteil: Die auf dem Magnetstreifen gespeicherten Daten können beliebig von jedem, der sich eine Schreib-/Lesevorrichtung für Magnetkarten verschafft, gelesen, gelöscht und neu geschrieben werden. Der Magnetstreifen eignet sich daher nicht zur Speicherung von geheimen Informationen. Zur Sicherstellung der Vertraulichkeit sowie der Manipulationssicherheit der Daten sind zusätzliche Techniken notwendig. Zum Beispiel kann der Referenzwert für die PIN nicht im Klartext auf dem Magnetstreifen gespeichert werden, sondern muss entweder im Terminal oder im Host in einer gesicherten Umgebung aufbewahrt werden. Das ist der Grund dafür, dass die meisten Systeme, in denen Karten mit Magnetstreifen eingesetzt werden, aus Sicherheitsgründen eine Online-Verbindung zum Hostrechner des Systems haben, was jedoch in den 80er- und 90er-Jahren des vorigen Jahrhunderts noch hohe Kosten für die erforderliche Datenübertragung verursachte. Um die Kosten möglichst niedrig zu halten, wurde nach Lösungen gesucht, die es ermöglichten, Kartentransaktionen offline durchführen zu können, ohne die Sicherheit des Systems zu gefährden.

Die Entwicklung der Chipkarte parallel zur Ausweitung der elektronischen Datenverarbeitung erschloss völlig neue Möglichkeiten zur Lösung dieses Problems.

Die rasanten Fortschritte der Mikroelektronik ermöglichten es, in den 70er-Jahren nichtflüchtigen Datenspeicher und Rechnerlogik auf einem einzigen kleinen Siliziumplättchen von wenigen Quadratmillimetern Fläche zu integrieren. Die Idee, solch einen integrierten Schaltkreis in eine Identifikationskarte einzubauen, wurde bereits 1968 von den Erfindern Jürgen Dethloff und Helmut Grötrupp in Deutschland zum Patent angemeldet. Im Jahre 1970 folgte eine ähnliche Anmeldung in Japan von Kunitaka Arimura. Richtig in Bewegung kam die Entwicklung der Chipkarten jedoch erst, nachdem Roland Moreno 1974 seine Chipkartenpatente in Frankreich angemeldet hatte. Erst jetzt war die Halbleiterindustrie in der Lage, die erforderlichen integrierten Schaltungen zu akzeptablen Preisen zu liefern. Es gab aber immer noch eine Menge technologischer Probleme zu lösen, bis aus den ersten Prototypen mit teilweise mehreren integrierten Schaltkreisen ein marktgerechtes Produkt wurde, das zu angemessenen Preisen mit einer ausreichenden Zuverlässigkeit und Qualität in großer Stückzahl produziert werden konnte.

Da die grundlegenden Erfindungen für die Chipkartentechnik aus Deutschland und Frankreich stammen, ist es nicht verwunderlich, dass diese Länder die Vorreiterrolle in der Entwicklung und Vermarktung der Chipkarten spielten.

Der große Durchbruch wurde 1984 erzielt, als die französische PTT einen Feldversuch mit Telefonkarten erfolgreich durchführte. Bei diesem Feldversuch konnten die an die Chipkarte gestellten Erwartungen wie Manipulationssicherheit und hohe Zuverlässigkeit auf Anhieb unter Beweis gestellt werden. Bezeichnend war, dass der Durchbruch für die Chipkarte nicht in einem System geschafft wurde, in dem bereits konventionelle Karten zum Einsatz kamen, sondern in einer für Karten neuen Anwendung. Die Einführung einer neuen Technologie in einer neuen Anwendung hat den großen Vorteil, dass man nicht auf Kompatibilität zu vorhandenen Systemen Rücksicht nehmen muss und somit die neuen Möglichkeiten der neuen Technik uneingeschränkt nutzen kann.

In Deutschland fand 1984/85 ein Pilotversuch mit Telefonkarten verschiedener Technologien statt. Es kamen Karten mit Magnetstreifen, Karten mit optischer Speicherung (so genannte Hologrammkarten) und Chipkarten in einem vergleichenden Test zum Einsatz.

Aus diesem Pilotversuch ging die Chipkarte als Sieger hervor. Neben hoher Manipulationssicherheit und Zuverlässigkeit versprach die Chiptechnologie für die Zukunft die größte Flexibilität in der Anwendung. Während in den französischen Telefonkartenchips noch die ältere, aber preisgünstige EPROM-Technologie verwendet wurde, kamen in den deutschen Telefonkarten von Anfang an die neuen EEPROM-Chips zum Einsatz, die keine externe Programmierspannung mehr benötigen. Das hat aber leider dazu geführt, dass die französischen und deutschen Telefonkarten nicht kompatibel sind. Nach diesen erfolgreichen Versuchen mit Telefonkarten in Frankreich und dann in Deutschland ging es mit atemberaubender Geschwindigkeit weiter. Im Jahr 1986 waren in Frankreich bereits mehrere Millionen Chipkarten zum Telefonieren im Umlauf. 1990 waren es fast 60 Millionen und 1997 weltweit mehrere hundert Millionen.

Deutschland erlebte eine ähnliche Entwicklung mit einer Verzögerung von ungefähr drei Jahren. Nach der erfolgreichen Einführung der öffentlichen Chipkartentelefone in Frankreich und Deutschland wurden diese Systeme weltweit vermarktet. Telefonkarten mit Chip kommen heute in über 50 Ländern weltweit zum Einsatz. In den Ursprungsländern Frankreich und Deutschland sowie ganz allgemein in den hochentwickelten Industrieländern hat die Verbreitung der Telefonkarten in den letzten 10 Jahren allerdings wegen der flächendeckenden Verfügbarkeit preisgünstiger Mobilfunknetze und der allgemeinen Verbreitung der Mobiltelefone stark abgenommen.

Bei den in den Telefonkarten eingesetzten elektronischen Schaltkreisen handelt es sich um relativ einfache, kleine und damit auch kostengünstige Speicherchips mit einer speziellen Sicherheitslogik, die das manipulationssichere Abbuchen von Werteinheiten ermöglicht. Aber auch die wesentlich komplexeren und größeren Mikroprozessorchips wurden zuerst in der Telekommunikation, und zwar im Mobilfunk in größerem Umfang eingesetzt. Hier spielte die Deutsche Bundespost im Jahr 1988 den Vorreiter mit der Einführung einer modernen Prozessorkarte in EEPROM-Technologie als Berechtigungskarte für das analoge Mobilfunknetz (C-Netz). Der Grund für die Einführung waren zunehmende Betrugsfälle mit den bis dahin eingesetzten Magnetstreifenkarten. Das analoge Mobilfunknetz war aus technischen Gründen auf relativ wenige Teilnehmer (etwa 1 Million) begrenzt, so dass dies noch kein wirklicher Massenmarkt für Prozessorkarten war. Allerdings waren die positiven Erfahrungen, die im analogen Mobilfunk mit Chipkarten gewonnen werden konnten, entscheidend für die Einführung der Chipkarten im digitalen GSM-Netz, welches 1991 in mehreren Ländern Europas in Betrieb genommen wurde und heute weltweit mit mehr als 3 Milliarden Teilnehmern in nahezu allen Ländern dieser Erde verbreitet ist.

Bei den Bankkarten verlief die Entwicklung wesentlich langsamer, was unter anderem auch auf die höheren Sicherheitsanforderungen und die höhere Komplexität der Bankkarten im Vergleich zu den Telefonkarten zurückzuführen ist. Diese Unterschiede werden in den folgenden Kapiteln noch im Detail erläutert. An dieser Stelle sei nur darauf hingewiesen, dass für die Verbreitung der Bankkarte neben der Halbleitertechnologie die Entwicklung der modernen Kryptographie von entscheidender Bedeutung war.

Mit der allgemeinen Verbreitung der elektronischen Datenverarbeitung in den 60er-Jahren erlebte die Entwicklung der Kryptographie sozusagen einen Quantensprung. Die moderne leistungsfähige Hard- und Software ermöglichte die Implementierung von komplexen und anspruchsvollen mathematischen Algorithmen in Ein-Chip-Mikroprozessoren, mit denen ein Grad an Sicherheit erreicht wurde, wie er bis dahin ohne Beispiel war. Was noch hinzukam, war, dass diese neue Technik für jedermann verfügbar wurde, während bis dahin die Kryptographie eher eine Geheimwissenschaft für das Militär und die Geheimdienste war.

Durch den Einsatz dieser modernen kryptographischen Verfahren wurde die Stärke der Sicherheitsmechanismen in der elektronischen Datenverarbeitung berechenbar. Man war nicht mehr auf die doch stark subjektive Bewertung herkömmlicher Verfahren angewiesen, deren Sicherheit wesentlich auf der Geheimhaltung der angewandten Verfahren beruhte.

Die Chipkarte war das ideale Medium, welches die hohe Sicherheit auf der Basis der Kryptographie für jedermann zugänglich machen konnte, weil sie geheime Schlüssel vor unbefugtem Zugriff geschützt speichern und gleichzeitig Kryptoalgorithmen ausführen kann. Außerdem sind Chipkarten so klein und einfach in der Handhabung, dass sie von jedermann im täglichen Leben überall mitgeführt und benutzt werden können. Es war naheliegend, dass man versuchte, diese neuen sicherheitstechnischen Möglichkeiten im kartengestützten Zahlungsverkehr zu nutzen, um die mit zunehmender Verbreitung der Magnetstreifenkarten wachsenden Sicherheitsrisiken in den Griff zu bekommen.

Als Erste entschieden sich die französischen Banken im Jahre 1984 dazu, diese neue, faszinierende Technik einzuführen, nachdem bereits 1982/83 ein Pilotversuch mit 60 000 Karten stattgefunden hatte. Es dauerte dann noch 10 Jahre, bis alle französischen Bankkarten mit Chip ausgerüstet waren. In Deutschland fand 1984/85 ein erster Feldversuch mit einer multifunktionalen Zahlungsverkehrskarte mit Chip statt. Es sollte dann aber noch bis 1996 dauern, bis der Zentrale Kreditausschuss (ZKA) eine Spezifikation für die multifunktionale eurocheque-Karte mit Chip herausgab. Im Jahr 1997 wurden dann von allen Sparkassen und vielen Banken die neuen Chipkarten herausgegeben. Ein Jahr zuvor wurden bereits in Österreich multifunktionale Chipkarten mit POS-Funktion, elektronischer Geldbörse sowie möglichen Zusatzanwendungen landesweit herausgegeben, so dass Österreich weltweit das erste Land mit einem flächendeckenden elektronischem Geldbörsensystem wurde.

Ein wichtiger Meilenstein für die zukünftige weltweite Verbreitung der Chipkarten im Zahlungsverkehr war die Verabschiedung der so genannten EMV-Spezifikation, die gemeinsam von Europay, MasterCard und Visa erarbeitet und in der ersten Version 1994 veröffentlicht wurde. Sie beschreibt im Detail die Funktion von Kreditkarten mit einem Mikroprozessorchip und gewährleistet die weltweite Kompatibilität der Chipkarten der drei großen Kreditkartenorganisationen. Diese EMV-Karten sind heute zu Hunderten von Millionen weltweit im Einsatz.

Mit etwa 10 Jahren Zeitverzögerung zu den normalen Chipkarten mit Kontakten hat sich die Technologie der kontaktlosen Karten zur Marktreife entwickelt. Bei diesen erfolgt die Energieversorgung der Karte und der Datenaustausch mit dem Terminal ohne galvanische Verbindung über ein elektromagnetisches Feld. Ein Großteil der gegenwärtig ausgegebenen EMV-Karten nutzt diese Technologie für die komfortable und schnelle Bezahlung von Kleinbeträgen.

In den 90er-Jahren des vorigen Jahrhunderts wurde erwartet, dass sich die elektronischen Geldbörsen, bei denen Geld in der Karte gespeichert wird und offline zur Bezahlung verwendet werden kann, als weiteres Zugpferd für die internationale Verbreitung der Chipkarten im Zahlungsverkehr erweisen würden. In Dänemark wurde 1992 das erste System mit dem Namen Danmønt in Betrieb genommen. Bis heute gibt es allein in Europa mehr als 20 nationale Systeme, von denen sich viele an der europäischen Norm EN 1546 orientieren. Aber auch außerhalb Europas nehmen die Anwendungen zu. Neue, vielversprechende Anwendungsmöglichkeiten für die elektronische Geldbörse bieten sich beim Bezahlen im Internet. Das Problem, im offenen Internet sicher, aber anonym weltweit auch kleine Beträge bezahlen zu können, ist bis heute noch nicht zufriedenstellend gelöst. Die Chipkarte kann bei der Lösung dieses Problems eine entscheidende Rolle spielen.

Der erwartete bahnbrechende Erfolg der elektronischen Geldbörsen ist bisher allerdings ausgeblieben. Die meisten installierten Systeme blieben weit hinter den hochgesteckten Erwartungen zurück, was unter anderem darauf zurückzuführen ist, dass die Transaktionsgebühren für Online-Transaktionen dramatisch gesunken sind und somit ein wesentlicher Vorteil der elektronischen Geldbörsensysteme, nämlich die Kosteneinsparung durch Offline-Fähigkeit, weitgehend hinfällig geworden ist. Heute findet man die Funktion der elektronischen Geldbörse häufig als Zusatzanwendung auf den multifunktionalen Chipkarten für den Zahlungsverkehr.

Eine weitere zukunftsträchtige Anwendung für die Chipkarte ist die Funktion als persönliches Sicherheitsgerät für die elektronische Unterschrift, die sich langsam in einigen europäischen Ländern etabliert, nachdem im Jahre 1999 durch die Verabschiedung der EU-Direktive für elektronische Signaturen durch das europäische Parlament die rechtliche Grundlage zur Verwendung digitaler Signaturen geschaffen wurde.

Eine weitere Anwendung hat in mehreren Ländern dafür gesorgt, dass beinahe jeder Bürger eine Chipkarte besitzt. Das ist die Nutzung der Chipkarte als Krankenversichertenkarte, die an alle Versicherten ausgegeben wird und zu Kosteneinsparungen bei der Verrechnung von Leistungen mit den Krankenversicherungen beiträgt. Während zunächst häufig einfache Speicherkarten ausgegeben wurden, die nur die persönlichen, zur Identifikation erforderlichen Daten der Versicherten enthielten, enthalten die heute üblichen Patientenkarten komplexe Sicherheitsprozessoren, die zusätzlich die Speicherung von Rezepten und der Patientenakte ermöglichen, sowie mit Hilfe elektronischer Signaturen den sicheren Zugriff auf zentral gespeicherte Daten über das Internet ermöglichen.

Die hohe funktionale Flexibilität der Chipkarte, die so weit geht, dass eine bereits in Benutzung befindliche Karte für neue Anwendungen nachprogrammiert werden kann, hat über die traditionellen Anwendungen von Karten hinaus völlig neue Einsatzbereiche erschlossen.

Wie bereits erwähnt, hat die Technik der kontaktlosen Chipkarten einen Reifegrad erreicht, der die kostengünstige Massenproduktion ermöglichte. Deshalb konnten sich die kontaktlosen Chipkarten als elektronischer Fahrschein im öffentlichen Personenverkehr in vielen Städten der Erde etablieren. Darüber hinaus hat sich diese Technik in den neuen elektronischen Reisepässen durchgesetzt. Der Reisepass hat zwar nicht den Formfaktor einer Kreditkarte (als ID1-Karte genormt), er enthält aber im Umschlagdeckel das Innenleben einer kontaktlosen Chipkarte, welches aus einem Sicherheitsmikroprozessor mit angeschlossener Antennenspule für die kontaktlose Verbindung besteht.

Zurzeit wird auf europäischer Ebene intensiv an der Standardisierung einer kontaktlosen elektronischen Bürgerkarte gearbeitet, die den Formfaktor einer ID1-Karte, also Kreditkartenformat, hat und z. B. als Personalausweis zum Einsatz kommen soll.

Auch nach mehr als 25-jähriger Geschichte und Anwendung der Chipkarten werden immer noch neue, zukunftsträchtige Anwendungen erschlossen. Die zunehmende, beinahe allgegenwärtige Vernetzung wirft große Probleme hinsichtlich der Sicherheit, Vertraulichkeit und

Anonymität von persönlichen Daten auf. Die Chipkarte als persönliches Sicherheitsgerät mit der Möglichkeit der sicheren Speicherung und Verschlüsselung von Daten kann einen großen Beitrag zur Lösung dieser Probleme leisten.

1.2 Kartentypen und deren Anwendungen

Wie bereits in dem geschichtlichen Überblick dargestellt wurde, sind die Anwendungsmöglichkeiten von Chipkarten äußerst vielseitig und nehmen mit der steigenden Rechenleistung und Speicherkapazität der verfügbaren integrierten Schaltungen noch stetig zu. Es ist unmöglich, im Rahmen dieses Buches alle Anwendungen im Detail zu erläutern. Stattdessen sollen an einigen typischen Beispielen die wesentlichen Eigenschaften der Chipkarten veranschaulicht werden. In diesem einleitenden Kapitel soll nur ein erster Überblick über die wichtigsten Chipkartentypen und deren vielfältige Verwendbarkeit gegeben werden. Einige beispielhafte Anwendungen werden in den hinteren Kapiteln detaillierter dargestellt.

Um sich einen besseren Überblick zu verschaffen, ist die Einteilung der Chipkarten in Speicherkarten und Prozessorkarten hilfreich.

1.2.1 Speicherkarten

Die ersten Chipkarten, die in großer Menge zum Einsatz kamen, waren Speicherkarten für die Telefonanwendung. Diese Karten werden im Voraus bezahlt, und der im Chip elektronisch gespeicherte Wert wird bei der Benutzung um den jeweils verbrauchten Betrag reduziert. Es muss natürlich verhindert werden, dass der Benutzer einer solchen Karte den gespeicherten Wert wieder erhöhen kann, was bei einer Magnetstreifenkarte problemlos möglich wäre. Der Benutzer müsste sich nur die beim Kauf der Karte gespeicherten Daten merken, um diese nach Benutzung der Karte wieder auf den Magnetstreifen zu schreiben. Die Karte hätte dann wieder den ursprünglichen Wert und könnte erneut benutzt werden. Dieser auch „buffern“ genannte Angriff wird bei Chipkarten durch eine Sicherheitslogik im Chip verhindert, die es unmöglich macht, dass eine einmal geschriebene Speicherzelle wieder gelöscht werden kann. Die Reduzierung des Wertes der Karte um die verbrauchten Einheiten ist somit irreversibel.

Chipkarten dieses Typs lassen sich außer zum Telefonieren natürlich überall einsetzen, wo gegen Vorbezahlung eine Ware oder Dienstleistung bargeldlos verkauft werden soll. Beispiele hierfür sind der öffentliche Personennahverkehr, Verkaufsautomaten aller Art, Kantinen, Schwimmbäder, Parkgebühren und vieles andere. Der Vorteil dieses Kartentyps liegt in der einfachen Technik (die Chipfläche beträgt typischerweise nur wenige Quadratmillimeter) und dem damit verbundenen günstigen Preis. Der Nachteil liegt darin, dass die Karte nach Verbrauch des Wertes nicht mehr verwendet werden kann, sondern als Müll entsorgt werden muss, soweit sie nicht in einer Kartensammlung landet.

Eine weitere typische Anwendung von Speicherkarten ist die Krankenversichertenkarte, die seit 1994 an alle Versicherten in Deutschland ausgegeben wird. Bei dieser Karte sind im Chip die Daten gespeichert, die bisher auf dem Krankenschein eingetragen waren und die jetzt auch auf der Karte aufgedruckt bzw. mittels eines Laserstrahls geschrieben sind. Die Speicherung im Chip macht die Karte mit einfachen Mitteln maschinenlesbar. Die nächste

Generation der deutschen Krankenversichertenkarten, die sogenannten Gesundheitskarten, wird allerdings einen Sicherheitsmikrocontroller enthalten und wesentlich erweiterte Funktionalität haben.

Zusammenfassend lässt sich sagen: Speicherchipkarten sind von der Funktion her beschränkt. Sie ermöglichen es, durch die integrierte Sicherheitslogik, die gespeicherten Daten vor Manipulation zu schützen. Sie eignen sich als Wertkarten oder Ausweiskarten in Systemen, bei denen es besonders auf einen günstigen Kartenpreis ankommt.

1.2.2 Prozessorkarten

Die erste Anwendung von Prozessorkarten war – wie bereits erwähnt – die Anwendung als Bankkarte in Frankreich. Die Möglichkeit, geheime Schlüssel sicher zu speichern und moderne Kryptoalgorithmen ausführen zu können, ermöglichte die Realisierung von Offline-Zahlungssystemen mit hohem Sicherheitsniveau.

Da der Mikroprozessor in der Karte frei programmiert werden kann, ist die Funktionalität von Prozessorkarten nur durch den verfügbaren Speicherplatz und die Rechenleistung des Rechenwerkes beschränkt. Der Phantasie sind bei der Implementierung von Chipkarten-Systemen somit nur diese technologischen Grenzen gesetzt, die sich mit jeder neuen Generation von integrierten Schaltungen stark erweitern.

Nachdem in Folge der Massenproduktion und der technischen Weiterentwicklung die Preise für Prozessorkarten stetig fallen, werden auch tatsächlich immer neue Anwendungen erschlossen. Eine besondere Bedeutung für die internationale Verbreitung der Chipkarten kam hierbei der Anwendung im Mobiltelefon zu.

Nachdem die Chipkarte bereits im nationalen deutschen C-Netz (analoges Mobiltelefonnetz) die Bewährungsprobe für den Einsatz in mobilen Endgeräten bestanden hatte, wurde sie als Medium für den Zugang zum digitalen europäischen Mobiltelefon (GSM) vorgeschrieben. Mit der Chipkarte war es möglich, zum einen ein Höchstmaß an Sicherheit für den Zugang zum Mobiltelefonnetz zu erreichen. Andererseits bot die Chipkarte neue Möglichkeiten und damit große Vorteile bei der Vermarktung des Mobiltelefons, weil sie die einfache Trennung des Verkaufs von Geräten und des Verkaufs der Dienstleistungen durch die Netzbetreiber und Diensteanbieter ermöglichte. Ohne die Chipkarte hätte sich das GSM-Mobiltelefon in Europa sicher nicht so schnell verbreiten und zum Weltstandard entwickeln können.

Weitere beispielhafte Anwendungen für Prozessorkarten sind Ausweiskarten, Zugangskontrolle, Zugriffskontrolle auf Rechner, geschützte Datenspeicher, elektronische Unterschrift, elektronische Geldbörse sowie multifunktionale Karten, die mehrere Anwendungen in einer Karte enthalten. Moderne Chipkarten-Betriebssysteme ermöglichen es, auch nach der Ausgabe der Chipkarte an den Benutzer noch neue Anwendungen auf die Karte laden zu können, ohne die Sicherheit der verschiedenen Anwendungen zu gefährden. Mit dieser neuen Flexibilität erschließen sich völlig neue Anwendungsfelder.

Um beispielsweise den Handel und das Bezahlen im Internet auf eine vertrauenswürdige Basis zu stellen, werden unbedingt persönliche Sicherheitsmodule benötigt, in denen die persönlichen Schlüssel geschützt aufbewahrt werden können und die leistungsfähige Verschlüsselungsalgorithmen rechnen können. Diese Aufgabe kann eine Prozessorkarte mit einem Kryptoprozessor elegant lösen.

Zusammenfassend lässt sich sagen: Die wesentlichen Vorzüge der Prozessorkarten sind eine hohe Speicherkapazität, die sichere Speicherung geheimer Daten und die Fähigkeit, Kryptoalgorithmen zu rechnen. Diese Vorzüge ermöglichen außer der traditionellen Anwendung als Bankkarte eine Fülle neuer Anwendungen. Das Potenzial der Chipkarten ist heute noch längst nicht ausgeschöpft und wird obendrein durch den Fortschritt der Halbleitertechnologie ständig erweitert.

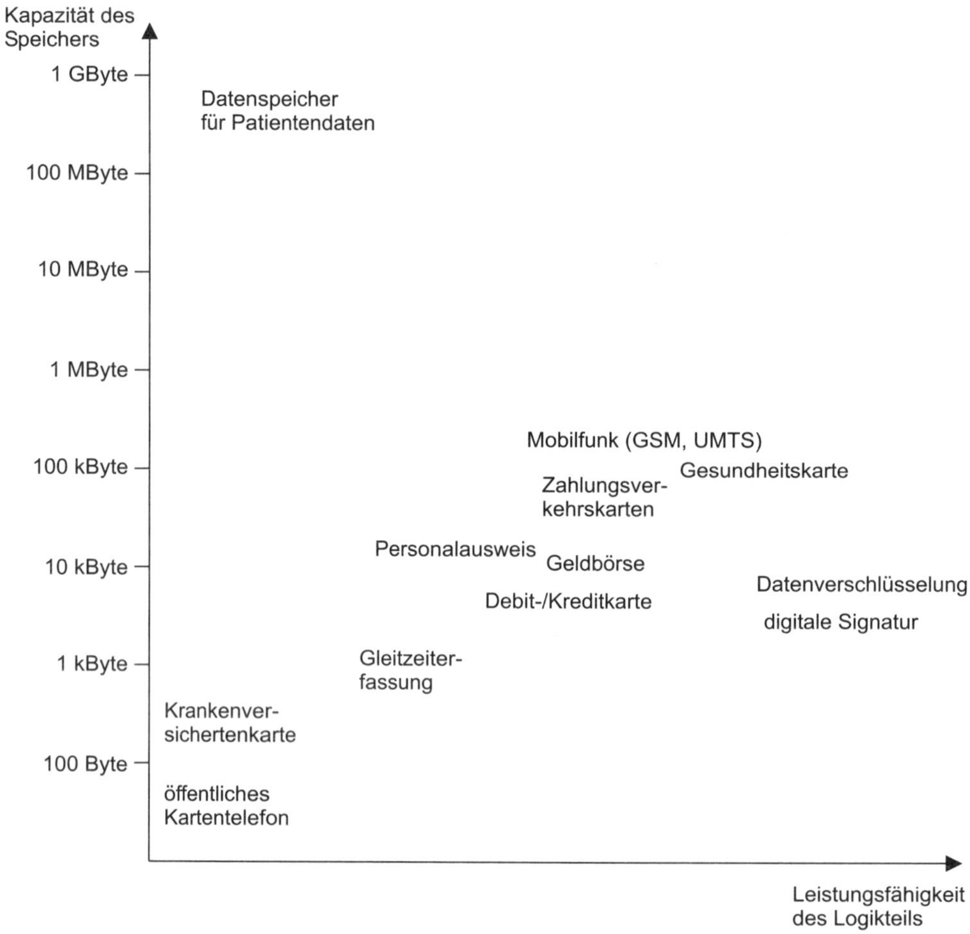

Bild 1.2 Typische Anwendungsfelder von Chipkarten und dazu erforderliche Speicherkapazität und Rechenleistung.

1.2.3 Kontaktlose Karten

Die schnelle technologische Weiterentwicklung der integrierten Schaltungen hat zu einer drastischen Verringerung des Leistungsverbrauchs der Chipkartenmikrocontroller geführt. Deshalb sind heute kontaktlose Chipkarten, bei denen die Energie- und Datenübertragung ohne galvanische Kopplung zwischen Karte und Terminal erfolgt, sowohl als Speicherkarten wie auch als Prozessorkarten als ausgereiftes preisgünstiges Massenprodukt verfügbar. Während die kontaktlosen Prozessorkarten wegen der höheren Leistungsaufnahme nur über eine Entfernung bis zu 10 Zentimetern funktionieren, ermöglichen kontaktlose Speicherkarten einen Betrieb bis zu einem Meter Abstand vom Terminal. Dies bedeutet, dass diese Karte zum Betrieb nicht unbedingt in die Hand genommen werden muss, sondern z. B. in der Geldbörse oder der Brieftasche bleiben kann. Deshalb eignen sich diese Karten besonders für Anwendungen, bei denen Personen oder Gegenstände schnell identifiziert werden sollen. Beispielhafte Anwendungen sind Zugangskontrolle, öffentlicher Personennahverkehr, Skipass, Flugticket und Gepäckidentifikation.

Es gibt jedoch auch Anwendungen, bei denen die Funktion über eine größere Entfernung kritisch ist und deshalb verhindert werden muss. Ein typisches Beispiel hierfür ist die elektronische Geldbörse. Um den Bezahlvorgang durchzuführen, ist in der Regel eine Willenserklärung des Karteninhabers erforderlich, in der der Betrag und die Einwilligung zur Zahlung bestätigt wird. Bei der kontaktbehafteten Karte stellt das Einführen der Karte in das Terminal und die Bestätigung des angezeigten Betrages auf dessen Tastatur diese Willenserklärung dar. Wäre ein Bezahlvorgang kontaktlos über eine größere Entfernung möglich, könnte ein Betrüger vollkommen unbemerkt vom Karteninhaber Geld aus der Karte abbuchen. Eine mögliche Lösung für dieses Problem bieten die so genannten Dual-Interface-Karten. In ihnen werden beide Funktionen, die der kontaktbehafteten und die der kontaktlosen Chipkarten, auf einem einzigen Chip vereint. Eine solche Karte kann somit wahlweise über die kontaktbehaftete oder die kontaktlose Schnittstelle mit dem Terminal kommunizieren.

Großes Interesse an solchen Karten besteht beim öffentlichen Personennahverkehr. Erweitert man die Chipkarten des Zahlungsverkehrs, die in der Regel kontaktbehaftete Karten sind, um die Funktion des elektronischen Fahrscheins über eine kontaktlose Schnittstelle, so können die Verkehrsbetriebe auf die vom Kreditgewerbe ausgegebenen Karten und deren Infrastruktur zurückgreifen.

1.3 Normung

Die Voraussetzung für die weltweite Verbreitung der Chipkarte im täglichen Leben, wie wir sie heute weltweit in Form der SIM-Karten, Krankenversicherungskarten, Zahlungsverkehrskarten und Reisepässen haben, war die Schaffung von nationalen und internationalen Normen. Wegen der besonderen Bedeutung der Normen werden wir in diesem Buch immer wieder auf die gültigen, aber auch auf die in Arbeit befindlichen Normen verweisen.

Die Chipkarte spielt in der Regel die Rolle einer Systemkomponente in einem komplexen System. Was bedeutet, dass die Schnittstellen zwischen der Karte und dem System genau spezifiziert und aufeinander abgestimmt sein müssen. Natürlich ist es möglich, dies für jedes System im Einzelfall zu tun, ohne auf andere Systeme Rücksicht zu nehmen. Daraus würde aber folgen, dass für jedes System eine spezielle Chipkarte benötigt würde. Für jedes System müsste eine eigene Karte entwickelt werden, und der Anwender müsste für jede Anwendung eine spezielle Karte bei sich haben. Um dies zu vermeiden, wurde versucht, anwendungsunabhängige Normen zu entwickeln, die eine multifunktionale Chipkarte möglich machen. Da die Chipkarte meist diejenige Komponente des Systems darstellt, die der Benutzer in der Hand hält, kommt ihr eine hervorragende Bedeutung für die Bekanntheit und die Akzeptanz des gesamten Systems zu. Aus technischer und organisatorischer Sicht ist die Chipkarte jedoch meist nur die Spitze des Eisberges. Hinter dem Kartenendgerät verbergen sich nämlich häufig komplexe, meist vernetzte Systeme, die den Kundennutzen überhaupt erst ermöglichen.

Nehmen wir als Beispiel die aus technischer Sicht recht einfache Telefonkarte: Für sich allein genommen ist sie fast wertlos, allenfalls als Sammlerobjekt zu gebrauchen. Ihren Nutzen – nämlich ohne Münzen an öffentlichen Fernsprechern telefonieren zu können – kann sie erst entfalten, wenn Zigtausende von Endgeräten flächendeckend installiert und an ein Netz angeschlossen sind. Die hohen Investitionen, die hierzu erforderlich sind, lassen sich erst dann rechtfertigen, wenn entsprechende Normen und Spezifikationen die Zukunftssicherheit eines solchen Systems gewährleisten. Unabdingbare Voraussetzungen sind Normen für multifunktionale Chipkarten, die für verschiedene Anwendungen, wie z. B. Telefonieren, elektronische Geldbörse, elektronischer Fahrschein etc., benutzt werden können.

Was sind Normen?

Diese Frage ist nicht so trivial, wie es auf den ersten Blick erscheinen mag, zumal die Begriffe „Normung", „Standard" und „Spezifikation" im Deutschen recht bedenkenlos durcheinandergeworfen werden, was noch dadurch verstärkt wird, dass im Englischen nicht zwischen Norm und Standard unterschieden wird und beide Begriffe mit „standard" übersetzt werden. In der deutschen Normungsstrategie werden die Begriffe „Norm" und „Standard" wie folgt unterschieden: Im Vergleich zu einer Norm, die den Konsens aller interessierten Kreise beinhaltet, genügt ein Standard geringeren Anforderungen bezüglich des Konsens und des öffentlichen Einspruchverfahrens. Schauen wir uns zur Klärung die Definition bei ISO/IEC an.

Eine Norm ist ein Dokument, das mit Konsens erstellt und von einer anerkannten Institution angenommen wurde und das für die allgemeine und wiederkehrende Anwendung Regeln, Leitlinien oder Merkmale für Tätigkeiten oder deren Ergebnisse festlegt, wobei ein optimaler Ordnungsgrad in einem gegebenen Zusammenhang angestrebt wird.

Angemerkt sollte hier werden, dass Normen auf den gesicherten Ergebnissen von Wissenschaft, Technik und Erfahrung basieren und auf die Förderung optimaler Vorteile für die Gesellschaft abzielen. Internationale Normen sollen dazu beitragen, das Leben einfacher zu machen und die Zuverlässigkeit und Nützlichkeit der Produkte und Dienstleistungen zu steigern.

Und um Unklarheiten von vornherein zu vermeiden, ist auch der Begriff „Konsens" bei ISO/IEC definiert. Ein Konsens ist eine allgemeine Zustimmung, die durch das Fehlen aufrechterhaltenen Widerspruches gegen wesentliche Inhalte seitens irgendeines wichtigen Anteils der betroffenen Interessen und durch ein Verfahren gekennzeichnet ist, das versucht, die Gesichtspunkte aller betroffenen Parteien zu berücksichtigen und alle Gegenargumente auszuräumen. Dabei ist zu bemerken, dass Konsens nicht notwendigerweise Einstimmigkeit bedeutet.

Obwohl hier keine Einstimmigkeit gefordert wird, braucht der demokratische Konsensweg natürlich häufig viel Zeit, zumal nicht nur die Techniker, sondern alle betroffenen Parteien gehört werden müssen, da Normen ja die Förderung optimaler Vorteile für die Gesellschaft zum Ziel haben. Die Fertigstellung einer ISO- oder CEN-Norm dauert deshalb meist mehrere Jahre. Die Trägheit dieses Prozesses hat häufig zur Folge, dass ein eingeschränkter

Interessentenkreis, z. B. die Industrie, eigene Spezifikationen erstellt, so genannte Industriestandards, um eine schnellere Systemeinführung zu ermöglichen. Dies gilt besonders für den Bereich der Informationstechnologie, der sich durch besonders schnelle Entwicklung und damit besonders kurze Innovationszyklen auszeichnet. Industriestandards haben zwar den Vorteil, dass sie wesentlich schneller verfügbar sind als Normen, bergen aber die Gefahr in sich, dass wichtige Interessen derer, die nicht am Entstehungsprozess beteiligt sind, unberücksichtigt bleiben. Bei der ISO wurde mit dem „fast track"-Verfahren deshalb die Möglichkeit geschaffen, dass wichtige, öffentlich zugängliche Spezifikationen nachträglich schnell als ISO-Norm veröffentlicht werden können.

Was ist ISO/IEC?

Für die Chipkarte sind die relevanten ISO/IEC-Normen von besonderer Bedeutung, da sie auf einem breiten, internationalen Konsens basieren und die grundlegenden Eigenschaften der Chipkarten festlegen. Doch was versteckt sich hinter den Abkürzungen ISO/IEC? ISO steht für International Organization of Standardization und IEC für International Electrotechnical Commission.

Die internationale Organisation für Standardisierung (ISO) ist ein weltweiter Verband von ca. 100 nationalen Standardisierungsgremien, jeweils einem pro Land. Die ISO wurde 1947 gegründet und ist eine nichtstaatliche Organisation. Sie hat den Auftrag, die Entwicklung von Normen weltweit voranzutreiben mit dem Ziel, den internationalen Austausch von Gütern und Dienstleistungen zu erleichtern und die Zusammenarbeit im wissenschaftlichen, technologischen und wirtschaftlichen Bereich zu entwickeln. Die Ergebnisse der Arbeit von ISO sind internationale Übereinkünfte, die als ISO-Normen veröffentlicht werden.

Der Name ISO ist übrigens kein Akronym. Ein Akronym für den offiziellen Titel „International Organization of Standardization" müsste ja IOS heißen. Vielmehr wurde „ISO" aus dem griechischen „isos" abgeleitet, was „gleich" bedeutet. Die daraus abgeleitete Vorsilbe „iso-" ist in den drei offiziellen Sprachen der ISO – Englisch, Französisch und Russisch – sowie in vielen anderen Sprachen gebräuchlich.

Wie bereits erwähnt, sind die Mitglieder der ISO die nationalen Standardisierungsgremien der einzelnen Länder, wobei nur ein Gremium pro Land zugelassen ist. Deutschland wird in der ISO durch das DIN vertreten. Die Mitgliedsorganisationen haben vier grundsätzliche Aufgaben:

- Information möglicher Interessenten im jeweiligen Land über relevante Aktivitäten und Möglichkeiten der internationalen Normung
- Bildung einer abgestimmten nationalen Meinung und deren Vertretung bei den internationalen Verhandlungen
- Einrichtung eines Sekretariates für diejenigen ISO-Komitees, an denen das Land ein besonderes Interesse hat
- Zahlung des Landesbeitrags zur Finanzierung der zentralen ISO-Organisation

Die IEC (International Electrotechnical Commission) ist die internationale Normungsorganisation, die den Bereich Elektrotechnik und Elektronik abdeckt. Die ersten Kartennormen, die keine elektronischen Teile enthielten, wurden von der ISO herausgegeben. Nachdem die Chipkarte eingeführt wurde, gab es thematisch eine Überschneidung zwischen ISO und IEC. Um Doppelarbeit zu vermeiden, werden die Normen in einem gemeinsamen technischen Komitee, dem JTC 1 (Joint Technical Committee, information technology), erarbeitet und als ISO/IEC-Normen veröffentlicht.

Wie entsteht eine ISO-Norm?

Der Bedarf für eine Norm wird durch einen Interessenvertreter, z. B. der Wirtschaft oder eines Verbandes, bei der nationalen Normungsorganisation angemeldet, die diesen bei der ISO als neues Arbeitsthema vorschlägt. Wird der Vorschlag von der zuständigen Arbeitsgruppe, die aus technischen Experten der an dem Thema interessierten Länder besteht, angenommen, so wird zunächst der Anwendungsbereich der zukünftigen Norm definiert.

Nachdem Übereinstimmung erzielt wurde, welche Techniken und Anwendungen in der Norm definiert werden sollen, werden in der zweiten Phase die Details der Norm zwischen den Ländern diskutiert und verhandelt. Ziel ist es, dabei möglichst einen Konsens aller beteiligten Länder zu erreichen. Das Ergebnis dieser Phase ist ein „Draft International Standard" (DIS).

Die letzte Phase beinhaltet die formale Abstimmung über den Normentwurf. Für die Annahme ist die Zustimmung von zwei Drittel der ISO-Mitglieder, die aktiv an der Norm mitgearbeitet haben, erforderlich, sowie von 75 % aller Mitglieder, die an der Abstimmung teilnehmen. Bei Annahme wird der abgestimmte Text als ISO-Norm veröffentlicht.

Um einer Veralterung der ISO-Normen durch technische Weiterentwicklung vorzubeugen, sehen die ISO-Regeln spätestens nach fünf Jahren eine Überprüfung und gegebenenfalls Überarbeitung der Normen vor.

Zusammenarbeit mit IEC und CEN

Wie bereits erwähnt, ist die ISO nicht die einzige internationale Normungsorganisation. Um Doppelarbeit zu vermeiden, arbeitet die ISO auf einigen Gebieten sehr eng mit der „International Electrotechnical Commission", IEC, zusammen. Die Zuständigkeitsbereiche wurden folgendermaßen definiert: IEC deckt den Bereich Elektrotechnik und Elektronik ab, für alle anderen Bereiche ist die ISO zuständig. Zu Themen von gemeinsamem Interesse werden vereinte technische Arbeitsgruppen gebildet, die gemeinsame ISO/IEC-Normen erarbeiten. Hierzu zählen auch die meisten Chipkartennormen.

Auch zwischen ISO und CEN (*Comité Européen de Normalisation*), dem europäischen Komitee für Normung, wurden Regeln für die Entwicklung von Normen vereinbart, die sowohl als europäische wie auch als internationale Normen anerkannt werden. Hierdurch können Zeit und Kosten eingespart werden.

Die wichtigsten Industrieländer sind in allen relevanten Gremien vertreten und unterhalten in der Regel Spiegelgremien als nationale Arbeits- und Abstimmungsgremien. Das DIN vertritt auf Grund eines Vertrages mit der Bundesrepublik die deutschen Interessen in den übernationalen Normungsorganisationen. Einen Überblick über die ISO-Struktur und die Normungsprojekte findet man auf der Webseite der ISO [ISO]. Die Chipkartennormen werden im JTC 1/SC17 – Cards and personal identification – bearbeitet. Dort findet man auch eine aktuelle Übersicht über die veröffentlichten und in Arbeit befindlichen Standards.

Beim CEN wird das Thema Chipkarten im TC 224 (Personal identification, electronic signature and cards and their related systems and operations) bearbeitet.

Die Arbeit beim CEN ist eine Ergänzung der Arbeit bei ISO. Die ISO-Normen werden nach Möglichkeit als Basis für die CEN-Normen übernommen. Bei Bedarf werden sie um europaspezifische Teile ergänzt. Oft wird auch die Anzahl der Optionen eingeschränkt, um die Implementierung für rein europäische Anwendungen zu erleichtern. Darüber hinaus werden von den CEN-Arbeitsgruppen Normen für spezifisch europäische Anwendungen erstellt, die bei der ISO in dieser Form oder zu diesem Zeitpunkt nicht konsensfähig wären. Beim CEN wird Deutschland ebenfalls durch das DIN vertreten.

Eine weitere europäische Normungsinstanz, das „European Telecommunications Standards Institute“ mit der Abkürzung ETSI, hat durch die Spezifikation der SIM-Karten wesentlich zur internationalen Verbreitung der Chipkarten beigetragen. ETSI erstellt Normen für die Informations- und Telekommunikationstechnologien, was u. a. die Mobilfunk- und die Internettechnologien beinhaltet.

ETSI ist von der Europäischen Kommission als europäische Normungsorganisation anerkannt. Mitglieder bei ETSI sind nicht die nationalen Normungsgremien, sondern beinahe 700 Mitgliedsorganisationen (im Wesentlichen aus der Industrie, den Telekommunikationsgesellschaften, Anwendergruppen und der Forschung) weltweit. Die Chipkartennormen werden vom TC SCP (Technical Committee for Smart Card Platform) bearbeitet. Die Normreihe TS 51.011 ff (früher GSM 11.11 ff) spezifiziert die Schnittstelle zwischen der Chipkarte, die im GSM-System mit Subscriber Identity Module (SIM) bezeichnet wird, und dem Mobiltelefon. Diese Normreihe baut auf den ISO/IEC-Normen auf. Durch die weltweite Verbreitung des GSM-Systems über Europa hinaus haben die ETSI-Normen eine globale Bedeutung für die Chipkartenindustrie.

Nach fast dreißig Jahren Normungsarbeit sind heute die wichtigsten grundlegenden ISO/IEC-Normen für Chipkarten fertig und bilden die Basis für weitere, mehr anwendungsorientierte Normen, die zur Zeit bei der ISO und CEN in Arbeit sind.

Grundlage waren die bereits existierenden ISO-Standards der Reihen 7810, 7811, 7812 und 7813, in denen die physikalischen Eigenschaften von Identifikationskarten im so genannten ID-1 Format definiert sind. Diese Standards schlossen hochgeprägte Karten und Karten mit Magnetstreifen ein, wie wir sie heute von den Kreditkarten her kennen.

Bei der Standardisierung der Chipkarten (in der ISO/IEC -Norm als integrated circuit(s) card (ICC) bezeichnet) wurde von Anfang an auf Kompatibilität zu diesen bestehenden Standards geachtet, wodurch ein problemloser Übergang von der Anwendung hochgeprägter Karten und Karten mit Magnetstreifen auf Chipkarten ermöglicht wird. Das ist möglich, weil alle Funktionselemente wie Hochprägung, Magnetstreifen, Kontakte und Interface-Elemente für kontaktlose Übertragung gleichzeitig in einer Karte integriert sein können. Dies hat allerdings auch zur Folge, dass empfindliche elektronische Bauelemente, wie sie integrierte Schaltungen nun einmal sind, harten Belastungen bei der Hochprägung von Karten oder den regelmäßigen Schlägen beim Abdruck der Hochprägung ausgesetzt sind. Dies stellt hohe Anforderungen an die Verpackung der integrierten Schaltkreise und deren Einbettung in die Karte.

Eine Übersicht der heute verfügbaren Normen mit einer kurzen Inhaltsangabe befindet sich im Anhang.[1]

In den letzten Jahren wurden vermehrt Spezifikationen von der Industrie oder anderen nicht öffentlichen Organisationen erarbeitet und veröffentlicht, ohne zu versuchen, sie in die Normungsarbeit der ISO einzubringen. Als Argument für diese Vorgehensweise wird meist an-

[1] Siehe auch Abschnitt 25.4 „Normen- und Spezifikationsverzeichnis“ auf Seite 1079.

geführt, dass die Arbeitsweise der ISO/IEC zu langsam ist, um mit den kurzen Innovationszyklen der Informations- und Kommunikationsindustrie Schritt halten zu können. Als Beispiele für Konsortien, die chipkartenrelevante Spezifikationen erarbeiten, seien hier das Java Card Forum, die Open Mobile Alliance (OMA), Global Platform und das NFC Forum genannt. Da bei der Erstellung dieser „Industriestandards" zum Teil nur wenige Interessengruppen beteiligt sind, besteht die Gefahr, dass bei dieser Vorgehensweise die Interessen kleinerer Firmen und vor allem Interessen der Allgemeinheit nicht berücksichtigt werden können. Glücklicherweise arbeiten die wichtigsten Konsortien eng mit den Normungsorganisationen zusammen und versuchen, die wichtigsten Spezifikationen nachträglich in den Normungsprozess einzubringen. Es ist eine große Herausforderung für die Zukunft der ISO/IEC, neue Prozesse zu definieren, die es ermöglichen, allgemeine Interessen weiterhin zu wahren und trotzdem die Innovationsgeschwindigkeit nicht zu bremsen.

Kapitel 2

Arten von Karten

Chipkarten sind die jüngste Variante in der Familie der Identifikationskarten im ID-1 Format, wie sie in der Norm ISO/IEC 7810 „Identification Cards – Physical Characteristics" definiert sind. Diese Norm spezifiziert die physikalischen Eigenschaften von Identifikationskarten einschließlich der Materialeigenschaften wie Flexibilität, Temperaturbeständigkeit und Abmessungen für drei verschiedene Größen von Karten (ID-1, ID-2 und ID-3). Die Basis für die Chipkartennormen ISO/IEC 7816 bildet die ID-1 Karte, wie sie heute millionenfach als Karte für den Zahlungsverkehr verbreitet ist.

Dieses Kapitel gibt einen Überblick über verschiedene Arten von Karten im ID-1 Format. In vielen Anwendungen ist nämlich eine Kombination der Kartenfunktionen von besonderem Interesse, und zwar immer dann, wenn in einem bereits bestehenden System die vorhandenen Karten, wie z. B. Magnetstreifenkarten, durch Chipkarten abgelöst werden sollen. In der Regel ist es nämlich unmöglich, die vorhandene Infrastruktur – in diesem Falle die Terminals für Magnetstreifenkarten – von heute auf morgen durch eine neue Technik zu ersetzen.

Die Lösung wird im Allgemeinen darin bestehen, dass man für eine Übergangszeit Karten ausgibt, die mit Magnetstreifen und mit Chip ausgerüstet sind, so dass die Karten sowohl an den alten Magnetkartenterminals wie auch an den neuen Chipkartenterminals benutzt werden können. Neue Funktionen, die nur mit dem Chip möglich sind, können dann natürlich an den Magnetkartenterminals nicht genutzt werden.

Ähnlich verhält es sich auch mit dem Übergang von kontaktbehafteten Chipkarten zu Chipkarten mit kontaktloser Datenübertragung. Oft ist es für eine längere Übergangszeit notwendig, beide Arten seitens der Infrastruktur zu unterstützen. Mittlerweile haben sich in Anwendungen, bei denen keine Kompatibilität zu Magnetstreifenkarten gefordert ist, auch andere Formfaktoren als das ID-1 Format durchgesetzt. Ein Beispiel hierfür sind die SIM-Karten im ID-000 Format. Die Aussagen zu elektrischen Eigenschaften und Funktionen in diesem Kapitel gelten selbstverständlich auch für diese Formfaktoren.

2.1 Hochgeprägte Karten

Die Hochprägung ist die älteste Technik zur Beschriftung von Identifikationskarten in maschinenlesbarer Form. Die hochgeprägten Zeichen auf der Karte können mit einem einfachen und billigen Gerät („Ritsch-Ratsch-Maschine“) durch Abdruck auf Papier übertragen werden. Auch das visuelle Lesen der Hochprägung ist ohne weiteres möglich. Die Art und Lage der Hochprägung ist im Standard ISO/IEC 7811 „Identification Cards – Recording Technics“ spezifiziert. Dieser Standard besteht aus fünf Teilen und behandelt außer der Hochprägung auch den Magnetstreifen.

Es sind zwei verschiedene Bereiche für die Hochprägung definiert, wie dies auch in Bild 2.1 dargestellt ist. Der Bereich 1 ist für die Kartenidentifikationsnummer reserviert, durch welche der Kartenausgeber sowie der Karteninhaber festgelegt sind. Der Bereich 2 ist für weitere Daten des Karteninhabers wie z. B. Name und Adresse vorgesehen.

Auf den ersten Blick mag die Informationsübertragung durch Abdruck hochgeprägter Zeichen recht primitiv erscheinen. Die Einfachheit dieser Technik hat jedoch ihre weltweite Verbreitung auch in wenig entwickelten Ländern der Erde ermöglicht. Die Anwendung dieser Technik erfordert weder elektrische Energie noch Anschluss an ein Datennetz.

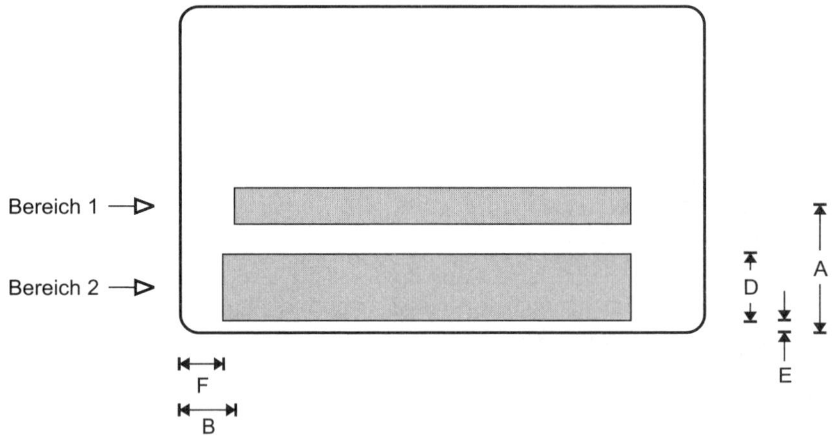

Bild 2.1 Lage der Hochprägung nach ISO/IEC 7811. Der Bereich 1 ist für die Identifikationsnummer (19 Zeichen) vorgesehen und der Bereich 2 für Name und Adresse ($4 \cdot 27$ Zeichen). Die folgenden Abmessungen sind in der Norm festgelegt: A: 21,42 mm ± 0,12 mm, B: 10,18 mm ± 0,25 mm, D: 14,53 mm, E: 2,41 mm . . . 3,30 mm und F: 7,65 mm ± 0,25 mm

2.2 Magnetstreifenkarten

Der wesentliche Nachteil der hochgeprägten Karten liegt darin, dass bei ihrer Nutzung eine Flut von Papierbelegen entsteht, deren Handhabung und Auswertung hohe Kosten verursacht. Abhilfe schafft hier die digitale Kodierung der Kartendaten auf einem Magnetstreifen, der sich auf der Rückseite der Karte befindet.

Zum Lesen des Magnetstreifens wird dieser von Hand oder maschinell an einem Lesekopf vorbeigezogen. Anschließend können die gelesenen Daten ohne Medienbruch weiter verwendet werden. Eine Eigenschaft von Magnetstreifen ist die Stärke des Magnetfeldes, gemessen in Oersted, das nötig ist, um die Daten auf dem Magnetstreifen zu ändern. Zum Ändern der Daten auf niedrigkoerzitiven Magnetstreifen (loco - *low coercivity*) wird ein

Magnetfeld der Stärke von 300 bis 650 Oersted benötigt, für hochkoerzitive Magnetstreifen (hico - *high coercivity*) hingegen ein Magnetfeld der Stärke von 1 250 bis 4 000 Oersted. Der Vorteil der hochkoerzitiven Magnetstreifen ist, dass man sie nicht versehentlich (z. B. durch Vorbeiziehen an einem Magneten) löschen kann, allerdings sind zum Beschreiben besondere Magnetköpfe notwendig.

In den Teilen 2, 6, 7 und 8 der ISO/IEC-Norm 7811 sind die Eigenschaften des Magnetstreifens, die Kodiertechnik sowie die Lage der Magnetspuren spezifiziert. Insgesamt können sich drei Spuren auf dem Magnetstreifen befinden. Dies zeigt Bild 2.2. Die Spuren 1 und 2 sind nur für den Lesebetrieb spezifiziert, während die Spur 3 auch beschrieben werden kann.

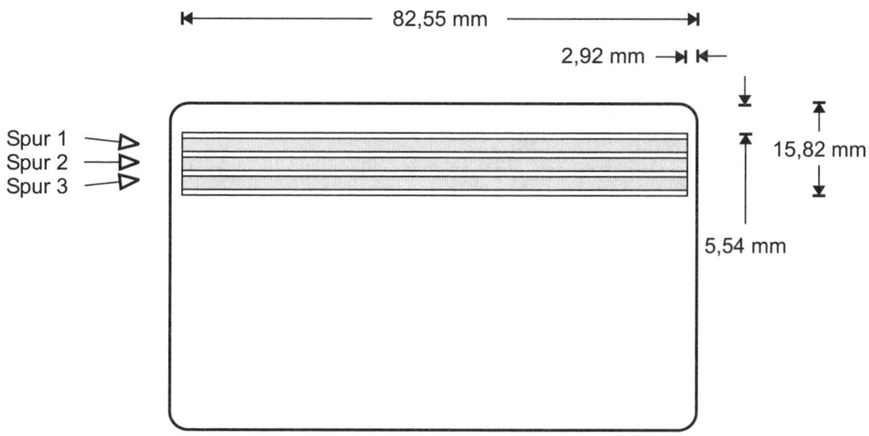

Bild 2.2 Die Lage des Magnetstreifens auf der ID-1 Karte. Der Datenbereich des Magnetstreifens reicht bewusst nicht bis zu den Kartenkanten, da die handbedienten Magnetstreifenleser dort zu einer sehr frühzeitigen Abnutzung des Magnetstreifens führen.

Die Speicherkapazität des Magnetstreifens ist allerdings mit ca. 1 000 Bit nicht sehr groß. Sie reicht jedoch leicht aus, um die Informationen der Hochprägung zu speichern. Auf der Spur 3 können zusätzliche Daten gelesen und geschrieben werden, wie z. B. Daten der letzten Transaktion bei Kreditkarten. Die Lage der Spuren zeigt Bild 2.3.

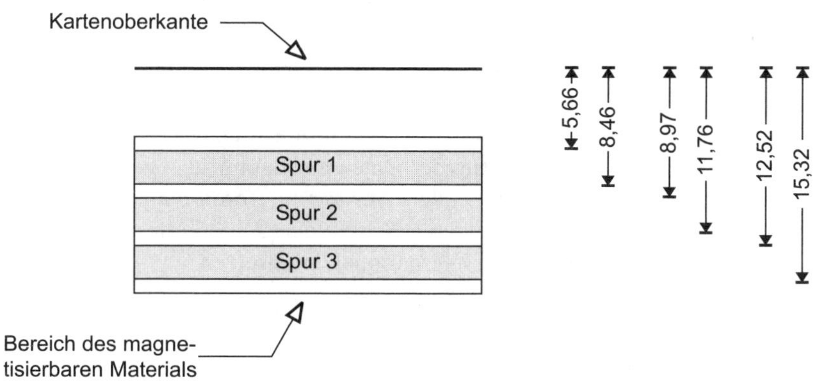

Bild 2.3 Die Lage der einzelnen Spuren auf der ID-1 Karte. Alle Maße sind in Millimeter angegeben.

Der Hauptnachteil der Magnetstreifentechnik besteht darin, dass die gespeicherten Daten sehr leicht verändert werden können. Während die Manipulation an hochgeprägten Zeichen zumindest einiges handwerkliches Geschick erfordert und von einem geschulten Auge auch entdeckt werden kann, ist die Veränderung der auf dem Magnetstreifen kodierten Daten mit einem handelsüblichen Schreib-/Lesegerät problemlos möglich und später nur schwer nachweisbar. Hinzu kommt noch, dass die Magnetstreifenkarte häufig in Automaten zum Einsatz kommt, an denen eine visuelle Echtheitsprüfung schwierig ist, wie z. B. in Geldausgabeautomaten. Der potenzielle Betrüger, der sich gültige Kartendaten verschafft hat, kann an solchen Automaten einfache Duplikate von Karten verwenden, ohne dass er die visuellen Sicherheitsmerkmale fälschen muss.

Tabelle 2.1 Die einzelnen Spuren einer Magnetstreifenkarte nach ISO/IEC 7811.

Eigenschaft	Spur 1	Spur 2	Spur 3
Anzahl der Daten	max. 79 Zeichen	max. 40 Zeichen	max. 107 Zeichen
Kodierung der Daten	6 Bit alphanumerischer Code	4 Bit BCD Code	4 Bit BCD Code
Datendichte	210 Bit/inch = 8,3 Bit/mm	75 Bit/Inch = 3 Bit/mm	210 Bit/inch = 8,3 Bit/mm
schreibbar	nicht erlaubt	nicht erlaubt	erlaubt

Tabelle 2.2 Beispiel für den Dateninhalt und die Kodierung des Magnetstreifens einer üblichen Kreditkarte.

Spur	Position	Daten
1	2–17	Kreditkartennummer
1	19–44	Familienname des Karteninhabers
1	46–47	Gültigkeitsjahr
1	48–49	Gültigkeitsmonat
2	1–16	Kreditkartennummer
2	18–19	Gültigkeitsjahr
2	20–21	Gültigkeitsmonat

Die Hersteller von Magnetstreifenkarten haben verschiedene Techniken entwickelt, um die Daten auf dem Magnetstreifen gegen Verfälschen und Duplizieren zu schützen. So sind z. B. die deutschen Eurocheque-Karten mit einer unsichtbaren und unveränderbaren Kodierung im Kartenkörper versehen, die eine Veränderung der Daten auf dem Magnetstreifen sowie ein Duplizieren unmöglich macht.[1] Dieses und andere Verfahren erfordern allerdings einen speziellen Sensor im Kartenterminal, wodurch deren Kosten deutlich erhöht werden. Deshalb konnte sich bisher keines dieser Verfahren international durchsetzen.

[1] Siehe auch Abschnitt 3.5.13 „Moduliertes Merkmal“ auf Seite 52.

2.3 Chipkarten

Chipkarten sind die neueste Entwicklung in der Familie der Identifikationskarten im ID-1-Format. Sie zeichnen sich dadurch aus, dass im Kartenkörper eine integrierte Schaltung eingebaut ist, die über Elemente zur Datenübertragung, zum Speichern und zur Verarbeitung von Daten verfügt. Die Datenübertragung kann dabei entweder über die Kontakte an der Oberfläche der Karte erfolgen oder aber auch kontaktlos durch elektromagnetische Felder.

Die Chipkarte bietet gegenüber der Magnetstreifenkarte eine Reihe von Vorteilen. So ist z. B. die maximale Speicherkapazität von Chipkarten um ein Vielfaches größer als bei Magnetstreifenkarten. Heute werden bereits Schaltkreise mit Speichergrößen im Megabyte-Bereich angeboten, und die Speichergröße erhöht sich mit jeder neuen Chipgeneration. Die im nächsten Kapitel beschriebenen optischen Speicherkarten und Chipkarten mit zusätzlichem NAND Flash haben eine noch größere Kapazität.

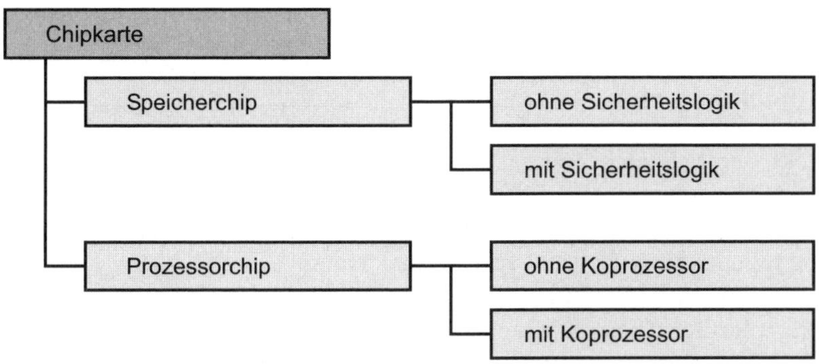

Bild 2.4 Klassifizierungsbaum der Chipkarten differenziert nach Art des Chips.

Einer der wichtigsten Vorteile von Chipkarten liegt jedoch darin, dass die in ihnen gespeicherten Daten gegen unerwünschten Zugriff und gegen Manipulation geschützt werden können. Da der Zugriff auf die Daten ausschließlich über Schnittstellen erfolgt, die vom Betriebssystem und einer Sicherheitslogik gesteuert werden, ist es möglich, geheime Daten in die Karte zu laden, die niemals mehr von außen gelesen werden können. Diese geheimen Daten können dann nur noch intern vom Rechenwerk des Chips verarbeitet werden. Grundsätzlich können die Speicherfunktionen Schreiben, Löschen und Lesen sowohl per Hardware als auch per Software eingeschränkt und an bestimmte Bedingungen geknüpft werden. Dies ermöglicht die Konstruktion einer Vielzahl von Sicherheitsmechanismen, die auf die speziellen Anforderungen der jeweiligen Anwendung zugeschnitten werden können.

Zusammen mit der Fähigkeit, Kryptoalgorithmen zu rechnen, ermöglichen Chipkarten die Realisierung eines handlichen Sicherheitsmoduls, welches jederzeit auch in der Geldbörse mitgenommen werden kann. Weitere Vorteile der Chipkarten liegen in der hohen Zuverlässigkeit und Lebensdauer im Vergleich zur Magnetstreifenkarte, deren Umlaufzeit im Allgemeinen auf zwei bis drei Jahre begrenzt ist.

Die wesentlichen Eigenschaften und Funktionen von Chipkarten sind in den Normen der Reihe ISO/IEC 7816 festgelegt. In den folgenden Kapiteln ist dieser Standard noch ausführlich beschrieben. Aufgrund der Unterschiede in der Funktionalität, aber auch im Preis, werden die Chipkarten in Speicherkarten und Prozessorkarten eingeteilt, wie dies auch in Bild 2.4 auf der vorherigen Seite aufgezeigt ist.

Eine weitere Gliederungsmöglichkeit der Chipkarten ist die nach der Art der Datenübertragung. Diese kann mittels mechanischer Kontakte erfolgen oder kontaktlos mittels elektromagnetischer Kopplung. Speicherkarten und auch Prozessorkarten sind kontaktbehaftet und kontaktlos verfügbar.

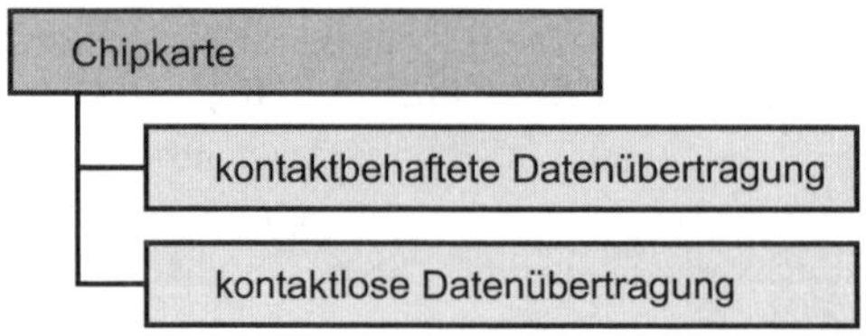

Bild 2.5 Klassifizierungsbaum der Karten mit einem Chip, differenziert nach Art der Datenübertragung.

2.3.1 Speicherkarten

Die Architektur einer Speicherkarte ist in Bild 2.6 als Blockschaltbild dargestellt. Im nichtflüchtigen Speicher – meist als EEPROM ausgeführt – werden die für die Anwendung erforderlichen Daten abgelegt. Der Zugriff auf den Speicher wird durch die Sicherheitslogik kontrolliert, welche im einfachsten Fall nur aus einem Schreib- oder Löschschutz für den Speicher oder einzelnen Bereichen des Speichers besteht. Es gibt aber auch Speicherchips mit einer komplexeren Sicherheitslogik, die auch einfache Verschlüsselungen durchführen können. Über die serielle Schnittstelle werden die Daten von und zur Karte übertragen. Hierzu ist in Teil 3 von ISO/IEC 7816 ein spezielles synchrones Übertragungsprotokoll definiert, welches eine besonders einfache und damit preiswerte Realisierung im Chip ermöglicht. Es kommt aber auch der bei Speichern mit seriellem Zugriff weitverbreitete I²C-Bus bei Chipkarten zum Einsatz.

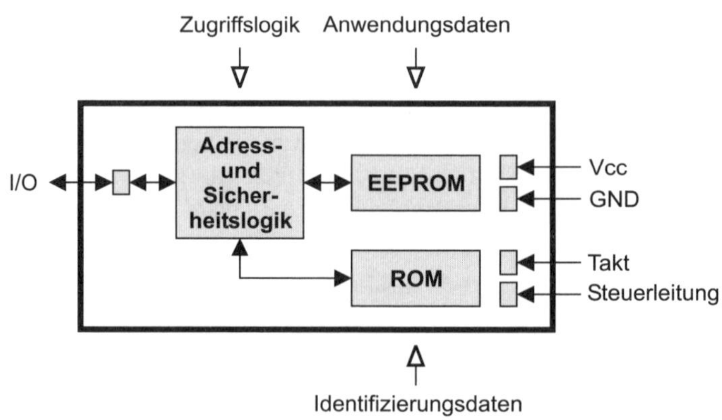

Bild 2.6 Typische Architektur einer kontaktbehafteten Speicherkarte mit Sicherheitslogik. Das Bild zeigt die grundlegenden Informations- und Energieflüsse und ist kein Stromlaufplan.

Die Funktionalität der Speicherkarten ist meist auf eine spezielle Anwendung hin optimiert. Hierdurch ist die Flexibilität in der Anwendung zwar stark eingeschränkt, dafür sind Speicherkarten aber auch besonders preisgünstig. Typische Anwendungen für Speicherkarten sind vorbezahlte Telefonkarten oder einfache Krankenversicherungskarten.

2.3.2 Kontaktlose Speicherkarten

Große Verbreitung haben in den vergangenen Jahren die kontaktlosen Speicherkarten gefunden. Die Standardkarten nach ISO/IEC 14443 arbeiten über eine Entfernung bis zu 10 cm. Der nutzbare Speicherbereich liegt zwischen einigen Hundert Byte und einigen Kilobyte. Der Speicher kann in mehrere Sektoren unterteilt werden, die unabhängig voneinander gegen unberechtigtes Lesen, Schreiben und Löschen geschützt sind. Hierdurch können von einer Karte mehrere unterschiedliche Anwendungen unterstützt werden. Jede Karte verfügt über eine einmalige Seriennummer im ROM sowie eine Authentisierungslogik mit einem Challenge Response-Verfahren.

Typische Anwendungen für kontaktlose Speicherkarten sind kontaktloses Ticketing im Personenverkehr sowie Ausweiskarten für Firmen, Behörden oder Universitäten, wobei auch die Funktion einer elektronischen Geldbörse z. B. für die Mensa implementiert werden kann. Mittlerweile hat sich die kontaktlose Technologie nach ISO/IEC 14443 auch bei RFID (*Radio Frequency Identification*) Tags weit verbreitet.

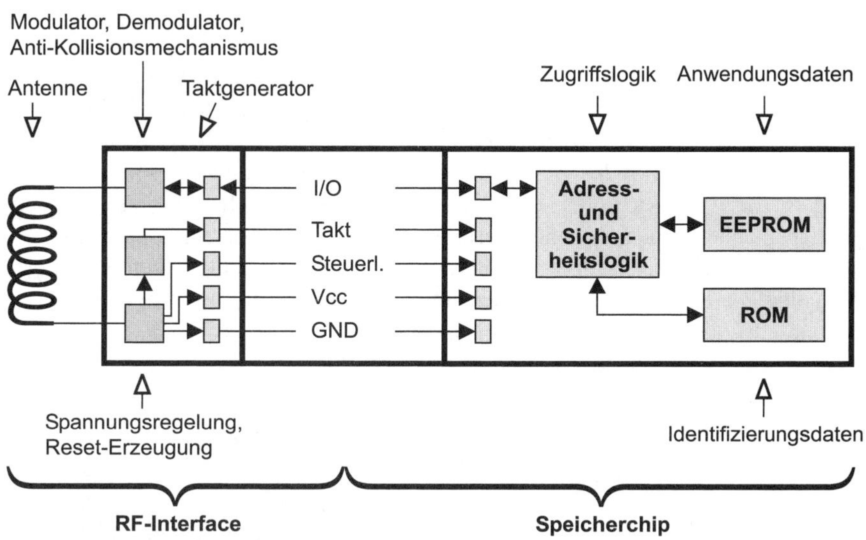

Bild 2.7 Typische Architektur einer Speicherkarte mit kontaktloser Schnittstelle und Sicherheitslogik. Das Bild zeigt die grundlegenden Informations- und Energieflüsse und ist kein Stromlaufplan.

2.3.3 Prozessorkarten

Der wesentliche Bestandteil einer Prozessorkarte, in Langform oft auch Mikroprozessorkarte genannt, ist die CPU, die in der Regel von vier weiteren Funktionsblöcken umgeben ist: dem

Masken-ROM, dem EEPROM, dem RAM und dem I/O-Port. In Bild 2.8 ist die typische Architektur eines solchen Bausteins dargestellt.

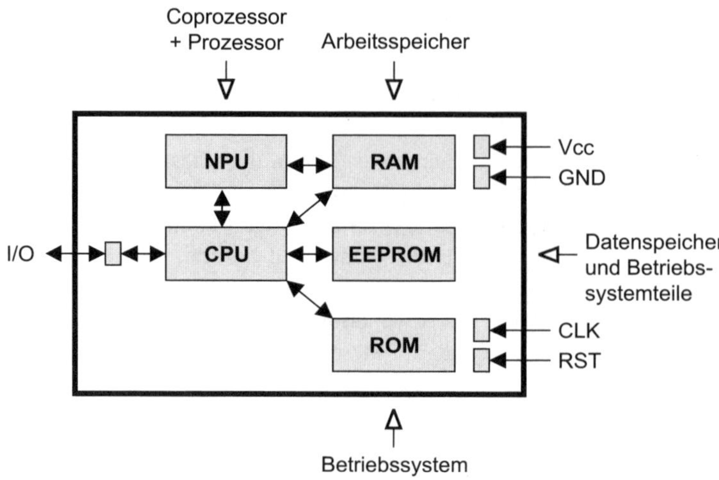

Bild 2.8 Typische Architektur einer kontaktbehafteten Prozessorkarte mit Koprozessor und maskenprogrammiertem ROM. Das Bild zeigt die grundlegenden Informations- und Energieflüsse und ist kein Stromlaufplan.

Das Masken-ROM enthält das Betriebssystem des Chips und wird während der Herstellung unveränderlich festgelegt. Der Inhalt des ROM ist herstellungsbedingt für alle Chips eines Produktionsloses identisch und während der Lebensdauer des Chips unveränderbar. Das EEPROM ist der nichtflüchtige Speicherbereich des Chips, in dem Daten oder auch Programmcode unter Kontrolle des Betriebssystems geschrieben und gelesen werden können. Das RAM ist der Arbeitsspeicher des Prozessors. Dieser Speicherbereich ist flüchtig, und alle darin gespeicherten Daten gehen verloren, wenn die Versorgungsspannung des Chips abgeschaltet wird. Die serielle I/O-Schnittstelle besteht in der einfachsten Realisierung nur aus einem einzigen Register, über welches die Daten Bit für Bit übertragen werden.

Prozessorkarten sind in der Anwendung sehr flexibel. Im einfachsten Fall enthalten sie ein auf eine einzige Anwendung hin optimiertes Programm und sind somit auch nur für diese eine Anwendung verwendbar.

Moderne Chipkartenbetriebssysteme ermöglichen es jedoch, verschiedene Anwendungen in einer einzigen Karte zu integrieren. Das ROM enthält in diesem Falle das Betriebssystem, während die anwendungsspezifischen Teile erst nach der Kartenproduktion in das EEPROM geladen werden. Neue Entwicklungen ermöglichen es, Anwendungen in die Chipkarte nachzuladen, nachdem die Karte personalisiert und an den Kartenbenutzer ausgegeben wurde. Durch entsprechende Hardware- und Softwaremaßnahmen wird hierbei sichergestellt, dass die unterschiedlichen Sicherheitsbedingungen der einzelnen Anwendungen nicht verletzt werden. Hierzu werden von den Halbleiterherstellern speziell optimierte Mikroprozessorchips mit hoher Rechenleistung, Speicherkapazität und ausgefeilter Sicherheitslogik angeboten.

Analog der technischen Entwicklung in den anderen Bereichen, z. B. bei Digitalkameras und MP3 Playern, ersetzt bei neueren Prozessorkarten die Speicherart Flash (Kurzform von Flash-EEPROM) zunehmend das maskenprogrammierte ROM und das EEPROM. Der Vorteil liegt in einer deutlich höheren Flexibilität in der Produktion und Personalisierung im Vergleich zu dem nach der Herstellung unveränderlichen ROM. So kann z. B. das Betriebssystem den Kundenanforderungen entsprechend angepasst in die fertige Karte geladen werden. Das Bild 2.9 zeigt die Architektur von kontaktbehafteten Prozessorkarten mit Flash.

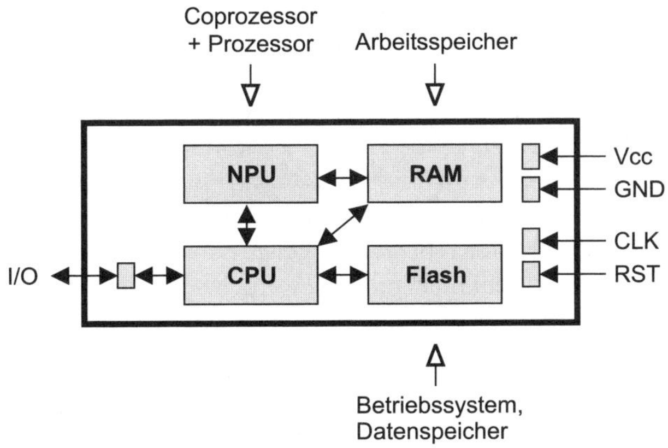

Bild 2.9 Typische Architektur einer kontaktbehafteten Prozessorkarte mit Koprozessor und Flash-Speicher. Das Bild zeigt die grundlegenden Informations- und Energieflüsse und ist kein Stromlaufplan.

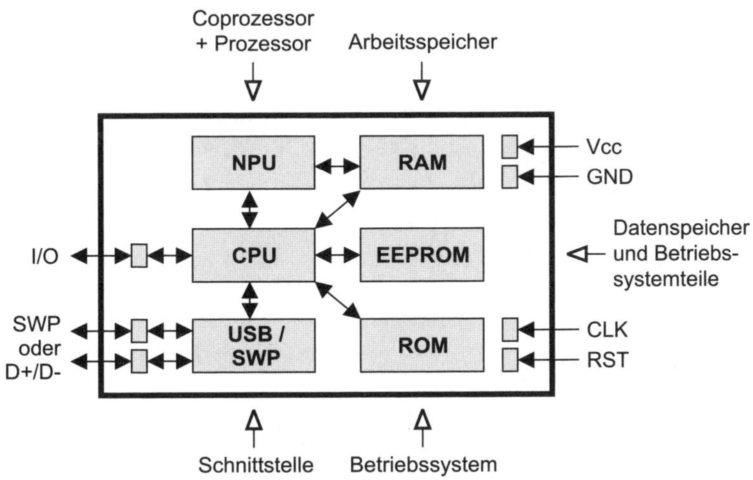

Bild 2.10 Typische Architektur einer kontaktbehafteten Prozessorkarte mit Koprozessor, T=0/1-, USB- und SWP-Schnittstelle. Das Bild zeigt die grundlegenden Informations- und Energieflüsse und ist kein Stromlaufplan.

Da sich der Speicher der Prozessorkarten in den vergangenen Jahren stark vergrößert hat und sich weiter vergrößern wird, hat sich die serielle Schnittstelle für die Geschwindigkeit der

Datenübertragung immer mehr als Flaschenhals erwiesen. Man hat deshalb neue Schnittstellen und Übertragungsprotokolle entwickelt, um den neuen Anforderungen gerecht zu werden. So wurde 2007 die USB-Schnittstelle bei ETSI für SIM-Karten standardisiert. Eine weitere neue Schnittstelle ist das Single Wire Protocol (SWP) für die Verbindung der SIM mit einem NFC-Controller im Mobiltelefon. In Zukunft werden immer mehr Prozessorkarten mehrere I/O-Schnittstellen parallel unterstützen, wie im Bild 2.10 auf der vorherigen Seite dargestellt ist.

2.3.4 Kontaktlose Prozessorkarten

Die Technik der kontaktlosen Chipkarte bietet eine Reihe interessanter neuer Möglichkeiten in der Anwendung für den Kartenherausgeber und den Kartenbenutzer. So müssen kontaktlose Chipkarten zum Beispiel nicht in einen Kartenleser eingesteckt werden, sondern nur in die Nähe des Kartenlesers gehalten werden, weil kontaktlose Prozessorkarten über eine Entfernung von bis zu 10 cm funktionieren. Dies ist beispielsweise in Zugangskontrollsystemen, bei denen eine Tür oder ein Drehkreuz geöffnet werden soll, ein großer Vorteil. Ein großes Anwendungsgebiet ist hierfür der öffentliche Personennahverkehr, wo in möglichst kurzer Zeit möglichst viele Personen sicher erfasst werden müssen.

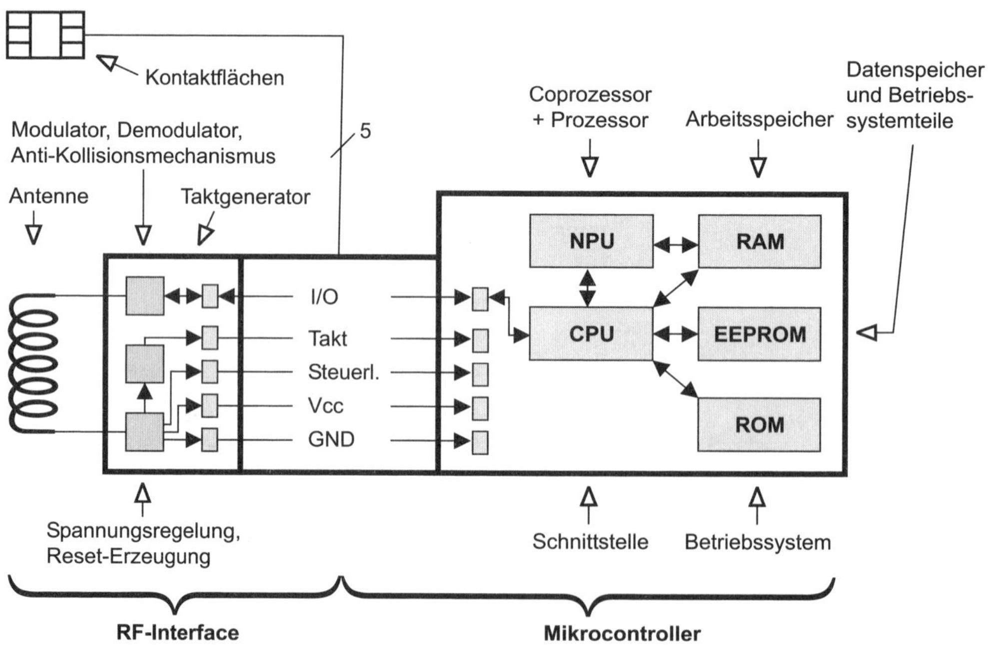

Bild 2.11 Typische Architektur einer Prozessorkarte mit Koprozessor, kontaktlosem und kontaktbehaftetem Interface. Letzteres ist bei einer rein kontaktlos arbeitenden Prozessorkarte nicht vorhanden. Das Bild zeigt die grundlegenden Informations- und Energieflüsse und ist kein Stromlaufplan.

Eine weitere interessante Variante der Anwendung von kontaktlosen Karten ist die Benutzung an der Oberfläche des Lesers. Hierbei wird die Karte nicht in einen Schlitz gesteckt, sondern einfach auf eine markierte Stelle auf der Oberfläche des Kartenlesers gelegt. Neben einfacher Handhabung besticht diese Lösung auch dadurch, dass die Gefährdung durch Vandalismus (typische Beispiele: Kaugummi oder Sekundenkleber im Kartenschlitz) deutlich geringer ist.

Für die Vermarktung der Karten bietet die kontaktlose Technik den Vorteil, dass keine technischen Elemente an der Kartenoberfläche sichtbar sind, so dass die optische Gestaltung der Kartenoberfläche nicht durch Magnetstreifen oder Kontaktflächen eingeschränkt wird. Diese Vorteile werden allerdings durch den Nachteil aufwändigerer Terminals mit einem entsprechend höheren Preis erkauft.

Die Technologie von kontaktlosen Karten ist inzwischen so weit ausgereift, dass qualitativ hochwertige Produkte zu Preisen angeboten werden, die nur unwesentlich höher sind als bei vergleichbaren kontaktbehafteten Produkten. Die häufigsten Anwendungen finden die kontaktlosen Chipkarten bisher im öffentlichen Personennahverkehr, wo sie als elektronisches Ticket ein modernes elektronisches Fahrgeldmanagement ermöglichen.

Während die gegenwärtig betriebenen Systeme in der Regel noch monofunktionale Karten verwenden, wozu preisgünstige Speicherchips mit festverdrahteter Sicherheitslogik eingesetzt werden, zeichnet sich zunehmend der Bedarf ab, das elektronische Ticket mit einer zusätzlichen Bezahlfunktion zu versehen bzw. eine Zahlungsverkehrskarte mit der Funktion des elektronischen Tickets zu ergänzen. Es werden deshalb vermehrt Multifunktionskarten mit integriertem Mikroprozessor zum Einsatz kommen, wobei die Bezahlfunktion meist noch über die konventionelle Technik mit Kontakten erfolgt, um die vorhandene Infrastruktur der Zahlungsverkehrskarten mit benutzen zu können. Diese Karten verfügen sowohl über Kontakte wie auch über kontaktlose Koppelelemente und werden als Dual-Interface-Karten bezeichnet. Eine ausführliche Beschreibung der Technik und Funktionsweise der kontaktlosen Chipkarten findet sich in Abschnitt 10 „Kontaktlose Datenübertragung“ auf Seite 307.

2.3.5 Multi-Megabyte-Karten

Der Siegeszug von großen Flash-Speichern als Datenträgerersatz im PC-Bereich hat auch seinen Niederschlag bei Chipkarten gefunden. Es wurde technisch möglich, Prozessorkarten von einigen Megabyte bis in den Gigabytebereich herzustellen. Für Karten mit solch großem Speicher reicht das Standard Chipkartenprotokoll T=0/1 nach ISO IEC 7816 bei weitem nicht aus. Deshalb haben solche Karten zusätzlich eine USB- oder MMC-Schnittstelle.

In der einfachsten Form sind solche Karten als 3-Chip-Lösung ausgeführt. Hierzu müssen keine neuen integrierten Schaltungen entwickelt werden, sondern es werden 3 marktübliche ICs auf einer Leiterplatte verbunden. Der Nachteil ist, dass 3 einzelne Chips in der Massenproduktion teuerer sind als eine auf einen Chip integrierte Lösung. Außerdem bieten die Verbindungsleitungen zwischen den Chips zusätzliche Angriffsfläche für Sicherheitsattacken. Es sind deshalb für die Zukunft zunehmend 2-Chip- und 1-Chip-Lösungen zu erwarten, wie sie in Bild 2.12 auf der nächsten Seite dargestellt sind.

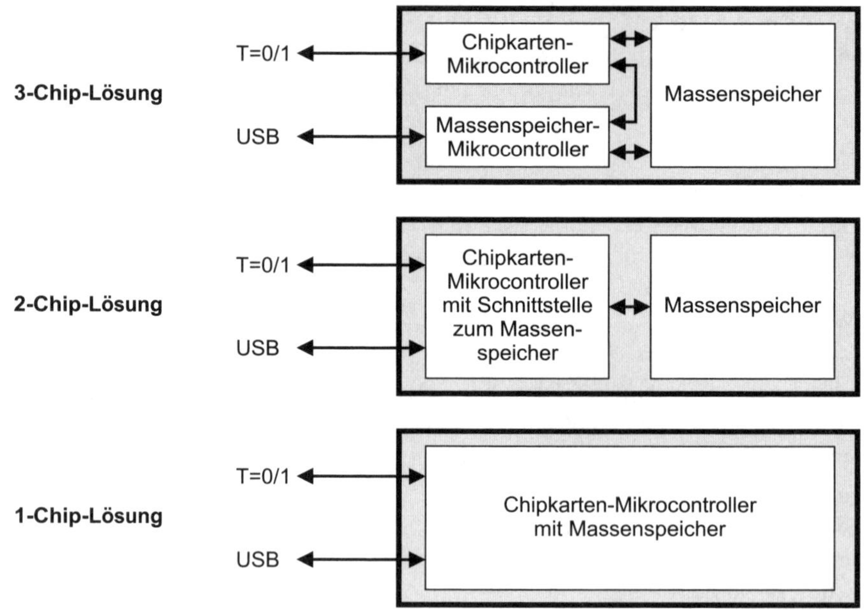

Bild 2.12 Die drei unterschiedlichen Varianten, einen NAND-Flash-Massenspeicher an einen Chipkarten-Mikrocontroller mit einer T=0/1- und einer USB-Schnittstelle anzubinden.

2.3.6 Sicherheitstoken

Als Sicherheitstoken bezeichnet man eine Hardwarekomponente, die einen Sicherheitschip wie z. B. einen Chipkartenkontroller enthält und die meist an einem USB-Port angeschlossen wird. Ein USB-Sicherheitstoken vereint somit die Vorteile einer Smart Card mit der einfachen Anschlussmöglichkeit der USB-Schnittstelle, ohne dabei ein Kartenlesegerät zu benötigen. Derzeit enthalten die USB-Sicherheitstoken meist noch mehrere Integrierte Schaltkreise, wie einen Sicherheitschip und einen Speicherchip. Da in den neuesten Chipkartenstandards die USB-Schnittstelle als neue I/O Schnittstelle für hohe Datenübertragungsraten spezifiziert wurde, gibt es erste Chipkartensicherheitscontroller auf dem Markt, die bereits die USB-Schnittstelle beinhalten. Hierdurch sind kostengünstige und sicherheitstechnisch hochwertige Single-Chip-Lösungen für Sicherheitstoken möglich geworden. Diese unterscheiden sich nur noch in der Form von funktionsgleichen Chipkarten, so wie dies auch Bild 3.47 auf Seite 63 zeigt.

Es gibt auch Sicherheitstoken ohne direkten Anschluss an den PC. Diese Token verfügen neben dem Sicherheitscontroller in der Regel über eine Tastatur zur PIN-Eingabe und ein Display zur Anzeige einer Pseudozufallszahl, die zur Authentifizierung zwischen Token und Server genutzt wird (Einmal-Passwort). Auch diese Einmal-Passwort-Token gibt es in Form einer kleinen Hardwarekomponente oder einer Chipkarte mit integriertem Display.

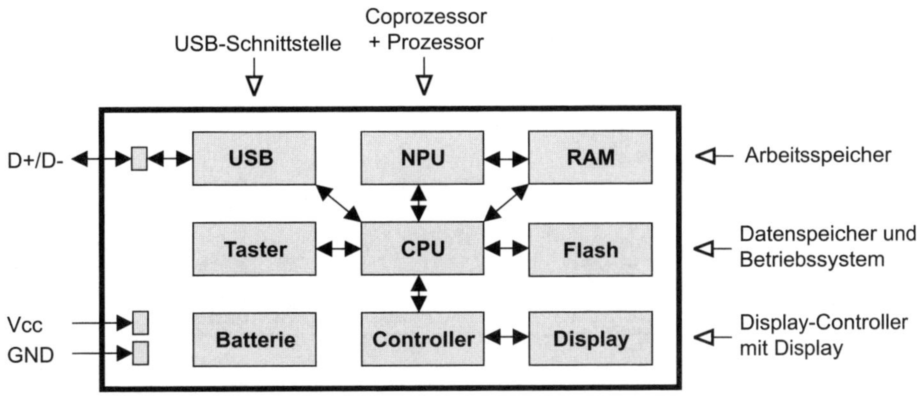

Bild 2.13 Typische Architektur eines Tokens mit Koprozessor, Display und USB-Schnittstelle, wie es für die One-Time-Passworterzeugung benutzt wird. Das Bild zeigt die grundlegenden Informations- und Energieflüsse und ist kein Stromlaufplan.

2.4 Optische Speicherkarten

Optische Speicherkarten nutzen die optische Speichertechnik, wie sie auch auf den CDs eingesetzt wird. Die Daten der optischen Karten werden mit gängigen Verfahren wie Prüfsummen vor Lesefehlern geschützt, was allerdings den nutzbaren Speicherplatz reduziert. Die Normen ISO/IEC 11693 und ISO/IEC 11694 definieren die physikalischen Eigenschaften der optischen Karten und die Technik für die lineare Datenaufzeichnung.

Interessante Aspekte ergeben sich, wenn man die hohe Speicherkapazität der optischen Speicherkarte mit der Intelligenz und Sicherheit der Chipkarte kombiniert. Man kann dann z. B. die Daten in verschlüsselter Form in den optischen Speicher schreiben und den Schlüssel im geheimen Speicher des Chips sicher aufbewahren. Hierdurch können die optisch gespeicherten Daten vor unerlaubtem Zugriff geschützt werden. In Bild 2.14 auf der nächsten Seite ist eine typische Ausführung einer Chipkarte mit Kontakten, Magnetstreifen und optischer Speicherfläche dargestellt. Man sieht, dass die verfügbare optische Speicherfläche durch die Chipkontakte eingeschränkt wird, was natürlich auch die maximale Speicherkapazität begrenzt. Der Magnetstreifen befindet sich auf der Rückseite der Karte.

Der Preis für optische Speicherkarten ist vergleichbar dem der Chipkarten. Die Schreib- und Lesegeräte für optische Speicherkarten sind verglichen mit Chipkartenlesern allerdings sehr teuer, was ihre Anwendungsmöglichkeiten bisher sehr eingeschränkt hat. Eingesetzt werden optische Karten z. B. im Gesundheitswesen zur Speicherung von Patientendaten, wobei die hohe Speicherkapazität sogar die Speicherung von Röntgenbildern auf der Karte ermöglicht. Die im vorigen Abschnitt beschriebenen Multi-Megabyte-Karten bieten mittlerweile vergleichbare oder sogar größere Speicherkapazität als die optischen Speicherkarten. Ob sich die optischen Speicherkarten trotzdem im Markt behaupten werden, bleibt abzuwarten.

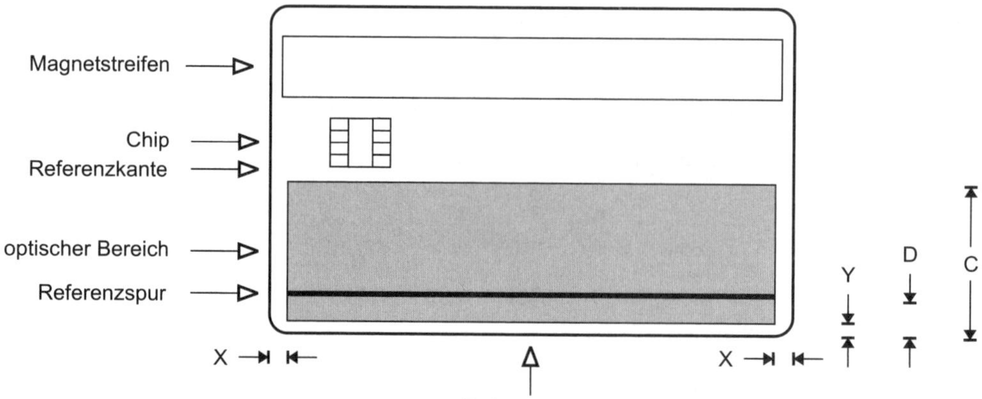

Bild 2.14 Anordnung des optischen Bereiches nach ISO/IEC 11694-2 bei einer ID-1-Karte. Die folgenden Abmessungen sind in der Norm festgelegt: C: 9,5 mm ... 49,2 mm, D: 5,8 mm ± 0,7 mm, X: bei PWM: maximal 3 mm; bei PPM: maximal 1 mm, Y: bei PWM: Y<D und minimal 1 mm; bei PPM: maximal 4,5 mm, (PWM: *pulse width modulation*; PPM: *pulse position modulation*).

Bild 2.15 Typische optische Speicherkarte mit einer Nettospeicherkapazität, d. h. inklusive Fehlerkorrektur von ca. 4 MByte. Die Bruttospeicherkapazität, d. h. ohne Fehlerkorrektur, bewegt sich in der Größenordnung von 6 MByte.

Kapitel 3

Physikalische Eigenschaften

Die grundlegenden Eigenschaften des Kartenkörpers von Chipkarten stammen von den Vorgängern dieser Karten. Dies sind die seit Langem bekannten Prägekarten, die im Kreditkartensektor immer noch marktbeherrschend sind. Technisch gesehen sind sie einfach aufgebaute Karten aus Kunststoff, die durch Einprägung von Benutzermerkmalen wie Name und Kundennummer personalisiert sind.

In weiterentwickelten Ausführungen wurden die Karten mit einem Magnetstreifen versehen, der die einfache maschinelle Verarbeitung ermöglicht. Als dann die Idee aufkam, Karten mit einem Chip auszustatten, verwendete man die ursprünglichen Karten als Grundlage und implantierte zusätzlich ein Modul mit einem Speicher- oder Prozessorchip. Viele Normen über die physikalischen Eigenschaften einer Karte sind deshalb nicht spezifisch für Chipkarten, sondern decken auch noch Magnetstreifen- und Prägekarten ab.

Nimmt man eine Chipkarte in die Hand, dann ist das unmittelbar auffallende Merkmal das Format der Karte. Danach sieht man vielleicht, ob die Karte mit einer Kontaktfläche ausgestattet ist, obwohl bei kontaktlosen Chipkarten überhaupt keine sichtbare elektrische Schnittstelle vorhanden ist. Magnetstreifen, Hochprägung und Hologramm fallen eventuell als Nächstes ins Auge. Alle diese Merkmale und Funktionsteile sind Teil der physikalischen Eigenschaften einer Chipkarte.

Ein Großteil der physikalischen Eigenschaften sind in Wahrheit rein mechanischer Natur, wie Größe, Biege- und Torsionsfestigkeit. Diese kennt man auch im praktischen Umgang mit Chipkarten unmittelbar aus der Erfahrung. In der Praxis spielen jedoch sehr wohl typische physikalische Eigenschaften wie Temperatur-, Lichtempfindlichkeit oder Feuchtebeständigkeit eine Rolle.

Es ist immer das Zusammenwirken von Kartenkörper und implantiertem Chip zu betrachten, da nur beide miteinander eine funktionsfähige Chipkarte bilden. Ein Kartenkörper, der beispielsweise für hohe Umgebungstemperatur geeignet ist, nützt wenig, wenn dies nicht auch der Mikrocontroller ist. Beide Teile müssen sowohl einzeln als auch miteinander alle notwendigen Anforderungen erfüllen, da es sonst zu hohen Ausfallraten beim Einsatz kommen kann.

3.1 Kartenformate

Es wurden schon lange kleine Kärtchen in der typischen Chipkartengröße von 85,6 mm Länge und 54 mm Breite verwendet. In diesem Format, das auch das bekannteste ist, werden immer noch fast alle Chipkarten produziert.[1] Es hat die Bezeichnung ID-1, und ihre Größe ist in der internationalen Norm ISO 7810 festgelegt. Anhand der Abkürzung „ID“, die für Identifikationskarte steht, sieht man deutlich, dass diese erste Norm aus dem Jahre 1985 noch nichts mit den Chipkarten, wie wir sie heute kennen, zu tun hatte. Dort wird lediglich eine Kunststoffkarte mit einem Magnetstreifen und Hochprägung beschrieben, die zur Identifizierung von Personen dient. An einen in die Karte eingebauten Chip war damals noch nicht gedacht. Erst einige Jahre später definierte man in weiteren Normen das Vorhandensein eines Chips und die Position seiner Kontaktflächen auf der Karte.

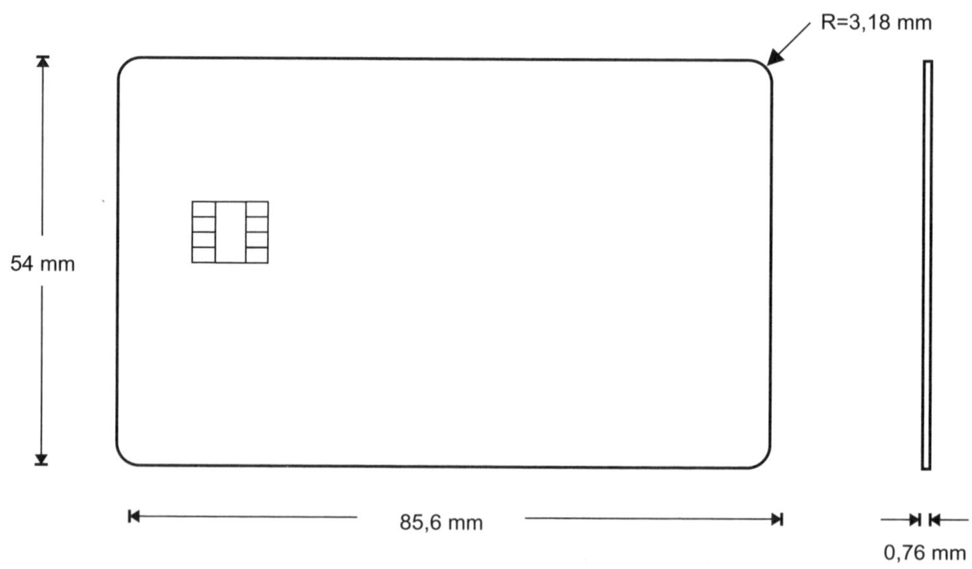

Bild 3.1 Das ID-1-Format nach ISO 7810. Die Karte hat eine Dicke von 0,76 mm ± 0,08 mm, und der Radius der Ecken beträgt 3,18 mm ± 0,30 mm. Die eingezeichneten Abmessungen stellen die Maße ohne Toleranzen dar.

Bei der heutigen Vielfalt an Karten, die für alle möglichen Zwecke verwendet werden und die verschiedenste Abmessungen haben, ist es mittlerweile oft schwierig festzustellen, ob eine Karte nun eigentlich eine ID-1-Chipkarte ist oder nicht. Eines der besten Erkennungsmerkmale ist neben dem implantierten Chip die Dicke der Karte. Beträgt die Dicke einer Karte mit implantiertem Mikrocontroller 0,76 mm, kann man im eigentlichen Sinne von einer Chipkarte nach ISO-Norm sprechen.

Das gebräuchliche ID-1-Format hat den Vorteil, dass es manuell sehr gut handhabbar ist. Das Format der Karte ist so festgelegt, dass man sie in einer üblichen Geldbörse noch mit

[1] Telekommunikationskarten werden jedoch mittlerweile auch im ID-000-Format hergestellt. Siehe auch Abschnitt 14.4.4 „Direkte Plug-In-Produktion“ auf Seite 636.

sich führen kann und auch nicht zu klein, um sie leicht zu verlieren. Außerdem ist sie wegen ihrer Flexibilität weniger störend als ein steifer Gegenstand.

Allerdings entspricht das Format oft nicht mehr den Erfordernissen der heutigen Miniaturisierung. Mobiltelefone sind typischerweise leichter als 100 g und halb so groß wie eine Packung Papiertaschentücher. Deshalb war es notwendig, neben ID-1 kleinere Formate zu definieren, die die Belange der kleinen Endgeräte berücksichtigen.

So entstanden weitere Kartenformate, die sich durch Stanzen oder Ausbrechen alle aus dem ID-1-Format herstellen lassen. Im Mobiltelefonbereich durfte die Karte dabei sehr klein sein, da sie üblicherweise nur ein einziges Mal in das Mobiltelefon gesteckt werden muss und dann für immer dort bleibt. Unter diesen Voraussetzungen definierte man das ID-000-Format, dessen einprägsamere Bezeichnung „Plug-In" oder deutsch „Einschubkarte" lautet. Dieses Format kommt nur in Endgeräten des Mobilfunkbereichs und als Sicherheitsmodul bei Terminals zum Einsatz.

Da jedoch die Handhabung der ID-000-Karte sowohl in der Fertigung als auch bei den Benutzern nicht gerade einfach ist, führte dies zu einem weiteren Format. Benannt ist dieses Format als ID-00 bzw. „Mini-Karte" . Es stellt in der Größe ungefähr den Mittelwert zwischen ID-1 und ID-000 dar. Auf diese Weise lässt sich die Karte einfacher manuell handhaben und ermöglicht auch eine kostengünstige Fertigung, weil sie sich durch Ausstanzen aus dem ID-1-Format herstellen lässt. Die Definition von ID-00 gibt es bereits seit Mitte der 90er-Jahre, doch hat sich dieses Kartenformat bis jetzt weder national noch international etabliert.

Die immer weiter miniaturisierten Mobiltelefone führten ab etwa 2003 zu der Forderung nach einem Kartenformat, das kleiner als das Plug-In-Format ist. Die Diskussion fand lange Zeit unter dem Arbeitstitel „Third-Form-Factor" (3FF) statt – ein Begriff, der heute oftmals noch für die neue Kartengröße verwendet wird. Der offizielle Name von ETSI lautet „Mini-UICC" und bezeichnet einen Chipkartenformfaktor, der nur wenig größer ist als ein Modul mit acht Kontakten. Auch die Mini-UICC kann durch Herausbrechen aus den größeren Kartenformaten ID-1 und Plug-In hergestellt werden, wie dies Bild 3.2 zeigt. Sie wird bereits für verschiedene Netzbetreiber in Stückzahlen hergestellt.

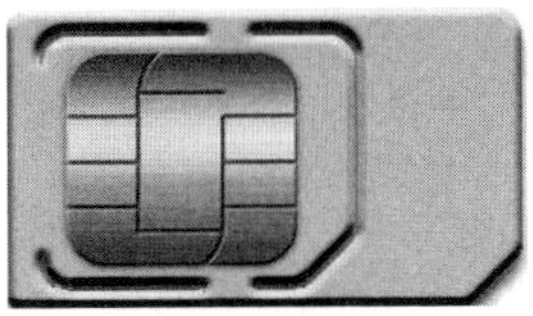

Bild 3.2 Foto einer Chipkarte im Plug-In-Format, aus dem der Benutzer durch Herausbrechen eine Karte im Mini-UICC-Format herstellen kann.

Analog der stetigen Verkleinerung der Mobilfunkkarten gab es eine ähnlich Entwicklung im Zahlungsverkehr. Dort wurde um 2005 von Visa die Kartengröße „Visa-Mini" spezifiziert. Auch dieser Formfaktor kann wiederum durch Herausbrechen aus der Standardgröße ID-1 hergestellt werden. Damit hat man auch hier die Voraussetzung geschaffen, dass diese neue Kartengröße ohne Änderung der bisherigen Produktionslinien für ID-1-Karten hergestellt werden kann. Auch von MasterCard gibt es ein entsprechendes besonderes Format, das dort die Bezeichnung mc2 hat. Die Zusammenhänge zwischen den Kartenformaten zeigt Bild 3.12 auf Seite 38.

Die Definition der Formate in den jeweiligen Normen wurde auf messtechnische Belange hin optimiert. So muss ein Kartenkörper im Format ID-1 in seiner Höhe und Breite so beschaffen sein, dass er ohne die abgerundeten Ecken innerhalb zweier konzentrischer und symmetrisch zueinander angeordneter Rechtecke passt. Das äußere Rechteck hat eine Breite von 85,72 mm (= 3,375 inch) und eine Höhe von 54,03 mm (= 2,127 inch). Das innere Rechteck hat die Breite 85,46 mm (= 3,365 inch) und die Höhe 53,92 mm (= 2,123 inch).

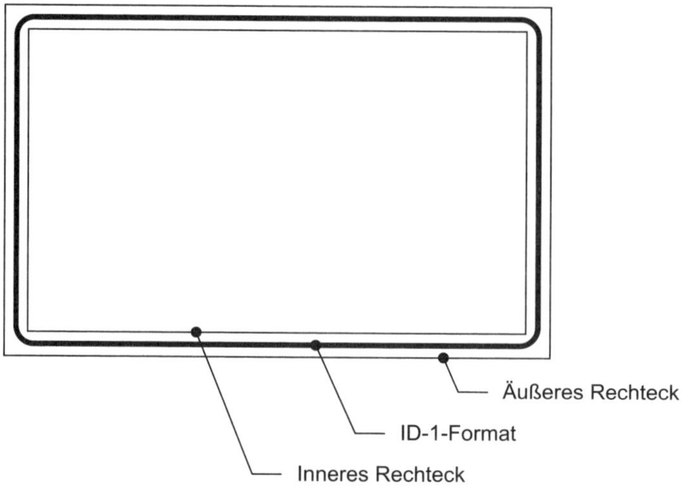

Bild 3.3 Die Definition der Maße des ID-1-Formats für Chipkarten nach ISO/IEC 7810.

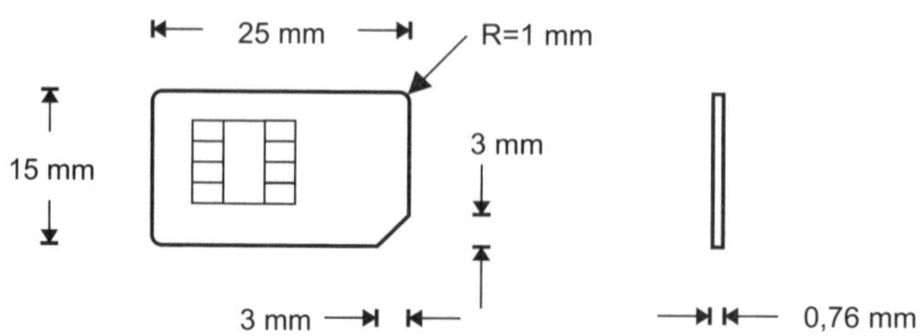

Bild 3.4 Das ID-000-Format. Die Karte hat eine Dicke von 0,76 mm ± 0,08 mm, der Radius der Ecken beträgt 1 mm ± 0,10 mm und die Ecke 3 mm ± 0,03 mm. Die eingezeichneten Abmessungen stellen die Maße ohne Toleranzen dar.

Die Dicke muss 0,76 mm (= 0,03 inch) mit einer Toleranz von ± 0,08 mm (= ± 0,003 inch) betragen. Die Radien der Ecken und die Dicke des Kartenkörpers sind auf konventionelle Art bemaßt. Auf der Grundlage dieser Definitionen kann man die Abmessungen einer ID-1-Karte in dem Bild 3.3 darstellen.

Dem ID-000-Format nach TS 51.011 und TS 102 221 dienen ebenfalls zwei konzentrische Rechtecke als Grundlage der Formatdefinition. Da dieses Format seine Ursprünge in Europa hat (Grundlage war das Mobilfunksystem GSM), basiert es auf metrischen Grundmaßen. Die Abmessungen des äußeren Rechtecks sind in der Breite 25,10 mm und in der Höhe 15,10 mm. Das innere Rechteck weist eine Breite von 24,90 mm und eine Höhe von 14,90 mm auf. Die rechte untere Ecke des Plug-In ist im Winkel von 45° abgetrennt, um damit eine eindeutige Orientierung der Karte beim Einlegen in den Kartenleser sicherzustellen.

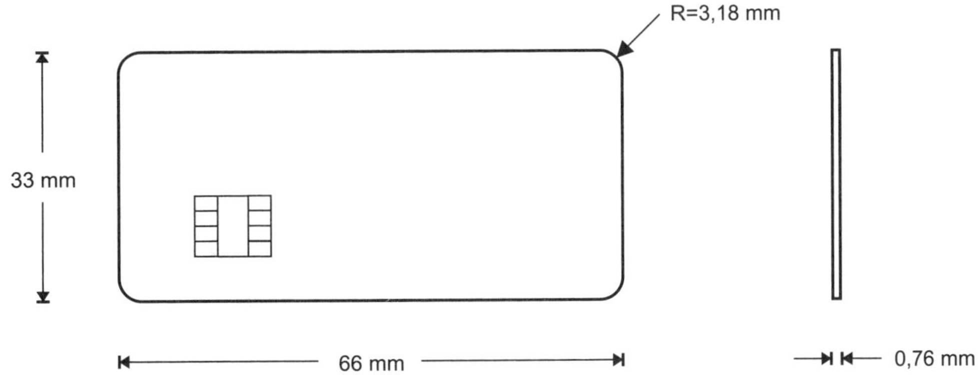

Bild 3.5 Das ID-00-Format. Die Karte hat eine Dicke von 0,76 mm ± 0,08 mm, und der Radius der Ecken beträgt 3,18 mm ± 0,30 mm. Die eingezeichneten Abmessungen stellen die Maße ohne Toleranzen dar.

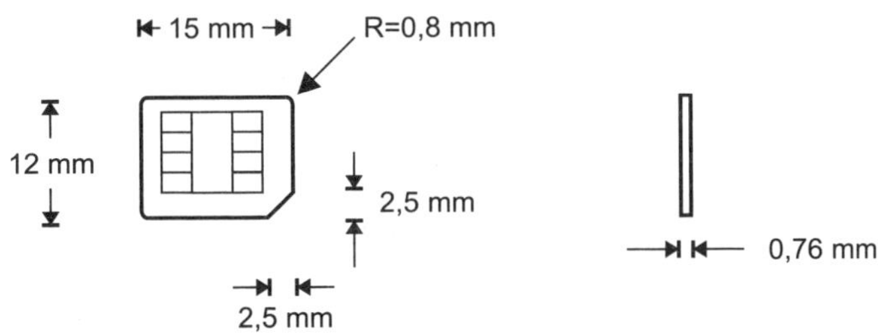

Bild 3.6 Das Mini-UICC-Format. Die Karte hat eine Dicke von 0,76 mm ± 0,08 mm, der Radius der Ecken beträgt 0,8 mm ± 0,10 mm und die Ecke 2,5 mm ± 0,1 mm. Die eingezeichneten Abmessungen stellen die Maße ohne Toleranzen dar.

Das ebenfalls auf metrischen Grundmaßen basierende ID-00-Format ist gleichfalls in seinen Maximal- und Minimalgrößen durch zwei konzentrische Rechtecke definiert. Die Abmessungen dieses äußeren Rechtecks ist in der Breite 66,10 mm und in der Höhe 33,10 mm. Das innere Rechteck hat eine Breite von 65,90 mm und eine Höhe von 32,90 mm.

Die Mini-UICC ist die kleinste mögliche Größe einer Chipkarte, in die noch zuverlässig eingebettet werden kann. Ihre Größe ist ebenfalls aus dem metrischen Einheitensystem abgeleitet und so festgelegt, dass sich eine Mini-UICC-Karte aus einer ID-000-Karte durch Herausbrechen herstellen lässt.

Im Zahlungsverkehrsbereich entstand bereits ab etwa 2003 das Bedürfnis, durch einen neuen Formfaktor ein Unterscheidungsmerkmal zu Produkten der Mitwettbewerber zu schaffen.

Als zusätzliche Eigenschaft sollte die neue Karte auch am Schlüsselbund getragen werden können und dafür ein Loch aufweisen. Das Ergebnis ist das Kartenformat Visa-Mini, das von der gleichnamigen Kreditkartengesellschaft herausgegeben wird. Es hat die Breite 65,5 mm und die Höhe von 40 mm bei einer üblichen Dicke von 0,76 mm.

Zur weiteren Erhöhung der Unterschiede zwischen den verschiedenen Karten werden gerade im Zahlungsverkehrsbereich auch Karten mit den unterschiedlichsten Abmessungen emittiert, wie sie in den Bildern 3.10 auf der nächsten Seite und 3.11 auf der nächsten Seite gezeigt sind. Das wichtigste Kriterium dabei ist, dass auch diese Karten in der bestehenden Infrastruktur benutzt werden können. Dies betrifft vor allem Magnetstreifen und Hochprägung. An dieser Stelle tritt sehr gut der Vorteil von kontaktlosen Chipkarten zu Tage, die nahezu alle Formen aufweisen dürfen, solange eine Antenne mit Mikrocontroller im Kartenkörper untergebracht werden kann.

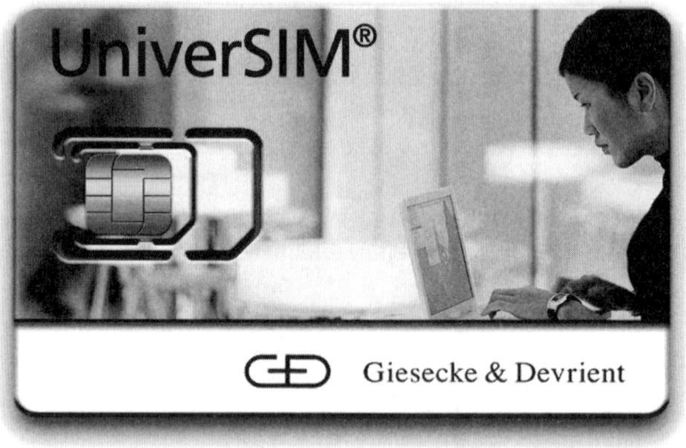

Bild 3.7 Beispiel für eine Mobilfunkkarte im ID-1-Format, die vom Kunden bei Bedarf durch Ausbrechen in das ID-000- und in das Mini-UICC-Format überführt werden kann. (Giesecke & Devrient)

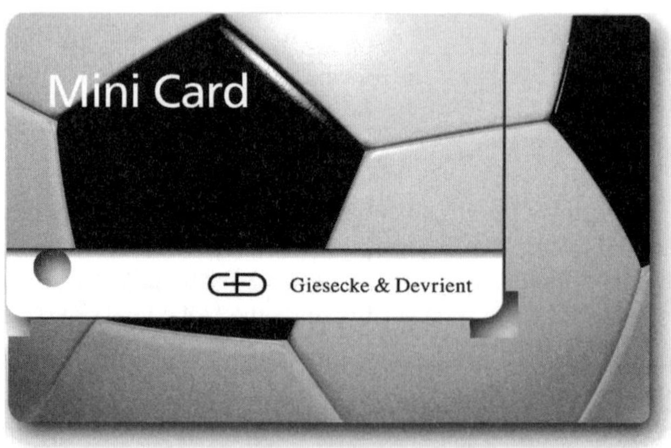

Bild 3.8 Beispiel für eine Zahlungsverkehrskarte im ID-1-Format, die vom Kunden bei Bedarf durch Ausbrechen in das Visa-Mini-Format überführt werden kann. (Giesecke & Devrient)

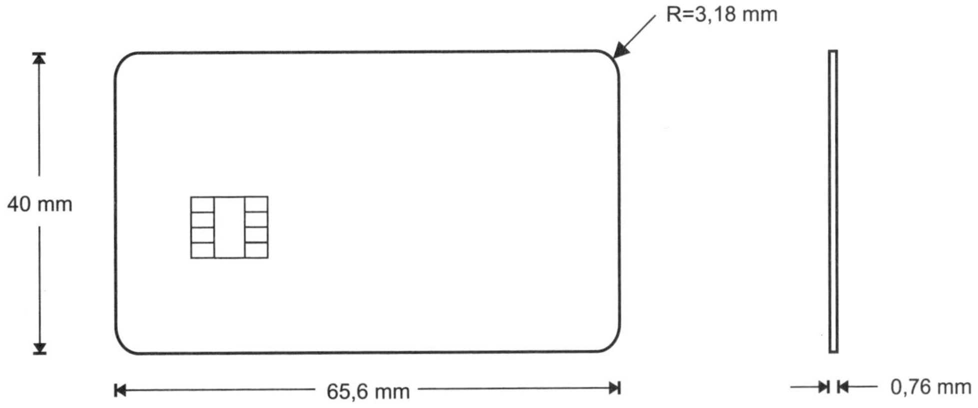

Bild 3.9 Das Visa-Mini-Format. Die Karte basiert auf dem ID-1-Format nach ISO 7810 und hat eine Dicke von 0,76 mm ± 0,08 mm, und der Radius der Ecken beträgt 3,18 mm ± 0,30 mm. Die eingezeichneten Abmessungen stellen die Maße ohne Toleranzen dar.

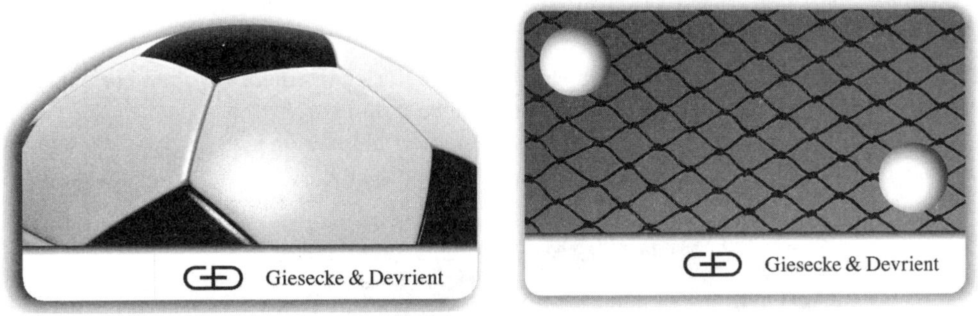

Bild 3.10 Zwei Beispiele für Chipkarten mit besonderen Formen. Diese werden als ID-1-Karte gefertig und anschließend durch Stanzen in diese Form überführt. (Giesecke & Devrient)

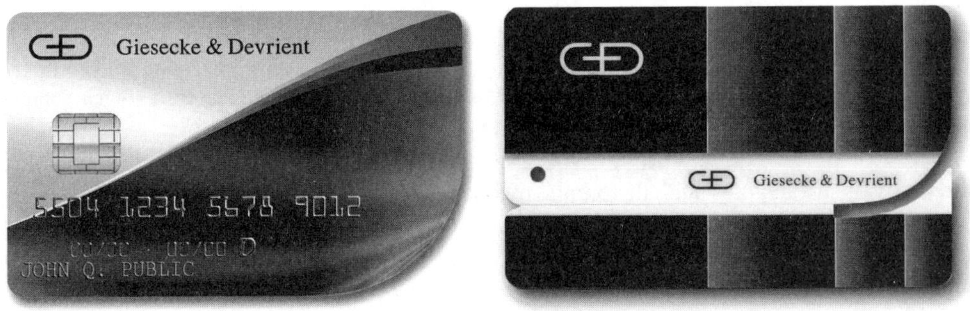

Bild 3.11 Beispiele für Chipkarten mit besonderen Formen. Links ist eine Karte mit abgerundeter Ecke zu sehen und rechts eine Karte, die durch Brechen verkleinert werden kann. (Giesecke & Devrient)

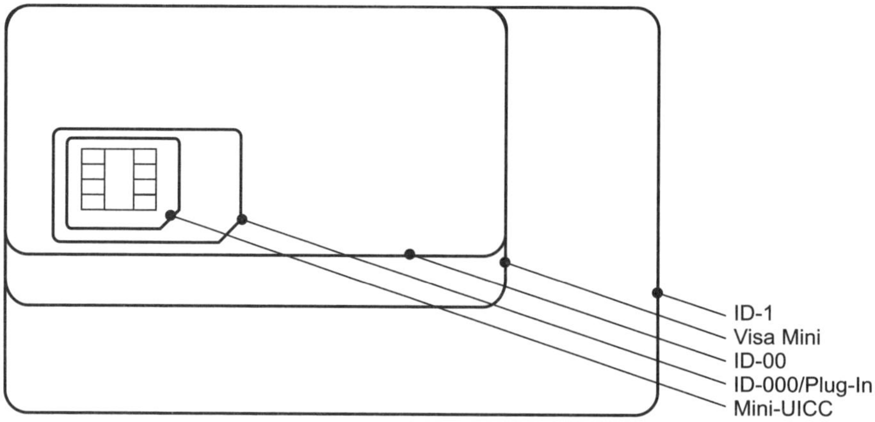

Bild 3.12 Die Zusammenhänge zwischen den Kartenformaten ID-1, ID-00 und ID-000.

Die fünf Formate ID-1, ID-00, ID-000, Mini-UICC und Visa-Mini können von den größeren Kartenkörpern zu den kleineren durch Stanzen überführt werden. Dies ist vor allem für die Kartenhersteller interessant, da sich damit der Fertigungsprozess sehr gut auf das einheitliche ID-1-Format ausrichten lässt.

So ist es zum Beispiel üblich, dass ein Hersteller nur Karten in einem einzigen Format (vorzugsweise ID-1) produziert, dann die Module einbettet und komplett personalisiert. Je nach genauem Einsatzgebiet der solchermaßen hergestellten Chipkarten können diese dann in einem nachgeordneten Produktionsschritt auf das gewünschte Format gebracht werden.

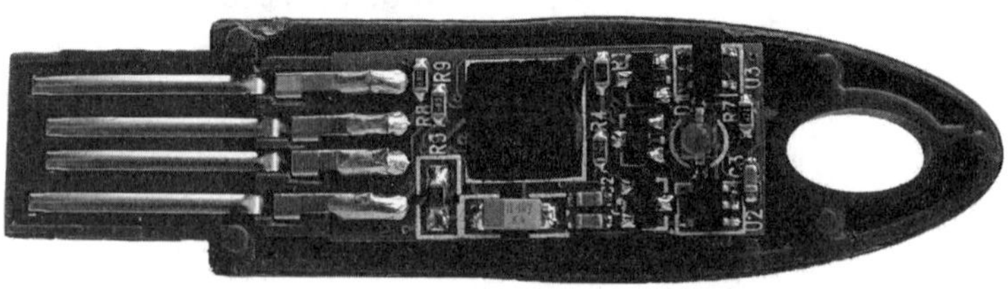

Bild 3.13 Beispiel für einen alternativen Formfaktor zur Chipkarte. Das Bild zeigt einen geöffneten USB-Stecker mit einem eingelöteten Chipkarten-Mikrocontroller sowie einigen notwendigen Schnittstellenkomponenten.

Alternativ dazu kann dies auch der Kunde machen, wie es im Mobilfunkbereich seit Langem Usus ist. Der Kunde erhält eine ID-1-Karte, die vorgestanzt ist, so dass er durch Ausbrechen eine ID-000-Karte herstellen kann. In einem anderen Verfahren ist die ID-000 komplett aus der ID-1 ausgestanzt und auf der den Kontakten abgewandten Seite durch ein einseitiges Klebeband mit dem restlichen Kartenkörper der ID-1-Karte verbunden. Somit kann der Kunde je nach vorhandenem Endgerät sein Kartenformat selbst herstellen, und die Produktion und der Versand bleiben beim Kartenhersteller ohne Varianten. Analog gilt dies, wenn zusätzlich das kleinste aller derzeitigen Chipkartenformate, die Mini-UICC, daraus durch den Kunden hergestellt werden kann.

Für manche Anwendungen ist das typische Kartenformat jedoch mit einigen Nachteilen verbunden. Als Lösung bietet sich hier die Verwendung anderer Formfaktoren, wie beispielsweise USB-Stecker, mit integriertem Chipkarten-Mikrocontroller an. Das logische Verhalten der Chipkarten-Varianten entspricht in aller Regel vollständig dem bei den gängigen Kartenformaten.

Soll die Chipfunktionalität fest mit weiteren Komponenten auf einer Leiterplatte integriert werden, so gibt es auch dafür Verfahren. Typischerweise werden dazu die Chipkarten-Mikrocontroller in übliche Bauteilgehäuse integriert und diese dann mit Automaten auf Platinen bestückt. Hier hat sich neben anderen Gehäuseformen das SOP8 etabliert, da das Bauteil sehr kleine Abmessungen hat, was in diesen Fällen meist eine wichtige Anforderung ist. Das SOP8-Gehäuse hat eine Länge von 5,0 mm und eine Breite von 4,4 mm. Mit den Lötbeinchen ist es 6,2 mm breit, bei einer Bauteilhöhe von 1,5 mm. Daneben gibt es weitere Verpackungen wie das QFN-Gehäuse (*quad flat pack no-leads*).

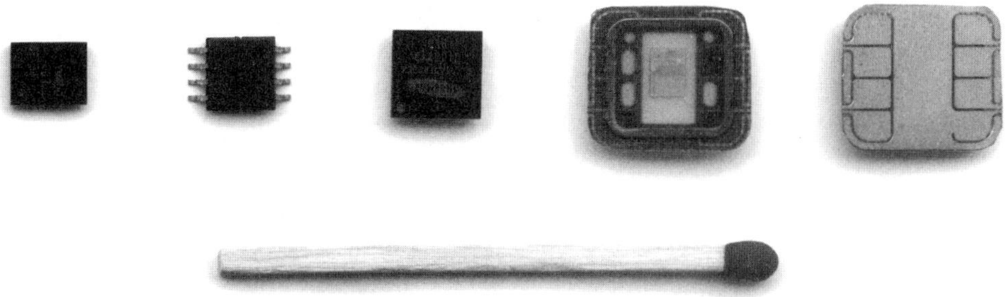

Bild 3.14 Beispiele für verschiedene SMD-Module als Verpackungsformen von Chipkarten-Mikrocontrollern. Das erste und das dritte Bauteil von links sind QFN-Gehäuse und zweite Bauteil ist ein SOP8-Gehäuse. An der rechten Seite ist als Vergleich die Rück- und Vorderseite eines üblichen Moduls abgebildet.

3.2 Kontaktflächen

Der Hauptunterschied einer Chipkarte zu allen anderen Karten ist der implantierte Mikrocontroller. Findet seine Energieversorgung und die Datenübertragung kontaktbehaftet statt, ist dazu eine galvanische Verbindung notwendig. Diese besteht aus den sechs oder acht vergoldeten Kontakten, die auf jeder üblichen Chipkarte zu sehen sind. Die Lage dieser Kontakte in Bezug zum Kartenkörper und ihre Größe sind in der ISO 7816-2 festgelegt, deren erste Fassung bereits aus dem Jahre 1988 stammt.

In Frankreich hatte man schon lange vor der ISO 7816-2 eine nationale Norm von AFNOR, die eine zur oberen Kante hin verlagerte Position der Kontaktflächen als ISO vorsah. Diese ist auch in der ISO noch als „transitional contacts location“ vorhanden, doch lautet die Empfehlung der Norm, diese Position in Zukunft nicht mehr zu verwenden. Allerdings gibt es in Frankreich immer noch Karten mit dieser Kontaktposition, so dass wohl mit einem Aussterben nicht so bald zu rechnen ist.

Die absolute Position der Kontaktflächen befindet sich in der linken oberen Ecke des Kartenkörpers. Die Maßzeichnung in Bild 3.15 verdeutlicht dies.

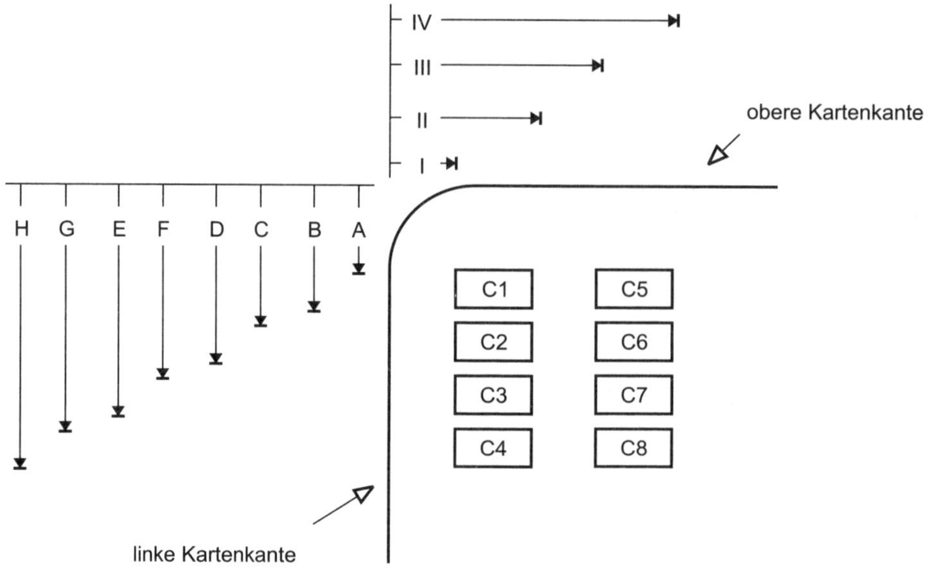

Bild 3.15 Position der Kontakte in Relation zum Kartenkörper. Die Position der Kontakte zum Kartenkörper ist nicht maßstabsgetreu. Folgende Maximal- bzw. Minimalabstände sind dabei normiert: I max: 10,25 mm, II min: 12,25 mm, III max: 17,87 mm, IV min: 19,87 mm, A max: 19,23 mm, B min: 20,93 mm, C max: 21,77 mm, D min: 23,47 mm, E max: 24,31 mm, F min: 26,01 mm, G max: 26,85 mm und H min: 28,55 mm.

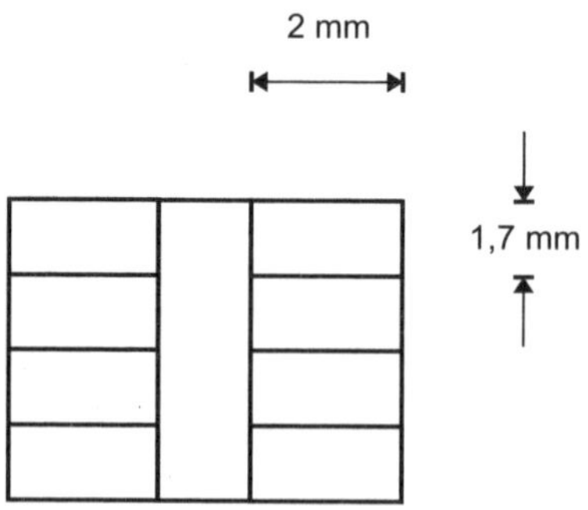

Bild 3.16 Die minimale Größe der Kontakte nach ISO 7816-2.

Die minimale Größe der Kontakte beträgt 1,7 mm in der Höhe und 2 mm in der Breite. Die maximale Größe der Kontakte ist nicht festgelegt. Sie ist allerdings durch die Vorgabe, die einzelnen Kontakte elektrisch voneinander zu isolieren, begrenzt.

Die Position des Moduls auf dem Kartenkörper ist durch die Normen fest vorgegeben. Das Kartenelement Magnetstreifen und das Feld für die Hochprägung sind ebenfalls genau festgelegt (ISO 7811). Alle drei Elemente können sich auf einer Karte gleichzeitig befinden. Dabei müssen aber folgende Beziehungen zueinander beachtet werden: Befindet sich nur ein Chip und ein Prägefeld auf der Karte, so können sich diese sowohl auf der gleichen als auch auf verschiedenen Kartenseiten befinden. Ist zusätzlich ein Magnetstreifen vorhanden, muss sich dieser immer auf der gegenüberliegenden Seite des Prägefeldes befinden.

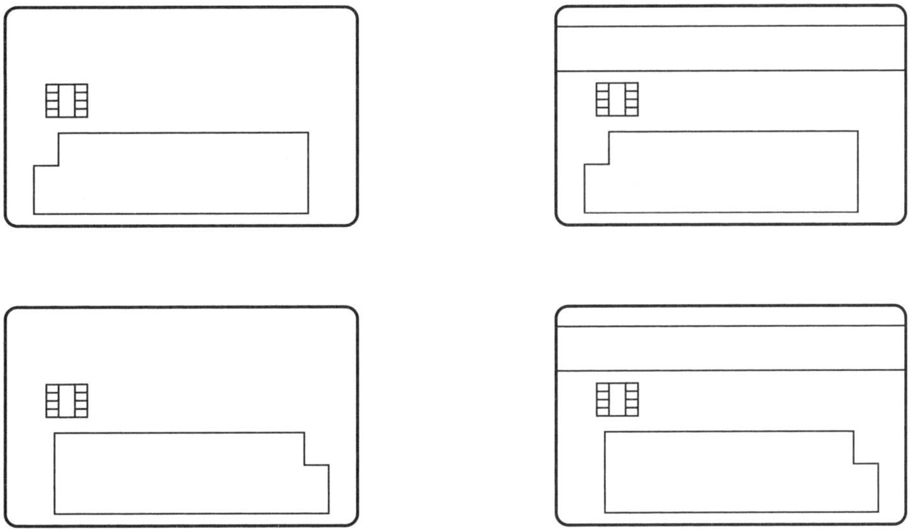

Bild 3.17 Die nach ISO 7816-2 erlaubten Varianten der Anordnung der Kartenelemente: Chip, Prägefeld und Magnetstreifen.

3.3 Kartenkörper

Die Materialien, der Aufbau und die Herstellung des Kartenkörpers werden im Wesentlichen durch die Funktionselemente der Karte sowie durch die Belastung der Karte bei der Handhabung während der Anwendung bestimmt. Typische Funktions- oder Kartenelemente der Karte sind:

- Magnetstreifen
- Unterschriftsstreifen
- Hochprägung
- Darstellung von Personalisierungsdaten durch Laserstrahl (Schrift, Foto, Fingerabdruck)
- Hologramm
- Sicherheitsdruck
- Unsichtbare Echtheitsmerkmale (z. B. Fluoreszenz)
- Chip mit Kontakten oder mit Antenne

Man sieht, die relativ kleine Karte mit ihrer Dicke von nur 0,76 mm muss unter Umständen eine Vielzahl von Funktionselementen aufnehmen. Dies stellt höchste Anforderungen an die Qualität der Materialien sowie des Herstellungsprozesses.

Die Mindestanforderungen an die Belastbarkeit der Karte sind in den ISO-Normen 7810, 7813 und 7816 Teil 1 festgelegt. Diese Anforderungen betreffen im Wesentlichen folgende Themen:

- Mechanische Belastbarkeit der Karte und der Kontakte
- Temperaturbeständigkeit
- Oberflächenprofil der Karte
- Elektrostatische Entladungen
- Elektromagnetische Verträglichkeit
- UV-Strahlung
- Röntgenstrahlung

Im ISO-Standard ISO/IEC 10373 sind für viele dieser Forderungen Testmethoden festgelegt, die dem Anwender und Hersteller von Karten eine objektive Prüfung der Kartenqualität ermöglichen. Für Chipkarten sind dabei die Biege- und Torsionstests von besonderer Wichtigkeit. Der Chip ist nämlich wegen seiner Materialeigenschaften (spröde und zerbrechlich wie Glas) ein empfindlicher Fremdkörper in der elastischen Karte und muss durch besondere konstruktive Maßnahmen gegen mechanische Beanspruchung bei Biegung und Torsion der Karte geschützt werden. In 15 „Qualitätssicherung“ auf Seite 685 befindet sich eine detaillierte Aufstellung von Tests und entsprechender Methoden.

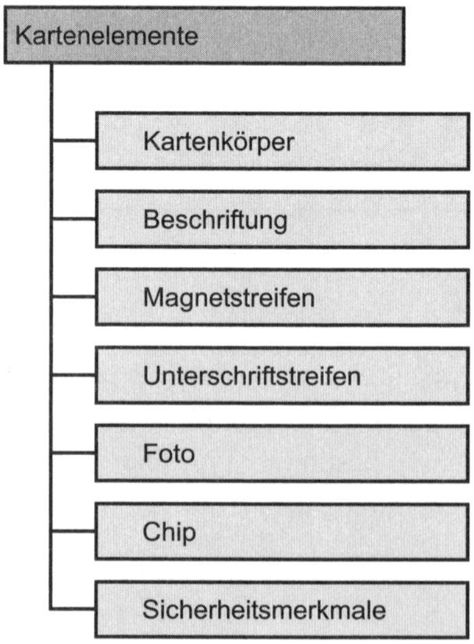

Bild 3.18 Die Systematik der Kartenelemente.

3.4 Kartenmaterialien

Das als Erstes und auch heute noch am meisten verwendete Material für Identifikationskarten ist der amorphe Thermoplast PVC (Polyvinylchlorid). Es ist das preisgünstigste aller verfügbaren Materialien, lässt sich gut verarbeiten und deckt ein weites Einsatzspektrum ab. So kommt es beispielsweise weltweit bei Kreditkarten zum Einsatz. Nachteile von PVC sind die begrenzte Lebensdauer wegen der Alterung des Materials sowie die geringe Temperaturbeständigkeit. Als Ausgangsmaterial für die Kartenkörperproduktion wird PVC als Folie verwendet, der Spritzguss von PVC ist nicht möglich. PVC gilt allgemein als umweltschädlich. So ist der Ausgangsstoff Vinylchlorid als krebserregend eingestuft, und bei der Verbrennung kann Salzsäure und unter ungünstigen Bedingungen sogar Dioxin entstehen. Weiterhin enthält PVC zur Stabilisierung oft Schwermetalle. Allerdings ist PVC noch immer mit Abstand der am häufigsten benutzte Kunststoff für Karten. Dies ist vor allem durch den Preis und die gute Verarbeitbarkeit begründet. Aufgrund der schlechten Umwelteigenschaften sinkt aber der Einsatz von PVC von Jahr zu Jahr. Viele Kartenherausgeber lehnen mittlerweile dieses Material aus umweltpolitischen Erwägungen ab.

Um die Nachteile von PVC zu umgehen, werden Karten aus ABS (Acrylnitril-Butadien-Styrol) gefertigt. Dieses Material ist ebenfalls ein amorpher Thermoplast und zeichnet sich durch hohe Festigkeit und Temperaturbeständigkeit aus. Deshalb ist ABS das üblicherweise bei Mobilfunkkarten eingesetzte Material, die aus naheliegenden Gründen hohen Temperaturbelastungen ausgesetzt sind. ABS lässt sich sowohl als Folie als auch im Spritzguss gut verarbeiten, und es sind keine die Umwelt betreffenden Nachteile bekannt.

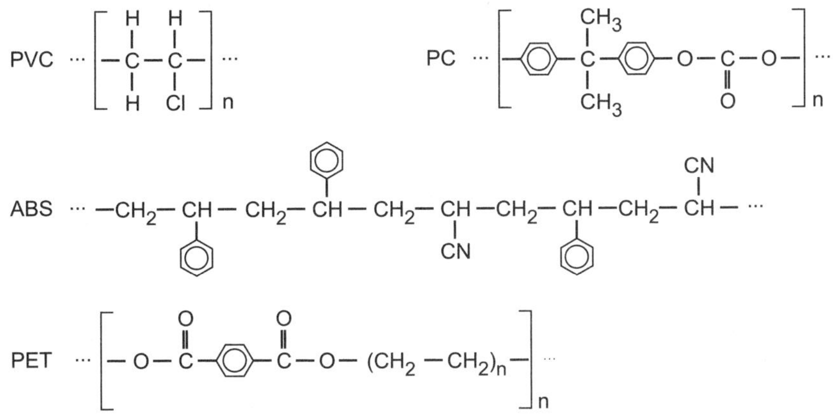

Bild 3.19 Die Strukturformeln der wichtigsten Kunststoffe für Kartenkörper.

Für Anwendungen, bei denen hohe Festigkeit und Langlebigkeit gefordert sind, wird Polycarbonat (PC) eingesetzt – ein typisches Material für Ausweiskarten und, nebenbei bemerkt, auch das Trägermaterial für CDs und DVDs. Aufgrund der guten Wärmebeständigkeit von Polycarbonat benötigt man zum Aufbringen von Hologrammen oder Magnetstreifen im Hot-Stamp-Verfahren relativ hohe Temperaturen, was leicht zu Problemen mit der Temperaturbeständigkeit des aufzubringenden Materials führen kann. Die Hauptnachteile von Polycarbonat sind die Kerbempfindlichkeit sowie der gegenüber allen anderen Kartenmaterialien höhere Preis. Ungünstigerweise sind für die Herstellung von Polycarbonat die beiden umwelttechnisch bedenklichen Stoffe Phosgen und Chlor erforderlich. Polycarbonatkarten sind sehr leicht am „blechernen" Klang zu erkennen, wenn man sie auf einen harten Untergrund fallen lässt.

Ein umweltfreundliches Ersatzmaterial vor allem für PVC, das im Verpackungsbereich schon seit längerer Zeit eingesetzt wird, ist Polyethylenterephtalat (PET), dessen umgangssprachlicher Name Polyester lautet. Dieser thermoplastische Kunststoff wird bei Chipkarten sowohl in seiner amorphen (A-PET) als auch in der teilkristallinen (PETP) Form verwendet. Beide eignen sich sowohl für Folien- als auch für Spritzgussverarbeitung. Allerdings lässt sich das teilkristalline PET schwer laminieren, was zusätzliche Arbeitsschritte bei der Fertigung notwendig macht.

Tabelle 3.1 Die üblichen Materialien für Kartenkörper und ihre Eigenschaften im Überblick. Die Preise sind relativ zu PVC angegeben.

Eigenschaften	**PVC**	**ABS**	**PC**	**PET**
Haupteinsatz	Kreditkarten	Mobilfunkkarten	ID-Karten	KV-Karten
Haupteigenschaft	kostengünstig	temperaturbeständig	langlebig	umweltfreundlich
Kartenherstellung	nur Folie	Folie und Spritzguss	Folie und Spritzguss	Folie und Spritzguss
Wärmebeständigkeit	65–90 °C	75–100 °C	160 °C	bis 80 °C
Kältebeständigkeit	mittel	hoch	mittel	mittel
mechanische Festigkeit	gut	gut	gut	sehr gut
Embossing	gut	schlecht	gut	gut
Bedrucken	gut	mittel	mittel	gut
Hot-Stamping (z. B.: für Hologramme u. ä.)	gut	gut	schwierig	gut
Lasergravur	ja	schlecht	gut	gut
typ. Lebensdauer	ca. 2 Jahre	ca. 3 Jahre	ca. 5 Jahre	ca. 3 Jahre
Preis	1-fach	2-fach	7-fach	2,5-fach
Umwelt	• u. U. Bildung von Dioxin bei Verbrennung • Stabilisatoren aus Schwermetallen		• verbrennt schadstoffarm	• z. Zt. umweltfreundlichstes Kartenmaterial • verbrennt schadstoffarm
Besonderheiten	negatives Image geringe thermische Stabilität		kerbempfindlich	

Es gibt immer wieder Ansätze, neben den vier üblichen Materialien für Kartenkörper (PVC, ABS, PC und PET) verbesserte oder neue Kunststoffe zu verwenden. Ein Beispiel dafür ist Zelluloseacetat, das zwar gute Umwelteigenschaften hat, sich aber bislang als sehr schwierig für die Massenfertigung von Karten erwies. Echte alternative Materialien zu Kartenkörpern aus Kunststoffen, wie etwa Papier, sind oft diskutiert, doch bisher nirgends in relevanten Stückzahlen eingesetzt worden. Die Anforderungen an Preis, Lebensdauer und Qualität sind nun einmal sehr hoch und momentan nur von Kunststoffen erfüllbar.

Keine echte Alternative zu den Kunststoffkartenkörpern, aber zumindest ein interessant (oder auch kurios) zu nennender Feldversuch wurde 1996/97 in Dänemark von Danmønt durchgeführt.[1] Man gab etwa 6 000 Chipkarten mit einem Kartenkörper aus schichtlaminiertem und bedrucktem Birkenholz aus (8 Schichten zu je 0,1 mm). Die emittierten Karten bestanden zwar nicht die diversen Tests nach ISO 10373, wie etwa Biegung und Torsion, und waren logischerweise auch nicht hochprägbar, doch etwa 90 % der Benutzer äußerten sich positiv und ließen erkennen, dass sie keine Probleme mit ihren Karten hatten. Aus Umweltsicht ist die Chipkarte aus Birkenholz leider keine Innovation, da die Holzschichten mit einem Kunststoffklebstoff zusammenlaminiert werden müssen und auch die üblichen Druckfarben erforderlich sind.

3.5 Kartenelemente und Sicherheitsmerkmale

Da Chipkarten meist als Berechtigungen für bestimmte Dinge oder zur Identifizierung des Inhabers genutzt werden, sind oft zusätzlich zu dem implantierten Chip Sicherheitsmerkmale auf dem Kartenkörper erforderlich. Da eine Kartenechtheitsprüfung auch durch Menschen und nicht nur durch Maschinen durchgeführt wird, beruhen viele Sicherheitsmerkmale auf optischen Merkmalen. Es gibt allerdings auch Sicherheitsmerkmale, die auf einem modifizierten Chipkarten-Mikrocontroller beruhen und deshalb nur durch Computer prüfbar sind. Die üblichen Merkmale für die manuelle Echtheitsprüfung einer Karte basieren im Gegensatz zu denen des Mikrocontrollers nicht auf kryptografischen Verfahren (z. B.: gegenseitige Authentisierung). Grundlage ist größtenteils die Geheimhaltung von Materialien und Herstellungsverfahren oder die Benutzung technischer Verfahren, die nur mit sehr großem Aufwand, erheblichem Know-how oder technisch schwierig zu beherrschen sind.

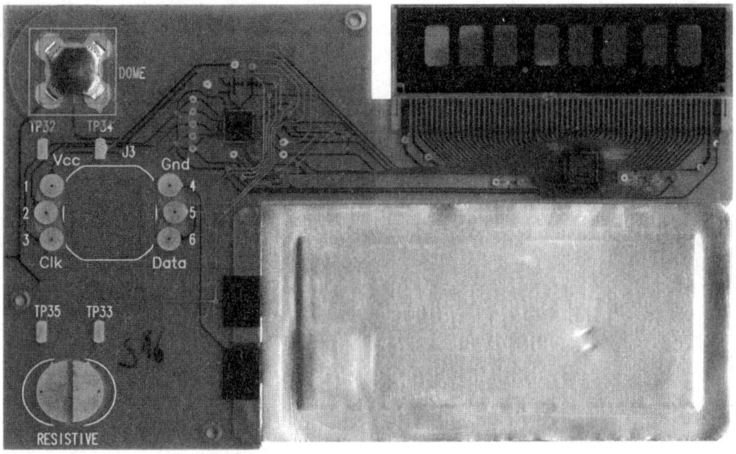

Bild 3.20 Foto einer Inlayfolie für eine Super Smart Card. Links oben sieht man einen Druckschalter und darunter die Anschlüsse für den eigentlichen Chipkarten-Mikrocontroller. Rechts oben befindet sich ein Display mit dem darunter liegenden Displaycontroller. Der flächige Baustein rechts unten ist die Batterie für die Stromversorgung. (Giesecke & Devrient)

[1] [a la Card 97]

Gerade im Bereich neuer Kartenelemente besteht für die nähere Zukunft ein erhebliches Entwicklungspotenzial, da eine mögliche Evolutionsrichtung von Chipkarten in Richtung zusätzlich integrierter Bauteile wie Tastatur, Display, Solarzelle und Batterie führt.

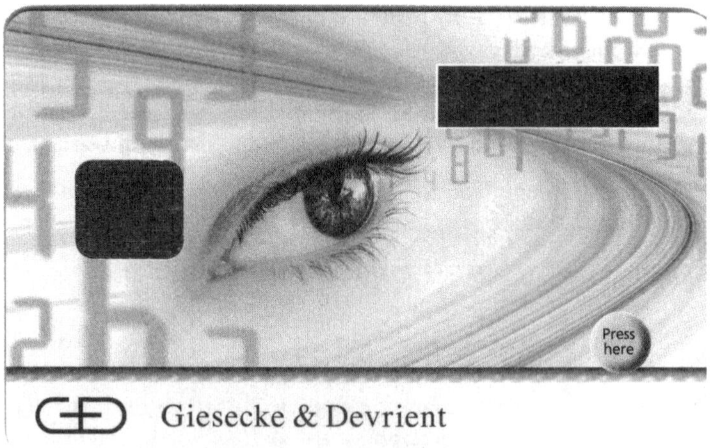

Bild 3.21 Foto einer Super Smart Card für kontaktlose und kontaktbehaftete Kommunikation. Rechts unten sieht man einen Druckschalter zur Bestätigung von Transaktionen, und rechts oben befindet sich ein Display zur Anzeige von Börsensaldo und anderen Daten. (Giesecke & Devrient)

3.5.1 Guillochen

Etwas aufwändiger sind unter der transparenten obersten Schicht der Karte eingefügte Folien mit farbig aufgedruckten Guillochen. Als Guillochen werden die meist runden oder ovalen geschlossenen und miteinander verwobenen Linienfelder bezeichnet, die sich auch auf manchen Geldscheinen oder Aktien befinden. Diese Muster können aufgrund ihrer feinen Struktur momentan nur auf drucktechnischem Wege erzeugt werden und sind deshalb ebenfalls nur schwer kopierbar.

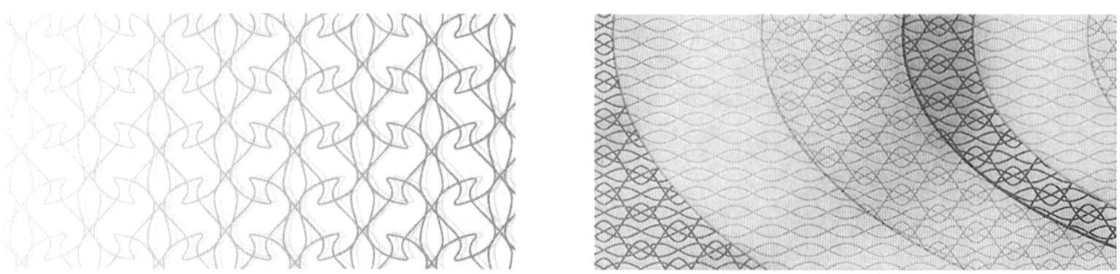

Bild 3.22 Beispiele für im Orginal mehrfarbige Guillochen in starker Vergrößerung. Diese sind mit industrieüblichen Druckverfahren nicht druckbar. (Giesecke & Devrient)

3.5.2 Unterschriftsstreifen

Ein eher einfaches Verfahren zur Identifizierung des Besitzers ist ein fest mit dem Kartenkörper verbundener Unterschriftsstreifen, wie er z. B. auf Kreditkarten üblich ist. Einmal beschrieben, kann er nicht mehr geändert werden, ist also radierfest. Ein Überkleben des Streifens würde durch einen sehr feinen Farbdruck sofort sichtbar. Die irreversible Befestigung des Unterschriftsstreifens wird durch ein Heißklebeverfahren für den bedruckten Papierstreifen gewährleistet. Bei einem anderen Verfahren ist der Unterschriftsstreifen Teil der obersten Schicht des Kartenkörpers und wird beim Zusammenbau einlaminiert.

3.5.3 Mikroschrift

Ein weiteres Verfahren, das ebenfalls auf der Sicherheit von feinen gedruckten Strukturen basiert, sind Mikroschrift-Linien. Diese für das Auge nur als Linie erkennbare Schrift kann nur mit einer Lupe erkannt werden und ist auch nicht kopierbar.

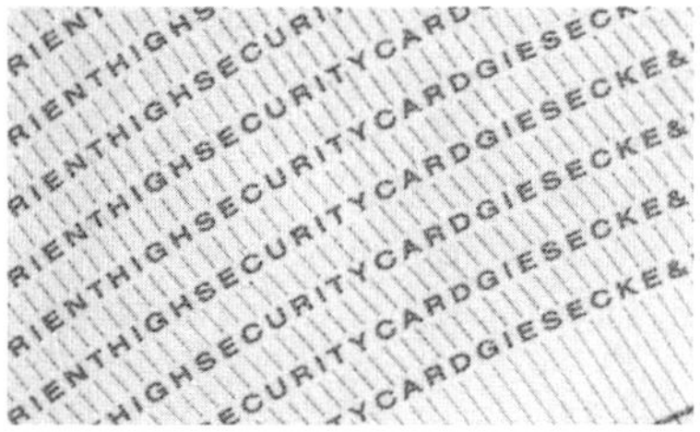

Bild 3.23 Beispiel für eine Mikroschrift in starker Vergrößerung, die durch industrieübliche Druckprozesse nicht gedruckt werden kann. (Giesecke & Devrient)

3.5.4 UV-Schrift

Um das sichtbare Kartenlayout nicht zu beeinflussen, können Kontrollzeichen oder Kontrollnummern mit einer nur unter UV-Licht sichtbaren Farbe auf den Kartenkörper aufgedruckt werden.

3.5.5 Barkode

Zur Speicherung von geringen Datenmengen kann auf der Kartenoberfläche mit Laserung oder Thermotransferdruck ein Barkode aufgedruckt werden. Der Vorteil von Barkodes ist die automatisierbare optische Lesbarkeit in geringem Abstand. Auf Karten werden nicht nur die weit verbreiteten, eindimensionalen Barkodes, sondern auch zweidimensionale Barkodes in Form von gestapelten oder Matrix Barkodes benutzt. Ein zweidimensionaler Matrix Barkode wie beispielsweise der PDF 417 kann durchaus bis zu 1 000 Bytes kodieren. Man erreicht im günstigsten Fall durch den integriertem Reed-Solomon-Kode zur Fehlerkorrektur eine Datenrekonstruktion, wenn bis zu 25 % der Barkodefläche unleserlich sind.

3.5.6 Hologramm

Ein mittlerweile allen Kartenbenutzern bekanntes Sicherheitsmerkmal sind in die Karte integrierte Hologramme. Die Sicherheit der Hologramme liegt vor allem darin, dass es weltweit nur wenige Hersteller gibt und Hologramme nicht an jeden abgegeben werden.

Die bei Chipkarten benutzten Hologramme sind so genannte Prägehologramme, da sie auch bei diffusem weißem Tageslicht in Draufsicht erkannt werden müssen. Deshalb heißt diese Art von Hologramm auch Weißlicht-Reflexionshologramm. Übliche Durchlichthologramme würden nämlich kohärentes Laserlicht benötigen, um auf ihnen Bilder zu sehen. Manchmal besitzen Hologramme zusätzliche integrierte Sicherheitsmerkmale, die nur mit einem Laser sichtbar gemacht werden können. Um Prägehologramme herzustellen, muss zuerst ein Masterhologramm in der üblichen Technik für holografische Aufnahmen erstellt werden. Aus diesem wird mit einem Transferprozess ein Mutterprägestempel mit darauf befindlicher Mikrostruktur des späteren Prägehologramms erzeugt. Auf galvanotechnischem Wege können nun Tochterprägestempel gefertigt werden, mit denen dann die Mikrostruktur in Kunststofffolien geprägt wird. Die Folien werden anschließend mit Aluminium bedampft, und man erhält die bekannten Weißlicht-Reflexionshologramme.

Hologramme werden irreversibel mit dem Kartenkörper verbunden, so dass sie sich nur mehr zerstörend von ihm lösen lassen. Dies ist entweder mit einem Laminierverfahren möglich oder auch durch das Roll-On-Verfahren. Dabei wird das auf einem Zwischenträger befindliche Hologramm mit einer beheizten Walze auf die Karte gepresst und die Trägerfolie nach diesem Heißsiegeln abgezogen. Das Hologramm wird dabei unwiderruflich mit dem Kunststoffkartenkörper verschweißt. Das dritte mögliche Verfahren heißt „Hot-Stamp-Verfahren“ und verläuft ähnlich dem Roll-On-Verfahren, nur dass statt einer beheizten Walze ein beheizter Stempel benutzt wird.

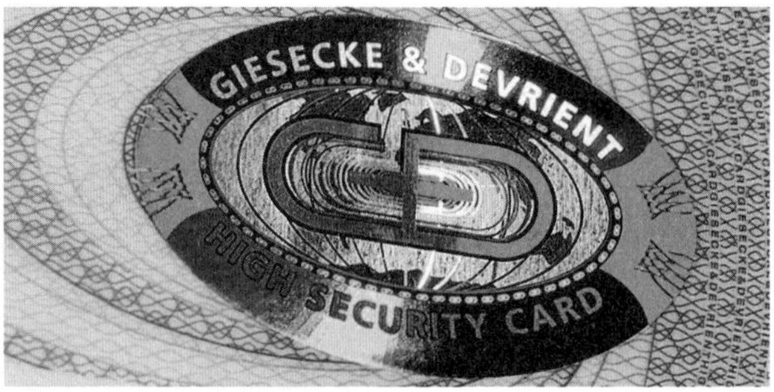

Bild 3.24 Beispiel für Hologramm, das auf einem Hintergrund mit im Orginal mehrfarbigen Guillochen aufgebracht ist. (Giesecke & Devrient)

3.5.7 Kinegramm, Kippbild

Ein Kinegramm, oft auch Kippbild genannt, ist vom Aufbau her ein Hologramm, dessen Abbildung sich sprunghaft mit dem Betrachtungswinkel ändert. Kinegramme sind ähnlich schwer zu fälschen wie Hologramme und haben den Vorteil, dass sie vom Betrachter schneller erkannt und somit geprüft werden können.

3.5.8 Multiple Laser Image (MLI)

Das Multiple Laser Image ist eine Art Kippbild, das einfachen Hologrammen sehr ähnlich ist. Es basiert auf einem auf die Oberfläche einer Karte geprägten Linsensystem, in dem

Teile mit einem Laser geschwärzt werden. Der Hauptunterschied zum Hologramm besteht darin, dass beim MLI kartenindividuelle Informationen auf dem kleinen Bild dargestellt sind. Bei diesem Verfahren ließe sich beispielsweise der Name des Kartenbesitzers individuell als Kippbild anbringen.

Um bei der manuellen Prüfung der Karte sicherzustellen, dass dabei auch die Echtheit das MLI geprüft wird, setzt man einen kleinen Trick ein, der im Übrigen bei allen derartigen individualisierbaren Merkmalen funktioniert. Einige für den Prüfvorgang wichtige und dabei zu lesende Informationen sind im MLI enthalten, wie beispielsweise das Ablaufdatum. Der resultierende Effekt ist, dass die prüfende Person beim Lesen dieser Informationen mehr oder minder automatisch nebenbei noch die Echtheit des Merkmal überprüft. Dies wäre nicht unbedingt der Fall, wenn es sich um ein Merkmal handelt, das nicht in dieser Weise mit dem Prüfprozess verwoben ist.

3.5.9 Hochprägung (*embossing*)

Eine weitere Variante des Aufbringens von Benutzerdaten auf den Kartenkörper ist die Hochprägung von Schriftzeichen. Dazu werden Metallbuchstaben mit großer Wucht auf die Kunststoffkarte geschlagen. Das Verfahren funktioniert dem Prinzip nach wie eine mechanische Schreibmaschine. Die Hochprägung hat in der heutigen Zeit nur mehr einen einzigen Grund, der aber im praktischem Einsatz sehr wichtig ist: Die Zeichen von hochgeprägten Karten lassen sich ohne großen Aufwand mit Kohlepapier auf vorgedruckte Formulare übertragen. Bei Kreditkarten ist dies beispielsweise immer noch die weltweit häufigste Art zu bezahlen.

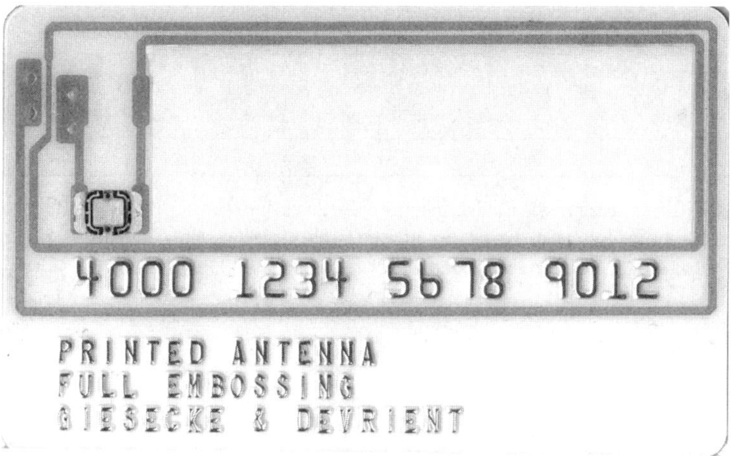

Bild 3.25 Beispiel für eine Kreditkarte mit Antenne für die kontaktlose Kommunikation und Hochprägung. Es handelt sich dabei um ein Funktionsmuster ohne herausgeberindividuellen Druck. (Giesecke & Devrient)

Hochprägung lässt sich leicht manipulieren. Man muss nur die hochgeprägten Buchstaben und Ziffern mäßig erhitzen (z. B. mit einem Bügeleisen), und der geprägte Kunststoff wird wieder flach. Anschließend kann man an dieser Stelle eine veränderte Hochprägung aufbringen. Um diese Manipulationsmöglichkeit zu verhindern, legt man oft einige Zeichen der Hochprägung überlappend in das Hologramm, da dieses beim Erhitzen zerstört würde.

3.5.10 Lasergravur

Die Schwärzung spezieller Kunststoffschichten durch Verbrennen mit einem Laser nennt man Lasergravur oder schlicht und einfach „Lasern". Dies ist im Gegensatz zum Hochprägen eine sichere Art, individuelle Daten, wie Name und Kartennummer, auf die Karte zu schreiben, da die dazu notwendigen technischen Gerätschaften und das dazugehörige Know-how nicht jedermann zur Verfügung stehen.

Es gibt bei der Lasergravur die beiden Funktionsprinzipien Vektor- und Rastergravur. Beim Vektorverfahren führt man den Laserstrahl ohne Unterbrechung einer Bahn nach. Dies eignet sich sehr gut für die Darstellung von Zeichen und hat den Vorteil einer hohen Geschwindigkeit. Im Gegensatz dazu werden bei der Lasergravur im Rasterverfahren, ähnlich einem Tintenstrahl- oder Nadeldrucker, sehr viele nebeneinander liegende Punkte geschwärzt. Einsatz findet dieses Verfahren vor allem bei der Aufbringung von Bildern auf Karten. Es hat jedoch neben dem Vorteil der hohen, detailgetreuen Auflösung den Nachteil, dass es zeitintensiv ist. Die Lasergravur eines typischen Passbildes in üblicher Qualität bewegt sich beispielsweise im Bereich von zehn Sekunden.

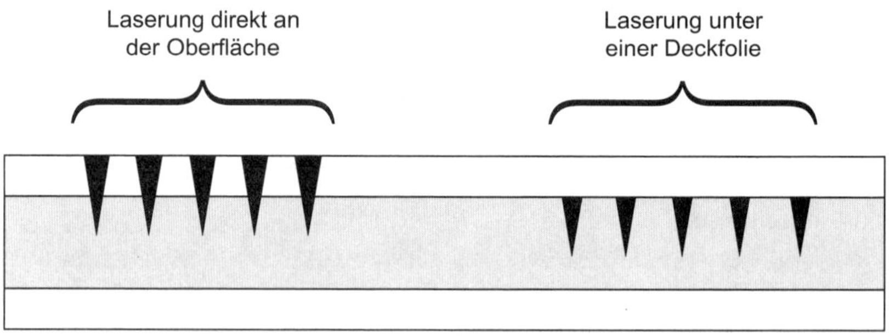

Bild 3.26 Schnittbild einer nicht maßstabsgetreu dargestellten Karte, die mit einem Laser beschriftet worden ist. Dabei gibt es zum einen die Variante der Laserung an der Kartenoberfläche und zum anderen die der Laserung unter einer für den Laser transparenten Deckfolie.

3.5.11 Rubbelfeld (*scratch field*)

Manchmal besteht die Notwendigkeit, der Chipkarte vertraulich und versiegelt eine mehrstellige Zahl oder Buchstabenreihe mitzugeben. Diese kartenindividuellen Daten können beispielsweise zur Freischaltung einer Funktion oder eines Guthabens genutzt werden. Dazu kann man auf den Karten ein Rubbelfeld auflaminieren. Das Rubbelfeld besteht aus einem bedruckbaren Untergrund und aus einer abrubbelbaren darüberliegenden Siegelschicht.

Die geheimzuhaltenden Daten werden dann auf die Trägerschicht gedruckt, und anschließend wird darüber die Siegelschicht aufgebracht. Die Siegelschicht muss einige besondere Eigenschaften haben. Es muss für jedermann eindeutig erkennbar sein, wenn sie abgelöst wurde, auch wenn dies mit Verwendung von Hitze oder Kälte geschah. Auch das Ablösen des gesamten Rubbelfeldes vom Kartenkörper darf auf der Rückseite des abgelösten Feldes nicht den Druck zeigen. Selbst unter Anwendung von sichtbarem Licht, UV- oder IR-Licht muss es unmöglich sein, den darunter liegenden Druck zu erkennen. Nur so ist sichergestellt, dass das Geheimnis unter der Siegelschicht nicht vor dem Abrubbeln der schützenden Schicht durch den Benutzer vorher ausgespäht wurde.

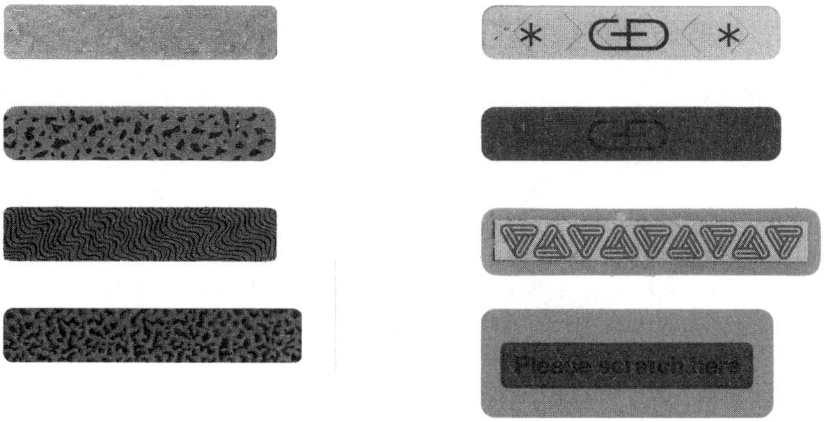

Bild 3.27 Beispiele für verschiedene Rubbelfeldstreifen, die im im Orginal mehrfarbig sind. (Giesecke & Devrient)

3.5.12 Thermochrome-Anzeige

Es gibt Anwendungen, bei denen es wünschenswert ist, den Kartenaufdruck in Form von Text und Bildern im Laufe der Zeit zu ändern. Ein griffiges Beispiel ist ein Studentenausweis in Form einer Chipkarte, der zweimal im Jahr verlängert werden muss. Idealerweise sollte das Verfallsdatum aber ohne technische Hilfsmittel visuell lesbar sein, was bedeutet, dass man es auf die Karte aufdrucken und es nicht nur im Chip speichern kann.

Chipkarten mit vom Mikrocontroller angesteuertem Display sind zum jetzigen Zeitpunkt zwar technisch möglich, doch für Massenanwendungen noch zu teuer. Die Thermochrome-Anzeige (TC-Anzeige) auf der Chipkarte ist eine einfache Alternative, die zwar gegenüber einem echten Display einige Nachteile aufweist, dafür aber billig und bereits verfügbar ist. Dies ist ein zusätzliches Kartenelement, auf das von speziellen Kartenlesern Zeichen und Bilder reversibel gedruckt werden können.

Das technische Funktionsprinzip ist verhältnismäßig einfach. Ein Druckkopf mit 200 dpi oder 300 dpi Auflösung, wie er auch für Thermotransfer- und Thermosublimationsdruck verwendet wird, erhitzt an den zu schwärzenden Stellen den auf die Karte laminierten und 10 μm bis 15 μm dicken Thermochromstreifen. Dieser färbt sich dabei an den bis zu 120 °C erhitzten Stellen dunkel. Die Färbung kann durch Erhitzen des gesamten TC-Streifens wieder in einen annähernd transparenten Zustand überführt werden, was dann *de facto* einem Löschvorgang gleichkommt.

Das Thermochrome-Verfahren ist zur Zeit die einzige wirtschaftliche Möglichkeit, temporäre und ohne technische Hilfsmittel lesbare Daten auf der Kartenoberfläche dem Kartenbenutzer zur Verfügung zu stellen. Die größten Nachteile bestehen darin, dass das Verfahren nicht fälschungssicher ist und Kartenterminals mit eingebautem Thermochrome-Druckwerk benötigt werden.

3.5.13 Moduliertes Merkmal (MM-Verfahren)

Im Jahr 1979 hat die deutsche Kreditwirtschaft beschlossen, alle deutschen ec-Karten mit einem maschinell lesbaren Sicherheitsmerkmal auszustatten. Nach Prüfung mehrerer unterschiedlicher Methoden wurde das von der Firma GAO (heute Giesecke & Devrient) entwickelte MM-Verfahren als das Sicherungsverfahren für die deutschen ec-Karten ausgewählt. Dieses Sicherheitsmerkmal wird immer noch in allen deutschen ec-Karten eingesetzt, obwohl diese mittlerweile mit einem Mikrocontrollerchip ausgerüstet sind. Der Zweck dieses Merkmals besteht darin, unbefugtes Kopieren und Manipulieren des Magnetstreifens zu verhindern.

Das MM-Verfahren ist ein typisches Beispiel für ein geheimes und sehr effektives Sicherheitsmerkmal. Es wird seit über zwei Jahrzehnten in Millionen von Karten eingesetzt. Ein Artikel von Siegfried Otto [Otto 82] beschreibt im Überblick den grundsätzlichen Aufbau dieses Sicherheitsmerkmals.

Der Begriff „MM-Verfahren" leitet sich von dem Terminus „moduliertes Merkmal" ab und kann als Hinweis für eine im Innern des Kartenkörpers eingebrachte, maschinell lesbare Substanz aufgefasst werden [Meyer 96]. Dieser MM-Kode wird bei der Kartenprüfung von einem besonderen Sensor aus der Karte ausgelesen und an ein Sicherheitsmodul, die MM-Box, weitergegeben. Diese MM-Box erhält zusätzlich den gesamten Dateninhalt des Magnetstreifens und insbesondere den MM-Prüfwert, welcher ebenfalls auf dem Magnetstreifen gespeichert ist. Im Innern der MM-Box wird nun eine auf dem DES basierende Einwegfunktion angestoßen, die aus Magnetstreifendaten und MM-Kode einen Wert berechnet. Ist dieses Ergebnis nun identisch mit dem MM-Prüfwert, dann wird entschieden, dass der Magnetstreifen und die Karte zusammengehören.

Würde man nun versuchen, auf dem Magnetstreifen einer Blankokarte einen gültigen Magnetstreifeninhalt zu schreiben, so würde dies erkannt, da eine Blankokarte kein MM-Merkmal besitzt. Ebenso würde es erkannt, wenn man den Magnetstreifen einer ec-Karte auf eine andere ec-Karte kopiert, da dann der MM-Prüfwert falsch wäre. Das MM-Merkmal ist unsichtbar, und seine Position in der Karte und die genaue Funktionsweise sind unbekannt. Es wird des Weiteren aus Materialien und mit Hilfe einer Technologie hergestellt, die auf dem Markt nicht käuflich erhältlich sind.

Die MM-Box ist in allen deutschen Geldausgabeautomaten und auch in manchen POS-Terminals eingebaut. Diese Geräte erlangen dadurch die Fähigkeit, die Zusammengehörigkeit von Magnetstreifen und Kartenkörper zu prüfen, wie dies in Bild 3.28 auf der nächsten Seite gezeigt ist. Das Verfahren als solches ist durch keine Norm festgelegt und wird nur in Deutschland benutzt. Durch das MM-Verfahren sind die Magnetstreifen der deutschen ec-Karten vor dem technisch mittlerweile völlig problemlosen Kopieren des Magnetstreifens geschützt.

Da die Sicherheit des MM-Verfahrens nicht ausschließlich auf einigen geheimen Schlüsseln beruht, sondern vor allem auf Materialien und Technologie, kann es nur durch Geheimhaltung gegen Angriffe geschützt werden. Im übrigen ist Vertraulichkeit bei dieser Art von physikalischen Sicherheitsmerkmalen ein weithin übliches und auch durchaus probates Mittel, um zusätzlichen Schutz zu gewährleisten.

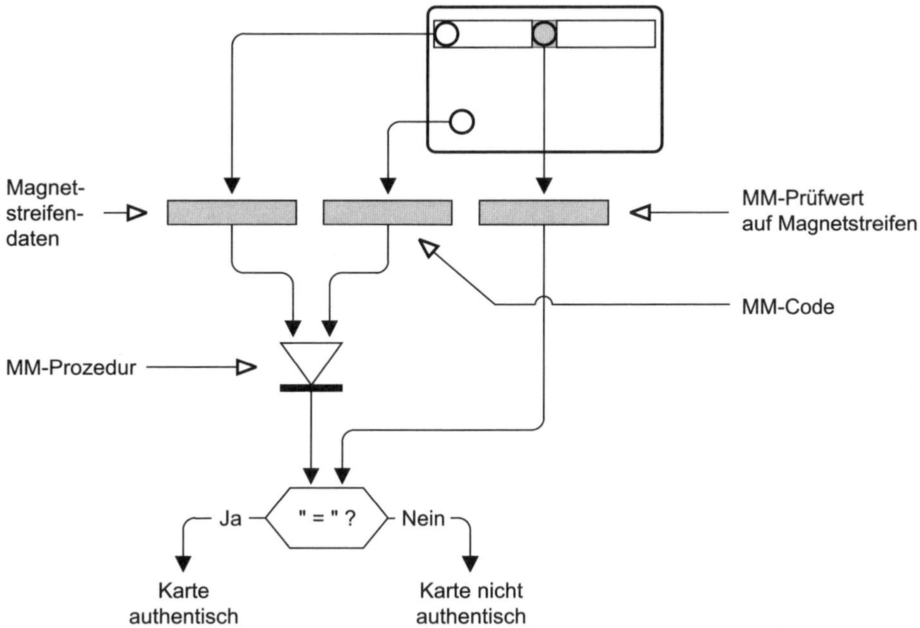

Bild 3.28 Prinzipieller Ablauf einer Echtheitsprüfung der deutschen ec-Karte bei Verwendung des MM-Verfahrens. Das Sicherheitsmodul „MM-Box" schützt die MM-Prozedur und den anschließenden Vergleich, so dass lediglich eine Ja/Nein-Aussage als Ergebnis dem übergeordneten System gemeldet wird.

3.5.14 Sicherheitsmerkmale (*security features*)

Gerade in dem Zeitraum zwischen Masseneinsatz von Karten ohne Chip und der Einführung von Chipkarten wurden die unterschiedlichsten visuellen Sicherheitsmerkmale entwickelt. Es war während dieser Zeit die einzige Möglichkeit, Karten auf Echtheit zu prüfen. Durch den in neuen Karten implantierten Mikrocontroller und die dadurch möglichen kryptografischen Verfahren sind diese Echtheitsmerkmale etwas in den Hintergrund getreten. Doch sind sie auch heute noch von Bedeutung, wenn Karten nicht durch eine Maschine, sondern durch einen Menschen auf ihre Echtheit hin überprüft werden müssen, da dieser nie ohne Hilfsmittel direkt auf den Chip zugreifen kann.

Hier konnten nur stark zusammengefasst die wesentlichen und bekanntesten Sicherheitsmerkmale von Karten aufgezählt werden. Es gibt noch eine große Zahl weiterer Merkmale, wie unsichtbare, nur im IR-/UV-Licht lesbare und magnetisch lesbare Kodes oder spezielle Drucke in Regenbogenfarben.

Es wäre vorstellbar, dass es irgendwann nicht nur auf dem Kartenkörper Sicherheitsmerkmale geben wird, sondern auch im Chip. Es ist denkbar, dass man mit Sicherheitschips ähnlich wie mit Banknotenpapier verfährt. Echtes Banknotenpapier mit spezifischen Echtheitsmerkmalen ist eine wesentliche Voraussetzung, um echte Geldscheine drucken zu können. Um ähnliche Merkmale im Chipbereich einzuführen, sind spezielle Chips mit modifizierter Hardware notwendig. Das Terminal kann dann die Veränderungen, d. h. das Merkmal, an der Hardware messen und aufgrund des Messergebnisses die Echtheit des Chips beurteilen.

Als Beispiel für ein Hardwaremerkmal könnte man sich vorstellen, dass ein schneller Kryptoalgorithmus als Zusatzhardware auf einem bestimmten Chip realisiert ist. Die zur Berechnung eines bestimmten Wertes notwendige Zeit wäre durch die Hardwarelösung so klein, dass man eine Emulation mit Software auf einem anderen Chip in ähnlich kurzer Zeit nicht durchführen könnte. Damit könnte ein Terminal einen Chip durch bloße Zeitmessung von anderen unterscheiden. Es existieren Chips, die ein Hardwaremerkmal in der beschriebenen oder einer ähnlichen Form haben und dann natürlich, ähnlich wie Banknotenpapier, nicht mehr frei erhältlich sind. Allerdings sind solche Merkmale durch die hohen Kosten für die eigens zu entwickelnde Hardware nur für sehr große Anwendungen geeignet. Auch ist die dann fast zwangsläufig daraus folgende Monopolstellung eines bestimmten Chips ohne die Möglichkeit eines Zweitlieferanten für viele Kartenherausgeber nicht leicht zu akzeptieren.

3.6 Chipmodule

Das wichtigste Kartenelement einer Chipkarte ist natürlich der Chip. Dieses empfindliche Bauteil kann allerdings nicht einfach wie ein Magnetstreifen auf die Kartenoberfläche laminiert werden, sondern benötigt zum Schutz vor dem rauen Kartenalltag eine Art Gehäuse – das Modul. Manchmal wird auch noch die Bezeichnung Mikromodul benutzt. Zusätzlich zur Sicherung vor Umwelteinflüssen benötigen die kontaktbehafteten Chipkarten noch sechs bzw. acht Kontaktflächen, um Energieversorgung und Datenübertragung mit dem Terminal aufbauen zu können. Ein Teil der Moduloberfläche dient dieser Funktion der galvanischen Kontaktierung mit der äußeren Welt. Das Chipmodul sollte natürlich möglichst kostengünstig sein.

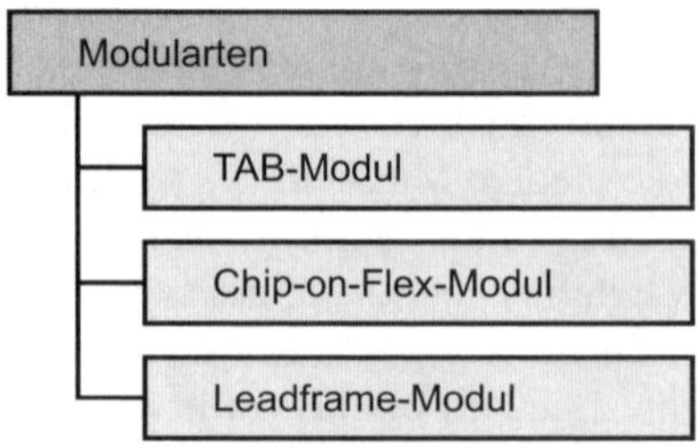

Bild 3.29 Klassifizierungsbaum der unterschiedlichen Modularten.

Um die beiden technischen Funktionen, Schutz des zerbrechlichen Halbleiterchips und Verfügungsstellung von Kontaktflächen, zu bewerkstelligen, wurden seit Anfang der Chipkartenentwicklung die unterschiedlichsten Modulbauformen ersonnen. Die wichtigsten davon werden im Folgenden detailliert dargestellt.

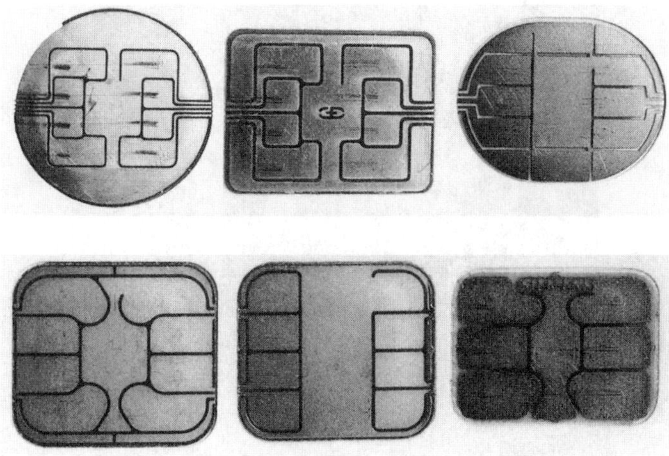

Bild 3.30 Die Evolution von Chipmodulen der Chip-on-Flex-Technik anhand einiger Beispiele, beginnend oben links mit einigen der ersten Chip-on-Flex-Module mit 8 Kontakten bis zu den heutigen Modulen mit 8 bzw. 6 Kontakten.

3.6.1 Elektrische Kontaktierung zwischen Chip und Modul

Zwischen dem Chip im Modul und den an der Modulaußenseite befindlichen Kontaktelementen muss eine elektrische Verbindung hergestellt werden. Dafür gibt es heute prinzipiell zwei gängige Verfahren: Beim Draht-Bond-Verfahren (Wire-Bonding) wird mit einem automatischen Bonder ein nur wenige Mikrometer dünner Golddraht zwischen Chip und der Rückseite der Kontaktflächen gelegt. Die elektrische Verbindung zwischen Draht und Chip bzw. Modul wird durch Ultraschallschweißen hergestellt. Die Chipoberfläche ist bei diesem Verfahren immer in entgegengesetzter Richtung der Kontaktflächen orientiert. Dieses Verfahren ist in der Halbleiterindustrie seit langer Zeit Standard und lässt sich gut für die Massenproduktion von Chipmodulen einsetzen. Jeder Chip muss dabei mit fünf Drähten elektrisch mit dem Modul verbunden werden.

Eine Weiterentwicklung zur Reduzierung der Kosten des Chipeinbaus in Module ist das Die-Bonding. Bei diesem Verfahren findet die elektrische Verbindung zwischen Chip und Modul nicht durch Drähte statt, sondern der Chip wird mit der Modulrückseite so mechanisch verbunden, dass jeweils ein Kontakt für die fünf elektrischen Verbindungen hergestellt ist.

Bei Modulen in Flipchip-Bauweise wird der Chip mit seiner Vorderseite auf die Rückseite des Moduls aufgebracht und über kleine Löthöcker auf dem Chip elektrisch verbunden. Anschließend wird das so zusammengefügte Modul vergossen. Man bezeichnet diese kostengünstigen modernen Module üblicherweise als FCOS (*flipchip on substrate*). Aus Gründen der Rückwärtskompatibilität mit der weit verbreiteten Drahtbondtechnik haben FCOS Chips oftmals sowohl die Höcker für die Flipchip-Kontaktierung als auch noch die bislang üblichen Pads für die Bonddrahtkontaktierung. Die Flipchip kann sowohl bei Lead-frame oder Chip-on-Flex eingesetzt werden.

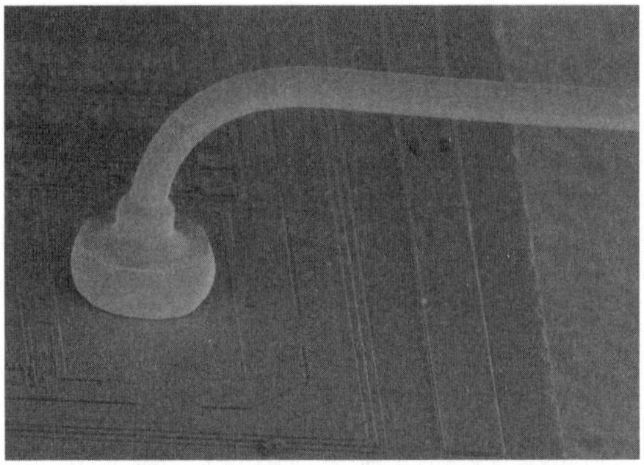

Bild 3.31 Foto der Verbindungsstelle zwischen Bonddraht und Bondpad auf einem Chipkarten-Mikrocontroller in 1 000facher Vergrößerung. (Giesecke & Devrient)

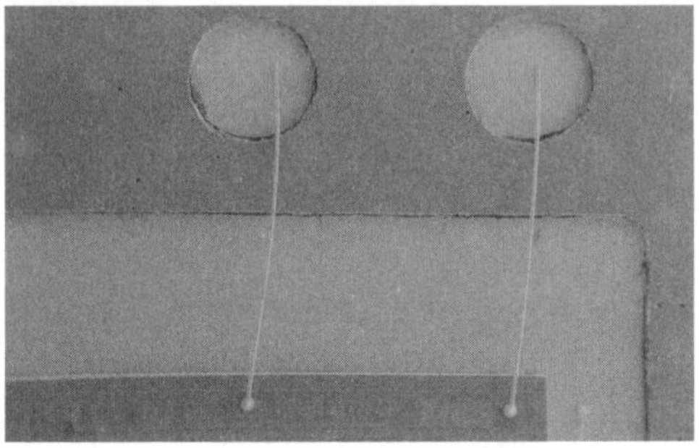

Bild 3.32 Aufsicht der elektrischen Verbindung zwischen Chipkarten-Mikrocontroller (am unteren Bildrand) und dem Chipkarten-Modul (am oberen Bildrand) in 400facher Vergrößerung. (Giesecke & Devrient)

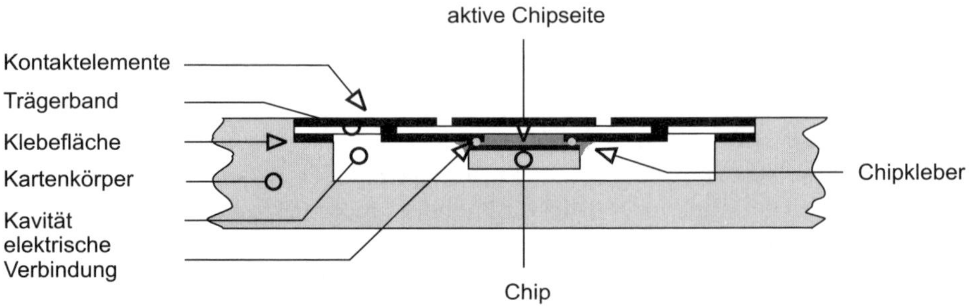

Bild 3.33 Querschnitt durch ein Chipmodul in der Flipchip-Technik.

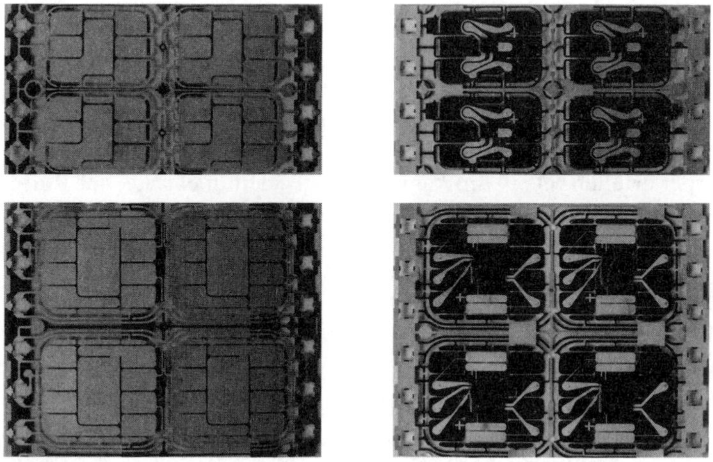

Bild 3.34 Foto der Vorderseite und der Rückseite von Modulen für die Flipchip-Technologie.

3.6.2 TAB-Modul

Die TAB-Technik (*tape automated bonding*) wird mittlerweile selten eingesetzt, obwohl sie noch Anfang der neunziger Jahre ein Standardverfahren für Chipverpackung in großen Stückzahlen war. Es ist mittlerweile jedoch technisch überholt und auch zu teuer. Es ist hier nur noch der Vollständigkeit halber aufgeführt.

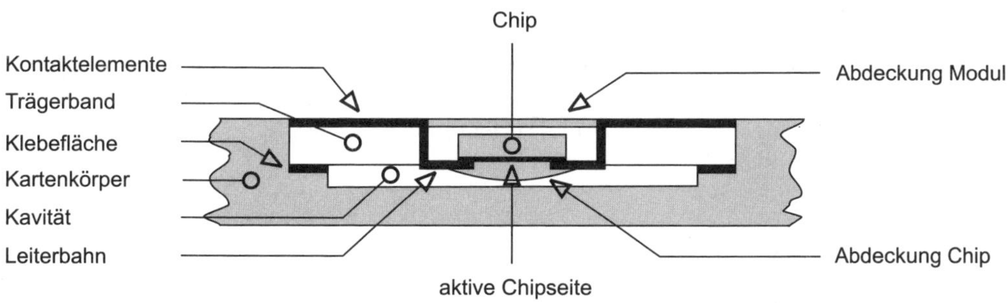

Bild 3.35 Querschnitt durch ein Chipmodul in der TAB-Technik.

Ein Chipmodul in TAB-Technik ist in Bild 3.35 dargestellt. Das Besondere an dieser Technik besteht darin, dass zunächst auf die Anschlussflächen (pads) des Chips metallische Höcker (*bumps*) galvanisch aufgebracht werden. Auf diese Höcker werden dann die Leiterbahnen des Trägerfilms aufgelötet. Diese Lötverbindung ist mechanisch so belastbar, dass der Chip selbst nicht weiter befestigt werden muss, sondern nur an den Leiterbahnen hängt. Die aktive Fläche des Chips wird noch durch eine Abdeckmasse gegen Umwelteinflüsse geschützt. Der Vorteil des TAB-Verfahrens liegt in der hohen mechanischen Belastbarkeit der Chipanschlüsse und in der geringen Bauhöhe des Moduls. Dieser Vorteil muss allerdings durch einen höheren Preis gegenüber den anderen Modul-Techniken erkauft werden.

Der Einbau eines TAB-Moduls in eine Karte ist nicht einfach, da er schon bei der Laminierung der einzelnen Folien berücksichtigt werden muss. Vor dem Laminieren werden passende Aussparungen in die Folien gestanzt und passend dazu die Chipmodule eingesetzt. Beim Laminiervorgang wird dann das Chipmodul fest mit dem Kartenkörper verschweißt. Mit diesem Verfahren lassen sich hohe Ansprüche an die Verbundqualität zwischen Chipmodul und Kartenkörper erfüllen. Der Chip kann praktisch nicht mehr aus der Karte herausgelöst werden, ohne diese zu zerstören.

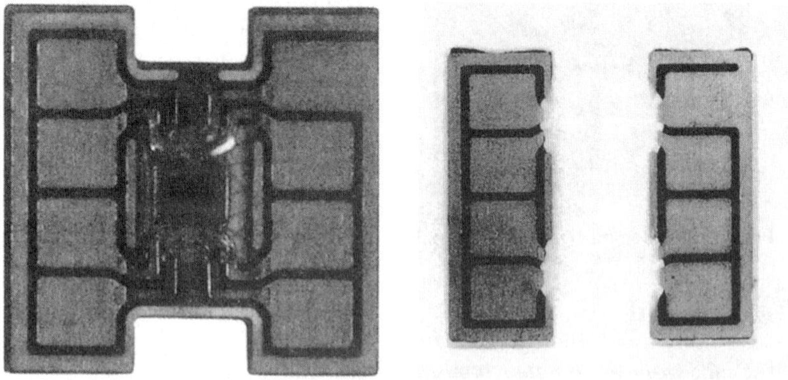

Bild 3.36 Auf der linken Seite ist ein TAB-Modul im uneingebauten Zustand zu sehen und auf der rechten Seite ein in eine Chipkarte eingebautes TAB-Modul.

3.6.3 Chip-on-Flex-Modul

Am weitesten verbreitet sind heute Module in der Chip-on-Flex-Technik und mit im Draht-Bond-Verfahren kontaktierten Chips. Der Aufbau eines solchen Moduls ist in Bild 3.37 als Schnittzeichnung dargestellt. Bei diesem Verfahren wird in den fertigen Kartenkörper ein Loch gefräst, in das dann die Chipmodule eingeklebt werden.

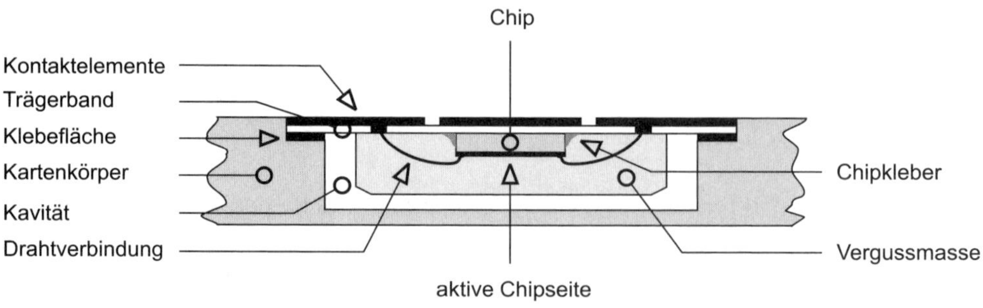

Bild 3.37 Querschnitt durch ein Chipmodul in der Chip-on-Flex-Technik.

Das Trägermaterial ist eine dünne Leiterplatte aus glasfaserverstärktem Epoxidharz mit einer Dicke von 120 μm. Die späteren Kontaktflächen bestehen aus 35 bzw. 75 μm auflaminiertem Kupfer, das in einem folgenden Prozessschritt galvanisch vergoldet wird. Damit wird die Kontaktfläche unempfindlich gegenüber die elektrische Leitfähigkeit einschränkenden

Einflüssen wie beispielsweise Oxidation. Zur Aufnahme des Chips und der Drahtverbindungen sind Löcher aus dem Träger ausgestanzt. Der ca. 200 μm dicke Chip wird mit einem Pick-and-Place-Automat vom gesägten Wafer genommen und auf der Rückseite des Moduls in die vorgesehene Ausstanzung der Leiterplatte befestigt. Anschließend werden die Chipanschlüsse mit einigen Mikrometer dünnen Bonddrähten mit der Rückseite der Kontaktflächen verbunden. Zum Schluss werden der Chip und die Bond-Drähte durch eine opake Vergussmasse gegen Umwelteinflüsse geschützt. Die Gesamtdicke des fertigen Moduls bewegt sich dann typischerweise in einem Bereich von 600 μm.

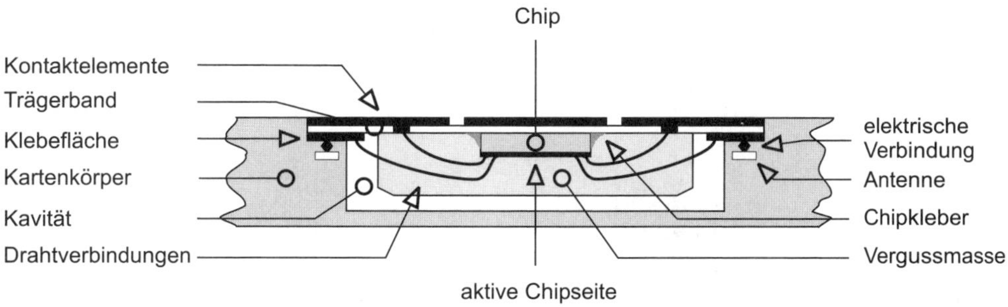

Bild 3.38 Querschnitt durch ein Chipmodul in der Chip-on-Flex-Technik mit zusätzlichen Antennenanschluss für kontaktlose Kommunikation.

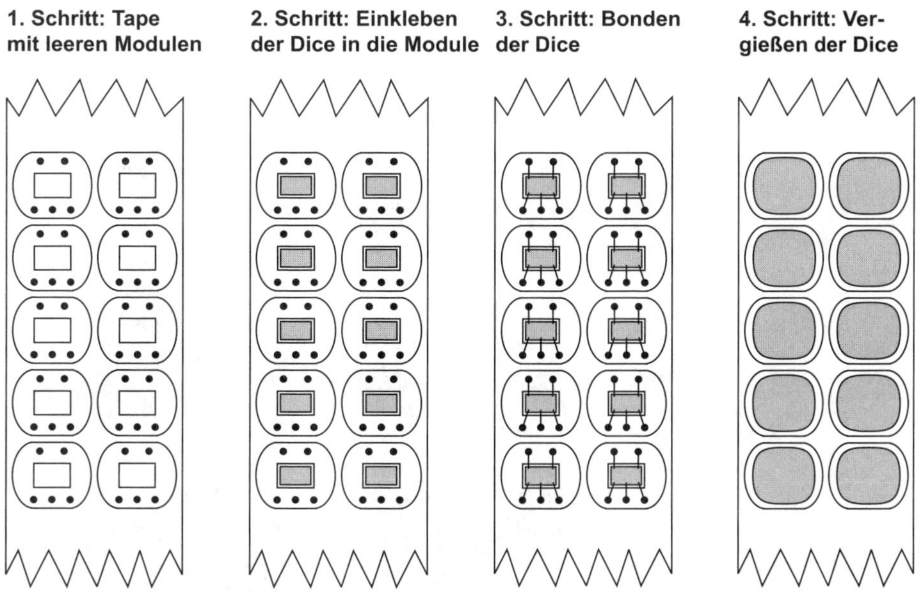

Bild 3.39 Darstellung der vier wesentlichen Prozessschritte bei der Herstellung eines Chip-on-Flex-Moduls.

Der Vorteil dieses Verfahrens liegt darin, dass es sich weitgehend an das in der Halbleiterindustrie übliche Verfahren zur Verpackung von Chips in Standardgehäusen anlehnt, was sich günstig auf den Preis auswirkt. Dieses Verfahren ist auch gut einsetzbar, wenn sehr komplexe Kartenkörper mit vielen Funktionselementen produziert werden sollen. Karten mit Fertigungsfehlern lassen sich dann nämlich aussortieren, bevor die teuren Chips eingebaut werden. Der Nachteil liegt darin, dass sowohl die Bauhöhe wie auch die Länge und Breite des Moduls größer sind als beim TAB-Modul, weil nicht nur der Chip, sondern auch die Bond-Drähte durch die Abdeckmasse geschützt werden müssen. Dies ist vor allem deshalb ungünstig, weil die genormte Chipkartendicke von 0,76 mm nur wenig Spielraum für allzu dicke Module zulässt.

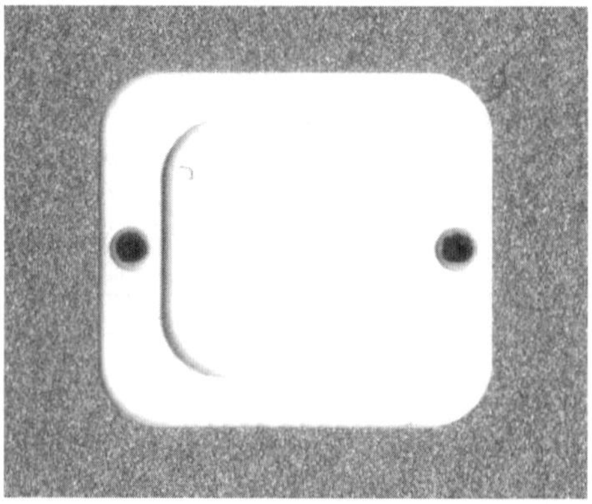

Bild 3.40 Rückseite eines Moduls in Chip-On-Flex-Technik für eine Dual-Interface-Karte. Links und rechts in der ersten Stufe der Kavität sind die beiden Kontaktpunkte für die elektrische Verbindung zwischen Chipmodul und in den Kartenkörper eingebetteter Antenne zu sehen. Das dazugehörige Modul ist in Zeichnung 3.38 auf der vorherigen Seite im Querschnitt aufgezeigt.

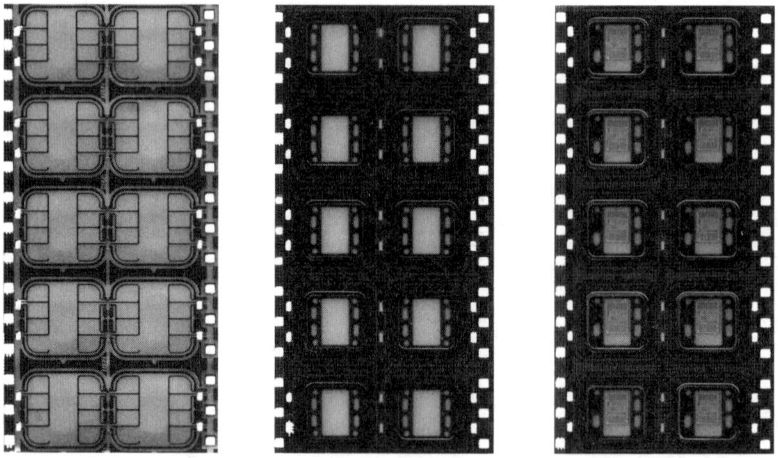

Bild 3.41 Vorder- und Rückseite von Modulen in Chip-On-Flex-Technik auf 35 mm Tape. Das zweite Bild zeigt die Module ohne Chip und das rechte Bild die Module mit gebondetem Chip. Man sieht an der Rückseite deutlich die fünf Aussparungen auf der Trägerplatine für die elektrische Verbindung zum Chip durch Bonddrähte.

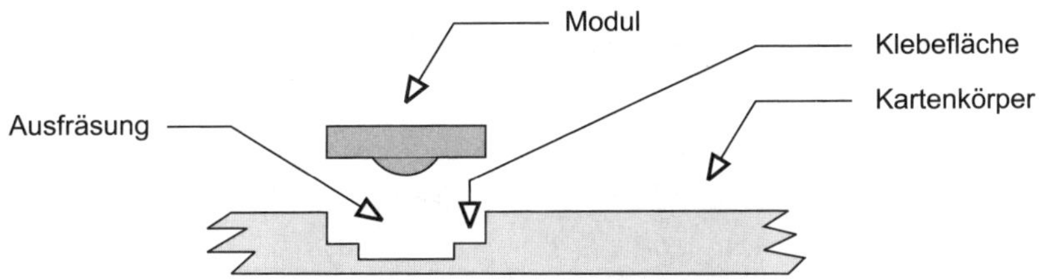

Bild 3.42 Einbringen einers Chipmoduls in einen gefrästen Kartenkörper.

3.6.4 Lead-Frame-Modul

Technisch gesehen sind sowohl TAB-Technik wie Chip-on-Flex-Technik nicht optimal, da beide Verfahren wenig Raum für eine Reduktion des fertigungstechnischen Aufwands bieten. Bei der TAB-Technik ist die Herstellung des Kartenkörpers aufgrund des Moduls sehr aufwändig, und bei der Chip-on-Flex-Technik sorgen sowohl der komplizierte Modulkörper als auch das Bonden für ungünstige Herstellkosten. Diese Gründe führten zur Entwicklung eines Modultyps, der mechanisch genauso stabil wie TAB- und Chip-on-Flex-Technik ist, aber kostengünstiger zu produzieren: das Lead-Frame-Modul.

Der Aufbau eines Lead-Frame-Moduls ist relativ unkompliziert. Die aus einer Kupferlegierung mit galvanisierter Goldoberfläche gestanzten Kontaktflächen werden durch einen so genannten Moldkörper aus Kunststoff zusammengehalten. Auf diesem wird dann mit Pick-and-Place der Chip aufgesetzt und im Wire-Bond-Verfahren mit den Rückseiten der Kontaktflächen verbunden. Anschließend schützt man den Chip noch mit einem Überzug aus lichtundurchlässigem, meist schwarzem Epoxidharz.

Das Lead-Frame-Verfahren ist zur Zeit eines der billigsten Verfahren zur Modulherstellung, ohne Nachteile bei der mechanischen Stabilität dafür in Kauf nehmen zu müssen.

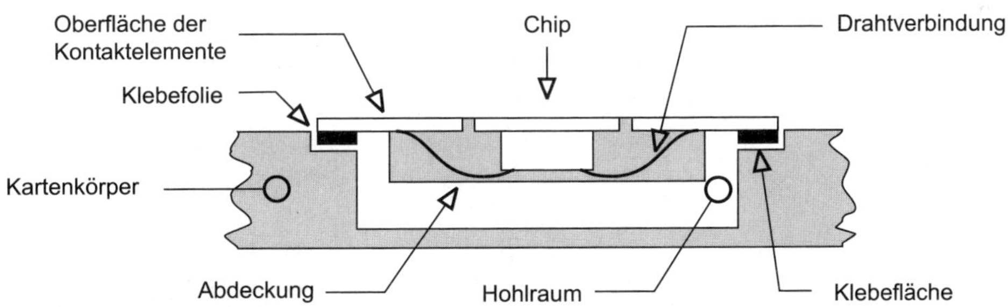

Bild 3.43 Querschnitt durch ein Chipmodul in der Lead-Frame-Technik.

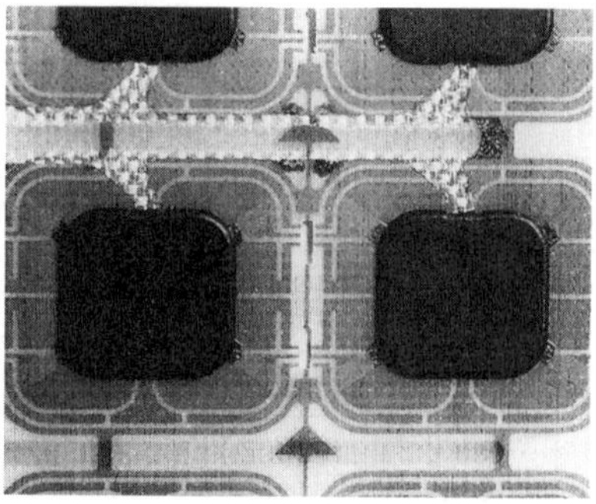

Bild 3.44 Paarweise nebeneinander angeordnete Lead-Frame-Module auf einem 35 mm Tape für kontaktbehaftete Chipkarten.

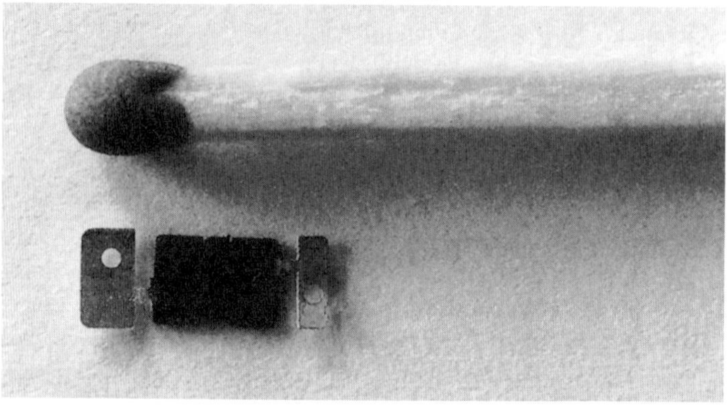

Bild 3.45 Ausgestanztes Modul in Lead-Frame-Technik mit den beiden Spulenanschlüssen für kontaktlose Chipkarten im Vergleich mit einem Streichholz.

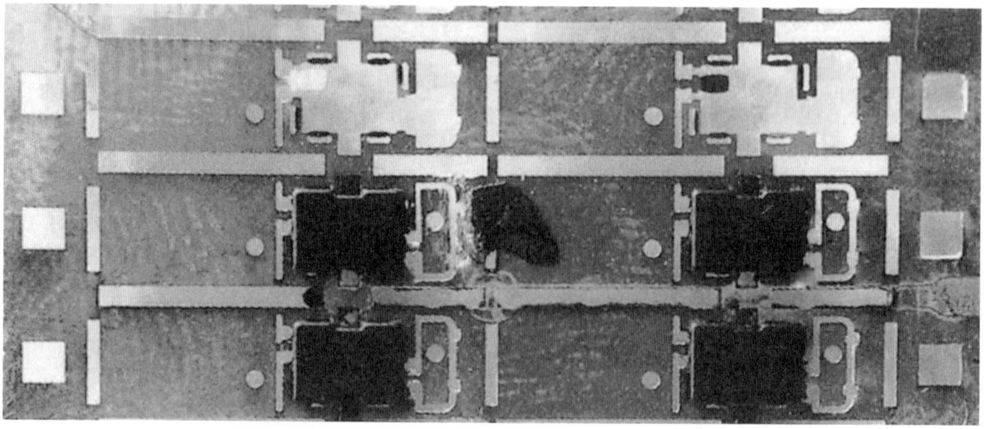

Bild 3.46 Paarweise nebeneinander angeordnete Lead-Frame-Module auf einem 35 mm Tape für kontaktlose Chipkarten. Am oberen Bildrand sind die beiden leeren Plätze von bereits ausgestanzten Modulen zu erkennen.

3.6.5 Sondermodule

Es gibt auch eine Reihe von Sondermodulen für besondere Anwendungszwecke. Ein Chipmodul lässt sich so gestalten, dass es in eine normale USB-Buchse passt und auch die vier elektrischen Verbindungen hergestellt werden. Mit dem entsprechenden USB-fähigen Chipkarten-Mikrocontroller ist es mit dieser Konstellation möglich, eine Chipkarte ohne Terminal oder Adapter direkt an einem PC zu benutzen. Eine beispielhafte Ausführung ist in Bild 3.47 gezeigt.

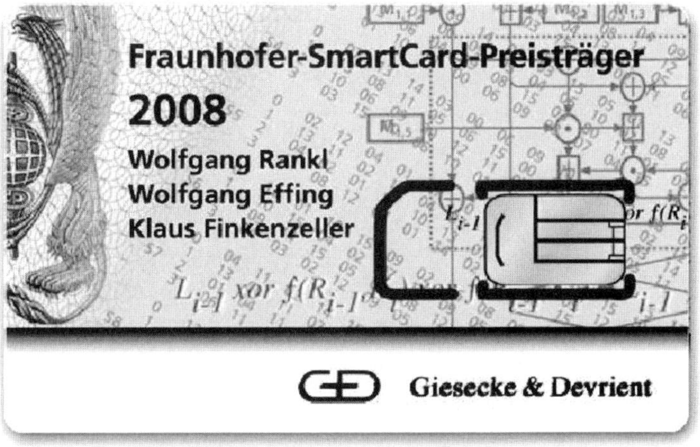

Bild 3.47 Foto einer Chipkarte mit Sondermodul zum direkten Anschluss an einen PC. Die vier Kontaktflächen entsprechen dabei der Form eines USB-Steckers. Nach Herausbrechen und Einsetzen in einen Adapter passt die Karte in die USB-Buchse eines Rechners. Mit dieser Konfiguration lässt sich Chipkarten-Technologie ohne zwischengeschaltetes Terminal unmittelbar an einem Rechner einsetzen. (Giesecke & Devrient)

Kapitel 4

Elektrische Eigenschaften

Die elektrischen Eigenschaften von Chipkarten sind nur vom implantierten Mikrocontroller abhängig, da er das einzige elektrisch beschaltete Bauelement auf den Chipkarten darstellt. Ausnahmen sind hier in Zukunft sicherlich Chipkarten mit zusätzlichen Kartenelementen wie Display, Tastatur und Ähnlichem, doch wird bis zum Masseneinsatz dieses neuen Typus von Chipkarten noch einige Zeit vergehen.

Die Anwendung, die von Anfang an bei den elektrischen Eigenschaften viele rigide Vorgaben setzte, waren die Chipkarten für das Mobilfunksystem GSM. Dieses System, bei dem technisch unterschiedlichste Terminaltypen, die auch noch von den unterschiedlichsten Herstellern stammen, mit einer mindestens ebenso großen Anzahl von Kartentypen zusammenarbeiten müssen, setzt seit langem die engsten Rahmenbedingungen. Bedingt durch die großen Stückzahlen an eingesetzten Chipkarten haben die bei GSM festgelegten elektrischen Eigenschaften Richtcharakter für alle Hersteller von Chipkarten-Mikrocontrollern. Man kann davon ausgehen, dass beinahe alle Neuentwicklungen von Mikrocontrollern für Chipkarten die elektrischen Rahmenwerte der entsprechenden GSM-Spezifikationen erfüllen, da sie sonst zumindest im Telekommunikationsbereich nicht zu verkaufen sind.

In den Anfängen der Chipkartentechnik war oft in erster Linie entscheidend, dass der implantierte Mikrocontroller funktionsfähig war, und weniger seine elektrischen Eigenschaften wie beispielsweise sein Stromverbrauch. Es gab damals fast ausnahmslos geschlossene Anwendungen, die einen einzigen Typ von Chipkarten und einen dazu passend entwickelten Terminaltyp verwendeten. Die elektrischen Eigenschaften der Chipkarte waren nur insoweit relevant, als sie konstant zu sein hatten, da man die Terminals auf den verwendeten Mikrocontroller auslegte. Dies hat sich in der Zwischenzeit aber vollständig geändert. Bei den heutigen großen Anwendungen, in denen verschiedene Chipkarten mit vielen unterschiedlichen Terminals zusammenarbeiten müssen, ist es unabdingbar, dass sich alle eingesetzten Karten elektrisch gleich oder zumindest in klar definierten elektrischen Bereichen einheitlich verhalten.

Die allgemeine internationale Grundlage für die elektrischen Eigenschaften von Chipkarten ist die Norm ISO/IEC 7816-3 und der dazugehörige Anhang ISO/IEC 7816-3 Amd. 1. Der Anhang zur Norm wird bei der nächsten Revision des Hauptteils in diesen integriert und somit als eigenständiges Dokument verschwinden. In dieser Norm sind alle grundlegenden elektrischen Rahmenbedingungen, wie z. B. Spannungsbereiche, maximaler Stromverbrauch und auch Ein- und Ausschaltsequenz von Chipkarten, festgelegt.

Tabelle 4.1 Zusammenfassung der drei elektrischen Parameter Spannung, Strom und Taktfrequenz bei den wichtigsten internationalen Normen für Chipkarten. Die Toleranzangabe für den maximalen Strom ist den jeweiligen Normen zu entnehmen.

Norm und Typ	Spannung	Taktfrequenz	maximaler Strom
ISO/IEC 7816-3			
Class A	5 V (±10 %) ⇒ 4,5 V . . . 5,5 V	1 MHz . . . 5 MHz	60 mA bei 5 MHz
Class B	3 V (±10 %) ⇒ 2,7 V . . . 3,3 V	1 MHz . . . 5 MHz	50mA bei 4 MHz
Class C	1,8 V (±10 %) ⇒ 1,62 V . . . 1,98 V	1 MHz . . . 5 MHz	30mA bei 4 MHz
Class A, B, C, bei angehaltenem Takt			0,5 mA (*clock stop*)
EMV	5 V (±10 %) ⇒ 4,5 V . . . 5,5 V	1 MHz . . . 5 MHz	50 mA im gesamten Taktfrequenzbereich
TS 102 221			
Class A, vom Reset bis zur Auswahl der Anwendung	5 V (±10 %) ⇒ 4,5 V . . . 5,5 V	1 MHz . . . 5 MHz	10 mA bei 5 MHz im Betrieb (*operating state*) 200 µA bei 1 MHz im Leerlauf (*idle state*)
Class A, während der anwendungsspezifischen Sitzung			60 mA bei 5 MHz
Class B, vom Reset bis zur Auswahl der Anwendung	3 V (±10 %) ⇒ 2,7 V . . . 3,3 V	1 MHz . . . 5 MHz	7,5 mA bei 5 MHz im Betrieb (*operating state*) 6 mA bei 4 MHz im Betrieb 200 µA bei 1 MHz im Leerlauf (*idle state*)
Class B, während der anwendungsspezifischen Sitzung			50 mA bei 5 MHz
Class C, vom Reset bis zur Auswahl der Anwendung	1,8 V (±10 %) ⇒ 1,62 V . . . 1,98 V	1 MHz . . . 5 MHz	5 mA bei 5 MHz im Betrieb (*operating state*) 4 mA bei 4 MHz im Betrieb 200 µA bei 1 MHz im Leerlauf (*idle state*)
Class C, während der anwendungsspezifischen Sitzung			30 mA bei 5 MHz

Wie für eine typische weltweite Norm üblich, bietet die ISO/IEC 7816-3 eine Auswahl von Möglichkeiten an, die jedoch in vielen Fällen für die praktischen Anwendungen zu umfangreich sind. Aus diesem Grund konnten sich in Ergänzung zur ISO/IEC-Norm noch im Zahlungsverkehrsbereich der Industriestandard EMV und im Telekommunikationsbereich die TS 102 221 etablieren. Beides sind keinesfalls Konkurrenten zur ISO/IEC 7816-3, sondern vervollständigen sie mit sinnvollen Einschränkungen aus der Praxis von Chipkarten-Anwendungen mit Millionen ausgegebener Karten.

Die Unterscheidung zwischen Chipkarten im Zahlungsverkehr und in der Telekommunikation kam deshalb zustande, weil in den beiden Einsatzgebieten einige Anforderungen sich als prinzipiell anders geartet erwiesen. So sind beispielsweise im Bereich des Zahlungsverkehrs die beiden Parameter Stromverbrauch und Spannungsbereich völlig unkritisch, da die verwendeten Terminals fest mit dem Stromnetz verbunden sind. Ganz anders stellt sich die Situation in der Telekommunikation dar. Um eine möglichst lange Einschaltdauer der mit Akkus betriebenen mobilen Endgeräte zu gewährleisten, muss mit jedem Milliwatt Energieverbrauch gegeizt werden. Deshalb sind gerade hier die Anforderungen an möglichst niedrigen Stromverbrauch und geringe Versorgungsspannung von großer Bedeutung.

Die Tabelle 4.1 auf der vorherigen Seite zeigt einen Überblick über die wichtigsten elektrischen Parameter der wesentlichen Normen und Industriestandards. Detaillierte Erklärungen zu diesen Parametern finden sich im Anschluss in den folgenden Abschnitten.

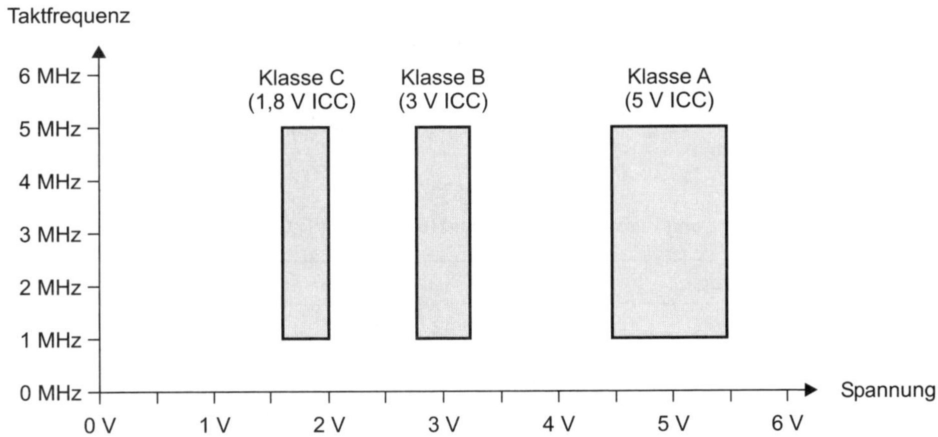

Bild 4.1 Gegenüberstellung der in den drei möglichen Klassen festgelegten Spannungs- und Taktfrequenzbereiche nach ISO/IEC 7816-3 und ISO/IEC 7816-3 Amd. 1.

4.1 Beschaltung

Chipkarten haben an der Vorderseite entweder acht oder sechs Kontaktflächen. Diese sind die elektrische Schnittstelle zwischen dem Terminal und dem Mikrocontroller der Chipkarten. Alle elektrischen Signale werden über diese Kontakte geführt. Zwei der acht Kontaktflächen (C4 und C8) sind gemäß ISO/IEC 7816-2 für Hilfskontakte AUX1 und AUX2 reserviert. Sie können beispielsweise für eine USB-Schnittstelle verwendet werden[1] oder zum Anschluss einer Antenne für die kontaktlose Datenübertragung. Einige Module für Chipkarten lediglich sechs Kontaktflächen, da dies die Fertigungskosten gegenüber acht Kontaktflächen geringfügig reduziert. Die Funktionalität ist aber identisch mit den Modulen mit acht Kontakten.

Die Kontakte sind analog zu den üblichen Halbleiterbausteinen von links oben nach rechts unten durchnummeriert. Die ISO-Bezeichnung und elektrische Belegung der acht definierten Kontakte ist in Bild 4.2 auf der nächsten Seite gezeigt.

Bis Ende der achtziger Jahre war es noch notwendig, die Programmier- und Löschspannung für das EEPROM auf dem Chip extern zuzuführen, da die verwendeten Mikrocontroller

[1] Siehe auch Abschnitt 9.4 „Übertragungsprotokoll USB“ auf Seite 295.

über keine Ladungspumpe verfügten. Deshalb wurde für diese Spannung die Kontaktfläche C6 reserviert. Da es aber seit Anfang der neunziger Jahre Stand der Technik ist, diese Spannung mit einer Ladungspumpe direkt auf dem Chip zu erzeugen, wird diese Kontaktfläche nicht mehr verwendet. Der Kontakt wird mittlerweile allerdings im Telekommunikationsbereich für die Eindrahtschnittstelle SWP (*single wire protocol*) zur Kommunikation mit einem NFC-Bausteinen auf Mobiltelefonen benutzt.[1]

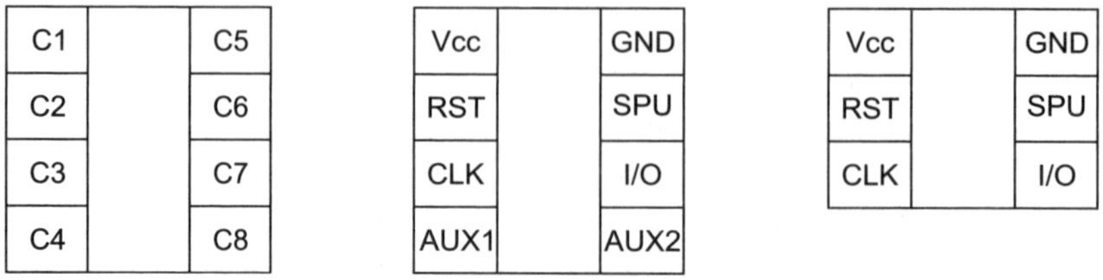

Bild 4.2 Die elektrische Belegung und die Nummerierung der Kontaktflächen einer Chipkarte nach ISO 7816-2. Die Anschlussbelegung für eine Chipkarte mit USB findet man bei 9.26 auf Seite 297 und für SWP bei 9.30 auf Seite 303.

Tabelle 4.2 Bezeichnungen und Funktionen der Kontakte nach ISO/IEC 7816-2/3/10/12.

Kontakt	Bezeichnung	Funktion
C1	Vcc	Versorgungsspannung (*voltage*)
C2	RST	Eingang Reset (*reset*)
C3	CLK	Eingang für Takt (*clock*)
C4	AUX1	Hilfskontakt 1 (*auxiliary 1*); bei USB: D+
C5	GND	Masse (*ground*)
C6	SPU	Standard/Proprietärer Kontakt (*standard or proprietary use contact*); im Telekommunikationsbereich: SWP; früher Programmierspannung Vpp
C7	I/O	Ein-/Ausgang für die serielle Kommunikation (*input/output*)
C8	AUX2	Hilfskontakt 2 (*auxiliary 2*); bei USB: D-

4.2 Versorgungsspannung

Die Versorgungsspannung einer Chipkarte betrug ursprünglich 5 Volt mit einer maximalen Abweichung von ± 10 %. Diese an übliche TTL-Versorgungen angelehnte Spannung war für alle auf dem Markt und in der Anwendung befindlichen Chipkarten der Standardwert.

Analog zu allen anderen Halbleiterbauelementen wurde es mit kleineren Strukturbreiten der Halbleiter und den Anforderungen an reduzierte Stromaufnahme notwendig, den Versorgungsspannungsbereich stark nach unten hin zu erweitern. Verstärkt wurde diese Anforderung vor allem durch den Bereich der Mobiltelefone. Die vom Markt geforderte Gewichtsreduktion der Endgeräte erforderte den Übergang von 6-Volt-Akkus auf 3-Volt-Typen, und da alle Bauteile eines Mobiltelefons in 3-Volt-Technik verfügbar waren, war die Chipkarte

[1] Siehe auch Abschnitt 9.6 „Single-Wire-Protokoll“ auf Seite 302.

zeitweise das einzige Bauteil, das in einem Mobiltelefon noch 5 Volt benötigte. Deshalb benötigten diese zur elektrischen Versorgung der Chipkarte einen aufwändigen und die Kosten unnötig erhöhenden Spannungswandler.

Aus diesen Gründen wurde in der internationalen Normung der Spannungsbereich von Chipkarten in einem ersten Schritt auf 5 Volt bis 3 Volt mit einer Toleranz von ± 10 % erweitert. Damit ergibt sich ein effektiver Spannungsbereich von 2,7 Volt bis 5,5 Volt. Es war jedoch ziemlich schnell absehbar, dass diese Erweiterung nicht ausreichte. Deshalb wurde die revidierte ISO/IEC 7816-3 verhältnismäßig zeitnah um Chipkarten mit 1,8 V Versorgungsspannung bei einer Toleranz von ± 10 % ergänzt.

Der erweiterte Spannungsbereich stellt weder für einen Mikroprozessor noch für die verschiedenen Speicherarten ein Problem dar, zumal die Kernspannung bei Halbleitern in 0,13 μm-Technologie in der Regel ohnehin nur noch 1,8 V beträgt. Auf Chipkarten-Mikrocontrollern ist jedoch ein EEPROM- bzw. Flash-Speicher integriert. Und genau die für diesen Speichertyp notwendige Ladungspumpe zum elektrischen Löschen von EEPROM-/Flash-Zellen stellte das größte Hindernis auf dem Weg zu Chipkarten mit niedrigen Versorgungsspannungen dar. Es ist mittlerweile mit einigem technischen Schaltungsaufwand problemlos möglich, EEPROM- bzw. Flash-Speicher mit dazugehörigen Ladungspumpen auf Mikrocontrollern unterzubringen, die im Bereich zwischen 1,62 Volt und 5,5 Volt voll funktionsfähig sind.

Die ISO/IEC 7816-3 sieht zur Kennzeichnung des Spannungsbereichs drei Klassen vor: Class A deckt die Spannung 5 V (± 10 %) ab, Class B die Spannung 3 V (± 10 %) und Class C die Spannung 1,8 V (± 10 %). Alle drei Spannungsklassen (*voltage class*) sind sowohl einzeln als auch in beliebiger Verknüpfung miteinander einsetzbar. Erfüllt eine Chipkarte beispielsweise die Klassen A und B, so kann sie sowohl für 5 Volt als auch für 3 Volt verwendet werden. Dabei ist jedoch zu beachten, dass bei diesen Kombinationen der Bereich zwischen 4,5 V und 3,3 V außerhalb der Spezifikation liegt und die Chipkarte in diesem Spannungsbereich nicht funktionieren muss. Üblicherweise arbeiten jedoch Chipkarten problemlos zwischen der unteren und oberen Grenze des Spannungsbereichs.

Es gibt noch ein weiteres und ebenfalls sehr wichtiges Kriterium, das die ISO/IEC 7816-3 fordert. Der Mikrocontroller einer Chipkarte darf keinesfalls beschädigt werden, wenn die betreffende Chipkarte mit einer Spannung versorgt wird, die vom Mikrocontroller nicht unterstützt wird. Dieses Kriterium ist gerade zur Sicherstellung der Abwärtskompatibilität neuer Chipkarten zu älteren Terminals unumgänglich. Dies soll den Fall ausschließen, dass beispielsweise die Verwendung einer 1,8-Volt-Karte in einem 5-Volt-Terminal den Chip auf der Karte zerstört. Die drei möglichen Spannungsbereiche nach ISO/IEC 7816-3 werden jedoch im Bereich der Zahlungsverkehrs-Chipkarten bisher nicht genutzt. Dort hat sich die ursprüngliche Betriebsspannung der Chipkarten von 5 V ±10 % bislang behauptet, da stationäre Terminals problemlos eine Spannung von 5 V bereitstellen können.

Ganz anders sieht dies bei Chipkarten des Telekommunikationsbereiches aus. Dort sind Chipkarten, die ausschließlich mit 5 V betrieben werden können („5 V only“), mittlerweile ausgestorben. Als Standardspannung bei GSM hat sich dort seit Ende der neunziger Jahre 3 V etabliert. Im Bereich der UMTS-Mobilfunknetze zeichnet sich jetzt schon deutlich ab, dass es keine Endgeräte mehr gibt, die 5 V unterstützen. Die Standardspannung beträgt 3 V wobei es auch Endgeräte gibt, die nur noch mit 1,8 V Versorgungsspannung arbeiten.

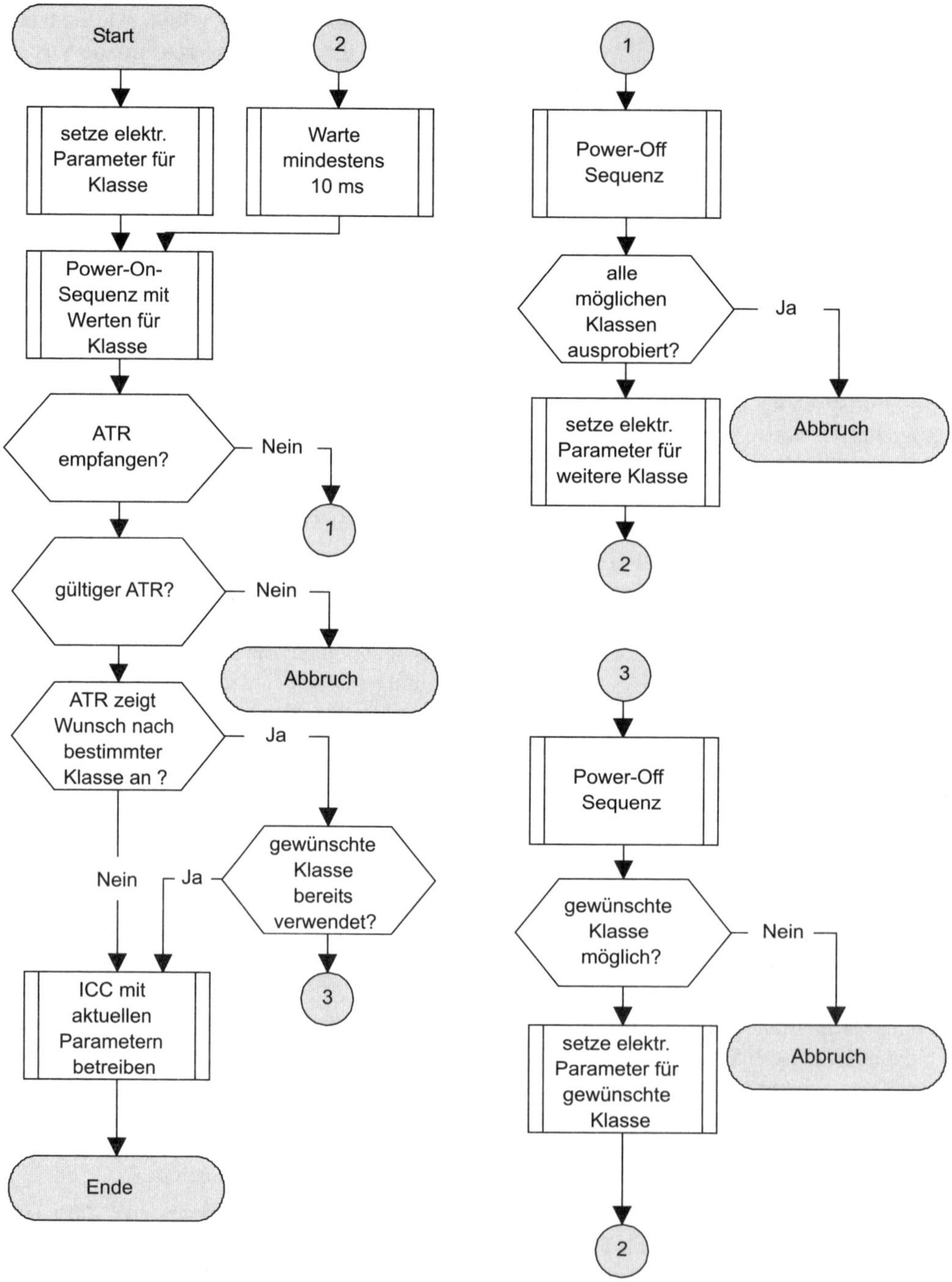

Bild 4.3 Flussdiagramm der Aktionen eines Terminals bei der Auswahl der Versorgungsspannung anhand der in ISO/IEC 7816-3 und ISO/IEC 7816-3 Amd. 1 festgelegten Klassen. Der Ablauf wird üblicherweise immer mit der Klasse der geringsten Versorgungsspannung begonnen.

Bei der Auswahl der Versorgungsspannung durch das Terminal legt die ISO/IEC 7816-3 einen bestimmten Ablauf fest. Dieser sieht im Wesentlichen vor, dass die verschiedenen möglichen Spannungen entsprechend den drei Klassen der Reihe nach durchprobiert werden. Sobald das Terminal einen ATR empfangen kann, wird dieser daraufhin analysiert, ob die Chipkarte eine bestimmte Klasse bevorzugt. Ist dies der Fall, initiiert das Terminal eine neue Anschaltsequenz mit der gewünschten Klasse. Enthält der ATR keine Angaben zum Spannungsbereich, so wird die Chipkarte mit demjenigen Spannungswert betrieben, bei dem der erste ATR empfangen werden konnte. Der dazugehörige Ablauf ist in einem Flussdiagramm in Bild 4.3 auf der vorherigen Seite im Detail beschrieben.

In Zukunft könnte noch ein Spannungsbereich Class D genormt werden, die dann voraussichtlich eine Betriebsspannung von 1,2 V festlegt. Da die Dringlichkeit für diese zusätzliche Spannungsklasse jedoch nicht vorhanden ist, kann es durchaus noch einige Jahre dauern, bis sie Eingang in die internationale Normung findet.

4.3 Versorgungsstrom

Der Mikrocontroller der Karte bezieht seine Versorgungsspannung und damit den Versorgungsstrom über den Kontakt C1. Der Strom muss sich dabei unterhalb bestimmter Werte bewegen, damit die entsprechenden Hardwaretreiber seitens der Terminals entsprechend ausgelegt werden können. Die erste Ausgabe der ISO/IEC 7816-3 im Jahr 1989 legte für den maximalen Stromverbrauch bei 5 V Versorgungsspannung und 5 MHz Taktfrequenz noch einen Wert von 200 mA fest, der jedoch auch damals schon zu hoch gegriffen war. Mittlerweile wurden alle diesbezüglichen Werte erheblich reduziert und auch in Abhängigkeit zu den verschiedenen Klassen für Versorgungsspannungen gesetzt.

Wichtig ist aber auf jeden Fall zu wissen, dass der Stromverbrauch eines Mikrocontrollers direkt proportional sowohl mit der angelegten Versorgungsspannung als auch der angelegten Taktfrequenz ist. Eine weitere, wenn auch nicht so starke Abhängigkeit des Stromverbrauchs besteht noch mit der Temperatur des Mikrocontrollers.

Die aktuelle ISO/IEC 7816-3 sieht für Spannungsklasse A, d. h. für 5 V, einen maximalen Versorgungsstrom von 60 mA bei der maximalen Taktfrequenz von 5 MHz und höchstens 50 °C Umgebungstemperatur vor.

Im Bereich der Zahlungsverkehrs-Chipkarten wurden in der EMV-Spezifikation der maximale Strom der ISO/IEC 7816-3 Norm von 60 mA auf 50 mA reduziert, jedoch ansonsten keine signifikanten Ergänzungen vorgenommen. Im Telekommunikationsbereich ist der Stromverbrauch seit den Ursprüngen eine kritische Größe. Deshalb existiert dort mittlerweile ein kompliziertes Regelwert, in dem abhängig von Taktfrequenz und Zustand der Chipkarte der maximale Strom angegeben ist. Eine detaillierte Aufstellung der maximalen Ströme in Abhängigkeit der Spannungsklassen zeigt Tabelle 4.1 auf Seite 66.

Bei Chipkarten entsprechend der USIM-Spezifikation wurde eine technisch interessante Neuerung eingeführt. Dort wurden für den Stromverbrauch zwei unterschiedliche Betriebszustände der Chipkarte festgelegt. Der erste Zustand umfasst die Zeitspanne vom Reset bis zur Auswahl der Anwendung, und der zweite Zustand schließt die darauf folgende anwendungsspezifische Sitzung ein. Der maximal erlaubte Stromverbrauch ist im ersten Zustand deutlich niedriger bemessen als im zweiten. Zudem hat das Endgerät die Möglichkeit, über ein anwendungsspezifisches Datenobjekt herauszufinden, welchen Strombedarf die jeweils selektierte Anwendung hat. Der Hintergrund dabei ist, dass Chipkarten bei der Aktivierung des numerischen Koprozessors oder eines internen Frequenzvervielfachers zur Leistungssteigerung des Prozessors einen erheblich höheren Stromverbrauch haben. Mit diesem Mechanismus wäre es zumindest prinzipiell möglich, dass ein Mobiltelefon nur die Chipkarten-Anwendungen verwendet, die es auch hinsichtlich des Strombedarfs ausreichend unterstützen kann. Leider enthält die entsprechende USIM-Spezifikation kein Verfahren, um den maximal zu liefernden Strom zwischen Mobiltelefon und Chipkarte ähnlich einem PPS auszuhandeln. Beim jetzigen Stand der Spezifikation bleibt deshalb dem Mobiltelefon bei der Anforderung eines zu großen Strombedarfs seitens der Chipkarte keine andere Möglichkeit, als diese abzuschalten.

Moderne Mikrocontroller für Chipkarten haben einen Stromverbrauch in der Größenordnung von etwa 350 μA pro MHz Takt. Mit diesen Werten kann man die folgende Formel für den Stromverbrauch eines Mikrocontrollers in Abhängigkeit vom angelegten oder im Chip erzeugten Takt aufstellen. Die erhaltenen Werte lassen sich für erste Abschätzungen gut verwenden, es ist jedoch zu beachten, dass der Stromverbrauch nicht nur von der Taktfrequenz, sondern selbstverständlich auch von der angelegten Versorgungsspannung, der Temperatur und natürlich vom Chiptyp abhängig ist.

$$I = \frac{f}{2{,}857} \cdot \frac{\text{mA}}{\text{MHz}}$$

Bei einer Versorgungsspannung von 5 Volt und einem angenommenen Stromverbrauch von 5 mA hat eine Chipkarte eine Leistungsaufnahme von 25 mW. Dieser Wert ist so niedrig, dass man sich über eine gefahrbergende Eigenerwärmung des Chips während des Betriebes keine Sorgen zu machen braucht, auch wenn diese Energiemenge auf einer Fläche von etwa 10 mm^2 umgesetzt wird.

Alle Mikrocontroller für Chipkarten besitzen einen oder mehrere spezielle Strom-Spar-Modi. Das Funktionsprinzip beruht darauf, alle nicht benutzten Baugruppen auf dem Chip zu deaktivieren. Prinzipiell müssen nur noch die Interruptlogik der I/O-Schnittstelle, die Prozessorregister sowie das RAM bestromt werden, der Rest des Mikrocontrollers kann deaktiviert sein. Das RAM muss deshalb seinen Inhalt während der Sitzung erhalten, um die aktuellen Zustände zu speichern. In der Praxis wird oft auch noch der Prozessor versorgt, aber ROM und EEPROM/Flash sind ausgeschaltet. Befindet sich der Mikrocontroller in diesem auch Sleep-Modus oder *idle state* genannten Zustand, so sinkt der Stromverbrauch erheblich, da die meisten Teile des Chips dann von der Versorgungsspannung abgetrennt sind. Viele Chipkarten-Mikrocontroller unterstützen in Erweiterung des Sleep-Modus noch einen Modus, bei dem auch der angelegte Takt abgeschaltet werden kann. Dieser wird *clock stop mode* genannt. Damit können dann vor allem im Terminal die Hardware-Komponenten für die Takterzeugung deaktiviert werden, weshalb dieser Modus besonders für batteriebetriebene Endgeräte im Mobilfunkbereich von Interesse ist.

Nach ISO/IEC 7816-3 ist der maximale Strom, der im Sleep-Modus mit angehaltenem Takt verbraucht werden darf, mit 500 μA für alle 3 Klassen bei angehaltenem Takt angegeben. Für den Mobilfunkbereich ist dieser Wert bereits zu hoch. So legt beispielsweise die TS 51.011 für 5-V-Chipkarten eine Obergrenze von 200 μA bei 1 MHz Takt fest.

Im Zusammenhang mit dem Versorgungsstrom existiert noch ein wichtiges Detail, dessen Missachtung Terminalherstellern immer wieder arges Kopfzerbrechen bereitet. Alle verwendeten Mikrocontroller basieren auf der CMOS-Technologie. Daher können bei Schaltvorgängen von Transistoren unter Umständen hohe Querströme auftreten. Diese Querströme verursachen Spikes mit einem Vielfachen des Nennstromes im Nanosekundenbereich. Auch durch das Anschalten der Ladungspumpe für das EEPROM/Flash können diese Spikes entstehen. Kann dieser hohe Strom vom Terminal in der kurzen Zeit nicht aufgebracht werden, so fällt die Versorgungsspannung unzulässig weit ab. Dies kann zu einem Schreibfehler im EEPROM/Flash führen oder zum Auslösen der Unterspannungsdetektion im Chip.

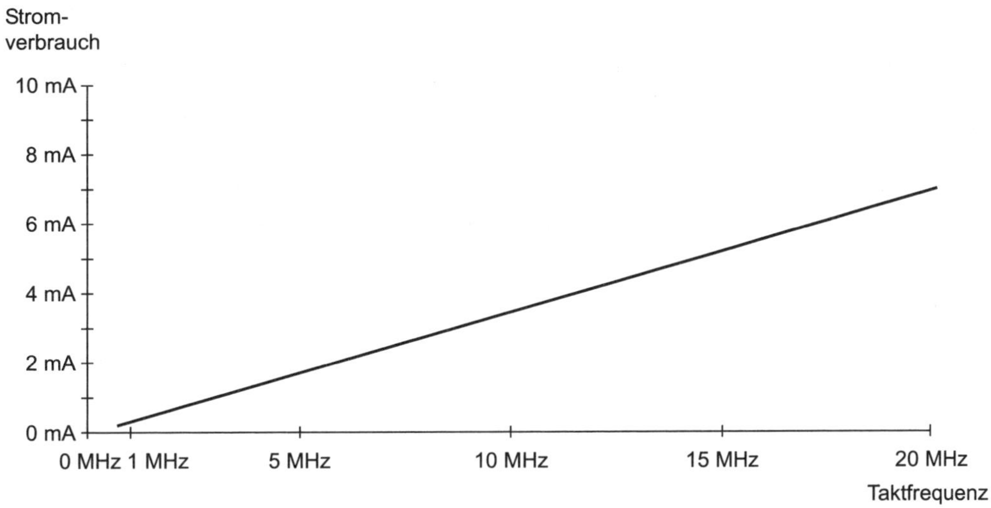

Bild 4.4 Abhängigkeit des Stromverbrauchs eines Chipkarten-Mikrocontrollers vom angelegten Takt. Der Chip befindet sich im normalen Betrieb und nicht im stromsparenden Sleep-Modus. Der Stromverbrauch im Sleep-Modus ist bei angelegtem Takt ebenfalls linear von der angelegten Taktfrequenz abhängig.

Das Vorhergehende ist der Grund dafür, warum mittlerweile in praktisch jeder Norm und Spezifikation ein Hinweis auf diese möglichen Spikes zu finden ist. So fordert beispielsweise die ISO/IEC 7816-3 für die Spannungsklasse A (d. h. 5 V), dass die Stromversorgung fähig sein muss, Spikes mit einer maximalen Dauer von 400 ns und einer maximalen Amplitude von 100 mA abzufangen. Das entspricht bei einem angenommenen dreieckförmigen Spike einer bereitzustellenden Ladung von 20 nAs. Das Problem kann auf einfache Weise gelöst werden, indem ein 100 nF-Keramikkondensator zwischen Masse und Versorgungsspannung sehr nahe an den Kontakten zur Chipkarte angebracht wird.

4.4 Taktversorgung

Chipkartenprozessoren verwenden in der Regel keine interne Takterzeugung. Deshalb muss von außen ein Takt angelegt werden, der gleichzeitig auch die Referenz für die Geschwindigkeit der Datenübertragung ist. Das Tastverhältnis des Takts sollte dabei nach ISO/IEC

7816-3 und den meisten anderen Normen und Spezifikationen 50 % betragen. Der übliche Toleranzbereich für die maximale Abweichung ist ein Tastverhältnis zwischen 40 % und 60 %.

Der an die Kontaktfläche angelegte Takt ist nicht unbedingt identisch mit dem intern dem Prozessor zur Verfügung gestellten. Bei einigen Mikrocontrollern kann optional ein Taktvervielfacher oder ein Teiler zwischen externem und internem Takt eingefügt werden. Oft hat der Teiler den Wert zwei, so dass der externe Takt doppelt so hoch ist wie der interne. Die Gründe dafür liegen einerseits bei der Chiphardware und andererseits in der somit geschaffenen Möglichkeit, im Terminal schon vorhandene Oszillatoren für die Takterzeugung der Chipkarte zu nutzen.

Die meisten Chipkarten-Mikrocontroller erlauben ein Abschalten der Taktversorgung, falls sich die CPU im Sleep-Modus befindet. Abschalten bedeutet dabei ein Einfrieren der Taktversorgung auf einen bestimmten Pegel. Je nach Halbleiterhersteller kann der bevorzugte Abschaltpegel high oder low sein. Die Stromaufnahme der Chipkarte an der Taktversorgung beträgt nur wenige Mikroampere, deshalb mag das Abschalten des Taktes auf den ersten Blick verwunderlich erscheinen. Allerdings existiert ein Stromspareffekt bei der Takterzeugung im Terminal, so dass es sich je nach Anwendung durchaus lohnen kann.

4.5 Datenübertragung mit T=0/1

Bei Fehlern während der Datenübertragung kann es unter Umständen vorkommen, dass sowohl Terminal als auch Chipkarte gleichzeitig senden. Dies verursacht auf der verbindenden I/O-Leitung eine Datenkollision. Unabhängig vom Problem auf der Anwendungsebene kann dies auf der physikalischen Schicht zu mehr oder minder großen Strömen auf der I/O-Leitung führen, die die Schnittstellenbausteine zerstören können.

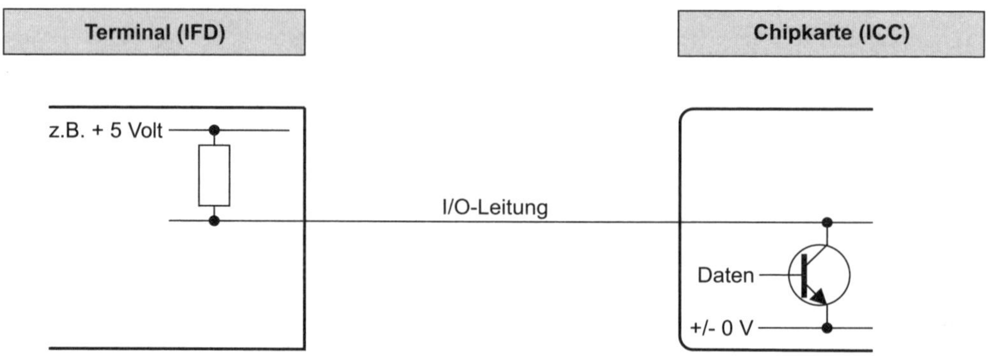

Bild 4.5 Die Beschaltung der I/O-Leitung zwischen Terminal und Chipkarte.

Um für diesen Fall Beschädigungen an den Halbleitern zu vermeiden, wird die I/O-Leitung im Terminal mit einem 20 kΩ Pull-Up-Widerstand auf +5 Volt-Pegel gelegt. Mit der zusätzlichen Vereinbarung, nie einen aktiven 5 Volt-Pegel zu senden, wird vermieden, dass die Kommunikationspartner im Fehlerfall mit unterschiedlichen Pegeln gegeneinander treiben. Muss also im Laufe der Kommunikation die I/O-Leitung auf +5 Volt-Pegel gebracht werden, so schaltet der jeweilige Partner seinen Ausgang in den hochohmigen Zustand (Tri-State), und durch den Pull-Up-Widerstand wird die Leitung auf den +5 Volt (bzw. 3 Volt oder 1,8 Volt) -Pegel hochgezogen.

4.6 An-/Abschaltsequenz

Gegenüber Ladungen und Spannungen an den Kontakten sind alle Chipkarten-Mikrocontroller abgesichert. Um undefinierte Zustände zu vermeiden, ist eine genau festgelegte An- und Abschaltsequenz vorgeschrieben und muss auch strikt eingehalten werden. Dies spiegelt sich auch im entsprechenden Teil der ISO/IEC 7816-3 wieder. Die Sequenzen definieren den elektrischen Teil des An- und Abschaltens, sie haben nichts mit der Reihenfolge der mechanischen Kontaktierung zu tun, die im Übrigen nicht festgelegt ist. Klugerweise verwendet man aber trotzdem bei der Kontaktierung einen vorauseilenden Kontakt für die Masse, so dass auch hier elektrisch definiert kontaktiert und später dekontaktiert wird.

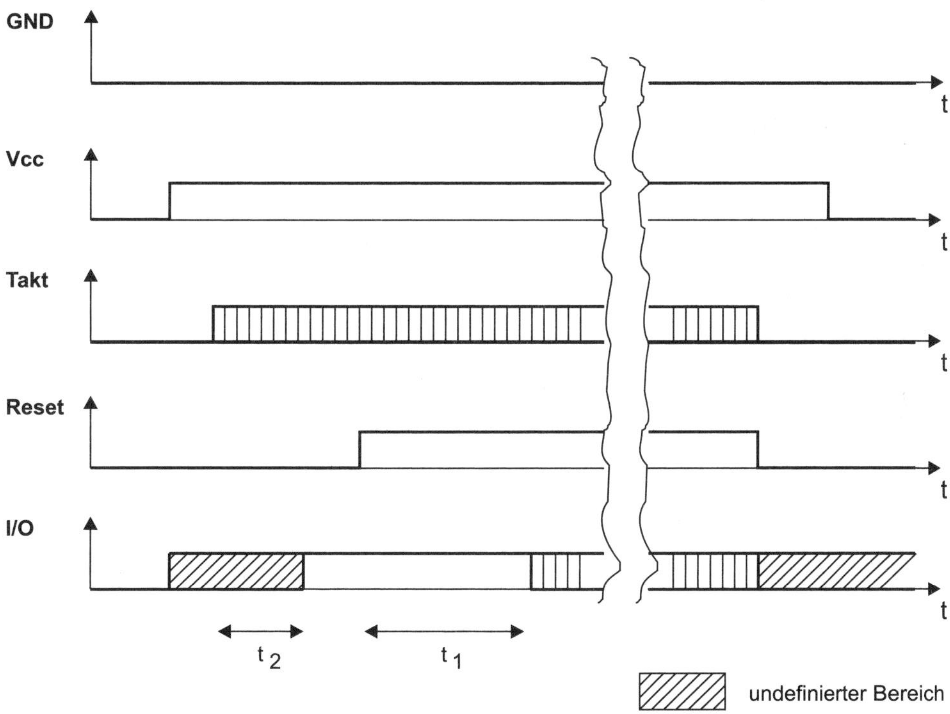

Bild 4.6 An- und Abschaltsequenz einer Chipkarte nach ISO/IEC 7816-3. Die Zeiten t_1 und t_2 sind in den Bereichen: $(400/f) \leq t_1 \leq (40\,000/f)$ und $t_2 \leq (200/f)$.

Das Bild 4.6 zeigt, dass zuerst Masse angelegt werden muss und erst danach die Versorgungsspannung. Anschließend folgt der Takt. Würde man beispielsweise vor der Versorgungsspannung den Takt anlegen, so versucht der Mikrocontroller, seinen gesamten Versorgungsstrom über die Taktversorgung zu ziehen. Dabei kann der Chip irreversibel beschädigt werden und ist dann nicht mehr funktionsfähig. Die gleichen Auswirkungen auf den Mikrocontroller wären auch bei einer nicht eingehaltenen Abschaltsequenz zu befürchten.

Ist der Mikrocontroller in Betrieb, kann er über die Reset-Leitung zurückgesetzt werden. Dazu ist zuerst ein Low-Pegel auf dieser Leitung notwendig; mit der steigenden Flanke wird dann der Reset eingeleitet. Dieser Reset während des Betriebs wird analog zu anderen Computersystemen als Warmreset bezeichnet. Ein Kaltreset ist demgegenüber ein Reset, der über das ISO-gerechte Anschalten aller Versorgungsleitungen zustande kommt.

Kapitel 5

Mikrocontroller für Chipkarten

Aus informationstechnischer Sicht ist der zentrale Bestandteil einer Chipkarte der unter den Kontaktflächen eingebettete Mikrocontroller. Er steuert, initiiert und überwacht alle elektrischen Aktivitäten der Chipkarte. Die speziell für diese Belange entwickelten Mikrocontroller sind vollständige Computer und nicht nur von außen ansprechbare Datenspeicher. Sie sind damit mit einem Prozessor, Speicher und einer Schnittstelle zur äußeren Welt ausgestattet. Diese und die Anordnung der Funktionseinheiten auf einem Siliziumchip zeigt Bild 5.1.

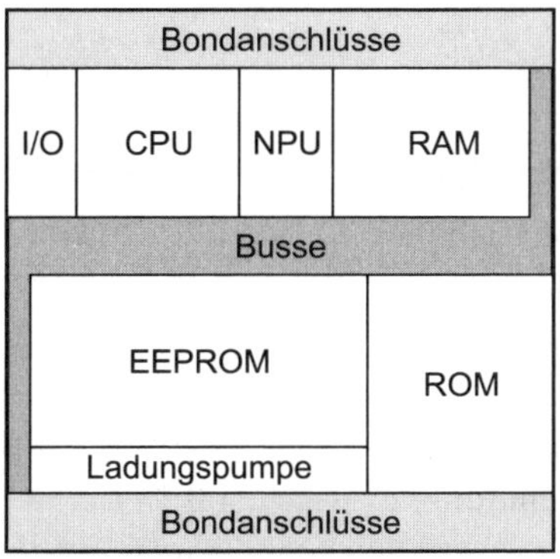

Bild 5.1 Mögliche Anordnung der wesentlichen Funktionseinheiten auf einem quadratischen Die bei einem einfachen Chipkarten-Mikrocontroller.

Die wichtigsten funktionellen Bausteine eines typischen Chipkarten-Mikrocontrollers sind der Prozessor (CPU), der Adress- und Datenbus und die unterschiedlichen Speicherarten RAM, ROM, EEPROM und Flash. Zusätzlich befindet sich noch eine Schnittstellenbaugruppe auf dem Chip, die die serielle Kommunikation mit der äußeren Welt übernimmt. Diese serielle Schnittstelle ist im einfachsten Fall nur eine von der CPU ansprechbare Adresse, die als I/O-Leitung auf die Kontaktfläche herausgeführt ist. Mit dieser Minimalkonfiguration und einem entsprechend angepassten Betriebssystem ist es durchaus möglich, eine einfache Chipkarten-Anwendung sowohl im Zahlungsverkehrs- als auch im Telekommunikationsumfeld zu realisieren.

Das andere Extrem der Hardwareausstattung eines Chipkarten-Mikrocontrollers ist in Bild 5.2 dargestellt. Hier sind alle heute üblichen Funktionseinheiten aufgezeigt. Dies beinhaltet auch Schnittstellen für unterschiedliche Übertragungsverfahren und -protokolle sowie spezielle Rechenwerke auf dem Chip, die als mathematische Koprozessoren für Kryptoalgorithmen eingesetzt werden.

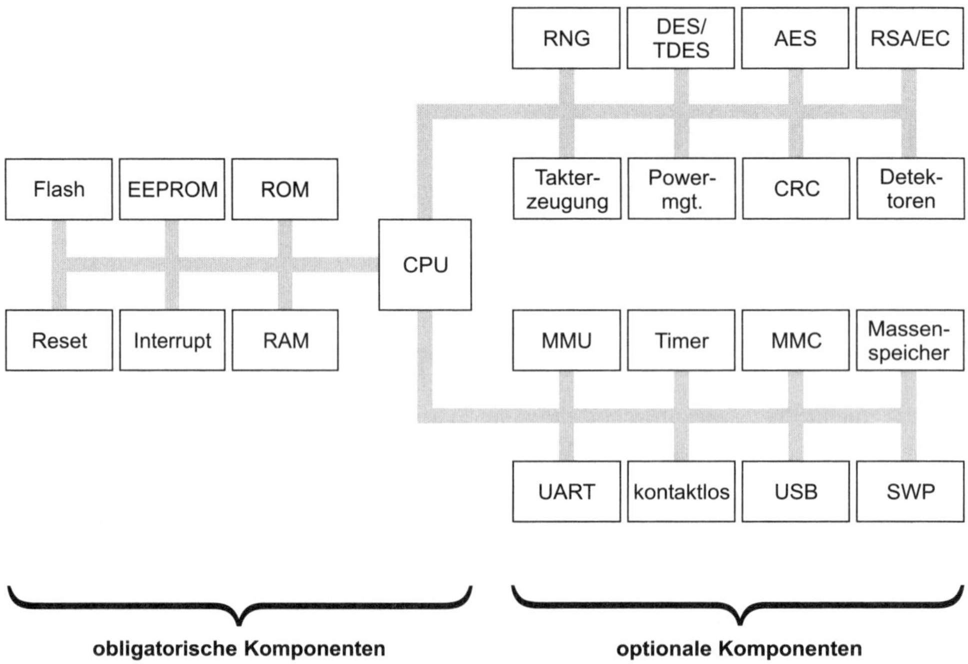

Bild 5.2 Darstellung von üblichen logischen Funktionseinheiten eines leistungsfähigen Chipkarten-Mikrocontrollers.

Die zur Zeit üblicherweise eingesetzte Halbleitertechnologie bei Chipkarten-Mikrocontrollern bewegt sich in der Größenordnung zwischen 0,18 μm und 90 nm. Unter Berücksichtigung der unterschiedlichen Speichertypen befindet man sich damit durchaus im Bereich der kleinsten derzeit technisch machbaren Strukturbreiten.

Die bei Chipkarten verwendeten Mikrocontroller sind keine Standardbauelemente, die man überall kaufen kann. Sie sind speziell für diesen Einsatzzweck entwickelte Bausteine und werden auch nicht für andere Anwendungszwecke verwendet. Dafür gibt es einige gewichtige Gründe:

Herstellungskosten
Die benötigte Fläche für den Mikrocontroller auf dem Silizium-Wafer ist neben der halbleitertechnischen Strukturbreite die entscheidende Einflussgröße bei den Herstellungskosten. In der Konsequenz daraus versucht man die Chipfläche so weit wie möglich zu reduzieren.

Weiterhin sind viele auf dem Markt erhältliche Standardbauelemente mit technischen Funktionen ausgestattet, die für Chipkarten nicht benötigt werden. Da diese Funktionen zusätzliche Fläche auf dem Silizium belegen, werden sie bei Chipkarten-Mikrocontrollern weggelassen. Durch diese Flächenoptimierung lassen sich die Herstellungskosten für einen einzelnen Chip zwar nur gering senken, doch durch die großen Stückzahlen summieren sich die kleinen Einsparungen zu signifikanten Beträgen, die eine Anpassung des Chip-Designs rechtfertigen.

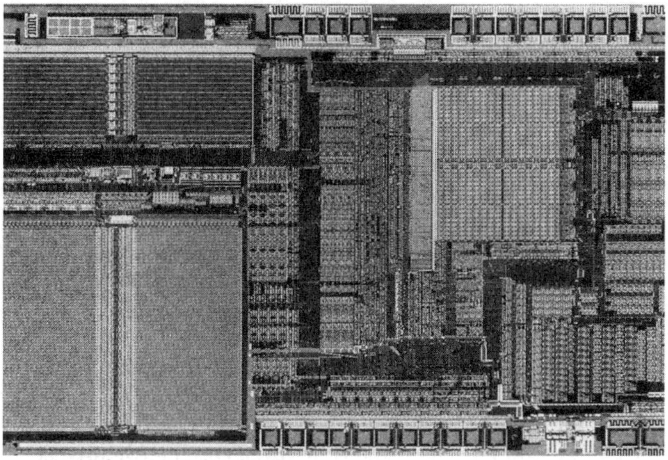

Bild 5.3 Foto des Chipkarten-Mikrocontrollers P 83 C 852 mit den Funktionseinheiten ROM, EEPROM, Prozessor mit Koprozessor und RAM (von links oben nach rechts unten). Der Chip hat eine Fläche von 22,3 mm^2 und besitzt 183 000 Transistoren. Dieser Chip wird mittlerweile nicht mehr produziert, zeigt jedoch sehr gut die Anordnung der einzelnen Funktionseinheiten auf dem Die. (Philips/NXP)

Funktionalität
Aufgrund der Bedingung, alle funktionellen Komponenten eines Computers auf einem einzelnen Silizium-Chip zu integrieren, ist das Angebot der in Frage kommenden Halbleiterbauelemente eingeschränkt. Unter der Vorgabe einer minimalen Chipfläche, einer Spannungsversorgung zwischen 5 Volt und 1,8 Volt und diversen Spezialkomponenten auf dem Chip scheiden dann im Wesentlichen alle Standardbauelemente aus. Außerdem muss sich auf dem Chip ein Speicher (EEPROM oder Flash) befinden, der gelöscht und beschrieben werden kann, aber zur Speicherung von Daten keine permanente Spannungsversorgung benötigt.

Sicherheit
Da Chipkarten meist in sicherheitsrelevanten Bereichen eingesetzt werden und damit auf dem Chip sowohl passive als auch aktive Schutzmaßnahmen notwendig sind, ergibt sich zwangsläufig die Forderung nach speziell für diesen Einsatzzweck entwickelten Chips.

Chipfläche
Die Fläche des Mikrocontrollers auf dem Siliziumchip ist neben der Chipgeometrie der wesentliche Einflussfaktor der Bruchempfindlichkeit des Dies. Je größer diese Fläche ist, desto leichter kann bei einer Biege- oder Torsionsbeanspruchung der Karte ein Chipbruch eintreten. Man denke nur an die in einer Geldbörse mitgeführte Kreditkarte mit Chip. Die Beanspruchung der Karte und des in ihr eingebetteten Chips durch Biegung ist dabei beachtenswert. Selbst feinste Haarrisse im Chip reichen aus, die Chipkarte funktionsunfähig zu machen. So ist von den meisten Kartenherstellern eine Obergrenze der Chipfläche von

ca. 25 mm^2 in einem möglichst quadratischen Chiplayout festgelegt, um die Bruchgefahr so weit wie möglich zu minimieren. Typische Werte aus der Praxis bewegen sich etwa 10 mm^2 für einen üblichen Chipkarten-Mikrocontroller.

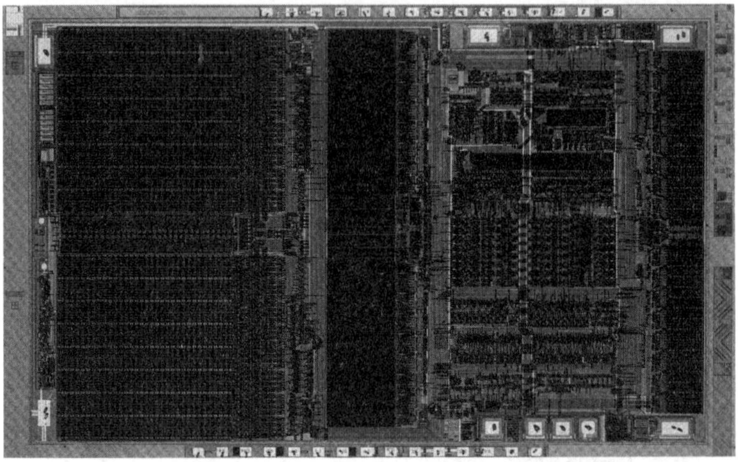

Bild 5.4 Foto des Chipkarten-Mikrocontrollers ST 16623 mit den Funktionseinheiten (von links nach rechts) EEPROM, ROM, Prozessor und RAM. Dieser Chip wird mittlerweile nicht mehr produziert, zeigt jedoch sehr gut die Anordnung der einzelnen Funktionseinheiten auf dem Die. (ST Microelectronics)

Verfügbarkeit

Manche Kartenhersteller vertreten die Sicherheitsphilosophie, dass die eingesetzten Chipkarten-Mikrocontroller nicht auf dem freien Markt verfügbar sind. Dadurch erschwert man Analysen der Chiphardware beträchtlich, da ein Angreifer dann keinen Zugang zur Hardware hat. Dieses Argument ist jedoch mit der allgemeinen Verfügbarkeit von frei programmierbaren Chipkarten wie beispielsweise Java Card etwas in den Hintergrund getreten und im Allgemeinen für Standardanwendungen heute hinfällig.

Eine Beschränkung auf wenige Mikrocontroller und Hersteller hat jedoch den Nachteil, dass dann die Abhängigkeit der Kartenhersteller groß ist. Im Falle von Produktionsengpässen bei einem Halbleiterhersteller oder unattraktiven Preisen ist es oftmals nicht mehr möglich, kurzfristig auf alternative Bausteine zu wechseln.

5.1 Halbleitertechnologie

Eine Faustregel der Halbleitertechnologie ist die stetige Verkleinerung der Strukturgrößen bei optimierten Kosten, so dass die Integrationsdichte immer weiter zunimmt. Der erste, der dies veröffentlichte, war im Jahr 1965 Gordon E. Moore, der damals Forschungsleiter bei Fairchild Semiconductors war und diesen Zusammenhang in einem Artikel der Zeitschrift „Electronics“ beschrieb. Die damals getätigte und heute in ihren wesentlichen Zügen immer noch gültige Aussage war, dass sich die Integrationsdichte etwa alle 18 Monate verdoppelt. Dieser Zusammenhang wird seitdem als Hommage an den Entdecker Moorsches

Gesetz genannt und ist einer der wesentlichen Erfolgsfaktoren und auch Treiber der Halbleiterindustrie. Selbst vorsichtige Schätzungen gehen zum heutigen Zeitpunkt davon aus, dass das Mooresche Gesetz für die nächsten 15 Jahre gültig bleibt.

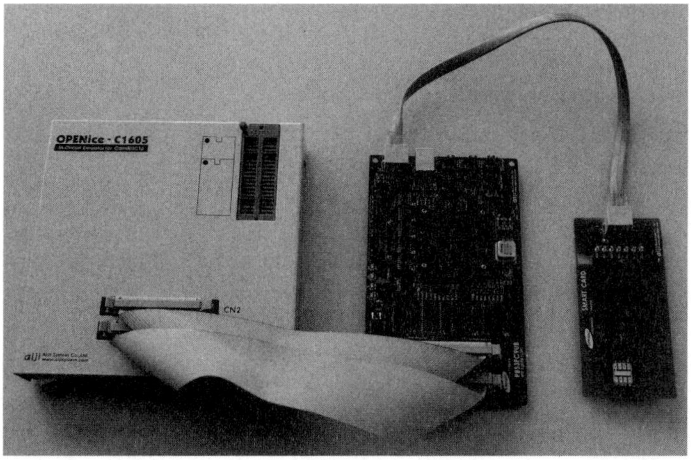

Bild 5.5 Foto eines Emulators für die Entwicklung von Software auf einem Chipkarten-Mikrocontroller. Das linke Gerät ist die Anschlusseinheit an den Entwicklungsrechner, die für die jeweilige Chipfamilie einheitlich ist. In der Mitte befindet sich das Probe-Board, das die speziellen Eigenschaften des jeweiligen Mikrocontrollers als Bonds-out oder als FPGA-Emulation realisiert, und rechts eine sogenannte „Kelle", die die Verbindung zum Terminal herstellt.

Das Mooresche Gesetzt lässt sich auch ganz gut auf Chipkarten-Mikrocontroller anwenden. Erstellt man von den ersten Chipkarten-Mikrocontrollern bis zu den heute erhältlichen leistungsfähigsten Chips eine entsprechende Grafik so kann man die Zusammenhänge gut sichtbar machen. Bild 5.6 auf der nächsten Seite zeigt das Ergebnis. Ausgegangen wurde dabei von den beiden ersten Single-Chip-Mikrocontrollern für den Massenmarkt, die 1985 von Hitachi (jetzt Renesas) bzw. 1988 von Motorola auf den Markt gebracht wurden. Der HD65901 von Hitachi hatte eine Fläche von 5,6 mm · 5,7 mm (= 31,9 mm^2), 3 kByte ROM, 2 kByte EEPROM, 128 Byte RAM und war in 1,3 μm-Technologie gefertigt. Der 68HC05SC21 (Kurzbezeichnung: SC21) von Motorola hatte eine Fläche von 18 mm^2, 6 kByte ROM, 3 kByte EEPROM, 128 Byte RAM und war in 1,2 μm-Technologie gefertigt.

Die Auswirkung der stetigen Verkleinerung der Strukturgrößen zeigt Bild 5.7 auf der nächsten Seite. Es wird damit möglich, die gleiche Funktionalität auf einer immer kleineren Siliziumfläche unterzubringen. Da diese annähernd direkt proportional den Herstellungskosten ist, reduzieren sich diese auch entsprechend. Unabhängig davon sind natürlich die Kosten für die Modulverpackung mit der elektrischen Kontaktierung (*bonding*). Diese Rahmenwerte führen dazu, dass der Preis nicht grenzenlos sinken kann.

Zur Verdeutlichung, in welchem Maße die Integration steigt, seien die folgenden realen Werte eines Chipkarten-Mikrocontrollers herangezogen: Die Ursprungstechnologie war 0,13 μm, und nach dem ersten Shrink auf die 0,11 μm-Technologie benötigte der betreffende Prozessorchip nur noch 80 % der ursprünglichen Chipfläche. Ein weiterer Shrinkvorgang auf 90 nm-Technologie reduzierte die notwendige Chipfläche dann auf 55 % der ursprünglichen Fläche. Bei den Logikfunktionen rechnet man im Übrigen überschlagsmäßig bei der 0,13 μm-Technologie mit 90 000 Gattern/mm^2 und bei 90 nm mit 120 000 Gattern/mm^2.

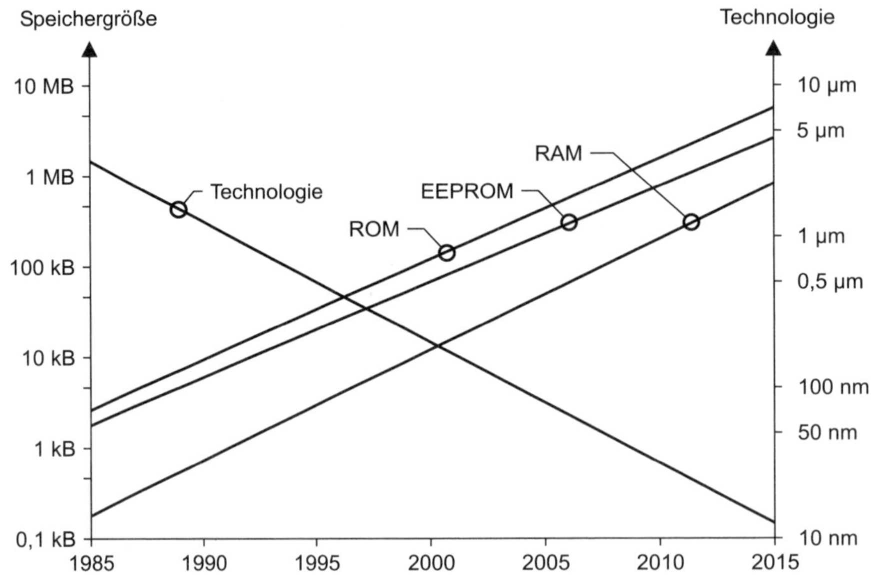

Bild 5.6 Grafische Darstellung der Zusammenhänge von Moores Gesetz, angepasst an die Gegebenheiten von Chipkarten-Mikrocontrollern. Die Trendlinien zeigen die jeweils leistungsfähigsten Chipkarten-Mikrocontroller.

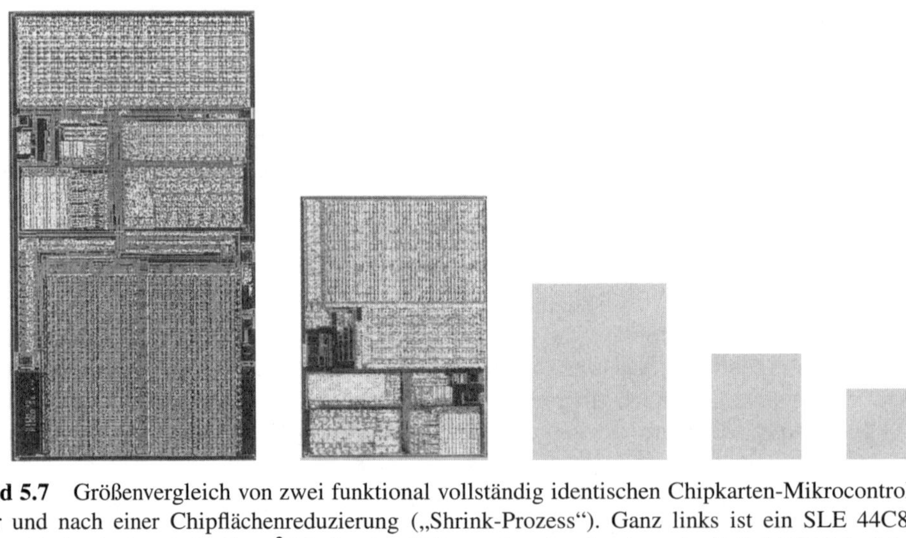

Bild 5.7 Größenvergleich von zwei funktional vollständig identischen Chipkarten-Mikrocontrollern vor und nach einer Chipflächenreduzierung („Shrink-Prozess"). Ganz links ist ein SLE 44C80 in 1 μm-Technologie mit 21,7 mm^2 Fläche abgebildet und rechts daneben ein SLE 44C80S in 0,8 μm-Technologie mit 10 mm^2 Fläche. Die drei grauen Rechtecke im Anschluss daran zeigen die jeweiligen Größenverhältnisse an, wenn man diesen Chipkarten-Mikrocontroller bei entsprechender Größenreduzierung in 0,5 μm, 0,35 μm bzw. 0,13 μm-Technologie fertigen würde. (Fotos: Infineon)

Zur Kompensation des aufgrund des Mooreschen Gesetzes stetigen Preisverfalls gibt es in der Branche eine laufende Erweiterung der Funktionalität und der Speichergrößen. Solange steigende Integrationsdichte und Funktionalitätszuwachs im Gleichgewicht sind, bekommt der Kunde bei etwa gleichem Preis eine immer leistungsfähigere Hardware.

Bei steigender Integrationsdichte sinken natürlich auch die Abstände der leitenden Verbindungen auf dem Chip. Zur Gewährleistung einer ausreichenden Spannungsfestigkeit senkt man deshalb die Kernspannung mittels eines Spannungswandlers auf dem Chip unter die Versorgungsspannung ab. So beträgt die typische Spannung in 0,13 μm-Technologie noch 1,5 Volt, und bei 90 nm arbeitet man lediglich mit 1,2 Volt Kernspannung. Vorteilhaft dabei ist, dass man durch diese obligatorische Spannungswandlung die genormten Versorgungsspannungen von Chipkarten von 5 Volt, 3 Volt und 1,8 Volt ohne Zusatzaufwand problemlos abdecken kann.

Einen guten Überblick zum Thema Halbleitertechnologie findet sich bei Ulrich Hilleringmann [Hilleringmann 04].

Tabelle 5.1 Typische Packungsdichte von unterschiedlichen Speicherzellen in Abhängigkeit von der Technologiegröße. Als Vergleich: Die Punkte an den Satzenden in diesem Buch haben einen Durchmesser von $\approx$ 400 μm und damit eine Fläche von $\approx$ 125 660 μm^2.

Technologiegröße	Speicherart	Zahlenwert
0,18 μm-Technologie	EEPROM	5 μm^2
0,15 μm-Technologie	EEPROM	3 μm^2
0,13 μm-Technologie	EEPROM	1,3 μm^2
0,13 μm-Technologie	ROM	0,29 μm^2
0,13 μm-Technologie	RAM	3,5 μm^2
0,13 μm-Technologie	typische Kernspannung	1,5 V
0,13 μm-Technologie	typische Wafergröße	8 Inch (= 20,5 cm), teilweise auch 6 Inch (= 15,4 cm)
0,11 μm-Technologie	EEPROM	0,9 μm^2
90 nm-Technologie	NOR-Flash	0,228 μm^2
90 nm-Technologie	ROM	0,2 μm^2
90 nm-Technologie	RAM	1,3 μm^2
90 nm-Technologie	typische Kernspannung	1,2 V
90 nm-Technologie	typische Wafergröße	8 Inch (= 20,5 cm), selten bereits 12 Inch (= 30,7 cm)

5.2 Prozessortypen

Die in Chipkarten eingesetzten Prozessoren sind keine Spezialentwicklungen, sondern in anderen Bereichen bewährte und seit Langem eingesetzte Bauelemente. Es ist in der Branche nicht üblich, Prozessoren für spezielle Einsatzgebiete neu zu entwickeln, da dies im Allgemeinen zu teuer ist. Auch hätte man dann einen völlig unbekannten Prozessor, für den es bei den Betriebssystemherstellern keine entsprechenden Funktionsbibliotheken und Entwicklungswerkzeuge gibt.

Zudem müssen Prozessoren für Chipkarten sehr zuverlässig sein, weswegen man älteren und damit in der Praxis bewährten Prozessoren wesentlich mehr vertraut als den jeweils neuesten Entwicklungen der Halbleiterhersteller. In den sehr auf Funktionssicherheit bedachten Bereichen der Luftfahrt- und Weltraumtechnik setzt man aus den gleichen Gründen auch nur Bausteine ein, die ein oder zwei Generationen hinter dem aktuellen Stand der Technik sind.

Im Jahr 1947 wurde der Transistor bei Bell erfunden, und im Jahr 1971 brachte Intel den ersten Mikroprozessor auf den Markt. Er hatte die Bezeichnung 4004, 2 300 Transistoren, 108 kHz Taktfrequenz, 45 Maschinenbefehle, 640 Byte Adressraum, 4 Bit Datenbusbreite und daraus resultierenden 0,06 MIPS Rechenleistung. Seitdem hat es bei diesen Bausteinen eine immense Weiterentwicklung gegeben. Neuere Produkte wie der Quad-Core Prozessor Nehalem der Penryn Familie von Intel mit 731 Millionen Transistoren auf 190 mm^2 in 45 nm-Technologie und 3 GHz Taktfrequenz zeigen dies deutlich. Im Bereich der Chipkarten werden aber aus obigen Gründen nicht die technologisch fortschrittlichsten Prozessorbausteine eingesetzt. Eine Transistorzahl von 200 000 repräsentiert in etwa einen Chip in der unteren Leistungsklasse.

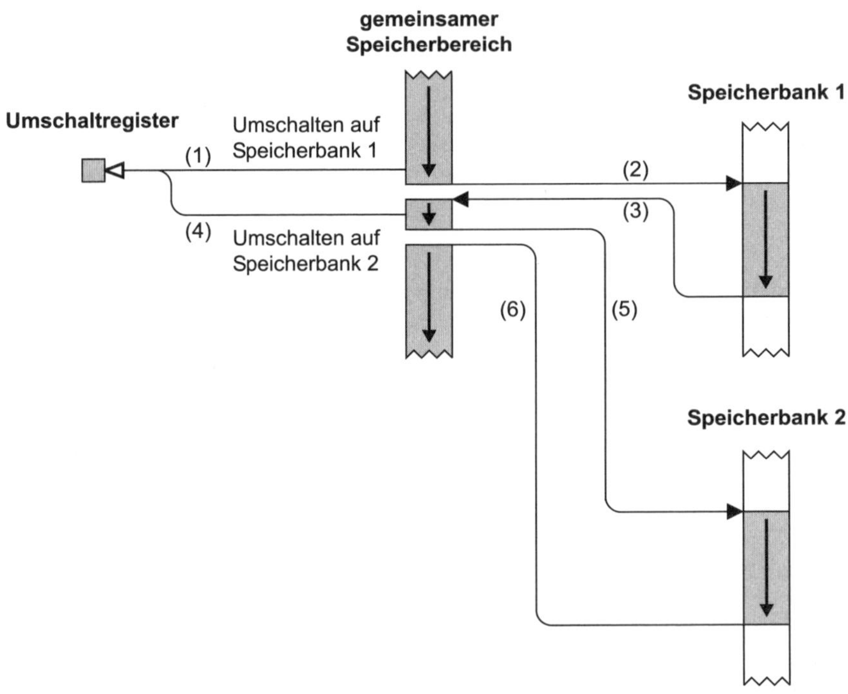

Bild 5.8 Prinzipieller Aufbau und Ablauf im Programmfluss bei der Benutzung eines in mehrere Speicherbänke aufgeteilten Speichers. Das Beispiel zeigt den Aufruf von zwei Unterroutinen, die sich in zwei verschiedenen Speicherbänken befinden, von einem gemeinsamen Speicherbereich aus. Die geklammerten Zahlen kennzeichnen die Reihenfolge des Ablaufs.

Chipkarten-Mikrocontroller am unteren Ende der Leistungsskala verfügen über einen Gesamtspeicher in der Größenordnung zwischen 50 kByte und 100 kByte. Unter diesen Rahmenbedingungen ruft es keine Einschränkungen hervor, wenn 8 Bit-Prozessoren verwendet werden. Die Prozessoren selber basieren in der Regel auf einer CISC-Architektur (*complex instruction set computer*). Sie benötigen also für jeden Maschinenbefehl mehrere Takte und haben meist einen verhältnismäßig umfangreichen Befehlssatz. Der Adressbereich der 8 Bit-Prozessoren ist durchweg 16 Bit, mit denen sich maximal 65 536 Byte adressieren lassen. Der Befehlssatz dieser Prozessoren orientiert sich vor allem an der Intel 8051-Architektur mit einigen Erweiterungen, die abhängig vom jeweiligen Halbleiterhersteller sind. Diese betreffen meistens zusätzliche Möglichkeiten der erweiterten Adressierung der Speicher, die beim ursprünglichen Befehlssatz nur in rudimentärer Form vorhanden ist.

Ebenfalls verfügen die 8-Bit-Prozessoren bei Bedarf über Erweiterungen hinsichtlich der Adressierung zusätzlicher Speicherbänke zur Überwindung der 64 kByte-Grenze. Der Zugriff auf diese Speicherbänke wird über spezielle Register gesteuert, um sie so für den Zugriff durch den Prozessor in einen bestimmten Adressbereich einzublenden. Diese nicht-lineare Adressierung des Speichers hat jedoch erhebliche Nachteile. So erhöht sie durch die verhältnismäßig komplizierte Aufteilung des Programmkodes auf die verschiedenen Speicherbänke in erheblichem Maße die Komplexität der Software und damit die Fehlerwahrscheinlichkeit. Zusätzlich ist auch Speicher für die Umschaltfunktionalität benötigt, weshalb diese Adressraumerweiterungen über Speicherbänke vor allem ein Notbehelf in Richtung Übergang auf Prozessoren mit größerer Bitbreite ist.

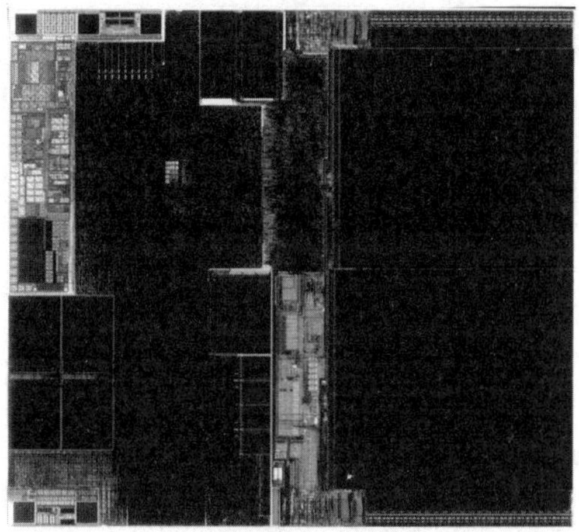

Bild 5.9 Foto des Chipkarten-Mikrocontrollers SLE 76CF3601P in 0,13 μm-Technologie mit 360 kByte Flash und 8 kByte RAM sowie einen Coprocessor für Triple-DES- und AES-Berechnung. (Infineon)

Bei den 16-Bit-Prozessoren existieren Weiterentwicklungen bestehender 8051-Architekturen, wie die 80251 Architektur, aber auch firmenspezifische Konzepte wie Renesas H8 und AE4, NXP XA oder Samsung CALM. Der H8 war im Übrigen lange Zeit der einzige 16-Bit-Prozessor für Chipkarten-Mikrocontroller auf der Grundlage einer RISC-ähnlichen (*reduced instruction set computer*) Architektur und eines entsprechenden Befehlssatzes.

Am oberen Ende der Leistungsskala der Chipkarten-Mikrocontroller sind mittlerweile auch 32-Bit-Typen verfügbar. Die Entwicklungsrichtung weist ziemlich deutlich in Richtung 32-Bit-Prozessoren, was in dieser Leistungsklasse auch dringend notwendig ist, um die großen

Speicher jenseits der 64-kByte-Grenze zu verwalten und vor allem den enormen Leistungshunger der modernen Interpreter-gestützten Chipkarten-Betriebssysteme wie Java Card zu befriedigen. Wichtige Kriterien für die Auswahl der Prozessoren bilden Aspekte wie Kode-Dichte, Leistungsaufnahme und Resistenz gegenüber Angriffen.

Bei den 32-Bit-Prozessoren etablieren sich zur Zeit ebenfalls firmenspezifische Typen wie Renesas AE5 und Infineon SLE8, doch hat auch ein Prozessorkern aus dem typischen Controllerumfeld Einzug in die Chipkartenwelt gehalten. Es sind dies die Prozessoren von ARM [ARM] mit den beiden Varianten ARM 7 und ARM Cortex. Dabei handelt es sich um eine RISK-Architektur, die außerhalb der Chipkartenwelt seit einigen Jahren recht erfolgreich und breit eingesetzt wird.

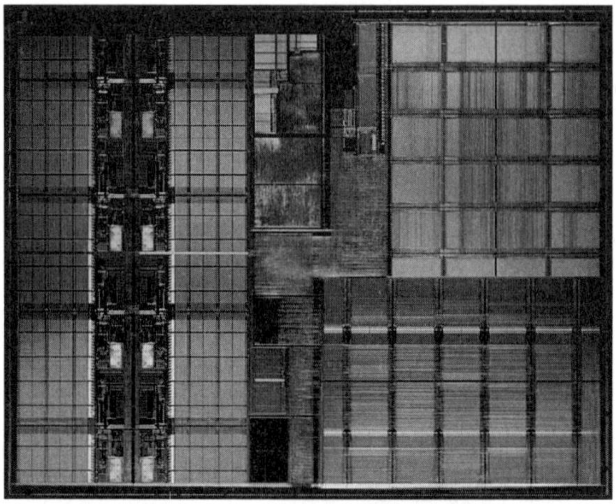

Bild 5.10 Foto des Chipkarten-Mikrocontrollers SLE 88CX720P in 0,22 μm-Technologie mit 240 kByte ROM, 80 kByte EEPROM und 8 kByte RAM. (Infineon)

Der erste Schritt in die 32-Bit-Gefilde wurde ab 1993 im europäischen CASCADE-Projekt (*Chip Architecture for Smart Card and portable intelligent Devices*) getan. Das Ziel war unter anderem, einen leistungsfähigen Prozessor für Chipkarten bereitzustellen. Die Wahl fiel auf den RISC-Prozessor ARM 7M, der für seine Realisierung auf einem Chip circa 33 000 Gatter benötigt. In 0,18 μm-Technologie nimmt der ARM 7-Kern eine Fläche von 0,6 mm^2 ein. Die Kodedichte im Thumb-Mode ist eine der höchsten aller heute verfügbaren Prozessoren. Durch seinen Supervisor- und User-Mode unterstützt diese CPU auch die Separierung des Programmkodes von Chipkarten-Betriebssystem und Anwendung. Den ARM 7 Prozessor gibt es als für Chipkarten optimierte Version mit Namen SC 100 (*secure core*), welche von verschiedenen Halbleiterherstellern als Prozessor für ihre Chipkarten-Mikrocontroller angeboten wird. Der nächste Evolutionsschritt ist eine weiter optimierte Version mit der Bezeichnung ARM Cortex-M3. Bei ähnlichen Leistungsdaten wie der ARM 7 benötigt er in 0,13 μm-Technologie nur 0,21 mm^2 Fläche bei 0,07 mW/MHz Leistungsbedarf. In der nächsten Verkleinerungsstufe in 90 nm-Technologie schrumpft der Flächenbedarf auf 0,13 mm^2 bei 0,04 mW/MHz Leistungsbedarf.

Obwohl die 32-Bit-Prozessoren durch ihre breiteren Busstrukturen und aufwändigeren internen Komponenten etwas mehr Fläche in gleicher Halbleitertechnologie als 8-Bit-CPUs auf dem Die benötigen, werden sie in Zukunft immer mehr Bedeutung in Chipkarten bekommen. Die von ihnen zur Verfügung gestellte Rechenleistung ist für zukünftige Chipkarten-Anwendungen dringend erforderlich, so dass die Nachteile der größeren Leistungsaufnahme und des erhöhten Flächenbedarfs auf dem Chip dafür in Kauf genommen werden können. Allerdings wird es wohl auf absehbare Zeit nicht dazu kommen, dass die 8-Bit-Prozessoren aussterben, da diese eine solide Grundlage für kostengünstige Chips der unteren Leistungsklassen darstellen.

Tabelle 5.2 Typische Aufteilung der Flächen eines Chipkarten-Mikrocontrollers.

Speicherart	**Flächenbedarf**
CPU, NPU	20 %
ROM	10 %
EEPROM	45 %
RAM	15 %
Sonstiges	10 %

5.3 Speicherarten

Neben dem Prozessor sind die verschiedenen Speicher die wichtigsten Bestandteile eines Mikrocontrollers. Sie dienen zur Ablage von Programmkode und Daten. Weil Chipkarten-Mikrocontroller vollständige Computer sein müssen, ergibt sich die charakteristische Aufteilung des Speichers in RAM, ROM und EEPROM. Die Aufteilung hängt sehr stark vom späteren Anwendungsgebiet des Chips ab. Allerdings wird grundsätzlich angestrebt, RAM- und EEPROM-Speicher so klein wie möglich zu halten, da diese am meisten Platz pro Bit benötigen.

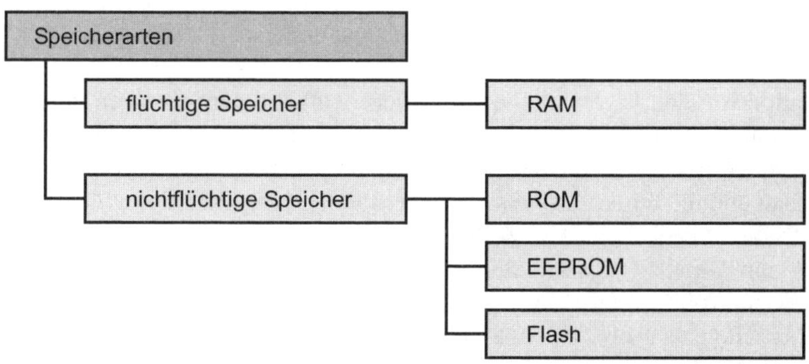

Bild 5.11 Die Systematik der Speicherarten von Chipkarten-Mikrocontrollern. Die Speicherarten PROM und EPROM werden bei modernen Mikrocontrollern in der Regel nicht mehr verwendet. FRAM ist ein Speicher, der bei Chipkarten zur Zeit verhältnismäßig selten eingesetzt wird.

Für Chipkarten, die mehrere Anwendungen gleichzeitig verwalten können, d. h. Multiapplication-Chipkarten, benutzt man meist Chips, bei denen das ROM etwa doppelt so groß wie das EEPROM ist, um dort das aufwändige Betriebssystem unterzubringen. Für Chipkarten, die nur für eine einzige Anwendung verwendet werden, wählt man Mikrocontroller aus, dessen EEPROM-Speicher nur etwas größer ist als die Daten der Anwendung. Auf diese Weise können alle variablen Anwendungsdaten einschließlich einiger Teile des Betriebssystems im EEPROM gespeichert werden, wobei das auf dem Silizium flächenintensive und darum teure EEPROM bestmöglich ausgenutzt ist.

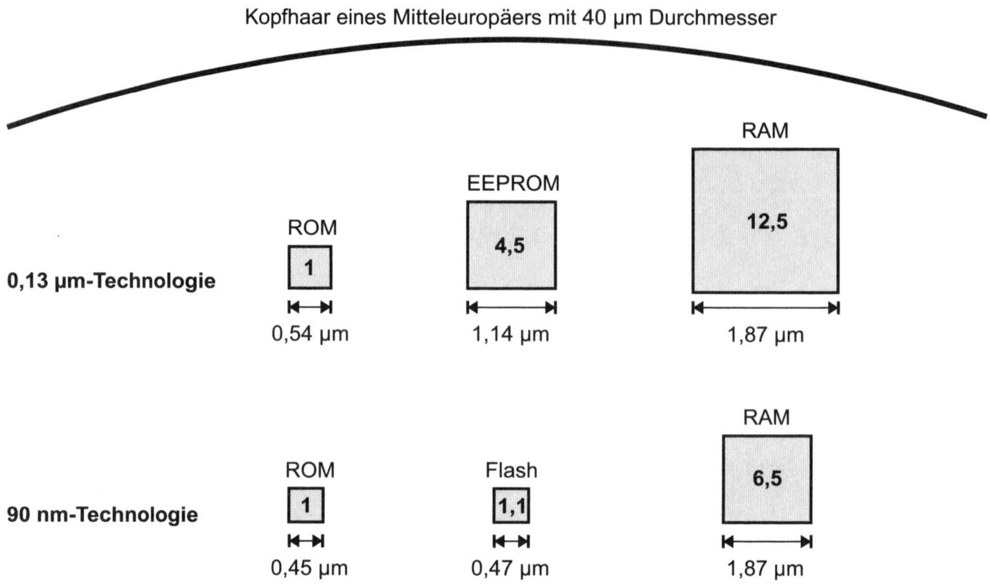

Bild 5.12 Größenvergleich des Platzbedarfs für je 1 Bit in Abhängigkeit von der Speicherart. Die Größenangaben sind circa-Werte und beziehen sich auf 0,8 μm-Technologie. Zum Vergleich: Durchmesser des ersten Planartransistors von 1959: 764 μm [Buchmann 96, Stix 96]; Durchmesser der Punkte an den Satzenden in diesem Buch: $\approx$ 400 μm; Wahrnehmungsgrenze des menschlichen Auges: $\approx 40\mu$m; Größe von Bakterien: 0,4 μm – 2 μm; Durchmesser einer DNA-Doppelhelix: $\approx 0,1\mu m$.

Die Integration von drei verschiedenen Speicherarten auf einem einzigen Stück Silizium ist halbleitertechnisch aufwändig. Es erfordert eine erhebliche Anzahl von Prozessschritten und Belichtungsmasken. Der Platzbedarf der einzelnen Speichertypen ist durch den unterschiedlichen Aufbau und die Funktionsweise auch sehr unterschiedlich. So benötigt als einfach zu merkende Daumenregel eine RAM-Zelle etwa 4-mal mehr Platz als eine EEPROM-Zelle und diese wiederum 4-mal so viel wie eine ROM-Zelle. Dies ist auch der Grund, warum Chipkarten-Mikrocontroller so sparsam mit RAM ausgestattet sind. RAM-Speicher mit 4 kByte Größe gelten schon als groß. Bedenkt man, dass auf der gleichen Fläche 16 kByte EEPROM oder 64 kByte ROM untergebracht werden könnten, so ist dies verständlich. Bild 5.12 zeigt die genauen Größenverhältnisse in grafischer Form.

Seit einiger Zeit ist eine neue Speichertechnologie für Chipkarten von einigen Halbleiterherstellern verfügbar. Dabei handelt es sich um Flash-Zellen, die schnellere Schreibzugriffe gestatten als die bisher üblichen EEPROM-Zellen. Die Zellgröße kann je nach Strukturbreite durchaus in die Größenordnung einer ROM-Speicherzelle kommen. Damit eröffnet sich die technisch sehr attraktive Möglichkeit, das maskenprogrammierte ROM und auch das EEPROM durch Flash-Speicher zu ersetzen. Eine sehr detaillierte Aufstellung und Erklärung der unterschiedlichen Speicherarten auf Halbleiterebene bietet das Buch von Ashok Sharma [Sharma 03].

Zur Verdeutlichung der Größenverhältnisse im Folgenden drei Zahlenbeispiele: Ein einfacher Laserdrucker arbeitet mit einer Auflösung von 600 dpi (*dots per inch*). Umgerechnet ist damit eine minimale Punktgröße von 42,6 μm möglich. Der Punkt am Ende dieses Satzes hat im Übrigen einen Durchmesser von 400 μm.

Tabelle 5.3 In heute üblichen Chipkarten-Mikrocontrollern verwendeten Speicherarten.

Speicherart	Anzahl der Schreib- /Löschzyklen	Schreibzeit pro Speicherzelle
ROM	0	—
Flash	10 000 - 100 000	10 μs
EEPROM	100 000 - 1 000 000	2 - 10 ms
FRAM	$\approx 10^{10}$	$\approx$ 100 ns
RAM	∞	$\approx$ 70 ns

Die obere Grenze der Speicherdichte von Hochleistungsfestplatten liegt mit *longitudinal Recording* um 15,5 GBit/cm^2 pro Quadratzentimeter und mit *perpendicular Recording* bei etwa 110 GBit/cm^2. Bei letzterer Speicherdichte und unter der Annahme, dass ein Bit eine quadratische Fläche auf der Festplatte benötigt, errechnet sich die Fläche für ein Bit von 0,000 9/μm^2. Die ROM- bzw. NOR-Flash-Zelle eines Chipkarten-Mikrocontrollers zur Speicherung eines Bits in 90 nm-Technologie hat dagegen einen mehr als 220fachen Platzbedarf!

Bei einer CD-ROM beträgt die Speicherdichte 7,3 MByte/cm^2, was umgerechnet einer Kantenlänge von 1,3 μm für ein Bit bei quadratischer Anordnung entspricht und somit etwa 60-mal weniger Platz als eine ROM-Zelle in 0,8 μm-Technologie beansprucht. Bei DVDs (*digital versatile disc*) können 50,5 MByte/cm^2 untergebracht werden. Ein Bit benötigt dort die Fläche von 0,5 μm^2 und ist somit 400-mal kleiner als eine einbittige ROM-Zelle in 0,8 μm-Technologie.

5.3.1 ROM (read only memory)

Diese Speicherart kann nur gelesen werden, ein schreibender Zugriff ist nicht möglich, was der Name „read only memory" bereits aussagt. Um die Daten im Speicher zu erhalten, wird keine Spannung benötigt, da die Daten durch eine feste „Verdrahtung" im Chip repräsentiert sind.

Im ROM-Speicher einer Chipkarte befinden sich die meisten Betriebssystemroutinen sowie diverse Test- und Diagnosefunktionen. Diese Programme werden vom Halbleiterhersteller bei der Produktion der Chips eingebracht. Dazu wird aus dem Programm eine so genannte ROM-Maske erstellt. Diese wird dann dazu verwendet, auf lithografischem Weg bei der Chip-Produktion das Programm in den Chip einzubringen. Nur während der Halbleiterproduktion können die für alle Chips gleichen Daten für das ROM in den Chip gebracht werden.

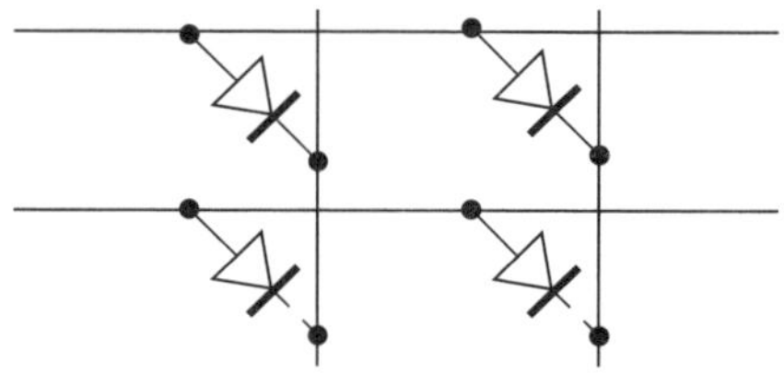

Bild 5.13 Grundsätzlicher funktioneller Aufbau eines ROMs. Bei den beiden unteren Zellen ist die Verbindung zur Diode unterbrochen.

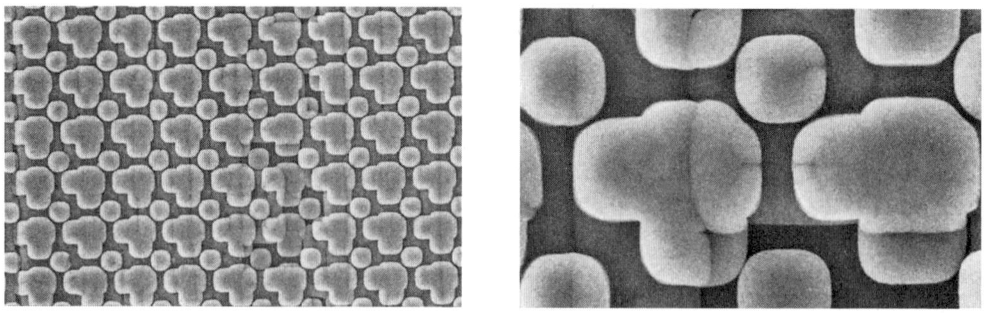

Bild 5.14 Foto einer ROM-Zelle. Links in 1 000facher Vergrößerung und rechts in 11 200facher Vergrößerung. (Giesecke & Devrient)

5.3.2 EPROM (*erasable read only memory*)

In den Anfangsjahren der Chipkartentechnik fanden oftmals EPROMs Verwendung, da es damals die einzige Speicherart war, in der auch ohne Spannung Daten erhalten blieben und (allerdings nur einmal pro Bit) geschrieben werden konnten. Da sich EPROMs aber nur mit UV-Strahlung wieder löschen lassen, konnten diese Speicher nie mehr gelöscht werden. Dies ist auch der Grund dafür, warum EPROM-Speicher heute keine praktische Bedeutung mehr haben.

Der einzige sinnvolle Einsatz wäre die irreversible Speicherung einer Chipnummer bei der Halbleiterproduktion, was aber mittlerweile durch ein spezielles EEPROM ohne Löschmöglichkeit bewerkstelligt wird.

5.3.3 EEPROM (electrical erasable read only memory)

EEPROM als technisch gegenüber ROM und RAM aufwändigere Speicherart wird in Chipkarten für alle Daten und Programme verwendet, die irgendwann einmal verändert oder gelöscht werden sollen. Der Funktionalität nach entspricht ein EEPROM der Festplatte eines PCs, da Daten auch ohne Stromzufuhr erhalten bleiben und sich bei Bedarf ändern lassen. EEPROM ist damit also ein nichtflüchtiger Speicher (NVM – *non volatile memory*).

Eine EEPROM-Zelle stellt dem Prinzip nach einen winzigen Kondensator dar, der geladen oder entladen sein kann. Der Ladezustand kann durch eine Art Sensorik abgefragt werden. Ein geladener Kondensator repräsentiert eine logische Eins und umgekehrt. Man braucht also, um ein Byte zu speichern, acht dieser kleinen Kondensatoren plus die entsprechende Sensorik.

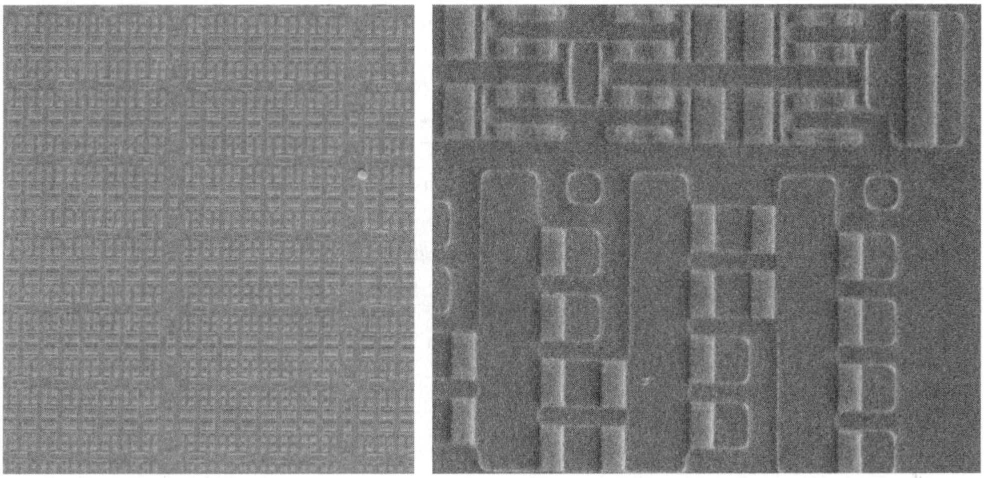

Bild 5.15 Foto einer EEPROM-Zelle. Links in 1 000facher und rechts in 4 000facher Vergrößerung. (Giesecke & Devrient)

Um Daten in eine EEPROM-Zelle zu schreiben, ist vor allem der gelöschte Zustand der Zelle entscheidend, welcher bei den meisten Zellentypen 1 ist. Ein EEPROM hat nun die Eigenschaft, dass es von seinem gelöschten Zustand immer nur auf den nicht gelöschten Zustand, im Beispiel also 0, gesetzt werden kann. Befindet sich eine EEPROM-Zelle bereits im Zustand 0, muss die gesamte EEPROM-Seite (*page*) gelöscht werden, wenn man nur ein einziges Bit wieder in den Zustand 1 setzen möchte. Der dazu üblicherweise verwendete Algorithmus einer EEPROM-Schreibroutine ist als Pseudokode in Tabelle 5.4 auf der nächsten Seite aufgeführt.

Nichtflüchtiger Speicher in EEPROM- und in Flash-Technologie ist nicht wie RAM- oder ROM-Speicher vollständig linear organisiert, sondern hat eine innere Struktur. Dies illustriert Bild 5.16 auf Seite 93. Diese Speicherart ist in Speicherseiten (*pages*) organisiert, die auch als Granularität des Speichers bezeichnet wird. Übliche Werte für die Speicherseitengröße sind 8 Byte, 32 Byte, 64 Byte und 128 Byte. So hat beispielsweise ein EEPROM mit der Granularität 32 eine Pagegröße von 32 Byte. Diesem übergeordnet sind die Sektoren, welche mehrere Speicherseiten zu einem Bereich zusammenfassen. Die typischen Größenordnungen sind dabei 2 kByte bis 8 kByte. Der Dateninhalt eines Sektors kann als Gesamtes gelöscht werden, was zu einem erheblichen Geschwindigkeitsgewinn gegenüber dem Löschen einer Speicherseite führt, da beide Löschvorgänge gleich lange dauern. Der Inhalt einer Speicherseite kann i. d. R. byteweise verändert und als Ganzes gelöscht werden. Die typische Schreib- bzw. Löschzeit von EEPROM-Speicher ist dabei jeweils 2,5 ms pro Speicherseite.

Um die Funktionsweise einer EEPROM-Zelle zu verstehen, muss man sich den halbleitertechnischen Hintergrund vor Augen führen. Bild 5.17 auf Seite 93 zeigt den Schnitt einer EEPROM-Zelle. In der Realität ist der Aufbau allerdings etwas komplizierter, doch zum Verständnis eignet sich diese schematisierte Zeichnung sehr gut.

Eine EEPROM-Zelle in ihrer einfachsten Form ist grundsätzlich ein modifizierter Feldeffekttransistor (MOSFET – *metal oxide semiconductor field effect transistor*) und wird auf einem Trägermaterial aus Silizium aufgebaut. Auf dieses Grundmaterial werden eine Source (Quelle) und ein Drain (Senke) aufgebracht. Zwischen Source und Drain befindet sich noch ein Control Gate, mit dem man durch Anlegen einer Spannung den Stromfluss zwischen Source und Drain steuern kann. Solange am Control Gate keine Spannung anliegt, ist ein Stromfluss nicht möglich, da zwei Diodenübergänge (n-p und p-n) dazwischenliegen. Legt man am Gate eine positive Spannung an, zieht dies Elektronen aus dem Substrat, und es bildet sich ein elektrisch leitfähiger Kanal zwischen Source und Drain, d. h. der FET ist leitend, und es fließt Strom.

Tabelle 5.4 Pseudokode einer Schreibroutine für komplette EEPROM-Pages. Sollten mehrere Pages oder nur Teile einer Page geschrieben werden, so ist diese Funktion in eine übergeordnete Programmroutine einzubetten. Analog ist zu verfahren, falls im Fehlerfall eine Schreibwiederholroutine aufgerufen werden soll. Der gelöschte Zustand des EEPROMs ist 'FF', der geschriebene somit '00'.

WRITE BINARY	

UpdateEEPROM:
// NewData: zu schreibende Daten
// StoredData: gespeicherte Daten
	Einsprungstelle für das Schreiben von Daten in eine EEPROM-Seite

IF (NewData = StoredData) THEN _ (GOTO UpdateEEPROM_Exit)	Falls die in der EEPROM-Page gespeicherten Daten bereits den neuen Daten entsprechen, dann beende die Funktion.
WorkData := NewData XOR StoredData	In der Variablen WorkData sind nun durch die XORFunktion die Unterschiede zwischen gespeicherten und neu zu schreibenden Daten als gesetzte Bits erkennbar.
WorkData := WorkData AND NewData	Die Variable WorkData ist nun durch die AND-Funktion ungleich null, wenn die EEPROM-Page vor dem Schreibvorgang gelöscht werden muss.

IF (WorkData <> 0) THEN (Lösche EEPROM-Page)
IF(StoredData <> 'FF') THEN _
(GOTO UpdateEEPROM_Error_Exit))
	Falls die Variable WorkData ungleich null ist, muss die EEPROM-Page vor dem Schreibvorgang gelöscht werden. Nach dem Vorgang wird geprüft, ob die EEPROM-Page erfolgreich gelöscht werden konnte.

Schreibe EEPROM-Page mit NewData IF (StoredData <> NewData) THEN _ (GOTO UpdateEEPROM_Error_Exit)	Die EEPROM-Page kann nun geschrieben werden. Anschließend wird geprüft, ob die Daten erfolgreich ins EEPROM geschrieben werden konnten.
UpdateEEPROM_Exit: RETURN	Die Funktion konnte erfolgreich abgeschlossen werden.
UpdateEEPROM_Error_Exit: RETURN	Bei Ausführung der Funktion ist ein Fehler aufgetreten.

Bei einer EEPROM-Zelle liegt zwischen Control Gate und dem Grundmaterial zusätzlich ein so genanntes Floating Gate. Dieses ist mit keiner äußeren Spannungsquelle verbunden und hat einen sehr geringen Abstand in der Größenordnung von 10 nm zum Grundmaterial. Das Floating Gate kann je nach EEPROM-Technologie mit dem Fowler-Nordheim-Effekt(FN) geladen oder gelöscht werden.

Dieser auch Tunnel-Effekt genannte Effekt verursacht das Durchdringen von Ladungsträgern an dünnen Oxidschichten. Die Voraussetzung ist dabei eine hinreichend große Potenzialdifferenz in der Größenordnung von 10 MV/cm an der dünnen isolierenden Schicht, der

Tunnel-Oxidschicht. Durch die Ladung des Floating Gate kann der Stromfluss zwischen Source und Drain gesteuert werden. Dies bedeutet, dass je nach Stromfluss eine logische Null oder eine logische Eins für dieses Gatter interpretiert werden kann.

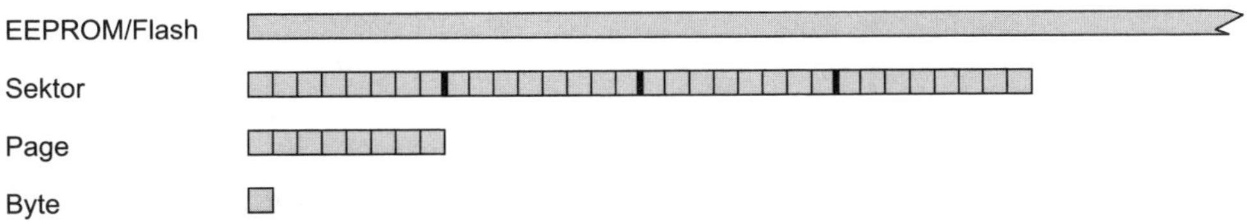

Bild 5.16 Die übliche Organisation der nichtflüchtigen Speicherarten EEPROM und Flash. Ein Sektor kann als Ganzes gelöscht werden, lässt sich jedoch nicht schreiben. Eine Page kann sowohl als Ganzes gelöscht als auch als Ganzes geschrieben werden. Bestimmte EEPROM-Arten lassen zudem auch ein byteweises Schreiben, jedoch nicht ein byteweises Löschen zu.

Zum Laden des Floating Gates wird, wie in Bild 5.18 auf der nächsten Seite gezeigt, eine hohe positive Spannung an das Control Gate angelegt. Dies ruft eine hohe Potenzialdifferenz zwischen Substrat und Floating Gate hervor, und daraufhin tunneln Elektronen durch die Tunnel-Oxidschicht zum Floating Gate. Die dabei fließenden Ströme bewegen sich im Pico-Ampere-Bereich. Nun ist das Floating Gate negativ geladen und verursacht eine hohe Schwellenspannung zwischen Source und Drain, d. h. der Feldeffekttransistor ist sperrend. Es kann also kein Strom zwischen Source und Drain fließen. Die Speicherung von Elektronen im Floating Gate ist damit also analog der Speicherung von Information.

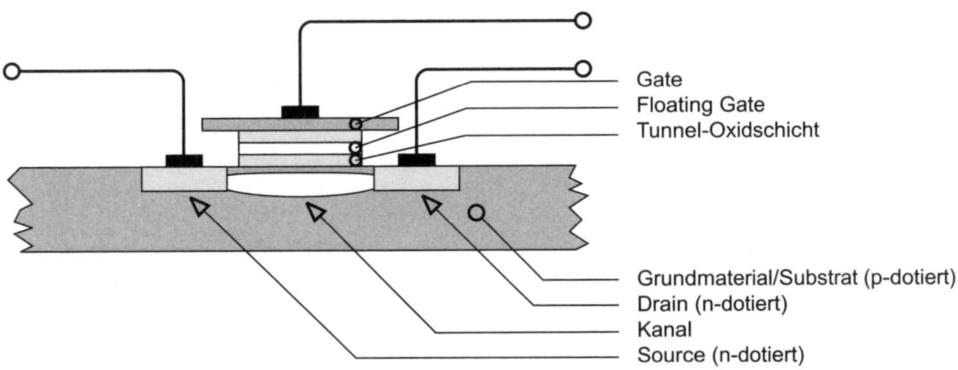

Bild 5.17 Schnittbild des halbleitertechnischen Aufbaus einer EEPROM-Zelle.

Die notwendige Spannung zum Laden der EEPROM-Zelle beträgt etwa 17 V am Control Gate, die sich aber durch die Kopplung auf etwa 12 V am Floating Gate reduziert. Da Chipkarten-Mikrocontroller aber nur mit 1,8 V bis 5 V versorgt werden, benötigt man eine Ladungspumpe, die dem Prinzip nach eine kaskadierte Spannungsverdopplerschaltung ist. Diese erzeugt aus der niedrigen Eingangsspannung eine Ausgangsspannung von etwa 25 V, die sich nach Stabilisierung ungefähr in der Höhe der benötigten 17 V bewegt. Der Vorgang des Ladens einer EEPROM-Zelle benötigt je nach Aufbau für eine Speicherseite (d. h. 1 Byte bis 32 Byte) zwischen 2 ms und 10 ms. Das Prinzip der Ladungspumpe zeigt Bild 5.19 auf der nächsten Seite.

Zum Löschen der EEPROM-Zelle legt man eine Spannung negativer Polarität an das Control Gate, und die Elektronen bewegen sich aus dem Floating Gate zurück in das Substrat. Die EEPROM-Zelle ist nun entladen und die Schwellenspannung zwischen Source und Drain niedrig, d. h. der FET ist leitend. Bild 5.20 zeigt den Vorgang im Prinzip.

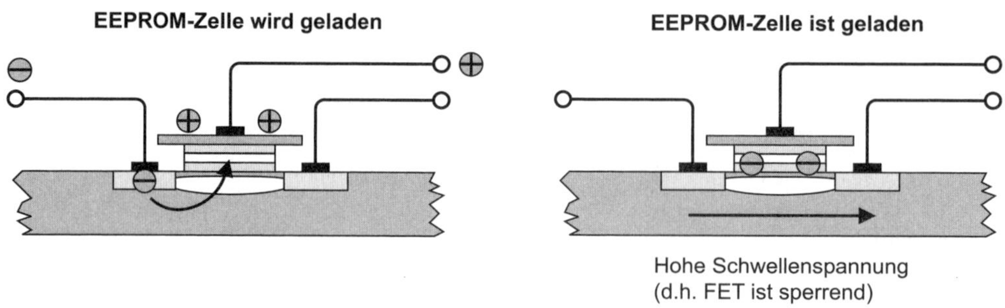

Bild 5.18 Das Laden einer EEPROM-Zelle.

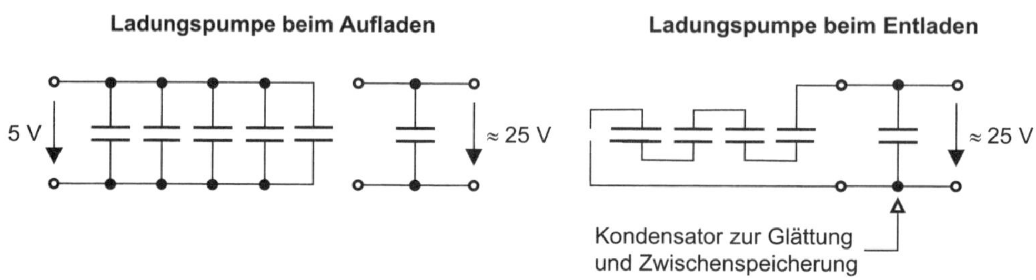

Bild 5.19 Das Prinzipschaltbild einer möglichen Schaltung für eine Ladungspumpe beim Aufladen und beim Entladen. Dieser Vorgang findet mit so hoher Frequenz statt, dass die Ladungspumpe an ihrem Ausgang einen nur noch leicht pulsierenden Gleichstrom abgibt.

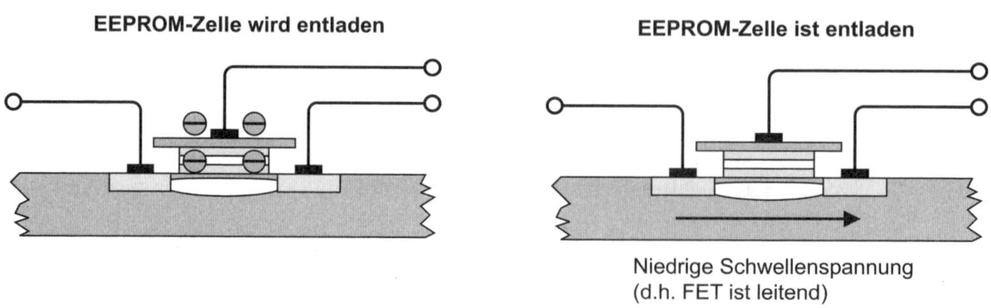

Bild 5.20 Das Entladen einer EEPROM-Zelle.

Durch Erhitzen oder durch starke Strahlung (z. B. Röntgen, UV) kann das Floating Gate ebenfalls entladen werden, d. h. es nimmt den so genannten sicheren Zustand ein. Dieser Zustand ist für das Design von Chipkarten-Betriebssystemen von Bedeutung, da sonst Sicherheitsbarrieren durch vorsätzliche Änderung von Umweltbedingungen durchbrochen werden können. Je nach technischer Realisierung einer EEPROM-Zelle kann der sichere Zustand dem logischen Wert null oder eins entsprechen. Dies ist für jeden Chipkarten-Mikrocontroller spezifisch und muss bei Bedarf vom Hersteller erfragt werden.

Das EEPROM ist ein Halbleiterspeicher, die eine begrenzte Anzahl von Zugriffen haben. Gelesen werden kann dieser Speicher unbegrenzt oft, doch die Anzahl der Programmierungen ist limitiert. Der Grund für diese Begrenzung ist im halbleitertechnischen Aufbau des Speichers zu suchen. Die Lebensdauer hängt stark von Art, Dicke und Qualität der Tunnel-Oxidschicht zwischen Floating Gate und Substrat ab. Da diese Schicht schon in einer sehr frühen Phase beim Aufbau des Halbleiters erzeugt werden muss, ist sie natürlich in den weiteren Produktionsschritten größeren Belastungen ausgesetzt. Diese Belastungen können eine Schädigung der Tunnel-Oxidschicht hervorrufen, was sich auf die Lebensdauer der EEPROM-Zelle auswirkt.

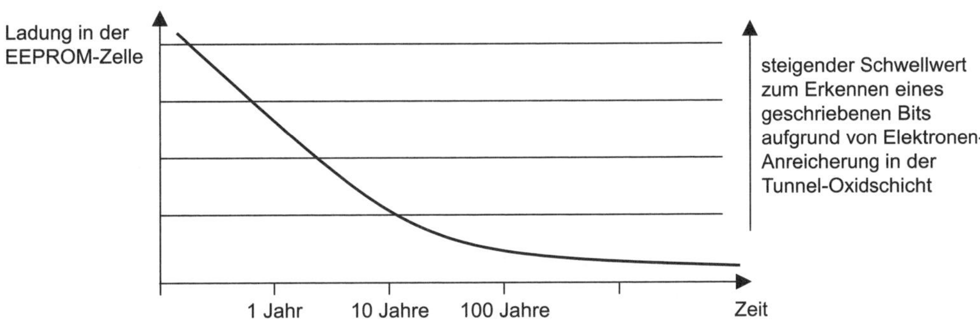

Bild 5.21 Verschiebung der Entladekurve einer EEPROM-Zelle in Abhängigkeit der durchgeführten Anzahl der Programm-/Löschzyklen.

Während der halbleitertechnischen Fertigung und bei jedem Schreiben einer EEPROM-Zelle fängt die Tunnel-Oxidschicht Elektronen ein, die sie nicht wieder abgibt. Diese eingefangenen Elektronen befinden sich näher am Kanal zwischen Source und Drain und können sich ab einer bestimmten Anzahl stärker auf die Schwellenspannung auswirken als die Ladung auf dem Floating Gate. Ist dies der Fall, hat die EEPROM-Zelle das Ende ihrer Lebensdauer erreicht. Sie lässt sich zwar noch schreiben, doch beeinflusst die Ladung auf dem Floating Gate nur mehr unwesentlich die Kanaleigenschaften zwischen Source und Drain, was dazu führt, dass die Schwellenspannung immer den gleichen Wert beibehält. Die Anzahl der möglichen Schreib-/Löschzyklen hängt stark vom halbleitertechnischen Aufbau der Zelle ab. Übliche Werte bewegen sich zwischen 100 000 und 1 000 000 Zyklen über den gesamten Temperatur- und Versorgungsspannungsbereich. Bei optimaler Spannungsversorgung und bei Raumtemperatur kann die Anzahl der möglichen Zyklen jedoch durchaus 10- bis 50fach höher als die der garantierten Zyklen sein.

Befindet sich eine EEPROM-Zelle an der Grenze ihrer Lebensdauer, werden Informationen nur noch über eine kurze Zeit gespeichert. Diese Zeitspanne kann sich im Bereich von Stunden bis zu Minuten oder Sekunden bewegen. Je „verbrauchter" das EEPROM ist, d. h. je mehr Elektronen die Tunnel-Oxidschicht aufgenommen hat, desto kürzer ist die Speicherdauer.

Ein geladenes Floating Gate verliert aufgrund von Isolationsverlusten und quantenmechanischen Effekten mit der Zeit seine Ladung. Die Zeitdauer, ab der sich dies bemerkbar macht, kann zwischen 10 und 100 Jahren liegen. Interessant ist in diesem Zusammenhang noch, dass ein geladenes Floating Gate je nach technologischer Ausführung lediglich etwa 30 000 Elektronen enthält. Momentan garantieren alle Halbleiterhersteller 10 Jahre für den sicheren Datenerhalt. Um dies zu erhöhen, kann der Inhalt der EEPROM-Zellen zyklisch durch eine Nachprogrammierung wieder aufgefrischt werden. Dies ergibt aber nur dann Sinn, wenn Daten über lange Zeit aufbewahrt werden sollen.

5.3.4 Flash

Flash-EEPROM-Speicher (*flash electrical erasable read only memory*), mittlerweile in Kurzform Flash-Speicher genannt, ist analog dem EEPROM-Speicher nichtflüchtig, d. h. auch nach Abschalten der Versorgungsspannung bleibt der Dateninhalt erhalten. Sie ähneln in Funktionalität und halbleitertechnischem Aufbau stark den EEPROM-Zellen. Wichtige Unterschiede zum EEPROM sind der geringere Abstand des Floating Gate zum Grundmaterial und die Art des Schreibvorgangs. Dieser beruht auf der Hot-Electron-Injection und nicht auf dem Fowler-Nordheim-Effekt. Die Löschung einer Flash-Zelle findet, analog EEPROM, mit Hilfe des Fowler-Nordheim-Effekts statt.

Bei der Hot-Electron-Injection werden durch eine hohe Potenzialdifferenz zwischen Source und Drain schnelle Elektronen erzeugt, von denen, initiiert durch ein positiv geladenes Control Gate, ein Teil die Tunnel-Oxidschicht durchdringen und im Floating Gate gespeichert werden. Durch diesen Effekt reduziert sich die Schreibzeit auf typisch 30 μs, was eine deutliche Zeitreduktion gegenüber den 2,5 ms der EEPROM-Zellen ist. Diese kurze Schreibzeit ist im Übrigen auch der Namensgeber für die Flash-Speicher. Die Löschzeit ist ähnlich oder etwas länger als bei dem EEPROM-Speicher und beträgt je nach Technologie und Hersteller beispielsweise für einen Block 4 ms und für einen ganzen Sektor 80 ms. Als weiterer Vorteil ist zu nennen, dass die notwendige Programmierspannung nur etwa 12 V gegenüber 17 V bei EEPROM-Zellen beträgt.

Flash-Zellen existieren in zwei unterschiedlichen Typen, die sich durch ihre internen Anschlüsse unterscheiden. Beim NOR-Flash ist ein wahlfreier Lesezugriff auf beliebige Zellen möglich. Somit ist dieser Flash-Typ gut für die Speicherung von Programmen geeignet, da der Prozessor abhängig vom ausgeführten Maschinenkode auf beliebige Adressen lesend zugreifen muss. Nachteilig beim NOR-Flash ist der umfangreichere interne Verschaltungsaufwand, der in einer größeren Fläche pro Speichereinheit resultiert.

Im Gegensatz dazu hat NAND-Flash eine deutlich höhere Speicherdichte. Diese erkauft man sich allerdings mit einem signifikanten Nachteil, da auf NAND-Flash nur blockweise lesend zugegriffen werden kann. Dies bedeutet für die Praxis, dass man nicht wahlfrei einzelne Bytes lesen kann, sondern immer einen gesamten Block als Ganzes aus dem Speicher auslesen muss. Deshalb ist NAND-Flash nicht geeignet, in ihm abgelegte Programme direkt durch den Prozessor auszuführen, da dieser einen wahlfreien Zugriff benötigt. Um die Speicherdichte noch weiter zu steigern, ist zudem die Blockgröße bei NAND-Flash gegenüber NOR-Flash deutlich höher. Die typischen Größen von Speicherblöcken bewegen sich hier zwischen 2 kByte und 64 kByte. NAND-Flash wird deshalb hauptsächlich zur Speicherung von Daten benutzt.[1]

Die 1984 erfundenen und seit 1988 als Speicher-Produkte verfügbaren Flash-Speicher konnten ursprünglich pro Zelle nur ein Bit an Information speichern. Diese Art von Zellen bezeichnet man auch als Single-Level-Cell (SLC). Im Gegensatz dazu können Zellen vom Typ Multi-Level-Cell (MLC) mehr als 1 Bit pro Zellen speichern. Flash in MLC-Technologie wurde 1992 erfunden, und erste Produkte sind seit 1997 verfügbar. Die aktuell verfügbaren Speicher-Produkte können pro Zelle 4 Bit speichern und ermöglichen so eine deutliche Erhöhung der Speicherdichte. Im Bereich von Chipkarten-Mikrocontrollern sind bisher allerdings Flash-Zellen in Single-Level-Cell marktbeherschend.

Es gibt immer mehr Chipkarten-Mikrocontroller mit NOR-Flash-Speicher auf dem Markt, wobei diese Speicherart vor allem als Ersatz für das maskenprogrammierte ROM benutzt wird. Durch die nicht mehr notwendige ROM-Maske bei Mikrocontrollern mit Flash reduziert sich die Durchlaufzeit bei einem Chipkarten-Projekt um mehrere Monate.

Es ist halbleitertechnologisch schwierig, EEPROM- und Flash-Zellen gleichzeitig auf einem Chip aufzubauen, weshalb man in der Praxis auf typischen Mikrocontrollern mit Flash-Speicher demzufolge kein EEPROM findet. Dieses wird durch ein Flash-EEPROM mit möglichst geringer Page-Größe in der Größenordnung von 32 Byte substituiert, so dass sich für das Chipkarten-Betriebssystem kein allzu großer Unterschied zum üblichen EEPROM ergibt. Die Page-Größe des Flash-Speichers für den ROM-Ersatz wird in aller Regel deutlich größer festgelegt (z. B. 64 Byte oder 256 Byte), da die in diesem Speicher abgelegten Programmblöcke selten geschrieben werden. Bei der Halbleiterfertigung wird dabei in ein kleines ROM ein Bootloader eingebracht, der dann beim Chipkartenhersteller zum Nachladen von Programmkode und Daten benutzt wird.

Die heutigen NOR-Flash-Zellen besitzen einen garantierten Datenerhalt von mindestens 10 Jahren, mindestens 100 000 Schreib-/Löschzyklen und eine Page-Größe von typischerweise 32 Byte bis 256 Byte.

Es gibt Single-Chip-Chipkarten-Mikrocontroller mit unüblich großem Speicher, oft in der Größenordnung zwischen 1 MByte und 8 MByte. Diese werden immer auf der Grundlage von Flash-Speichern mit zum Teil bis zu 64 kByte großen Pages gefertigt. Dadurch wird erheblich Platz für Adress- und Steuerleitungen eingespart, so dass sich diese Speichergrößen auf einen Chip der maximal üblichen Größe von 25 mm^2 verwirklichen lassen.

5.3.5 RAM (random access memory)

Das RAM ist der Speicher einer Chipkarte, in dem Daten während einer Sitzung gespeichert und geändert werden können. Die Anzahl der möglichen Zugriffe ist unbegrenzt. Zur Funktionsfähigkeit benötigt es eine Spannungsversorgung. Ist die Betriebsspannung nicht mehr vorhanden oder fällt sie kurzzeitig aus, ist der Inhalt des RAMs nicht mehr definiert.

[1] NAND-Flash führt bei Chipkarten-Mikrocontrollern bislang ein Nischendasein, da es ausschließlich zur Speicherung von Daten in nicht allzu weit verbreiteten Zwei-Chip-Lösungen benutzt wird. Mit dem Begriff „Flash“ ist deshalb in diesem Buch aus Vereinfachungsgründen immer der Speichertyp NOR-Flash gemeint. In anderen Fällen wird explizit der Begriff „NAND-Flash“ verwendet.

Aufgebaut ist eine RAM-Zelle aus mehreren Transistoren, die so geschaltet sind, dass sie als bistabile Kippschaltung funktionieren. Der Schaltungszustand repräsentiert damit den Informationsinhalt einer RAM-Zelle, die ein Bit speichern kann. Das bei Chipkarten verwendete RAM ist grundsätzlich statisch aufgebaut (SRAM), d. h. der Speicherinhalt muss nicht periodisch wie bei DRAM aufgefrischt werden. Damit ist es möglich, den Takt anzuhalten, was bei dynamischem RAM (DRAM) nicht möglich wäre, da dies zum Verlust der gespeicherten Information führen würde.

5.3.6 FRAM (ferroelectric random access memory)

FRAM ist trotz seines missverständlichen Namens kein flüchtiger Speicher wie RAM, sondern behält seinen Inhalt auch ohne Versorgungsspannung bei. Die Speicherung von Informationen beruht bei FRAM auf den Eigenschaften von ferroelektrischen Substanzen. Der Aufbau ähnelt dem der EEPROM-Zellen, nur befindet sich zwischen Control Gate und Floating Gate ein Ferroelektrikum.

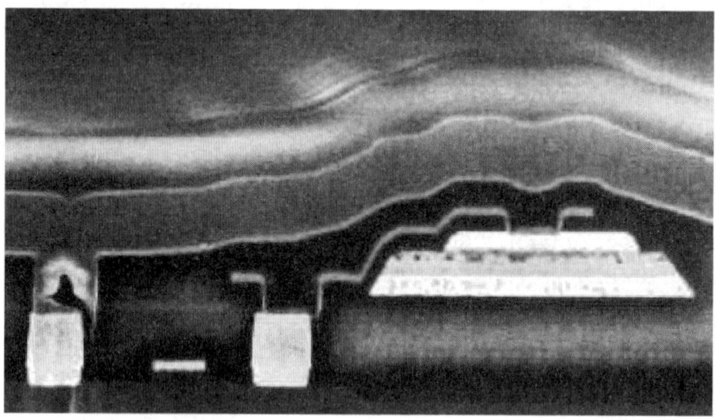

Bild 5.22 Querschnitt einer FRAM-Zelle in 0,5 μm-Technologie. Die beiden hellen Rechtecke auf der linken Seite sind die Ansteuerleitungen auf dem Halbleiter. Das auf der rechten Seite waagrecht liegende Rechteck ist die eigentliche FRAM-Zelle, mit dem Ferroelektrikum als dunkel erscheinende Schicht zwischen den beiden Elektroden. Die eigentliche FRAM-Zelle hat eine Breite von ca. 2 μm. (Fujitsu)

Für Chipkarten wäre diese Speicherart gut geeignet, da sie ziemlich viele Eigenschaften eines optimalen Speichers aufweist. Man benötigt zur Programmierung nur 5 V, die Programmierzeit bewegt sich im Bereich von 100 ns, und die Zahl der garantierten Programmierzyklen ist im Bereich von 10^{10}. Die Integrationsdichte liegt in der Größenordnung üblicher EEPROM-Speicher. Allerdings haben FRAM-Speicher auch Nachteile, die ihre Verbreitung bislang einschränkt. So zerstören die Lesevorgänge den Inhalt der gelesenen Speicherzelle, was ein unmittelbares Rückschreiben des gelesenen Datums erfordert. Ein weiterer Nachteil wiegt allerdings schwerer. Die Herstellung von FRAM beinhaltet hinsichtlich der heutigen Halbleitertechnologie unübliche Prozessschritte und Substanzen, weshalb aktuell nur sehr wenige Halbleiterhersteller Chipkarten-Mikrocontroller mit FRAM in ihrem Produktportfolio haben.

5.4 Zusatzhardware

Ausgehend von der Hardware gebräuchlicher Mikrocontroller existieren bei Chipkarten spezielle Anforderungen, die nicht durch Software gelöst werden können und deshalb durch zusätzliche Hardwarekomponenten abgedeckt werden müssen. Aus diesem Grund bieten die Hersteller von Chipkarten-Mikrocontrollern eine große Bandbreite von Zusatzfunktionen integriert als Hardware auf dem Chip an.

Im Folgenden sind die gebräuchlichsten Komponenten für Zusatzfunktionen aufgeführt. Sie müssen jedoch nicht alle gleichzeitig Bestandteil eines Mikrocontrollers sein. Dies hängt unter anderem sehr stark von der jeweiligen Zielanwendung ab. Beispielsweise wäre es aus wirtschaftlichen Gesichtspunkten unsinnig, einen RSA-Koprozessor auf einem Mikrocontroller zu integrieren, dessen Zielanwendung lediglich symmetrische Kryptoalgorithmen verwendet. Vereinzelt sind jedoch auch Mikrocontroller auf dem Markt, auf denen beinahe alle nachfolgend aufgeführten Komponenten verwirklicht sind.

Eine weitere Facette hinsichtlich Zusatzfunktionalität von Chipkarten-Mikrocontrollern findet sich rund um das große Thema Sicherheit. Im Kapitel 16 auf Seite 721 gibt es eine umfangreiche Aufstellung von in Hardware verwirklichten Zusatzfunktionalitäten, die vor allem dazu dienen, etwaigen Angriffen zu begegnen. Die folgende Aufstellung umfasst deshalb nur Komponenten, deren unmittelbarer Fokus nicht die Verbesserung der Angriffssicherheit ist.

5.4.1 Kommunikation mit T=0/1

Die typische und in der Regel einzige Kommunikationsmöglichkeit einer Chipkarte mit der Außenwelt ist die Datenübertragung über die bidirektionale serielle Schnittstelle mit den Protokollen T=0 oder T=1. Empfang und Senden von Daten über diese Schnittstelle wurden ursprünglich nur von der Software des Betriebssystems ohne jegliche Hardwareunterstützung gesteuert. Der programmtechnische Aufwand dafür ist nicht zu unterschätzen. Ebenso ergeben sich dadurch zusätzliche Fehlermöglichkeiten in der Software. Das Hauptproblem dabei ist jedoch die Tatsache, dass die Datenübertragung nur bis zu einer bestimmten Geschwindigkeit mit Software machbar ist, da die Prozessorgeschwindigkeit hier Grenzen setzt. Die Untergrenze bei heutigen Prozessoren liegt im Bereich des Teilers 30 (*clock rate conversion factor*), was bei 3,5 MHz zu einer Datenübertragungsrate von etwa 115 kBit/s führt.

Möchte oder muss man mit höheren Übertragungsgeschwindigkeiten kommunizieren, benötigt man entweder eine interne Taktvervielfachung oder einen UART-Baustein. Die Abkürzung UART steht für *universal asynchronous receiver transmitter* und bezeichnet einen universell einsetzbaren asynchron arbeitenden Baustein zum Senden und Empfangen von Daten, unabhängig vom Prozessor. Damit ist man nicht an die Geschwindigkeit des Prozessors gebunden und benötigt auch keine Software für die Kommunikation auf Byte-Ebene. Die höheren Protokollschichten der jeweiligen Übertragungsprotokolle müssen natürlich weiterhin als Software in der Chipkarte vorhanden sein, doch kann die unterste Schicht mit dem UART-Baustein in Hardware realisiert werden.

Heutige UARTs beherrschen meist alle typischen Teiler nach ISO/IEC 7816-3 kleiner als 372 und können zum Teil bis zum Teiler 4 senden und empfangen. Bei der zur Verfügung gestellten Funktionalität gibt es eine große Bandbreite unterschiedlicher Ausführungen. Manche UART-Bausteine können nur ein einzelnes Byte senden und empfangen und beherrschen manchmal auch noch im Übertragungsfehlerfall die Byte-Sendewiederholung nach dem T=0 Protokoll. Der Prozessor muss beim Senden und Empfangen dann lediglich zeitgerecht den UART mit den entsprechenden Daten versorgen bzw. entsorgen. Der vollständige Empfang eines Bytes kann vom UART durch ein Flag oder einen Interrupt dem Prozessor mitgeteilt werden. Höherentwickelte UARTs können aber auch durchaus mehrere übergebene Bytes hintereinander empfangen oder senden. Das derzeitig technische Maximum an Funktionalität bieten UARTs, welche ohne Zutun und parallel zum Prozessor per DMA (*direct memory access*) direkt Sequenzen von Bytes aus dem RAM senden bzw. dort nach Empfang ablegen können. Die Logik des Übertragungsprotokolls muss dabei stets in Software realisiert werden.

Die technische Machbarkeit von UARTs auf Chipkarten-Mikrocontrollern war im Übrigen schon seit den Ursprüngen der Chipkarten gegeben, doch haben bis Ende der 90er-Jahre Sende- und Empfangsroutinen realisiert als Software im ROM weniger physische Speicherfläche auf dem Siliziumchip benötigt als eine in der Funktion vergleichbare UART-Komponente auf dem Chip. Da der Verbrauch an Chipfläche entscheidend für den Preis von Chipkarten-Mikrocontrollern ist, hatten sich lange Zeit fast alle Halbleiterhersteller gegen diese Hardware entschieden. Mit steigender Integrationsdichte der Schaltungen haben sich aber die Voraussetzungen dafür geändert. Mittlerweile ist ein UART bei annähernd allen Mikrocontrollern für Chipkarten eine Standardkomponente.

5.4.2 Kommunikation mit USB

Einige Mikrocontroller besitzen als zusätzliche Hardware-Komponente einen Schnittstellenbaustein für USB.[1] Damit kann der Mikrocontroller via USB-Protokoll Daten zum Terminal senden und empfangen. Je nach Chipkonfiguration und Anwendung kann es sein, dass dies zeitlich parallel zu den anderen Kommunikationswegen stattfindet, was eine verhältnismäßig starke Unterstützung durch die Hardware bedingt.

Die zeitlichen Anforderungen bei USB sind ziemlich rigide und lassen sich in der notwendigen Qualität nicht immer mit der Schaltung auf dem Chip erreichen. In solchen Fällen ist ein zusätzlicher Quartz notwendig, der sich im Modul befindet und mit dem Chip elektrisch verbunden ist. Mit dem Quartz wird dann die notwendige Frequenzstabilität für die Kommunikation mit USB erreicht.

Die USB-Komponente auf dem Chip unterstützt je nach Ausführung low speed (1,5 MBit/s) und full speed (12 MByte/s), wobei die Tendenz bei neueren Produkten in die Richtung geht, dass low speed nicht mehr angeboten wird. Der Software auf dem Chip werden von der USB-Hardware in der Regel ein Kontrollendpunkt (*controll endpoint*) und mehrere (z. B. 4) Datenendpunkte (*data endpoint*) zur Verfügung gestellt. Den Endpunkten sind entsprechende Puffer für Ein- und Ausgabe mit beispielsweise jeweils 64 Byte Größe zugeordnet. Die für Sicherung der Kommunikation notwendigen CRC-Berechnungen beim Senden und Empfangen werden autonom durch die USB-Hardware durchgeführt. Analog verhält es sich mit der bei USB notwendigen NRZI-Kodierung und -Dekodierung sowie dem Bit stuffing und destuffing.

[1] Zu einer genaueren Beschreibung siehe auch Abschnitt 9.4 „Übertragungsprotokoll USB“ auf Seite 295.

Die USB-Hardware ermöglicht der übergeordneten Software-Schicht, bei der Kommunikation eine Vielzahl von weiteren Einstellungen auszuwählen, die dann von der Treibersoftware parametrisiert werden. In vielen Fällen stellt der Chiphersteller dem Betriebssystem-Hersteller einen vollständigen Beispieltreiber im Quellkode zur Verfügung, den dieser dann für seine Zwecke entsprechend modifiziert und in seiner Software einsetzt.

5.4.3 Kommunikation mit MMC

Die MMC-Schnittstelle *multi media card* war ursprünglich dazu gedacht, die Kommunikation zwischen Geräten und steckbaren Speicherkarten mit NAND-Flash zu ermöglichen.[1] Das dazu festgelegte Protokoll ist relativ statisch und durch Zustandsautomaten genau geregelt, wobei der Fokus auf dem Transfer von Daten liegt. Es gibt einige wenige Chipkarten-Mikrocontroller, die das MMC-Protokoll unterstützen. Neben den beiden Steuerleitungen können entweder eine, vier oder seltener acht Datenleitungen benutzt werden. Je nach Konfiguration sind dazu jedoch Spezialmodule mit zusätzlichen Kontakten notwendig.

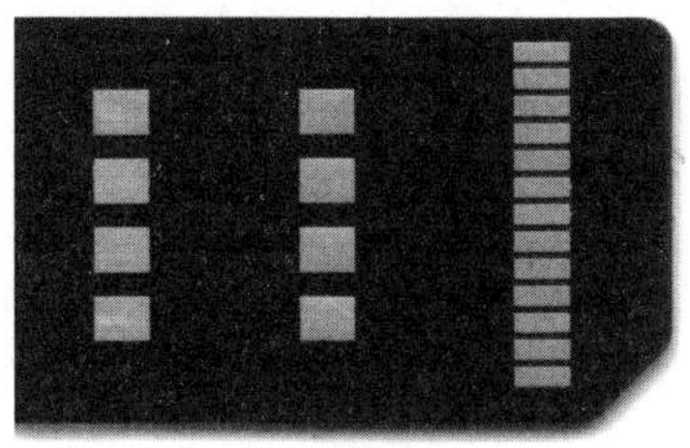

Bild 5.23 Foto eines Chipkarten-Moduls mit der üblichlichen Schnittstelle mit 8 Kontakten und zusätzlicher MMC-Schnittstelle mit 8 Datenleitungen.

Ähnlich wie bei USB ist auch MMC auf einem Chipkarten-Mikrocontroller mit einem verhältnismäßig großen Hardware-Aufwand verbunden. Bei manchen Implementierungen besteht dabei neben der Übertragung von APDUs über MMC noch die Möglichkeit, direkt und unter Umgehung des Prozessors in festlegbare Bereiche des nichtflüchtigen Speichers zu schreiben. Damit kann man die Chipkarte völlig analog einer Speicherkarte nutzen.

Um die verhältnismäßig aufwändige Integration der MMC-Komponente in das Chipkarten-Betriebssystem zu erleichtern, bietet der Chiphersteller in der Regel eine Beispielimplementierung des MMC-Treibers auf dem Mikrocontroller im Quellkode an.

5.4.4 Kommunikation mit SWP

Das Single Wire Protocol (SWP)[2] ist eine Kommunikationsmöglichkeit zwischen einer SIM und einem NFC-Controller im Mobiltelefon, die zeitgleich zur Hauptkommunikation mit T=0 stattfinden kann. Die meisten großen Chiphersteller haben aufgrund des großen potenziellen Marktes mindestens einen Mikrocontroller in ihrem Portfolio, der SWP durch eine eigene Hardwareeinheit unterstützt.

[1] Für eine genauere Beschreibung siehe auch Abschnitt 9.5 „Übertragungsprotokoll MMC“ auf Seite 301.

[2] Siehe auch Abschnitt 9.6 „Single-Wire-Protokoll“ auf Seite 302.

Bei SWP werden die Daten von der Chipkarte digital über Spannungsänderungen gesendet und ebenfalls digital über Stromänderungen empfangen. Das Protokoll sieht eine vollduplex arbeitende Kommunikation vor, d. h. Senden und Empfangen ist gleichzeitig möglich. Die Kommunikation ist für jeden Übertragungsframe separat mit einem CRC gegen Übertragungsfehler abgesichert. Diese Anforderungen sind auf einem Chipkarten-Mikrocontroller nur erfüllbar, wenn sie massiv von der Hardware unterstützt werden.

Eine typische Konfiguration eines Chipkarten-Mikrocontrollers beinhaltet für SWP vier Sendepuffer und vier Empfangspuffer mit je 32 Byte Länge, in die jeweils ein vollständiger SWP-Frame passt. Ein Zustandsautomat steuert die Verwendung dieser Puffer in einer Weise, dass ein kontinuierliches Senden und Empfangen von Daten möglich wird. Die Aufgabe des Prozessors liegt auf dieser Ebene der Kommunikation nur noch darin, die Puffer ausreichend schnell mit Daten zu versorgen bzw. zu entsorgen. Auch die notwendige Berechnung der CRC-Prüfsummen wird von der Hardwareeinheit autonom übernommen. Auf dieser sehr hardwarenahen Kommunikationsschicht setzen dann weitere Schichten auf, die in Software realisiert sind und die höheren Protokollmechanismen steuern.

5.4.5 Kommunikation mit I²C-Bus

Eine weit verbreitete Schnittstelle zur Kommunikation zwischen elektronischen Komponenten ist der I²C-Bus.[1] Mit seinen beiden Busleitungen wird er oft auch zum Kommunizieren mit eigenständigen Kartenelementen innerhalb einer Chipkarte verwendet. Die typischen Beispiele dazu sind die Ansteuerung eines Displays bei einer Super Smart Card vom Chipkarten-Mikrocontroller aus und die Anbindung eines zusätzlichen Speichers.

Zur Unterstützung des I²C-Bus erhält der Mikrocontroller eine Hardware-Erweiterung auf dem Chip, die in der Regel als I²C-Bus-Master arbeitet. Mit dazugehörigen Sende- und Empfangspuffern und der Möglichkeit verschiedener Übertragungsgeschwindigkeiten entspricht die Funktionalität dabei einem üblichen UART. Deshalb und auch wegen des einfachen Protokolls ist die Integration einer I²C-konformen Kommunikation ohne größeren Aufwand umsetzbar.

5.4.6 Timer

Ein Timer auf einem Chipkarten-Mikrocontroller ist über einen einstellbaren Teiler mit dem internen Prozessortakt oder UART-Takt (der die etus zählt) verbunden und hat in der Regel einen Zählbereich von 16 Bit oder seltener 32 Bit. Mit einem Timer ist es möglich, die Anzahl der Takte vom Startbefehl bis zum Endebefehl zu messen, ohne dazu den Prozessor in Anspruch zu nehmen. Die meisten Timer ermöglichen auch ein zyklisch wiederholtes Herabzählen von einem vorgegebenen Wert mit Auslösen eines Interrupts und automatisches Rücksetzen des Timers auf den Ausgangswert, wenn der Wert null erreicht ist. Benutzt werden Timer meist vom Betriebssystem in Verbindung mit der Datenübertragung zur Erkennung von Time-outs und des More-Time-Kommandos.[2]

[1] Zu einer genaueren Beschreibung siehe auch Abschnitt 9.2.2 „I²C-Bus" auf Seite 272.

[2] Siehe auch Abschnitt 9.3.1 „Übertragungsprotokoll T=0" auf Seite 280.

Oft befindet sich auf dem Mikrocontroller auch ein Watchdog. Dies ist im Prinzip ein Timer, der regelmäßig per expliziten Befehl des Prozessors zurückgesetzt werden muss, damit er nicht nach einer einstellbaren Zeitspanne einen Reset auslöst. Damit kann der Mikrocontroller automatisch und nach einer festlegbaren maximalen Zeitspanne wieder auf einen definierten Zustand zurückgesetzt werden, falls er in eine Endlosschleife eingetreten sein sollte. Watchdogs werden typischerweise vor allem im autonomen Controller-Umfeld eingesetzt und leisten dort hervorragende Dienste. Bei Chipkarten haben Watchdogs jedoch wenig Sinn, da zum einen die Software (hoffentlich) extrem zuverlässig arbeitet und im Falle einer Endlosschleife das Terminal durchaus die Möglichkeit hat, diese durch einen Reset abzubrechen. Deshalb werden die Watchdog-Timer auf den Chipkarten-Mikrocontrollern bisher in aller Regel nicht verwendet.

5.4.7 CRC-Recheneinheit (cyclic redundancy check calculation unit)

Die Berechnung eines CRC-Kodes ist immer noch eine übliche Methode, um Daten oder Programme mit einer Fehlererkennung abzusichern. Die CRC-Berechnung ist durch die intensiv notwendigen Bitoperationen in Software verhältnismäßig langsam und kann auch sehr gut als Hardware-Komponente auf dem Mikrocontroller in Silizium umgesetzt werden. Viele Mikrocontroller für Chipkarten haben aus diesem Grund eine hardwarebasierte CRC-Recheneinheit. Die üblichen Generatorpolynome und Startwerte sind dabei frei einstellbar.

5.4.8 Zufallszahlengenerator (random number generator – RNG)

Zur Schlüsselgenerierung in der Chipkarte und zur Authentisierung von Chipkarte und Terminal werden oft Zufallszahlen benötigt, die aus Gründen der Sicherheit echte Zufallszahlen sein sollten und nicht pseudozufällig, wie bei typischen Software-basierten Zufallszahlengeneratoren üblich. Alle neueren Chipkarten-Mikrocontroller haben einen Zufallszahlengenerator in Hardware, der echte Zufallszahlen liefert.

Dieser Generator darf keinesfalls durch äußere physikalische Eigenschaften wie z. B. Temperatur oder Versorgungsspannung in seiner Güte beeinträchtigt werden. Er kann die Zufallszahlen unter Zuhilfenahme dieser äußeren Einwirkungen auf dem Chip erzeugen, doch muss dies in einer Art und Weise geschehen, dass durch gezielte Veränderung eines oder mehrerer dieser Parameter keine Vorhersagbarkeit der erzeugten Zufallszahlen möglich ist.

Da sich dies sehr schwierig in Silizium implementieren lässt, geht man einen anderen Weg. Die Zufallszahlengeneratoren verwenden verschiedene logische Zustände des Prozessors wie Takt oder Speicherinhalte und geben diese auf ein rückgekoppeltes Schieberegister (LFSR – *linear feedback shift register*), das mit einem gleichfalls aus verschiedenen Parametern erzeugten Takt weitergeschaltet wird. Dieser Takt kann beispielsweise ein Mehrfaches des Prozessortaktes sein. Liest nun die CPU das Zufallszahlenregister aus dann erhält sie eine relativ gute Zufallszahl, die von außen nicht deterministisch ermittelbar ist. Durch darauf aufbauende Verfahren und Algorithmen lässt sich die Güte der so erhaltenen echten Zufallszahl weiter verbessern. Wichtig ist aber in diesem Zusammenhang, dass bereits der hardwarebasierte Zufallszahlen-Generator gute Zufallszahlen liefert, die auch die üblichen Tests wie FIPS 140-2 und AIS 31 bestehen.[1]

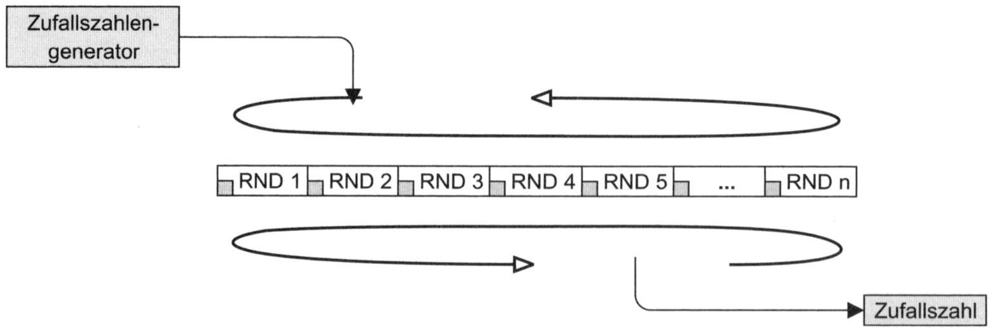

Bild 5.24 Beispiel für einen Zufallszahlengenerator, dessen Ausgabe laufend in einen Ringpuffer geschrieben wird und von dort bei Bedarf angefordert werden kann. Die grauen Quadrate symbolisieren die Information, ob die Zufallszahl bereits einmal gelesen wurde und kein weiteres Mal angefordert werden kann. Diese Art von Puffer wird oft bei langsam arbeitenden Zufallszahlengeneratoren eingesetzt.

5.4.9 Takterzeugung und Taktvervielfachung

Von Chipkarten werden immer höhere Rechenleistungen gefordert. Dies betrifft sowohl den Prozessor als auch den Bereich für kryptografische Algorithmen. Um diesen Forderungen nachzukommen, könnte man einfach eine höhere Taktfrequenz an den Mikrocontrollern anlegen. Die Rechenleistung stiege dann direkt proportional mit dem angelegten Takt. Eine Verdoppelung der Taktfrequenz würde damit auch eine Verdoppelung der Rechenleistung des Prozessors zur Folge haben. Leider ist es aber aus Kompatibilitätsgründen zu den einschlägigen Normen im Allgemeinen nicht möglich, die Taktfrequenz über 5 MHz hinaus zu erhöhen.

Um diese Beschränkung zu umgehen, kann man entweder den extern angelegten Takt in einem festen Übersetzungsverhältnis erhöhen oder unabhängig vom äußeren Takt eine Taktfrequenz auf dem Chip erzeugen. Technisch realisiert werden kann dies mit einer PLL-Schaltung (*phase locked loop*) oder einem RC-Oszillator. PLL-Schaltungen werden trotz ihrer höheren Frequenzstabilität selten verwendet, da ihre Einschwingzeit nach dem Wiederanschalten des Taktes über den recht strengen Anforderungen der einschlägigen Normen liegt.

Mit einem Oszillator bzw. Taktvervielfacher kann beispielsweise eine Chipkarte mit einem außen angelegten Takt von 5 MHz intern mit 20 MHz betrieben werden. Für die Berechnungszeit von komplexen kryptografischen Algorithmen oder den Betrieb einer Java Virtual Machine bringt dies erhebliche Vorteile. Ein Sachverhalt muss dabei allerdings berücksichtigt werden. Die Datenübertragungsgeschwindigkeit hängt immer vom extern angelegten und niemals vom internen Takt ab. Dies bedeutet, dass die Referenz für den UART immer der externe Takt ist.

[1] Ein Überblick zum Thema „Güte von Zufallszahlen" befindet sich im Abschnitt 7.3.2 auf Seite 174.

Allerdings darf man bei der internen Taktvervielfachung bzw. Takterzeugung nicht übersehen, dass der Stromverbrauch entsprechend ansteigt. In der Regel herrschen hier lineare Zusammenhänge, d. h. dass beispielsweise eine Vervierfachung des Taktes zu einer Vervierfachung des Stromverbrauchs führt. Gerade bei batteriebetriebenen Terminals wie Mobiltelefonen ist aber ein hoher Stromverbrauch unerwünscht.

Eine elegante Lösung dieses Problems ist ein so genanntes intelligentes Leistungsmanagement auf dem Mikrocontroller. Dabei wird der Steuerlogik des Oszillators der maximal erlaubte Stromverbrauch des Mikrocontrollers über die Betriebssystem-Software mitgeteilt. Dieser regelt dann ohne weiteres Zutun des Prozessors den Oszillator immer in einem Frequenzbereich, so dass der Stromverbrauch den vorgegebenen Maximalwert nicht überschreitet. Wird beispielsweise innerhalb dieses Regelkreises der erheblichen Strom benötigende Koprozessor zugeschaltet, so führt dies automatisch zur Absenkung der internen Taktfrequenz, damit der Stromverbrauch nicht über den vorgegebenen Wert steigt.

Leider hat diese Lösung einen kleinen Wermutstropfen. Die Spezifikationen für GSM- und UMTS-Telekommunikations-Chipkarten verbieten die Benutzung von freischwingenden Oszillatoren auf Chipkarten-Mikrocontrollern. Begründet wird dies mit möglichen Interferenz-Effekten mit der restlichen Elektronik der Mobiltelefone. Solange diese Teile der Spezifikationen Bestand haben, können deshalb weder eine stufenlose Anpassung der internen Taktfrequenz noch vollständig vom angelegten Takt unabhängige Oszillatoren benutzt werden. Diese Spezifikationen erlauben im Übrigen jedoch sehr wohl eine Taktfrequenzvervielfachung, solange externer und interner Takt über einen festen Multiplikator miteinander gekoppelt sind.

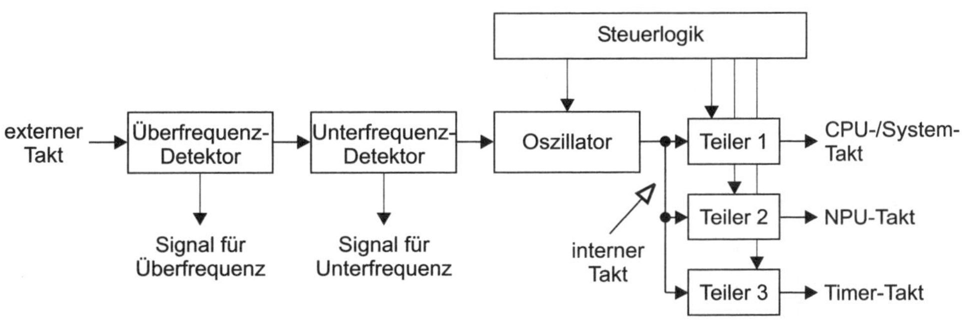

Bild 5.25 Blockschaltbild einer möglichen internen Taktvervielfachung mit PLL-Oszillator und nachgeschalteten Teilern für die verschiedenen Komponenten auf einem Mikrocontroller. Der Takt des Koprozessors (NPU) wird oftmals direkt und ohne vorgeschalteten Teiler dem PLL entnommen. Sind mehrere Timer auf dem Mikrocontroller vorhanden, so besitzen diese in der Regel auch jeweils separat einstellbare vorgeschaltete Teiler.

Jedoch ist die Prozessorgeschwindigkeit nicht der einzige Flaschenhals einer Chipkarte. Die Geschwindigkeit der von den Normen festgelegten Datenübertragung und die Schreib-/Löschzeit des EEPROM- bzw. Flash-Speichers profitieren nicht von einer solchen Lösung, was die Vorteile etwas einschränkt. Für manche Anwendungen kann es durchaus von Vorteil sein, eine intern höher getaktete Chipkarte zu verwenden, vor allem, wenn man in Betracht zieht, dass der dazu notwendige Schaltungsaufwand und in Folge davon der Platzbedarf auf dem Chip gering sind. Aus diesem Grund ist die Funktion der internen Taktvervielfachung bei nahezu allen neuen Chipkarten-Mikrocontrollern vorhanden.

5.4.10 DMA (direct memory access)

DMA-Einheiten sind im PC-Bereich seit langer Zeit eingeführte Komponenten. Mittels DMA können unabhängig und zum Teil auch parallel zum Prozessor in hoher Geschwindigkeit Daten zwischen Speicherbereichen kopiert oder verschoben werden. Oftmals ist auch das selbstständige Füllen eines Speicherbereichs mit einem vorgegebenen Wert möglich. Der Haupteffekt einer DMA-Einheit besteht darin, den Prozessor zu entlasten und auch manche Programmteile einfacher zu gestalten. Bislang sind leistungsfähige DMA-Komponenten auf Chipkarten-Mikrocontrollern allerdings erst in Ansätzen vorhanden.

5.4.11 Speicherverwaltung (memory management unit)

Bei neueren Chipkarten-Betriebssystemen ist es möglich, ausführbaren Maschinenkode in die Karte nachzuladen.[1] Dieser kann dann mit einem speziellen Befehl aufgerufen werden und beispielsweise eine nur dem Kartenherausgeber bekannte kryptografische Funktion ausführen. Sobald ein ausführbares Programm in die Karte geladen wird, kann man aber prinzipiell nicht mehr verhindern, dass dessen Funktion unter anderem auch das Lesen von geheimen Speicherinhalten beinhalten kann. Nun achten aber die Betriebssystem-Hersteller sehr darauf, dass der Aufbau und der Programmkode ihrer Betriebssysteme geheim bleibt. Ähnlich verhält es sich mit geheimen Schlüsseln oder Algorithmen innerhalb verschiedener Anwendungen auf einer Karte.

Eine verwaltungstechnische Lösung dieses Problems ist die Prüfung des einzubringenden Programms durch eine unabhängige Instanz. Aber auch dies kann keine vollständige Sicherheit gewährleisten, da man später ein anderes Programm in die Karte laden könnte als das geprüfte oder der Programmkode so geheim sein muss, dass ihn außer den Anwendungsanbieter niemand kennen darf.

Um nun einen akzeptablen Ausweg zu finden, kann man einen Chipkarten-Mikrocontroller mit einer so genannten Memory Management Unit, kurz MMU, ausrüsten. Diese kontrolliert parallel zur Programmausführung die Speichergrenzen der aktuellen Anwendung. Der erlaubte Speicherbereich wird vor dem Aufruf durch eine Betriebssystemroutine festgelegt und kann dann während des Ablaufs des Programms in der Anwendung nicht mehr verändert werden. Damit ist sichergestellt, dass eine Anwendung vollständig in sich gekapselt ist und nicht auf für sie verbotene Speicherbereiche zugreifen kann. Die damit geschaffenen Trennbereiche bezeichnet man in Anlehnung an den Brandschutz von Gebäuden als Firewalls. Wird aus dem durch Firewalls eingegrenzten Speicherbereich heraus versucht, auf andere Speicherbereiche zuzugreifen, dann ist dies zum einen nicht möglich, und zum anderen wird in aller Regel ein Interrupt ausgelöst, damit das Betriebssystem entsprechende Maßnahmen einleiten kann.

Nur wenige Mikrocontroller für Chipkarten besitzen momentan die in vielen Bereichen schon seit Jahren eingesetzten MMUs, doch wird diese Zusatzhardware in Zukunft stark an

[1] Siehe auch Abschnitt 13.14 „Nachladbarer Programmkode“ auf Seite 534.

Bedeutung gewinnen, da es der einzige gangbare Weg ist, mehrere Anwendungen innerhalb einer Chipkarte in Hardware sicher voneinander zu separieren.

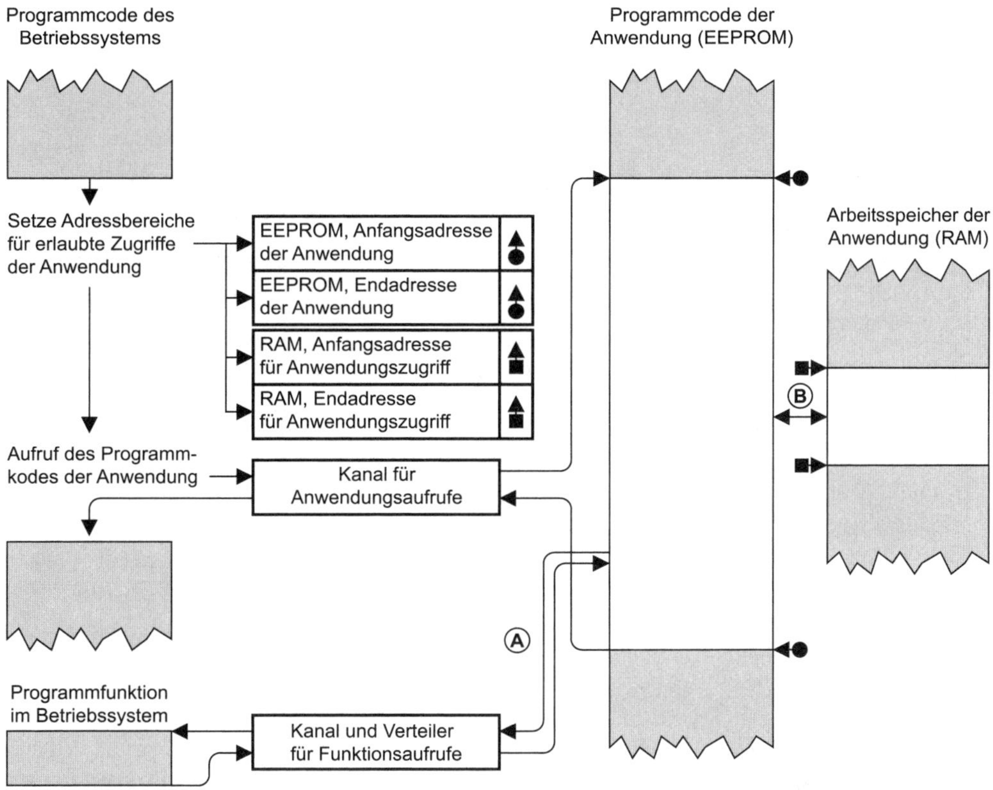

Bild 5.26 Schematische Darstellung der Funktionsweise einer Hardware-unterstützten Speicherverwaltung (MMU) auf einem Chipkarten-Mikrocontroller. Der Ablauf bei A zeigt einen durch die MMU kanalisierten und durch einen Verteiler gesteuerten Aufruf einer Funktion des Chipkarten-Betriebssystems. Bei B ist beispielhaft ein Schreib-Lesezugriff auf den durch die MMU begrenzten Arbeitsspeicher der Anwendung eingezeichnet.

Ein weiterer Gesichtspunkt von MMUs ist die Funktion, physikalisch adressierbaren Speicher auf beliebige Adressen innerhalb des logischen Adressraums des Prozessors zu legen. Dies vereinfacht zum Teil erheblich die Speicherverwaltung des Chipkarten-Betriebssystems und ermöglicht ebenfalls eine striktere Trennung von Anwendungen hinsichtlich des Adressraums. Zudem kann im Falle von nachladbarem nativen Programmkode dieser über die MMU an die entsprechende Speicheradresse relokiert werden, so dass eine manuelle Relokation der Programmkodes über das Betriebssystem unnötig wird.

Bei der Benutzung von MMUs in Chipkarten-Betriebssystemen muss allerdings ein kritischer Punkt beachtet werden. Beim aktuellen Stand der Technik sind alle MMUs auf den jeweiligen Mikrocontroller maßgeschneidert. Damit werden zwar Funktion und Flächenbedarf der MMU optimiert, allerdings auf Kosten der Portabilität des Programmkodes. Die Verwendung einer bestimmten MMU hat in der Praxis deutlich größere Auswirkungen auf das Betriebssystem als der jeweils verwendete Prozessor. Bei Chipkarten-Betriebssystemen für Massenanwendungen, bei denen der Zwang zur Unterstützung von mehreren Hardwareplattformen besteht, wurden deshalb bisher MMUs durchwegs nur sehr verhalten eingesetzt.

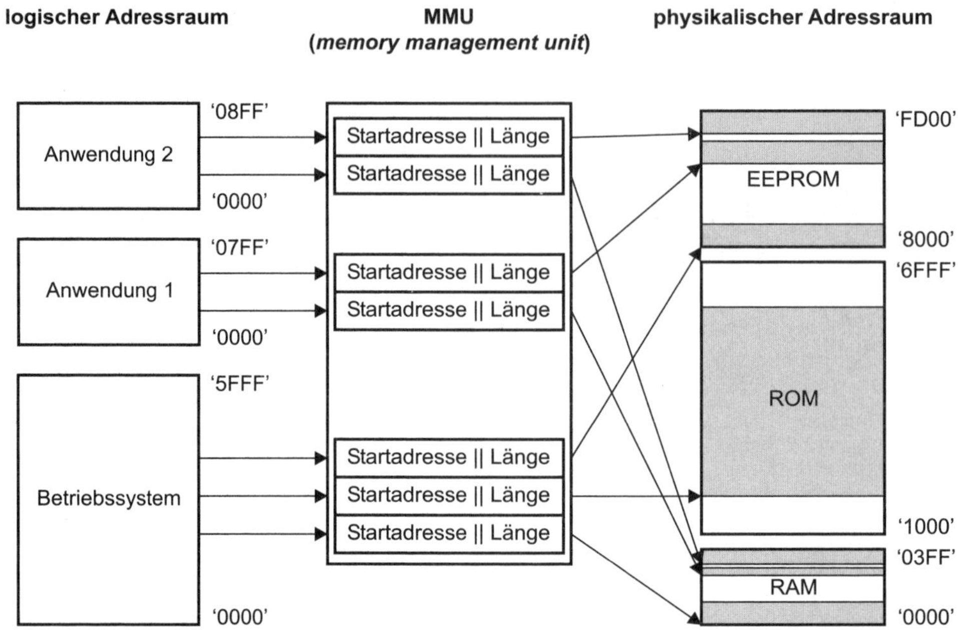

Bild 5.27 Schematische Darstellung der Arbeitsweise einer Hardware-unterstützten Speicherverwaltung (MMU) auf einem Chipkarten-Mikrocontroller hinsichtlich der Zuordnung von logischem zu physikalischem Adressraum. Das Beispiel zeigt ein Betriebssystem und zwei Anwendungen, die sich über die MMU den physikalisch vorhandenen Speicher teilen, welcher für die drei Zugriffsinstanzen von der MMU logisch jeweils in einen Adressbereich ab '0000' übersetzt wird.

5.4.12 Java-Beschleuniger (*Java accelerator*)

Java Card hat sich zum Industriestandard für ausführbare Programme auf Chipkarten etabliert. Da die Java-VM jedoch den Bytecode interpretieren muss und nicht direkt ausführen kann, folgt daraus zwangsläufig eine Einbuße an Geschwindigkeit gegenüber nativen Maschinenbefehlen, die direkt vom Prozessor verarbeitet werden. Durch die große Verbreitung von Java auf Chipkarten wurde es für die Halbleiterhersteller attraktiv, Abhilfen zum Problem der Ausführungsgeschwindigkeit zu schaffen. Dabei existieren zwei Lösungsansätze:

Im ersten Ansatz werden große Teile der Java-VM als dedizierte Hardware-Komponente zusätzlich zum eigentlichen Prozessor auf dem Chipkarten-Mikrocontroller untergebracht. Die Technik geht dabei in Richtung Pico-Java, d. h. zu einem realen Chip, der direkt den Java Bytecode abarbeiten kann. Nachteilig bei dieser Lösung ist, dass der Java-Prozessor zusätzliche Fläche neben dem eigentlichen Prozessor benötigt und eine vollständige Implementierung einer Java-VM verhältnismäßig aufwändig ist. Der Vorteil dieser Lösung liegt in der hohen Ausführungsgeschwindigkeit.

Bei der zweiten Lösungsvariante wird der eigentliche Befehlssatz des Prozessors um typische Java-Maschinenbefehle erweitert. Damit lassen sich dann von der Software-VM gesteuert unmittelbar Bytecodes vom erweiterten Prozessor abarbeiten. Realisiert wird diese Variante durch eine Lookup-Tabelle des Prozessors, welche für jeden zu emulierenden Bytecode die entsprechende Sequenz an Mikrobefehlen der CPU enthält. Der Vorteil gegenüber dem ersten Ansatz ist der geringere Flächenbedarf auf dem Chip bei allerdings etwas niedrigerer Ausführungsgeschwindigkeit.

Beide Lösungen haben jedoch den Nachteil, dass sie bislang spezifisch für die unterschiedlichen Chipkarten-Mikrocontroller sind. Damit erhöhen sich die Portierungsaufwendungen für Chipkarten-Betriebssysteme erheblich, was zur Folge hat, dass Java-Beschleuniger durchwegs selten benutzt werden. Dies ist analog zur eigentlich sehr nützlichen DMA-Funktion, die mangels Hardwarekompatibilität zwischen den unterschiedlichen Mikrocontrollerprodukten ebenfalls wenig Verwendung findet.

5.4.13 Koprozessor für symmetrische Kryptoalgorithmen

Sowohl im Zahlungsverkehr als auch in der Telekommunikation wird bislang der DES als Standard-Kryptoalgorithmus eingesetzt. Dieses große Marktpotenzial führt dazu, dass es sich für Halbleiterhersteller lohnt, Chipkarten-Mikrocontroller mit einer eigenen DES-Recheneinheit (*DES calculation unit*) auszurüsten. Dies ist im Prinzip nicht weiter schwierig, da der DES ursprünglich vor allem für eine Realisation in Hardware geschaffen wurde.

Betrachtet man aber die Leistungsdaten von DES-Recheneinheiten für Chipkarten-Mikrocontroller, so sieht man mehr als deutlich die Vorzüge. Es werden dabei Größenordnungen von 75 μs für eine einfache DES-Operation und 150 μs für eine Triple-DES-Operation mit 2 Schlüsseln bei 3,5 MHz erreicht.

Neben dem DES gibt es zunehmend auch Koprozessoren für den AES auf Chipkarten-Mikroprozessoren. Dabei werden in der Regel alle drei möglichen Schlüssellängen 128 Byte, 196 Byte und 256 Byte unterstützt. Dies ist technisch genauso realisierbar wie DES-Koprozessoren, da der AES ebenfalls verhältnismäßig einfach in eine Hardwareschaltung umgesetzt werden kann.

Eine Taktfrequenzerhöhung bewirkt bei dieser Art von Koprozessoren eine lineare Reduzierung der Rechenzeit. Zudem benötigt eine DES- bzw. AES-Recheneinheit auf dem Mikrocontroller nur unwesentlich mehr Chipfläche als der Programmkode im ROM oder im Flash einer DES/AES-Implementation, so dass mit dieser Art von Koprozessor auch kein zusätzlicher Flächenbedarf auf dem Chip notwendig ist.

5.4.14 Koprozessor für asymmetrische Kryptoalgorithmen

Für Berechnungen im Rahmen von Public-Key-Algorithmen, wie RSA und elliptischen Kurven, gibt es speziell entwickelte Recheneinheiten, die zusätzlich zu den üblichen Funktionseinheiten eines Chipkarten-Mikrocontrollers auf dem Silizium aufgebracht sind. Diese Recheneinheiten beherrschen nur einige Grundrechenarten, die für diese Art von Algorithmen notwendig sind. Dies ist die Exponentation und die Modulo-Berechnung großer Zahlen. Beide Operationen sind elementare Bestandteile und Notwendigkeit von Public-

Key-Verschlüsselungsverfahren, wie z. B. dem RSA-Algorithmus oder Elliptischen Kurven. Die Schnelligkeit dieser ganz auf diese beiden Rechenoperationen hin optimierten Bauteile kommt durch eine breite Architektur und hohe Taktfrequenz zustande. In ihrem speziellen Einsatzgebiet sind sie zum Teil selbst einem leistungsfähigen PC überlegen.

Aufgerufen wird die Recheneinheit vom Prozessor, der entweder direkt die abzuarbeitenden Daten oder Zeiger auf die Daten übergibt und dann mit einem Befehl die Abarbeitung startet. Nachdem der Auftrag fertiggestellt und das Ergebnis im RAM abgelegt ist, erhält der Prozessor die Kontrolle über den Chip wieder zurück. Im Allgemeinen können die Koprozessoren beim RSA-Algorithmus alle Schlüssellängen bis 1 024 Bit und mittelfristig auch bis 2 048 Bit verarbeiten. Bei elliptischen Kurven sind derzeit Werte von 160 Bit bis 256 Bit üblich.

5.4.15 Fehlererkennung und -korrektur bei nichtflüchtigem Speicher

Die wesentliche Beschränkung der Lebensdauer von Chipkarten ist bestimmt durch das EEPROM bzw. Flash und seine technisch begrenzte Anzahl der möglichen Schreib-/Löschzyklen. Um diese Einschränkung abzumindern, können beispielsweise Fehlerkorrekturkodes für bestimmte, stark beanspruchte Bereiche des nichtflüchtigen Speichers per Software errechnet und damit dann Fehler korrigiert werden. Es ist möglich, diese Fehlerkorrekturverfahren als Hardwareschaltung auf dem Chip zu implementieren. Damit werden, transparent für die Software, Speicherfehler erkannt und, falls diese nicht zu umfangreich sind, korrigiert.

Zur Speicherung der Kodes für Fehlererkennung- und korrektur benötigt man natürlich zusätzlichen nichtflüchtigen Speicher. Da gute Fehlerkorrekturkodes aber relativ viel Speicherplatz benötigen, steht man damit vor einer strategischen Entscheidung. Ist die Fehlerkorrektur gut, fordert dies einen Mehrverbrauch von bis zu 50 % des zu schützenden Speichers. Der Speicher für die Fehlerkorrekturmechanismen kann jedoch nur für diesen Zweck verwendet werden. Benutzt man eine nicht so gute Fehlerkorrektur, ist der zusätzliche Aufwand an Speicher zwar geringer, doch der Nutzen auch fraglich.

Es gibt wenige Mikrocontroller auf dem Markt, die eine in Hardware realisierte EEPROM-/Flash-Fehlererkennung und -korrektur haben, dazu aber unter Umständen die Hälfte des zu schützenden Speichers zusätzlich benötigen. Eine Konsequenz daraus ist die Tatsache, dass das dem Benutzer zur Verfügung stehende EEPROM/Flash nicht allzu groß ist. Allerdings ist die Lebensdauer des mit diesem Mechanismus abgesicherten EEPROM- bzw. Flash-Speichers ein Mehrfaches des üblichen Wertes. Diese Hardwareerweiterung wird im Bereich von Chipkarten auch nur bei EEPROM und bei NOR-Flash eingesetzt, da bei NAND-Flash ohnehin andere Maßnahmen wie ein FTL[1] (*flash translation layer*) benutzt werden müssen.

5.4.16 Schnittstelle zu einem Massenspeicher

Für manche Einsatzbereiche von Chipkarten-Mikrocontrollern sind die üblichen Speichergrößen deutlich zu klein. In solchen Fällen ist es möglich, den Chipkarten-Speicher mit

[1] Siehe auch Abschnitt 13.6.3 „Speichermanagement für Flash" auf Seite 499.

NAND-Flash[1] zu erweitern. Aktuell wird dies über Zwei-Chip-Lösungen umgesetzt, doch sind bereits erste Ein-Chip-Lösungen absehbar. Bild 2.12 auf Seite 28 zeigt dies im Überblick.

Zur Ansteuerung dieses Erweiterungsspeichers ist eine spezielle Funktionseinheit auf dem Mikrocontroller vorhanden. Die Hauptaufgabe dieser Baugruppe ist die der elektrischen Schnittstelle zum Speicherchip. Diese ist über einen Bus zum externen Speicherbaustein in NAND-Flash-Technologie realisiert. Die Breite des Datenbusses beträgt meist nur 8 Bit, um die Anzahl der Verbindungen zwischen Speicher und Microcontroller gering zu halten. Daneben werden noch Steuerleitungen für den Bus und die Chipauswahl sowie die Verbindung für die Spannungsversorgung benötigt.

Diese Schnittstellenbausteine unterstützen manchmal bis zu vier NAND-Flash-Speicher-Chips sowohl in der Technologie Single-Level-Cell (SLC) und auch Multi-Level-Cell (MLC). Unterschiedliche Wartezeiten für den Schreibvorgang können üblicherweise ebenfalls parametrisiert werden. Die Einstellmöglichkeiten haben typischerweise einen so großen Funktionsumfang, dass beinahe beliebige Bausteine mit NAND-Flash angesprochen werden können.

Auf der logischen Ebene ist die wesentliche Funktion das Schreiben und Lesen von Daten in und aus dem NAND-Flash. Die Daten können dabei über einen FIFO-Puffer mit beispielsweise einer Größe von 16 Byte transferiert werden. Oft steht auch noch die Möglichkeit des DMA-Transfers direkt aus und in das RAM des Mikrocontrollers zur Verfügung. Der Abschluss eines DMA-Transfers wird dem Prozessor über ein Bit oder einen Interrupt mitgeteilt.

Als zusätzliche Funktionalität existiert bei manchen Mikrocontrollern noch die Berechnung von Fehlererkennungs- und Fehlerkorrekturkodes während des Schreib- und Lesenvorgangs. Die Prüfsummenberechnung wird dabei blockweise über die Sektoren durchgeführt. Da sich die Daten eines gesonderten NAND-Speichers nach Kontaktierung auch von Unbefugten problemlos auslesen lassen, ist es notwendig, den gesamten Dateninhalt immer zu verschlüsseln. Diese Funktion stellt ebenfalls die Schnittstelle zum Massenspeicher zur Verfügung. Dazu wird der entsprechende Schlüssel in ein Register geladen, und anschließend werden alle Daten in Richtung Massenspeicher damit symmetrisch verschlüsselt und in der Richtung vom Massenspeicher entschlüsselt. Damit ist eine sichere Ablage aller Daten im Massenspeicher sichergestellt.

5.4.17 Modul mit mehreren Chips

Ist aus bestimmten Gründen eine Erweiterung der Chiphardware notwendig, so bedeutet dies einen großen Aufwand an Entwicklungszeit und Kosten beim Chiphersteller. Zur Realisierung einer kundenindividuellen Hardware gibt es nur zwei Möglichkeiten: Aufbau der neuen Hardware auf dem Silizium einer bestehenden Chip-Generation oder Konstruktion einer Zwei-Chip-Lösung.

Um für dieses Problem einen akzeptablen Weg zu finden, hat man eine Kompromisslösung ersonnen. Diese wählt vom Prinzip her den Mittelweg der beiden Lösungsmöglichkeiten. Der Chip für die neue Hardware-Baugruppe wird dabei direkt auf dem bisherigen Chip verklebt

[1] Siehe auch Abschnitt 5.3.4 „Flash“ auf Seite 96.

und durch Bond-Drähte elektrisch verbunden. Alternativ kann der zweite Chip auch neben dem Mikrocontroller in das Modul geklebt werden. Beide Varianten zeigt Bild 5.28.

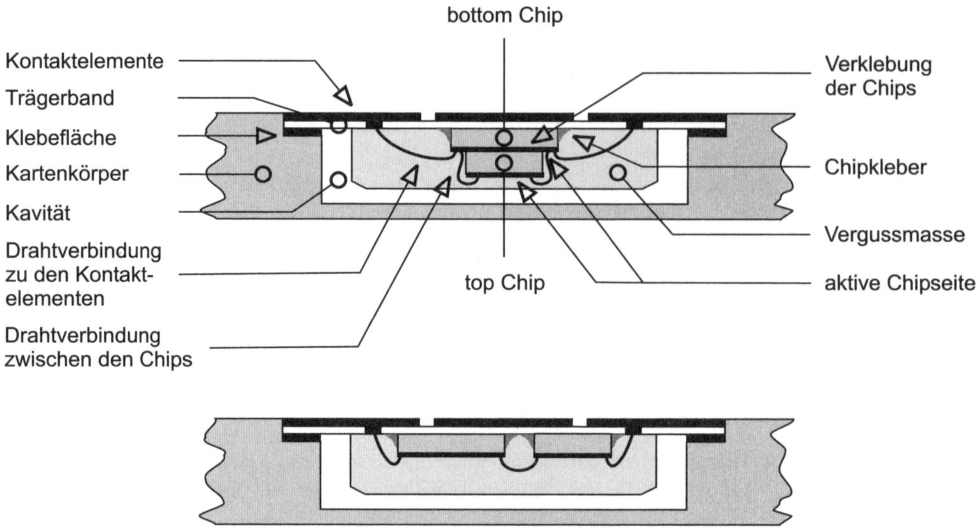

Bild 5.28 Querschnitt durch ein Chipmodul, das zwei verschiedene Chips enthält, die elektrisch durch Bonddrähte miteinander verbunden sind. Im oberen Bild sind die beiden Chips gestapelt (*stacking*) und im unteren Bild nebeneinander angeordnet.

Neben der elektrischen Verbindung der beiden Chips mittels Bonding gibt es auch die Variante einer Face-to-Face-Anordnung. Dazu haben die beiden Chips auf der Oberfläche ihrer aktiven Seite (*face*) erhabene Kontaktpunkte, über die nach dem Verkleben die elektrische Verbindung hergestellt wird. Das Prinzip zeigt Bild 5.29.

Dieser Lösung kommt zugute, dass viele Mikrocontroller für Chipkarten mehrere I/O-Leitungen haben, die zur Kommunikation mit dem zusätzlichen Chip verwendet werden können. Die resultierende Dicke in Sandwichbauweise unterscheidet sich nur unwesentlich von normalen Chips, da man in diesen Fällen das Siliziumträgermaterial einfach stärker dünnt. Damit kann man einen Sandwichchip in Standardmodule einbauen.

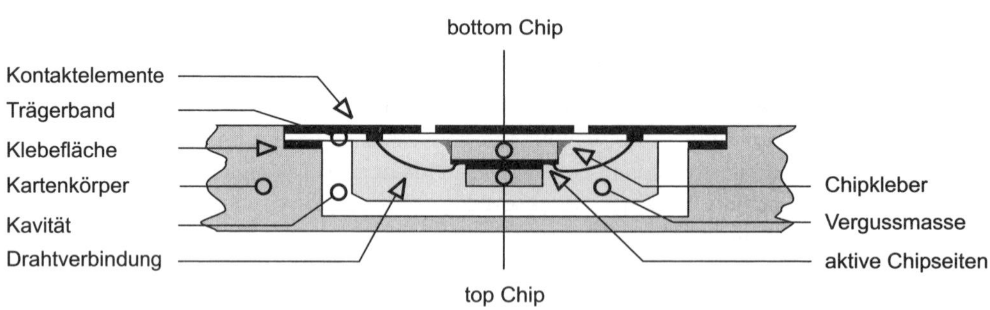

Bild 5.29 Querschnitt durch ein Chipmodul, das zwei verschiedene Chips enthält, die elektrisch durch direkte Kontaktierung der beiden aktiven Seiten (*face-to-face*) miteinander verbunden sind.

Das beschriebene Verfahren ist gut dafür geeignet, kundenindividuelle Wünsche für eine zusätzliche Hardware ohne aufwändige Änderungen durchzuführen. Es lassen sich damit bestehende Chips mit neuen Baugruppen verbinden, die beispielsweise über eine besondere serielle Schnittstelle zur Prüfung von Sicherheitsmerkmalen an anderen Chips verfügen. Auch besteht dadurch die Möglichkeit, einen speziellen ASIC mit einem geheimen kryptografischen Algorithmus in eine Chipkarte einzubauen.

Eine weitere Variante ist die Anbindung eines NAND-Flash als Massenspeicher an einen Chipkarten-Mikrocontroller. In so einem Fall muss dieser allerdings eine passende Schnittstelle bereitstellen, um den Flash-Speicher auch ansprechen zu können. Für große Stückzahlen im Millionenbereich ist das Verfahren nur für sehr hochwertige und entsprechend teure Chips rentabel, da für Massenprodukte in so einem Fall oft die Entwicklung von Spezialchips lohnenswert ist. Für kleinere bis mittlere Stückzahlen sind jedoch Chips in Sandwichbauweise meist eine gute Lösung. Typische Einsatzgebiete sind deshalb Sicherheitsmodule für Terminals oder auch Chipkarten für Pay-TV-Decoder[1].

5.4.18 VSI (*vertical system integration*)

Eine andere Form der Erweiterung der Chiphardware bzw. der auf einem einzelnen Chip unverträglicher Kombination von Halbleitertechnologien ist VSI (*vertical system integration*). Dabei sind zwei oder mehrere dünn geschliffene Dies in einem Stapel miteinander mechanisch und mittels halbleitertechnischer Durchkontaktierungen der einzelnen Dies auch elektrisch miteinander verbunden.

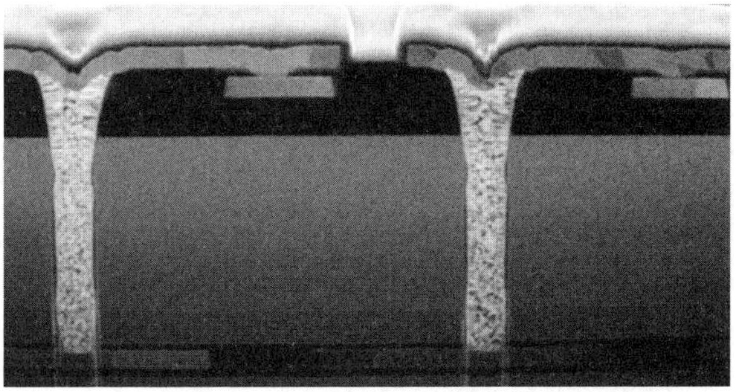

Bild 5.30 Querschnittfoto eines VSI-Stapels. Gut zu erkennen sind die beiden Durchkontaktierungen zwischen zwei aufeinandergestapelten Dies. (Giesecke & Devrient)

Mit VSI kann auf technisch sehr elegante Weise die ursprüngliche Chipfläche in ganzen Vielfachen vergrößert werden. Bei zwei gestapelten Dies hat man bereits die doppelte Fläche zur Verfügung und beispielsweise bei vier Dies die vierfache Fläche. Dies ermöglich zum einen sowohl eine erhebliche Erweiterung des zur Verfügung stehenden Speichers und zum anderen auch eine beträchtliche Vergrößerung der Chipsicherheit. Es ist nämlich zur Zeit *de facto* nicht möglich, mit halbleitertechnischem Analysegerät einen zwischen zwei Dies eingestapelten Chip ohne Zerstörung des abdeckenden Chips anzugreifen.

[1] Siehe auch [Kuhn 97].

Eine einfachere Variante der im Prinzip beinahe beliebig skalierbaren VSI ist die Face-to-face-Anordnung zweier Chips. Dabei wird die elektrische Kontaktierung durch das hochgenaue Aufeinandersetzen von zwei Chips mit ihrer Oberseite (*face*) geschaffen.

Sowohl VSI als auch das Face-to-face-Verbinden zweier Chips ermöglichen deutlich bessere Erweiterungen der Chiphardware, als dies durch das Verbinden zweier Chips durch Bonddrähte möglich ist.

5.5 Erweiterter Temperaturbereich

Chipkarten-Mirocontroller werden nicht nur in Bereichen verwendet, bei denen sie unmittelbar von Personen benutzt werden. Beispiele dafür sind der Einsatz in Automaten, bei Telemetrie-Geräten und das weite Feld des Automotive-Bereichs. Diese Einsatzfelder werden zusammenfassend als M2M-Anwendung (*machine to machine*) bezeichnet. Dabei sind Funktionalität und Sicherheitsanforderungen an den Mikrocontroller unverändert, nur die Anforderung hinsichtlich des Temperaturbereichs ist deutlich erweitert. Die für den Telekommunikationssektor spezifizierten Temperaturbereiche sind in Tabelle 5.5 aufgeführt, welche auch für andere Anwendungsbereiche Vorbildcharakter haben. Zusätzlich werden bei M2M-Anwendungen auch andere Formfaktoren wie SOP8[1] (*small outline package*) oder QFN (*quad flat pack no-leads*) benutzt, um das Einbauvolumen zu reduzieren und die Zuverlässigkeit zu erhöhen.

Da die für M2M-Anwendungen verwendeten Mikrocontroller nur einen erweiterten Temperaturbereich haben, kann die darauf befindliche Software unverändert von den üblichen Mikrocontrollern für Chipkarten übernommen werden. Die Halbleiterhersteller bieten hier typischerweise aus ihrem Produktportfolio einige Mikrocontroller als M2M-Variante an. Der erweiterte Temperaturbereich wird durch ein angepasstes Chipdesign und veränderte Prozessparameter bei der Halbleiterfertigung erreicht. Diese aufwändigeren Prozesse haben zur Folge, dass Mikrocontroller für M2M-Anwendungen etwas teuerer sind und auch speziell für diesen Einsatzzweck hergestellt werden.

Tabelle 5.5 Die in der TS 102 221 spezifizierten Temperaturbereiche für Benutzung und Lagerung von UICCs.

Temperaturklasse	Temperaturbereich
A	−40 °C – +85 °C
B	−40 °C – +105 °C
A	−40 °C – +125 °C

[1] Siehe auch Bild 3.14 auf Seite 39.

Kapitel 6

Informationstechnische Grundlagen

Die spezifischen Eigenschaften von Chipkarten gegenüber allen anderen Kartentypen sind durch den in den Kartenkörper implantierten Mikrocontroller bestimmt. Der Kartenkörper aus Kunststoff ist in seiner Funktion vor allem ein Träger für den Mikrocontroller. Natürlich können zusätzlich zum Mikrocontroller weitere Kartenelemente integriert sein, doch ist dies für die eigentlichen Chipkarten-Funktionen nicht notwendig. Um nun die Eigenschaften dieses kleinen Computers und der darauf aufbauenden informationstechnischen Mechanismen verstehen zu können, sind einige Grundkenntnisse der Informatik notwendig.

Es soll hier nicht Expertenwissen vermittelt werden. Dies ist auch nicht notwendig, um die Grundzüge der Verfahren und Techniken im Zusammenhang mit Chipkarten zu verstehen. Das in diesem Kapitel zusammengestellte Grundlagenwissen geht auch nur so weit in die Tiefe, wie es für das Verständnis der Zusammenhänge notwendig ist.

6.1 Strukturierung von Daten

Der Transfer von Daten erfordert zwangsläufig immer eine exakte Definition der verwendeten Daten und ihrer Struktur. Nur so ist es möglich, Datenelemente wiederzuerkennen und auch zu interpretieren. Datenstrukturen mit fester Länge und nicht änderbarer Reihenfolge bringen regelmäßig Systeme zum „Platzen". Das beste Beispiel dafür war die Umstellung vieler europäischer Währungen in Euro am 1. Januar 2002. Alle Systeme und Datenstrukturen, bei denen die Währungskennzeichnung unveränderlich festgelegt war, mussten mit großem Aufwand erweitert werden. Die gleiche Problematik herrscht bei vielen Chipkarten-Anwendungen. Feste Datenstrukturen verursachen über kurz oder lang immer erheblichen Aufwand, wenn sie geändert werden sollen.

Das Problem, Daten zu strukturieren, besteht allerdings schon seit langer Zeit, und es gibt viele intelligente Lösungsansätze. Einer, der in der Chipkartenwelt sehr populär ist und auch allgemein in der Informationstechnik immer mehr Anwendung findet, stammt aus der Datenübertragung. Es ist dies die abstrakte Syntax-Notation 1 (*abstract syntax notation one*), die kurz als ASN.1 bezeichnet wird. ASN.1 ist eine kodierungsunabhängige Beschreibung von Datenobjekten, die ursprünglich aus dem Bereich des Transfers von Daten zwischen verschiedenen Rechnersystemen stammt. Eine Alternative zu ASN.1 wäre die Strukturierung der Daten mit XML (*Extensible Markup Language*), doch hat dies bei Anwendungen im Chipkartenumfeld bisher nicht Fuß gefasst.

Im Prinzip ist ASN.1 eine Art von künstlicher Sprache, die nicht zur Beschreibung von Programmen geeignet ist, sondern zur Beschreibung von Daten und ihrer Struktur. Genormt ist die Syntax in der ISO/IEC 8824, die Kodierungsregeln befinden sich in der ISO/IEC 8825. Beide Normen sind eine Weiterentwicklung der Empfehlung X.409, die von der CCITT definiert wurde.

ASN.1 im Detail zu beschreiben, würde ein ganzes Buch füllen, weshalb hier überblickshaft nur auf einige wesentliche Aspekte eingegangen wird und des Weiteren auf einschlägige Literatur wie beispielsweise Walter Gora [Gora 98] verwiesen wird.

ASN.1 besitzt eine Reihe elementarer (*primitiv*) Datentypen, wie dies Tabelle 6.1 zeigt, und zusammengesetzter (*constructed*) Datentypen, wie in Bild 6.3 auf Seite 120 dargestellt. Weiterhin besteht die Möglichkeit, über Makros die Syntax von ASN.1 zu erweitern, um damit beinahe beliebige Ergänzungen von ASN.1 vorzunehmen. Die Tabellen 6.2 auf der nächsten Seite, 6.4 auf Seite 118 und 6.3 auf der nächsten Seite zeigen ein einfaches Beispiel für die Verwendung von ASN.1 inklusive Definition und Kodierung der Daten.

Tabelle 6.1 Einige im Chipkarten-Umfeld oft benutzte Datentypen von ASN.1.

Datentyp	Art	Bedeutung
BOOLEAN	elementar	Wahrheitswert Ja/Nein
INTEGER	elementar	negative und positive Ganzzahl
OCTET STRING	elementar	Sequenz von Bytes (1 Byte = 1 Oktett zu 8 Bit)
BIT STRING	elementar	Sequenz von Bits
SEQUENCE	zusammengesetzt	Zusammenfassung mehrerer Komponenten zu einem neuen Datentyp

Die Kodierung von ASN.1-Objekten findet somit in der klassischen TLV-Struktur statt. Dabei bedeutet das „T" (*tag*) die Kennzeichnung des Datenobjektes, das „L" (*length*) die Länge und „V" (*value*) die eigentlichen Daten.

Das erste Feld in einer TLV-Struktur ist das Kennzeichen (*tag*) des im V-Teil folgenden Datenobjektes. Damit nun nicht jeder Anwender seine eigenen Kennzeichen definiert und somit der Inkompatibilität Tür und Tor geöffnet ist, existieren Normen, die für verschiedene und auch öfter benötigte Datenstrukturen die entsprechenden „tags" festlegen. In der ISO/IEC 7816-6 sind beispielsweise die Kennzeichen von Datenobjekten für allgemeine Industrieanwendungen definiert. Für Secure Messaging sind sie hingegen in der ISO/IEC 7816-4 festgelegt, und bei EMV gibt es wiederum eigene. Es ist also keineswegs so, dass ein spezielles Tag überall für das gleiche Datenelement benutzt wird, doch sind Bestrebungen zur Vereinheitlichung im Gange.

Das Grundkonzept der Kodierung von Daten mit ASN.1 besteht darin, dass Datenobjekte mit einer vorangestellten eindeutigen Kennzeichnung und einer Längenangabe versehen werden. Die recht aufwändige Syntax der Beschreibungssprache erlaubt es auch, eigene Datentypen zu definieren sowie Datenobjekte zu verschachteln. Die ursprüngliche Idee, eine allgemeingültige Syntax zu schaffen, auf deren Basis Daten zwischen zwei grundverschiedenen Rechnersystemen ausgetauscht werden können, kommt im Chipkartenbereich wenig zum Einsatz.

Hier findet momentan lediglich ein sehr kleiner Teil der gesamten zur Verfügung stehenden Syntax Verwendung. Dies ist vor allem durch den beschränkten Speicherplatz in den Chipkarten bedingt.

Tabelle 6.2 Ein einfaches Beispiel für eine Datendefinition mit ASN.1.

`SC_Controller ::= SEQUENCE {`	Definition eines neuen Datentyps für SC_Controller.
`Name IA5String,`	Der Name des Mikrocontrollers ist ein ASCII-String.
`CPUType CPUPower,`	Bei CPUType wird auf die Definition von CPUPower verwiesen.
`NPU BOOLEAN,`	Wahrheitswert als Ja/Nein-Aussage, ob ein Koprozessor (NPU) vorhanden ist.
`EEPROMSize INTEGER,`	Die Größe des EEPROMs ist ein ganzzahliger Integerwert.
`RAMSize INTEGER,`	Die Größe des RAMs ist ein ganzzahliger Integerwert.
`ROMSize INTEGER }`	Die Größe des ROMs ist ein ganzzahliger Integerwert.
`CPUPower ::= ENUMERATED {`	Definition eines neuen Datentyps als Aufzähltyp für CPUPower.
`8Bit (8),`	Der mögliche Auswahlwert für den 8 Bit CPU Typ.
`16Bit (16),`	Der mögliche Auswahlwert für den 16 Bit CPU Typ.
`32Bit (32) }`	Der mögliche Auswahlwert für den 32 Bit CPU Typ.
`SuperXS SC_Controller ::= {`	Spezifische Ausprägung des Datentyps SC-Controller mit den Daten für SuperXS.
`Name "XS 8 Bit",`	Der Name des Mikrocontrollers ist "XS 8 Bit".
`CPUType 8,`	Es handelt sich um eine 8 Bit-CPU.
`NPU true,`	Ein Koprozessor (NPU) ist vorhanden.
`EEPROMSize 1024,`	Die Größe des EEPROMs beträgt 1 024 Byte.
`RAMSize 256,`	Die Größe des RAMs beträgt 256 Byte.
`ROMSize 8192 }`	Die Größe des ROMs beträgt 8 192 Byte.

Tabelle 6.3 Die Datendefinition aus Tabelle 6.2 mit Daten eines spezifischen Mikrocontrollers gefüllt.

`SuperXS SC_Controller ::= {`	Spezifische Ausprägung des Datentyps SC-Controller mit den Daten für SuperXS.
`Name "XS 8 Bit",`	Der Name des Mikrocontrollers ist "XS 8 Bit".
`CPUType 8,`	Es handelt sich um eine 8 Bit CPU.
`NPU true,`	Ein Koprozessor (NPU) ist vorhanden.
`EEPROMSize 1024,`	Die Größe des EEPROMs beträgt 1 024 Byte.
`RAMSize 256,`	Die Größe des RAMs beträgt 256 Byte.
`ROMSize 8192 }`	Die Größe des ROMs beträgt 8 192 Byte.

In der ISO/IEC 8825 sind die grundlegenden Kodierungsregeln BER (*basic encoding rules*) für ASN.1 zusammengefasst. Diese daraus resultierenden Datenobjekte werden als BER-TLV-kodierte Datenobjekte bezeichnet. BER-kodierte Datenobjekte besitzen ein Kennzeichen, eine Längenangabe, den eigentlichen Datenteil und optional eine Endekennung. Nach diesen Kodierungsregeln sind auch einige Bits im Kennzeichen vorbelegt. Dies ist in Bild 6.1 auf der nächsten Seite detailliert dargestellt. Eine Untermenge der grundlegenden Kodierungsregeln BER sind die DER (*distinguished encoding rules*). Diese geben unter anderem an, wie die Längenangabe zu kodieren ist (1, 2, 3 oder 4 Byte lang). Ein grundlegender Überblick zu BER und DER findet sich bei Burton Kaliski [Kaliski 93].

Tabelle 6.4 Die Daten eines spezifischen Mikrocontrollers aus Tabelle 6.3 auf der vorherigen Seite gemäß ASN.1 mit den BER (*basic encoding rules*) kodiert.

`'30 1C'`	Kennzeichen '30' für eine Sequenz mit der Länge 28 Byte (= '1C').
`'16 08 58 53 20 38 20 42 69 74'`	Kennzeichen '16' für einen IA5String mit der Länge 8 Byte (= '08') und dem Inhalt '58 53 20 38 20 42 69 74' (= "XS 8 Bit").
`'0A 01 08'`	Kennzeichen '0A' für einen Aufzähl-Datentyp mit der Länge 1 Byte (= '01') und dem Inhalt '08'.
`'01 01 FF'`	Kennzeichen '01' für einen Boolean Datentyp mit der Länge 1 Byte (= '01') und dem Inhalt 'FF', was dem Wert true entspricht.
`'02 02 04 00'`	Kennzeichen '02' für einen Integer Datentyp mit der Länge 2 Byte (= '02') und dem Inhalt '04 00' (= 1 024).
`'02 02 01 00'`	Kennzeichen '02' für einen Integer Datentyp mit der Länge 2 Byte (= '02') und dem Inhalt '01 00' (= 256).
`'02 02 20 00'`	Kennzeichen '02' für einen Integer Datentyp mit der Länge 2 Byte (= '02') und dem Inhalt '02 00' (= 8 192).

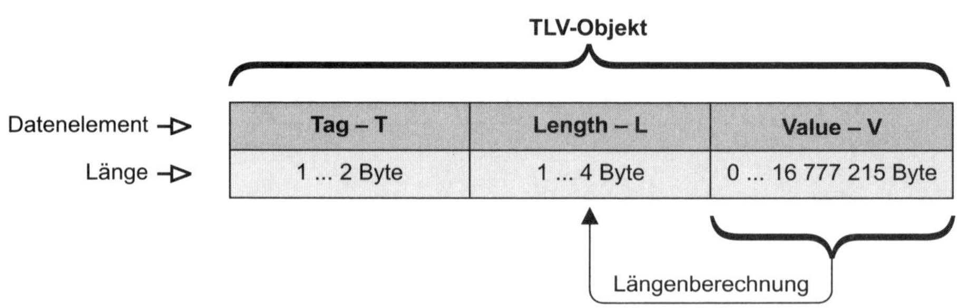

Bild 6.1 Das Prinzip der BER-basierten TLV-Kodierung nach ASN.1.

In den beiden höherwertigen Bits des Kennzeichens wird die Klasse kodiert, zu der das nachfolgende Datenobjekt gehört. Die Klasse „universal class" gibt an, ob es sich um generelle Definitionen von Datenobjekten handelt, wie beispielsweise für Integerwerte oder Zeichenketten. Die „application class" zeigt an, ob das Datenobjekt zu einer bestimmten Anwendung oder Norm (z. B. ISO/IEC 7816-6) gehört. Die beiden weiteren Klassen, „context specific class" und „private class", gehören in den Bereich von nicht genormten Anwendungen. Dies ist in Tabelle 6.5 auf der nächsten Seite gezeigt.

Das den beiden Bits für die Klasse folgende Bit zeigt an, ob das gekennzeichnete Datenobjekt aus weiteren Datenobjekten zusammengesetzt ist. Die fünf niederwertigen Bits sind das eigentliche Kennzeichen. Da es aufgrund des eingeschränkten Adressraumes nur die Werte von 0 bis 30 annehmen kann, existiert die Möglichkeit, durch Setzen aller fünf Bits auf das nachfolgende Byte zu verweisen. In diesem sind dann alle Werte von 31 bis 127 zulässig. Bit 8 verweist auf zukünftige Anwendungen und darf demnach noch nicht gesetzt sein.

Tabelle 6.5 Die Kodierung des Kennzeichens bei ASN.1.

b8	b7	b6	b5	b4	b3	b2	b1	Bedeutung
Byte 1								
0	0	...	...	...	...	...	...	universal class
0	1	...	...	...	...	...	...	application class
1	0	...	...	...	...	...	...	context specific class
1	1	...	...	...	...	...	...	private class
...	...	0	...	...	...	...	...	einfaches Datenobjekt (*primitive*)
...	...	1	...	...	...	...	...	zusammengesetztes Datenobjekt (*constructed*)
...	...	...	X	X	X	X	X	Nummer des Kennzeichens (0 ... 30)
...	...	...	1	1	1	1	1	Es existiert ein nachfolgendes Byte (Byte 2), das das Kennzeichen festlegt.
Byte 2								
0	X	X	X	X	X	X	X	Nummer des Kennzeichens (31 ... 127)

Tabelle 6.6 Aufbau der BER-basierten Längenangabe bei ASN.1

Anzahl der Längenbytes	erstes Byte	Folgebytes	kodierte Länge	Bedeutung
1 Byte	'00' ... '7F'	—	0 ... 127	für diesen Wertebereich wird 1 Byte als Längenangabe benutzt
2 Byte	'81'	'00' ... 'FF'	0 ... 255	für diesen Wertebereich werden 2 Byte als Längenangabe benutzt
3 Byte	'82'	'00 00' ... 'FF FF'	0 ... 65 535	für diesen Wertebereich werden 3 Byte als Längenangabe benutzt
4 Byte	'83'	'00 00 00' ... 'FF FF FF'	0 ... 16 777 215	für diesen Wertebereich werden 4 Byte als Längenangabe benutzt
5 Byte	'84'	'00 00 00 00' ... 'FF FF FF FF'	0 ... 4 294 967 295	für diesen Wertebereich werden 5 Byte als Längenangabe benutzt

Die Anzahl der benötigten Längenbytes eines TLV-Objekts ist in Tabelle 6.6 dargestellt. Auch in diesem Falle ist die Kodierung flexibel aufgebaut. Die Anzahl der notwendigen Längenbytes zur Darstellung der Länge des Datenteils des TLV-Objekts ist von der Größe des Datenteils abhängig. Für Datenlängen bis 127 Bytes reicht ein Längenbyte aus, für größere Datenlängen ist eine entsprechend erweiterte Längenangabe vorgesehen.

In der Norm wird dazu auch der Begriff Template (deutsch: Schablone) definiert. Ein Template ist ein Datenobjekt, das als Hülle oder Container für weitere Datenobjekte dient. Für den Bereich von branchenübergreifenden Anwendungen von Chipkarten sind die Kennzeichen für mögliche Datenobjekte in der ISO/IEC 7816-6 definiert. Der Bereich des Zahlungsverkehrs mit Chipkarten deckt die ISO 9992-2 ab.

Diese Methode der Kodierung von Daten hat einige Eigenschaften, die sich gerade im Chipkartenbereich sehr vorteilhaft auswirken. Da der Speicherplatz im Regelfall immer zu klein ist, kann durch die Verwendung von Datenobjekten auf der Grundlage von ASN.1 erheblich Speicherplatz gespart werden, denn durch die TLV-Kodierung ist es möglich, Daten mit variabler Länge ohne große Komplikationen zu übertragen und abzuspeichern. Dies führt zu einer sehr ökonomischen Verwendung von Speicher. Am Beispiel der TLV-Kodierung eines Namens in Bild 6.2 sei dies noch einmal verdeutlicht.

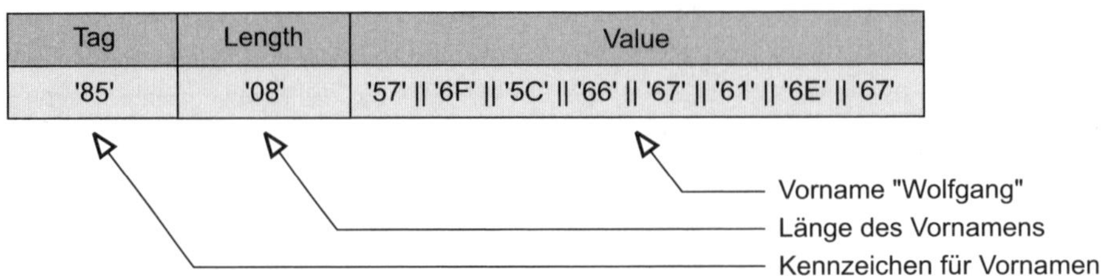

Bild 6.2 Kodierung des Vornamens „Wolfgang“ mittels einer TLV Struktur.

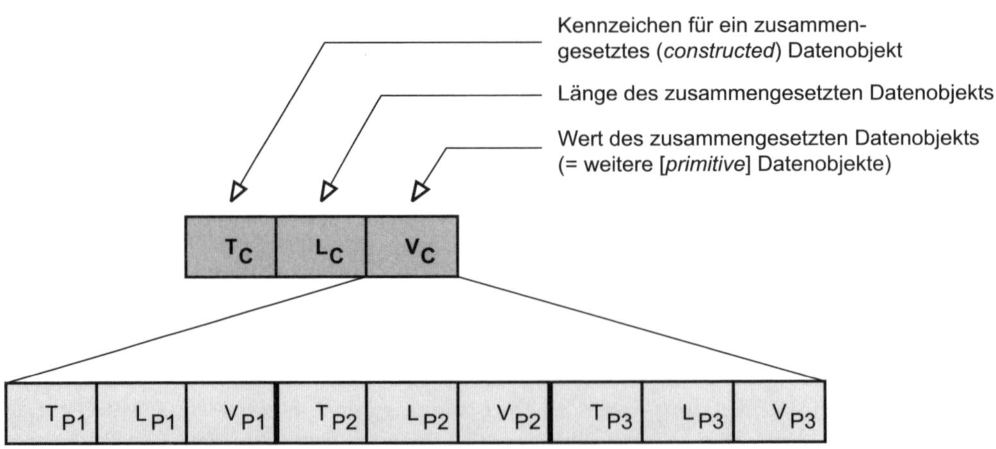

Bild 6.3 Prinzipielle Struktur beim Aufbau von zusammengesetzten (*constructed*) TLV-kodierten Datenstrukturen aus mehreren einfachen (*primitive*) TLV-kodierten Datenobjekten. Die Indizes „C“ und „P“ stehen für „constructed“ und „primitive“.

Spätere Erweiterungen von Datenstrukturen können bei ASN.1 einfach vorgenommen werden, da in der vorhandenen Datenstruktur nur ein zusätzliches TLV-kodiertes Datenobjekt eingefügt werden muss. Die Kompatibilität zu den älteren Versionen bleibt dabei vollständig erhalten, solange die früheren TLV-Objekte nicht entfernt werden. Genauso verhält es sich mit neuen Versionen von Datenstrukturen, bei denen Änderungen gegenüber der vorherigen

Kodierung vorgenommen wurden. Durch die Änderung der Kennzeichnung, also des „tags", ist dies ohne weiteres möglich. Ebenso lassen sich gleiche Daten mit unterschiedlicher Kodierung einfach darstellen. Zusammengefasst ergeben alle diese Vorteile die Begründung, warum gerade im Chipkartenbereich die ASN.1-Syntax auf der Basis einer TLV-Kodierung so beliebt ist.

Der Hauptnachteil von ASN.1-Datenobjekten ist der bei geringen Nutzdaten vorhandene Aufwand an Verwaltungsdaten. Sind die Nutzdaten beispielsweise nur 1 Byte lang, dann benötigt man zwei zusätzliche Bytes (*tag* und *length*), um dieses eine Datenbyte zu verwalten. Je länger jedoch die Nutzdaten sind, desto günstiger wird das Verhältnis. Die ASN.1-strukturierten Daten in der deutschen Krankenversichertenkarte sind ein gutes Beispiel dafür. Die Nutzdaten betragen je Datenobjekt zwischen 70 Byte und 212 Byte. Die dafür notwendigen Verwaltungsdaten haben eine Gesamtgröße von 36 Byte. Dies ergibt einen Verwaltungsaufwand für die Nutzdaten zwischen 17 und 51 %.

An einem Beispiel, siehe dazu auch Bild 6.4, sei dies alles nochmals rekapituliert. Angenommen, man möchte in einer Datei mit transparenter Datenstruktur Familiennamen, Vornamen und Titel speichern. Unabhängig von einer korrekten ASN.1-Beschreibung haben die TLV-kodierten Daten die gezeigte Struktur.

Variante 1

T	L	V	T	L	V	T	L	V
'85'	'07'	"Manfred"	'87'	'05'	"Braun"	'84'	'04'	"Ing."

Variante 2

T	L	V	T	L	V	T	L	V
'84'	'04'	"Ing."	'85'	'07'	"Manfred"	'87'	'05'	"Braun"

Variante 3

T	L	V	T	L	V	T	L	V
'87'	'05'	"Braun"	'85'	'07'	"Manfred"	'84'	'04'	"Ing."

Bild 6.4 Beispiele für die Unabhängigkeit der Reihenfolge innerhalb einer TLV-Struktur. Die hier verwendeten Kennzeichen sind frei gewählt und entsprechen damit keiner einschlägigen Norm.

Bei der Auswertung dieser Datenstruktur vergleicht der Rechner das erste Kennzeichen mit allen ihm bekannten. Stimmt es mit einem überein, erkennt er das erste Datenobjekt als Vorname. Die dazugehörige Länge kann er im folgenden Byte lesen. Die anschließenden Bytes sind dann das eigentliche Datenobjekt, d. h. der Vorname. An diesem schließt sich das nächste TLV-Objekt mit dem ersten Byte, dem Kennzeichen für den Familiennamen, an. Der Rechner geht hier bei der Erkennung genauso vor wie beim ersten Datenobjekt.

Besteht nun die Notwendigkeit, die Datenstruktur zu erweitern, z. B. mit einem Namenszusatz, kann man einfach ein neues Element in die vorhandene Struktur einfügen. Die Position der Einfügung ist dabei nicht von Bedeutung. Die nun erweiterte Datenstruktur bleibt aber dennoch voll kompatibel mit der älteren Version, da das neue Element ein eigenes Kennzeichen erhält und damit eindeutig ist. Programme, die nur die alten Kennzeichen erkennen, stören sich an dem neuen Kennzeichen nicht, da es für sie unbekannt ist und definiert übersprungen werden kann. Neue Programme, die auch das neue Tag erkennen, können es damit auch auswerten und haben gleichzeitig keine Probleme mit der alten Struktur.

6.2 Kodierung alphanumerischer Daten

Die in den Dateien und Datenobjekten von Chipkarten gespeicherten alphanumerischen Daten können in den unterschiedlichsten Formaten abgelegt sein. Zu einem Teil lässt sich dies auf intensive Speicherplatzminimierungsmaßnahmen und mangelnde Abstimmung der einzelnen Anwendungen und Spezifikationen untereinander zurückführen, zum anderen Teil jedoch auf den Siegeszug der Chipkarten in Ländern außerhalb Westeuropas, welche eigene Schriftzeichen benutzen. Dabei mussten die ursprünglich verwendeten 7 Bit- und 8 Bit-Zeichensätze durch leistungsfähigere Kodierungsschemata für alphanumerische Daten ersetzt werden.

6.2.1 7-Bit-Kode (ASCII)

Mit einer 7-Bit-Kodierung können insgesamt 2^7=128 Zeichen dargestellt werden. Der weltweit am meisten benutzte 7-Bit-Kode ist in ISO/IEC 646 spezifiziert und vor allem als ASCII-Kode (*American Standard Code for Information Interchange*) bekannt. Die Bedeutung von ASCII nimmt seit Jahren stetig ab, da die Anzahl der darstellbaren Schriftzeichen viel zu gering ist.

Im GSM-System wurde im Übrigen zur Darstellung von alphanumerischen Daten ein an ASCII angelehntes 7-Bit-Alphabet festgelegt. Es ist in der ETSI-Spezifikation TS 23.038 definiert und hat im Bereich der mobilen Telekommunikation große Bedeutung erlangt.

6.2.2 8-Bit-Kode (PC-ASCII)

Der am häufigsten verwendete 8-Bit-Kode (2^8=256 Zeichen) ist nach ISO/IEC 8859 genormt und wurzelt im 7-Bit-ASCII-Kode. Er setzt sich aus zwei 7-Bit-Kode-Tabellen zusammen, die beide sowohl Steuerzeichen als auch Schriftzeichen festlegen. Die niederwertigere der beiden Kodetabellen ist dabei identisch mit ASCII und immer gleich. Die höherwertige Kodetabelle kann je nach ländertypischem Zeichensatz unterschiedlich sein. Die wohl bekannteste höherwertige Kodetabelle ist Latein 1 und deckt die spezifischen Schriftzeichen der westeuropäischen Länder ab. Latein 2 hingegen kodiert die besonderen Schriftzeichen der osteuropäischen Länder. Die ISO/IEC 8859 besteht insgesamt aus 16 Teilen, die noch eine Reihe weiterer höherwertiger Kodetabellen für Schriftzeichen verschiedenster Sprachen enthalten.

Die Schriftzeichen von ISO/IEC 8859 mit Latein 1 Kodetabelle finden sich in etwas geänderter Kodierung auch unter DOS als Kodetabelle 850 nach IBM-Register, als so genanntes PC-ASCII und unter Windows als ANSI-Kode.

Der im Bereich von Großrechnern immer noch weit verbreitete 8 Bit breite EBCDIC-Kode (*extended binary coded decimal interchange code*) findet im Übrigen bei Chipkarten keine Anwendung.

6.2.3 16-Bit-Kode (Unicode)

Kodes mit 16 Bit Breite ermöglichen die Darstellung von $2^{16} = 65\,536$ Zeichen. Der einzige Vertreter ist dabei der vom Unicode Konsortium [Unicode] als Industriestandard definierte Unicode.

Die ersten 256 Zeichen von Unicode sind identisch mit ISO/IEC 8859 Latein 1, so dass es hier zumindest in der Zeichenkodierung eine Aufwärtskompatibilität gibt. Die Anzahl der mit einem 16-Bit-Kode darstellbaren Zeichen reicht zwar aus, um die Schriftzeichen der wichtigsten lebenden Sprachen darzustellen, doch leider nicht für alle Schriftzeichen, die auf dieser Welt verwendet werden.

Um dies zu kompensieren, wurde in der aktuellen Unicode Version 3.0 eine Art Escape-Sequenz (*surrogate pairs*) in der 16-Bit-Zeichenbreite eingeführt, mit der es nun über ein zusätzliches Byte möglich ist, bis zu eine Million Zeichen darzustellen.

6.2.4 32-Bit-Kode (UCS)

Aufgrund der ursprünglichen Limitierung auf 65 536 Zeichen bei Unicode wurde ein erweiterter Zeichenkode notwendig, der diese oftmals allerdings unkritische, Begrenzung umging. ISO/IEC 10646 legt einen 32-Bit-Kode namens UCS (*universal character set*) fest, mit dem sich $2^{32} = 4\,294\,967\,296$ Zeichen darstellen lassen, von denen jedoch nur die Hälfte (= 2 147 483 648 Zeichen) benutzt wird.

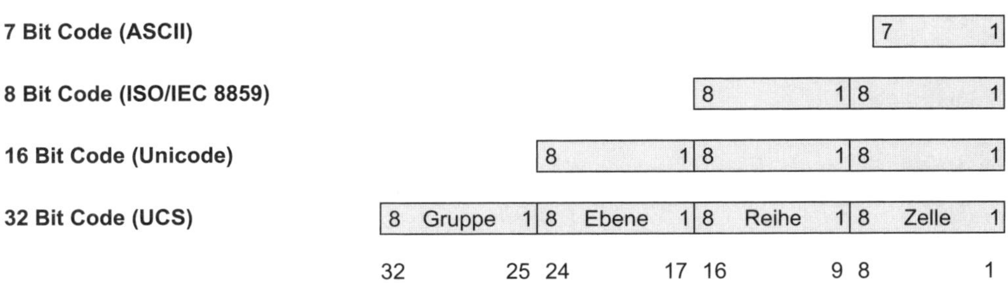

Bild 6.5 Die Zusammenhänge zwischen den weltweit am häufigsten benutzten 7, 8, 16 und 32 Bit-Kodes für alphanumerische Zeichen.

Die vier Bytes von UCS haben in sinkender Wertigkeit sortiert die Namen Gruppe (*group*), Ebene (*plane*), Reihe (*row*) und Zelle (*cell*). UCS setzt sich demzufolge aus 128 Gruppen zu 256 Ebenen zu 256 Reihen zu 256 Zellen zusammen. Eine Ebene legt damit 65 536 Zeichen fest. Die unterste Ebene, d. h. Gruppe 0 und Ebene 0, wird BMP (*basic multilingual plane*) genannt und ist identisch mit dem Unicode. Die unterste Reihe, d. h. Gruppe 0, Ebene 0 und Reihe 0, entspricht infolgedessen auch automatisch dem Zeichensatz von ISO/IEC 8859 Latein 1, und die ersten 128 Zeichen sind auf diese Weise auch identisch der ASCII-Kodierung.

Ein kurzes Beispiel, siehe dazu auch Bild 6.5, soll dies verdeutlichen: Der Buchstabe "A" in 7 Bit ASCII und 8 Bit ISO/IEC 8859 Latein 1 wird als '30' kodiert. Da die ersten 256 Zeichen von Unicode identisch mit ISO/IEC 8859 Latein 1 sind, hat demnach "A" in Unicode dargestellt den Wert '00 30' und im 4 Byte breiten UCS-Kode den Wert '00 00 00 30'.

UCS ist der einzige Zeichenkode, mit dem es möglich ist, alle Zeichen aller lebenden und toten Sprachen mit einem bestimmten Zahlenwert eindeutig darzustellen. Deshalb ist UCS trotz seines Speicherplatzbedarfs von 4 Byte pro Zeichen das wichtigste zukünftige Kodierungsschema.

Zur Übertragungskodierung von 32 Bit UCS- und 16 Bit Unicode-Zeichen gibt es drei übliche Schemata, welche als UTF (*UCS transformation format*) bezeichnet werden. Mit UTF-8 werden die Zeichen in eine Sequenz von bytevariabler Länge übersetzt, deren 7 niederwertigste Bits ASCII entsprechen. UTF-16 verwendet 16 Bits zu Kodierung und entspricht damit der BMP von UCS und dem 16 Bit Unicode. Ein anderer Ausdruck für UTF-16 ist auch UCS-2, da dabei 2 Byte zur Kodierung benutzt werden. UTF-32 entspricht der üblichen 4 Byte-Darstellung von UCS und wird deshalb auch UCS-4 genannt.

6.3 SDL-Symbolik

In diesem Buch wird zur Beschreibung von Zuständen und Zustandsübergängen neben der üblichen UML-Notation die SDL-Notation benutzt. Diese ist im Chipkartenbereich eine häufig eingesetzte Symbolik zur Beschreibung von zustandsorientierten Mechanismen, beispielsweise von Kommunikationsprotokollen. SDL ist die Abkürzung von *Specification and Description Language* und in der CCITT-Empfehlung Z.100 detailliert beschrieben.

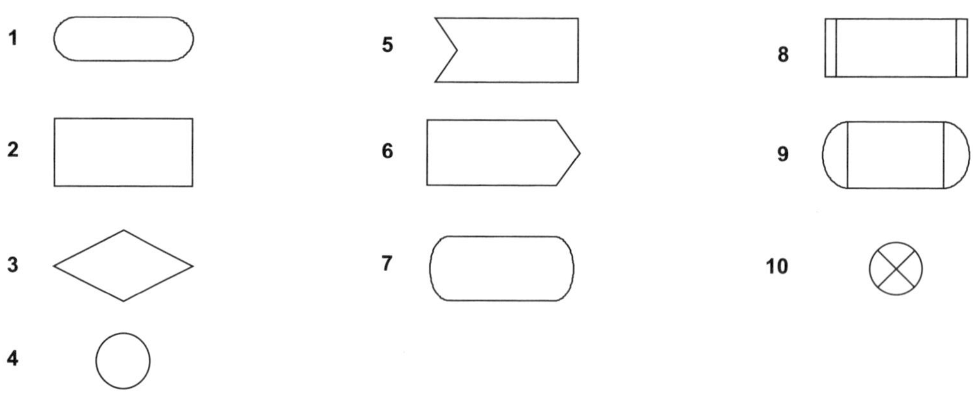

Bild 6.6 Die in diesem Buch verwendeten Symbole der SDL-Notation nach CCITT Z.100: Start (1), Aufgabe (2), Entscheidung (3), Marke (4), Eingabe (5), Ausgabe (6), Zustand (7), Unterprogramm (8), Start Unterprogramm (9) und Ende Unterprogramm (10).

Die SDL-Symbolik ähnelt dem der bekannten Flussdiagramme. Sie beschreibt jedoch keine Programmabläufe, sondern Zustände und Zustandsübergänge. Die SDL-Diagramme sind aus einzelnen genormten Symbolen zusammengesetzt, die mit Linien untereinander verbunden werden. Der Ablauf in den Diagrammen ist immer von links oben nach rechts unten, so dass die Verbindungslinien der einzelnen Symbole keine Kennzeichnung (Pfeilspitze) von Anfang und Ende benötigen.[1]

[1] Ein ausführliches Beispiel für ein SDL-Diagramm findet sich bei 9.3.1 „Übertragungsprotokoll T=0" auf Seite 276.

Vereinfacht kann man sich die Notation so vorstellen, dass SDL ein System beschreibt, das aus einer bestimmten Anzahl von Prozessen besteht. Jeder Prozess wiederum ist ein Zustandsautomat. Befindet sich der Automat in einem stabilen Zustand, so kann er ein Signal von außen empfangen. Abhängig von den empfangenen Daten, wird ein bestimmter neuer Zustand erreicht. Dazwischen können zusätzliche Aktionen, wie Empfangen und Senden von Daten oder Berechnung eines Wertes, liegen.

Die folgenden in Bild 6.6 auf der vorherigen Seite gezeigten Symbole werden in diesem Buch benutzt. Sie stellen nur eine Auswahl aus der wesentlich umfangreicheren Symbolmenge von Z.100 dar, doch sind sie als Grundlage für den Einsatz im Chipkartenbereich ausreichend.

Das Start-Zeichen (Nr. 1) symbolisiert den Anfang eines Prozesses. Mit ihm beginnt in den meisten Fällen ein SDL-Diagramm. Das Zeichen für eine Aufgabe (Nr. 2) erläutert durch den enthaltenen Text eine bestimmte Aktion näher. Es existiert bei diesem Symbol keine weitere detaillierte Beschreibung in Form eines Unterprogramms. Das nächste Zeichen, die Entscheidung (Nr. 3), erlaubt bei einem Zustandsübergang eine Abfrage, die entweder „JA" oder „NEIN" sein kann. Die Marke (Nr. 4) gibt eine Verbindung zu einem weiteren SDL-Diagramm an und wird hauptsächlich zur Aufteilung von großen Diagrammen auf mehrere kleinere benutzt.

Die beiden anschließenden Zeichen Eingabe (Nr. 5) und Ausgabe (Nr. 6) zeigen Schnittstellen nach außen auf. Im Inneren des Symbols werden die genauen Ein-/Ausgabeparameter beschrieben. Zur Beschreibung eines Zustands dient das Symbol Zustand (Nr. 7). In ihm ist der jeweils erreichte Zustand angegeben.

Die nächsten drei Symbole beschreiben Unterprogramme. Nummer 8 – Unterprogramm – zeigt auf, dass der Inhalt dieses Kästchens an anderer Stelle noch genauer beschrieben ist. Die beiden Symbole Start (Nr. 9) und Ende (Nr. 10) eines Unterprogramms bilden den Rahmen für ausführlichere Darstellungen.

6.4 Zustandsautomaten

Unter einem Automaten stellt man sich gemeinhin eine Maschine vor, in die man eine Münze einwirft und dann einen Knopf drückt. Daraufhin kann man ein Fach öffnen und ihm etwas entnehmen.

Etwas abstrakter ausgedrückt, definiert dieser Automat einen Ablauf mit verschiedenen Übergängen von Zuständen. Im Ausgangszustand wartet der Automat auf den Geldeinwurf, jede andere Aktion wie Drücken der Taste ruft keinerlei Aktion hervor. Erst der Einwurf der Münze überführt den Automaten vom Grundzustand in den Zustand „Geld eingeworfen". Der nächste Zustandsübergang kommt durch Drücken der Taste zustande, woraufhin der Automat ein Fach freigibt.

In der Informatik kann man unter Verwendung von Graphen oder Petri-Netzen auf eine sehr anschauliche Art Zustandsautomaten beschreiben. Neben der Möglichkeit der Modellierung von Zustandsautomaten können die dadurch beschriebenen Systeme auf bestimmte Eigenschaften hin untersucht werden. Ziele dabei sind, etwaige mögliche Verklemmungen (*dead locks*) im Ablauf herauszufinden und die korrekten Befehlsabläufe sicherzustellen.

6.4.1 Grundlagen zur Automatentheorie

Es soll hier ein Überblick und eine Einführung über Graphen zur Zustandsbeschreibung von Chipkarten-Anwendungen gegeben werden.

Ein Graph stellt eine Menge von Zuständen und Beziehungen dieser Zustände zueinander dar. Die Zustände werden als Knoten dargestellt. Die Beziehungen der Zustände zueinander als Kanten. Weisen die Kanten eine Richtung, sprich einen Pfeil am Ende auf, so spricht man von gerichteten Kanten und damit von einem gerichteten Graphen. Der Pfeil gibt an, in welcher Richtung ein Zustandsübergang stattfinden kann. Die Platzierung von Knoten und Kanten in der graphischen Darstellung spielt keine Rolle bei der Interpretation des Graphen. Eine Folge von Knoten, die mit Kanten verbunden sind, bezeichnet man des Weiteren als Pfad. Sind dabei der erste und letzte Knoten identisch und mehr als ein Knoten vorhanden, so nennt man diesen Pfad Zyklus.

Dies ist nur ein sehr kleiner Teil der Graphentheorie, doch reicht er im Wesentlichen aus, um die Zustände und die dazugehörigen Automaten in Chipkarten-Anwendungen zu beschreiben.

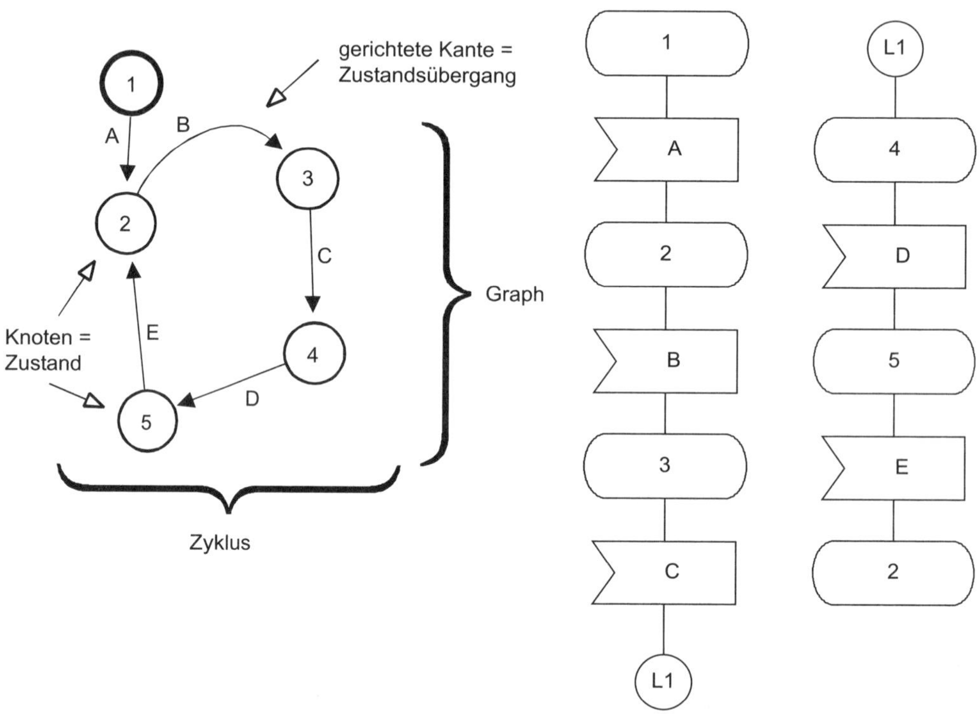

Bild 6.7 Beispiele für verschiedene Darstellungsarten eines Zustandsgraphen. Links ist ein gerichteter Zustandsgraph abgebildet, rechts ein äquivalentes SDL-Diagramm.

Tabelle 6.7 Darstellung des Zustandsgraphen aus Bild 6.7 auf der vorherigen Seite als Tabelle.

nach Zustand	**von Zustand** **1**	**2**	**3**	**4**	**5**
1	—	—	—	—	—
2	A	—	—	—	E
3	—	B	—	—	—
4	—	—	C	—	—
5	—	—	—	D	—

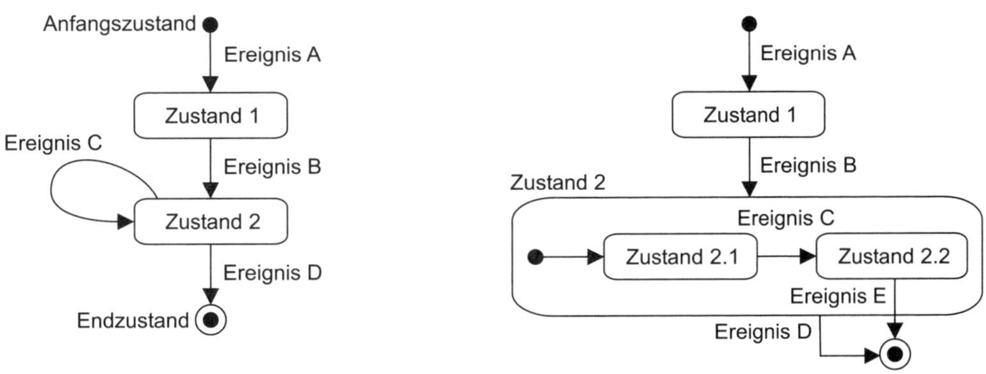

Bild 6.8 Beispiel für zwei Zustandsdiagramme nach UML. Das linke Bild zeigt einen einfachen sequentiellen Zustandsablauf und das rechte Bild ein Zustandsdiagramm mit Unterzuständen.

6.4.2 Praktische Anwendung

Gegenüber einfachen Speicherkarten besteht ein weiterer Vorteil von Prozessorkarten darin, dass die Reihenfolge von Kommandos vorgegeben werden kann. Es besteht also die Möglichkeit, alle Kommandos in ihren Parametern und ihrer Reihenfolge genau festzulegen. Dies ist auch ein zusätzlicher Zugriffsschutz parallel zu den objektorientierten Zugriffsrechten auf Dateien. Allerdings sind die Möglichkeiten, die Chipkarten in diesem Bereich bieten, sehr unterschiedlich. Einfache Betriebssysteme können in der Regel keine Zustandsautomaten verwalten, wogegen in modernen Betriebssystemen anwendungsspezifische Zustandsautomaten unter Einbeziehung von Kommandoparametern definiert werden können.

Ein typisches Beispiel für einen einfachen Zustandsautomaten sind die beiden Kommandos, die für eine Authentisierung eines Terminals notwendig sind. Das erste Kommando fordert von der Karte eine Zufallszahl mit dem GET CHALLENGE-Kommando an. Damit aktiviert es den Zustandsautomaten, und dieser lässt als einziges nächstes Kommando das Authentisierungskommando EXTERNAL AUTHENTICATE zu. Erhält die Karte das Kommando, so ist die Sequenz beendet, und jedes andere Kommando ist wieder erlaubt. Ist dies jedoch nicht der Fall, erhält die Karte also ein anderes als das erwartete Authentisierungskommando, dann erzeugt der Zustandsautomat eine Fehlermeldung, und die Sequenz wird abgebrochen. Man muss dann die Kommandosequenz wieder von vorne beginnen.

Diese Arten von Zustandsautomaten haben in der Chipkarte einige Vorteile. Weil nur sehr wenige Kommandos in einer fest definierten Reihenfolge vorgegeben werden, benötigen sie wenig Speicher und Programmaufwand. Für viele Anwendungsfälle reicht es aus, die Dateiinhalte mit den objektorientierten Zugriffsmechanismen zu schützen und sonst alle Kommandos frei in ihrer Reihenfolge zuzulassen. Lediglich einige Abläufe, wie beispielsweise die Authentisierung, müssen in ihrer Reihenfolge vorgeschrieben werden. Dies kann sehr speicherökonomisch durch einen einfachen Zustandsautomaten geschehen.

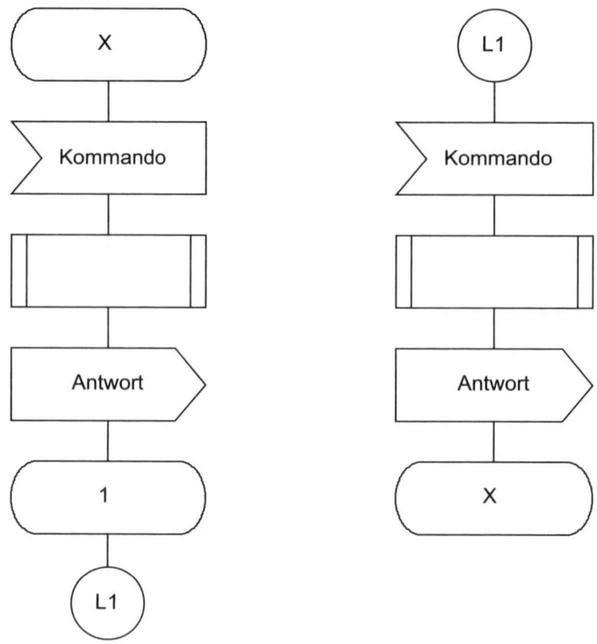

Bild 6.9 Ein Beispiel für einen einfachen Zustandsautomaten einer Chipkarte mit den beiden Zuständen X und 1.

Mit der Erweiterung der vorangehend beschriebenen Zustandsautomaten kann man alle Kommandos mit allen Parametern vor der Ausführung innerhalb eines definierten Graphen überprüfen. Je nach Ausführung des Automaten könnte man dann unter Umständen sogar auf den objektorientierten Zugriffsschutz an den Dateien verzichten, weil der Automat alle notwendigen Prüfungen vor der eigentlichen Kommandoausführung übernehmen könnte. Ein Fehler in der Definition des Zustandsgraphen hätte allerdings fatale Auswirkungen auf die Sicherheit des Systems. Weil die vollständige Fehlerfreiheit der Zustandsdefinitionen in komplexen Automaten nur mit hohem Aufwand nachweisbar ist, verzichtet man in der Praxis meist nicht auf den zusätzlichen Zugriffsschutz an den Dateien. Die korrekte Beschreibung aller Abläufe und aller Kommandos zu einer Chipkarte ist aufwändig und wird oft teilweise empirisch ermittelt.

Nach der Beschreibung der Vorteile von Zustandsautomaten müssen konsequenterweise auch die Nachteile genannt werden. Die Implementierung eines Zustandsautomaten mit der geforderten Mächtigkeit ist sowohl vom Entwurf als auch von der späteren Programmierung her gesehen aufwändig. Zusätzlich zu diesem Programmkode muss auch der jeweilige Graph im Speicher abgelegt werden. Die Größe dafür ist natürlich davon abhängig, wie komplex der auszuführende Graph ist. Die Informationsmenge, die in einem Graphen mit mehreren Zuständen und entsprechenden Zustandsübergängen enthalten ist, kann für Chipkarten-Verhältnisse durchaus groß werden. Die ISO/IEC 7816-9 behandelt die Zustandsautomaten für Chipkarten. Dort werden so genannte ACDs (*access control descriptor*) beschrieben, in denen die in einem bestimmten Zustand erlaubten Kommandos mit ihren Parametern festgelegt werden. Das Chipkarten-Betriebssystem überwacht dann anhand dieser ACDs den festgeschriebenen Zustandsautomaten.

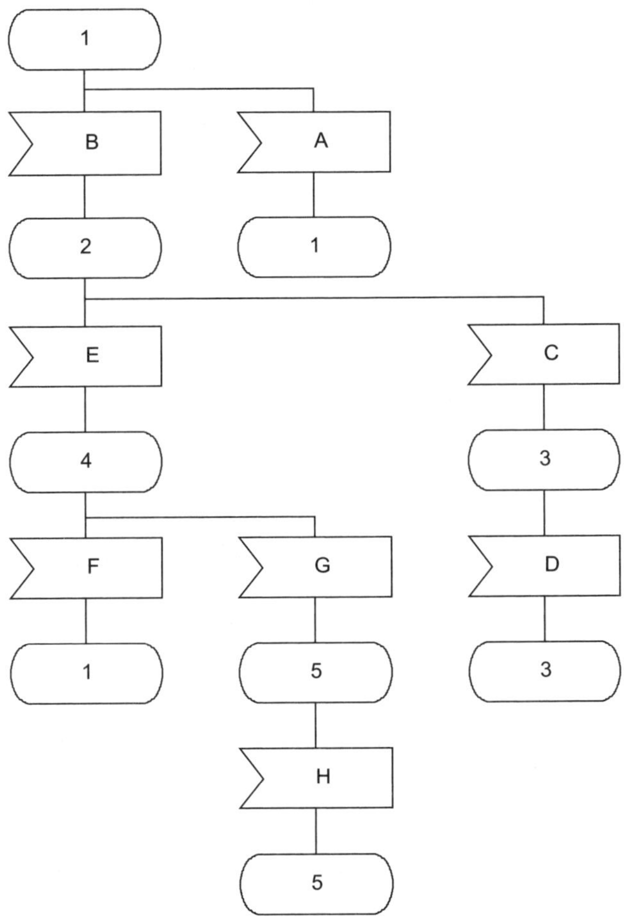

Bild 6.10 Beispiel für den aufwändigen Zustandsautomaten einer Chipkarte mit den folgenden Zuständen und Zustandsübergängen: Grundzustand (1), Übergangszustände (2, 4), Endzustände (3, 5), SELECT (A, C), VERIFY (B), READ BINARY (D), GET CHALLENGE (E), alle Kommandos außer EXTERNAL AUTHENTICAT (F), EXTERNAL AUTHENTICATE (G), SELECT/UPDATE BINARY (H).

Um überblickshalber die Möglichkeiten eines Zustandsautomaten aufzuzeigen, ist im nachfolgendem Bild 6.10 auf der vorherigen Seite ein Graph für eine kleine Anwendung abgebildet. Die Funktion kann wie folgt beschrieben werden:

Nach dem Reset befindet sich die Chipkarte im Grundzustand, der die Nummer 1 hat. In diesem Zustand ist die Auswahl jeder Datei mit SELECT im Dateibaum erlaubt, dadurch tritt keine Zustandsänderung ein. Alle anderen Kommandos bis auf die PIN-Prüfung (VERIFY) sind verboten und werden von der Chipkarte mit einer Fehlermeldung quittiert. Nach einer positiven Überprüfung der PIN erreicht der Automat den Zustand 2.

In diesem Zustand sind zwei Kommandos erlaubt. Der erste Pfad führt über die Auswahl einer Datei (SELECT) zum Zustand 3, in dem dann die ausgewählte Datei gelesen werden darf. Der zweite Pfad, der vom Zustand 2 abzweigt, führt nach der Anforderung einer Zufallszahl von der Karte durch das Terminal (GET CHALLENGE) zum Zustand 4. Jedes Kommando, außer EXTERNAL AUTHENTICATE, führt zurück zum Grundzustand 1. Konnte die Authentisierung des Terminals erfolgreich ausgeführt werden, erreicht die Chipkarte den Zustand 5. In diesem Zustand ist im Graph definiert, dass Dateien ausgewählt und geschrieben werden dürfen (SELECT, UPDATE BINARY).

Die beiden Zustände 3 und 5 können in dieser Graphendefinition innerhalb der Sitzung nicht mehr verlassen werden, sie stellen die beiden Endzustände dar. Ein Übergang in den Zustand 1 ist nur durch einen Reset der Chipkarte möglich. Dies ist im Graphen nicht eingezeichnet, da alle Zustandsautomaten nur ein „Bewusstsein" während der aktuellen Sitzung haben. Es wird innerhalb des Zustandsautomaten keinerlei Information von einer Sitzung zu einer folgenden weitergegeben.

6.5 Fehlererkennungs- und Fehlerkorrekturkodes

Bei der Übertragung oder Speicherung von Daten sollte eine Möglichkeit vorhanden sein, Veränderungen an diesen Daten zu erkennen. Vor allem Programme müssen gegenüber Veränderungen abgesichert sein, da ein einziges verändertes Bit im Programmkode diesen zerstört bzw. den Programmablauf so verändern kann, dass die geforderte Funktionalität nicht mehr vorhanden ist. Vor allem der nichtflüchtige Speicher (EEPROM, Flash) von Chipkarten ist gegenüber äußeren Einflüssen wie Hitze, Spannungsschwankungen oder Ähnlichem relativ empfindlich. Deshalb müssen gerade hier die sicherheitsrelevanten Teile geschützt sein, so dass unerwünschte Änderungen für das Betriebssystem erkennbar sind und in ihren negativen Auswirkungen abgefangen werden können.

Zur Sicherung von empfindlichen Dateninhalten benutzt man Fehlererkennungskodes, die auch allgemein als EDC (*error detection code*) bezeichnet werden. Mit ihnen lassen sich Veränderungen im gesicherten Bereich mit einer je nach Kode unterschiedlichen Wahrscheinlichkeit erkennen.

Die erweiterte Form dazu sind die Fehlerkorrekturkodes, auch ECC (*error correction code*) genannt. Mit ihnen ist es möglich, nicht nur Fehler in den zu prüfenden Daten zu erkennen, sondern diese Fehler auch in begrenztem Maße und mit einer gewissen Wahrscheinlichkeit wieder zu korrigieren.

Das Prinzip all dieser Kodes ist es, den zu schützenden Daten eine Prüfsumme beizugeben. Üblicherweise befindet sich diese im Anschluss an die zu überwachenden Daten. Sie berechnet sich mit einem allgemein bekannten, also nicht geheimen Algorithmus. Mit dem durch die Berechnung erhaltenen EDC ist dann bei Bedarf eine Prüfung der Daten auf Veränderung möglich. Dies geschieht durch Vergleich der gespeicherten Prüfsumme mit einer neu ermittelten. Bild 6.11 zeigt dazu die grundsätzlichen Abläufe.

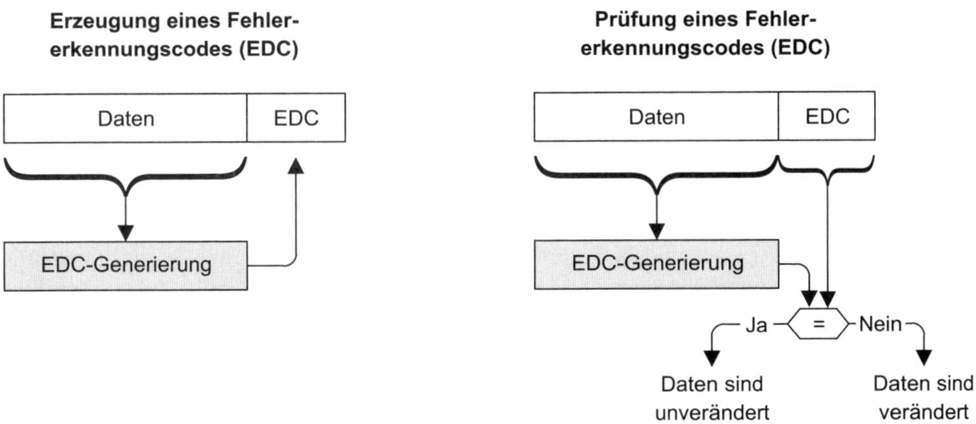

Bild 6.11 Prinzipieller Ablauf beim Einsatz eines fehlererkennenden Kodes (*error detection code – EDC*) zum Schutz von Daten.

Gerade bei Fehlererkennung und -korrektur existieren die unterschiedlichsten Berechnungsverfahren. So sind etwa bei manchen die höherwertigen Bits besser geschützt, um dadurch die Auswirkungen im Wertebereich von Zahlen so weit wie möglich zu reduzieren. Der Einsatz dieser Algorithmen übersteigt jedoch in den meisten Fällen den Aufwand an Programmkode bei weitem. Es kommen deshalb meist nur Verfahren zur Anwendung, bei denen bei der Erkennung von Fehlern keine Unterschiede zwischen höher- und niederwertigen Teilen eines Bytes gemacht werden und die byteorientiert arbeiten.

Die Fehlererkennungs- und -korrekturkodes sind den Message Authentication Codes (MAC) bzw. Cryptographic Checksums (CCS) sehr ähnlich.[1] Es gibt jedoch einen grundlegenden Unterschied. Die EDC- oder ECC-Prüfsummen können von jedem berechnet und überprüft werden. Zur Berechnung der MAC- oder CCS-Prüfsummen benötigt man hingegen einen geheimen Schlüssel, da diese gegen Manipulation der Daten schützen sollen und nicht wie die EDC- oder ECC-Prüfsummen gegen unbeabsichtigte Verfälschung.

Der wohl bekannteste Fehlererkennungskode ist die Verwendung eines Paritätsbits, das bei vielen Übertragungsverfahren und auch bei manchen Speicherbausteinen an jedes zu schützende Byte angehängt wird. Vor der Berechnung der Parität muss festgelegt werden, ob mit gerader (*even*) oder ungerader (*odd*) Parität gearbeitet wird. Bei der geraden Parität wird das Paritätsbit so gewählt, dass die Gesamtzahl der Einsen im Datenbyte und im Paritätsbit eine gerade Zahl ergibt. Bei ungerader Parität muss die Zahl der Einsen in Datenbyte und Paritätsbit ungerade sein.

[1] Siehe auch Abschnitt 7.1.4 „Message Authentication Code und Cryptographic Checksum" auf Seite 166.

Mit diesem Mechanismus der Paritätsberechnung, wie auch in Bild 6.12 gezeigt, ist die sichere Erkennung von einem falschen Bit pro Byte möglich. Die Korrektur eines Fehlers hingegen ist nicht möglich, da das Paritätsbit keine Aussage über die Position des veränderten Bits erlaubt.

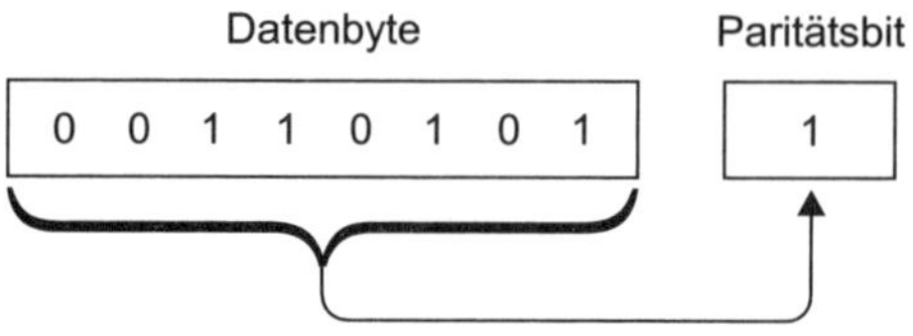

Bild 6.12 Beispiel für die Fehlererkennung unter Verwendung eines zusätzlichen Paritätsbits bei ungerader Parität.

Wären zwei Bits gleichzeitig pro Byte falsch, würde die Parität dadurch nicht verändert und der Fehler somit nicht erkannt. Ein weiterer Nachteil der Fehlererkennung durch Paritätsbildung ist der relativ große Overhead von einem Paritätsbit für acht Datenbits. Dies entspricht einem zusätzlichen Speicherbedarf von 12,5 %. Zudem ist es schwierig, in byteweise organisierten Speichern mit zusätzlichen Paritätsbits zu arbeiten, weil es zu einem erheblichen Programmaufwand führen würde. Deshalb wird die Fehlererkennung in Chipkartenspeichern nicht mit Paritätsbits durchgeführt. Besser geeignet sind dafür CRC-Prüfsummen oder RS-Kodes.

6.5.1 XOR-Prüfsummen

Die auch wegen der Berechnungsart als Längssummenprüfung (*longitudinal redundancy check – LRC*) bezeichnete XOR-Prüfsumme lässt sich einfach und schnell ermitteln. Beides sind wichtige Kriterien für einen in Chipkarten verwendeten Fehlererkennungskode. Zudem ist der Berechnungsalgorithmus äußerst simpel zu implementieren. Neben der wenig verbreiteten Absicherung von Speicherinhalten finden XOR-Prüfsummen typischerweise bei der Datenübertragung (ATR, Übertragungsprotokoll T=1) Anwendung.

Die Berechnung einer XOR-Prüfsumme erfolgt durch die aufeinanderfolgende XOR-Verknüpfung aller Datenbytes. Es wird also Datenbyte 1 mit Datenbyte 2 mit XOR verknüpft. Das Ergebnis daraus wird dann wiederum mit Datenbyte 3 verknüpft und so weiter.

Stellt man die Prüfsumme direkt hinter die zu prüfenden Daten und errechnet dann nochmals eine Prüfsumme sowohl über die Daten als auch die vormals berechnete Prüfsumme, erhält man '00' als Ergebnis. Dies ist die einfachste Art zu überprüfen, ob Daten und Prüfsumme noch ihre ursprünglichen Werte haben und somit unverändert sind.

Die großen Vorteile von XOR-Prüfsummen liegen in der sehr schnellen Berechnung und in der Einfachheit des Algorithmus. Dieser Algorithmus ist so simpel aufgebaut, dass der Programmkode in Assembler dafür nur zwischen 10 und 20 Byte beträgt. Dies rührt auch daher, dass die logische XOR-Operation direkt als Maschinenbefehl bei allen Prozessoren vorhanden ist. Zudem muss aufgrund verschiedener ISO-Normen (Datenübertragung mit T=1) in fast jedem Chipkarten-Betriebssystem ein Algorithmus zur XOR-Berechnung implementiert sein, so dass er ohne zusätzlichen Aufwand auch für andere Zwecke verwendet werden kann.

Leider haben XOR-Prüfsummen auch einige gravierende Nachteile, und dies schränkt ihre praktische Anwendung erheblich ein. Sie sind vom Prinzip her nicht sehr sicher. Es ist damit z. B. nicht möglich, die Vertauschung von zwei Bytes innerhalb der Daten zu erkennen. Auch können sich Mehrfachfehler an der gleichen Bitposition in mehreren Bytes gegenseitig aufheben. Dies alles führt dazu, dass XOR-Prüfsummen ihr Haupteinsatzgebiet im Bereich der Datenübertragung haben und zur Überprüfung der Konsistenz von Speicherinhalten sehr verhalten eingesetzt werden. XOR-Prüfsummen lassen sich sehr schnell berechnen, da dazu in aller Regel eigene Maschinenbefehle vorhanden sind. Bei einem typischen 8-Bit-Chipkarten-Mikrocontroller mit 3,5 MHz Takt kann eine Geschwindigkeit von 1 μs/Byte erreicht werden, was einem Durchsatz von 1 MByte/s entspricht.

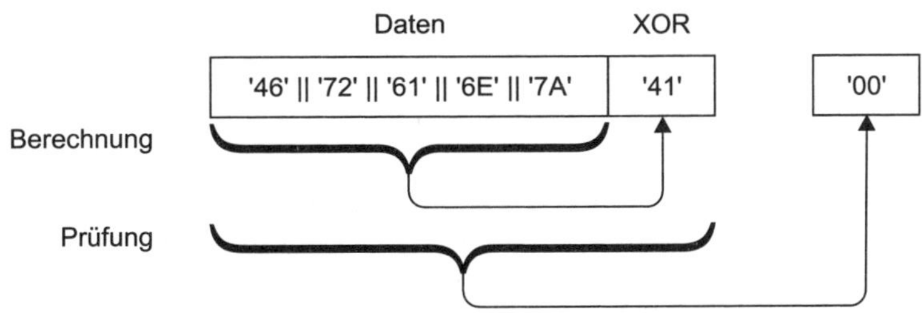

Bild 6.13 Die Bildung und Überprüfung einer XOR-Prüfsumme.

6.5.2 CRC-Prüfsummen

Ebenfalls aus dem Bereich der Datenkommunikation kommt das CRC-Verfahren (*cyclic redundancy check*), das aber gegenüber dem XOR-Verfahren deutlich höherwertiger ist. Eine CRC-Prüfsumme ist aber gleichfalls nur ein Fehlererkennungskode, die Korrektur von Fehlern ist damit nicht möglich. Eingesetzt wird dieses Verfahren schon seit langer Zeit in Übertragungsprotokollen wie X/Z-Modem oder Kermit und vielfach als Hardware-Implementation in Festplattencontrollern. Es basiert auf der CCITT-Empfehlung V.41. Eine weitere Norm für CRC-Prüfsummen ist die ISO/IEC 13 239.

Die CRC-16-Prüfsumme wird durch ein rückgekoppeltes, zyklisches und 16 Bit langes Schieberegister erzeugt, bei CRC-32 ist das Schiebregister 32 Bit lang. Im Folgendem wird nur auf den CRC-16 Bezug genommen, da dieses das übliche CRC-Prüfsummenverfahren bei Chipkarten ist. Die Rückkopplung im Schieberegister wird durch ein Generatorpolynom gesteuert. Mathematisch gesehen werden die zu prüfenden Daten als große Zahl aufgefasst und durch das Generatorpolynom dividiert. Der dabei erhaltene Divisionsrest stellt dann die Prüfsumme dar. Das CRC-16-Verfahren (d. h. CRC mit 16 Bit Länge) sollte nur bis zu einer Datengröße von 4 kByte eingesetzt werden, da darüber hinaus die Fähigkeit zur Fehlererkennung stark abfällt. Diese Einschränkung lässt sich aber durch eine Aufteilung der Daten in Blöcke bis zu maximal 4 kByte leicht umgehen. Alternativ ließe sich auch ein CRC-32-Verfahren (d. h. CRC mit 32 Bit Länge) einsetzen, das Einzelbitfehler in Daten bis 4 GByte erkennen kann.

Es ist bei CRC-Prüfsummen immer notwendig, das Generatorpolynom und die Vorbelegung des Schieberegisters zu kennen, da sonst die Berechnung der Prüfsumme nicht nachvollzogen werden kann. Der Startwert des Schieberegisters ist in den überwiegenden Fällen null (z. B. nach ISO 3309), doch gibt es durchaus Übertragungsverfahren (z. B. CCITT-Empfehlung X.25), die im Gegensatz dazu für alle Bits den Wert eins verwenden.

Bei der Berechnung der CRC-Prüfsumme in Bild 6.14 geht man folgendermaßen vor: Zunächst setzt man das 16 Bit lange CRC-Register auf seinen Startwert. Danach beginnt man die Berechnung, indem die Datenbits, angefangen von den niederwertigsten, nacheinander in das rückgekoppelte Schieberegister gebracht werden. Die Rückkopplung bzw. die Polynomdivision gründet auf der logischen bitweisen XOR-Verknüpfung zwischen den CRC-Bits. Nachdem alle Daten in das Register geschoben wurden, ist die Berechnung abgeschlossen, und der Inhalt der 16 Bit stellt die gewünschte CRC-Prüfsumme dar.

Tabelle 6.8 Tabelle mit üblicherweise verwendeten Generatorpolynomen für die CRC Berechnung.

Bezeichnung	**Generatorpolynom**
CRC CCITT V.41, ISO/IEC 3309	$G(x) = x^{16} + x^{12} + x^5 + 1$
CRC-16,CRC für USB (data packet)	$G(x) = x^{16} + x^{15} + x^2 + 1$
CRC-12	$G(x) = x^{12} + x^{11} + x^3 + x^2 + x + 1$
CRC-64	$G(x) = x^{64} + x^4 + x^3 + x + 1$
CRC für Bluetooth	$G(x) = x^5 + x^4 + x^2 + 1$
CRC für USB (token)	$G(x) = x^5 + x^2 + 1$

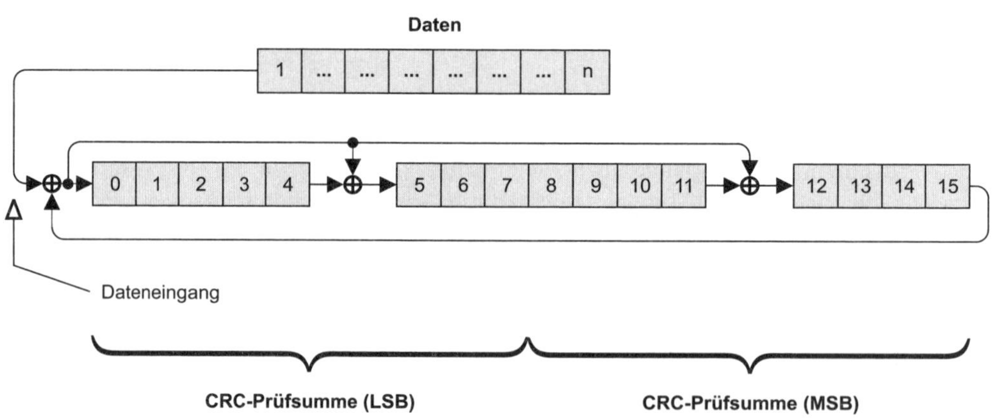

Bild 6.14 Die Berechnung einer CRC-16-Prüfsumme mit dem Generatorpolynom $G(x) = x^{16}+x^{12}+x^5+1$. Die Daten und das CRC-Register sind einheitlich als Bitwerte dargestellt.

Die Prüfung von Daten mit CRC-Prüfsumme findet statt, indem man eine neue CRC-Prüfsumme über die Daten errechnet und dann die erhaltene Prüfsumme mit der ursprünglichen vergleicht. Sind beide identisch, folgt daraus, dass die Daten und die Prüfsumme nicht verändert wurden.

Der große Vorteil von CRC-Prüfsummen ist die Sicherheit der Fehlererkennung auch von Mehrfachfehlern. Auch ist es mit einer CRC-Prüfung im Gegensatz zum XOR-Verfahren möglich, vertauschte Bytes in den Daten zu erkennen, da bei der Bildung der CRC-Prüfsumme die Reihenfolge der Datenbytes durch das rückgekoppelte Schieberegister eine Rolle spielt. Eine genaue Angabe der Erkennungswahrscheinlichkeiten dazu ist aber sehr schwierig, da die Detektionsmöglichkeiten stark von den Positionen der Fehler in den jeweiligen Bytes abhängen. Ein Bemerkung aus der Erfahrung sei an dieser Stelle noch angebracht: Obwohl der CRC-Algorithmus nicht sonderlich kompliziert ist und mit einigen wenigen Parametern eindeutig festgelegt werden kann, ist es angebracht, bei der Verwendung immer ein Rechenbeispiel hinzuzunehmen. Damit schafft man eine einfache Möglichkeit, die Implementierung zu prüfen.

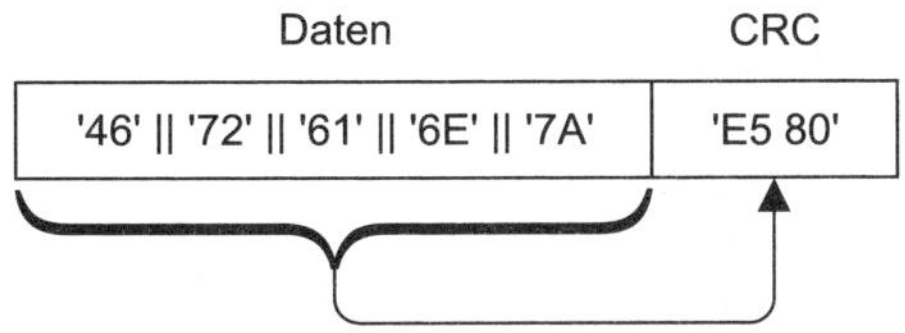

Bild 6.15 Prinzip und Rechenbeispiel der Bildung einer CRC-Prüfsumme mit dem Generatorpolynom $G(x) = x^{16}+x^{12}+x^5+1$ und dem Startwert '0000'.

Der Algorithmus des CRC-Verfahrens ist relativ einfach, und damit entspricht auch der Kodeumfang für die Implementierung den Bedürfnissen der kleinen Chipkartenspeicher. Ein Nachteil ist jedoch die Langsamkeit der Berechnung. Weil Bit für Bit der Daten durch den Algorithmus geschoben werden muss, sinkt die Rechengeschwindigkeit erheblich. Die CRC-Prüfsummen wurden ursprünglich für Hardware-Implementierung ausgelegt, und genau dies wirkt sich bei einer Implementierung in Software nachteilig aus. Der Durchsatz einer CRC-16-Routine liegt um den Faktor 200 niedriger als der einer XOR-Prüfsumme. Ein typischer Wert dafür ist 0,2 ms/Byte bei 3,5 MHz Taktfrequenz, was einem Durchsatz von 5 000 Bytes/s entspricht. Die Berechnung einer CRC-Prüfsumme über 10 kByte Speicher eines Chipkarten-Mikrocontrollers dauert demzufolge etwa 2 Sekunden.

Einige Mikrocontroller besitzen deshalb eine eigene Komponente zur Hardware-unterstützten Bildung von CRC-Prüfsummen über frei festlegbare Speicherbereiche. Die dabei erzielten Geschwindigkeiten bewegen sich zum Teil in der Größenordnung von 1 Byte/Taktzyklus. Dies ergibt bei einem Mikrocontroller bei 5 MHz Takt einen Durchsatz von 5 MByte/s. Ein CRC über einen 10 kByte Speicherblock würde bei dieser Geschwindigkeit in 2 ms berechnet.

6.5.3 Reed-Solomon-Kodes

Die beiden Mathematiker Irving S. Reed und Gustave Solomon veröffentlichten 1960 einen Artikel mit dem Titel „Polynomial Codes over Certain Finite Fields" und legten damit den Grundstein für eines des mittlerweile am weitesten verbreiteten Verfahren zur Fehlererkennung und Fehlerkorrektur. Die nach ihren beiden Erfindern benannten Reed-Solomon-Kodes (RS-Kodes) werden zur Fehlererkennung und -korrektur bei Datenspeicherung (z. B. bei Barkode, CD, DVD) und Datenübertragung (z. B. DSL, Satelliten, Raumsonden) benutzt.

Reed-Solomon-Kodes sind blockorientierte Fehlerkorrekturkodes (ECC), die auch Bündelfehler (*burst error*) korrigieren können. Ihre Berechnung beruht auf der Arithmetik von endlichen Körpern (Galois-Feldern – GF). Je nach Einsatzweck können durch bestimmte Generatorpolynome die Eigenschaften in Richtung der Anzahl korrigierbarer und erkennbarer Fehler für eine bestimmte Datenlänge bei den Reed-Solomon-Kodes angepasst werden.

Seit einigen Jahren werden bei verschiedenen Chipkarten-Betriebssystemen Reed-Solomon-Kodes für Fehlererkennung und bei der Datenspeicherung im EEPROM bzw. Flash benutzt. Die verwendeten Generatorpolynome sind auf die Eigenschaften (Auftreten von Bündelfehlern) der EEPROM/Flash-Speicher abgestimmt, so dass eine deutlich sicherere Fehlererkennung als mit CRC-Verfahren möglich ist.

Beispielsweise kann man mit einem RS-Kode über GF 2^8 durch 2 zusätzliche Bytes an den zu schützenden Daten 2 falsche Bytes erkennen oder 1 falsches Byte korrigieren. Mit 3 zusätzlichen Bytes können 3 falsche Bytes erkannt oder 1 falsches Byte korrigiert werden. Mit 4 zusätzlichen Bytes ist es möglich, 4 falsche Bytes zu erkennen oder 2 falsche Bytes zu korrigieren. Die Programmkode-Größe in 8051 Assembler beträgt dabei ca. 100 Byte und die Rechengeschwindigkeit ca. 10 ms/kByte bei 3,57 MHz. RS-Kodes wären auch gut in Hardware realisierbar, was allerdings die geläufigen Chipkarten-Mikrocontroller nicht unterstützen.

6.5.4 Fehlerkorrekturkodes

Müssen innerhalb von Speicherbereichen nicht nur Veränderungen erkannt, sondern diese im Fehlerfall auch noch korrigiert werden, ist es notwendig, Fehlerkorrekturkodes einzusetzen. Da die Berechnung dieser Kodes aufwändig ist, also viel Programmkode und Rechenleistung benötigt, ist es oft schwierig, sie zur Sicherung von Chipkartenspeichern einzusetzen. Zusätzlich sind die betreffenden Algorithmen meist dafür ausgelegt, nur geringe Fehlerraten zu korrigieren. Da EEPROM/Flash-Speicher in Chipkarten seitenorientiert aufgebaut sind und im Fehlerfall oft eine ganze Seite ausfällt, sind nur Verfahren sinnvoll, die zusätzlich Bündelfehler korrigieren könnten. Deshalb geht man zur Fehlerkorrektur oft andere Wege.

Die technisch einfachste Lösung ist die Mehrfachablage der zu schützenden Daten auf physikalisch getrennten Speicherseiten mit einer Mehrheitsentscheidung beim Lesen. Üblich ist dabei eine Dreifachablage mit einer nachfolgenden 2-aus-3-Entscheidung. Eine weniger speicherplatzintensive Variante dieses Verfahrens ist die zweifache Speicherung der Daten mit jeweils zusätzlicher Absicherung durch eine EDC-Prüfsumme. Das Auftreten eines Fehlers im Speicher kann dann durch die Prüfung der beiden EDC-Werte erkannt werden. Gleichzeitig lässt sich damit auch entscheiden, in welchem der beiden getrennten Speicher der Fehler aufgetreten ist. Der zweite Speicher enthält dann die richtigen Daten, die damit restauriert werden können.

Der Mehrbedarf an Speicher bei diesen Fehlerkorrekturverfahren ist zwar erheblich, doch für kleinere Datenmengen durchaus im Rahmen des Vertretbaren. Der große Vorteil ist, dass man zur Auswertung keinen aufwändigen und programmkodeintensiven Algorithmus benötigt. Als Alternative zum obigen Schutz mittels Mehrfachablage können jedoch auch Fehlerkorrekturalgorithmen wie beispielsweise das Reed-Solomon-Verfahren benutzt werden. Dieses ist besonders für die bei Chipkarten durch ausfallende EEPROM/Flash-Pages manchmal auftretenden Bündelfehler geeignet. Der dafür notwendige Platz an Programmkode beträgt einige hundert Byte bei Assemblerprogrammierung, und die Größe der Daten des ECCs hängt in erster Linie davon ab, mit welcher Wahrscheinlichkeit Fehler in den Daten erkannt werden müssen bzw. korrekt korrigiert werden können.

Zum Einsatz von Fehlerkorrekturverfahren in Chipkarten sind einige grundsätzliche Anmerkungen zu machen. Es erscheint auf den ersten Blick verlockend, diese Verfahren einzusetzen, da man damit auftretende Fehler im EEPROM bzw. Flash beseitigen kann. Man erkauft sich diese vermeintliche Datensicherheit aber mit einigen Nachteilen. Der dafür notwendige Speicherplatz ist signifikant. Auch steigt die Zeit beim Schreiben von Daten in den Speicher erheblich an, da sie mehrfach abgelegt werden müssen. Algorithmen, die Bündelfehler in einer Größenordnung korrigieren können, wie sie bei der seitenorientierten Struktur von EEPROM- bzw. Flash-Speichern auftreten, sind aufwändig und benötigen ebenfalls einiges an Speicher für die EDC-Kodes. Der wesentliche Nachteil wiegt aber noch schwerer. Auch bei Fehlerkorrekturalgorithmen können prinzipiell Fehler bei der Korrektur auftreten, da sie nur bis zu einer bestimmten Anzahl von Fehlern korrekt arbeiten. Korrigiert nun ein Betriebssystem auftretende Speicherfehler automatisch, so ist im Prinzip nie sichergestellt, ob die Korrektur in richtiger Weise geschehen ist.

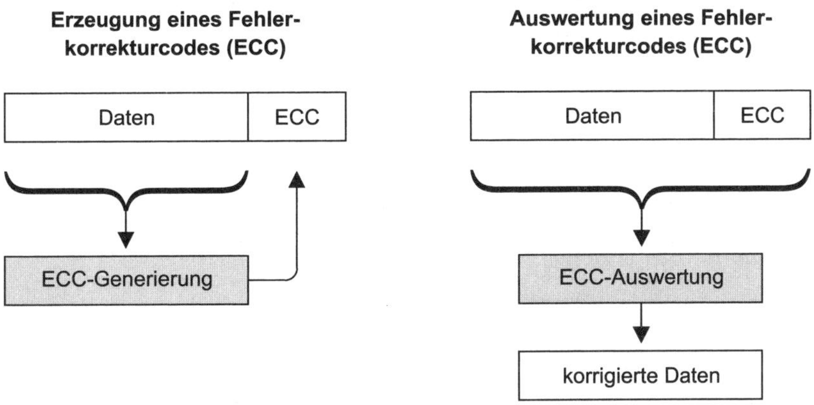

Bild 6.16 Prinzipieller Ablauf beim Einsatz eines fehlerkorrigierenden Kodes (*error correction code* – ECC). Hierbei ist zu beachten, dass die korrigierten Daten immer eine vom jeweiligen ECC-Verfahren abhängige Wahrscheinlichkeit für eine fehlerhafte Korrektur aufweisen.

Man stelle sich dazu beispielsweise eine automatische Fehlerkorrektur des Saldos in einer elektronischen Geldbörse vor. Der Systembetreiber kann nie sicher sein, was mit den geladenen Beträgen im Fehlerfall passiert. Der Börseninhalt könnte richtig korrigiert werden, doch besteht auch eine gewisse Wahrscheinlichkeit, dass er nach der Korrektur zu hoch oder zu niedrig ist. Man sollte sich bei dieser Thematik dabei auch in Erinnerung rufen, dass Chipkarten preisgünstige Massenartikel sind, die man beim Auftreten von Fehlern üblicherweise austauscht.

Bei Problemen mit Dateninhalten muss in der Regel von einem übergeordneten System mit menschlichen Eingriffsmöglichkeiten entschieden werden, was zu tun ist. Zum Beispiel wird man beim erstmaligen Auftreten eines Fehlers in einer Chipkarten-Geldbörse manuell dem Kartenbesitzer sicherlich sein Guthaben ersetzen. Tritt der Fehlerfall aber wiederholt auf, so wird man die Kulanz bei dieser Person einschränken, da eine Betrugsabsicht durch Manipulationsversuche des EEPROMs/Flashs vorliegen könnte. Dies ist nicht durch Fehlerkorrekturkodes in der Chipkarte zu reglementieren, sondern muss durch Eingriff eines Systemadministrators geregelt werden.

Bei Chipkarten mit Flash-Speicher im Megabyte-Bereich[1] wird die Fehlerkorrektur etwas differenzierter durchgeführt. Dort befindet sich zwischen der auf den Speicher zugreifenden Softwarefunktion und der eigentlichen Speicher-Hardware ein FTL[2] (*flash transaction layer*), der alle als defekt erkannten Speicherblöcke separiert und darauf alle Zugriffe unterbindet. Eine Fehlerkorrektur findet dabei in der Regel nicht statt, sondern lediglich die Erkennung von Speicherfehlern.

6.6 Datenkompression

Der auf Chipkarten-Mikrocontrollern zu Verfügung stehende Speicherplatz ist bekanntermaßen stark limitiert, weshalb immer wieder der Wunsch auftaucht, durch Datenkomprimierung hier eine Verbesserung zu erreichen.

Dabei gilt es allerdings einige Hindernisse zu überwinden. Der Algorithmus darf nicht allzu programmkodeaufwändig sein, eine hohe Ausführungsgeschwindigkeit aufweisen und sollte vor allem wenig RAM benötigen. Weiterhin muss die Kompressionsrate einen akzeptablen Wert aufweisen. Wenn die zu packenden Datenmengen nur einige Hundert Bytes umfassen, ist der Durchsatz jedoch nicht von so großer Bedeutung. Das Dokument „Lossless Compression Algorithms for Smart Cards: A progress Report" von J.-F. Dhem et. al. [Dhem 96] gibt dazu einen immer noch aktuellen Überblick.

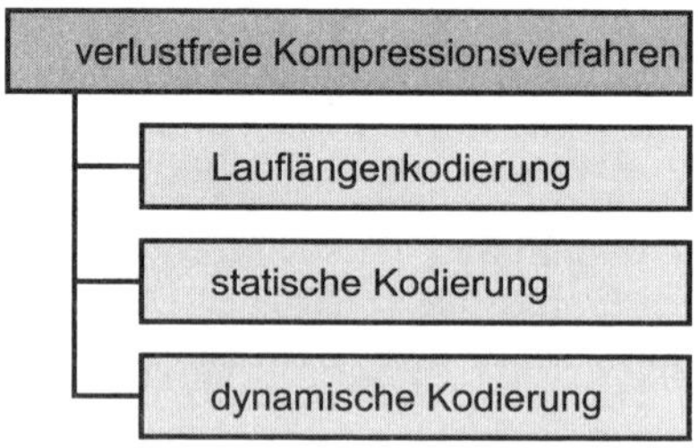

Bild 6.17 Systematik der unterschiedlichen Verfahren für die verlustfreie Kompression von Daten.

Bei Chipkarten kommen ausschließlich verlustfreie Kompressionsverfahren in Betracht, da die entkomprimierten Daten vollständig den Originaldaten entsprechen müssen. Die bei Chipkarten zur Anwendung kommenden Verfahren sind die Lauflängenkodierung (*run length encoding*) und Kodierungen mit variabler Länge (*encoding with variable length*).

Bei der Lauflängenkodierung werden mehrfach hintereinander vorkommende Daten durch die Anzahl der Wiederholungen und das zu wiederholende Zeichen ersetzt. Bei Kodierungen mit variabler Länge werden Zeichen mit fester Länge (z. B. ein Byte) in ihrer Häufigkeit analysiert und durch die am häufigsten vorkommenden Zeichen durch Zeichen mit kürzerer Länge ersetzt (Huffman-Algorithmus). Für selten vorkommende Zeichen werden dann längere Kodierungen benutzt.

Bei der statischen Kodierung mit variabler Länge werden die Ersetzungen anhand einer vorab fest eingestellten Tabelle durchgeführt. Die dynamische Variante dieser Kodierung

[1] Siehe auch Abschnitt 2.3.5 „Multi-Megabyte-Karten" auf Seite 27.
[2] Siehe auch Abschnitt 13.6.3 „Speichermanagement für Flash" auf Seite 499.

führt zuerst eine Analyse der Häufigkeitsverteilung der Originalzeichen durch, und auf dieser Grundlage wird dann eine Ersetzungstabelle erstellt. Als dritte Variante gibt es noch die adaptive Kodierung variabler Länge, bei der während des Komprimiervorgangs laufend die Ersetzungstabelle auf die optimalen Werte eingestellt wird.

Sowohl die dynamische als auch die adaptive Kodierung variabler Länge kommen aufgrund des aufwändigen Algorithmus und des großen RAM-Speicherbedarfs für Chipkarten nur für Sonderfälle in Frage. So bleiben in der Praxis nur die Lauflängenkodierung und die statische Kodierung variabler Länge für die Implementation in Chipkarten übrig. Der Algorithmus für die Lauflängenkodierung benötigt wenig Programmkode, hat aber den Nachteil, dass er nur für sich oft hintereinander wiederholende Daten angewendet werden kann. Gut geeignet wären hier beispielsweise Bilddaten, da diese oft große einheitliche Flächen aufweisen. Schlüssel für symmetrische kryptografische Algorithmen wären im Übrigen zur Komprimierung völlig ungeeignet, da sie den Charakter von Zufallszahlen haben.

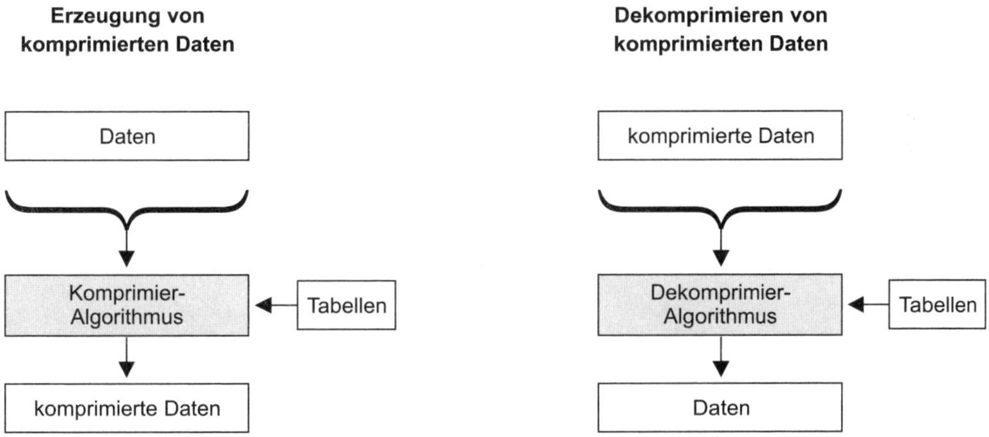

Bild 6.18 Prinzipieller Ablauf bei der Datenkomprimierung und -dekomprimierung von Daten.

Die statische Kodierung variabler Länge ist das andere bei Chipkarten benutzte Kompressionsverfahren. Es lässt sich beispielsweise sehr gut für Dateien mit Telefonverzeichnissen einsetzen, da die dort abgelegten Daten in ihrer Struktur bekannt sind und damit die Ersetzungstabelle fest im Algorithmus verankert werden kann. So bestehen Telefonnummern nur aus den Zahlen 0 bis 9 und einigen wenigen Sonderzeichen, wie „#" und „*". Sind für die Namen nur Großbuchstaben erlaubt, müssen nur noch die 26 Zeichen des Alphabets in der Ersetzungstabelle berücksichtigt werden. Auch kommen bestimmte Buchstaben bei Namen deutlich seltener vor als andere, was ebenfalls Einfluss auf die Kodierung hat. Bei Telefonverzeichnissen kann man auf diese Weise durchaus eine Ersparnis von 30 % Speicherplatz gegenüber der unkomprimierten Variante erreichen. Der Programmspeicherbedarf für den Komprimieralgorithmus muss jedoch bei einer Gesamtbetrachtung ebenfalls berücksichtigt werden.

Um die Komprimierungsrate zu erhöhen, kann man in manchen Fällen die Daten noch vorab sortieren, so dass der Komprimieralgorithmus eine höhere Packungsdichte erreicht. So erreicht man bei der Komprimierung von 350 kByte ARM 7 Programmkode mit dem Huffman-

Algorithmus und einer vorherigen Sortierung mit dem Burrow-Wheeler-Algorithmus eine Komprimierung auf etwa 60 % der Originalgröße. Die Größe des Programmkodes beträgt dabei ungefähr 4 kByte. Allerdings bewegt sich der RAM-Bedarf für die Ausführung der besagten Algorithmen in der Größenordnung von 10 kByte.

Bei der Datenkomprimierung in Chipkarten ist einiges zu beachten. Idealerweise findet sie im Betriebssystem für die äußere Welt völlig transparent statt, so dass mit den Standardkommandos auf übliche Weise die unkomprimierten Daten geschrieben und gelesen werden können. Die Komprimierung kann auch nur auf bestimmte Arten von Daten angewendet werden. So sind sowohl Assemblerkode als auch kryptografische Schlüssel in der Regel nicht zufriedenstellend komprimierbar. Dies muss beim Anwendungsdesign berücksichtigt werden, da sonst die vermeintliche Ersparnis von Speicherplatz im ungünstigsten Fall durch die Komprimierung sogar einen Mehrbedarf an Speicher verursachen kann.

Diese Gründe sind die Ursache, warum Datenkomprimierung für Chipkarten-Dateien bisher nur verhalten eingesetzt wird. In speziellen Anwendungen, wie etwa den Telefonverzeichnissen bei SIM-Karten, wird manchmal mit Komprimieralgorithmen gearbeitet. Bei allgemeinen Betriebssystemen und Anwendungen, bei denen die Struktur der Daten nicht im Voraus bekannt ist, führt Datenkompression i. d. R. zu keinem befriedigenden Ergebnis.

Kapitel 7

Sicherheitstechnische Grundlagen

Beinahe die Hälfte dieses Kapitels ist kryptografischen Verfahren gewidmet, die im Umfeld von Chipkarten eingesetzt werden. Wissen über Kryptologie war noch vor wenigen Jahren mit dem Schleier des Geheimnisvollen und Unbekannten umgeben. Dies änderte sich jedoch zunehmend, und es existiert mittlerweile auch umfangreiche Literatur zu diesem Thema. Analog zu den Teilen des Kapitels über allgemeine Informationstechnik sind hier nur Grundlagen beschrieben, die für das Verständnis von kryptografischen Algorithmen und Protokollen bei Chipkarten notwendig sind. Für detaillierte Informationen sei auf die bekannten Werke, wie beispielsweise von Bruce Schneier [Schneier 96] und Alfred Menezes [Menezes 97], verwiesen. Eine weitere ergiebige Quelle an aktueller Information über Kryptologie ist das Web mit den Homepages von Forschungseinrichtungen (z. B.: [Fraunhofer SIT]), Normungsinstanzen (z. B.: [ETSI, IEC, ISO]), Behörden (z. B.: [BSI, NSA]), Firmen (z. B.: [Certicom, Counterpane, RSA]), Vereinen (z. B.: [CCC, Teletrust] oder an dem Thema interessierten Personen (z. B.: [Gutmann]). Die deutsche [WikiDE] und auch die englische Wikipedia [WikiEN] haben sich mittlerweile ebenfalls als ziemlich umfangreiche und kompetente Quelle zu vielen Themen der Kryptografie etabliert.

7.1 Kryptologie

Neben der Funktion als Datenspeicher sind Chipkarten auch Berechtigungsträger und Verschlüsselungsmodule. Dies führte schon in den Anfängen der Chipkarten-Entwicklung dazu, dass die Kryptologie eine zentrale Bedeutung gewann. Mittlerweile gehören die Verfahren und Methoden dieser Wissenschaftsdisziplin fest zur Chipkartentechnik.

Die Kryptologie teilt sich in die beiden Tätigkeitsfelder Kryptografie und Kryptoanalyse auf, wie dies auch in Bild 7.1 auf der nächsten Seite gezeigt ist. Als Kryptografie bezeichnet man die Wissenschaft von den Methoden der Ver- und Entschlüsselung von Daten. Die Kryptoanalyse als Wissenschaft versucht, bestehende kryptografische Systeme zu brechen.

Im Chipkartenbereich ist vor allem die praktische Anwendung von bestehenden kryptografischen Verfahren und Methoden die zentrale Aufgabenstellung und das Haupteinsatzgebiet. Deshalb sind hier mehr die praktischen als die theoretischen Aspekte der Kryptologie behandelt. Jedoch ist auch Wert auf die Anwendung der Verfahren und auf die Grundzüge des theoretischen Hintergrundes gelegt.

Die vier Ziele der Kryptologie sind die Geheimhaltung (*confidentiality*), die Sicherstellung von Integrität (*integrity*) und Authentizität (*authenticity*) und die Verbindlichkeit (*non-repudiation*) von Nachrichten. Diese Ziele sind unabhängig voneinander und stellen auch unterschiedliche Anforderungen an das jeweilige System. Geheimhaltung bedeutet, dass nur der oder die gewünschten Empfänger den Inhalt einer Nachricht entschlüsseln können. Kann der Empfänger sicherstellen, dass die erhaltene Nachricht während der Übertragung nicht verändert wurde, dann bezeichnet man dies als Authentizität. Hat der Absender die Möglichkeit zu prüfen, ob ein bestimmter Empfänger eine Nachricht erhalten hat, so nennt man dies Verbindlichkeit oder Nichtabstreitbarkeit einer Nachricht.

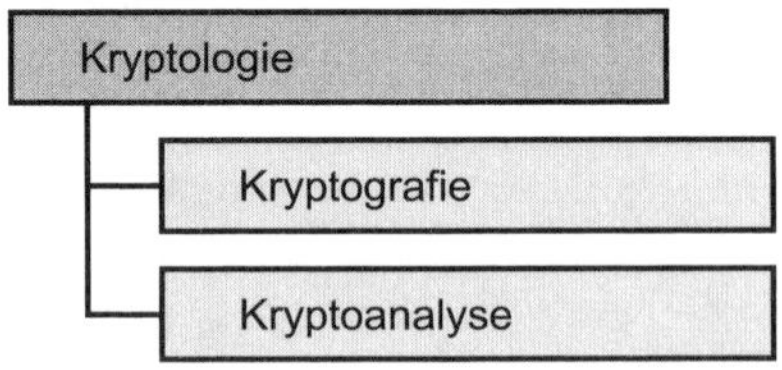

Bild 7.1 Klassifizierungsbaum der beiden Tätigkeitsfelder der Kryptologie: Kryptografie und Kryptoanalyse.

Die in diesem Buch verwendeten Notationen für kryptografische Verfahren sind in den Bildern 7.3 auf der nächsten Seite, 7.4 auf Seite 144 und unter „Symbole und Notationen" auf Seite XXVII aufgeführt. Die folgenden Termini und Prinzipien stellen eine Grundlage der Kryptologie dar und sind zum Verständnis der vorgestellten Verfahren Voraussetzung.

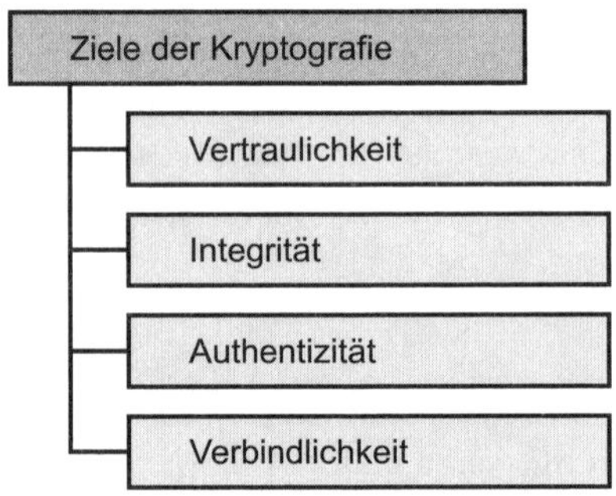

Bild 7.2 Klassifizierungsbaum der voneinander unabhängigen Ziele der Kryptografie.

Vereinfacht kennt die Verschlüsselungstechnik drei Arten von Daten. Als Klartext (*plaintext*) werden unverschlüsselte Daten bezeichnet. Im Gegensatz dazu nennt man die verschlüsselten Daten den Schlüsseltext (*ciphertext*). Zur Ver- und Entschlüsselung werden ein oder mehrere Schlüssel (*key*) benötigt, welche die dritte Datenart sind. Diese drei Datenarten werden von einem Verschlüsselungsalgorithmus verarbeitet. In Chipkarten eingesetzte Kryptoalgorithmen sind momentan durchgängig blockorientiert. Dies bedeutet, dass Klar- und Schlüsseltext immer nur in Paketen mit einer festen Länge (z. B. 8 Byte beim AES) verarbeitet werden können.

Moderne Kryptoalgorithmen basieren in der Regel auf dem Kerckhoffs-Prinzip. Das nach Auguste Kerckhoffs (1835–1903) benannte Prinzip besagt, dass die gesamte Sicherheit eines Algorithmus nur auf der Geheimhaltung des Schlüssels beruhen soll und nicht auf der Geheimhaltung des kryptografischen Algorithmus. Die Auswirkung dieses allgemein anerkannten, aber oft missachteten Prinzips war, dass viele im zivilen Bereich eingesetzte Kryptoalgorithmen veröffentlicht wurden und teilweise auch genormt sind.

Der Gegensatz zu Kerckhoffs ist das Prinzip der Sicherheit durch Verschleiern (*security by obscurity*). Die Sicherheit eines Systems beruht bei diesem Prinzip darauf, dass ein fiktiver Angreifer nicht weiß, wie das System funktioniert. Dieses Prinzip ist sehr alt und wird auch heute noch oft angewendet. Man sollte sich jedoch hüten, alleinig nach diesem Prinzip ein Kryptosystem oder auch ein anderes System zu entwickeln. Bisher wurden noch alle Systeme, die nur darauf beruhten, gebrochen, und dies meist auch noch in kurzer Zeit. Es ist in unserer Informationsgesellschaft im Allgemeinen nicht mehr möglich, technische Details eines Systems über längere Zeit geheim zu halten, und dies ist genau der Knackpunkt bei diesem Prinzip.

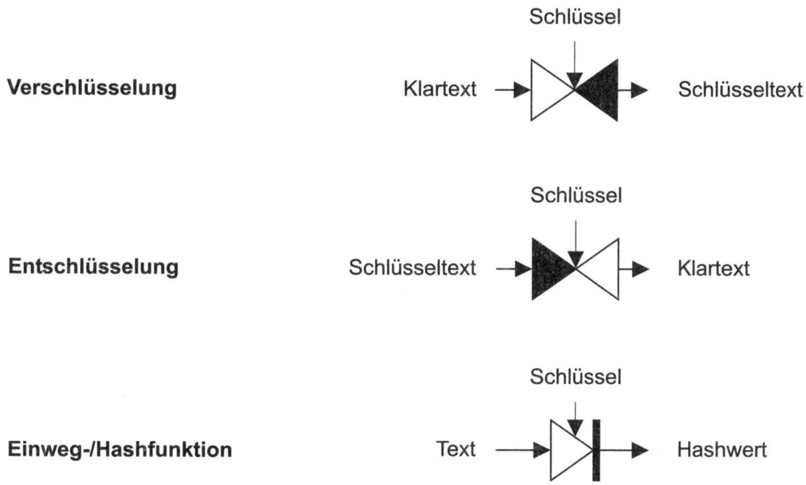

Bild 7.3 Die in diesem Buch verwendete Symbolik für kryptografische Algorithmen.

Allerdings lassen sich durch Verschleierung die Auswirkungen von zufälligem Abhören von Nachrichten sehr wohl reduzieren. Deshalb findet dieses Prinzip parallel neben dem von Kerckhoffs immer wieder Anwendung. In vielen großen Systemen wird es auch noch als zusätzliche Sicherheitsstufe eingebaut. Da die Sicherheit moderner und veröffentlichter Kryptoalgorithmen vor allem auf der begrenzten Rechenleistung heutiger Computer beruht, erreicht man durch zusätzliche Verschleierung der Verfahren eine ergänzende Steigerung des Schutzes vor Angriffen.

Verlässt man sich nur auf den Schutz einer dem vermeintlichen Angreifer nicht zur Verfügung stehenden Rechenleistung, so kann man unter Umständen sehr schnell von der rapide fortschreitenden technischen Weiterentwicklung überrollt werden. Angaben wie „man braucht tausend Jahre, um dieses Kryptosystem zu brechen“ stellen keine verlässliche Aussage dar, da sie oft von heute zur Verfügung stehenden Rechenleistungen und Algorithmen ausgehen und zukünftige Entwicklungen nicht berücksichtigen können, da diese im Allgemeinen auch nicht bekannt sind. Etwa alle 18 Monate verdoppelt sich die Rechenleistung von Prozessoren, was dazu führte, dass sich seit den letzten 25 Jahren die pro Prozessor zur Verfügung stehende Rechenleistung um etwa den Faktor 25 000 vergrößert hat.

Die Top 500-Rangliste der Supercomputer [Top500] gibt einen mehrmals im Jahr aktualisierten Überblick zur Rechenleistung der leistungsfähigsten Rechner. Im Frühjahr 2008 betrug der Spitzenwert für einen Einzelrechner 478,2 TeraFlops/s, und die Gesamtleistung der 500 schnellsten Rechner betrug in Summe etwa 7 PetaFlops/s. Die Steigerungsrate ist dabei seit Jahren im Wesentlichen stabil und zeigt für diese Art von Rechnern eine Verdopplung der Rechenleistung pro Jahr an, was deutlich über dem Mooreschen Gesetz liegt.

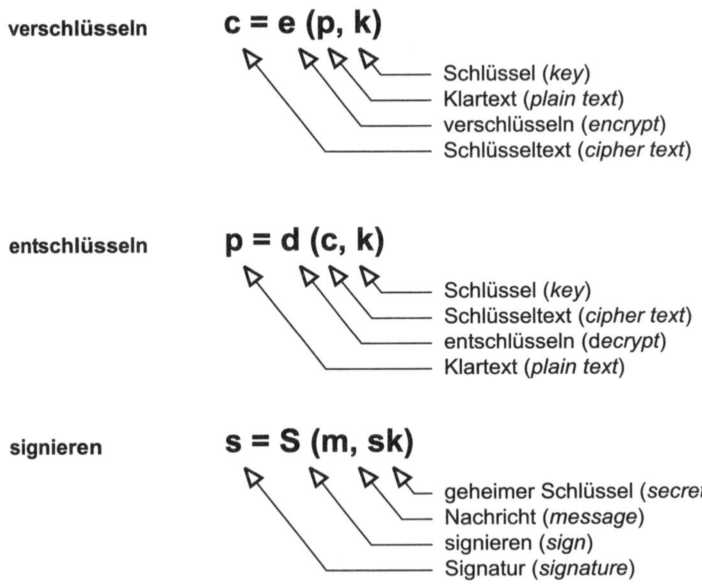

Bild 7.4 Die üblichen verwendeten Notationen für kryptografische Verfahren. Eine Gesamtaufstellung aller in diesem Buch verwendeten Notationen befindet sich bei „Symbole und Notationen“ auf Seite XXVII.

In den letzten Jahren ist durch die zunehmende Vernetzung von Computern eine weitere Möglichkeit geschaffen worden, ernstzunehmende Angriffe auf Schlüssel oder Kryptosysteme durchzuführen. Man denke nur an eine Aufforderung zum Brechen eines DES-Schlüssels im Internet, die im Schneeballsystem an die Millionen von Benutzer weitergeleitet wird. Sollte sich nur ein Promille aller derzeitigen Teilnehmer[1] an einer solchen Aktion beteiligen, so stünde dem potenziellen Angreifer ein aus 550 000 individuellen Computern bestehender Parallelrechner zur Verfügung.

Kryptoalgorithmen teilt man in symmetrische und asymmetrische Algorithmen ein. Diese Einteilung bezieht sich auf die verwendeten Schlüssel. Symmetrisch sagt dabei aus, dass der Algorithmus für Ver- und Entschlüsselung den gleichen Schlüssel benutzt. Im Gegensatz

[1] Im Frühjahr 2008 wurde nach [ISC] davon ausgegangen, dass im Internet etwa 550 Millionen Teilnehmer existieren.

dazu benötigen die im Jahre 1976 von Whitfield Diffie und Martin E. Hellman postulierten asymmetrischen Kryptoalgorithmen für Ver- und Entschlüsselung je einen unterschiedlichen Schlüssel.

Ein Begriff kommt im Zusammenhang mit Kryptoalgorithmen öfters vor. Es ist dies die Mächtigkeit des Schlüsselraums. Damit bezeichnet man die Anzahl der möglichen Schlüssel für einen Kryptoalgorithmus. Ein großer Schlüsselraum ist eines von mehreren Kriterien für einen sicheren Kryptoalgorithmus.

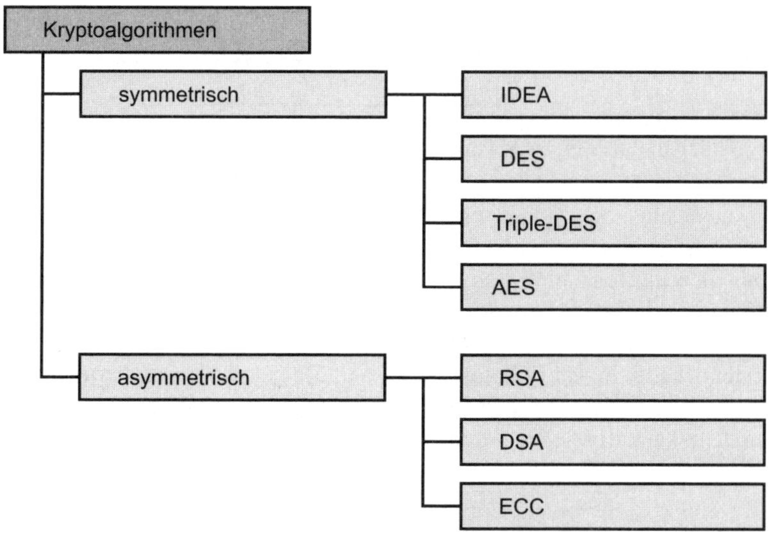

Bild 7.5 Klassifizierungsbaum der im Umfeld von Chipkarten eingesetzten kryptografischen Techniken.

Eine erst seit Mitte der 90er-Jahre in den Vordergrund gerückte Forderung für die technische Realisation von kryptografischen Algorithmen in Chipkarten ist die Rauschfreiheit. Der Begriff bedeutet in diesem Zusammenhang, dass die Ausführungszeit des Algorithmus unabhängig vom Schlüssel, Klartext bzw. Schlüsseltext sein muss. Ist diese Forderung nicht erfüllt, kann dies dazu führen, dass der geheime Schlüssel innerhalb kurzer Zeit ermittelt und das gesamte kryptografische System gebrochen werden kann.

Die Kryptologie unterscheidet streng nach theoretischer und praktischer Sicherheit eines Systems oder Algorithmus. Ein System ist theoretisch sicher, wenn einem Angreifer unbegrenzte Zeit und Hilfsmittel zur Verfügung stehen und es ihm selbst dann nicht möglich ist, das System zu brechen. Dies bedeutet beispielsweise, dass ein System auch dann nicht mehr als theoretisch sicher bezeichnet wird, wenn ein Angreifer Hunderte von Jahren und mehrere Supercomputer zum Brechen benötigen würde. Stehen dem Angreifer nur begrenzte Zeit und Hilfsmittel zur Verfügung und kann er damit das System nicht brechen, dann bezeichnet man das System als praktisch sicher.

Ein kryptografisches System kann Geheimhaltung und/oder Authentizität einer Nachricht sicherstellen. Dieses System zu brechen, bedeutet, dass die Geheimhaltung und/oder die Authentizität gegenüber einem Angreifer nicht mehr gewährleistet ist. Wenn der Angreifer beispielsweise den geheimen Schlüssel eines Verschlüsselungsalgorithmus herausfindet, dann ist es ihm möglich, die verschlüsselten und damit geschützten Daten zu entschlüsseln, den Inhalt der Daten zu erfahren und sie auch bei Bedarf zu ändern.

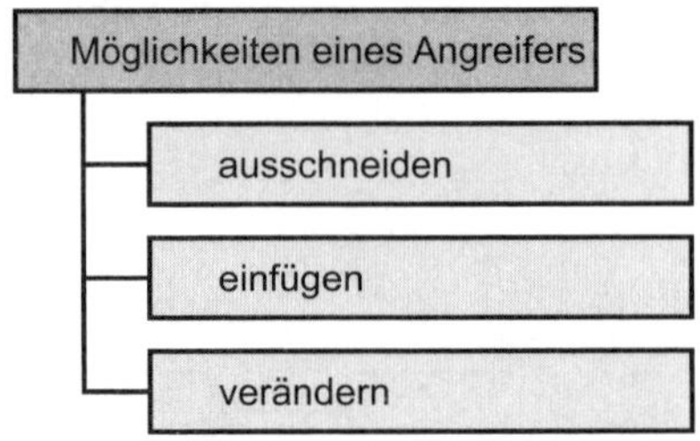

Bild 7.6 Klassifizierungsbaum der Manipulationsmöglichkeiten eines Angreifers.

Um den Schlüssel eines Kryptoalgorithmus zu brechen, gibt es verschiedene Angriffsmöglichkeiten. Bei der „ciphertext only attack" kennt der Angreifer nur den Schlüsseltext und versucht, mit dieser Information Schlüssel oder Klartext herauszufinden. Der in Hinblick auf einen Erfolg aussichtsreichere Angriff, die „known plaintext attack" bedeutet, dass der Angreifer mehrere Klartext-Schlüsseltext-Paare für einen geheimen Schlüssel kennt. Kann der Angreifer in der „chosen plaintext attack" und der „chosen ciphertext attack" eigene Klartext- bzw. Schlüsseltext-Paare generieren, dann ist dies einer der aussichtsreichsten Angriffe. Denn dann kann durch Probieren der geheime Schlüssel gefunden werden.

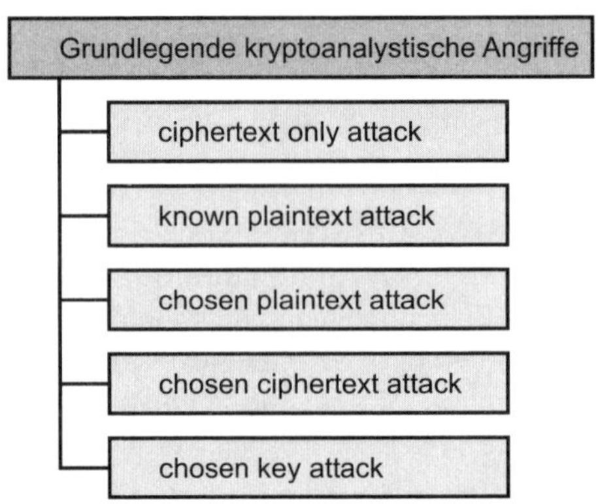

Bild 7.7 Klassifizierungsbaum der grundlegenden kryptoanalytischen Angriffe.

Das Finden des Schlüssels durch Ausprobieren (*brute force attack*) ist natürlich der trivialste Angriff. Dabei versucht man, mit großer Rechenleistung durch Probieren den richtigen Schlüssel herauszufinden. Auf der Grundlage eines bekannten Klartext-Schlüsseltext-Paares probiert man alle möglichen Schlüssel aus. Dass dabei üblicherweise Rechenleistungen im Bereich von Supercomputern Voraussetzung sind, versteht sich von selbst. Statistisch gesehen muss man im Mittel die Hälfte aller möglichen Schlüssel durchprobieren, um den richtigen zu finden. Ein großer Schlüsselraum erschwert diesen Angriff allerdings erheblich.

7.1.1 Symmetrische Kryptoalgorithmen

Die symmetrischen Kryptoalgorithmen basieren auf dem Prinzip, die Ver- und Entschlüsselung mit dem gleichen Schlüssel durchzuführen. Daher die Bezeichnung symmetrisch.

7.1.1.1 DES-Algorithmus

Der bekannteste und verbreitetste Vertreter ist der Data Encryption Algorithm, kurz DEA genannt. Dieser Algorithmus wurde von IBM zusammen mit dem NBS (US National Bureau of Standards) entwickelt und 1977 als US-Norm (FIPS 46) publiziert. Die Norm, die den DEA beschreibt, wird in der Regel als DES (*data encryption standard*) bezeichnet. Aus diesem Grund wird der Data Encryption Algorithm DES genannt, auch wenn dies eigentlich nicht ganz korrekt ist.

Da dieser Algorithmus natürlich nach Kerckhoffs Prinzip gestaltet ist, konnte er auch ohne Einbußen an Sicherheit veröffentlicht werden. Allerdings wurden lange Zeit nicht alle Entwicklungskriterien bekannt gegeben, was immer wieder zu Vermutungen bezüglich der Angriffsmöglichkeiten und vorhandenen Falltüren führte. Jedoch sind bis jetzt alle Versuche, den Algorithmus auf diese Weise zu brechen, fehlgeschlagen.

Zwei wichtige Prinzipien für einen guten Verschlüsselungsalgorithmus gingen in das Design des DES ein. Die beiden Prinzipien sind Konfusion und Diffusion nach C. Shannon. Das Prinzip der Konfusion sagt aus, dass die Statistik des Schlüsseltextes die Statistik des Klartextes in einer solch komplexen Weise beeinflussen soll, dass ein Angreifer daraus keine Vorteile erlangen kann. Das zweite Prinzip, die Diffusion, besagt, dass jedes Bit des Klartextes und des Schlüssels möglichst viele Bits des Schlüsseltextes beeinflussen soll.

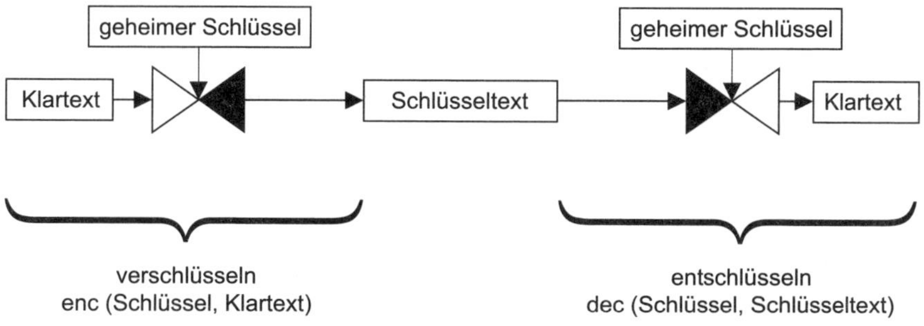

Bild 7.8 Das Prinzip eines symmetrischen Kryptoalgorithmus bei der Verschlüsselung und darauffolgender Entschlüsselung.

Der symmetrische Blockverschlüsselungsalgorithmus DES führt keine Expansion des Schlüsseltextes durch, was bedeutet, dass Klartext- und Schlüsseltextblöcke gleich lang sind. Die Blocklänge beträgt 64 Bit (= 8 Byte), ebenso wie die Schlüssellänge; allerdings werden davon nur 56 Bit als Schlüssel benutzt.

Der Schlüssel enthält 8 Paritätsbits, was den verfügbaren Schlüsselraum reduziert. Die 64 Bit eines Schlüssels sind von links (msb) nach rechts (lsb) durchnummeriert, und die Bits 8, 16, 24, …, 64 stellen das Paritätsbit dar. Die Parität ist dabei immer ungerade (*odd*). Der Schlüsselraum beträgt beim DES aufgrund dieser 8 Paritätsbits 2^{56}. Damit ergeben sich $2^{56} \approx 7{,}2$

$\cdot 10^{16}$ Möglichkeiten für einen Schlüssel. Auf den ersten Blick mag dieser Schlüsselraum mit 72 057 594 037 927 936 möglichen Schlüsseln als sehr groß erscheinen, doch ist dies der größte Schwachpunkt des DES.[1] Angesichts der Rechenleistung moderner Rechner und auch weltweit vernetzter Rechner gilt dieser Schlüsselraum als zu klein für einen sicheren Kryptoalgorithmus. Bei einem zu kleinen Schlüsselraum können mit einem vorhandenen Klartext-Schlüsseltext-Paar alle Möglichkeiten durchprobiert werden, um den geheimen Schlüssel zu ermitteln.

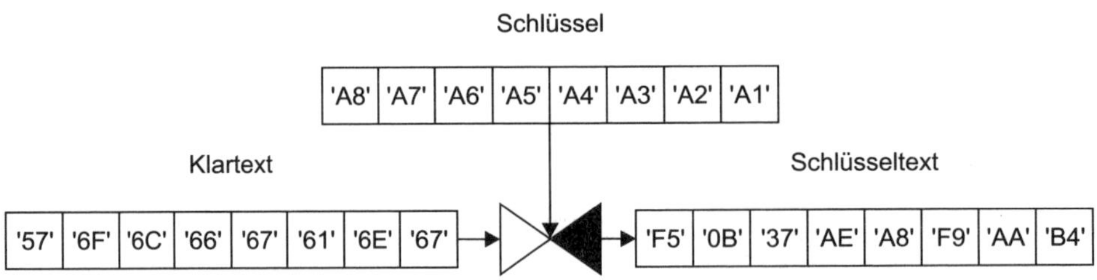

Bild 7.9 Die Funktionalität des DES-Algorithmus bei einer Verschlüsselungsoperation.

Bekommt man durch Abhorchen der Kommunikation zwischen Terminal und Chipkarte ein Klartext-Schlüsseltext-Paar, kann man den folgenden Brute-force-Angriff ausführen. Man verschlüsselt mit allen möglichen Schlüsseln den Klartext. Durch Vergleich des Ergebnisses mit dem vorgegebenen Schlüsseltext lässt sich feststellen, ob man den richtigen Schlüssel gefunden hat. Diese Vorgehensweise kann man hervorragend parallelisieren. Jeder Parallelrechner probiert für sich alleine einen kleinen Teil des Schlüsselraumes durch. Michael Wiener veröffentlichte bereits 1993 die Pläne für einen eine Million Dollar teuren Computer, der innerhalb von sieben Stunden alle DES-Schlüssel eines gegebenen Klartext-Schlüsseltext-Paars durchprobieren konnte [Wiener 93]. Von der EFF (Electronic Frontier Foundation) wurde ein ähnliches Konzept namens „DES Cracker" 1998 um ca. 250 000 US$ verwirklicht. Der DES Cracker kann ca. 88,8 Milliarden Schlüssel pro Sekunde prüfen und hat im ersten öffentlichen Test zur Ermittlung eines unbekannten DES-Schlüssels 56 Stunden benötigt [EFF 98]. Das größte Problem bei der Verwendung des DES ist der zu klein gewordene Schlüsselraum, so dass bei neuen Anwendungen mindestens der Triple-DES mit drei Schlüsseln oder der AES benutzt wird.

Hier auf die genaue Implementation des DES einzugehen, würde den Umfang dieses Buches sprengen und ist auch zum Verständnis der Materie nicht notwendig. Dazu sei auf die FIPS Publication 46, Carl Meyer [Meyer 82] oder Bruce Schneier [Schneier 96] verwiesen. Ein Detail ist allerdings noch von Bedeutung: Der DES als Verschlüsselungsalgorithmus wurde so gestaltet, dass er sich leicht als Hardwareschaltung aufbauen lässt. Viele Chipkarten-Mikrocontroller verfügen mittlerweile über einen DES-Hardwarebaustein. Muss der DES in Chipkarten in Software realisiert werden, dann beträgt der Umfang selbst bei hochoptimierten Versionen etwa 1 kByte Assemblerkode. In DPA-resistenter Version[2] beträgt die Größe

[1] Um eine Vorstellung von großen Zahlen zu gewinnen, sollte man sich die folgende Abschätzung zu Gemüte führen. Das Gewicht der Erde beträgt schätzungsweise $5{,}974 \cdot 10^{27}$ g. Auf dieser – allerdings sehr ungenauen – Datengrundlage lässt sich die Anzahl der Elektronen, Protonen und Neutronen, aus der die Erde besteht, mit $\approx 10^{52}$ angeben. Würde für die Speicherung eines Bits nur ein einzelnes Elementarteilchen benötigt, so könnte man demnach mit einem Speicher, der die Gesamtmasse der Erde hat, maximal 10^{52} Bit speichern.

[2] Siehe auch Abschnitt 16.5.1 „Angriffe auf die Hardware" auf Seite 740.

etwa 2 kByte. Dass die Berechnungsgeschwindigkeit langsam ist, ergibt sich aus Obigem zwangsläufig.

Die typischen Zeiten für Ver- und Entschlüsselung bei Chipkarten im Vergleich zu einem Hardwarebaustein und einem PC sind in der nachfolgenden Tabelle aufgeführt. Die Zeiten können je nach Implementierung differieren und berücksichtigen nur die reine Rechenzeit für eine DES-Ver- oder Entschlüsselung eines 8-Byte-Blocks unter der Voraussetzung, dass alle Register bereits vorgeladen sind.

Die Erzeugung eines Schlüssels für den DES-Algorithmus kann unter Benutzung eines Zufallszahlengenerators stattfinden. Dieser generiert eine 8 Byte lange Zufallszahl, die dann auf die vier schwachen und zwölf semischwachen Schlüssel geprüft wird. Fällt sie nicht unter diese einfach zu brechenden Schlüssel, führt man noch die Paritätsberechnung durch. Das Ergebnis ist ein DES-Schlüssel.

Tabelle 7.1 Tabelle mit typischen Beispielen für die Geschwindigkeit des DES

Realisierung	Geschwindigkeit
Chipkarte mit 3,5 MHz Takt, Realisierung in Software	$17,0\,\mathrm{ms}/8\,\mathrm{ByteBlock} = 3,8\,\mathrm{kBit/s}$
Chipkarte mit 3,5 MHz Takt und DES-Recheneinheit	$112\,\mu\mathrm{s}/8\,\mathrm{ByteBlock} = 571\,\mathrm{kBit/s}$
Chipkarte mit 3,5 MHz Takt und Triple-DES-Recheneinheit	$130\,\mu\mathrm{s}/8\,\mathrm{ByteBlock} = 492\,\mathrm{kBit/s}$
Chipkarte mit 4,9 MHz Takt, Realisierung in Software	$12,0\,\mathrm{ms}/8\,\mathrm{ByteBlock} = 5,3\,\mathrm{kBit/s}$
Chipkarte mit 4,9 MHz Takt und DES-Recheneinheit	$80\,\mu\mathrm{s}/8\,\mathrm{ByteBlock} = 800\,\mathrm{kBit/s}$
Chipkarte mit 4,9 MHz Takt und Triple-DES-Recheneinheit	$93\,\mu\mathrm{s}/8\,\mathrm{ByteBlock} = 688\,\mathrm{kBit/s}$
PC (Pentium, 200 MHz)	$4\,\mu\mathrm{s}/8\,\mathrm{ByteBlock} = 16\,\mathrm{MBit/s}$
PC (Pentium, 2 GHz)	$800\,\mathrm{ns}/8\,\mathrm{ByteBlock} = 80\,\mathrm{MBit/s}$
DES-Hardwarebaustein	$64\,\mathrm{ns}/8\,\mathrm{ByteBlock} = 1\,\mathrm{GBit/s}$

7.1.1.2 AES-Algorithmus

Die mögliche zur Verfügung stehende Rechenleistung erreichte durch die technische Entwicklung und weltweite Vernetzung von Rechnern Ende der 90er Jahre ein Niveau, auf Grund dessen selbst für ambitionierte Privatpersonen mit Organisationstalent ein erfolgreicher Brute-force-Angriff auf den DES-Algorithmus möglich wurde. Die infolgedessen immer mehr in die Kritik geratene Tauglichkeit des DES setzte die entsprechenden staatlichen Stellen immer mehr unter Zugzwang, einen neuen symmetrischen Kryptoalgorithmus als offiziellen Nachfolger des DES festzulegen. Aufgrund der nie ganz verstummten Zweifel an der Integrität des DES durch die zum Teil nicht öffentlich nachvollziehbaren Designkriterien wurde vom US-amerikanischen NIST (US National Institute of Standards and Technology [NIST]) im Jahr 1997 ein Aufruf an die weltweite Kryptologengemeinschaft getätigt, potenzielle DES-Nachfolger zu einer Art Vergleichswettbewerb beim NIST mit allen dazugehörigen Unterlagen einzureichen. 1998 verkündete das NIST dann, dass es 15 Kandidaten für einen AES (*Advanced Encryption Standard*) gibt, und veröffentlichte alle Unterlagen zur informationstechnischen und kryptoanalytischen Untersuchung durch das NSA (US National Security Agency), Forschungsinstitute, Experten und Interessierte. Nach eingehender Untersuchung der Algorithmen und breiter öffentlicher Diskussion der Ergebnisse wurde 2000 vom NIST ein Kandidat als Nachfolger des DES bekannt gegeben.[1] Er wurde von den beiden belgischen Kryptologen Joan Daemen und Vincent Rijmen entwickelt und war bereits vor der Ausschreibung als Rijndael-Algorithmus bekannt.

Der AES ist ein symmetrischer Blockverschlüsselungsalgorithmus mit einer Blocklänge von 128 Bit (= 16 Byte) und kann mit den drei verschiedenen Schlüssellängen 128 Bit (16 Byte), 192 Bit (= 24 Byte) und 256 Bit (= 32 Byte) benutzt werden. Je nach Schlüssellänge wird der AES deshalb als AES-128, AES-192 oder AES-256 bezeichnet. Der AES lässt sich gut in Hardware implementieren und kann auch in Software sowohl auf leistungsschwachen 8-Bit-Prozessoren als auch auf leistungsstarken 32-Bit- und 64-Bit-Prozessoren gut realisiert werden. Außerdem ist er weltweit lizenzfrei benutzbar, und ihm wird nach offizieller Aussage des NIST eine Lebensdauer von über 20 Jahren bescheinigt. Der AES ist in der FIPS 197 genormt, welche kostenlos via Internet [NIST] verfügbar ist.

Der Schlüsselraum des AES mit 128 Bit Schlüssel hat eine Größe von $2^{128} \approx 3{,}4 \cdot 10^{38}$ und ist damit um den Faktor 4,7?10^{21} größer als der Schlüsselraum des DES mit 56 Bit Schlüssellänge. Aufgrund dieses großen Schlüsselraums bereits bei 128 Bit langen Schlüsseln werden Angriffe durch Durchprobieren aller möglichen Schlüssel enorm erschwert. Die softwaretechnische Realisierung des AES in DPA-resistenter Form auf einer Chipkarte benötigt ca. 4 kByte Programmkode inklusive Tabellen.

Tabelle 7.2 Tabelle mit typischen Beispielen für die Geschwindigkeit des AES bei Verwendung von 128 Bit Schlüsseln.

Realisierung	Geschwindigkeit
Chipkarte, 16 Bit CPU, 4,9 MHz Takt, Realisierung in Software, 128 Bit Schlüssellänge, verschlüsseln	20 ms/16 Byte Block = 6,4 kBit/s
Chipkarte, 16 Bit CPU, 4,9 MHz Takt, Realisierung in Software, 128 Bit Schlüssellänge, entschlüsseln	25 ms/16 Byte Block = 5,1 kBit/s
Chipkarte mit 3,5 MHz Takt, Realisierung in Software	12,3 ms/8 Byte Block = 5,2 kBit/s
Chipkarte mit 4,9 MHz Takt, Realisierung in Software	8,8 ms/8 Byte Block = 7,3 kBit/s
PC (Pentium 4, 3,5 GHz)	160 ns/8 Byte Block = 400 MBit/s
AES-Hardwarebaustein	1,9 ns/8 Byte Block = 34 GBit/s

7.1.1.3 IDEA-Algorithmus

Neben dem DES existieren noch viele weitere symmetrische Kryptoalgorithmen. Stellvertretend dafür sei hier nur noch der IDEA (*international data encryption algorithm*) genannt. Er wurde von Xuejia Lai und James L. Massey entwickelt und seit seiner Veröffentlichung im Jahr 1990 als PES (*proposed encryption standard*) einmal im Jahr 1991 verbessert. Der verbesserte Algorithmus erhielt damals kurzfristig den Namen IPES (*improved proposed encryption standard*) und ist aber heute allgemein als IDEA bekannt. Die Entwicklungskriterien und der interne Aufbau dieses Algorithmus sind vollständig veröffentlicht, so dass das Kerckhoffs-Prinzip erfüllt ist. Allerdings unterlag er, ähnlich wie früher der RSA-Algorithmus, patentrechtlichen Beschränkungen.

[1] Einen guten Überblick über den Auswahlprozess und die Auswahlkriterien findet sich in [Nechvatal 00].

Der IDEA ist wie der DES ein blockorientierter Kryptoalgorithmus und benutzt ebenfalls 8 Byte Klar-/Schlüsseltext-Blöcke. Die Schlüssellänge ist im Gegensatz zum DES 16 Byte (= 2 ·8 Byte), so dass ein wesentlich ausgedehnterer Schlüsselraum der Größe $2^{128} \approx 3{,}4 \cdot 10^{38}$ zur Verfügung steht.

Durch den beschriebenen Aufbau ist der IDEA bis auf die vergrößerte Schlüssellänge zum DES kompatibel. Zu Triple-DES-Systemen, die 2 ·56 Bit lange Schlüssel verwenden, besteht ebenfalls eine Kompatibilität, so dass beim Wechsel des Kryptoalgorithmus keine Auswirkungen auf die Längen von Schlüsseln oder Eingangs- bzw. Ausgangsdaten auftreten. Natürlich bedeutet Kompatibilität in diesem Zusammenhang nicht, dass DES-verschlüsselte Daten mit dem IDEA entschlüsselt werden können.

Es existieren wenige Implementationen des IDEA auf Chipkarten. Der Speicherbedarf für das Programm bewegt sich im Bereich von 1 000 Byte. Die typischen Rechenzeiten für Ent- und Verschlüsselung sind etwas geringer als für den DES.

Tabelle 7.3 Tabelle mit typischen Beispielen für die Geschwindigkeit des IDEA

Realisierung	**Geschwindigkeit**
Chipkarte mit 3,5 MHz Takt, Realisierung in Software	$12{,}3\,\text{ms}/8\,\text{Byte Block} = 5{,}2\,\text{kBit/s}$
Chipkarte mit 4,9 MHz Takt, Realisierung in Software	$8{,}8\,\text{ms}/8\,\text{Byte Block} = 7{,}2\,\text{kBit/s}$
PC (80 386, 33 MHz)	$70\,\mu\text{s}/8\,\text{ByteBlock} = 914\,\text{kBit/s}$
PC (Pentium Pro, 180 MHz)	$4\,\mu\text{s}/8\,\text{ByteBlock} = 16\,\text{MBit/s}$
IDEA-Hardwarebaustein	$370\,\text{ns}/8\,\text{Byte Block} = 173\,\text{MBit/s}$

7.1.1.4 COMP128-Algorithmen

Der ursprünglich vertrauliche COMP128-Algorithmus wurde gebrochen, nachdem im Jahr 1998 Einzelheiten seines Aufbaus bekannt wurden. Der COMP128 arbeitet mit 9 Runden und besitzt im Kern eine Hashfunktion, die aus einem 256 Bit langen Eingabewert einen 128 Bit langen Hashwert erzeugt. Nach dem erfolgreichen Angriff 1998 wurde der ursprüngliche Algorithmus als COMP128-1 bezeichnet, um ihn von seinen Nachfolgern unterscheiden zu können. Die beiden geheimen Kryptoalgorithmen COMP128-2 und COMP128-3 sind die Nachfolger des COMP128-1 und beseitigen dessen Schwächen. Ein weiterer Nachfolger ist der auf dem AES aufbauende Milenage-Algorithmus, der manchmal auch COMP128-4 Algorithmus genannt wird.

7.1.1.5 Milenage-Algorithmus

Der öffentliche Milenage-Algorithmus ist ein symmetrischer Kryptoalgorithmus für die kryptografischen Funktionen f1 bis f5 der USIM. In seinem Kern benutzt er den AES und ist in der TS 35.206 standardisiert. Der Milenage-Algorithmus ist der offizielle Beispielalgorithmus für das 3GPP-Projekt. Er wird allerdings auch von vielen Netzbetreibern im Echtbetrieb verwendet.

7.1.1.6 Betriebsarten für Blockverschlüsselungsalgorithmen

Der DES kann wie jeder Blockverschlüsselungsalgorithmus in vier verschiedenen Betriebsarten betrieben werden, die in der ISO 8372 genormt sind. Zwei dieser Betriebsarten sind speziell für sequentielle Texte ohne Blockstruktur geeignet (CFB, OFB-Modus). Die beiden anderen (ECB-, CBC-Modus) basieren auf einer Blockgröße von 8 Byte. Vor allem diese beiden blockorientierten Modi finden im Chipkartenbereich Anwendung.

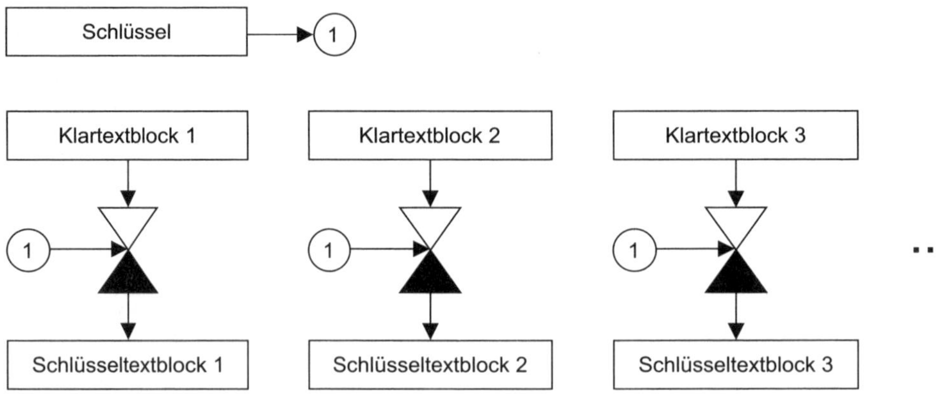

Bild 7.10 Die ECB-Betriebsart eines Blockverschlüsselungsalgorithmus bei der Verschlüsselung. Die Entschlüsselung läuft analog der Verschlüsselung ab.

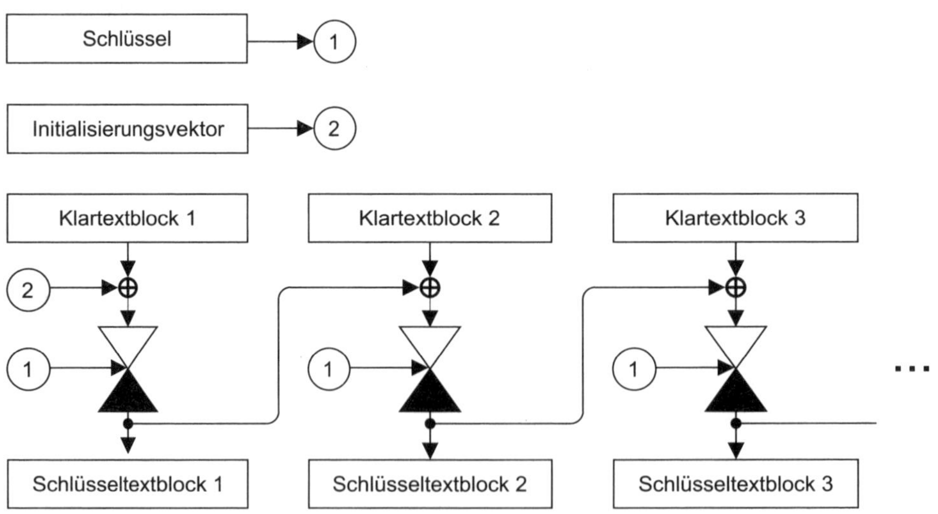

Bild 7.11 Die CBC-Betriebsart eines Blockverschlüsselungsalgorithmus bei der Verschlüsselung. Die Entschlüsselung läuft analog der Verschlüsselung ab.

Die Grundbetriebsart des DES bezeichnet man als ECB-Modus (*electronic code book*). Dabei werden 8 Byte lange Klartextblöcke unabhängig voneinander mit dem gleichen Schlüssel verschlüsselt. Dies ist der DES in seiner Reinform, also ohne Ergänzungen.

Die zweite blockorientierte Betriebsart wird als CBC-Modus (*cipher block chaining*) bezeichnet. Dabei wird ein aus mehreren Blöcken bestehender Datenstring mit einer XOR-Operation bei der Verschlüsselung so verkettet, dass die nachfolgenden Blöcke von den vorhergehenden abhängig werden. Damit kann das Vertauschen, Einfügen oder Löschen von verschlüsselten Blöcken zuverlässig erkannt werden. Dies ist im ECB-Modus nicht möglich.

Bei geeigneter Gestaltung der Klartextblöcke (vorangestellter Sendefolgezähler oder Sendefolgezähler im Initialisierungsvektor) werden durch diese Verkettung selbst identische Klartextblöcke auf verschiedene Schlüsseltextblöcke abgebildet. Dies erschwert die Kryptoanalyse von abgehörten Daten ganz erheblich, da z. B. Kodebuchanalysen unmöglich gemacht werden.

Der erste Klartextblock wird mit einem Initialisierungsvektor (oft auch als IV bezeichnet) mit XOR verknüpft und dann mit dem DES verschlüsselt. Das Ergebnis ist der Schlüsseltext, der wiederum mit dem folgenden Klartextblock XOR verknüpft wird. Analog wird mit allen folgenden Blöcken verfahren.

Im Regelfall ist der Initialisierungsvektor mit null vorbelegt. Allerdings wird in manchen Systemen als Ersatz von temporären Schlüsseln eine sitzungsspezifische Zufallszahl in ihn geschrieben. Diese muss natürlich bei einer nachfolgenden Entschlüsselung bekannt sein.

7.1.1.7 Mehrfachverschlüsselung

Zusätzlich zu den vier Betriebsmodi eines Blockverschlüsselungsalgorithmus existiert noch eine weitere Variante, die zur Erhöhung der Sicherheit Verwendung findet. Sie wird aber praktisch nur beim DES aufgrund des kleinen Schlüsselraums eingesetzt. Prinzipiell lässt sich jeder bei allen Blockverschlüsselungsverfahren, die keine Gruppe sind, einsetzen. Falls ein Verschlüsselungsalgorithmus diese Eigenschaft besitzt, würde eine Zweifachverschlüsselung mit zwei verschiedenen Schlüsseln keine Erhöhung der kryptografischen Sicherheit bedeuten, da das Ergebnis identisch der Verschlüsselung mit einem dritten Schlüssel wäre. Dies bedeutet, dass durch eine Zweifachverschlüsselung mit einem Algorithmus, der die Gruppeneigenschaft hat, der Schlüsselraum in seiner Größe nicht verändert wird, da ein Angreifer lediglich den dritten Schlüssel herausfinden müsste, um auf das gleiche Ergebnis wie die vormalige Verschlüsselung mit zwei verschiedenen Schlüsseln zu kommen.

Der DES ist aber keine Gruppe, also könnte man prinzipiell eine zweimalige Verschlüsselung mit zwei unterschiedlichen Schlüsseln durchführen, ohne dass es einen dritten Schlüssel gibt, mit dem man nach einer Einfachverschlüsselung das Gleiche Ergebnis erhält.

Von Ralph C. Merkle und Martin E. Hellman wurde aber 1981 eine Angriffsmethode veröffentlicht, die „meet-in-the-middle-attack““ genannt wird [Merkle 81] und sehr erfolgreich gegen jede Zweifachverschlüsselung mit Blockverschlüsselungsalgorithmen eingesetzt werden kann. Voraussetzung dafür ist die Kenntnis mehrerer Klartext-Schlüsseltext-Paare. Das Funktionsprinzip beruht darauf, dass man alle möglichen Verschlüsselungen des Klartextes mit dem ersten der beiden Schlüssel berechnet und anschließend mit jedem möglichen zweiten Schlüssel das bekannte Endergebnis, d. h. den Schlüsseltext, entschlüsselt. Nun vergleicht man die im ersten Schritt erstellte Liste mit den Ergebnissen aus dem zweiten Schritt. Sobald man eine Übereinstimmung feststellt, hat man mit einer gewissen Wahrscheinlichkeit beide Schlüssel gefunden. Zur Erhöhung der Sicherheit, dass man die richtigen Schlüssel gefunden hat, vergleicht man mit weiteren bekannten Klartext-Schlüsseltext-Paaren. So sieht man, dass der Aufwand gegenüber einem üblichen Angriff, bei dem ebenfalls der gesamte Schlüsselraum durchsucht werden muss, nur unwesentlich größer ist. Deshalb verwendet man beim DES keine kaskadierte Zweifachverschlüsselung.

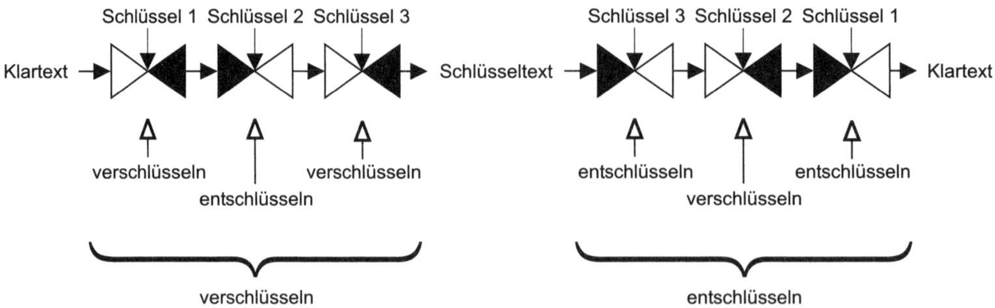

Bild 7.12 Der prinzipielle Ablauf der Verschlüsselung beim Triple-DES-Verfahren im äußeren CBC-Mode. Üblicherweise wird Schlüssel 1 identisch mit Schlüssel 3 gewählt, so dass die effektive Schlüssellänge $2 \cdot 56$ Bit (= 112 Bit) beträgt. Seltener werden drei unabhängige Schlüssel mit einer daraus resultierenden Länge von $3 \cdot 56$ Bit (=168 Bit) benutzt.

Statt dessen benutzt man ein Verfahren, das Triple-DES genannt wird. Dazu schaltet man drei DES-Operationen im CBC-Mode mit abwechselnder Ver- und Entschlüsselung hintereinander. Die Entschlüsselung des so dreifach verschlüsselten Blocks erfolgt durch Umdrehung der Reihenfolge der Operationen, also Entschlüsselung – Verschlüsselung – Entschlüsselung. Sind alle drei Schlüssel gleich, so erhält man durch die abwechselnde Ver- und Entschlüsselung das gleiche Ergebnis wie bei einer einfachen Verschlüsselung. Dies ist der Grund, warum nicht drei Verschlüsselungsoperationen hintereinander angeordnet sind.

Finden die DES-Operationen mit den drei Schlüsseln unmittelbar hintereinander auf einen Klartextblock Anwendung, spricht man von einem DES im inneren CBC-Mode (*inner CBC mode*). Wird der Klartextblock mit dem ersten Schlüssel komplett verschlüsselt und in dieser Form dann analog weiterverarbeitet, nennt man dies äußerer CBC-Mode (*outer CBC mode*). Der äußere CBC-Mode ist resistenter gegen Angriffe und wird deshalb im Allgemeinen empfohlen [Schneier 96].

Der Triple-DES hat noch andere Namen, wie DES-3, 3-DES und TDES. Die Namen bringen zum Ausdruck, dass drei Schlüssel à 56 Bit verwendet werden, von denen der erste und der dritte aber oft gleich sind. Deshalb muss man beim Triple-DES immer die Schlüssellänge angeben, damit der Algorithmus eindeutig festgelegt ist. Bei den oftmals benutzten Bezeichnungen 2TDES und 3TDES ist dies auch der Fall.

Der Triple-DES ist wesentlich sicherer als eine aufeinanderfolgende Zweifachverschlüsselung mit verschiedenen Schlüsseln, da der Meet-in-the-middle-Angriff hier nicht greift. Es werden statt eines 56-Bit-Schlüssels also drei benötigt. Dies führt dann zu einer Schlüssellänge von $2 \cdot 56$ Bit bzw. $3 \cdot 56$ Bit. Damit ist dieses Verfahren datenkompatibel zum normalen DES und erfordert außer dem doppelt bzw. dreifach so langen Schlüssel keinerlei Mehraufwand. Diese Kompatibilität ist ein starkes Argument, warum der Triple-DES in Chipkarten immer noch oft eingesetzt wird.

Tabelle 7.4 Überblick der in Chipkarten verwendeten symmetrischen Kryptoalgorithmen mit den Eingangs- und Ausgangsparametern

Name	Länge Klartext	Länge Schlüsseltext	Länge Schlüssel
DES	8 Byte	8 Byte	56 Bit
Triple-DES (mit 2 Schlüsseln)	8 Byte	8 Byte	2 · 56 Bit (= 112 Bit)
Triple-DES (mit 3 Schlüsseln)	8 Byte	8 Byte	3 · 56 Bit (= 168 Bit)
IDEA	8 Byte	8 Byte	128 Bit
AES	16 Byte	16 Byte	128 Bit (= 16 Byte) 192 Bit (= 24 Byte) 256 Bit (= 32 Byte)

7.1.2 Asymmetrische Kryptoalgorithmen

Im Jahr 1976 beschrieben Whitfield Diffie und Martin E. Hellman die Möglichkeit, einen Verschlüsselungsalgorithmus zu entwickeln, der auf zwei unterschiedlichen Schlüsseln basiert [Diffie 76]. Ein Schlüssel sollte dabei öffentlich sein, der andere geheim.

Dadurch wäre es möglich, dass jemand mit dem öffentlichen Schlüssel eine Nachricht verschlüsselt und nur der Besitzer des geheimen Schlüssels diese auch wieder entschlüsseln kann. Das Problem des Austausches und Verteilens von geheimen symmetrischen Schlüsseln wäre somit beseitigt und weitere Verfahren, wie etwa die digitale Signatur, die von jedem verifiziert werden kann, erstmals möglich.

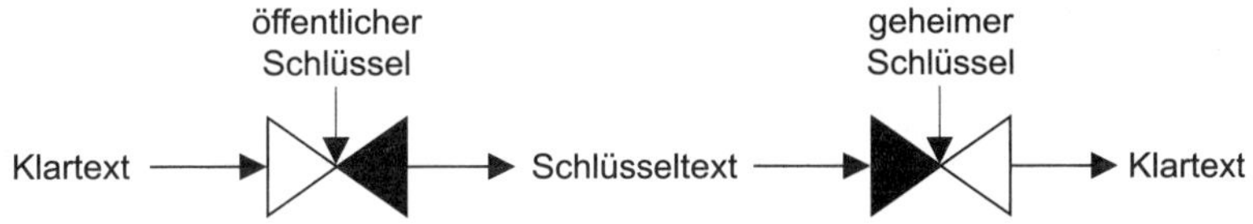

Bild 7.13 Die Ver- und Entschlüsselung mit einem asymmetrischen Kryptoalgorithmus.

7.1.2.1 RSA-Algorithmus

Zwei Jahre später stellten Ronald L. Rivest, Adi Shamir und Leonard Adleman einen Algorithmus vor, der die Voraussetzungen von Diffie und Hellman erfüllte [Rivest 78]. Der nach seinen drei Erfindern benannte RSA-Algorithmus ist der bekannteste und der am vielseitigsten einsetzbare asymmetrische Kryptoalgorithmus, der aktuell verwendet wird. Das sehr einfache Funktionsprinzip basiert auf der Arithmetik großer Ganzzahlen. Die beiden Schlüssel werden auf der Grundlage zweier großer Primzahlen erzeugt.[1]

[1] Whitfield Diffie und Martin E. Hellman waren die Erfinder des Prinzips der Public-Key-Algorithmen und Ronald L. Rivest, Adi Shamir und Leonard Adleman der ersten Realisierung. Allerdings waren Public-Key-Algorithmen im Bereich der militärischen Kryptografie bereits einige Jahre vorher entdeckt worden. Die Mitarbeiter des britischen Government Communication Headquarters (GCHQ) James Ellis, Clifford Cocks und Malcom Williamson entwickelten in den Jahren 1969 bis 1973, wenige Jahre vor den zivilen Erfindern, sowohl das Prinzip von Public-Key-Algorithmen als auch das heute als RSA-Algorithmus bekannte asymmetrische Verschlüsselungsverfahren. Leider waren diese Kryptologen zu Stillschweigen verpflichtet und durften bis Ende des Jahres 1997 über ihre Arbeiten nichts veröffentlichen [Levy 99].

Die Ver- und Entschlüsselung mit dem RSA-Algorithmus lässt sich mathematisch folgendermaßen ausdrücken:

$$\text{Verschlüsseln: } y = x^e \bmod n$$
$$\text{Entschlüsseln: } x = y^d \bmod n$$
$$mit: \; n = p \cdot q$$

Dabei ist die Variable x der Klartext, y der Schlüsseltext, e der öffentliche Schlüssel, d der geheime Schlüssel, n der öffentliche Modulus sowie p und q zwei geheime Primzahlen.

Vor der Verschlüsselung muss der Klartextblock auf die entsprechende Blocklänge aufgefüllt werden. Dies kann beim RSA-Algorithmus je nach verwendeter Schlüssellänge unterschiedlich sein. Die Verschlüsselung selber geschieht dabei durch Potenzieren des Klartextes mit einer anschließenden Modulo-Operation. Das Ergebnis dieser Berechnung ist der Schlüsseltext. Dieser kann nur mehr bei Kenntnis des geheimen Schlüssels entschlüsselt werden, was analog der Verschlüsselung erfolgt.

Die Sicherheit des Algorithmus basiert damit auf dem Faktorisierungsproblem großer Zahlen. Es ist sehr einfach, den öffentlichen Modulus aus den beiden Primzahlen durch Multiplikation zu berechnen, aber sehr schwierig, den Modulus wieder in seine beiden Primfaktoren zu zerlegen, da es keine effektiven Algorithmen dafür gibt.

Für die Exponentation der großen Zahlen im Rahmen von Ver- und Entschlüsselung würde das RAM einer Chipkarte nicht ausreichen, da die Zahlen vor der Modulo-Berechnung sehr groß werden. Deshalb verwendet man hier die so genannte modulare Exponentation, bei der die Zwischenergebnisse bei der Berechnung nie größer werden als der Modulo-Wert. Muss man beispielsweise x^2mod n berechnen, so wird man nicht (x · x) mod n rechnen, da das Zwischenergebnis (d. h. x · x) vor der Reduktion der Zahlenlänge durch die Modulo-Berechnung eine unnötig große Zahl wäre. Statt dessen wird man ((x mod n)·(x mod n) mod n) berechnen, was mathematisch kein Unterschied zum Ausgangswert ist. Der Vorteil ist, dass dies wesentlich weniger Rechenschritte und Speicherplatz erfordert, da die Zwischenergebnisse sofort in ihrer Länge reduziert werden.

Ein weiteres Verfahren, um den RSA-Algorithmus stark zu beschleunigen, besteht darin, den Chinesischen Restklassensatz (*chinese remainder theorem*) für die Berechnung zu benutzen.[1] Die Verwendung des Chinesischen Restklassensatzes setzt allerdings voraus, dass man die beiden geheimen Primzahlen p und q besitzt, weshalb das Verfahren nur bei der Entschlüsselung (d. h. beim Signieren) benutzt werden kann.

Der geheime Schlüssel sollte so groß wie möglich sein, damit Angriffe erschwert werden. Öffentlicher und geheimer Schlüssel können unterschiedliche Längen haben, was auch üblicherweise der Fall ist, da es die Rechenzeit zur Prüfung einer digitalen Signatur erheblich reduziert, wenn der öffentliche Schlüssel möglichst klein ist. Als öffentlicher Schlüssel wird oft die vierte Fermatsche Zahl verwendet. Diese Primzahl hat den Wert $(2^{16})+1 = 65\,537$ und eignet sich aufgrund ihrer Kürze sehr gut für schnelle Überprüfungen von digitalen Signaturen. Die Zahlen 3 und 17 finden in diesem Zusammenhang ebenfalls Verwendung.

[1] Nähere Informationen zu beiden Verfahren: [Simmons 92, Schneier 96].

Tabelle 7.5 Typische öffentliche Schlüssel für den RSA-Algorithmus.

öffentlicher Schlüssel	Bemerkung
2 = 10	einzige gerade Primzahl; wird für das Rabin-Verfahren verwendet
3 = (21) + 1 = 11	kleinste ungerade Primzahl
17 = (24) + 1 = 1 0001	—
65 537 = (216) + 1 = 1 0000 0000 0000 0001	4te Fermatsche Zahl F4

Gelänge es nun einem Angreifer, den öffentlichen Modulo in seine beiden Primfaktoren aufzuspalten, so könnte er die gesamte Schlüsselberechnung nachvollziehen. Dies ist bei einem kleinen Wert, wie im Beispiel der Zahl 33, sehr einfach möglich, doch bei großen Zahlen existiert dafür bis heute kein schneller Algorithmus. Können die beiden Primfaktoren gefunden werden, so ist damit das System gebrochen, da der geheime Schlüssel bekannt ist.[1]

Tabelle 7.6 Typische RSA-Schlüssellängen mit charakteristischen Werten. Der Quotient ZR/PZ gibt die Anzahl der Nicht-Primzahlen zu den Primzahlen an. Der reziproke Wert davon ist die Wahrscheinlichkeit, dass eine Zufallszahl dieses Zahlenraums prim ist. Für die Zeitdauer einer RSA-Schlüsselgenerierung ist das von großer Bedeutung.

Schlüssellänge	maximale Zahl der Dezimalstellen	Größe des Zahlenraums (= ZR)	Anzahl der Primzahlen im Zahlenraum (= PZ)	ZR/PZ
8 Bit = 1 Byte	3	256	54	$\approx 4{,}7$
40 Bit = 5 Byte	13	$\approx 1{,}1 \cdot 10^{12}$	$\approx 3{,}9 \cdot 10^{10}$	≈ 28
512 Bit = 64 Byte	155	$\approx 1{,}3 \cdot 10^{154}$	$\approx 3{,}8 \cdot 10^{151}$	≈ 342
768 Bit = 96 Byte	232	$\approx 1{,}6 \cdot 10^{231}$	$\approx 2{,}9 \cdot 10^{228}$	≈ 552
1 024 Bit = 128 Byte	309	$\approx 1{,}8 \cdot 10^{308}$	$\approx 2{,}5 \cdot 10^{305}$	≈ 720
2 048 Bit = 256 Byte	617	$\approx 3{,}2 \cdot 10^{616}$	$\approx 2{,}3 \cdot 10^{613}$	$\approx 1\,391$
4 096 Bit = 512 Byte	1 234	$\approx 1{,}0 \cdot 10^{1\,233}$	$\approx 2{,}5 \cdot 10^{1\,2290}$	$\approx 4\,000$

Vorangehend wurde für RSA-Schlüssel gefordert, dass sie hinreichend groß sind. Zur Zeit betrachtet man 1 024 Bit (= 128 Byte) lange Schlüssel als die untere Grenze. Allerdings finden auch schon 2 048 Bit (= 256 Byte) lange Schlüssel Verwendung. In den nächsten Jahren werden bald die ersten 4 096 Bit (= 512 Byte) Schlüssel zum Einsatz kommen. Mit steigender Schlüssellänge steigt auch der Rechenaufwand zur Ver- und Entschlüsselung. Diese Steigerung ist jedoch nicht linear, sondern annähernd exponentiell.

Auf Chipkarten-Mikrocontrollern mit ihren zum Teil noch 8 Bit CPUs besteht normalerweise keine Möglichkeit, eine RSA-Berechnung innerhalb einiger Minuten Rechenzeit durchzuführen. Doch existieren mittlerweile Mikrocontroller mit zusätzlichen Rechenwerken, die besonders auf schnelle Exponentation hin entwickelt wurden. Mit diesen ist es möglich,

[1] Bereits im Sommer 1994 gelang es, mit ca. 1 600 über Internet zusammengeschlossenen Computern in 8 Monaten einen 426-Bit-Schlüssel zu brechen. Die gesamte Rechenleistung betrug dabei 5 000 MIPS Jahre. Ein 100 MHz Pentium PC hat dazu im Vergleich 50 MIPS. Im Jahr 1999 gelang dann die Faktorisierung eines 512 Bit-Schlüssels in 7 Monaten mit 292 vernetzten Computern.

RSA-Berechnungen in akzeptabler Zeit und mit vertretbarem Softwareaufwand durchzuführen. Der Kodeumfang für den beschriebenen Hardware-unterstützten 1 024-Bit-RSA-Algorithmus bewegt sich im Bereich um 1 kByte Assemblerkode in der Chipkarte.

Tabelle 7.7 Beispiele für Berechnungszeiten bei RSA-Ver- und Entschlüsselung in Abhängigkeit von der Schlüssellänge. Die angegebenen Werte können zum Teil erheblich differieren, da sie stark vom verwendeten Mikrocontroller, der Bitstruktur des Schlüssels und der Verwendung des Chinesischen Restklassensatzes (nur beim Signieren) abhängen.

Realisierung	Modus	512 Bit	768 Bit	1024 Bit	2048 Bit
Chipkarte ohne NPU, 8 Bit CPU, 3,5 MHz Takt	Signieren	20 min	—	—	—
Chipkarte ohne NPU, 8 Bit CPU, 3,5 MHz Takt, mit chinesischem Restklassensatz	Signieren	6 min	—	—	—
Chipkarte mit NPU und 3,5 MHz Takt	Signieren	308 ms	910 ms	2000 ms	—
Chipkarte mit NPU und 3,5 MHz Takt, mit chinesischem Restklassensatz	Signieren	84 ms	259 ms	560 ms	—
Chipkarte mit NPU und 4,9 MHz Takt	Signieren	220 ms	650 ms	1400 ms	65 ms
Chipkarte mit NPU und 3,5 MHz Takt	Verifizieren	1,04 s	—	—	—
Chipkarte mit NPU und 4,9 MHz Takt, mit chinesischem Restklassensatz	Signieren	60 ms	185 ms	400 ms	—
Chipkarte mit NPU und PLL, mit chinesischem Restklassensatz	Signieren	—	—	—	40 ms
Chipkarte mit NPU und PLL	Verifizieren	—	—	—	840 ms
PC (Pentium, 200 MHz Takt)	Signieren	12 ms	46 ms	60 ms	390 ms
PC (Pentium, 200 MHz Takt)	Verifizieren	2 ms	4 ms	6 ms	20 ms

Betrachtet man die Tabelle 7.6 auf der vorherigen Seite, so sieht man, dass die Anzahl der möglichen Primzahlen selbst für 1 024-Bit-Schlüssel eine solche Größe aufweist, dass es nie zu Interferenzen zwischen zwei verschiedenen Schlüsselpaaren kommen kann.

Es ist eine der Stärken des RSA-Algorithmus, dass er nicht auf eine bestimmte Schlüssellänge fixiert ist, wie dies z. B. beim DES der Fall ist. Benötigt man mehr Sicherheit, so kann man, ohne den Algorithmus zu ändern, größere Schlüssellängen verwenden. Der RSA ist damit skalierbar. Allerdings muss man dabei immer die Rechenzeit und den Speicherbedarf im Auge behalten, da selbst 1 024-Bit-Schlüssel momentan noch als sicher gelten. Bei den heutigen Algorithmen zur Faktorisierung kann man als Faustwert annehmen, dass eine Erhöhung der Schlüssellänge um 15 Bit zu einer Verdoppelung des Faktorisierungsaufwands führt.[1]

[1] Die im Frühjahr 2008 größte bekannte Primzahl wurde im September 2006 gefunden, hat 9 808 358 Stellen und den Wert $2^{32582657}-1$.

Die Verwendung des RSA zur Verschlüsselung von Daten wird wegen der langen Rechenzeiten selten genutzt, obwohl sie sehr sicher ist. Das Haupteinsatzgebiet ist im Bereich der digitalen Signatur, da hier die Vorteile dieses asymmetrischen Verfahrens voll zur Geltung kommen.

Der größte Nachteil des RSA-Algorithmus bei der Verwendung in Chipkarten ist der benötigte Speicherplatz für die Schlüssel. Die aufwändige Schlüsselgenerierung ist in bestimmten Fällen ebenfalls problematisch.

7.1.2.2 Schlüsselgenerierung für RSA

Die Erzeugung von Schlüsseln für den RSA-Algorithmus erfolgt nach einem einfachen Schema, anhand dessen hier ein kleines Beispiel durchgerechnet werden soll:

1. Zuerst werden zwei Primzahlen p und q gesucht: $p = 3$, $q = 11$.
2. Nun berechnet man den öffentlichen Modulo: $n = p \cdot q = 33$.
3. Berechnung einer Hilfsvariablen z für die Schlüsselerzeugung: $z = (p-1) \cdot (q-1)$
4. Berechnung des öffentlichen Schlüssels e mit den folgenden Eigenschaften: $(e < z)$ und $(ggt\ (z, e) = 1)$, d. h. größter gemeinsamer Teiler von z und e ist 1. Da es mehrere Zahlen mit dieser Eigenschaft gibt, wähle man eine aus: $e = 7$.
5. Berechnung des geheimen Schlüssels d mit der Eigenschaft: $(d \cdot e) \bmod z = 1$: $d = 3$

Nun ist die Schlüsselberechnung abgeschlossen. Der öffentliche und der geheime Schlüssel können nun an einem weiteren Zahlenbeispiel zur Ver- und Entschlüsselung mit dem RSA-Algorithmus getestet werden.

1. Als Klartext x (mit $x < n$) verwendet man die Zahl 4: $x = 4$.
2. Verschlüsselung: $y = 4^7 \bmod 33 = 16$
3. Es ergibt sich aus der Berechnung ein Schlüsseltext y mit dem Wert 16: $y = 16$.
4. Entschlüsselung: $x = 16^3 \bmod 33 = 4$

Das Ergebnis der Entschlüsselung des Schlüsseltextes ist, wie erwartet, wiederum der Klartext.

In der Praxis stellt sich die Schlüsselgenerierung allerdings etwas aufwändiger dar, da es ziemlich schwierig ist, große Zahlen daraufhin zu testen, ob sie prim sind. Man kann dazu nicht mehr das altbekannte Sieb des Eratosthenes benutzen, weil für diesen Algorithmus alle Primzahlen, die kleiner als die zu prüfende Zahl sind, bekannt sein müssen. Dies ist bei Zahlen im Bereich von 1 024 Bit Länge praktisch unmöglich.

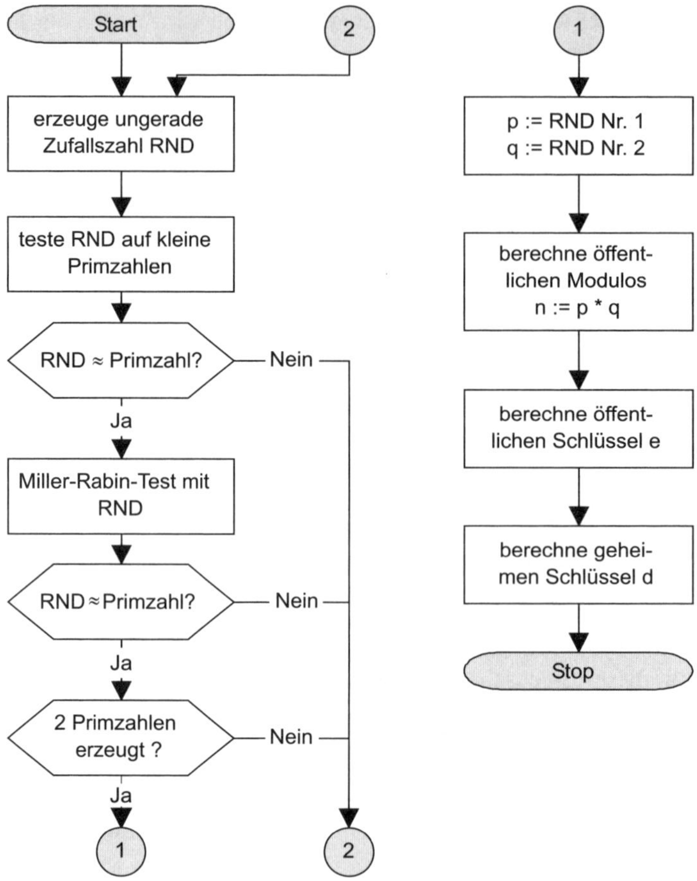

Bild 7.14 Grundsätzliche Vorgehensweise der Generierung von Schlüssel für den RSA-Algorithmus in Chipkarten.

Deshalb nutzt man probabilistische Primzahlentests, bei denen man eine Wahrscheinlichkeitsaussage erhält, ob die zu prüfende Zahl eine Primzahl ist. Typische Vertreter dieser Tests sind der Miller-Rabin-Test und der Solovay-Strassen-Test.[1] Um diese zeitaufwändigen Tests nicht unnötig oft zu benutzen, prüft man die per Zufall erzeugten Zahlen vorab auf kleine Primfaktoren. Ist die generierte Zufallszahl durch eine kleine Primzahl, wie 2, 3, 5, 7, ohne Rest teilbar, kann sie selber nicht mehr prim sein, da sie offensichtlich aus mehreren Primfaktoren zusammengesetzt ist. Steht fest, dass die zu prüfende Zahl keine kleinen Primfaktoren besitzt, prüft man erst dann mit einem Primzahlentest wie dem Miller-Rabin-Test. Das Prinzip dazu ist in Bild 7.14 veranschaulicht und im Anhang der IEEE 1363 im Detail beschrieben.[2]

Die Algorithmen für die RSA-Schlüsselgenerierung haben eine Besonderheit. Die Zeit für die Erzeugung eines Schlüsselpaares (d. h. geheimer und öffentlicher Schlüssel) ist nur sta-

[1] Eine Beschreibung der Verfahren und Algorithmen findet sich bei Alfred Menezes [Menezes 97].

[2] Viele Hinweise und zu beachtende Kriterien über die Generierung von Primzahlen für den RSA-Algorithmus finden sich in dem Artikel von Robert Silverman [Silverman 97].

tistisch vorhersagbar. Es kann also nur angegeben werden, dass mit einer bestimmten Wahrscheinlichkeit die Schlüsselgenerierung eine bestimmte Zeit benötigt. Eine fixe Aussage im Sinne von „. . . benötigt x Sekunden“ ist durch die notwendigen und nicht deterministisch vorhersagbaren Primtests der Zufallszahlen nicht möglich. Üblicherweise werden dabei deshalb drei Zeitwerte angegeben: die durchschnittliche Zeitdauer für eine Schlüsselgenerierung, die Zeit, nach der 95 % bzw. die Zeit, nach der 99 % aller Schlüsselgenerierungen fertig sind.

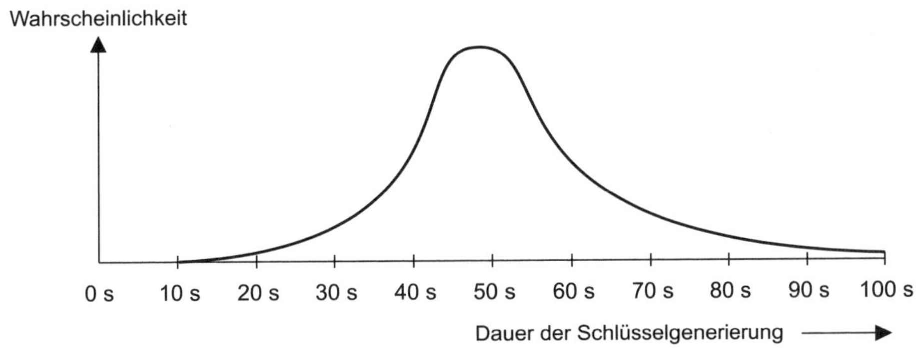

Bild 7.15 Das typische Zeitverhalten eines probabilistischen Algorithmus zur Erzeugung von Schlüsselpaaren für den RSA-Algorithmus. Die Ordinate zeigt die Wahrscheinlichkeiten, dass für eine 1 024-Bit-Schlüsselgenerierung in einer Chipkarte eine bestimmte Zeitdauer benötigt wird. Im Beispiel sind dafür durchschnittlich 50 Sekunden notwendig. Die Fläche unter der Kurve hat die Wahrscheinlichkeit 1.

Tabelle 7.8 Tabelle mit Beispielen für den Zeitbedarf der Generierung eines öffentlichen und geheimen Schlüssels für den asymmetrischen Kryptoalgorithmus RSA auf einem leistungsfähigen Chipkarten-Mikrocontroller. Ein 2 GHz PC mit einem Prozessor ist ca. zehn mal schneller als die angegebenen Werte.

Generierung eines Schlüsselpaares	**durchschnittlicher Zeitbedarf**	**in 95 % schneller als**	**in 99 % schneller als**
Chipkarte, 1 024 Bit	1,4 s	4,5 s	9,7 s
Chipkarte, 1 536 Bit	2,1 s	9,4 s	20,7 s
Chipkarte, 2 048 Bit	2,7 s	12,7 s	27,6 s

7.1.2.3 DSS-Algorithmus

Mitte des Jahres 1991 veröffentlichte das NIST (US National Institute of Standards and Technology) einen Entwurf für einen kryptografischen Algorithmus zum Signieren von Nachrichten. Der in der US Norm (FIPS 186) standardisierte Algorithmus hat die Bezeichnung DSA (*digital signature algorithm*) und die ihn beschreibende Norm den Namen DSS (*digital signature standard*). Der DSA ist neben dem RSA-Algorithmus das zweite im großen Rahmen eingesetzte Verfahren zur Erstellung von digitalen Signaturen. Der DSA ist im Übrigen eine Modifikation des ElGamal-Verfahrens.

Hintergrund für die Normierung dieses Signaturverfahrens war die Suche nach einem Verfahren, mit dem nur Signaturen erstellt werden können und keine Verschlüsselung von Daten möglich ist. Durch diese Forderung ist der DSS-Algorithmus aufwändiger als der RSA-Algorithmus. Es wurde jedoch ziemlich schnell eine Möglichkeit gefunden, auch mit diesem Algorithmus Daten zu verschlüsseln [Simmons 93].

Im Gegensatz zum RSA-Algorithmus beruht die Sicherheit des DSS nicht auf dem Faktorisierungsproblem großer Zahlen, sondern auf dem diskreten Logarithmusproblem. Die Berechnung von $y = a^x \bmod p$ ist auch für große Zahlen in kurzer Zeit möglich. Umgekehrt erfordert es aber sehr viel Rechenaufwand, den Wert für x bei gegebenen y, a und p zu bestimmen.

Es ist bei allen Signieralgorithmen erforderlich, die zu unterschreibende Nachricht mit einem Hash-Algorithmus auf eine feste Länge zu reduzieren. Für den DSS wurde deshalb vom NIST ein dazu passender Algorithmus veröffentlicht. Dieser trägt die Bezeichnung SHA-1 (*secure hash algorithm*).[1] Er erzeugt einen 160 Bit langen Hashwert über eine Nachricht beliebiger Länge und ist eine Abwandlung des MD5 Hash-Algorithmus.

Der RSA-Algorithmus hat in der Praxis gegenüber dem DSS-Algorithmus, der bislang nur sehr verhalten eingesetzt wird, eine deutlich größere Verbreitung gewonnen. Die ursprüngliche Absicht, mit dem DSS einen Signieralgorithmus zu normieren, mit dem man nicht verschlüsseln kann, ist fehlgeschlagen. Auch ist die Komplexität des Verfahrens der Verbreitung nicht förderlich. Jedoch ist die bestehende Norm und der damit verbundene politische Druck, digitale Signaturen in Verbindung mit DSS und SHS zu erstellen, für manche Institutionen ein Argument.

7.1.2.4 Elliptische Kurven als asymmetrische Kryptoalgorithmen

Neben den beiden bekannten asymmetrischen kryptografischen Algorithmen RSA und DSA gibt es im Umfeld von Chipkarten eine dritte Spielart der Kryptografie, welche für digitale Signatur und Schlüsselaustausch benutzt wird – die elliptischen Kurven (*elliptic curves – EC*).

Im Jahr 1985 schlugen Victor Miller und Neal Koblitz unabhängig voneinander vor, elliptische Kurven für die Konstruktion von asymmetrischen Kryptoalgorithmen zu verwenden. Die Eigenschaften von elliptischen Kurven sind dafür gut geeignet, und im Laufe der folgenden Jahre wurden aus dem Vorschlag in der Praxis einsetzbare Kryptosysteme, welche meist allgemein ECC (*elliptic curve cryptosystem*) genannt werden.

Elliptische Kurven sind zusammenhängende ebene Kurven mit der Gleichung $y^2 = x^3 + ax + b$ in einem endlichen Körper. Kein Punkt der Kurve darf ein singulärer Punkt sein, d. h. es gilt $4a^2 + 27b^2 \neq 0$. Im Bereich der Kryptografie werden die endlichen Körper GF(p), $GF(2^n)$ und $GF(p^n)$ verwendet, mit p als Primzahl und n als positiver Ganzzahl mit $n \geq 1$.

Die zu Kryptosystemen auf der Grundlage von elliptischen Kurven gehörige Mathematik ist verhältnismäßig schwierig, weshalb hier auf das Buch von Alfred Menezes [Menezes 93] verwiesen wird. Einen guten Überblick über elliptische Kurven und andere asymmetrische Kryptoverfahren gibt auch die sehr ausführliche Norm IEEE 1363 über Public Key Cryptography und die Normenreihe ISO/IEC 15946 über elliptische Kurven.

Der große Vorteil von Kryptosystemen auf der Grundlage von elliptischen Kurven besteht darin, dass diese eine weitaus geringere Rechenleistung als beispielsweise RSA benötigen

[1] Siehe auch Abschnitt 7.2 „Hashfunktionen“ auf Seite 167.

und dass die Schlüssellängen bei gleicher kryptografischer Stärke wesentlich kleiner sind. So benötigt man zum Brechen eines ECC mit Schlüssellänge 160 Bit in etwa die gleiche Rechenleistung wie für den RSA-Algorithmus mit 1 024 Bit. ECCs mit 256 Bit entsprechen innerhalb dieses Vergleichskriteriums dem RSA mit 2 048 Bit, und 320 Bit lange EC-Schlüssel entsprechen ungefähr 5 120 Bit langen RSA-Schlüsseln. Die kryptografische Stärke und die verhältnismäßig kurze Schlüssellänge sind auch die beiden Gründe, warum ECCs gerade im Umfeld von Chipkarten zu finden sind.

Die heutigen numerischen Recheneinheiten moderner Chipkarten-Mikrocontroller unterstützen im Regelfall ECCs, so dass eine verhältnismäßig hohe Rechengeschwindigkeit zur Verfügung steht. Analog dem RSA-Algorithmus ist die Schlüssellänge eine wichtige Kennzeichnung jedes asymmetrischen Kryptoalgorithmus.

Interessanterweise benötigen Kryptoalgorithmen auf der Grundlage elliptischer Kurven eine so geringe Rechenleistung, dass sie sogar in Mikrocontrollern ohne Koprozessor implementiert werden können. Typische Zeiten für die Erstellung und Überprüfung von Signaturen befinden sich in Tabelle 7.9.

Die Erzeugung eines 160 Bit-ECC-Schlüsselpaares bei 3,5 MHz Takt auf einem 8 Bit-Mikrocontroller mit einer ca. 10 kByte großen Tabelle benötigt ohne Koprozessor etwa 1 s und kann durch einen Koprozessor auf 200 ms reduziert werden.

Tabelle 7.9 Beispiele für Berechnungszeiten eines Kryptoalgorithmus, der auf elliptischen Kurven in GF(p) beruht. Die überdurchschnittlich guten Zeitwerte für eine Chipkarte ohne Koprozessor wurden durch den Einsatz einer ca. 10 kByte großen Tabelle erreicht, so dass bestimmte zeitaufwändige Rechenschritte durch Zugriff auf die Tabelle beschleunigt werden können.

Realisierung	Erstellung einer 160-Bit-Signatur	Überprüfung einer 160-Bit-Signatur
Chipkarte mit 3,5 MHz Takt und 8-Bit-Prozessor	1 s	4 s
Chipkarte mit 3,5 MHz Takt und numerischem Koprozessor	150 ms	450 ms
PC (Pentium III, 500 MHz)	10 ms	20 ms

Elliptische Kurven als asymmetrische Kryptoalgorithmen werden immer noch verhalten eingesetzt, obwohl sie mittlerweile gut analysiert sind. Ein Grund dafür ist, dass sie gegenüber dem wohlbekannnten RSA-Algorithmus einige Umstellungen im Gesamtsystem erfordern. Ein weiteres, eher weiches Argument für die bisherige zurückhaltende Anwendung mag sicherlich darin liegen, dass die notwendige Mathematik deutlich komplizierter zu verstehen ist als beim RSA-Algorithmus. Elliptische Kurven als Kryptosysteme haben jedoch gegenüber allen anderen asymmetrischen Verfahren den Vorteil, dass sie zur Zeit die größte Sicherheit pro Bit Schlüssellänge bieten.

Tabelle 7.10 Überblick der in Chipkarten verwendeten asymmetrischen Kryptoalgorithmen

Name	Länge Schlüssel
RSA	1 024 Bit (= 128 Byte) 2 048 Bit (= 256 Byte) 4 096 Bit (= 512 Byte)
DSS	1 024 Bit
DSS	2 048 Bit
ECDSA	160 Bit
ECDSA	160 Bit
ECDSA	224 Bit
ECDSA	256 Bit
ECDSA	384 Bit
ECDSA	521 Bit

7.1.3 Padding

Im Chipkartenbereich setzt man die symmetrischen Kryptoalgorithmen weitgehend in den beiden blockorientierten Betriebsarten ECB und CBC ein. Da jedoch nicht alle Daten in der Kommunikation mit einer Chipkarte ein Vielfaches der Blocklänge aufweisen, müssen die Blöcke unter Umständen aufgefüllt werden. Dieses Auffüllen eines Datenblockes auf ein Vielfaches der Blocklänge bezeichnet man als Padding.

Für den Empfänger eines solchen verschlüsselten Blockes ergibt sich nach der Entschlüsselung ein Problem. Er weiß nicht, wo die eigentlichen Daten aufhören und die Paddingbytes anfangen. Eine Lösungsmöglichkeit wäre, am Anfang der Nachricht die Länge anzugeben, doch würde dies die Struktur der Nachricht verändern, was in der Regel unerwünscht ist. Dies wäre besonders bei Daten aufwändig, die nicht immer verschlüsselt werden müssen, da man in diesem Falle dann kein Padding benötigt und damit auch keine Längenangabe.

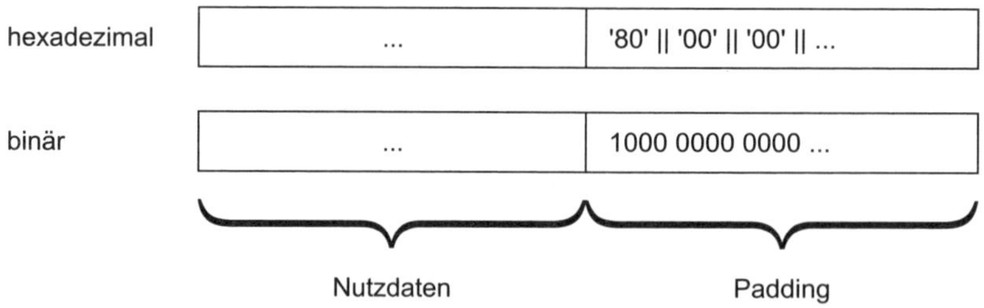

Bild 7.16 Das Padding von Daten nach ISO/IEC 9797, Methode 2 in hexadezimaler und binärer Notation.

Man muss also zur Kennzeichnung der Paddingbytes ein anderes Verfahren benutzen. Als typisches Beispiel sei hier der Algorithmus nach ISO/IEC 9797 aufgeführt, obwohl es noch eine Reihe weiterer Verfahren gibt: Im ersten Paddingbyte nach den Nutzdaten ist das höchstwertige Bit (msb) auf eins gesetzt. Damit hat dieses Byte den hexadezimalen Wert '80'. Falls noch weitere Paddingbytes notwendig sind, haben diese den Wert '00'. Der Empfänger dieser gepaddeten Nachricht sucht nun vom Ende zum Anfang nach einem gesetzten Bit, oder nach dem Wert '80'. Hat er ihn gefunden, so weiß er, dass dieses Byte und alle nachfolgenden zum Padding-Bereich gehören und nicht Teil der Nachricht sind.

Wichtig ist in diesem Zusammenhang, dass der Empfänger weiß, ob in jedem Fall gepaddet wird oder nur, wenn es notwendig ist. Findet das Padding nur statt, wenn die Länge der zu verschlüsselnden Daten ganzzahlig durch die Blocklänge teilbar ist, muss dies der Empfänger auch berücksichtigen. Deshalb vereinbart man oft implizit, dass ein Padding immer stattfindet, was natürlich zu dem Nachteil führt, dass im ungünstigsten Fall ein Block mehr verschlüsselt, übertragen und entschlüsselt werden muss, als eigentlich notwendig ist.

In manchen Anwendungsfällen wird Padding nur mit dem Wert '00' durchgeführt. Der Grund dafür liegt darin, dass bei MAC-Berechnungen in der Regel mit '00' gepaddet wird. Verwendet man nur ein Paddingverfahren, führt dies zur Ersparnis von Programmkode. Die Anwendung muss dann allerdings die genaue Struktur der Daten kennen, um so zwischen Nutzdaten und Paddingdaten zu unterscheiden.

Tabelle 7.11 Tabelle mit im Umfeld von Chipkarten typischen Padding-Formaten. Die zu paddenden Daten werden in der Tabelle als „Daten" bezeichnet.

Padding-Format	**Beschreibung**
ISO/IEC 9797	Diese Padding-Formate werden für MACing bzw. Verschlüsselung verwendet. Methode 1: Die zu paddenden Daten werden mit '00' aufgefüllt. Formal: Daten || n ·'00' Methode 2: Den zu paddenden Daten wird '80' nachgestellt, und anschließend wird mit '00' aufgefüllt. Formale Darstellung: Daten || '80' || n ·'00'
ISO/IEC 9796-2	Diese Padding-Formate werden für digitale Signaturen verwendet. Den zu paddenden Daten wird dabei eine Bitsequenz vorangestellt, die mit 11 beginnt und mit 1 endet und dazwischen die zum Padding benötigte Anzahl 0 enthält. Den Daten wird zusätzlich das Kennzeichen 'BC' nachgestellt. Ergänzend kann in die Padding-Sequenz noch eine Zufallszahl integriert werden, so dass die zu paddenden Daten individualisiert werden. Formale Darstellung im Falle von byteweisem Padding: '60' || n ·'00' || '01' || Daten || 'BC' Formale Darstellung im Falle von byteweisem Padding und individualisierten Daten: '60' || n ·'00' || '01' || RND || Daten || 'BC'
PKCS #1	Diese Padding-Formate werden im Falle von Typ 1 für digitale Signaturen verwendet, das Typ-2-Format hingegen für MACing bzw. Verschlüsselung. Den zu paddenden Daten wird dabei ein Kennzeichen sowie ein statischer Wert oder eine Zufallszahl mit dem Padding entsprechender notwendiger Länge vorangestellt. Formale Darstellung von Typ 1: '00' || '01' || n ·'FF' || '00' || Daten Formale Darstellung von Typ 2: '00' || '02' || n ·RND || '00' || Daten
PKCS #5	für DES und Triple-DES
ISO 14888	nur für Verschlüsselung

7.1.4 Message Authentication Code und Cryptographic Checksum

Vielfach wichtiger als die Geheimhaltung ist die Authentizität einer Nachricht. Der Begriff „Authentizität" besagt, dass eine Nachricht unverändert und nicht manipuliert, also authentisch ist. Dazu stellt man der eigentlichen Nachricht einen errechneten MAC (*message authentication code* – Datensicherungskode) nach und sendet beide Teile zum Empfänger. Dieser kann über die Nachricht nun selbst einen MAC berechnen und vergleicht ihn mit dem erhaltenen MAC. Stimmen beide überein, wurde die Nachricht während der Übertragung nicht verändert.

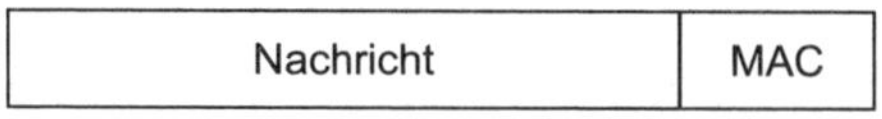

Bild 7.17 Die übliche Anordnung von Nachricht und Message Authentication Code (MAC).

Um einen MAC zu bilden, verwendet man einen Kryptoalgorithmus mit einem geheimen Schlüssel, der beiden Kommunikationspartnern bekannt sein muss. Im Prinzip ist ein MAC eine Art von Fehlererkennungskode (*error detection code – EDC*), der allerdings nur überprüft werden kann, wenn man den geheimen Schlüssel dazu kennt. Deshalb existiert parallel zur Bezeichnung MAC, neben einigen anderen Begriffen, auch noch die Bezeichnung kryptografische Prüfsumme (*cryptographic checksum – CCS*), welche aber technisch gesehen identisch mit einem MAC ist. Generell besteht der Unterschied zwischen den beiden Bezeichnungen darin, dass der Begriff MAC bei Datenübertragungen verwendet wird und CCS bei allen anderen Einsatzgebieten. Oft findet man auch noch den Begriff „Signatur" als Ersatzwort für MAC. Es gibt allerdings einen Unterschied zu dem Begriff „digitale Signatur", welcher darin besteht, dass diese mit einem asymmetrischen Kryptoalgorithmus zu berechnen ist.

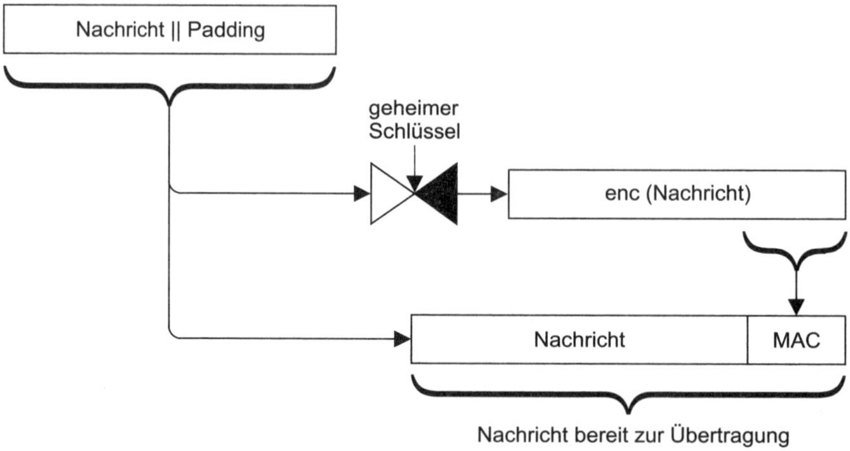

Bild 7.18 Beispiel für den Ablauf bei einer MAC-Berechnung.

Zur Berechnung eines MAC kann prinzipiell jeder symmetrische Kryptoalgorithmus benutzt werden. In der Praxis benutzt man oft den Triple-DES oder den AES.

Durch die Verschlüsselung einer Nachricht im CBC-Modus sind alle nachfolgenden Blöcke mit den vorangehenden verknüpft. Damit ist der letzte Block abhängig von allen vorangehenden. Dieser Block oder ein Teil davon stellt den MAC einer Nachricht dar. Die Nachricht selber bleibt aber im Klartext, wird also unverschlüsselt übertragen.

Es existieren bei der MAC-Bildung mit dem DES-Algorithmus noch einige wichtige Rahmenbedingungen. Falls die Länge der Nachricht kein Vielfaches von acht Byte ist, muss sie dahingehend erweitert werden. Dies fällt allgemein unter den Begriff Padding.[1] Allerdings findet hier meistens nur ein Auffüllen mit '00' statt (ANSI X 9.9 – Message Authentication). Dies ist hier erlaubt, da die Länge und Position des MAC innerhalb der Nachricht vorher vereinbart sein muss. Der MAC selber bildet sich aus den linken (MSB) vier Bytes des letzten im CBC-Modus verschlüsselten Blockes. Die Paddingbytes werden allerdings bei einer Nachrichtenübertragung nicht mit übertragen. Damit verringern sich die zu übertragenden Daten auf die zu schützenden Nutzdaten und den nachgestellten MAC.

7.2 Hashfunktionen

Selbst leistungsfähige Computer benötigen zur Berechnung einer digitalen Signatur sehr viel Zeit. Bei größeren Dokumenten wären mehrere Signaturen erforderlich, da die Länge eines zu signierenden Dokuments in der Regel länger als die Eingangslänge des Signaturalgorithmus ist. Deshalb behilft man sich mit einem Trick. Man komprimiert zuerst das Dokument auf eine viel geringere Länge, die fest ist, und berechnet dann die digitale Signatur über die komprimierten Daten. Dabei ist es nicht entscheidend, ob die Komprimierung wieder rückgängig gemacht werden kann, da sie mit dem Originaldokument jederzeit wieder nachvollziehbar ist. Funktionen für diese Berechnung nennt man Hashfunktionen oder in Deutsch Streuwertfunktionen.

Allgemein ausgedrückt, ist also eine Hashfunktion eine Funktion, die aus einem Dokument mit variabler Länge einen Wert mit fester Länge berechnet, der den Inhalt des Dokuments in komprimierter und nicht rückrechenbarer Form wiedergibt. Benutzt werden diese Funktionen im Chipkartenbereich zur Berechnung von Eingangswerten für digitale Signaturen und im Bereich der Pseudozufallszahlengeneratoren.[2] Entspricht das Dokument in seiner Länge nicht dem Vielfachen der von der Hashfunktion verwendeten Blocklänge, muss es entsprechend gepadded werden.

Damit eine Hashfunktion gut ist, muss sie mehrere Eigenschaften aufweisen. Das Ergebnis sollte eine feste Länge haben, damit es optimal von den Signaturalgorithmen weiterverwendet werden kann. Da normalerweise große Datenmengen verarbeitet werden müssen, muss die Hashfunktion auch über einen großen Durchsatz verfügen. Es muss also einfach sein, den Hashwert zu berechnen. Andererseits sollte es schwierig, besser unmöglich sein, aus einem vorhandenen Hashwert das ursprüngliche Dokument zu berechnen. Schließlich muss die Hashfunktion kollisionsresistent sein. Dies bedeutet, dass es nicht einfach sein darf, für ein vorgegebenes Dokument ein zweites, verändertes Dokument zu finden, das den gleichen Hashwert hat.

---

[1] Siehe auch Abschnitt 7.1.3 „Padding" auf Seite 164.

[2] Siehe auch Abschnitt 7.3 „Zufallszahlen" auf Seite 170.

Allerdings steht natürlich zweifelsfrei fest, dass es noch weitere Dokumente geben muss, für die der gleiche Hashwert existiert. Schließlich werden alle möglichen Nachrichten mit jeder Länge zwischen null und unendlich auf einen Hashwert mit fester Länge abgebildet. Dies hat zwangsläufig zur Folge, dass Kollisionen auftreten. Deshalb wird auch der Begriff kollisionsresistent und nicht kollisionsfrei verwendet.

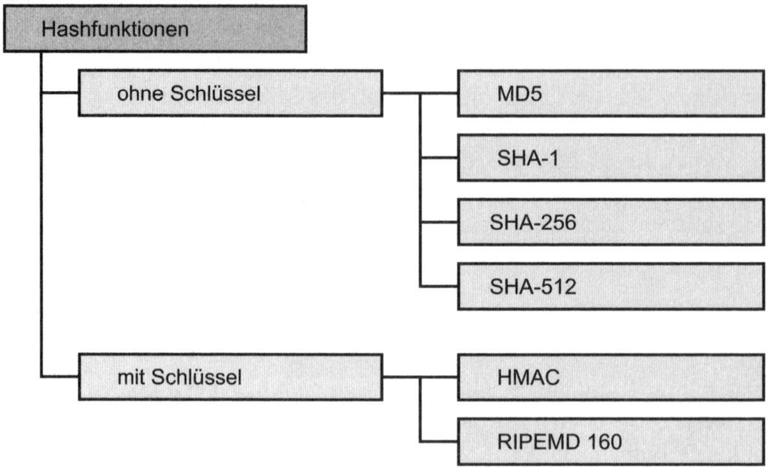

Bild 7.19 Auswahl der wichtigsten im Chipkarten-Umfeld eingesetzten Hashfunktionen.

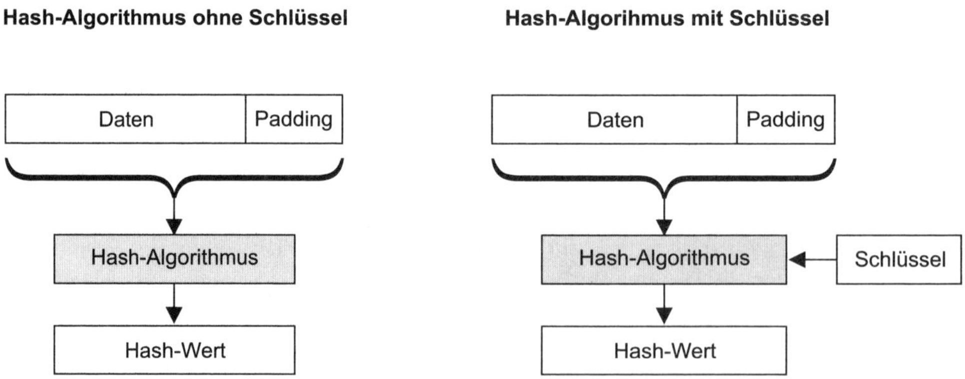

Bild 7.20 Das Funktionsprinzip eines Hash-Algorithmus. Bei Bedarf müssen die Eingangsdaten auf ein Vielfaches der Blockgröße des Hash-Algorithmus aufgefüllt werden (*padding*). Auf der linken Seite ist das Prinzip eines schlüssellosen Hash-Algorithmus und rechts das Prinzip eines Hash-Algorithmus mit Schlüssel (*keyed hash*) dargestellt.

Wie würde sich nun eine Kollision auswirken? Es gäbe dann also zwei verschiedene Dokumente mit dem gleichen Hashwert und insofern mit der gleichen digitalen Signatur. Die Auswirkungen wären fatal: Die Signatur wäre wertlos, da man am signierten Dokument Änderungen vornehmen könnte, ohne dass diese erkannt würden. Genau dies ist der Fall bei einem der beiden typischen Angriffe, die bei Hashfunktionen vorstellbar sind. Man sucht systematisch ein zweites Dokument, das denselben Hashwert besitzt wie das ursprüngliche.

Wenn das Dokument auch inhaltlich einen Sinn ergibt, hat man die auf den Hashwert erfolgte digitale Signatur diskreditiert. Da aber in diesem Fall beide Dokumente austauschbar sind, ist die Signatur hinfällig. Es ist schließlich ein gewaltiger Unterschied, ob ein Kaufvertrag über ein Haus sich auf eine Höhe von 10 000 Euro oder 750 000 Euro bezieht.

Der zweite Angriff auf einen Hashwert ist etwas hintergründiger. Man erstellt von vornherein zwei Dokumente, die den gleichen Hashwert besitzen, aber inhaltlich unterschiedlich sind. Dies ist nicht weiter schwierig, wenn man an die zur Verfügung stehenden Sonderzeichen und Erweiterungen des Zeichensatzes denkt. Die Folge: Eine digitale Signatur ist für beide Dokumente gültig, und man kann nicht mehr beweisen, welches Dokument ursprünglich unterschrieben wurde.

Das Auffinden zweier Dokumente, die zum gleichen Hashwert führen, ist nicht so schwierig, wie man zunächst meint. Man macht sich dabei das aus der Statistik bekannte Geburtstags-Paradoxon zunutze. Dieses dreht sich um die Frage, wie viele Menschen in einem Raum sein müssen, damit die Wahrscheinlichkeit größer als 50 % ist, dass einer der Anwesenden am gleichen Tag Geburtstag hat wie der Fragesteller. Die Antwort ist einfach: Man muss nur den Geburtstag des Fragestellers mit den Geburtstagen aller im Raum befindlichen Personen vergleichen. Es müssen mindestens 183 (= 365 / 2) Personen sein.

Die nächste Frage offenbart das Paradoxe oder – besser – das Überraschende an diesen Geburtstagsvergleichen. Wie viele Menschen müssen in einem Raum sein, damit die Wahrscheinlichkeit, dass zwei Personen am gleichen Tag Geburtstag haben, größer als 50 % ist. Die überraschende Lösung besteht darin, dass es nur 23 Personen sein müssen. Der Grund dafür liegt in der Tatsache, dass zwar nur 23 Personen im Raum sind, insgesamt aber 253 Paare sich zum Geburtstagsvergleich bilden lassen. Die Wahrscheinlichkeit, dass zwei Personen am gleichen Tag geboren sind, wird dann auf der Grundlage dieser Paarbildung berechnet.

Genau dieses Paradoxon macht man sich beim Angriff auf eine Hashfunktion zunutze. Es ist viel leichter, zwei Dokumente zu erstellen, die einen gemeinsamen Hashwert bilden, als ein Dokument so lange abzuändern, bis es einem vorgegebenen Hashwert entspricht. Die Auswirkung dieses Angriffes ist, dass die Ergebnisse von Hashfunktionen genügend groß sein müssen, um die beiden beschriebenen Angriffe erfolgreich zu verhindern. So erzeugen die meisten Hashfunktionen einen Ausgangswert von mindestens 160 Bit Länge, welcher zur Zeit auch allgemein als ausreichend gegen obige Form von Angriffen gesehen wird.

Es gibt viele veröffentlichte Hashfunktionen, und viele davon sind auch in Normen festgelegt. Allerdings kommt es immer wieder zu Verbesserungen an bestehenden Hashfunktionen, wenn erfolgreiche Angriffe bekannt wurden. Im Folgenden ein kurzer Überblick, der die derzeit üblichen Hashfunktionen aufzeigt. Auf die interne Funktionsweise kann hier aus Platzgründen leider nicht eingegangen werden.

In der ISO/IEC 10118-2 sind Hashfunktionen genormt, die auf einem n-Bit-Blockverschlüsselungsalgorithmus (z. B. AES) aufbauen. Die Größe des Hashwertes kann mit dem beschriebenen Algorithmus n Bit oder 2 ·n Bit lang sein. Die Weiterentwicklung der als nicht mehr sicher geltenden MD4-Hashfunktion (*message digest 4*) von Ronald L. Rivest mit Namen MD5 wurde in den Jahren 1990/1991 veröffentlicht. MD5 wird immer noch eingesetzt, obwohl er aufgrund gefundener Kollisionen als nicht mehr sicher gilt. Beide Hashfunktionen basieren auf einem eigenständigen Algorithmus und produzieren einen 128 Bit langen Hashwert. Das NIST veröffentlichte Anfang 1992 den SHA als eine Hashfunktion für den

DSS. Nach Bekanntwerden einiger Schwächen wurde er überarbeitet, und das Ergebnis ist seit Mitte 1995 als SHA-1 bekannt und in FIPS 180-1 auch genormt.

Da Hash-Algorithmen, die einen Hashwert von unter 160 Bit Länge produzieren, nicht mehr als sicher genug gelten, wurde vom NIST die SHA-2 Familie von Hashfunktionen veröffentlicht. Diese vier Algorithmen heißen SHA 224, SHA 256, SHA 384 und SHA 512 und erzeugen jeweils einen Hashwert in der Länge des Zusatzes zum Namen. Für alle vier wurden bislang keine kritischen Angriffsmöglichkeiten gefunden, und sie gelten deshalb heute noch als ausreichend sicher.

Daneben gibt es noch Hashfunktionen, deren errechneter Hash-Wert neben den Eingangsdaten noch von einem Schlüssel abhängt. Diese werden keyed-Hash-Algorithmen oder schlüsselgesteuerte Hashfunktionen genannt. Im Grund genommen sind dies Funktionen zur Berechnung eines MACs[1]. Ein typisches Beispiel dafür ist der HMAC aus dem Jahr 1996, der auch in der RFC 2104 spezifiziert ist. Dieser Algorithmus benutzt eine Hashfunktionen als Grundlage und verknüpft diese mit einem geheimen Schlüssel. Die beiden üblichen Implementierungen des HMAC sind der HMAC-SHA-1 und der HMAC-MD5, die die an zweiter Stelle genannten Hashfunktionen als Basisfunktion nutzen. Der Vorteil ist, dass man damit mit einer Prüfsumme gleichzeitig Datenintegrität und Datenauthentizität sicherstellen kann.

Tabelle 7.12 Überblick der im Chipkartenbereich üblichen Hashfunktionen.

Algorithmus	**Größe des Hashwerts**
ISO/IEC 10118-2	128 Bit, 160 Bit, 256 Bit, 384 Bit, 512 Bit
MD5	128 Bit
RIPEMD-160	160 Bit
SHA-1	160 Bit
SHA-256	256 Bit
SHA-384	384 Bit
SHA-512	512 Bit
HMAC-MD5	128 Bit
HMAC-SHA-1	160 Bit

Da die Datenübertragung zur Chipkarte in vielen Fällen langsam ist, wird die Hashfunktion im Terminal oder in einem daran angeschlossenen Computer ausgeführt. Dieser Nachteil wird durch die auf diese Weise möglich gewordene Austauschbarkeit der Hashfunktion wettgemacht.

7.3 Zufallszahlen

In Verbindung mit kryptografischen Verfahren ist es immer wieder notwendig, Zufallszahlen einzusetzen. Typische Einsatzgebiete im Chipkartenbereich sind dabei die Sicherstellung der Einzigartigkeit einer Sitzung bei Authentisierung, als Füller (*padding*) bei Verschlüsselungen oder als Startwert bei Sendefolgezählern. Die Länge der dafür benötigten Zufallszahlen

[1] Siehe auch Abschnitt 7.1.4 „Message Authentication Code und Cryptographic Checksum“ auf Seite 166.

bewegt sich meist zwischen 2 und 8 Bytes. Die Länge von acht Byte kommt natürlich von der Blockgröße des DES- bzw. AES-Algorithmus.

Die Sicherheit aller dieser Verfahren setzt Zufallszahlen voraus, die nicht vorhersehbar oder von außen beeinflussbar sind. Ideal ist ein auf Hardware aufbauender Zufallszahlengenerator im Mikrocontroller der Chipkarte. Dieser muss aber vollständig unabhängig von äußeren Einflüssen wie Temperatur, Versorgungsspannung, Strahlung o. ä. sein, da man ihn sonst manipulieren könnte. Sonst wäre es möglich, einige Verfahren, deren Sicherheit auf der Zufälligkeit der Zufallszahlen aufbaut, zu kompromittieren. Die zur Zeit existierenden Zufallszahlengeneratoren auf Chipkarten-Mikrocontrollern basieren in der Regel auf spannungsgesteuerten Oszillatoren und daran angehängten linear rückgekoppelten Schieberegistern (*linear feedback shift register – LFSR*).

Beim derzeitigen Stand der Technik ist es ziemlich schwierig, einen guten und von äußeren Einflüssen unabhängigen Zufallszahlengenerator auf dem Silizium des Mikrocontrollers aufzubauen (TRNG – *true random number generator*). Deshalb behilft man sich oftmals mit einer Nachbearbeitung der Zufallszahlen durch Software. Das Ergebnis des Zufallszahlengenerators wird dabei als ein Eingangswert in einen Pseudozufallszahlengenerator gehandhabt, dessen Zufallszahlen dann die erforderlichen Qualitätskriterien erfüllen und der dann damit auch kein reiner Pseudozufallszahlengenerator mehr ist.

Pseudozufallszahlengeneratoren (PRNG – *pseudo random number generator*) berechnen mit Hilfe eines streng deterministischen Algorithmus Zufallszahlen. Allerdings sind diese bei Kenntnis des Algorithmus und seiner Eingangswerte vorhersagbar, wobei aber ihre Zufälligkeit oftmals sehr gut ist.

Von großer Bedeutung ist auch, dass alle Chipkarten einer Produktionsserie unterschiedliche Folgen von Zufallszahlen generieren, so dass nicht von der Zufallszahl einer Chipkarte auf die Zufallszahl einer anderen Chipkarte der gleichen Serie geschlossen werden kann. Dies wird dadurch realisiert, dass bei der Komplettierung des Chipkarten-Betriebssystems eine Zufallszahl als Startwert (*seed number*) des Zufallszahlengenerators in die Karte eingetragen wird.

7.3.1 Erzeugung von Zufallszahlen

Es gibt vielerlei Möglichkeiten, Zufallszahlen per Software zu erzeugen. Da jedoch in Chipkarten der verfügbare Speicherplatz beschränkt ist und die Rechenzeit zur Erzeugung einer Zufallszahl möglichst kurz sein soll, engt dies die Anzahl der Möglichkeiten ein.

Selbstverständlich darf die Unterbrechung einer Sitzung durch Reset oder Herausziehen der Karte aus dem Terminal die Güte der Zufallszahlen nicht beeinträchtigen. Auch muss der Generator so aufgebaut sein, dass nicht in jeder Sitzung die gleiche Folge von Zufallszahlen erzeugt wird. Dies klingt zwar trivial, erfordert aber zumindest einen Schreibzugriff auf den nichtflüchtigen Speicher (EEPROM, Flash), um so einen neuen Startwert für den Zufallszahlengenerator für die nächste Sitzung abzuspeichern. Das RAM ist dafür ja nicht geeignet, da es seinen Inhalt nur unter Spannung behalten kann. Ein Angriffsszenario bestünde nun darin, so lange Zufallszahlen zu erzeugen, bis der nichtflüchtige Speicher für den Startwert kaputt ist. Dann müsste theoretisch in jeder Sitzung die gleiche Reihenfolge von Zufallszahlen auftreten, und somit sind sie vorhersagbar, und der Angreifer könnte einen Vorteil erringen. Wenn man den betreffenden nichtflüchtigen Speicher als Ringpuffer aufbaut und bei einem Schreibfehler alle weiteren Aktionen sperrt, lässt sich dieser Angriff sehr leicht abwehren.

Ein weiteres sehr wichtiges Kriterium eines in Software implementierten Zufallszahlengenerators ist die Tatsache, dass dieser in keinem Fall in eine Endlosschleife läuft. Das Ergebnis wäre eine stark verkürzte Periodendauer der Wiederholung der Zufallszahlen. Dann wäre es ein Leichtes, sichere Vorhersagen zu treffen, und das System wäre gebrochen.

In fast allen Chipkarten-Betriebssystemen ist zur Authentisierung ein Verschlüsselungsalgorithmus vorhanden. Damit liegt die Idee nahe, auf diesem einen Zufallszahlengenerator aufzubauen. Dazu muss man wissen, dass ein guter Verschlüsselungsalgorithmus den Klartext möglichst gut durchmischt, so dass man vom Schlüsseltext nicht mehr ohne Kenntnis des Schlüssels auf den Klartext rückrechnen kann. Das auch als Avalanche-Kriterium bekannte Prinzip besagt, dass die Änderung eines Eingangsbits im Mittel die Hälfte aller Ausgangsbits ändern soll. Diese Eigenschaft lässt sich auch sehr gut für einen Zufallszahlengenerator nutzen. Wie der Generator genau aufgebaut ist, kann von Implementation zu Implementation verschieden sein.

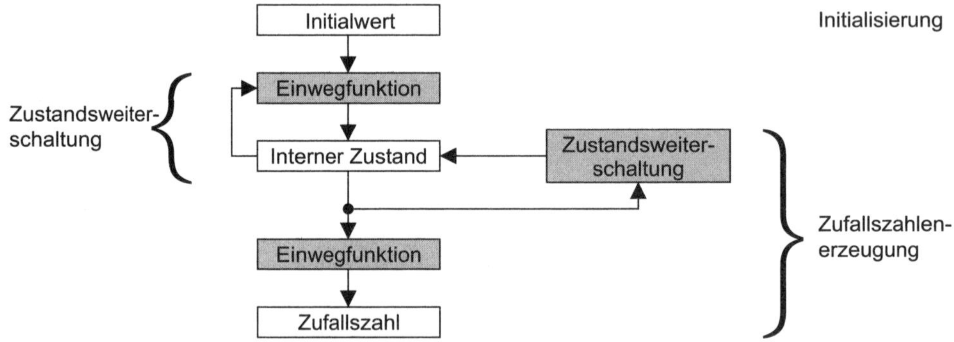

Bild 7.21 Grundsätzliches Funktionsprinzip eines starken Pseudozufallszahlengenerators mit den Teilschritten Initialisierung, Zustandsweiterschaltung und Zufallszahlenerzeugung. Der Initialwert (*seed*) sollte idealerweise mit einer Zufallszahl aus einem physikalischen Zufallszahlengenerator belegt werden.

Eine Möglichkeit dafür demonstriert 7.22 auf der nächsten Seite. Dieser Generator benutzt einen symmetrischen Blockverschlüsselungsalgorithmus (z. B. AES) mit einer Blocklänge von 8 Byte, dessen Ausgangswert auf den Eingang rückgekoppelt ist.

Folgende Funktionsweise liegt dem Generator zugrunde: Der Wert eines Ringpufferelements wird mit dem symmetrischen Kryptoalgorithmus und einem kartenindividuellen Schlüssel verschlüsselt. Der so erzeugte Schlüsseltext ist die 8 Byte lange Zufallszahl. Diese Zufallszahl, mit dem vorherigen Klartext mit XOR verknüpft, ergibt den neuen Eintrag im Ringpuffer des nichtflüchtigen Speichers. Anschließend wird auf den nächsten Eintrag im zyklisch aufgebauten Ringpuffer weitergeschaltet.

Bei der Komplettierung wird in jede Chipkarte der kartenindividuelle Schlüssel für den AES eingetragen und gleichzeitig der beispielsweise $12 \cdot 8$ Byte große Ringpuffer mit Zufallszahlen als Startwerte vorbelegt. Damit ist garantiert, dass jede Chipkarte eine eigene Reihenfolge von Zufallszahlen liefert. Der Ringpuffer verlängert die Lebensdauer des Generators um den Faktor 12. Nimmt man die garantierte Anzahl der Schreibzyklen einer EEPROM-Seite mit 100 000 an, so können mit diesem Generator mindestens 1 200 000 Zufallszahlen mit einer Länge von 8 Byte erzeugt werden.

Das Löschen und Schreiben von 8 Byte in das EEPROM dauert ca. $2 \cdot 2 \cdot 3{,}5$ ms und die Ausführung des AES bei 3,5 MHz etwa 17 ms, sofern der AES in Software realisiert wurde. Die restliche Bearbeitungszeit kann vernachlässigt werden. Somit benötigt die Chipkarte für die gesamte Erzeugung einer Zufallszahl etwa 31 ms. Würde hingegen die AES-Berechnung in Hardware durchgeführt (typ. 0,1 ms/Block), könnte mit dem angegebenen Verfahren eine Zufallszahl in lediglich 14,4 ms erzeugt werden.

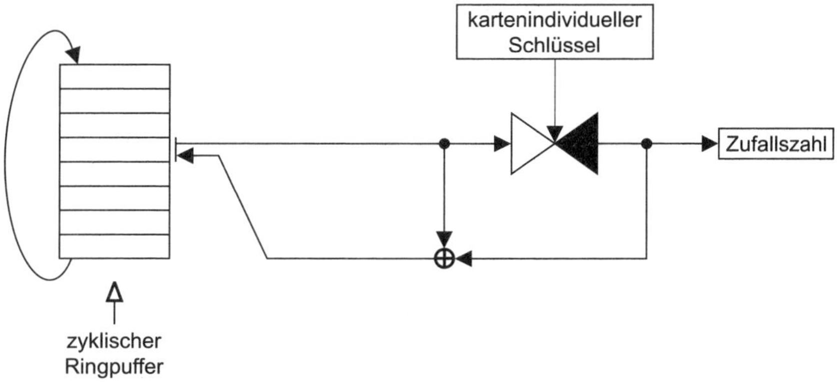

Bild 7.22 Beispiel für den Aufbau eines Pseudozufallszahlengenerators für Chipkarten-Betriebssysteme unter Zuhilfenahme eines symmetrischen Kryptoalgorithmus. Der Generator ist primär auf geringe Schreibbelastung des nichtflüchtigen Speichers ausgelegt.

Ein anderes Beispiel eines Pseudozufallszahlengenerators zeigt Bild 7.23 auf der nächsten Seite. Dieser wird nach jedem Reset der Chipkarte initialisiert, wobei auch der einzige EEPROM-Schreibzugriff stattfindet. Bei der darauf folgenden Erzeugung von Zufallszahlen wird nur noch auf das RAM zugegriffen, was den Generator relativ schnell macht. Von Nachteil dabei ist allerdings, dass man während der gesamten Sitzung einige Byte Speicher im RAM benötigt. Die statistische Qualität dieses Pseudozufallszahlengenerators ist nicht sehr gut, doch reicht sie für die übliche Verwendung bei Authentisierungsverfahren aus. Dort kommt es vor allem darauf an, dass keine Zufallszahlen mit kurzer Wiederholperiode erzeugt werden, da sich sonst die Authentisierung durch Wiedereinspielung von Nachrichten einer früheren Sitzung brechen ließe.

Die FIPS 140-2 empfiehlt für Sicherheitsmodule, dass diese nach jedem Reset den eingebauten Zufallszahlengenerator mit statistischen Tests prüfen. Nur wenn diese erfolgreich durchlaufen worden sind, wird der Zufallszahlengenerator für die weitere Benutzung freigegeben. Die heute üblichen Chipkarten-Betriebssysteme besitzen selten eine solche Funktionalität, da man davon ausgeht, dass sich die Statistik der erzeugten Zufallszahlen aufgrund der deterministisch funktionierenden Pseudozufallszahlengeneratoren nicht wesentlich ändert.

Es gibt eine nahezu unüberschaubare Zahl von Vorschlägen, Normen und Implementationen von Pseudozufallszahlengeneratoren. Bekannte Beispiele dafür sind der Generator der

X 9.17 Norm, der FIPS 186, die Vorschläge aus dem Internet Standard RFC 1750, die Aufstellungen bei Bruce Schneier [Schneier 96], Peter Gutmann [Gutmann 98 a], Benjamin Jun [Jun 99], BSAFE 3.x, ANSI X 9.17 und FIPS 186. Der Leitgedanke bei einem Zufallszahlengenerator sollte darin bestehen, diesen so einfach und nachvollziehbar wie möglich zu gestalten. Nur dann lassen sich seine Eigenschaften beurteilen und infolgedessen auch die Qualität des Generators feststellen.

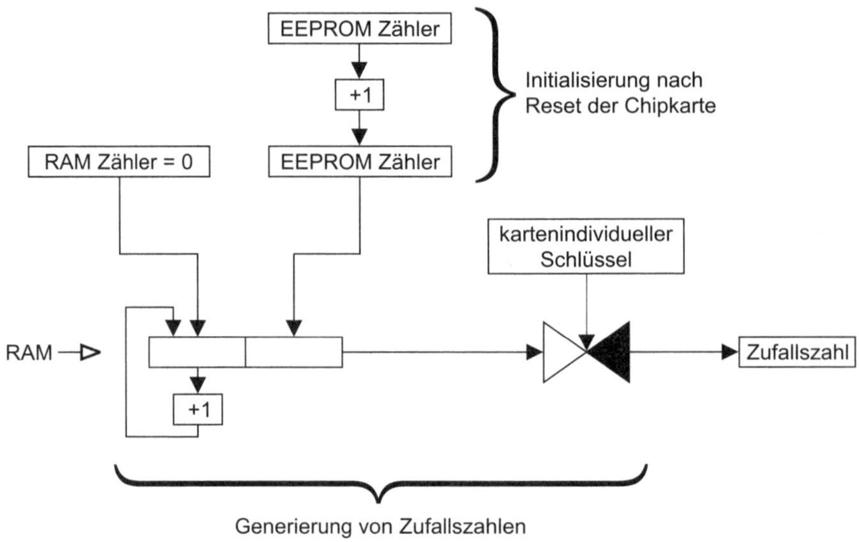

Bild 7.23 Beispiel für den Aufbau eines Pseudozufallszahlengenerators für Chipkarten-Betriebssysteme. Dieser Generator ist schneller als der in Bild 7.22 auf der vorherigen Seite vorgestellte, da nur ein einziger EEPROM-Schreibvorgang pro Sitzung notwendig ist. Die Qualität der so erzeugten Zufallszahlen ist für die bei Chipkarten übliche Verwendung zur Authentisierung durch das Challenge-Response-Verfahren ausreichend.

7.3.2 Prüfung von Zufallszahlen

Die von einem Zufallszahlengenerator erzeugten Zahlen müssen generell nach der Implementierung des Generators auf ihre Güte hin geprüft werden. Grundsätzlich sollte eine annähernde Gleichverteilung von Nullen und Einsen in den erzeugten Zufallszahlen herrschen. Es ist aber nicht damit getan, sich einige Zufallszahlen ausdrucken zu lassen und diese vergleichend zu prüfen. Der Test der Zufallszahlen muss mit den üblichen mathematischen Verfahren der Statistik durchgeführt werden. Dass dazu eine große Anzahl der 8 Byte langen Zufallszahlen notwendig ist, versteht sich von selbst. Um einigermaßen zuverlässige Aussagen machen zu können, sollten zwischen 10 000 und 100 000 Zufallszahlen erzeugt und ausgewertet werden. Die einzige Möglichkeit, diese Zahlen zu prüfen, besteht darin, computerunterstützte Prüfprogramme zu Hilfe zu nehmen.

Im Zusammenhang mit der Güte von Zufallszahlen ist eine Aussage über deren Verteilung der erhaltenen Werte notwendig. Ist diese sehr ungleichmäßig und werden dadurch einige Werte stark bevorzugt, können genau diese Bereiche für eine Vorhersage genutzt werden. Es sollte also der Satz von Bernoulli so gut wie möglich erfüllt sein. Dieser besagt, dass das

Auftreten einer Zahl unabhängig von ihrer Vorgeschichte nur von der Wahrscheinlichkeit des Auftretens der Zahl selber abhängen soll. So ist beispielsweise die Wahrscheinlichkeit einer 4 bei einem Sechsseitenwürfel immer 1/6, unabhängig davon, welche Zahl vorher gewürfelt wurde. Dies bezeichnet man auch als die Unabhängigkeit von Ereignissen.

Ebenfalls von großer Bedeutung ist die Periode der Zufallszahlen, d. h., nach wie vielen erzeugten Zufallszahlen sich die Reihenfolge wiederholt. Diese muss natürlich so groß wie möglich sein, auf jeden Fall aber größer als die Lebensdauer des Zufallszahlengenerators. Damit ist auf recht einfache und zuverlässige Weise ein Angriff durch Aufzeichnen aller Zufallszahlen einer Periode ausgeschlossen.

In der Statistik gibt es eine große Anzahl von Tests, um die Zufälligkeit von Ereignissen zu untersuchen, doch kann man sich in der Praxis auf einige einfache und in der Aussage leicht zu interpretierende Tests beschränken. Es existieren im Übrigen eine Vielzahl von Veröffentlichungen zum Thema Test von Zufallszahlen [Knuth 97, Menezes 97] und auch entsprechende Normen [FIPS 140-2] und Standards [RFC 1750]. Die aus einer größeren Zahl von Einzeltests bestehende quelloffene Testsuite „Diehard" von George Marsaglia [Diehard] wird ebenfalls gerne zur Prüfung der Zufälligkeit von Zufallszahlen benutzt. Im Chipkartenbereich haben sich zusätzlich zwei Dokumente des BSI zur Prüfung von Zufallszahlengeneratoren etabliert. Diese sind: AIS 20 „Funktionalitätsklassen und Evaluationsmethodologie für deterministische Zufallszahlengeneratoren" und AIS 31 „Funktionalitätsklassen und Evaluationsmethodologie für physikalische Zufallszahlengeneratoren".

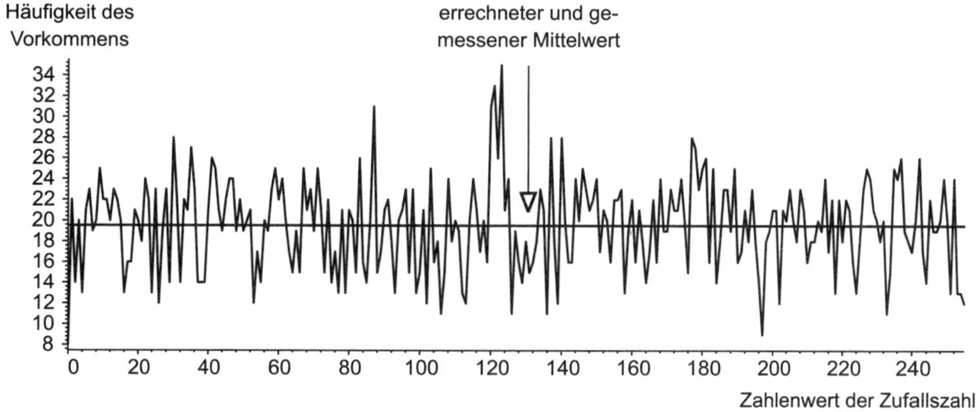

Bild 7.24 Statistische Verteilung einer Folge von 5 000 Zufallszahlen mit einer Länge von einem Byte. Dies bezeichnet man auch als Spektralverteilung über ein Byte. Die Zahlen wurden mit einem typischen Pseudozufallszahlengenerator einer Chipkarte erzeugt. Rechnerisch müsste jede der 256 möglichen (0 ... 255) Zufallszahlen 19,5mal vorkommen.

Ein sehr leicht zu erstellender und einfach zu interpretierender Test ist das Aufsummieren der Anzahl der vorkommenden Einzelbyte-Werte in einer größeren Anzahl von Zufallszahlen. Grafisch dargestellt, ergibt dies einen Überblick über die Verteilung der Zahlen. An der Abszisse trägt man die möglichen vorkommenden Werte auf und an der Ordinate die dazugehörige Häufigkeit des Vorkommens. Dies zeigt an einem Beispiel Bild 7.24.

Sollen 8 Byte lange Zufallszahlen mit Hilfe dieses Diagramms untersucht werden, können an der Abszisse trotzdem nur ein Byte oder maximal zwei Bytes lange Werte aufgetragen werden, da sonst die Anzahl der für eine statistische Analyse notwendigen Zufallszahlen extrem groß wäre. Ein guter Richtwert ist, dass jede Zufallszahl ungefähr fünf- bis zehnmal pro Wert vorkommt, um eine einigermaßen gesicherte Aussage zu erhalten. Damit kann man einen schnellen Überblick gewinnen, ob die erzeugten Zufallszahlen die gesamte mögliche Bandbreite eines Bytes ausnutzen. Ist dies nicht der Fall und werden einige Werte sehr stark bevorzugt, dann ist dies für einen Angreifer zumindest ein erster Ansatzpunkt.

Leider sagt dieser Test nichts über die Reihenfolge der Vorkommnisse der Zufallszahlen aus, sondern nur etwas über die Verteilung. So wäre es denkbar, dass der Zufallszahlengenerator nur zyklisch von 0 bis 255 zählt. Damit wäre eine hervorragende Gleichverteilung erreicht, doch die Zahlen sind vollkommen vorhersagbar. Um auch dieses Kriterium der Güte von Zufallszahlen prüfen zu können, müssen andere Tests benutzt werden.

Ein ebenfalls aus der Praxis stammender Test, der für die einfache und schnelle Abschätzung der Güte einer Folge von Zufallszahlen benutzt werden kann, besteht darin, die Zufallszahlen mit einem Packprogramm zu komprimieren. Der Grad der möglichen Komprimierung korrespondiert nach Shannon umgekehrt proportional mit der Zufälligkeit der erzeugten Zahlen.

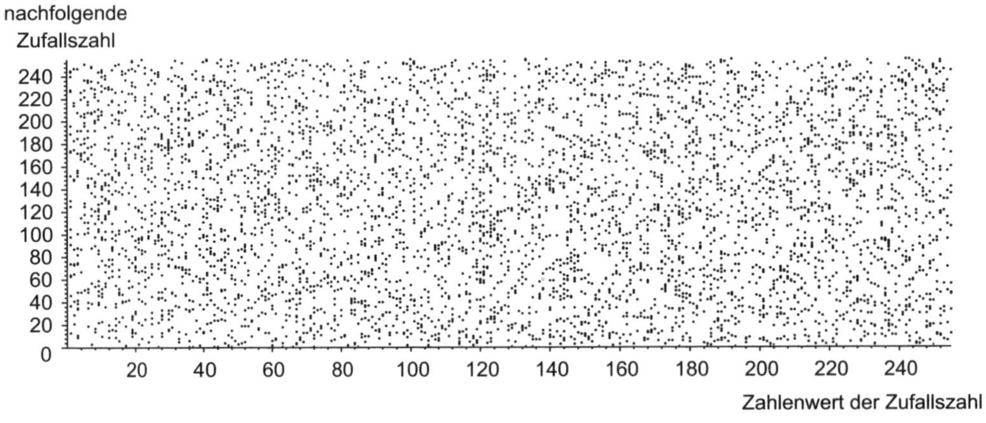

Bild 7.25 Grafische Darstellung der Verteilung des jeweiligen Nachfolgers von 5 000 Zufallszahlen mit einer Länge von einem Byte. Dies entspricht dem Spektraltest. Man sieht überblickshaft anhand des regelmäßigen Musters, dass der Wert der einer Zufallszahl nachfolgenden Zahl annähernd gleich verteilt ist. Die Zahlen wurden mit einem typischen Pseudozufallszahlengenerator einer Chipkarte erzeugt.

Ein wesentlich aussagekräftigerer Test ist aber der sehr bekannte χ^2-Test. Er prüft zwar das Gleiche wie der anfangs beschriebene grafische Test der Gleichverteilung, doch ist er wesentlich genauer, da er mit einem Rechenverfahren durchgeführt wird [Bronstein 96]. Ausgehend von der Annahme der Gleichverteilung der Zufallszahlen, kann man Mittelwert und Standardabweichung ermitteln. Auf der Grundlage einer χ^2-Verteilung lässt sich dann die Abweichung zur Normalverteilung errechnen. Daraus kann man eine numerische Aussage über die Verteilung der Zufallszahlen treffen.

Jedoch kann auch dieser Test nicht dazu benutzt werden, Aussagen über die Reihenfolge der auftretenden Zufallszahlen zu machen. Um dies zu überprüfen, greift man auf weitere statistische Tests zurück [Knuth 97], die z. B. Abstände von in den Zufallszahlen auftretenden Mustern auswerten (*Serial-Test*). Analog dazu können die Abstände des Nichtauftretens von Mustern ermittelt werden (*Gap-Test*). Ebenfalls sollten zur Beurteilung von Zufallszahlen die χ^2-Verteilung von vorkommenden Mustern (*Poker Test*) oder die χ^2-Verteilung von nicht vorkommenden Mustern (*Coupon Collector-Test*) erfolgen.

Tabelle 7.13 Überblick und Zusammenfassung von üblichen statistischen Tests für Zufallszahlen.

Test und Referenz	Bemerkung
AIS 20	Sammlung von statistischen Tests für Zufallszahlengeneratoren
Coupon Collector-Test [Knuth 97]	χ^2-Verteilung des Nichtauftretens von Mustern in einer Zufallszahlenreihenfolge
Frequency-Test [Knuth 97, Menezes 97]	Zählen der Einsen in einer Zufallszahlenfolge
Gap-Test [Knuth 97]	Ermittlung der in einer Folge von Zufallszahlen nicht auftretenden Muster
Long Run-Test nach FIPS 140-2	Ermittlung, ob eine Folge von Nullen oder Einsen der Länge 34 Bit in einer 20 000 Bit langen Zufallszahlenfolge vorkommt
Monobit-Test nach FIPS 140-2	Zählen der Einsen in einer 20 000 Bit langen Zufallszahlenfolge
Poker-Test [Knuth 97]	χ^2-Verteilung des Auftretens von Mustern in einer Zufallszahlenreihenfolge
Poker-Test [Menezes 97]	χ^2-Verteilung des Nichtauftretens von Mustern in einer Zufallszahlenreihenfolge
Poker-Test nach FIPS 140-2	Zählen von 4-Bit-Mustern in einer 20 000 Bit langen Zufallszahlenfolge
Runs-Test nach FIPS 140-2	Ermitteln der maximalen Länge einer Folge von Nullen oder Einsen in einer 20 000 Bit langen Zufallszahlenfolge
Serial-Test [Knuth 97]	Ermittlung der in einer Folge von Zufallszahlen auftretenden Muster
Serial-Test [Menezes 97]	Zählen von 4-Bit-Mustern in einer 20 000 Bit langen Zufallszahlenfolge
Spectral Test [Knuth 97]	Ermittlung der Verteilung der Nachfolgewerte von Zufallszahlen

Von einer gewissen Relevanz ist auch der Spektraltest (*Spectral Test*), bei dem der nachfolgende Wert einer Zufallszahl ermittelt wird [Knuth 97]. Bei der 2-dimensionalen Variante dieses Tests werden Zufallszahl und Nachfolger in einem xy-Koordinatensystem aufgetragen, wie in Bild 7.25 auf der vorherigen Seite gezeigt. Die 3-dimensionale Version erfordert den Nachfolger des Nachfolgers der Zufallszahl und noch eine z-Achse. Analog können auch n-dimensionale Spektraltests erstellt werden, wobei man dann aus einsichtigen Gründen auf eine grafische Darstellung verzichten muss.

Um eine gesicherte und aussagekräftige Beurteilung eines Zufallszahlengenerators zu erstellen, müssen zumindest die oben beschriebenen Tests durchgeführt und ausgewertet werden. Zusätzliche Berechnungen und Tests können die erhaltenen Werte noch unterstützen. Erst damit lässt sich eine einigermaßen korrekte Aussage über die Qualität von Zufallszahlen erstellen.

Allerdings ist ein übertriebener Aufwand für den Zufallszahlengenerator einer Chipkarte meist nicht gerechtfertigt, wenn man die Einsatzgebiete der Zufallszahlen betrachtet. Können etwa bei einer Authentisierung die Zufallszahlen vorausgesagt werden, dann wäre in vielen Fällen der Einfluss auf die Sicherheit eher gering, denn ohne den geheimen Schlüssel zur Verschlüsselung der Zufallszahl ist ein Angriff nicht möglich.

Wesentlich problematischer wäre es aber, wenn der Zufallszahlengenerator manipuliert werden könnte, so dass er beispielsweise immer die gleichen Zufallszahlen erzeugt. Angriffe durch Wiedereinspielung wären dann nicht nur möglich, sondern auch erfolgreich. Dies wäre auch dann der Fall, wenn die Periode der Zufallszahlen sehr klein ist. Es ist also im Einzelfall genau abzuwägen, welche Haupteigenschaften die Zufallszahlen haben müssen, da dies natürlich auch Auswirkungen auf den Zufallszahlengenerator hat. Ein sehr hoher Aufwand in diesem Bereich mag zwar zu einer sehr hohen Güte von Zufallszahlen führen, doch verursacht dies meist auch einen erhöhten Verbrauch an Speicherplatz, der gerade bei Chipkarten begrenzt ist.

7.4 Authentisierung

Die beiden Begriffe „Authentisierung“ und „Authentifizierung“ werden manchmal parallel benutzt, beschreiben jedoch nicht ganz das Gleiche. Eine Authentisierung (*authentication*) ist der Vorgang des Nachweises der Identität einer Instanz. Man stellt bei der Authentisierung durch ein bestimmtes Verfahren fest, ob eine andere Instanz wirklich diejenige ist, der sie vorgibt zu sein. Eine Authentisierung kann durch Besitz, durch Wissen oder durch ein körperliches Merkmal durchgeführt werden. Der Begriff wird, wie auch in diesem Buch, aus Vereinfachungsgründen oftmals äquivalent zu Authentifizierung benutzt.

Eine Authentifizierung (*authentication*) hingegen ist der Vorgang des Nachweises der eigenen Identität, was bedeutet, dass man bei der Authentifizierung durch ein bestimmtes Verfahren dem Gegenüber beweist, dass man derjenige ist, der man vorgibt zu sein. Dies kann, analog zur Authentisierung, durch Besitz, durch Wissen oder durch ein körperliches Merkmal geschehen.

In diesem Zusammenhang seien auch die Begriffe „2-Faktor-Authentisierung“ (*two-factor-authentication*) und „3-Faktor-Authentisierung“ (*three-factor-authentication*)] erläutert. Die 2-Faktor-Authentisierung verknüpft zwei der drei unterschiedlichen Authentisierungsarten miteinander (d. h. Authentisierung durch Besitz, durch Wissen oder durch ein körperliches Merkmal). Zu einer erfolgreichen Authentisierung ist es also notwendig, dass zwei unterschiedliche Authentisierungsarten mit positivem Ergebnis durchgeführt wurden. Bei der 3-Faktor-Authentisierung verknüpft man alle drei Authentisierungsarten miteinander, d. h. man muss die drei unterschiedlichen Authentisierungsarten mit erfolgreichem Ergebnis durchgeführt haben.

Ein Beispiel soll dies verdeutlichen. Bei einer 3-Faktor-Authentisierung einer Person würde diese einen Pass vorlegen (Besitz), ein Geheimnis nennen (Wissen) und dann noch ein Fingerabdruck geprüft werden (körperliches Merkmal). Erst wenn alle drei Authentisierungen erfolgreich waren, ist die Person authentisiert.

„Authentizität" bezeichnet im Übrigen, die Echtheit und Unverändertheit einer Instanz oder Nachricht und „Identifizierung" (*identification*) ist der Vorgang, der zum Erkennen einer Instanz führt. Die Identifizierung kann durch eine Authentisierung erfolgen.

Die Prüfung, ob eine bestimmte Aktion ausgeführt werden darf, wird „Autorisierung" genannt, d. h. jemand wird zu etwas ermächtigt. Wird beispielsweise eine Kreditkartentransaktion durch den Kreditkarten-Herausgeber autorisiert, so sind die Kartendaten auf Korrektheit der Daten, Einhaltung der erlaubten Betragsgrenzen und ähnliche Kriterien geprüft worden, und die beabsichtigte Zahlung wird daraufhin zugelassen. Eine Autorisierung kann durch die Authentisierung der betreffenden Instanz (z. B.: einer Chipkarte) zustande kommen. Vereinfacht ausgedrückt, erteilt man bei der Autorisierung jemandem die Erlaubnis, etwas Bestimmtes zu tun.

Zweck einer Authentisierung ist die Überprüfung der Identität und Authentizität eines Kommunikationspartners. Übertragen auf die Chipkartenwelt, bedeutet dies, dass die Karte oder das Terminal feststellt, ob der Kommunikationspartner ein echtes Terminal bzw. eine echte Karte ist.

Unterschieden wird bei der Authentisierung noch zwischen statischer und dynamischer Authentisierung. Bei den statischen Verfahren werden immer die gleichen statischen Daten zur Authentisierung benutzt, zum Beispiel durch Präsentation eines Passwortes. Die dynamischen Verfahren hingegen sind so aufgebaut, dass sie vor einem Angriff durch Wiedereinspielen von in früheren Sitzungen aufgezeichneten Daten geschützt sind, da sie für jede Authentisierung eine unterschiedliche Datengrundlage verwenden.

Im Chipkartenbereich benutzt man zur dynamischen Authentisierung fast ausschließlich das Challenge-Response-Verfahren. Dabei stellt der eine Kommunikationspartner dem anderen eine zufällig erzeugte Frage (*challenge*), dieser berechnet mit einem Algorithmus eine Antwort und sendet sie an den Fragesteller zurück (*response*). Der Algorithmus ist natürlich vorzugsweise eine Verschlüsselung mit einem geheimen Schlüssel, der auch das gemeinsame Geheimnis der beiden Kommunikationspartner darstellt. Dies ist wesentlich sicherer als die statischen Verfahren, wie die Präsentation eines Passwortes, da dort ein Angreifer durch Abhören und Wiedereinspielen sehr einfach die Authentisierung nachahmen kann. Bei einer Challenge-Response-Authentisierung hingegen muss das gemeinsame Geheimnis zur Authentisierung nicht über die Schnittstelle gesendet werden, und die übertragenen Daten sind für jede Sitzung unterschiedlich.

Bei der Authentisierung unterscheidet man grundsätzlich noch zwischen einseitigen (*unilateral*) und gegenseitigen (*mutual*) Verfahren. Die einseitige Authentisierung führt im Gutfall dazu, dass die Authentizität eines der beiden Kommunikationspartner sichergestellt ist. Bei der gegenseitigen Authentisierung sind am Ende des Verfahrens im Gutfall beide Partner authentisch.

Die auf einem kryptografischen Algorithmus basierenden und bei Chipkarten vorkommenden Authentisierungsverfahren teilt man noch in symmetrische und asymmetrische Verfahren ein. Im Bereich der Chipkarten werden momentan fast ausschließlich symmetrische Verfahren eingesetzt. Die asymmetrischen, also auf RSA oder ähnlichen Algorithmen aufbauenden Verfahren haben bei Chipkarten aufgrund der langsamen Ausführungsgeschwindigkeit zur Zeit noch keine große praktische Bedeutung. Es ist aber absehbar, dass sich dies in Zukunft ändern wird. Im Prinzip funktionieren sie aber analog den symmetrischen Authentisierungsverfahren.

Zur Authentisierung von Geräten existieren mehrere Normen. Vor allem die ISO/IEC 9798 kommt hier in Betracht, in der in Teil 2 symmetrische und in Teil 3 asymmetrische Verfahren beschrieben sind. Grundsätzlich ist die fünfteilige Normenreihe ISO/IEC 9798 eine hervorragende Zusammenstellung der gängigen symmetrischen, asymmetrischen, MAC- und Zero-Knowledge-basierten Authentisierungsverfahren.

7.4.1 Einseitige symmetrische Authentisierung

Mit einer einseitigen Authentisierung vergewissert man sich der Vertrauenswürdigkeit eines Kommunikationspartners. Dazu ist es notwendig, dass beide ein gemeinsames Geheimnis besitzen, dessen Kenntnis durch die Authentisierung überprüft wird. Das Geheimnis ist ein Schlüssel für einen Verschlüsselungsalgorithmus, an dem die gesamte Sicherheit des Authentifikationsverfahrens hängt. Würde dieser Schlüssel bekannt, könnte sich ein Angreifer genauso authentisieren wie der echte Kommunikationspartner.

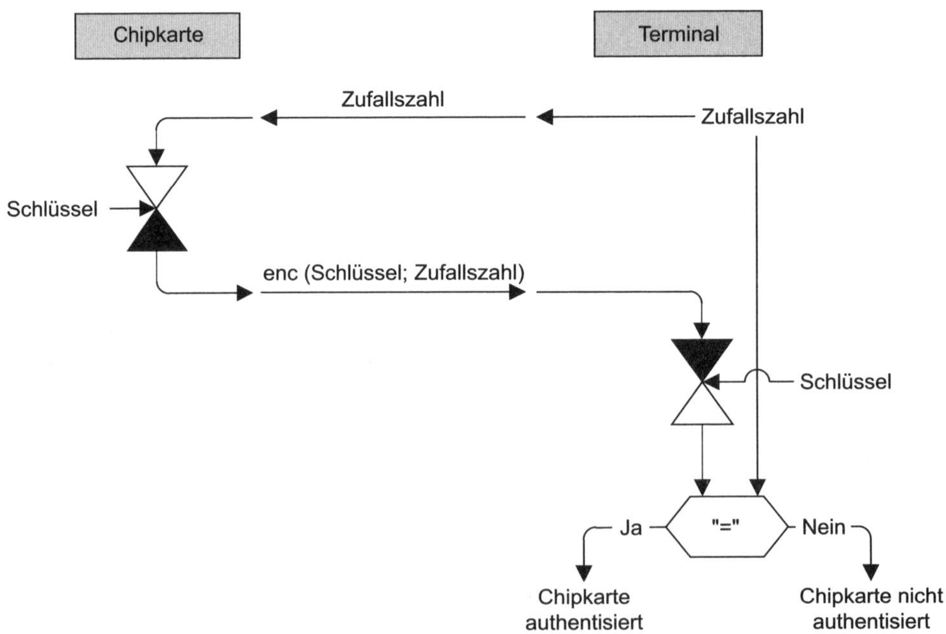

Bild 7.26 Das Prinzip der einseitigen Authentisierung mit einem symmetrischen Kryptoalgorithmus. Das Beispiel zeigt die Authentisierung der Chipkarte durch das Terminal, wie sie durch das Kommando INTERNAL AUTHENTICATE nach ISO/IEC 7816-4 realisiert werden kann.

Das Bild 7.26 zeigt das Prinzip der einseitigen Authentisierung mit symmetrischen Kryptoalgorithmen auf. Dabei wurde der Übersichtlichkeit halber davon ausgegangen, dass ein

Terminal eine Chipkarte authentisiert. Das Terminal stellt damit also fest, ob die Chipkarte vertrauenswürdig ist.

Das Terminal generiert eine Zufallszahl und sendet diese zur Chipkarte, was man als Anfrage (*challenge*) bezeichnet. Nach dem Empfang dieser Zufallszahl wird sie von der Chipkarte verschlüsselt. Der dabei verwendete Schlüssel ist nur dem Terminal und der Chipkarte bekannt. Die Sicherheit des Verfahrens hängt von diesem Schlüssel ab, da nur der Besitzer des geheimen Schlüssels in der Lage ist, die richtige Antwort (*response*) für das Terminal zu erzeugen.

Das Ergebnis der Verschlüsselung sendet die Chipkarte zum Terminal zurück. Dies ist die Antwort auf die Anfrage. Das Terminal führt nun mit der erhaltenen und verschlüsselten Zufallszahl eine Entschlüsselung mit dem geheimen Schlüssel aus. Danach vergleicht sie das Ergebnis mit der ursprünglich an die Chipkarte gesendeten Zufallszahl. Stimmt beides überein, so weiß das Terminal, dass die Chipkarte den geheimen Schlüssel kennt und schließt daraus, dass die Chipkarte authentisch ist.

Ein Angriff durch Wiedereinspielung einer vorher abgehörten Challenge oder Response ist nicht möglich, da in jeder Sitzung eine andere Zufallszahl erzeugt wird. Der einzige Angriff mit einigermaßen guten Erfolgsaussichten bestünde in einer systematischen Suche nach dem geheimen Schlüssel. Da Challenge und Response nichts anderes als Klartext-Schlüsseltext-Paare sind, könnte man durch einen Brute-force-Angriff den geheimen Schlüssel berechnen.

Besäßen alle Karten einer Anwendung den gleichen Schlüssel und würde dieser bekannt, so wäre das gesamte System diskreditiert. Um genau diesen Fall zu verhindern, werden in der Praxis meist nur kartenindividuelle Schlüssel verwendet. Damit hat jede Karte einen individuellen Schlüssel, der vom Terminal mit einem nicht geheimen Kartenmerkmal abgeleitet werden kann. Als individuelles Merkmal kann die bei der Halbleiterproduktion in den Chip geschriebene Seriennummer oder eine andere Nummer, die bei jeder Chipkarte anders ist, dienen. Um nun den kartenindividuellen Schlüssel zu berechnen, fordert das Terminal von der Chipkarte die Chipnummer an. Diese Nummer ist individuell und auch einmalig im System, so dass es keine zweite gleiche Chipkarte gibt.

Der kartenindividuelle und geheime Authentisierungsschlüssel ist eine Funktion der Kartennummer und des Hauptschlüssels, der nur dem Terminal bekannt ist. In der Praxis verschlüsselt man einen Teil der Kartennummer mit dem Hauptschlüssel, und das Ergebnis daraus ist der kartenindividuelle Authentisierungsschlüssel. Dabei kann man einen Triple-DES- oder AES-Algorithmus verwenden.

Eines muss jedoch bedacht werden: Eine Kompromittierung des nur dem Terminal bekannten Hauptschlüssels würde das gesamte System kompromittieren, da mit dem Hauptschlüssel alle kartenindividuellen Authentisierungsschlüssel berechnet werden können. Deshalb muss der Hauptschlüssel im Terminal geschützt abgelegt sein (z. B. in einem Sicherheitsmodul) und, wenn möglich, im erkannten Angriffsfall aktiv gelöscht werden können.

Nachdem also das Terminal den für diese Karte notwendigen Authentisierungsschlüssel errechnet hat, folgt der übliche Ablauf im Rahmen des Challenge-Response-Verfahrens. Die Chipkarte erhält vom Terminal eine Zufallszahl, verschlüsselt diese mit ihrem kartenindividuellen Schlüssel und sendet sie an das Terminal zurück. Dieses führt analog der Chipkarte die Umkehrfunktion der Berechnung aus und vergleicht die beiden Ergebnisse. Stimmen sie überein, so besitzen sowohl Chipkarte als auch Terminal ein gemeinsames Geheimnis, nämlich den geheimen kartenindividuellen Schlüssel, und die Chipkarte ist vom Terminal authentisiert.

7.4.2 Gegenseitige symmetrische Authentisierung

Das Prinzip der gegenseitigen Authentisierung (*mutual authentication*) beruht auf einer zweifachen einseitigen Authentisierung. Man könnte auch zwei einseitige Authentisierungen abwechselnd für beide Kommunikationspartner ausführen. Dies wäre dann im Prinzip eine gegenseitige Authentisierung. Da jedoch der Kommunikationsaufwand aus zeitlichen Gründen so gering wie möglich gehalten werden muss, gibt es ein Verfahren, bei dem die beiden einseitigen Authentisierungen miteinander verflochten sind. Dabei erzielt man auch noch eine höhere Sicherheit als mit zwei nacheinander ausgeführten Authentisierungen, da es für einen Angreifer viel schwieriger ist, in den Kommunikationsablauf einzugreifen. Sequenzdiagramm 11.8 „Kommandos zur Authentisierung von Geräten" auf Seite 410 zeigt den dazugehörigen Ablauf der Kommandos.

Damit das Terminal mit dem Hauptschlüssel aus der Kartennummer den kartenindividuellen Authentisierungsschlüssel berechnen kann, benötigt es als Erstes die Kartennummer. Nachdem das Terminal die Kartennummer erhalten hat, berechnet es den individuellen Authentisierungsschlüssel für diese Chipkarte. Dann fordert es von der Chipkarte eine Zufallszahl an und generiert selbst ebenfalls eine Zufallszahl. Nun setzt das Terminal beide Zufallszahlen vertauscht hintereinander, verschlüsselt sie mit dem geheimen Authentisierungsschlüssel und sendet den erhaltenen Schlüsseltext zur Karte. Das Vertauschen hat den Zweck, Challenge und Response unterschiedlich zu machen.

Die Chipkarte kann den erhaltenen Block entschlüsseln und prüfen, ob die zuvor an das Terminal gesendete Zufallszahl mit der zurückerhaltenen übereinstimmt. Ist dies der Fall, weiß die Chipkarte, dass das Terminal den geheimen Schlüssel besitzt. Damit ist das Terminal gegenüber der Chipkarte authentisiert. Daraufhin vertauscht die Chipkarte die beiden Zufallszahlen, verschlüsselt sie mit dem geheimen Schlüssel und schickt das Ergebnis zum Terminal.

Das Terminal entschlüsselt den erhaltenen Block und vergleicht die zuvor an die Chipkarte gesendete Zufallszahl mit der erhaltenen. Stimmt diese mit der vormals gesendeten überein, so ist auch die Chipkarte gegenüber dem Terminal authentisiert. Damit ist die gegenseitige Authentisierung abgeschlossen, und sowohl Chipkarte als auch Terminal wissen, dass der jeweils andere vertrauenswürdig ist.

Um den Zeitbedarf der Kommunikation zu minimieren, kann die Chipkarte zusätzlich zur Kartennummer auch noch die Zufallszahl zurücksenden. Dies ist dann von Interesse, wenn die gegenseitige Authentisierung zwischen Chipkarte und einem Hintergrundsystem stattfindet. Die Chipkarte wird dabei direkt vom Hintergrundsystem transparent zum Terminal angesprochen. Die Datenübertragungsgeschwindigkeit ist dabei manchmal niedrig, und der Kommunikationsablauf muss dadurch so stark wie möglich vereinfacht werden.

7.4.3 Statische asymmetrische Authentisierung

Nicht alle Chipkarten-Mikrocontroller besitzen eine Recheneinheit, mit der RSA-Berechnungen durchgeführt werden können. Dies liegt vor allem daran, dass diese zusätzlichen Platz auf dem Chip benötigt, was den Preis erhöht.

Da ein zusätzliches asymmetrisches Authentisierungsverfahren jedoch vermehrten Schutz bedeutet, weil ein Angreifer nicht nur einen kryptografischen Algorithmus brechen muss, sondern zwei, möchte man oft noch diese Art von Authentisierung verwenden. Um das Problem der nicht vorhandenen Recheneinheit auf der Chipkarte zu umgehen, fand man als Ausweg eine statische Authentisierung der Chipkarte durch das Terminal. Diese erfordert lediglich eine Verifizierung im Terminal. Eine zusätzliche Recheneinheit auf dem Terminal erhöht aber die Kosten im Verhältnis zum Gesamtpreis dieser Geräte nur unwesentlich, deshalb ist dieser Weg wesentlich kostengünstiger als die Verwendung spezieller Chipkarten-Mikrocontroller. Zudem ist das Verfahren viel schneller, da nur eine asymmetrische Verschlüsselung notwendig ist, im Gegensatz zu zwei bei einer dynamischen asymmetrischen Authentisierung.

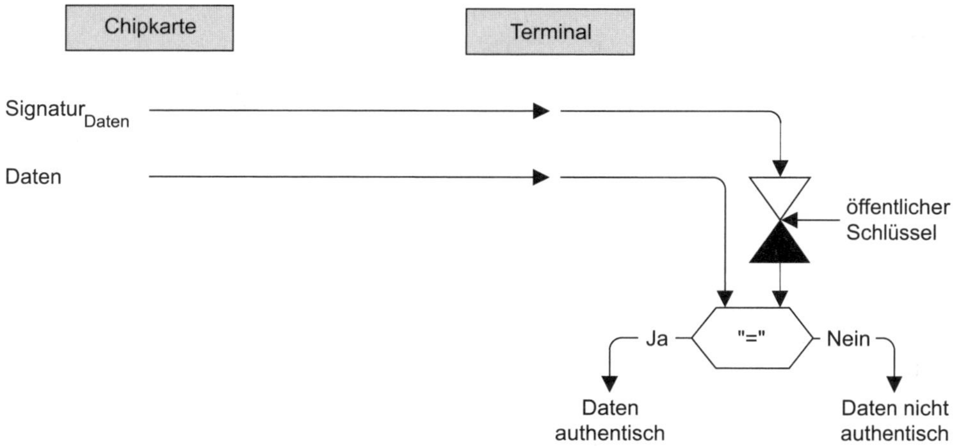

Bild 7.27 Das Prinzip der einseitigen, statischen und asymmetrischen Authentisierung einer Chipkarte durch das Terminal unter Verwendung von globalen Schlüsseln.

Man erkauft sich diesen Kompromiss jedoch durch eine verminderte Sicherheit des Authentisierungsverfahrens. Ein Schutz gegen Wiedereinspielung ist durch das statische Verfahren natürlich nicht gegeben. Deshalb benutzt man es auch nur als zusätzliche Überprüfung der Authentizität der Karte, die zuvor bereits mit einem dynamischen symmetrischen Verfahren überprüft worden ist.

Das Verfahren funktioniert in seinem grundlegenden Ablauf folgendermaßen: Bei der Personalisierung werden in jede Chipkarte kartenindividuelle Daten eingetragen. Dies sind beispielsweise eine Kartennummer, der Name des Kartenbesitzers und seine Adresse. Über diese Daten, die während der Lebensdauer der Karte nicht veränderbar sind, wird während der Personalisierung eine digitale Signatur mit einem geheimen Schlüssel gerechnet. Der Schlüssel wird im System global verwendet. Benutzt man nun diese Karte an einem Terminal, so liest dieses aus einer Datei auf der Karte die Signatur und die signierten Daten aus. Das Terminal besitzt den für alle Chipkarten gültigen öffentlichen Schlüssel und kann die gelesene Signatur verschlüsseln und das Ergebnis mit den gelesenen Daten vergleichen. Stimmen beide überein, so ist die Karte durch das Terminal authentisiert. Visualisiert ist dieser Ablauf in Bild 7.27 auf der vorherigen Seite.

Das obige Verfahren hat neben dem fehlenden Schutz vor Wiedereinspielung einen weiteren Nachteil. Es werden für die Erstellung und Überprüfung der Signaturen globale Schlüssel benutzt. Der Schlüssel im Terminal erfordert zwar keinerlei Schutz, da er öffentlich ist, doch sollten in einem größeren System grundsätzlich keine für alle Karten einheitlichen Schlüssel verwendet werden. Kann ein solcher Schlüssel gebrochen werden, oder wird er aus anderweitigen Gründen bekannt, so ist diese Authentisierung im gesamten System wertlos. Es ist also notwendig, kartenindividuelle Schlüsselpaare für die statische Authentisierung einzuführen.

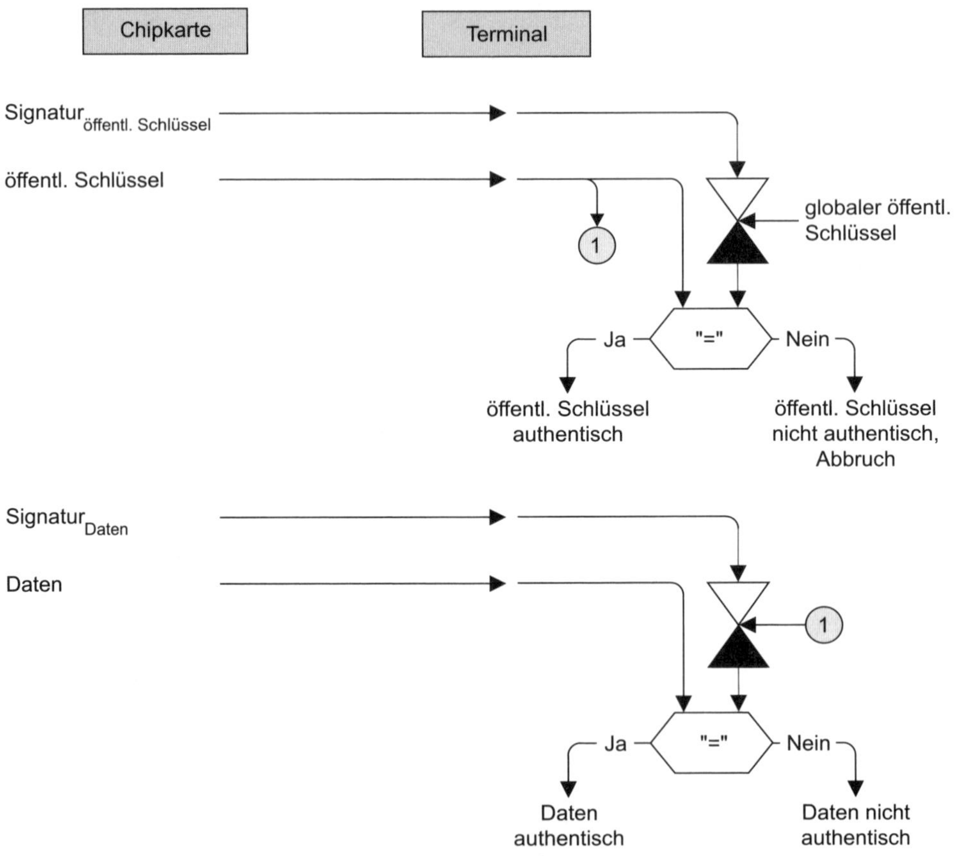

Bild 7.28 Das Prinzip der einseitigen, statischen und asymmetrischen Authentisierung einer Chipkarte durch das Terminal unter Verwendung von kartenindividuellen Schlüsseln.

Dabei ergibt sich aber ein Problem mit der Speicherkapazität in den Terminals, da nun jedes Terminal alle vorhandenen öffentlichen Schlüssel zur Prüfung der Signatur kennen müsste. Selbst bei mittleren Systemen mit beispielsweise einer Million Chipkarten ergäbe dies bei 2 048 Bit langen RSA-Schlüsseln einen notwendigen Speicherplatz zur Schlüsselablage von 256 MByte pro Terminal ohne dazugehörige Verwaltungsdaten. Dies würde den Preis eines Terminals unverhältnismäßig erhöhen und wäre mit dem dazugehörigen Verwaltungsaufwand für die Schlüssel für einen Systembetreiber nicht mehr akzeptabel.

Bei der Verwendung von symmetrischen Verfahren kann man auf recht einfache Weise die kartenindividuellen Schlüssel von einem Hauptschlüssel ableiten.[1] Bei asymmetrischen funktioniert dies aufgrund der Schlüsselerzeugung nicht. Deshalb geht man einen anderen Weg, wenn kartenindividuelle Schlüssel erforderlich sind. Man speichert den öffentlichen Schlüssel zur Überprüfung der Signatur mit dieser in der Karte. So sind zwar bei dem beschriebenen System mit einer Million Chipkarten noch immer 256 MByte Speicher zur Schlüsselablage erforderlich, doch sind diese in 256-Byte-Paketen auf einer Million Chipkarten verteilt. Das Terminal liest dann den öffentlichen Schlüssel aus einer Datei in der Chipkarte und kann mit ihm die Signatur prüfen. Dies ist in Bild 7.28 auf der vorherigen Seite abgebildet. Damit umgeht man das Problem, dass alle öffentlichen Schlüssel eines Systems in jedem Terminal gespeichert werden müssen.

Nun könnte sich aber ein Angreifer ein Schlüsselpaar erzeugen und mit diesem die Daten in einer gefälschten Karte signieren. Das Terminal liest den öffentlichen Schlüssel und stellt anschließend fest, dass die Karte echt ist. Aus diesem Grund muss man obiges Verfahren noch etwas verfeinern. Dabei wird der in jeder Karte gespeicherte öffentliche und kartenindividuelle Schlüssel mit einem globalen geheimen Schlüssel unterschrieben und diese Unterschrift in der Karte gespeichert. Das Terminal geht nun folgendermaßen vor: Zuerst liest es den öffentlichen und kartenindividuellen Schlüssel aus der Karte und prüft mit dem globalen öffentlichen Schlüssel die Authentizität des kartenindividuellen Schlüssels. Ist dieser authentisch, dann liest es erst die eigentlichen Daten und prüft sie durch den in der Chipkarte gespeicherten öffentlichen Schlüssel.

Diese beiden Verfahren finden bereits in manchen Systemen Einsatz und werden in den nächsten Jahren mit Sicherheit noch vermehrt benutzt. Sobald jedoch die Recheneinheiten für asymmetrische Kryptoalgorithmen keinen nennenswerten Preisunterschied bei Chipkarten-Mikrocontrollern mehr verursachen, könnten die beiden aufgeführten Authentisierungsverfahren stark an Bedeutung verlieren. Der größte Nachteil ist der fehlende Schutz vor Wiedereinspielung, der zwar mit manchen Tricks (Weiterverwendung der signierten Daten im nachfolgenden symmetrischen Kryptoalgorithmus) etwas entschärft werden kann, doch gleicht dies die Sicherheitsnachteile gegenüber dynamischen Authentisierungsverfahren nie ganz aus.

7.4.4 Dynamische asymmetrische Authentisierung

Die vorangehenden statischen asymmetrischen Verfahren hatten einige Nachteile. Diese kann man ausschalten, indem man die Authentisierung dynamisiert. Auf diese Weise schützt man sich vor der Wiedereinspielung von vorher abgehörten Daten. Das übliche Verfahren ist die Verwendung einer Zufallszahl, die als Eingangswert für einen kryptografischen Algorithmus dient. Allerdings benötigt man dafür in der Chipkarte eine Recheneinheit, die den asymmetrischen Kryptoalgorithmus ausführen kann.

[1] Siehe auch Abschnitt 7.7.1 „Abgeleitete Schlüssel“ auf Seite 195.

Im Bild 7.29 ist eine einseitige Authentisierung mit einem globalen öffentlichen Schlüssel aufgezeigt. Fordert man kartenindividuelle Authentisierungsschlüssel, so ist das unter 7.4.3 „Statische asymmetrische Authentisierung“ auf Seite 183 beschriebene Verfahren zur Speicherung und Authentisierung der kartenindividuellen öffentlichen Schlüssel notwendig.

Analog der symmetrischen Authentisierung generiert das Terminal eine Zufallszahl und sendet diese zur Chipkarte. Diese entschlüsselt die Zufallszahl mit dem geheimen Schlüssel[1] und sendet das Ergebnis anschließend wieder zum Terminal. Dort befindet sich der globale öffentliche Schlüssel, welcher für die Verschlüsselung der empfangenen Zufallszahl benutzt wird. Ist das Ergebnis dieser Rechenoperation identisch mit der vorher zur Chipkarte gesendeten Zufallszahl, so ist die Chipkarte durch das Terminal authentisiert.

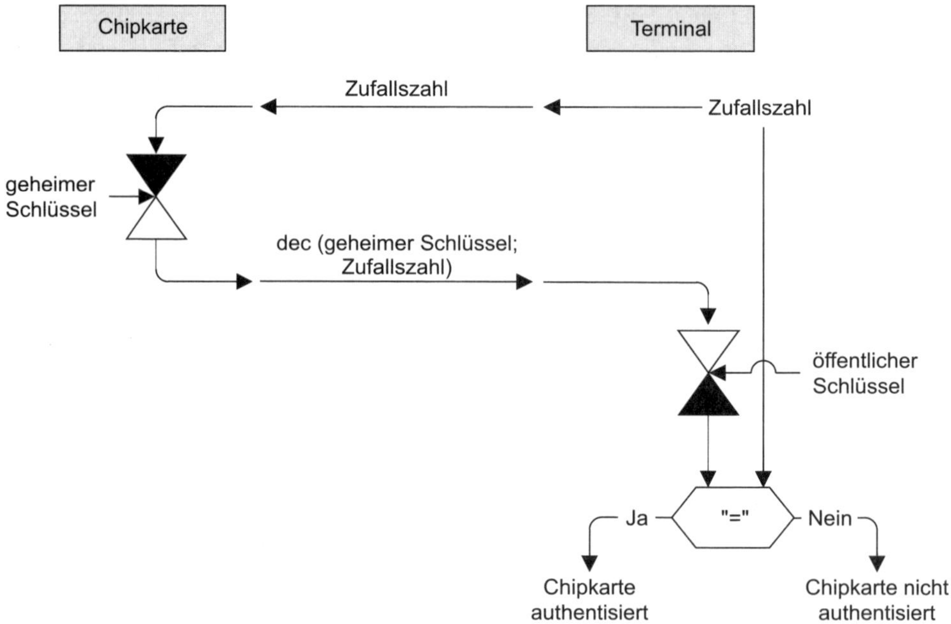

Bild 7.29 Das Prinzip der einseitigen, dynamischen und asymmetrischen Authentisierung einer Chipkarte durch das Terminal.

[1] Der Grund für eine Entschlüsselungsoperation bei der Erstellung einer Signatur liegt in der Konvention begründet, dass bei asymmetrischen Kryptoalgorithmen immer mit dem geheimen Schlüssel entschlüsselt und mit dem öffentlichen immer verschlüsselt wird. Die Konvention, dass der öffentliche Schlüssel für die Verschlüsselung verwendet wird, geht auf die Anfänge des RSA-Verfahrens zurück. Eine der damaligen Ideen war es, das RSA-Verfahren für Verschlüsselung von geheim zu haltenden Informationen durch Agenten in feindlichen Gebieten zu verwenden. Diese benötigen lediglich den RSA-Algorithmus und den öffentlichen Schlüssel, um damit ihre Nachrichten an die Agentenzentrale zu verschlüsseln. Die Entschlüsselung dieser Nachrichten mit dem geheimen Schlüssel würde dann in der auf freundlichem Gebiet befindlichen Agentenzentrale durchgeführt. Der größte Vorteil dieser Aufteilung liegt in der einfachen Schlüsselverteilung, da der Agent seinen Schlüssel im Prinzip ohne Sicherheitsmaßnahmen erhalten kann. Selbst wenn der Schlüssel bekannt würde, könnte damit niemand die verschlüsselten Nachrichten entschlüsseln, da er dazu den geheimen Schlüssel benötigt. Auf diese ersten stark militärisch geprägten Anwendungen des RSA-Verfahrens geht die noch immer gültige Konvention zurück, die darin besteht, mit dem öffentlichen Schlüssel zu verschlüsseln und mit dem geheimen Schlüssel wieder zu entschlüsseln.

Eine gegenseitige Authentisierung von Chipkarte und Terminal ist in ihren Grundzügen analog der obig beschriebenen einseitigen aufgebaut. Diese erfordert aber aufgrund des hohen Datenübertragungsbedarfs und der aufwändigen asymmetrischen Verschlüsselungsverfahren relativ viel Zeit, so dass sie momentan sehr selten benutzt wird.

7.5 Digitale Signatur

Digitale Signaturen, oft auch elektronische Unterschriften genannt, werden zur Feststellung der Authentizität von elektronisch übermittelten Nachrichten oder elektronischen Dokumenten verwendet. Durch Überprüfung der digitalen Signatur lässt sich feststellen, ob diese Nachrichten bzw. Dokumente verändert wurden.

Eine Unterschrift hat die Eigenschaft, dass sie nur von einem einzigen Menschen korrekt erzeugt, aber von allen Empfängern der Nachricht überprüft werden kann. Zumindest von denen, die die echte Unterschrift schon einmal gesehen haben oder denen sie zum Vergleich vorliegt. Dies ist auch die wesentliche Eigenschaft einer digitalen Signatur. Nur eine Chipkarte kann ein Dokument unterschreiben, aber jedermann kann überprüfen, ob die Unterschrift echt ist. Aufgrund dieser geforderten Eigenschaft stellen asymmetrische kryptografische Verfahren die ideale Ausgangsbasis dafür dar.

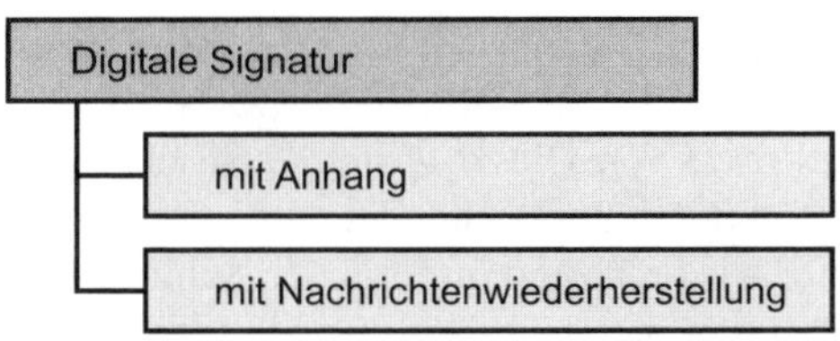

Bild 7.30 Klassifizierungsbaum der beiden grundsätzlichen Varianten zum Signieren von Daten.

Die zu signierenden Nachrichten oder Dokumente sind im Regelfall mindestens einige Tausend Bytes lang. Um nun die Rechenzeit zur Bildung der kryptografischen Prüfsumme in akzeptablen Grenzen zu halten, berechnet man diese Prüfsumme nicht über den gesamten Datenstring, sondern bildet zunächst einen Hash-Wert über den Datenstring. Hashfunktionen[1] sind, vereinfacht ausgedrückt, Einwegfunktionen zur Komprimierung von Daten. Diese Komprimierung ist aber nicht umkehrbar, man kann also aus den komprimierten Daten nicht wieder das Original herstellen. Da die Berechnung eines Hash-Werts sehr schnell ist, sind sie die optimale Ergänzung zur Berechnung einer digitalen Signatur.

Der Begriff „digitale Signatur“ wird üblicherweise nur in Verbindung mit asymmetrischen Kryptoalgorithmen benutzt, da sich diese aufgrund der Trennung in öffentliche und geheime Schlüssel sehr gut dafür eignen. In der Praxis finden aber trotzdem oft „Signaturen“ Verwendung, die auf symmetrischen Kryptoalgorithmen beruhen. Mit diesen ist es aber nur möglich, ein Dokument auf seine Authentizität hin zu prüfen, wenn man den geheimen Schlüssel, der auch zur Generierung der Unterschrift verwendet wurde, besitzt. Dies ist im eigentlichen Sinne keine Signatur mehr, wird aber in der Praxis oft als solche bezeichnet. Zur Kennzeichnung des Verfahrens lässt man dabei jedoch das Wort „digital“ weg.

[1] Siehe auch Abschnitt 7.2 „Hashfunktionen“ auf Seite 167.

Informationstechnisch gesehen kann eine digitale Signatur auf zweierlei Arten mit einer Nachricht verbunden werden: Die erste Art ist eine Variante einer kryptografischen Prüfsumme ähnlich einem MAC (*message authentication code*) über einen vorgegebenen Datenstring.[1] Die Signatur wird dazu an die eigentliche Nachricht angehängt (*digital signature with appendix*). Dies hat den Vorteil, dass die Nachricht vollständig gelesen werden kann, auch ohne vorher die Signatur prüfen zu müssen. Der Nachteil jedoch ist, dass die Nachricht um die Länge der digitalen Signatur vergrößert wird, was in manchen Fällen Relevanz haben kann. Diesen Nachteil umgeht man mit der zweiten Art, eine digitale Signatur mit einer Nachricht zu verbinden (*digital signature with message recovery*). Dazu wird der eigentlichen Nachricht ein Hash-Wert über diese Nachricht nachgestellt und anschließend, beginnend vom Ende dieses Datenstrings her, der Eingangsblock für den Algorithmus der digitalen Signatur gebildet. Als Ergebnis verlängert sich die digital signierte Nachricht nur um die Länge des Hash-Wertes, doch kann sie nicht mehr vollständig gelesen werden, solange die digitale Signatur nicht geprüft ist.

Der Ablauf der Erzeugung einer digitalen Signatur mit Anhang lässt sich, wie in den Bildern 7.31 auf der nächsten Seite und 7.33 auf Seite 190 gezeigt, recht einfach darstellen. Aus der Nachricht, z. B. einer mit einer x-beliebigen Textverarbeitung erzeugten Datei, wird mit einem Hash-Algorithmus ein Hash-Wert gebildet. Dieser Hash-Wert wird mit einem asymmetrischen Kryptoalgorithmus, hier im Beispiel RSA, entschlüsselt. Das Ergebnis dieser Berechnung ist die eigentliche Unterschrift, die der Nachricht beigefügt wird.

Die Nachricht mit der Unterschrift kann nun über einen unsicheren Weg zum Empfänger geschickt werden. Der Empfänger geht schließlich wie in Bild 7.32 auf der nächsten Seite bzw. 7.34 auf Seite 190 skiziert vor. Dieser trennt Nachricht und Unterschrift wieder voneinander. Die Nachricht wird mit dem gleichen Hash-Algorithmus wie beim Sender komprimiert. Die digitale Signatur wird mit dem öffentlichen Schlüssel des RSA-Algorithmus verschlüsselt und mit dem Ergebnis der Hash-Berechnung verglichen. Sind beide Werte gleich, so wurde die Nachricht auf ihrem Übertragungsweg nicht verändert, im anderen Fall wurde entweder Nachricht oder Signatur während der Übertragung verändert. Die Authentizität ist damit nicht mehr gegeben, und der Inhalt der Nachricht kann nicht mehr als unverändert angenommen werden.

Die Aufgabe der Chipkarte in diesem Szenario gestaltet sich sehr einfach. Sie speichert zumindest den geheimen RSA-Schlüssel und entschlüsselt den Hash-Wert über die Nachricht, erstellt also damit die Signatur. Alles andere, wie Erzeugung des Hash-Werts oder das spätere Prüfen der Signatur, kann im Prinzip auch von einem leistungsstärkeren PC erledigt werden.

Optimal allerdings wäre es jedoch, wenn die Chipkarte die Nachricht über die Schnittstelle erhält, den Hash-Wert errechnet und dann dem Terminal signiert zurücksendet. Die Prüfung der Signatur könnte ebenfalls mit der Chipkarte durchgeführt werden. Dieses Verfahren ist zwar nicht sicherer als die bloße Berechnung der Signatur, doch wesentlich anwendungsfreundlicher. Hash-Algorithmen und RSA-Schlüssel können dann nämlich ohne Änderung von Programmen oder Daten auf dem PC durch bloßen Austausch der Chipkarte gewechselt werden.

[1] Siehe auch Abschnitt 7.2 „Hashfunktionen“ auf Seite 167.

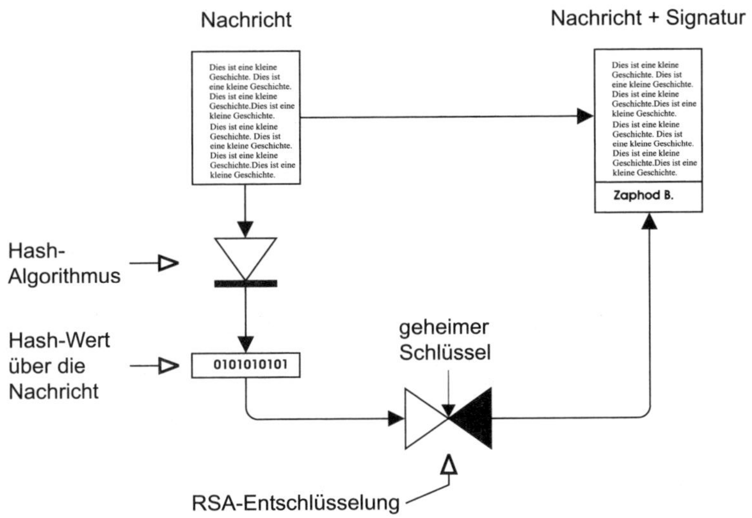

Bild 7.31 Signieren einer Nachricht mit dem RSA-Algorithmus durch Anhängen der erzeugten Signatur an die Nachricht (*digital signature with appendix*).

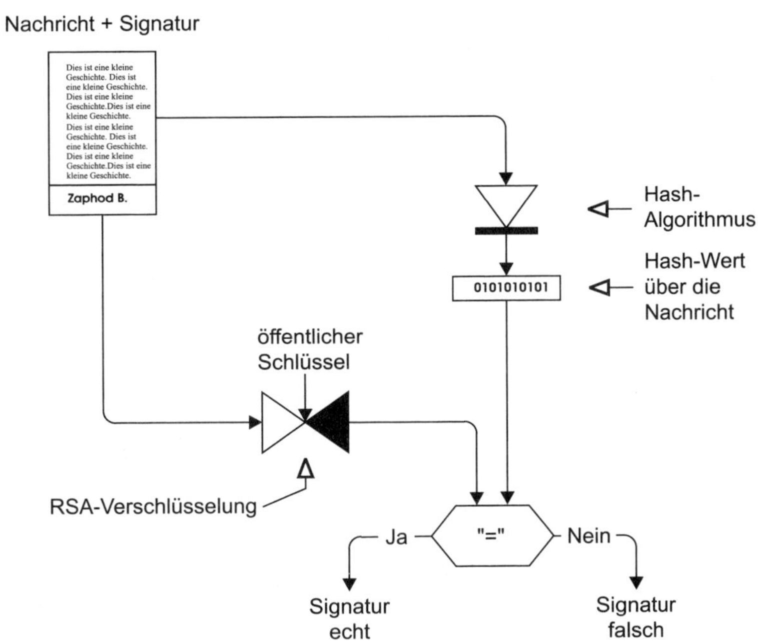

Bild 7.32 Prüfen einer mit dem RSA-Algorithmus signierten Nachricht, der die Signatur als Anhang beigefügt wurde (*digital signature with appendix*).

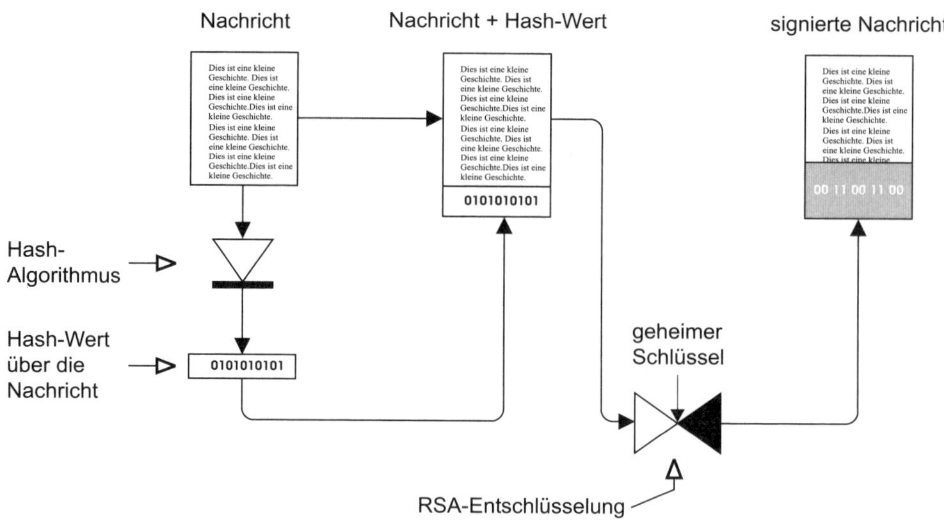

Bild 7.33 Signieren einer Nachricht mit dem RSA-Algorithmus durch Einbeziehung der Nachricht und eines Hash-Wertes über die Nachricht in die digitale Signatur (*digital signature with message recovery*).

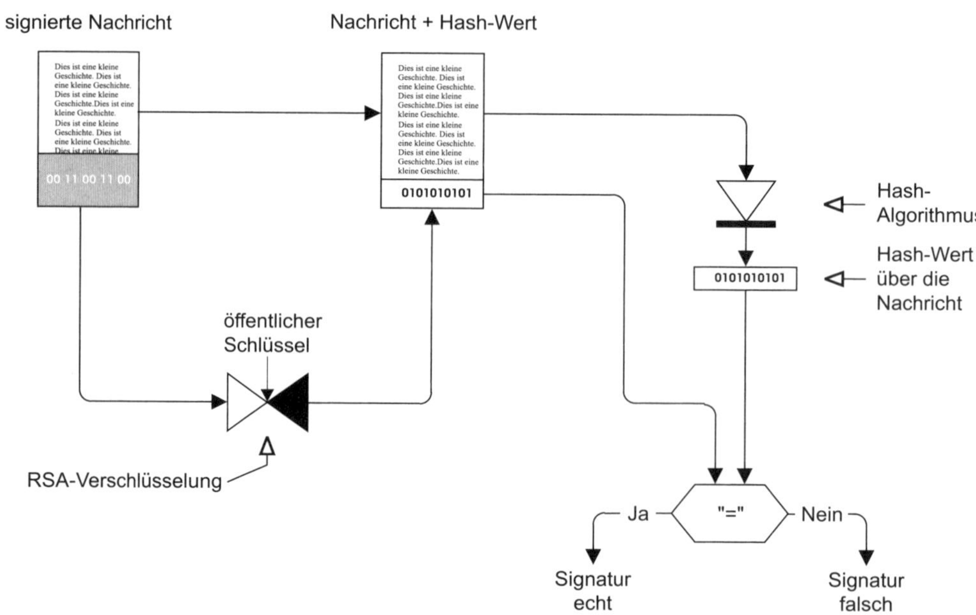

Bild 7.34 Prüfen einer mit dem RSA-Algorithmus signierten Nachricht, von der ein Teil für die Signatur verwendet wurde (*digital signature with message recovery*).

Die beiden Beispiele verwendeten zur Erzeugung und zur Prüfung der digitalen Unterschrift globale und damit für alle Chipkarten eines Systems gleiche Schlüssel. Soll dies aus Sicherheitsgründen geändert werden, so dass jede Chipkarte einen eigenen Schlüssel für die digitale Signatur hat, müssen Verfahren wie in 7.7 „Schlüsselmanagement“ auf Seite 193 beschrieben eingesetzt werden.

Zur Erstellung von digitalen Signaturen lässt sich nicht nur ein RSA- oder EC-Algorithmus verwenden, sondern es gibt auch ein speziell für dieses Einsatzgebiet entwickeltes kryptografisches Verfahren, nämlich der vom NIST (US National Institute of Standards and Technology) im Jahr 1991 vorgeschlagene DSA (*digital signature algorithm*), mit dem sowohl Signaturen erstellt als auch geprüft werden können. Im Gegensatz zum RSA-Algorithmus war der DSA-Algorithmus dahingehend ausgelegt, dass man damit keine Ver- und Entschlüsselungen durchführen konnte, was jedoch mittlerweile widerlegt wurde. Dies hatte gegenüber den strikten Exportbeschränkungen beim RSA-Algorithmus oder Algorithmen, die auf elliptischen Kurven beruhen, Vorteile für den internationalen Einsatz bzw. Export.

7.6 Zertifikate

Bei der Anwendung von digitalen Signaturen stößt man ziemlich schnell auf ein nicht zu unterschätzendes Problem. Derjenige, der die digitale Signatur einer Nachricht prüfen möchte, benötigt hierfür den passenden öffentlichen Schlüssel. Dieser kann aber nicht einfach ungeschützt verschickt werden, da der Empfänger sonst nicht prüfen kann, ob dieser Schlüssel authentisch ist. Der öffentliche Schlüssel muss also von einer vertrauenswürdigen Instanz unterschrieben werden, damit es möglich ist, seine Echtheit zu verifizieren. Diese signierende Instanz wird Zertifizierungsinstanz (*certification authority – CA*) genannt. Den von der Zertifizierungsinstanz unterschriebenen öffentlichen Schlüssel mit dazugehöriger digitaler Signatur und zusätzlichen Parametern bezeichnet man als Zertifikat (*certificate*).

In diesem Zusammenhang existiert eine weitere Instanz – das Trustcenter (TC). Ein Trustcenter erstellt und verwaltet Zertifikate, dazugehörige Sperrlisten und kann optional auch die Schlüsselgenerierung für digitale Signaturkarten vornehmen. In der Regel führt ein Trustcenter auch ein öffentliches Verzeichnis mit Zertifikaten, so dass der Prüfer einer signierten Nachricht den dazugehörigen signierten öffentlichen Schlüssel dort beispielsweise via Internet anfordern kann.

Ein Zertifikat enthält nun nicht nur den signierten öffentlichen Schlüssel, sondern auch eine große Zahl zusätzlicher Parameter und Optionen, da es möglich sein muss, ohne weitere Informationen den öffentlichen Schlüssel eines Zertifikates zu prüfen. Daraus folgt, dass beispielsweise der verwendete Signier- und Hash-Algorithmus eindeutig festgelegt sein muss. Prinzipiell könnte nun jeder Signierende einen eigenen Aufbau von Zertifikaten festlegen. Allerdings wären diese Zertifikate dann nicht mehr austauschbar und hätten damit in der Regel ihren Sinn verfehlt, da gerade die Interoperabilität für Zertifikate eine charakteristische Eigenschaft zu sein hat.

Um diese Möglichkeit der Zusammenarbeit zu erreichen, existieren Normen, in denen die Struktur von Zertifikaten festgelegt ist. Die bekannteste diesbezügliche Norm ist X.509, die Aufbau und Kodierung eines Zertifikats festlegt. Sie hat auch als ISO/IEC 9594-8 Eingang in die ISO/IEC-Normen gefunden.

Die umfangreiche Norm X.509 ist ein Rahmenwerk, in dem im Detail und in eindeutiger Schreibweise der Aufbau von Zertifikaten definiert ist. Sie ist die Grundlage vieler Anwendungen von digitalen Signaturen. Als Beispiel seien hier nur der Internetschutzmechanismus

SSL (*secure socket layer*) und die Anwendungen PEM (*privacy enhanced mail*), SMIME (*secure multipurpose internet mail extensions*) und SET (*secure electronic transaction*) genannt.

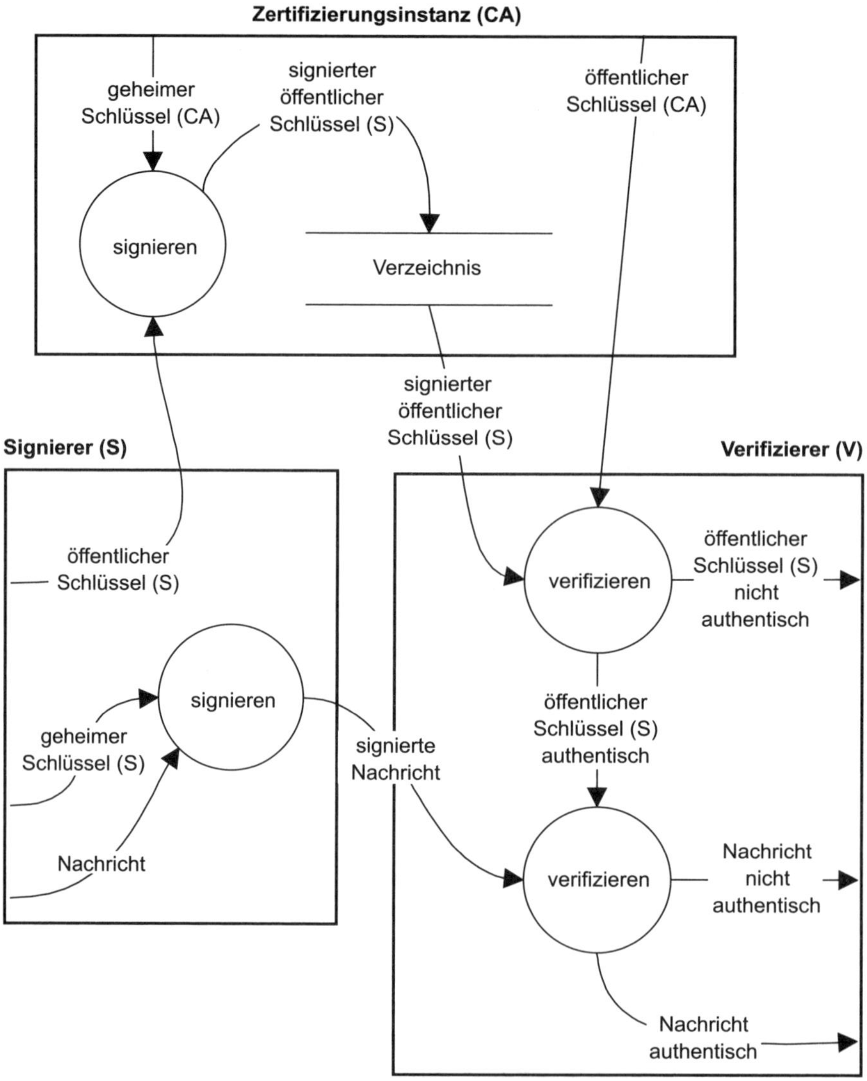

Bild 7.35 Datenflussdiagramm der grundlegenden Abläufe bei der Erzeugung und Prüfung einer übermittelten Nachricht unter Verwendung eines Zertifikats. Das Zertifikat wurde von einer Zertifizierungsinstanz erstellt und enthält den öffentlichen Schlüssel des Signierers und die Signatur der Zertifizierungsinstanz.

Zur Beschreibung der Zertifikate wird in X.509 einheitlich ASN.1 benutzt, und für die eigentliche Kodierung findet das weithin bekannte TLV-Schema nach DER (*distinguished en-*

coding rules) Anwendung.[1] Der mögliche Inhalt eines Zertifikates ist in der folgenden Tabelle im Überblick aufgezeigt. Eine kurze Einleitung und ein Überblick zum Thema X.509-Zertifikate findet sich in einem Papier von Peter Gutmann [Gutmann 98 b].

Tabelle 7.14 Ein typischer Aufbau eines Zertifikats nach X.509

Datenelement mit X.509 Bezeichnungen	Erläuterung
Version	Die Version von X.509, welche die Datenelemente dieses Zertifikats festlegt. In der Regel ist dies Version 3 von X.509.
Serial Number	Die Seriennummer des Zertifikats. Diese muss der Aussteller des Zertifikates vergeben, damit es eindeutig ist.
Signature Algorithm Identifier	Kennzeichen des verwendeten Kryptoalgorithmus für die digitale Signatur.
Issuer Name	Der Name des Ausstellers dieses Zertifikats. Der Name wird analog X.500 weltweit eindeutig beschrieben.
Validity Period	Der Gültigkeitszeitraum des Zertifikats.
Subject Name	Name der Instanz, deren öffentlicher Schlüssel durch dieses Zertifikat als authentisch anerkannt werden soll. Der Name wird analog X.500 weltweit eindeutig beschrieben.
Public Key	Der öffentliche Schlüssel der Instanz, der mit diesem Zertifikat als authentisch anerkannt werden soll.
Signatur	Die digitale Signatur über die Daten des Zertifikats.

Es existieren bei X.509-Zertifikaten sehr viele optionale Datenfelder für die unterschiedlichsten Verwendungen. So ist es problemlos möglich, mehrere öffentliche Schlüssel in einem Zertifikat unterzubringen und diese auch von unterschiedlichen Zertifizierungsstellen unterschreiben zu lassen. Dies kann dazu führen, dass ein Zertifikat mehrere Kilobyte Daten umfasst, was relativ groß ist, wenn eine Chipkarte zur Prüfung des Zertifikats benutzt werden soll. Allerdings lassen sich mit diesem Mechanismus beispielsweise auch gegenseitige Zertifikate oder baumförmig organisierte Zertifikatshierarchien erzeugen. Ein typisches X.509-Zertifikat in einer Chipkarte hat normalerweise eine Größe von ca. 1 kByte.

7.7 Schlüsselmanagement

Das Schlüsselmanagement (*key management*) in einem großen System beinhaltet eine Vielzahl von Aufgaben.[2] Am Anfang ihres Lebenszyklus müssen die Schlüssel zuerst einmal erzeugt werden (*key generation*). Die dazu benutzten Verfahren benötigen Schritte, die von einem Angreifer unter keinen Umständen nachvollzogen werden können. Oftmals benutzt man deshalb als Ausgangsdaten für die Algorithmen zur Schlüsselerzeugung physikalische Zufallszahlengeneratoren, die ihrer Natur nach nichtdeterministisch sind.

Anschließend müssen die Schlüssel gespeichert (*key storage*) und je nach Systemarchitektur auch verteilt (*key distrubution*) werden. Die Speicherung passiert in entsprechend gegen

[1] Siehe auch Abschnitt 6.1 „Strukturierung von Daten“ auf Seite 115.

[2] Siehe auch Patrik Horster, Peter Schartner, Skript zur Vorlesung „Ausgewählte Kapitel der Systemsicherheit“ im Wintersemester 2004.

Angriffe gehärteten Sicherheitsmodulen (HSM – *hardware security module*) oder durch die Personalisierung[1] in Chipkarten.

Dem Schlüsselmanagement obliegt auch die Funktion der Aktualisierung (*key update*) und Erneuerung (*key renewal*) von bestimmten Schlüsseln. Der Zweck ist dabei, die in Benutzung befindlichen Schlüssel nicht zu lange im Einsatz zu haben. Es würde nämlich einem Angreifer durchaus Vorteile verschaffen, wenn gleiche Schlüssel zu lange Zeit benutzt würden.

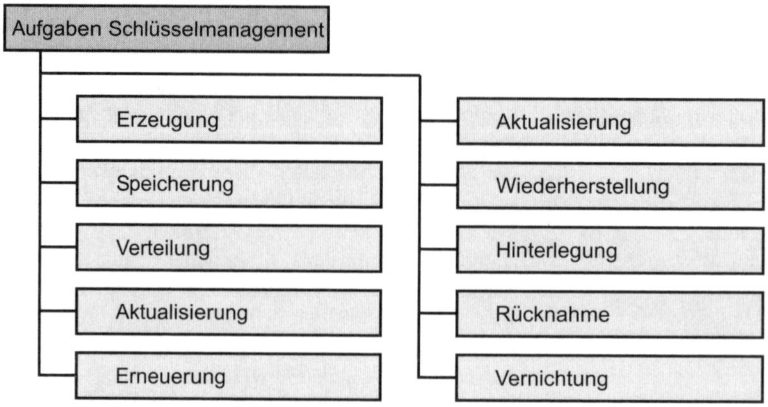

Bild 7.36 Die verschiedenen Funktionen eines Schlüsselmanagements im Überblick.

Die Wiederherstellung (*key recovery*) eines verlorenen Schlüssels, beispielsweise bei einer defekten Chipkarte, ist ebenfalls eine übliche Aufgabe in einem Schlüsselmanagement. Ähnlich, jedoch nicht identisch ist die Funktion der Schlüsselhinterlegung (*key escrow*), die es staatlichen Stellen bei Bedarf erlaubt, auf geheime Schlüssel Dritter zuzugreifen.

Die Rücknahme (key revocation) von Schlüssel im Kompromittierungsfall und die Vernichtung (*key destruction*) von Schlüsseln am Ende ihres Lebenszyklus sind die beiden letzten Hauptaufgaben eines Schlüsselmanagements. Diese Funktionen werden in der Mehrheit bei Chipkarten-Systemen vom Hintergrundsystem übernommen. Die folgende Darstellung des Schlüsselmanagements konzentriert sich deshalb auf die unmittelbaren Zusammenhänge in Verbindung mit Chipkarten.

Alle Managementprinzipien, wie mit Schlüsseln für kryptografische Algorithmen verfahren werden soll, haben vor allem den einen Zweck, im Falle des Bekanntwerdens eines oder mehrerer dieser geheimen Schlüssel die Auswirkungen auf das Gesamtsystem und die Chipkarten-Anwendung so gering wie möglich zu halten. Könnte man sicher sein, dass die Schlüssel immer geheim bleiben, dann würde pro Chipkarte ein einziger geheimer Schlüssel genügen. Doch diese Sicherheit der Geheimhaltung kann niemand garantieren.

Durch die nachfolgend beschriebenen Prinzipien zur Erhöhung der Sicherheit bei Verwendung von Schlüsseln für kryptografische Algorithmen wächst die Anzahl der Schlüssel stark an. Sind in einer Chipkarte alle hier beschriebenen Verfahren und Prinzipien realisiert, beanspruchen die Schlüssel manchmal mehr als die Hälfte des Speicherplatzes der Nutzdaten.

[1] Siehe auch Abschnitt 14.8.2 „Personalisierung bzw. Individualisierung“ auf Seite 670.

Je nach Einsatzgebiet müssen nicht alle Verfahren und Prinzipien Anwendung finden. Es besteht beispielsweise keine starke Notwendigkeit, mehrere Schlüsselgenerationen zu unterstützen, wenn die Chipkarte nur eine kurze Gültigkeitsdauer hat, da dies den Mehraufwand an Verwaltung und Speicher nicht rechtfertigen würde.

7.7.1 Abgeleitete Schlüssel

Weil Chipkarten im Gegensatz zu Terminals von jedermann an jeden beliebigen Ort gebracht und dort mit beliebigem Aufwand analysiert werden können, sind sie natürlich den stärksten Angriffen ausgesetzt. Wenn keine Hauptschlüssel (*master key*) in der Karte vorhanden sind, lassen sich die Auswirkungen im Fall eines erfolgreichen Auslesens minimieren. Deshalb befinden sich in der Chipkarte nur die von einem Hauptschlüssel abgeleiteten Schlüssel.

Der abgeleitete Schlüssel (*derived key*) wird mit einem kryptografischen Algorithmus erzeugt. Die Eingangswerte dafür sind ein kartenindividuelles Merkmal und ein Hauptschlüssel. Als Kryptoalgorithmus dient üblicherweise der Triple-DES oder AES. Das individuelle Merkmal ist der Einfachheit halber die Kartennummer. Diese ist eine bei der Herstellung in die Karte geschriebene Nummer, die im gesamten System einzigartig ist und zur systemweiten Identifikation der Chipkarte benutzt werden kann. Ein abgeleiteter Schlüssel ist somit ein Unikat und kann beispielsweise mit der Funktion in Bild 7.37 erzeugt werden.

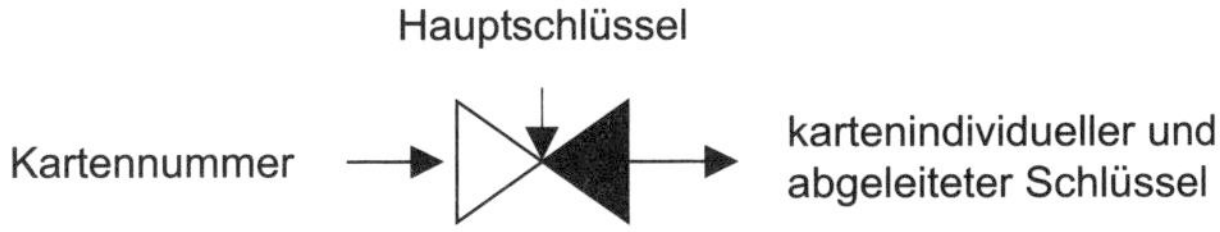

Bild 7.37 Eine Möglichkeit, wie ein abgeleiteter kartenindividueller symmetrischer Schlüssel mit Hilfe der Kartennummer und einem Hauptschlüssel erzeugt werden kann.

7.7.2 Schlüsseldiversifizierung

Um im Kompromittierungsfall eines Schlüssels die Auswirkungen so weit wie möglich zu minimieren, verwendet man oft für jede kryptografische Funktion eigene Schlüssel. So kann man beispielsweise zwischen Schlüsseln für Signaturen, gesicherte Datenübertragung, Authentisierung und Verschlüsselung unterscheiden. Für jeden Schlüssel muss es demnach einen eigenen Hauptschlüssel geben, mit dem die individuellen Schlüssel abgeleitet werden.

7.7.3 Schlüsselversionen

Es reicht im Regelfall nicht aus, die gesamte Lebensdauer einer Chipkarte mit einer einzigen Schlüsselgeneration zu bestreiten. Man denke sich nur den Fall, dass durch einen Angriff ein Hauptschlüssel berechnet werden konnte. Dann müssten alle Anwendungsanbieter ihre Systeme stilllegen und der Kartenherausgeber alle Chipkarten austauschen. Der dabei verursachte Schaden wäre immens. Deshalb besitzen alle modernen Systeme die Möglichkeit, auf neue Schlüsselgenerationen weiterzuschalten.

Das Umschalten kann im schlimmsten Fall durch die Kompromittierung eines Schlüssels erzwungen werden oder routinemäßig in einem festen oder variablen Zeitraster geschehen. Das

Ergebnis ist, dass alle Schlüssel im System durch neue ausgetauscht worden sind, ohne dass eine Rückrufaktion für die Chipkarten notwendig geworden wäre. Da sich die Hauptschlüssel in den Terminals und den Systemkomponenten darüber befinden, bedarf es nur eines gesicherten Datenaustausches, um diese mit den neuen, noch unbekannten Hauptschlüsseln zu versorgen.

7.7.4 Dynamische Schlüssel

Für viele Anwendungen, gerade im Bereich der Sicherung der Datenübertragung, ist es Stand der Technik, dynamische Schlüssel zu verwenden. Andere Bezeichnungen dafür sind temporäre Schlüssel, Sitzungsschlüssel oder Session Keys. Dazu erzeugt zuerst einer der beiden Kommunikationsteilnehmer eine Zufallszahl oder einen anderen für diese Sitzung verwendeten Wert und teilt sie dem zweiten Teilnehmer mit. Nun teilt sich das Verfahren auf, je nachdem, ob nur symmetrische oder auch asymmetrische Kryptoalgorithmen zum Einsatz kommen.

7.7.4.1 Nutzung von symmetrischen Kryptoalgorithmen

Die von einem der beiden Teilnehmer erzeugte Zufallszahl wird bei Verfahren, die nur symmetrische Kryptoalgorithmen benutzen, als Klartext zum Gegenüber gesendet. Chipkarten und Terminal verschlüsseln diese dann mit einem abgeleiteten Schlüssel. Das Ergebnis ist ein nur für diese eine Sitzung geltender Schlüssel und wird in Bild 7.38 aufgezeigt.

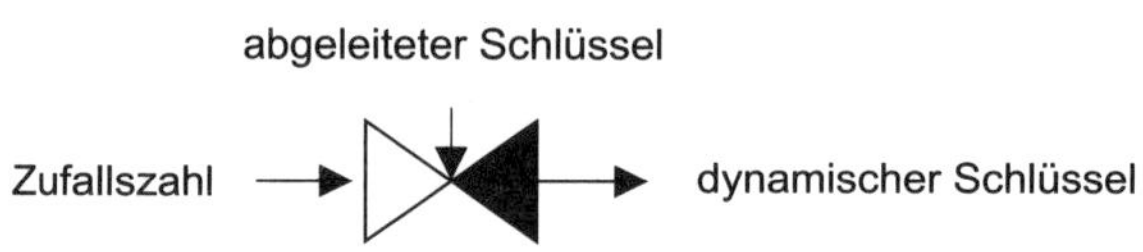

Bild 7.38 Eine Möglichkeit der Erzeugung eines dynamischen symmetrischen Schlüssels mit Hilfe einer Zufallszahl und einem abgeleiteten symmetrischen Schlüssel.

Der große Vorteil von dynamischen Schlüsseln liegt darin, dass sie sich von Sitzung zu Sitzung ändern und damit einen Angriff wesentlich erschweren. Vorsicht ist aber mit diesen Schlüsseln geboten, wenn damit Signaturen erzeugt werden, da zur Überprüfung dieser Signatur natürlich der temporäre Schlüssel benötigt wird. Dieser Schlüssel lässt sich aber nur mit der gleichen Zufallszahl wie beim Signieren erzeugen. Daraus folgt, dass bei Verwendung eines dynamischen Schlüssels immer auch die den Schlüssel erzeugende Zufallszahl für die Überprüfung bereitgehalten und damit gespeichert werden muss.

$$Key_{i+1} = e(Key_{Gen}, e(Key_{Gen}, (T_i\ XOR\ Key_i)))$$

Die ANSI-Norm X 9.17 sieht für die Erzeugung von dynamischen und abgeleiteten Schlüsseln ein etwas aufwändigeres Verfahren als eben beschrieben vor. Es findet im Bereich des Zahlungsverkehrs breite Anwendung. Man benötigt dazu einen zeit- oder sitzungsabhängigen Wert T_i sowie einen Schlüssel Key_{Gen}, der für die Generierung der neuen Schlüssel reserviert ist. Anschließend kann man mit dem Startschlüssel Key_i beliebige neue Schlüssel berechnen. Dieses Schlüsselerzeugungsverfahren hat den zusätzlichen Vorteil, dass es nicht rückrechenbar ist, also eine Einwegfunktion darstellt.

7.7.4.2 Nutzung von asymmetrischen Kryptoalgorithmen

Die Bilder 7.39 und 7.40 zeigen die Erzeugung und den darauf folgenden Austausch eines symmetrischen dynamischen Schlüssels zur Verschlüsselung einer Nachricht. Zum Schlüsselaustausch wird ein asymmetrischer Kryptoalgorithmus, wie RSA oder DSS, benutzt.

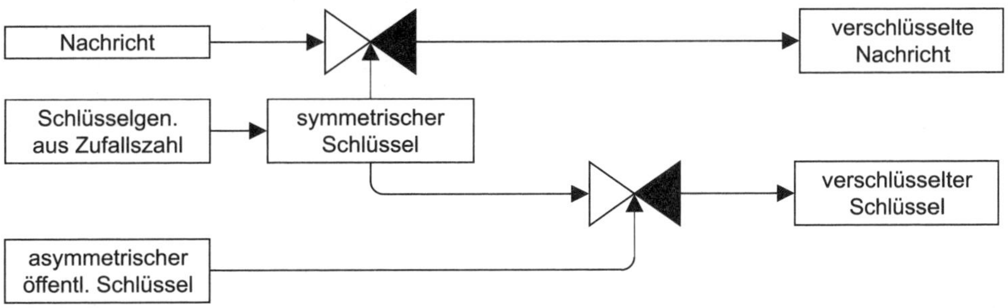

Bild 7.39 Beispiel für den Ablauf des Schlüsselaustausches mit der Kombination von asymmetrischen und symmetrischen kryptografischen Algorithmen. Das Bild zeigt die Erzeugung eines verschlüsselten dynamischen symmetrischen Schlüssels, der dann unter Zuhilfenahme eines asymmetrischen Kryptoalgorithmus zwischen zwei Instanzen ausgetauscht wird. Die Erzeugung und der Austausch des Schlüsselpaars für den asymmetrischen Kryptoalgorithmus wurde separat und vorab durchgeführt und ist hier nicht aufgezeigt.

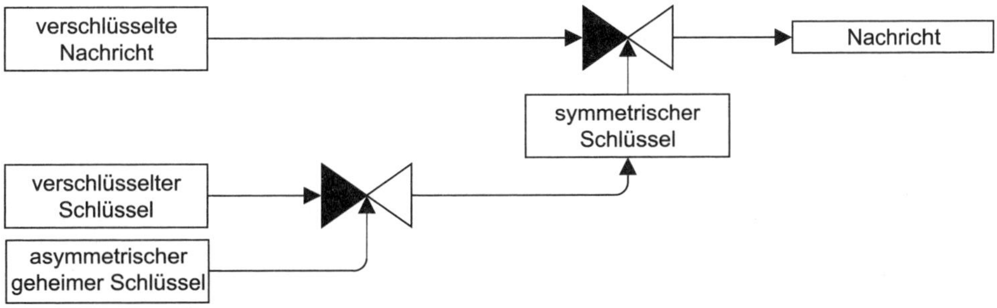

Bild 7.40 Beispiel für den Ablauf des Schlüsselaustausches mit der Kombination von asymmetrischen und symmetrischen kryptografischen Algorithmen. Das Bild zeigt die Rückgewinnung eines zuvor verschlüsselten dynamischen symmetrischen Schlüssels (siehe Bild 7.39) unter Zuhilfenahme eines asymmetrischen Kryptoalgorithmus. Die Erzeugung und der Austausch des Schlüsselpaars für den asymmetrischen Kryptoalgorithmus wurden separat und vorab durchgeführt und sind hier nicht dargestellt.

Ein ähnliches Verfahren findet beispielsweise bei PGP Anwendung. Dort werden RSA und IDEA als Kryptoalgorithmen benutzt. Dieses hybride Verfahren hat grundsätzlich den Vorteil, dass die eigentliche Massendatenverschlüsselung mit einem symmetrischen Kryptoalgorithmus durchgeführt werden kann, welcher einen wesentlich höheren Durchsatz hat als asymmetrische Kryptoalgorithmen.

7.7.5 Schlüsselinformationen

Um nun die Schlüssel innerhalb der Chipkarte von außen adressieren zu können, bedarf es eines möglichst einfachen Mechanismus. Zusätzlich muss das Betriebssystem der Chipkarte sicherstellen, dass die Schlüssel nur für den ihnen zugedachten Verwendungszweck benutzt werden können. Es verhindert damit beispielsweise, dass ein Authentisierungsschlüssel für die Verschlüsselung von Daten benutzt werden kann. Zusätzlich zu dem Verwendungszweck benötigt man zur Adressierung des Schlüssels noch die Schlüsselnummer. Diese Nummer ist die eigentliche Referenz auf den Schlüssel. Des Weiteren ist auch die Versionsnummer notwendig, um so den konkreten Schlüssel adressieren zu können.

Tabelle 7.15 Typische Informationen über in Chipkarten gespeicherten Schlüssel.

Datenelement	Kommentar
Schlüsselnummer	Dies ist innerhalb der Schlüsseldatei eine eindeutige Nummer zur Referenzierung des Schlüssels.
Versionsnummer	Eine Versionsnummer des Schlüssels, welche beispielsweise Einfluss auf die Schlüsselableitung haben kann.
Verwendungszweck	Dieses Datenelement gibt an, für welche kryptografischen Algorithmen und Verfahren der Schlüssel benutzt werden darf.
Sperrvermerk	Damit kann der Schlüssel temporär oder irreversibel zur Benutzung gesperrt werden.
Fehlbedienungszähler	Ein Zähler, welcher nicht erfolgreiche Benutzungen des Schlüssels im Rahmen kryptografischer Verfahren protokolliert.
Maximalwert des Fehlbedienungszählers	Ist der Maximalwert des Fehlbedienungszählers erreicht, so ist die Verwendung des Schlüssels gesperrt.
Länge des Schlüssels	Die Länge des Schlüssels.
Schlüssel	Der Schlüssel selber.

Einige Betriebssysteme für Chipkarten sehen vor, dass bei einer fehlgeschlagenen Aktion mit einem Schlüssel, z. B. bei der Authentisierung, ein Fehlbedienungszähler am Schlüssel erhöht wird. Damit kann man das Ausspähen eines Schlüssels durch Probieren recht zuverlässig verhindern, obwohl dies aufgrund der langen Rechenzeiten in der Chipkarte kein ernstzunehmender Angriff ist. Erreicht der Fehlbedienungszähler den Maximalwert, so ist der Schlüssel gesperrt und kann nicht mehr verwendet werden. Der Fehlbedienungszähler wird auf null zurückgesetzt, wenn die Aktion erfolgreich verlaufen ist. Allerdings muss solch ein Mechanismus sehr behutsam eingesetzt werden, da es aufgrund eines falschen Hauptschlüssels in einem Terminal sehr leicht zu Massenausfällen an Chipkarten kommen kann. Das Rücksetzen des Fehlbedienungszählers wird im Regelfall nur an einem speziellen Terminal unter Überprüfung der Identität des Kartenbesitzers vorgenommen.

Manche Systeme verbieten die Weiterverwendung der alten Schlüsselversionen. Dazu stattet man den Schlüssel mit einem Sperrvermerk aus, der aktiviert wird, sobald ein neuer Schlüssel mit gleicher Schlüsselnummer angesprochen wird.

7.7.6 Beispiel für Schlüsselmanagement

Im Folgenden wird beispielhaft ein mögliches Schlüsselmanagement für ein auf Chipkarten aufbauendes System dargestellt, um die oben vorgestellten Prinzipien an einem Gesamtbeispiel nochmals zu verdeutlichen. Große reale Systeme sind im Vergleich dazu oft noch deutlich komplexer und mehrstufiger aufgebaut. Bei kleineren Systemen gibt es häufig überhaupt keine Schlüsselhierarchien, da ein globaler geheimer Schlüssel für alle Karten benutzt wird. Das vorgestellte System stellt ein Mittelmaß zwischen sehr einfach aufgebauten Systemen und großen Systemen dar und ist aus diesem Grund auch sehr anschaulich.

Im vorgestellten Beispiel könnten die Schlüssel zum Laden und Bezahlen mit einer elektronischen Geldbörse verwendet werden und symmetrische Kryptografie benutzen. Es sind in jedem Fall Schlüssel, die im System wichtig sind, da sie durch die beschriebene Schlüsselhierarchie relativ gut geschützt sind. Die einzelnen Ableitungsfunktionen sind hier nicht genauer erläutert, man könnte aber in allen Fällen den Triple-DES oder AES verwenden. Es wird hier nicht genauer auf die Länge der Schlüssel eingegangen, doch kann sie durchaus variieren. Die am weitesten in der Hierarchie oben stehenden Schlüssel werden normalerweise aus sicherheitstechnischen Gründen mit kryptografisch stärkeren Funktionen abgeleitet als die weiter unten stehenden.

Der Schlüssel, der in der Hierarchie am höchsten steht, ist der generelle Hauptschlüssel. Er existiert nur einmal für eine Generation von Schlüsseln. Eine Generation könnte beispielsweise für ein Jahr gelten, im darauffolgenden Jahr würde auf eine neue Generation, d. h. auf einen neuen generellen Hauptschlüssel umgeschaltet. Dieser Schlüssel hat die höchste Sensitivität in Bezug auf Sicherheit. Würde er bekannt, sind alle Schlüssel für diese Generation berechenbar, und das System ist für eine Schlüsselgeneration gebrochen. Der Hauptschlüssel kann durch eine Zufallszahl erzeugt werden. Vorstellbar ist auch, den Hauptschlüssel aus den Würfelergebnissen von mehreren unabhängigen Personen aufzubauen, die damit jeweils nur einen Teil des Schlüssels kennen. Er sollte nie einer einzelnen Person bekannt sein, und die Erzeugung darf unter keinen Fällen nachvollziehbar sein.

Mit diesem generellen Hauptschlüssel werden nun auf Funktionen aufgetrennt die eigentlichen Hauptschlüssel abgeleitet. Die Funktion eines Schlüssels kann das Laden oder das Bezahlen mit einer elektronischen Geldbörse sein. Dabei wird hier im Beispiel zur Ableitung der nach Funktionen aufgetrennten Hauptschlüssel eine Einwegfunktion (z. B. modifizierter AES) benutzt. Diese wird verwendet, um eine Rückrechnung von einem Hauptschlüssel zum generellen Hauptschlüssel zu unterbinden. Würde trotz aller Vorsichtsmaßnahmen ein Hauptschlüssel bekannt und keine Einwegfunktion zur Ableitung verwendet, wäre es in Kenntnis der Ableitungsdaten möglich, den generellen Hauptschlüssel zu berechnen. Der Grund für die Einwegfunktion an dieser Stelle ist die Annahme, dass in dem fiktiven Börsensystem die Hauptschlüssel in den Sicherheitsmodulen der Terminals vor Ort sind. Damit sind sie vom Standpunkt der Systemsicherheit aus wesentlich mehr gefährdet als die generellen Hauptschlüssel, die das Hintergrundsystem nie verlassen.

Die nächste Stufe in der Schlüsselhierarchie sind die abgeleiteten Schlüssel. Dabei handelt es sich um die in den Chipkarten befindlichen Schlüssel. In jeder Karte befindet sich ein nach Generation und Funktion getrennter Satz von abgeleiteten Schlüsseln. Wird nun eine solche Karte an einem Terminal benutzt, kann dieses anhand der Daten für die Schlüsselableitung den jeweiligen abgeleiteten Schlüssel berechnen. Die Daten zur Ableitung werden selbstverständlich vorab auf der Karte vom Terminal ausgelesen. Mit dem abgeleiteten Schlüssel kann nun in einem weiteren Schritt der dynamische Schlüssel berechnet werden, der sitzungsindividuell ist. Er ist also nur über die Zeitdauer einer Sitzung gültig. Dies sind bei typischen Chipkarten-Anwendungen minimal einige hundert Millisekunden und maximal einige Sekunden. Nach der Sitzung wird der Schlüssel nicht mehr verwendet.

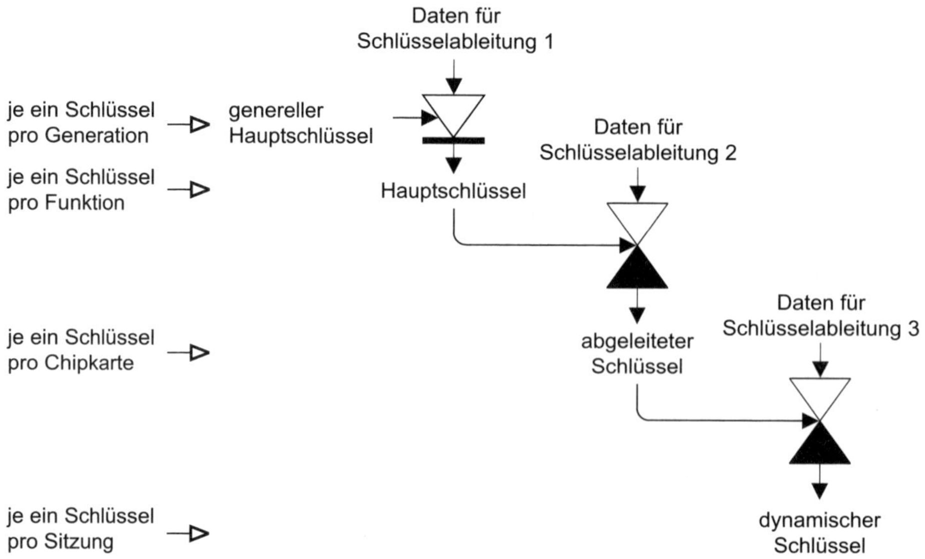

Bild 7.41 Beispiel für eine Schlüsselhierarchie in einem auf Chipkarten aufbauenden System mit symmetrischen Kryptoalgorithmen.

Das vorgestellte System mag auf den ersten Blick aufwändig und kompliziert erscheinen, doch ist dies im Vergleich zu realen Systemen nicht der Fall. Der Zweck eines solchen Systems ist, einen genauen Weg vorzugeben, wie alle Schlüssel in einem System zu erzeugen sind. Auch zeigt es implizit auf, welche Maßnahmen ergriffen werden müssen, falls einmal ein Schlüssel bekannt werden sollte. Ist es der generelle Hauptschlüssel, muss auf eine neue Generation umgeschaltet werden, damit das System wieder ohne Sicherheitsbedenken betrieben werden kann. Wird dagegen ein Hauptschlüssel bekannt, ist nur der darunterliegende Zweig zu sperren oder auf eine neue Generation umzuschalten. Ist es ein abgeleiteter Schlüssel, der nicht mehr geheim ist, so erfordert es als einzige Maßnahme die Sperrung der jeweiligen Karte. Weitere Eingriffe in das Schlüsselmanagement wären dann wohl übertrieben. Alle diese Maßnahmen setzen natürlich voraus, dass der Grund für das Bekanntwerden eines oder mehrerer Schlüssel ermittelt werden konnte und Letzteres in der Zukunft verhindert wird.

Aufgrund dieser Schlüsselhierarchie müssen natürlich sehr viele Schlüssel erzeugt und in den Chipkarten gespeichert werden. Es besteht natürlich immer die Möglichkeit, verschiedene Funktionen auf einen Schlüssel zusammenzulegen, um auf diese Weise Speicherplatz zu sparen. Auch ist durchaus ein anderer Aufbau der Schlüsselhierarchie denkbar. Dies hängt naturgemäß sehr stark vom System ab, für das das Schlüsselmanagement entwickelt wurde.

Die Möglichkeit des Schutzes und der Geheimhaltung von Daten in Chipkarten ist einer der Hauptvorteile gegenüber allen anderen Datenträgern, wie Magnetstreifenkarten oder Disketten. Deshalb ist auch eine auf diesen Zweck abgestimmte und optimierte Chiphardware mit dazu passenden kryptografischen Verfahren zur Sicherung der geheimen Daten unabdingbar. Doch ist Sicherheit nicht alleine von der Spezialhardware des Mikrocontrollers oder den in der Betriebssystemsoftware realisierten kryptografischen Algorithmen abhängig. Auch die Sicherheit der Chipkarten-Anwendung und die Design-Prinzipien, die Entwickler auf dem Weg dorthin anwenden, sind von elementarer Bedeutung. Die wesentlichen Prinzipien, Verfahren und Strategien auf dem Weg zu sicheren Chipkarten und sicheren Chipkarten-Anwendungen sind in diesem Kapitel zusammengefasst.

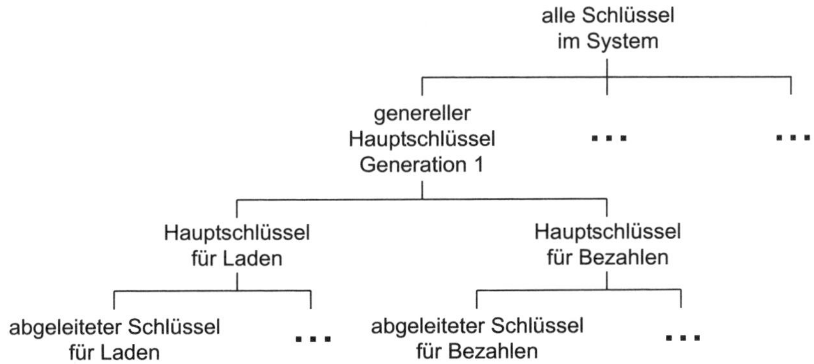

Bild 7.42 Beispiel für Schlüssel in einem System einer elektronischen Geldbörse mit den Funktionen Laden und Bezahlen. Es sind nur gespeicherte Schlüssel aufgeführt, d. h., die dynamisch erzeugten Schlüssel für die einzelnen Sitzungen wurden aus Vereinfachungsgründen weggelassen.

7.8 Identifizierung von Personen

Schon seit dem Altertum beschäftigen sich Menschen mit verschiedenen Verfahren zur eindeutigen Identifizierung von Personen. Die einfachste Form der Identifizierung ist die Benutzung eines Ausweises mit Foto oder eine Unterschrift in Gegenwart des Prüfers. Das Foto auf dem Ausweis kann dann mit der echten Person verglichen werden, und das Ergebnis ist eine Aussage über die Echtheit der Person.

Im informationstechnischen Bereich ist dieser Vergleich aber nicht so einfach, da ihn nicht Menschen, sondern Computer vornehmen müssen. Da Computer, trotz aller Erfolge bei stupiden Arbeiten, immer noch große Probleme mit intelligenten Tätigkeiten haben, hat sich die Eingabe von Passwörtern über die Tastatur weitgehend durchgesetzt. Der Aufwand für den Vergleich ist gering, da der Computer im Grunde genommen das übergebene Passwort mit einem gespeicherten Referenzwert vergleicht und dann eine reine Ja-Nein-Entscheidung trifft. Beim Vergleich von Passwörtern ist dies die Entscheidung über Echtheit oder Falschheit der zu überprüfenden Person.

7.8.1 Identifizierung durch Wissen

Grundsätzlich gibt es drei Möglichkeiten der Identifizierung einer Person. Im Falle eines Passwortes prüft man, ob diese Person ein Geheimnis kennt. Ist dies der Fall, schließt man daraus, dass die Person diejenige ist, für die sie sich ausgibt. Analog verläuft die Prüfung, ob die Person im Besitz einer bestimmten Sache ist. Die dritte Möglichkeit besteht darin, bestimmte eindeutige Körpermerkmale dieser Person zu prüfen.

Das Wissen um ein Geheimnis und auch der Besitz einer Sache haben einen bedeutenden Nachteil. Die zu identifizierende Person muss sich etwas merken oder eine Sache mitführen. Je nach Situation als Nachteil oder Vorteil zu werten ist, dass bei beiden Methoden eine Übertragung auf andere Personen möglich ist. Damit ist aber nicht mehr eindeutig sichergestellt, dass es auch wirklich der richtige Benutzer ist und nicht jemand, der beispielsweise das Kennwort unrechtmäßig erfahren hat.

Die dritte Variante der Identifizierung schließt eine Übertragbarkeit aus, da sie bestimmte Eigenschaften des menschlichen Körpers zur Identifizierung benutzt. Allerdings ist die auszuführende Messung in den meisten Fällen technisch aufwändig, da man verständlicherweise nicht messtechnisch einfach zu erfassende biologische Merkmale, wie Gewicht oder Körpergröße, verwenden kann.

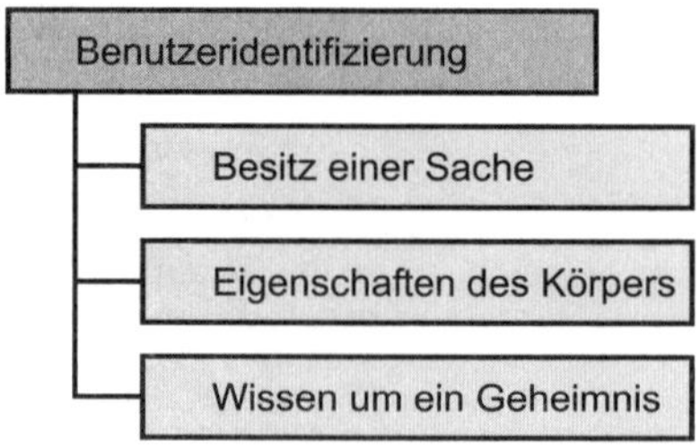

Bild 7.43 Klassifizierungsbaum der Identifizierung einer Person.

Einleuchtender und fassbarer werden diese drei Identifizierungsmöglichkeiten, wenn man sich Folgendes durch den Kopf gehen lässt: Man soll sich mit einem unbekannten Menschen am Bahnhof treffen. Sobald man dort jemand passenden sieht, stellt sich die Frage, ob derjenige auch „der Richtige" ist. Befindet sich der Unbekannte am richtigen Treffpunkt zur richtigen Zeit, wäre dies eigentlich schon die implizite Prüfung eines Geheimnisses, da Zeit und Ort des Treffens (hoffentlich) nicht allgemein bekannt sind. Eine explizite Prüfung eines Geheimnisses bestünde dann darin, dass der Unbekannte ein Kennwort nennt, das nur er und wir kennen. Er könnte sich aber auch durch den Besitz einer Sache ausweisen, beispielsweise durch eine unter den Arm geklemmte Zeitung eines bestimmten Ausgabedatums. Die wohl sicherste Möglichkeit ist an dem Unbekannten ein bestimmtes körperliches Merkmal zu prüfen.

Man sieht an dem Bahnhof-Szenario deutlich, dass die Identifizierung eines unbekannten Menschen ein beinahe klassisches Problem sowohl aller Spionageromane als auch des täglichen Lebens ist und sich nicht auf Computer oder Chipkarten beschränkt.

An vielen Automaten, Geräten und Computern ist mittlerweile die Eingabe einer PIN selbstverständlich geworden. Durch die damit verbundene starke Zunahme von PINs für die unterschiedlichsten Zwecke ist es für einen Normalbürger schon sehr schwierig geworden, den Überblick zu behalten. Wer kann sich zwanzig (oder mehr) verschiedene PINs merken? Auch ist es für die Sicherheit und den Ruf eines Systems naturgemäß ziemlich abträglich, wenn jeder Benutzer seine PIN auf die Karte notiert, da die Anzahl der Betrugsfälle überhandnehmen. Aus diesen Gründen ist in den vergangenen Jahren der Wunsch nach anderen Identifikationsverfahren als die PIN-Prüfung laut geworden. Gut dafür geeignet sind sogenannte biometrische Merkmale, anhand derer eine Person von einer Maschine eindeutig identifiziert werden kann.

7.8.2 Prüfung einer Geheimzahl

Die häufigste Benutzeridentifizierung ist die Eingabe einer Geheimzahl, welche im Allgemeinen meist als PIN (*personal identification number*) oder manchmal auch als CHV (*card holder verification*) abgekürzt wird.

Üblicherweise besteht die PIN aus vier Stellen, die sich gewöhnlich aus den Dezimalzahlen von "0" bis "9" zusammensetzen. Der Grund für die reine Zahleneingabe ist trivial. Kartenterminals verfügen in der Regel nur über eine numerische Tastatur. Prinzipiell könnten natürlich auch alphanumerische Zeichen verwendet werden. Die PIN wird auf der Tastatur eines Terminals oder Computers eingegeben und dann zur Chipkarte gesendet. Diese vergleicht den übergebenen Wert mit einem gespeicherten Referenzwert und teilt dann das Ergebnis dem Terminal mit.

Die Eingabe einer PIN wird vor allem bei Anwendungen im Zahlungsverkehr als sicherheitsrelevant eingestuft, weshalb es in diesem Bereich oft Vorschriften über die Art der Tastatur gibt. Diese besonderen Tastaturen werden oft PIN-Pad genannt. In Deutschland gibt es beispielsweise die Vorschrift (vom ZKA), dass die PIN einer ec-Karte nur an mechanisch und kryptografisch besonders gesicherten Tastaturen eingegeben werden darf. Diese PIN-Pads weisen alle Merkmale eines Sicherheitsmoduls auf (Öffnungsdetektor, Bohrschutzfolie, ...) und verschlüsseln die PIN unmittelbar bei der Eingabe. Damit wird zuverlässig verhindert, dass ein Angreifer diese Tastatur manipulieren und die PIN während der Eingabe abhören kann.

Bei den PINs kann zwischen statischen und veränderbaren PINs unterschieden werden. Eine statische PIN ist vom Benutzer nicht mehr veränderbar und muss von diesem sozusagen auswendig gelernt werden. Ist sie bekannt geworden, müsste der Kartenbenutzer konsequenterweise seine Karte zerstören und sich eine neue Karte mit einer anderen statischen PIN besorgen. Eine veränderbare PIN kann vom Benutzer nach Gutdünken oder auf einen für ihn mnemotechnisch optimalen Wert geändert werden. Sie birgt jedoch eine Gefahr in sich, weil der mnemotechnisch optimale Wert bei vielen Menschen "1234", "4711" und "0815" beträgt. Eine Prüfung auf solche Trivialwerte findet in Chipkarten nicht statt, da der dafür benötigte Speicher in Form einer Tabelle nicht zur Verfügung steht. Es wäre aber durchaus denkbar, dass bereits das Terminal die Änderung auf solch eine PIN verbietet. Zum Ändern der PIN ist es aus Sicherheitsgründen immer notwendig, die aktuell gültige PIN mit zu übergeben, da sonst jede bestehende PIN durch einen Angreifer mit seiner eigenen ersetzt wird.

Anders verhält es sich mit den so genannten Super-PINs oder PUKs (*personal unblocking key*). Diese haben in der Regel mehr Stellen als die eigentliche PIN – ein üblicher Wert ist 6 – und werden dazu benutzt, einen auf seinen Maximalwert stehenden Fehlbedienungszähler einer PIN wieder auf null zurückzusetzen. Mit der PUK wird auch gleich eine neue PIN an die Chipkarte übergeben, da ein zurückgesetzter Fehlbedienungszähler wenig nützt, wenn man die PIN vergessen hat. Und dies ist ja meist der Fall, wenn der Fehlbedienungszähler seinen Maximalwert erreicht hat.

Es gibt auch Anwendungen, die Transport-PINs verwenden. Die Chipkarte wird mit einer zufälligen PIN personalisiert, welche der Kartenbenutzer in einem PIN-Brief erhält. Bei der ersten Eingabe wird er aber die personalisierte PIN durch seine eigene ersetzen. Bei einem ähnlichen Verfahren, „Nullpin-Verfahren" genannt, wird die Karte mit einer Trivial-PIN, wie etwa "0000" vorbelegt, und es wird ebenfalls von der Chipkarte bei der ersten Benutzung ein Wechsel erzwungen. Beide Prinzipien verhindern das Problem, dass eine während der Personalisierung oder Kartenhandhabung ausgespähte PIN zu einem späteren Zeitpunkt noch sinnvoll eingesetzt werden kann.

Nach einer Empfehlung von ISO 9564-1 sollte die PIN eine Länge zwischen vier und zwölf alphanumerischen Zeichen haben, damit die Wahrscheinlichkeit gering ist, die richtige PIN durch bloßes Raten und Probieren herauszufinden. Allerdings sieht die Realität oft etwas anders aus. Die Eingabe von nichtnumerischen Zeichen ist an vielen Stellen aus technischen Gründen überhaupt nicht möglich, da oft nur eine numerische Tastatur vorhanden ist.

Die Anzahl der Stellen einer PIN ist nicht nur von der gewünschten Sicherheit abhängig, sondern sehr stark vom Gedächtnis des durchschnittlichen Kartenbenutzers. Dieser ist aber seit Jahren gewohnt, 4-stellige PINs zu verwenden, weshalb eine Umstellung auf 6-stellige oder noch längere PINs schwierig ist. Auch kann es in der Praxis durchaus vorkommen, dass die vermeintlich sichere 6- oder 8-stellige PIN nur mathematisch besser ist als eine 4-stellige. Viele Menschen haben Probleme, sich so lange Zahlen zu merken, vor allem wenn sie diese selten benutzen, und notieren sie deshalb auf der Karte oder einem Zettel in der Nähe der Karte. Die damit erreichte Sicherheit mit einer längeren PIN ist dann wesentlich schlechter als bei einer kurzen PIN.

Ähnlich verhält es sich mit der durchaus verständlichen Forderung, die PIN periodisch zu wechseln. Für Hochsicherheitsanwendungen mit wenigen Benutzern mag dies funktionieren, bei Massenanwendungen ruiniert dies jedoch die Akzeptanz, da dort möglichst einfache Verfahren verlangt werden, mit denen auch Menschen ohne gutes Gedächtnis problemlos zurechtkommen.

In diesem Zusammenhang ist ein weiterer Punkt von großer Bedeutung. In vielen Fällen sind die Eingabe und Überprüfung der PIN nicht bloß eine Identifikation des Benutzers und beweisen den rechtmäßigen Besitz der jeweiligen Karte, sondern stellen gleichzeitig auch eine Willenserklärung dar. Dieser erklärt sich mit Eingabe seiner PIN mit einem bestimmten Vorgang einverstanden. Als Beispiel kann man hier die Eingabe der PIN an einem Geldausgabeautomaten anführen. Zum einen identifiziert sich der Benutzer durch die Kenntnis der geheimen PIN. Zum anderen ist sie aber auch die Willenserklärung des Benutzers, dass er damit einverstanden ist, einen bestimmten Betrag ausbezahlt zu bekommen. Dies ist sehr wichtig im Zusammenhang mit bestimmten biometrischen Merkmalen, bei denen manche nicht unbedingt eine Willenserklärung sein müssen, da sie auch ohne explizite Zustimmung der Person geprüft werden können.

7.8.3 Wahrscheinlichkeit des Erratens einer PIN

Der einfachste Angriff auf eine PIN neben der Beobachtung bei der Eingabe ist das bloße Raten. Wie hoch die Wahrscheinlichkeit ist, ob man dabei Glück hat oder nicht, hängt zum einen davon ab, welche Länge die zu erratende PIN hat, aus welchen Zeichen sie zusammengesetzt ist und wie viele Versuche erlaubt sind. Die Wahrscheinlichkeit, bei dreimaligem Versuch eine vierstellige PIN zu erraten, beträgt 0,03 %, was nicht gerade viel ist. Im Folgenden sind die beiden grundlegenden Formeln für das Erraten von Passwörtern ausgeführt. Sie können praxisnah verwendet werden, um das Risiko bei der Festlegung von Passwortlängen abzuschätzen.

$$x = m^n \tag{7.1}$$

$$P = \frac{i}{m^n} \tag{7.2}$$

Tabelle 7.16 Definition und Beschreibung der Variablen für die Formeln (7.1) auf Seite 205 und (7.2) auf Seite 205.

Variable	**Beispiel**	**Beschreibung**
i	3	Anzahl der Rateversuche
m	10	Anzahl der möglichen Zeichen pro Stelle
n	4	Anzahl der Stellen
P	0,000 3 (= 0,03 %)	Wahrscheinlichkeit des Erratens des Passwortes
x	10 000	Anzahl der möglichen Passwörter

Es gibt im Übrigen noch ein viertes Kriterium beim Raten einer PIN, das lange Zeit sträflich vernachlässigt wurde: die Gleichverteilung der PINs einer Anwendung. Es ist nämlich sehr viel einfacher, eine PIN zu raten, wenn man weiß, dass bestimmte PINs häufiger vorkommen als andere. Dass diese wichtige Nebenbedingung tatsächlich von Belang ist, wurde im Jahr 1997 plötzlich bei den deutschen ec-Karten relevant. Obwohl das Verfahren, wie eine PIN aus den Daten des Magnetstreifens der ec-Karte errechnet wird, in seinen Details immer noch geheim ist, wurden zumindest einige generelle Schritte des Algorithmus bekannt. Dabei stellte sich heraus, dass die erzeugten PINs nicht gleichverteilt sind, da der verwendete Algorithmus die Zahlen null bis fünf wesentlich häufiger generiert als die Zahlen sechs bis neun. Auch wurde noch bekannt, dass der Berechnungsalgorithmus eine führende Null bei der PIN-Erzeugung unterdrückt. Das Ergebnis dieser Ungleichverteilung war, dass man nicht mehr 3 333 Versuche benötigt, um bei drei erlaubten Fehlversuchen eine 4-stellige PIN zu erraten, sondern nur noch 150 [Karten 97]. Bei 10,5 % der Karten ist die Verteilung sogar so schlecht, dass bereits 72 Versuche ausreichen [Schindler 97], wenn man die Eigenschaften des Algorithmus zur PIN-Generierung berücksichtigt. Das Ergebnis war, dass bei den neuen ec-Karten ein verbesserter Algorithmus zur PIN-Generierung verwendet wird und der ursprünglich benutzte DES auch durch den Triple-DES ersetzt wurde.

Tabelle 7.17 Aufstellung von PINs und Passwörtern mit unterschiedlichen Längen, Kodierungen und der Anzahl der möglichen Kombinationen.

Art der PIN/des Passworts	Wertebereich/Kodierung der PIN/des Passworts	Anzahl der möglichen PINs/Passwörter
1-stellige PIN	PIN $\in$ 0 ... 9	10
1-stelliges Passwort	Passwort $\in$ 0 ... 9, "A" ... "Z"	36
1-stelliges Passwort	Passwort $\in$ 0 ... 9, "a" ... "z", "A" ... "Z"	62
1-stelliges Passwort	Passwort $\in$ 0 ... 9, "a" ... "z", "A" ... "Z", 20 beliebige Sonderzeichen	82
4-stellige PIN, keine führende Null	PIN $\in$ 1 000 ... 9 999	$9{,}00 \cdot 10^3$
4-stellige PIN	PIN $\in$ 0 000 ... 9 999	$1{,}00 \cdot 10^4$
4-stelliges Passwort	Passwort $\in$ 0 ... 9, "A" ... "Z"	$1{,}68 \cdot 10^6$
4-stelliges Passwort	Passwort $\in$ 0 ... 9, "a" ... "z", "A" ... "Z"	$1{,}48 \cdot 10^7$
4-stelliges Passwort	Passwort $\in$ 0 ... 9, "a" ... "z", "A" ... "Z", 20 beliebige Sonderzeichen	$4{,}52 \cdot 10^7$
5-stellige PIN, keine führende Null	PIN $\in$ 10 000 ... 99 999	$8{,}9 \cdot 10^4$
5-stellige PIN	PIN $\in$ 00 000 ... 99 999	$1{,}00 \cdot 10^5$
6-stellige PIN, keine führende Null	PIN $\in$ 100 000 ... 999 999	$8{,}99 \cdot 10^5$
6-stellige PIN	PIN $\in$ 000 000 ... 999 999	$1{,}00 \cdot 10^6$
6-stelliges Passwort	Passwort $\in$ 0 ... 9, "A" ... "Z"	$2{,}18 \cdot 10^9$
6-stelliges Passwort	Passwort $\in$ 0 ... 9, "a" ... "z", "A" ... "Z"	$5{,}68 \cdot 10^{10}$
6-stelliges Passwort	Passwort $\in$ 0 ... 9, "a" ... "z", "A" ... "Z", 20 beliebige Sonderzeichen	$3{,}04 \cdot 10^{11}$

7.8.4 Generierung einer PIN

Um die PIN für eine Chipkarte zu erzeugen, benötigt man nur einen Zufallszahlengenerator und einen Algorithmus, der die Zufallszahl in eine ASCII-kodierte PIN der benötigten Länge umwandelt. Nun könnte man noch über eine Tabelle die bekannten Trivialkombinationen erkennen und ausschließen. Anschließend wird die PIN in der Chipkarte gespeichert und mit dem Kommando VERIFY bei Bedarf mit einer übergebenen PIN verglichen.

Werden jedoch in einem System Magnetstreifenkarten verwendet, dann wird die Generierung einer PIN etwas komplizierter. Schließlich muss es möglich sein, dass ein offline arbeitender Geldausgabeautomat anhand der Magnetstreifendaten eine eingegebene PIN prüft. Chipkarten wären davon eigentlich nicht betroffen, doch haben momentan noch alle Debitkarten (z. B.: Girocard) aus Kompatibilitätsgründen einen Magnetstreifen, selbst wenn sie mit einem Mikrocontroller versehen sind. Der Algorithmus für die Erzeugung einer PIN muss deshalb bei Hybridkarten mit Chip und Magnetstreifen deterministisch sein, also bei gleichen Eingabewerten immer dasselbe Ergebnis liefern. Ein Zufallszahlengenerator täte dies dagegen nicht.

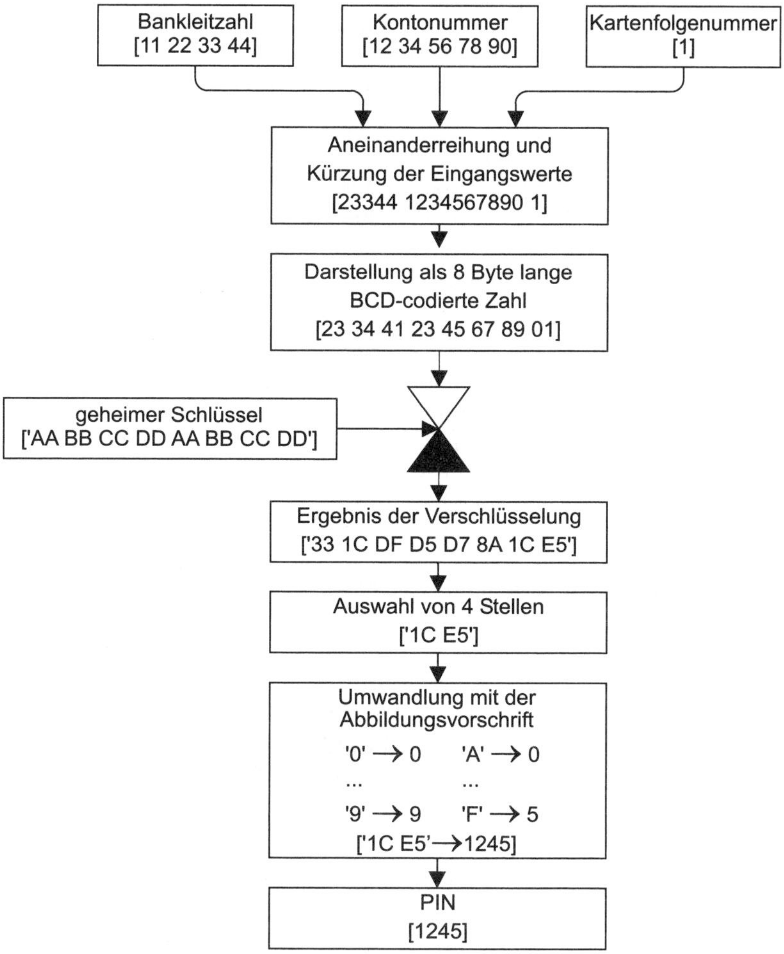

Bild 7.44 Beispiel für die Generierung einer 4-stelligen PIN mit Hilfe des DES-Algorithmus und der drei kartenindividuellen Daten Bankleitzahl, Kontonummer und Kartenfolgenummer. Das dargestellte Verfahren weist jedoch den Nachteil auf, dass die benutzte Abbildungsvorschrift zu einer Ungleichverteilung der PIN führt (d. h. es gibt PINs, die öfter vorkommen als andere). Die eckigen Klammern umschließen Beispielwerte. Der Ablauf ist dem für die deutsche ec-Karte benutzten Verfahren entfernt ähnlich und basiert auf zwei Beiträgen aus „Die Datenschleuder" [Müller-Maguhn 97 a, Müller-Maguhn 97 b].

Es ist also ein Verfahren vonnöten, das anhand von Magnetstreifendaten eine PIN berechnet. Damit die Sicherheit nicht an dem Verfahren als solchem hängt, sollte auch ein geheimer Schlüssel in die Berechnung einfließen.

In Bild 7.44 ist ein Algorithmus dargestellt, der in ähnlicher Form auch bei den ec-Karten in Deutschland benutzt wird. Als Eingabe fungieren Bankleitzahl, Kontonummer und Kartenfolgenummer. Mit dem DES und einem geheimen Schlüssel erzeugt der Algorithmus daraus eine 4-stellige PIN.

Dieses Verfahren hat aber den weiter oben erwähnten Nachteil, dass die erzeugten PINs nicht über den gesamten möglichen Zahlenraum (bei vier Stellen: "0000" ... "9999") gleichverteilt sind. Der Grund dafür ist die Abbildungsvorschrift nach der Verschlüsselung, die alle hexadezimalen Zahlen ('A', 'B', 'C', 'D', 'E', 'F') in Dezimalzahlen umwandelt. Diese unerwünschte Besonderheit könnte aber durch eine verbesserte Abbildungsvorschrift ohne weiteres umgangen werden. Der DES wird zum einen benutzt, damit nicht das Verfahren, sondern nur der Schlüssel geheim gehalten werden muss, und zum anderen aufgrund seiner Eigenschaft der Konfusion und Diffusion.[1]

Bei deutschen ec-Karten wurde von 1981 bis 1997[2] ein Verfahren zur Erzeugung der PINs eingesetzt, bei dem diese nicht gleichmäßig über den gesamten Zahlenraum verteilt waren. Dies führte dazu, dass einige PINs deutlich wahrscheinlicher waren als andere, und konnte für (in der Regel nicht erfolgreiche) Angriffe genutzt werden. Es ist deshalb bei allen diesbezüglichen Generierungsverfahren darauf zu achten, dass die erzeugten PINs über den gesamten möglichen Zahlenraum gleichverteilt sind.

7.8.5 Prüfung auf Echtheit des Terminals

Durch die Eingabe der PIN wird bekanntermaßen die Identität des Benutzers überprüft. Dieser möchte aber genauso gerne die Echtheit des Terminals prüfen können. Man denke dabei nur an Dummy-Geldausgabeautomaten. Betrüger konnten so die geheime PIN der Benutzer ermitteln, da sie diese arglos auf der Tastatur des gefälschten Geldausgabeautomaten eingaben. Anschließend stahlen die Betrüger die Karte und konnten mit der ausgespähten PIN Geld abheben. Passieren konnte dies nur, weil es für den Kartenbesitzer keine Möglichkeit gab, die Echtheit des Geldausgabeautomaten zu prüfen.

Gleichwohl gibt es einfache Verfahren, um den vorhergehenden Angriff abzuwehren. In einer Datei in der Chipkarte speichert man ein Kennwort, das nur dem Kartenbenutzer bekannt ist und auch nur von ihm geändert werden kann. Die Datei wird vom Chipkarten-Betriebssystem nur dann für einen Lesezugriff freigegeben, wenn das Terminal durch die Chipkarte authentisiert ist. Als Kennwort kann beispielsweise ein Name oder eine Zahl vom Benutzer vergeben werden.

Nachdem der Benutzer seine Chipkarte in ein Terminal gesteckt hat, wird als Erstes eine gegenseitige Authentisierung zwischen Terminal und Karte ausgeführt. Verläuft diese positiv, wissen die beiden Kommunikationspartner, dass das jeweilige Gegenüber echt ist. Nun erlaubt die Karte den Lesezugriff auf die Datei mit dem Geheimnis des Benutzers, und dieses wird auf dem Display des Terminals angezeigt. Der Benutzer sieht nun sein Geheimnis und weiß damit, dass das Terminal echt ist, da er sonst keinen Zugriff auf die Datei mit seinem Geheimnis hätte. Nun kann er unbesorgt seine PIN in das Terminal eingeben.

Mit diesem Verfahren, das in Bild 7.45 auf der nächsten Seite illustriert ist, kann man auf einfache Weise ausschließen, dass man seine PIN in manipulierte Terminals eingibt. Als Geheimnis kann ein beliebiges Wort oder eine Zahl verwendet werden. Es sollte sich vom Benutzer beliebig ändern lassen, damit ein potenzieller Angreifer keine Chance hat, das

[1] Siehe auch Abschnitt 7.1.1 „Symmetrische Kryptoalgorithmen“ auf Seite 147.

[2] Siehe auch [Kuhn 97].

Geheimnis auszuspähen. Das Verfahren lässt sich für ähnliche Anforderungen entsprechend abändern oder erweitern.

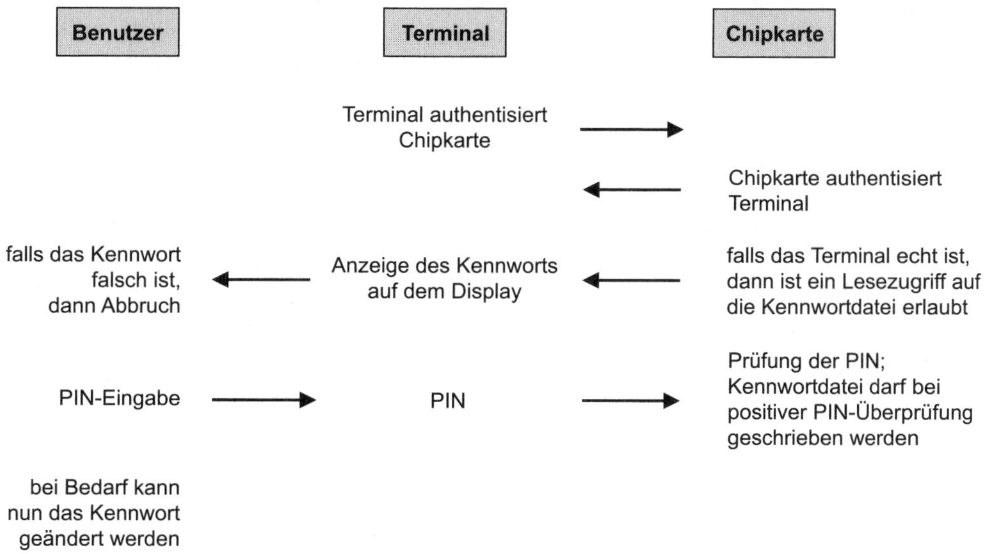

Bild 7.45 Verfahren zur Sicherstellung, dass eine PIN nur an einem echten Terminal eingegeben wird. Voraussetzung dafür ist allerdings, dass der Benutzer seine PIN nicht eher eingibt, als das Kennwort auf dem Display des Terminals korrekt erscheint.

7.8.6 Biometrische Verfahren

Der immer häufigere Einsatz von Passwörtern und PINs führt bei den Anwendern durchaus zu Widerstand gegen diese Art der Identifizierung. Es stellt sicher für niemanden ein größeres Problem dar, sich einige häufiger verwendete Zahlen oder Buchstabenkombinationen zu merken. Sobald man aber nur selten von seiner kartenindividuellen PIN Gebrauch macht, weil man beispielsweise nur alle zwei Monate einen Geldausgabeautomaten benutzt, wird es für den Normalbürger schwierig, sich die PIN zu merken. Vor allem, wenn er der Stressvorstellung ausgesetzt ist, dass seine Chipkarte nach dreimaliger Falscheingabe vom Geldausgabeautomaten eingezogen wird.

Dies ist sicherlich einer der Hauptgründe, warum man in vielen Bereichen zunehmend biometrische Verfahren favorisiert. Diese Verfahren sind nicht unbedingt schneller oder sicherer als eine PIN-Eingabe, doch für den Benutzer können sie eine große Vereinfachung bedeuten. Falls sich die Sicherheit im Bereich einer PIN-Prüfung bewegt, wird auch ein Systembetreiber biometrischen Verfahren gegenüber aufgeschlossen sein. Schließlich sind biometrische Merkmale nicht wie eine PIN auf andere Menschen übertragbar. Man identifiziert also die Person selber und nicht ein Geheimnis (die PIN), das eine Person gemeinsam mit dem Systembetreiber hat.

Ein biometrisches Identifizierungsverfahren ist ein Verfahren, das auf der Grundlage von einzigartigen, individuellen und biologischen Merkmalen eine Person eindeutig identifizieren kann. Dabei unterscheidet man zwischen physiologischen und verhaltensbasierten Merkmalen. Sind die durch das biometrische Identifizierungsverfahren geprüften Merkmale direkt mit dem Körper einer Person verbunden und haben keine Abhängigkeit von bewussten Verhaltensmustern, so spricht man von physiologischen biometrischen Merkmalen. Das Gegenteil – die verhaltensbasierten biometrischen Verfahren – benutzen als Grundlage bestimmte Merkmale, die innerhalb gewisser Grenzen bewusst veränderbar, aber doch typisch für eine Person sind.

Gerade im Zusammenhang mit der Prüfung von biometrischen Merkmalen ist ein wesentlicher Aspekt die dafür notwendige Benutzerakzeptanz. Die Benutzer werden ein Verfahren um so mehr akzeptieren und bereit sein, es einzusetzen, je ähnlicher es bereits vorhandenen und bekannten Identifizierungsverfahren ist. Ein typisches Beispiel wäre die eigenhändige Unterschrift, die seit Generationen zur Identifizierung und Willenserklärung in beinahe allen Kulturkreisen benutzt wird.

Ein weiterer zu beachtender Punkt sind medizinische und hygienische Bedenken der Benutzer. Das können Ängste vor einer Übertragung von Krankheiten beim optischen Abtasten des Augenhintergrundes sein oder die Befürchtung, Schaden am Auge durch den dabei verwendeten Laser zu erleiden. Selbst wenn diese Ängste völlig subjektiv sind und einer wissenschaftlichen Begründung entbehren, werden sie doch das Verhalten und vor allem die Akzeptanz der Benutzer stark beeinflussen. Vor jedem Einsatz von biometrischen Identifikationsverfahren sollte man sich dessen bewusst sein.

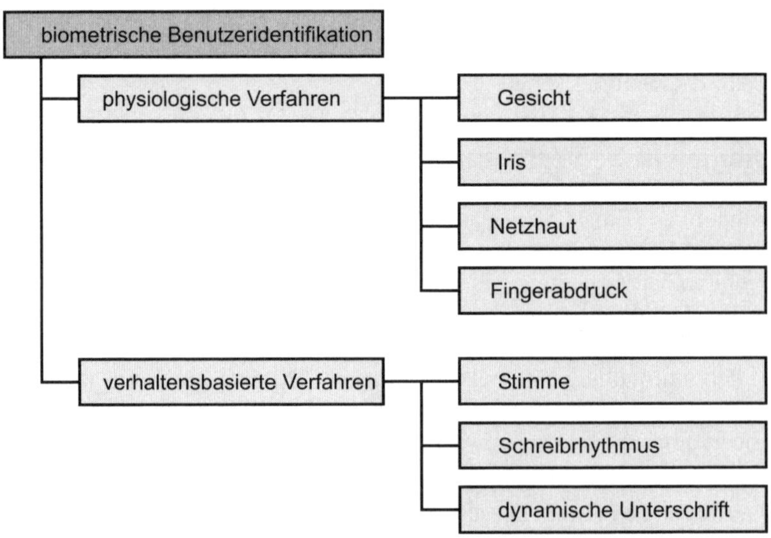

Bild 7.46 Klassifizierungsbaum der wichtigsten biometrischen Verfahren zur Benutzeridentifikation.

Im Vergleich zu wissensbasierten Identifikationsverfahren haben biometrische Verfahren noch eine Eigenschaft, die je nach Standpunkt sowohl von Vorteil als auch von Nachteil sein kann. Es gibt keine Übertragbarkeit bei biometrischen Merkmalen; d. h. bei Systemen, die eine Identifikation mit biometrischen Merkmalen vornehmen, ist es beispielsweise nicht mehr möglich, seine Chipkarte inklusive PIN einer Person seines Vertrauens zu borgen, die dann die Karte entsprechend ihrem Zweck nutzen kann. Anwendungsbetreibern stehen bei diesem Beispielsszenario sicherlich die Haare zu Berge, da bei fast allen Systemen die Weitergabe der PIN untersagt ist. Allerdings hat wohl jeder Leser genügend Erfahrung, um zu wissen, wie leger solche Beschränkungen in der Realität gehandhabt werden.

Biometrische Merkmale sind üblicherweise nicht änderbar – gerade diese Eigenschaft macht sie schließlich zur eindeutigen Identifizierung von Personen interessant. Diese Nichtänderbarkeit kann jedoch im Falle der Kompromittierung durchaus zu großen Komplikationen führen. Da sich manche biometrische Merkmale zudem auch noch ohne Einverständnis der jeweiligen Person mit überschaubarem Aufwand aufnehmen lassen, kann dies in Verbindung mit der Nichtänderbarkeit zu einem ernstlichen Problem werden.

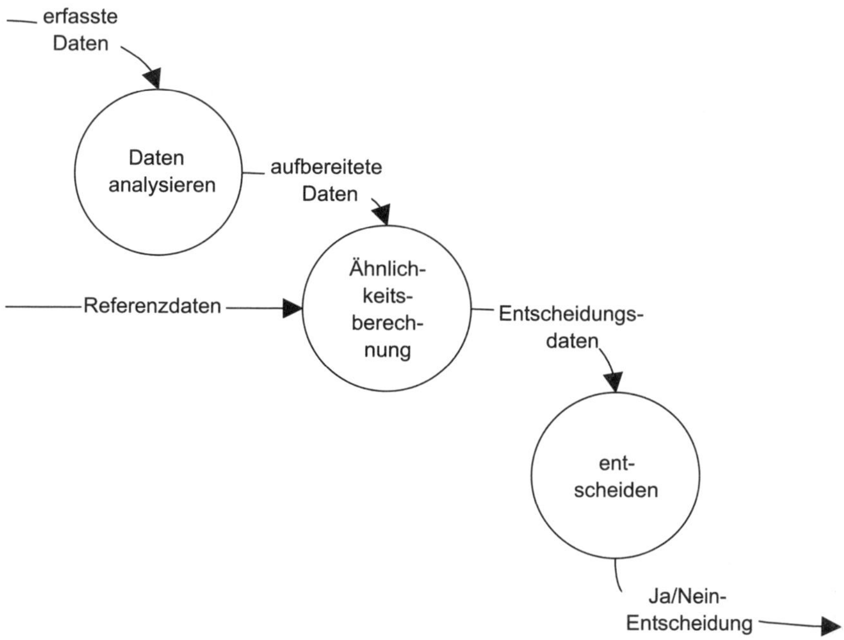

Bild 7.47 Grundsätzlicher Datenfluss bei der rechnerischen Auswertung eines biometrischen Merkmals.

An einem Beispiel lässt sich dies gut verdeutlichen: Unberechtigterweise werden die Fingerabdrücke einer Person durch entsprechende Analyse von in die Hand genommenen Gegenständen beim Essen in einem Restaurant aufgenommen. Diese Daten werden anschließend im Internet veröffentlicht, so sich die Fingerabdrücke mit entsprechenden Hilfsmitteln bei Bedarf von jedem nachmachen lassen. Eine eindeutige Identifizierung dieser Person mittels des biometrischen Merkmals Fingerabdruck ist auf Lebenszeit zweifelhaft, da nicht mehr sichergestellt werden kann, ob es sich wirklich um diese Person handelt.

Man kann die Merkmale nach ihrer Ausspähbarkeit in offen, leicht verdeckt, verdeckt und schwer verdeckt einordnen. Je nach Klassifizierung sind sie mehr oder minder einfach durch dritte unerlaubt ermittelbar. Offene Merkmale, wie das Gesicht, könnten durch einfache Beobachtung aufgenommen werden. Ein leicht verdecktes Merkmal wäre beispielsweise ein Fingerabdruck, der mit einfachen Hilfsmitteln unbemerkt aufgenommen werden kann. Die Ausspähung der Netzhaut erfordert bereits viel technischen Aufwand und ist unbemerkt annähernd unmöglich, weshalb es zur Kategorie der verdeckten Merkmale gehört. Schwer verdeckte Merkmale sind oftmals verhaltensbasierte Merkmale, da diese vor allem bewusst preisgegeben werden.

Die Eingabe der PIN ist nicht nur die Überprüfung, ob der Benutzer ein Geheimnis kennt, sondern auch die juristische Willensbekundung „ich bin einverstanden". Dieser Zusammenhang ist sehr wichtig, wenn man andere Verfahren als die PIN-Prüfung verwenden will. Es kann mit Sicherheit keine Willensbekundung eines Benutzers für eine irgendwie geartete Aktion sein, wenn sein Augenhintergrund aus mehreren Metern Entfernung überprüft wird. In fast allen Ländern muss der Benutzer bewusst etwas manuell ausführen, damit dies als Willensbekundung ausgelegt werden kann. Beispielsweise ist das Brechen eines Siegels auf einer Pappschachtel mit Software eine eindeutige Willensbekundung, dass der Benutzer sich mit den aufgedruckten Lizenzbestimmungen einverstanden erklärt. Biometrische Verfahren, bei denen eine Person bei völliger Passivität geprüft wird, müssen deshalb durch eine entsprechende Benutzerführung zusätzlich mit dem Element der Willensbekundung ergänzt werden.

Zur Identifizierung einer Person eignen sich natürlich nicht alle biologischen Merkmale. Die folgenden Punkte müssen zumindest erfüllt sein, damit sich ein Merkmal auch sinnvoll nutzen lässt:

- Das Merkmal muss technisch gut messbar sein (Messmethode, Messdauer, Messkosten).
- Das Merkmal muss eindeutig einer bestimmten Person zuzuordnen sein.
- Das Merkmal muss in der Bevölkerung weit verbreitet sein.
- Eine Veränderung des Merkmals in betrügerischer Absicht darf nicht möglich sein.
- Die erzeugten Referenzdaten müssen klein sein (wenige Hundert bis maximal einige Tausend Bytes).
- Die natürlichen Veränderungen des Merkmals über die Zeit müssen so gering sein, dass das Merkmal immer einwandfrei messbar bleibt.
- Die Messmethode und das Merkmal müssen von den Benutzern akzeptiert werden.

Bei Messungen aller Art wird man feststellen, dass das Messergebnis nicht immer gleich ist, sondern je nach Messung differiert. Selbst bei sehr einfach durchzuführenden Messungen tritt dieser Effekt auf. Misst man beispielsweise die Länge eines Blattes Papier, so wird sich das Ergebnis bei mehreren Messungen immer etwas unterscheiden. Dies hat viele Ursachen und ist aber nicht weiter problematisch, weil sich der Mittelwert aller Messungen dem exakten Wert annähern wird.

Aus der Erfahrung kann man ableiten, dass die Abweichungen bei einer Messung um so größer sind, je aufwändiger der eigentliche Messvorgang ist. Beispielsweise ist es messtechnisch gesehen ein großer Unterschied, ob man das Gewicht einer Tafel Schokolade oder den Abstand Erde–Mond bestimmt. Messungen an Personen gehören hier auf jeden Fall in die Kategorie „schwierig" und sind mit großen Streuungen behaftet.

Im Bild 7.48 auf der nächsten Seite ist als Beispiel die Messung eines biometrischen Merkmals angegeben. Es könnte beispielsweise die Länge eines Fingers sein. Auf der Abszisse (x-Achse) sind die möglichen Streuungen bei der Messung aufgetragen. Die Ordinate (y-Achse) gibt die Wahrscheinlichkeit der korrekten Identifikation aufgrund des gemessenen biometrischen Merkmals an. Bei einem idealen biometrischen Merkmal und einer idealen Messmethode gäbe es bei den einzelnen Messungen keinerlei Abweichungen. Der Kurvenverlauf würde sich auf eine senkrechte Linie reduzieren. Ein reales Merkmal mit einer realen Messmethode führt aber zu der eingezeichneten Gauß'schen Glockenkurve. Tritt bei der Messung eine Abweichung vom Referenzwert auf, so kann man natürlich nicht mehr mit hundertprozentiger Wahrscheinlichkeit annehmen, dass die zu identifizierende Person richtig erkannt wurde.

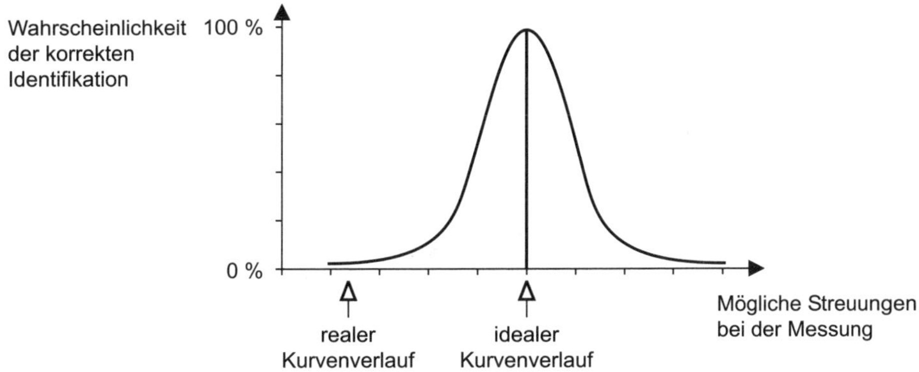

Bild 7.48 Wahrscheinlichkeitsverteilung bei wiederholten Messungen eines biometrischen Merkmals an einer Person.

Um ein biometrisches Merkmal prüfen zu können, muss bei der betreffenden Person vorher das Merkmal erfasst werden. Dies kann durch wiederholte Messung mit Mittelwertbildung geschehen. Das Ergebnis ist ein Referenzwert, der dann in der Chipkarte gespeichert wird. Diese prüft bei Bedarf, ob das Referenzmuster mit dem übergebenen aktuellen Messwert übereinstimmt. Je nach biometrischem Verfahren kann es aber notwendig sein, dass die aktuellen Messwerte vorab durch einen leistungsfähigen Computer für den Vergleich in der Chipkarte aufbereitet werden müssen. Da die Identifizierung nicht mit hundertprozentiger Sicherheit erfolgen kann, benötigt man einen Grenzwert, ab dem eine Person als echt erkannt wird. Dieser muss je nach Verfahren und Anwendung festgelegt werden.

Zeichnet man nun in das Diagramm der Wahrscheinlichkeitsverteilung neben der Kurve für die zu identifizierende Person noch eine Kurve für eine weitere Person ein, so erhält man Bild 7.49 auf der nächsten Seite. Die zusätzliche Kurve steht für eine beliebige Person, bei der die Messkurve für ihr biometrisches Merkmal nahe genug an der Kurve für die zu prüfende Person liegt, damit es Einfluss auf die Entscheidung über die Identität hat. Da sich die beiden Kurven asymptotisch einer Horizontalen annähern, besitzen sie einen gemeinsamen Schnittpunkt. An diesem Punkt ist die Wahrscheinlichkeit, dass es sich um die richtige Person handelt, genauso groß wie dass es sich um eine falsche Person handeln könnte. Deshalb wird bei biometrischen Identifikationssystemen noch ein justierbarer Grenzwert verwendet, mit dem man angibt, ab welcher Wahrscheinlichkeit man von einer korrekten Identifikation ausgeht. Der eingezeichnete Grenzwert teilt die beiden Kurven in vier Bereiche. Die Bereiche geben an, welche Entscheidung über die Identität der Person bei einer Messung des biometrischen Merkmals gefällt wird: Person identifiziert – Person nicht identifiziert.

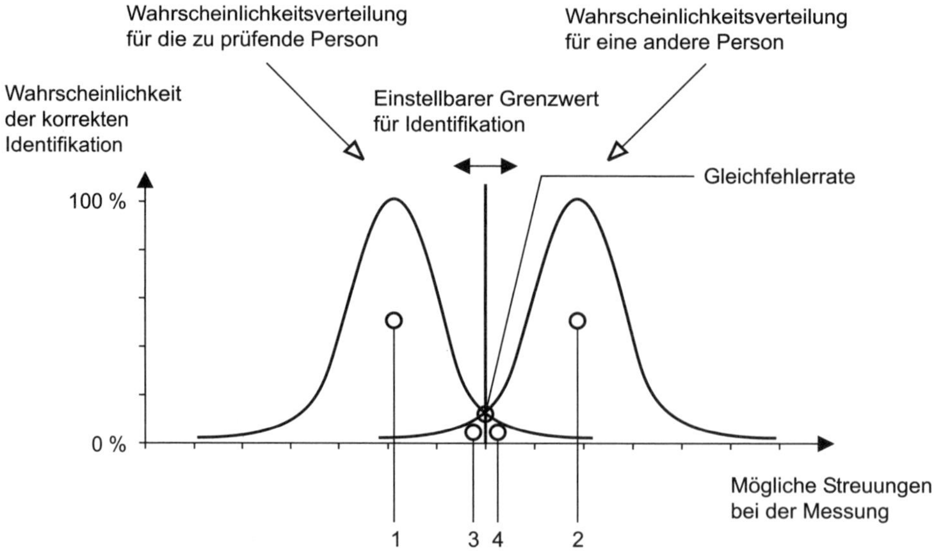

Bild 7.49 Wahrscheinlichkeitsverteilung und Entscheidung bei der Messung eines biometrischen Merkmals mit den folgenden Bereichen: (1) Bereich einer korrekten Identifizierung (*true acceptance*), (2) Bereich einer korrekten Rückweisung (*true rejection*), (3) Bereich einer fehlerhaften Identifizierung (*false acceptance*), Bereich der FAR und (4) Bereich einer fehlerhaften Rückweisung (*false rejection*), Bereich der FRR.

Als Kernaussage zeigt das Diagramm, dass eine zweifelsfreie Identifikation eines Benutzers nie gemacht werden kann. Es ist lediglich möglich, mit hoher Wahrscheinlichkeit anzunehmen, dass es sich um die richtige Person handelt. Die Größe dieser Wahrscheinlichkeit ist mit dem Grenzwert einstellbar. Allerdings ist die Lage des Grenzwertes in der Praxis nicht ganz beliebig, da ein strenger Maßstab bei der korrekten Identifizierung auch eine große Menge an fehlerhaften Rückweisungen bedeutet.

Die beiden grundlegenden Werte zur Beurteilung eines biometrischen Verfahrens sind FAR (*false acceptance rate*) und FRR (*false rejection rate*). FAR ist die Wahrscheinlichkeit für eine fehlerhafte Akzeptanz der falschen Person und FRR die Wahrscheinlichkeit für eine fehlerhafte Rückweisung einer echten Person. Diese beiden Wahrscheinlichkeitswerte sind natürlich nicht beliebig wählbar, sondern sind vor allem Eigenschaften des jeweils benutzten biometrischen Verfahrens und nur beschränkt innerhalb gewisser Grenzen einstellbar. Des Weiteren bestehen zwischen FAR und FRR Abhängigkeiten in der Form, dass eine niedrige FRR eine höhere FAR verursacht und umgekehrt.

Für den Benutzer bedeutet eine hohe FRR, dass er unter Umständen trotz Legitimation zurückgewiesen wird. Dies beeinträchtigt natürlich die Akzeptanz. Der Systembetreiber ist neben einer niedrigen FRR auch an einer niedrigen FAR interessiert, damit keine fehlerhaften Identifizierungen vorkommen.

Die Prüfung einer PIN setzt in der Chipkarte keine aufwändigen Algorithmen voraus. Es muss lediglich ein Vergleich zwischen der übergebenen und der in der Chipkarte gespeicherten PIN ausgeführt werden. Bei biometrischen Merkmalen ist dies leider nicht so einfach. Der Referenzwert ist zwar in der Chipkarte gespeichert, doch der Vergleich mit den jeweiligen Messergebnissen kann in der Regel nicht in der Chipkarte ausgeführt werden. Die Gründe dafür liegen in der zur Auswertung von biometrischen Merkmalen notwendigen hohen Rechenleistung. Da Chipkarten in der Regel die benötigte Rechenleistung noch nicht zur Verfügung stellen können, werden die rechenintensiven Vorberechnungen der Messwerte extern durchgeführt. Die so gewonnenen Ergebnisse sendet man dann zur Chipkarte, die diese vorverarbeiteten Daten mit speziellen Algorithmen ohne großen Speicher- und Rechenleistungsbedarf weiter verarbeitet und mit Hilfe des abgelegten Referenzwertes eine Ja/Nein-Entscheidung trifft. Dieses Verfahren bezeichnet man auch als On-Card-Matching oder Matching-On-Chip (MOC). Die Dauer der Prüfung hängt dabei von vielen Parametern ab, so vom verwendeten biometrischen Verfahren und auch einer eventuellen Vorverarbeitung der Daten. So dauert beispielsweise die Prüfung von im Terminal vorverarbeiteten Fingerabdruckdaten auf einer Chipkarte mit 8 Bit-Prozessor etwa 2 Sekunden.

Biometrische Merkmale sind persönliche Daten, und deshalb sollten sie auch entsprechend geschützt werden. Dies ist eine sehr gute Anwendung für Chipkarten, da die zur Prüfung benötigten Referenzdaten niemals die Chipkarte verlassen müssen und so auch Angriffe deutlich erschwert werden. Sind hingegen die Referenzdaten in einer unsicheren Umgebung gespeichert, können sie beliebig manipuliert und ausgelesen werden. Damit würde ein biometrisches Identifikationsverfahren keinen wesentlichen Vorteil mehr erbringen. Mit steigender Rechenleistung der Mikrocontroller und der zukünftigen Möglichkeit, den Sensor für die biometrische Datenaufnahme auf der Karte zu integrieren, eröffnet sich damit ein neues weites Einsatzgebiet für Chipkarten.

Kapitel 8

Kommunikation mit Chipkarten

Voraussetzung für alle Interaktionen zwischen Chipkarte und Terminal ist die Möglichkeit der Kommunikation miteinander. Dafür steht aber im Falle der klassischen ISO/IEC-Protokolle T=0 und T=1 nur eine einzige Leitung zur Verfügung. Auf Basis dieser elektrischen Verbindung werden Informationen zwischen Karte und Terminal in digitaler Form ausgetauscht. Da es nur diese eine Leitung gibt, können Terminal und Karte nur wechselseitig senden, der jeweils andere Teilnehmer muss zu diesem Zeitpunkt empfangen. Dieses abwechselnde Senden und Empfangen wird als Halbduplex-Verfahren bezeichnet.

Das Vollduplex-Verfahren, bei dem beide Teilnehmer gleichzeitig senden und empfangen können, ist zur Zeit in der Chipkartenwelt nicht verwirklicht. Da jedoch viele Chipkarten-Mikrocontroller über zwei I/O-Ports verfügen und zwei der acht Kontaktflächen für zukünftige Anwendungen (wie beispielsweise eine zweite I/O-Verbindung oder USB) reserviert sind, wäre eine Vollduplex-Verbindung technisch möglich.

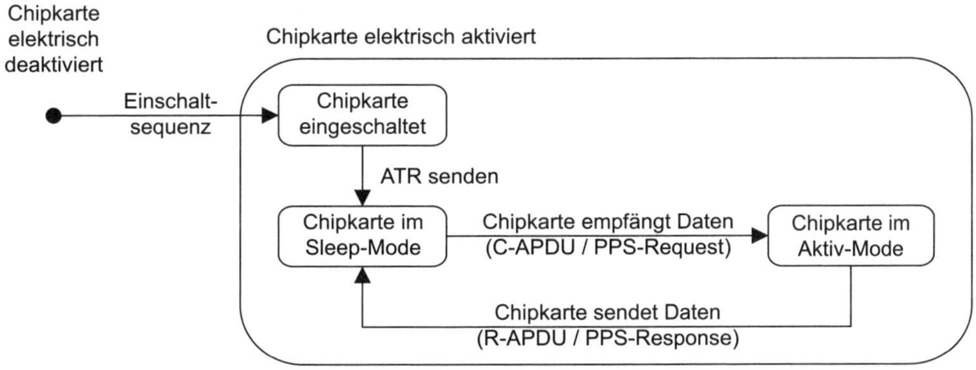

Bild 8.1 Die generellen Zustände einer Chipkarte beim Anschalten und während der Kommunikation mit dem Terminal.

Die Kommunikation mit der Chipkarte wird immer vom Terminal angestoßen, die Karte reagiert immer nur auf die Kommandos des Terminals. Sie sendet also nie ohne äußeren Anstoß Daten. Daraus ergibt sich ein reines Master-Slave-Verhalten, mit dem Terminal als

Master und der Karte als Slave. Auch das bei Telekommunikations-Chipkarten eingesetzte Verfahren der proaktiven Kommandos,[1] bei dem die Chipkarte Kommandos an das Terminal senden kann, baut auf dieser Zuordnung von Master und Slave auf. Sobald die Chipkarte das an sie gesendete Kommando abgearbeitet und die Antwort an das Terminal gesendet hat, fällt sie in den stromsparenden Sleep-Modus, aus dem sie nur zur Ausführung eines Kommandos aufwacht. Bild 8.1 auf der vorherigen Seite stellt dies als Zustandsdiagramm dar.

Nachdem eine Chipkarte in ein Terminal gesteckt wurde, werden als Erstes die Kontakte der Karte mit denen des Terminals verbunden. Danach werden die fünf belegten Kontakte in der richtigen Reihenfolge elektrisch aktiviert.[2] Die Chipkarte führt daraufhin automatisch einen Power-On-Reset aus und sendet einen Answer to Reset (ATR) zum Terminal. Dieses wertet den ATR, der diverse Karten- und Übertragungsparameter anzeigt, aus und schickt danach ein erstes Kommando. Die Chipkarte bearbeitet das Kommando und erzeugt eine Antwort, die sie zum Terminal zurücksendet. Bild 8.2 zeigt dieses Ping-Pong-Spiel von Kommando und Antwort, das sich bis zum Deaktivieren der Chipkarte fortsetzt.

Zwischen ATR und dem ersten Kommando an die Chipkarte kann vom Terminal noch ein Protocol Parameter Select (PPS)-Kommando gesendet werden. Mit diesem Kommando, das ebenso wie der ATR unabhängig vom Übertragungsprotokoll ist, kann das Terminal verschiedene Übertragungsparameter des Protokolls der Karte einstellen.

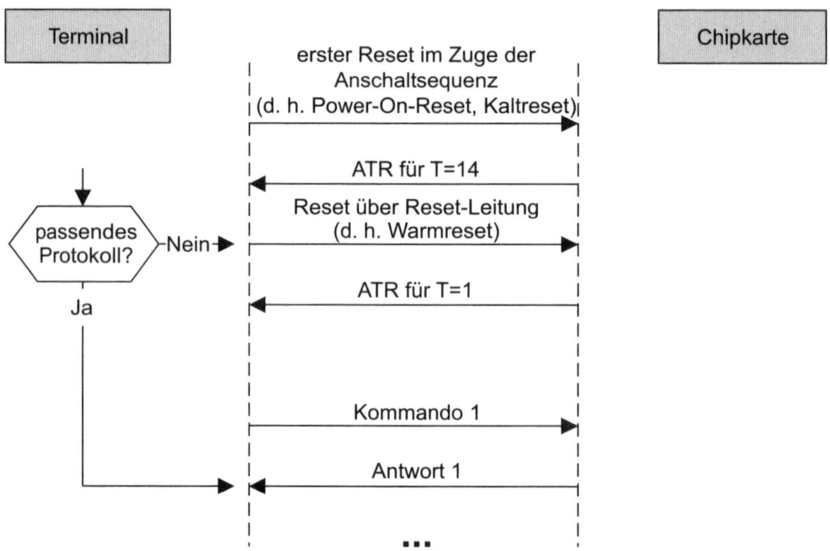

Bild 8.2 Answer to Reset (ATR), Protocol Parameter Selection (PPS) und das erste Kommando-Antwort-Paar bei der Datenübertragung zwischen Chipkarte und Terminal.

Die gesamte Datenübertragung von und zur Chipkarte kann im Rahmen des OSI-Schichtenmodells dargestellt werden. Dabei wird zwischen den elektrischen Geschehnissen auf der I/O-Leitung, den logischen Abläufen der eigentlichen Übertragungsprotokolle und dem Verhalten der darauf aufbauenden Anwendung unterschieden. Das Verhalten und die Abläufe in

[1] Siehe auch Abschnitt 19.4.4 „Die SIM" auf Seite 879.

[2] Siehe auch Abschnitt 4.6 „An-/Abschaltsequenz" auf Seite 75.

und zwischen diesen Schichten ist dabei in mehreren internationalen Normen festgelegt. Die Zusammenhänge sind in Bild 8.3 illustriert.

Die im Folgenden vorgestellten asynchronen Übertragungsprotokolle sind in ihrer Funktionalität jeweils nach der entsprechenden Norm beschrieben. Es sind alle Parameter und Einstellungen angegeben, die im Rahmen des Protokolls möglich sind. In der Praxis kommt es aber vor, dass Chipkarten nicht alle Varianten der Übertragungsprotokolle unterstützen, da der verfügbare Speicherplatz dafür nicht ausreicht.

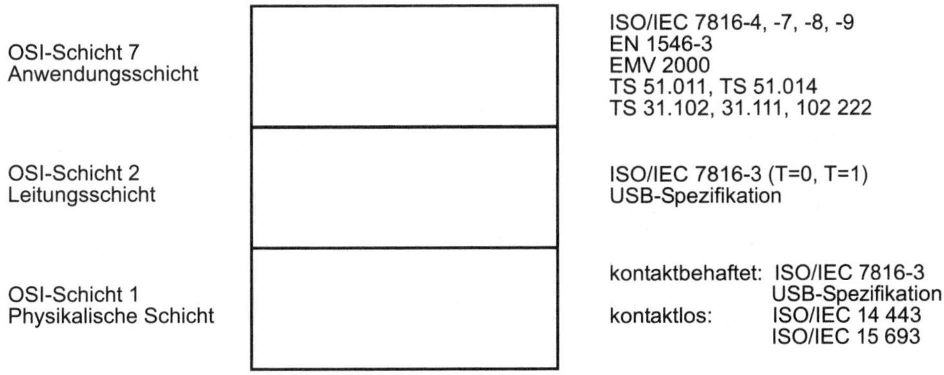

Bild 8.3 Das OSI-Modell der Kommunikation zwischen Terminal und Chipkarte und die wichtigsten dazugehörigen Normen im Überblick.

Funktional gesehen kann man die Variationsmöglichkeiten nur als ein Angebot von Varianten sehen, aus dem man für die Anwendung bzw. Chipkarte das Optimale heraussucht. Wichtig dabei ist die Tatsache, dass die ausgewählten Parameter nicht exotisch sind, so dass die betreffenden Chipkarten mit möglichst allen Terminals kommunizieren können.

Im Terminalbereich verhält es sich bei den Übertragungsprotokollen etwas anders. Dort ist üblicherweise die vollständige Funktionalität der jeweiligen Norm implementiert, da genügend Speicher vorhanden ist.

Die oben aufgezeigten Abläufe sind für die beiden Übertragungsprotokolle T=0 und T=1 gültig, welche beinahe ausschließlich bei Chipkarten eingesetzt werden. Neue Protokolle wie USB[1], MMC[2] oder SWP[3] benutzen angepasste Abläufe und Protokollelemente, welche in den entsprechenden Abschnitten im Detail beschrieben sind.

8.1 Answer to Reset (ATR)

Nach dem Anlegen der Spannungsversorgung, des Taktes und des Resetsignals sendet die Chipkarte am I/O-Pin einen Answer to Reset (ATR) aus. Dieser maximal 33 Byte lange Datenstring wird laut Norm ISO/IEC 7816-3 immer mit dem Teiler (*clock rate conversion factor*) 372 gesendet und enthält verschiedene Informationen über die Datenübertragung

[1] Siehe auch Abschnitt 9.4 „Übertragungsprotokoll USB“ auf Seite 295.
[2] Siehe auch Abschnitt 9.5 „Übertragungsprotokoll MMC“ auf Seite 301.
[3] Siehe auch Abschnitt 9.6 „Single-Wire-Protokoll“ auf Seite 302.

und die Chipkarte. Dieser Teiler ist auch dann zu verwenden, wenn das auf den ATR folgende Übertragungsprotokoll einen anderen Teiler (z. B. 64) benutzt. Damit ist sichergestellt, dass der ATR jeder Chipkarte unabhängig von den Parametern des Übertragungsprotokolls empfangen werden kann.

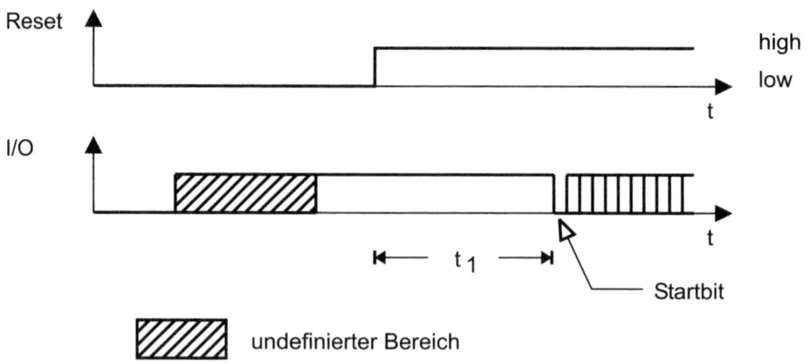

Bild 8.4 Zeitlicher Ablauf des Resetsignals und Start des ATRs nach ISO/IEC 7816-3 mit der zeitlichen Bedingung 400 Takte $\leq t_1 \leq$ 40 000 Takte.

Tabelle 8.1 Die Datenelemente des ATR und ihre Bezeichnungen nach ISO/IEC 7816-3.

Datenelement	**Bezeichnung**
TS	The Initial Character
T0	The Format Character
$TA_1, TB_1, TC_1, TD_1, \ldots$	The Interface Characters
$T1, T2, \ldots, TK$	The Historical Characters
TCK	The Check Character

Es kommt selten vor, dass ein ATR die maximale Länge erreicht. Viel öfter ist der ATR nur aus wenigen Bytes aufgebaut. Gerade bei Anwendungen, in denen die Karte sehr schnell nach der Anschaltsequenz benutzbar sein muss, darf der ATR nicht zu lang sein. Ein typisches Beispiel hierzu wäre die Bezahlung von Maut an Autobahnen mit elektronischen Geldbörsen in Form von Chipkarten. Trotz hoher Geschwindigkeit der Fahrzeuge beim Durchfahren der Erfassungsstellen muss in der kurzen zur Verfügung stehenden Zeit nach dem Anschalten der Chipkarte ein zuverlässiges Abbuchen möglich sein.

Mit dem Aussenden des ATR muss zwischen 400 und 40 000 Taktzyklen nach dem Freigeben des Resetsignals durch das Terminal begonnen werden. Dies entspricht bei einer Taktfrequenz von 3,5712 MHz der Zeitspanne von 112 μs bis 11,20 ms, und bei 4,9152 MHz sind es 81,38 μs bis 8,14 ms. Empfängt das Terminal während dieses Zeitraums nicht den Beginn des ATRs, so wiederholt es üblicherweise dreimal die Anschaltsequenz und versucht dabei, einen ATR zu detektieren. Schlagen alle diese Versuche fehl, so nimmt das Terminal die Karte als fehlerhaft an und reagiert entsprechend.

Während des ATRs darf zwischen den Startflanken der einzelnen Bytes nach ISO/IEC 7816-3 eine Zeitdauer von 9 600 etu liegen. Diese Zeit hat die Bezeichnung initial waiting time. Bei einem Takt von 3,5712 MHz ist dies eine Zeitdauer von genau einer Sekunde. Dies bedeutet, dass es nach der Norm erlaubt ist, zwischen den einzelnen Bytes im ATR jeweils eine ganze Sekunde zu warten und erst dann das nächste Byte zum Terminal zu senden. In einigen Chipkarten-Betriebssystemen wird diese Zeit für interne Berechnungen und EEPROM-Schreibzugriffe benutzt. Oft findet dabei auch die Bereinigung der internen Schreibpuffer für atomare Abläufe statt.[1]

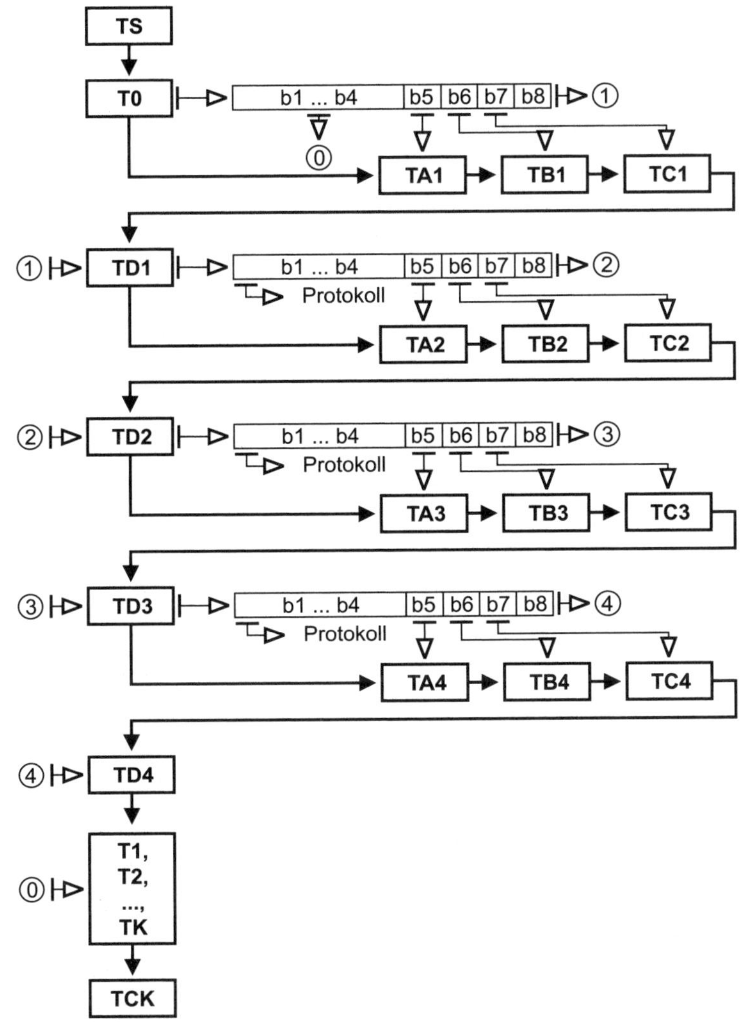

Bild 8.5 Der grundlegende Aufbau und die Datenelemente des ATR.

Der Datenstring und die Datenelemente des ATR sind in der ISO/IEC 7816-3 definiert und detailliert erläutert. Der grundlegende Aufbau eines ATR ist dabei wie folgt: Die ersten beiden Bytes, TS und T0 genannt, definieren verschiedene grundlegende Übertragungsparameter sowie das Vorhandensein von nachfolgenden Bytes. In den Interface Characters werden

[1] Siehe auch 13.10 „Atomare Abläufe“ auf Seite 522.

spezielle Parameter der Übertragungsprotokolle angegeben, die für die anschließende Datenübertragung von Bedeutung sind. Die Historical Characters beschreiben den grundlegenden Funktionsumfang der Chipkarte. Als letztes Byte des ATRs kann je nach Übertragungsprotokoll „The Check Character“ TCK gesendet werden, der eine Prüfsumme von vorangehenden ATR-Bytes ist.

8.1.1 Der Initial Character

Dieses mit TS bezeichnete Byte enthält die convention aller Daten des ATR sowie des nachfolgenden Kommunikationsablaufes. Zusätzlich beinhaltet TS ein charakteristisches Bitmuster, das vom Terminal zur Erkennung des Teilers benutzt werden kann. Dazu misst das Terminal die Zeit zwischen den ersten beiden fallenden Flanken in TS, teilt diese Zeit durch drei, und das Ergebnis ist die Zeitdauer für ein etu (*elementary time unit*). Da der für den ATR zu verwendende Teiler aber auf 372 festgelegt ist, findet in Terminals meist keine Auswertung dieses Synchronisationsmusters statt. Das erste Byte ist ein verpflichtender Bestandteil des ATR, es muss in jedem Fall gesendet werden. Für dieses Byte gibt es nur zwei erlaubte Kodierungen: '3B' in direct convention oder '3F' in inverse convention kodiert.

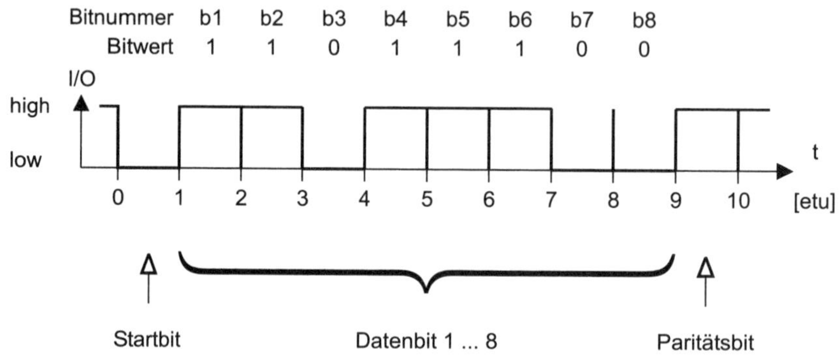

Bild 8.6 Zeitliche Darstellung des Initial Character TS bei direct convention. Dies wird durch den Wert '3B' = 0011 1011 angezeigt.

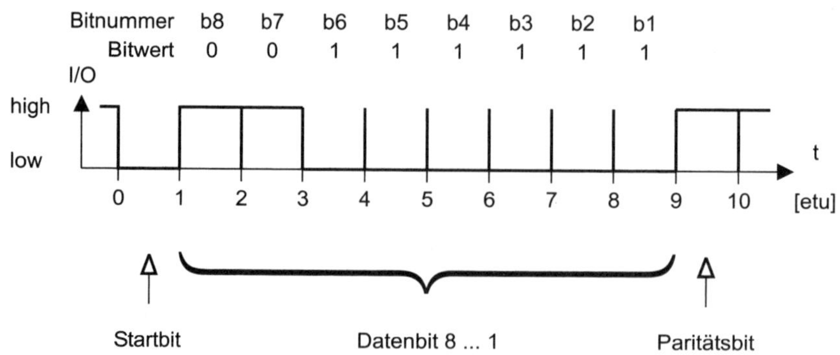

Bild 8.7 Zeitliche Darstellung des Initial Character TS bei inverse convention. Dies wird durch den Wert '3F' = 0011 1111 angezeigt.

Die in Deutschland übliche convention der Bytes ist direct. In Frankreich wird vornehmlich inverse convention benutzt. Die convention hat keinen Einfluss auf die Qualität der Übertragung. Natürlich gibt es bei den verschiedenen Betriebssystem-Herstellern einen in der Historie begründeten Vorzug, doch unterstützen alle Terminals und viele Chipkarten sowohl direct als auch inverse convention.

Tabelle 8.2 Die Kodierung des Initial Characters TS.

b8	b7	b6	b5	b4	b3	b2	b1	Bedeutung
				'3B'				direct convention
				'3F'				inverse convention

8.1.2 Der Format Character

Das zweite Byte, T0, dient zur Anzeige der nachfolgenden „Interface Characters", wozu ein Bitfeld verwendet wird. Weiterhin enthält es noch die Anzahl der danach folgenden „Historical Characters". Dieses Byte muss ebenfalls wie TS obligatorisch in jedem ATR enthalten sein.

Tabelle 8.3 Die Kodierung des Format Characters T0.

b8	b7	b6	b5	b4	b3	b2	b1	Bedeutung
...	...	...	...			X		Anzahl der Historical Characters [0 ... 15]
...	...	...	1			...		TA_1 wird übertragen
...	...	1	...			...		TB_1 wird übertragen
...	1	...	...			...		TC_1 wird übertragen
1	...	...	...			...		TD_1 wird übertragen

8.1.3 Die Interface Characters

Die Interface Characters spezifizieren alle Übertragungsparameter der vorhandenen Übertragungsprotokolle. Sie setzen sich aus den Bytes TA_i, TB_i, TC_i und TD_i zusammen. Die Übertragung dieser Bytes im ATR ist jedoch optional und kann damit gegebenenfalls auch unterbleiben. Da für alle Übertragungsparameter der Übertragungsprotokolle voreingestellte Werte (*default values*) definiert sind, benötigt man für einen üblichen Kommunikationsablauf oft keine Interface Characters im ATR.

Die Interface Characters können in die Global Interface Characters und die Specific Interface Characters aufgeteilt werden. In den Global Interface Characters sind grundlegende Parameter für das Übertragungsprotokoll spezifiziert, wie z. B. der Teiler, der eine Bedeutung für alle folgenden Protokolle hat. Die Specific Interface Characters hingegen legen die Parameter für ein ganz bestimmtes Übertragungsprotokoll fest. Das typische Beispiel dafür ist die work waiting time für T=0.

Die Global Interface Characters gelten grundsätzlich für alle Protokolle. Aus historischen Gründen (am Anfang gab es nur T=0 in der ISO-Normung) sind einige dieser Global Interface Characters nur für T=0 relevant. Falls T=0 nicht realisiert ist, kann man sie weglassen. Dann gelten die voreingestellten Werte.

Das Byte TD_i ist nur dazu da, die Verkettung der jeweils folgenden Interface Characters sicherzustellen. Dazu ist im höherwertigen Halbbyte von TD_i bitweise das Vorhandensein der nachfolgenden Interface Characters angezeigt. Dies ist analog der Kodierung des Format Characters T0. Das niederwertige Halbbyte von TD_i zeigt noch das jeweilige zur Verfügung stehende Übertragungsprotokoll an.

Ist das Byte TD_i nicht vorhanden, dann bedeutet dies, dass TA_{i+1}, TB_{i+1}, TC_{i+1} und TD_{i+1} nicht übertragen werden.

Tabelle 8.4 Die Kodierung eines TD_i-Bytes.

b8	b7	b6	b5	b4	b3	b2	b1	Bedeutung
...	...	...	...		X			Nummer des Übertragungsprotokolls [0 ... 15]
...	...	...	1		...			TA_{i+1} wird übertragen
...	...	1	...		...			TB_{i+1} wird übertragen
...	1	...	...		...			TC_{i+1} wird übertragen
1	...	...	...		...			TD_{i+1} wird übertragen

Die nicht der Verknüpfung dienenden anderen Bytes der Interface Characters TA_i, TB_i und TC_i spezifizieren das oder die vorhandenen Übertragungsprotokolle. Sie haben nach ISO/IEC 7816-3 die im folgenden Text beschriebenen Bedeutungen.

8.1.3.1 Global Interface Character TA_1

Der Teiler (*clock rate conversion factor*) wird im höherwertigen Halbbyte kodiert. Im niederwertigen Halbbyte ist der Übertragungsanpassungsfaktor (*bit adjustment factor*) D kodiert.

Tabelle 8.5 Die Kodierung von TA_1.

b8	b7	b6	b5	b4	b3	b2	b1	Bedeutung
		X			...			FI
		...			X			DI

Aufgrund obiger Kodierungen des Teilers F und des Übertragungsanpassungsfaktors D können die typischen Übertragungsgeschwindigkeiten normgerecht festgelegt werden. Es gelten dabei die nachfolgenden Zusammenhänge. Die Zeitdauer eines Bits beim ATR und PPS, als „initial etu“ bezeichnet, ist auf folgenden Wert festgesetzt:

$$initial\ etu = \frac{372}{f} \cdot \mathrm{s}$$

In dem nach ATR und PPS folgenden Übertragungsprotokoll kann die Zeitdauer für ein Bit unabhängig vom ATR definiert werden. Diese Zeitdauer heißt „work etu" und ist definiert als

$$work\ etu = \frac{F}{D} \cdot \frac{1}{f} \cdot \mathrm{s}$$

Somit ist es möglich, durch die beiden Parameter „bit rate adjustment factor D" und den „clock rate conversion factor F" die Übertragungsrate individuell zu verändern und anzupassen. Die angelegte Taktfrequenz ist als f abgekürzt und wird in den obigen Formeln in Hertz eingesetzt. Die Taktfrequenz fmax gibt die maximal erlaubte Taktfrequenz an. Der Standardwert für fmax ist 5 MHz.

Tabelle 8.6 Die Kodierung von Fi und fmax.

Bit 8 bis 5	0000	0001	0010	0011	0100	
Fi	372	372	558	744	1 116	
f_{max}	4 MHz	5 MHz	6 MHz	8 MHz	12 MHz	
Bit 8 bis 5	0101	0110	0111	1000	1001	
Fi	1 488	1 860	RFU	RFU	512	
f_{max}	16 MHz	20 MHz	—	—	5 MHz	
Bit 8 bis 5	1010	1011	1100	1101	1110	1111
Fi	768	1 024	1 536	2 048	RFU	RFU
f_{max}	7,5 MHz	10 MHz	15 MHz	20 MHz	—	—

Tabelle 8.7 Die Kodierung von Di.

Bit 4 bis 1	0000	0001	0010	0011	0100	0101	0110	0111
D	RFU	1	2	4	8	16	32	64
Bit 4 bis 1	1000	1001	1010	1011	1100	1101	1110	1111
D	12	20	RFU	RFU	RFU	RFU	RFU	RFU

8.1.3.2 Global Interface Character TA_i

Der Wert TA_i (= X || Y) ist gültig für $i > 2$ und T=15='F' in $TD_{(i-1)}$. TA_i enthält den Indikator X zum Anhalten des Takts (*clock stop indicator*). Dieser gibt an, auf welchem logischen Zustand sich die Taktleitung befinden muss, wenn der Takt angehalten wird. Zusätzlich enthält TA_i einen Indikator (*class indicator*) für die Klasse der Versorgungsspannung.

Tabelle 8.8 Die Kodierung von X.

Bit 8 und 7	00	01	10	11
X	nicht unterstützt	Zustand low	Zustand high	kein bevorzugter Zustand

Tabelle 8.9 Die Kodierung von Y. Alle nicht aufgeführten Werte sind für eine künftige Verwendung reserviert (RFU).

Bit 6 bis 1 **Y**	00 0001 Spannungsklasse A 4,5 V-5,5 V	00 0010 Spannungsklasse B 2,7 V-3,3 V	00 0100 Spannungsklasse C 1,62 V-1,98 V
Bit 6 bis 1 **Y**	00 0011 Spannungsklasse A und B	00 0110 Spannungsklasse B und C	00 0111 Spannungsklasse A, B und C

8.1.3.3 Global Interface Character TC_1

Hier wird eine zusätzliche Schutzzeit (*extra guardtime*) mit der Bezeichnung N als hexadezimaler vorzeichenloser und ganzzahliger Bytewert kodiert. Die zusätzliche Schutzzeit ist dabei definiert als zeitliche Verlängerung der Stoppbits. Der Wert N gibt die Anzahl der etu an, um die die Schutzzeit verlängert werden soll. TC_1 ist in seiner Bedeutung linear, mit der Ausnahme, dass N = 'FF' bedeutet, dass die Schutzzeit, die normalerweise zwei etu beträgt, bei T=1 auf 11 etu verkürzt werden muss. Bei T=0 bleibt die zusätzliche Schutzzeit auf N=12 etu, um die Fehlersignalisierung durch einen low-Pegel innerhalb der Schutzzeit weiterhin zu ermöglichen. In der Praxis bedeutet die bei T=1 auf 11 etu reduzierte Schutzzeit eine Geschwindigkeitssteigerung um circa 10 %, da ein Bit weniger gesendet werden muss.

Tabelle 8.10 Die Kodierung von TC_1.

b8	b7	b6	b5	b4	b3	b2	b1	Beschreibung
				X				zusätzliche Schutzzeit N mit dem Wertebereich 0 etu ... 254 etu
1	1	1	1	1	1	1	1	X = 255 und T=0: zusätzliche Schutzzeit N = 12 etu X = 255 und T=1: zusätzliche Schutzzeit N = 11 etu

8.1.3.4 Specific Interface Character TC_2

Für das Übertragungsprotokoll T=0 ist der folgende Specific Interface Character definiert. Das Datenelement kodiert die waiting time WT mit dem positiven Ganzzahlwert WI und wird als TC_2 bezeichnet. Die waiting time ist die maximale Zeit zwischen den Startflanken zweier aufeinanderfolgender Bytes. Falls TC_2 im ATR nicht enthalten ist, beträgt der Standardwert für die waiting time integer WI = 10.

$$WT = WI \cdot 960 \cdot \frac{Fi}{f} \text{ work etu}$$

8.1.3.5 Specific Interface Character TA_i (i>2)

Das Byte TA_i enthält die maximale Länge des Informationsfeldes, das von der Karte empfangen werden kann (IFSC). Der Wert muss sich dabei zwischen 1 und 254 bewegen. Die beiden Grenzwerte dürfen ebenfalls verwendet werden. Die voreingestellte Größe von IFSC beträgt 32 Byte.

Tabelle 8.11 Die Kodierung von TA_i für $i > 2$.

b8	b7	b6	b5	b4	b3	b2	b1	Bedeutung
				X				IFSC

8.1.3.6 Specific Interface Character TB_i (i>2)

Das niederwertige Halbbyte beinhaltet in den vier Bits b4 bis b1 die Kodierung für die Zeichenwartezeit CWT[1], so dass gilt:

$$CWT = (11 + 2^{CWI}) \text{ work etu}$$

Das höherwertige Halbbyte enthält den Wert BWI, mit dem die Blockwartezeit BWT[2] folgendermaßen errechnet werden kann:

$$BWT = 11 \text{ work etu} + 2^{BWI} \cdot 960 \cdot \frac{Fd}{f}$$

Tabelle 8.12 Die Kodierung von TB_i für i>2.

b8	b7	b6	b5	b4	b3	b2	b1	Bedeutung
		...				X		CWI
		X				...		BWI

8.1.3.7 Specific Interface Character TC_i (i>2)

Das Bit b1 kodiert die Berechnungsweise des Fehlererkennungskodes. Mit dem Bit wird zwischen den beiden Möglichkeiten LRC und CRC unterschieden.

Tabelle 8.13 Die Kodierung von TC_i für $i > 2$.

b8	b7	b6	b5	b4	b3	b2	b1	Bedeutung
...	...	...	...	...	...	...	0	LRC wird benutzt
...	...	...	...	...	...	...	1	CRC wird benutzt
0	0	0	0	0	0	0	...	Reserviert für spätere Verwendung

[1] Siehe auch Abschnitt 9.3.2 „Übertragungsprotokoll T=1“ auf Seite 282.

[2] Siehe auch Abschnitt 9.3.2 „Übertragungsprotokoll T=1“ auf Seite 282.

8.1.3.8 Global Interface Character TA_2

Das Byte TA_2 zeigt die möglichen Modi an, die für den PPS verwendet werden können. Im Abschnitt 8.2 auf Seite 235 über den PPS ist dies genauer erläutert.

Tabelle 8.14 Die Kodierung von TA_2.

b8	b7	b6	b5	b4	b3	b2	b1	Bedeutung
0	...	...	...			...		Umschaltung zwischen negotiable mode und specific mode möglich.
1	...	...	...			...		Umschaltung zwischen negotiable mode und specific mode nicht möglich.
...	0	0	...			...		Reserviert für spätere Verwendung.
...	...	...	0			...		Übertragungsparameter sind explizit in den Interface Characters definiert.
...	...	...	1			...		Übertragungsparameter sind implizit in den Interface Characters definiert.
...	...	...	...			X		Protokoll T=X ist zu verwenden.

8.1.4 Die Historical Characters

Der Inhalt der Historical Characters war längere Zeit von keiner Norm festgelegt, was dazu führte, dass immer noch Festlegungen vorkommen, die nur für ein bestimmtes Betriebssystem gültig sind.

Viele Firmen geben in den zur Verfügung stehenden Bytes eine Bezeichnung für das Betriebssystem sowie eine dazugehörige Versionsnummer der ROM-Maske bzw. des Flash-OS an. Die Kodierung ist meist in ASCII, so dass sie einfach zu interpretieren ist. Die Existenz der Historical Characters innerhalb des ATRs ist nicht vorgeschrieben. Somit ist es möglich, sie komplett wegzulassen, was in manchen Fällen ein Vorteil ist, da der ATR kürzer wird und schneller ausgesendet werden kann.

Die internationale Norm ISO/IEC 7816-4 sieht zusätzlich zu den Historical Characters eine ATR-Datei vor. Diese Datei mit dem reservierten FID von '2F01' unter dem MF enthält weitere Informationen über den ATR. Sie ist als Erweiterung der in der Länge auf 15 Byte begrenzten Historical Characters gedacht. Der Inhalt der Datei mit nicht von der Norm festgelegter Struktur ist ASN.1-kodiert.

Die in der ATR-Datei oder in den Historical Characters enthaltenen Datenelemente können vielschichtige Informationen über die Chipkarte und das verwendete Betriebssystem sein. So können von der Karte unterstützte Funktionen für Dateiselektion, der impliziten Selektion und Informationen über den Mechanismus der logischen Kanäle dort angezeigt werden. Weiterhin können zusätzliche Daten über Kartenherausgeber, Seriennummer von Karte und Chip, Version der ROM-Maske, des Chips und des Betriebssystems dort untergebracht werden. Die Kodierung der entsprechenden Datenobjekte ist in den Normen ISO/IEC 7816-4 enthalten.

Nach ISO/IEC 7816-4 können die Historical Characters die drei folgenden Datenfelder enthalten: einen verpflichtenden Category Indicator, ein oder mehrere optionale Datenobjekte im Compact-TLV Format und einen optionalen Status Indicator.

Der Category Indicator wird in T1 übertragen. Er enthält Informationen über den Aufbau der Daten im ATR. Das Compact-TLV-Format enthält im ersten Nibble ein Kennzeichen (*tag*) und im zweiten Nibble die Länge der folgenden Daten. Die nach dem Category Indicator folgenden Daten umfassen Informationen über unterstützte Dienste und Fähigkeiten des Chipkarten-Betriebssystems, deren wichtigste in den folgenden Tabellen beschrieben sind. Der Status Indicator gibt den Lebenszustand der Chipkarte an.

Tabelle 8.15 Die Kodierung des Category Indicators in T1.

Wert	Bedeutung
'00'	Die Statusinformation befindet sich am Ende der Historical Characters.
'10'	Referenz auf eine DIR-Datei (*directory file*)
'80'	Falls vorhanden, befindet sich die Statusinformation in einem Compact-TLV-kodierten Datenobjekt.
'81' ... '8F'	RFU
alle anderen Werte	Anwendungsspezifisch (*proprietary*)

Tabelle 8.16 Die Kodierung der anwendungsunabhängigen Kartendienste im Compact-TLV-kodierten Datenobjekt '31' (= Kennzeichen \|\| Länge).

b8	b7	b6	b5	b4	b3	b2	b1	Bedeutung
1	...	...	...	...	...	...	...	Anwendungsselektion mit dem gesamten DF Name.
...	1	...	...	...	...	...	...	Anwendungsselektion mit einem partiellen DF Name.
...	...	1	...	...	...	...	...	Datenobjekte in der DIR-Datei verfügbar.
...	...	...	1	...	...	...	...	Datenobjekte in der ATR-Datei verfügbar.
...	...	...	...	1	...	...	...	Datenobjekte in der DIR-/ATR-Datei mittels Kommando READ BINARY lesbar.
...	...	...	...	0	...	...	...	Datenobjekte in der DIR-/ATRDatei mittels Kommando READ RECORD lesbar.
...	...	...	...	...	0	0	0	nicht benutzt

Tabelle 8.17 Die Kodierung der Kartenfähigkeiten (*first software function table*) in Compact-TLV kodierten-Datenobjekten. Das kombinierte Kennzeichen- und Längen-Byte kann dabei je nach Anzahl der Bytes für die Kartenfähigkeiten die Werte '71', '72' oder '73' annehmen.

b8	b7	b6	b5	b4	b3	b2	b1	Bedeutung
1	...	...	...	...	...	...	...	Selektion von DFs durch vollständigen DF Name.
...	1	...	...	...	...	...	...	Selektion von DFs durch partiellen DF Name.
...	...	1	...	...	...	...	...	Selektion von DFs durch Angabe des Pfades.
...	...	...	1	...	...	...	...	Selektion von DFs durch FID.
...	...	...	...	1	...	...	...	Implizite Selektion des DFs (mit der gewünschten Anwendung).
...	...	...	...	...	1	...	...	Short-FID werden unterstützt.
...	...	...	...	...	...	1	...	Record-Nummern werden unterstützt.
...	...	...	...	...	...	...	1	Record-Identifier werden unterstützt.

Tabelle 8.18 Die Kodierung der Kartenfähigkeiten (*second software function table*) in Compact-TLV kodierten-Datenobjekten. Das kombinierte Kennzeichen- und Längen-Byte kann dabei je nach Anzahl der Bytes für die Kartenfähigkeiten die Werte '71', '72' oder '73' annehmen.

b8	b7	b6	b5	b4	b3	b2	b1	Bedeutung
...	0	0	...	...	...	...	...	Das WRITE-Kommando verhält sich als einmaliges Schreiben (*one time write*).
...	0	1	...	...	...	...	...	Das WRITE-Kommando verhält sich anwendungsspezifisch (*proprietary*).
...	1	0	...	...	...	...	...	Das WRITE-Kommando verhält sich als logisches ODER.
...	1	1	...	...	...	...	...	Das WRITE-Kommando verhält sich als logisches UND.
...	...	...	...	1	...	...	...	Implizite Selektion des DFs (mit der gewünschten Anwendung).
...	...	...	...	...	x	x	x	Größe der Dateneinheiten in Nibbles und zur Potenz von 2 (001 = 2^2 = 2 Nibbles = 1 Byte).
0	...	...	0	0	...	...	...	nicht benutzt

Tabelle 8.19 Die Kodierung der Kartenfähigkeiten (*third software function table*) in Compact-TLV kodierten-Datenobjekten. Das kombinierte Kennzeichen- und Längen-Byte kann dabei je nach Anzahl der Bytes für die Kartenfähigkeiten die Werte '71', '72' oder '73' annehmen.

b8	b7	b6	b5	b4	b3	b2	b1	Bedeutung
1	...	...	...	...	...	...	...	Kommando-Chaining erlaubt.
...	1	...	...	...	...	...	...	Erweiterte L_c-/L_e-Felder.
...	...	...	1	0	...	...	...	Zuweisung der logischen Kanäle durch die Karte bei Kommando MANAGE CHANNEL.
...	...	...	0	1	...	...	...	Zuweisung der logischen Kanäle durch das Terminal bei Kommando MANAGE CHANNEL.
...	...	...	0	0	...	...	...	Logische Kanäle werden nicht unterstützt.
...	...	x	...	...	y	z	t	Maximale Zahl der logischen Kanäle (= 8x + 4y + 2z + t + 1).

8.1.5 Der Check Character

Dieses letzte Byte des ATRs ist eine XOR-Prüfsumme von Byte T0 bis zum letzten Byte vor TCK. Mit dieser Prüfsumme kann zusätzlich zur Paritätsprüfung die Richtigkeit der ATR-Übertragung festgestellt werden. Allerdings gibt es bei diesem Byte trotz des vermeintlich einfachen Aufbaus und der Berechnung einige signifikante Unterschiede zwischen den Übertragungsprotokollen.

Falls nur das Übertragungsprotokoll T=0 im ATR angezeigt ist, darf sich keine Prüfsumme TCK am Ende des ATRs befinden. Sie wird dann nicht gesendet, da bei T=0 die byteweise Fehlererkennung durch Paritätsprüfung und Wiederholung des fehlerhaften Bytes obligatorisch ist. Im Gegensatz dazu muss im Falle des Übertragungsprotokolls T=1 ein TCK-Byte im ATR vorhanden sein. Die Berechnung beginnt ab dem Byte T0 und endet beim letzten Interface Character bzw., sofern vorhanden, dem letzten Historical Character.

8.1.6 Praxisbeispiele für ATRs

Die folgenden Tabellen zeigen Beispiele aus der Praxis für unterschiedliche ATRs von Chipkarten und lassen sich sehr gut als Vorbild für Interpretationen von ATRs oder zur Definition von eigenen ATRs benutzen.

Tabelle 8.20 Beispiel für einen ATR einer Chipkarte mit dem Übertragungsprotokoll T=1 in direct convention.

Bezeichnung	Wert	Bedeutung	Bemerkung
TS	'3B'	direct convention	
T0	'B5'	Y1 = 1011 = 'B'	TA_1, TB_1, TD_1 folgen
		K = '5'	5 Historical Characters
TA_1	'11'	FI = 0001 = '1'	F = 372
		DI = 0001 = '1'	D = 1
TB_1	'00'	II = 0	I = 0
		PI1 = 0000 = '0'	Vpp-PIN ist nicht belegt
TD_1	'81'	Y2 = 1000 = '8'	TD_2 folgt
		T =1	
TD_2	'31'	Y2 = 0011 = '3'	TA_3 und TB_3 folgen
		T =1	
TA_3	'46'	I/O Pufferlänge = 70 Byte	Länge des ICC I/O Puffers (Schicht 7)
TB_3	'15'	BWI = '1'	Block Waiting Time
		CWI = '5'	Character Waiting Time
T1	'56'	"V"	"V 1.0"
T2	'20'	" "	
T3	'31'	"1"	
T4	'2E'	"."	
T5	'30'	"0"	
TCK	'1E'	The Check Character	XOR-Prüfsumme von T0 bis einschließlich T5

Tabelle 8.21 Beispiel für den ATR einer STARCOS-Chipkarte mit dem Übertragungsprotokoll T=1 in direct convention. Das Betriebssystem ist noch nicht komplettiert.

Bezeichnung	Wert	Bedeutung	Bemerkung
TS	'3B'	direct convention	
T0	'9C'	Y1 = '9' = 1001	TA_1 und TD_1 folgen
		K = 'C' = 12	12 Historical Characters
TA_1	'11'	FI = 0001 = '1'	F = 372
		DI = 0001 = '1'	D = 1
TD_1	'81'	'8' = 1000	TD2 folgt
		T=1	T=1 wird verwendet
TD_2	'21'	'2' = 0010	TB3 folgt
		T=1	T=1 wird verwendet
TB_3	'34'	BWI = 3	Block Waiting Time
		CWI = 4	Character Waiting Time
T1 ... T12	'53' ‖ '43' ‖ '20' ‖ '53' ‖ '56' ‖ '20' ‖ '31' ‖ '2E' ‖ '31' ‖ '20'‖ '4E' ‖ '43'		"SC SV 1.1 NC"
TCK	'0F'	The Check Character	XOR-Prüfsumme von T0 bis einschließlich T12

Tabelle 8.22 Beispiel für den ATR einer STARCOS-Chipkarte mit dem Übertragungsprotokoll T=1 in direct convention. Das Betriebssystem ist komplettiert.

Bezeichnung	Wert	Bedeutung	Bemerkung
TS	'3B'	direct convention	
T0	'BF'	Y1 = 'F' = 1001	TA_1 und TD1 folgen
		K = 'B' = 11	11 Historical Characters
TA_1	'11'	FI = 0001 = '1'	F = 372
		DI = 0001 = '1'	D = 1
TD_1	'81'	'8' = 1000	TD_2 folgt
		T=1	T=1 wird verwendet
TD_2	'21'	'2' = 0010	TB_3 folgt
		T=1	T=1 wird verwendet
TB_3	'34'	CWI = 3	Character Waiting Time
		BWI = 4	Block Waiting Time
T1 ... T15	'53' || '54' || '41' || '52' || '43' || '4F' || '53' || '32'|| '31' || '20' || '43'		"STARCOS21 C"
TCK	'43'	The Check Character	XOR-Prüfsumme von T0 bis einschließlich T15

Tabelle 8.23 Beispiel für den ATR einer Chipkarte für GSM mit dem Übertragungsprotokoll T=0 in direct convention.

Bezeichnung	Wert	Bedeutung	Bemerkung
TS	'3B'	direct convention	
T0	'89'	Y1 = '8' = 1000	TD_1 folgt
		K = 9	9 Historical Characters
TD_1	'40'	'4' = 0100	TC_2 folgt
		T=0	T=0 wird verwendet
TC_2	'14'	WI = '14'	Work Waiting Time WWT = 20
T1 ... T9	'47' || '47' || '32' || '34' || '4D' || '35' || '32' || '38' || '30'		"GG24M5280"

Tabelle 8.24 Beispiel für den ATR einer Chipkarte für GSM mit dem Übertragungsprotokoll T=0 in inverse convention.

Bezeichnung	Wert	Bedeutung	Bemerkung
TS	'3F'	Inverse Convention	
T0	'2F'	Y1 = '2' = 0010 K = 'F' = 15	TB_1 folgt 15 Historical Characters
TB_1	'00'	PI1 = 00000 II = 00	Vpp ist nicht benutzt, die Programmierspannung für das EEPROM wird im Chip erzeugt.
T1 ... T15	'80' ‖ '69' ‖ 'AE' ‖ '02' ‖ '02' ‖ '01' ‖ '36' ‖ '00' ‖ '00' ‖ '0A' ‖ '0E' ‖ '83' ‖ '3E' ‖ '9F' ‖ '16'		Spezifische Daten des Chipkartenherstellers

Tabelle 8.25 Beispiel für den ATR einer Chipkarte für Visa Cash mit dem Übertragungsprotokoll T=1 in direct convention.

Bezeichnung	Wert	Bedeutung	Bemerkung
TS	'3B'	direct convention	
T0	'E3'	Y1 = 'E' = 1110 K = 3	TB_1, TC_1 und TD_1 folgen 3 Historical Characters
TB_1	'00'	PI1 = 00000 II = 00	Vpp ist nicht benutzt, die Programmierspannung für das EEPROM wird im Chip erzeugt.
TC_1	'00'	N = 0	keine extra Guardtime
TD_1	'81'	'8' = 1000 T=1	TD_2 folgt T=1 wird verwendet
TD_2	'31'	'3' = 0011 T=1	TA_3 und TB_3 folgen T=1 wird verwendet
TA_3	'6F'	IFSC = '6F' = 111	Information Field Size der Chipkarte ist 111 Byte
TB_3	'45'	BWI = 4 CWI = 5	Block Waiting Time Character Waiting Time
T1	'80'	Category Indicator	Ein Datenobjekt im Compact-TLV Format folgt (nach ISO/IEC 7816-4)
T2	'31'	Card Service Data	Kennzeichen ('3') und Länge ('1') des Datenobjekts für die Card-Service-Daten
T3	'C0'	'C0' = 1100 0000	Anwendungsselektion mit DF Name als Ganzem oder in Teilen
TCK	'08'	The Check Character	XOR-Prüfsumme von T0 bis einschließlich T3

8.2 Protocol Parameter Selection (PPS)

In den Interface Characters des ATRs zeigt die Chipkarte verschiedene Parameter der Datenübertragung an, so z. B. das Übertragungsprotokoll und die Character Waiting Time. Möchte nun ein Terminal einen oder mehrere dieser Parameter ändern, so ist vor dem eigentlichen Ablauf des Übertragungsprotokolls eine Protocol Parameter Selection (PPS) nach ISO/IEC 7816-3 durchzuführen. Falls die Chipkarte dies erlaubt, kann das Terminal damit bestimmte Protokollparameter ändern. Die Protocol Parameter Selection (PPS) wurde vor 1997 Protocol Type Selection (PTS) genannt.

Die PPS kann in zwei unterschiedlichen Modi ausgeführt werden. Im negotiable mode werden die Standardwerte des Teilers F und des Übertragungsanpassungsfaktors D so lange beibehalten, bis ein PPS erfolgreich ausgeführt ist. Verwendet die Chipkarte den specific mode, dann sind die im ATR angegebenen Werte für F und D auch schon für die Datenübertragung des PPS obligatorisch. Welcher dieser beiden Modi von der Chipkarte unterstützt wird, zeigt letztere im TA_2 Byte an.

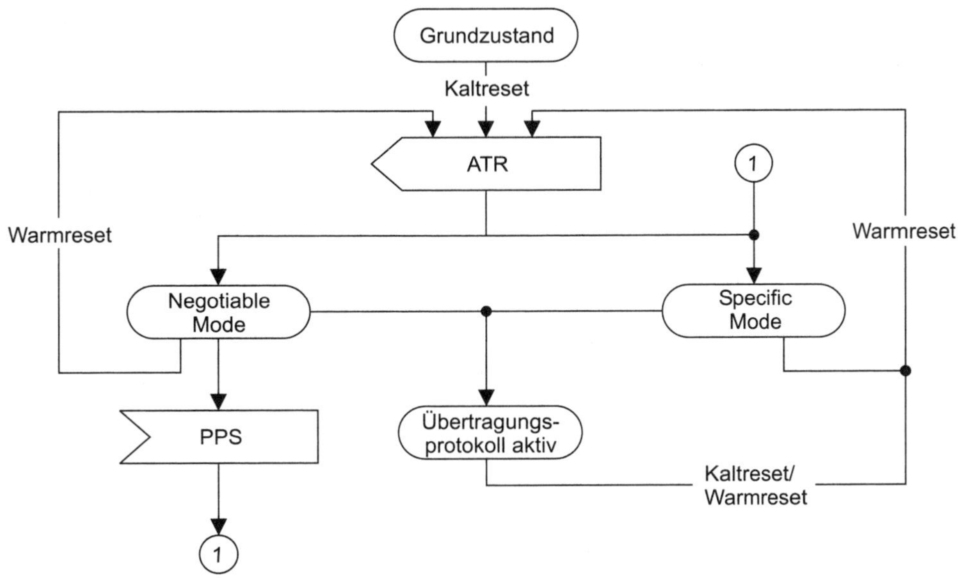

Bild 8.8 Zustandsdiagramm der beiden möglichen PPS-Modi nach ISO/IEC 7816-3: Negotiable Mode und Specific Mode.

Tabelle 8.26 Die Datenelemente des PPS und ihre Bezeichnungen nach ISO/IEC 7816-3.

Datenelement	Bezeichnung
PPSS	The Initial Character
PPS0	The Format Character
PPS_1, PPS_2, PPS_3	The Parameter Characters
PCK	The Check Character

Die PPS-Anfrage (PPS-Request) muss unmittelbar nach Empfang des ATR vom Terminal durchgeführt werden, wie dies auch Bild 8.10 auf der nächsten Seite zeigt. Erlaubt die Chipkarte die gewünschte Änderung der Protokollparameter, so sendet sie die empfangenen PPS-Bytes zum Terminal zurück. Dies ist im Prinzip eine Spiegelung der empfangenen Daten. Im anderen Fall sendet die Chipkarte nichts aus, und das Terminal muss erneut eine Reset-Sequenz fahren, damit die Chipkarte diesen Zustand verlässt. Der PPS kann nur ein einziges Mal direkt nach dem ATR ausgeführt werden, ein wiederholtes Absenden des PPS ist nach ISO/IEC 7816-3 nicht erlaubt.

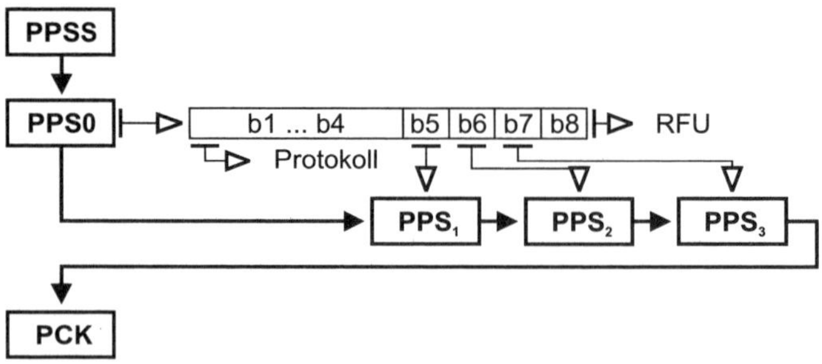

Bild 8.9 Der grundlegende Aufbau und die Datenelemente des PPS.

Tabelle 8.27 Die Kodierung von PPS0.

b8	b7	b6	b5	b4	b3	b2	b1	Bedeutung
...	...	...	...			X		Zu verwendendes Übertragungsprotokoll
...	...	...	1			...		PPS_1 ist vorhanden
...	...	1	...			...		PPS_2 ist vorhanden
...	1	...	...			...		PPS_3 ist vorhanden
0	...	...	...			...		Reserviert für zukünftige Anwendung

Tabelle 8.28 Die Kodierung von PPS_1.

b8	b7	b6	b5	b4	b3	b2	b1	Bedeutung
		X				...		F, kodiert analog TA_1
		...				X		D, kodiert analog TA_1

In der Praxis wird ein PPS immer dann verwendet, wenn die Übertragungszeit für den zeitlichen Ablauf der Anwendung einen deutlich sichtbaren Anteil hat. So ist ein PPS bei SIMs in GSM- und UMTS-Mobiltelefonen üblich, um den erheblichen Datentransfer zwischen Telefon und Chipkarte zu beschleunigen.

Das erste Byte „The Initial Character" PPSS kennzeichnet für die Chipkarte eindeutig, dass vom Terminal direkt nach dem ATR eine PPS-Anfrage eingeleitet wird. Es hat deshalb immer den Wert 'FF' und ist obligatorisch in einem PPS zu senden.

Das dem PPSS folgende Datenelement „The Format Character" PPS0 muss ebenfalls Bestandteil jedes PPS sein. Es können bis zu drei Bytes optional folgen, die „The Parameter Characters" heißen und mit PPS_1, PPS_2 und PPS_3 bezeichnet werden. Sie kodieren diverse Parameter des nach dem PPS startenden Übertragungsprotokolls.

PPS_2 ermöglicht es dem Terminal, auf die SPU-Kontakte (*standard or proprietary use*) umzuschalten. Damit lässt sich beispielsweise das USB-Protokoll aktivieren. Das Datenelement PPS_3 ist für zukünftige Verwendung reserviert und deshalb hier noch nicht beschrieben.

Das letzte Byte im PPS heißt PCK und ist die XOR-Prüfsumme aller vorangegangenen Bytes ab PPSS. Es ist genau wie PPSS und PPS0 obligatorisch im PPS enthalten, im Gegensatz zu allen anderen Datenelementen, die optional sind.

Kann die Karte den PPS interpretieren und das Übertragungsprotokol entsprechend verändern, so sendet sie als Bestätigung den erhaltenen PPS zum Terminal zurück. Enthielt die PPS-Anfrage Anforderungen, die von der Chipkarte nicht ausgeführt werden können, dann wartet sie so lange, bis das Terminal einen Reset ausführt. Der größte Nachteil dieses Verfahrens ist der Zeitverlust bis zum Einsatz des eigentlichen Übertragungsprotokolls.

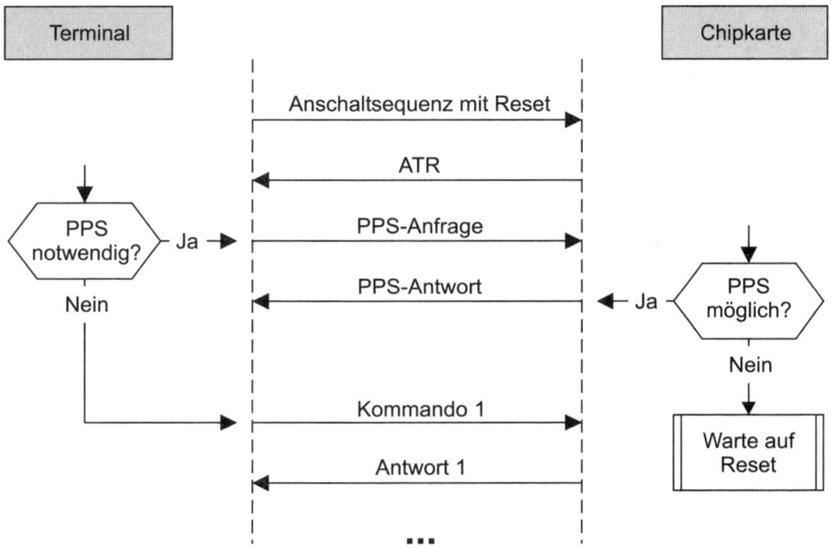

Bild 8.10 Ein typischer PPS-Ablauf einer SIM-Karte.

Der vorangehend beschriebene PPS würde nicht zur Protokollumschaltung bei Terminals funktionieren, die keinen PPS ausführen können, jedoch ein eigenes spezielles Übertragungsprotokoll haben. Genau dies ist aber z. B. bei den Kartentelefonen in Deutschland der Fall. Um dennoch die Möglichkeit eines Umschaltens des Übertragungsprotokolls zu haben, wurde dafür ein spezielles Verfahren erdacht.

Da alle Terminals bei einem unbekannten ATR mehrmals eine Resetsequenz ausführen, legte man fest, dass nach jedem Reset der Chipkarte diese das Übertragungsprotokoll wechselt. Ein Beispiel soll dies verdeutlichen: Beim ersten Reset sendet die Karte den ATR für T=14 und ist nach diesem auch mit T=14 kommunikationsbereit. Nach dem zweiten Reset sendet sie einen ATR für T=1 und ist dann mit T=1 kommunikationsbereit, nach dem dritten Reset wieder mit T=14. Diese Lösung ist technisch gesehen nicht optimal, da sich ein Gerät nach einem Reset immer gleich verhalten sollte, doch stellt es eine durchaus praktikable Lösung für eine heterogene Terminalwelt dar.

Es ist möglich, diesen Nachteil zu relativieren, indem man nach einem Power-On-Reset der Chipkarte (Kaltreset) immer mit dem gleichen ATR antwortet. Ein Power-On-Reset wird von der Chipkarte immer direkt nach dem Stecken in ein Terminal und der Anschaltsequenz ausgeführt. Ein Reset über die Reset-Leitung (Warmreset) der Chipkarte führt hingegen zum Umschalten des Übertragungsprotokolls. Somit verhält sich die Chipkarte nach jedem „echten" Einschalten gleich, und eine zusätzliche Auslösung des Resets führt zum Weiterschalten des Übertragungsprotokolls.

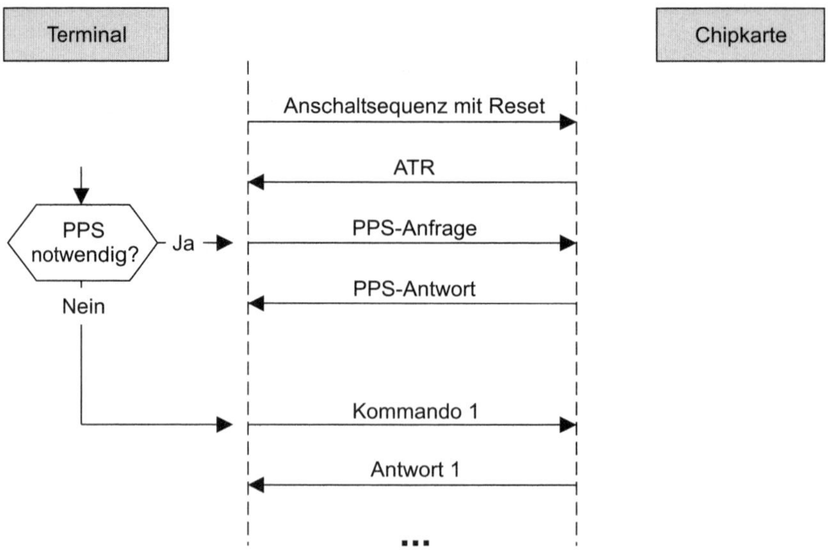

Bild 8.11 Ein möglicher Ablauf zur Umschaltung zwischen zwei durch die Chipkarte unterstützten Übertragungsprotokollen ohne PPS. Das Terminal muss bei diesem skizzierten Ablauf keinen expliziten PPS ausführen, kann aber trotzdem mit einem Reset zwischen den beiden Protokollen umschalten.

8.3 Struktur der Nachrichten (APDUs)

Der gesamte Datenaustausch zwischen Chipkarte und Terminal findet unter der Verwendung von APDUs statt. Die Bezeichnung APDU ist die Abkürzung für den englischsprachigen Fachausdruck „application protocol data unit". Er bezeichnet international genormte Dateneinheiten der Anwendungsschicht. Nach dem OSI-Schichtenmodell ist dies die Schicht 7. Bei Chipkarten ist diese Schicht direkt oberhalb der Übertragungsprotokolle angesiedelt. Die protokollabhängigen TPDUs (*transmission protocol data unit*) hingegen sind die Dateneinheiten der direkt darunter liegenden Schicht.

Unterschieden wird zwischen Kommando-APDUs (*command-APDU, C-APDU*), die Kommandos an die Chipkarte darstellen, und Antwort-APDUs (*response-APDU, R-APDU*), die

die Antworten der Chipkarte darauf sind. Vereinfacht ausgedrückt, sind APDUs eine Art Container, die ein vollständiges Kommando an die Chipkarte bzw. eine vollständige Antwort der Chipkarte enthalten. Sie werden vom Übertragungsprotokoll transparent, also ohne Veränderung oder Interpretation übertragen.

Die APDUs nach ISO/IEC 7816-4 sind dabei so aufgebaut, dass sie unabhängig vom Übertragungsprotokoll sind. Eine APDU muss also nicht in ihrem Inhalt oder Aufbau bei unterschiedlichen Übertragungsprotokollen geändert werden. Dies gilt natürlich vor allem für die beiden standardisierten Protokolle T=0 und T=1. Die Forderung nach Unabhängigkeit vom Übertragungsprotokoll beeinflusste den Aufbau der APDUs, da man sie sowohl mit dem Byteprotokoll T=0 als auch mit dem Blockprotokoll T=1 transparent übertragen muss.

8.3.1 Struktur der Kommando-APDUs

Eine Kommando-APDU setzt sich aus einem Header und einem Body zusammen. Der Body kann unterschiedliche Länge haben oder sogar ganz fehlen, wenn das dazugehörige Datenfeld leer ist.

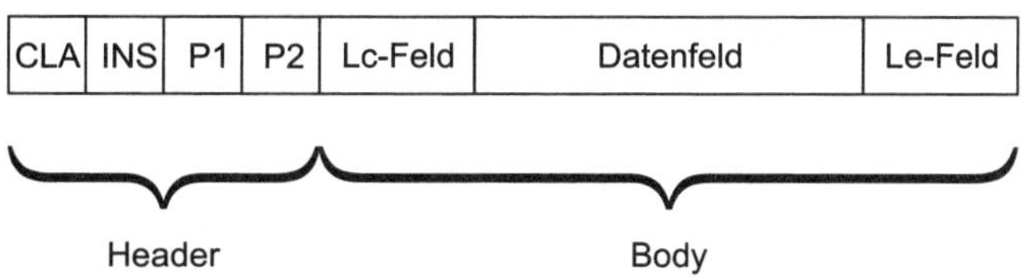

Bild 8.12 Die Struktur einer Kommando-APDU, bestehend aus Header und Body.

Der Header besteht aus den vier Elementen Class (CLA), Instruction (INS) und Parameter 1 (P1) und 2 (P2). Das Class-Byte wird auch dazu benutzt, um Anwendungen und ihren spezifischen Befehlssatz zu kennzeichnen. So verwendet GSM das Class-Byte 'A0', für firmenspezifische Kommandos (*private-use command*) wird meist die Kodierung '8X' benutzt. Kommandos nach ISO sind hingegen mit dem Class-Byte '0X' kodiert. Die Normung hat das Class-Byte zusätzlich zur Kennzeichnung für Secure Messaging und Logical Channels spezifiziert. Diese ist jedoch zu der erwähnten Nutzung als Anwendungskennzeichen kompatibel.

Das nächste Byte in der Kommando-APDU ist das Instruction-Byte, mit dem die eigentlichen Kommandos kodiert werden. Dabei kann fast der gesamte Adressraum dieses Bytes mit der Einschränkung nur geradzahliger Kodierungen ausgeschöpft werden. Dies war notwendig, weil das T=0-Protokoll ursprünglich die Programmierspannung durch ein um 1 erhöhtes Instruction-Byte im Procedure-Byte aktivieren konnte. Dieser Mechanismus wurde jedoch von der ISO/IEC-Normung ab circa 2004 nicht weiter unterstützt. Das Bit 1 wird statt dessen zur Anzeige von BER-TLV-kodierten Kommandos mit Kommando-Chaining (auch Schicht-7-Chaining genannt) benutzt. Mit diesen können auch Daten übertragen werden, die für ein einzelnes Kommando zu lang wären.

Die beiden Parameter-Bytes werden in erster Linie dazu verwendet, das durch das Instruction-Byte gewählte Kommando näher zu beschreiben. Sie dienen deshalb vor allem als Schalter, um verschiedene Optionen in dem Kommando anzuwählen. So nutzt man sie beispielsweise bei der Auswahl der unterschiedlichen Selektionsmöglichkeiten bei SELECT oder zur Angabe des Offsets bei READ BINARY.

Tabelle 8.29 Die wichtigsten Kodierungen des Class Byte CLA nach ISO/IEC 7816-4.

b8 ... b5	b4	b3	b2	b1	Bedeutung
...	...	...	X	X	Nummer des Logical Channel
...	0	0	...	...	kein Secure Messaging
...	0	1	...	...	Secure Messaging nicht nach ISO, es wird ein eigenes Verfahren verwendet
...	1	0	...	...	Secure Messaging nach ISO, der Header ist nicht authentisch
...	1	1	...	...	Secure Messaging nach ISO, der Header ist authentisch
'0'	...	...	...	...	Struktur und Kodierung nach ISO/IEC 7816-4/-7/-8
'8', '9'	...	...	...	...	Struktur nach ISO/IEC 7816-4, anwendereigene Kodierung und Bedeutung der Kommandos und Antworten (private use)
'A'	...	...	...	...	Struktur und Kodierung nach ISO/IEC 7816-4, spezifiziert in zusätzlichen Dokumenten (z. B. TS 51.011)
'F'	1	1	1	1	Reserviert für PPS

Tabelle 8.30 Überblick über die Zuordnung von Class-Bytes zu bestimmten Anwendungen.

Class	Anwendung
'0X'	für die normierten Kommandos nach ISO/IEC 7816-4/-7/-8
'80'	für die elektronische Geldbörse nach EN 1546-3
'8X'	für anwendungs- und firmenspezifische Kommandos (*private use*)
'8X'	für Kreditkarten mit Chip nach EMV
'A0'	für das GSM-Mobilfunksystem TS 51.011

Der dem Header folgende Body, der bis auf eine Längenangabe weggelassen werden kann, erfüllt einen zweifachen Zweck: Zum Ersten legt er die Länge des Datenteils fest, der zur Karte gesendet wird (L_c-Feld – *length command*) und spezifiziert auch die Länge des von der Karte zurück zu sendenden Datenteils (L_e-Feld – *length expected*). Zum Zweiten enthält er die zum Kommando gehörenden Daten, die zur Karte gesendet werden. Falls das L_e-Feld den Wert '00' hat, erwartet das Terminal das Maximum der für dieses Kommando zur Verfügung stehenden Daten von der Karte. Dies ist die einzige Ausnahme in der numerischen Beschreibung der Längenangaben.

Üblicherweise haben L_e- und L_c-Feld immer eine Länge von 1 Byte. Es ist möglich, daraus ein L_e-/L_c-Feld mit je 3 Byte Länge zu machen. Damit könnten Längen bis 65 536 dargestellt werden, da das erste Byte als Escape-Sequenz '00' kodiert wäre. Die Norm definiert diese Längenangabe mit 3 Byte für zukünftige Anwendungen. Es gibt bereits erste Chipkarten-Betriebssysteme für Mikrocontroller mit größeren nichtflüchtigen Speichern, die Längenangaben mit 3 Byte unterstützen.

Durch die Kombination der vorgehend beschriebenen Teile der Kommando-APDU kann man die in Bild 8.14 aufgezeigten vier generellen Fälle, die so genannten cases, unterscheiden.

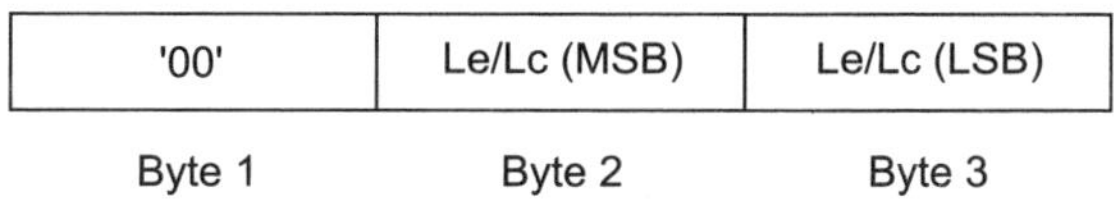

Bild 8.13 Die Struktur eines erweiterten L_c-/L_e-Feldes.

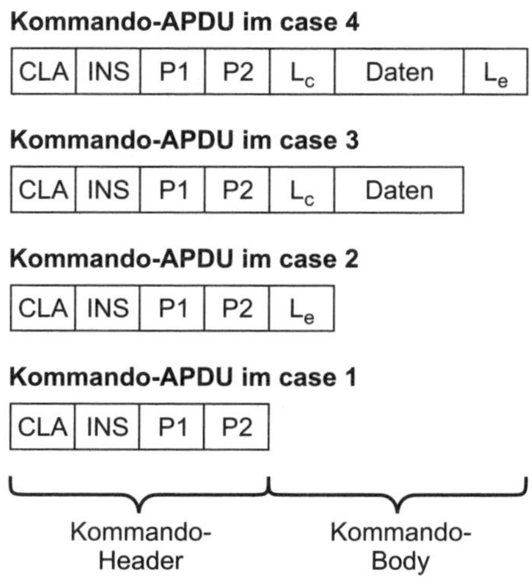

Bild 8.14 Die vier möglichen cases von Kommando-APDUs.

8.3.2 Struktur der Antwort-APDUs

Die von der Chipkarte auf eine Kommando-APDU gesendete Antwort-APDU besteht aus einem optionalen Body und einem obligatorisch zu sendenden Trailer und ist in Bild 8.15 gezeigt.

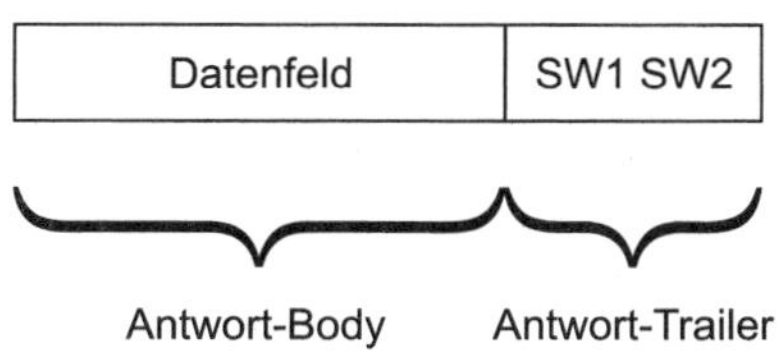

Bild 8.15 Die Struktur einer Antwort-APDU.

Der Body besteht aus dem Datenfeld, dessen Länge in der vorangehenden Kommando-APDU mit dem L_e-Byte festgelegt wurde. Diese Länge kann entgegen der Angabe im Le-Byte null sein, wenn die Chipkarte den Bearbeitungsprozess des Kommandos aufgrund eines Fehlers oder falschen Parameters abgebrochen hat. Dies wird dann in den beiden 1 Byte langen Status-Wörtern 1 und 2 im Trailer angezeigt.

Der Trailer muss von der Chipkarte in jedem Fall als Antwort auf ein Kommando gesendet werden. Die beiden Bytes SW1 und SW2, die auch als Returncode bezeichnet werden, beinhalten die Antwort auf das Kommando. So bedeutet beispielsweise '9000' als Returncode, dass ein Kommando erfolgreich und ohne Einschränkung ausgeführt wurde. Die Systematik, die den über 50 verschiedenen Kodes zugrunde liegt, ist in Bild 8.17 dargestellt.

Erhält man nach der Ausführung eines Kommandos den Returncode '63XX' oder '65XX', wurde der Zustand des nichtflüchtigen Speichers (d. h. EEPROM oder Flash) in der Chipkarte geändert. Empfängt man hingegen einen der restlichen Returncodes, die mit '6X' beginnen, wurde das Kommando abgebrochen, ohne dass im nichtflüchtigen Speicher eine Änderung eingetreten ist.

Anzumerken ist hier, dass es zwar eine Norm für die Returncodes gibt, doch bei manchen Anwendungen immer wieder davon abweichende Kodierungen benutzt werden. Die einzige Ausnahme stellt der Kode '9000' dar, der praktisch überall den Gutfall symbolisiert. Bei allen anderen Kodes sollte man immer in der zugrunde liegenden Spezifikation nachlesen, um die genaue Bedeutung zweifelsfrei herauszufinden.

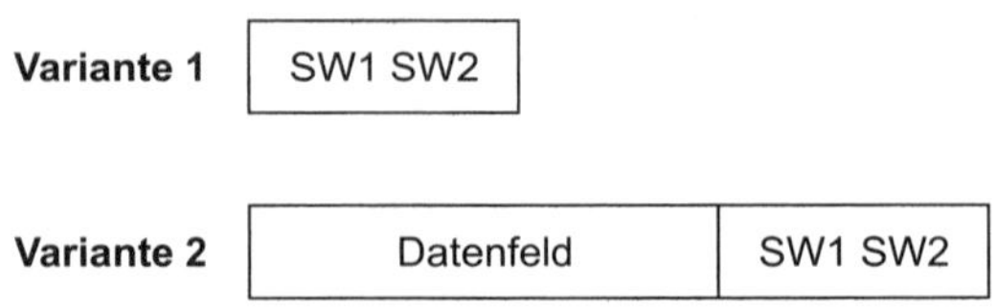

Bild 8.16 Die zwei Varianten der Antwort-APDUs.

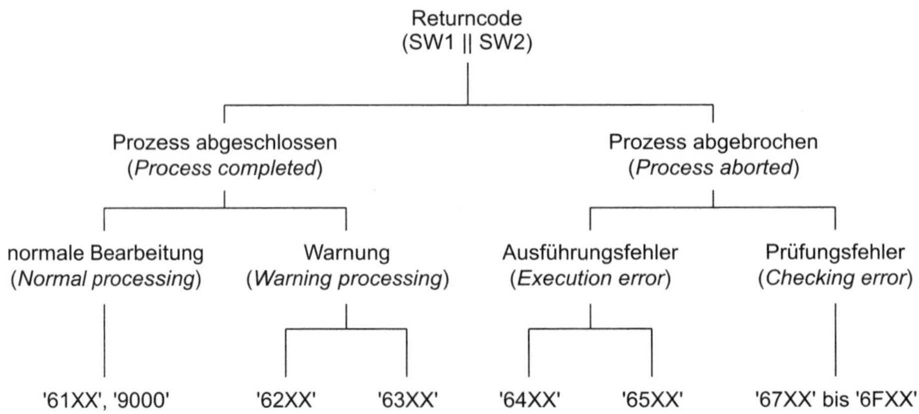

Bild 8.17 Die Systematik der Returncodes nach ISO/IEC 7816-4. Bei den Returncodes '63XX' und '65XX' wurden Daten im nichtflüchtigen Speicher (d. h. EEPROM oder Flash) verändert, bei den restlichen Returncodes mit '6X' nicht.

8.4 Sicherung der Datenübertragung

Der gesamte Datenaustausch zwischen Terminal und Chipkarte findet mittels digitaler elektrischer Impulse über die I/O-Leitung der Chipkarte statt. Es ist technisch einfach realisierbar, mit einem an der I/O-Kontaktfläche angelöteten Draht die gesamte Kommunikation aufzuzeichnen und später zu analysieren. Damit erhält man Kenntnis aller in beide Richtungen übertragenen Daten.

Etwas aufwändiger wäre es, die I/O-Kontaktfläche elektrisch zu isolieren und darauf einen Dummy-Kontakt aufzubringen. Zusätzlich wäre es notwendig, sowohl den Dummy-Kontakt als auch den Originalkontakt mit einer dünnen Leitung elektrisch mit einem Rechner zu verbinden. Mit dieser Anordnung ist es nun ein Leichtes, nur bestimmte Kommandos an die Chipkarte zuzulassen oder auch eigene Kommandos einzuspielen.

Diese beiden typischen Angriffe würden nur dann zum Erfolg führen, wenn geheime Daten ungesichert über die I/O-Leitung gingen. Die Übertragung der Daten sollte deshalb grundsätzlich so ausgelegt sein, dass ein Angreifer immer die Datenübertragung mithören und auch eigene Übertragungsblöcke in das Protokoll einfügen kann, ohne einen Vorteil aus einem dieser Angriffe ziehen zu können.

Um nun solche oder auch noch aufwändigere Angriffe abzuwehren, gibt es verschiedene Mechanismen und Verfahren. Diese bezeichnet man allgemein als Secure Messaging (SM). Sie sind nicht chipkartenspezifisch, da sie schon lange im Bereich der Datenfernübertragung verwendet werden. Das Spezifische im Chipkartenbereich ist, dass weder die Rechenleistung der beiden Kommunikationsteilnehmer noch die Übertragungsgeschwindigkeit allzu hoch sind. Deshalb wurden die allgemein verwendeten Standardverfahren auf die Vorgaben der Chipkartenwelt abgespeckt, wobei die Sicherheit der Verfahren keinerlei Einbußen erleiden durfte.

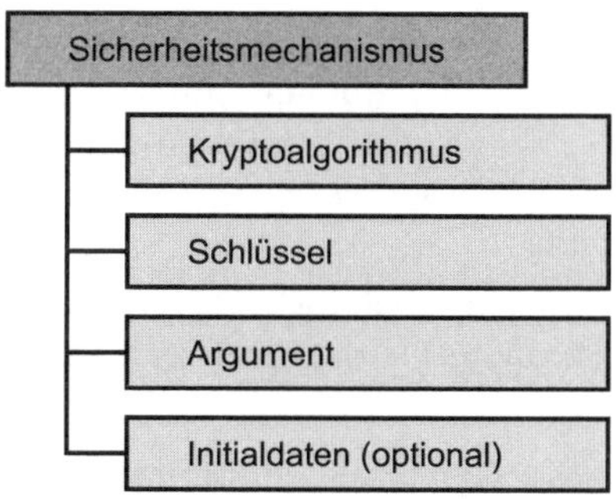

Bild 8.18 Notwendige Daten und Funktionen für einen Mechanismus zur gesicherten Datenübertragung.

Der Zweck der gesicherten Datenübertragung ist also, die Authentizität und bei Bedarf die Vertraulichkeit der übertragenen Daten oder Teile davon sicherzustellen. Um diese Forderung zu erfüllen, werden verschiedene Sicherheitsmechanismen benutzt. Ein Sicherheitsmechanismus ist definiert als eine Funktion, die Folgendes benötigt: einen kryptografischen Algorithmus, einen Schlüssel, ein Argument und bei Bedarf Initialdaten. Eine Rahmenbedingung muss zusätzlich erfüllt sein: Alle Sicherheitsmechanismen müssen sich gegenüber den vorhandenen Protokollschichten transparent verhalten, so dass bereits genormte und vorhandene Verfahren von einer gesicherten Datenübertragung nicht beeinträchtigt werden. Dies betrifft insbesondere die beiden Übertragungsprotokolle T=0 und T=1 sowie die allgemein verwendeten und genormten Kommandos für Chipkarten.

Vor der Ausführung dieser Verfahren müssen sich beide Kommunikationspartner über den verwendeten kryptografischen Algorithmus und einen gemeinsamen geheimen Schlüssel dafür einigen. Auf diesem Schlüssel basiert, ganz nach Kerckhoffs, die gesamte Sicherheit des Verfahrens. Würde dieser Schlüssel bekannt, wäre das Secure Messaging nur mehr eine die Datenübertragungsgeschwindigkeit herabsetzende, allgemein bekannte und zusätzliche Prüfsumme, mit der man höchstens Übertragungsfehler aufdecken kann.

Seit Jahren existieren verschiedene Variationen von Verfahren für Secure Messaging. Anfangs waren sie relativ starr und für eine bestimmte Anwendung maßgeschneidert. Vom Standpunkt der Sicherheit aus gab es meistens keinen Einwand. Allerdings setzte sich keines dieser Verfahren international so weit durch oder war so flexibel, dass es international normiert wurde.

Die Forderungen nach Transparenz zu vorhandenen Kommandos, zwei verschiedenen Übertragungsprotokollen und einer möglichst hohen Variabilität hatten zur Folge, dass ein sehr flexibles, aber dadurch auch aufwändiges und komplexes Verfahren für Secure Messaging in der ISO/IEC 7816-4 und erweiterte Funktionen dazu in der ISO/IEC 7816-8 genormt wurden.

Allerdings haben sich daneben weitere Verfahren zum kryptografischen Schutz der Datenübertragung etabliert. Im Bereich der Telekommunikation wird ein sehr mächtiges und auch umfangreiches Verfahren in der TS 43.048 festgelegt. Dies soll vor allem eine Ende-zu-Ende-Kommunikation zwischen (U)SIM und Hintergrundsystem schützen. Bei Global Platform sind ebenfalls geschützte Nachrichtenübertragungen spezifiziert, die ein analoges Schutzniveau wie die bereits genannten bieten. Diese haben die Bezeichnungen Secure Channel Protocol 01 respektive 02. Die CEN-Norm 14890 legt ebenfalls ein Secure Messaging-Verfahren fest, das vor allem für den Einsatz im Umfeld von digitalen Signaturen vorgesehen ist. Sofern TCP/IP als logische Kommunikationsschicht benutzt wird, nutzt man konsequenterweise SSL (*secure socket layer*) oder TLS (*transport layer security*) zur Sicherung der Datenübertragung.

Die Grundlage des Secure Messaging nach ISO/IEC 7816-4 stellt dabei die Einbettung aller Nutzdaten in TLV-kodierte Datenobjekte dar. Drei verschiedene Typen von Datenobjekten sind definiert:

- Datenobjekte für Klartext enthalten Daten im Klartext (z. B. Datenteil einer APDU).
- Datenobjekte für Sicherheitsmechanismen enthalten die Ergebnisse von Sicherheitsmechanismen (z. B. MAC).
- Datenobjekte für Hilfsfunktionen enthalten Kontrollinformationen für Secure Messaging (z. B. verwendete Paddingmethode).

Im Class-Byte wird angezeigt, ob Secure Messaging für das Kommando benutzt wird. Dabei kann in den beiden zur Verfügung stehenden Bits kodiert werden, ob das Verfahren nach ISO/IEC 7816-4/8 verwendet wird und ob der Header in die kryptografische Prüfsumme (CCS) mit eingeschlossen ist.[1] Ist der Header bei der Berechnung mit eingeschlossen, so ist er authentisch, da er während der Übertragung nicht unbemerkt verändert werden kann.

[1] Zur Kodierung des Class-Byte siehe Abschnitt 8.3.1 „Struktur der Kommando-APDUs“ auf Seite 239.

8.4.1 Datenobjekte für Klartext

Nach der Norm müssen alle Daten, die nicht BER-TLV-kodiert sind, in Datenobjekte eingebettet, d. h. gekapselt werden. Dazu gibt es verschiedene Kennzeichen, die in der Tabelle 8.31 aufgeführt sind. Das Bit 1 des Kennzeichens legt fest, ob ein Datenobjekt in die Berechnung der kryptografischen Prüfsumme mit einbezogen wird. So bedeutet ein nicht gesetztes Bit (z. B. 'B0'), dass das Datenobjekt nicht in die Berechnung mit einfließt und ein gesetztes Bit (z. B. 'B1'), dass es mit einfließt.

Tabelle 8.31 Die Kennzeichen für Klartext-Datenobjekte.

Kennzeichen	Bedeutung
'B0', 'B1'	BER-TLV-kodiert und enthält Datenobjekte, die im Zusammenhang mit Secure Messaging stehen
'B2', 'B3'	BER-TLV-kodiert und enthält Datenobjekte, die in keinem Zusammenhang mit Secure Messaging stehen
'80', '81'	keine BER-TLV-kodierten Daten
'99'	Zustandsinformationen über Secure Messaging

8.4.2 Datenobjekte für Sicherheitsmechanismen

Die Datenobjekte für Sicherheitsmechanismen teilen sich in Datenobjekte für Authentizität und in die für Vertraulichkeit auf. Die dafür definierten Kennzeichen befinden sich in den Tabellen 8.32 „Datenobjekte für Sicherheitsmechanismen" auf Seite 245 und 8.33 „Datenobjekte für Sicherheitsmechanismen" auf Seite 245.

Tabelle 8.32 Die Kennzeichen für Datenobjekte für Vertraulichkeit.

Kennzeichen	Bedeutung
'82', '83'	Kennzeichen für ein Kryptogramm: der Klartext ist BER-TLV-kodiert und schließt Datenobjekte für Secure Messaging ein.
'84', '85'	Kennzeichen für ein Kryptogramm: der Klartext ist BER-TLV-kodiert und schließt keine Datenobjekte für Secure Messaging ein.
'86', '87'	Kennzeichen für die verwendete Padding-Methode 01: Padding mit '80 00 . . . ' 02: ohne Padding

Tabelle 8.33 Die Kennzeichen für Datenobjekte für Authentizität.

Kennzeichen	Bedeutung
'8E'	kryptografische Prüfsumme
'9A', 'BA'	Eingangswert für eine digitale Signatur
'9E'	digitale Signatur

Der Oberbegriff Authentizität bezeichnet dabei alle Datenobjekte, die mit kryptografischen Prüfsummen und digitalen Signaturen zu tun haben. Die Verschlüsselung von Daten und die dafür notwendige Kennzeichnung während Secure Messaging fällt unter den Begriff der Vertraulichkeit. Je nach verwendetem Verfahren muss man aus den beiden Tabellen die zutreffenden Kennzeichen suchen und bei der geschützten Datenübertragung benutzen.

8.4.3 Datenobjekte für Hilfsfunktionen

Für die Abstimmung der Rahmenbedingungen bei Secure Messaging benutzt man die Datenobjekte für Hilfsfunktionen. Mit diesen Datenobjekten tauschen die beiden Kommunikationspartner Informationen über den verwendeten kryptografischen Algorithmus, benutzte Schlüssel, Initialdaten und ähnliche grundlegende Informationen aus. Dies könnte theoretisch bei jeder übertragenen APDU bzw. selbst bei Kommando und Antwort unterschiedlich sein. In der Praxis werden diese Datenobjekte jedoch selten benutzt, da alle Rahmenbedingungen für Secure Messaging implizit definiert sind und nicht erst im Laufe der Kommunikation festgelegt werden müssen.

Auf der Grundlage der oben nur überblickshaft aufgezeigten Möglichkeiten, die das Secure Messaging nach ISO/IEC 7816-4/8 bietet, sind im Folgendem zwei grundlegende Verfahren dargestellt. Diese sind möglichst einfach gehalten, um das Verständnis der komplizierten Mechanismen zu erleichtern. Es gibt aufgrund der sehr hohen Flexibilität noch viele weitere und auch aufwändigere Kombinationsmöglichkeiten der Sicherheitsmechanismen. Die beiden hier gezeigten Verfahren stellen eine Synthese aus Einfachheit und möglicher Sicherheit dar.

Das vorgestellte Authentic-Verfahren schützt die Anwendungsdaten, d. h. die APDU, mit einer kryptografischen Prüfsumme (CCS, MAC) gegen Manipulationen während der Übertragung. Das Combined-Verfahren wird hingegen benutzt, um die Anwendungsdaten komplett zu verschlüsseln, so dass ein Angreifer keinerlei Rückschlüsse auf die Dateninhalte der übertragenen Kommandos und die erhaltenen Antworten ziehen kann. Nur in Verbindung mit einem dieser beiden Verfahren ist die Verwendung eines Sendefolgezählers zu sehen. Dieser Zähler, dessen Startwert eine Zufallszahl ist, wird mit jedem Kommando und jeder Antwort inkrementiert. Dadurch können die beiden Kommunikationspartner feststellen, ob ein Kommando oder eine Antwort verloren ging oder eingestreut wurde. In Verbindung mit dem Combined-Verfahren ermöglicht ein Sendefolgezähler auch, dass gleiche APDUs verschiedenes Aussehen haben („diversity“).

8.4.4 Das Authentic-Verfahren

Das Authentic-Verfahren gewährleistet eine authentische, also nicht fälschbare Übertragung von APDUs. Der Empfänger einer APDU, d. h. eines Kommandos oder einer Antwort, kann feststellen, ob diese während der Übertragung verändert wurde. Damit ist es einem Angreifer nicht mehr möglich, innerhalb einer APDU Daten zu ändern, ohne dass dies der Empfänger bemerkt. Bild 8.19 auf der nächsten Seite zeigt dazu den prinzipiellen Ablauf der Erstellung einer Kommando-APDU.

Die Benutzung des Verfahrens wird dabei durch ein Bit im Class-Byte angezeigt, so dass sich der Empfänger entsprechend verhalten und die erhaltene APDU auf Authentizität prüfen kann. Die APDUs selber werden im Klartext übertragen und sind nicht verschlüsselt.

Die übertragenen Daten sind also nach wie vor öffentlich und können bei geeigneter Manipulation der Übertragungsstrecke vom Angreifer empfangen und ausgewertet werden. Dies muss nicht unbedingt von Nachteil sein, da es auch aus datenschutzrechtlicher Sicht besser ist, nicht geheime Daten auch öffentlich zu übertragen. Damit ist dem Benutzer zumindest theoretisch die Möglichkeit gegeben, zu verfolgen, welche Daten von seiner Chipkarte und dem Terminal ausgetauscht werden.

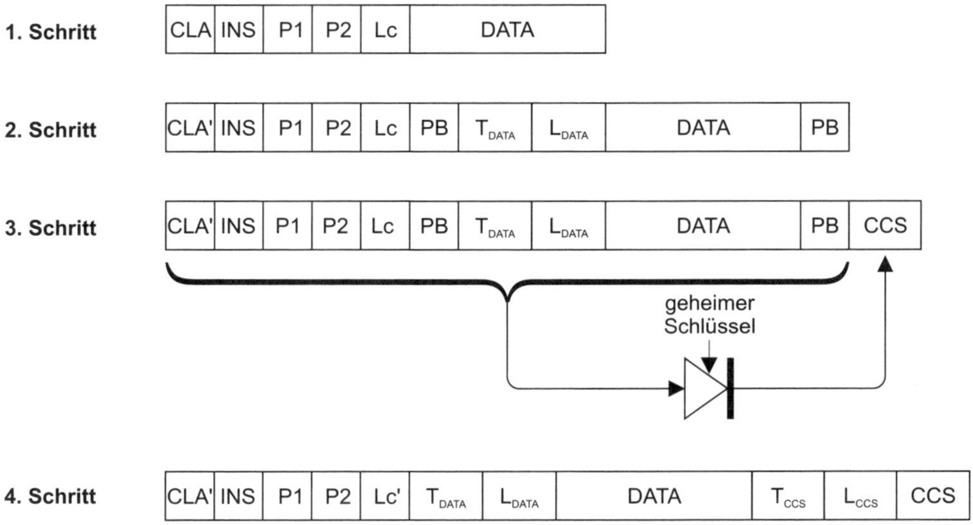

Bild 8.19 Erstellung einer Kommando-APDU im Authentic-Verfahren. Es wird ein Case-3-Kommando (z. B. UPDATE BINARY) verwendet, dessen Header in die kryptografische Prüfsumme (CCS) mit einbezogen ist. Die Erstellung einer Antwort-APDU verläuft analog. Die Padding Bytes sind als PB abgekürzt. Schritt 1 zeigt das Ausgangsformat der APDU, das in Schritt 2 in TLV-kodierte Daten mit Padding der Datenobjekte auf ein Vielfaches von 8 transformiert wird. Im Schritt 3 wird die kryptografische Prüfsumme (CCS) berechnet und dann im 4. Schritt die APDU mit einem TLV-kodierten Datenobjekt, das die CCS enthält, ergänzt.

Zur Berechnung der kryptografischen Prüfsumme kann im Prinzip jeder Blockverschlüsselungsalgorithmus verwendet werden. In den folgenden Ausführungen wurde dabei aus praktischen Gründen immer vom AES ausgegangen, der eine feste Blocklänge von 8 Byte besitzt. Deshalb muss man die einzelnen Datenobjekte auf ein Vielfaches der Länge von 8 Byte auffüllen, was man padding nennt. Die Datenobjekte, die bereits ein Vielfaches der Länge von 8 Byte haben, werden dabei trotzdem mit einem weiteren Block verlängert. Nach dem Auffüllen wird mit dem AES-Algorithmus im CBC-Mode eine kryptografische Prüfsumme (CCS) über die gesamte APDU errechnet. Diese 8 Byte lange Prüfsumme wird unter Weglassen der vier niederwertigen Bytes als TLV-kodiertes Datenobjekt direkt an die APDU angehängt, wobei nach der Berechnung der kryptografischen Prüfsumme alle Paddingbytes entfernt werden. Die mit den vorhergehenden Verfahren umgestaltete APDU wird dann über die Schnittstelle gesendet. Somit verlängert sich eine APDU bei diesem Authentic-Verfahren um 8 Byte, was die Übertragungsgeschwindigkeit bei den üblichen Übertragungsblockgrößen nur wenig absenkt.

In den Datenobjekten für die Kontrollstrukturen kann unter anderem explizit angezeigt werden, welcher Algorithmus und welche Paddingmethode Verwendung finden. Hier wird aus Vereinfachungsgründen angenommen, dass Chipkarte und Terminal implizit alle Parameter des verwendeten Secure Messaging kennen. Trifft diese geschützte APDU nun beim Empfänger ein, verlängert sie dieser wieder auf ein Vielfaches von 8 Byte und berechnet seinerseits einen MAC über die APDU. Durch Vergleich des empfangenen, vom Sender berechneten MACs mit dem selber berechneten kann nun der Empfänger feststellen, ob die APDU während der Datenübertragung verändert wurde.

Voraussetzung zur Berechnung einer kryptografischen Prüfsumme ist ein geheimer AES-Schlüssel, der beiden Kommunikationspartnern bekannt sein muss. Dieser Schlüssel muss deshalb geheim sein, weil sonst ein Angreifer die Möglichkeit hätte, die authentische Kommunikation zu brechen. Er könnte eine APDU abfangen, diese nach seinen Wünschen verändern und dann einen neuen korrekten MAC berechnen. Nachdem er diesen neuen MAC berechnet hat, muss er ihn nur noch gegen den ursprünglichen austauschen und die so neu erzeugte APDU wieder einspielen.

Um den Schlüssel zur MAC-Bildung gegen Angriffe mit bekannten Klartext-Schlüsseltext-Paaren besser zu schützen, verwendet man üblicherweise dynamische Schlüssel. Diese werden durch Verschlüsselung einer zwischen Terminal und Chipkarte vorab ausgetauschten Zufallszahl mit einem beiden Kommunikationsteilnehmern bekannten gemeinsamen Schlüssel erzeugt.[1]

Die zusätzlichen Schritte zur Übertragung und zum Empfang einer mit dem Authentic-Verfahren geschützten APDU reduzieren natürlich die effektive Übertragungsgeschwindigkeit. Im Durchschnitt kann in etwa eine Halbierung der Übertragungsgeschwindigkeit gegenüber Klartext angenommen werden.

8.4.5 Das Combined-Verfahren

Das Combined-Verfahren stellt gegenüber dem Authentic-Verfahren die nächste Stufe an Sicherheit dar. Die Übertragung des Datenteils der APDU findet hier nicht mehr im Klartext statt, sondern verschlüsselt. Dieses Verfahren setzt auf dem Authentic-Verfahren auf und ist in Bild 8.20 auf der nächsten Seite skizziert.

Beim Combined-Verfahren werden die analog dem Authentic-Verfahren mit einer kryptografischen Prüfsumme gesicherten Datenobjekte wiederum auf ein Vielfaches von 8 Byte vergrößert (*padding*) und mit dem AES im CBC-Mode verschlüsselt. Ausgespart bleibt dabei der Header, was aus Kompatibilitätsgründen zum T=0-Protokoll notwendig ist. Möchte man den Header ebenfalls verschlüsseln, so dass nicht mehr erkennbar ist, welches Kommando zur Karte gesendet wird, ist bei T=0 das Kommando ENVELOPE notwendig. Im Class-Byte dient ein Bit als Indikator für Secure Messaging. Nach der Verschlüsselung erfolgt die Übertragung über die Schnittstelle. Da der Empfänger den geheimen Schlüssel kennt, mit dessen Hilfe die Verschlüsselungsoperation stattgefunden hat, kann er die APDU damit wieder entschlüsseln. Anschließend wird geprüft, ob die Entschlüsselung korrekt war, indem man auf der gleichen Ebene der Übertragungsschicht die angehängte kryptografische Prüfsumme nachrechnet.

---

[1] Siehe dazu auch 7.7.4 „Dynamische Schlüssel" auf Seite 196.

Ein an der I/O-Leitung horchender Angreifer kann bei Anwendung dieses Verfahrens nicht erfahren, welche Daten im Kommando und der Antwort zwischen Karte und Terminal ausgetauscht werden. Auch besteht keine Möglichkeit, innerhalb der APDU einen der verschlüsselten Datenblöcke auszutauschen, da diese durch den im CBC-Mode betriebenen AES miteinander verknüpft sind. Damit würde vom Empfänger ein Austausch sofort bemerkt.

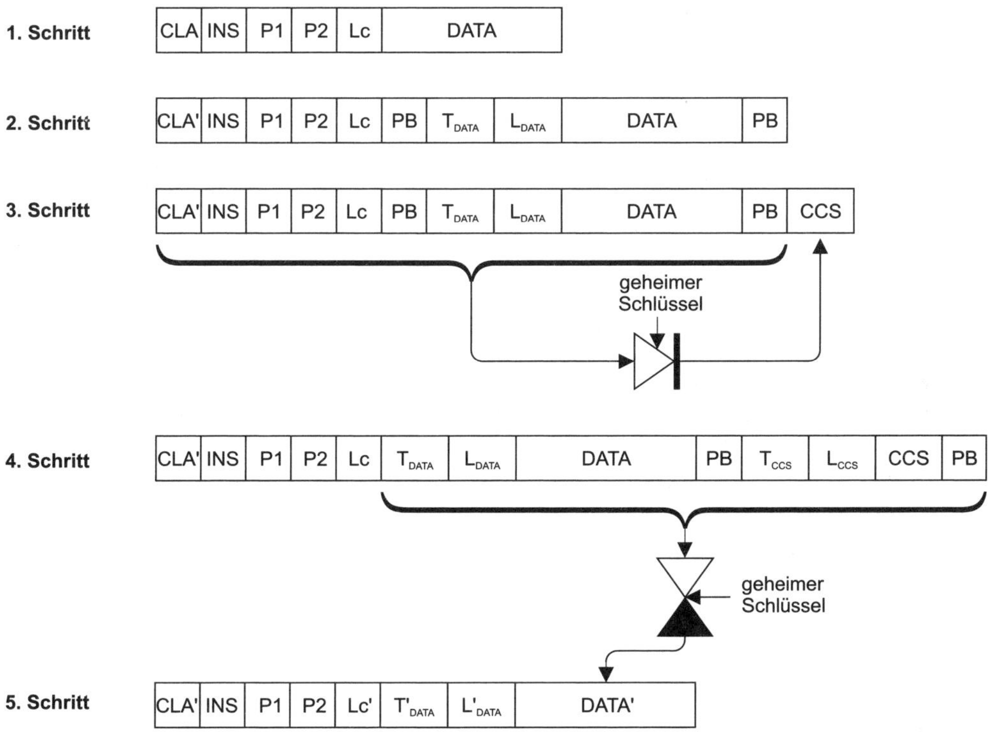

Bild 8.20 Erstellung einer Kommando-APDU im Combined-Verfahren. Es wird ein Case-3-Kommando (z. B. UPDATE BINARY) verwendet, dessen Header in die kryptografische Prüfsumme (CCS) mit einbezogen ist. Die Erstellung einer Antwort-APDU läuft analog. Die Padding Bytes sind als PB abgekürzt. Schritt 1 zeigt das Ausgangsformat der APDU, das in Schritt 2 in TLV-kodierte Daten mit Padding der Datenobjekte auf ein Vielfaches von 8 transformiert wird. Im Schritt 3 wird die kryptografische Prüfsumme (CCS) berechnet und dann im 4. Schritt der Datenteil der APDU verschlüsselt, so dass die veränderte APDU im 5. Schritt übertragen werden kann.

Zum Thema des kryptografischen Algorithmus gilt hier das Gleiche, was bereits beim Authentic-Verfahren angemerkt wurde. Prinzipiell kann jeder Blockverschlüsselungsalgorithmus verwendet werden. Die Schlüssel sollten ebenso wie im Authentic-Verfahren nur temporärer Natur sein, so dass für jede Sitzung ein eigens abgeleiteter Schlüssel Verwendung findet.[1] Betrachtet man nun die sicherheitstechnischen Vorteile, so wäre eine generelle Benutzung des Combined-Verfahrens für alle APDUs empfehlenswert. Doch mit der Erhöhung der Sicherheit ist auch eine Senkung der Datenübertragungsgeschwindigkeit verbunden.

[1] Siehe auch 7.7.1 „Abgeleitete Schlüssel“ auf Seite 195.

Die Einbuße an Übertragungsgeschwindigkeit ist erheblich. Der Unterschied zwischen der ungeschützten und der im Combined-Verfahren übertragenen APDU kann in guter Näherung mit dem Zeitfaktor 4 angenommen werden. Der zeitliche Unterschied zwischen Authentic- und Combined-Verfahren beläuft sich damit immerhin noch auf den Faktor 2. Es ist deshalb in jedem Einzelfall sehr genau zu prüfen, welche Daten auf solch aufwändige, aber sichere Weise übertragen werden sollen.

8.4.6 Sendefolgezähler (send sequence counter)

Gesicherte Datenübertragung mit dem Mechanismus eines Sendefolgezählers (*send sequence counter*) ist kein eigenständiges Sicherungsverfahren. Es kann nur sinnvoll in Verbindung mit dem Authentic- oder Combined-Verfahren eingesetzt werden, da sonst der Sendefolgezähler durch einen Angreifer unbemerkt verändert werden könnte.

Das Prinzip besteht darin, dass jede APDU abhängig von ihrem Sendezeitpunkt eine Folgenummer erhält. Damit würde das Entfernen oder Einfügen einer APDU im Protokollverlauf sofort auffallen und entsprechende Maßnahmen wie den Abbruch der Kommunikation seitens des Empfängers zur Folge haben.

Die Funktion basiert auf einem Zähler, dessen Startwert eine Zufallszahl ist und die am Anfang des Kommunikationsablaufes von der Chipkarte auf Anforderung an das Terminal gesendet wird. Bei jeder Übertragung einer APDU wird der Zähler inkrementiert. Die Länge des Zählers sollte nicht zu kurz sein, wegen des zusätzlichen Übertragungsbedarfs aber auch nicht zu lang. Für die folgenden Betrachtungen wird der übliche Wert einer Länge von 2 Byte angenommen. Er kann jedoch in der praktischen Anwendung auch länger sein.

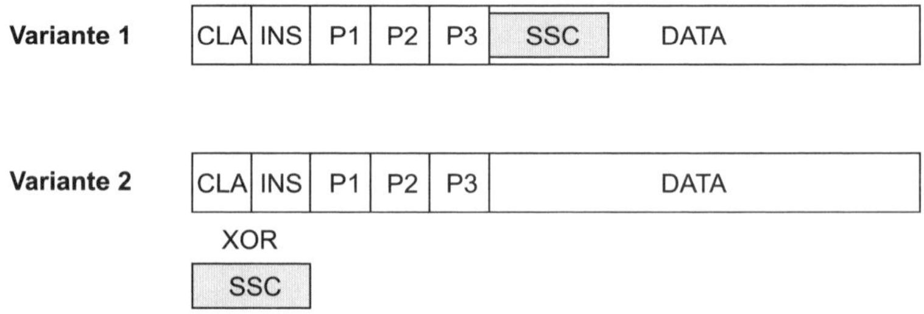

Bild 8.21 Die beiden Varianten eines Sendefolgezählers innerhalb einer Kommando-APDU. Variante 1 zeigt einen Sendefolgezähler SSC (*send sequence counter*) als TLV-kodiertes Datenobjekt im Datenteil. Bei Variante 2 wird ein Sendefolgezähler nur für die CCS-Berechnung durch XOR mit den APDU-Daten verknüpft und anschließend die ursprüngliche APDU übertragen.

Es gibt zwei grundsätzliche Varianten der Unterbringung des Sendefolgezählers in Kommando- und Antwort-APDUs. Er kann direkt als Zahlenwert in einem Datenobjekt in die jeweilige APDU eingefügt werden. Alternativ dazu kann man den Sendefolgezähler mit der gleichen Anzahl von Daten in der APDU mit XOR verknüpfen. Dann berechnet man die kryptografische Prüfsumme und restauriert anschließend die veränderten Daten wieder. Dem Empfänger dieser APDU ist der Sollwert des Sendefolgezählers bekannt, und er kann damit die APDU in gleicher Weise wie der Sender verändern. Anschließend berechnet er die kryptografische Prüfsumme und prüft die Richtigkeit der empfangenen APDU.

Während der Kommunikation findet dabei der folgende Ablauf statt: Zuerst fordert das Terminal einen Initialwert für den Zähler von der Chipkarte an. Diese gibt daraufhin eine zwei Byte lange Zufallszahl an das Terminal zurück. Das Terminal sendet nun das erste der sicherheitsrelevanten Kommandos mit dem Sendefolgezähler zur Chipkarte. Als Absicherung des Zählers und des Body kann das Authentic- oder das Combined-Verfahren verwendet werden. Die Chipkarte erhält nun die gesicherte APDU, prüft zuerst, ob Authentic- oder Combined-Verfahren einen Angriff indizieren, und vergleicht dann den Sendefolgezähler. Stimmt er mit dem in der Karte gespeicherten überein, so wurde während der Übertragung keine APDU eingeschoben oder ausgelassen.

Wie man deutlich erkennt, wird die Verwendung eines Sendefolgezählers nicht erst interessant, wenn mehrere Kommandos in einer bestimmten Reihenfolge ablaufen müssen, sondern auch schon bei einem einzelnen Kommando, da die Sitzung durch den Sendefolgezähler individualisiert wird. Schutz bietet der Zähler vor allem gegen Wiedereinspielung bereits gesendeter APDUs oder vor dem Ausschneiden von APDUs.

Wird der Sendefolgezähler zusammen mit dem Combined-Verfahren eingesetzt, so erhält jeder verschlüsselte Block ein anderes Aussehen, was als „diversity" bezeichnet wird. Dies beruht darauf, dass der Sendefolgezähler beim Austausch jeder APDU erhöht wird und bei einem guten Verschlüsselungsalgorithmus die Veränderung eines Bits im Klartext Auswirkungen auf das Aussehen des ganzen Schlüsseltext-Blocks hat.

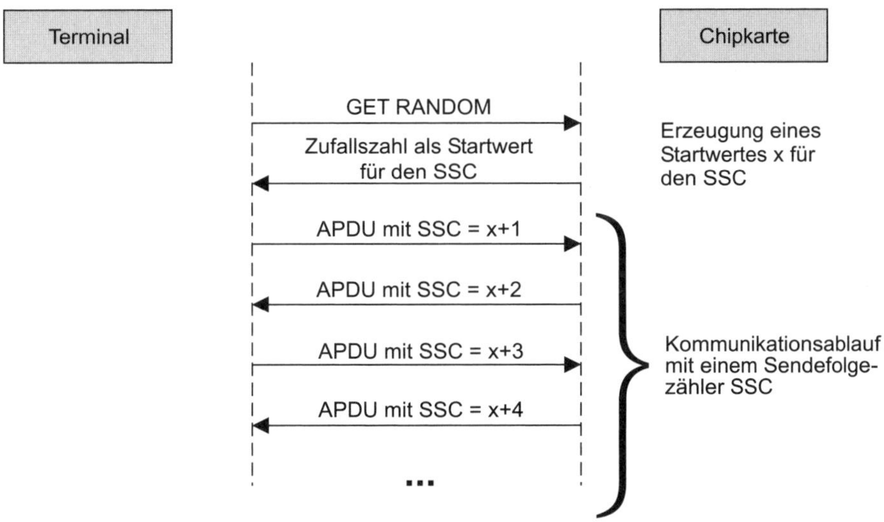

Bild 8.22 Übertragung von APDUs mit einem Sendefolgezähler SSC (*send sequence counter*).

8.5 Logische Kanäle (*logical channels*)

In Chipkarten mit mehreren unabhängigen Anwendungen ist vorgesehen, dass diese über so genannte logische Kanäle (*logical channels*) angesprochen werden. Diese ermöglichen es, dass bis zu 19 Anwendungen auf einer Chipkarte parallel mit einem Terminal Daten austauschen können. Benutzt wird nach wie vor die nur einmal vorhandene serielle Schnittstelle, doch auf logischer Ebene können die Anwendungen einzeln adressiert werden.[1]

Die Unterscheidung, welches Kommando nun zu welcher Anwendung gehört, wird aus Gründen der Rückwärtskompatibilität zu älteren Versionen der ISO/IEC 7816-4 zweistufig vorgenommen. Durch zwei Bits im Class-Byte (Bit 1 und Bit 2) lassen sich vier logische Kanäle adressieren, und es können so bis zu vier Sitzungen parallel mit Anwendungen in der Chipkarte ablaufen.[2] In der weiteren Stufe ist festgelegt, dass durch Benutzung eines besonderen Class-Bytes (Bit 8 = 0 und Bit 7 = 1) die niederwertigen vier Bits (Bit1 bis Bit 4) den logischen Kanal adressieren. Allerdings gibt es beim Kommunikationsablauf mit den verschiedenen Anwendungen auf der Chipkarte eine Einschränkung. Die von außen auf die Karte zugreifenden Prozesse müssen untereinander synchronisiert sein und dürfen keine Verschränkung aufweisen, da die Antwort-APDU der Karte keine Angabe des ursprünglichen logischen Kanals enthält. Es lässt sich also von außen nicht feststellen, welche Antwort welchen Returncode zurückgesendet hat. Das Resultat dieser fehlenden Kanalangabe ist, dass nach jedem Kommando an die Karte auf die daran anschließende Antwort gewartet werden muss.

Das Einsatzgebiet dieses mächtigen Mechanismus ist die gleichzeitige Benutzung von mehreren Anwendungen. Folgendes Beispielszenario soll dies verdeutlichen: Ein Benutzer führt ein Telefongespräch und möchte parallel dazu mit seinem Mobiltelefon dem Gesprächspartner ein Dokument in sicherer Weise zusenden. Der erste logische Kanal wird für die GSM-Anwendung geöffnet und wird dort unter anderem zur zyklischen Authentisierung der SIM gegenüber dem Mobilfunknetz benutzt. Der zweite logische Kanal wird zu einer anderen Anwendung auf der gleichen Multiapplikations-Chipkarte geöffnet, die alle Mechanismen und Schlüssel für eine gesicherte Kommunikation mit anderen Teilnehmern bereitstellt. Typischerweise würde dies eine WIM-Anwendung[3] sein. Ein anderes Beispiel in diesem Kontext wäre etwa der sichere Transfer von elektronischen Geldeinheiten parallel zu einem Mobilfunkgespräch.

So nützlich logische Kanäle erscheinen, so aufwändig ist ihre Verwaltung für das Chipkarten-Betriebssystem. Jeder logische Kanal bedeutet im Prinzip nichts anderes als eine völlig eigenständige Chipkarte mit allen Zuständen und Bedingungen. Dies bedeutet für das Betriebssystem, alle Informationen über mehrere parallel verlaufende Sitzungen gleichzeitig im Speicher zu verwalten. Der Aufwand dazu ist nicht zu unterschätzen und erfordert Mikrocontroller mit viel RAM. Fordert man zusätzlich Secure Messaging und alle Varianten der Authentisierung für jeden logischen Kanal individuell, steigt der Speicherbedarf sehr schnell in Bereiche, die nur von leistungsfähigen Mikrocontrollern für Chipkarten abgedeckt werden können.

8.6 Logische Protokolle

Neben den seit Jahren eingeführten Übertragungsprotokollen wie T=0 und T=1 findet man auch seit dem Beginn des neuen Jahrtausends die in der Internet-Welt etablierten Protokol-

[1] Siehe auch Abschnitt 11.12 „Kommandos für Datenübertragung“ auf Seite 431.

[2] Siehe auch Abschnitt 8.3.1 „Struktur der Kommando-APDUs“ auf Seite 239.

[3] Siehe auch 19.6 „Die WIM“ auf Seite 927.

le TCP/IP und HTTP bei Chipkarten. Die Verbreitung ist noch gering, doch werden sich diese weit verbreiteten Protokolle im Rahmen der immer größer werdenden Integration von Chipkarten in die üblichen IT-Infrastrukturen immer mehr etablieren. Die folgenden beiden Abschnitte enthalten eine überblickshafte Charakterisierung der relevanten Protokolle. Für Details sei hier auf die einschlägige Literatur verwiesen.

8.6.1 TCP/IP-Protokoll

Die beiden Protokolle TCP (*Transmission Control Protocol*) und IP (*Internet Protocol*) bilden zusammen eine der Grundlagen der Kommunikation im Internet. Die Entwicklung beider Protokolle fand in den siebziger Jahren des letzten Jahrhunderts statt. Den dazugehörigen Protokollstapel mit den vier Ebenen Anwendungs-, Transport-, Vermittlungs- und Netzzugangsschicht zeigt Bild 8.23.

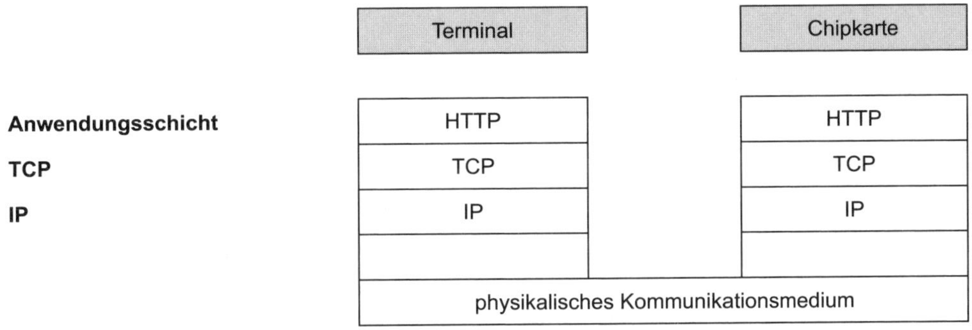

Bild 8.23 Der Protokollstapel TCP/IP mit darauf aufsetzendem HTTP-Protokoll. Die Schicht zwischen IP und physikalischem Kommunikationsmedium ist abhängig vom jeweiligen Betriebssystem.

Das IP-Protokoll gehört im Schichtenmodell der Internetprotokolle zur Internetschicht (*Internet layer*). Es ist ein verbindungsloses Protokoll und arbeitet unzuverlässig, was bedeutet, dass fehlerhafte Datenpakete beispielsweise nicht erneut angefordert werden. Aufgabe des IP-Protokolls ist die eindeutige Adressierung und Gruppierung von Rechnern in einem Netzwerk, die Weitervermittlung von Datenpaketen und die Wahl des Weges dieser Datenpakete (*routing*). Hauptsächlich wird heute Version 4 eingesetzt, welche in RFC 791 spezifiziert ist und oft als IPv4 abgekürzt wird. Der Adressraum hat dabei die Größe von 2^{32} und wird in vier dreistelligen Dezimalzahlen dargestellt. Da der 32 Bit-Adressraum von IPv4 mittlerweile in vielen Regionen zu klein geworden ist, findet langsam eine Umstellung auf das kompatible IP-Protokoll V6 statt. Es nutzt einen 48 Bit-Adressraum, ist in RFC 2460 spezifiziert und wird als IPv6 bezeichnet. Beide Versionen finden bei Chipkarten Einsatz.

Die unter der IP-Schicht befindliche Netzzugangsschicht kann, wie im Übrigen auch im Internet, vielgestaltig sein. Dies kann im einfachsten Falle die Kapselung der IP-Pakete in den Datenteil von APDUs und die anschließende Übertragung durch spezielle Kommandos mit T=0/1 sein. Üblicherweise wird jedoch die TCP/IP-Anbindung einer Chipkarte über USB und einen entsprechenden Gerätetreiber realisiert. Im Telekommunikationsbereich wird außerdem das BIP-Protokoll[1] nach TS 102 223 verwendet, das eine direkte TCP/IP-Kommunikation mit der Chipkarte über die Luftschnittstelle zulässt.

TCP ist ein zuverlässiges Protokoll, das eine fehlerlose Kommunikation von einem Rechner zum anderen ermöglicht. Es arbeitet verbindungsorientiert und baut einen virtuellen Kanal zwischen zwei Endpunkten auf. Daten können in beide Richtungen übertragen werden. TCP ist damit der Transportschicht (*transport layer*) zuzuordnen. Spezifiziert ist TCP im RFC 793 und setzt üblicherweise auf dem IP-Protokoll auf. Die über TCP liegende Schicht erhält durch das Protokoll eine virtuelle Vollduplex-Verbindung, bei der unter anderem Übertragungsfehler automatisch durch erneute Anforderung der betroffenen Datenpakte korrigiert werden.

Die Festlegung einer Verbindung mit TCP findet über zwei Endpunkte statt, die sich jeweils wiederum aus der IP-Adresse und dem Port zusammensetzen. Dies wird auch als Socket bezeichnet und bildet die Schnittstelle zur darüber befindlichen Schicht wie beispielsweise HTTP. Ein Port wird durch eine 16 Bit-Zahl eindeutig gekennzeichnet. Eine TCP-Verbindung wird damit eindeutig über die beiden IP-Adressen von Quelle und Ziel und die beiden dazugehörigen Port-Adressen gekennzeichnet.

8.6.2 HTTP-Protokoll

Das HTTP-Protokoll (*hypertext transfer protocol*) ist im Internetprotokollstapel der Anwendungsschicht zuzuordnen und in der RFC 1945 (Hypertext Transfer Protocol – HTTP/1.0) und RFC 2616 (Hypertext Transfer Protocol – HTTP/1.1) spezifiziert. Es kann im Prinzip zum Transfer beliebiger Daten verwendet werden, wobei das dominierende Haupteinsatzgebiet die Übertragung von HTML-Seiten im Internet ist. Die Einordnung im Stapel der Internetprotokolle zeigt Bild 8.23 auf der vorherigen Seite.

Das HTTP-Protokoll muss für seine Funktion auf ein zuverlässiges darunterliegendes Protokoll aufbauen, ein Protokoll also, welches der darüberliegenden Schicht fehlerfreie Datenblöcke zur Verfügung stellt. Nahezu ausschließlich wird dafür das TCP-Protokoll verwendet. HTTP arbeitet als zustandsloses Protokoll, woraus unter anderem folgt, dass nach einer Datenübertragung die Verbindung zwischen den beiden Kommunikationspartnern nicht bestehen bleibt und Daten über die aktuelle Sitzung gegebenenfalls in der übergeordneten Schicht gespeichert werden müssen.

Die zwischen Server und Client ausgetauschten Datenblöcke bezeichnet man bei HTTP als Nachrichten (*message*). Der Client sendet dabei immer eine Anfrage (*request*) zu einem Server, der daraufhin eine Antwort (*response*) zurückgibt. Eine Nachricht setzt sich aus den Teilen Message Header und dem Message Body zusammen. Im Message Header befinden sich Verwaltungsinformationen für den Message Body, der die zu übertragenden Nutzdaten enthält.

Das Funktionsprinzip des HTTP-Protokolls ist dabei ziemlich einfach. Der Client sendet einen HTTP-Request an einen Server, der daraufhin die angeforderten Daten zurückgibt. Es handelt sich dabei um ein reines Master-Slave-Verhalten. Es besteht auch die Möglichkeit, mit einem entsprechenden Kommando Daten vom Client an den Server zu übertragen.

[1] Siehe auch Abschnitt 8.6.3 „BIP-Protokoll“ auf Seite 255.

Für die Anzeige von typischen HTML-Seiten benötigt man nur einige wenige HTTP-Kommandos. Mit dem Kommando GET fordert der Client Daten vom Server an, wie beispielsweise eine HTML-Seite. Ähnlich arbeitet POST, mit dem sich zusätzliche Daten an den Server übermitteln lassen. Mit PUT lassen sich Dateien vom Client auf den Server laden und mit DELETE löschen. Beide Kommandos werden im Internet selten genutzt, spielen aber bei einem Smart Card Web Server[1] durchaus eine Rolle.

Beim HTTP-Protokoll werden die Daten im Klartext übertragen, was bei vielen Anwendungen aus Sicherheitsgründen nicht tolerabel ist. Die Erweiterung HTTPS (*hypertext transfer protocol secure*) ermöglicht eine kryptografisch gesicherte Datenübertragung, die gegen Abhören und Manipulationen schützt. Dazu wird zwischen HTTP und dem darunter liegenden TCP eine zusätzliche Protokollschicht eingeführt. Diese heißt TLS (*transport layer security*) und ist in RFC 2246 spezifiziert. Der Vorgänger von TLS heißt SSL (*secure socket layer*), weshalb diese Schicht zur kryptografischen Absicherung des Datentransfers oft auch SSL/TLS genannt wird. Die RFC 2818 spezifiziert HTTP über TLS. Die üblicherweise bei SSL/TLS verwendeten Kryptoalgorithmen sind MD5, SHA-1, Triple-DES, AES und RSA.

8.6.3 BIP-Protokoll (*bearer independent protocol*)

Die einzige ursprüngliche Möglichkeit der Datenübertragung zwischen SIM-Karte und Hintergrundsystem waren Kurznachrichten (SMS). Ende der neunziger Jahr war klar, dass die daraus resultierende Übertragungsgeschwindigkeit bei weitem nicht für die künftigen Anforderungen ausreichen wird. Aus diesem Grund spezifizierte man das BIP-Protokoll (*bearer independent protocol*), das auch in der TS 102 223 normiert ist.

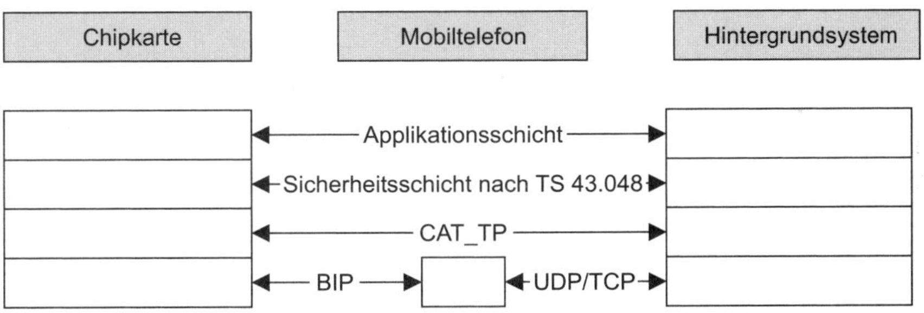

Bild 8.24 Überblick über die Zusammenhänge der Übertragungsprotokolle zwischen SIM, Mobiltelefon und Hintergrundsystem bei BIP und CAT_TP.

BIP basiert auf den proaktiven Kommandos[2] OPEN CHANNEL, CLOSE CHANNEL, SEND DATA, RECEIVE DATA sowie GET CHANEL STATUS und ermöglicht es einer im Mobiltelefon befindlichen Chipkarte über die Träger CSD, GPRS, IrDA oder Bluetooth mit einem verbundenen System auszutauschen. Das BIP-Protokoll beschränkt sich auf die Schnittstelle SIM und Mobiltelefon, die Kommunikation über die Luftschnittstelle mit einem Hintergrundsystem kann dann mit UDP (*user datagram protocol*) nach RFC 768 oder TCP vonstatten gehen, wie es auch Bild 8.24 zeigt.

[1] Siehe auch Abschnitt 23.3 „Smart Card Web Server" auf Seite 992.

[2] Siehe auch Abschnitt 19.4.4.6 „SIM Application Toolkit" auf Seite 904.

Aufbauend auf BIP wurde auch eine Übertragungsschicht spezifiziert, die eine direkte Kommunikation zwischen SIM-Karte und Hintergrund gestattet und auf BIP aufsetzt. Diese hat den Namen CAT_TP (*card application toolkit transport protocol*). CAT_TP lässt den Aufbau einer Verbindung sowohl seitens der Chipkarte als auch vom Hintergrundsystem zu und ist damit gut geeignet, SIM-Karten in ein größeres System einzubinden. Zur kryptografischen Sicherung der Verbindung kann man eine weitere Protokollebene benutzen, die in TS 43.048 spezifiziert ist. Damit lassen sich die zu übertragenden Daten sowohl authentisch als auch verschlüsselt in beide Richtungen übertragen. Das BIP-Protokoll ist außerdem die Grundlage für die Anbindung eines Smart Card Web Server[1] an den HTML-Browser des Mobiltelefons.

8.7 Anbindung von Terminals an übergeordnete Systeme

Um Chipkarten im Umfeld von PCs einsetzen zu können, bedarf es eines daran angeschlossenen Terminals und der Unterstützung durch die Software des PCs. In der Vergangenheit mussten für jedes Terminal eigene Softwaretreiber auf dem PC installiert werden. Diese hatten zudem ihre eigenen Softwareschnittstellen, so dass es praktisch nicht möglich war, eine terminalunabhängige Anwendungssoftware zu erstellen. Mitte der 90er begannen in verschiedenen Ländern und ausgehend von unterschiedlichsten Institutionen Spezifikationsarbeiten für Schnittstellen zur terminalunabhängigen Einbindung von Chipkarten in PC-Programme. Weltweit haben sich die beiden Industriestandards PC/SC (*personal computer/smart card*) und OCF (*open card framework*) etabliert. In Deutschland wie in einigen anderen Ländern gibt es seit langem die MKT-Spezifikation (Multifunktionales Kartenterminal – MKT), die im deutschsprachigen Raum eine überraschend hohe Verbreitung kennt. Alle drei Spezifikationen sind im Folgenden im Überblick dargestellt und können ansonsten auch via Internet kostenlos bezogen werden.

8.7.1 PC/SC

Ab Mai 1996 begann man, eine internationale Spezifikation für die Verbindung zwischen Karte und PC zu erstellen. Die Firmen Bull, Hewlett-Packard, Microsoft, Schlumberger, Siemens Nixdorf, Gemplus, IBM, Sun, Verifone und Toshiba arbeiteten an dieser Spezifikation mit.

Im Dezember 1997 wurde die Version 1.0 einer aus acht Teilen bestehenden „Interoperability Specification for ICCs and Personal Computer Systems“ veröffentlicht. Der Name für die Arbeitsgruppe war PC/SC (*personal computer/smart card*), welcher auch als Kurzform für die Spezifikation benutzt wird. Sie ist via Internet über den WWW-Server der Spezifikationsgruppe erhältlich [PC/SC].

Die PC/SC-Spezifikation ist zumindest ansatzweise plattformunabhängig, da sie auf allen Windows-unterstützten Rechnern funktioniert, welche den Großteil aller PCs ausmachen. Sie ermöglicht die Einbindung von Chipkarten in beliebige Anwendungen weitgehend unabhängig von einer Programmiersprache, da verbreitete Sprachen wie C, C++, C#, Java und

[1] Siehe auch Abschnitt 23.3 „Smart Card Web Server“ auf Seite 992.

Basic von PC/SC unterstützt werden. Die Voraussetzung ist lediglich, dass für das jeweils benutzte Terminal ein passender Treiber vorhanden und die verwendete Chipkarte PC/SC-kompatibel ist. Diese geforderte Kompatibilität ist jedoch relativ unkritisch, da der Rahmen verhältnismäßig weit gehalten wurde.

Tabelle 8.34 Die acht Teile der PC/SC-Spezifikation im Überblick.

PC/SC-Spezifikation	Inhalt
Teil 1: Introduction and Architecture Overview	Dieser Teil ist die Grundlage für alle folgenden Spezifikationsteile. Er enthält die zum Thema relevanten Normen, einen Überblick über die Systemarchitektur und die benutzten Hard- und Softwarekomponenten sowie Definitionen und Abkürzungen.
Teil 2: Interface Requirements for Compatible IC Cards and Readers	Festlegung der physikalischen Eigenschaften der kontaktbehafteten Chipkarte. Fixierung der grundlegenden elektrischen Eigenschaften wie Spannungsversorgung und Reset-Verhalten. Ebenso sind die Datenelemente, der Aufbau und die möglichen Abläufe von ATR und PPS definiert. Überblicksartig werden die Grundlagen der Datenübertragung auf physikalischer Ebene und die beiden Übertragungsprotokolle T=0 und T=1 beschrieben.
Teil 3: Requirements for PC-Connected Interface Devices	Aufstellung der Anforderungen an das Terminal sowie der unterstützten Terminaleigenschaften (Display, Tastatur u. Ä.).
Teil 4: IFD Design Considerations and Reference Design Information	Informationen zum Design von Terminals in Hinblick auf PS/2-Tastaturschnittstellen und USB-Schnittstellen.
Teil 5: ICC Resource Manager Definition	Detaillierte softwaretechnische Beschreibung des ICC Ressource Managers inklusive der dazugehörigen Klassen.
Teil 6: ICC Service Provider Interface Definition	Detaillierte softwaretechnische Beschreibung des ICC Service Providers und Crypto Service Providers inklusive der dazugehörigen Klassen.
Teil 7: Application Domain and Developer Design Considerations	Beschreibung der Benutzung der PC/SC-Spezifikation von Anwendungen aus.
Teil 8: Recommendations for ICC Security and Privacy Devices	Zusammenstellung und Festlegung von empfohlenen Funktionen und Mechanismen, welche eine PC/SC-Chipkarte unterstützen sollte. Dies schließt ein: das Dateisystem (MF, DF, EF), die dazugehörigen Dateizugriffsbedingungen, notwendige Systemdateien in der Chipkarte (Schlüssel, PIN u. ä.), Kommandos, Returncodes und kryptografische Algorithmen.

Ausgehend von den definierten Hard- und Softwarekomponenten lässt sich am unkompliziertesten die Übersicht über die PC/SC-Spezifikation gewinnen. Im folgenden sind die sieben Komponenten in ihren Funktionen und Schnittstellen zueinander beschrieben: ICC-Aware Application, ICC Service Provider, Crypto Service Provider, ICC Resource Manager, IFD Handler, IFD und ICC. PC/SC unterstützt in der aktuellen Version auch die Anbindung von Terminals für die kontaktlose Datenübertragung nach ISO/IEC 14443 Typ A und B.

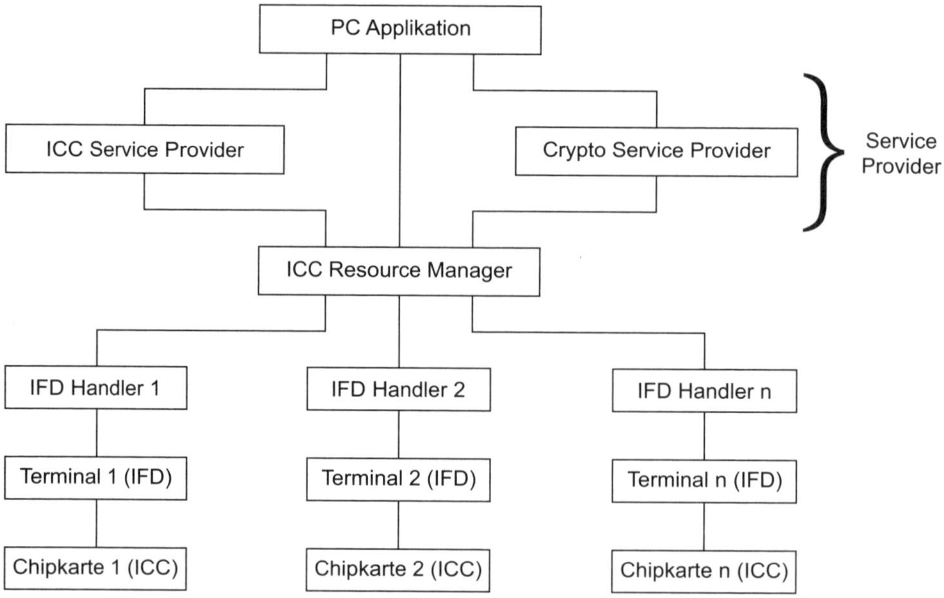

Bild 8.25 Überblick über die Softwarearchitektur der PC/SC-Spezifikation zur Anbindung von Chipkarten an PC-Betriebssysteme.

8.7.1.1 ICC-Aware Application

Diese Softwarekomponente ist die Anwendung, welche auf einem PC läuft und Funktionen und Daten einer oder mehrerer Chipkarten nutzen möchte. Sie berücksichtigt, dass diese Anwendung auch unter einem Mehrbenutzer-Betriebssystem mit Multitasking und Multithreading ausgeführt werden kann.

8.7.1.2 Service Provider

Der Service Provider dient dazu, die einzelnen Funktionen einer Chipkarte – unabhängig vom jeweiligen Betriebssystem der Chipkarte – abzukapseln. So kann beispielsweise über das API (*application programming interface*) des Service Providers eine Datei selektiert werden, ohne dass man das Chipkarten-Kommando oder überhaupt die Kodierung dazu kennen muss.

Die Komponente Service Provider ist in einen ICC Service Provider und einen Crypto Service Provider zweigeteilt. Der Grund dafür war, dass die in vielen Ländern bestehenden Exportbeschränkungen für kryptografische Algorithmen umgangen werden können, indem man den exportrechtlich problematischen Crypto Service Provider abtrennt und nicht mitliefert. Die PC/SC-Schnittstelle würde dann bis auf alle Kryptofunktionen nach wie vor benutzbar bleiben.

Der Service Provider muss nicht ein aus einem Stück bestehendes Programmteil sein, sondern kann aus über Netzwerke verbundenen Softwarekomponenten bestehen. Damit könnte zum Beispiel der Crypto Service Provider auf einem kryptografisch sicheren oder sehr leistungsfähigen Rechner weit entfernt von den restlichen PC/SC-Bestandteilen ausgeführt werden.

8.7.1.3 ICC Resource Manager

Der ICC Resource Manager ist die wichtigste Komponente der PC/SC-Architektur. Er ist der Verwalter von allen Ressourcen, die für die Einbindung von Chipkarten in das Betriebssystem notwendig sind. Drei fundamentale Aufgaben hat der ICC Resource Manager zu erfüllen:

Er ist verantwortlich für die Erkennung der angeschlossenen Terminals sowie der Chipkarten. Zudem muss er auch noch das Stecken und Ziehen einer Chipkarte im Terminal bemerken und daraufhin eine diesbezügliche Meldung zur Verfügung stellen.

Als zweite Aufgabe muss er die Belegung von Terminals durch eine oder mehrere Anwendungen verwalten. Dazu kann die Ressource „Terminal" ausschließlich an eine bestimmte Anwendung vergeben werden. Sollten jedoch mehrere Anwendungen gleichzeitig auf ein einzelnes Terminal zugreifen, muss dieses vom ICC Resource Manager als aufgeteilt (*shared*) gekennzeichnet und verwaltet werden.

Die dritte Funktion ist die Bereitstellung von Transaktionsprimitiven (*transaction primitives*). Dabei werden die für eine bestimmte Funktionalität relevanten Kommandos zu einer Gruppe verbunden. Damit ist sichergestellt, dass sie unmittelbar nacheinander in Folge ausgeführt werden. Sonst könnte es passieren, dass zwei Anwendungen zeitgleich und zueinander unkoordiniert mit ihren jeweiligen Kommandos auf eine Chipkarte zugreifen.

Die dabei zum Tragen kommende Problematik kann man am einfachsten anhand des folgenden Beispiels veranschaulichen: In einer Chipkarte kann zu einer Zeit nur jeweils eine Datei selektiert sein. Versuchen zwei Anwendungen nun gleichzeitig mit Selektion (SELECT) unterschiedlicher Dateien und anschließendem Lesekommando (z. B.: READ BINARY), Daten aus der Chipkarte abzurufen, dann ist undefiniert, welche Datei nun wirklich ausgelesen wird. Dies hängt einzig und allein von der Reihenfolge des Eintreffens der Kommandos bei der Chipkarte ab. Weitaus komplizierter, doch nicht minder verzwickt wird die Situation, wenn komplexe Abläufe, wie etwa beim Bezahlen mit einer elektronischen Geldbörse, zwischen mehreren Anwendungen und einer Chipkarte durchgeführt werden müssen. Der ICC Resource Manager sorgt dafür, dass es nicht zu Überschneidungen zusammengehöriger Kommandosequenzen kommen kann, sondern die einzelnen Abläufe nacheinander ausgeführt werden.

8.7.1.4 IFD Handler

Der IFD Handler ist eine Art von Treiber, der für das jeweilige Terminal spezifisch ist. Er hat die Aufgabe, das Terminal an die festgelegten Schnittstellen des PCs anzubinden und die individuellen Eigenschaften des Terminals auf die PC/SC-Schnittstelle abzubilden. Der IFD Handler stellt damit sozusagen einen datentechnischen Kanal vom PC zu einem speziellen Terminal her.

8.7.1.5 IFD (*interface device*)

Die Komponente IFD der PC/SC-Spezifikation ist ein Terminal, das über eine Schnittstelle an den PC angeschlossen ist. Diese kann beliebig sein, das Terminal kann also beispielsweise über RS-232, USB oder PC-Card (ex PCMCIA) mit dem Computer verbunden sein. Das Terminal muss die ISO/IEC 7816-1, 2, 3-Normen erfüllen, was unter anderem bedeutet, dass beide asynchrone Übertragungsprotokolle T=0 und T=1 unterstützt werden müssen. Optional können zusätzlich die synchronen Übertragungsprotokolle (2-Draht, 3-Draht, I^2C-Bus) für Speicherkarten nach ISO/IEC 7816-10 implementiert sein.

Neben einem Display werden beim Terminal für die Benutzeridentifizierung auch numerische Tastatur, Fingerabdruckscanner und andere biometrische Identifikationssensoren durch PC/SC unterstützt.

8.7.1.6 ICC (*integrated chip card*)

Die von der PC/SC-Spezifikation obligatorisch unterstützten Chipkarten sind Prozessorkarten und kompatibel zu den Normen ISO/IEC 7816-1, 2, 3. Falls es das Terminal zulässt, können Speicherkarten nach ISO/IEC 7816-10 eingebunden werden.

8.7.2 OCF

Im Jahr 1997 wurde die Open Card Initiative [OCF] von mehr als zehn Firmen aus dem Umfeld von Chipkarten und PCs gegründet. Der Zweck war, eine Schnittstelle zu Chipkarten auf PCs zu schaffen, die unabhängig vom Betriebssystem des PCs (Windows, Unix, ...) und unabhängig von der jeweiligen Anwendung auf der Chipkarte ist. Das Ergebnis ist OCF (*open card framework*), eine Java-basierte Schnittstelle auf PCs, mit deren Hilfe von PC-Programmen aus auf Chipkarten-Anwendungen zugegriffen werden kann. OCF hat sich mittlerweile zu einem Industriestandard im Java-Umfeld etabliert.

OCF bietet auf Anwendungsebene dem Entwickler zwei grundsätzliche Möglichkeiten. Der ursprünglich präferierte Ansatz ermöglicht es, komplexe Kommandoseqeunzen an die Chipkarte zusammenzufassen. Diese können bereits vom Betriebssystemhersteller der Chipkarte oder auch vom Anwendungsentwickler bereitgestellt werden. Der Vorteil dabei ist, dass komplizierte Kommandos bzw. Kommandosequenzen wie sie beispielsweise bei elektronischen Geldbörsen auftreten, auf Anwendungsebene des PCs relativ einfach angestoßen werden können.

In der Praxis wird jedoch von dieser Variante eher verhalten Gebrauch gemacht, da man bei der Softwareentwicklung auf dem PC gerne die volle Kontrolle über die Kommandos an die Chipkarte hat. Deshalb nutzt man heute OCF vor allem, um von der Programmiersprache Java aus Kommandos direkt als APDU kodiert an die Chipkarte zu senden.

8.7.3 MKT

In Deutschland wurde bereits frühzeitig damit begonnen, eine Spezifikation zur softwaretechnischen Anbindung von Terminals an PCs zu erstellen. Dies ist die seit 1994 von Teletrust Deutschland [TTT] in mehreren Versionen veröffentlichte MKT-Spezifikation (Multifunktionale Karten Terminal – MKT). Sie ist vor allem auf die Belange des Gesundheitsbereiches ausgerichtet, wird jedoch mittlerweile auch von vielen anderen Terminals innerhalb Deutschlands als Grundlage benutzt.

Die MKT-Spezifikation setzt sich aus 7 Teilen zusammen. Teil 1 beinhaltet das MKT-Basiskonzept, das einen grundlegenden Überblick über die Softwarearchitektur und das MKT-Terminal enthält. In Teil 2, dem so genannten CT-ICC-Interface (*card terminal – integrated chip card*), ist die Schnittstelle für kontaktorientierte Chipkarten mit synchroner und asynchroner Übertragung spezifiziert.

Teil 3 enthält die Beschreibung einer anwendungsunabhängigen Schnittstelle für Terminals namens CT-API (Anwendungsunabhängiges Card Terminal Application Programming Interface). Das CT-API ist unabhängig von einer Programmiersprache und prozedural aufgebaut. Dabei stehen die folgenden 3 Funktionen zur Verfügung: „CT_init" für die Initialisierung einer Verbindung, „CT_data" für den Datenaustausch auf einer bestehenden Verbindung und „CT_close" zum Schließen einer Verbindung.

Ergänzend dazu findet sich in Teil 4 die Festlegung einiger grundlegender und anwendungsunabhängiger Kommandos zur Steuerung von Terminals, welche die Bezeichnung CT-BCS (Anwendungsunabhängiges Card Terminal Basic Command Set) hat.

In Teil 5 sind für Chipkarten mit synchroner Datenübertragung der ATR und allgemeine Datenbereiche beschrieben. Teil 6 enthält die dazugehörigen Übertragungsprotokolle sowie entsprechende generelle Kommandos an das Terminal. Darauf aufbauend spezifiziert Teil 7 die Übersetzung von ISO/IEC 7816-4-Kommandos in Kommandos für Chipkarten mit synchroner Datenübertragung, d. h. Speicherkarten.

Die MKT-Spezifikation war weltweit eines der ersten Dokumente ihrer Art und wurde in Deutschland durch Tausende Terminals für 80 Millionen Krankenversichertenkarten auf eine enorm breite Basis gestellt. Obwohl technisch mittlerweile sicherlich nicht mehr auf dem neuesten Stand, wird diese Spezifikation noch für viele Jahre einen nationalen Industriestandard darstellen.

8.7.4 MUSCLE

Die Verwendung von Chipkarten unter Linux erfordert, wie bei allen anderen PC-Betriebssystemen, entsprechende Treiber. Diese waren anfangs nicht verfügbar, so dass es unter anderem aufwändig war, Chipkarten für einen Login unter Linux zu benutzen.

Im Jahr 2000 wurde die erste Version von MUSCLE (*Movement for the Use of Smart Cards in a Linux Environment*) veröffentlicht, die genau diese Lücke schloss. MUSCLE basiert seitens der Architektur stark auf PC/SC, liegt jedoch im Gegensatz zu PC/SC im Quellkode veröffentlicht vor [MUSCLE] und steht unter GPL-Lizenz so dass es auch von Dritten adaptiert und weiterentwickelt werden kann. Mit MUSCLE wurde eine API unter Linux geschaffen, die einen unkomplizierten Zugriff auf Chipkarten in einem angeschlossenen Terminal ermöglicht.

Kapitel 9

Kontaktbehaftete Datenübertragung

Die Datenübertragung über die sechs respektive acht Kontakte eines Chipkartenmoduls ist immer noch die am weitesten verbreitete Form des Nachrichtenaustausch zwischen Terminal und Chipkarte. Der technische Vorteil der kontaktbehafteten Datenübertragung besteht vor allem darin, dass sie gegenüber einer Datenübertragung mittels Hochfrequenz deutlich einfacher ist und zudem auch keine Antenne in den Kartenkörper integriert werden muss.

9.1 Physikalische Übertragungsschicht

Die physikalische Übertragungsschicht ist in der Norm für Chipkarten ISO/IEC 7816-3 in allen ihren Rahmenparametern festgelegt. Dies ist die grundlegende internationale Norm für alle Aspekte der Kommunikation auf physikalischer Ebene.

Die Vorlage für die serielle Kommunikation mit Chipkarten auf der elektrischen Ebene war die RS232-Schnittstelle. Dies ist in Bild 9.1 auf der nächsten Seite ganz gut zu sehen. Allerdings wurden die Pegel auf die bei Chipkarten üblichen +5 Volt und 0 Volt angepasst und der Ruhepegel invertiert, so dass er den logischen Datenwerten entspricht. Aus diesem Grund kann eine Chipkarte mit wenig Hardware-Aufwand an einer RS232-Schnittstelle betrieben werden.

Der gesamte Datenaustausch mit der Chipkarte findet auf digitalem Weg statt, d. h. nur unter Benutzung der logischen Werte 0 und 1. Die dafür verwendeten Spannungswerte liegen dabei auf den entsprechenden Werten der Spannungsversorgung, also bei +5 V, +3 V und +1,8 V und bei 0 Volt als Referenz. Ob nun der Low- oder High-Pegel die logische „1“ symbolisiert, ist frei definierbar und wird von der Chipkarte im ersten Byte des ATR angezeigt. Dabei entspricht „direct convention“ einer logischen „1“ auf dem +1,8/3/5-Volt-Pegel, „inverse convention“ bedeutet, dass der +1,8/3/5-Volt-Pegel die logische „0“ symbolisiert. Im Ruhezustand, d. h. wenn keine Daten übertragen werden, befindet sich die I/O-Leitung in beiden Fällen immer auf High-Pegel.

Die Kommunikation zwischen einer Chipkarte und der äußeren Welt findet in serieller Form statt. Die vom Prozessor byteweise verarbeiteten Daten müssen deshalb in einen bitseriellen Datenstrom umgewandelt werden. Ein Byte wird in seine acht Einzelbits aufgetrennt, und diese werden dann nacheinander über die Leitung gesendet. Die Reihenfolge ist dabei ebenfalls von der convention abhängig. Bei direct convention ist das erste Datenbit nach dem Startbit das niederwertigste im Byte. Im Falle der inverse convention wird das höherwertigste Bit im Byte direkt nach dem Startbit gesendet.

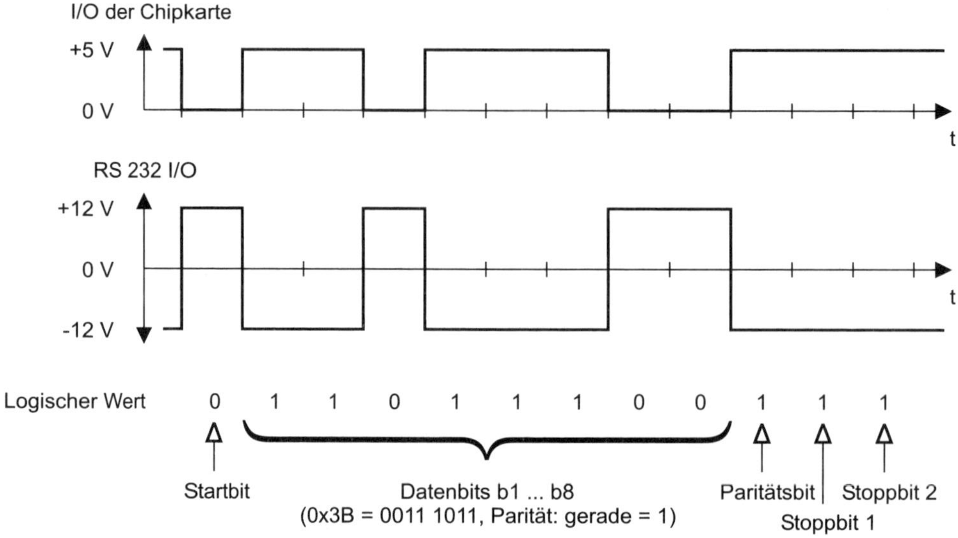

Bild 9.1 Vergleich der seriellen Datenübertragung nach RS232 und nach ISO/IEC 7816-4, der deutlich die Zusammenhänge der beiden Verfahren zeigt. Der wesentliche Unterschied liegt in der Festlegung der logischen Werte zu den Spannungspegeln. Der Ruhepegel bei RS232 liegt bei -12 Volt und bei der ISO/IEC 7816-4-Übertragung bei +5 Volt.

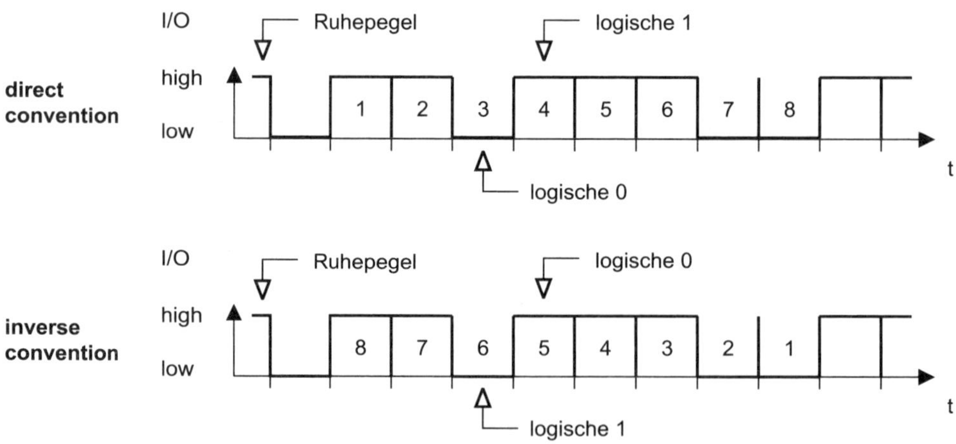

Bild 9.2 Die convention bei der Datenübertragung. Die obere Zeichnung zeigt die Datenübertragung in „direct convention", während die untere Zeichnung die Datenübertragung in „inverse convention" darstellt.

Die Datenübertragung zwischen Chipkarte und Terminal läuft asynchron ab, was bedeutet, dass jedes übertragene Byte mit zusätzlichen Synchronisationsbits ausgestattet werden muss.

Den Anfang eines jeden seriell übertragenen Bytes ergänzt man dabei mit einem Startbit, das dem Empfänger den Sendebeginn signalisiert. Am Ende jedes Bytes fügt der Sender noch ein Paritätsbit zur Fehlererkennung sowie ein oder zwei Stopbits hinzu. Die Zeitdauer für die Stopbits bezeichnet man bei Protokoll T=0 als Schutzzeit (*guardtime*), welche im Prinzip auch eine Art von Stopbit ist. Während dieser Zeit haben sowohl der Empfänger als auch der Sender Zeit, sich auf das nächste Byte der Übertragung vorzubereiten. Die Parität eines Bytes muss immer gerade sein. Das Paritätsbit erhält also den logischen Wert „1", wenn die Anzahl der Einsen im Byte eine ungerade Zahl ist und umgekehrt.

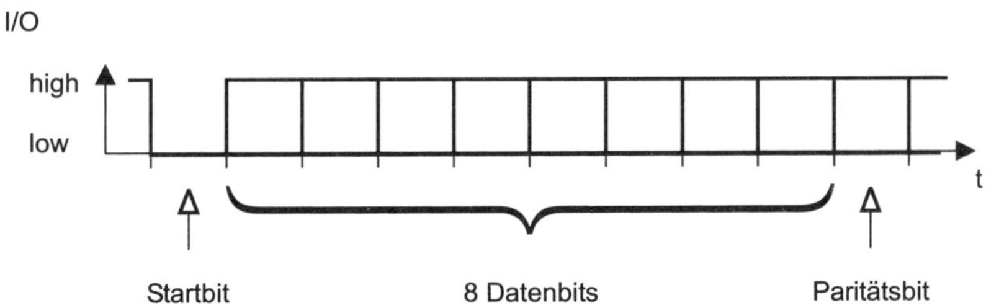

Bild 9.3 Der Aufbau eines Zeichens bei der Datenübertragung.

Da Chipkarten-Mikrocontroller über keinen vom angelegten Takt unabhängigen Timer verfügen, kann die Dauer eines Datenbits nicht in absoluten Zeitwerten angegeben werden. Deshalb ist sie in Abhängigkeit vom angelegten Takt festgelegt. Dazu ist ein Teiler definiert, der die Anzahl der Takte pro Bit angibt. Die Zeitdauer für ein Bit wird als ein etu (*elementary time unit*) bezeichnet.

Damit ist es also bei Chipkarten unsinnig, eine Datenübertragungsrate mit einem festen Wert anzugeben (z. B. 9 600 Bit/s), da diese direkt proportional dem angelegten Takt ist. Im Wesentlichen gibt es allerdings nur zwei Teiler, die weltweit verwendet werden. Zum einen ist dies der Wert 372 und zum anderen 512. Zur Maximierung der Übertragungsgeschwindigkeit kommen seit einiger Zeit immer häufiger kleinere Teiler zur Anwendung. Bei kleinen Teilern ist es für das Betriebssystem der Karte zunehmend schwieriger, Daten zu empfangen und zu senden, da der Prozessor nur mehr sehr wenig Zeit dafür hat. So bleiben etwa beim Empfang von Daten mit einem Teiler 64 für den Prozessor nur 64 Takte Zeit, um ein Bit zu erkennen und im I/O-Puffer der Karte abzulegen.

Zur Berechnung der mit den Standard-Teilern erzielbaren Übertragungsraten muss lediglich der angelegte Takt sowie der verwendete Teiler herangezogen werden.

$$\frac{3{,}5712 MHz}{372} = 9\,600\,\mathrm{Bit/s}\frac{4{,}9152\,\mathrm{MHz}}{512} = 9\,600\,\mathrm{Bit/s}$$

So erhält man beispielsweise für die beiden üblichen Standardtaktfrequenzen 3,5712 MHz und 4,9152 MHz eine Datenübertragungsrate von genau 9 600 Bit/s[1]. Diese 9 600 Bit/s sind

[1] Hier und im Folgenden wird für die Datenübertragungsrate immer die Einheit Bit/s verwendet. In der Literatur und auch in manchen Normen wird fälschlicherweise zum Teil äquivalent zu Bit/s die Einheit baud benutzt. Baud benennt während einer Datenübertragung die Anzahl von Statusänderungen pro Sekunde. Je Statusänderung können jedoch abhängig vom Übertragungsverfahren ein oder mehrere Informationsbits übertragen werden. Aus diesem Grund kann Baud nur in dem Sonderfall, dass bei jeder Statusänderung lediglich ein Bit übertragen wird, mit der Übertragungsrateneinheit Bit/s gleichgesetzt werden.

auch der Grund für die zahlenmäßig krummen Teilerwerte. In der Frühzeit der Chipkartentechnik gab es nur sehr wenige Frequenzen, für die preisgünstige Quarzoszillatoren erhältlich waren. Also verwendete man billige Standard-Oszillatoren, die für Fernseher produziert wurden, und definierte die Teiler für Chipkarten so, dass man die damals schon übliche Übertragungsgeschwindigkeit von 9 600 Bit/s erhielt. Aus ähnlichen Gründen wurde bei den ersten PCs eine Taktrate von 4,77 MHz gewählt, weil diese kompatibel zum US-Farbfernsehen war und damit ein Fernseher, zumindest prinzipiell, an einen PC angeschlossen werden konnte.

Nimmt man einen maximalen Wert des Taktes von 5 MHz und einen minimalen Teiler von 32 an, so erhält man die derzeitige Obergrenze der Übertragungsrate, sofern diese durch den Prozessor in Software durchgeführt wird.

$$\frac{5\,MHz}{32} = 156\,250\,\mathrm{Bit/s}$$

Natürlich besteht die Möglichkeit, den Teiler noch weiter zu reduzieren, so dass die Übertragungskapazität gesteigert werden kann. Dies bedeutet jedoch einen erheblichen Mehraufwand an Programmkode in der Chipkarte, der aus Gründen des geringen Speicherplatzes normalerweise nicht realisiert wird.

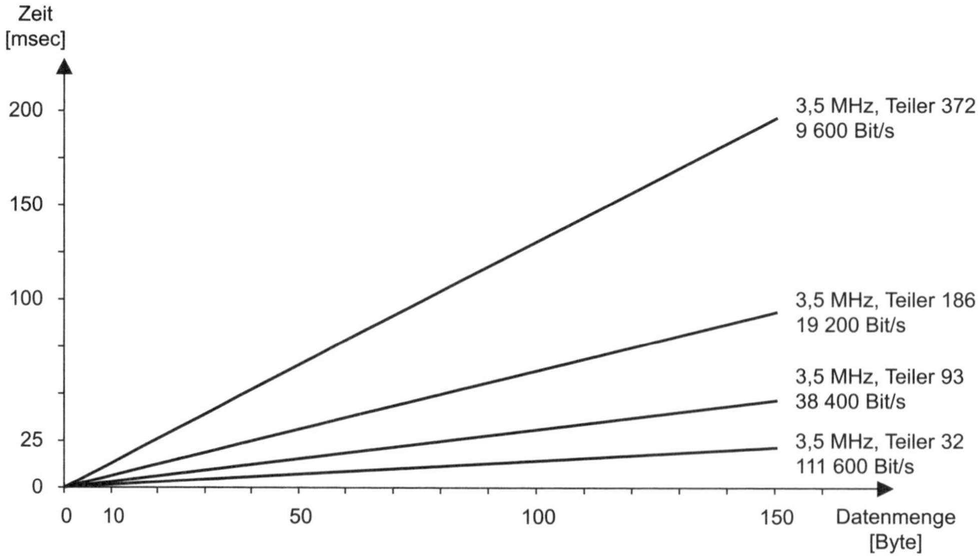

Bild 9.4 Diagramm zur Ermittlung der Übertragungszeiten von Daten bei typischen Übertragungsgeschwindigkeiten. Folgende Annahmen wurden dabei getroffen: 1 Startbit, 8 Datenbits, 1 Paritätsbit und 2 Stopbits pro Byte.

Bei vielen Neuentwicklungen von Chipkarten-Mikrocontrollern wird der Datenaustausch über die serielle Schnittstelle mit einer auf dem Chip befindlichen Hardwarebaugruppe (*universal asynchronous receiver transmitter – UART*) durchgeführt. Der Aufwand an Software für die Übertragung ist bei diesen Chiptypen nur mehr gering, und es ist möglich, die Geschwindigkeit der Datenübertragung durch die Hardwarelösung stark zu steigern. Die genormte Übertragungsrate von 111,6 kBit/s ist für eine Schnittstellenbaugruppe auf dem Chip ohne weiteres möglich.

Aus den Daten für die Taktfrequenz der Karte und den Teilern lässt sich die Zeitdauer für ein Bit berechnen. Dabei erhält man bei 3,5712 MHz Takt und dem Teiler 372 eine Zeitdauer von 104 μs, was dann per Definition für diesen Teiler einem etu (*elementary time unit*) entspricht. Damit kann man das folgende Zeitdiagramm zeichnen.

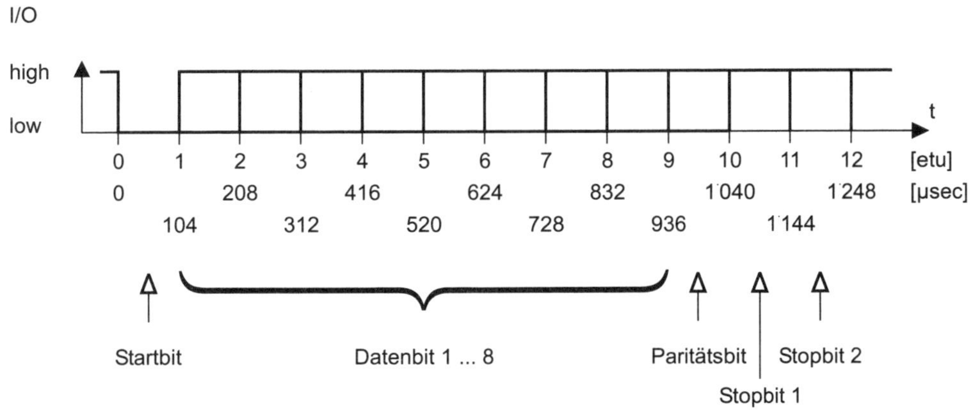

Bild 9.5 Zeitliche Darstellung eines Zeichens bei 9 600 Bit/s, was beispielsweise bei einer Taktfrequenz von 3,5712 MHz und dem Teiler 372 der Fall ist.

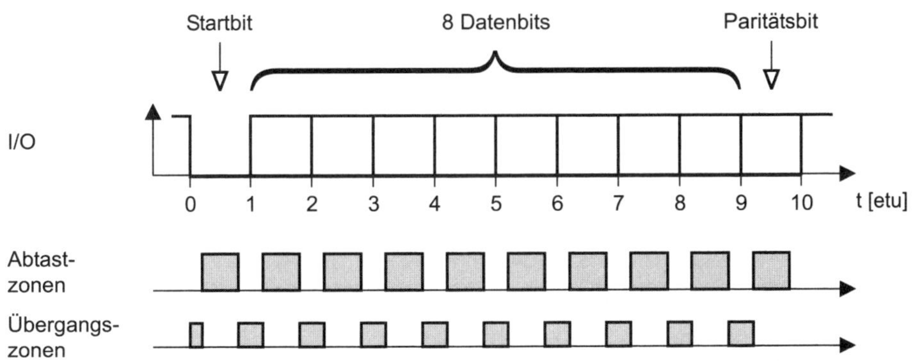

Bild 9.6 Die Abtast- und Übergangszonen beim Empfang eines Bytes.

Die serielle Datenübertragung muss nicht völlig toleranzfrei ablaufen, sondern darf aus technischen Gründen gewissen Abweichungen unterliegen. Weil Chipkarten-Mikrocontroller oft noch keine Schnittstellenbausteine besitzen, muss man diese erlaubten Toleranzen in der Praxis bei den Softwarelösungen manchmal auch ausnutzen. Die Abweichung von der fallenden Flanke des Startbits bis zur abschließenden Flanke des n-ten Bits darf maximal $\pm$ 0,2 etu sein. Dies bedeutet für den Sender, dass ein einzelnes Bit sehr wohl eine Abweichung von $\pm$ 0,2 etu haben darf, doch auch über mehrere Bits gesehen ist eine größere Abweichung nicht erlaubt. Zeitliche Fehler bei einem Bit dürfen sich also nicht so stark aufsummieren, dass die zulässige Toleranz überschritten wird.

Gerade bei der Übertragung von Daten über eine Leitung treten oft Einbrüche oder Überschwinger bei den Signalen auf. Man verlässt sich beim Empfang deshalb oft nicht nur auf eine Einfachabtastung des eingehenden Signals, sondern prüft es mehrmals. Eine typische Vorgehensweise ist eine Dreifachabfrage mit anschließender 2-aus-3-Entscheidung. Damit lassen sich kleinere Unsauberkeiten des Signalpegels bei der Übertragung ohne größeren Aufwand kompensieren. Eine weitere Steigerung auf fünf oder sieben Abtastungen würde aber bei der im Allgemeinen recht guten Datenübertragung bei Chipkarten im Verhältnis zu dem dafür nötigen Aufwand wenig Sinn ergeben.

Die drei Abfragen sollten so weit wie möglich über das zu empfangende Bit verteilt werden, damit kurzzeitige Signalschwächen optimal ausgeglichen werden können. Damit stößt man links und rechts vom Bitmittelpunkt auf die Grenzen, die durch die maximal erlaubten Toleranzen beim Senden eines Bytes gesetzt sind (Abtastzone – *test zone*). Durch Ausmitteln der unteren und oberen Grenzen und des Bitmittelpunktes erhält man die optimalen Abtastzeitpunkte bei einer Dreifachabtastung. Dies unterliegt aber keiner Normung. In den Übergangszonen (*transition zone*) darf nicht abgetastet werden, da das dort auftretende Signal ungültig ist.

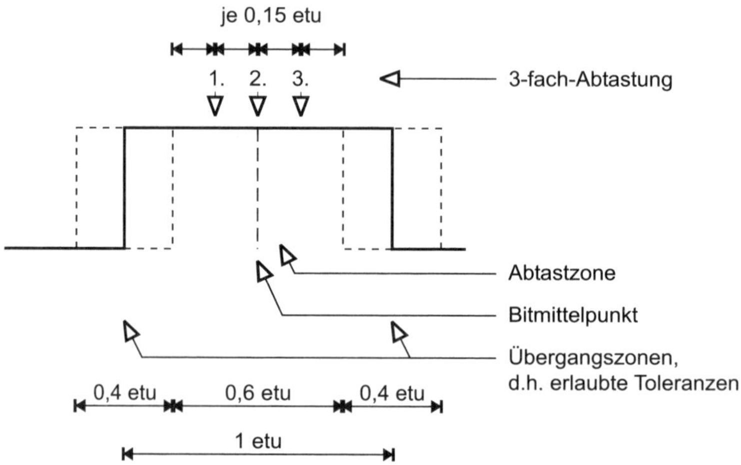

Bild 9.7 Beispiel für eine 3-fach-Abtastung eines Bits beim Empfang.

9.2 Protokolle für Speicherkarten

Die synchrone Datenübertragung findet bei Chipkarten mit Mikrocontroller keine Verwendung, da diese ausschließlich asynchron mit dem Terminal kommunizieren. Sie ist aber der Standard bei Speicherkarten, die in sehr großen Stückzahlen, z. B. als vorbezahlte elektronische Geldbörsen bei Kartentelefonen, eingesetzt werden. Diese große Verbreitung ist auch der Grund, warum hier die synchrone Datenübertragung beschrieben ist.

Die synchrone Datenübertragung bei Speicherkarten ist sehr stark mit der Hardware des Chips verknüpft und auf eine größtmögliche Einfachheit hin ausgelegt. Es existiert auch keine Schichtentrennung im Übertragungsprotokoll oder eine logische Adressierung, so dass die Anwendung im Terminal direkt auf Speicheradressen des Chips zugreifen muss. Die dort enthaltenen Daten können durch das Protokoll physikalisch adressiert und dann gelesen oder geschrieben werden. Damit ist die eigentliche Datenübertragung auch noch zusätzlich mit der Funktionalität der Speicheradressierung und -verwaltung verknüpft.

Außerdem gibt es kein Verfahren, während der Datenübertragung Übertragungsfehler zu erkennen oder zu korrigieren. Im Übrigen treten Übertragungsfehler zwischen Chipkarte und Terminal sehr selten auf. Stellt die Anwendung im Terminal trotzdem einen Übertragungsfehler fest, muss sie den entsprechenden Bereich in der Speicherkarte nochmals lesen. Alle diese Einschränkungen ermöglichen es jedoch, mit einer geringen Anzahl von Logikgattern und hoher Geschwindigkeit Daten von der Karte zum Terminal und in umgekehrter Richtung zu übertragen.

Weil die synchrone Übertragung nur deshalb benutzt wird, um möglichst einfach, also mit einem minimalen Aufwand an Logikschaltkreisen, im Chip eine Datenübertragung zu ermöglichen, erhält man dadurch fast zwangsläufig eine starke Abhängigkeit zur verwendeten Hardware. So sind die synchronen Übertragungsprotokolle nicht einheitlich und zum Teil von Chip zu Chip sehr unterschiedlich. Lediglich der ATR ist standardisiert. Ein Terminal, das mit unterschiedlichen Speicherkarten kommunizieren will, benötigt also mehrere verschiedene Implementierungen von synchronen Übertragungsprotokollen.

Die exakte Bezeichnung für die Datenübertragung bei Speicherkarten lautet „zum Takt synchrone serielle Datenübertragung". Damit wird erst klar, welche Randbedingungen mit dieser Kommunikationsart verbunden sind. Die Daten werden, genau wie im asynchronen Fall, seriell, also Bit für Bit, zwischen Karte und Terminal übertragen. Allerdings sind die zu übermittelnden Daten synchron zu einem zusätzlich übertragenen Takt. Damit entfällt die Notwendigkeit der Übertragung von Start- oder Stop-Informationen.

Im Fall einer einfachen Speicherkarte fehlen auch die Informationen für eine Fehlererkennung, also werden auch kein Paritätsbit oder eine zusätzliche Prüfsumme mit übertragen. Dass die Wahrscheinlichkeit des Auftretens von Übertragungsfehlern gering ist, hat mit dem sehr niedrigen angelegten Takt zu tun. Er bewegt sich im Bereich von 10 kHz bis 100 kHz. Da pro Taktzyklus ein Bit übertragen wird, erreicht man beispielsweise bei einer Taktfrequenz von 20 kHz eine Übertragungsrate von 20 kBit/s. Allerdings ist die effektive Übertragungsrate etwas niedriger, da bei Speicherkarten noch zusätzliche Adressangaben mit übertragen werden.

Um die synchrone Datenübertragung bei Speicherkarten verständlich darzustellen, muss man vorab einige Grundlagen der Speicherkarten kennen. Diese Karten haben in ihrer einfachsten Form einen zweigeteilten Speicher, der aus einem nicht mehr änderbaren ROM und aus einem schreib- und löschbaren EEPROM besteht. Beide Bereiche sind bitweise adressierbar und können frei ausgelesen bzw. im Falle des EEPROM auch geschrieben und gelöscht werden.

Das Master-Slave-Verhalten bei Speicherkarten ist noch stärker ausgeprägt als bei Chipkarten mit Mikrocontrollern. Das Terminal übernimmt beispielsweise komplett die physikalische Adressierung des Speichers. Die Speicherkarte selber kann nur bestimmte Bereiche global gegen Löschen sperren. Die Steuerung dazu übernimmt eine dem Speicher vorgeschaltete festverdrahtete Logik, die ebenfalls die Datenübertragung verwaltet.

9.2.1 Protokoll für Telefonchips

Die Datenübertragung ist hier am Beispiel einer Telefonkarte mit einem Chip SLE 4403 der Firma Infineon dargestellt. Der Speicher dieses Bausteins ist bitorientiert, was bedeutet, dass alle Operationen auf einem einzelnen Bit ausgeführt werden. Andere Chiptypen können ein von dieser Beschreibung abweichendes Protokoll haben. Die Grundprinzipien der Datenübertragung sind jedoch bei allen synchronen Karten gleich.

Die Datenübertragung geschieht mit der Hilfe dreier Leitungen. Die bidirektionale Datenleitung kann sowohl vom Terminal als auch von der Karte zum Austausch von Daten in der Länge eines Bits genutzt werden. Die Taktleitung überträgt den vom Terminal erzeugten Takt zur Speicherkarte, welcher die Grundlage für die synchrone Datenübertragung ist. Die dritte zur Übertragung notwendige Verbindung ist die Steuerleitung, die in Verbindung mit den Zuständen auf den beiden anderen Leitungen dann die eigentliche Funktion des Chips bestimmt.

Prinzipiell sind zur kompletten Ansteuerung einer Speicherkarte vier verschiedene Funktionen notwendig, die von der Logikschaltung im Chip dekodiert werden müssen. Es sind dies die Funktionen Lesen, Schreiben, Löschen des Speichers und Verändern des Adresszeigers. Speicherkarten besitzen einen globalen Adresszeiger, mit dem alle Bereiche bitweise innerhalb des Speichers adressiert werden können. Erreicht der Adresszeiger das obere Ende des Speichers, läuft er nach null über. Bei einem bitorientierten Aufbau des Chips zeigt er dann also wieder auf das erste Bit im Speicher. Eine Funktion der synchronen Datenübertragung ist es, diesen Zeiger auf einen Anfangswert zurückzusetzen, der im Regelfall null ist.

Die nächste Funktion ist es, Daten aus dem Speicher zu lesen. Schreiben und Löschen von Bits im EEPROM ergänzen die beiden vorherigen Funktionen. Das Löschen und damit die Schaffung der Möglichkeit eines Neubeschreibens ist natürlich bei Telefonkarten gesperrt. Sonst könnten diese ja immer wieder aufgeladen werden.

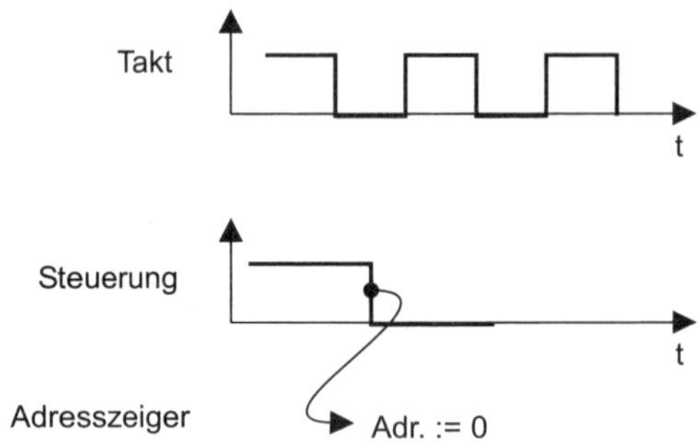

Bild 9.8 Das Rücksetzen des Adresszeigers auf die Adresse null.

9.2.1.1 Rücksetzen des Adresszeigers

Der Adresszeiger wird von der Anschaltlogik der Speicherkarte auf seinen Anfangswert null zurückgesetzt, wenn sich die Taktleitung und der Steuereingang gleichzeitig auf High-Pegel befinden. Der Steuerimpuls muss aber etwas länger anliegen als der High-Taktimpuls, um zu verhindern, dass die Adresse sofort um 1 hochgezählt wird. Der Adresszeiger sollte nach jeder Anschaltsequenz der Karte auf seinen Ursprungswert zurückgesetzt werden, da er sonst auf eine undefinierte Adresse zeigen würde.

9.2.1.2 Erhöhen des Adresszeigers und Lesen

Haben die Steuerleitung Low-Pegel und der Takt eine steigende Flanke, dann erhöht die interne Logik der Speicherkarte den Adresszeiger um 1. Mit der fallenden Flanke des Taktes wird der Inhalt der durch den Zeiger festgelegten Adresse auf die Datenleitung gelegt. Erreicht der Adresszähler seinen Maximalwert, der abhängig von der Größe des Kartenspeichers ist, läuft er auf 0 über und fängt somit wieder von ganz vorne bei 0 an.

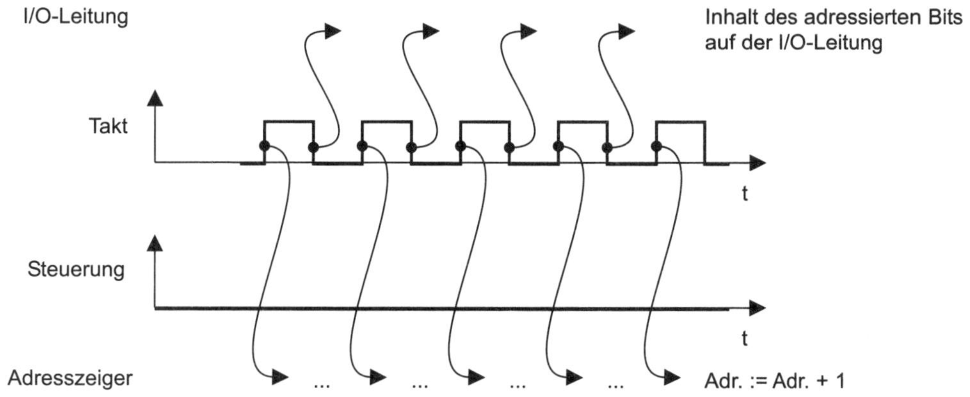

Bild 9.9 Das Erhöhen des Adresszeigers und Lesen von Daten von einer Adresse.

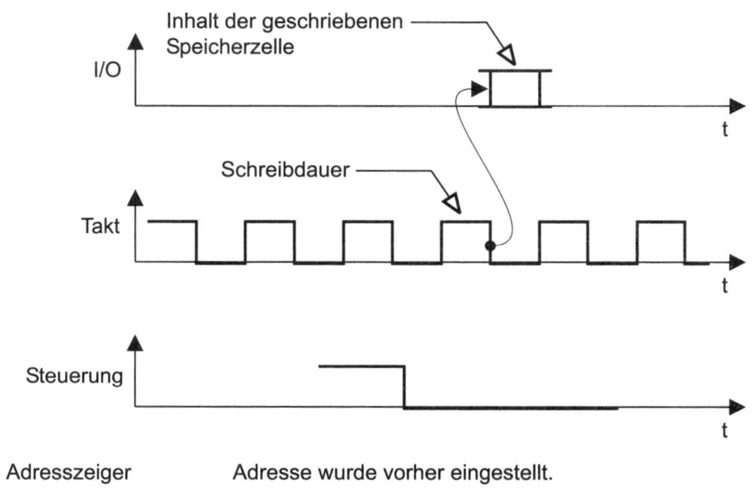

Bild 9.10 Das Schreiben eines Bits auf eine Adresse im EEPROM-Speicher.

9.2.1.3 Schreiben auf eine Adresse

Steht der Adresszeiger auf einem beschreibbaren EEPROM-Bereich, kann der auf der Datenleitung anliegende Wert mit einem High-Pegel an der Steuerleitung während eines Low-Pegels des Taktes in das EEPROM geschrieben werden. Die Länge des Schreibvorgangs wird durch die Dauer des unmittelbar nachfolgenden Taktimpulses bestimmt. Am Datenausgang erscheint beim korrekten Schreiben der Inhalt der geschriebenen Speicherzelle.

9.2.1.4 Löschen von Bytes

Ein Teil des EEPROM-Speichers einer typischen Telefonkarte ist immer als mehrstelliger Oktalzähler organisiert. Muss nun in diesem Oktalzähler ein Byte gelöscht werden, da ein Übertrag auf die nächste Stelle erfolgte, stellt dies die Logikschaltung sicher. Deshalb ist das Löschen eines Bytes im Speicher etwas aufwändiger. Die Vorgehensweise ist dabei folgendermaßen: Schreibt man zweimal hintereinander auf ein Bit eines Bytes, dann löscht die Hardwarelogik des Chips automatisch das dazugehörige niederwertige Byte. So ist sichergestellt, dass ein Übertrag auf die höhere Stelle erfolgte, und die niedrigere ist damit ohne Betrugsmöglichkeit gelöscht.

Die vier beschriebenen Zugriffsarten können von Chip zu Chip und auch von Hersteller zu Hersteller differieren. Eine andere Art der Datenübertragung, die jedoch standardisiert ist, findet man im I^2C-Bus wieder. Viele der neueren Speicherkarten verwenden diesen Bus für die Kommunikation mit einem Terminal. Dies hat natürlich den Vorteil, dass verschiedene Bausteine von unterschiedlichen Herstellern in einem System parallel zueinander benutzbar sind. Probleme mit der Handhabung von mehreren Übertragungsprotokollen zur Karte fallen weg, da alle Chips auf der Übertragungsschnittstelle kompatibel zueinander sind.

9.2.2 I^2C-Bus

Weil serielle und taktsynchrone Datenübertragungsprotokolle unkompliziert und vielseitig einsetzbar sind, werden sie relativ häufig benutzt. Seit 1990 gibt es von der Firma Philips Bausteine mit der Eigenentwicklung I^2C-Bus. Dieser Bus, dessen Abkürzung I^2C für inter-integrated circuit steht, basiert auf einer seriellen und bidirektionalen Datenleitung und einer seriellen Taktleitung. Für diesen Bus ist sowohl die Hardware – also die beiden Leitungen – als auch die Software im Sinne des Formats für die Datenübertragung definiert. Jeder Baustein im Bus kann die Kontrolle über den Bus übernehmen und Anfragen an weitere an den Bus angeschlossene Bausteine senden.

Weil Speicherkarten ebenfalls taktsynchron angesteuert werden, hat sich sehr schnell der I^2C-Bus in der Chipkartenwelt etabliert. Es gibt dafür mittlerweile die unterschiedlichsten Speicherbausteine für den Einbau in Chipkarten. Im folgenden Beispiel wird als Grundlage der Speicherchip ST24C04 von ST Microelectronics verwendet. Dieser Chip hat einen wahlfrei schreib- und lesbaren EEPROM-Speicher der Größe 512 Byte. Die Zeitberechnung für die Programmierung des EEPROMs wird intern vom Chip durchgeführt, muss also nicht von außen gesteuert werden.

Der I^2C-Bus setzt als Hardware eine Zweidrahtleitung vom Terminal zur Chipkarte voraus. Die SCL-Leitung (*serial clock*) überträgt den bis 100 kHz betragenden Takt. Daraus resultiert eine für Chipkarten verhältnismäßig hohe Datenübertragungsgeschwindigkeit bis zu 100 kBit/s. Die andere Leitung, SDA (*serial data*), wird bidirektional zum Datenaustausch zwischen Chipkarte und Terminal benutzt. Die SDA-Leitung wird im Terminal mit einem Pull-Up-Widerstand mit der Versorgungsspannung Vcc verbunden. Die beiden Kommunikationspartner können diese Leitung nur auf Masse legen. Das Senden eines High-Pegels erfolgt also passiv, indem der Sender seinen Ausgang auf einen hochohmigen Zustand (Tri-State) schaltet und der Pull-Up-Widerstand die SDA-Leitung auf den Pegel der Versorgungsspannung hochzieht.

Im Zusammenhang mit Chipkarten ist das Terminal immer der Master des I^2C-Busses und die Karte immer der Slave. Die Datenübertragung beim I^2C-Bus findet grundsätzlich mit Paketen zu einem Byte statt. Das höherwertige Bit des Bytes (Bit 8) wird als Erstes übertragen. Jede Datenübertragung auf der SDA-Leitung wird durch ein Startsignal eingeleitet und mit einem Stopsignal abgeschlossen. Das Startsignal erhält man durch eine fallende Flanke während eines High-Pegels der SCL-Leitung. Eine steigende Flanke während eines High-Pegels zeigt hingegen das Stopsignal an. Jeder Empfang eines Bytes muss vom Empfänger mit einem Quittungssignal bestätigt werden. Dazu legt er die SDA-Leitung für einen Taktimpuls auf Masse.

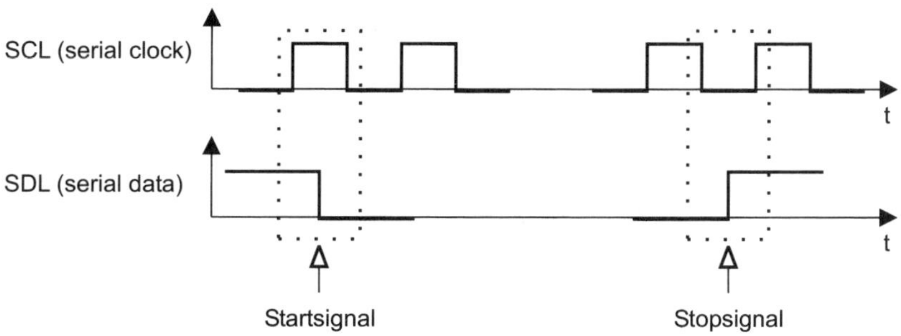

Bild 9.11 Das Start- und Stopsignal beim I^2C-Bus.

Nach dem Start der Kommunikation sind die ersten 7 Bit des ersten gesendeten Bytes die Adresse des Empfängers. Im Falle des hier dargestellten Beispiels ist aus Vereinfachungsgründen für die Adresse der binäre Wert 1010 000 angenommen. Dieser kann natürlich für die verschiedenen Chiptypen unterschiedlich sein und lässt sich bei manchen Speicherbausteinen innerhalb gewisser Grenzen auch frei einstellen. Das letzte Bit in der Adressangabe zeigt dem Empfänger an, ob Daten geschrieben oder gelesen werden sollen. Der Wert 1 symbolisiert die Leseoperation, 0 hingegen die Schreiboperation.

Anhand der folgenden Beispiele wird die generelle Funktionsweise des I^2C-Busses bei Chipkarten verdeutlicht.

9.2.2.1 Lesen von einer Adresse

Müssen Daten aus dem EEPROM-Speicher der Chipkarte gelesen werden, so gibt es dafür verschiedene Zugriffsarten. In der hier dargestellten wird ein einzelnes Byte ausgelesen. Es existiert aber auch die Möglichkeit, mehrere Bytes hintereinander aus dem Chip zu lesen.

Eingeleitet wird die Lesesequenz durch das Startsignal. Im Anschluss daran folgt die Adresse der Chipkarte, wobei das Zeichen für die Schreiboption gesetzt ist. Dies zeigt der Karte an, dass die nun folgenden Daten vorübergehend in einem internen Puffer aufbewahrt werden müssen. Dieser Puffer ist nichts anderes als ein byteorientierter Adresszeiger auf den EEPROM-Speicher. Nachdem die Chipkarte dieses erste Byte empfangen hat, sendet sie ein Quittungssignal aus. Dazu legt sie für die Zeitdauer eines Taktes die SDA-Leitung auf Masse. Nun folgt vom Terminal die Adresse im EEPROM der Chipkarte, die gelesen werden soll. Die Chipkarte wiederum bestätigt den Empfang. Anschließend sendet das Terminal ein Startsignal und die Adresse der Chipkarte mit gesetztem Lesesignal. Daraufhin sendet die Chipkarte die über den Adresszeiger adressierten Daten an das Terminal. Den Empfang der Daten muss das Terminal nicht bestätigen. Es sendet abschließend nur noch ein Stopsignal zur Chipkarte. Damit ist die komplette Lesesequenz für ein einzelnes Byte abgeschlossen.

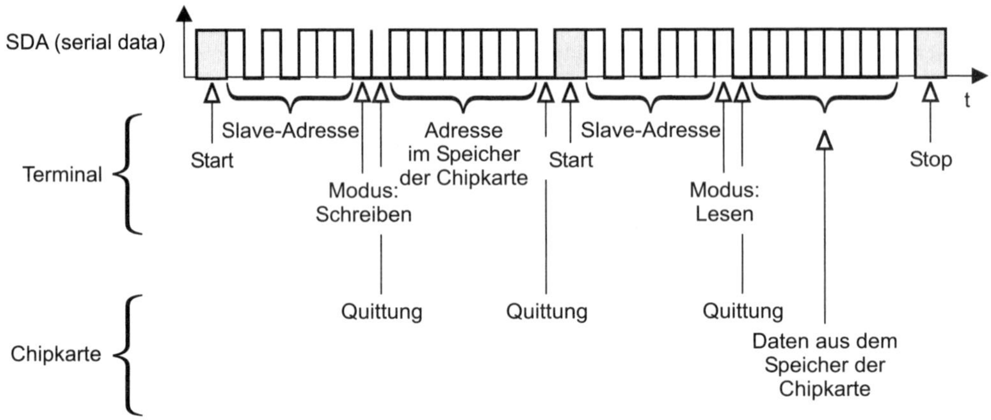

Bild 9.12 Das wahlfreie Lesen eines Bytes in einer Speicherkarte mit dem I^2C-Bus.

9.2.2.2 Schreiben auf eine Adresse

Analog dem Lesen von Daten aus dem EEPROM der Chipkarte gibt es auch für das Schreiben verschiedene Modi. Im Folgenden ist der einfachste davon dargestellt, mit dem ein einzelnes Byte wahlfrei in den Speicher geschrieben werden kann.

Die Sequenz beginnt wiederum mit einem Startsignal vom Terminal. Es folgt die Adresse der Chipkarte mit gesetzter Schreiboption. Die Chipkarte bestätigt den Empfang und erhält daraufhin vom Terminal die Adresse im EEPROM, auf die geschrieben werden soll.

Auch dies wird von der Chipkarte bestätigt, welche anschließend die zu schreibenden Daten erhält. Nach der dritten Bestätigung des Erhalts von Daten durch die Chipkarte sendet das Terminal ein Stopsignal. Daraufhin beginnt die Chipkarte das erhaltene Datenbyte in das EEPROM zu schreiben, wozu keine Zeitsteuerung von außen notwendig ist. Nun erst ist die komplette Schreibsequenz abgeschlossen und das übergebene Byte in das EEPROM geschrieben.

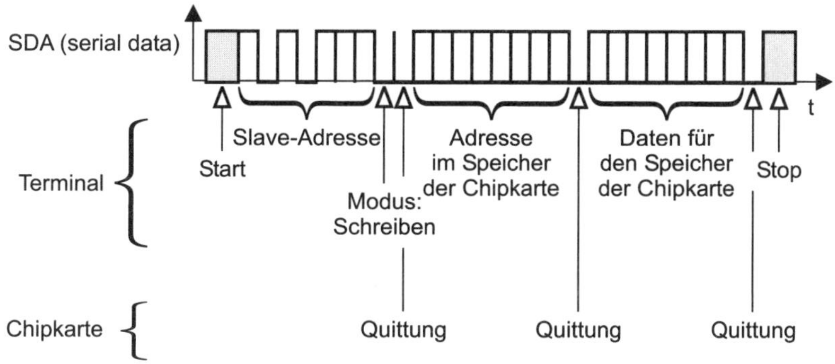

Bild 9.13 Das wahlfreie Schreiben eines Bytes in eine Speicherkarte mit dem I^2C-Bus.

9.3 ISO-Übertragungsprotokolle

Als ISO-Protokolle werden gemeinhin die Übertragungsprotokolle T=0 und T=1 bezeichnet. Diese fundieren vor allem auf den Festlegungen in der ISO/IEC 7816-Normenreihe, welche hier als Namensgeber gewirkt hat.[1]

Nachdem die Chipkarte einen ATR ausgesandt und eventuell ein PPS stattgefunden hat, wartet sie auf das erste Kommando des Terminals. Der nun folgende Ablauf entspricht immer dem Master-Slave-Prinzip mit dem Terminal als Master und der Karte als Slave. Konkret sendet das Terminal ein Kommando zur Karte, diese führt es aus und sendet anschließend die Antwort zurück. Dieses Ping-Pong-Spiel von Kommando und Antwort wird niemals durchbrochen.

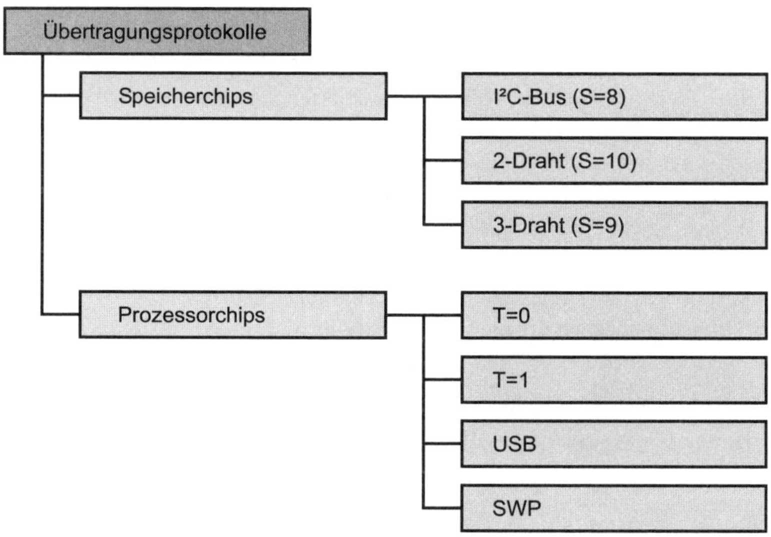

Bild 9.14 Die Systematik der kontaktbehafteten Übertragungsprotokolle von Chipkarten.

[1] Allerdings wäre strenggenommen demnach auch USB ein „ISO-Protokoll“, da es ebenfalls in der ISO/IEC 7816 normiert ist.

Nun gibt es aber verschiedene Möglichkeiten, die Kommunikation mit einer Chipkarte aufzubauen. Auch im Falle einer Übertragungsstörung existieren unterschiedliche Verfahren, um beide Kommunikationspartner wieder zu synchronisieren. Die genaue Realisierung der Kommandos, der dazugehörigen Antworten und das Verhalten bei Übertragungsfehlern findet in den Beschreibungen der so genannten Übertragungsprotokolle seinen Niederschlag.

Es sind nach ISO/IEC 15 Übertragungsprotokolle vorgesehen und in ihrer Grundfunktionalität definiert. Die Bezeichnung setzt sich aus dem Ausdruck „T=“ (*transport protocol*) und einer nachfolgenden Nummer zusammen. Die folgende Tabelle zeigt einen Überblick.

Tabelle 9.1 Die Übertragungsprotokolle nach ISO/IEC 7816-3 im Überblick.

Übertragungsprotokoll	**Bedeutung**
T=0	asynchron, halbduplex, byteorientiert, spezifiziert in ISO/IEC 7816-3
T=1	asynchron, halbduplex, blockorientiert, spezifiziert in ISO/IEC 7816-3
T=2, T=3	vollduplex, noch nicht spezifiziert
T=4	halbduplex, noch nicht spezifiziert
T=5 ... T=13	reserviert für zukünftige Anwendungen und noch nicht spezifiziert
T=14	für nationale Anwendung, nicht von ISO genormt
T=15	reserviert für zukünftige Erweiterungen

Dabei haben sich international zwei Übertragungsprotokolle durchgesetzt. Zum einen ist dies das T=0-Protokoll, das im Jahr 1989 international genormt wurde (ISO/IEC 7816-3), und zum anderen das T=1-Protokoll, das 1992 Eingang als Anhang in eine internationale Norm fand (damals in ISO/IEC 7816-3 Amd. 1 und jetzt in ISO/IEC 7816-3).

In Deutschland wurde an den weitverbreiteten Kartentelefonen noch ein drittes Protokoll namens T=14 verwendet, das in einem Firmenstandard der Telekom festgelegt war.

Die durch die Übertragungsprotokolle transportierten Dateneinheiten bezeichnet man als TPDU (*transmission protocol data unit*). Sie sind sozusagen protokollabhängige Container, die Daten von und zur Chipkarte transportieren. In ihnen sind dann die eigentlichen Anwendungsdaten eingebettet.

Zusätzlich zu den technisch aufwändigen Übertragungsprotokollen für Chipkarten existieren noch eine Reihe von einfacher synchroner Protokolle für Speicherkarten. Diese finden z. B. bei Telefonkarten oder Krankenversichertenkarten ihren typischen Anwendungseinsatz. Sie haben allerdings keine Mechanismen zur Fehlerkorrektur und basieren auf einer fest verdrahteten Logik im Chip.

9.3.1 Übertragungsprotokoll T=0

Dieses Übertragungsprotokoll wurde schon in der Anfangsphase der Chipkarten-Entwicklung in Frankreich verwendet und war auch das erste international genormte Protokoll für Chipkarten. Es ist in den ersten Jahren der Chipkartentechnik entstanden und daher auf minimalen Speicherbedarf und maximale Einfachheit ausgelegt. Dieses Protokoll wird weltweit in der GSM-Karte verwendet und hat aus diesem Grund den größten Verbreitungsgrad aller

Chipkarten-Protokolle. Genormt ist T=0 in ISO/IEC 7816-3. Weitere kompatible Spezifikationen befinden sich in der TS 51.011, TS 102 221 und dem EMV-Standard.

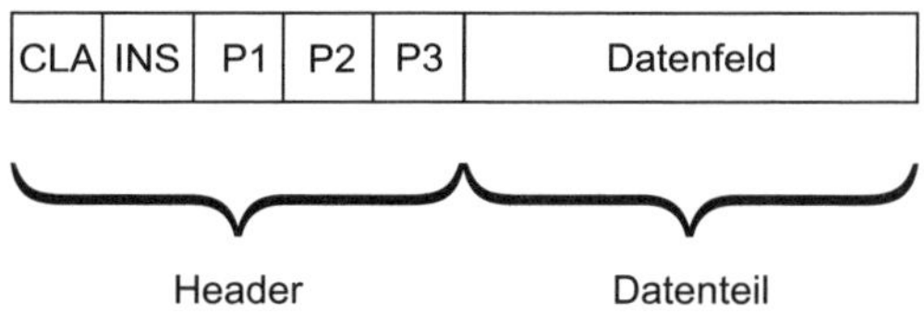

Bild 9.15 Der Aufbau eines Kommandos bei T=0.

Das T=0-Protokoll ist byteorientiert, was bedeutet, dass die kleinste Einheit, die das Protokoll bearbeitet, ein einzelnes Byte ist. Die übertragenen Dateneinheiten setzen sich aus einem Header mit Class-, Instruction- und drei Parameterbytes zusammen. Danach folgt optional ein Datenteil. Im Gegensatz zu den in ISO/IEC 7816-4 genormten APDUs existiert als Längenangabe nur der Parameter P3. Er gibt entweder die Länge der Daten des Kommandos oder die der Antwort an und ist nach ISO/IEC 7816-3 ebenfalls genormt.

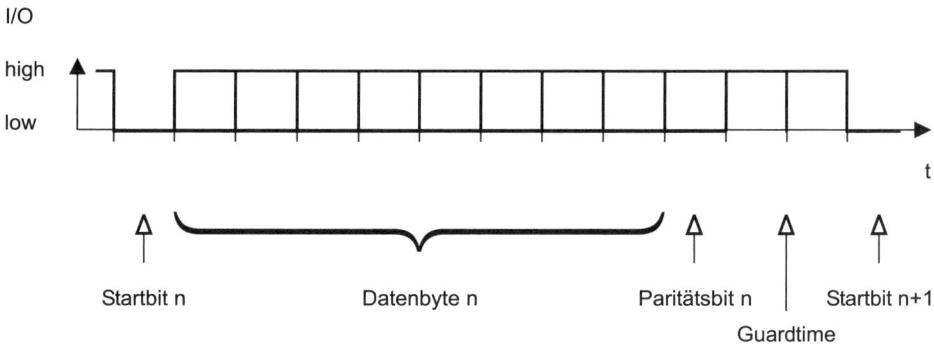

Bild 9.16 Darstellung eines fehlerfrei übertragenen Bytes bei T=0 auf der I/O-Schnittstelle.

Durch die Byteorientierung von T=0 direkt muss nach einem erkannten Übertragungsfehler das nicht korrekt empfangene Byte nochmals angefordert werden. Im Gegensatz dazu ist im Fehlerfall bei Blockprotokollen der gesamte Block (d. h. eine Sequenz von Bytes) nochmals zu senden. Die Erkennung von Übertragungsfehlern erfolgt bei T=0 ausschließlich mit Hilfe des Paritätsbits, das jedem übertragenen Byte nachgestellt ist.

Erkennt der Empfänger einen Übertragungsfehler, dann muss er, nachdem das erste Bit der Guardtime des fehlerhaften Bytes zur Hälfte verstrichen ist, die I/O-Leitung für die Dauer einer etu auf Low-Pegel setzen. Damit signalisiert er dem Kommunikationspartner, dass dieser das zuletzt gesendete Byte nochmals senden muss. Dieser Mechanismus der „Byte-Repetition" ist sehr einfach und hat den Vorteil, dass selektiv nur das nicht korrekt empfangene Byte wiederholt werden muss.

Leider ist das Verfahren mit einem gravierenden Nachteil verbunden. Die meisten Schnittstellenbausteine behandeln die Zeitdauer von einem etu als die kleinste detektierbare Einheit, so dass sie die nach einem halben Stopbit auf Low-Pegel gesetzte I/O-Leitung nicht erkennen können. Deshalb eignen sich Standard-Schnittstellen-Bausteine nicht für das T=0-Protokoll. Wird jedoch jedes Bit einzeln per Software empfangen, so ist dies kein Problem mehr.

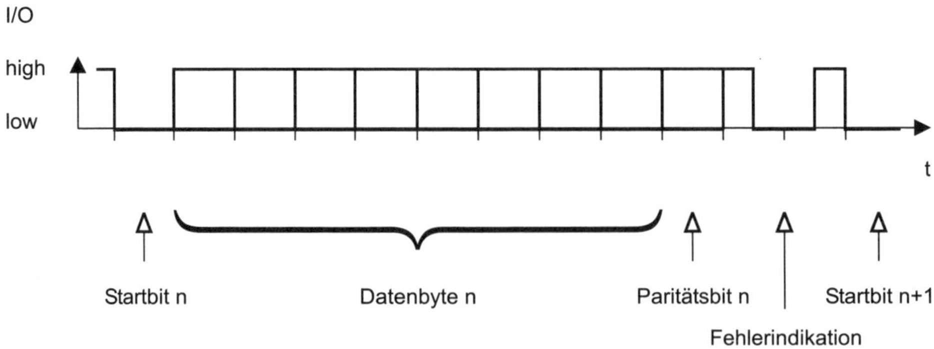

Bild 9.17 Signalisierung eines Übertragungsfehlers bei T=0 durch einen Low-Pegel auf der I/O-Schnittstelle während der Guardtime.

Das T=0-Protokoll würde auch noch die Möglichkeit vorsehen, eine externe Programmierspannung für das EEPROM bzw. EPROM der Chipkarte ein- und auszuschalten. Dazu addiert man den Wert 1 auf das empfangene Instruction Byte und sendet es als Acknowledge Byte an das Terminal zurück. Dies ist im Übrigen auch der Grund, warum nur geradzahlige Instruction Bytes erlaubt sind, denn sonst würde der vorangehend beschriebene Mechanismus nicht mehr funktionieren. Das Schalten einer externen Programmierspannung ist jedoch technisch überholt, da ausnahmslos alle Chipkarten-Mikrocontroller die Programmierspannung auf dem Chip erzeugen. Deshalb wird hier im weiteren Verlauf auch nicht mehr darauf eingegangen.

Um den Ablauf einer T=0 Kommando-Antwort-Sequenz zu zeigen, nehme man an, dass das Terminal ein Kommando mit Datenteil zur Chipkarte sendet und diese daraufhin Daten und einen Antwortkode zurückschickt.

Das Terminal sendet als Erstes einen 5 Byte langen Kommando-Header, bestehend aus Class-, Instruction-, P1-, P2- und P3-Byte, zur Karte. Wird dieser korrekt empfangen, so sendet diese als Procedure-Byte (PB) ein Acknowledge (ACK) zurück. Kodiert ist dieses Acknowledge als das empfangene Instruction-Byte. Nachdem das Terminal das Procedure-Byte empfangen hat, sendet es exakt die Anzahl von Datenbytes, die im P3-Byte angezeigt wurden. Damit hat die Karte das komplette Kommando empfangen, kann es abarbeiten und eine Antwort erzeugen.

Enthält die Antwort neben dem 2 Byte langen Returncode auch Daten, so teilt dies die Karte dem Terminal mit einem speziellen Returncode und der Anzahl der Daten in SW2 mit. Nach Empfang dieser Antwort sendet das Terminal ein so genanntes GET RESPONSE-Kommando, das nur aus einem Kommando-Header mit der Anzahl der zu übertragenden Daten an die Karte besteht. Diese sendet nun die nach dem ersten Kommando erzeugten Daten in der angeforderten Länge und mit dem dazugehörigen Returncode an das Terminal. Damit ist eine Kommandosequenz abgeschlossen.

Wird ein Kommando zur Karte gesendet, und diese erzeugt nur einen Returncode ohne Datenteil, so entfällt der Teil mit GET RESPONSE. Da für diese Aktion des Abholens von

Daten eines vorherigen Kommandos ein zusätzliches Kommando der Anwendungsschicht notwendig ist, herrscht natürlich keine exakte Trennung der Protokoll-Schichten mehr. Man muss Kommandos der Anwendungsschicht (GET RESPONSE) zur Unterstützung der Leitungsschicht benutzen, was einige Auswirkungen auf die jeweilige Anwendung hat. Obige Abläufe mögen auf den ersten Blick kompliziert erscheinen, deshalb sind sie in Bild 9.1 grafisch dargestellt.

Terminal (IFD)		**Chipkarte (ICC)**
5 Byte langer Kommando-Header [CLA, INS, P1, P2, P3]	⟶	
		Header fehlerfrei empfangen, Aufforderung zum Senden des Datenteils (= Acknowledge – ACK)
	⟵	[ACK]
[Datenteil] mit P3 = Anzahl der Datenbytes	⟶	Abarbeitung des Kommandos Kommando ausgeführt, Daten vorhanden, Länge in SW2
	⟵	[SW1 || SW2]
GET RESPONSE mit P3 = Länge der abzuholenden Daten [CLA, INS, P1, P2, P3]	⟶	
	⟵	[Daten || SW1 || SW2]
Kommando-Antwort-Zyklus abgeschlossen		

Sequenzdiagramm 9.1 Ein typischer Kommunikationsablauf bei T=0 mit Daten sowohl im Kommando als auch in der Antwort (Case 4-Kommando, wie z. B. MUTUAL AUTHENTICATE).

Der maximale zeitliche Abstand zwischen den Startflanken zweier aufeinanderfolgender Bytes wird als work waiting time bezeichnet. Sie ist im ATR im Datenelement TC_2 kodiert.

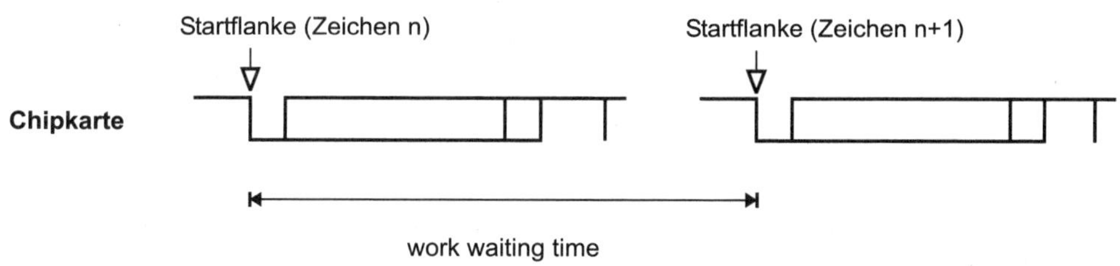

Bild 9.18 Die Definition der Work Waiting Time.

Die Guardtime, die auch Schutzzeit heißt, hat vor allem die Funktion, die einzelnen Bytes während der Übertragung zu trennen. Dadurch haben sowohl der Sender als auch der Empfänger mehr Zeit für die Funktionen des Übertragungsprotokolls.

Sendet die Chipkarte als Procedure-Byte den Null-Wert (= '60') an das Terminal zurück, so hat dies keine Auswirkungen auf den eigentlichen Protokollablauf, das Terminal wird jedoch mit dieser Prozedur darüber informiert, dass die Chipkarte noch das als Letztes gesendete Kommando abarbeitet. Man kann dieses Senden des Null-Wertes jedoch als eine Art

Wartezeitverlängerung (*waiting time extension* – WTX) benutzen. Umgangssprachlich wird dieser Ablauf oft als *more time* bezeichnet.

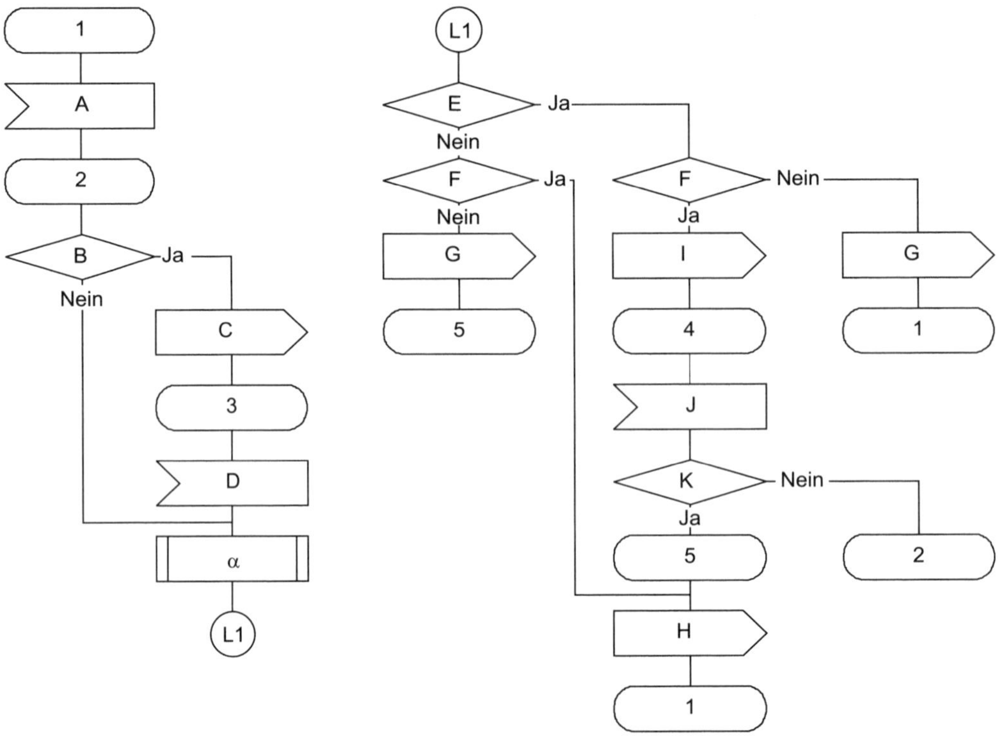

Bild 9.19 Der Zustandsautomat der Chipkarte für den Kommunikationsablauf bei T=0 ohne Fehlerbehandlung. Die folgenden Zustände und Zustandsübergänge sind festgelegt: 1: Grundzustand, 2: Header mit CLA, INS, P1, P2, P3 empfangen, 3: Warte auf Datenteil (P3 = Anzahl der Bytes), 4: Warte auf ein Kommando (Header mit CLA, INS, P1, P2, P3) mit P3 als Anzahl der Antwortdaten, 5: SW1, SW2 gesendet/GET RESPONSE empfangen, A: Empfange Header (5 Byte), B: Datenteil vorhanden (P3 != 0)?, C: Datenteil vorhanden, sende Prozedure-Byte zum Terminal, D: Empfange Datenteil (P3 = Anzahl der Bytes), E: War ein Datenteil im Kommando vorhanden (d. h. C und D durchlaufen)?, F: Sind Antwortdaten vorhanden (d. h. kein Fehler aufgetreten)?, G: Sende SW1 und SW2, H: Sende vorhandene Antwortdaten und SW1, SW2, I: Sende SW1 und SW2 (SW2 = Anzahl der Antwortdaten), J: Empfange ein Kommando (Header = 5 Byte), K: Ist das empfangene Kommando ein GET RESPONSE?, α: Abarbeitung des Kommandos.

Das T=0-Protokoll ermöglicht der Karte nach Empfang des Headers, die Bytes im Datenteil einzeln zu empfangen. Dazu muss diese lediglich als Procedure-Byte das invertierte Instruction-Byte zum Terminal senden, das daraufhin nur ein einzelnes Datenbyte aussendet. Beim nächsten Procedure-Byte der Karte folgt dann das nächste Datenbyte. Dieses byteweise Senden kann so lange fortgesetzt werden, bis die Karte alle Bytes des Datenteils empfangen hat oder als Procedure-Byte das nicht invertierte Instruction-Byte zum Terminal sendet. Daraufhin schickt das Terminal alle verbliebenen Bytes des Datenteils zur Karte, und diese hat somit das vollständige Kommando empfangen.

Nach GSM wird ein mögliches GET RESPONSE mit SW1='9F' angefordert und gemäß ISO/IEC üblicherweise mit '61'. SW2 beinhaltet jeweils die Anzahl der abzuholenden Daten. Zwischen TS 51.011 und ISO/IEC 7816-3 gibt es einen Unterschied bei der Abholung der Daten mit GET RESPONSE. Die oben beschriebene Art entspricht GSM und vertritt damit die weltweit größte Chipkarten-Anwendung. Nach ISO/IEC können mit GET RESPONSE eine bestimmte Anzahl Daten abgeholt werden, wobei es keinen sich weiterschaltenden Zeiger gibt, so dass ein Datenpaket nach dem anderen angefordert werden kann. Bei ISO/IEC wird bei GET RESPONSE immer mit dem ersten Byte begonnen. Diese Inkompatibilität kann durch entsprechende Software im Terminal problemlos entschärft werden. Das Kritische dabei ist nur das Wissen, dass sie existiert.

Terminal (IFD)		**Chipkarte (ICC)**
5 Byte langer Kommando-Header [CLA, INS, P1, P2, P3]	⟶	
	⟵	sende ein Datenbyte
[Datenbyte 1]	⟶	
	⟵	sende ein Datenbyte
[Datenbyte 2] *weiteres Senden von Einzelbytes*	⟶	*weiterer Empfang von Einzelbytes*
	⟵	sende alle restlichen Datenbytes
[Datenbyte n bis P3] (P3 = Anzahl der vorhandenen Datenbytes)	⟶	
		Abarbeitung des Kommandos
	⟵	[SW1 || SW2]
Kommando-Antwort-Zyklus komplett abgeschlossen		

Sequenzdiagramm 9.2 Der Einzelbyte-Empfang bei T=0 (Case 3-Kommando wie z. B. bei UPDATE BINARY).

Der Anwender interessiert sich bei einem Übertragungsprotokoll letztendlich vor allem für die Datenübertragungsgeschwindigkeit sowie die Fehlererkennungs- und Korrekturmechanismen.

Zum Senden eines Bytes, bestehend aus 8 Bit, müssen 12 Bit übertragen werden, da man 1 Startbit, 1 Paritätsbit und 2 etu für die Guardtime berücksichtigen muss. Unter der Annahme von 3,5712 MHz Takt und des Teilers 372 dauert damit die Übertragung von 1 Byte die Zeit von $12 \cdot 1$ etu = 1,25 ms. Die Tabelle 9.2 auf der nächsten Seite zeigt für einige typische Kommandos die benötigte Zeit zur Datenübertragung.

Die Übertragungsrate sinkt natürlich, sobald Übertragungsfehler auftreten. Allerdings wirkt sich hier der Mechanismus der Einzelbyte-Wiederholung sehr positiv aus, da selektiv nur das nicht korrekt empfangene Byte wiederholt gesendet wird.

Der Fehlererkennungsmechanismus des T=0-Protokolls umfasst lediglich eine Paritätsprüfung am Ende jeden Bytes. Damit können 1-Bit-Fehler sicher erkannt werden, 2-Bit-Fehler lassen sich damit schon nicht mehr detektieren. Geht während der Übertragung vom Terminal zur Karte ein Byte verloren, so führt dies zu einer Endlosschleife (*dead lock*) in der Karte, da diese auf eine bestimmte Anzahl von Bytes wartet und keine Möglichkeit eines zeitgesteuerten Abbruchs hat. Der einzige praktikable Ausweg für das Terminal, diese Sackgasse in der Kommunikation zu beseitigen, ist ein Reset der Karte mit einem kompletten Neuaufbau der Verbindung.

Ganz ähnlich verhält es sich, wenn das Terminal auf mehr Daten wartet, als die Chipkarte sendet. Auch dies würde unweigerlich zu einer Verklemmung (*dead lock*) führen. Aus diesem Grund haben manche Realisierungen von T=0 in Terminals einen Timer, der nach einer einzustellenden Maximalzeit einen Kommunikationsabbruch durch das Terminal initiiert. Der dabei verwendete Mechanismus verhält sich analog dem der BWT (*block waiting time*) bei T=1. Er ist jedoch nicht genormt und abhängig von der jeweiligen Implementierung.

Tabelle 9.2 Übertragungsraten bei T=0 und verschiedenen Kommandos (Cmd: Kommando, Rsp: Antwort) mit den folgenden Annahmen: Takt: 3,5712 MHz, Teiler: 372, 2 Stopbits, und jeweils 8 Bytes Daten pro Kommando.

Kommando	Anzahl der Nutzdaten	Anzahl der Protokolldaten	Dauer der Datenübertragung
READ BINARY	Cmd: 5 Byte Rsp: 2 + 8 Byte	—	18,75 ms
UPDATE BINARY	Cmd: 5 + 8 Byte Rsp: 2 Byte	—	18,75 ms
ENCRYPT	Cmd: 5 + 8 Byte Rsp: 2 + 8 Byte	Cmd: 5 Byte Rsp: 2 Byte	37,50 ms

In der normalen Kommunikation verursacht die nicht ausreichende Trennung zwischen Leitungs- und Transportschicht keine allzu großen Auswirkungen. Die gut funktionierende Anwendung GSM ist das beste Beispiel dafür. Beim Einsatz von gesicherter Datenübertragung, kommt es indes sehr bald zu Problemen. Denn bei einem teilweise verschlüsselten Header und einem vollständig verschlüsselten Datenteil ist es durch den vorgegebenen Protokollablauf nicht mehr möglich, T=0 ohne größeren Aufwand zu unterstützen. Die Ursache dafür ist, dass ein unverschlüsseltes Instruction-Byte zur Verwendung als Procedure-Byte von T=0 benötigt wird. Dies wurde jedoch von der internationalen Normung erkannt und in den entsprechenden Normen für Secure Messaging berücksichtigt, so dass auch mit T=0 alle Spielarten von Secure Messaging möglich sind.

Wegen der nicht vorhandenen Schichtentrennung und der offensichtlichen Probleme bei einer schlechten Verbindung wird das T=0-Protokoll oft als veraltet betrachtet. Andererseits kommt es bei der Kommunikation zwischen Terminal und Chipkarte so gut wie nie zu Übertragungsfehlern. Die gute durchschnittliche Übertragungsgeschwindigkeit, der geringe Aufwand zur Implementierung und die große Verbreitung machen die wesentlichen Vorteile dieses Protokolls aus.

9.3.2 Übertragungsprotokoll T=1

Das Übertragungsprotokoll T=1 ist ein asynchrones Halbduplexprotokoll für Chipkarten. Die Basis ist dabei die internationale Norm ISO/IEC 7816-3. Andere Spezifikationsgrundlagen sind TS 102 221 und der EMV-Standard. Das T=1-Protokoll gehört zur Klasse der

Blockprotokolle. Dies bedeutet, dass ein Block die kleinste Dateneinheit ist, die zwischen Chipkarte und Terminal übertragen werden kann.

Dieses Protokoll weist eine strenge Schichtentrennung auf und kann in das OSI-Referenzmodell als Leitungsschicht (*data link layer*) eingeordnet werden. Schichtentrennung heißt in diesem Zusammenhang auch, dass Daten, die für höhere Schichten, also beispielsweise die Anwendungsschicht, bestimmt sind, vollständig transparent von der Leitungsschicht verarbeitet werden können. Es ist nicht notwendig, dass weitere Schichten – außer der betroffenen – den Inhalt der übertragenen Daten interpretieren oder verändern müssen.

Gerade der Einsatz von gesicherter Datenübertragung (*secure messaging – SM*) erfordert es, dass eine Schichtentrennung eingehalten wird. Nur dann ist es ohne großen Aufwand und ohne Tricks möglich, Anwendungsdaten verschlüsselt über die Schnittstelle zu übertragen. Das T=1-Protokoll ist momentan das einzige internationale Protokoll für Chipkarten, mit dem ohne Kompromisse eine gesicherte Datenübertragung in allen Variationen möglich ist.

Der Ablauf des Übertragungsprotokolls startet, nachdem die Chipkarte den ATR ausgesendet hat oder nachdem ein erfolgreicher PPS ausgeführt wurde. Den ersten Block sendet das Terminal aus, den darauf folgenden die Chipkarte. Die Kommunikation wird dann mit wechselndem Senderecht in diesem Sinne weitergeführt.

Tabelle 9.3 Übertragungsraten bei T=1 und verschiedenen Kommandos (Cmd: Kommando, Rsp: Antwort) und den folgenden Annahmen: Takt: 3,5712 MHz, Teiler: 372, XOR als Fehlererkennungskode, 2 Stopbits und jeweils 8 Bytes Daten pro Kommando.

Kommando	Anzahl der Nutzdaten	Anzahl der Protokolldaten	Dauer der Datenübertragung
READ BINARY	Cmd: 5 Byte Rsp: 2 + 8 Byte	Cmd: 4 Byte Rsp: 4 Byte	28,75 ms
UPDATE BINARY	Cmd: 5 + 8 Byte Rsp: 2 Byte	Cmd: 4 Byte Rsp: 4 Byte	23,00 ms
ENCRYPT	Cmd: 5 + 8 Byte Rsp: 2 + 8 Byte	Cmd: 4 Byte Rsp: 4 Byte	38,75 ms

Im Übrigen findet das T=1-Übertragungsprotokoll nicht nur zwischen Chipkarten und Terminals seine Anwendung. Es gibt viele Terminals, bei denen es zur Kommunikation mit dem daran angeschlossenen Computer zur Übertragung der Anwendungs- und Steuerungsdaten eingesetzt wird.

Bei jedem Übertragungsprotokoll ist natürlich die resultierende Übertragungsgeschwindigkeit von besonderem Interesse. In der Tabelle 9.3 sind einige typische Kommandos und die benötigte Zeit zur Datenübertragung aufgeführt.

9.3.2.1 Blockaufbau

Die zu übertragenden Blöcke werden grundsätzlich für zwei verschiedene Zwecke benutzt. Einerseits zur transparenten Übertragung von anwendungsspezifischen Daten und andererseits für die Steuerdaten des Übertragungsprotokolls bzw. für die Behandlung von Übertragungsfehlern.

Prologfeld			Informationsfeld	Epilogfeld
Knotenadresse NAD	Protokollkontrollbyte PCB	Länge LEN	APDU	EDC
1 Byte	1 Byte	1 Byte	0 ... 254 Byte	1 ... 2 Byte

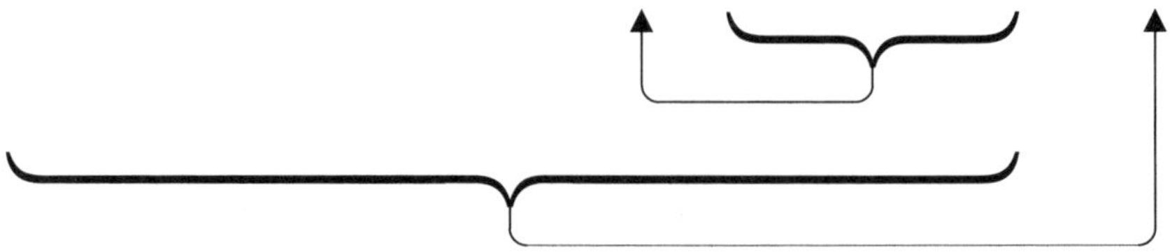

Bild 9.20 Der Aufbau eines T=1 Übertragungsblocks.

Die Übertragungsblöcke setzen sich aus einem führenden Prologfeld, dem Informationsfeld und einem nachgestellten Epilogfeld zusammen. Prolog- und Epilogfeld sind obligatorisch, müssen also in jedem Fall gesendet werden. Das Informationsfeld ist im Gegensatz dazu optional und enthält die Daten für die Anwendungsschicht. Dies ist entweder eine Kommando-APDU für die Chipkarte oder eine Antwort-APDU von der Chipkarte.

Grundsätzlich unterscheidet man im T=1-Protokoll drei verschiedene Blocktypen: Informationsblöcke, Empfangsbestätigungsblöcke und Systemblöcke: Die Informationsblöcke (I-Blöcke) werden zum transparenten Austausch von Daten der Anwendungsschicht genutzt. Der Empfangsbestätigungsblock (R-Block), der kein Informationsfeld besitzt, dient für positive oder negative Empfangsbestätigungen. Systemblöcke (S-Block) nutzt man für Steuerinformationen, die das Protokoll selbst betreffen. In Abhängigkeit von der Steuerinformation können sie ein Informationsfeld besitzen.

Prologfeld

Das Prologfeld besteht aus den drei Unterfeldern Knotenadresse (NAD), Protokollkontrollbyte (PCB) und Länge (LEN). Es hat eine Länge von drei Bytes und enthält grundlegende Steuerungs- und Anzeige-Informationen für den aktuellen Übertragungsblock.

Knotenadresse NAD (*node address*)

Das erste Byte des Prologfeldes wird als Knotenadresse bzw. NAD-Byte bezeichnet. Es enthält die Ziel- und Quellknotenadresse des Blocks. Diese sind in je 3 Bit kodiert. Wird die Adressierung nicht benutzt, so sind die jeweiligen Bits auf 0 gesetzt.

Des Weiteren ist aus Kompatibilitätsgründen zu älteren Mikrocontrollern eine Steuerung der EEPROM- bzw. EPROM-Programmierspannung vorgesehen. Diese Steuerung findet aber keine praktische Anwendung mehr, da seit langem alle Mikrocontroller für Chipkarten eine Ladungspumpe auf dem Chip haben.

Tabelle 9.4 Die Knotenadresse (NAD-Feld).

b8	b7	b6	b5	b4	b3	b2	b1	Bedeutung
X	...	...	...	X	...	...	...	Vpp-Steuerung
...	X	X	X	...	...	...	...	Zielknotenadresse DAD (*destination address*)
...	...	...	...	...	X	X	X	Quellknotenadresse SAD (*source address*)

PCB-Feld (*protocol control byte*)

Das der Knotenadresse folgende Unterfeld ist das Protokollkontrollbyte, kurz PCB-Byte (*protocol control byte*) genannt. Wie der Name schon beschreibt, dient es zur Kontrolle und Steuerung des Übertragungsprotokolls. Damit steigt der Aufwand an notwendigen Kodierungen. Das PCB-Feld kodiert in erster Linie den Blocktyp sowie die dafür notwendigen Zusatzinformationen.

Tabelle 9.5 Das PCB-Feld im Falle eines I-Blocks.

b8	b7	b6	b5	b4	b3	b2	b1	Bedeutung
0	...	...	...	...	...	...	...	Kennung für I-Block
...	N(S)	...	...	...	...	...	...	Sendefolgenummer
...	...	X	...	...	...	...	...	Folgedatenbit M
...	...	...	X	X	X	X	X	Reserviert

Tabelle 9.6 Das PCB-Feld im Falle eines R-Blocks.

b8	b7	b6	b5	b4	b3	b2	b1	Bedeutung
1	0	...	...	...	...	...	...	Kennung für R-Block
...	...	0	N(R)	0	0	0	0	kein Fehler
...	...	0	N(R)	0	0	0	1	EDC-/Paritätsfehler
...	...	0	N(R)	0	0	1	0	Sonstiger Fehler

Tabelle 9.7 Das PCB-Feld im Falle eines S-Blocks.

b8	b7	b6	b5	b4	b3	b2	b1	Bedeutung
1	1	...	...	...	...	...	...	Kennung für S-Block
...	...	0	0	0	0	0	0	Resynch Anfrage (nur vom Terminal)
...	...	1	0	0	0	0	0	Resynch Antwort (nur von der Chipkarte)
...	...	0	0	0	0	0	1	Anfrage zur Größenänderung des Informationsfeldes
...	...	1	0	0	0	0	1	Antwort zur Größenänderung des Informationsfeldes
...	...	0	0	0	0	1	0	Abbruch Anfrage
...	...	1	0	0	0	1	0	Abbruch Antwort
...	...	0	0	0	0	1	1	Anfrage zur Wartezeitverlängerung (nur von der Chipkarte)
...	...	1	0	0	0	1	1	Antwort zur Wartezeitverlängerung (nur vom Terminal)
...	...	1	0	0	1	0	0	Vpp Fehler Antwort (nur von der Chipkarte)

LEN-Feld (*length field*)

Das 1 Byte lange LEN-Feld zeigt in hexadezimaler Form die Länge des Informationsfeldes an. Der Wert des LEN-Feldes kann dabei von '00' bis 'FE' sein. Die Kodierung 'FF' ist für zukünftige Erweiterungen vorgesehen und sollte daher momentan noch nicht benutzt werden.

Informationsfeld

Das Informationsfeld dient im Falle eines I-Blocks als Container für die Daten der Anwendungsschicht (OSI-Schicht 7). Der Inhalt dieses Feldes wird vollständig transparent übertragen. Dies bedeutet, dass der Inhalt vom Übertragungsprotokoll ohne Analyse oder Auswertung direkt weitergeleitet wird.

Im Falle eines S-Blocks werden in diesem Feld Daten für das Übertragungsprotokoll übertragen. Dies ist jedoch die einzige Ausnahme, bei der der Inhalt des I-Feldes von der Übertragungsschicht verwendet wird.

Die Größe des I-Feldes kann sich nach ISO zwischen '00' und 'FE' (254) Byte bewegen. Der Wert 'FF' (255) ist für die zukünftige Verwendung durch ISO reserviert. Terminal und Karte können unterschiedlich große I-Felder haben. Der voreingestellte Wert der I-Feld-Länge für das Terminal beträgt 32 Byte (*information field size for the IFD– IFSD*) und kann mit einem speziellen S-Block verändert werden. Für die Chipkarte gilt ebenfalls dieser voreingestellte Wert von 32 Byte (= *information field size for the card – IFSC*), doch kann man ihn durch Angabe im ATR abändern.[1] In der Praxis liegt die Länge des I-Feldes sowohl bei den Terminals als auch bei den Chipkarten im Bereich zwischen 50 Byte und 254 Byte.

Epilogfeld

Dieses am Ende des Blocks übertragene Feld enthält einen Fehlererkennungskode über alle vorangegangenen Bytes des Blocks. Die Berechnung geschieht entweder mit einem Längsprüfungskode (*longitudinal redundancy check – LRC*) oder mit einem zyklischen Redun-

[1] Datenelement im ATR: TAi (i>2)

danzprüfungskode (*cyclic redundancy check – CRC*). Welcher dieser beiden Fehlererkennungskodes verwendet wird, muss in den interface characters des ATR angegeben werden. Ist dort keine Angabe enthalten, so ist implizit die LRC-Methode vereinbart. Im anderen Fall ist die CRC-Berechnung nach ISO 3309 vorzunehmen. Das dort benützte Teilerpolynom $G(x) = x^{16} + x^{12} + x^5 + 1$ ist identisch mit der CCITT-Empfehlung V.41.[1] Die beiden Fehlererkennungskodes können nur zu einer Fehlerdetektion genutzt werden, es ist mit ihnen nicht möglich, eine Fehlerkorrektur im Block vorzunehmen.

Der ein Byte lange Längsprüfungskode berechnet sich durch die XOR-Verknüpfung aller vorangehenden Bytes im Block. Diese Berechnung lässt sich sehr schnell durchführen und ist in der Implementierung wenig kodeintensiv. Normalerweise führt man sie on-the-fly während des Sendens bzw. Empfangens durch. Sie ist in praktisch allen T=1-Implementierungen als Standard vorhanden.

Die Verwendung des CRC-Verfahrens zur Erzeugung eines Fehlererkennungskodes ergibt eine weitaus höhere Wahrscheinlichkeit der Fehlererkennung als die relativ primitive XOR-Prüfsumme. Allerdings findet dieses Verfahren in der Praxis momentan keine Verwendung, da sich weltweit die XOR-Prüfsumme fest eingebürgert hat. Beim CRC-Verfahren muss das Epilogfeld auf zwei Bytes erweitert werden, was die Übertragungsrate senkt.

9.3.2.2 Sendefolge-/Empfangsfolgezähler (send/receive sequence counter)

Jeder Informationsblock im T=1-Protokoll ist mit einer Sendefolgenummer versehen, die aus nur einem Bit besteht und sich im PCB-Byte befindet. Sie wird modulo 2 hochgezählt, d. h. sie nimmt abwechselnd die Werte 0 und 1 an. Der Sendefolgezähler hat auch noch die Bezeichnung N(S) und hat den Wert 0 als Anfangswert beim Start des Protokolls. Die Zähler beim Terminal und in der Chipkarte werden unabhängig voneinander erhöht.

Der Sendefolgezähler hat vorwiegend den Zweck, einen fehlerhaft empfangenen Block nochmals anzufordern, da sich über N(S) die einzelnen Informationsblöcke jeweils eindeutig adressieren lassen.

9.3.2.3 Wartezeiten

Um Sendern und Empfängern bei der Datenübertragung genau festgelegte Mindest- und Maximalzeiträume für diverse Aktionen einzuräumen und um im Fehlerfall über einen definierten Abbruch eine Blockade des Übertragungsprotokolls zu verhindern, wurden verschiedene Wartezeiten definiert. Diese sind in der Norm alle mit Standardwerten vorbelegt, doch um die Übertragungsgeschwindigkeit zu maximieren, ist es möglich, diese entsprechend zu verändern und in den Specific Interface Characters des ATR dann anzuzeigen.

Zeichenwartezeit CWT (*character waiting time*)

Die Zeichenwartezeit CWT ist definiert als die maximale Zeitspanne zwischen den Startflanken zweier aufeinanderfolgender Zeichen innerhalb eines Blocks. Der Empfänger startet also bei jeder Startflanke eine Countdown-Uhr. Diese Uhr hat als Startwert die Zeichenwartezeit. Läuft die Uhr ab und wurde währenddessen noch keine Startflanke eines neuen Zeichens de-

[1] Siehe auch 6.5.2 „CRC-Prüfsummen" auf Seite 133.

tektiert, geht der Empfänger davon aus, dass der Übertragungsblock vollständig empfangen wurde.

Das „CWT-Empfangskriterium“ kann daher auch generell als Blockende-Erkennung verwendet werden. Dies reduziert die Geschwindigkeit der Datenübertragung erheblich, da sich jeder Block um die Zeitspanne der CWT verlängert. Besser geeignet ist daher die Erkennung des Blockendes durch das Zählen der empfangenen Bytes.

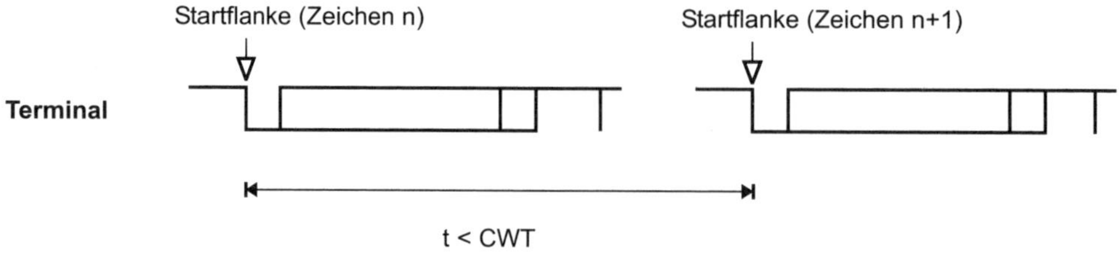

Bild 9.21 Die Definition der Zeichenwartezeit CWT.

Die CWT berechnet sich nach folgender Formel aus dem im ATR enthaltenen Datenelement CWI.

$$CWT = (2^{CWI} + 11)\text{work etu}$$

Der voreingestellte Wert für CWI ist 13, so dass sich die folgende CWT ergibt:

$$CWT = (2^{13} + 11)\text{work etu} = 8\,203\,\text{work etu}$$

Bei einem Takt von 3,5712 MHz und einem Teiler von 372 errechnet sich daraus eine Zeitdauer von 0,85 Sekunden.

Diese Zeitdauer, die als Grundeinstellung in der Norm vorgegeben ist, ist für eine schnelle Datenübertragung zu hoch. Der in der Praxis übliche Bereich für CWI liegt zwischen 3 und 5. Dies bedeutet bei einer normalen Sendefolge, bei der ein Zeichen nach dem anderen ohne zeitliche Verzögerung über die Schnittstelle geht, dass der Empfänger noch die Zeitspanne von ein bis zwei Byte wartet, bis er das Ende des Blocks oder einen Kommunikationsabbruch erkennt.

Normalerweise erkennt die Empfangsroutine das Ende eines Blocks anhand der Blocklängenangabe im Längenfeld LEN. Ist der Inhalt dieses Feldes jedoch fehlerhaft, nutzt man zusätzlich die Zeichenwartezeit, um einen definierten Abbruch beim Empfang zu erreichen. Dieses Problem wird aber auch nur dann akut, wenn die Längenangabe zu lang ist, denn in diesem Fall würde der Empfänger auf weitere Zeichen warten, die nie eintreffen. Damit wäre das Übertragungsprotokoll blockiert, und dieser Zustand könnte nur mehr durch einen Reset der Chipkarte beseitigt werden. Durch den Mechanismus der Zeichenwartezeit umgeht man dies.

Blockwartezeit (*block waiting time*)

Um einen definierten Abbruch der Kommunikation mit einer nicht antwortenden Chipkarte zu erreichen, wurde die Blockwartezeit BWT definiert. Es ist die maximale Zeitspanne zwischen der Startflanke des letzten Bytes eines Blocks, der zur Karte gesendet wurde, und der Startflanke des ersten Bytes, das die Karte zurücksendet.

Auf einen üblichen T=1-Block übertragen, ist dies die maximale Zeit, die zwischen der Startflanke des XOR-Bytes im Epilogfeld im Kommandoblock und der Startflanke des NAD-Bytes in der Antwort der Karte vergehen darf.

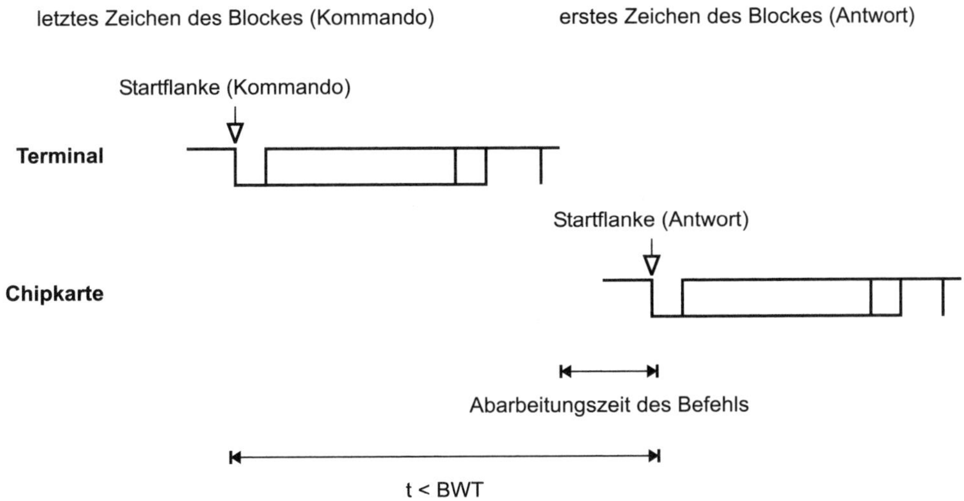

Bild 9.22 Die Definition der Blockwartezeit BWT.

Läuft diese Zeit ab, ohne dass die Karte eine Antwort sendet, darf das Terminal von einer Fehlfunktion der Karte ausgehen und entsprechende Reaktionsmechanismen einleiten. Dies wäre etwa ein Reset der Karte mit dem anschließenden Versuch des Neuaufbaus der Kommunikation.

Im ATR wird in den Interface Characters ein Wert für die BWT angegeben, der verkürzt als BWI kodiert ist.

$$BWT = 2^{BWI} \cdot 960 \cdot \frac{372}{f} \cdot \mathrm{s} + 11 \mathrm{work\ etu}$$

Ist im ATR kein Wert für BWI definiert, so benutzt man die Grundeinstellung von BWI = 4. Damit ergibt sich bei 3,5712 MHz und Teiler 372 der Wert 1,6 s für die Blockwartezeit.

$$BWT = 2^4 \cdot 960 \cdot \frac{372}{3\,571\,200\,\mathrm{Hz}} \cdot \mathrm{s} + 11 \mathrm{work\ etu} = 2^4 \cdot 0{,}1 \cdot \mathrm{s} + 11\ \mathrm{work\ etu} \approx 1{,}6\,\mathrm{s}$$

Wie man sieht, ist dieser Wert großzügig bemessen. In der Praxis benutzt man für BWI oft den Wert 3, der zu einer Blockwartezeit von 0,8 s führt. Die typischen Ausführungszeiten von Kommandos in der Chipkarte liegen in der Regel im Bereich von 0,2 s.[1] Deshalb ist eine BWT der vorstehend angegebenen Dauer ein Kompromiss zwischen üblicher Ausfüh-

[1] Siehe auch Abschnitt 11.17.1 „Formelsammlung zur Abschätzung von Ausführungszeiten“ auf Seite 441.

rungsdauer von Kommandos und der schnellen Detektion einer nicht mehr auf Kommandos antwortenden Chipkarte.

Blockschutzzeit (*block guardtime*)

Die minimale Zeitspanne zwischen der Startflanke des letzten Bytes und der Startflanke des ersten Bytes in der entgegengesetzten Übertragungsrichtung ist definiert als die „Blockschutzzeit BGT". Sie ist das Gegenteil der BWT, die ja als die maximale Zeitspanne zwischen den beiden definierten Startflanken festgesetzt ist. Ein weiterer Unterschied besteht darin, dass die Blockschutzzeit für beide Übertragungspartner verbindlich ist und eingehalten werden muss, die Blockwartezeit aber nur für die Chipkarte von Bedeutung ist. Zweck der Blockschutzzeit ist es, dem Sender eines Blocks eine Mindestzeitspanne einzuräumen, in der er von Senden auf Empfangen umschalten kann.

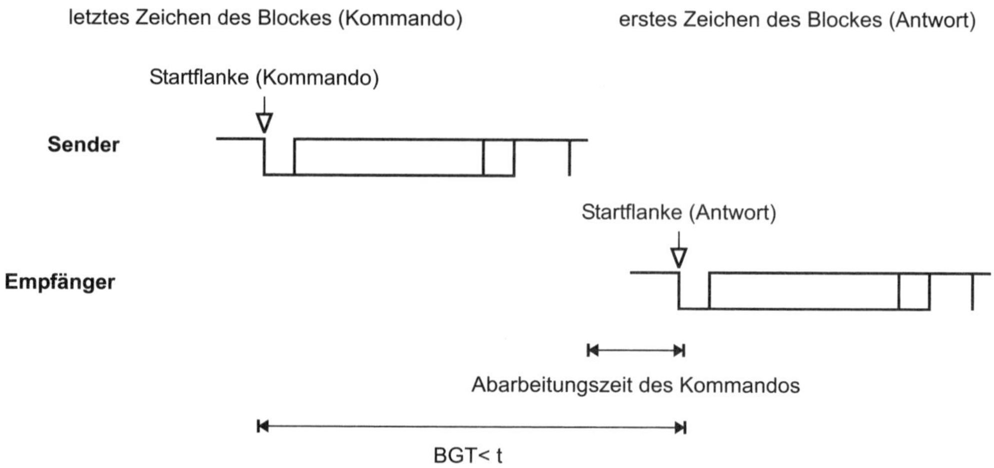

Bild 9.23 Die Definition der Blockschutzzeit BGT.

Der Wert der Blockschutzzeit ist ein Fixum und beträgt nach Norm 22 etu. Für eine mit 3,5712 MHz betriebene Chipkarte mit Teiler 372 ergibt sich somit eine Zeitspanne von ca. 2,3 ms.

9.3.2.4 Mechanismen des Übertragungsprotokolls

Wartezeitverlängerung (*waiting time extension*)

Benötigt eine Karte für die Erzeugung einer Antwort mehr Zeit, als durch die Blockwartezeit BWT maximal erlaubt ist, kann sie eine Wartezeitverlängerung vom Terminal anfordern. Dazu sendet die Chipkarte einen speziellen S-Block, der eine Wartezeitverlängerung anfragt, und erhält darauf vom Terminal einen passenden S-Block als Bestätigung dieser Anfrage. Eine Ablehnung dieser Anfrage durch das Terminal ist nicht erlaubt.

Die Dauer der Verlängerung der Blockwartezeit wird dem Terminal durch ein Byte im Informationsfeld mitgeteilt. Dieses Byte mit der Blockwartezeit multipliziert, ergibt die neue Blockwartezeit, die allerdings nur für die Abarbeitung des zuletzt gesendeten I-Blocks gültig ist.

Terminal (IFD)		Chipkarte (ICC)
I-Block	⟶	
	⟵	S-Block [Anfrage Wartezeitverlängerung]
S-Block [Bestätigung Wartezeitverlängerung]	⟶	
	⟵	I-Block

Sequenzdiagramm 9.3 Der Ablauf der Wartezeitverlängerung.

Blockverkettung (*chaining*)

Eines der wesentlichen Leistungsmerkmale des T=1-Protokolls ist die Funktion der Blockverkettung. Sie erlaubt jeweils einem der beiden Kommunikationspartner, Datenblöcke zu übertragen, die größer als der betreffende Sende- bzw. Empfangspuffer sind. Dies kann gerade im Bereich des begrenzten Speicherplatzes der Chipkarten sehr nützlich sein. Erlaubt ist diese Verkettungsfunktion nur bei Informationsblöcken, da diese als einziger Blocktyp große Datenlängen aufweisen können. Die Anwendungsdaten werden bei der Blockverkettung in Einzelblöcke aufgeteilt und nacheinander zum Empfänger geschickt.

Die Daten für die Anwendungsschicht müssen so aufgeteilt werden, dass keines der dabei entstehenden Teile größer als die maximale Blockgröße des Empfängers ist. Danach wird der erste Teil im Rahmen des T=1-Protokolls in ein Informationsfeld eingebettet, mit Prolog- und Epilogfeld versehen und zum Empfänger gesendet. Im PCB-Feld des Blocks ist dabei das M-Bit (*more data bit*) gesetzt. Dieses zeigt dem Empfänger an, dass nun die Blockverkettungsfunktion Verwendung findet und in den nachfolgenden Blöcken verkettete Daten folgen.

Sobald der Empfänger diesen Informationsblock mit dem ersten Teil der Anwendungsdaten korrekt empfangen hat, signalisiert er mit einem R-Block, dessen Folgenummer N(R) der Sendefolgezähler N(S) des nächsten I-Blocks ist, dass er bereit ist, den nächsten verketteten I-Block zu empfangen. Daraufhin erhält der Empfänger vom Sender diesen Block.

Dieses Hin und Her von I- und R-Blöcken setzt sich so lange fort, bis vom Sender ein I-Block ausgeht, dessen M-Bit im PCB-Feld anzeigt, dass dies der letzte Block der Kette ist (M-Bit = 0). Nach Empfang dieses Blocks befinden sich alle Daten der Anwendungsschicht beim Empfänger, und dieser kann nun den Block verarbeiten.

Für den Ablauf von Blockverkettungen existiert allerdings eine Einschränkung. Innerhalb eines Kommando-Antwort-Zyklus darf eine Verkettung nur in eine Richtung vorgenommen werden. Wäre also im oben erläuterten Beispiel das Terminal der Sender der verketteten Blöcke, dürfte die Karte als Antwort darauf keine verketteten Blöcke senden.

Es gibt noch eine weitere Einschränkung, die allerdings nicht wie die vorausgehende protokolltechnischer Natur, sondern durch den sehr begrenzten Speicherplatz der Chipkarten verursacht ist. Die Implementation des Mechanismus der Blockverkettung in Software ist mit einigem Aufwand verbunden, der Nutzen jedoch stark beschränkt, da die Kommandos und Antworten keine allzu große Länge haben und deshalb normalerweise keine Blockverkettung benötigen.

Falls die Länge des in der Chipkarte im RAM zur Verfügung stehenden Empfangspuffers nicht ausreicht, um dort alle Daten bei einer Blockverkettung zu speichern, ist es notwendig, diesen Puffer im EEPROM anzulegen. Dies bedingt allerdings eine starke Reduzierung der Übertragungsgeschwindigkeit, da der EEPROM-Schreibzugriff im Gegensatz zum RAM nicht mit voller Prozessorgeschwindigkeit durchgeführt werden kann.

Deshalb haben manche T=1-Implementierungen keine Funktion zur Blockverkettung, da der dafür notwendige Aufwand im Verhältnis zum Nutzen oft nicht gerechtfertigt ist. Dies ist auch ein typisches Beispiel dafür, dass in der Praxis Normen oft sehr großzügig interpretiert werden. In diesem Fall läuft die Interpretation dahingehend, dass eine Blockverkettung bei T=1 eine zusätzliche Option ist, die nicht unbedingt notwendig ist. Dies kann jedoch in der Praxis zu erheblichen Kompatibilitätsproblemen führen.

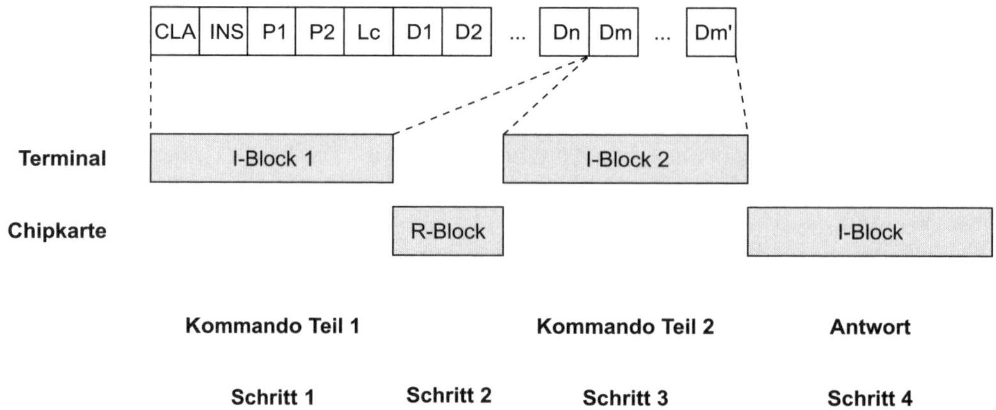

Bild 9.24 Beispiel der Blockverkettung bei der Übertragung eines Informationsblocks vom Terminal zur Chipkarte.

Fehlerbehandlung

Das T=1-Protokoll weist hochentwickelte Fehlererkennungs- und Behandlungsmechanismen auf. Werden ungültige Blöcke empfangen, so versucht das Protokoll anhand genau festgelegter Abläufe die Kommunikation wieder auf ein fehlerfreies Niveau zurückzuführen.

Dabei gibt es aus der Sicht des Terminals drei Synchronisationsstufen. In der ersten Stufe erhält der Sender eines fehlerhaften Blocks einen R-Block, der einen EDC-/Paritätsbitfehler oder einen allgemeinen Fehler anzeigt. Der Empfänger dieses R-Blocks muss daraufhin den letzten gesendeten Block wiederholen.

Ist es nicht möglich, mit dem Mechanismus der ersten Stufe eine fehlerfreie Verbindung wiederherzustellen, geht man zur zweiten Stufe über. Dies bedeutet, dass die Chipkarte vom Terminal eine Resynchronisations-Anfrage in einem S-Block erhält. Das Terminal erwartet daraufhin eine Resynch-Antwort. Gleichzeitig setzt sowohl das Terminal als auch die Chipkarte die Sende- und Empfangszähler auf 0 zurück. Dies entspricht dem Protokollzustand direkt nach dem ATR. Auf der Grundlage dieses Ursprungszustandes versucht nun das Terminal, eine neue Verbindung aufzubauen.

Stufe 1 und 2 beeinflussen nur die Protokollschicht. Sie haben keinerlei Auswirkungen auf die Anwendung selber. Die dritte Stufe der Synchronisation allerdings betrifft alle Schichten in der Chipkarte. Kann das Terminal durch die Synchronisationsstufen 1 und 2 keine fehlerfreie Verbindung mehr aufbauen, löst es mittels der Reset-Leitung zur Chipkarte einen Reset aus. Allerdings gehen dabei alle Informationen und Zustände der aktuellen Sitzung verloren. Im Anschluss an diesen Reset muss die Kommunikation komplett neu aufgebaut werden.

Führt auch dieses Verfahren zu keiner funktionierenden Verbindung, so deaktiviert das Terminal nach dreimaligem Versuch die Chipkarte. Üblicherweise erhält der Benutzer danach eine Fehlermeldung, dass seine Karte kaputt ist.

Tabelle 9.8 Die Stufen der Fehlerbehandlung bei T=1.

Synchronisationsstufe	Mechanismus
Stufe 1	Wiederholung des fehlerhaften Blocks
Stufe 2	Resynchronisation und Wiederholung des fehlerhaften Blocks
Stufe 3	Reset der Chipkarte und Neuaufbau der Verbindung

9.3.2.5 Beispiel für die Datenübertragung mit T=1

Das Bild 9.25 zeigt beispielhaft die Übertragung des Kommandos SELECT mit T=1.

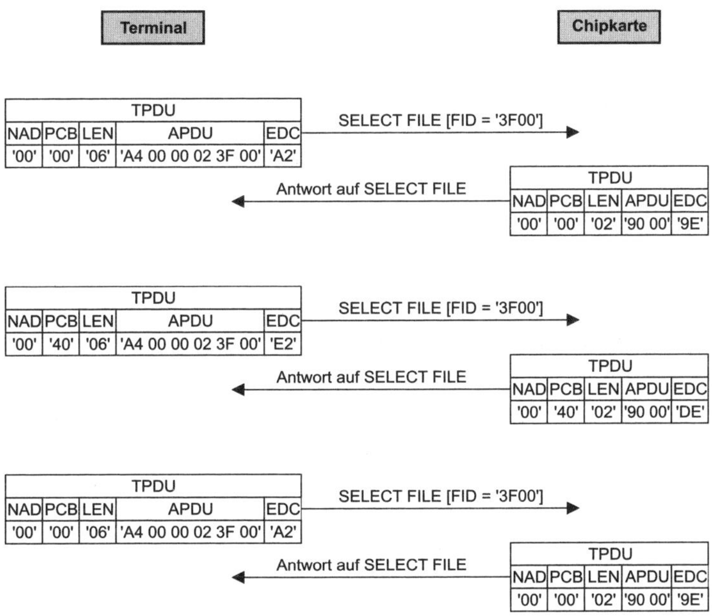

Bild 9.25 Der Gutfall der Datenübertragung einer TPDU mit dem Übertragungsprotokoll T=1. Als Fehlererkennungskode (EDC) wurde die Option XOR gewählt. In der APDU wird das Kommando SELECT mit dem FID '3F00', d. h. Selektion des MFs, übertragen. Man sieht sehr gut, wie im PCB-Byte der Sendefolgezähler bei jedem Sendevorgang erhöht wird und sich der EDC entsprechend ändert.

9.3.3 Vergleich der Übertragungsprotokolle T=0 und T=1

Eine kurze Anmerkung zur erzielbaren Übertragungsgeschwindigkeit sei in diesem Zusammenhang noch angebracht. Oft versucht man die beiden Übertragungsprotokolle T=0 und T=1 zu vergleichen, indem man eine effektive Übertragungsrate berechnet. Dies gilt dann aber nur für ein bestimmtes Kommando und in einem bestimmten Zusammenhang. Sobald man aber solche Berechnungen verallgemeinert, verlieren sie ihre Bedeutung und auch ihre Richtigkeit.

Beide Protokolle haben ihre Stärken und Schwächen bei der erreichbaren Übertragungsgeschwindigkeit, die aber von sehr vielen einzelnen Faktoren abhängen. Dies kann beispielsweise die Fehlerhäufigkeit bei der Übertragung, Größe des I/O-Puffers in der Chipkarte oder die spezielle Implementation des Protokolls sein. Zusammenfassend kann man davon ausgehen, dass beide Protokolle im Durchschnitt bei den meisten Anwendungen annähernd die gleiche effektive Übertragungsrate haben. Will man diese erhöhen, wird ein Wechsel des Protokolls wenig bewirken. Besser ist es, den Teiler zu erniedrigen, da man mit diesem Ansatzpunkt wesentlich mehr erreichen kann.

In den vorangehenden Abschnitten wurden zwei internationale Übertragungsprotokolle beschrieben. Um den Überblick zu wahren, sind in der Tabelle 9.9 die wesentlichen Eigenschaften sowie Vor- und Nachteile in kurzer Form zusammengefasst.

Tabelle 9.9 Die international genormten asynchronen Übertragungsprotokolle im Vergleich

Kriterium	**T=0**	**T=1**
Datenübertragung	asynchron, halbduplex, byteorientiert	asynchron, halbduplex, blockorientiert
Norm	ISO/IEC 7816-3, TS 51.011, EMV	ISO/IEC 7816-3, EMV
Teiler	frei definierbar, üblich: 372	frei definierbar, üblich: 372
Blockverkettung	nicht möglich	möglich
Fehlererkennung	Paritätsbits	Paritätsbits, EDC am Blockende
Speicherbedarf für Implementierung	ca. 300 Byte	ca. 1 100 Byte

9.3.4 Übertragungsprotokoll T=14 (Deutschland)

Die ISO-Norm 7816-3 sieht im ATR die Kennzeichnung eines nationalen Übertragungsprotokolls vor. Die reservierte Bezeichnung dafür lautet T=14. Mit der Einführung des C-Netzes für Mobiltelefone und der Kartentelefone in Deutschland benötigte man ein Protokoll zur Kommunikation mit den eingesetzten Chipkarten. Das zeichenorientierte Protokoll T=0 wollte man nicht verwenden, und ein genormtes Blockprotokoll gab es noch nicht. Deshalb entschied sich die Telekom 1987, einen von einem DIN-Arbeitskreis erstellten Normenvorschlag zu verwenden. Dieses Protokoll erhielt die Bezeichnung T=14, was nichts anderes bedeutet, als dass es eine eigene nationale Lösung ist. Außerhalb von Deutschland hatte dieses Protokoll keine Bedeutung, es hatte allerdings sehr großen Einfluss auf die spätere Entwicklung des international genormten Protokolls T=1, da T=14 dafür die wichtigste Grundlage war.

Der Verbreitungsgrad von T=14 in Deutschland war durch das Mobilfunknetz C-Netz und die öffentlichen Kartentelefone sehr groß. Mit dem Betriebsende des C-Netzes Ende 2000 und der Umstellung der öffentlichen Kartentelefone auf das T=1-Protokoll hat T=14 in Deutschland seine Bedeutung verloren.

Das Übertragungsprotokoll T=14 ist blockorientiert aufgebaut und arbeitet asynchron zum angelegten Takt. Der dabei verwendete Teiler (*clock rate conversion factor*) beträgt 512, so dass bei einer Taktfrequenz von 4,9152 MHz eine Übertragungsgeschwindigkeit von 9 600 Bit/sec zustande kommt. Die Datenübertragung auf Schicht 2 (Leitungsschicht) wird immer in direct convention durchgeführt. Die Größe des Puffers für Übertragungsblöcke muss mindestens 50 Byte betragen, der maximale Wert beträgt 255 Byte. Ein Mechanismus zur Blockverkettung (*chaining*) ist nicht vorgesehen.

9.4 Übertragungsprotokoll USB

Ende der neunziger Jahre zeichnete sich deutlich ab, dass die Zukunftsfähigkeit der beiden Übertragungsprotokolle für Chipkarten T=0 und T=1 hinsichtlich der maximalen Übertragungsgeschwindigkeit nicht mehr ausreichte. Damals trat der USB-Bus (*universal serial bus*) seinen Siegeszug im PC-Bereich an und verwies die über lange Zeit dominierenden Schnittstellen wie RS232, die parallele Schnittstelle und den PS/2-Anschluß ins Abseits. In der Chipkartenwelt gab es zwar einige Bestrebungen die beiden klassischen Protokolle hinsichtlich Datentransferrate aufzuwerten, doch konnten sich diese Ansätze nicht durchsetzen, und USB wurde als Teil 12 in die ISO/IEC 7816-Normenreihe aufgenommen. Mit dem Beschluss von ETSI Mitte 2007, die USB-Schnittstelle bei Chipkarten im Telekommunikationsbereich optional vorzusehen, wurde dieses Übertragungsverfahren endgültig in den Reigen der Übertragungsprotokolle für Chipkarten aufgenommen.

Die USB-Schnittstelle wurde ursprünglich 1996 bei Intel entwickelt und hatte das Ziel die vielen unterschiedlichen Schnittstellen der PCs zu vereinheitlichen. Eine Idee, die durch den ADB (Apple Desktop Bus) bereits in den achziger Jahren verwirklicht worden war, wenngleich damals mit einer Datenrate von lediglich 10 kBit/s. Die erste USB-Spezifikation sah hingegen schon eine Übertragungsgeschwindigkeit von 12 MBit/s vor. Nachdem man in bewährter Manier der IT-Industrie den Spezifikationsprozess für weitere Firmen geöffnet hatte, gab es eine schnelle Weiterentwicklung und Vervollständigung der betreffenden Spezifikationen. Über die Version USB 1.1 von 1998 wurde dann schließlich im Jahre 2000 die aktuell noch gültige USB-Spezifikation veröffentlicht, welche unter anderem eine maximale Übertragungsrate von 480 MBit/s vorsieht.

Die grundlegende Spezifikation für USB ist „Universal Serial Bus Specification" in der Version 2.0 von 2000, wobei der Schwerpunkt auf USB im PC-Umfeld liegt. Der Herausgeber des Dokuments ist das USB Implementers Forum [[USB]], von dessen Webseite die umfangreiche Spezifikation umsonst heruntergeladen werden kann. Drei weitere Dokumente aus derselben Quelle sind ebenfalls für USB auf Chipkarten von Bedeutung: „Device Class: Smart Card CCID", „Device Class: Smart Card ICCD" und Inter-Chip USB. Diese Spezifikationen beschreiben die Besonderheiten von USB im Umfeld von Chipkarten. Das Dokument zu Inter-Chip USB legt speziell gegenüber der eigentlichen USB-Spezifikation niedrigeren Stromverbrauch sowie zusätzliche Spannungsklassen fest. Die entsprechende ISO/IEC 7816-12 Norm und das ETSI-Dokument TS 102 600 sind zwar für ihre jeweiligen Bereiche die Hauptreferenz, doch die Primärliteratur sind die genannten Dokumente des USB Implementers Forum.

Um USB zur Kommunikation mit einem Chipkarten-Mikrocontroller zu verwenden, benötigt dieser eine spezielle Hardware-Komponente. Damit wird der elektrische Teil der Kommunikation, ähnlich wie mit einem UART für die serielle Kommunikation mit T=0 oder T=1, realisiert. In der Regel stellen die Halbleiterhersteller zum jeweiligen Mikrocontroller für die hardwarenahen Aspekte der USB-Kommunikation noch dazu passende Bibliotheksroutinen zur Verfügung. Die eigentliche Anbindung ans Betriebssystem der Chipkarte wird dann vom Betriebssystemhersteller durchgeführt.

In der Regel werden aus Kompatibilitätsgründen die bisherigen Protokolle T=0 bzw. T=1 weiterhin vom jeweiligen Chipkarten-Betriebssystem unterstützt, und USB wird nur als zusätzliche Kommunikationsmöglichkeit ermöglicht. Dabei kann oftmals T=0/1 zeitgleich zu USB benutzt werden, so dass die Chipkarte parallel auf beiden Übertragungskanälen kommunizieren kann. Dies muss die Chiphardware natürlich unterstützen.

Die ersten USB-Chipkarten boten lediglich die Low-speed-Variante mit 1,5 MBit/s Übertragungsgeschwindikeit nach der USB 1.1-Spezifikation an. Dies konnte sich jedoch unter anderem wegen des geringen Geschwindigkeitsvorteils zu T=0/1 nicht in der Breite etablieren. Typischerweise arbeiten heutige Chipkarten-Mikrocontroller mit USB in der Full-speed-Option mit 12 MBit/s. Aufgrund des großen schaltungstechnischen Aufwands wird auf absehbare Zeit die USB High-speed-Variante mit 480 MBit/s keinen Einzug bei Chipkarten-Mikrocontrollern halten.

Da die zeitlichen Anforderungen bei USB ziemlich engen Toleranzen unterliegen, ist es nicht in allen Fällen möglich, diese mit einem Single-Chip-Controller ohne zusätzliche externe Bauteile zu erreichen. Die Schwierigkeit besteht dabei vor allem darin, die zeitlichen Anforderungen über den vollen Temperaturbereich zu erfüllen. Können die Zeitanforderungen nicht erreicht werden, dann ist ein Quartz als zusätzliches Bauteil im Modul notwendig, das mit dem Prozessorchip elektrisch verbunden ist. Dies erhöht zwar die Kosten für die Chipkarte, ist aber in manchen Fällen notwendig, um die notwendige Frequenzstabilität für die USB-Kommunikation zu erreichen.

Die USB-Schnittstelle ist im Gegensatz zu den ursprünglichen Übertragsungsprotokollen für Chipkarten ziemlich kompliziert. Alleine die USB 2.0-Spezifikation hat einen Umfang von 650 Seiten. In diesem Abschnitt wird ein qualifizierter Überblick zu USB mit Schwerpunkt Chipkarten gegeben. Hinsichtlich der technischen Implementierungsdetails und Kodierung sei jedoch aus Platzgründen auf die oben genannten Normen und Spezifikationen verwiesen.

Zur Implementierung von USB auf Chipkarten-Mikrocontrollern ist natürlich die entsprechende Hardware-Unterstützung erforderlich. Üblicherweise stellt der Halbleiterhersteller auch dazugehörige Bibliotheksroutinen zur Verfügung, die für eine eigene Implementierung entweder eingebunden oder als Vorbild verwendet werden können. Die Größe des Programmkodes für USB beträgt dann ungefähr 10 kByte bei einem Bedarf an RAM von etwa 100 Byte.

9.4.1 Elektrische Verbindung

USB ist nicht, wie sein Name Universal Serial Bus nahelegt ein physischer Datenbus, an dem die Kommunikationsteilnehmer parallel angebunden werden. Die Bezeichnung Bus bezieht sich bei USB auf die logische Topologie und nicht auf die elektrischen Verbindungen. Diese sind bei USB ausschließlich Punkt-zu-Punkt Verbindungen.

Die Daten werden bei USB bitseriell übertragen, also ein Datenbit nach dem anderen. Die Übertragung auf elektrischer Ebene erfolgt differentiel über die beiden Leitungen D- und D+. Dies bedeutet, dass die Pegel der beiden Leitungen immer unterschiedlich sind und der Empfänger das empfangene Datenbit durch Differenzbildung der beiden Übertragungsleitungen erkennt. Der Vorteil dieser Übertragungsart liegt in der deutlich besseren Übertragungssicherheit gegenüber einem einzelnen nicht differentiellen Signal.

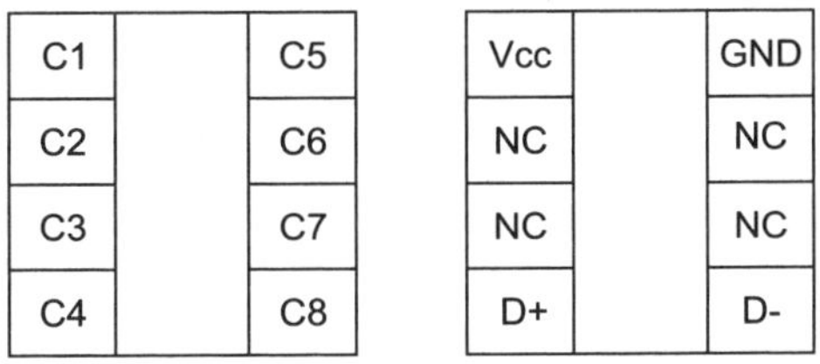

Bild 9.26 Die Anschlussbelegung eines Moduls bei der Verwendung der USB-Schnittstelle (NC – not connected).

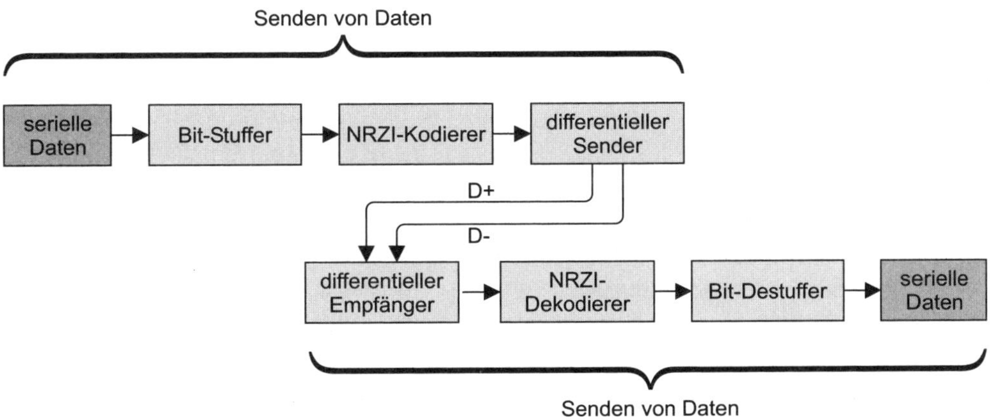

Bild 9.27 Kodierung und Dekodierung der Daten auf der unteren Übertragungsebene.

Für die elektrische Verbindung der USB-Schnittstelle mit den 8-Kontakt-Modulen für Chipkarten nutzt man die bislang nicht verwendeten Kontakte C4 (AUX1) und C8 (AUX2). Bild 9.26 zeigt die elektrische Belegung der beiden Kontakte. Es ist vom Prinzip her auch möglich, die Spannungsversorgung der Chipkarte über USB durchzuführen, was bei einer reinen USB-Chipkarte (USB-ICC) auch der Fall ist. Dann sind auch die beiden Kontakte C1 (Vcc) und C8 (GND) mit dem vieradrigen USB-Bus verbunden. Die Pegel der beiden Datenleitungen D+ und D- sind 3,3 V und 0 V und werden durch den jeweiligen Sender aktiv getrieben.

Zur Erhöhung der Übertragungssicherheit und auch, um eine einfache Möglichkeit der Taktrückgewinnung zu schaffen, werden die Daten vor der Übertragung NRZI-kodiert (*non return to zero inverted*). Bei diesem Verfahren führt bei den in serieller Form vorliegenden Daten eine Null zu einem Polaritätswechsel. Eine Eins verändert die Polarität nicht. Mehrere hintereinander folgende Nullen führen also zu einem stetigen Wechsel der Polarität bei der Datenübertragung. Der Empfänger gewinnt aus diesem Wechsel den Takt des Busses, so dass eine separate Taktleitungs nicht erforderlich ist. Bei diesem Verfahren muss muss allerdings verhindert werden, dass bei der Übertragung einer großen Anzahl von Einsen für längere Zeit der Polaritätswechsel unterbleibt, da dann der Empfänger unter Umständen nicht mehr synchronisiert werden kann. Dies verhindert ein der NRZI-Kodierung vorgeschalteter Bit-Stuffer, der im Falle von sechs aufeinanderfolgenden Einsen eine Null in den Datenstrom einfügt. Dies führt bei der nachfolgenden NRZI-Kodierung zu einem Polaritätswechsel. Beim Empfänger werden die empfangenen Daten durch eine NRZI-Dekodierung und einen nachgeschalteten Bit-Destuffer wieder in den Ausgangsdatenstrom dekodiert. Bild 9.27 auf der vorherigen Seite zeigt dieses Prinzip der unteren Schichten der USB-Datenübertragung.

9.4.2 Logische Verbindung

Aufbauend auf der physikalischen Übertragungsschicht, bietet USB logische Datenkanäle, die Pipes genannt werden und jeweils in einem Endpoint enden. Hardwaretechnisch gesehen ist ein Endpoint (EP) ein Empfangs- bzw. Sendepuffer, der über eine 4 Bit lange Endpoint-Nummer und die Übertragungsrichtung eindeutig adressiert werden kann. Der Endpoint 0 (EP0) wird als Control-Endpoint bezeichnet und ist der einzige bidirektionale Endpoint, d. h., er kann Daten senden und empfangen. Die anderen Endpoints sind nur unidirektional, was bedeutet, dass sie Daten entweder nur senden oder empfangen können. Die Richtung der Datenübertragung ist immer aus Sicht des Hosts festgelegt, was bei Chipkarten immer das Terminal ist. Bei einer Datenübertragung vom Terminal zur Chipkarte steht also einem OUT-Endpoint im Terminal immer ein IN-Endpoint in der Chipkarte gegenüber, die über eine Pipe logisch verbunden sind.

Die gesamte USB-Kommunikation wird vom Host aus gesteuert, es herrscht also ein reiner Master-Slave-Betrieb. Die an den Host angeschlossenen Geräte antworten deshalb nur, wenn sie zuvor eine Anfrage vom Host empfangen haben.

9.4.2.1 Übertragungsmodi

USB bietet vier verschiedene Übertragungsmodi an, die jeweils für bestimmte Anwendungsszenarien optimiert sind. Der Control-Transfer dient, wie der Name bereits andeutet, zur Steuerung und Konfiguration der verbundenen USB-Geräte. Control-Transfers finden immer über den Endpoint EP0 statt und werden immer in beide Richtungen bestätigt. Damit können Sender und Empfänger auf jeden Fall sicher sein, dass die übertragenen Daten auch angekommen sind.

Der Interrupt-Transfer ist für die Übertragung von kleinen Datenmengen mit geringer Verzögerung vorgesehen, wie sie typischerweise bei Tastaturen und Mäusen anfallen. Bei Bedarf findet beim Interrupt-Transfer eine Fehlerkorrektur statt. Der Begriff „Interrupt" im Zusammenhang mit USB ist missverständlich, da der USB-Bus nicht interruptgetrieben arbeitet, sondern vom Master in einem festgelegten Zeitraster per polling abgefragt wird. Für die Übertragung von großen und zeitunkritischen Datenmengen ist der Bulk-Transfer vorgesehen. Die Daten werden im Falle eines Übertragungsfehlers korrigiert, so dass diese Transferart beispielsweise gut für die Übertragung von Daten an Drucker geeignet ist.

Mit dem Isochronen-Transfer können hingegen größere Datenmengen übertragen werden, die zudem auch noch zeitkritisch sein dürfen. Ein Beispiel dafür sind Ströme von Audio- oder Videodaten. Im Falle eines Übertragungsfehlers wird das betreffende Datenpaket allerdings nicht wiederholt. Der übergeordneten Schicht wird lediglich mitgeteilt, dass ein Datenpaket verloren gegangen ist. Die Priorität liegt bei dieser Übertragungsart im Echtzeitverhalten und nicht in der Fehlerfreiheit.

Bei USB-Geräten in der Low-speed-Variante müssen nur geringe Datenmengen übertragen werden. Aus diesem Grund sind bei dieser Art von Geräten lediglich die beiden Übertragungsarten Control-Transfer und Interrupt-Transfer vorgesehen.

Tabelle 9.10 Übertragungsarten beim USB-Protokoll.

Transferart	**Fehlerkorrektur**	**Eigenschaften**	**typische Anwendung im PC-Umfeld**	**Verwendung bei Chipkarten**
Control-Transfer	ja	Steuerung und Konfiguration der USB-Geräte	Konfiguration der USB-Geräte	vorgesehen
Interrupt-Transfer	ja	kleine Datenmengen mit garantierter Latenzzeit	Tastatur- und Mausdaten	nicht vorgesehen
Bulk-Transfer	ja	große Datenmengen	Druckerdaten	vorgesehen
Isochronus-Transfer	nein	große, zeitkritische Datenmengen	Audio- und Videodaten in Echtzeit	nicht vorgesehen

9.4.2.2 Datenpakete

Bei der USB-Datenübertragung wird das niederwertige Bit zuerst übertragen. Die höherwertigen Bits folgen dem in aufsteigender Reihenfolge. Bei Daten, die sich aus mehreren Bytes zusammensetzen, wird ebenfalls mit dem niederwertigen Byte begonnen, und aufsteigend werden die höherwertigen Bytes gesendet (*little endian*).

Die Übertragung der Daten findet innerhalb sogenannter Frames statt, die ein zeitliches Raster vorgeben. Bei low/full-speed beträgt das Raster 1 ms mit einer zeitlichen Toleranz von lediglich $\pm 0{,}000\,5$ ms. Ein Frame beginnt immer mit einem SOF (*start of frame*), das einen PID (*packet identifier*), eine Framenummer und einen CRC enthält.

Die Kommunikation bei USB wird immer über Datenpakete durchgeführt. Diese sind mit einem CRC[1] abgesichert, so dass Fehler während der Übertragung erkannt werden können. Der Anfang und das Ende eines Datenpaketes wird mit einer besonderen Kodierung gekennzeichnet, die SOP (*start of packet*) bzw. EOP (*end of packet*) genannt wird. Es gibt die vier Paketarten Token, Special, Data und Handshake. Das Token-Paket gibt die Quell- und Zieladresse und die Übertragungsrichtung an. Special wird unter anderem für aufgetrennte Transaktionen zwischen einem Host, Hub und einem Endgerät bei unterschiedlichen Übertragungsgeschwindigkeiten benutzt. Die Paketart Data wird zur Übertragung der eigentlichen Nutzdaten verwendet, und die Handshake-Pakete dienen zur Übertragungssicherung und Flusskontrolle.

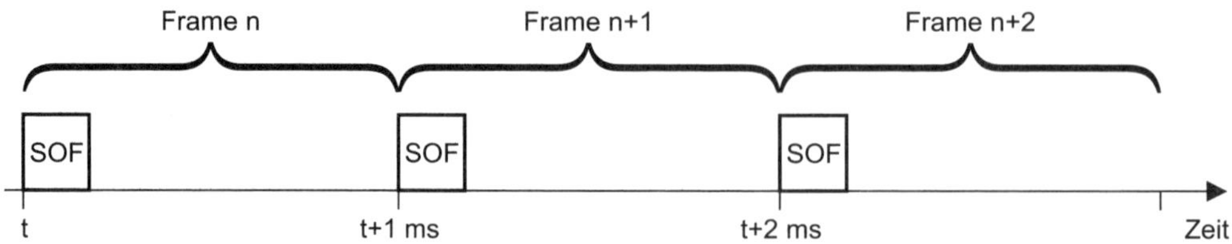

Bild 9.28 Die alle 1 ms stattfindenden Frames bei USB, deren Start mit einem SOFs (*start of frames*) eingeleitet wird.

Es ist möglich den USB-Bus zur Energieeinsparung einschlafen zu lassen. Dies wird als suspend bezeichnet und durch Abschalten der Start of Frame (SOF) initiiert. Mit dem resume-Signal wird ein im suspend-Zustand befindliches Gerät wieder aufgeweckt und aktiv geschaltet. Dies geschieht durch einen invertierten Idle-Pegel auf den Leitungen D- und D+. Das resume-Signal kann sowohl durch den Host als auch durch das Endgerät erzeugt werden.

Wird ein USB-Gerät mit einem USB-Host verbunden, so findet zuerst eine Identifizierung und Konfiguration des Gerätes durch den Host statt. Dies wird als Enumeration bezeichnet. Der Host spricht dazu das neue Gerät, also die Chipkarte, mit der Defaultadresse 0 an, welche ihm daraufhin seinen (*device descriptor*) mitteilt. Anschließend weist der Host dem neuen Gerät eine Adresse zu, die von der Defaultadresse verschieden ist.

9.4.3 Geräteklassen

Bei USB sind Geräte mit gemeinsamen Merkmalen und Eigenschaften in sogenannte Geräteklassen (*device classes*) zusammengefasst. Der Grund dafür ist, dass auf Hostseite für die jeweiligen Geräteklassen einheitliche Treiber verwendet werden können und nicht für jedes Gerät ein eigener Treiber bereitgestellt werden muss. Die Geräteklassen sind in entsprechenden Ergänzungen zur eigentlichen USB-Spezifikation beschrieben. In diesem Zusamenhang ist auch der Begriff „composite device" von Bedeutung, der USB-Endgeräte kennzeichnet, die dem Host bei der Enumeration mitteilen, dass sie mehrere Geräteklassen unterstützen.

Die Geräteklassen CCID (*integrated circuit(s) cards interface device*) und ICCD (*integrated circuit(s) cards devices*) stellen alle Mittel zur Kommunikation zwischen einem Terminal und einer USB-Chipkarte mit T=0/1, APDUs, TPDUs inklusive extended APDUs über USB zur Verfügung. Soll die Kommunikation stattdessen über TCP/IP erfolgen, dann ist dafür die

[1] Siehe auch Abschnitt 6.5.2 „CRC-Prüfsummen" auf Seite 133.

Geräteklasse RNDIS (*remote network device interface specification*) bzw. CDC (*communications device class*) oder EEM (*ethernet emulation model*) notwendig. Soll eine Chipkarte über USB auch als Massenspeicher von einem Rechner ansprechbar sein, so muss sie dafür die Geräteklasse USB-MSC (*USB mass storage class*) anbieten.

9.4.4 Resümee und Ausblick

Zwei zukünftige Haupteinsatzgebiete für USB-Chipkarten sind derzeit absehbar. Dies sind zum einen reine USB-Chipkarten wie in Bild 3.47 auf Seite 63 gezeigt, die direkt mit dem USB-Anschluss an einem Rechner verbunden werden können. Die Verwendung eines Chipkarten-Terminals entfällt mit dieser Technik, woraus sich eine spürbar gesteigerte Akzeptanz beim Benutzer ergibt.

Das zweite prognostizierte Einsatzgebiet befindet sich im Bereich der Mobiltelefone. Die Übertragungsgeschwindigkeit des dort ausschließlich verwendeten T=0 ist für größere Datenmengen längst nicht mehr ausreichend und lässt sich durch Verbesserungen auch nicht weiter steigern. Deshalb sind der Verwendung von (U)SIMs als Massenspeicher oder als HTTP-Server spürbare Grenzen gesetzt, welche durch das auch von ETSI standardisierte USB-Protokoll für Chipkarten durchaus überwunden werden können. Seitens der Chipkarten-Mikrocontroller sind die dafür notwendigen Voraussetzungen seitens der Hardware mittlerweile vorhanden, allerdings sind für USB auch entsprechend erweiterte Mobiltelefone notwendig. Zu welchem Zeitpunkt diese jedoch auf dem Markt verfügbar sein werden, hängt vor allem von geschäftspolitischen Faktoren der Endgerätehersteller und Netzbetreiber ab.

9.5 Übertragungsprotokoll MMC

Die MMC-Schnittstelle *multi media card* ist eine kostengünstige Schnittstelle zwischen Geräten und steckbaren Speicherkarten mit NAND-Flash. Die Ausrichtung liegt dabei in der Übertragung von Daten zwischen dem Gerät und der Speicherkarte. Die Spezifikation für das MMC-Protokoll (MultiMediaCard System Spec) wird von MultiMediaCard Association [MMCA] herausgegeben.

Aus Kompatibilitätsgründen zu den in Mobiltelefonen benutzten MMC-Speicherkarten wird in bestimmten Fällen das MMC-Protokoll zur schnellen Kommunikation mit Chipkarten eingesetzt. Allerdings kann man davon ausgehen, dass durch die mittlerweile abgeschlossene Standardisierung des USB-Protokolls das MMC-Protokoll im Chipkartenbereich nicht an Bedeutung gewinnt. Einige wenige Chipkarten-Mikrocontroller*AbsuCMMC*[1] bieten jedoch die hardwaretechnischen Voraussetzungen, über das MMC-Protokoll mit einem Terminal zu kommunizieren. Dies wird durchaus regional für bestimmte Mobiltelefonanwendungen genutzt.

Das MMC-Protokoll benötigt mindestens drei elektrische Verbindungen. Dies sind eine Taktleitung, eine Kommandoleitung und eine je nach Ausführung 1 Bit, 4 Bit oder 8 Bit breite Datenverbindung. Es lassen sich damit also gegebenenfalls mehrere Datenbits parallel übertragen. Die maximal mögliche Übertragungsrate liegt dabei bei 416 MBit/s. Obwohl

[1] Siehe auch Abschnitt 5.4.3 „Kommunikation mit MMC“ auf Seite 101.

das MMC-Protokoll ursprünglich für das Schreiben und Lesen von Daten in einen Flash-Massenspeicher konzipiert wurde, können über diese Schnittstelle im Falle von Chipkarten auch Kommandos im üblichen APDU-Format ausgetauscht werden.

9.6 Single-Wire-Protokoll (SWP)

Die Integration der NFC-Funktion auf einem Mobiltelefon in Verbindung mit einer (U)SIM erfordert die direkte Kommunikation zwischen dem NFC-Controller und der (U)SIM, welche noch gleichzeitig über einen anderen Kanal (T=0, USB) Daten mit dem Mobiltelefon austauschen kann. Dies führte im Jahr 2007 dazu, dass sich ein neues Protokoll in der Chipkartenwelt etablierte, das Single-Wire-Protokoll (SWP). Dieses Protokoll wurde ursprünglich von Gemplus entwickelt und konnte sich gegen den Alternativvorschlag S^2C (*SigIn-SigOut-Connection*) von Philips bzw. jetzt NXP durchsetzen. Der S^2C-Bus ist eine Zweidrahtverbindung mit den Leitungen Sigout und Sigin, welche eine Vollduplex-Datenverbindung zwischen zwei Instanzen zulässt.

Im Gegensatz dazu benötigt das Single-Wire-Protokoll nur eine einzige elektrische Verbindungsleitung, was den großen Vorteil bietet, dass bei einem Modul mit acht Kontakten genügend Anschlüsse für die drei Protokolle T=0, USB und SWP vorhanden sind. Für SWP benutzt man den seit langem nicht mehr benötigten Kontakt C6, der ursprünglich für eine externe Programmierspannung für den nichtflüchtigen Speicher (EPROM, bzw. EEPROM) vorgesehen war. Die SWP-Anschlusskonfiguration an einem achtkontaktigen Standardmodul parallel ist in Bild 9.30 auf der nächsten Seite dargestellt.

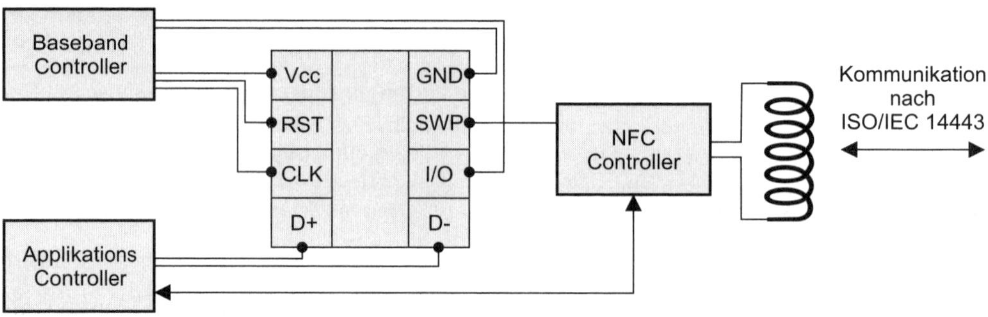

Bild 9.29 Die übliche Einbindung einer Chipkarte mit den Übertragungsprotokollen T=0, USB und SWP in die Architektur eines typischen Mobiltelefons. Die Linien mit Pfeilen an den Enden stellen Kommunikationswege und keine elektrische Verbindung dar.

Seitens des Chipkarten-Mikrocontrollers muss das Single-Wire-Protokoll durch eine eigene Peripherieeinheit unterstützt werden, da es auf der elektrischen Schnittstellenebene ein verhältnismäßig kompliziertes Übertragungsverfahren ist.[1] Das Protokoll arbeitet vollduplex, d. h. das Senden und Empfangen von Daten ist gleichzeitig möglich. Um diese Vollduplex-Verbindung zwischen zwei Kommunikationspartnern herzustellen, sendet die Chipkarte beim Single-Wire-Protokoll ihre Daten digital durch Strommodulation auf der Eindrahtverbin-

[1] Siehe auch Abschnitt 5.4.4 „Kommunikation mit SWP“ auf Seite 101.

dung und empfängt auf der gleichen Leitung die Daten ebenfalls digital über Spannungsänderungen.

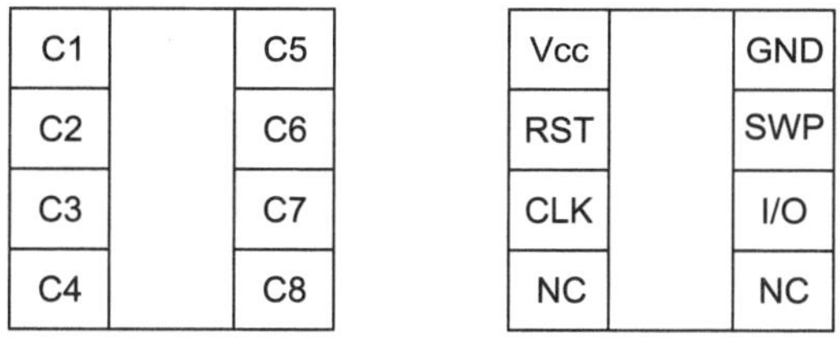

Bild 9.30 Die Anschlussbelegung eines Moduls bei der Verwendung der SWP-Schnittstelle (NC – not connected).

Spezifiziert ist das Single-Wire-Protokoll in der ETSI-Spezifikation TS 102 613. Diese definiert eine Instanz namens CLF (*contactless frontend*), was typischerweise der NFC-Baustein im Mobiltelefon ist, der autark zum restlichen Gerät die gesamte Kommunikation über das ISO/IEC 14443-Protokoll abwickelt. Autark bedeutet hier gegebenenfalls auch unabhängig von einer Energieversorgung durch das Mobiltelefon. Beim Single-Wire-Protokoll ist das CLF auf der elektrischen Ebene immer der Master und die UICC, demzufolge immer der Slave, wie dies auch Bild 9.31 zeigt. Die erlaubten Spannungsklassen sind B (3 V $\pm$ 10 %) und C (1,8 V $\pm$ 10 %). Die Klasse A mit 5 V wird nicht unterstützt, da sie im Telekommunikationssektor mittlerweile keine Bedeutung mehr hat.

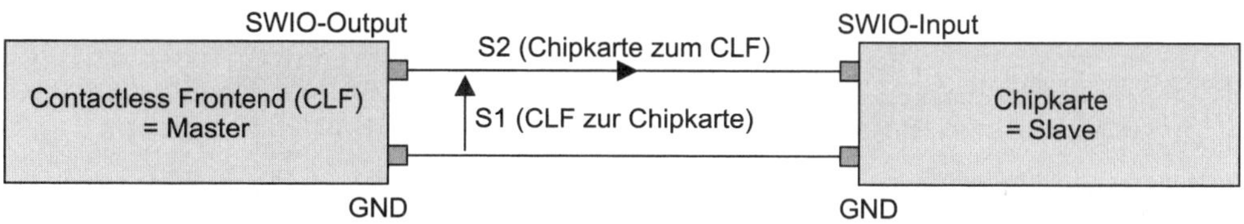

Bild 9.31 Die Datenübertragung mit dem Single-Wire-Protokoll zwischen dem NFC-Controller CLF (*contactless frontend*) und der UICC-Karte. Die Kommunikation auf der Eindrahtverbindung in Richtung CLF zur Chipkarte (S1) findet über Spannungen statt und in Richtung Chipkarte zum CLF (S2) über Strom.

Die Vollduplexübertragung der Daten ist digital und wird über Spannung und Strom realisiert. Sendet das CLF den Zustand high zur UICC, dann kann diese entweder Strom ziehen oder nicht. Zieht die UICC Strom, dann wird dies vom CLF als logische 1 gewertet, ansonsten als logische 0. Der Reset-Anschluss am Chipkartenmodul hat im Übrigen keinen Einfluss auf die Funktion der Chipkarte in Hinblick auf das Single-Wire-Protokoll, da dort ein Reset über die höheren Protokollschichten ausgelöst wird.

Wie alle modernen Übertragungsprotokolle ist SWP schichtenorientiert aufgebaut. Die Datenübertragungsschicht (*data link layer*) hat die Aufgabe, LPDUs (*link protocol data unit*) zu übertragen. Diese Schicht lässt sich noch in die beiden Teilschichten MAC (*medium access control*) und LLC (*logical link control*) unterteilen, wie dies auch Bild 9.33 auf der nächsten Seite zeigt. Die MAC-Schicht ist dabei für den Datenaustausch der einzelnen Übertragungsframes zuständig und die LLC-Schicht für das Fehlermanagement und die Flusskontrolle.

Die einzelnen Frames werden mit einem 16 Bit langen CRC zur Erkennung von Übertragungsfehlern abgesichert. Mit dieser Konfiguration wird eine Datenübertragungsrate abhängig von der Zeitdauer eines Bits von netto 320 kBit/s bis 1,6 MBit/s in jede Richtung erreicht.

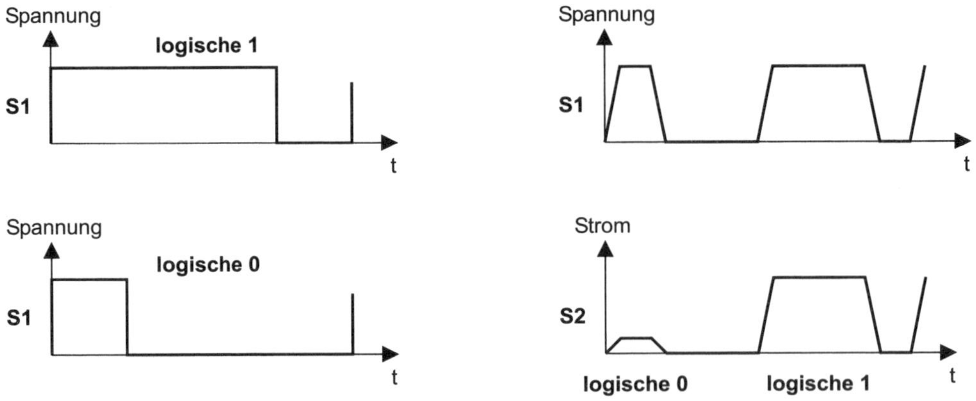

Bild 9.32 Die linke Seite zeigt die elektrischen und logischen Pegel der Kommunikation auf der S1-Schnittstelle. Auf der rechten Seite ist oben die S1-Schnittstelle abgebildet sowie unten die beiden erlaubten Strompegel mit den korrespondierenden logischen Pegel auf der S2-Schnittstelle.

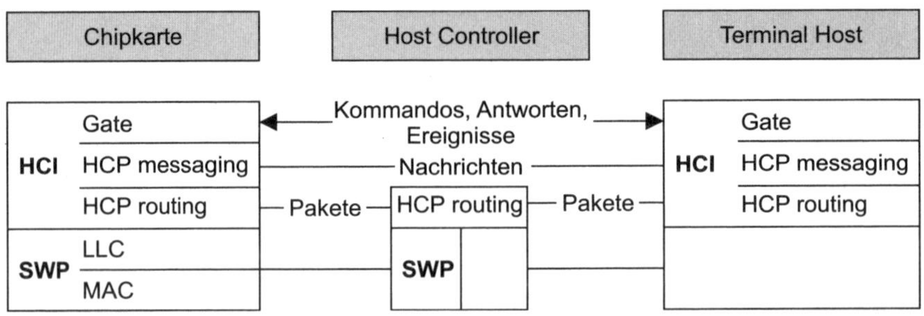

Bild 9.33 Der Protokollstapel für das Single-Wire-Protokoll mit der dazugehörigen HCI-Schicht.

Über der Datenübertragungsschicht des Single-Wire-Protokolls befindet sich die HCI-Schicht (*host controller interface*). Diese Schicht legt die Schnittstelle zwischen den einzelnen logischen Komponenten fest. Dabei besteht die HCI-Schicht wiederum aus drei Subschichten. Dies sind von der SWP-Schicht aus gesehen der HCP (*host controller protocol*) Routing-Mechanismus, der HCP Nachrichten Mechanismus (*HCP messaging mechanism*) und eine Sammlung von sogenannten Gates. Diese sind die Eintrittspunkte für die Dienste der darauf aufbauenden Anwendungen.

Spezifiziert ist HCI in der TS 102 622, in der auch einige wichtige Festlegungen für diese Schnittstellenschicht getroffen sind. Dies zeigt auch Bild 9.33. Als hierarchisch oberste Ebene sind Hosts festgelegt – logische Einheiten, die einen oder mehrere Dienst ausführen. Als Beispiele seien hier das Terminal oder die UICC genannt. Die Hosts lassen sich über einen 1 Byte langen Wert eindeutig identifizieren.

Innerhalb eines Hosts befinden sich in dieser Nomenklatur die Gates, – die Eintrittspunkte für einen einzelnen Dienst (*service*). Das HCI-Protokoll ermöglicht den Nachrichtenaustausch zwischen Gates auf unterschiedlichen Hosts. Dabei wird zwischen management Gates (*management gates*) und generischen Gates (*generic gates*) unterschieden. Die Management Gates sind für die Verwaltung der Verbindung vorgesehen und die generischen Gates demzufolge für die eigentliche Anwendung. Auch die Gates lassen sich über einen 1 Byte langen Wert eindeutig adressieren.

Jeweils zwei Gates wiederum sind durch Pipes miteinander verbunden, um damit den Nachrichtenaustausch zu ermöglichen. Auch bei den Pipes gibt es zwei unterschiedliche Arten: die statischen Pipes (*static pipes*) und die dynamischen Pipes (*dynamic pipes*). Die statischen Pipes sind immer verfügbar, müssen also nicht erzeugt werden und lassen sich auch nicht löschen, im Gegensatz zu den dynamischen Pipes, die sowohl erzeugt als auch gelöscht werden können. Eine Pipe kann die Zustände offen (*open*) oder geschlossen (*closed*) haben, wobei diese über das Ab- und Anschalten der Hosts erhalten bleiben. Die Pipes lassen sich über einen 7 Bit langen Pipe Identifier eindeutig identifizieren.

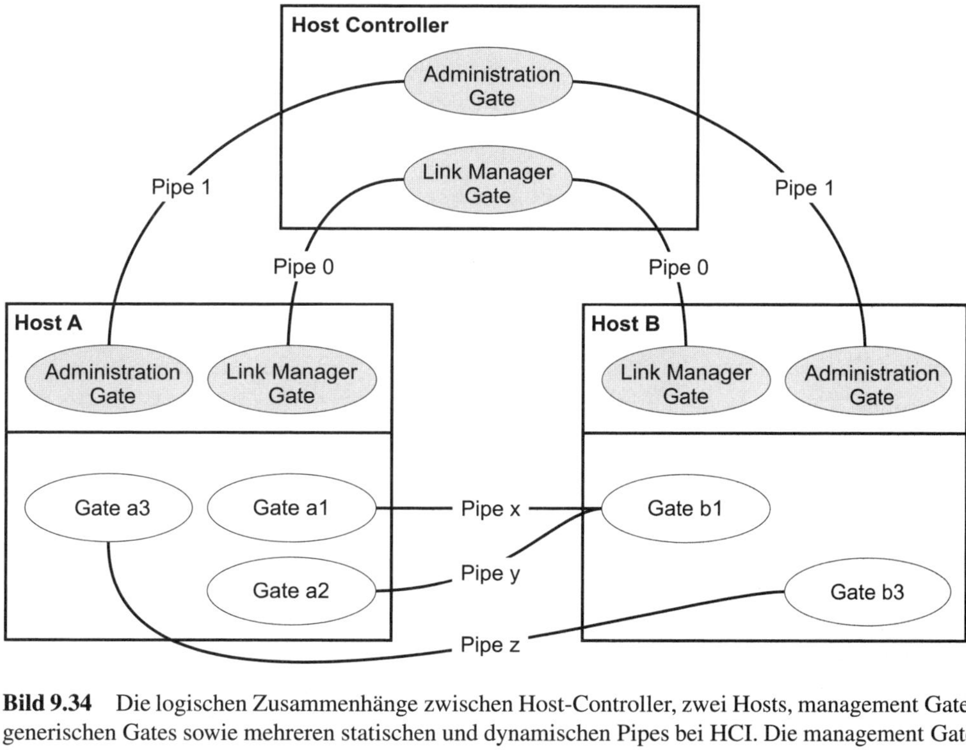

Bild 9.34 Die logischen Zusammenhänge zwischen Host-Controller, zwei Hosts, management Gates, generischen Gates sowie mehreren statischen und dynamischen Pipes bei HCI. Die management Gates sind grau ausgefüllt und die generischen Gates weiß. Die statischen Pipes haben die Nummerierung 0 und 1, alle anderen Pipes sind dynamisch. Bei einem typischen Mobiltelefon befinden sich die beiden logischen Einheiten Host Controller und Host B als eine einzige Komponente im NFC-Controller. Host A wäre in einer solchen Konstellation dann die USIM.

Das Bild 9.34 zeigt die logischen Zusammenhänge zwischen Hosts, Gates und Pipes bei HCI. Der Host Controller arbeitet mit zwei Management Gates für Administration und Link

Management, welche über statische Pipes mit den entsprechenden Gates in den Hosts A und B verbunden sind. Diese Konfiguration dient zum Aufbau und zur Verwaltung der anwendungsbezogenen Kommunikation zwischen den beiden Hosts A und B. Auf Anwendungsebene kommunizieren die beiden Hosts über die Gates a1, a2 und a3 sowie den zugeordneten Pipes. Es ist im Protokoll erlaubt, dass ein Gates mehrere Pipes besitzt, welche mit unterschiedlichen Gates verbunden sind.

Mit SWP und dem darauf aufbauenden HCI lassen sich die unterschiedlichsten Anwendungen und Dienste zwischen (U)SIM, NFC-Controller und Mobiltelefon realisieren. Das SWP-Protokoll mit der darauf aufbauenden HCI-Schicht besitzt eine klare, logische Ebene und entspricht damit dem aktuellen technischen Wissensstand. Damit sind die Voraussetzungen geschaffen worden, dass SWP mit HCI auch die oft sehr dynamischen Markterfordernisse im Mobilfunkbereich flexibel erfüllen kann.

Kapitel 10

Kontaktlose Datenübertragung

Bei der kontaktlosen Karte ist keine galvanische Kopplung zwischen der Chipkarte und dem Kartenterminal erforderlich, um Energie und Daten über kurze Entfernungen zu übertragen. Die technischen Vorteile der kontaktlosen Übertragungstechnik sowie Beispiele für neue Anwendungen, die hierdurch erschlossen werden, sind in Abschnitt 2.3.2 „Kontaktlose Speicherkarten“ auf Seite 23 dargestellt. In diesem Kapitel befassen wir uns ausführlicher mit der Technik und Funktionsweise der kontaktfreien Chipkarten.

Die technischen Verfahren zur Energie- und Datenübertragung, die in den kontaktlosen Karten zum Einsatz kommen, sind nicht neu, sondern werden schon seit vielen Jahren von den so genannten RFID-Systemen (*Radio Frequency Identification*) allgemein bekannt und vielfältig genutzt, wie z. B. in Tierimplantaten oder in den Transpondern für die elektronische Wegfahrsperre in Kraftfahrzeugen.

In der Funk- und insbesondere Radartechnik kennt man vielfältige Möglichkeiten zur Identifizierung von Personen oder Objekten über kleine oder auch große Entfernungen. Diese Vielzahl der technischen Möglichkeiten ist für die Anwendung in Chipkarten im ID1-Format, und auf dieses wollen wir uns hier beschränken, stark reduziert, da alle Funktionselemente in dem nur 0,76 mm dicken und elastischen Kartenkörper untergebracht werden müssen. Ein schwieriges technisches Problem ist z. B. nach wie vor der Einbau von flexiblen Batterien in den Kartenkörper in der Großserie. Es gibt zwar mittlerweile flexible Batterien in geeigneter Dicke. Erfahrungen aus der Massenproduktion sowie aus dem Feld liegen aber noch nicht vor. Deshalb ist man zur Zeit nach wie vor auf die passiven Verfahren beschränkt, bei denen die Energie zur Versorgung der Karte aus dem elektromagnetischen Feld des Kartenterminals gewonnen werden muss, wodurch die Reichweite auf den Meterbereich eingeschränkt wird.

Um den Überblick über die Vielzahl der Verfahren zu erleichtern, kann man sie nach verschiedenen Klassifizierungsmerkmalen einteilen. Eine Möglichkeit ist die Einteilung nach der Art der Energie- und Datenübertragung. Die am häufigsten verwendeten Verfahren sind die Übertragung mit Radio- oder Mikrowellen, die optische Übertragung, die kapazitive und die induktive Kopplung. Für die flache Bauform der Chipkarte ohne eigene Stromversorgung eignet sich am ehesten die kapazitive und die induktive Kopplung. Die zurzeit im Markt angebotenen Systeme benutzen ausschließlich diese Verfahren, die auch als Einzige in den relevanten ISO/IEC-Normreihen 10536, 14443 und 15693 berücksichtigt sind. Wir beschränken uns deshalb in diesem Buch ebenfalls auf die Darstellung dieser Verfahren.

Ebenso wie bei den kontaktbehafteten Chipkarten besteht ein System mit kontaktlosen Chipkarten aus mindestens zwei Komponenten, der Karte selber und einem dazu passenden Kartenterminal, welches je nach der eingesetzten Technologie als Lese- oder Schreiblesegerät fungiert. In der Regel beinhaltet das Terminal noch eine weitere Schnittstelle, über die es mit einem Hintergrundsystem kommunizieren kann.

Für die Kommunikation der kontaktlosen Karte mit dem Terminal müssen folgende vier Aufgaben gelöst werden:

- die Energieübertragung für die Versorgung der integrierten Schaltung
- die Übertragung des Taktsignals
- die Datenübertragung zur Chipkarte
- die Datenübertragung von der Chipkarte

Es sind viele verschiedene Konzepte für die Lösung dieser Probleme entwickelt worden, die auf den Erfahrungen der RFID-Technologie aufbauen und zumeist auf spezielle Anwendungen zugeschnitten sind. So ist es z. B. ein großer Unterschied, ob der Abstand zwischen dem Kartenterminal und der Karte beim Betrieb wenige Millimeter oder etwa einen Meter beträgt. Die Entwicklung vieler unterschiedlicher Lösungen, die für spezielle Anwendungen zugeschnitten und optimiert sind, führt allerdings zwangsläufig zu Problemen hinsichtlich der Interoperabilität. Das zuständige Normungsgremium (ISO/IEC JTC1/SC17/WG8) hat versucht, die Vielfalt der technischen Lösungsmöglichkeiten zu begrenzen, um die Interoperabilität mit vertretbarem Aufwand zu ermöglichen.

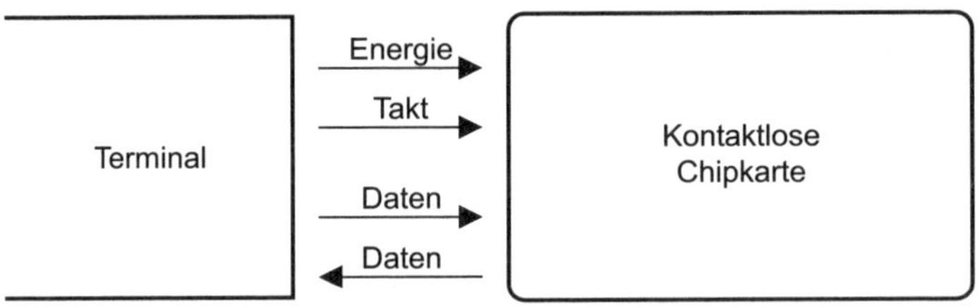

Bild 10.1 Die notwendige Energie- und Datenübertragung zwischen Terminal und kontaktloser Chipkarte. Die Verbindung wird durch Antennen in der Karte und im Terminal ermöglicht.

10.1 Induktive Kopplung

Die induktive Kopplung ist zurzeit das am weitesten verbreitete Verfahren für kontaktlose Chipkarten, mit dem sich sowohl die Daten- wie auch die Energieübertragung realisieren lassen. Alle in den ISO/IEC-Normen beschriebenen Verfahren arbeiten mit induktiver Kopplung. Unterschiedliche Anforderungen, z. B. an die Reichweite, und Randbedingungen, z. B. Funkzulassungsvorschriften, haben zu unterschiedlichen Realisierungen geführt.

Bei manchen Anwendungen wie z. B. der Zugangskontrolle kann es ausreichen, wenn die Daten in der Karte nur gelesen werden können, was technisch einfache Lösungen ermöglicht. Wegen der niedrigen Leistungsaufnahme von wenigen 10 μW geht die Reichweite dieser Karten bis in den Meterbereich. Die Speicherkapazität beträgt meistens nur einige

100 Bit. Sollen die Daten auch geschrieben werden, erhöht sich die Leistungsaufnahme auf mehr als 100 μW. Dies hat zur Folge, dass die Reichweite im Schreibbetrieb auf ca. 10 cm begrenzt ist, da sich die abgestrahlte Leistung des Schreibgerätes wegen der Funkzulassungsvorschriften nicht beliebig erhöhen lässt. Kontaktlose Prozessorkarten haben eine noch höhere Leistungsaufnahme von typisch 10 mW. Die Entfernung zum Terminal ist hierdurch noch enger begrenzt.

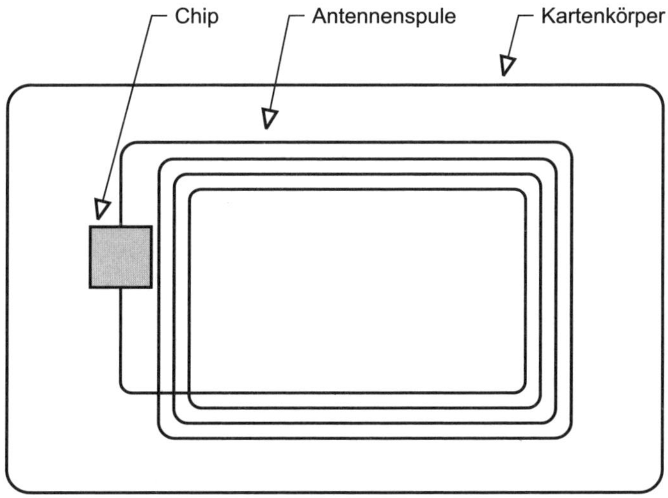

Bild 10.2 Prinzipieller Aufbau einer kontaktlosen Chipkarte mit induktiver Kopplung.

Unabhängig von Reichweite und Leistungsaufnahme arbeiten alle Karten mit induktiver Kopplung nach dem gleichen Prinzip. Im Kartenkörper sind ein oder mehrere Chips sowie eine oder mehrere meist großflächige Spulen als Koppelelemente für die Energie- und Datenübertragung integriert. Für die Herstellung der Spule und die Kontaktierung der Spule am Chip sind mehrere Verfahren gebräuchlich. Diese sind in Abschnitt 14.4.5 „Kartenkörper mit integrierter Antenne“ auf Seite 637 beschrieben.

Bild 10.3 Foto der Inlay-Folie einer kontaktlosen Chipkarte mit induktiver Kopplung und geätzter Spule.

10.2 Energieübertragung

Aus den bereits erläuterten Gründen werden kontaktlose Chipkarten fast ausnahmslos passiv betrieben. Dies bedeutet, dass die gesamte Energie, die für den Betrieb des Chips in der Karte notwendig ist, vom Terminal in die Karte übertragen werden muss.

Die Energieübertragung geschieht nach dem Prinzip des lose gekoppelten Transformators. Von einer Spule des Terminals wird hierfür ein starkes elektromagnetisches Hochfrequenzfeld erzeugt. Die am häufigsten verwendeten Frequenzen sind dabei <135 kHz und 13,56 MHz, was Wellenlängen von 2 400 m bzw. 22 m entspricht. Die Wellenlängen des elektromagnetischen Feldes sind somit um ein Vielfaches größer als der Abstand der Karte zum Terminal, das heißt, die Karte befindet sich im Nahfeld des Terminals, womit das Modell des lose gekoppelten Transformators verwendet werden kann. Bringt man eine kontaktlose Karte in die Nähe des Terminals, so durchdringt ein Teil des Magnetfeldes die Spule der Karte, so dass an ihr eine Wechselspannung U_i induziert wird. Diese Spannung wird gleichgerichtet und steht zur Energieversorgung des Chips zur Verfügung. Da die Kopplung zwischen den Spulen im Terminal und in der Karte nur sehr schwach ist, ist der Wirkungsgrad der beschriebenen Anordnung nur sehr klein. Zur Erzeugung der erforderlichen Feldstärken müssen deshalb in der Terminalspule sehr hohe Ströme fließen, was man dadurch erreicht, dass man parallel zur Spule L_T einen Kondensator C_T schaltet, dessen Kapazität so gewählt ist, dass er zusammen mit der Spuleninduktivität einen Parallelschwingkreis bildet, dessen Resonanzfrequenz der Übertragungsfrequenz zur Karte entspricht.

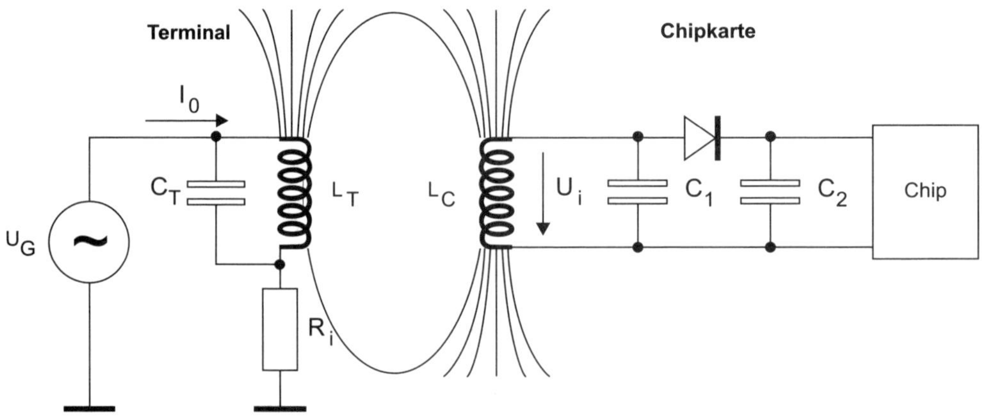

Bild 10.4 Spannungsversorgung einer Chipkarte mit induktiver Kopplung. Da der Abstand zwischen Karte und Terminal gering im Vergleich zur Wellenlänge des elektromagnetischen Feldes ist, kann zur Beschreibung das Modell des lose gekoppelten Transfomators verwendet werden.

Die Spule L_C in der Karte bildet zusammen mit dem Kondensator C_1 ebenfalls einen Schwingkreis mit derselben Resonanzfrequenz. Die in der Karte induzierte Spannung ist proportional zur Übertragungsfrequenz, zur Windungszahl der Spule L_C sowie zur von der Spule umschlossenen Fläche. Dies bedeutet, dass mit zunehmender Übertragungsfrequenz die Anzahl der erforderlichen Windungen in der Karte abnimmt (bei 125 kHz 100 bis 1 000 Windungen, bei 13,56 MHz 3 bis 10 Windungen).

10.3 Datenübertragung

Für die Datenübertragung vom Terminal zur Karte können alle bekannten digitalen Modulationsverfahren eingesetzt werden. Die gebräuchlichsten sind ASK (*Amplitude Shift Keying*), FSK (*Frequency Shift Keying*) und PSK (*Phase Shift Keying*). Wegen der besonders einfachen Demodulationsmöglichkeiten werden meist die ASK- oder die PSK-Modulation benutzt.

In der umgekehrten Richtung, von der Chipkarte zum Terminal, benutzt man eine Art Amplitudenmodulation, die durch eine vom Datensignal gesteuerte Änderung der Last in der Karte erzeugt wird (Lastmodulation). Bringt man eine Chipkarte, die auf die Resonanzfrequenz des Terminals abgestimmt ist, in das Nahfeld des Terminals, so entzieht diese wie oben beschrieben dem magnetischen Feld Energie. Hierdurch erhöht sich der Strom I_0 in der Koppelspule des Terminals, was als erhöhter Spannungsabfall am Innenwiderstand R_i detektiert werden kann. Durch Ändern der Last an der Spule der Chipkarte, z. B. durch Zu- und Abschalten des Lastwiderstandes R_2, kann somit die Spannung U_0 im Terminal durch die Chipkarte amplitudenmoduliert werden. Wenn man das Zu- und Abschalten des Widerstandes R_2 durch Daten steuert, so können diese Daten im Terminal detektiert und ausgewertet werden.

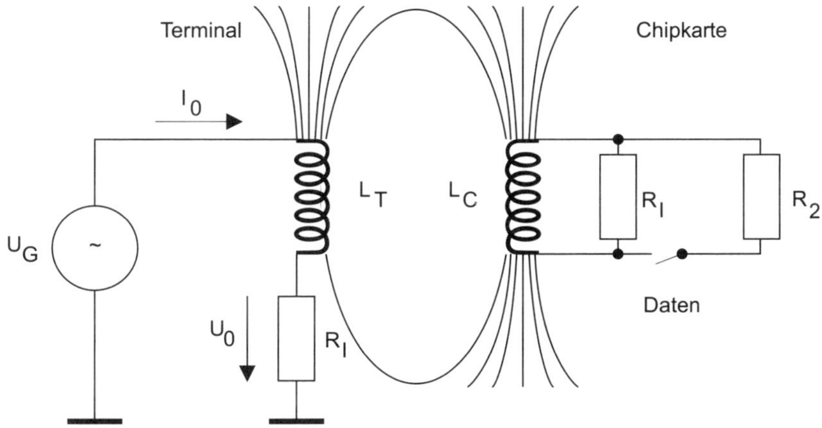

Bild 10.5 Beispiel für das Prinzip der Lastmodulation zur Datenübertragung bei der kontaktlosen Chipkarte. Durch Zu- und Abschalten des Widerstandes R_2 kann die Spannung U_0 im Terminal durch die Chipkarte amplitudenmoduliert werden.

Wegen der geringen Kopplung der Spulen im Terminal und in der Karte sind die durch diese Lastmodulation erzeugten Spannungsänderungen im Terminal sehr klein. In der Praxis ergibt sich ein Nutzsignal von wenigen mV, welches nur durch aufwändige Schaltungen detektiert werden kann, da es dem gleichfrequenten wesentlich größeren (ca. 80 dB) Sendesignal des Terminals überlagert ist. Verwendet man jedoch einen Hilfsträger mit der Frequenz f_H, so erscheint das empfangene Datensignal im Terminal auf den beiden Seitenbändern mit den Frequenzen $f_{Leser} \pm f_H$, das durch Filterung mit einem Bandpass vom wesentlich stärkeren Signal des Terminals getrennt und verstärkt werden kann. Die Demodulation ist dann problemlos möglich.

Die Modulation mit Hilfsträger hat aber den Nachteil, dass sie eine wesentlich größere Bandbreite benötigt als die direkte Modulation. Daher kann dieses Verfahren nur in wenigen Frequenzbereichen, in denen diese Bandbreite zur Vefügung steht, eingesetzt werden.

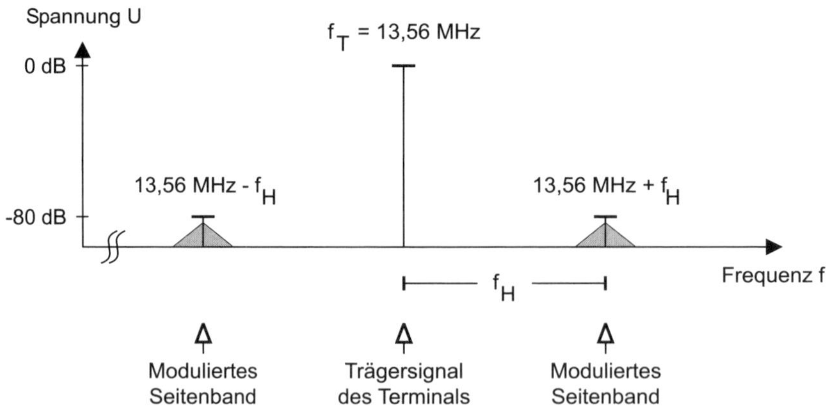

Bild 10.6 Durch eine Lastmodulation mit Hilfsträger entstehen zwei Seitenbänder im Abstand der Hilfsträgerfrequenz f_H um die Sendefrequenz des Lesegerätes. Die eigentliche Information steckt in den Seitenbändern der beiden Hilfsträger-Seitenbänder, welche durch die Modulation des Hilfsträgers selbst entstehen (nach Klaus Finkenzeller [Finkenzeller 06]).

10.4 Kapazitive Kopplung

Bei geringem Abstand zwischen Karte und Kartenterminal besteht die Möglichkeit, die Daten durch kapazitive Kopplung zu übertragen, wie dies auch Bild 10.7 auf der nächsten Seite zeigt. Bei der kapazitiven Kopplung sind leitende Flächen im Kartenkörper und im Kartenterminal so angebracht, dass sie beim Einführen oder Auflegen der Karte als Kondensatorplatten wirken. Die erreichbare Kapazität hängt dabei im Wesentlichen von der Größe der Koppelflächen und von deren Abstand ab. Die maximale Fläche ist dabei durch die Abmessungen der Karte begrenzt. Der minimale Abstand wird durch die notwendige Isolation zwischen den Koppelflächen bestimmt. Mit vertretbarem Aufwand ist eine nutzbare Koppelkapazität von einigen 10 pF erreichbar. Dies reicht für die Energieübertragung eines Mikroprozessors nicht aus. Deshalb wird diese Methode nur zur Datenübertragung verwendet, während die Energieübertragung induktiv erfolgt. Dieses gemischte Verfahren ist in der ISO/IEC 10536 für „close coupling cards" standardisiert und im folgenden Kapitel ausführlich beschrieben. Wie der Name schon sagt, ist das Verfahren auf kleine Koppelabstände begrenzt.

10.5 Antikollision

Beim Betrieb von kontaktlosen Karten kann man nicht ausschließen, dass sich mehrere Karten gleichzeitig in der Reichweite des Terminals befinden. Das gilt insbesondere für Systeme mit größerer Reichweite. Aber selbst bei Systemen mit geringer Reichweite kann es vorkommen, dass z. B. zwei Karten direkt übereinanderliegen und vom Terminal gleichzeitig aktiviert werden. Alle Karten, die sich in der Reichweite eines Terminals befinden, werden gleichzeitig versuchen, auf Kommandos des Terminals zu reagieren. Die gleichzeitige Datenübertragung von mehreren Karten führt aber zwangsläufig zu Störungen und Datenverlusten, wenn nicht gezielt Gegenmaßnahmen ergriffen werden. Die technischen Verfahren, welche einen störungsfreien Datenaustausch mit mehreren Karten im Aktionsradius eines Kartenterminals sicherstellen, nennt man Antikollisionsverfahren.

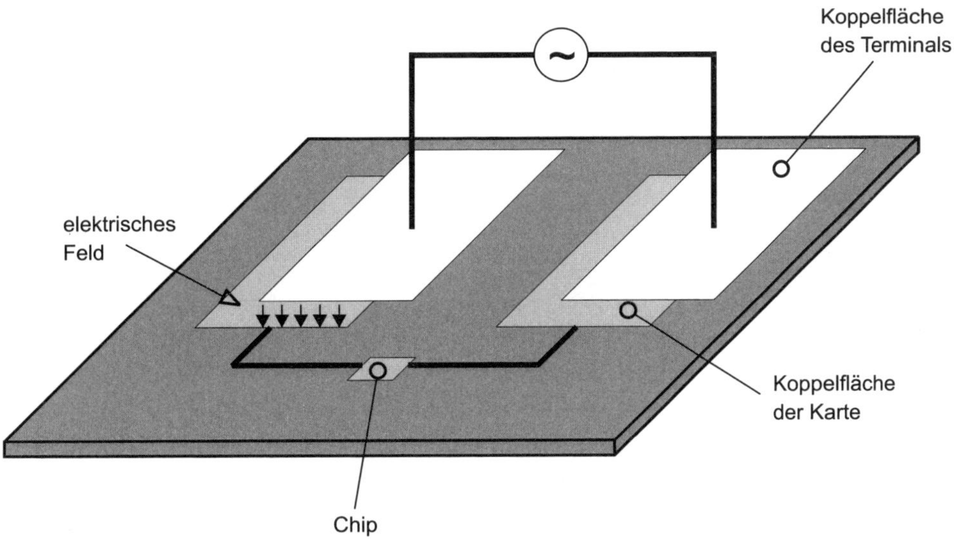

Bild 10.7 Prinzip der kapazitiven Kopplung. Die Kopplung entsteht durch das elektrische Wechselfeld zwischen den parallelen elektrisch leitenden Flächen in der Karte und dem Terminal.

In der Kommunikationstechnik ist der Datenaustausch zwischen vielen Teilnehmern und einer Basisstation ein häufig auftretendes Problem und wird als Vielfachzugriff bezeichnet. Ein typisches Beispiel sind die Mobiltelefonnetze, bei denen alle Teilnehmer, die sich in einer Funkzelle befinden, gleichzeitig auf eine Basisstation zugreifen. Es wurden zahlreiche Verfahren entwickelt, die es ermöglichen, die Signale der einzelnen Teilnehmer zu trennen. Diese Antikollisionsverfahren lassen sich in vier Gruppen aufteilen.

Beim Raumvielfachzugriffsverfahren (SDMA – *space division multiple access*) wird versucht, den Operationsbereich des Terminals so einzugrenzen oder auch abzutasten, dass immer nur eine Karte gleichzeitig erfasst werden kann. Da diese Technik einen sehr hohen Aufwand bei der Implementierung der Antennen erfordert, kommt sie für kontaktlose Karten nicht zur Anwendung.

Beim Zeitvielfachzugriffsverfahren (TDMA – *time division multiple access*) wird dafür gesorgt, dass die Karten ein unterschiedliches Zeitverhalten haben und dadurch vom Terminal identifiziert und einzeln angesprochen werden können. Diese Verfahren werden am häufigsten eingesetzt, und es gibt eine Vielzahl von Varianten. Zwei davon sind in der ISO/IEC 14443-3 für „proximity cards“ standardisiert und im Abschnitt 10.9 „Proximity-Chipkarten (ISO/IEC 14443)“ auf Seite 322 ausführlich beschrieben.

Bei den Frequenzvielfachzugriffsverfahren (FDMA – *frequency division multiple access*) werden unterschiedliche Trägerfrequenzen gleichzeitig für mehrere Übertragungskanäle zur Verfügung gestellt. Diese Verfahren sind jedoch technisch aufwändig und deswegen teuer. Sie werden aus diesem Grund für kontaktlose Karten nicht verwendet. Dieses gilt auch für das Kodevielfachzugriffsverfahren (CDMA – *code division multiple access*).

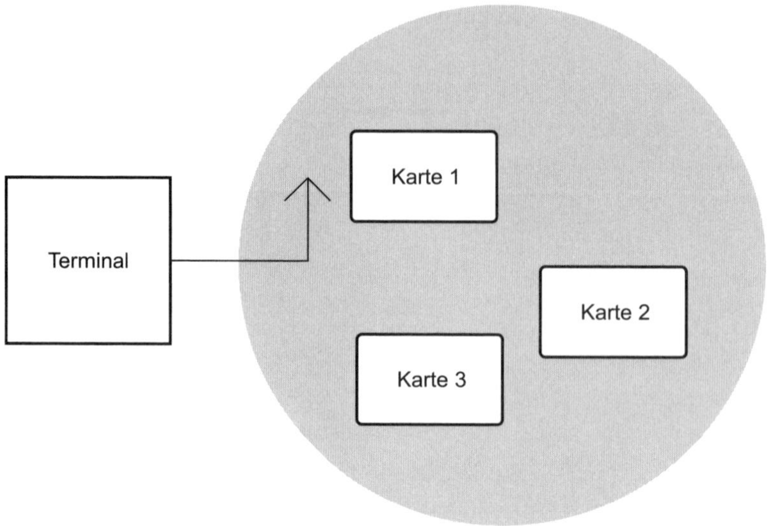

Bild 10.8 Der gleichzeitige Betrieb von mehreren Karten in der Reichweite eines Terminals (Vielfachzugriff) erfordert ein Antikollisionsverfahren zum störungsfreien Datenaustausch.

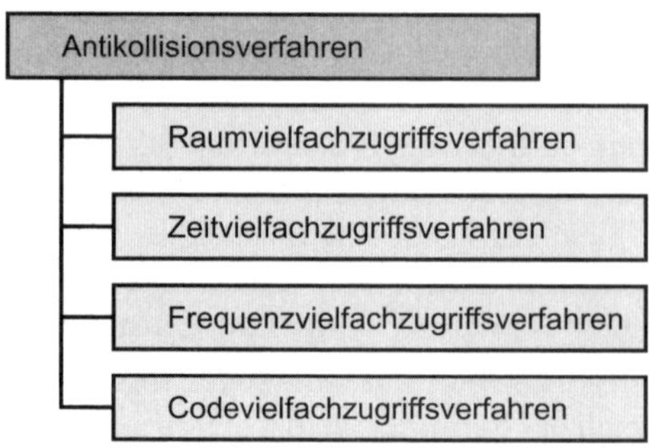

Bild 10.9 Einteilung der Antikollisionsverfahren nach den vier Grundprinzipien.

10.6 Stand der Normung

Mit der Standardisierung der kontaktlosen Chipkarten wurde bei den ISO/IEC im Jahre 1988 begonnen. Ziel war es, Normen für kontaktose Karten zu erarbeiten, die es ermöglichen, die Technik der kontaktlosen Energie- und Datenübertragung in die bereits vorhandenen normgerechten (nach ISO/IEC 7816) Chipkarten zu integrieren. Das heißt, dass eine kontaktlose

Karte auch andere Funktionselemente wie Magnetstreifen, Hochprägung und Chipkontakte haben kann. Hierdurch wird der gleichzeitige Einsatz der kontaktlosen Technik in bestehenden Systemen mit vorhandener Technik ermöglicht.

Wie bereits erläutert, hängen die technischen Möglichkeiten der kontaktlosen Energie- und Datenübertragung wesentlich vom gewünschten Abstand zwischen Karte und Terminal beim Lesen und Schreiben ab. Es war deshalb auch nicht möglich, eine einzige Norm zu schaffen, die alle aus den unterschiedlichen Anwendungen resultierenden Anforderungen mit einer einzigen technischen Lösung erfüllt.

Es wurden deshalb drei verschiedene Normen fertiggestellt, die Kontaktloskarten mit unterschiedlichen Lesereichweiten beschreiben. In jeder dieser Normen sind wiederum unterschiedliche technische Lösungen zugelassen, da man sich in dem Normungsgremium nicht auf ein einziges Verfahren einigen konnte. Um die Interoperabilität zwischen den unterschiedlichen Varianten herzustellen, müssen die Kartenterminals alle Varianten unterstützen.

Tabelle 10.1 Fertiggestellte ISO/IEC-Normen für kontaktlose Chipkarten. Jede Norm besteht aus mehreren Teilen, die in den folgenden Abschnitten beschrieben sind.

Norm	Typ der kontaktlosen Chipkarten	Reichweite
ISO/IEC 10536	*close coupling* (CICC)	bis ca. 1 cm
ISO/IEC 14443	*proximity coupling* (PICC)	bis ca. 10 cm
ISO/IEC 15693	*vicinity coupling* (VICC)	bis ca. 1 m

Begonnen wurde zunächst mit der Standardisierung der „Close Coupling Cards“ (ISO/IEC 10536), weil die zum damaligen Zeitpunkt verfügbaren Mikroprozessoren einen relativ hohen Stromverbrauch hatten, so dass eine Energieübertragung über größere Abstände noch nicht möglich war. Dieser Kartentyp bietet in der Handhabung nur geringe Vorteile gegenüber den kontaktbehafteten Karten, da die Karte zum Betrieb in ein Kartenterminal gesteckt oder zumindest auf einer Auflage des Kartenterminals exakt positioniert werden muss. Man hatte Ende der 80er-Jahre des vorigen Jahrhunderts noch wenig Erfahrungen mit Massenanwendungen von Chipkarten mit Kontakten und die Befürchtung, dass im täglichen Gebrauch Probleme durch Verschleiß, Verschmutzung oder Beschädigung der Kontakte auftreten könnten. Die Erfahrungen der folgenden Jahre haben jedoch gezeigt, dass diese Befürchtungen unbegründet waren und allein zur Vermeidung von Kontaktierungsproblemen der Einsatz der Kontaktlostechnik nicht lohnend war. Darüber hinaus ist der Kartenaufbau der close-coupled cards komplex, was zu hohen Herstellkosten führt. Deshalb konnten sich Systeme dieses Typs bisher nicht im Markt durchsetzen.

Nachdem durch die rasante Weiterentwicklung der Halbleitertechnologie die Leistungsaufnahme der Mikrocontroller stetig gesenkt werden konnte, wurde deren Einsatz auch für Kontaktloskarten über eine größere Entfernung ($\approx$ 10 cm) möglich. Dies bringt für viele Anwendungen den großen Vorteil mit sich, dass die Karte nicht mehr in den Leser eingeschoben, sondern nur in die Nähe gehalten werden muss, was z. B. im Vorübergehen geschehen kann. Man begann deshalb 1994 mit der Normung der Proximity- und Vicinity-Karten. Diese beiden Kartentypen hatten einen großen Erfolg im Markt und sind inzwischen hundertmillionenfach im Einsatz. Die schnelle technische Weiterentwicklung der Proximity-Karten hatte zur Folge, dass die Norm ISO/IEC 144443 seit der Ausgabe im Jahre 2001 durch eine Vielzahl von Amendments verbessert wurde, während die Norm ISO/IEC 15693 für Closed-coupled-Karten praktisch eingefroren wurde. Zurzeit wird die ISO/IEC 14443 mit ihren Amendments überarbeitet, um die Lesbarkeit und Übersichtlichkeit zu verbessern. Die Ausgabe der überarbeiteten Fassung wird noch in 2008 erwartet.

10.7 Close-Coupling-Chipkarten (ISO/IEC 10536)

In der Norm ISO/IEC 10536 für Close-Coupling-Karten wird diese Anwendung als „slot or surface operation" bezeichnet, wodurch zum Ausdruck gebracht wird, dass die Karte im Betrieb in einen Kartenschlitz eingeführt oder auf eine definierte Oberfläche des Terminals aufgelegt werden muss.

Die Norm ISO/IEC 10536 mit dem Titel „Identification Cards – Contactless Integrated Circuit(s) Cards-Closed-coupled cards" besteht aus drei Teilen:

- Teil 1: Physical characteristics (2. Ausgabe 2000)
- Teil 2: Dimension and location of coupling areas (1. Ausgabe 1995)
- Teil 3: Electronic signals and reset procedures (1. Ausgabe 1996)

Wichtige Rahmenbedingungen für diese Norm waren eine weitgehende Kompatibilität zu ISO/IEC 7816, der Betrieb bei beliebiger Orientierung der Karte zum Leser, eine Trägerfrequenz der Übertragung zwischen 3 und 5 MHz, eine bidirektionale Datenübertragung mit induktiver oder kapazitiver Kopplung und eine Leistungsaufnahme der Karte kleiner als 150 mW, die ausreichend für den Betrieb von Mikroprozessoren ist.

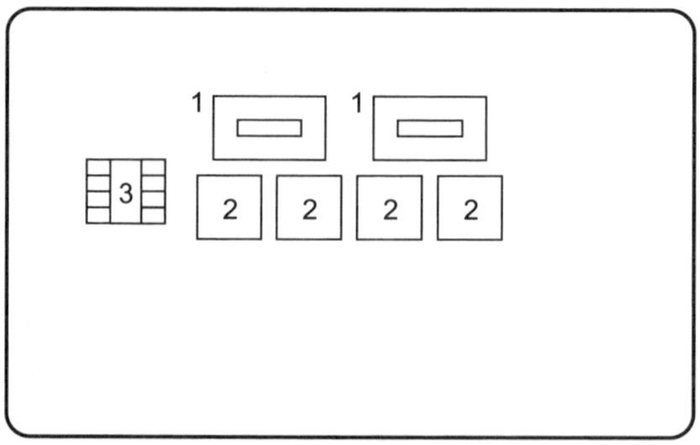

Bild 10.10 Anordnung der Koppelelemente in kontaktlosen Chipkarten: Koppelspulen in der Chipkarte (1), kapazitive Koppelflächen in der Chipkarte (2) und Kontaktflächen des Chips (3).

In Teil 1 der obengenannten Norm sind die physikalischen Eigenschaften definiert. Es werden im Wesentlichen die gleichen Anforderungen festgelegt wie für Chipkarten mit Kontakten, insbesondere auch hinsichtlich Biegung und Torsion. Ein Unterschied besteht in der Belastbarkeit durch elektrostatische Entladungen. Da bei einer kontaktlosen Karte keine leitenden Verbindungen zwischen der Kartenoberfläche und den integrierten Schaltungen im Kartenkörper erforderlich sind, ist eine kontaktlose Karte weitgehend unempfindlich gegen ESD-Schäden. Entsprechend ist in der Norm eine Testspannung von 10 kV festgelegt, im Vergleich zu 1,5 kV bei kontaktbehafteten Karten.

Im Teil 2 von ISO/IEC 10536 sind die Lage und die Abmessungen der Koppelelemente spezifiziert. Da man sich nicht auf ein einziges Verfahren einigen konnte, sind sowohl kapazitive wie auch induktive Koppelelemente in der Art definiert, dass beide Techniken gleichzeitig in der Karte und im Terminal implementiert werden können. Ein Beispiel hierfür ist in den Bildern 10.10 auf der vorherigen Seite und 10.11 gezeigt. Die Anordnung ist so gewählt worden, dass die Lageunabhängigkeit bei entsprechender Ansteuerung im Terminal gegeben ist.

Der Teil 3 von ISO/IEC 10536 wurde 1996 veröffentlicht. Er ist der bisher wichtigste Teil der Norm und beschreibt die Modulationsverfahren für eine induktive wie auch kapazitive Datenübertragung, da man sich nicht auf ein einziges Verfahren einigen konnte. Ein normgerechtes Terminal muss daher beide Verfahren unterstützen. Es können auch beide Verfahren in einer Karte implementiert werden.

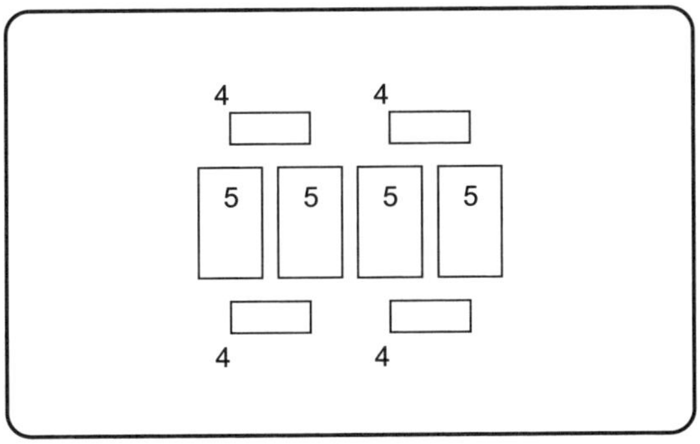

Bild 10.11 Anordnung der Koppelelemente bei Terminals für kontaktlose Chipkarten: Koppelspulen im Terminal (4) und kapazitive Koppelflächen im Terminal (5).

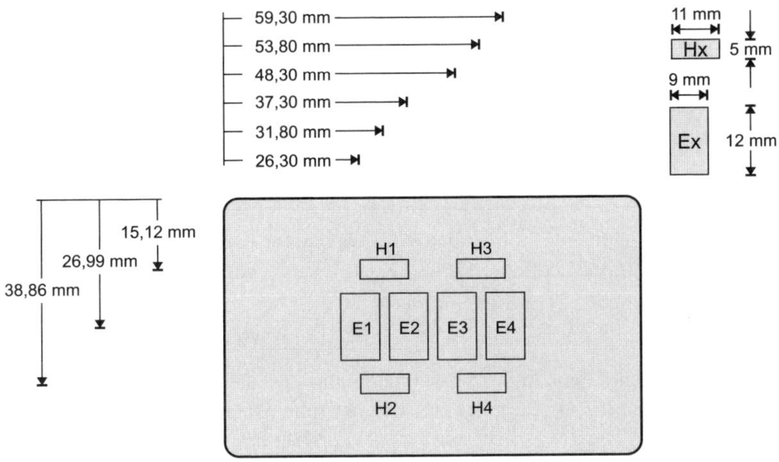

Bild 10.12 Die Lage und Maße der Koppelflächen in der kontaktlosen Karte und im Terminal.

10.7.1 Energieübertragung

Die Energieübertragung erfolgt durch ein sinusförmiges magnetisches Wechselfeld mit einer Frequenz von 4,9152 MHz, welches eine oder mehrere der induktiven Koppelflächen durchsetzt, je nachdem, wie viele Koppelspulen in der Karte vorhanden sind. Das Terminal muss alle vier Felder erzeugen.

Die magnetischen Wechselfelder F1 und F2 durch die Flächen H1 und H2 haben dabei eine Phasendifferenz von 180°, ebenso wie die Felder F3 und F4 durch die Flächen H3 und H4. Zwischen den Feldern F1 und F3 und ebenso zwischen F2 und F4 besteht eine Phasendifferenz von 90°. Jedes einzelne Magnetfeld ist so stark, dass es mindestens 150 mW in die Karte übertragen kann. Insgesamt soll die Karte aber nicht mehr als 200 mW Leistung aufnehmen. Diese komplizierte Definition der Magnetfelder ist erforderlich, um die induktive Datenübertragung bei 4 Lagen Invarianz zu ermöglichen, wie weiter unten erläutert wird.

10.7.2 Induktive Datenübertragung

Für die induktive Datenübertragung werden unterschiedliche Modulationsverfahren für die beiden Übertragungsrichtungen angewendet.

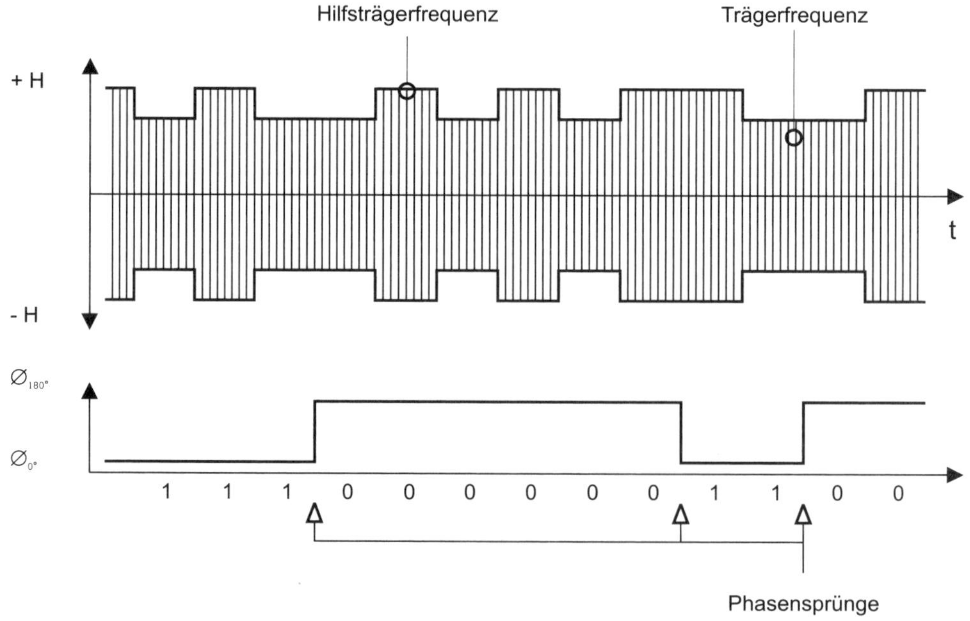

Bild 10.13 Der zeitliche Ablauf beim Prinzip der Phasenmodulation bei der Datenübertragung mit einer kontaktlosen Chipkarte. Die obere Grafik zeigt das magnetische Wechselfeld und die untere Grafik die dazugehörige Phasenlage. Die Trägerfrequenz ist 4,9152 MHz und die Hilfsträgerfrequenz 307,2 kHz.

10.7.2.1 Übertragung von der Karte zum Terminal

Für die Übertragung der Daten von der Karte zum Terminal wird zunächst ein Hilfsträger durch Lastmodulation (siehe Bild 10.13 auf der vorherigen Seite) mit einer Frequenz von 307,2 kHz erzeugt, wobei die Last um mindestens 10 % geändert wird. Die Datenmodulation erfolgt dann durch Phasenumschaltung des Hilfsträgers von 180°, wodurch sich zwei Zustände der Phase ergeben, die als logisch 0 und 1 interpretiert werden können. Der Anfangszustand nach Aufbau des magnetischen Feldes wird als logisch 1 definiert, wobei dieser Anfangszustand (Zeitintervall t_3; siehe Bild 10.16 auf Seite 321) mindestens 2 ms stabil bleibt. Danach bedeutet jeder Phasensprung des Hilfsträgers eine Umkehrung des logischen Zustandes, so dass sich eine NRZ-Kodierung (*non return to zero*) ergibt. Die Übertragungsrate beträgt zumindest für den ATR 9 600 Bit/s.

10.7.2.2 Übertragung vom Terminal zur Karte

Zur Datenübertragung vom Terminal zur Karte werden die vier magnetischen Wechselfelder F1 bis F4, welche die vier Koppelflächen H1 bis H4 durchdringen, phasenmoduliert (PSK – *Phase Shift Keying*), und zwar so, dass die Phase aller Felder gleichzeitig um 90° springt. Hierdurch werden zwei Phasenzustände A und A' definiert. Abhängig von der Orientierung der Karte zum Terminal ergeben sich aus Sicht der Karte zwei unterschiedliche Konstellationen für die Phasenzustände, die in den Bildern 10.14 und 10.15 auf der nächsten Seite dargestellt sind.

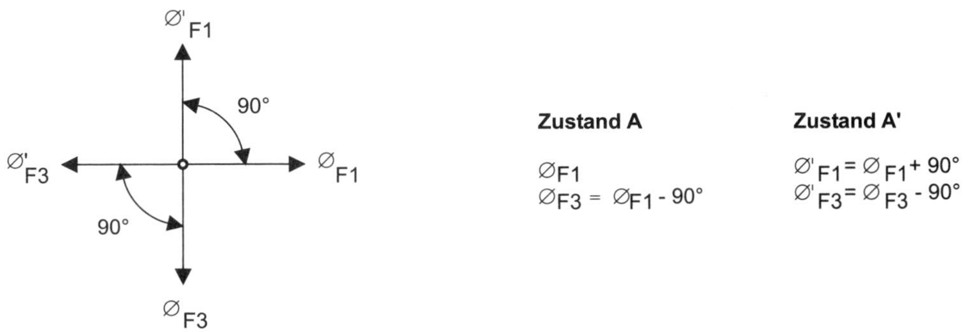

Bild 10.14 Erste Variante der Phasenmodulation bei der Datenübertragung mit einer kontaktlosen Chipkarte. Die eingezeichneten Pfeile sind als Phasenvektoren aufzufassen.

Da die Karte in allen vier möglichen Lagen in Relation zum Terminal funktionieren soll, wird unabhängig von der gegebenen Alternative der Anfangszustand (im Zeitintervall t_2 und t_3 in Bild 10.15 auf der nächsten Seite) als logisch 1 interpretiert. Danach bedeutet jeder Phasensprung eine Umkehrung des logischen Zustandes, so dass sich wiederum eine NRZ-Kodierung ergibt.

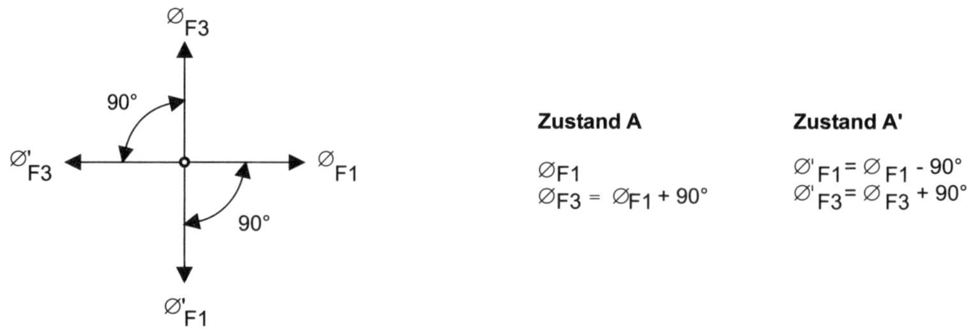

Bild 10.15 Zweite Variante der Phasenmodulation bei der Datenübertragung mit einer kontaktlosen Chipkarte. Die eingezeichneten Pfeile sind als Phasenvektoren aufzufassen.

10.7.3 Kapazitive Datenübertragung

Für die kapazitive Datenübertragung von der Karte zum Terminal wird ein Paar der Koppelflächen entweder E1 und E2 oder E3 und E4 benutzt (siehe Bild 10.12 auf Seite 317), abhängig davon, in welcher Lage zum Terminal sich die Karte befindet. Das andere Flächenpaar kann für die Datenübertragung in umgekehrter Richtung genutzt werden. Da die Karte den ATR über eines der beiden Flächenpaare sendet, kann das Terminal die Orientierung der Karte erkennen. Die maximale Spannungsdifferenz zwischen einem Flächenpaar ist auf 10 V begrenzt, sie muss aber mindestens so groß sein, dass die minimale Differenzspannungsschwelle des Empfängers von 300 mV überschritten wird. Für die Datenübertragung wird eine differentielle NRZ-Kodierung verwendet. Der Sender schaltet hierzu die Spannung zwischen den Flächen E1 und E2 oder zwischen E3 und E4 um. Der Zustand für logisch 1 ist wiederum im Zeitintervall t_3 (siehe Bild 10.16 auf der nächsten Seite) festgelegt. Danach bedeutet jede Umpolung der Spannung einen Wechsel des logischen Zustandes.

Anfangszustand und Answer to Reset

Damit das Terminal am Anfang eines Datenaustausches die Art der Datenübertragung und die Lage der Karte eindeutig feststellen kann, müssen Zeitintervalle für den Beginn der Energie- und Datenübertragung definiert sein. In Bild 10.16 auf der nächsten Seite sind die Bedingungen und Werte für die Reset-Erholzeit t_0, die Leistungsanstiegszeit t_1, die Vorbereitungszeit t_2, die Zeit für den stabilen logischen Zustand t_3 und die Zeit für den Answer to Reset t_4 dargestellt.

Minimum der Reset-Erholzeit – t_0

Wenn ein Reset durch Ab- und Wiederanschalten der energieübertragenden Felder erfolgen soll, muss die Zeit zwischen Ab- und Anschalten der Felder, während der keine Energie übertragen wird, größer oder gleich 8 ms sein.

Maximum der Leistungsanstiegszeit – t_1

Die Anstiegszeit des energieübertragenden Feldes, welches durch das Terminal aufgebaut wird, muss kleiner oder gleich 0,2 ms sein.

Vorbereitungszeit – t_2

Die Vorbereitungszeit für die Karte, um in einen stabilen Zustand zu kommen, beträgt 8 ms.

Zeit für den stabilen logischen Zustand – t_3
Vor dem Answer to Reset wird der logische Zustand für eine Zeit von 2 ms auf 1 gehalten. Während dieser Zeit werden Karte und Terminal für die induktive Datenübertragung auf logisch 1 gesetzt.

Maximale Antwortzeit für ATR – t_4
Die Karte muss mit dem Senden des ATR vor Ablauf von 30 ms beginnen. Die Karte kann im ATR anzeigen, dass die Bedingungen für den folgenden Betrieb hinsichtlich Energiepegel, Datenübertragungsrate oder Frequenz der Felder geändert werden müssen. Der hierdurch gegebene Freiraum kann den Erfordernissen der Anwendung entsprechend genutzt werden. So können z. B. für zeitkritische Anwendungen wesentlich höhere Übertragungsraten gewählt werden.

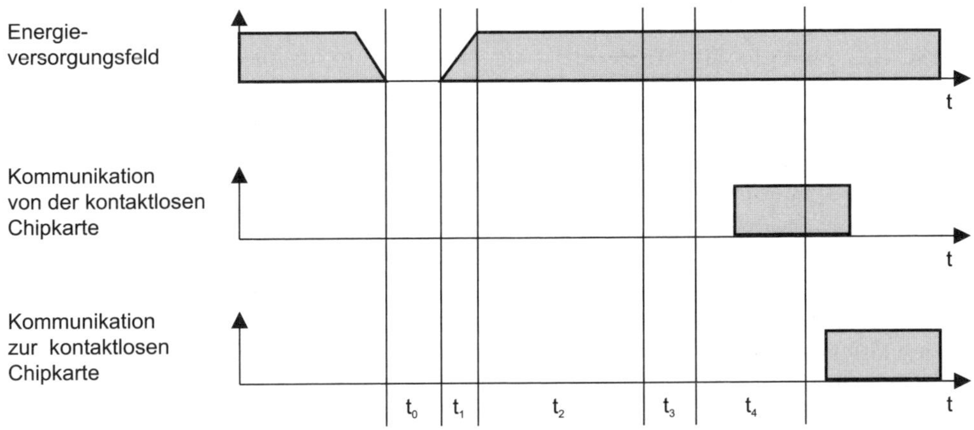

Bild 10.16 Zeitlicher Ablauf der Datenübertragung bei einer kontaktlosen Chipkarte nach ISO/IEC 10536-3 mit $t_0 \geq 8$ ms, $t_1 \leq 0{,}2$ ms, $t_2 = 8$ ms, $t_3 = 2$ ms, $t_4 \leq 30$ ms.

10.8 Remote-Coupling-Chipkarten

Unter dem Begriff „Karten mit Remote Coupling“ werden die Chipkarten zusammengefasst, die über eine Entfernung von einigen Zentimetern bis zu etwa 1 Meter zum Terminal Daten übertragen können. Diese Möglichkeit ist bei allen Anwendungen von großem Interesse, bei denen Daten zwischen Karte und Terminal ausgetauscht werden sollen, ohne dass der Karteninhaber die Karte in die Hand nehmen und in einen Kartenschlitz im Terminal einführen muss. Beispielhafte Anwendungen sind Zugangskontrolle, Fahrzeugerkennung, elektronischer Fahrschein, Skipass, Flugticket, elektronische Geldbörse und Gepäckerkennung.

Die große Zahl der Anwendungen lässt erahnen, dass es eine ernorme Vielfalt an technischen Realisierungen gibt. Bei der Normung wurde versucht, die Vielfalt der technischen Varianten zu begrenzen, was nur zum Teil gelungen ist. Die internationalen Normen ISO/IEC 14443 und ISO/IEC 15633 decken die Entfernungsbereiche um 10 cm sowie um einen Meter ab.

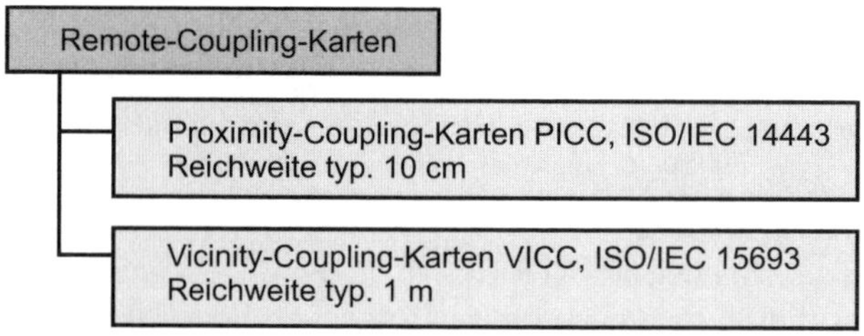

Bild 10.17 Die ISO/IEC-Normen unterscheiden bei den Remote-Coupling-Karten zwischen den Proximity-Karten und den Vicinity-Karten.

10.9 Proximity-Chipkarten (ISO/IEC 14443)

Die ISO/IEC 14443 hat den Titel „Identification cards – Contactless integrated circuit(s) cards – Proximity cards“ und beschreibt die Eigenschaften und die Funktionsweise von kontaktlosen Chipkarten mit einer Reichweite von ca. 10 cm. Die auf diese Entfernung mögliche Energieübertragung reicht zur Versorgung eines Mikroprozessors aus. Um diese Karten auch in der vorhandenen Infrastruktur für kontaktbehaftete Chipkarten nutzen zu können, besitzen die Karten häufig neben den Koppelelementen zum kontaktfreien Betrieb zusätzlich Kontakte, so dass wahlweise ein Betrieb über Kontakte oder kontaktlos möglich ist. Diese Karten werden Dual-Interface-Karten genannt.

Die Norm ISO/IEC 14443 wurde so spezifiziert, dass sie in der Anwendungsschicht kompatibel mit ISO/IEC 7816, der Norm für kontaktbehaftete Chipkarten, ist. Während die elektrische Schnittstelle kontaktlos anstatt kontaktbehaftet funktioniert, sind die Formate zum Austausch von Informationen zwischen Karte und Terminal dieselben. Die Übertragung von Kommandos und Daten zwischen Karte und Terminal kann deshalb problemlos von einem einzigen Dual-Interface-Chip in der Karte über beide Schnittstellen bewältigt werden. Dies ist in Bild 2.11 auf Seite 26 im Überblick gezeigt.

Diese Interoperabilität zwischen den Standards ISO/IEC 7816 und ISO/IEC 14443 erschließt viele bereits verbreitete Anwendungen der kontaktbehafteten Karten für die kontaktlose Technik, da es im Hintergrundsystem ohne Bedeutung ist, ob an der Benutzerschnittstelle kontaktlose oder kontaktbehaftete Karten zum Einsatz kommen. Verwendet man Dual-Interface-Karten, können sogar die bereits vorhandenen Kartenterminals weiter benutzt werden, während bei Neuinstallationen kontaktlose Terminals eingesetzt werden können.

Karten nach ISO/IEC 14443 konnten sicherlich auch wegen dieser Interoperabilität große Verbreitung erreichen. Insbesondere im Zahlungsverkehr, im Personenverkehr, als Reisedokumente und zur Zugangskontrolle erwartet man für das Jahr 2008 mehrere 100 Millionen Stück Prozessorkarten nach ISO/IEC 14443.

Die auf ca. 10 cm eingeschränkte Reichweite der Karten mag für manche Anwendungen unbequem erscheinen. Diese Einschränkung bietet aber auch einen gewissen Schutz gegen ungewollten Zugriff über größere Entfernung auf die Karte. Die für das Abhören des Datenaustauschs erforderlichen großen Antennen in unmittelbarer Nähe des Terminals lassen sich wohl kaum unbemerkt installieren. Letztendliche Sicherheit vor Angriffen auf die Daten der Karte ermöglichen Authentisierungs- und Verschlüsselungsverfahren, wie sie in gleicher Weise bei den kontaktbehafteten Karten genutzt werden.

Die ISO/IEC 14443 wurde im Jahr 2001 zum ersten Mal herausgegeben. Die Erfahrungen mit Implementierungen in den vergangenen Jahren ergaben einen Bedarf an Korrekturen und Ergänzungen. Insbesondere ergab sich aus den Erfahrungen in den Anwendungen die Forderung nach höheren Datenübertragungsraten, die im Teil 2 von ISO/IEC 14443 mit 106 kBit/s festgelegt ist. Gerade bei kontaktlosen Anwendungen kommt einer hohen Datenübertragungsgeschwindigkeit und damit kurzen Transaktionszeit große Bedeutung zu. Während der gesamten Kommunikationszeit muss sich nämlich die Karte im Ansprechbereich des Terminals befinden, was bedeutet, dass der Benutzer die Karte während dieser Zeit nahe an das Terminal halten muss. Je länger diese Zeit ist, umso unbequemer wird die Handhabung und umso größer die Wahrscheinlichkeit, dass die Karte unabsichtlich aus dem Ansprechbereich des Terminals genommen wird. Besonders bei Zutrittskontrollsystemen wird deshalb eine Transaktionszeit von wenigen Zehntelsekunden gefordert.

Diese Forderung wurde in mehreren Ergänzungen („Amendments“) zum Standard berücksichtigt, so dass sich heute folgende Struktur von ISO/IEC 14443 ergibt, wobei weitere Ergänzungen des Standards in Arbeit sind.

- Teil 1: Physical characteristics
- Teil 2: Radio frequency power and signal interface
- Teil 2 Amendment 1: Bitrates of fc/64, fc/32 and fc/16
- Teil 2 COR1: ISO/IEC 14443-2/AM1 Defect report and technical corrigendum 1
- Teil 3: Initialization and anticollision
- Teil 3 Amendment 1: Bitrates of fc/64, fc/32 and fc/16
- Teil 3 COR1 ISO/IEC 14443-3/AM1 Defect Report and Technical corrigendum 1
- Teil 3 Amendment 3: Handling of reserved fields and values
- Teil 4: Transmission protocol
- Teil 4 Amendment 1: Handling of reserved fields and values

Die vielen Ergänzungen haben zu einer Unübersichtlichkeit der Norm geführt. Die zuständige ISO/IEC-Arbeitsgruppe arbeitet deshalb an einer Revision der Norm. Da diese noch nicht verfügbar ist, konnten wir in den folgenden Kapiteln nur den aktuellen, oben aufgelisteten Stand der Ergänzungen berücksichtigen. Bei der Revision des Standards sind weitere Ergänzungen möglich. Der Leser sollte deshalb unbedingt auf den aktuellen Stand der Normen zurückgreifen.

10.9.1 Physikalische Eigenschaften

Die physikalischen Eigenschaften, die im Teil 1 der ISO/IEC 14443 für Proximity-Karten (PICC – *Proximity Integrated Circuit(s) Cards*) definiert sind, entsprechen im Wesentlichen den Anforderungen, wie sie auch für Chipkarten mit Kontakten festgelegt sind. Die Abmessungen entsprechen den in ISO/IEC 7810 spezifizierten Karten vom Typ ID-1. Dies stellt sicher, dass die Karten auch in Terminals für Magnetstreifenkarten oder kontaktbehaftete Karten passen. Beim Gebrauch kontaktloser Karten ist damit zu rechnen, dass sie elektromagnetischen Feldern ausgesetzt werden, die für den Betrieb anderer Kartentypen, die z. B. den Normen ISO/IEC 10536 oder ISO/IEC 15693 entsprechen, vorgesehen sind. Dies und auch der Einfluss üblicher Umweltbelastung durch elektromagnetische Felder darf nicht zu dauerhaften Schäden an den Karten führen. Um dies sicherzustellen, sind in der Norm Maximalwerte für die Belastung durch magnetische und elektrische Wechselfelder festgelegt, welche die Karte ohne Schäden aushalten muss. Es ist Aufgabe der Halbleiterhersteller, das Design der Chips so zu gestalten, dass diese Anforderungen erfüllt werden.

10.9.2 Energieübertragung und Signalschnittstelle

Die Proximity-Karten arbeiten nach dem Prinzip der induktiven Kopplung. Sowohl die Energieversorgung als auch der Datenaustausch erfolgen über das magnetische Wechselfeld, das vom Kartenterminal erzeugt wird. In der ISO/IEC 14443 wird das Kartenterminal mit „proximity coupling device" (PCD) bezeichnet. Der besseren Lesbarkeit wegen wird im Folgenden weiter der allgemeine Begriff Kartenterminal neben der Abkürzung PCD verwendet.

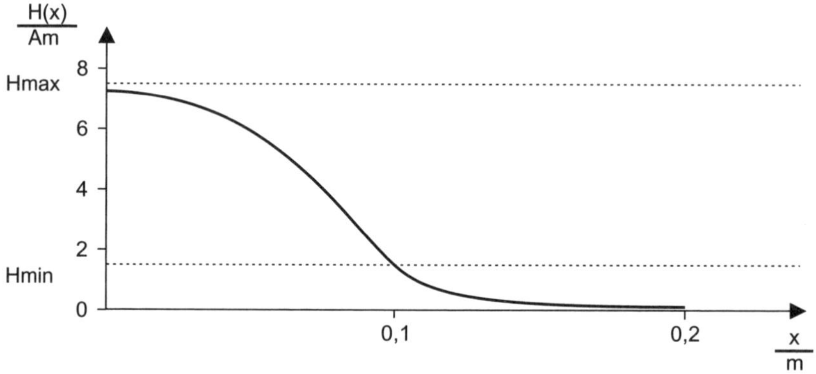

Bild 10.18 Typischer Feldstärkeverlauf eines Kartenterminals für Proximity-Karten (PCD).

Die Sendefrequenz des PCD ist auf f_C=13,56 MHz mit einer Toleranz von plus oder minus 7 kHz festgelegt mit einer Magnetfeldstärke H von minimal 1,5 A/m und maximal 7,5 A/m (Effektivwerte). Der typische Verlauf der Feldstärke H eines PCD in Abhängigkeit von der Entfernung x ist in Bild 10.18 dargestellt.

Aus dem Feldstärkeverlauf des PCD sowie der Ansprechfeldstärke einer Proximity-Karte (PICC) kann man die Reichweite des Systems abschätzen. Mit dem typischen Feldstärkeverlauf aus Bild 10.18 und einer angenommenen Ansprechfeldstärke der PICC von 1,5 A/m ergibt sich z. B. eine Reichweite von ca. 10 cm.

10.9.3 Signal- und Kommunikationsschnittstelle

In der ISO/IEC 14443 sind zwei verschiedene Kommunikationsschnittstellen definiert, die mit Typ A und Typ B bezeichnet werden. Der Grund für die Normung von zwei unterschiedlichen Verfahren ist nicht technischer Art. Vielmehr gab es zu der Zeit, als die ISO/IEC 14443 erarbeitet wurde, bereits unterschiedliche technische Konzepte von verschiedenen Herstellern. Wegen unterschiedlicher Interessenlagen der Beteiligten konnte man sich – wie leider häufiger in der Normung – nicht auf ein einziges Verfahren einigen, was technisch sinnvoller für einfache Interoperabilität gewesen wäre. Man einigte sich als Kompromiss auf die oben genannten beiden Verfahren, die dann letztendlich im Juni 2001 als internationale Norm veröffentlicht wurden. Das Kartenterminal muss beide Verfahren unterstützen, um volle Interoperabilität mit allen Karten nach ISO/IEC 14443 zu erreichen, da die Karten in der Regel nur ein Verfahren unterstützen.

Während das Terminal im „Idle-Zustand" darauf wartet, eine Proximity-Karte zu entdecken, muss es periodisch zwischen den beiden Kommunikationsverfahren umschalten. Hierdurch kann es sowohl Typ-A- wie auch Typ-B-Karten erkennen. Wenn das PCD eine Karte erkannt hat, bleibt es in dem entsprechenden Kommunikationsverfahren, bis die Karte vom Terminal deaktiviert oder aus dem Arbeitsbereich des Terminals entfernt wird.

Während des Pollings kann es natürlich vorkommen, dass Karten vom Typ B ein Typ A-Kommando empfangen und umgekehrt, dass Karten vom Typ A ein Typ B-Kommando empfangen. Damit das nicht zur Blockade der Kommunikation führt, sind in der Norm ISO/IEC 14443 Teil 3 und Amendment 1 zu Teil 3 Regeln für die Reaktion der Karte auf solche Situationen festgelegt. Als Grundregel gilt, dass die Karte, nachdem sie 5 ms lang ein unmoduliertes Signal empfangen hat, in den „Idle-Zustand" fallen soll. Beispiele für die Reaktion der Karte auf unverständliche Kommandos sind in der Norm beschrieben.

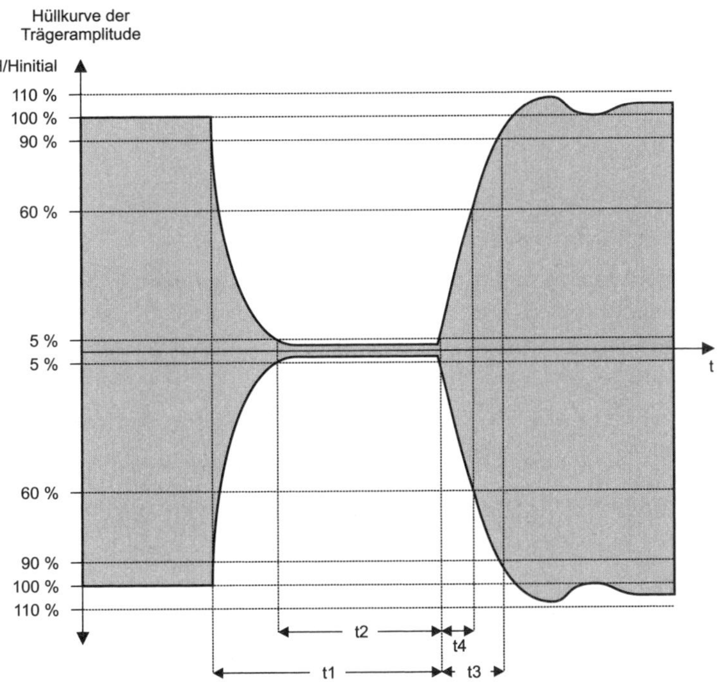

Bild 10.19 Spezifikation der Austastlücke (Pause) nach ISO/IEC 14443-2 Typ A für eine Bitrate von fc/128. Die maximale Länge der Pause ist auf 3 μs begrenzt, um die Energieübertragung zur Karte nur so kurz wie möglich zu unterbrechen. Es gilt: 2,0 $\mu s \leq t1 \leq 3{,}0\ \mu s$, falls $t1 > 2{,}5\ \mu s$, dann gilt $0{,}5\ \mu s \leq t2 \leq t1$, falls $t1 \leq 2{,}5\ \mu s$, dann gilt $0{,}7\ \mu s \leq t2 \leq t1$, $0\ \mu s \leq t3 \leq 1{,}5\ \mu s$ und $0\ \mu s \leq t4 \leq 0{,}4\ \mu s$.

10.9.4 Kommunikationsinterface Typ A

Während der Initialisierung und Antikollision erfolgt bei den Typ-A-Karten die Datenübertragung vom Terminal zur Karte mit einer Bitrate von $f_C/128$ ($\sim$106 kBit/s). Nach der Initialisierung und Antikollision kann die Datenübertragung mit einer der folgenden Bitraten geschehen: fc/128 ($\approx$ 106 kBit/s), fc/64 ($\approx$ 212 kBit/s), fc/32 ($\approx$ 424 kBit/s) und fc/16 ($\approx$ 847 kBit/s).

Datenübertragung vom Terminal zur Karte
Für die Datenübertragung vom PCD zur Karte mit einer Bitrate von fc/128 wird eine digitale Amplitudenmodulation (100% ASK) mit modifizierter Millerkodierung verwendet. Die Länge der Austastlücke (Pause) ist dabei auf maximal 3 μs begrenzt. Diese relativ kurze Austastzeit erleichtert eine stetige Energieversorgung der Karte. Die genaue Festlegung der Dauer und des Ein- und Ausschwingverhaltens des Pause-Signals ist in Bild 10.19 auf der vorherigen Seite angegeben. Die Karte erkennt das Ende der Pause während des Zeitintervalls t_4, das heißt, nachdem das magnetische Feld 5% und bevor es 60% von $H_{INITIAL}$ überschritten hat. Die Überschwinger müssen auf $H_{INITIAL} \pm$ 10% begrenzt sein.

Datenübertragung vom Terminal zur Karte mit den Bitraten fc/64, fc/32 und fc/16
Bei höheren Bitraten von fc/64 ($\approx$ 212 kBit/s), fc/32 ($\approx$ 424 kBit/s) und fc/16 ($\approx$ 847 kBit/s) wird zur Vermeidung hochfrequenter Störungen eine Amplitudenmodulation von minimal 40 % verwendet. Die genaue Spezifikation der Auslastlücke ist im Amendment 1 der Norm zu finden.

Ein Beispiel für die Kodierung einer Bitfolge nach dem Verfahren der modifizierten Millerkodierung ist in Bild 10.20 dargestellt.

Dabei gelten folgende Kodierungsregeln:

- logisch 1: Austastlücke nach der halben Bitdauer.
- logisch 0: keine Austastung mit folgenden beiden Ausnahmen: Falls zwei oder mehr logisch 0 aufeinander folgen, gibt es eine Austastlücke zu Beginn der Bitdauer. Falls das erste Bit eines Protokollrahmens eine 0 ist, wird diese durch eine Austastlücke zu Beginn der Bitdauer dargestellt.
- Beginn einer Kommunikation: Austastlücke am Beginn einer Bitdauer.
- Ende einer Kommunikation: Logisch 0, gefolgt von einem Bit ohne Austastlücke.
- Keine Information: Mindestens für die Dauer von 2 Bit keine Austastlücke.

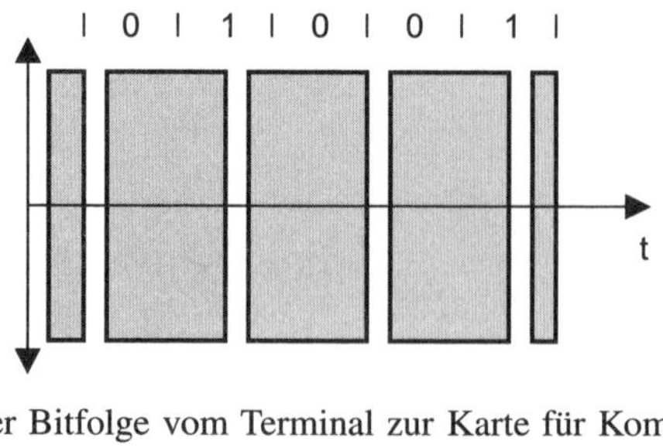

Bild 10.20 Kodierung einer Bitfolge vom Terminal zur Karte für Kommunikationsinterface Typ A mit ASK 100%, modifizierte Millerkodierung, 106 kBit/s. Darstellung der Spannungen an der Antenne des Terminals.

Datenübertragung von der Karte zum Terminal

Die Bitrate für die Datenübertragung von der Karte zum Terminal während der Initialisierung und Antikollision beträgt ebenfalls $f_C/128$ ($\sim$106 kBit/s). Nach der Initialisierung und Antikollision kann eine der folgenden Bitraten gewählt werden: fc/128 ($\approx$ 106 kBit/s), fc/64 ($\approx$ 212 kBit/s), fc/32 ($\approx$ 424 kBit/s) und fc/16 ($\approx$ 847 kBit/s).

Es wird ein Lastmodulationsverfahren mit Hilfsträger eingesetzt, das heißt, der Hilfsträger wird durch Schalten einer Last in der Karte erzeugt. Die Frequenz des Hilfsträgers ist auf $f_S=f_C/16$ ($\sim$847 kHz) festgelegt. Für die Bitrate von fc/128 ($\approx$ 106 kBit/s) erfolgt die Modulation des Hilfsträgers durch Aus- und Einschalten des Hilfsträgers (On/Off Keying, OOK), wobei die Manchester-Kodierung zum Einsatz kommt. Ein Beispiel für die Kodierung einer Bitfolge ist in Bild 10.21 dargestellt.

Die Bitkodierung ist folgendermaßen definiert:

- logisch „1“: Der Träger wird während der ersten Hälfte der Bitdauer mit dem Hilfsträger moduliert.
- logisch „0“: Der Träger wird während der zweiten Hälfte der Bitdauer mit dem Hilfsträger moduliert.
- Beginn einer Kommunikation: Der Träger wird während der ersten Hälfte der Bitdauer mit dem Hilfsträger moduliert.
- Ende einer Kommunikation: Der Träger wird während einer Bitdauer nicht moduliert.
- Keine Information: Keine Modulation mit dem Hilfsträger.

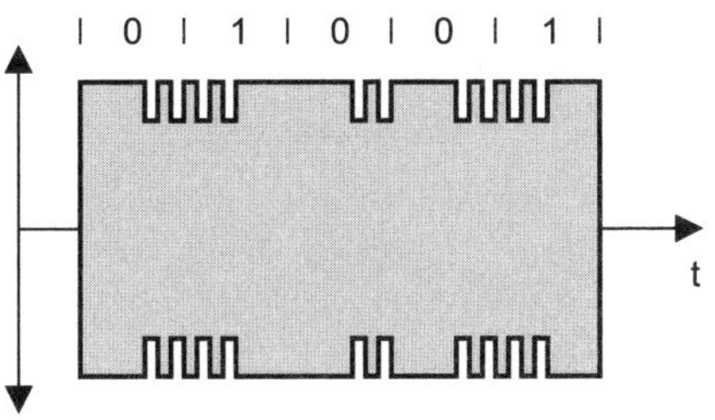

Bild 10.21 Lastmodulation für die Datenübertragung von der Karte zum Terminal mit einem Hilfsträger von $f_C/16$ ($\sim$847 kHz) und Manchester-Kodierung mit einer Bitrate von 106 kBit/s und OOK. Darstellung der Spannungen an der Spule der Karte.

Für höhere Bitraten hat sich dieses Modulationsverfahren mit Aus- und Einschalten des Hilfsträgers als weniger geeignet erwiesen. Deshalb erfolgt für die Bitraten fc/64, fc/32 und fc/16 die Modulation des Hilfsträgers durch 180° Phasenumtastung (Binary Phase Shift Keying-BPSK) unter Verwendung einer NRZ-Kodierung, ähnlich wie bei der Datenübertragung nach Typ B.

10.9.5 Kommunikationsinterface Typ B

10.9.5.1 Datenübertragung vom Terminal zur Karte

Bei den Typ-B-Karten wird für die Datenübertragung vom Terminal zur Karte eine ASK-Modulation mit einem Modulationsindex von 10% (-2%,+4%) verwendet. Während beim Typ-A-Verfahren eine kontinuierliche Energieversorgung durch die sehr kurzen Austastlücken erreicht wird, ermöglicht dies beim Typ-B-Verfahren der kleine Modulationsindex, der so definiert ist, dass mindestens 86% des Trägerfeldes zur Verfügung steht. Die Bitrate während der Initialisierung und Antikollision beträgt wiederum $f_C/128$ ($\sim$106 kBit/s). Nach der Initialisierung und Antikollision kann wieder eine der folgenden Bitraten genutzt werden: fc/128 ($\approx$ 106 kBit/s), fc/64 ($\approx$ 212 kBit/s), fc/32 ($\approx$ 424 kBit/s) und fc/16 ($\approx$ 847 kBit/s). Die genaue Form der Typ-B-Modulation ist in Bild 10.22 dargestellt.

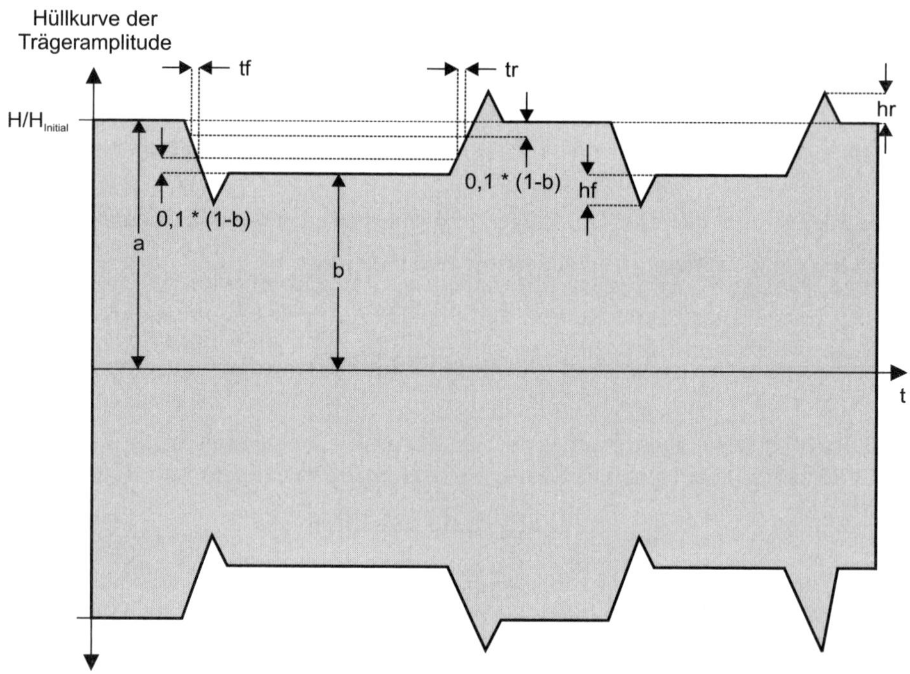

Bild 10.22 Modulation der Trägerfrequenz Typ B. Der geringe Modulationsindex von 10% ermöglicht eine stetige Energieübertragung. Die Werte für die Anstiegs- und Abfallzeiten tr, tf sowie die Überschwinger hr und hf hängen von der Bitrate ab und sind in der Norm spezifiziert).

Für die Bitkodierung wird die einfache NRZ (*Non-Return to Zero*)-Kodierung verwendet. Mit den Kodierungsregeln ist logisch „1“ die große Amplitude der Trägerfrequenz und logisch „0“ die kleine.

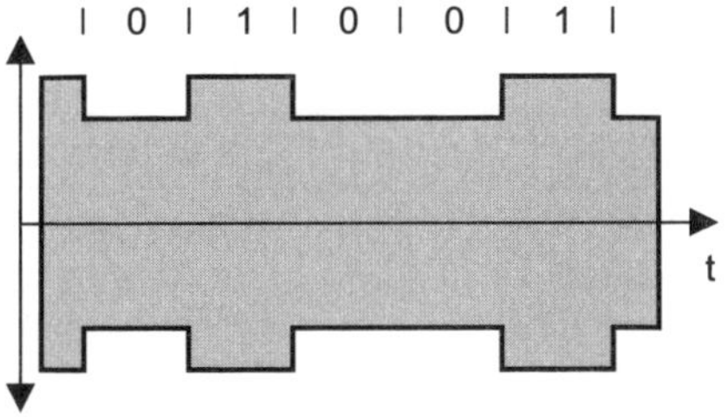

Bild 10.23 Kodierung einer Bitfolge vom Terminal zur Karte für Kommunikationsinterface Typ B mit 10% ASK, NRZ-Kodierung und einer Bitrate von 106 kBit/s. Darstellung der Spannungen an der Antenne des Terminals.

10.9.5.2 Datenübertragung von der Karte zum Terminal

Für die Datenübertragung von der Karte zum Terminal wird auch bei Typ B die Lastmodulation mit Hilfsträger verwendet. Die Frequenz des Hilfsträgers f_s beträgt ebenso $f_C/16$ ($\sim$847 kHz). Die Modulation des Hilfsträgers erfolgt im Unterschied zu Typ A durch eine 180°-Phasenumtastung (*Binary Phase Shift Keying* – BPSK) des Hilfsträgers mit einer Bitrate von wiederum $f_C/128$ ($\sim$106 kBit/s) während der Initialisierung und Antikollision und der NRZ-Kodierung. Die Bitrate nach der Initialisierung und Antikollision kann eine der folgenden sein: fc/128 ($\approx$ 106 kBit/s), fc/64 ($\approx$ 212 kBit/s), fc/32 ($\approx$ 424 kBit/s) und fc/16 ($\approx$ 847 kBit/s).

Um einen eindeutigen Anfangszustand zu haben, ist zu Beginn eines jeden Protokollrahmens folgende Sequenz einzuhalten: Für eine Zeit von TRO $> 64/f_S$ (*guard time*) nach Empfang vom Terminal wird kein Hilfsträger erzeugt. Anschließend erzeugt die Karte für eine Zeitdauer von TR1>80/ f_S(*synchronization time*) den Hilfsträger ohne Phasenumtastung. Die Phasenlage während dieser Zeit wird als Referenzphase $\varphi 0$ definiert. Die Anfangsphase $\varphi 0$ wird als logisch „1“ definiert, so dass der erste Phasensprung einen Wechsel von logisch „1“ nach logisch „0“ bedeutet. Für die folgende Datenübertragung gilt: $\varphi 0$: logisch „1“ und $\varphi 0 + 180°$: logisch „0“.

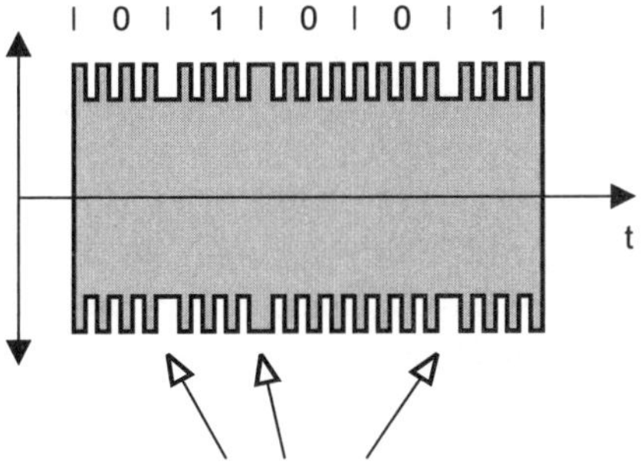

Bild 10.24 Kodierung einer Bitfolge von der Karte zum Terminal für Kommunikationsinterface Typ B mit einem Hilfsträger von $f_C/16$ ($\sim$847 kHz), BPSK, NRZ-Kodierung und einer Bitrate von 106 kBit/s. Darstellung der Spannungen an der Spule der Karte.

Tabelle 10.2 Mögliche Bitraten für die Kommunikation zwischen Karte und Terminal. Für die Initialisierung und Antikollision ist die Bitrate immer fc/128.

Divisor D	etu (= 128/(D ·fc))	Bitrate
1	128/fc ($\approx$ 9,4 μ s)	fc/128 ($\approx$ 106 kBit/s)
2 (optional)	128/(2 · fc ($\approx$4,7 μs)	fc/64 ($\approx$ 212 kBit/s)
4 (optional)	128/(4 · fc ($\approx$2,4 μs)	fc/32 ($\approx$ 424 kBit/s)
8 (optional)	128/(8 · fc ($\approx$1,2 μs)	fc/16 ($\approx$ 847 kBit/s)

10.9.6 Initialisierung und Antikollision (ISO/IEC 14443-3)

Wenn eine Proximity-Karte in den Arbeitsbereich eines Terminals gelangt, muss zunächst eine Kommunikation zwischen Karte und Terminal aufgebaut werden. Hierbei kann es vorkommen, dass bereits eine Kommunikation mit einer anderen Karte besteht oder dass mehrere Karten gleichzeitig in den Aktionsradius des Terminals gelangen. Es müssen Mittel bereitgestellt werden, um in einem solchen Fall eine störungsfreie Kommunikation mit einer Karte bzw. eine gezielte Auswahl einer Karte zu ermöglichen.

Bevor das Terminal die Kommunikation mit einer Karte beginnen kann, muss es zunächst feststellen, ob sich eine Karte im Arbeitsbereich befindet und um welchen Typ es sich dabei handelt. Hierzu schaltet es periodisch zwischen Typ-A- und Typ-B-Kommunikation um, bis es eine Karte erkennt. Danach bleibt das Terminal bei dem entsprechenden Kommunikationsverfahren, bis die Karte vom Terminal deaktiviert wird oder die Karte aus dem Arbeitsbereich des Terminals verschwindet. Einige Regeln, insbesondere das Zeitverhalten für dieses „Polling", sind in Teil 3 von ISO/IEC 14443 festgelegt. Des weiteren sind dort der Aufbau der Kommunikation zwischen Karte und Terminal sowie die verwendeten Antikollisionsverfahren zur Selektion einer einzelnen Karte beschrieben. Wegen der unterschiedlichen Modulationsverfahren unterscheiden sich auch die Protokollrahmen und die Antikollisionsverfahren von Typ-A- und Typ-B-Karten.

Die im Jahre 2001 herausgegebene Norm ISO/IEC 14443 Teil 3 wurde in den Jahren 2005 und 2006 durch Ergänzungen erweitert. Zum einen wurden im „Amendment 1" höhere Datenübertragungsraten bis zu 847 kBit/s spezifiziert, um den Anforderungen aus den Anwendungen nach kurzen Transaktionszeiten gerecht zu werden. Hierdurch ist die Implementierung der Norm für die Terminals allerdings wesentlich komplizierter geworden. Im „Amendment 3" wird die Anzahl der Optionen insbesondere hinsichtlich der Kodierung von Parametern eingeschränkt, was die Kompatibilität zwischen verschiedenen Implementierungen verbessert. Da alle Teile von ISO/IEC 14443 zur Zeit überarbeitet werden, um die verschiedenen Ergänzungen zu integrieren und die Übersichtlichkeit und Verständlichkeit zu verbessern, sollte der Leser unbedingt die aktuelle Fassung der Normen heranziehen, um sicher zu sein, auch die letzten Ergänzungen und Korrekturen zu berücksichtigen.

10.9.6.1 Initialisierung und Antikollision Typ A

Für Initialisierung und Selektion von Typ-A-Karten wird ein dynamischer „Binary-Search-Algorithmus" verwendet. Bei diesem Verfahren ist es erforderlich, dass das Lesegerät eine Datenkollision auf Bitebene erkennen kann. Wie weiter unten erläutert wird, ermöglicht die verwendete Manchester-Kodierung eine solche bitweise Kollisionserkennung (siehe Bild 10.29 auf Seite 334). Voraussetzung hierfür ist allerdings, dass alle Karten im Arbeitsbereich des Terminals ihre Daten synchron senden.

Gelangt eine Proximity-Karte in das Feld eines Terminals, wird der Mikroprozessor der Karte mit Energie versorgt, und nach dem Power-On-Reset gelangt die Karte in den IDLE Status. In diesem Status darf die Karte nur auf ein REQA (Request-Kommando Typ A) oder ein WUPA (Wake-Up-Kommando Typ A) reagieren. Alle anderen Kommandos, die das Terminal aussendet, um mit eventuell bereits im Arbeitsbereich vorhandenen Karten von Typ A oder B zu kommunizieren, müssen ignoriert werden, damit diese Kommunikation nicht gestört wird. Das folgende Zustandsdiagramm zeigt alle möglichen Zustände einer Karte vom Typ A, die diese während der Initialisierungs- und Antikollisionsphase einnehmen kann.

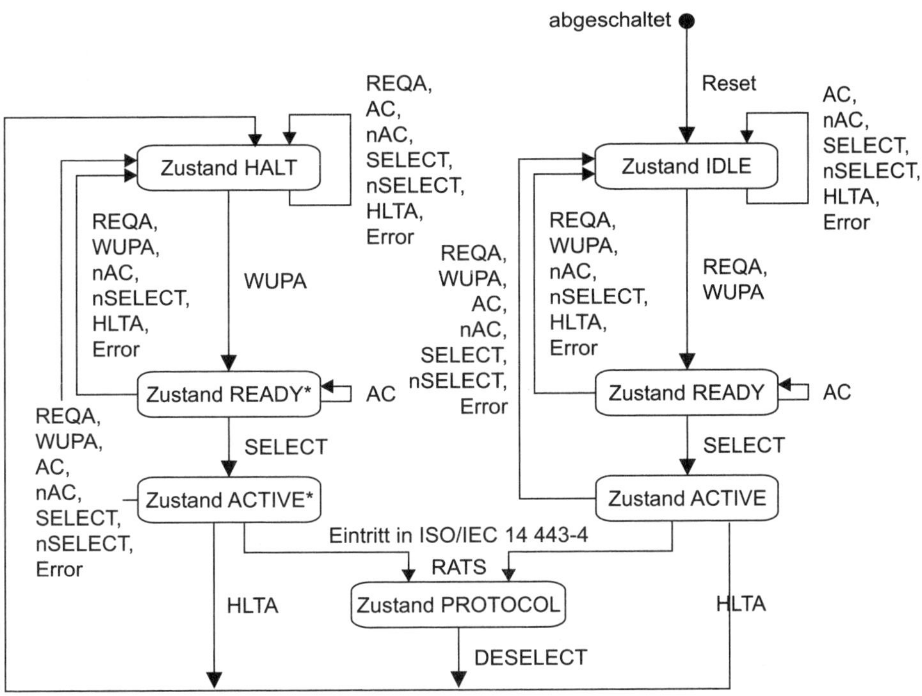

Bild 10.25 Zustandsdiagramm einer PICC Typ A während der Initialisierung und Antikollision. Die Erläuterung der Abkürzungen befindet sich im Text.

Wie bereits erwähnt, gelangt die Karte nach dem Power On Reset in den IDLE-Status. Die Norm verlangt, dass die Karte den IDLE-Status innerhalb von 5 ms einnimmt, nachdem sie durch das Feld des Terminals ausreichend mit Energie versorgt wird. Dies bedeutet, dass das Terminal frühestens 5 ms nachdem es die Anwesenheit einer Karte detektiert hat, Kommandos an die Karte senden kann. Wenn das Terminal sowohl Typ-A- als auch Typ-B-Karten unterstützt, kann es nach diesen 5 ms mit dem Polling beginnen. Im IDLE-Status horcht die Karte auf alle Kommandos und wechselt in den READY-Status, wenn sie ein REQA- oder WUPA-Kommando erkennt. Alle anderen Kommandos werden ignoriert.

Um eine hohe Zuverlässigkeit bei der Erkennung der Kommandos REQA und WUPA sicherzustellen, werden diese in speziellen kurzen Protokollrahmen (*short frames*) übertragen. Alle anderen Kommandos werden in Standardprotokollrahmen (*standard frames*) übertragen mit Ausnahme der Antikollisionskommandos, für die ein spezieller Bit-orientierter Rahmen (*Bit oriented anticollision frame*) definiert ist.

Short frame

Wie bereits erläutert, werden „short frames" nur für die Kommandos zur Initialisierung verwendet. Ein „short frame" besteht aus 9 Bit in folgender Reihenfolge: Start der Kommunikation, 7 Datenbits beginnend mit dem niederwertigsten Bit (*lsb first*) und Ende der Kommunikation. Die Kodierungsregeln für das Start- und Ende-Bit sowie für die Datenbits wurden bereits in Abschnitt 10.9.4 auf Seite 326 beschrieben.

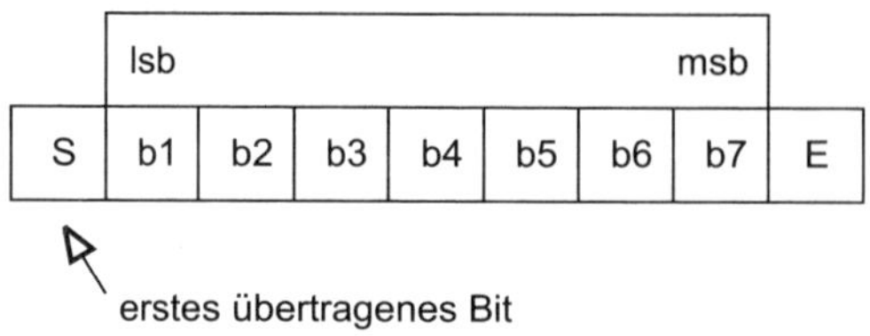

Bild 10.26 Aufbau eines „short frame".

Tabelle 10.3 zeigt die Kodierung der REQA- und WUPA-Kommandos, die als einzige in einem short frame gesendet werden.

Tabelle 10.3 Kodierung der Kommandos REQA und WUPA, die das Short-Frame-Format mit 7 Datenbit benutzen.

b7	b6	b5	b4	b3	b2	b1	Bedeutung
0	1	0	0	1	1	0	'26' = REQA
1	0	1	0	0	1	0	'52' = WUPA
0	1	1	0	1	0	1	'35' = optionale Timeslot Methode
1	0	0	x	x	x	x	'40' ... '4F' = proprietär
1	1	1	1	x	x	x	'78' ... '7F' = proprietär
alle anderen Werte							RFU

Die Kommandos REQA und WUPA werden vom Terminal gesendet, um festzustellen, ob sich Karten vom Typ A im Aktionsfeld des Terminals befinden (siehe auch Bild 10.25 auf der vorherigen Seite).

Standard frame

Standard frames werden für den regulären Datenaustausch verwendet und bestehen für die bei der Initialisierung und Antikollision vorgegebenen Bitrate von fc/128 aus Start der Kommunikation, $n \cdot$ (8 Datenbits + ungerades Paritätsbit) mit $n \geq 1$ und Ende der Kommunikation.

Wenn ein „standard frame" mit einer Bitrate von fc/64, fc/32 oder fc/16 übertragen wird, was erst nach der Initialisierung und Antikollision sein kann, wird das letzte Parity Bit des „standard frame" invertiert, das letzte Byte also mit geradem Paritätsbit übertragen.

Wenn die Karte, nachdem sie eine REQA (Request Command, Typ A) oder ein WUPA (Wake-Up Command, Typ A) erkannt hat, in den READY-Status wechselt, sendet sie nach der genau festgelegten frame delay time (siehe Bild 10.30 auf Seite 335) den „Answer To Request, Typ A“ (ATQA) aus. Der ATQA besteht aus zwei Byte und wird wegen der eindeutig festgelegten frame delay time synchron von allen angesprochenen Karten gesendet. Die Kodierung von ATQA zeigt Bild 10.28.

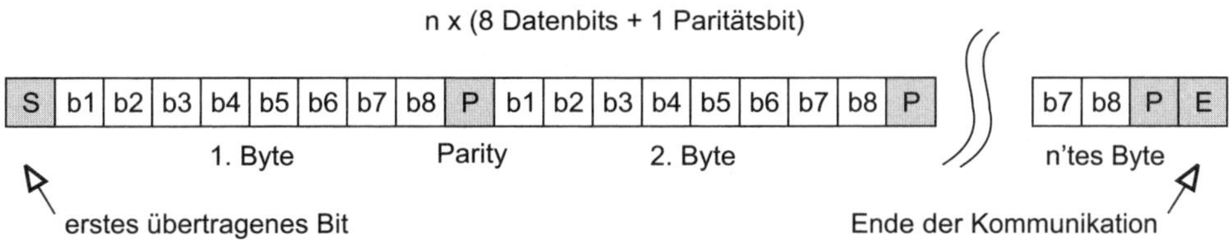

Bild 10.27 Aufbau eines „standard frame“. Für die Bitrate fc/128 sind alle Paritätsbits ungerade. Für die Bitraten fc/64, fc/32 und fc/16 ist das jeweils letzte Paritätsbit gerade.

Das Terminal erkennt am ATQA, dass sich mindestens eine Karte im Arbeitsbereich befindet, und startet das Antikollisionsverfahren und das Verfahren zum Lesen der Identifikationsnummer (UID, *Unique Identifier* Typ A) durch Senden eines SELECT-Kommandos. Hat das Terminal die vollständige Identifikationsnummer ermittelt, sendet es ein SELECT-Kommando mit dieser Identifikationsnummer. Die Karte mit der entsprechenden Nummer bestätigt dieses Kommando mit einem SELECT-Acknowledge (SAK) und wechselt in den ACTIVE-Status. Im ACTIVE-Status kann die Karte nun mit Protokollen höherer Schichten (wie z. B. in ISO/IEC 14443-4 definiert) kommunizieren.

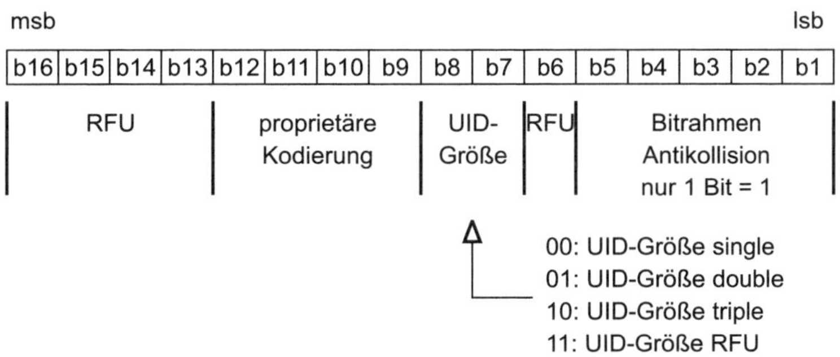

Bild 10.28 Kodierung von ATQA. Alle RFU-Bits sind auf 0 zu setzen. Durch Bit 9 bis 12 können weitere nicht standardisierte Methoden angezeigt werden. Eines der Bits b1–b5 muss auf 1 gesetzt werden. Bit b7 und b8 geben die UID-Größe an.

Durch ein HALT-Kommando (HLTA, *Halt Command* Type A) wird die Karte in den HALT-Status versetzt. Sie kann auch mit speziellen Kommandos aus einer höheren Protokollschicht in den HALT-Status versetzt werden. Im HALT-Status reagiert die Karte nur auf ein Wake-up-Kommando (WUPA, *Wake-UP Command* Typ A), auf welches sie mit Senden des ATQA (*Answer To Request* Typ A) und einen Wechsel in den READY*-Status reagiert. Der READY*-Status ähnelt dem READY-Status. Die Bedingungen für den Wechsel in den ACTIVE*-Status können dem Bild 10.25 auf Seite 331 entnommen werden.

Das Antikollisionsverfahren sowie die Ermittlung der Identifikationsnummer sind im Folgenden ausführlich beschrieben. Wenn sich zwei oder mehr Karten gleichzeitig im READY-Status innerhalb des Arbeitsbereichs des Terminals aufhalten, reagieren diese gleichzeitig auf ein SELECT-Kommando des Terminals durch Senden eines Teils ihrer unterschiedlichen Identifikationsnummern. Hierzu wird ein bitorientierter Frame verwendet, der es ermöglicht, dass nach einer beliebigen Anzahl gesendeter Datenbits die Übertragungsrichtung zwischen Terminal und Karte umgekehrt werden kann. Werden von mehreren Karten unterschiedliche Daten gesendet, empfängt das Terminal eine Überlagerung dieser Daten und erkennt eine Kollision daran, dass bei der Überlagerung von unterschiedlichen Bitmustern während der gesamten Bitdauer der Träger mit dem Hilfsträger moduliert wird. Dies ist ein irregulärer Zustand, da bei der verwendeten Manchester-Kodierung immer eine Flanke während der Bitdauer vorkommen muss. In Bild 10.29 ist das Zustandekommen dieses irregulären Zustandes dargestellt.

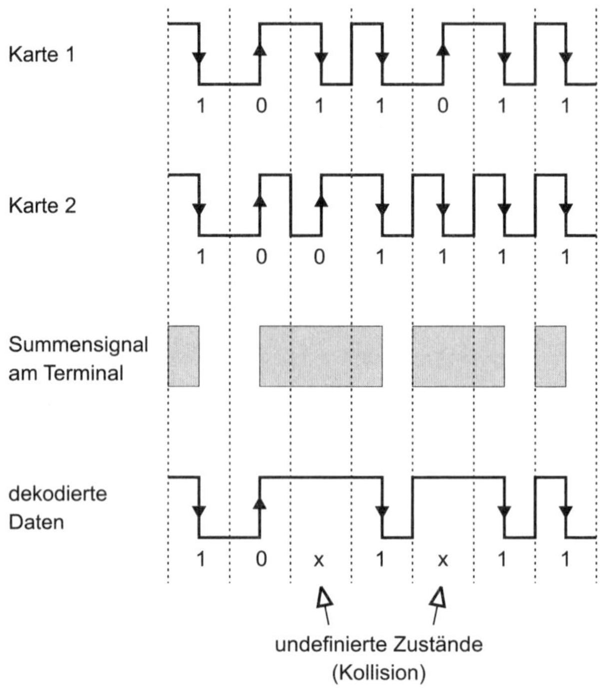

Bild 10.29 Kollision zweier Bitfolgen in Manchester-Kodierung (Typ A). Bei ungestörter Übertragung wird der Träger immer nur während einer Hälfte der Bitdauer mit dem Hilfsträger moduliert. Bei der Überlagerung verschiedener Bits tritt eine Modulation während der gesamten Bitdauer auf, woran das Terminal eine Kollision erkennen kann.

Voraussetzung für das Erkennen einer Kollision auf Bitebene ist, dass alle im Aktionsfeld des Terminals befindlichen Karten, die sich im READY Status befinden, genau gleichzeitig auf ein ANTICOLLISION-Kommando antworten. Um dies sicherzustellen, ist das Zeitverhalten von Terminal und Karte beim Austausch von „frames" in der ISO/IEC 14443-3 genau festgelegt.

Verzögerungszeit zwischen zwei Rahmen (*frame delay time* – FDT)
Die Zeit zwischen dem Ende der letzten Pause, die vom Terminal beim Ende der Kommunikation gesendet wurde, und der ersten Flanke der Modulation im Startbit der Karte wird als „frame delay time PCD to PICC“ mit der Abkürzung FDT bezeichnet und ist in Bild 10.30 definiert. Es sind dabei zwei Fälle zu unterscheiden, je nachdem, ob das letzte Datenbit, welches vom Terminal gesendet wurde, eine logische „1“ oder eine logische „0“ war.

Für die Kommandos REQA, WUPA, ANTICOLLISION und SELECT ist der Wert von n auf 9 festgelegt, das heißt: die FDT ist 1 236/f_C bzw. 1 172/f_C. Hierdurch wird erreicht, dass bei diesen Kommandos, die während der Antikollisionsschleife verwendet werden, alle Karten, die sich im Aktionsfeld befinden, synchron antworten. Hierdurch wird die Erkennung von Kollisionen auf Bitebene ermöglicht.

Die Zeit zwischen der letzten von der Karte gesendeten Modulation und dem ersten vom Terminal gesendeten Pause-Signal wird als „frame delay time PICC to PCD“ bezeichnet. Diese Zeit ist für das Erkennen von Kollisionen auf Bitebene nicht von Bedeutung. Deshalb wird diese Zeit in der Norm auch nicht exakt definiert. Sie muss lediglich größer oder gleich 1 172/f_C sein. Außerdem ist noch die minimale Zeit zwischen zwei aufeinanderfolgenden REQA-Kommandos auf 7 000/f_C festgelegt. Diese Zeit wird mit „Request guard time“ bezeichnet.

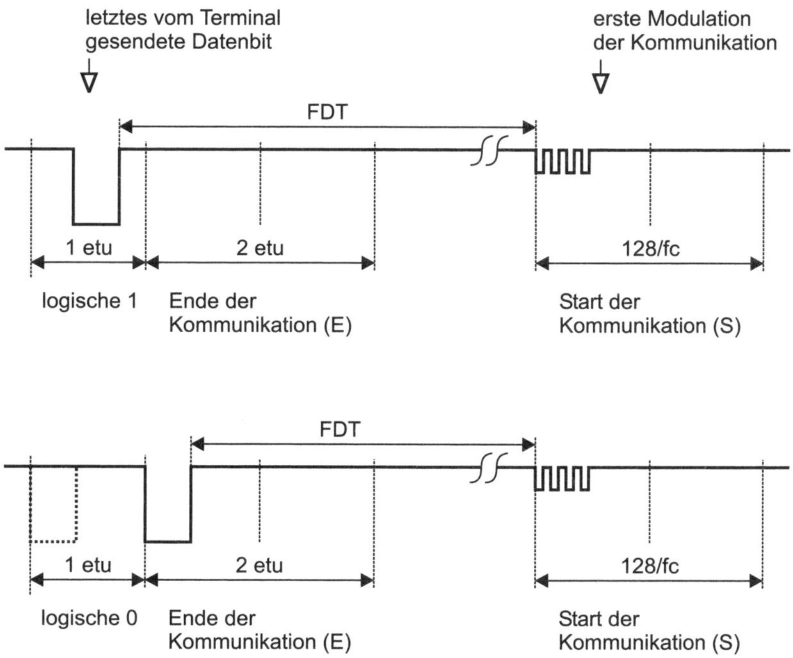

Bild 10.30 Rahmenverzögerungszeit zwischen Terminal und Karte (*frame delay time PCD to PICC* – FDT).

Wie wir in den folgenden Abschnitten sehen werden, muss das Terminal für den Fall, dass sich mehrere PICCs im Aktionsfeld des Terminals befinden, unter Umständen viele Antikollisionsschleifen durchlaufen, bevor es eine einzelne Karte gezielt ansprechen kann. Um beim

Durchlaufen dieser Schleifen nicht zu viel Zeit zu verbrauchen, wird für das Antikollisionskommando AC, welches eine spezielle Form des SELECT Kommandos ist, ein spezieller bitorientierter Protokollrahmen verwendet (*Bit oriented anticollision frame*). Dieser wird im Folgenden näher beschrieben.

Bit oriented anticollision frame

Entdeckt das Terminal (PCD) eine Kollision (siehe Bild 10.29 auf Seite 334), reagiert es mit dem Senden von „bit oriented anticollision frames“, die wie „standard frames“ mit einer Länge von 7 Byte aufgebaut, aber in zwei Teile aufgeteilt sind: einen Teil 1 für die Übertragung vom PCD zum PICC und einen Teil 2 für die Gegenrichtung vom PICC zum PCD. Die Länge der einzelnen Teile verändert sich in den verschiedenen Antikollisionsschleifen, die nacheinander durchlaufen werden. Die Summe der Datenbits in beiden Teilen bleibt mit 56 immer konstant. Für die Länge von Teil 1 und Teil 2 gelten folgende Regeln:

- Regel 1: Die Summe der Datenbits ist 56.
- Regel 2: Die minimale Länge von Teil 1 beträgt 16 Datenbit.
- Regel 3: Die maximale Länge von Teil 1 beträgt 55 Datenbit.

Folglich beträgt die minimale Länge von Teil 2 ein Datenbit und die maximale Länge 40 Datenbits. Die Trennung des Rahmens in zwei Teile kann an einer beliebigen Stelle erfolgen. Es kann also auch vorkommen, dass die Aufteilung mitten in einem Datenbyte erfolgt. In diesem Falle wird kein Paritätsbit an den ersten Teil des aufgeteilten Bytes angehängt. Das Paritätsbit des zweiten Teils des aufgeteilten Bytes wird vom PCD in diesem Falle ignoriert. In Bild 10.31 auf der nächsten Seite sind zwei Beispiele für einen Antikollisionsrahmen dargestellt.

Kommandos während der Antikollisionsschleife

Während der Initialisierung und Antikollisionsschleife können, wie bereits aus dem Zustandsdiagramm in Bild 10.25 auf Seite 331 hervorgeht, folgende Kommandos vorkommen: REQA (*Request command*, Typ A), WUPA (*Wake-up command*, Typ A), ANTICOLLISION, SELECT und HLTA (*halt command*, Typ A). Die Kommandos REQA und WUPA sind in Abschnitt 10.9.6.1 „Initialisierung und Antikollision Typ A“ auf Seite 330 beschrieben.

Die Kommandos ANTICOLLISION und SELECT

Die Kommandos ANTICOLLISION und SELECT werden während der Antikollisionsschleife verwendet. Wie bereits aus Bild 10.31 auf der nächsten Seite hervorgeht, bestehen diese Kommandos aus folgenden Datenfeldern: SEL (*select code*, 1 Byte), NVB (Anzahl gültiger Bits, 1 Byte) und 0 bis 40 Datenbit der Identifikationsnummer (UID), abhängig vom Wert von NVB. Das Kommando ANTICOLLISION wird in einem „bitoriented anticollision frame“, das Kommando SELECT in einem „standard frame“ übertragen. Die Identifikationsnummer (*unique identifier* – UID) kann aus 4 Byte (*single size*), 7 Byte (*double size*) oder 10 Byte (*triple size*) bestehen. Die Größe der UID wird im ATQA mit Bit b7 und b8 angegeben (siehe Bild 10.28 auf Seite 333).

Tabelle 10.4 Mögliche Größen von UID (*Unique identifier*).

Kaskade Level	UID-Größe	Anzahl der UID-Bytes
1	Single	4
2	Double	7
3	Triple	10

Die UID kann eine feste Zahl oder eine Zufallszahl sein, die von der Karte erzeugt wird. Bei Double- oder Triple-size-Identifikationsnummern wird in Kaskade Level 1 und 2 als erstes Byte ein Kaskade-Tag gesendet, welches mit '88' kodiert ist. In einer Single-size-UID darf das erste Byte (uid0) nicht den Wert '88' haben.

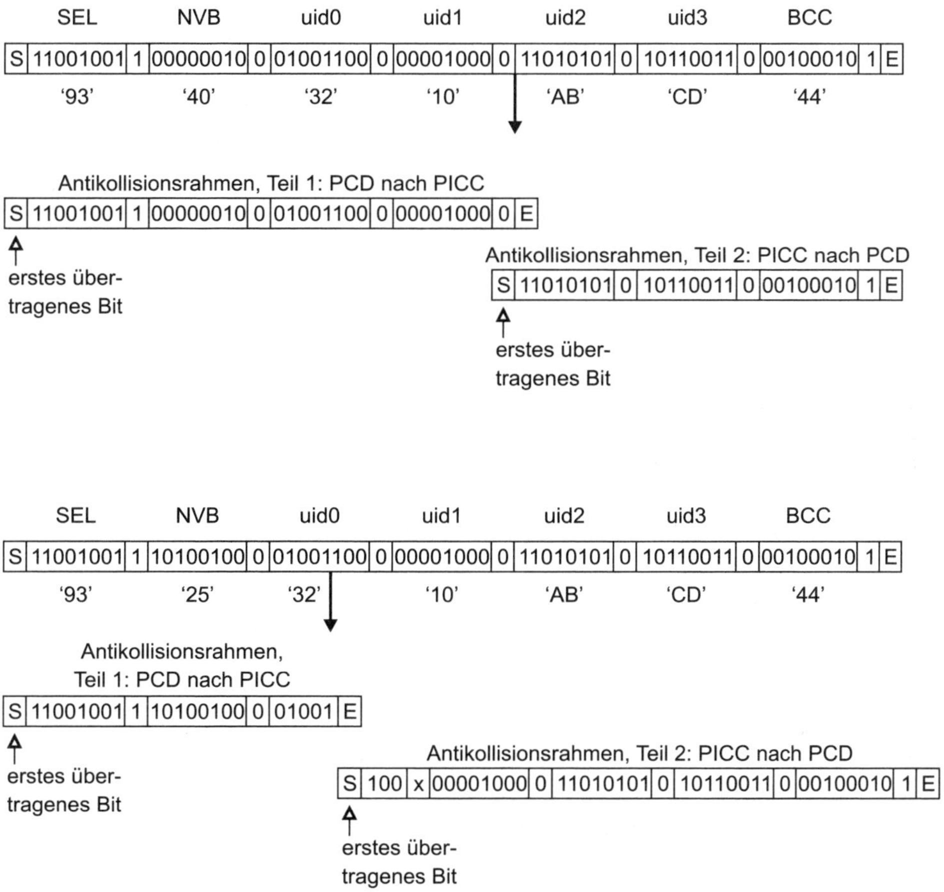

Bild 10.31 Zwei Beispiele für bitorientierte Antikollisionsrahmen. Oben ist ein Antikollisionsrahmen dargestellt, der nach dem vierten vollständigen Datenbyte geteilt ist, und unten ein Antikollisionsrahmen, der nach dem zweiten Datenbyte und fünf Datenbits geteilt ist. Die folgenden Abkürzungen wurden benutzt: SEL (Select Code nach Typ A), NVB (Number of valid Bits nach Typ A), BCC (UID CL check Byte) und UID (Byte number n of unique identifier).

Während eines SELECT- oder ANTICOLLISION-Kommandos können maximal 4 Datenbyte an das PCD übertragen werden (siehe auch Bild 10.31). Enthält eine Karte eine Double- oder Triple-Size-Identifikationsnummer, signalisiert sie dies dem Terminal im SAK (*Select Acknowledge*) durch ein gesetztes Kaskade-Bit, und sie verbleibt im READY-Status. Das Terminal startet dann das Antikollisionsverfahren erneut, um Byte 5 bis 7 des UID zu ermitteln. Im Falle einer Triple-Size-Identifikationsnummer muss das Antikollisionsverfahren ein drittes Mal durchlaufen werden, um auch noch Byte 8 bis 10 zu ermitteln. Im SELECT-

Kommando wird der Karte signalisiert, in welchem Kaskade-Level sich das Terminal befindet, so dass klar ist, welcher Teil der UID abgefragt wird. Der oben erläuterte Ablauf ist in Bild 10.32 als Flussdiagramm dargestellt.

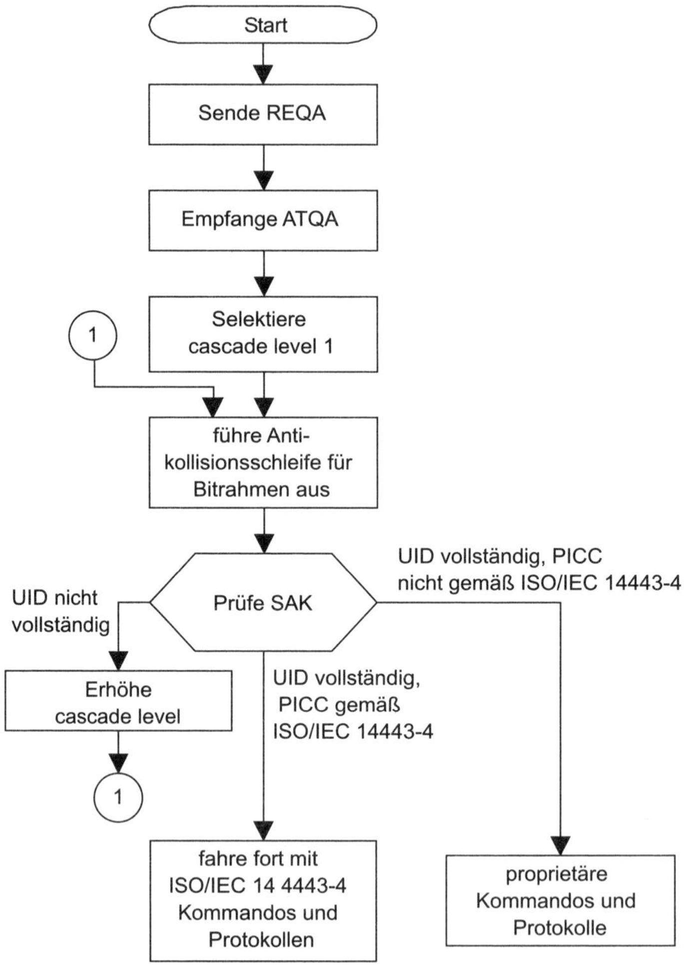

Bild 10.32 Flussdiagramm für die Auswahl einer bestimmten Karte. Nachdem das Terminal ein REQA-Kommando gesendet hat, antworten alle Karten, die sich im IDLE-Zustand befinden, gleichzeitig mit ATQA.

Solange das NVB-Byte keine 40 Bit spezifiziert, handelt es sich um ein ANTICOLLISION-Kommando, und die Karte verbleibt im READY- oder READY*-Zustand. Hat das Terminal die vollständige UID ermittelt, sendet es ein SELECT-Kommando mit NVB='70', was bedeutet, dass 40 Datenbit spezifiziert sind. Diesem Kommando wird eine CRC_A-Checksumme angehängt. Die Bildung der Checksumme CRC_A entspricht ISO/IEC 13239. Im informativen Anhang A von ISO/IEC 14443-3 ist die Berechnung der Checksumme an einem Beispiel erläutert. Wird die Karte von einem SELECT-Kommando mit ihrer vollständigen Identifikationsnummer angesprochen, wechselt sie vom Zustand READY in den Zustand ACTIVE bzw. vom Zustand READY* in den Zustand ACTIVE* (siehe Bild 10.25 auf Seite 331) und zeigt durch Senden von SAK (*Select Acknowledge*) an, dass die UID vollständig ist. Die Kodierung von NVB (*number of valid bits*) und SAK (*select acknowledge*) ist in den folgenden Tabellen dargestellt.

Tabelle 10.5 Die Kodierung von SEL (*select code*). Im Select-Kode wird angezeigt, in welchem Kaskade-Level sich das Terminal befindet.

b8	b7	b6	b5	b4	b3	b2	b1	Bedeutung
1	0	0	1	0	0	1	1	'93': selektiere Kaskade-Level 1
1	0	0	1	0	1	0	1	'95': selektiere Kaskade-Level 2
1	0	0	1	0	1	1	1	'97': selektiere Kaskade-Level 3
1	0	0	1	alle anderen Werte mit Ausnahme der oben stehenden				RFU

Tabelle 10.6 Die Kodierung von NVB (*number of valid bits*). Die oberen 4 Bit werden „Byte count" genannt und geben die Anzahl vollständiger Datenbytes (einschließlich SEL und NVB) an, die vom Terminal gesendet werden. Die unteren 4 Bit heißen „bit count" und geben die Anzahl der Bits an, die in einem eventuell vorhandenen unvollständigen Datenbyte vom Terminal gesendet werden (siehe Bild 10.31 auf Seite 337).

b8	b7	b6	b5	b4	b3	b2	b1	Bedeutung
0	0	1	0	x	x	x	x	Byte count = 2
0	0	1	1	x	x	x	x	Byte count = 3
0	1	0	0	x	x	x	x	Byte count = 4
0	1	0	1	x	x	x	x	Byte count = 5
0	1	1	0	x	x	x	x	Byte count = 6
0	1	1	1	x	x	x	x	Byte count = 7
x	x	x	x	0	0	0	0	Bit count = 0
x	x	x	x	0	0	0	1	Bit count = 1
x	x	x	x	0	0	1	0	Bit count = 2
x	x	x	x	0	0	1	1	Bit count = 3
x	x	x	x	0	1	0	0	Bit count = 4
x	x	x	x	0	1	0	1	Bit count = 5
x	x	x	x	0	1	1	0	Bit count = 6
x	x	x	x	0	1	1	1	Bit count = 7

In der Tabelle 10.8 auf Seite 343 sind die einzelnen Schritte des Antikollisionsalgorithmus erläutert. Die Schritte entsprechen der Nummerierung in Bild 10.34 auf Seite 341.

1. Byte	2. und 3. Byte
SAK	CRC_A
msb lsb	msb lsb

Bild 10.33 Die Struktur von SAK (*Select acknowledge*). SAK wird von der Karte gesendet, wenn NVB 40 Datenbit anzeigt und diese mit der UID der Karte übereinstimmen.

Tabelle 10.7 Die Kodierung von SAK (*select acknowledge*).

b8	b7	b6	b5	b4	b3	b2	b1	Bedeutung
x	x	x	x	x	1	x	x	Kaskade-Bit gesetzt: UID nicht vollständig
x	x	1	x	x	0	x	x	UID vollständig, PICC gemäß ISO/IEC 14443-4
x	x	0	x	x	0	x	x	UID vollständig, PICC nicht gemäß ISO/IEC 14443-4

Der Ablauf in der Antikollisionsschleife ist im Bild 10.34 auf der nächsten Seite als Flussdiagramm für das Terminal dargestellt. Die Schleife muss in jedem Kaskade-Level durchlaufen werden, wenn die UID dem Terminal nicht bekannt ist.

Zur Veranschaulichung der Selektion dient folgendes Beispiel in Bild 10.35 auf Seite 342, in dem sich zwei Karten im Feld des Terminals befinden. Die Karte 1 (PICC 1) in unserem Beispiel hat eine UID einfacher Größe mit dem Wert '10' für uid0, die Karte 2 (PICC 2) besitzt eine UID mit doppelter Größe.

Die Selektion wird vom Terminal durch Senden eines REQA-Kommandos begonnen. Auf dieses Kommando antworten alle Karten, die sich in Reichweite des Terminals befinden. In unserem Beispiel antwortet PICC 1 mit einem ATQA, in dem durch das gesetzte Bit b1 die „Bit frame anticollision" signalisiert und durch die nicht gesetzten Bits b7 und b8 die UID einfacher Größe angezeigt wird. PICC 2 zeigt in seinem ATQA ebenfalls durch ein gesetztes Bit b1 die „bit frame anticollision" an. Durch das gesetzte Bit b7 wird signalisiert, dass PICC 2 eine UID von doppelter Größe hat.

Im nächsten Schritt beginnt die eigentliche Antikollisionsschleife mit dem Kaskade-Level 1. Das Terminal sendet ein ANTICOLLISION-Kommando mit dem Select-Kode '93', wodurch ein Antikollisionsrahmen mit Kaskade-Level 1 angezeigt wird. Der Wert '20' für NVB (number of valid bits) bedeutet, dass das Terminal keinen Teil von UID Kaskade-Level 1 überträgt. Alle Karten im Arbeitsbereich des Terminals antworten infolgedessen mit ihrer vollständigen UID Kaskade-Level 1. Die erste Bitkollision gibt es bei Bit b4. Das Terminal erkennt diese Bitkollision und sendet erneut ein ANTICOLLISION-Kommando, welches diesmal die ersten drei vor der ersten Kollision fehlerfrei empfangenen Bit von UID CL1 enthält, gefolgt von einer 1.

Infolgedessen gibt das Terminal dem NVB den Wert '24'. Die ersten 4 Bit stimmen nun mit den ersten vier Bit der UID CL1 von der Karte 2 überein, nicht jedoch mit den ersten vier Bit der UID CL1 von der Karte 1. Deshalb antwortet nur die Karte 2, und zwar mit den fehlenden 36 Bit ihrer UID CL1. Da das Terminal nun die UID CL1 von Karte 2 vollständig kennt, sendet es ein SELECT-Kommando für die Karte 2. Hierauf antwortet die Karte 2 mit einem SAK (Select Acknowledge), bei dem das Kaskade-Bit b3 gesetzt ist. Hieran erkennt das Terminal, dass die UID noch nicht komplett ist, und erhöht deshalb den Kaskade-Level.

Das Terminal sendet erneut ein ANTICOLLISION-Kommando, in welchem der Select-Kode SEL die „bit frame anticollision" und Kaskade-Level 2 anzeigt. Das NVB-Byte ist auf '20' gesetzt, um von der Karte 2 die komplette UID CL2 abzurufen. Die Karte 2 antwortet hierauf mit allen 40 Bit ihrer UID CL2. Das Terminal kann nun ein SELECT-Kommando mit allen Bits der UID CL2 senden, worauf die Karte 2 mit SAK (*select acknowledge*) antwortet, bei dem das Kaskade-Bit b3 nicht gesetzt ist, wodurch angezeigt wird, dass seine UID komplett ist. Die Karte 2 wechselt nun vom READY-Status in den ACTIVE-Status und kann jetzt Kommandos höherer Protokollschichten empfangen.

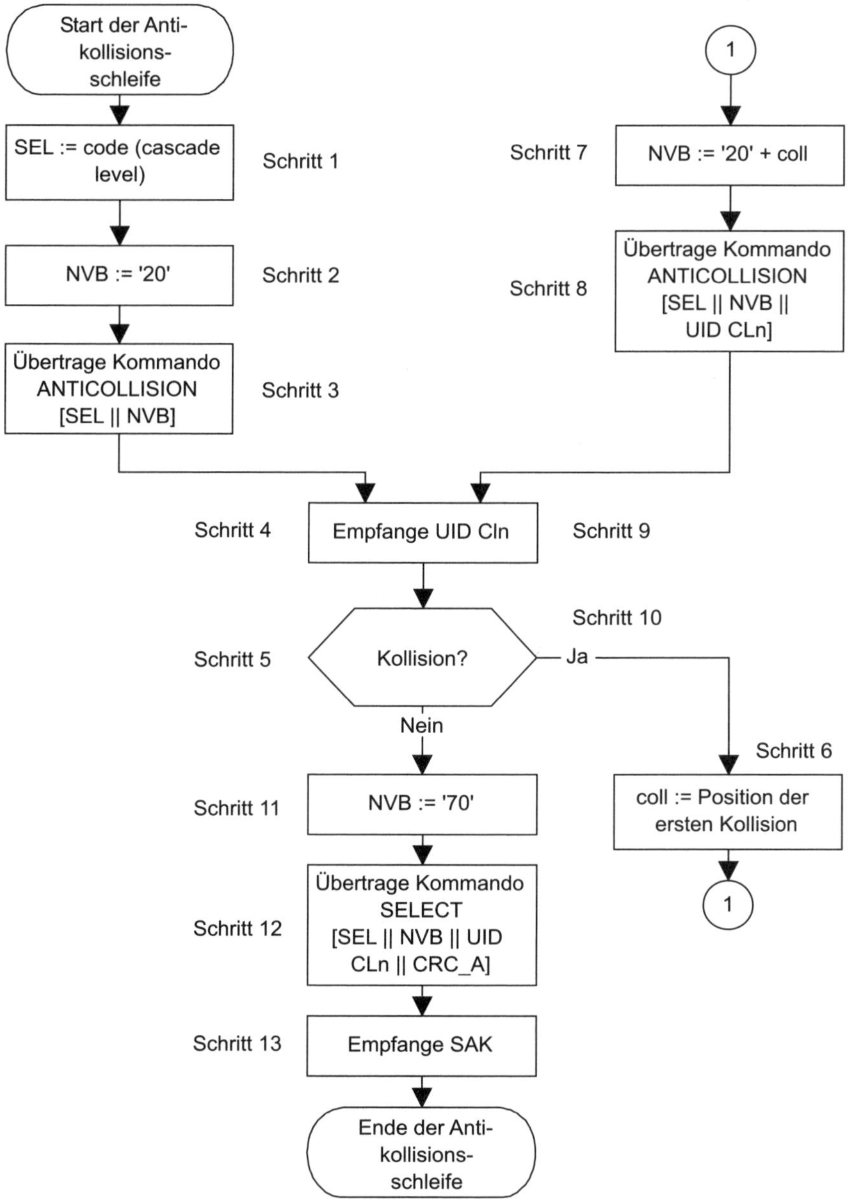

Bild 10.34 Flussdiagramm der Antikollisionsschleife aus Sicht des Terminals.

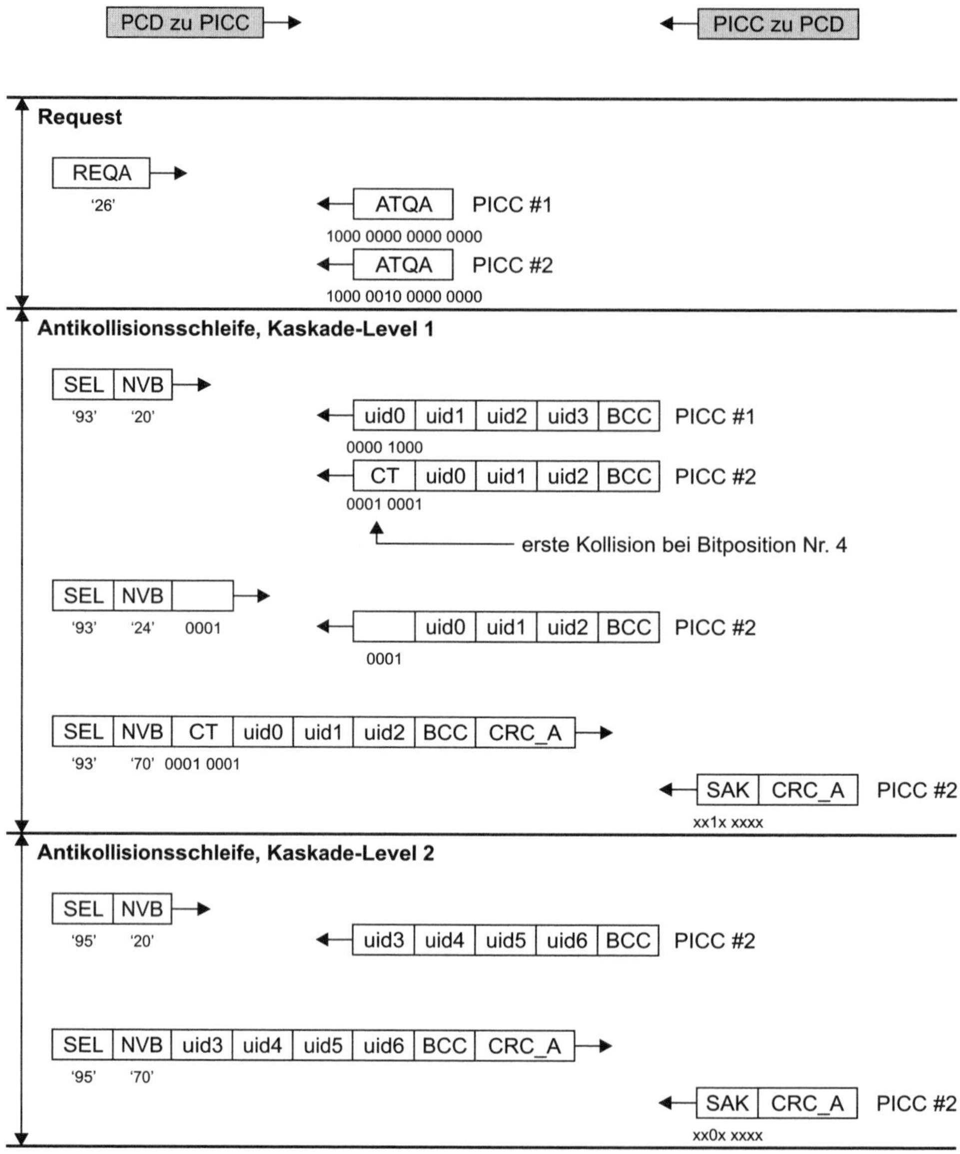

Bild 10.35 Beispiel für eine Initialisierungs- und Antikollisionssequenz für Typ A. Aus Vereinfachungsgründen zeigt das Bild nur die wesentlichen Elemente der Kommunikation.

Tabelle 10.8 Die Schritte der Antikollisionsschleife.

Schritt	Aktion
Schritt 1	Das Terminal bestimmt den Select Code (SEL) für den Kaskaden-Level.
Schritt 2	Das Terminal setzt das NVB-Byte (*number of valid bits*) auf '20'. Hierdurch wird angezeigt, dass das Terminal keinen Teil der UID senden wird. Daraus folgt, dass alle Karten, die sich im Aktionsfeld des Terminals befinden, ihre komplette UID CLn (Teil der UID für Kaskade-Level n) senden.
Schritt 3	Das Terminal sendet das ANTICOLLISION-Kommando mit SEL und NVB.
Schritt 4	Alle Karten in Reichweite des Terminals antworten mit ihrer vollständigen UID CLn.
Schritt 5	Wenn sich mehrere Karten mit unterschiedlichen Nummern im Feld befinden, wird eine Kollision auftreten. Falls keine Kollision auftritt, werden die Schritte 6 bis 10 übersprungen.
Schritt 6	Das Terminal stellt die Bitposition der ersten Kollision fest.
Schritt 7	Das Terminal gibt NVB den Wert, der die Anzahl der gültigen Bits von UID CLn angibt. Die gültigen Bits sind jener Teil der UID CLn, der empfangen wurde, bevor eine Kollision auftrat, ergänzt um eine 0 oder 1.
Schritt 8	Das Terminal sendet ein ANTICOLLISION-Kommando mit SEL, NVB und den gültigen Bits.
Schritt 9	Nur die Karten, bei denen der entsprechende Teil der UID CLn den vom Terminal gesendeten gültigen Bits entsprechen, senden die übrigen Bits ihrer UID CLn.
Schritt 10	Falls wieder eine Kollision auftritt, werden die Schritte 6 bis 9 wiederholt.
Schritt 11	Wenn keine Kollision mehr auftritt, setzt das Terminal NVB auf '70'. Dies bedeutet, dass das Terminal die vollständige UID CLn senden wird.
Schritt 12	Das Terminal sendet ein SELECT-Kommando mit SEL, NVB und der vollständigen UID CLn, gefolgt von der Checksumme CRC_A.
Schritt 13	Die Karte, deren Nummer mit der UID CLn übereinstimmt, antwortet mit SAK.
Schritt 14	Wenn die UID vollständig ist, sendet die Karte ein SAK mit gelöschtem Kaskade-Bit und wechselt vom READY- in den ACTIVE-Status bzw. vom READY*- in den ACTIVE*-Status.
Schritt 15	Das Terminal überprüft, ob das Kaskade-Bit gesetzt ist, um zu entscheiden, ob weitere Antikollisionsschleifen mit höherem Kaskade-Level folgen müssen.

10.9.6.2 Initialisierung und Antikollision Typ B

Proximity-Karten vom Typ B verwenden zur Selektion ein dynamisches Slotted-ALOHA-Verfahren. Bei diesem Verfahren senden Karten, die sich im Arbeitsbereich des Terminals befinden, in festgelegten Zeitschlitzen (*slots*) ihre Daten an das Terminal. Die Auswahl der Zeitschlitze erfolgt nach dem Zufallsprinzip. Die Anzahl der Zeitschlitze kann dabei vom Terminal gewählt werden. Werden nur wenige Zeitschlitze zur Verfügung gestellt und befinden sich deutlich mehr Karten im Aktionsfeld, als Zeitschlitze verfügbar sind, ist die Wahrscheinlichkeit, dass eine Karte ihre Daten störungsfrei übertragen kann, gering. Eine störungsfreie Übertragung kommt in der Regel nur dann zustande, wenn ein Zeitschlitz nur durch eine Karte belegt wird oder wenn bei einer Mehrfachbelegung eine Karte sich deutlich näher am Terminal befindet als die anderen und sich deshalb ihre Daten wegen des größeren Signalpegels am Terminal durchsetzen. Eine Erhöhung der Anzahl der Zeitschlitze erhöht zwar die Wahrscheinlichkeit einer ungestörten Übertragung, hat allerdings den Nachteil, dass sich der Zeitbedarf für eine Abfrageschleife vergrößert, da über die Summe aller Zeitschlitze auf mögliche Karten gewartet werden muss, auch wenn sich nur eine Karte im Aktionsfeld des Terminals befindet.

Des leichteren Verständnisses wegen wird zunächst das Funktionsprinzip des Verfahrens an einem vereinfachten Beispiel erläutert, bevor das in der ISO/IEC 14443-3 spezifizierte Verfahren im Detail beschrieben wird.

Das Terminal benötigt für die Durchführung des Algorithmus zwei Kommandos. Das Request-Kommando veranlasst alle Karten im Arbeitsbereich, in einem der folgenden Zeitschlitze ihre Identifikationsnummer zu übertragen. In diesem Beispiel sollen 4 Zeitschlitze zur Verfügung stehen. Das Select-Kommando sendet eine zuvor ermittelte Identifikationsnummer an die Karten im Feld. Die Karte mit der passenden Nummer wird hierdurch aktiviert. Alle Karten mit anderen Nummern bleiben passiv und reagieren auch weiterhin nur auf ein Request-Kommando oder ein Select-Kommando mit der passenden Nummer.

Befindet sich das Terminal im Bereitschaftszustand, sendet es in regelmäßigen Zeitabständen ein Request-Kommando aus. Wir nehmen an, dass sechs Karten gleichzeitig mit den Identifikationsnummern 1 bis 6 in den Arbeitsbereich des Terminals gebracht werden. Alle sechs Karten erkennen gleichzeitig das nächstfolgende Request-Kommando und wählen nach dem Zufallsprinzip einen Zeitschlitz, um ihre Identifikationsnummer an das Terminal zu senden (siehe auch Bild 10.36). In unserem Beispiel kommt es in den Zeitschlitzen 1 und 3 zu einer Kollision. In den Zeitschlitzen 2 und 4 können die Nummern 2 und 3 störungsfrei übertragen werden. Das Terminal kann nun eine der beiden Karten durch ein Select-Kommando auswählen und ohne weitere Kollision mit der ausgewählten Karte kommunizieren.

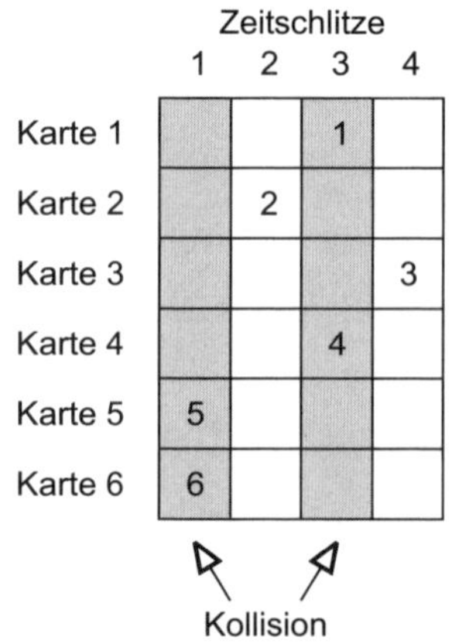

Bild 10.36 Antikollisionsverfahren für ein kontaktloses Kartensystem Typ B. In den Zeitschlitzen 1 und 3 tritt eine Kollision auf, so dass nur die Identifikationsnummern 2 und 3 störungsfrei übertragen werden können. Eine detaillierte Erklärung befindet sich im Text.

Ist die Kommunikation mit der ausgewählten Karte beendet, kann durch erneutes Aussenden des Requestkommandos nach weiteren Karten gesucht werden. Konnte das Terminal nach dem ersten Versuch keine fehlerfreie Identifikationsnummer ermitteln, so wiederholt es das Requestkommando so lange, bis es eine gültige Nummer empfängt.

Befinden sich wesentlich mehr Karten im Aktionsfeld des Terminals, als Zeitschlitze vorhanden sind, wird die Wahrscheinlichkeit, dass eine Identifikationsnummer fehlerfrei erkannt werden kann, sehr klein, weil in allen Zeitschlitzen mehrere Karten gleichzeitig ihre Identifikationsnummer senden. In diesem Falle muss die Anzahl der Zeitschlitze erhöht werden, was allerdings mit einer längeren Zeitdauer für das Antikollisionsverfahren erkauft werden muss.

Nachdem das Prinzip des Antikollisionsalgorithmus grundsätzlich erläutert wurde, folgt nun die detaillierte Beschreibung der Kommandos und des Zeitverhaltens von Terminal und Karte, wie sie in ISO/IEC 14443-3 für Typ-B-Karten festgelegt sind. Die Norm definiert einen Satz an Kommandos, der die Implementierung unterschiedlicher Antikollisionsstrategien zulässt. Dem Anwender ist hierdurch ein Freiraum zur Optimierung seines Systems gegeben.

Format und Zeitverhalten von Zeichen (*character*) und Rahmen (*frame*)

Das Terminal und die Karte senden die Datenbytes als Zeichen (*character*), wobei mehrere Zeichen zu Rahmen (*frames*) zusammengefasst werden. Zur Fehlererkennung wird den Datenbytes eines Rahmens eine CRC-Prüfsumme (CRC_B) von 2 Byte Länge angehängt, die sich nach ISO/IEC 13239 berechnet. Im Anhang B von ISO/IEC 14443-3 ist ein Beispiel für die Berechnung von CRC_B angegeben.

Ein Zeichen (*character*) besteht aus einem Startbit (logisch 0), gefolgt von 8 Datenbits mit dem niederwertigsten Bit zuerst und einem Stopbit (logisch 1).

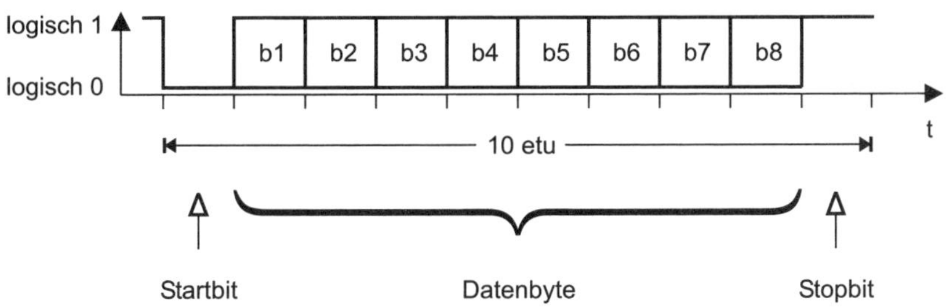

Bild 10.37 Aufbau eines Zeichens (characters). Die benötigte Übertragungszeit ist 10 etu.

Zwischen zwei Zeichen gibt es eine Schutzzeit (*Extra Guard Time* – EGT), während der sich Sender und Empfänger auf das nächste Zeichen vorbereiten können. Diese Schutzzeit zwischen zwei aufeinanderfolgenden Zeichen liegt bei der Übertragung zur Karte zwischen 0 und 6 etu, in der Gegenrichtung zwischen 0 und 2 etu.

Mehrere Zeichen werden bei der Übertragung in beiden Richtungen zu Rahmen zusammengefasst, die mit einem SOF (*start of frame*) beginnen, gefolgt von den zu übertragenden Zeichen, und mit einem EOF (*end of frame*) enden. Das SOF-Zeichen besteht aus einer fallenden Flanke, auf die 10 etu mit einer logischen 0 folgen. Innerhalb der elften etu folgt eine steigende Flanke, nach der für minimal 2 und maximal 3 etu logisch 1 folgt.

Das EOF-Signal beginnt ebenfalls mit einer fallenden Flanke, gefolgt von 10 etu mit logisch 0 und einer ansteigenden Flanke innerhalb der elften etu.

Um im Fehlerfall eine Blockade des Übertragungsprotokolls zu verhindern und um der Karte für ihre internen Aktionen definierte Mindest- und Maximalzeiten zu geben, sind die Zeiten zwischen zwei Rahmen, die in entgegengesetzter Richtung übertragen werden, in der Norm festgelegt.

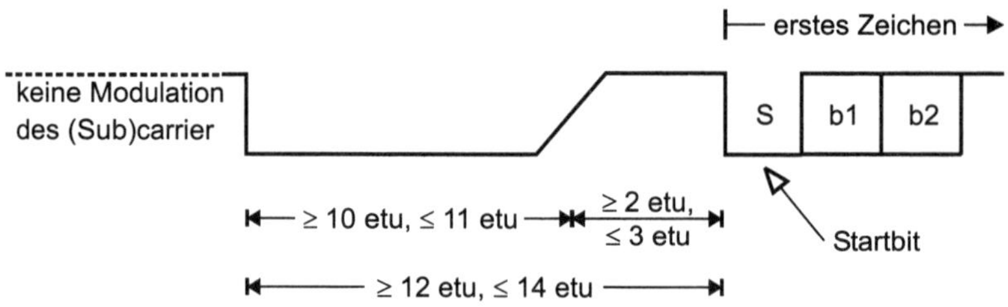

Bild 10.38 Zeitverhalten des SOF (*start of frame*) Zeichens.

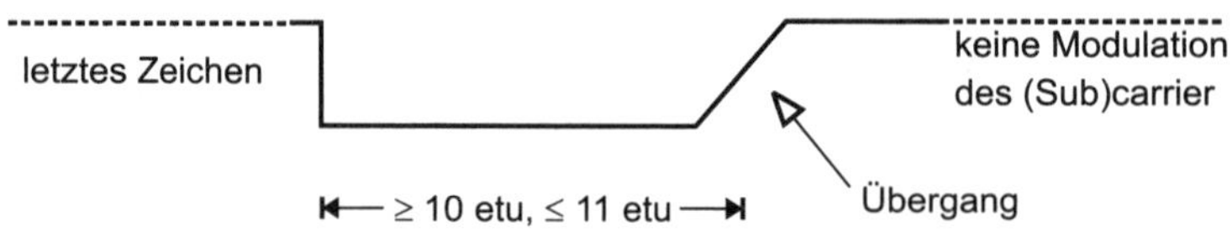

Bild 10.39 Zeitverhalten des EOF (*end of frame*) Zeichens.

Nachdem die Karte das EOF eines Rahmens, der vom Terminal gesendet wurde, erkannt hat, wartet sie die Guardtime TR0 ab, bevor sie den unmodulierten Hilfsträger generiert. Nach einer weiteren Wartezeit TR1 (*synchronization time*) beginnt die Karte mit der Modulation des Hilfsträgers. Der Minimalwert für TR0 ist $64/f_S$, der Maximalwert während der Antikollisionsschleife (d. h. für ATQB) $256/f_S$. Für alle anderen Rahmen berechnet sich der Maximalwert nach der Formel

$$TR0max = (256/f_S) \cdot 2^{FWI} - TR1$$

Der Wert FWI liegt zwischen 0 und 14 und wird dem Terminal im ATQB (*answer to request*, Typ B) mitgeteilt. Der Minimalwert für die Synchronisationszeit TR1 ist $80/f_S$, der Maximalwert $200/f_S$.

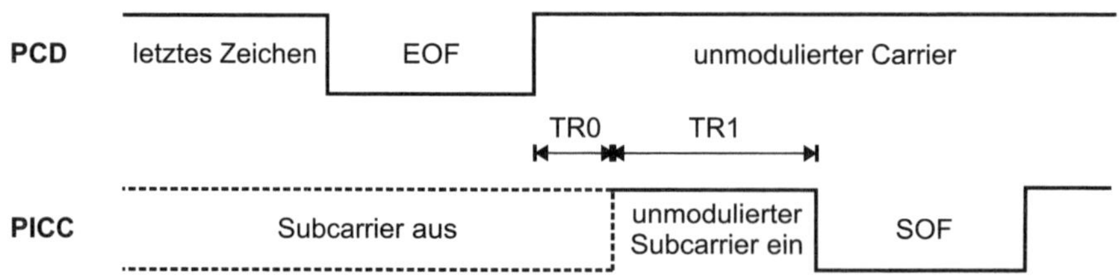

Bild 10.40 Definition der Guardtime TR0 und der Synchronisationszeit TR1.

Hat das Terminal das Ende eines Rahmens, der von der Karte gesendet wurde, erkannt, so wartet es mindestens die Zeit TR2 ab, bevor es mit dem Senden eines Rahmens beginnt. Während dieser Wartezeit schaltet die Karte den Hilfsträger ab, und zwar innerhalb von zwei etu nach dem Ende des gesendeten Rahmens. Der Minimalwert von TR2 wird dem Terminal im ATQB (answer to request, Typ b) im Feld „Protocol Info“ mitgeteilt.

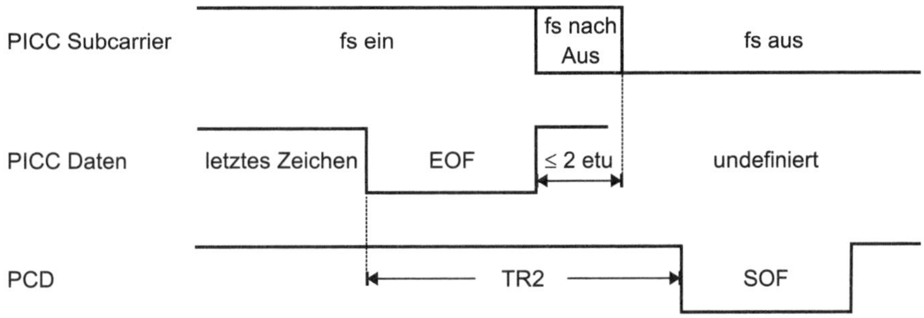

Bild 10.41 Definition der Wartezeit zwischen einem Rahmen, der von der Karte gesendet wurde, und dem darauf folgenden Rahmen, den das Terminal sendet. Das Terminal schaltet den Hilfsträger erst nach dem Ende des EOF-Zeichens ab.

Ablauf der Selektion einer Karte

Gelangt eine Typ-B-Karte in den Arbeitsbereich eines Terminals, wird der Mikroprozessor der Karte mit Energie versorgt und gelangt nach dem Power-on-reset in den IDLE-Zustand. Ebenso wie die Typ-A-Karten müssen die Typ-B-Karten den IDLE-Zustand innerhalb von 5 ms einnehmen, nachdem sie durch das Feld des Terminals ausreichend mit Energie versorgt wurden. Im IDLE-Zustand darf die Karte keine Rahmen senden, sondern sie muss ausschließlich auf den Empfang eines gültigen REQB- oder WUPB-Kommandos warten. Das REQB- bzw. WUPB- Kommando beinhaltet einen Parameter, der die Anzahl der Zeitschlitze angibt, die das Terminal verwendet, sowie einen „Application Familiy Identifier, AFI“, mit dem eine bestimmte Anwendungsgruppe vorgegeben werden kann. Hierdurch wird eine Vorselektion getroffen, da nur jene Karten antworten, deren Anwendungen zur angezeigten „Application Family“ passen.

REQB/WUPB-Kommando

Das REQB- und das WUPB-Kommando werden vom Terminal gesendet, um festzustellen, ob sich eine Typ-B-Karte in seinem Arbeitsbereich befindet. Das WUPB-Kommando wird speziell dafür verwendet, Karten, die sich im HALT-Zustand befinden, aufzuwecken. Das REQB/WUPB-Kommando besteht aus dem Antikollisions-Präfix (APf) mit dem Wert '05', gefolgt vom AFI-Byte, einem PARAM-Byte, das die Anzahl der Zeitschlitze angibt, sowie den zwei CRC_B-Bytes.

Der AFI (*Application Family Identifier*) bezeichnet die Art der Anwendung, die das Terminal unterstützt, und ermöglicht eine Vorauswahl von PICCs. Ist der AFI verschieden von '00', dürfen nur Karten mit der im AFI definierten Anwendung auf ein REQB/WURB-Kommando antworten.

Tabelle 10.9 Der Aufbau des REQB/WUPB-Kommandos.

APf	AFI	PARAM	CRC_B
1 Byte	1 Byte	1 Byte	2 Byte

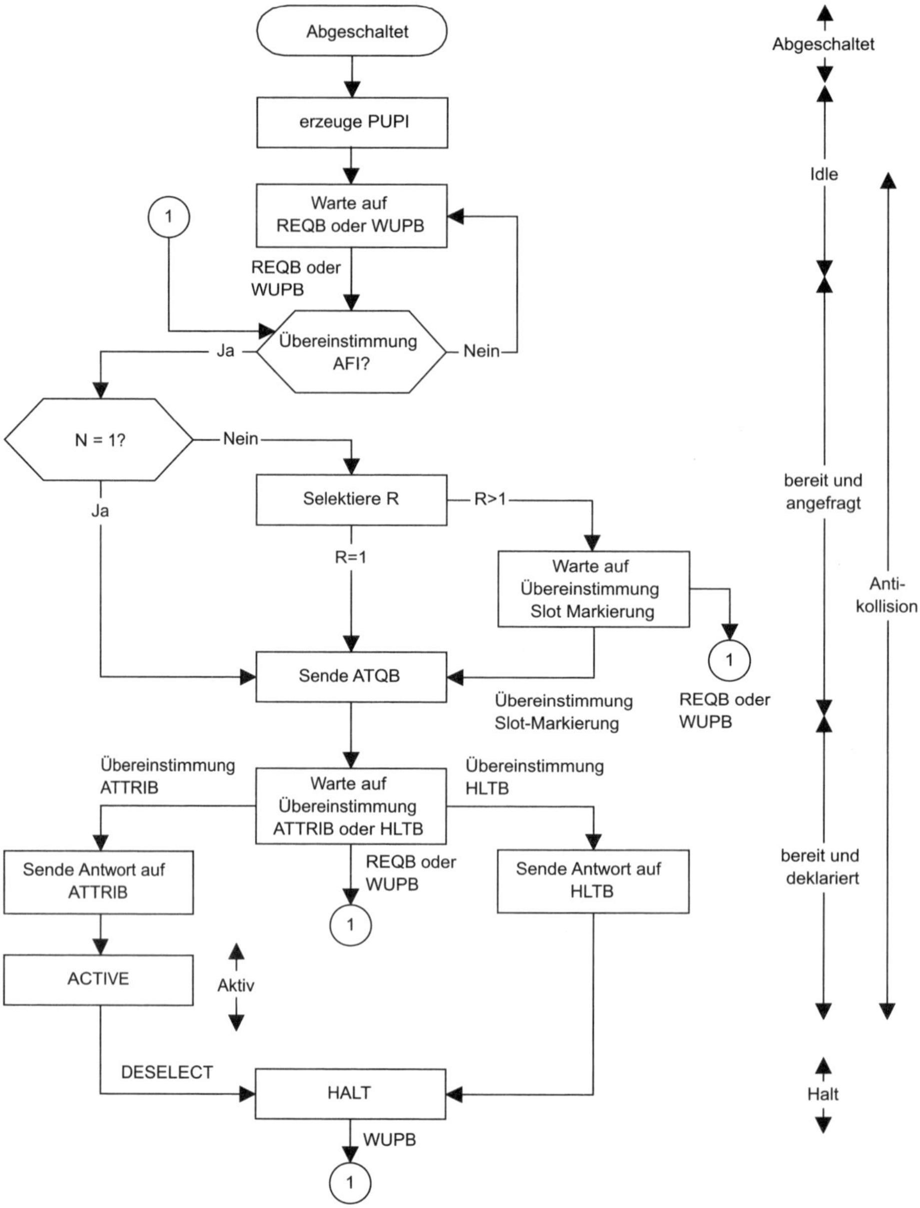

Bild 10.42 Flussdiagramm für die Initialisierung und Antikollision einer Typ-B-Chipkarte nach ISO/IEC 14443.

Tabelle 10.10 Kodierung des „application family identifier, AFI".

AFI höherwertiges Halbbyte	AFI niederwertiges Halbbyte	Bedeutung	Beispiel, Bemerkung
'0'	'0'	alle Familien und Unterfamilien keine Vorselektion der Anwendung	
X	'0'	alle Unterfamilien von Familie X	weitergehende Vorselektion der Anwendung
X	Y	nur die Y Unterfamilie von Familie X	
'0'	Y	nur proprietäre Unterfamilie Y	
'1'	'0', Y	Transport	ÖPNV, Bus, Luftverkehrsgesellschaft, ...
'2'	'0', Y	Finanzsektor	elektronische Börsen, Banken, Einzelhandel, ...
'3'	'0', Y	Identifizierung	Zutrittskontrolle, ...
'4'	'0', Y	Telekommunikation	öffentliches Telefon, GSM, ...
'5'	'0', Y	Medizin	
'6'	'0', Y	Multimedia	Internet-Dienste, ...
'7'	'0', Y	Spiele	
'8'	'0', Y	Datenspeicherung	transportable Dateien, ...
'9' - 'D'	'0', Y	RFU	
'E'	'0', Y	Maschinenlesbare Reisedokumente	Y=1: Pässe, Y=2: Visa, andere Y-Werte: RFU
'F'	'0', Y	RFU	

Die Kodierung des PARAM-Byte zeigt Tabelle 10.11 auf der nächsten Seite. Ist b4 = 0, handelt es sich um ein REQB-Kommando, welches von allen Karten im Zustand IDLE oder READY verarbeitet wird. Ist b4 = 1, ist das Kommando ein WUPB-Kommando, welches von allen Karten im Zustand IDLE, READY oder HALT verarbeitet wird. Ist b5 = 0, unterstützt das Terminal nicht das extended ATQB-Format. Ist b5 = 1, wird das extended ATQB-Format vom Terminal unterstützt. Das extended ATQB-Format ist in Abschnitt 10.9.6.2 auf Seite 351 beschrieben. Die Anzahl der Zeitschlitze wird nach Tabelle 10.12 auf der nächsten Seite kodiert.

Nachdem eine Karte ein gültiges REQB-Kommando empfangen hat, überprüft sie, ob sie eine der im AFI angezeigten Anwendungen unterstützt. Sofern dies der Fall ist, wertet die Karte das PARAM-Byte aus und erhält so den Wert N, der die Anzahl der zur Verfügung gestellten Slots angibt. Die Karte befindet sich nun im Ready-Requested-Zustand.

Tabelle 10.11 Struktur des PARAM-Byte. b4=0 definiert REQB (alle Karten im IDLE- oder READY-Zustand reagieren auf dieses Kommando). b4=1 definiert WUPB (alle Karten im IDLE-, READY- oder HALT-Zustand reagieren auf dieses Kommando).

b8	b7	b6	b5	b4	b3	b2	b1
	RFU		erweiterte ATQB-Unterstützung	REQB/WUPB	N (Anzahl der Slots)		

Tabelle 10.12 Kodierung von N (*Number of slots*). Die Wahrscheinlichkeit, dass eine Karte im ersten Slot reagiert, ist 1/N. Wenn ein Terminal nur einen einzigen Zeitschlitz benutzt, kann über N die Wahrscheinlichkeit angegeben werden, mit der eine Karte in diesem antwortet.

b3	b2	b1	N
0	0	0	$1 = 2^0$
0	0	1	$2 = 2^1$
0	1	0	$4 = 2^2$
0	1	1	$8 = 2^3$
1	0	0	$16 = 2^4$
1	0	1	RFU
1	1	X	RFU

- Ist N=1, sendet die Karte ein ATQB (*answer to request*, Typ B) und wechselt in den Ready-Declared-Status.
- Ist N>1, erzeugt die Karte eine Zufallszahl R mit einer Gleichverteilung zwischen 1 und N.
- Ist R=1, sendet die Karte ein ATQB (*answer to request*, Typ B) und wechselt in den Ready-Declared-Status.
- Für R>1, wartet die Karte bis sie ein Slotmarker-Kommando empfangen hat, welches die passende Zeitschlitznummer (*slot number* = R) enthält. Danach sendet sie ein ATQB und wechselt in den Ready Declared-Status.

Slotmarker-Kommando

Ein Slotmarker-Kommando sendet das Terminal zu Beginn eines jeden Zeitschlitzes aus. Es hat folgendes Format, wie in Tabelle 10.13 dargestellt.

Das Terminal kann bis zu N Slotmarker-Kommandos senden, und zwar am Ende einer empfangenen ATQB-Nachricht oder auch früher, falls es kein ATQB empfängt. Das Terminal muss also nicht das Ende eines Zeitschlitzes abwarten, wenn es erkennt, dass dieser Zeitschlitz leer ist.

Tabelle 10.13 Format des Slotmarker-Kommandos.

APn	CRC_B
1 Byte	2 Byte

Die Kodierung des „Anticollision Prefix Byte" ist APn = 'n5', wobei n die Nummer des nachfolgenden Slot angibt. Die Slotmarker können in beliebiger Reihenfolge, das heißt, sie müssen nicht unbedingt in aufsteigender Reihenfolge ihrer Nummern gesendet werden.

Tabelle 10.14 Kodierung der „slot number“ im „anticollision prefix byte“ APn.

nnnn	Slot number
0001	2
0010	3
0011	4
...	...
1110	15
1111	16

Nach dem Aussenden eines Slotmarker-Kommandos erkennt das Terminal nach Ablauf von $TR0_{max}$=256/f_S, ob eine Karte mit der Übertragung ihres ATQB begonnen hat. Ist dies nicht der Fall, kann das Terminal sofort den nächsten Slotmarker senden.

Answer To Request, Typ B

Die Nachricht ATQB, welche von der Karte als Antwort auf REQB/WUPB- und Slotmarker-Kommandos gesendet wird, hat eines der beiden in Tabelle 10.15 dargestellten Formate.

Tabelle 10.15 Aufbau eines ATQB (*answer to request*, Typ B). Im Falle eines extended ATQB-Formats hat das Protocol Info-Feld eine Länge von 4 Bytes anstelle von 3 Bytes.

APa	PUPI	Application Data	Protocol Info	CRC_B
'50'	4 Byte	4 Byte	3 bzw. 4 Byte	2 Byte

Das ATQB enthält Informationen über wichtige Parameter der Chipkarte, die das Terminal benötigt, um die Karte zu selektieren. Das extended ATQB-Format ist optional für die Karte und kann von dieser nur benutzt werden, wenn das Terminal im PARAM-Byte des REQB bzw. WUPB-Kommandos angezeigt hat, dass es das extended ATQB-Format unterstützt.

Tabelle 10.16 Aufbau von Application Data. Die Kodierung von AFI ist in Tabelle 10.10 auf Seite 349 angegeben. Für Multiapplikationskarten gibt AFI die Familie der Anwendungen an. CRC_B(AID) ist die Prüfsumme CRC_B des Application Identifier AID nach ISO/IEC 7816-4 einer Anwendung in der Karte, die der AFI entspricht, die im REQB/WUPB-Kommando gesendet wurde. Numbers of Applications gibt die Anzahl weiterer vorhandener Anwendungen an. Das höchstwertige Halbbyte enthält die Zahl der Anwendungen, die der AFI entsprechen, wobei '0' keine Anwendung und 'F' 15 oder mehr Anwendungen bedeutet. Das niederwertige Halbbyte enthält die Gesamtzahl der Anwendungen in der Karte mit der Bedeutung '0' keine Anwendung und 'F' 15 oder mehr Anwendungen.

AFI	CRC_B(AID)	Numbers of Applications
1 Byte	2 Byte	1 Byte

Der „PUPI“ (*Pseudo-Unique PICC Identifier*) ist die Identifikationsnummer der PICC für die Antikollisionsschleife. Diese Nummer kann eine fest mit der Karte verbundene Nummer sein. Sie kann aber auch eine von der Karte erzeugte Zufallszahl sein, die nach jedem Power-On-Reset neu gebildet wird.

Im Application Data-Feld stehen Informationen über die in der Karte installierten Anwendungen. Diese Informationen ermöglichen es dem Terminal, die gewünschte Karte auszuwählen, falls sich mehrere Karten im Arbeitsbereich befinden. Die Definition der Anwendungsdaten hängt von dem ADC-(*Applikation Data Coding*)-Feld in der „Protocol Info“ ab. Dieses definiert, ob die „CRC_B compressing method“ wie im Folgenden beschrieben angewendet wird, oder ob eine proprietäre Kodierung benutzt wird. Wird die „CRC_B compressing method“ verwendet, ist das „Application Data field“ wie in Tabelle 10.16 auf der vorherigen Seite aufgebaut.

Das Feld „Protocol Info“ zeigt wichtige Parameter an, die von der Karte unterstützt werden. Diese Parameter ermöglichen es dem Terminal, sich für das folgende Anwendungsprotokoll optimal auf die Leistungsfähigkeit der Karte einstellen zu können oder sich auf Karten einzustellen, die nicht alle Anforderungen der Norm erfüllen.

Tabelle 10.17 Aufbau des „Protocol Info“-Feldes.

1. Byte	**2. Byte**		**3. Byte**		
Bit_Rate_capability 8 Bit	Max_Frame_Size 4 Bit	Protocol_Type 4 Bit	FWI 4 Bit	ADC 2 Bit	FO 2 Bit

In den folgenden Tabellen ist die Kodierung der einzelnen Felder von „Protocol Info“ angegeben.

Tabelle 10.18 Von der Karte unterstützte Rahmenoptionen (*Frame Option* – FO).

b2	**b1**	**Bedeutung**
1	x	NAD wird von der PICC unterstützt.
x	1	CID wird von der PICC unterstützt.

Tabelle 10.19 Unterstützung von „Application Data Coding“ durch die Karte (ADC).

b4	**b3**	**Bedeutung**
0	0	Proprietäre Anwendung
0	1	Anwendung ist kodiert, wie im Text beschrieben.

Der Parameter FWI (*Frame Waiting time Integer*) gibt die Zeit an, die die Karte maximal benötigt, um mit dem Senden einer Antwort zu beginnen, nachdem die Karte ein Kommando vom Terminal vollständig empfangen hat. Antwortet eine Karte nicht innerhalb dieser Zeit, so kann das Terminal davon ausgehen, dass die Kommunikation mit dieser Karte unterbrochen ist.

Die „frame waiting time“ FWT wird nach folgender Formel berechnet:

$$FWT = (256x16/fC) \cdot 2^{FWI}$$

Der Wert von FWI liegt zwischen 0 und 14, der Wert 15 ist für zukünftige Verwendung reserviert (RFU). Mit dieser Formel ergeben sich für den Minimal- und Maximalwert der

Rahmenwartezeit folgende Werte: Mit FWI = 0 ergibt sich der Minimalwert von $FWT_{min} \approx$ 302 μs, und mit FWI = 14 ergibt sich der Maximalwert von FWT_{max} von 4 949 ms.

Wenn das extended ATQB-Format von der Karte und vom Terminal unterstützt wird, gilt der Parameter FWI nach der Antwort auf das Kommando ATTRIB. Für die Antwort auf das ATTRIB-Kommando selbst gilt der feste Wert $(256 \cdot 16/fc) \cdot 2^4 \approx 4{,}8$ ms. Um eine hohe Kommunikationsgeschwindigkeit zu erreichen, muss die „frame waiting time" FWT so niedrig wie möglich gewählt werden.

Das Feld Protocol Type besteht aus 4 Bit und zeigt in b1 an, ob die Karte das Übertragungsprotokoll ISO/IEC 1444-4 unterstützt. Die Bits b3 und b2 bestimmen den Minimalwert der Frame delay time TR2.

Tabelle 10.20 Kodierung des Datenfeldes Protocol Type im Protocol Info Feld.

b4	b3	b2	b1	Bedeutung
0	X	X	1	PICC unterstützt ISO/IEC 14443-4
0	X	X	0	PICC unterstützt nicht ISO/IEC 14443-4
0	0	0	X	Minimalwert von TR2 = 10 etu + 32/fs
0	0	1	X	Minimalwert von TR2 = 10 etu + 128/fs
0	1	0	X	Minimalwert von TR2 = 10 etu + 256/fs
0	1	1	X	Minimalwert von TR2 = 10 etu + 512/fs

Im Feld „Max_Frame_Size" zeigt die Karte die maximale Größe eines Rahmens an, den sie empfangen kann. Diese wird durch die Größe des Empfangsbuffers im RAM der Karte begrenzt. Bei kostengünstigen Chips ist das RAM in der Regel knapp bemessen, so dass nur kleine Rahmen empfangen werden können.

Tabelle 10.21 Maximal von der Karte verarbeitbare Rahmengröße.

Max_Frame_Size Code in ATQB	0	1	2	3	4	5	6	7	8	9 - 'F'
Maximale Rahmengröße in Byte	16	24	32	40	48	64	96	128	256	RFU>256

Im Feld „Bit_Rate_capability" (siehe 10.22 auf der nächsten Seite) zeigt die Karte an, welche Übertragungsgeschwindigkeiten sie unterstützt. Dies gibt dem Terminal die Möglichkeit, die Leistungsfähigkeit der Karte optimal zu nutzen, indem es seine Datenübertragung entsprechend anpasst.

Die Karte wechselt in den READY-DECLARED-Zustand (siehe auch Bild 10.42 auf Seite 348), nachdem sie ihr ATQB ausgesandt hat. In diesem Zustand reagiert die Karte nur auf die Kommandos REQB/WUPB, ATTRIB und HLTB. Auf den Empfang eines REQB/WUPB-Kommandos reagiert die Karte in derselben Weise wie im IDLE-Zustand.

Erkennt sie ein gültiges ATRIB-Kommando, in welchem der PUPI mit dem PUPI der Karte übereinstimmt, sendet die Karte einen „Answer to ATTRIB"-Rahmen und wechselt in den Zustand ACTIVE. Stimmen die PUPIs nicht überein, bleibt die Karte im Zustand READY-DECLARED und wartet weiter auf ein ATRIB-Kommando mit dem richtigen PUPI.

Auf ein passendes HLTB-Kommando (mit dem richtigen PUPI) reagiert die Karte mit einem „Answer to HLTB" und wechselt in den Zustand HALT.

Tabelle 10.22 Kodierung des Datenfeldes „Bit_Rate_capability", d. h. von der Karte unterstützte Bitraten. Alle anderen Werte sind für zukünftige Verwendung reserviert (RFU).

b8	b7	b6	b5	b4	b3	b2	b1	Bedeutung
0	0	0	0	0	0	0	0	PICC unterstützt nur 106 kBit/s in beiden Richtungen.
1	X	X	X	0	X	X	X	Dieselbe Bitrate in beiden Richtungen.
X	X	X	1	0	X	X	X	PICC to PCD, 1 etu = $64/f_C$, unterstützte Bitrate ist 212 kBit/s.
X	X	1	X	0	X	X	X	PICC to PCD, 1 etu = $32/f_C$, unterstützte Bitrate ist 424 kBit/s.
X	1	X	X	0	X	X	X	PICC to PCD, 1 etu = $16/f_C$, unterstützte Bitrate ist 847 kBit/s.
X	X	X	X	0	X	X	1	PCD to PICC, 1 etu = $64/f_C$, unterstützte Bitrate ist 212 kBit/s.
X	X	X	X	0	X	1	X	PCD to PICC, 1 etu = $32/f_C$, unterstützte Bitrate ist 424 kBit/s.
X	X	X	X	0	1	X	X	PCD to PICC, 1 etu = $16/f_C$, unterstützte Bitrate ist 847 kBit/s.

Im Zustand ACTIVE hat die Karte einen Card Identifier (CID), der ihr im ATRRIB-Kommando zugewiesen wurde. Sie befindet sich damit in einer höheren Protokollschicht und horcht auf passende Anwendungskommandos mit der richtigen CID und korrektem CRC_B.

Spezielle Kommandos dieser höheren Protokollschicht können die Karte in die Zustände IDLE oder HALT versetzen. Im Zustand ACTIVE darf die Karte nicht auf die Kommandos REQB/WUPB, Slot-MARKER oder ATTRIB antworten.

Im Zustand HALT ist die Karte passiv und kann nur durch ein gültiges WUPB-Kommando mit dem passenden PUPI in den Zustand IDLE rückversetzt werden.

Aufbau und Kodierung des Kommandos ATTRIB

Das Kommando ATTRIB wird vom Terminal an die Karte gesendet und enthält Informationen, die benötigt werden, um eine Karte zu selektieren. Darüber hinaus enthält es Informationen über die Parameter, die das Terminal für die folgende Kommunikation unterstützt und die von der Karte für eine fehlerfreie Kommunikation benötigt werden. Hierzu gehören z. B. der Minimalwert für die Guardtime TR0, der Minimalwert für die Synchronisationszeit TR1, die Möglichkeit der Unterdrückung von SOF und/oder EOF durch die Karte zur Beschleunigung der Kommunikation, die maximale Rahmengröße sowie die Auswahl der optimalen Bitrate.

Die Parameter, die im ATTRIB-Kommando festgelegt werden, gelten erst für die Kommunikation nach der Antwort auf ATTRIB-Kommando.

Kodierung von Minimum TR0: Der Wert von Minimum TR0 definiert die Zeit, die eine Karte mindestens warten muss, bevor sie auf ein vom Terminal empfangenes Kommando antwortet. Diese Zeit wird vom Terminal benötigt, um vom Sende- in den Empfangsmodus umzuschalten. Die Dauer hängt von der Leistungsfähigkeit des Terminals ab.

Das Minimum TR1 gibt der Karte die minimale Verzögerungszeit zwischen dem Start des Hilfsträgers und der Datenübertragung (siehe auch Bild 10.40 auf Seite 346). Das Terminal benötigt diese Zeit zur Synchronisation mit der Karte.

Tabelle 10.23 Aufbau des Kommandos ATTRIB. „Identifier" enthält dabei den Wert der PUPI, die von der Karte im ATQB übermittelt wurde. Die Struktur von Param 1 ist in Bild 10.24 beschrieben.

'1D'	Identifier (PUPI)	Param 1	Param 2	Param 3	Param 4	Higher Layer-Inf	CRC_B
1 Byte	4 Byte	1 Byte	1 Byte	1 Byte	1 Byte	0 oder mehr Bytes	2 Byte

Tabelle 10.24 Die Kodierung von Param 1.

b8	b7	b6	b5	b4	b3	b2	b1
Minimum TR0		Minimum TR1		EOF	SOF	RFU	RFU

Tabelle 10.25 Kodierung von Minimum TR0.

		Minimum TR0 für die Bitrate von PCD nach PICC			
b8	**b7**	**fc/128**	**fc/64**	**fc/32**	**fc/16**
0	0	64/fs	64/fs	64/fs	64/fs
0	1	48/fs	32/fs	16/fs	16/fs
1	0	16/fs	8/fs	4/fs	4/fs
1	1	RFU	RFU	RFU	RFU

Tabelle 10.26 Kodierung von Minimum TR1.

		Minimum TR1 für die Bitrate von PCD nach PICC			
b6	**b5**	**fc/128**	**fc/64**	**fc/32**	**fc/16**
0	0	80/fs	80/fs	80/fs	80/fs
0	1	64/fs	32/fs	32/fs	32/fs
1	0	16/fs	8/fs	8/fs	8/fs
1	1	RFU	RFU	RFU	RFU

Bit 3 und 4 von Param 1 zeigen dem Terminal an, ob die Karte eine Unterdrückung von EOF und/oder SOF von der Karte zum Terminal unterstützt, wodurch der Kommunikationsaufwand reduziert werden kann. Diese Funktion ist für die Karte optional. Die Unterdrückung von SOF oder EOF ist nur für die Übertragungsgeschwindigkeit fc/128 ($\approx$ 106 kBit/s), nicht jedoch für höhere Bitraten möglich.

Tabelle 10.27 SOF-Handhabung.

b3	SOF erforderlich
0	ja
1	nein

Tabelle 10.28 EOF-Handhabung.

b4	EOF erforderlich
0	ja
1	nein

Der Parameter 2 zeigt in seinem niederwertigen Halbbyte (b4 bis b1) die maximale Rahmengröße an, die vom Terminal empfangen werden kann. Das höherwertige Halbbyte wird zur Auswahl der Bitraten in beiden Richtungen benutzt. Das Terminal kann diese Auswahl treffen, da es bereits aus dem ATQB die von der Karte unterstützten Bitraten kennt.

Tabelle 10.29 Kodierung von b4 bis b1 in Parameter 2 zur Definition der maximalen Rahmengröße.

Max_Frame_Size Code in ATTRIB	0	1	2	3	4	5	6	7	8	9 - 'F'
Maximale Rahmengröße in Byte	16	24	32	40	48	64	96	128	256	RFU>256

Tabelle 10.30 Kodierung von b8 bis b5 in Parameter 2 zur Auswahl der Bitrate.

b8	b7	b6	b5	Bedeutung
0	0	x	x	PICC to PCD, 1 etu = $128/f_C$, Bitrate ist 106 kBit/s
0	1	x	x	PICC to PCD, 1 etu = $64/f_C$, Bitrate ist 212 kBit/s
1	0	x	x	PICC to PCD, 1 etu = $32/f_C$, Bitrate ist 424 kBit/s
1	1	x	x	PICC to PCD, 1 etu = $16/f_C$, Bitrate ist 847 kBit/s
x	x	0	0	PCD to PICC, 1 etu = $128/f_C$, Bitrate ist 106 kBit/s
x	x	0	1	PCD to PICC, 1 etu = $64/f_C$, Bitrate ist 212 kBit/s
x	x	1	0	PCD to PICC, 1 etu = $32/f_C$, Bitrate ist 424 kBit/s
x	x	1	1	PCD to PICC, 1 etu = $16/f_C$, Bitrate ist 847 kBit/s

Im Parameter 3 wird das niederwertige Halbbyte für die Bestätigung des Protokolltyps sowie der minimalen Frame Delay Time TR2 benutzt. Die Kodierung entspricht der Tabelle 10.20 auf Seite 353. Das höherwertige Halbbyte ist auf '0' gesetzt. Alle anderen Werte sind für zukünftige Verwendung reserviert.

Der Parameter 4 besteht ebenfalls aus zwei Teilen. Das niederwertige Halbbyte heißt Card Identifier (CID) und definiert die logische Nummer der angesprochenen Karte im Bereich von 0 bis 14. Der Wert 15 ist für zukünftige Verwendung reserviert. Der Card Identifier wird durch das Terminal spezifiziert und ist einzigartig für jede aktive Karte. Wenn die Karte den

CID nicht unterstützt, wird der Wert '0' verwendet. Das höherwertige Halbbyte ist auf '0' gesetzt. Alle anderen Werte sind für zukünftige Verwendung reserviert. Das „Higher layer INF"-Datenfeld kann für die Übertragung jeglicher Kommandos aus höheren Schichten benutzt werden. Für die Karte ist die Bearbeitung dieser Kommandos optional.

Antwort auf das Kommando ATTRIB

Die Karte antwortet auf jedes gültige ATTRIB-Kommando (korrekter PUPI und CRC_B) in folgender Form:

Tabelle 10.31 Aufbau der Antwort auf ein ATTRIB-Kommando.

1. Byte		2. - n Byte	
MBLI	CID	Higher layer response	CRC_B
1 Byte		Optional 0 oder mehr Bytes	2 Byte

An einer gültigen Antwort (dieselbe CID und korrektes CRC_B) auf ein ATTRIB-Kommando erkennt das Terminal, dass die Selektion der Karte erfolgreich war.

Das niederwertige Halbbyte des ersten Bytes (b4 bis b1) enthält die CID. Das höherwertige Halbbyte (b8 bis b5) wird als Maximum-Buffer-Längen-Index MBLI bezeichnet. Mit dem MBLI teilt die Karte dem Terminal die Grenze seines Eingangsbuffers mit. Damit kann das Terminal verhindern, dass der Eingangsbuffer der Karte beim Empfang zu vieler verketteter Rahmen überläuft. Ist MBLI auf 0 gesetzt, gibt die Karte keine Information über ihre interne Buffergröße. Für MBLI > 0 berechnet sich die maximale interne Bufferlänge (MBL) nach folgender Formel:

$$MBL = (PICCMaximumFrameSize) \cdot 2^{(MBLI-1)}$$

Die maximale Rahmengröße hatte die Karte bereits in ihrem ATQB an das Terminal gesendet. Das Terminal muss beim Senden verketteter Rahmen darauf achten, dass die kumulierte Länge niemals größer als MBL wird. Auf ein ATTRIB-Kommando ohne Higher Layer-Inf-Feld antwortet die Karte ohne Higher Layer Response-Feld.

Das Kommando HLTB

Das Kommando HLTB dient dazu, eine Karte in den Zustand HALT zu versetzen, so dass es nicht mehr auf REQB-Kommandos reagiert. Nach der Beantwortung dieses Kommandos ignoriert die Karte alle Kommandos mit Ausnahme des WUPB-Kommandos.

Tabelle 10.32 Aufbau eines HALTB-Kommandos.

'50'	Identifier	CRC_B
1 Byte	4 Byte	2 Byte

Tabelle 10.33 Antwort auf ein HALTB-Kommando.

'00'	CRC_B
1 Byte	2 Byte

Der Identifier enthält den PUPI der Karte, die in den HALT-Zustand versetzt werden soll. Die Karte antwortet auf ein gültiges HLTB-Komando, wie in Tabelle 10.33 auf der vorherigen Seite angegeben.

Beispiel für eine Antikollisionssequenz mit drei Typ-B-Karten

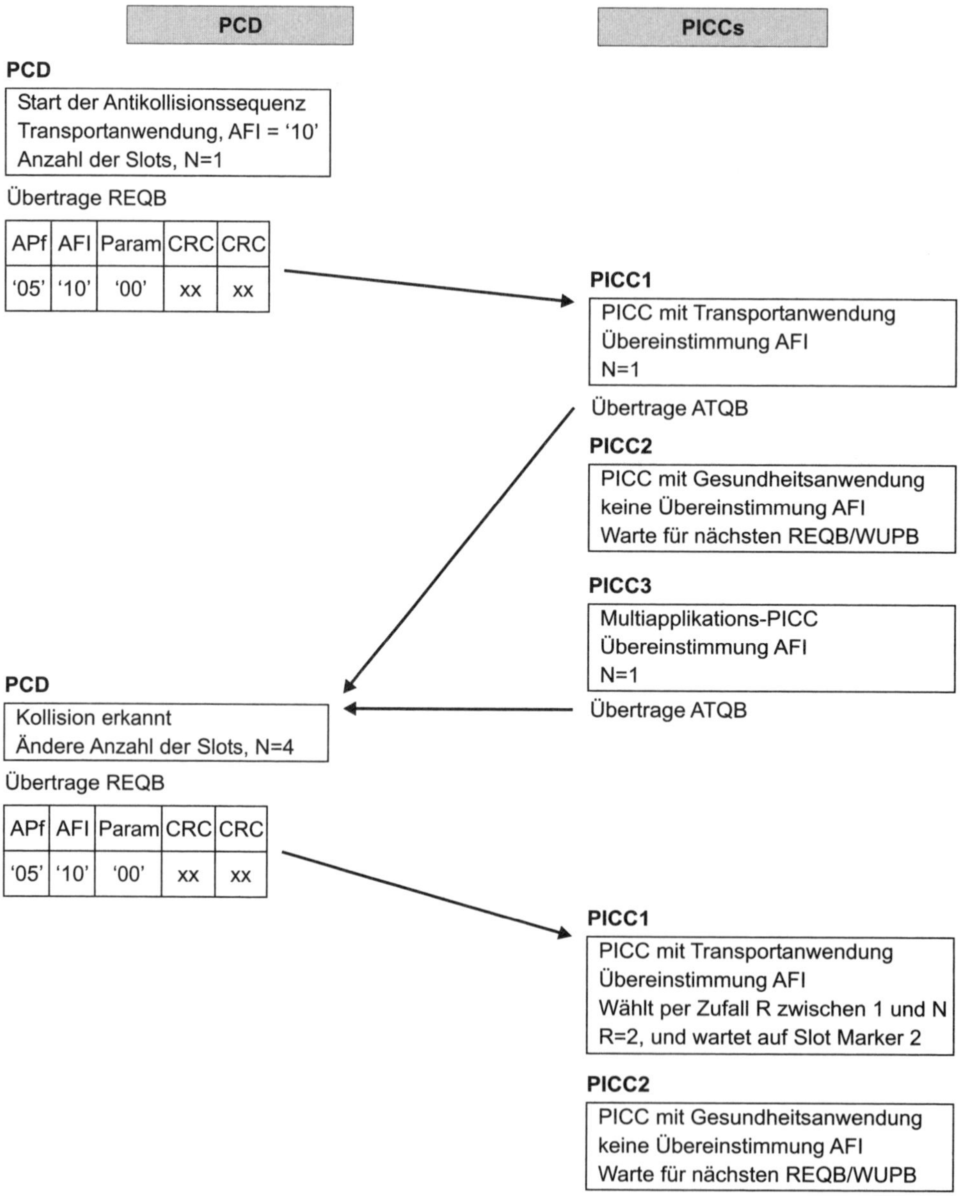

Bild 10.43 Beispiel für eine Antikollisionssequenz mit drei Typ-B-Karten (Teil 1).

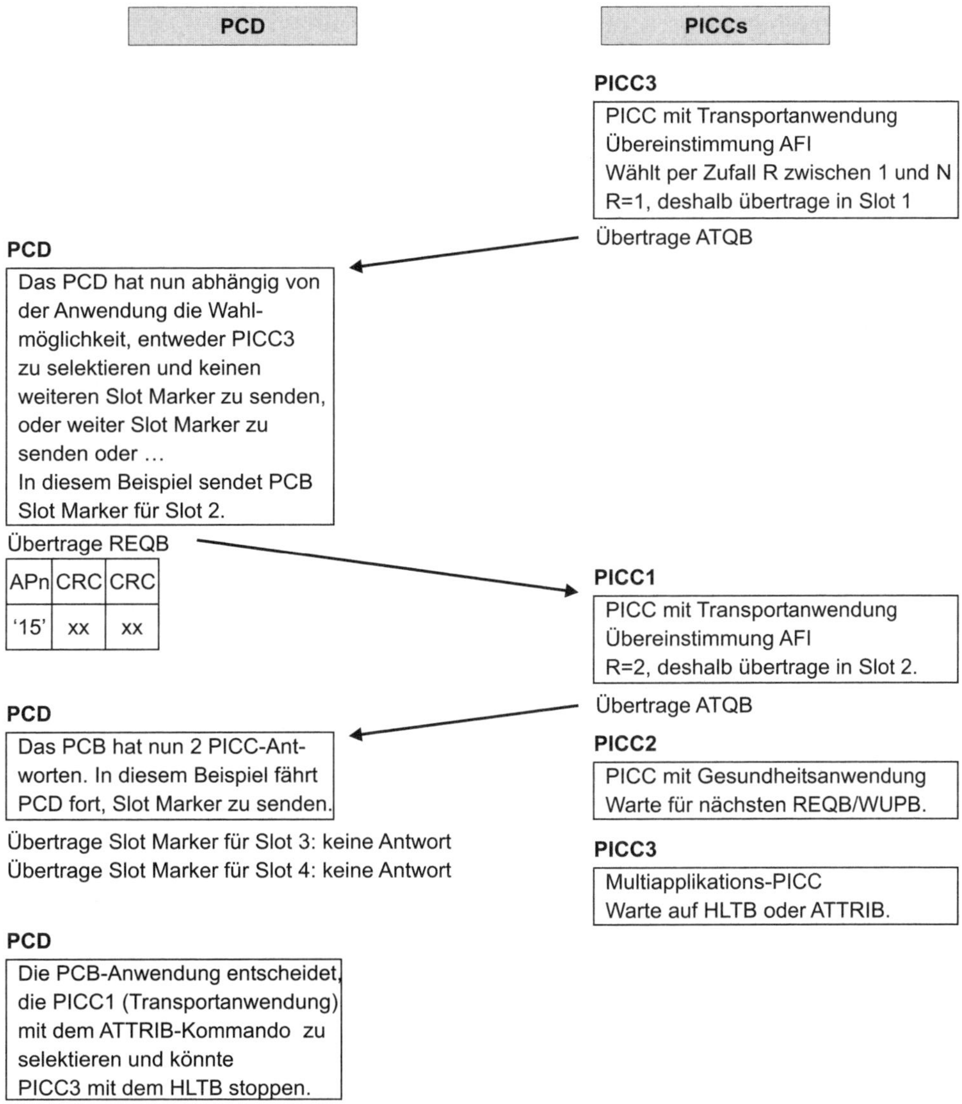

Bild 10.44 Beispiel für eine Antikollisionssequenz mit drei Typ-B-Karten (Teil 2).

Die Norm lässt dem Entwickler den Freiraum für die Implementierung unterschiedlicher Antikollisionsstrategien. Dies entspricht dem Grundgedanken der Normung, Interoperabilität zu ermöglichen, gleichzeitig aber möglichst viel Freiraum für die Implementierung zu lassen, um den technischen Fortschritt nicht zu behindern. Das Beispiel (Bild 10.43 auf der vorherigen Seite und Bild 10.44), welches auch im Anhang der Norm enthalten ist, dient deshalb dazu, die im vorangehenden Kapitel definierten und beschriebenen Abläufe und Kommandos zu veranschaulichen. Es erhebt nicht den Anspruch auf eine technisch vorbildliche Implementierung.

10.9.7 Übertragungsprotokoll (ISO/IEC 14443-4)

Im Teil 4 der ISO/IEC 14443 wird ein Halbduplex-Blockprotokoll definiert, das auf die speziellen Anforderungen eines kontaktlosen Systems zugeschnitten ist. Es lehnt sich weitgehend an das in ISO/IEC 7816-3 definierte T=1-Protokoll an, welches international weite Verbreitung gefunden hat. Beide Protokolle ermöglichen die Übertragung von „application protocol data units“ (APDU), wie sie in ISO/IEC 7816 Teil 4 definiert sind. Eine Beschreibung der APDU findet sich im Abschnitt 8.3 „Struktur der Nachrichten“ auf Seite 238. Hierdurch wird die Implementierung von Dual-Interface-Karten erleichtert, die ja auch ein Übertragungsprotokoll für kontaktbehaftete Karten unterstützen müssen.

Für Karten vom Typ-A definiert die Norm eine Aktivierungssequenz, die vor dem Start des eigentlichen Protokolls durchlaufen werden muss. In dieser Sequenz werden Parameter für die folgende Datenübertragung zwischen Terminal und Karte ausgetauscht und festgelegt. Hierzu gehören zum Beispiel die Bitrate in beiden Richtungen und die geforderten Wartezeiten zwischen zwei Rahmen.

Karten vom Typ-B benötigen keine besondere Aktivierungssequenz, sondern können nach der Selektion unmittelbar mit dem eigentlichen Übertragungsprotokoll starten. Bei ihnen wurden die für die Datenübertragung erforderlichen Parameter bereits bei der Initialisierung und Selektion ausgetauscht und festgelegt, wie im vorangehenden Kapitel beschrieben ist.

10.9.7.1 Protokoll-Aktivierung bei Karten vom Typ A

Nachdem eine PICC vom Typ A erfolgreich selektiert wurde, führt das Terminal eine Aktivierungssequenz durch, die in Bild 10.45 auf der nächsten Seite dargestellt ist.

Das Terminal kann am SAK (*select acknowledge*), das am Ende der Antikollisionsschleife von der Karte gesendet wurde, erkennen, ob die Karte das Standardübertragungsprotokoll unterstützt. Ist dies nicht der Fall, versetzt das Terminal die Karte mit einem HLTA-Kommando in den HALT-Zustand. Wird das Protokoll nach ISO/IEC 14443-4 unterstützt, sendet das Terminal ein RATS-Kommando (*Request for Answer To Select*) an die Karte. Das RATS-Kommando und die von der Karte zurückgeschickte ATS (*Answer To Select*) dienen zum Austausch von Informationen und Parametern, welche die unterstützten Optionen der Karte und des Terminals für die Datenübertragung bestimmen. Danach können die veränderbaren Parameter mit Hilfe der Protokoll- und Parameterselektion PPS so ausgewählt werden, dass die Leistungsfähigkeit von Karte und Terminal optimal genutzt werden. Um auch kostengünstige, technisch einfache Implementierungen zu ermöglichen, sind für die veränderbaren Parameter Default-Werte definiert. Im einfachsten Fall unterstützt eine Karte nur diese Default-Werte. Die PPS-Sequenz entfällt dann, und das Terminal kann unmittelbar nach Empfang des ATS mit dem Austausch von Daten mit Hilfe des Blockprotokolls beginnen.

Request for Answer to Select RATS

Das RATS-Kommando enthält ein Parameter-Byte, in dem die maximale Rahmengröße angegeben wird, die das Terminal empfangen kann (FSDI – *Frame Size for proximity coupling device*) sowie den CID (*Card Identifier*), den die Karte für die Dauer ihres aktiven Zustandes zugeteilt bekommt. Die Karte benutzt von nun an diesen CID als ihren logischen Identifikator.

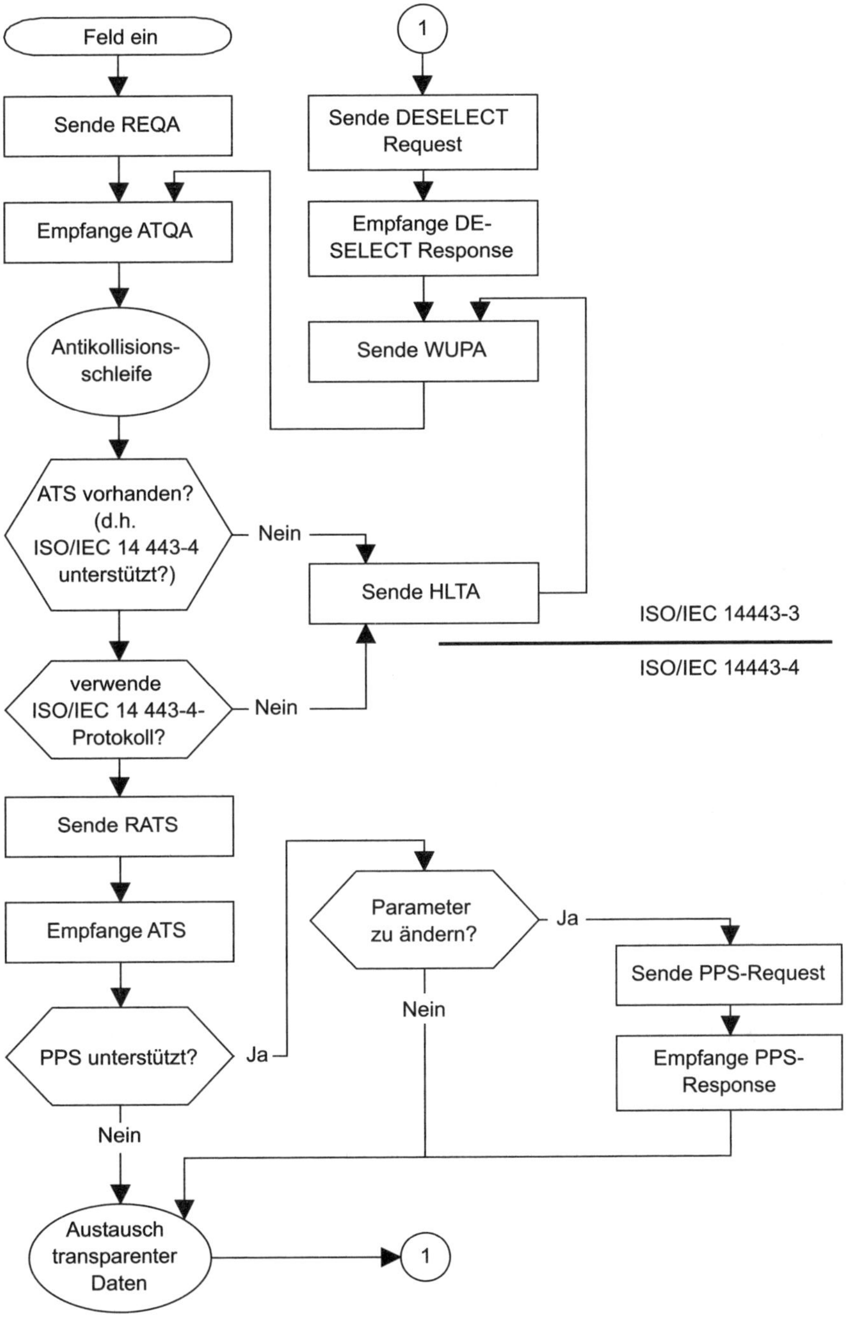

Bild 10.45 Aktivierung einer Karte vom Typ A durch das Terminal.

Tabelle 10.34 Aufbau des RATS-Kommandos (*Request for Answer To Select*).

'E0'	Parameter	CRC_A
1 Byte	1 Byte	2 Byte

Tabelle 10.35 Struktur des Parameter-Byte von RATS. CID definiert die logische Nummer der adressierten Karte im Bereich von 0 bis 14. Der Wert 15 ist für zukünftige Verwendung reserviert. FSDI kodiert die maximale Größe eines Rahmens, die das Terminal empfangen kann (FSD).

b8	b7	b6	b5	b4	b3	b2	b1
FSDI				CID			

Tabelle 10.36 Kodierung von b8 bis b5 des Parameters im RATS-Kommando.

FSDI	0	1	2	3	4	5	6	7	8	9 - 'F'
FSD in Byte	16	24	32	40	48	64	96	128	256	RFU>256

Answer to Select (ATS)

Eine Typ-A-Karte antwortet auf ein RATS-Kommando mit einem ATS (*Answer To Select*). Die ATS enthält Informationen darüber, welche Auswahl an Parametern von der Karte unterstützt werden. Hierzu gehören die

- Maximale Rahmengröße
- Bitraten in beide Übertragungsrichtungen, die von der Karte unterstützt werden
- Wartezeit zwischen zwei Rahmen
- Spezifische Rahmenschutzzeit
- Unterstützung von NAD und CID.

Für Karten, die keine Auswahl an Parametern bieten, sind Default-Werte spezifiziert. Im kürzesten Fall, wenn nur die Default-Werte unterstützt werden, besteht der ATS nur aus dem Längenbyte und den CRC-Bytes.

Tabelle 10.37 Die Datenelemente des ATS und ihre Bezeichnung nach ISO/IEC 14443-4.

Datenelement	Bezeichnung
TL	Length Byte
T0	Format Byte
TA1, TB1, TC1	Interface Bytes
T1, T2, ... Tk	Historical Bytes
CRC1, CRC2	Cyclic Redundancy Check

Length Byte

Das Length Byte (TL) gibt die Anzahl der im ATS übertragenen Bytes an. Hierbei wird TL selbst mitgezählt, nicht jedoch die beiden CRC-Bytes. Die Länge des ATS darf die im Request for Answer to Select (RATS) angegebene maximale Rahmenlänge (FSD) nicht überschreiten. Dies bedeutet, dass der Maximalwert von TL nicht größer sein darf als FSD-2.

Format Byte

Ist die im TL angegebene Länge größer als 1 wird als Nächstes das Format Byte T0 gesendet. T0 besteht aus drei Teilen. Das höchstwertige Bit b8 hat den Wert 0. Der Wert 1 ist für zukünftige Verwendung reserviert. Die Bit b7 bis b5 zeigen die Anwesenheit von nachfolgenden Interface Bytes TA_1, TB_1, und TC_1 an. Das niederwertige Halbbyte b4 bis b1 heißt FSCI (*Frame Size for proximity Card Integer*). Es kodiert die maximale Rahmengröße FSC (*Frame Size for proximity Card*), die von der Karte empfangen werden kann. Der Default-Wert für FSCI ist 2 und bedeutet eine maximale Rahmengröße von 32 Bytes.

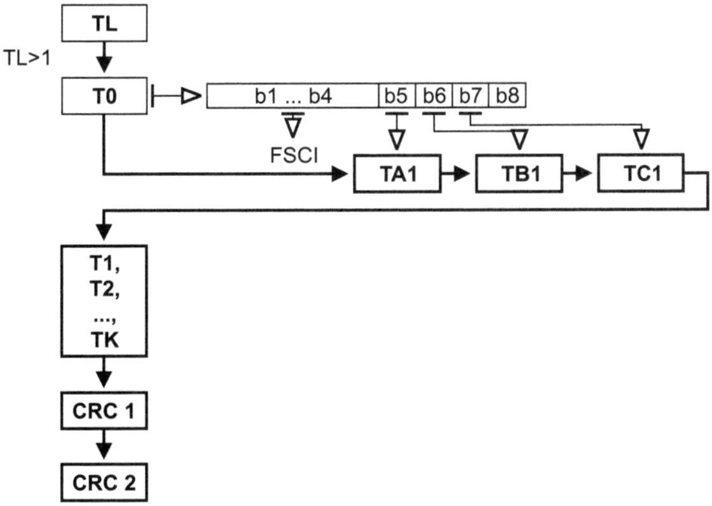

Bild 10.46 Der Aufbau des ATS (*Answer to Select*).

Tabelle 10.38 Die Kodierung des Format Byte T0.

b8	b7	b6	b5	b4	b3	b2	b1	Bedeutung
0	...	...	...	...	...	...	...	Ist auf 0 gesetzt, 1 ist RFU.
0	1	X	X	...	...	...	...	TC1 wird übertragen.
0	X	1	X	...	...	...	...	TB1 wird übertragen.
0	X	X	1	...	...	...	...	TA1 wird übertragen.
0	...	...	...	X	X	X	X	Maximale Rahmengröße FSCI

Tabelle 10.39 Kodierung von b4 bis b1 des Parameters FSCI.

FSCI	0	1	2	3	4	5	6	7	8	9 - 'F'
FSC in Byte	16	24	32	40	48	64	96	128	256	RFU>256

Interface Byte TA1

Das Interface Byte TA1 besteht aus vier Teilen. Das höchstwertige Bit zeigt an, ob unterschiedliche Divisoren D für die beiden Übertragungsrichtungen möglich sind. Aus dem Divisor D ergibt sich die etu (*elementary time unit*, das ist die Zeitdauer für 1 Bit) nach der

Formel: 1 etu = 128/(D ·fc). Der Anfangswert für den Divisor D ist 1, womit sich eine etu von 128/fc ergibt. Die Bit b7 bis b5 werden DS (*Divisor Send*) genannt und geben die unterstützten Bitraten der Karte für die Übertragungsrichtung Karte zu Terminal an. Bit b4 ist auf 0 gesetzt. Der Wert 1 ist RFU. Die Bit b3 bis b1 werden DR (*Divisor Receive*) genannt und geben die unterstützten Bitraten der Karte für die Übertragungsrichtung Terminal zur Karte an. Die Auswahl eines Divisors wird vom Terminal im nachfolgenden Kommando PPS Request vorgenommen.

Tabelle 10.40 Die Kodierung des Interface Byte TA1.

b8	b7	b6	b5	b4	b3	b2	b1	Bedeutung
0	...	...	...	0	...	...	...	Es werden unterschiedliche D für die beiden Übertragungsrichtungen unterstützt.
1	...	...	...	0	...	...	...	Es wird nur ein und dasselbe D für die beiden Übertragungsrichtungen unterstützt.
...	1	...	...	0	...	...	...	DS = 8 wird unterstützt.
...	...	1	...	0	...	...	...	DS = 4 wird unterstützt.
...	...	...	1	0	...	...	...	DS = 2 wird unterstützt.
...	...	...	...	0	1	...	...	DR = 8 wird unterstützt.
...	...	...	...	0	...	1	...	DR = 4 wird unterstützt.
...	...	...	...	0	...	...	1	DR = 2 wird unterstützt.

Interface Byte TB1

Im Interface Byte TB1 werden Parameter zur Definition der Rahmenwartezeit und der Start-up-Rahmenschutzzeit übertragen. Folglich besteht das Interface Byte TB1 aus zwei Teilen. Das höherwertige Halbbyte b8 bis b5 heißt FWI (*Frame Waiting time Integer*) und bestimmt die Rahmenwartezeit FWT (*Frame Waiting Time*). Die Bedeutung und Berechnung der FWT ist im Abschnitt 10.9.7.2 auf Seite 370 beschrieben. Das niederwertige Halbbyte b4 bis b1 heißt SFGI (*Start-up Frame Guard time Integer*) und dient zur Berechnung der Start-up-Rahmenschutzzeit SFGT (*Start-up Frame Guard Time*). Die SFGT ist die Zeit, welche die Karte nach Aussendung des ATS benötigt, um wieder empfangsbereit für den nächsten Rahmen zu sein. Der Wert 15 von SFGT ist RFU. Der Wert 0 bedeutet, dass die Karte keine besondere SFGT benötigt.

Für die Werte 1 bis 14 berechnet sich die SFGT nach der Formel:

$$SFGT = (256 \cdot 16/fc) \cdot 2^{SFGI}$$

Der Default-Wert für SFGI ist 0. Der Maximalwert $SFGT_{MAX}$ ist ungefähr 4 949 ms. Hieraus ersieht man, dass SFGT möglichst klein gewählt werden muss, um eine hohe Übertragungsgeschwindigkeit zu erreichen.

Tabelle 10.41 Struktur des Interface Byte TB1.

b8	b7	b6	b5	b4	b3	b2	b1
FWI				SFGI			

Interface Byte TC1

Das Interface Byte TC1 zeigt spezielle Optionen des Protokolls an. Das TC1 besteht aus folgenden Teilen. Die höchstwertigen Bits b8 bis b3 sind auf 0 gesetzt. Alle anderen Werte sind RFU. Die Bits b2 und b1 zeigen an, welche optionalen Felder im Prolog-Feld der Karte unterstützt werden (siehe folgendes Kapitel). Das Terminal ist nicht gezwungen, alle Felder, die unterstützt werden, auch zu übertragen; es kann also Felder weglassen. Felder, die nicht von der Karte unterstützt werden, dürfen aber auf keinen Fall vom Terminal an die Karte übertragen werden. Der Default-Wert für Bit b2 ist 1, und für Bit b1 ist er 0. Was bedeutet, dass CID unterstützt und NAD nicht unterstützt wird.

Tabelle 10.42 Kodierung des Interface Byte TC1.

b8	b7	b6	b5	b4	b3	b2	b1
0	0	0	0	0	0	b2 = 1 bedeutet: CID (*card identifier*) wird unterstützt.	b1 = 1 bedeutet: NAD (*node address*) wird unterstützt.

Historical Bytes

Die Historical Bytes T1 bis Tk sind optional. Ihr Inhalt ist in ISO/IEC 7816-4 definiert (siehe auch Abschnitt 8.1 „Answer to Reset“ auf Seite 219). Aus der maximalen Länge des ATS lässt sich die maximal mögliche Anzahl der Historical Bytes ermitteln.

Protokoll und Parameter-Selektion

Wenn die Karte im ATS anzeigt, dass sie veränderbare Parameter unterstützt, kann das Terminal mit Hilfe des Kommandos PPS (*Protocol and Parameter Selection*) die Parameter für das nachfolgende Protokoll verändern. Für den Fall, dass die Karte keine veränderbaren Parameter unterstützt, muss sie auch das PPS-Kommando nicht unterstützen (siehe auch Bild 10.45 auf Seite 361). Das Protokoll wird dann unmittelbar mit unveränderten Parametern fortgesetzt.

Nehmen wir an, dass die Karte die Unterstützung veränderbarer Parameter im ATS angezeigt hat. Das Terminal kann nun auswerten, ob es selbst die von der Karte signalisierten Veränderungsmöglichkeiten nutzen will. Ist dies der Fall, sendet es ein PPS request mit folgendem Aufbau:

Tabelle 10.43 Aufbau von PPS Request (*Protocol und Parameter Selection Request*).

1. Byte	2. Byte	3. Byte	4. Byte	5. Byte
PPSS Start-Byte	PPS0 Parameter 0 zeigt die Anwesenheit von PPS1 an.	PPS1 Parameter 1 kodiert DRI und DSI.	CRC1	CRC2

Start Byte

Das Start-Byte PPSS besteht aus zwei Teilen. Das höherwertige Halbbyte b8 bis b5 ist auf ‘D‘ gesetzt und identifiziert das PPS. Alle anderen Werte sind RFU. Das niederwertige Halbbyte b4 bis b1 heißt CID (*Card Identifier*) und definiert die logische Nummer der adressierten Karte.

Parameter 0

Der Parameter 0 (PPS0) zeigt an, ob das optionale Parameterbyte 1 vorhanden ist.

Tabelle 10.44 Kodierung des Parameters 0. Alle anderen Werte für b8 bis b6 und b4 bis b1 sind RFU.

b8	b7	b6	b5	b4	b3	b2	b1
0	0	0	Wenn b5 = 1 ist, wird PPS1 übertragen.	0	0	0	1

Parameter 1

Im Parameter 1 wird angezeigt, welche der Divisoren DS und DR, die im Interface Byte TA1 angeboten wurden, ausgewählt sind. Hierdurch wird die Übertragungsgeschwindigkeit für die folgende Datenübertragung festgelegt.

Tabelle 10.45 Die Kodierung von Parameter 1 (PPS1).

b8	b7	b6	b5	b4	b3	b2	b1	Bedeutung
0	0	0	0	DSI		DRI		DRI und DSI kodieren den Divisor D.

Tabelle 10.46 Die Kodierung von D durch DRI und DRS.

DRI/DSI	0	0	0	1	1	0	1	1
D		1		2		4		8

Protocol and parameter selection response

Die Karte bestätigt den korrekten Empfang des protocol and parameter selection request durch ein protocol and parameter selection response, welches nur aus dem Startbyte PPSS und den beiden Checkbytes CRC1 und CRC2 besteht. Von nun an benutzen das Terminal und die Karte die ausgewählten Parameter für die Datenübertragung.

Activation frame waiting time

Um unnötig lange Wartezeiten bei Übertragungsstörungen zu vermeiden, ist in der ISO/IEC 14443-4 die maximale Zeit definiert, die verstreichen darf, bevor eine Typ-A-Karte eine Antwort sendet, nachdem sie das Ende eines Rahmens empfangen hat. Diese Zeit wird „activation frame waiting time" genannt und ist auf 65 536/f_C($\sim$ 4 833 μs) festgelegt. Antwortet eine Karte nicht innerhalb dieser Zeit, weiß das Terminal, dass die Kommunikation mit der Karte gestört ist.

Fehlererkennung und Fehlerkorrektur

In einem System mit kontaktlosen Karten ist damit zu rechnen, dass häufiger Störungen in der Datenübertragung auftreten, als man es bei Karten mit Kontakten gewohnt ist. So ist es zum Beispiel bei kontaktbehafteten Karten relativ selten, dass eine Karte während der Kommunikation mit dem Terminal diesem entnommen wird. Bei kontaktlosen Karten können Unterbrechungen während der Kommunikation häufiger vorkommen, da ja die Karte während des Betriebs im Aktionsfeld bewegt und dabei auch unabsichtlich die Reichweite des

Terminals verlassen werden kann. Es ist also wichtig, dass Methoden verfügbar sind, solche Unterbrechungen schnell zu erkennen und die Kommunikation möglichst wieder definiert aufnehmen zu können.

Damit man nicht bei jeder Störung die Kommunikation ganz abbrechen und von vorn beginnen muss, sind in der ISO/IEC 14443-4 für die Phase der Protokollaktivierung von Typ-A-Karten Regeln für die Fehlererkennung und Fehlerkorrektur definiert. Auf die Erläuterung dieser Regeln wird hier verzichtet und auf das entsprechende Kapitel der Norm verwiesen, wo diese übersichtlich dargestellt sind.

10.9.7.2 Halbduplex-Blockprotokoll (ISO/IEC 14443-4)

Das im Teil 4 von ISO/IEC 14443-4 definierte Übertragungsprotokoll berücksichtigt die speziellen Anforderungen der Anwendung von kontaktlosen Karten. So bietet es zum Beispiel dem Terminal die Möglichkeit, eine Kommunikation mit mehreren Karten parallel durchzuführen.

Das Protokoll unterstützt ähnlich wie das Übertragungsprotokoll T=1 für kontaktbehaftete Karten eine saubere Schichtentrennung nach dem OSI-Referenzmodell. Schichtentrennung bedeutet, dass Daten höherer Schichten völlig transparent von niedrigeren Schichten übertragen werden. Das Protokoll baut auf den Rahmen auf, die im Teil 3 der Norm für die beiden Kartentypen (Typ A und Typ B) definiert und in Kapitel 10.9.3 auf Seite 324 beschrieben sind.

Es werden 4 Schichten unterschieden. Die physikalische Schicht (Byteübertragung nach 14443-3), die Leitungsschicht (*Data link layer*, Austausch von Datenblöcken nach 14443-4), die Sitzungsschicht (*Session layer*), die mit der Leitungsschicht verbunden ist, um minimalen Overhead zu erzeugen, und die Anwendungsschicht, in der Kommandos abgearbeitet werden.

Das Blockprotokoll startet, nachdem die Aktivierungssequenz abgeschlossen wurde. Das erste Senderecht hat das Terminal. Dies bedeutet, dass die Karte nach der Aktivierungssequenz warten muss, bis sie einen Block vom Terminal empfängt. Die Karte reagiert auf empfangene Blöcke innerhalb der definierten Rahmenwartezeit mit dem Senden eines Response-Blocks. Danach liegt das Senderecht wieder beim Terminal, und die Karte wechselt wieder in den Empfangsmode. Die Kommunikation wird dann mit abwechselndem Senderecht entsprechend weitergeführt.

Das Protokoll erlaubt die gleichzeitige Aktivierung mehrerer Karten durch ein Terminal. Die Karten werden dabei durch ihren CID (Card Identifier) unterschieden. Das Terminal kann zwischen mehreren Karten hin- und herschalten, ohne jedes Mal Zeit für die Deaktivierung einer Karte und die Aktivierung einer anderen Karte zu verbrauchen.

Wie bereits gesagt, ist in Systemen mit kontaktlosen Karten die Wahrscheinlichkeit einer Störung der Datenübertragung höher als bei vergleichbaren Systemen mit kontaktbehafteten Karten. Es ist deshalb besonders wichtig, dass die Kommunikation zwischen Karten und Terminal in möglichst kurzer Zeit erfolgt. Die Datenübertragungsrate ist mit 106 kBit/s (Default-Wert) relativ hoch, verglichen mit 9,6 kBit/s (Default-Wert) bei den Übertragungsprotokollen T=0 und T=1, und bei entsprechender Auswahl der Parameter sind Übertragungsraten bis 847 kBit/s möglich.

Blockaufbau

Die Übertragungsblöcke setzen sich aus einem führenden Prologfeld, dem Informationsfeld (optional) und einem nachgestellten Epilogfeld zusammen. Das optionale Informationsfeld enthält die Daten für die Anwendungsschicht.

Prologfeld			Informationsfeld	Epilogfeld
PCB	[CID]	[NAD]	[INF]	EDC
1 Byte	1 Byte	1 Byte		2 Byte

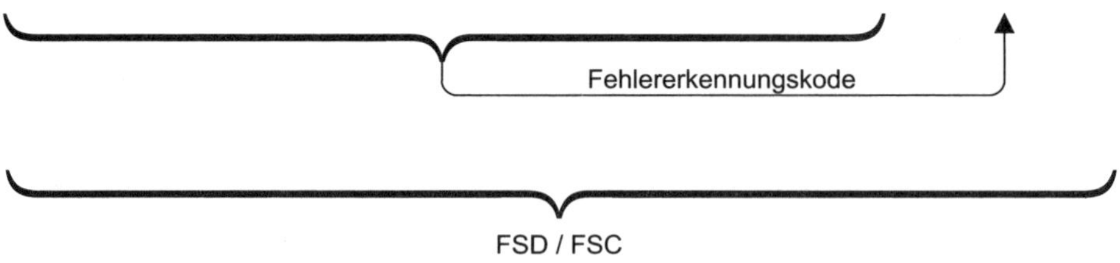

Bild 10.47 Aufbau eines Blockes. Die Datenfelder in Klammern sind optional.

Es werden 3 Blocktypen unterschieden. Die Informationsblöcke (I-Block), die zum transparenten Austausch von Daten der Anwendungsschicht benutzt werden, die Empfangsbestätigungsblöcke (R-Block), die kein Informationsfeld enthalten und die zur positiven oder negativen Empfangsbestätigung dienen, die Systemblöcke (S-Block), in denen Steuerinformationen für das Protokoll ausgetauscht werden. Es sind 2 Typen von S-Blocks definiert: ein S-Block zur Verlängerung der Rahmenwartezeit mit einem Informationsfeld von einem Byte sowie ein DESELECT-Block ohne Informationsfeld, mit dem die Karte in den HALT-Zustand versetzt werden kann.

Tabelle 10.47 Kodierung des Protokollkontrollbytes PCB.

Bit	**I-Block PCB**	**R-Block PCB**	**S-Block PCB**	
			DESELECT	WTX
b8	0	1	1	1
b7	0	0	1	1
b6	0 (1 ist RFU)	1	0	1
b5	1 signalisiert Chaining	0 = ACK, 1 = NAK	0	1
b4	1 signalisiert CID folgt	1 signalisiert CID folgt	1 signalisiert CID folgt	
b3	1 signalisiert NAD folgt	0 (keine NAD)	0 (keine NAD)	
b2	1	1 (0 ist RFU)	1 (0 ist RFU)	
b1	Block-Nummer	Block-Nummer	0 (1 ist RFU)	

Prologfeld
Das Prologfeld besteht aus dem Protokollkontrollbyte (PCB), dem optionalen Card Identifier (CID) und der optionalen Knotenadresse (NAD). Die Kodierung des Protokollkontrollbytes ist in Tabelle 10.47 auf der vorherigen Seite beschrieben.

Card Identifier Field – CID
Das Card-Identifier-Feld dient dazu, eine spezifische Karte zu identifizieren, und enthält außerdem Informationen zur Leistungsversorgung der Karte. Die höchstwertigen Bits b8 und b7 zeigen den Leistungspegel an, mit dem die Karte vom Terminal versorgt wird. Die Bits b6 und b5 sind auf 0 gesetzt und für zukünftige Verwendung reserviert. Die Bits b4 bis b1 kodieren die Kartenidentifikationsnummer.

Tabelle 10.48 Struktur des Card-Identifier CID.

b8	b7	b6	b5	b4	b3	b2	b1
Leistungsanzeige		0, 1 = RFU	0, 1 = RFU	CID			

Die Kodierung des CID ist für Typ-A-Karten im RATS-Kommando und für Typ-B-Karten im ATTRIB-Kommando definiert. Bei der Auswertung des CID gelten für die Karte folgende Regeln:

- Eine Karte, die den CID nicht unterstützt, ignoriert alle Blöcke, die einen CID enthalten.
- Eine Karte, die CID unterstützt, antwortet auf Blöcke, die ihre CID enthalten, und sendet dabei ihre eigene CID zurück. Blöcke mit anderen CID ignoriert die Karte, und für den Fall, dass die Karte den CID = 0 hat, antwortet die Karte auf Blöcke ohne CID mit Blöcken ohne CID.

Diese Regeln ermöglichen es dem Terminal, gleichzeitig mit mehreren aktiven Karten zu kommunizieren, ohne die nicht angesprochenen Karten deaktivieren zu müssen. Mit den Bits b8 und b7 wird die Anzeige der Leistung wie in Bild 10.49 kodiert:

Tabelle 10.49 Kodierung der Leistungsanzeige (*power level indication*).

b8	b7	Bedeutung
0	0	Die Karte unterstützt die Leistungsanzeige nicht.
0	1	Die Leistung reicht für die volle Funktionalität nicht aus.
1	0	Ausreichende Leistung für volle Funktionalität
1	1	Mehr als ausreichende Leistung für volle Funktionalität

Knotenadresse – NAD
Das dritte Byte des Prologfeldes wird Knotenadresse genannt und dient dazu, verschiedene logische Verbindungen zwischen Karte und Terminal aufzubauen und zu adressieren. Der Gebrauch der Knotenadressen entspricht dem bei kontaktbehafteten Karten und ist in der ISO/IEC 7816-3 definiert und in Kapitel 6 beschrieben. Wenn eine Karte die (optionale) NAD-Funktion nicht unterstützt, muss sie alle Blöcke, die ein NAD enthalten, ignorieren.

Informationsfeld – INF

In den I-Blocks dient das Informationsfeld als Container für die Daten der Anwendungsschicht. Der Inhalt dieses Feldes wird vollständig transparent übertragen. In den S-Blocks dient das Informationsfeld zur Steuerung der Verlängerung der Rahmenwartezeit.

Epilogfeld – EDC

Das Epilogfeld enthält den Fehlerkennungskode des Blockes. Die Berechnung dieses CRC ist im Anhang von ISO/IEC 14443 Teil 3 beschrieben.

Rahmenwartezeit FWT (Frame Waiting Time)

Um einen definierten Abbruch der Kommunikation mit einer nicht antwortenden Karte in möglichst kurzer Zeit zu erreichen, ist eine Rahmenwartezeit FWT definiert, die der Blockwartezeit BWT beim T=1-Protokoll für kontaktbehaftete Karten entspricht. Die Rahmenwartezeit ist die maximale Zeitdauer zwischen dem Ende eines Rahmens, der vom Terminal gesendet wurde, und dem Start des Rahmens, mit dem die Karte antwortet. Läuft diese Zeit ab, ohne dass die Karte eine Antwort sendet, kann das Terminal von einer Fehlfunktion der Karte ausgehen, und es erhält das Senderecht zurück, um Mechanismen zur Fehlererkennung einzuleiten Wie bereits beschrieben, enthält der ATS für Typ-A-Karten im Interface-Byte TB1 den Wert FWI (frame waiting time integer), mit dem sich die Rahmenwartezeit folgendermaßen berechnet:

$$FWT = (256 \cdot 16/f_C) \cdot 2^{FWI}$$

Falls das optionale Interface TB1 nicht gesendet wird, gilt für FWI der Wert 4, womit sich FWT zu ungefähr 4,8 ms berechnet.

Für Typ-B-Karten ist FWI im answer to request ATQB definiert. Für FWI = 0 ergibt sich der Minimalwert von FWT zu ungefähr 302 μs. Der Maximalwert FWT_{MAX} ergibt sich mit FWI = 14 zu ungefähr 4949 ms. Für die Auswahl der Rahmenwartezeit muss man die übliche Ausführungsdauer von Kommandos durch die Karte berücksichtigen. Bemisst man die Wartezeit zu großzügig, verzögert man die Detektion einer Karte, die nicht mehr antwortet. In der Praxis kommt es vor, dass der Großteil der Kommandos relativ schnell durch die Karte beantwortet werden kann, einzelne Kommandos, die zum Beispiel die Berechnung von Kryptoalgorithmen beinhalten, jedoch deutlich mehr Zeit beanspruchen. Um in solchen Fällen die Rahmenwartezeit nicht generell auf einen hohen Wert legen zu müssen, gibt es den Mechanismus der Wartezeitverlängerung, mit dem die Karte für die Beantwortung eines einzelnen Kommandos eine Verlängerung der Rahmenwartezeit anfordern kann.

Verlängerung der Rahmenwartezeit

Zur Anforderung einer Verlängerung der FWT sendet die Karte einen speziellen S-Block S(WTX) request und erhält darauf vom Terminal einen passenden S-Block S(WTX) response als Bestätigung dieser Anfrage. Eine Ablehnung dieser Anfrage durch das Terminal ist nicht erlaubt.

Die Dauer der Verlängerung der Rahmenwartezeit wird dem Terminal durch das Byte im Informationsfeld des S-Blocks S(WTX) request mitgeteilt. Dieser Wert, multipliziert mit der Rahmenwartezeit, ergibt die neue temporäre Rahmenwartezeit, die nur für die Bearbeitung des aktuellen Kommandos gilt.

Tabelle 10.50 Kodierung des INF-Feldes in einem S(WTX) request.

b8	b7	b6	b5	b4	b3	b2	b1
Leistungsanzeige		WTXM (1 bis 59, 0 und 60 bis 63 sind RFU)					

Tabelle 10.51 Kodierung des INF-Feldes in einem S(WTX) response. Der Wert für WTXM ist derselbe wie im vorher empfangenen Block S(WTX) request.

b8	b7	b6	b5	b4	b3	b2	b1
0	0	WTXM					

Die Messung der temporären Rahmenwartezeit beginnt mit dem Ende des vom Terminal ausgesandten S(WTX) response. Die temporäre Rahmenwartezeit FWT_{TEMP} berechnet sich nach der Formel:

$$FWT_{TEMP} = FWT \cdot WTXM$$

Ergibt sich aus der Formel ein Wert größer als $FWT_{MAX} \approx 4\,949$ ms, gilt an Stelle der berechneten FWT_{TEMP} der Wert FWT_{MAX}.

Numerierung von Blöcken
In I- und R-Blöcken wird im Bit b1 des Protokollbytes die Blocknummer angegeben. Die Blocknummer hat den Zweck, fehlerhaft empfangene Blöcke nochmals anfordern zu können, da sich aufeinanderfolgende I-Blöcke durch ihre Blocknummer unterscheiden. Da die Blocknummer nur aus einem Bit besteht, nimmt sie abwechselnd die Werte 0 und 1 an. Für das Hochzählen der Blocknummer gelten die folgenden Regeln:

Das Terminal setzt die Blocknummern für jede aktivierte Karte auf 0. Wenn das Terminal einen I-Block oder einen R(ACK)-Block mit einer Blocknummer empfängt, die gleich der aktuellen Blocknummer ist, so ändert es die Blocknummer für diese Karte, bevor es einen Block sendet.

Die Karte setzt die Blocknummer bei der Aktivierung auf 1. Wenn sie einen I-Block empfangen hat, ändert die Karte die Blocknummer, bevor sie einen Block sendet. Wenn die Karte einen R(ACK) Block mit einer Blocknummer empfangen hat, die nicht gleich der aktuellen Blocknummer der Karte ist, ändert die Karte die Blocknummer, bevor sie einen Bock sendet. Wenn ein R(NAK) Block empfangen wurde, wird die Blocknummer nicht geändert.

Blockverkettung (Chaining)
Ebenso wie das T=1 Blockprotokoll (ISO/IEC 7816-3) für kontaktbehaftete Karten bietet das Blockprotokoll nach ISO/IEC 14443 Teil 4 die Möglichkeit der Blockverkettung. Die Funktion der Blockverkettung ermöglicht es, jeweils einem der beiden Kommunikationspartner sehr große Datenblöcke zu übertragen, die nicht in einen einzelnen Rahmen passen, indem die Daten auf mehrere I-Blöcke aufgeteilt und nacheinander übertragen werden. Jeder einzelne dieser I-Blöcke hat eine Länge, die kleiner oder gleich der durch FSC bzw. FSD festgelegten Rahmenlänge ist.

Im Protokollkontrollbyte PCB des ersten Blocks der Kette wird das Chaining Bit gesetzt. Dieses zeigt dem Empfänger an, dass die Blockverkettungsfunktion verwendet wird und dass der nachfolgende Block verkettete Daten enthält.

Wenn der Empfänger diesen ersten Informationsblock der Kette korrekt empfangen hat, signalisiert er mit einem R-Block, dessen Blocknummer der gerade empfangenen Blocknummer entspricht, dass der Block korrekt empfangen wurde und er bereit ist, den nächsten Block der Kette zu empfangen. Daraufhin kann der nächste Block gesendet werden.

Diese Hin und Her von I- und R-Blöcken setzt sich so lange fort, bis der Sender einen I-Block überträgt, bei dem das Chaining Bit nicht gesetzt ist. Nach Empfang dieses Blocks weiß der Empfänger, dass nun alle Daten der Anwendungsschicht angekommen sind, und er kann diesen Block verarbeiten und die zugehörige Antwort senden.

10.9.7.3 Deaktivierung einer Karte

Wenn die Datenübertragung zwischen Terminal und Karte vollständig abgeschlossen ist, versetzt das Terminal die Karte in den HALT-Zustand. Hierzu dient das DESELECT-Kommando, welches in einem S-Block übertragen wird. Die Karte antwortet hierauf mit S(DESELECT)-Response-Block und fällt in den HALT-Zustand. Der bei der Aktivierung der Karte im Kommando RATS (Request for answer to select) zugeteilte Card Identifier verliert mit dem HALT-Zustand seine Gültigkeit. Falls die Karte durch ein Wake Up-Kommando erneut aktiviert wird, bekommt sie einen neuen Card Identifier zugeteilt.

10.9.7.4 Fehlerbehandlung

Das Blockprotokoll verfügt über ähnliche Fehlererkennungsmechanismen wie das T=1-Protokoll, die bei Übertragungsfehlern eine Resynchronisation in mehreren Stufen ermöglichen. Die genauen Regeln für den Protokollablauf sind dem Teil 4 der ISO/IEC 14443 zu entnehmen. Im Anhang der Norm sind auch ausführliche Beispiele für fehlerfreie Protokollabläufe sowie für die Fehlerbehandlung zu finden.

10.10 Vicinity-Chipkarten (ISO/IEC 15693)

Die ISO/IEC-Norm 15693 mit dem vollständigen Titel „Identification cards – Contactless integrated circuit(s) cards – Vicinity cards“ (VICC) beschreibt Eigenschaften und Funktionsweise von kontaktlosen Chipkarten mit einer Reichweite bis zu 1 Meter. Dieser Kartentyp wird bevorzugt für die Zugangskontrolle eingesetzt, da die Funktionsreichweite von ca. einem Meter einen Betrieb ermöglicht, bei dem die Karte nicht in die Hand genommen werden muss, sondern zum Beispiel in der Handtasche bleiben kann.

Da die maximal zulässige magnetische Feldstärke des Terminals begrenzt ist, kann die größere Reichweite im Vergleich zu den Proximity Integrated Circuit Cards (PICC) nach der Norm ISO/IEC 14443 nur dadurch erreicht werden, dass die minimale Ansprechfeldstärke der VICC stark verringert ist. Hierdurch wird aber auch die mögliche Energieaufnahme für die VICC stark vermindert, was zur Folge hat, dass keine Chips mit Mikrocontroller betrieben werden können, sondern nur einfache Speicherbausteine mit einer relativ einfachen Sicheheitslogik (state machine).

Mit der größeren Reichweite von ca. 1 Meter ist aber auch ein sicherheitstechnisches Problem verbunden. Es ist für den Anwender nur schwer überprüfbar, ob er sich mit seiner Karte im Arbeitsfeld eines Terminals befindet. Es ist also möglich, dass ein Terminal eine Kommunikation mit einer Karte aufbaut, ohne dass der Karteninhaber das will und bemerkt. Ob solche unerwünschten und unbemerkten Zugriffe auf die Karte sicherheitstechnisch relevant sind, hängt von der Anwendung ab. Eventuell auftretende Sicherheitsprobleme können gegebenenfalls auf der Anwendungsschicht abgefangen werden, was allerdings wiederum Einfluss auf die Handhabung hat (z. B. PIN-Eingabe durch den Benutzer, was die Transaktionsgeschwindigkeit deutlich herabsetzt).

Die ISO/IEC 15693 besteht aus den drei Teilen „Physical characteristics", „Air interface and initialisation" und „Anticollision and transmission protocol". Da die Vicinity-Karten wegen Ihrer eingeschränkten Funktionalität in der Regel nicht in offenen Anwendungen gemischt mit anderen Kartentypen wie Proximity-Karten und kontaktbehafteten Karten zur Anwendung kommen, werden hier nur die wichtigsten Eigenschaften und die Funktionsweise der Vicinity-Karten im Überblick grob dargestellt. Der an Details interessierte Leser sei auf die Norm ISO/IEC 15693 und die dazugehörige Testnorm ISO/IEC 10373 Teil 7 verwiesen.

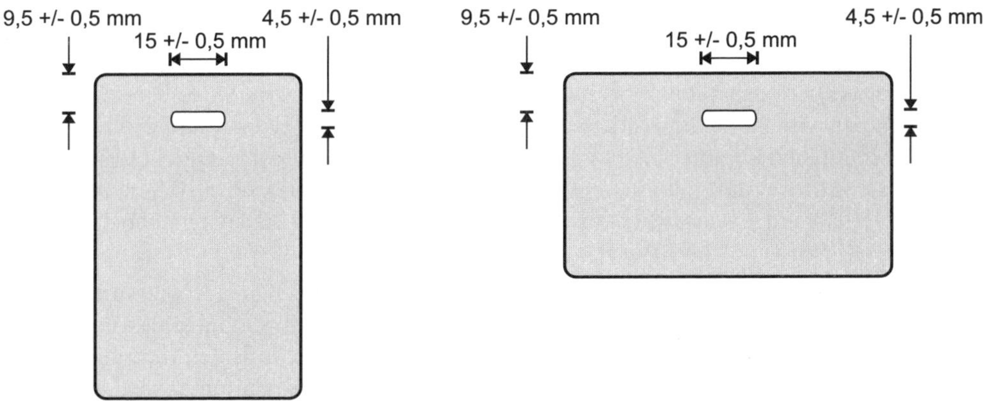

Bild 10.48 Die Lage und Abmessungen von Schlitzen für das Anbringen von Tragebändern an einer kontaktlosen Chipkarte.

Im Teil 1 von ISO/IEC 15693 sind die physikalischen Eigenschaften der Vicinity-Karten definiert, soweit sie nicht schon in der Norm ISO/IEC 7810 festgelegt sind. Unter anderem sind Belastungsgrenzen für ultraviolette Strahlung, Röntgenstrahlung, Biege- und Torsionsbeanspruchung sowie elektrische und magnetische Felder definiert.

Diese Werte sind so definiert, dass eine VICC bei normaler Handhabung unter Umgebungsbedingungen des täglichen Lebens keinen Schaden erleidet. Diese Werte sind im Wesentlichen gleich denen, die in Teil 1 von ISO/IEC 14443 für die Proximity-Karten festgelegt sind.

Es wurde bereits erwähnt, dass eine der Hauptanwendungen für Vicinity-Karten die Zugangskontrolle zu gesicherten Bereichen ist. Solche Karten haben häufig gleichzeitig eine

Ausweisfunktion (z. B. Firmenausweis) und müssen offen sichtbar getragen werden. Um dies zu erleichtern, sind im Anhang von ISO/IEC 15693-1 Bereiche festgelegt, in denen Schlitze für ein Trageband in die Karte gestanzt werden können. Es empfiehlt sich, integrierte Schaltkreise und Antennen außerhalb dieser Bereiche zu positionieren, um eine Beschädigung bei der Stanzung von solchen Schlitzen auszuschließen.

Kontaktlose Schnittstelle zur Energie- und Datenübertragung

Die Eigenschaften und Werte der elektromagnetischen Felder zur Energieversorgung und bidirektionalen Kommunikation zwischen Vicinity-Karten und Terminals sind im Teil 2 von ISO/IEC 15693 beschrieben. Die Energieversorgung erfolgt wie bei den Proximity-Karten durch das magnetische Wechselfeld des Terminals (in der Norm mit PCD für Proximity Coupling Device abgekürzt) mit einer Frequenz fc von 13,56 MHz ± 7 kHz. Die Karte enthält hierzu eine Antennenspule mit einigen (ca. 3 – 6) Drahtwindungen. Die minimale und maximale magnetische Feldstärke, bei der die Karte betrieben werden kann, ist mit Hmin = 150 mA/m und Hmax = 5 A/m (Effektivwerte) festgelegt.

Ein Vergleich mit dem Werten für Proximity-Karten zeigt, dass die minimale magnetische Feldstärke (die auch Ansprechfeldstärke genannt wird) um den Faktor 10 kleiner ist. Hierdurch erreicht man die höhere Reichweite von ca. 1 m.

Datenübertragung vom Terminal zur Karte

Die Norm definiert für die Modulation und auch für die Kodierung mehrere unterschiedliche Verfahren. Die Auswahlmöglichkeit erleichtert es, die Anforderungen unterschiedlicher nationaler und internationaler Regulierungen und unterschiedlicher Anwendungen zu erfüllen, was allerdings mit einer Komplexitätserhöhung der integrierten Schaltungen in der Karte erkauft wird, weil diese alle Modulations- und Kodierverfahren unterstützen muss. Für die Modulation kommt, wie bei den Proximity-Karten, eine Amplitudentastung (ASK, Amplitude Shift Keying) mit einem Modulationsindex von 100 % oder 10 % zum Einsatz. Das Zeitverhalten der Austastlücke ist in der Norm genau spezifiziert und ähnelt dem der Proximity-Karten Typ A und Typ B.

Unabhängig vom Modulationsindex kann zwischen zwei verschiedenen Kodierverfahren gewählt werden, einem „1 aus 256“-Kode sowie einem „1 aus 4“-Kode. In beiden Fällen wird eine Puls Positions Modulation (PPM) verwendet, was bedeutet, dass der Wert des übertragenen Zeichens durch die zeitliche Lage des Modulationsimpulses definiert wird. Nicht alle möglichen Kombinationen aus Modulations- und Kodierverfahren sind gleichermaßen sinnvoll. So kommt für Anwendungen mit großem Arbeitsbereich vorzugsweise die 10 % ASK mit einer „1 aus 256“ Kodierung zum Einsatz, weil bei dieser Kombination die optimale Ausnutzung der zulässigen magnetischen Feldstärke für die Energieversorgung der Karte erreicht wird. Der Dialog zwischen Terminal (VCD) und Karte (VICC) beginnt mit folgenden Schritten:

- Aktivierung der VICC durch das magnetische Wechselfeld des VCD;
- die VICC wartet auf ein Kommando vom VCD;
- Senden eines Kommandos durch das VCD;
- Senden einer Antwort durch die VICC.

Die Datenübertragung erfolgt dabei zur Erleichterung der Synchronisation in Rahmen, die durch ein spezielles „start of frame“ (SoF) und „end of frame“ (EoF)-Signal begrenzt sind. Die Auswahl des Kodierverfahrens wird der Karte durch das Terminal im Start of

Frame (SoF) des ersten Rahmens angezeigt. Die Übertragungsdauer für ein Byte beträgt $\approx 75{,}52\ \mu$ s. Die Bitrate ist 26,48 kBit/s (fc/512).

Datenübertragung von der Karte zum Terminal

Für die Datenübertragung von der Vicinity-Karte zum Terminal wird Lastmodulation mit einem Hilfsträger verwendet, wobei der Hilfsträger durch Ein- und Ausschalten einer Last in der Karte erzeugt wird. Die Daten werden mittels Manchester-Kodierung kodiert, wobei sowohl ASK- als auch FSK-Modulation verwendet werden kann. Für jedes Modulationsverfahren sind zwei Datenraten spezifiziert, so dass sich insgesamt 4 verschiedene Varianten der Datenübertragung ergeben, die alle von der Vicinity-Karte unterstützt werden. Die Auswahlmöglichkeit zwischen den verschiedenen Übertragungsvarianten ermöglicht die Anpassung an unterschiedliche Umgebungs- bzw. Anwendungsanforderungen. Die niedrigen Übertragungsraten ermöglichen z. B. eine größere Reichweite. Die Auswahl der genutzten Variante wird durch das Terminal im Header des Übertragungsprotokolls vorgenommen.

Hilfsträger und Übertragungsraten

In der Tabelle 10.52 sind die Parameter für die ASK- bzw. FSK-Modulation des Hilfsträgers angegeben.

Tabelle 10.52 Die Parameter für die ASK- bzw. FSK-Modulation des Hilfsträgers.

	ASK	FSK
Hilfsträgerfrequenz fs1	423,75 kHz (fc/32)	423,75 kHz (fc/32)
Hilfsträgerfrequenz fs2	—	484,28 kHz (fc/28)
niedrige Datenrate	6,62 kBit/s (fc/2 048)	6,67 kBit/s (fc/2 032)
hohe Datenrate	28,48 kBit/s (fc/512)	26,69 kBit/s (fc/508)

Rahmen

Zur Synchronisierung werden auch für die Datenübertragung von der Vicinity-Karte zum Terminal Rahmen verwendet, die durch ein SOF (start of frame) und EOF (end of frame) begrenzt werden. Die Parameter von SOF und EOF verletzen die Kodierungsregeln für die Datenübertragung, wodurch Anfang und Ende eines Rahmens ohne Dekodierung des Datenstroms erkannt werden können.

Übertragungsprotokoll

Nachdem die Vicinity-Karte durch das magnetische Wechselfeld des Terminals aktiviert wurde, wartet sie auf ein Kommando des Terminals. Das Übertragungsprotokoll, welches die Mechanismen zum Austausch von Kommandos und Daten zwischen Terminal und Karte und zurück definiert, ist im Teil 3 von ISO/IEC 15693 im Detail beschrieben. An dieser Stelle soll ein Überblick genügen.

Da die Vicinity-Karten wegen der geringen verfügbaren Leistung keine Mikrocontroller enthalten, kommt ein wesentlich einfacheres Protokoll zum Einsatz als bei den kontaktbehafteten und den Proximity-Karten. In der Norm sind nur zwei Kommandos verbindlich vorgeschrieben, die für die Antikollisionssequenz benötigt werden. Alle anderen Kommandos sind optional.

Bei dem Protokoll herrscht eine strenge Master-Slave-Beziehung zwischen Terminal und Karte. Dies bedeutet, dass die Karte nur mit einer Datenübertragung beginnt, wenn sie zuvor ein Kommando vom Terminal korrekt empfangen hat. Jedes Kommando vom Terminal und jede Antwort der Karte wird in einem Rahmen übertragen, der durch ein SOF und EOF, wie im vorigen Abschnitt beschrieben, begrenzt ist. Jedes Kommando ist aus den Datenfeldern SOF, Flags, Parameters, Data, CRC und EOF aufgebaut.

Im Feld Flags teilt das Terminal der Karte unter anderem mit, welche Modulationsart (ASK oder FSK) und welche Datenrate benutzt werden. In der Antwort signalisiert die Karte im Feld Flags, ob bei der Verarbeitung des empfangenen Kommandos ein Fehler aufgetreten ist.

Über einen Antikollisions- und Selektionsmechanismus kann das Terminal eine von mehreren Vicinity-Karten selektieren und die anderen „stumm" schalten, so dass keine Kollisionen bei der Datenübertragung auftreten. Zur Unterscheidung enthält jede Karte einen „Unique Identifier" (UID), welcher aus 64 Bits besteht und in Tabelle 10.53 beschrieben ist.

Tabelle 10.53 Das UID-Format. Der 64 Bit lange IC-Herstellerkode ist in ISO/IEC 7816-6 Amd. 1 festgelegt. Die einmalige Seriennummer wird vom Hersteller in den Chip programmiert.

64 **57**	**56** **49**	**48** **1**
'EO'	IC-Herstellerkode	IC-Seriennummer

Da die integrierten Schaltungen der Vicinity-Karten in der Regel mit einer fest verdrahteten Sicherheitslogik ausgestattet sind, ist ihre Funktionalität nicht frei programmierbar, sondern durch den Hersteller vorgegeben. Die Norm erlaubt dem Hersteller, eigene Kommandos zu definieren. Werden diese verwendet, enthält der Kommandorahmen ein zusätzliches Datenfeld mit dem Herstellerkode, so dass das Kommando vom Hersteller eindeutig festgelegt werden kann. Für Details der optionalen und herstellerspezifischen Kommandos ist die Norm bzw. das Datenblatt des IC-Herstellers heranzuziehen.

10.11 Near Field Communication (NFC)

Seit dem Jahr 2002 versuchen die Firmen Sony und NXP (früher Philips) den von ihnen entwickelten Funkstandard „Near Field Communication" (kurz NFC) zu etablieren (NXP brachte seine Mifare-Technologie und Sony seine FeliCa-Technologie ein). Hierbei handelt es sich, wie der Name schon sagt, um eine Nahfunktechnik, die aus einer Kombination aus kontaktloser Identifikation nach der Norm ISO/IEC 14443 und drahtloser Verbindungstechnologie besteht. NFC versucht, durch die Nutzung der Kontaktlostechnologie nach ISO/IEC 14443 mit der Frequenz 13,56 MHz die Vernetzung mittels Bluetooth, WLAN oder Mobilfunk zu erleichtern, indem NFC-fähige Endgeräte, die bis auf wenige Zentimeter Abstand aneinander gehalten werden, eine Datenverbindung aufbauen und sich automatisch identifizieren, ohne dass der Nutzer eingreifen muss.

NFC ist ein weiterer Schritt zur allgegenwärtigen Vernetzung. Da der Funktionsbereich auf wenige Zentimeter begrenzt ist, verhindert die Technologie weitgehend die unbeabsichtigte Datenübertragung zwischen Endgeräten und kommt deshalb bei vielen Anwendungen mit relativ einfachen Sicherheitsmechanismen aus.

Die kontaktlosen Proximity-Karten sind nur eine Komponente in der NFC-Technologie. Deshalb geht die Beschreibung der NFC-Technologie weit über das Thema dieses Buches hinaus und würde seinen Rahmen sprengen. Der an Details interessierte Leser sei deshalb auf die

Veröffentlichung der aktuellen Spezifikationen des NFC Forum [NFC Forum] verwiesen. Da aber speziell bei den Anwendungen im Zahlungsverkehr eine Überlappung der Anwendungen von Proximity-Karten und NFC-Geräten besteht, wird die NFC-Technologie in diesem Kapitel im Überblick dargestellt, um dem Leser die Möglichkeit zu geben, sich ein Bild von der Funktionsweise und den Anwendungsmöglichkeiten der NFC-Technologie zu machen.

In einigen Anwendungen ist sogar zu erwarten, dass NFC-Geräte die kontaktlosen Karten ganz oder teilweise ersetzen werden. In diesen Fällen kann das NFC-Gerät die Funktion einer kontaktlosen Zahlungsverkehrskarte vollständig übernehmen. Man kann auch sagen, dass das NFC-Gerät, z. B. ein Mobiltelefon, eine kontaktlose Chipkarte in neuem Formfaktor ist. Dies ist dadurch möglich, dass die kontaktlosen Terminals im Gegensatz zu Terminals für kontaktbehaftete Karten oder Magnetstreifenkarten nicht auf den Formfaktor ID1-Karte angewiesen sind, sondern mit jedem Gerät, welches die Schnittstelle nach ISO/IEC 14443 unterstützt und sich im Funktionsbereich befindet, Daten austauschen kann. Diese Konformität zum wichtigsten internationalen Standard für kontaktlose Chipkarten erschließt den NFC-Anwendungen die Interoperabilität mit den Millionen von kontaktlosen Chipkarten und Terminals, die bereits weltweit installiert sind.

10.11.1 Stand der Spezifikation

Im Jahre 2004 wurde von Philips, Nokia und Sony die Non-Profit-Organisation NFC Forum [NFC Forum] gegründet. Diese hat zum Ziel, die weltweite Verbreitung von NFC zu fördern. Inzwischen hat das NFC Forum über 130 Mitglieder. Vertreten sind Herstellerfirmen, Anwendungsentwickler, Handel, Finanzdienstleister, Transportunternehmen sowie Non-Profit-Organisationen.

Um den Gebrauch der NFC-Technologie in der Konsumelektronik, den mobilen Endgeräten sowie den PCs zu verbreiten, hat das NFC Forum eine Systemarchitektur für NFC-Anwendungen und Lösungen geschaffen, welche die Sicherheit mit beinhaltet. Hierzu hat das NFC Forum in relativ kurzer Zeit Spezifikationen erstellt, welche zum Teil auf Normen (wie der ISO/IEC 14443, aber auch ECMA und ETSI-Standards) basieren und die NFC-Gerätearchitektur und die Protokolle für den Datenaustausch umfassen. Einige dieser Spezifikationen wurden dann bei der ISO/IEC als Normvorschlag für das Fast Track-Verfahren eingereicht und im Jahr 2004 als ISO/IEC 18092 mit dem Titel „Telecommunications and information exchange between systems – Near Field Communication – Interface and Protocol“ veröffentlicht.

In 2006 veröffentlichte das NFC Forum Spezifikationen für die Technologie-Architektur einschließlich Datenformaten (NDEF, NFC Data Exchange Format) und im Jahr 2007 Spezifikationen für 4 verschiedene Typen von Tags, die von allen NFC-Geräten unterstützt werden. Die 4 Tag-Typen basieren auf der Norm ISO/IEC 14443 (Typ A und B) und der FeliCa Spezifikation. Tags, die diesen Formaten entsprechen, sind als Mifare-Produkte von NXP und FeliCa-Produkte von Sony in Kontaktloskarten für Anwendungen wie Ticketing im Personennahverkehr und Zugangskontrolle millionenfach in Gebrauch. Wegen der Interoperabilität der Proximity-Karten-Standards mit dem NFC-Standard können diese Anwendungen unmittelbar für NFC erschlossen werden, das heißt: die im Gebrauch befindlichen Karten können von NFC-Geräten gelesen werden, und die installierten Terminals können mit NFC-Tags kommunizieren.

Die Typ 1- und 2-Tags entsprechen der Norm ISO/IEC 14443 Typ A. Sie haben nur einen kleinen Speicher (1 bis 2 kBit) und eine niedrige Übertragungsgeschwindigkeit von 106 kBit/s. Diese Tag-Typen sind besonders kostengünstig und deshalb für Massenanwendungen mit relativ niedrigen Sicherheitsanforderungen (wie Schreib- und/oder Löschschutz) besonders geeignet.

Der Typ 3 entspricht der FeliCa-Spezifikation und hat zur Zeit einen Speicher von 2 kByte Größe bei einer Übertragungsrate von 212 kBit/s. Er hat mehr Sicherheitsfunktionen und eignet sich für komplexere Anwendungen.

Der Typ 4 ist voll kompatibel zu ISO/IEC 14443 (Typ A und Typ B) und entspricht damit vollständig den kontaktlosen Proximity-Karten. Integrierte Schaltkreise dieses Typs werden von verschiedenen Herstellern angeboten. Die Speichergröße geht zur Zeit bis 64 kByte, und die Übertragungsrate deckt den Bereich von 106 bis 424 kBit/s ab. Da diese Schaltkreise einen Mikroprozessor und eine ausgefeilte Sicherheitslogik enthalten, sind sie bestens geeignet für multifunktionale Anwendungen mit höchsten Sicherheitsanforderungen. Diese herausragenden Eigenschaften erfordern allerdings eine relativ große Chipfläche, was sich im Preis der Bausteine auswirkt.

10.11.2 Das NFC-Protokoll

Das NFC-Protokoll ähnelt dem Protokoll für Proximity-Karten mit dem Unterschied, dass beide NFC-Partner die Master-Rolle übernehmen können. Die Kommunikation findet halbduplex statt, das heißt, die miteinander in Verbindung stehenden Geräte können zu einem Zeitpunkt entweder senden oder empfangen. Um Kollisionen zu vermeiden, muss ein Gerät zuerst überprüfen, dass kein anderes Gerät bereits auf der Trägerfrequenz sendet, bevor es selbst beginnt, Signale zu senden (listen before talk-Prinzip). Das NFC-Protokoll unterscheidet zwischen dem Initiator und dem Empfänger (Target) der Kommunikation, wobei grundsätzlich jedes Gerät die Rolle des Initiators oder des Targets annehmen kann. In einer einmal aufgebauten Kommunikationsverbindung können die anfangs eingenommenen Rollen jedoch nicht mehr verändert werden. Der Initiator ist, wie der Name schon sagt, das Gerät, welches den Datenaustausch initiiert und kontrolliert (Master). Das Target ist das Gerät, welches auf die Kommandos des Initiators antwortet (Slave). Vergleicht man das mit dem Protokoll für Proximity-Karten, so hat das Terminal die Rolle des Initiators und die Karte die Rolle des Targets.

Die Anwendung (der Initiator) bestimmt die anfängliche Übertragungsrate zu 106, 212 oder 424 kBit/s. Während der folgenden Kommunikation kann die Übertragungsgeschwindigkeit den Anforderungen der Anwendung und Möglichkeiten der Geräte angepasst werden. NFC unterstützt die verschiedenen Modulations- und Kodierverfahren der Proximity-Karten, wobei das Target die momentane Geschwindigkeit und die Parameter für das Protokoll festlegt.

Das NFC-Protokoll unterscheidet zwischen zwei Kommunikationsmodi: dem aktiven und dem passiven Modus. Im aktiven Kommunikationsmodus generieren beide NFC-Geräte ihr eigenes Hochfrequenzfeld mit der Trägerfrequenz zum Senden von Daten. Im passiven Kommunikationsmodus generiert nur der Initiator ein Hochfrequenzfeld mit der Trägerfrequenz, während das Target zur Datenübertragung die Lastmodulation benutzt. Der Passivmodus ist besonders wichtig für batteriebetriebene Geräte wie Mobiltelefone oder PDAs.

Im Aktivmodus können die NFC-Geräte alle Arten von Daten über eine Entfernung bis zu 20 cm austauschen. Im Passivmodus werden zwei Anwendungsfälle unterschieden. Im Fall 1 hat das NFC-Gerät die Rolle des Terminals (PCD) für Proximity-Karten nach ISO/IEC 14443. Im Fall 2 hat das NFC-Gerät selbst die passive Rolle (es generiert selbst kein HF-Feld) und verhält sich wie eine Proximity-Karte.

10.11.3 NFC-Anwendungen

Die möglichen Anwendungen der NFC-Technologie lassen sich in drei Kategorien einteilen, welche unterschiedliche Anforderungen an die beteiligten NFC-Geräte stellen.

10.11.3.1 Schnelle Information zu Dienstleistungen

Bei diesem Anwendungsszenario hält der Nutzer sein NFC-Gerät (z. B. sein Mobiltelefon) nahe an ein NFC-Tag und empfängt in Sekundenbruchteilen die im Tag gespeicherte Information. Dies kann ein kurzer Text, eine Web-Adresse, eine Telefonnummer oder eine andere kurze Information sein, die dem Nutzer den Zugang zu der angebotenen Dienstleistung erleichtert.

Ein Beispiel für diese Anwendung sind sogenannte Smart Poster. In diesen Poster ist ein NFC-Tag eingebettet, welches Informationen zu dem angebotenen Produkt liefert. Der Nutzer erhält so beispielsweise die URL für die Webseite, auf der er weitere Informationen zu dem Produkt findet oder auf der er Tickets buchen kann.

10.11.3.2 Peer-to-Peer-Informationsaustausch

Bei dieser Anwendung wird NFC dazu genutzt, eine Kommunikation zwischen zwei Geräten aufzubauen, so dass diese untereinander Daten austauschen können. Wenn die Datenmenge relativ klein ist (einige kByte), kann die NFC-Verbindung selbst zur Datenübertragung genutzt werden. Bei größeren Datenmengen ist es jedoch günstiger, die NFC-Technologie dazu zu nutzen, eine andere drahtlose Verbindung, wie z. B. Bluetooth oder WiFi, aufzubauen. Jeder, der sich schon mal über Probleme beim Aufbau einer Bluetooth- oder WiFi-Verbindung geärgert hat, weiß zu schätzen, wenn er die beiden Geräte nur nahe aneinanderhalten muss, und die Einstellung für Verbindung dann automatisch erfolgt.

10.11.3.3 Mobiles Bezahlen

Mobile NFC-Geräte, wie Mobiltelefone, können Zahlungsverkehrsanwendungen unterstützen, die kompatibel mit den Millionen installierten Kontaktlosterminals für Zahlungsverkehr oder Ticketing sind. Das NFC-Gerät übernimmt dabei die Rolle der kontaktlosen Zahlungsverkehrskarte. Zusätzlich hat der Nutzer eine Aufzeichnung all seiner Transaktionen jederzeit aus seinem mobilen Gerät verfügbar. Gleichzeitig bietet das NFC-Gerät die Möglichkeit, als Lesegerät für andere kontaktlose Karten zu dienen. Für Zahlungsverkehrsanwendungen gelten allerdings strenge Sicherheitsanforderungen, die ein zugelassenes Sicherheitselement im Gerät erfordern.

10.11.3.4 Secure NFC

Von Anfang an war eine der angestrebten Hauptanwendungen der NFC-Technologie das kontaktlose Bezahlen mit mobilen Endgeräten. Mit der zunehmenden Verbreitung von kontaktlosen Kreditkartenterminals nach dem ISO/IEC 14443-Standard vor allem in Asien und den USA eröffnet sich ein riesiger schnell wachsender Markt für NFC-fähige mobile Endgeräte. Wie bereits erwähnt, ist ein Sicherheitselement im NFC-fähigen Mobilgerät die Voraussetzung für mobiles Bezahlen. Es werden drei bevorzugte Möglichkeiten zur Integration eines solchen Sicherheitselements in einem Mobiltelefon oder PDA diskutiert.

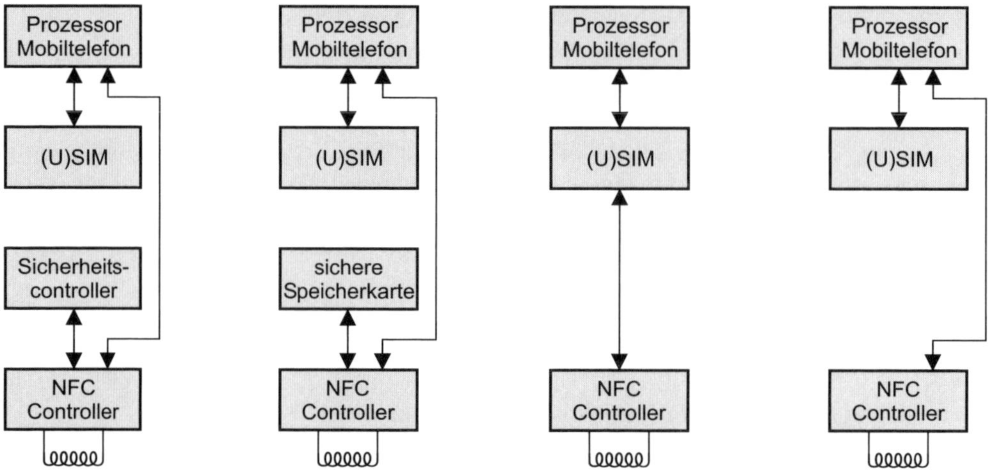

Bild 10.49 Einige der unterschiedlichen Möglichkeiten zur Integration eines Sicherheitselements (*secure element* – SE) für NFC in einem mobilen Endgerät.

Die erste Möglichkeit ist, einen in das Endgerät fest eingebauten Sicherheitschip als Sicherheitselement zu verwenden. Hierzu bietet sich an, einen bereits für Zahlungsverkehrsanwendungen zertifizierten Chipkarten-Mikrocontroller zu nutzen, der die Zahlungsverkehrsapplikation enthält. Hierdurch erreicht man dasselbe Sicherheitsniveau wie mit einer Chipkarte mit Mikroprozessor. Ein Problem dieser Lösung ist die Handhabung des Austausches des Endgerätes, da die Anwendung fest an das Gerät gebunden ist.

Die zweite Möglichkeit ist die Verwendung einer externen sicheren Speicherkarte (z. B. einer secure microSD card). In diesem Falle ist der Sicherheitschip zusammen mit dem Flash-Speicher in der Speicherkarte untergebracht. Bei dieser Lösung kann der Anwender durch Wechsel der Speicherkarte seine Zahlungsverkehrsanwendung einfach auf ein neues Endgerät übertragen.

Bei der dritten Möglichkeit enthält die (U)SIM-Karte die Zahlungsverkehrsanwendung. Hierbei kann die Anwendung im SIM-Controller selbst, oder auch als ein zusätzlicher Sicherheitschip im (U)SIM-Modul untergebracht sein. Ein zusätzlicher Sicherheitschip hätte den Vorteil, dass nur dieser zertifiziert werden muss.

Welche Lösung sich durchsetzen wird, hängt ganz wesentlich von dem Geschäftsmodell ab, auf das sich die beteiligten Geschäftspartner wie die Netzbetreiber, die Banken, die Kartenherausgeber, die Gerätehersteller und der Handel einigen werden. Die unterschiedlichen

Interessen der Beteiligten müssen dabei in eine für alle akzeptable System- und Sicherheitsarchitektur einfließen.

Das Global Platform Konsortium [GP] arbeitet an einer Spezifikation zur Initialisierung und dem sicheren Management verschiedener Sicherheitselemente und der SIM, wobei diese Lösung unabhängig von der lokalen Unterbringung des Sicherheitselementes sein soll und unterschiedliche Mobilfunk-Architekturen (GSM, UMTS, CDMA) unterstützen soll.

In allen Fällen muss eine Lösung für das sichere Laden und Personalisieren der Zahlungsanwendung in das Sicherheitselement gefunden werden. Im Gegensatz zur Aktivierung von gewöhnlichen Anwendungen kann dieser Prozess nicht vom Netzbetreiber durchgeführt werden. Dieser Prozess muss, ähnlich wie der Personalisierungsprozess von Bankkarten, von einer für den Zahlungsverkehr zertifizierten, vertrauenswürdigen Instanz durchgeführt werden. Heute gibt es bereits erste Dienstleistungsunternehmen, die eine Aktivierung und Personalisierung „Over The Air" kurz OTA anbieten und das Vertrauen sowohl der Finanzdienstleister als auch der Netzbetreiber genießen.

10.12 FeliCa

FeliCa ist ein kontaktloses Chipkartensystem, welches von Sony entwickelt wurde und insbesondere in Japan und Ostasien weite Verbreitung als elektronisches Ticket und elektronisches Geld gefunden hat. Es werden mehrere Speicherchiptypen mit integrierter Sicherheitslogik sowie entsprechende Terminals als Standardprodukte angeboten. Die Technologie ähnelt der ISO/IEC-Norm 14443. Die FeliCa-Technik wurde bei ISO/IEC als TYP C von ISO/IEC 14443 vorgeschlagen, fand jedoch keinen Konsens, weil man eine weitere Variante in der Norm vermeiden wollte, nachdem Typ A und Typ B von ISO/IEC 14443 bereits akzeptiert waren. FeliCa arbeitet bei der Frequenz von 13,56 MHz mit einer Übertragungsrate von 212 kBit/s und benutzt die Manchester-Kodierung. FeliCa entspricht der Norm ISO/IEC 18092 (Near Field Communication – NFC).

10.13 Mifare

Mifare ist ein kontaktloses Chipkartensystem von NXP (früher Philips), welches weltweite Verbreitung gefunden hat. Das Mifare-System entspricht den ISO/IEC-Normen 14443 Typ A (Proximity Integrated Circuit(s) Cards) sowie ISO/IEC 18092 (Near Field Communication – NFC). Es werden mehrere Speicherchiptypen mit integrierter Sicherheitslogik sowie Mikroprozessorchips (auch als Dual Interface Chips) sowie entsprechende Terminals angeboten.

Kapitel 11

Kommandos von Chipkarten

Der Kommunikationsablauf eines Terminals mit einer Chipkarte basiert immer auf dem Master-Slave-Prinzip. Dies bedeutet, dass das Terminal als Master ein Kommando zur Chipkarte sendet, die es als Slave daraufhin unverzüglich abarbeitet, eine Antwort erzeugt und diese an das Terminal zurücksendet. Die Karte sendet also nie von sich aus Daten, ohne vorher vom Terminal ein entsprechendes Kommando erhalten zu haben. Selbst der ATR ist keine Ausnahme von dieser Regel, da er die Antwort auf das Reset-Signal ist, das in gewisser Weise auch eine Art von Kommando an die Karte ist.

Die Kommunikation selbst läuft immer im Rahmen eines Übertragungsprotokolls ab, also mit T=0 oder T=1. Diese nicht sehr komplizierten Protokolle erfüllen die speziellen Anforderungen von Chipkarten-Anwendungen und sind auch dahingehend optimiert. Abweichungen von diesen genau festgelegten Protokollen innerhalb des Anwendungsablaufes sind nicht erlaubt. Die Übertragungsprotokolle ermöglichen es, Daten transparent zur Übertragungsschicht zur Chipkarte hin und wieder zurück zu senden. Diese Daten sind in eine Art Container eingebettet, die Application Protocol Data Unit (APDU) heißen. Die APDUs, die vom Terminal zur Chipkarte gesendet werden, sind die Kommandos an die Karte. Die von ihr daraufhin erzeugten Antworten erhält das Terminal ebenfalls in einer in das Übertragungsprotokoll eingebetteten APDU. Aufbauend auf diesen Mechanismen, existiert eine Vielzahl von Kommandos an die Karte, die dann Aktionen in dieser auslösen. Die einfachsten Beispiele sind die Lese- oder Schreibkommandos für Dateien der Chipkarte.

In Chipkarten-Anwendungen benutzt man die Karte entweder als Datenträger, Berechtigungsträger oder beides zugleich. Dies führt zu speziell für diese Anforderungen und Übertragungsprotokolle optimierten Befehlssätzen, die auch nur im Chipkartenbereich Verwendung finden. Aufgrund des beschränkten Speicherplatzes der Chipkarten und des Drucks des Marktes, diesen aus Kostengründen nur mäßig zu erweitern, wird der Befehlssatz oft auf eine bestimmte Anwendung zugeschnitten. Alle Kommandos, die innerhalb einer Anwendung nicht benötigt werden, fallen rigoros der Optimierung bei der Programmierung zum Opfer. Nur wenige Betriebssysteme weisen einen umfangreichen Befehlssatz auf, der für keine bestimmte Anwendung adaptiert ist.

Bei den Befehlssätzen für Chipkarten tritt, zusätzlich zu den Optimierungen für bestimmte Anwendungsfälle, noch der bei neuen Technologien typische Diversifizierungseffekt auf. Jede Firma, die im Chipkartenbereich tätig ist, versucht, für ihre Betriebssysteme oder für die zu projektierende Anwendung eigene Kommandos maßzuschneidern. Die Ursache dafür ist oft die Situation, dass keine funktionell vergleichbaren Kommandos in den Normen existieren. Manchmal wird jedoch auch ganz bewusst versucht, sich hinsichtlich Funktionen und Speicherplatzverbrauch mit hochoptimierten Kommandos von Konkurrenzprodukten abzuheben oder diesen damit den Zutritt zu einer bestimmten Anwendung zu erschweren.

Allerdings bedeutet eine Entscheidung für Kommandos auf der Grundlage vorhandener Normen immer auch eine Entscheidung für ein offenes, leichter erweiterbares und auch erprobtes System, in dem später vielleicht auch mehrere Anwendungen auf einer Chipkarte zusammengefasst werden können. Es lassen sich jedoch auch genügend Beispiele finden, bei denen der Einsatz von Chipkarten überhaupt erst durch angepasste Spezialkommandos möglich gemacht wurde.

Es gibt zur Zeit mehr als 20 internationale Normen bzw. mehr oder weniger stabile Entwürfe für diese Normen, in denen typische Kommandos für Chipkarten definiert sind. In diesen Normen sind mehr als 150 Kommandos und die dazugehörigen Abläufe aufgeführt. Die definierten Kommandos sind in Kodierung und Funktionalität untereinander weitgehend kompatibel.

Ein Großteil der heute in Chipkarten verwendeten Kommandos wird in der allgemeinen und internationalen Industrienorm ISO/IEC 7816-4 festgelegt. Sie widmet sich keinem speziellen Bereich, wie etwa der Telekommunikation oder dem Zahlungsverkehr, sondern hat den Anspruch, alle Chipkarten-Anwendungsgebiete abzudecken. Die Kommandos aus ISO/IEC 7816-4 werden durch weitere zusätzliche und spezialisierte Teile der Normenreihe ergänzt. In der ISO/IEC 7816-7 sind Kommandos zur Abfrage und Verwaltung einer an SQL (*structured query language*) angelehnten Datenbankstruktur für Chipkarten festgelegt. Kommandos zur Ausführung und Parametrisierung von kryptografischen Funktionen enthält die Norm ISO/IEC 7816-8. Teil 9 der ISO/IEC 7816-Normenreihe ergänzt den Befehlssatz um Dateiverwaltungskommandos und Teil 13 um Kommandos zur Verwaltung von kodebasierten Anwendungen.

Der *de facto*-Standard beim Anwendungsmanagement ist allerdings die Global Platform-Spezifikation [GP], die detailiert und in einer großen Bandbreite Mechanismen zur Verwaltung mehrerer kodebasierter Anwendungen und dazugehöriger Daten auf Multiapplikations-Chipkarten spezifiziert. Dies ist die grundlegende Spezifikation zur Verwaltung von Applets auf Java-Karten.

In dem Bereich Zahlungsverkehr gibt es keine einzelne internationale Norm oder Normenreihe, die alle Anwendungen abdeckt, sondern mehrere spezialisierte Normen und Industriestandards. Einer davon ist der EMV-Standard, der sich aus den drei Anfangsbuchstaben Europay, MasterCard und Visa der drei Initiatoren dieses Standards ableitet. Dieser Industriestandard ist aufgrund der Marktmacht der beteiligten Firmen für alle betreffenden Chipkarten-Betriebssysteme zur Referenz aufgestiegen und hat eine ähnliche Bedeutung wie die ISO/IEC 7816-Normenreihe.

Der Befehlssatz für branchenübergreifende elektronische Geldbörsen ist in der CEN-Norm EN 1546 definiert. Dies ist eine europäische Norm, in der alle für eine elektronische Geldbörse notwendigen Kommandos – und auch die Abläufe dazu – enthalten sind. Die Funktionalität und die Abläufe dieser Norm tauchen bei nahezu allen elektronischen Geldbörsensystemen in adaptierter Form wieder auf. Ein Beispiel dafür ist CEPS (*common electronic purse specifications*) – eine Spezifikation, die eine große Bedeutung bei elektronischen Geldbörsen erlangt hat.

Die für den Einsatz im Bereich der Telekommunikation entwickelten Normen TS 51.011 (früher GSM 11.11) und TS 51.014 (früher GSM 11.14) stellen die normative Grundlage für die SIM dar. Die Normen TS 102 221 und TS 102 222 legen die grundlegenden Kommandos für die USIM fest. Allein aufgrund der enormen Verbreitung von Telekommunikations-Chipkarten definieren diese Normen einen weltweiten *de facto*-Standard für Kommandos von Chipkarten-Betriebssystemen.

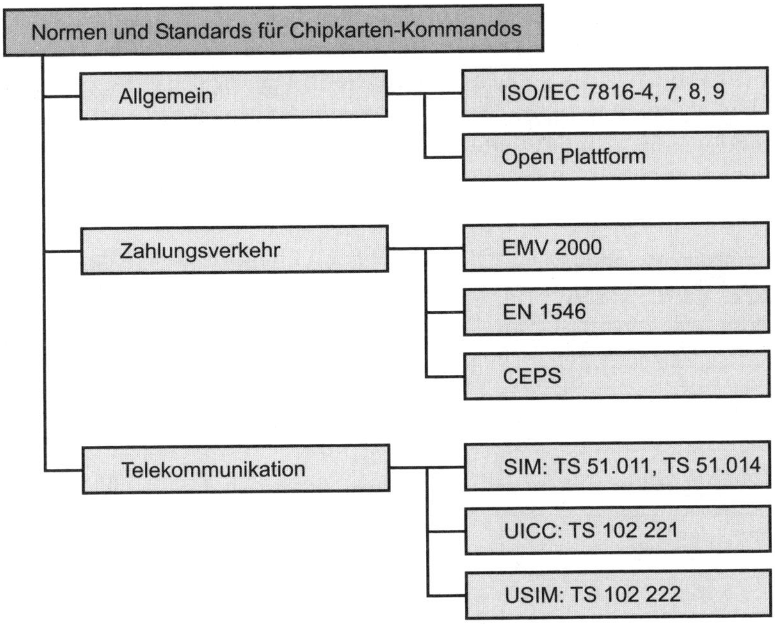

Bild 11.1 Die wichtigsten Normen und Industriestandards für Chipkarten-Kommandos.

Die einzelnen Kommandos der obig aufgeführten Normen lassen sich anhand ihrer Funktionalität in Klassen ordnen. Es sollte jedoch bedacht werden, dass in real existierenden Chipkarten-Betriebssystemen immer nur eine Untermenge aller in diesen Klassen gesammelten Kommandos implementiert ist. Je nach Betriebssystem-Hersteller können mehr oder weniger große Abweichungen in der in den folgenden Absätzen beschriebenen Funktionalität und auch in der Kodierung auftreten. Die aufgeführten Grundfunktionen sind aber im Prinzip in allen Betriebssystemen vorhanden. Aus Speicherplatz- und Kostengründen kann allerdings auch die Funktionalität stark eingeschränkt sein. Bei einer zu projektierenden Anwendung muss auf jeden Fall die genaue Spezifikation jedes einzelnen Kommandos in Kodierung und Funktion vom jeweiligen Betriebssystemhersteller erfragt werden.

In den nachfolgenden Abschnitten sind die wichtigsten und am weitesten verbreiteten Kommandos für Chipkarten aufgeführt. Die Grundlage für die Auswahl waren die ISO/IEC-Normen 7816-4, -7, -8, -9, EMV, TS 51.011, TS 51.014, TS 102 221, TS 102 222 und EN 1546-3.

Je nach projektiertem Einsatzgebiet und Betriebssystem können mal jene oder mal andere Kommandoklassen stärker unterstützt sein. Bei einer Multiapplikations-Chipkarte wird man sicherlich stark darauf achten, dass nach der Personalisierung noch nachträglich Anwendungen in der Karte installiert werden können. Eine Chipkarte, deren Einsatzgebiet im Verschlüsselungsbereich liegt, besitzt, genügend Speicher vorausgesetzt, das volle Spektrum der kryptografischen Kommandos mit den verschiedenen Algorithmen. Jedes Einsatzgebiet bedingt eine unterschiedliche Auswahl der zu verwendenden Kommandos aus den verschiedenen Klassen.

Um den Überblick zu wahren, ist im Folgenden bei jeder Kommandobeschreibung angegeben, welcher Norm das Kommando zuzuordnen ist. Bei nicht genannter Quelle ist es ein Kommando, das bei Chipkartenfirmen in verschiedener Form intern Verwendung findet, jedoch keiner der vorgenannten Normen zuzuordnen ist. Manche dieser Kommandos sind aber sehr nützlich und werden wohl in Zukunft Eingang in die Normung finden. Deshalb sind sie hier aufgeführt und auch in ihrer grundlegenden Funktionalität beschrieben. Auf eine Beschreibung der Kodierung von typischen Chipkarten-Kommandos wurde aus Gründen der Lesbarkeit in diesem Kapitel verzichtet.

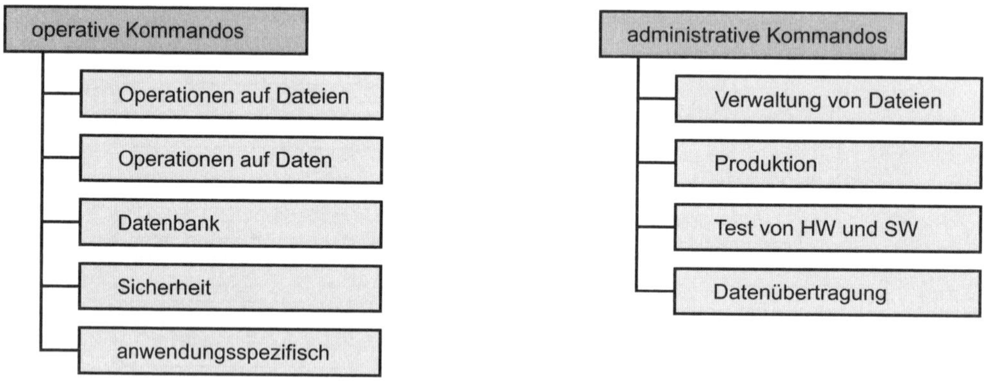

Bild 11.2 Links ist der Klassifizierungsbaum typischer Kommandos von Chipkarten, die vor allem in der operativen Phase eingesetzt werden, und rechts der Klassifizierungsbaum von Kommandos, die hauptsächlich vor und nach der Kartenbenutzung, d. h. in der administrativen Phase, eingesetzt werden.

Den internen Programmablauf von sieben typischen Kommandos, die von beinahe allen Chipkarten-Betriebssystemen unterstützt werden, kann man in Abschnitt 13.17 auf Seite 568 anhand des Pseudokodes des einfachen Chipkarten-Betriebssystems „Small-OS" im Detail nachvollziehen.

Ausgehend von einer Anwendung, lassen sich Chipkarten-Kommandos in operative, d. h. für den laufenden Betrieb notwendige und administrative, d. h. für die Verwaltung der Chipkarte und Anwendung notwendige, Kommandos einteilen. Die Kommandos der operativen Phase sind in der Regel aus Gründen der Interoperabilität durch Normen in allen Details festgelegt. Die Kommandos der administrativen Phase sind in manchen Fällen immer noch Betriebssystem-spezifisch und durch keine Norm festgelegt.

Als Antwort der Chipkarte ist hier bei der jeweiligen Kommandobeschreibung immer der Gutfall angenommen. Im Schlechtfall, d. h. falls eine Operation verboten ist oder Fehler in der Chipkarte auftraten, erhält das Terminal nur einen 2 Byte langen Returncode zurück. Manche der beschriebenen Kommandos besitzen zusätzliche Parameter zur Auswahl von weiteren Funktionen. Diese Varianten existieren manchmal lediglich in den Normen, jedoch nicht in realen Betriebssystemen, da sie entweder zu aufwändig oder für die Praxis ohne Bedeutung sind. Hier sind deshalb nicht alle Varianten der in den Normen beschriebenen Kommandos aufgezählt und erklärt, da ein deutlicher Bezug auf eine für die Praxis relevante Funktionalität hergestellt werden soll. In der Kommandobeschreibung fand jene Norm Verwendung, bei der die funktionellen Möglichkeiten eines Kommandos am größten sind.

11.1 Kommandos zur Auswahl von Dateien

Die Dateiverwaltungen aller neuen Chipkarten-Betriebssysteme sind ausnahmslos objektorientiert aufgebaut. Dies bedeutet unter anderem, dass vor einer Aktion an einem Objekt (welches einer Datei entspricht) dieses zuerst ausgewählt werden muss. Erst dann ist dem Betriebssystem bekannt, welche Datei gemeint ist, und alle nachfolgenden dateispezifischen Kommandos betreffen nur diese eine Datei. Es müssen selbstverständlich innerhalb des Betriebssystems dann noch die Zugriffsbedingungen zu der Datei überprüft werden, d. h. ob die betreffenden Kommandos überhaupt erlaubt bzw. möglich sind.

Nach dem Reset einer Chipkarte ist immer das MF implizit selektiert und muss also nicht noch extra ausgewählt werden. Die anschließende Auswahl von Dateien wird mit dem Kommando SELECT durchgeführt. Die Adressierung findet entweder mit dem 2 Byte langen FID (*file identifier*) oder zusätzlich im Falle von DFs mit dem 1 bis 16 Byte langen DF Name statt. Dieser kann einen 5 bis 16 Byte langen und international eindeutigen AID (*application identifier*) enthalten. Es ist möglich, den AID auch nur teilweise zu übergeben. Dazu werden die niederwertigsten Bytes (d. h. die rechts stehenden) im AID weggelassen. Durch einen zusätzlichen Parameter selektiert die Karte das erste, letzte, nächste oder das vorhergehende (*first, last, next, previous*) DF, auf das der gekürzte AID zutrifft.[1]

Im Rahmen der älteren Kommandodefinition bei TS 51.011 ist die Auswahl einer Datei nur mit dem 2 Byte langen FID möglich. Der ISO-Befehlssatz hingegen unterstützt zusätzlich als Erweiterung auch noch eine Dateiauswahl durch die Pfadangabe zur betreffenden Datei. Die Pfadangabe kann entweder relativ sein, dann erfolgt sie vom aktuell selektierten DF aus oder kann auch durch eine absolute Angabe des Pfades zur gewünschten Datei vom MF aus erfolgen.

Nur eine erfolgreiche Auswahl einer neuen Datei bewirkt die Deselektion der ursprünglich ausgewählten Datei. Konnte die Selektion nicht durchgeführt werden, weil z. B. die Datei nicht existiert, dann bleibt die vorhergehende Auswahl bestehen. Damit ist im Fehlerfall sichergestellt, dass immer eine Datei selektiert ist.

Nach einer erfolgreichen Selektion können bei Bedarf vom Terminal Informationen über die neue aktuelle Datei angefordert werden. Dies und die Anzahl der gewünschten Informationen über die Datei erhält die Chipkarte im Rahmen des SELECT-Kommandos. Definiert ist der exakte Inhalt dieser Informationsdaten in den jeweiligen Normen. Die von der Karte dabei zurückgesendeten Informationen können unter anderem Struktur, Größe und Zugriffs-

[1] Siehe auch Kapitel 12 „Dateiverwaltung in Chipkarten“ auf Seite 455.

bedingungen der neu ausgewählten Datei umfassen. Der Umfang dieser Informationen kann noch zusätzlich vom Dateityp abhängig sein. Die in Bild 11.1 dargestellten Möglichkeiten der expliziten Selektion von Dateien sind mit dem SELECT-Kommando nach ISO/IEC 7816-4 erlaubt. Das typische Beispiel der Abfolge bei der Auswahl einer Datei zeigt Sequenzdiagramm 11.1.

Tabelle 11.1 Die Funktionalität von SELECT nach ISO/IEC 7816-4.

SELECT		
Kommando	■	FID (falls MF, DF, EF) *oder* Pfad zur Datei vom aktuell ausgewählten DF *oder* Pfad zur Datei vom MF aus *oder*
	■	*Schalter:* Selektiere übergeordnetes DF *oder* erstes, letztes, nächstes, vorheriges DF (falls eine Teil-AID übergeben wurde)
	■	*Schalter:* Informationen über ausgewählte Datei zurücksenden
	■	*falls DF:* DF Name
Antwort	■	Informationen über die ausgewählte Datei (falls via Schalter gewählt)
	■	Returncode

Terminal (IFD)		**Chipkarte (ICC)**
SELECT *Kommando* [FID = '3F00', weitere Dateiinformationen nicht notwendig]	⟶	suche Datei mit FID = '3F00' im Dateibaum IF (Datei gefunden) THEN Returncode = ok ELSE Returncode = Datei nicht gefunden
	⟵	*Antwort* [Returncode]
IF (Returncode = ok) THEN Auswahl der Datei erfolgreich ELSE Datei konnte nicht ausgewählt werden		

Sequenzdiagramm 11.1 Beispiel für einen typischen Kommunikationsablauf bei einem SELECT-Kommando.

Zusätzlich zur expliziten Auswahl einer Datei durch Angabe von FID, DF Name oder des Pfades im Kommando SELECT existiert die Möglichkeit einer impliziten Auswahl. Dies ist nur mit den Standard Lese- und Schreib-Kommandos möglich. Unter Angabe einer 5 Bit langen Short-FID in Form eines zusätzlichen Parameters kann vor der eigentlichen Kommandoausführung noch eine Datei gewählt werden. Die Datei muss aber vom Typ EF sein und sich innerhalb des aktuellen DF befinden. Der Vorteil dieses Verfahrens liegt in einem vereinfachten Kommandoablauf und einer Erhöhung der Ablaufgeschwindigkeit, da kein explizites SELECT-Kommando mehr zur Karte übertragen werden muss.[1]

In der TS 51.011-Norm ist ein Kommando definiert, das die gleichen Daten an das Terminal zurückgibt wie eine erfolgreiche Auswahl einer Datei mit SELECT. Dies sind Informationen über Typ und Struktur der aktuell selektierten Datei, Dateigröße, FID, Zugriffsbedingungen und den Zustand, ob die Datei gesperrt ist. Dieses Kommando wird selten benutzt und hat vor allem den Zweck, dass ein Terminal während einer Sitzung anfragen kann, welche Datei einschließlich diverser Rahmenbedingungen zur Zeit aktuell selektiert ist.

Tabelle 11.2 Die Funktionalität von STATUS nach TS 51.011.

STATUS		
Kommando	◆	-
Antwort	◆	Informationen über die ausgewählte Datei
	◆	Returncode

In Ergänzung zum SELECT- und STATUS-Kommando gibt es in der EN 726-3 ein Kommando zum Schließen von Anwendungen. Das Kommando CLOSE APPLICATION übergibt die FID der zu schließenden Anwendung, und daraufhin wird in der Chipkarte der erreichte Sicherheitszustand gelöscht. Nützlich ist dieses Kommando vor allem dann, wenn ein Terminal sicherstellen will, dass ein erreichter Zustand in der Chipkarte wieder zurückgesetzt wird. Unterstützt das Betriebssystem einer Chipkarte dieses oder ein ähnliches Kommando nicht, so reicht die Selektion des MF nach der Definition in ISO/IEC 7816-4 aus, um die Sicherheitszustände des vorher selektierten DF auf ihren Initialzustand zurückzusetzen.

11.2 Schreib- und Lesekommandos

Die Klasse der Schreib- und Lesekommandos unterstützt vor allem die Verwendung einer Chipkarte als sicheren Datenspeicher. Mit diesen Kommandos lassen sich Informationen in die betreffenden EFs schreiben und später auch wieder auslesen. Sofern die EFs bestimmte Zugriffsbedingungen haben, ist das Lesen dieser Dateien nur noch für autorisierte Benutzer möglich. Die Information ist also sicher gegen unbefugten Zugriff in der Chipkarte gespeichert.

Da für EFs unterschiedliche Datenstrukturen existieren, gibt es demzufolge auch unterschiedliche Schreib- und Lesekommandos für diese Dateien. Dies entspricht leider nicht ganz einem objektorientierten Aufbau einer Dateiverwaltung. Bei einer reinen Objektorientierung müsste das Betriebssystem so gestaltet sein, dass ein Objekt selber seine Zugriffsmechanismen bestimmen kann. Dies ist aber bei Dateiverwaltungen für Chipkarten nicht der Fall. Zurückzuführen ist diese Abweichung auf historisch gewachsene Kommandos, die in aktuelle Normen übernommen wurden. Die Vorgänger der Chipkarten, die Speicherkarten, haben nur einen einzigen Dateibereich, der mit Offset- und Längenangabe schreib- und lesbar ist. Nach außen hin kann man diesen Speicher als eine einzige Datei mit transparen-

[1] Siehe auch Abschnitt 12.5 „Dateinamen“ auf Seite 461.

ter Struktur ansehen. Die ersten Chipkarten waren im Prinzip genauso aufgebaut, und eben aus dieser Zeit stammen die Definitionen der Kommandos für Schreib- und Lesezugriffe auf transparente Dateien. Für die später definierten Dateien mit Recordstruktur verwendete man andere, speziell angepasste Kommandos. So entstanden die beiden unterschiedlichen Zugriffstypen von Kommandos.

Tabelle 11.3 Die Funktionalität von READ BINARY nach ISO/IEC 7816-4.

READ BINARY	
Kommando	◆ Anzahl der zu lesenden Bytes ◆ Offset zum ersten Byte, das gelesen werden soll ◆ *optional*: Short-FID für implizite Selektion
Antwort	◆ gelesene Daten aus der Datei ◆ Returncode

Tabelle 11.4 Die Funktionalität von WRITE BINARY nach ISO/IEC 7816-4.

WRITE BINARY	
Kommando	◆ Anzahl der zu schreibenden Bytes ◆ zu schreibende Bytes ◆ Offset zum ersten Byte, das geschrieben werden soll ◆ *optional*: Short-FID für implizite Selektion
Antwort	◆ Returncode

Tabelle 11.5 Die Funktionalität von UPDATE BINARY nach ISO/IEC 7816-4.

UPDATE BINARY	
Kommando	◆ Anzahl der zu überschreibenden Bytes ◆ zu überschreibende Bytes ◆ Offset zum ersten Byte, das überschrieben werden soll ◆ *optional*: Short-FID für implizite Selektion
Antwort	◆ Returncode

So muss man die Klasse der Lese- und Schreibbefehle in Kommandos einteilen, die auf EFs mit transparenter Struktur zugreifen und in Zugriffskommandos für die übrigen Dateistrukturen cyclic, linear fixed und linear variable. Teilweise ist aber in Normen (z. B. elektronische Geldbörse nach EN 1546) explizit angegeben, dass es erlaubt ist, mit einem Lesekommando für Dateien mit transparenter Struktur auch Dateien mit anderer Struktur zu lesen. Allerdings kann man dabei zusätzliche Informationen über die interne Struktur der Datei erhalten.

EFs mit der logischen Struktur transparent sind amorph aufgebaut, besitzen also keine innere Struktur. Sie stellen einen linear adressierbaren Speicher dar, auf den byteweise zugegriffen werden kann. Dabei verwendet man das Kommando READ BINARY zum Lesen und die beiden Kommandos WRITE BINARY und UPDATE BINARY zum Schreiben.

Der grundsätzliche Unterschied zwischen den Schreibkommandos WRITE und UPDATE ist in Hinblick auf den sicheren Zustand des nichtflüchtigen Speichers der Chipkarte zu sehen. Der sichere Zustand ist der logische Wert der Bits im nichtflüchtigen Speicher, bei dem die Speicherzellen den energieärmsten Zustand eingenommen haben, d. h., wenn die EEPROM-/Flash-Zellen, die kleine Kondensatoren sind, keine Ladung mehr haben. Üblicherweise ist dies der logische Zustand 0. Um nun ein Bit vom Zustand 0 wieder in den Zustand 1 zu setzen, muss es gelöscht werden. Dadurch bringt man wieder Ladung auf den Kondensator auf.

Mit WRITE kann man nun die Bits nur vom unsicheren Zustand, im Beispiel der Zustand 1, in den sicheren Zustand, d. h. in diesem Fall auf 0 setzen. WRITE ist also in diesem Beispiel eine logische UND-Verknüpfung der übergebenen Daten mit dem Dateiinhalt. Falls der sichere Zustand des Chips durch den Wert 1 repräsentiert wird, muss WRITE eine logische ODER-Verknüpfung der Daten im Kommando zu den Daten in der Datei bewirken. Die logische Verknüpfung zwischen den Daten im Kommando und den Daten in der Datei ist dabei immer so, dass bei WRITE der sichere Zustand des nichtflüchtigen Speichers erreicht wird. Zusätzlich kann WRITE noch abhängig von der Datei einen WORM-Schreibzugriff (*write once, read multiple*) unterstützen. WRITE-Kommandos stammen aus einer Zeit, in der atomare Zugriffe bei Chipkarten noch unbekannt waren. Sie werden heute nur noch sehr selten verwendet.

Terminal (IFD)		**Chipkarte (ICC)**
READ BINARY *Kommando* [Offset = 2 Byte || Anzahl der zu lesenden Bytes = 5]	⟶	. . .
		angeforderte Daten := '03' || 'FF' || '00' || 'FF' || '00'
IF (Returncode = ok) THEN READ BINARY erfolgreich ELSE Abbruch	⟵	*Antwort* [angeforderte Daten || Returncode]
WRITE BINARY *Kommando* [Offset = 3 Byte || Anzahl der zu schreibenden Bytes = 2 || Daten = 'F0 F0']	⟶	. . .
IF (Returncode = ok) THEN WRITE BINARY erfolgreich ELSE Abbruch	⟵	*Antwort* [Returncode]
UPDATE BINARY *Kommando* [Offset = 5 Byte || Anzahl der zu schreibenden Bytes = 2 || Daten = 'F0 F0']	⟶	. . .
IF (Returncode = ok) THEN UPDATE BINARY erfolgreich ELSE Abbruch	⟵	*Antwort* [Returncode]

Sequenzdiagramm 11.2 Beispiel für den Zugriff auf die Datei mit transparenter Struktur in Bild 11.3 auf der nächsten Seite.

Das Kommando UPDATE ist hingegen ein echtes Schreiben auf den Dateiinhalt. Die Daten, die vorher darin enthalten waren, haben keinerlei Einfluss auf den Inhalt der Datei nach dem

UPDATE-Kommando. UPDATE kann deshalb auch als vorheriges Löschen mit ERASE und anschließendes Schreiben mit WRITE betrachtet werden.

Mit diesen beiden Kommandos kann man physikalisch sichere Zähler in Chipkarten aufbauen. Das Prinzip dabei ist ein Bitfeld, bei dem gesetzte Bits jeweils eine Geldeinheit verkörpern. Bei der Zahlung erniedrigt man mit WRITE den Zähler Bit für Bit durch die ODER-Verknüpfung. Nach einer Authentisierung kann man den Zähler mit UPDATE wieder erhöhen. Der große Vorteil dieses Aufbaus ist, dass zum Beispiel durch thermische Beeinflussung des nichtflüchtigen Speichers dieses nicht auf einen höheren Zählerstand gebracht werden kann, da der sichere Zustand des Bitfeldes den Wert 0 symbolisiert.

Wie der Name schon aussagt, stellt READ BINARY ein Lesekommando dar, und WRITE/UPDATE BINARY wird zum Schreiben von Daten verwendet. Der Zugriff auf eine Datei wird dabei durch eine Längenangabe und einen Offset bis zum ersten anzusprechenden Byte realisiert. Manche Betriebssysteme ermöglichen zusätzlich vor dem eigentlichen Dateizugriff die implizite Auswahl einer Datei durch Übergabe eines Short-FID. Dies ist jedoch nicht in allen Normen und Betriebssystemen vorgesehen.

Sequenzdiagramm 11.2 auf der vorherigen Seite zeigt einen Ablauf mit den Kommandos READ BINARY, eines darauffolgenden WRITE BINARY und abschließenden UPDATE BINARY. Die Auswirkungen auf den Dateiinhalt der selektierten Datei sind in Bild 11.3 zu sehen. Die Kommandos und Abläufe setzen selbstverständlich eine erfolgreiche Selektion und Erfüllung aller Zugriffsbedingungen auf die beschriebene Datei voraus.

Dateiinhalt bei READ BINARY	'01'	'02'	'03'	'FF'	'00'	'FF'	'00'	...	n
Dateiinhalt nach WRITE BINARY	'01'	'02'	'03'	'F0'	'00'	'FF'	'00'	...	n
Dateiinhalt nach UPDATE BINARY	'01'	'02'	'03'	'F0'	'00'	'F0'	'F0'	...	n

Bild 11.3 Beispiel für Schreibzugriffe auf ein EF mit transparenter Struktur. Die dazu verwendeten Kommandosequenzen sind in Sequenzdiagramm 11.2 auf der vorherigen Seite angegeben.

Eine Ausnahme bei den an transparenten EFs orientierten Kommandos stellt ERASE BINARY dar. Mit diesem Kommando können keine Daten in eine Datei geschrieben werden. Er dient lediglich dazu, Dateiinhalte ab einem zu übergebenden Offset zu löschen. Falls kein zweiter Offset bis zum Ende des zu löschenden Bereichs mit übergeben wird, löscht das Kommando bis zum Ende der ausgewählten Datei. Löschen heißt in diesem Zusammenhang, dass der im Kommando angegebene Datenbereich auf den logisch gelöschten Zustand gesetzt wird. Dieser muss individuell für jedes Betriebssystem definiert werden, da er unterschiedlich zum physikalisch gelöschten Zustand des Speichers sein kann.

Aufgrund der gänzlich anderen Struktur von linear fixed, linear variable und cyclic EFs existieren parallel zu den obigen Kommandos noch besondere Kommandos für Zugriffe auf diese Datenstrukturen. Alle diese Dateien sind Record-orientiert aufgebaut. Die kleinste ansprechbare Einheit im Datenfeld beim Schreibzugriff ist ein einzelner Record. Beim lesenden Zugriff kann entweder der ganze Record oder ein Teil von ihm ab dem ersten Byte gelesen werden.

Durch diese Dateistrukturen, die den linearen eindimensionalen Speicher in einen zweidimensional ansprechbaren Speicher transformieren, ergeben sich im Gegensatz zu den transparenten Strukturen auch wesentlich komplexere Zugriffsarten. Prinzipiell können aber alle Datenstrukturen durch Dateien der Struktur transparent nachgebildet werden. Dies kann jedoch im Einzelfall erheblich aufwändiger sein als bei der Verwendung von höheren Datenstrukturen.

Nach der Auswahl eines EF mit Record-orientierter Struktur erzeugt das Chipkarten-Betriebssystem einen Recordzeiger, dessen Wert anfangs undefiniert ist und durch READ RECORD, WRITE RECORD, UPDATE RECORD oder SEEK gesetzt werden kann. Der Zeiger für die aktuelle Datei bleibt aber erhalten, solange diese selektiert ist. Nach einer erfolgreichen expliziten oder impliziten Selektion einer anderen Datei erhält der Recordzeiger wieder einen undefinierten Wert.

Tabelle 11.6 Die Funktionalität von ERASE BINARY nach ISO/IEC 7816-4.

ERASE BINARY		
Kommando	◆	Offset zum ersten Byte, das gelöscht werden soll
	◆	*optional*: Offset zum letzten Byte, das gelöscht werden soll
	◆	*optional*: Short-FID für implizite Selektion
Antwort	◆	Returncode

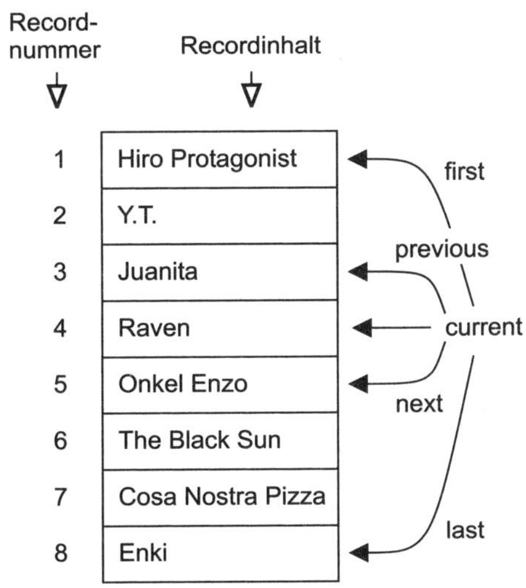

Bild 11.4 Mögliche Zugriffe auf eine Datei mit Record-orientierter Struktur.

Alle Kommandos für Record-orientierte Dateien können über ein Parameterbyte die Art der Zugriffe auf den Dateiinhalt bestimmen. Die Grundlage bildet dabei der direkte Zugriff unter Angabe der absoluten Nummer des gewünschten Records. Dieser Zugriff verändert nicht den

Recordzeiger. Man teilt also der Chipkarte die Nummer des gewünschten Records mit und erhält als Antwort den Inhalt des betreffenden Records.

Durch Angabe des Parameters „first“ setzt das Betriebssystem den Recordzeiger auf den ersten Record der Datei, und dieser wird dann je nach Kommando gelesen oder geschrieben. Analog dazu existiert für den Zugriff auf den letzten Record der Parameter „last“. Mit den zusätzlichen Parameterangaben „next“ und „previous“ lassen sich der nächste bzw. der vorherige Record auswählen und lesen bzw. schreiben. Als letzter der möglichen Parameter kann „current“ benützt werden, um den Record anzusprechen, auf den der Recordzeiger aktuell ausgerichtet ist.

Diese große Variabilität des Zugriffs auf Record-orientierte Datenstrukturen hat ihre Ursache in dem typischen Aufbau von Verzeichnissen für Telefonnummern. Man stelle sich einen Record vor, dessen Anfangsteil Vor- und Nachname enthält und anschließend im gleichen Record die dazugehörige Telefonnummer.

Mit einem READ RECORD-Kommando und den obig erläuterten Parametern kann man nach Bedarf innerhalb dieser auf ein EF abgebildeten Telefonliste vor- und zurückblättern oder auf den ersten oder letzten Eintrag springen. Im Übrigen ist es auch möglich, den Recordzeiger durch das Suchkommando SEEK, das im folgenden Abschnitt vorgestellt ist, zu verändern.

Record-nummer	Name	Telefonnummer
1	Joshua Calvert	47 84 46
2	Quinn Dexter	089 11 00 11
3	Louise Kavanagh	089 47 51 22
4	Alkad Mzu	089 178 098
5	Ione Saldana	08933 178 234
6	Kiera Salter	089 23 76 87 33
7	Ralph Hiltch	089 78 123 78 1
8	Fletcher Christian	089 12 111 222
9	Kelly Tirrel	089 92 178 234
10	Gerald Skibbow	089 129 167 189

Bild 11.5 Beispiel für eine Telefonnummernliste in einer Datei der Struktur „linear fixed“.

Nach ISO/IEC 7816-4 besteht auch die Möglichkeit, alle Records von der ersten bis zu einer zu übergebenden Recordnummer auszulesen. Analog dazu lassen sich auch alle Records ab einem bestimmten bis zum letzten mit READ RECORD in einem einzigen Kommando-Antwort-Paar aus der Datei lesen. So praktisch diese Kommandos sind, kann mit ihnen bei größeren Dateien jedoch sehr schnell die Grenze des I/O-Puffers der Chipkarte erreicht werden.

Der Kommandoablauf im Sequenzdiagramm 11.3 auf der nächsten Seite zeigt beispielhaft einige Lese- und Schreiboperationen auf die Datei in Bild 11.4 auf Seite 393.

Tabelle 11.7 Die Funktionalität von READ RECORD nach ISO/IEC 7816-4.

READ RECORD		
Kommando	◆	Nummer des zu lesenden Records *oder* Modus (aktueller, erster, letzter, nächster, vorheriger Record) *oder* Lies alle Records ab n bis zum letzten Record *oder* Lies alle Records vom ersten Record bis n *optional*: Short-FID für implizite Selektion
Antwort	◆ ◆	gelesene Daten aus der Datei Returncode

Tabelle 11.8 Die Funktionalität von WRITE RECORD nach ISO/IEC 7816-4.

WRITE RECORD		
Kommando	◆ ◆	zu schreibender Record Nummer des zu schreibenden Records *oder* Modus (aktueller, erster, letzter, nächster, vorheriger Record) *optional*: Short-FID für implizite Selektion
Antwort	◆	Returncode

Tabelle 11.9 Die Funktionalität von UPDATE RECORD nach ISO/IEC 7816-4.

UPDATE RECORD		
Kommando	◆ ◆ ◆	zu überschreibender Record Nummer des zu überschreibenden Records *oder* Modus (aktueller, erster, letzter, nächster, vorheriger Record) *optional*: Short-FID für implizite Selektion
Antwort	◆	Returncode

Das Kommando APPEND RECORD könnte aufgrund seiner Funktion genauso auch im Anschnitt 11.8 auf Seite 417 stehen. Mit ihm können an vorhandene Record-orientierte Dateien zusätzliche Records angehängt werden. Gleichzeitig werden im Kommando die Daten für den gesamten neuen Record übergeben. Voraussetzung für das Vorhandensein dieses

Kommandos in seiner vollen Funktionalität ist eine für Chipkarten relativ aufwändige Speicherverwaltung. Diese hat dafür zu sorgen, dass eine Verbindung des neuen Records zu den bereits vorhandenen Records hergestellt wird. Dann ist es möglich, im Rahmen des zur Verfügung stehenden Speichers neue Records an einer bestehenden Datei anzufügen.

Um die Dateiverwaltung bei einfachen Chipkarten-Betriebssystemen möglichst einfach zu gestalten, behilft man sich manchmal damit, dass man nur eine bestimmte Anzahl von neuen Records zulässt. Bei der Erzeugung von Record-orientierten Dateien wird dabei je nach zukünftigem Bedarf bereits Speicherplatz für die noch nicht erzeugten Records reserviert. Dieser wird dann mit APPEND RECORD aufgefüllt. Ist dieser Platz verbraucht, sind weitere APPEND RECORD-Kommandos nicht mehr möglich.

Terminal (IFD)		**Chipkarte (ICC)**
READ RECORD *Kommando* [Recordnummer = 2] IF (Returncode = ok) THEN READ RECORD erfolgreich ELSE Abbruch	 ⟶ ⟵	 Abarbeitung des Kommandos *Antwort* [„Y.T.“ ‖ Returncode]
UPDATE RECORD *Kommando* [first, „Wolfgang“] IF (Returncode = ok) THEN UPDATE RECORD erfolgreich ELSE Abbruch	 ⟶ ⟵	 Abarbeitung des Kommandos *Antwort* [Returncode]
UPDATE RECORD *Kommando* [next, „Alex“] IF (Returncode = ok) THEN UPDATE RECORD erfolgreich ELSE Abbruch	 ⟶ ⟵	 Abarbeitung des Kommandos *Antwort* [Returncode]
READ RECORD *Kommando* [Recordnummer = 2] IF (Returncode = ok) THEN READ RECORD erfolgreich ELSE Abbruch	 ⟶ ⟵	 Abarbeitung des Kommandos *Antwort* [„Alex“ ‖ Returncode]

Sequenzdiagramm 11.3 Beispiel für Lese- und Schreiboperationen auf Record-orientierte Dateistrukturen anhand der Datei von Bild 11.4 auf Seite 393.

Tabelle 11.10 Die Funktionalität von APPEND RECORD nach ISO/IEC 7816-4.

APPEND RECORD		
Kommando	◆	zu schreibender Record
	◆	*optional*: Short-FID für implizite Selektion
Antwort	◆	Returncode

Benutzt man APPEND RECORD in Verbindung mit einer Datei, die eine „linear fixed"- oder „linear variable"-Struktur ausweist, wird der neue Record immer am Ende der Datei angelegt. Ist die Struktur der Datei aber „cyclic", hat der neue Record immer die Nummer 1, was im Übrigen auch dem aktuell geschriebenen Record bei Dateien dieser Struktur entspricht.

APPEND RECORD kann für verschiedene Zwecke eingesetzt werden. Denkbar ist die schon mehrfach erwähnte Telefonnummernliste oder eine Protokolldatei, bei der die zu protokollierenden Daten unmittelbar bei der Erzeugung des neuen Records in die Karte geschrieben werden.

Die ETSI-Spezifikation TS 102 222 definiert ein Kommando mit dem Namen RESIZE zur Änderung der Größe von Verzeichnissen (MF, DF, ADF) und Datendateien (EF). Die Größenänderungen bei Verzeichnissen betrifft den Speicher der jeweiligen Anwendung, so dass nach dem Kommando entweder mehr – oder sofern genügend unbenutzter Speicher vorhanden ist – auch weniger Speicher für die jeweilige Anwendung zur Verfügung steht.

Datendateien können mit RESIZE ebenfalls sowohl vergrößert als auch verkleinert werden. Beide Operationen arbeiten immer am Ende der Datei, so dass beispielsweise bei einem EF der Struktur transparent nach einer Vergrößerung der neu hinzugefügte Speicher am Ende der Datei vorhanden ist. Analog verhält es sich bei einer Verkleinerung, wobei in diesem Fall eventuell vorhandene Nutzdaten am Ende der Datei abgeschnitten werden. RESIZE benötigt vor der Ausführung eine den Zugriffsregeln der betreffenden Datei konforme Authentisierung. Für eine maximale Funktionalität werden die Daten im Body des Kommandos TLV-kodiert übergeben.

Tabelle 11.11 Die Funktionalität von GET DATA nach ISO/IEC 7816-4.

GET DATA	
Kommando	◆ Anzahl der zu lesenden Datenobjekte ◆ Kennzeichen der zu lesenden Datenobjekte
Antwort	◆ gelesene Datenobjekte ◆ Returncode

Tabelle 11.12 Die Funktionalität von PUT DATA nach ISO/IEC 7816-4.

PUT DATA	
Kommando	◆ Struktur der zu schreibenden Datenobjekte ◆ zu schreibende Datenobjekte
Antwort	◆ Returncode

Als Ergänzung der auf Dateien basierenden Lese- und Schreibkommandos gibt es zwei Kommandos, die für den direkten Zugriff auf Datenobjekte gedacht sind. Je nach ausgewähltem DF bzw. EF können damit TLV-kodierte Daten in Dateien oder in interne Betriebssystemstrukturen geschrieben bzw. aus diesen Bereichen gelesen werden. Mit PUT DATA lassen sich Datenobjekte schreiben und mit GET DATA lesen. Beide Kommandos verarbeiten ein oder mehrere TLV-kodierte Datenobjekte. Die entsprechend festgelegten Zugriffsbedingungen müssen sowohl bei PUT DATA als auch bei GET DATA vorab erfüllt sein.

Der Standard TS 102 221 legt in diesem Zusammenhang ebenfalls zwei Kommandos fest – SET DATA und RETRIEVE DATA. Beide sind für den Zugriff auf TLV-strukturierte Dateien konzipiert, wobei die Intention das Lesen und Schreiben von sogenannten „large files" ist. Diese TLV-strukturierten Dateien sind für die Speicherung großer Datenmengen, auch im Megabyte-Bereich, auf SIM-Karten gedacht. Dies könnten etwa Fotos sein, die nach dem Auslesen durch das Mobiltelefon bestimmten Adressen im Telefonverzeichnis zugeordnet werden.

11.3 Suchkommandos

Record-orientierte Strukturen eignen sich gut dafür, zusammengehörige Informationen gleichen Aufbaus in einer Datei abzulegen. Das typische Beispiel dafür ist ein Telefonverzeichnis mit Namen und Telefonnummer. Um nicht bei der Suche nach einem bestimmten Namen das gesamte Verzeichnis Record für Record lesen zu müssen, kann dafür ein Suchkommando benutzt werden.

Mit dem Kommando SEEK lässt sich mit Offset in einer Record-orientierten Datenstruktur nach einer zu übergebenden Zeichenkette suchen. Die Länge des Suchstrings ist dabei variabel. Obligatorisch ist dem Betriebssystem im Kommando die Suchrichtung mitzuteilen. Das bedeutet, ob nun vorwärts (zu höheren Recordnummern hin) oder rückwärts (zu niedrigeren Recordnummern hin) gesucht werden soll. Auch ist die Startposition des Suchvorgangs anzugeben. Dabei existieren die Möglichkeiten erster Record, letzter Record und aktueller Record. Konnte die Zeichenkette gefunden werden, setzt das Betriebssystem den Recordzeiger auf diesen Eintrag und teilt die erfolgreiche Suche dem Terminal mit.

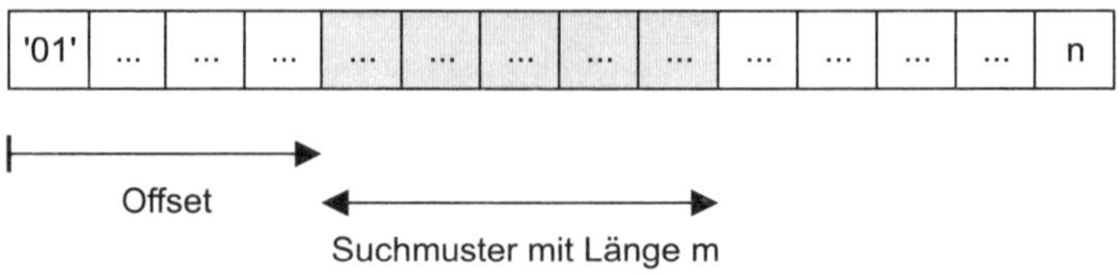

Bild 11.6 Festlegung des Suchmusters beim Suchen von Daten innerhalb einer Datei mit Record-orientierter Struktur.

Tabelle 11.13 Die Funktionalität von SEEK nach TS 51.011.

SEEK	
Kommando	◆ Länge des Suchstrings ◆ Suchstring ◆ Offset ◆ Modus (vom Anfang an vorwärts, vom Ende aus rückwärts, ab der nächsten Position vorwärts, ab der vorherigen Position rückwärts) ◆ *Schalter*: Recordnummer des gefundenen Records zurücksenden
Antwort	◆ Recordnummer (falls via Schalter gewählt) ◆ Returncode

Das Sequenzdiagramm 11.4 zeigt einige Möglichkeiten der Anwendung eines SEEK-Kommandos. Die Basis ist dabei die im Bild 11.4 auf Seite 393 dargestellte Datei mit „linear fixed"-Struktur.

Die ISO/IEC 7816-9 beschreibt zwei Kommandos zur Suche von Daten in transparenten und Record-orientierten Dateien. Das SEARCH RECORD-Kommando ist die Variante von ISO/IEC des TS 51.011-Kommandos SEEK. Der große Unterschied zwischen den beiden ist, dass nach ISO/IEC 7816-9 noch ein Short-FID zur impliziten Selektion eines EFs innerhalb des Suchkommandos mit übergeben werden kann.

Terminal (IFD)		**Chipkarte (ICC)**
SEEK *Kommando* [Suchstring = „Enki" ‖ Suchrichtung = vom Anfang zum Ende ‖ sende Record Nr.]	⟶	
		Abarbeitung des Kommandos
IF (Returncode = ok) THEN Suchstring gefunden ELSE Suchstring nicht gefunden	⟵	*Antwort* [Record Nr. = 8 ‖ Returncode]
SEEK *Kommando* [Suchstring = „Hiro Protagonist" ‖ Suchrichtung = vom Ende zum Anfang ‖ sende Record Nr.]	⟶	
		Abarbeitung des Kommandos
IF (Returncode = ok) THEN Suchstring gefunden ELSE Suchstring nicht gefunden	⟵	*Antwort* [Record Nr. = 1 ‖ Returncode]

Sequenzdiagramm 11.4 Beispiel für den Kommandoablauf mit einem SEEK-Kommando anhand der Datei von Bild 11.4 auf Seite 393.

Tabelle 11.14 Die Funktionalität von SEARCH RECORD nach ISO/IEC 7816-9.

SEARCH RECORD	
Kommando	◆ Länge des Suchstrings ◆ Suchstring ◆ Offset ◆ Modus (vom Anfang an vorwärts, vom Ende aus rückwärts, ab der nächsten Position vorwärts, ab der vorherigen Position rückwärts) ◆ *Schalter*: Recordnummer des gefundenen Records zurücksenden ◆ *optional*: Short-FID für implizite Selektion
Antwort	◆ Recordnummer (falls via Schalter gewählt) ◆ Returncode

Mit SEARCH BINARY ist es möglich, in einer vorab explizit oder im Kommando implizit selektierten Datei der Struktur „transparent" nach zu übergebenden Daten zu suchen. Als

Ergebnis erhält man den Offset, gerechnet vom Anfang der Datei, zum ersten Byte des gefundenen Suchstrings.

Tabelle 11.15 Die Funktionalität von SEARCH BINARY nach ISO/IEC 7816-9.

SEARCH BINARY	
Kommando	◆ Länge des Suchstrings ◆ Suchstring ◆ Offset ◆ *optional*: Short-FID für implizite Selektion
Antwort	◆ Offset zu den gefundenen Daten ◆ Returncode

11.4 Operationen auf Dateien

Es existiert eine Reihe von Kommandos, mit denen Dateiinhalte nicht nur durch bloßes Schreiben verändert werden können. Die beiden Hauptvertreter dieser Klasse sind die Kommandos INCREASE und DECREASE. Sie erhöhen bzw. verringern den als Zähler aufgebauten Dateiinhalt mit zyklischer Struktur um einen zu übergebenden Wert.

Der Grund für die vorgeschriebene zyklische Dateistruktur ist die so gegebene Protokollfunktion. Diese beiden Kommandos werden vor allem für einfache Kleingeldbörsen oder Zähler benutzt.

Für das folgende Beispiel in Sequenzdiagramm 11.5 auf der nächsten Seite sei der Einfachheit halber eine zyklische Datei mit nur einem Record angenommen. Der Anfangswert des Records sei 10. Nach Beendigung des Ablaufs hat der Inhalt wieder denselben Wert.

Tabelle 11.16 Die Funktionalität von DECREASE nach TS 51.011.

DECREASE	
Kommando	◆ zu subtrahierender Wert
Antwort	◆ subtrahierter Wert ◆ neuer Wert des Records ◆ Returncode

Tabelle 11.17 Die Funktionalität von INCREASE nach TS 51.011.

INCREASE	
Kommando	◆ zu addierender Wert
Antwort	◆ addierter Wert ◆ neuer Wert des Records ◆ Returncode

Terminal (IFD)		Chipkarte (ICC)
DECREASE *Kommando* [zu subtrahierender Wert = 3]	⟶	Abarbeitung des Kommandos
	⟵	*Antwort* [subtrahierter Wert = 3 ‖ neuer Wert = 7 ‖ Returncode]
IF (Returncode = ok) THEN DECREASE erfolgreich ELSE DECREASE konnte nicht ausgeführt werden		
DECREASE *Kommando* [zu subtrahierender Wert = 2]	⟶	Abarbeitung des Kommandos
	⟵	*Antwort* [subtrahierter Wert = 2 ‖ neuer Wert = 5 ‖ Returncode]
IF (Returncode = ok) THEN DECREASE erfolgreich ELSE DECREASE konnte nicht ausgeführt werden		
INCREASE *Kommando* [zu addierender Wert = 5]	⟶	Abarbeitung des Kommandos
	⟵	*Antwort* [addierter Wert = 5 ‖ neuer Wert = 10 ‖ Returncode]
IF (Returncode = ok) THEN INCREASE erfolgreich ELSE INCREASE konnte nicht ausgeführt werden		

Sequenzdiagramm 11.5 Beispiel für einen Kommandoablauf mit INCREASE und DECREASE. Der Anfangs- und Endwert der Datei ist dabei 10.

Ein Kommando, das gewissermaßen auch eine Operation auf einem EF ausführt, ist EXECUTE. Mit ihm können ablauffähige Programme in EFs mit der Struktur „executable“ gestartet werden. Die dazu notwendigen Betriebssystem-Mechanismen sind im Abschnitt 13.15 „Ausführbarer nativer Programmkode“ auf Seite 536 im Details beschrieben. Das auszuführende Programm kann sowohl im Kommando Daten vom Terminal erhalten als auch erzeugte Daten in der Antwort an das Terminal zurücksenden. Das Kommando selber bzw. die dazugehörige Dateistruktur ist umstritten, da damit unter Umständen das gesamte Sicherheitssystem einer Chipkarte umgangen werden kann.

Tabelle 11.18 Die Funktionalität von EXECUTE nach EN 726-3.

EXECUTE		
Kommando	◆	dem Programm in der executable-Datei zu übergebende Daten
Antwort	◆ ◆	von dem Programm in der executable-Datei zurückerhaltene Daten Returncode

11.5 Kommandos zur Authentisierung von Personen

Neben der Verwendung von Chipkarten als geschützten Datenträgern nutzt man sie auch zur Authentisierung von Personen. Das dazu übliche Verfahren ist die Authentisierung durch Übergabe eines nur der Chipkarte und dem Benutzer bekannten Geheimnisses. Dies ist in der Regel eine PIN (*personal identification number*), umgangssprachlich auch Geheimzahl genannt.

Der Benutzer gibt dabei an einem Kartenterminal eine PIN ein und bekommt kurz darauf auf einem Display eine Anzeige, ob die PIN korrekt war, bzw. wie viele Fehlversuche noch möglich sind. Dabei erhält die Chipkarte vom Terminal in dem Kommando VERIFY eine üblicherweise 4-stellige PIN und vergleicht diese mit der im nichtflüchtigen Speicher abgelegten.

Ist die von außen übergebene und die gespeicherte PIN gleich, beeinflusst dies den Zustandsautomaten in der Chipkarte, und das Terminal erhält eine Meldung über den positiven Vergleich. Der Fehlbedienungszähler der PIN erhält daraufhin ebenfalls seinen Ursprungswert (d. h. 0) zurück. Stimmt die übergebene PIN mit der in der Karte gespeicherten nicht überein, bewirkt dies eine Erhöhung des Fehlbedienungszählers. Ist dieser bei dem definierten Maximalwert angelangt, ist die Karte für jede weitere PIN-Überprüfung gesperrt.

In vielen Chipkarten-Betriebssystemen ist es möglich, mehrere PINs zu verwalten. Dann ist es unabdingbar, bei allen die PIN betreffenden Kommandos die entsprechende Nummer der PIN zu übergeben, damit diese auch korrekt adressiert werden kann. In der Regel legen Kartenherausgeber aber großen Wert darauf, dass nur eine einzige PIN pro Karte existiert, auch wenn technisch mehrere möglich wären. Dies ist aus Gründen der Kundenakzeptanz und Benutzerfreundlichkeit ein wichtiger Punkt.

Tabelle 11.19 Die Funktionalität von VERIFY nach ISO/IEC 7816-4.

VERIFY	
Kommando	◆ PIN oder biometrisches Merkmal (= Geheimnis) ◆ Nummer der PIN oder des biometrischen Merkmals ◆ *Schalter*: globales oder applikationsspezifisches Geheimnis
Antwort	◆ Returncode

Die ISO/IEC 7816-4 beschreibt ein mit der Telekommunikationsnorm TS 51.011 weitgehend identisches Kommando zur Prüfung der PIN. Es hat den Namen VERIFY und könnte nicht nur für einen PIN-Vergleich, sondern auch für die Überprüfung von biometrischen Merkmalen benutzt werden. Gegenüber der PIN-Prüfung nach GSM besteht in der Kodierung nur ein signifikanter Unterschied. Die ISO/IEC 7816-4 sieht im Kommando eine Unterscheidung zwischen einer globalen PIN und einer applikationsspezifischen PIN vor. Damit ist es möglich, im Kommando auszuwählen, ob die für die gesamte Chipkarte geltende PIN oder eine nur im aktuellen DF gültige PIN geprüft werden soll.

Die Abkürzung PIN nennt man im Bereich der Telekommunikation oft auch CHV, was die Kurzform von Chip Holder Verification ist und das Gleiche wie PIN bedeutet. Da manche der beschriebenen Kommandos aus diesem Bereich stammen, wird im Kommandonamen das Kürzel CHV statt PIN verwendet.

Bei manchen Anwendungen soll der Kartenbenutzer bei der ersten PIN-Eingabe die ihm am geeignetsten erscheinende PIN selber wählen. Man kann hierzu das so genannte Nullpin-Verfahren anwenden. Dazu wird die PIN bei der Personalisierung mit Nullen vorbelegt, was dann für das Chipkarten-Betriebssystem eine besondere Bedeutung hat. Das Betriebssystem weist alle VERIFY-Kommandos mit Null-PIN ab und fordert eine vorherige Änderung der PIN mit CHANGE REFERENCE DATA. Damit wird der Benutzer gezwungen, seine PIN zu ändern, da er mit der Eingabe einer aus lauter Nullen bestehenden PIN in der Chipkarte keinen Sicherheitszustand verändern kann. Dieses Verfahren ist nicht standardisiert, lässt sich jedoch in bestimmten Fällen – wenn es vom Betriebssystem unterstützt wird, manchmal nutzbringend – einsetzen.

Tabelle 11.20 Die Funktionalität von VERIFY CHV nach TS 51.011.

VERIFY CHV		
Kommando	◆	PIN
	◆	Nummer der PIN
Antwort	◆	Returncode

Seit der Einführung von PINs als Identifizierungsmerkmal für Kartenbenutzer nimmt deren Anzahl immer mehr zu. Ein durchschnittlicher Kartenbenutzer müsste sich heute wahrscheinlich schon 10 oder 20 verschiedene PINs für seine diversen Karten und andere Zugriffsberechtigungen merken. Dass dies unrealistisch ist, sieht man am Beispiel der vielen Personen, die ihre PIN auf die Karte schreiben. Die Verwendung von Chipkarten ermöglicht es dem Benutzer aber nun, seine PIN frei auszuwählen und eine einheitliche PIN für alle seine Karten zu verwenden. Dies mag zwar sicherheitstechnisch problematisch sein, denn wenn ein Angreifer eine PIN ausspähen kann, kennt er daraufhin alle, doch ist es immer noch besser, als die PIN für jeden sichtbar außen auf die Karte oder einen beiliegenden Zettel zu notieren.

Das ISO/IEC 7816-8-Kommando CHANGE REFERENCE DATA stellt die Funktion zur Änderung der PIN dar. Das Äquivalent dieses Kommandos aus der Telekommunikationswelt mit ansonsten ähnlichen Ein- und Ausgangsparameter ist das Kommando CHANGE CHV. Mit dem Wissen über die aktuell in der Karte enthaltene PIN ist es somit möglich, sie durch eine neue PIN zu ersetzen. Sollte die aktuelle PIN nicht korrekt sein, so inkrementiert das Betriebssystem den Fehlbedienungszähler. Damit wehrt man einen denkbaren Angriff über dieses Kommando auf die PIN ab. Sobald die aktuelle PIN korrekt an die Chipkarte übergeben ist, trägt diese die übergebene neue PIN in den entsprechenden Speicher ein und setzt den Fehlbedienungszähler wieder auf seinen Ursprungswert.

Die ISO/IEC 7816-8 sieht ein eigenes Kommando vor, mit dem Fehlbedienungszähler, die ihren Maximalwert erreicht haben, wieder auf ihren Ausgangswert zurückgesetzt werden können. Die Bezeichnung das Kommandos ist RESET RETRY COUNTER. Um dieses Kommando ausführen zu dürfen, muss ein bestimmter Sicherheitszustand erfüllt sein, der in der Regel eine erfolgreiche Authentisierung ist. Im Gegensatz zu seinem Namen lässt sich dieses Kommando auch zum Ersetzen der aktuellen PIN durch eine neue PIN benutzen.

Hat der Fehlbedienungszähler einer PIN seinen Maximalwert erreicht, kann man ihn mit dem Kommando UNBLOCK CHV und einer zweiten PIN, die PUK (*personal unblocking key*) genannt wird, wieder auf seinen Ursprungszustand setzen. Diese PUK hat üblicherweise eine größere Länge (z. B. 8-stellig) als die normale 4-stellige PIN. Der Benutzer muss sich die PUK auch nicht merken, da er sie nur im Fall einer vergessenen PIN kennen muss. Es genügt also, dass er gegebenenfalls zuhause Unterlagen über seine PUK hinterlegt hat. Es nützt jedoch dem Benutzer nichts, wenn er den Fehlbedienungszähler seiner vergessenen PIN auf seinen Ursprungswert zurücksetzt, da er damit seine vergessene PIN auch nicht mehr herausfinden kann. Deshalb muss mit UNBLOCK CHV eine neue PIN an die Chipkarte übergeben werden.

Tabelle 11.21 Die Funktionalität von CHANGE CHV nach TS 51.011.

CHANGE CHV	
Kommando	◆ alte PIN ◆ neue PIN ◆ Nummer der PIN
Antwort	◆ Returncode

Tabelle 11.22 Die Funktionalität von RESET RETRY COUNTER ISO/IEC 7816-8.

RESET RETRY COUNTER	
Kommando	◆ Nummer der PIN ◆ *Option*: PUK || neue PIN ◆ *falls Option gewählt*: Nummer der PUK ◆ *Schalter*: globale PIN oder applikationsspezifische PIN
Antwort	◆ Returncode

Bei Hybridkarten, die sowohl Chip als auch Magnetstreifen enthalten, darf es mit diesem Kommando nicht möglich sein, eine neue PIN an den Chip zu übergeben. Denn dann wird aus den Daten des Magnetstreifens eine andere PIN berechnet, als im Chip enthalten ist. Deshalb setzt man in diesem Fall den Fehlbedienungszähler nur auf seinen Ursprungswert und schickt dem Kunden einen Brief mit seiner alten PIN.

Tabelle 11.23 Die Funktionalität von UNBLOCK CHV nach TS 51.011.

UNBLOCK CHV	
Kommando	◆ PUK ◆ neue PIN
Antwort	◆ Returncode

Die beiden ISO/IEC 7816-8 Kommandos zur Beeinflussung der PIN-Abfrage haben die Namen ENABLE VERIFICATION REQUIREMENT und DISABLE VERIFICATION RE-

QUIREMENT. Je nach Anwendung muss vorab ein bestimmter Sicherheitszustand erreicht sein, damit diese Kommandos ausgeführt werden dürfen.

Bei GSM gibt es ebenfalls zwei Kommandos, durch die die Abfrage der PIN-Prüfung ab- bzw. wieder angeschaltet werden kann. Es sind dies DISABLE CHV und ENABLE CHV. Ist die PIN-Prüfung abgeschaltet, so sind alle Zugriffsbedingungen auf Dateien, die eine vorherige PIN-Prüfung erfordern, außer Kraft gesetzt. Beide Kommandos erfreuen sich großer Beliebtheit im Mobilfunkbereich, da nicht nach jedem Anschalten des Mobiltelefons die PIN neu eingegeben werden muss. Sicherheitstechnisch sind beide Kommandos bedenklich, da der Schutz, den eine PIN vor unbefugter Benutzung bietet, damit ausgeschaltet werden kann. Allerdings kann durch den Benutzer auch eine Trivial-PIN, wie "0000", mit CHANGE CHV gewählt werden, deren Sicherheit ebenfalls sehr niedrig ist.

Die Verfahren zur PIN-Überprüfung sind aus einleuchtenden Gründen Angriffen ausgesetzt, da sich mit einer gefundenen oder gestohlenen Karte und der richtigen PIN unter Umständen ein großer geldwerter Vorteil erreichen lässt. Alle diese Kommandos, die im Zusammenhang mit dem PIN- oder PUK-Vergleich stehen, müssen gegenüber Analysen des elektrischen Verhaltens oder des Zeitverhaltens der Chipkarte abgesichert sein. Beispielsweise darf der Stromverbrauch bei VERIFY in Abhängigkeit von korrekter oder falscher PIN nicht unterschiedlich sein. Ebenso darf auch das Zeitverhalten bei Ausführung der PIN-Kommandos keine Abhängigkeit von echter oder falscher PIN haben. Unterschiedliche Laufzeiten können sich fatal auf die Sicherheit der Karte und damit letztendlich auf das gesamte System auswirken. Denn dann könnte man auf sehr einfachem Weg die richtige PIN herausfinden, und die PINs des Systems wären als Identifizierung der Benutzer hinfällig.

Tabelle 11.24 Die Funktionalität von ENABLE VERIFICATION REQUIREMENT nach ISO/IEC 7816-8.

ENABLE VERIFICATION REQUIREMENT		
Kommando	◆	Referenzdaten (z. B. PIN)
	◆	Nummer der Referenzdaten
Antwort	◆	Returncode

Tabelle 11.25 Die Funktionalität von DISABLE VERIFICATION REQUIREMENT nach ISO/IEC 7816-8.

DISABLE VERIFICATION REQUIREMENT		
Kommando	◆	Referenzdaten (z. B. PIN)
	◆	Nummer der Referenzdaten
Antwort	◆	Returncode

11.6 Kommandos zur Authentisierung von Geräten

Zusätzlich zur Authentisierung des Kartenbesitzers existieren noch eine Reihe von Kommandos zur Authentisierung von Terminal und Karte. Da jeder dieser beiden Kommunikationspartner mit einem vollständigen Computer ausgerüstet ist, können die verwendeten Abläufe gegenüber den PIN-Prüfungen wesentlich aufwändiger und somit auch sicherer gemacht werden.

Bei der PIN-Prüfung erhält die Karte ein Geheimnis (die PIN) über die Schnittstelle und muss dieses nur mit einer im Speicher enthaltenen PIN vergleichen. Ein Abhören der Leitung bei einer Klartextübertragung hätte demnach fatale Folgen. Moderne Authentisierungsverfahren sind jedoch so aufgebaut, dass dieser Angriff unmöglich gemacht wird.

Prinzipiell wird bei der Authentisierung ein gemeinsames Geheimnis beider Kommunikationspartner überprüft, ohne dass dieses über die Schnittstelle gesendet werden muss. Die Verfahren sind so aufgebaut, dass ein Abhören der Datenübertragung die Sicherheit der Authentisierung nicht beeinträchtigt.[1]

Je nach Betriebssystem existieren verschiedene Kommandos zur Authentisierung von Karte oder Terminal oder beiden gleichzeitig. Der Anschaulichkeit halber ist hier und im folgenden Teil des Kapitels immer nur von Authentisierungen zwischen Karte und Terminal die Rede. Informationstechnisch gesehen, authentisiert sich aber der „Rest der Welt“ gegenüber einer Anwendung in der Karte. Es wird dabei auch nicht überprüft, ob die Karte als Ganzes echt ist, sondern lediglich, ob der implantierte Mikrocontroller ein gemeinsames Geheimnis mit der äußeren Welt besitzt. Dies muss man in manchen Situationen bedenken.

In vielen Betriebssystemen sind die für die Authentisierung verwendeten Schlüssel durch einen Fehlbedienungszähler (*retry counter*) geschützt. Versucht nun ein Terminal zu oft eine negativ verlaufende Authentisierung, dann sperrt die Chipkarte den betreffenden Schlüssel für weitere Authentisierungen. Dies ist vom Standpunkt der Systemsicherheit ein einwandfreies Vorgehen, hat aber einen Nachteil: Die Fehlbedienungszähler der Authentisierungsschlüssel wieder auf die Ausgangswerte zurückzusetzen, führt oft zu sehr aufwändigen und logistisch schwierigen und teuren Administrationsprozeduren. Deshalb verwendet man in manchen Systemen für die Authentisierungsschlüssel keine Fehlbedienungszähler.

Tabelle 11.26 Die Funktionalität von GET CHALLENGE nach ISO/IEC 7816-4.

GET CHALLENGE		
Kommando	◆	—
Antwort	◆	Zufallszahl
	◆	Returncode

Zur Authentisierung sollten aus Sicherheitsgründen nur kartenindividuelle Schlüssel verwendet werden. Die Erzeugung dieser Schlüssel kann auf der Grundlage eines einzigartigen Merkmals der Chipkarte erfolgen. Eine Seriennummer oder Chip-Fabrikationsnummer eignet sich dafür sehr gut. Diese öffentliche Nummer lässt sich mit einem Kommando aus der Karte lesen oder ist in einer Datei auf der Karte hinterlegt. Das Kommando GET DATA ist dazu geeignet. Es holt von der Chipkarte eine in Hinblick auf den AES-Algorithmus vorzugsweise 8 Byte lange einzigartige Seriennummer ab. Diese dient der eindeutigen Identifizierung des Chips und wird zur Berechnung von kartenindividuellen Schlüsseln verwendet.

[1] Siehe auch Abschnitt 7.4 „Authentisierung“ auf Seite 178.

Es ist noch ein weiteres zusätzliches Kommando für eine Authentisierung notwendig: GET CHALLENGE nach ISO/IEC 7816-4. Mit ihm fordert man von der Chipkarte eine Zufallszahl an, welche für die spätere Authentisierung benötigt wird. Die Länge beträgt bei einer Authentisierung mit AES typischerweise 8 Byte, kann jedoch bei einem anderen Kryptoalgorithmus unterschiedlich sein.

Um die folgenden Ablaufbeispiele übersichtlich zu gestalten und nicht unnötig zu verkomplizieren, wurde die Ableitung des kartenindividuellen Schlüssels nicht dargestellt. Sie ist aber aus Sicherheitsgründen zwingend notwendig.

Tabelle 11.27 Die Funktionalität von INTERNAL AUTHENTICATE nach ISO/IEC 7816-4.

INTERNAL AUTHENTICATE	
Kommando	◆ Zufallszahl ◆ Nummer des zu verwendenden Algorithmus ◆ Nummer des zu verwendenden Schlüssels
Antwort	◆ E(Schlüssel, Zufallszahl) ◆ Returncode

Das Kommando INTERNAL AUTHENTICATE fungiert zur Authentisierung der Karte oder, bei Multiapplication-Chipkarten, einer Anwendung durch das Terminal. Man kann mit diesem Kommando sicherstellen, dass die Karte echt ist. Dazu erhält die Chipkarte eine Zufallszahl, die sie mit einem nur ihr und dem Terminal bekannten Schlüssel und einem Kryptoalgorithmus (z. B. AES) verschlüsselt. Das Ergebnis dieser Verschlüsselungsoperation erhält das Terminal in der Antwort zurück. Es führt nun seinerseits die gleiche Verschlüsselung wie in der Chipkarte durch und vergleicht das Ergebnis mit dem von der Chipkarte erhaltenen. Sind die beiden gleich, dann kennt auch die Chipkarte den geheimen Authentisierungsschlüssel, und er muss daher echt sein. Die Chipkarte ist nun authentisiert.

Terminal (IFD)		**Chipkarte (ICC)**
INTERNAL AUTHENTICATE		
Kommando [Zufallszahl, Schlüsselnummer]	⟶	X_{ICC} : = E(Schlüssel, Zufallszahl)
X_{IFD} : = E(Schlüssel, Zufallszahl)	⟵	*Antwort* [X_{ICC} ‖ Returncode]
IF (Returncode = ok) AND (X_{IFD} = X_{ICC})		
THEN Kommando erfolgreich und		
Chipkarte authentisiert		
ELSE Authentisierung fehlgeschlagen		

Sequenzdiagramm 11.6 Beispiel für einen Kommandoablauf bei INTERNAL AUTHENTICATE.

Mit diesem Kommando ist das klassische Challenge-Response-Verfahren zur Authentisierung eines Kommunikationspartners realisiert. Der genaue Dateninhalt der Challenge ist dabei nach ISO/IEC 7816-4 nicht exakt festgelegt. Dort ist nur genormt, dass es sich um einen zufälligen und sitzungsspezifischen Wert handelt, der an die Chipkarte gesendet wird. Daraus folgt, dass bei INTERNAL AUTHENTICATE und auch den im Folgenden beschriebenen

Authentisierungskommandos immer eine detaillierte Spezifikation erforderlich ist, damit sie interoperabel eingesetzt werden können.

Das Kommando EXTERNAL AUTHENTICATE verwendet das Terminal, um der Chipkarte zu zeigen, dass sie Kontakt mit einem echten Terminal hat. Angestoßen werden muss das Kommando durch das Terminal, da der festgelegte Kommunikationsablauf immer im Rahmen des Challenge-Response-Verfahrens verlaufen muss. Jedoch kann die Chipkarte eine Authentisierung des Terminals erzwingen, indem sie den Zugriff auf bestimmte Dateien so lange sperrt, bis sich das Terminal erfolgreich authentisiert hat.

Tabelle 11.28 Die Funktionalität von EXTERNAL AUTHENTICATE nach ISO/IEC 7816-4.

EXTERNAL AUTHENTICATE		
Kommando	◆	E(Schlüssel, Zufallszahl)
	◆	Nummer des zu verwendenden Algorithmus
	◆	Nummer des zu verwendenden Schlüssels
Antwort	◆	Returncode

Der Ablauf ist dabei in Sequenzdiagramm 11.28 aufgezeigt und folgendermaßen: Als Erstes fordert das Terminal mit dem Kommando GET CHALLENGE eine Zufallszahl von der Chipkarte an, die es dann mit einem geheimen Schlüssel verschlüsselt. In dem zweiten Kommando, EXTERNAL AUTHENTICATE, schickt das Terminal die verschlüsselte Zufallszahl wieder zur Chipkarte zurück. Diese führt die gleiche Verschlüsselungsoperation mit dem ihr ebenfalls bekannten geheimen Schlüssel aus und vergleicht das errechnete Ergebnis mit dem vom Terminal erhaltenen. Sind beide gleich, muss das Terminal ebenfalls im Besitz des geheimen Authentisierungsschlüssels sein und ist somit authentisiert.

Nach positiver Authentisierung des Terminals ändert das Betriebssystem den Zustand im Zustandsautomaten der Karte. Das Terminal darf nun auf bestimmte Dateien schreibend oder lesend zugreifen. Dies ist dann die für den Benutzer erkennbare Auswirkung einer externen Authentisierung.

Führt man INTERNAL und EXTERNAL AUTHENTICATE nacheinander aus, sind beide Kommunikationsteilnehmer gegenseitig authentisiert. Beide wissen also, dass der jeweils andere echt ist. Dazu sind aber insgesamt drei komplette Kommandosequenzen notwendig. Um dieses aufwändige und zeitintensive Verfahren zu vereinfachen, wurden die drei Kommandos mit ihren Übertragungsdaten miteinander verknüpft und die beiden Authentisierungskommandos zu einem einzigen zusammengefasst.

Der Name dieses Kommandos ist MUTUAL AUTHENTICATE, und es ist in ISO/IEC 7816-8 festgelegt. Mit ihm kann eine gegenseitige Authentisierung von zwei Instanzen nach ISO/IEC 9798-2 und -3 realisiert werden. Durch dieses einzelne Authentisierungskommando erhöht sich auch die Sicherheit der ganzen Prozedur, da es nun nicht mehr möglich ist, in unlauterer Absicht Kommandos zwischen die zwei einseitigen Authentisierungen einzufügen. Eine weitere Erhöhung der Sicherheit des Verfahrens beruht darauf, dass es nicht möglich ist, durch Abhören der Kommunikation zwischen Terminal und Chipkarte Klartext-Schlüsseltext-Paare zu erhalten, welche eine ideale Grundlage für einen Angriff sind.

Der Funktionsablauf der gegenseitigen Authentisierung ist folgendermaßen aufgebaut und in Sequenzdiagrmm 11.8 auf der nächsten Seite gezeigt: Als Erstes fordert das Terminal mit GET DATA die Chipnummer der Chipkarte an. Nun kann das Terminal die kartenindividuellen Schlüssel berechnen. Anschließend erhält das Terminal mit GET CHALLENGE eine Zufallszahl von der Karte und erzeugt daraufhin seinerseits eine Zufallszahl.

Nachdem das Terminal die Zufallszahl der Chipkarte erhalten hat, bildet es aus den beiden Zufallszahlen und der Chipnummer einen Block, den es mit dem geheimen Authentisierungsschlüssel und einem Kryptoalgorithmus im CBC-Modus verschlüsselt. Den erhaltenen Schlüsseltextblock sendet es zur Chipkarte, welche den Block wieder entschlüsselt und Chipnummer sowie die Zufallszahl mit der vorher abgesendeten vergleicht. Sind die beiden gleich, dann ist das Terminal authentisiert.

Terminal (IFD)		**Chipkarte (ICC)**
GET CHALLENGE		
Kommando[]	⟶	erzeuge Zufallszahl
IF (Returncode = ok)	⟵	*Antwort* [Zufallszahl ‖ Returncode]
THEN Kommando erfolgreich		
ELSE Abbruch		
X_{IFD} : = E(Schlüssel, Zufallszahl)		
EXTERNAL AUTHENTICATE		
Kommando [X_{IFD}, Schlüsselnummer]	⟶	X_{ICC} : = E(Schlüssel, Zufallszahl)
		IF ($X_{ICC} = X_{IFD}$)
		THEN Terminal authentisiert
		ELSE Authentisierung fehlgeschlagen
IF (Returncode = ok)	⟵	*Antwort* [Returncode]
THEN Terminal authentisiert		
ELSE Authentisierung fehlgeschlagen		

Sequenzdiagramm 11.7 Beispiel für einen Kommandoablauf mit EXTERNAL AUTHENTICATE.

Tabelle 11.29 Die Funktionalität von MUTUAL AUTHENTICATE nach ISO/IEC 7816-4.

MUTUAL AUTHENTICATE	
Kommando	◆ E(Schlüssel, $\text{Zufallszahl}_{\text{Terminal}}$, $\text{Zufallszahl}_{\text{Chipkarte}}$, Chipnummer) ◆ Nummer des zu verwendenden Algorithmus ◆ Nummer des zu verwendenden Schlüssels
Antwort	◆ E(Schlüssel, $\text{Zufallszahl}_{\text{Chipkarte}}$, $\text{Zufallszahl}_{\text{Terminal}}$) ◆ Returncode

Nun vertauscht die Chipkarte die beiden Zufallszahlen, lässt die Chipnummer weg und verschlüsselt das Ganze wieder mit dem geheimen Authentisierungsschlüssel. Nachdem das Terminal diesen Block erhalten und entschlüsselt hat, kann es durch Vergleich der bekannten Zufallszahlen feststellen, ob die Karte im Besitz des geheimen Authentisierungsschlüssels war. Ist dies der Fall, so ist auch die Chipkarte authentisiert.

Eine künftige Version der ISO/IEC 7816 wird wahrschienlich das generische Authentisierungskommando GENERAL AUTHENTICATE enthalten. Dieses kann für die unterschiedlichsten Authentisierungsfunktionen und Abläufe wie beispielsweise PACE eingesetzt werden.

Terminal (IFD)		**Chipkarte (ICC)**
GET DATA		
Kommando [Tag für Chipnummer]	⟶	
IF (Returncode = ok)	⟵	*Antwort* [Chipnummer ‖ Returncode]
THEN Kommando erfolgreich		
führe Schlüsselableitung durch, d. h. berechne den kartenindividuellen Schlüssel K		
GET CHALLENGE		
Kommando []	⟶	erzeuge RND_{ICC}
IF (Returncode = ok)	⟵	*Antwort* [RND_{ICC} ‖ Returncode]
THEN Kommando erfolgreich		
MUTUAL AUTHENTICATE		
erzeuge RND_{IFD}		
$X_{IFD} = E(K, RND_{IFD} \| RND_{ICC} \|$ Chipnummer$)$		
Kommando [X_{IFD} ‖ Schlüsselnummer]	⟶	$X'_{IFD} = D(K, X_{IFD})$
		IF (RND_{ICC} und Chipnummer identisch mit gesendeten Werten)
		THEN Terminal authentisiert
		ELSE Terminal nicht authentisiert
		$X_{ICC} = E(K, RND_{ICC} \| RND_{IFD})$
$X'_{ICC} = D(K, X_{ICC})$	⟵	*Antwort* [X_{ICC} ‖ Returncode]
IF (RND_{IFD} identisch mit gesendetem Wert)		
THEN Chipkarte authentisiert		
ELSE Chipkarte nicht authentisiert		

Sequenzdiagramm 11.8 Beispiel für einen Kommandoablauf zur gegenseitigen Authentisierung mit MUTUAL AUTHENTICATE und kartenindividuellem Schlüssel.

11.7 Kommandos für Kryptoalgorithmen

Kommandos für Kryptoalgorithmen sind für viele Anwendungen von großer Bedeutung, da mit ihnen beispielsweise Chipkarten ohne großen Aufwand als Ver- und Entschlüsselungseinrichtungen oder für digitale Signaturen benützt werden können. Viele Chipkarten-Betriebssysteme bieten eigene Befehlssätze für die Ausführung von kryptografischen Funktionen an. Chipkarten-Kommandos wie ENCRYPT, DECRYPT, SIGN DATA und VERIFY SIGNATURE sind entstanden, weil es lange Zeit keine Norm für diese Art von Funktionalität gab. In der ISO/IEC 7816-8 sind jedoch mittlerweile Kommandos festgelegt, die speziell für die Abarbeitung von kryptografischen Algorithmen in Chipkarten ausgelegt sind.

Die Funktionalität von kryptografisch relevanten Funktionen ist nach ISO/IEC 7816-8 auf zwei Kommandos verteilt. Mit dem Kommando MANAGE SECURITY ENVIRONMENT (MSE) können vor der eigentlichen Ausführung des Kryptoalgorithmus verschiedene Rahmenparameter dazu eingestellt werden. Mit dem Kommando wird der Karte ein so genanntes Template übergeben, das die entsprechenden Parameter enthält. Diese sind dann so lange gültig, bis sie mit einem erneuten MANAGE SECURITY ENVIRONMENT wieder neu gesetzt werden. Die Templates selber bestehen aus TLV-kodierten Datenobjekten, was eine maximale Variabilität – und leider auch Komplexität – bei der Parameterübergabe zulässt.

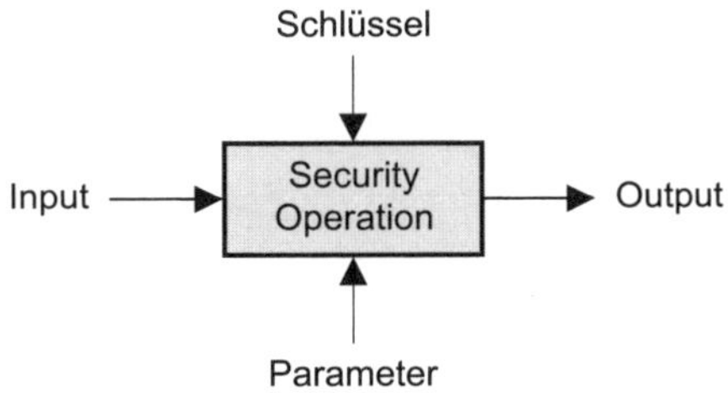

Bild 11.7 Das grundlegende Prinzip der beiden ISO/IEC 7816-8-Kommandos für die Ausführung der kryptografischen Funktionen MANAGE SECURITY ENVIRONMENT und PERFORM SECURITY OPERATION.

Tabelle 11.30 Die Funktionalität von MANAGE SECURITY ENVIRONMENT (MSE) nach ISO/IEC 7816-8.

MANAGE SECURITY ENVIRONMENT (MSE)		
Kommando	◆	Template mit Parametern für kryptografische Prüfsumme *oder* Template mit Parametern für digitale Signatur *oder* Template mit Parametern für Hash-Algorithmus *oder* Template mit Parametern für Authentisierung *oder* Template mit Parametern für Ver- und Entschlüsselung
Antwort	◆	Returncode

Nachdem mit MANAGE SECURITY ENVIRONMENT alle Optionen für die kryptografische Funktion gesetzt sind, kann das Kommando PERFORM SECURITY OPERATION (PSO) aufgerufen werden. Mit diesem lassen sich nun die unterschiedlichsten Sicherheitsoperationen ausführen, vorausgesetzt, diese werden vom Chipkarten-Betriebssystem unterstützt. Die Anzahl der Möglichkeiten bei diesem Kommando ist jedoch so groß, dass dies nicht immer der Fall sein muss. Obwohl PERFORM SECURITY OPERATION nur durch ein einziges Instruction-Byte kodiert ist, hat es acht grundlegend unterschiedliche Funktionen, die über das Parameter-Byte P1 unterschieden werden. Der Grund dafür war die Tatsache, dass die Anzahl der zur Kodierung von Kommandos zur Verfügung stehenden Instruction-Bytes knapp wurden. Aufgrund dieser vielfältigen Möglichkeiten, welche PER-

FORM SECURITY OPERATION bietet, ist in den folgenden Absätzen ebenfalls eine vergleichbare Auftrennung erfolgt, ohne dass jeweils im Einzelnen darauf hingewiesen wird.

Tabelle 11.31 Die Funktionalität von PERFORM SECURITY OPERATION (PSO) mit der Option COMPUTE CRYPTOGRAPHIC CHECKSUM nach ISO/IEC 7816-8.

PERFORM SECURITY OPERATION (PSO) Option: COMPUTE CRYPTOGRAPHIC CHECKSUM	
Kommando	◆ zu verschlüsselnde Daten
Antwort	◆ CCS ◆ Returncode

PERFORM SECURITY OPERATION, mit der Option COMPUTE CRYPTOGRAPHIC CHECKSUM ausgeführt, wird zur Berechnung einer kryptografischen Prüfsumme CCS (*cryptographic checksum*), umgangssprachlich MAC, benutzt. Das anzuwendende Padding sowie die verwendeten Schlüssel sind entweder bereits implizit durch das Betriebssystem vorgegeben oder müssen mit MANAGE SECURITY ENVIRONMENT explizit angegeben werden. Das Pendant zu dieser Kommando-Option ist VERIFY CRYPTOGRAPHIC CHECKSUM, das für übergebene Daten eine kryptografische Prüfsumme berechnet und diese mit einer ebenfalls übermittelten Referenz vergleicht. Das Ergebnis ist eine anschließend an das Terminal zurückgesandte Gleich-Ungleich-Aussage.

Tabelle 11.32 Die Funktionalität von PERFORM SECURITY OPERATION (PSO) mit der Option VERIFY CRYPTOGRAPHIC CHECKSUM nach ISO/IEC 7816-8.

PERFORM SECURITY OPERATION (PSO) Option: VERIFY CRYPTOGRAPHIC CHECKSUM	
Kommando	◆ zu verschlüsselnde Daten ◆ CCS
Antwort	◆ Returncode

Für die reine Ver- und Entschlüsselung von Daten sind die beiden im Folgenden vorgestellten Optionen des Kommandos PERFORM SECURITY OPERATION vorgesehen. Die Funktionalität der Kommandooption ENCIPHER ist die Verschlüsselung von übergebenen Daten. Der dabei verwendete Verschlüsselungsalgorithmus kann je nach Betriebssystem vorab mit MANAGE SECURITY ENVIRONMENT gewählt werden. Desgleichen muss auch der Modus des Verschlüsselungsalgorithmus über vorab zu übergebende Parameter festgelegt worden sein. Bei einem Blockverschlüsselungsalgorithmus könnte man also zwischen ECB- und CBC-Modus auswählen. Da die Länge der an die Chipkarte gesendeten Daten nicht unbedingt ein Vielfaches der Blocklänge des Kryptoalgorithmus sein muss, ist es notwendig, mit einem weiteren Parameter die Padding-Methode festzulegen. Ebenfalls wichtig ist die Adressierung eines in der Chipkarte enthaltenen Schlüssels, den der Algorithmus zur Verschlüsselung benötigt.

Die Umkehrfunktion zur ENCIPHER-Option heißt DECIPHER. Damit können im gleichen Modus wie bei ENCIPHER die übergebenen Daten wieder entschlüsselt werden. Dazu ist in der Chipkarte natürlich die Kenntnis des entsprechenden Schlüssels, des Modus und der Padding-Methode notwendig. Dies muss dem Betriebssystem vorab mit MANAGE SECURITY ENVIRONMENT mitgeteilt werden.

Tabelle 11.33 Die Funktionalität von PERFORM SECURITY OPERATION (PSO) mit der Option ENCIPHER nach ISO/IEC 7816-8.

PERFORM SECURITY OPERATION (PSO) **Option: ENCIPHER**		
Kommando	◆	zu verschlüsselnde Daten
Antwort	◆ ◆	verschlüsselte Daten Returncode

Tabelle 11.34 Die Funktionalität von PERFORM SECURITY OPERATION (PSO) mit der Option DECIPHER nach ISO/IEC 7816-8.

PERFORM SECURITY OPERATION (PSO) **Option: DECIPHER**		
Kommando	◆	verschlüsselte Daten
Antwort	◆ ◆	entschlüsselte Daten Returncode

Mit dem Einzug von Public-Key-Algorithmen in den Chipkartenbereich entstand auch die Notwendigkeit, mit entsprechenden Kommandos die neu hinzugekommenen Funktionen zu nutzen. Gerade Chipkarten eignen sich hervorragend für digitale Signaturen, da der geheime Schlüssel für den Signaturalgorithmus im Speicher sicher und nicht auslesbar aufbewahrt werden kann.[1] Die ISO/IEC 7816-8 beschreibt dafür vier Kommandooptionen.

Mit der Option HASH des Kommandos PERFORM SECURITY OPERATION ist es möglich, einen Hash-Wert zu berechnen. Dazu können dem Kommando entweder alle zu hashenden Daten übergeben werden oder ein bereits außerhalb der Chipkarte vorab berechneter Hash-Wert mit den dazugehörigen Daten, welche für den letzten Berechnungsschritt notwendig sind. Die Hash-Berechnung des letzten Blocks kann abschließend in der Chipkarte vollzogen werden. Der Vorteil dieses Vorgehens besteht darin, dass die Hashwertbildung außerhalb der Chipkarte wesentlich schneller vonstatten geht, aber trotzdem noch der letzte Schritt in der Chipkarte durchgeführt wird. Es bietet aus rein kryptologischer Sicht wenig zusätzliche Sicherheit, schränkt aber den Spielraum für Manipulationen des Hashwertes doch etwas ein, weshalb es in der Praxis öfters verwendet wird.

Da die zu hashenden Daten in der Regel größer sind als die maximal zulässige Länge des Datenteils eines Kommandos, besitzt HASH ein so genanntes Schicht-7-Chaining, was bedeutet, dass auf der Anwendungsschicht Datenblöcke logisch miteinander verkettet werden. Der letzte zu hashende Datenblock erhält eine Kennung, welche dem Kommando mitteilt, dass mit diesem Datenblock der Hash-Vorgang nun abgeschlossen ist.

[1] Siehe auch Abschnitt 23.1 „Digitale Signatur“ auf Seite 977.

Dieses Kommando lässt aber noch mehr Varianten zu. Der berechnete Hash-Wert kann entweder in der Antwort auf das Kommando unmittelbar an das Terminal zurückgegeben werden, oder er wird zur Verwendung durch ein nachfolgendes Kommando in der Chipkarte gespeichert. Das Padding und der zu verwendende Schlüssel werden analog den vorhergehenden Kommandos mit MANAGE SECURITY ENVIRONMENT bei Bedarf eingestellt.

Tabelle 11.35 Die Funktionalität von PERFORM SECURITY OPERATION (PSO) mit der Option HASH nach ISO/IEC 7816-8.

PERFORM SECURITY OPERATION (PSO) Option: HASH	
Kommando	◆ zu hashende Daten ◆ Hash-Wert (falls Hash-Berechnung nur zum Teil in der Chipkarte stattfindet) ◆ *Schalter*: Hash-Berechnung nur zum Teil in der Chipkarte ◆ *Schalter*: berechneten Hash-Wert in der Antwort zurückgeben ◆ *Schalter*: letztes Kommando mit zu hashenden Daten
Antwort	◆ Hash-Wert (falls via Schalter gewählt) ◆ Returncode

Die Option COMPUTE DIGITAL SIGNATURE kann zum Signieren von Daten benutzt werden. Dabei muss der Chipkarte der zu signierende Datenstring, üblicherweise zu einem Hash-Wert komprimiert, übergeben werden, oder er befindet sich bereits durch eine vorab ausgeführte PERFORM SECURITY OPERATION mit der Option HASH in der Chipkarte. Diese Kommandooption lässt ebenfalls zu, dass unmittelbar die zu signierenden Daten übergeben werden, die dann vor der eigentlichen Signatur noch in der Chipkarte gehasht werden. Für große Datenmengen ist ebenfalls, übereinstimmend mit dem Kommando HASH, ein Schicht-7-Chaining vorgesehen.

Tabelle 11.36 Die Funktionalität von PERFORM SECURITY OPERATION (PSO) mit der Option COMPUTE DIGITAL SIGNATURE nach ISO/IEC 7816-8.

PERFORM SECURITY OPERATION (PSO) Option: COMPUTE DIGITAL SIGNATURE	
Kommando	◆ zu signierende Daten *oder* Hash-Wert der zu signierenden Daten ◆ *Schalter*: letztes Kommando mit zu signierenden Daten
Antwort	◆ digitale Signatur ◆ Returncode

Falls die Datenlänge des Hashwertes nicht der Eingangslänge des Public-Key-Algorithmus entspricht, muss ein Padding stattfinden, welches in seinen Optionen wiederum durch MANAGE SECURITY ENVIRONMENT parametrisiert werden kann. Analog verhält es sich mit den zu verwendenden Schlüsseln.

Die Prüffunktion für COMPUTE DIGITAL SIGNATURE ist die Kommandooption VERIFY DIGITAL SIGNATURE. Zur Überprüfung der digitalen Signatur könnte im Prinzip jeder hinreichend schnelle Rechner verwendet werden, da der dazu benötigte Schlüssel öffentlich ist. Doch in vielen Fällen ist vorab noch die Gültigkeit des öffentlichen Schlüssels anhand einer weiteren digitalen Signatur zu überprüfen, was sicherheitsrelevant ist und nicht auf einem ungeschützten Rechner durchgeführt werden sollte.

Zur Prüfung der digitalen Signatur muss der Chipkarte entweder implizit der dazugehörige öffentliche Schlüssel bekannt sein oder explizit mit der nachfolgend beschriebenen Kommandooption VERIFY CERTIFICATE bekannt gemacht worden sein. VERIFY DIGITAL SIGNATURE können entweder direkt die zu prüfenden Daten oder der dazugehörige Hash-Wert übergeben werden. Alle anderen Parameter sind identisch mit COMPUTE DIGITAL SIGNATURE.

Tabelle 11.37 Die Funktionalität von PERFORM SECURITY OPERATION (PSO) mit der Option VERIFY DIGITAL SIGNATURE nach ISO/IEC 7816-8.

PERFORM SECURITY OPERATION (PSO) **Option: VERIFY DIGITAL SIGNATURE**		
Kommando	◆	zu prüfende Daten *oder* Hash-Wert der zu prüfenden Daten
	◆	digitale Signatur
	◆	*Schalter*: letztes Kommando mit zu prüfenden Daten
Antwort	◆	Returncode

In offenen Systemen sind die öffentlichen Schlüssel für die Prüfung digitaler Signaturen üblicherweise mit dem geheimen Schlüssel der Zertifizierungsinstanz unterschrieben. Vor der Benutzung eines öffentlichen Schlüssels muss also dessen Echtheit geprüft werden, denn nur dann ist sichergestellt, dass dieser nicht gefälscht ist. Die Prüfung muss in einer sicheren Umgebung, z. B. in einer Chipkarte, stattfinden, da sie sonst manipuliert werden könnte.

Tabelle 11.38 Die Funktionalität von PERFORM SECURITY OPERATION (PSO) mit der Option VERIFY CERTIFICATE nach ISO/IEC 7816-8.

PERFORM SECURITY OPERATION (PSO) **Option: VERIFY CERTIFICATE**		
Kommando	◆	Zertifikat
	◆	*Schalter*: öffentlichen Schlüssel speichern
Antwort	◆	Returncode

Die Kommandooption VERIFY CERTIFICATE ist speziell für diese Prüfung von signierten öffentlichen Schlüsseln, d. h. Zertifikaten, vorgesehen. Wurde der öffentliche Schlüssel als echt identifiziert, kann er entweder dauerhaft in der Chipkarte gespeichert oder in dem direkt nachzufolgenden VERIFY DIGITAL SIGNATURE als Schlüssel benutzt werden.

Das Sequenzdiagramm 11.9 zeigt die Anwendung der oben dargestellten Kommandos bei der Erstellung einer digitalen Signatur und einer nachfolgenden Prüfung.

Unterstützt ein Chipkarten-Betriebssystem die Generierung von Schlüsselpaaren für asymmetrische Kryptoalgorithmen (RSA, DSA, ECDSA), so kann dieser Vorgang mit dem Kommando GENERATE ASYMMETRIC KEY PAIR nach ISO/IEC 7816-8 angestoßen werden. Vorab sind, wie üblich, alle für die Schlüsselerzeugung notwendigen Parameter mit MANAGE SECURITY ENVIRONMENT zu setzen. Nach der Generierung kann das Schlüsselpaar in der Chipkarte in einem festlegbaren EF zur weiteren Verwendung, z. B. zur Berechnung digitaler Signaturen, gespeichert werden. Alternativ kann auch der öffentliche Schlüssel an das Terminal exportiert werden.

Tabelle 11.39 Die Funktionalität des Kommandos GENERATE ASYMMETRIC KEY PAIR nach ISO/IEC 7816-8.

GENERATE ASYMMETRIC KEY PAIR		
Kommando	◆	—
Antwort	◆	Returncode

Terminal (IFD)		**Chipkarte (ICC)**
COMPUTE DIGITAL SIGNATURE *Kommando* [Hash-Wert der Daten]	⟶	S : = S(geheimer Schlüssel, Hash-Wert der Daten)
	⟵	*Antwort* [S || Returncode]
IF (Returncode = ok) THEN Signatur erfolgreich ELSE Abbruch		
VERIFY DIGITAL SIGNATURE *Kommando* [Hash-Wert der Daten || S]	⟶	H' : = E(öffentlicher Schlüssel, S) H : = Hash-Wert der Daten IF (H = H') THEN Returncode = ok ELSE Returncode = nicht ok
	⟵	*Antwort* [Returncode]
IF (Returncode = ok) THEN Signatur korrekt ELSE Signatur falsch		

Sequenzdiagramm 11.9 Beispiel für eine Kommandosequenz bei PERFORM SECURITY OPERATION mit den Kommandooptionen COMPUTE DIGITAL SIGNATURE und VERIFY DIGITAL SIGNATURE. Die Rahmenparameter (Schlüssel, Algorithmus, ...) sind entweder implizit vorgegeben oder vorab mit MANAGE SECURITY ENVIRONMENT eingestellt worden.

11.8 Kommandos zur Verwaltung von Dateien

Die meisten aktuellen Chipkarten-Betriebssysteme erlauben es, innerhalb der Grenzen festgelegter Sicherheitsbedingungen Dateien zu vergrößern, neu anzulegen, zu löschen, zu sperren oder andere Verwaltungsfunktionen darauf auszuführen.

Allerdings wird in manchen Fällen bei Chipkarten mit nur einer Anwendung oft auf die meisten oder sogar alle Verwaltungsfunktionen verzichtet, da sie im Allgemeinen Programmkode-intensiv sind und damit den Speicherbedarf und in Folge die Kosten für die Chipkarte erhöhen. Bei Multiapplication-Karten ist es aber erforderlich, gewisse Verwaltungsfunktionen zu unterstützen, damit nicht alle Anwendungen gleichzeitig bei der Personalisierung in die Chipkarte geladen werden müssen.

Die Kommandos zur Verwaltung dürfen vom Standpunkt der Systemsicherheit aus nur nach vorheriger gegenseitiger Authentisierung ausgeführt werden, da sie ein idealer Ansatzpunkt für einen Angriff sind. Man denke sich dabei nur den Fall, dass ein Angreifer eine Datei zur Speicherung geheimer Informationen löscht und danach eine neue gleichen Namens erzeugt. Er setzt jedoch in der neuen Datei für das Lesen keine Zugriffsbedingung mehr, so dass sie ohne weitere Schutzmechanismen auslesbar ist. Für das Terminal existiert die Datei nach wie vor unter gleichem Namen, und es schreibt die geheimen Daten weiterhin in die manipulierte Datei. Dieser Angriff ist keineswegs neu, er existiert in etwas abgewandelter Form schon seit vielen Jahren, führt jedoch im Bereich von Dateiverwaltungen immer wieder zum Erfolg.

Einen anderen Angriffspunkt stellt die Benutzung von Verwaltungsfunktionen an öffentlich zugänglichen Terminals dar. Hier muss in jedem Fall die Datenübertragung mit Secure-Messaging-Funktionen[1] geschützt sein, denn nur so eröffnet sich für einen Anwendungsanbieter die logistisch gesehen interessante Möglichkeit, Dateien und Anwendungen z. B. über öffentliche Kartentelefone auf sichere Weise in Chipkarten nachzuladen.

Speziell bei Multiapplication-Chipkarten, die von mehreren Anwendungsanbietern benutzt werden können, ist es notwendig, vor dem Erzeugen der einzelnen Anwendungen eine Speicheraufteilung sowie eine Zuweisung der Berechtigungsschlüssel zum Anlegen von Dateien zu machen. Damit verhindert man, dass ein einzelner Anwendungsanbieter den gesamten zur Verfügung stehenden Speicherplatz für seine Anwendung allokiert und kein Platz mehr für andere Anwendungen vorhanden ist. Dies wurde über längere Zeit mit speziellen Kommandos wie REGISTER in Verbindung mit CREATE realisiert, doch haben sich hier die deutlich flexibleren Quota-Mechanismen[2] in Verbindung mit der Global Plattform-Funktion fest etabliert. Falls ein Quota-Mechanismus vorhanden ist, benutzt man ihn beim Kartenherausgeber, um den maximal zu allokierenden Speicherplatz für die spätere Anwendung (Kode und Dateien) festzulegen. Das Ergebnis dieses Verfahrens ist eine strikte Trennung der Vergabe von Speicherplatz und der Einbringung von neuen Dateien und Applets in die Chipkarte. Somit kann ein Kartenherausgeber einer Multiapplication-Chipkarte an mehrere Anwendungsanbieter Speicherplatz verkaufen, ohne befürchten zu müssen, dass diese ihn sich gegenseitig wegnehmen.

Das Kommando CREATE FILE ermöglicht das Erzeugen eines DFs oder EFs nach der Komplettierung der Chipkarte. Dabei ist es notwendig, dass ein bestimmter Sicherheitszustand,

[1] Siehe auch Abschnitt 8.4 „Sicherung der Datenübertragung“ auf Seite 242.
[2] Siehe auch Abschnitt 13.7.6 „Quota-Mechanismus“ auf Seite 509.

z. B. nach erfolgreicher gegenseitiger Authentisierung, erreicht sein muss. Je nach Umgebung, in der ein CREATE FILE ausgeführt wird, muss die Datenübertragung mit Secure Messaging geschützt sein. Die internationale Norm ISO/IEC 7816-9 definiert das CREATE FILE-Kommando.

Tabelle 11.40 Die Funktionalität von CREATE FILE nach ISO/IEC 7816-9.

CREATE FILE		
Kommando	◆	Typ der neuen Datei
	◆	IF (Dateityp = DF) THEN [DF Name der neuen Datei]
		IF (Dateityp = EF) THEN [
	◆	FID der neuen Datei
	◆	SFI der neuen Datei
	◆	Zugriffsbedingungen
	◆	Struktur der neuen Datei]
	◆	IF (Dateistruktur = transparent) THEN [Größe der Datei]
		IF (Dateistruktur = linear fixed) OR (Dateistruktur = cyclic) THEN [
	◆	Anzahl der Records
	◆	Länge eines Records]
		IF (Dateistruktur = linear variable) THEN [
	◆	Anzahl der Records
	◆	Länge jedes einzelnen Records]
Antwort	◆	Returncode

Nachdem die Datei mit allen ihren Zugriffsbedingungen, Attributen und sonstigen Eigenschaften erzeugt wurde, kann sie mit SELECT ausgewählt und dann darauf zugegriffen werden. Dabei muss das Betriebssystem verhindern, dass durch einen Abbruch des Erzeugungsvorgangs eine halb erzeugte Datei zu einem Angriff benutzt werden kann. Zusätzlich darf es nicht möglich sein, dass alte Speicherinhalte, die durch die neu erzeugten Dateien nur teilweise überschrieben wurden, ausgelesen werden können.

Nach einer erfolgreichen gegenseitigen Authentisierung zwischen Chipkarte und Terminal darf der Anwendungsanbieter mit CREATE FILE seine Dateien in dem ihm zugeteilten DF erzeugen. Dieser Vorgang könnte sowohl beim Anwendungsanbieter oder auch z. B. über ein öffentliches Terminal erfolgen. Anschließend füllt er die EFs mit den notwendigen Daten und Schlüsseln und setzt die Zugriffsattribute für die Dateien. Danach ist die Anwendung betriebsbereit, und der Benutzer kann die neu gewonnene Funktionalität nutzen. Der Ablauf zum Anlegen einer neuen Anwendung im Dateibaum einer Chipkarte gestaltet sich, wie in Sequenzdiagramm 11.10 auf der nächsten Seite aufgezeigt.

In einer zukünftigen Version der ISO/IEC 7816 werden ebenfalls noch die Kommandos DEACTIVATE RECORD und ACTIVATE RECORD enthalten sein. Mit ihnen kann man bestimmte Records in einem entsprechenden EF deaktivieren bzw. auch wieder aktivieren.

Das Kommando DEACTIVATE FILE nach ISO/IEC 7816-9 bzw. INVALIDATE nach TS 51.011 ermöglicht dem Terminal, eine vorher selektierte Datei reversibel zu sperren. Lese- und Schreibzugriffe auf die Datei sind danach nicht mehr möglich. Lediglich eine Selektion ist noch erlaubt.

Terminal (IFD)		**Chipkarte (ICC)**
CREATE FILE		
Kommando [...]	⟶	Abarbeitung des Kommandos
IF (Returncode = ok)	⟵	*Antwort* [Returncode]
THEN Kommando erfolgreich ausgeführt		
ELSE Kommando fehlgeschlagen		
UPDATE BINARY/RECORD		
Kommando [...]	⟶	Abarbeitung des Kommandos
IF (Returncode = ok)	⟵	*Antwort* [Returncode]
THEN Kommando erfolgreich ausgeführt		
ELSE Kommando fehlgeschlagen		

Sequenzdiagramm 11.10 Beispiel für einen typischen Ablauf beim Anlegen einer Anwendung. Um die Ausführungsbedingungen für diese Kommandos zu erreichen, muss der Sequenz üblicherweise eine Authentisierung zwischen Terminal und Chipkarte vorausgehen. Die beiden Kommandos werden abhängig von der Anzahl der nachfolgenden Dateien entsprechend oft ausgeführt.

Die EMV-Spezifikation sieht ein ähnliches Kommando zum umkehrbaren Sperren von Anwendungen vor – APPLICATION BLOCK. Es sperrt nicht die EFs innerhalb der Anwendung, sondern nur die Kommandos für Selektion, Authentisierung und Zahlungsverkehr innerhalb des Anwendungs-DFs. Ansonsten verhält sich APPLICATION BLOCK ähnlich wie DEACTIVATE FILE und INVALIDATE.

Tabelle 11.41 Die Funktionalität von DEACTIVATE FILE nach ISO/IEC 7816-9.

DEACTIVATE FILE		
Kommando	◆	— *oder* FID *oder* Short-FID *oder* DF-Name
Antwort	◆	Returncode

Die Umkehrfunktionen zu DEACTIVATE FILE und INVALIDATE sind die Kommandos ACTIVATE FILE und REHABILITATE, mit denen eine gesperrte Datei wieder entsperrt werden kann. Dazu muss sie aber vor der Ausführung des Kommandos selektiert sein. Dass alle diese Kommandos nur in einem bestimmten Sicherheitszustand erlaubt sein dürfen, ist trivial, da man andernfalls jede Datei nach Belieben sperren oder wieder entsperren könnte. Um den Zugang zu einer Anwendung wieder zu öffnen, ist in der EMV das Kommando APPLICATION UNBLOCK festgelegt, das eine mit APPLICATION BLOCK gesperrte Anwendung wieder freigibt.

Tabelle 11.42 Die Funktionalität von ACTIVATE FILE nach ISO/IEC 7816-9.

ACTIVATE FILE		
Kommando	◆	— *oder* FID *oder* Short-FID *oder* DF-Name
Antwort	◆	Returncode

Terminal (IFD)		**Chipkarte (ICC)**
DEACTIVATE FILE *Kommando* [FID]	⟶	Abarbeitung des Kommandos
	⟵	*Antwort* [Returncode]
IF (Returncode = ok) THEN Datei gesperrt ELSE Sperren der Datei fehlgeschlagen		
ACTIVATE FILE *Kommando* [FID]	⟶	Abarbeitung des Kommandos
	⟵	*Antwort* [Returncode]
IF (Returncode = ok) THEN Datei entsperrt ELSE Entsperren der Datei fehlgeschlagen		

Sequenzdiagramm 11.11 Beispiel für eine Kommandosequenz bei DEACTIVATE FILE und ACTIVATE FILE nach ISO/IEC 7816-9. Um die Ausführungsbedingungen für diese Kommandos zu erreichen, muss der Sequenz üblicherweise eine Authentisierung zwischen Terminal und Chipkarte vorausgehen.

Tabelle 11.43 Die Funktionalität von TERMINATE EF nach ISO/IEC 7816-9.

TERMINATE EF		
Kommando	◆	aktuelles selektiertes EF *oder* FID *oder* Pfad zur Datei vom aktuell ausgewählten DF *oder* Pfad zur Datei vom MF aus
Antwort	◆	Returncode

Das Kommando TERMINATE EF ist die nicht reversible Variante von DEACTIVATE FILE. Eine mit TERMINATE EF gesperrte Datei kann also nicht mehr entsperrt werden, der Zustand ist also irreversibel. Nach Ausführung eines TERMINATE EF-Kommandos kann die Datei nur noch selektiert werden, jedes andere Zugriffskommando wird vom Betriebssystem unterbunden.

Zur unwiederbringlichen Sperrung eines DFs sieht die ISO/IEC 7816-9 das Kommando TERMINATE DF vor. Dabei bleibt das DF selektierbar, die in ihm enthaltenen Dateien sind jedoch nicht mehr zugänglich. Dieses Kommando kann zum „Abschalten“ einer Anwendung benutzt werden, wobei jedoch das frühere Vorhandensein eben dieser Anwendung nachvollziehbar bleibt und der Speicher dieser Anwendung weiterhin allokiert ist.

Tabelle 11.44 Die Funktionalität von TERMINATE DF nach ISO/IEC 7816-9.

TERMINATE DF		
Kommando	◆	aktuelles selektiertes DF *oder* DF-Name *oder* Pfad zur Datei vom aktuell ausgewählten DF *oder* Pfad zur Datei vom MF aus
Antwort	◆	Returncode

Tabelle 11.45 Die Funktionalität von DELETE FILE nach ISO/IEC 7816-9.

DELETE FILE		
Kommando	◆	FID *oder* DF-Name
Antwort	◆	Returncode

Tabelle 11.46 Die Funktionalität von TERMINATE CARD USAGE nach ISO/IEC 7816-9.

TERMINATE CARD USAGE		
Kommando	◆	—
Antwort	◆	Returncode

Das endgültige, also irreversible Sperren von Dateien hat den Nachteil, dass wertvoller Speicher in der Karte ein für allemal blockiert ist. Wesentlich eleganter ist es, bei nicht mehr benötigten Dateien den belegten Speicherplatz physisch zu löschen und anderen oder neuen Anwendungen zugänglich zu machen.

Wichtig dabei ist, dass neben dem Entfernen der Datei aus dem Dateibaum der gesamte von der Datei benutzte Speicher physikalisch gelöscht wird. Nur so lässt sich sicherstellen, dass alle Inhalte der Datei, die durchaus noch schützenswert und geheim sein können, überschrieben und niemandem mehr zugänglich sind. Wenn der beim Löschen frei werdende Speicher neuen Dateien zugute kommen soll, ist das Löschen einer Datei kompliziert und aufwändig. Deshalb ist dies nicht in allen Betriebssystemen vollständig verwirklicht.

Das Kommando DELETE FILE ist prinzipiell genauso zu handhaben wie die obig beschriebenen Kommandos zum Sperren und Entsperren von Dateien. Eine implizit mit dem Kommando selektierte Datei lässt sich vollständig aus dem Dateispeicher der Chipkarte entfernen. Ob nun dieser frei werdende Speicher von anderen Dateien benutzt werden kann oder nicht, hängt vom jeweiligen Betriebssystem ab. Manchmal ist die Freispeicherverwaltung eingeschränkt, und der Speicherplatz bleibt nach Ausführung des Kommandos für die weitere Nutzung verloren.

Vergleichbar dem ISO/IEC 7816-9 Kommando TERMINATE DF verhält sich TERMINATE CARD USAGE, nur dass dieses Kommando die gesamte Chipkarte sperrt und alle weiteren Kommandos an die Chipkarte abgeblockt werden. Lediglich im ATR wird fortan der neue Kartenzustand angezeigt. Das EMV-Äquivalent dazu ist das Kommando CARD BLOCK, welches ansonsten eine ähnliche Funktionalität aufweist.

11.9 Kommandos zur Verwaltung von Anwendungen

Chipkarten-Betriebssysteme, die nachladbaren Programmkode unterstützen, benötigen Mechanismen, um diesen zu verwalten. Dazu gehört das sichere Laden des Programmkodes mit den dazugehörigen Daten und Schlüsseln, aber auch das spätere Löschen dieser Daten und Programme. Insbesondere bei Java-Karten ist die Verwaltung des Java Programmkodes ein essentieller Bestandteil des Betriebssystems. Ein wesentlicher Aspekt bei der Verwaltung von Programmkode ist, dass alles unter Kontrolle des Kartenherausgebers geschieht, so dass kein Unbefugter Anwendungskode in die Chipkarte laden kann und auch Befugte nur den ihnen zugewiesenen Speicher für ihre Anwendungen in Anspruch nehmen können. Nach vielen Jahren unterschiedlicher und firmenspezifischer Konzepte hat sich hier mittlerweile als weltweit akzeptierter Standard die Global Platform (GP)-Spezifikation von Global Platform [GP] durchgesetzt. Eine Beschreibung dazu findet sich im Abschnitt 13.13 „Verwaltung von Anwendungen mit Global Platform“ auf Seite 527. Allen Kommandos dieser Kategorie ist gemein, dass grundsätzlich alle Ladevorgänge und Zustandsänderungen atomar ausgeführt werden. Ansonsten könnte nämlich der Fall eintreten, dass sich der Programmkode unvollständig im Speicher befindet und es bei seiner Ausführung zu unvorhersagbaren Effekten kommen kann.

Diese sehr umfangreiche und komplexe Spezifikation legt insgesamt zehn Kommandos fest, die das gesamte Feld der Verwaltung von kodebasierten Anwendungen auf Chipkarten vollständig abdecken. Soweit passend, hat man sich dabei an den üblichen ISO/IEC 7816-Kommandos orientiert. Aus diesem Grund ist die Funktionalität der bei Global Platform spezifizierten Kommandos SELECT, MANAGE CHANNEL und GET DATA eine Untermenge der ISO/IEC 7816-Kommandos, und auch die Kodierung entspricht weitgehend der ISO/IEC-Norm. Daneben gibt es jedoch eine Reihe von Spezialkommandos, die im Folgenden beschrieben sind.

Auch in der ISO/IEC 7816 werden entsprechende Mechanismen zum Laden und Löschen von Anwendungen in Chipkarten beschrieben. Teil 13 der Normenreihe ist diesem Thema gewidmet; dort sind auch die dazugehörigen Kommandos APPLICATION MANAGEMENT

REQUEST, LOAD APPLICATION und REMOVE APPLICATION festgelegt. Allerdings ist diese Norm sehr abstrakt gehalten und fern einer konkreten Spezifikation, so dass die Festlegungen von Global Platform die Referenz sind.

Mit dem Kommando LOAD nach Global Platform wird eine Anwendung durch Übertragung der Ladedatei in die Chipkarte geladen. Die Ladedaten können bei Bedarf mit kryptografischen Verfahren abgesichert werden, so dass die Daten nicht manipuliert werden können und ihr Inhalt beim Transfer vertraulich bleibt. LOAD unterstützt ein Schicht-7-Chaining, um auch längere Programme in Chipkarten laden zu können.

Tabelle 11.47 Die Funktionalität von LOAD nach Global Platform.

LOAD		
Kommando	◆	Ladedaten
	◆	*optional*: Daten für DAP-Prüfung
	◆	*Schalter*: letztes Kommando mit Ladedaten
Antwort	◆	Returncode

Das auf LOAD aufbauende Kommando INSTALL hat eine Reihe von Unterfunktionen. Es hat die grundsätzliche Aufgabe, die mit LOAD geladene Anwendung in die verschiedenen Status im Lebenszyklus weiterzuschalten. Dazu werden die Kommandovarianten INSTALL [for load], INSTALL [for install] und INSTALL [for make selectable] benutzt. Der Body der Kommando-APDU ist dabei stets ein TLV-kodiertes Datenfeld, in dem die unterschiedlichen Parameter für INSTALL an die Chipkarte übergeben werden. Dies können beispielsweise die Mindestspeichermenge für den flüchtigen und nichtflüchtigen Speicher für das geladene Java Applet sein.

Tabelle 11.48 Die Funktionalität von INSTALL [for install] nach Global Platform.

INSTALL [for install]		
Kommando	◆	minimale Größe des vom Betriebssystem bereitzustellenden flüchtigen Speichers
	◆	minimale Größe des vom Betriebssystem bereitzustellenden nichtflüchtigen Speichers
	◆	...
Antwort	◆	Returncode

Wird eine kodebasierte Anwendung nicht mehr benötigt, kann sie mit dem Kommando DELETE wieder von der Chipkarte gelöscht werden. Das Kommando unterstützt dabei jedoch nicht nur das Löschen von Programmkode, sondern kann allgemein zum Löschen von eindeutig identifizierbaren Objekten auf einer Chipkarte wie Ladedatei, Anwendung oder Schlüssel im Rahmen von Global Platform verwendet werden. Auch bei diesem Kommando ist der Body wieder vollständig TLV-kodiert, so dass er flexibel eine große Zahl von Kommandooptionen aufnehmen kann. Ein Schicht-7-Chaining für umfangreiche Löschaktionen wird ebenfalls unterstützt. Das Sequenzdiagramm 13.1 „Die Global Platform-Kommandos" auf Seite 533 zeigt den typischen Ablauf beim Anlegen einer neuen Anwendung.

Tabelle 11.49 Die Funktionalität von DELETE nach Global Platform.

DELETE	
Kommando	◆ ID der zu löschenden Daten bzw. Programme ◆ ... ◆ *Schalter*: letztes Kommando mit Ladedaten
Antwort	◆ Returncode

Das Kommando GET STATUS ist zur Abfrage des jeweiligen Zustands im Lebenszyklus der Security Domains, Ladedateien und Anwendungen konzipiert. Ergänzt wird GET STATUS durch das Kommando SET STATUS, mit dem die Zustände in Einklang mit den durch Global Plattform festgelegten Zustandsautomaten weitergeschaltet werden können.

Zum Laden von anwendungsspezifischen Daten in die kodebasierten Anwendungen oder in die Security Domains ist das Kommando STORE DATA vorgesehen, das ähnlich wie PUT DATA arbeitet. Die dabei übertragenen Daten können im Kommando kryptografisch abgesichert werden. Eine ähnliche Funktion hat PUT KEY, das jedoch speziell zum Einbringen und Wechseln von Schlüsseln in die Security Domains vorgesehen ist. Dazu weist es eine Reihe von Parametern für das Versionsmanagement von Schlüsseln auf.

11.10 Kommandos zur Komplettierung

Bei der Produktion von ROM-basierten Chipkarten-Mikrocontrollern wird bei der Halbleiterfertigung lediglich das ROM programmiert, der EEPROM-Speicher bleibt bis auf eine Chipnummer und einen kartenindividuellen Schlüssel leer. Nachdem die Chipkarte aus Kartenkörper und Modul zusammengebaut wurde, muss das Betriebssystem im ROM durch die EEPROM-Teile ergänzt, d. h. komplettiert werden. Erst dann befindet sich ein vollständiges Betriebssystem mit seiner ganzen Funktionalität in der Chipkarte.

Um diese Teile in das EEPROM zu schreiben, existiert im ROM-Kode ein relativ einfaches Ladeprogramm, mit dem nach vorheriger Schlüsselüberprüfung Daten in das EEPROM geschrieben werden können. Die Adressierung des EEPROM-Speichers findet dabei linear byte- oder seitenweise mit direkten physikalischen Adressen statt.

Nachdem alle notwendigen Daten auf diese Weise in das EEPROM eingebracht wurden, wird das Betriebssystem der Karte vom reinen ROM-Betrieb umgeschaltet. Nunmehr laufen auch Funktionen im EEPROM ab. Die Umschaltung kann mit einem Kommando durchgeführt werden, dessen Ausführungsbedingung nach vorherigem Vergleich einer Prüfsumme über die ergänzten EEPROM-Daten erfüllt ist. Durch die Prüfsumme stellt man sicher, dass auch alle Daten korrekt im EEPROM stehen. Für die Komplettierung verwendet man keine allzu komplexen Funktionen oder Authentisierungsverfahren, da man sich auf den ROM-Teil des Betriebssystems verlassen muss und es dort selbst kleinste Fehler unmöglich machen könnten, die Chipkarte zu komplettieren. Dies wäre ein zeitaufwändiger und in der Summe sehr teurer Fehler.

Bei Flash-basierten Mikrocontrollern wird ebenfalls bei der Halbleiterproduktion analog den ROM-Produkten eine einzigartige Chipnummer und ein kartenindividueller Schlüssel in den

Flash-Speicher geschrieben. Ergänzend dazu wird ein Bootloader (deutsch: Urlader) entweder in das Flash geschrieben oder befindet sich in einem kleinen ROM-Speicher, der auch diverse Testprogramme für die Halbleiterproduktion beherbergt. Mit diesem Bootloader und unter Kenntnis des geheimen Schlüssels kann dann in einem der nachgelagerten Schritte das gesamte Chipkarten-Betriebssystem in den Flash-Speicher geladen werden. Die dafür benutzten Mechanismen und Kommandos sind analog den Verfahren bei ROM-basierten Mikrocontrollern.

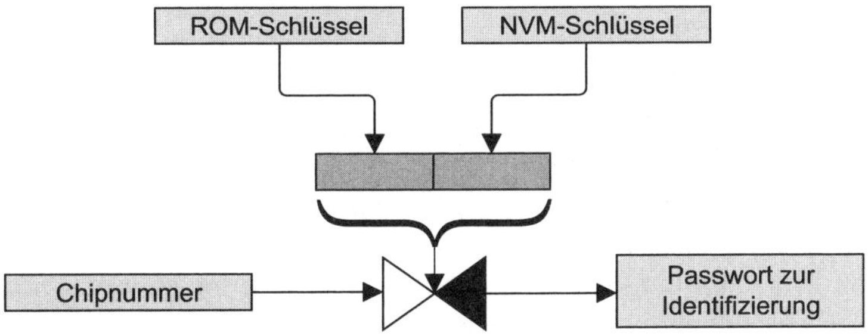

Bild 11.8 Eine von vielen Möglichkeiten zur Erzeugung eines chipindividuellen Passwortes zur Autorisierung der Komplettierung des Betriebssystems.

In den folgenden Teilen sind beispielhaft die drei notwendigen Kommandos für die Komplettierung eines Chipkarten-Betriebssystems aufgeführt. Sie weichen je nach Betriebssystem und Chipkartenhersteller stark voneinander ab. Es wird hier lediglich die notwendige Funktionalität aufgeführt. Allerdings benutzen praktisch alle Chipkarten diese oder eine ähnliche Methode, um das Betriebssystem zu vervollständigen. Das Kommando COMPARE KEY überprüft ein an die Karte übergebenes Passwort mit dem in das ROM und nichtflüchtigen Speicher vom Halbleiterhersteller bei der Produktion eingebrachten Referenzpasswort. Der Schlüssel ist kartenindividuell und hat eine große Länge im Bereich um 32 Byte. Bei positivem Ergebnis sind nachfolgende Ladekommandos erlaubt. Bei negativem Vergleich wird ein Fehlbedienungszähler inkrementiert, der ab einem definierten Wert (z. B. 3) die Chipkarte gegen jegliche Zugriffe sperrt. Die Chipkarte kann dann dem Recycling zugeführt werden, da außer dem ATR keine Funktionalität mehr vorhanden ist.

Tabelle 11.50 Die Funktionalität von COMPARE KEY.

COMPARE KEY		
Kommando	◆	Passwort
Antwort	◆	Returncode

Nachdem mit COMPARE KEY das Ladepasswort erfolgreich überprüft wurde, können mit WRITE DATA alle notwendigen Daten in den nichtflüchtigen Speicher geschrieben werden. Es ist mit diesem Kommando möglich, den gesamten nichtflüchtigen Speicher byteweise zu adressieren und zu schreiben. Was bedeutet, dass neben den Betriebssystemdaten auch komplette Anwendungen mit Daten und Programmkode eingebracht werden können. Dies ist im Übrigen die reguläre Methode zum Laden von Anwendungen bei Chipkarten mit sehr kleinem Speicher, in denen kein aufwändiges CREATE FILE-Kommando mit dem dazugehörigen Zustandsautomaten Platz hat.

Tabelle 11.51 Die Funktionalität von WRITE DATA.

WRITE DATA	
Kommando	◆ Daten ◆ Speicheradresse im NVM
Antwort	◆ Returncode

Ist der verfügbare ROM-Speicher in der Chipkarte so klein, dass keine Testkommandos für den nichtflüchtigen Speicher darin Platz finden, besteht die Möglichkeit, sie mit diesen Kommandos in ihrer Grundfunktionalität zu simulieren. Dazu wird eine bestimmte Speicheradresse so lange beschrieben, bis die Chipkarte einen Schreibfehler meldet. Wird dabei die Zahl der Schreibvorgänge mitgezählt, ist damit die Anzahl der möglichen Schreib-/Löschzyklen bekannt. Dies ist die Hauptaussage, die von einem Testkommando für den nichtflüchtigen Speicher im Rahmen der Qualitätssicherung erwartet wird.

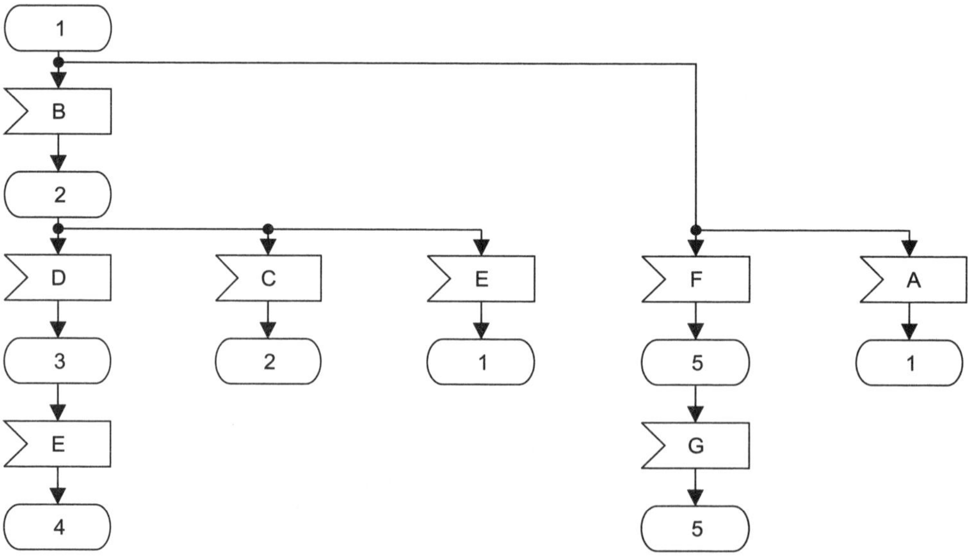

Bild 11.9 Ein typischer Zustandsautomat bei der Komplettierung eines Chipkarten-Betriebssystems. Die folgenden Zustände werden dabei verwendet: Grundzustand nach Reset der Chipkarte (1), Chipkarte bereit zum Eintrag von Daten ins EEPROM (2), Chipkarte komplettiert (3), Grundzustand der Chipkarte nach der Komplettierung (4) und Chipkarte irreversibel gesperrt (5). Die Zustandsübergänge werden durch die folgenden Aktionen ausgelöst: alle Kommandos außer COMPARE KEY (A), COMPARE KEY (erfolgreich ausgeführt) (B), WRITE DATA (C), COMPLETION END (D), Reset der Chipkarte (E), COMPARE KEY (3mal nicht erfolgreich ausgeführt) (F) und alle Kommandos und Reset (G).

Tabelle 11.52 Die Funktionalität von COMPLETION END.

COMPLETION END		
Kommando	◆	—
Antwort	◆	Returncode

Tabelle 11.53 Die Funktionalität von CHECK COMPLETION.

CHECK COMPLETION		
Kommando	◆	—
Antwort	◆	Returncode

Nachdem mit einem oder mehreren aufeinanderfolgenden WRITE DATA-Kommandos alle Daten in den nichtflüchtigen Speicher geschrieben wurden, prüft man den korrekten Inhalt dieses Speichers und schließt die Komplettierung ab. Die korrekte Komplettierung eines Chipkarten-Betriebssystems kann mit dem Kommando CHECK COMPLETION durchgeführt werden. Dazu berechnet die Chipkarte eine Prüfsumme über die Daten der Komplettierung und vergleicht diese mit einem Referenzwert, der ebenfalls mit diesen Daten gespeichert wurde. Stimmen beide Prüfsummen überein, so ist die Komplettierung richtig. Zur Beendigung der Komplettierung findet das Kommando COMPLETION END Verwendung. Nach erfolgreichem Abschluss des Kommandos wird üblicherweise ein Reset auf der Chipkarte ausgelöst, damit das Betriebssystem neu initialisiert wird und so der neue Zustand im Lebenszyklus des Betriebssystems erreicht werden kann.

Tabelle 11.54 Die Funktionalität von DELETE COMPLETION.

DELETE COMPLETION		
Kommando	◆	—
Antwort	◆	Returncode

Die vorgegebene Reihenfolge der Kommandos bei der Komplettierung verdeutlicht nochmals das Zustandsdiagramm in Bild 11.9 auf der vorherigen Seite. Es wird von einem Automaten während der Komplettierung überwacht, so dass nur die aufgeführten Kommandos in der genau definierten Reihenfolge ausgeführt werden können.

Für Tests und Versuche ist es oftmals notwendig, eine bestehende Komplettierung wieder zu löschen. Dies ist üblicherweise nicht möglich, jedoch existiert vereinzelt ein Kommando, das diese Funktionalität beinhaltet. Mit DELETE COMPLETION kann die Komplettierung eines Chipkarten-Betriebssystems wieder rückgängig gemacht werden. Damit ist es nicht mehr notwendig, für jede neue Komplettierung auch eine neue Chipkarte zu benutzen. Dieses Kommando wird ausschließlich für Testzwecke im Zuge der Entwicklung von Betriebssystem und Anwendungen verwendet.

Terminal (IFD)		Chipkarte (ICC)
COMPARE KEY		
Kommando [Schlüssel für die Komplettierung]	⟶	Abarbeitung des Kommandos
IF (Returncode = ok)	⟵	*Antwort* [Returncode]
THEN Kommando erfolgreich ausgeführt		
ELSE Kommando fehlgeschlagen		
WRITE DATA		
Kommando [Daten ‖ Adresse]	⟶	Abarbeitung des Kommandos
IF (Returncode = ok)	⟵	*Antwort* [Returncode]
THEN Kommando erfolgreich ausgeführt		
ELSE Kommando fehlgeschlagen		
mehrmalige Ausführung des Kommandos WRITE DATA		
CHECK COMPLETION		
Kommando []	⟶	Abarbeitung des Kommandos
IF (Returncode = ok)	⟵	*Antwort* [Returncode]
THEN Kommando erfolgreich ausgeführt		
ELSE Kommando fehlgeschlagen		
COMPLETION END		
Kommando []	⟶	Abarbeitung des Kommandos
IF (Returncode = ok)	⟵	*Antwort* [Returncode]
THEN Kommando erfolgreich ausgeführt		
ELSE Kommando fehlgeschlagen		

Sequenzdiagramm 11.12 Beispiel für einen typischen Komplettierungsablauf.

11.11 Kommandos zum Test der Hardware

Das Betriebssystem einer Chipkarte überprüft beim Initialisieren zum Teil implizit und zum Teil explizit diverse Teile der Hardware. Die hier aufgeführten Kommandos gehen aber weit über die direkt im Betriebssystem integrierten Selbsttestroutinen hinaus. Im Zuge einer produktionsbegleitenden Qualitätssicherung ist es erforderlich, speziell die kritischen Teile eines Mikrocontrollers zu überprüfen. Diese Tests beziehen sich stark auf den nichtflüchtigen Speicher (d. h. EEPROM und Flash), da hier erfahrungsgemäß die meisten Probleme auftreten. Die Funktionalität des Prozessors ist implizit überprüft, nachdem das Terminal den ATR korrekt empfangen konnte.

Da keine Norm für die Testkommandos existiert, unterliegen sie in Funktionalität und Kodierung dem jeweiligen Betriebssystem-Hersteller oder sind oft sogar abhängig vom Betriebssystem selbst.

Die Testkommandos können fest in das ROM eingebunden sein. Allerdings ist es durchaus auch üblich, Testkommandos bei Bedarf mittels der Komplettierungskommandos in den nichtflüchtigen Speicher nachzuladen und dort auszuführen. Dass dies im Falle eines nicht voll funktionsfähigen nichtflüchtigen Speichers zu Problemen führt, ist einleuchtend. Der

Vorteil liegt natürlich in dem nunmehr größeren zur Verfügung stehenden ROM. Im Sinne eines sicheren Betriebssystems muss der Einsatz der Testkommandos auf die Phase vor der Komplettierung beschränkt sein. Dies bedeutet, dass alle Testkommandos bei einer initialisierten oder sogar personalisierten Karte gesperrt sind. Eine Ausnahme können dabei der RAM-Test und die Prüfsumme über ROM oder nichtflüchtigen Speicher bilden, da diese Kommandos die Sicherheit nicht beeinträchtigen.

Nachfolgend sind einige Kommandos aufgeführt, die für intensive Tests der Hardware benutzt werden können. Ein fehlerhaftes RAM würde noch vor dem ATR zu einem Totalabsturz des Betriebssystems führen, doch können auch nur einzelne Bits oder Bytes im RAM funktionsunfähig sein. Dies hätte dann nur Auswirkungen auf bestimmte Funktionen.

Tabelle 11.55 Die Funktionalität von TEST RAM.

TEST RAM		
Kommando	◆	—
Antwort	◆	Returncode

TEST RAM prüft das gesamte RAM und sendet eine entsprechende Antwort zum Terminal zurück. Beim Test müssen alle verfügbaren Bytes mit unterschiedlichen Testmustern beschrieben und gelesen werden. Typisch dabei ist ein abwechselndes Schreiben mit '55' und 'AA', da diese beiden hexadezimalen Werte auf der Bit-Ebene betrachtet ein Schachbrettmuster ergeben. Ideal ist auch ein Wellenformtest, bei dem der Speicher einmal von der niedrigen zur höheren Adresse wie auch umgekehrt beschrieben und wieder gelesen wird. Die genaue Implementierung dieses Tests ist vom jeweiligen Betriebssystem abhängig. Zum Teil wird auch ganz auf diesen Test verzichtet.

CALCULATE EDC ist ein sehr einfacher Test, der eine Prüfsumme (EDC) über das gesamte ROM bzw. zu definierende Teile des nichtflüchtigen Speichers errechnet und an das Terminal zurückgibt. Dies ist eine Methode, um festzustellen, ob die ROM-Maske unverändert ist oder ob Speicherzellen im nichtflüchtigen Speicher gekippt sind. Die Überprüfung des nichtflüchtigen Speichers bezieht sich nur auf statische Bereiche, die innerhalb der Kartenlebensdauer nicht gewollt verändert werden können. Das Terminal vergleicht die von der Chipkarte erhaltene Prüfsumme mit einer vorhandenen Referenz und entscheidet, ob der Speicherinhalt noch konsistent ist.

Tabelle 11.56 Die Funktionalität von CALCULATE EDC.

CALCULATE EDC		
Kommando	◆	*Schalter*: ROM oder NVM
Antwort	◆ ◆	Prüfsumme Returncode

Der NVM-Dauertest TEST NVM ist ein Test für eine die Speicherinhalte überschreibende Prüfung des nichtflüchtigen Speichers. Die Chipkarte erhält zwei Muster, die sie alternierend in einen Speicherbereich schreibt. Die Bereichsgrenzen sowie die Anzahl der Schreibversuche können innerhalb gewisser Einschränkungen im Kommando festgelegt werden. Selbstverständlich prüft das Betriebssystem nach jedem Schreibvorgang den Speicherinhalt auf Fehler.

Tabelle 11.57 Die Funktionalität von TEST NVM.

TEST NVM	
Kommando	◆ Muster 1 ◆ Muster 2 ◆ Anzahl der Schreibzyklen ◆ Startadresse im NVM ◆ Endadresse im NVM
Antwort	◆ Anzahl der ausgeführten Schreibzyklen (falls Fehler aufgetreten sind) ◆ Fehleradresse (falls Fehler aufgetreten sind) ◆ Returncode

Dadurch, dass der Chipkarte in einem Parameter die Anzahl der Schreibzyklen übergeben wurde, kann dieses Kommando intern abgearbeitet werden, was zu einem großen Geschwindigkeitsvorteil gegenüber einzeln gesendeten Kommandos führt. Konnte die Chipkarte einen Schreibfehler entdecken, so sendet sie die Anzahl der schon ausgeführten Schreibzyklen sowie die Fehleradresse an das Terminal. Die Anwendung des Dauertests des nichtflüchtigen Speichers ist nicht nur auf die zerstörende Prüfung beschränkt, da sich dieser Test auch zum wahlfreien Beschreiben von Bereichen des nichtflüchtigen Speichers verwenden lässt. Die Anzahl der Schreibzyklen wird dabei auf 1 gesetzt.

Tabelle 11.58 Die Funktionalität von COMPARE NVM.

COMPARE NVM	
Kommando	◆ Vergleichswert ◆ Adresse im Speicher
Antwort	◆ Returncode

Mit dem NVM-Vergleichstest COMPARE NVM lässt sich überprüfen, ob das geschriebene Muster noch im nichtflüchtigen Speicher enthalten ist. Diese Kommando-Kombination TEST NVM und COMPARE NVM findet vor allem für den Bereich der Tests des Datenerhalts des nichtflüchtigen Speichers bei verschiedenen Temperaturen Anwendung. Dabei beschreibt man mehrere Speicherseiten mit einem Muster, legt die Chipkarte in einen Klimaschrank und überprüft nach einer bestimmten Zeitspanne, ob der Speicherinhalt noch vorhanden ist.

Tabelle 11.59 Die Funktionalität von DELETE NVM.

DELETE NVM	
Kommando	◆ —
Antwort	◆ Returncode

Mit TEST NVM ließe sich im Prinzip der gesamte nichtflüchtige Speicher löschen, wenn man die Start- und Endadresse entsprechend setzt. Jedoch existiert in vielen Betriebssystemen ein Kommando, das hier den Namen DELETE NVM hat. Mit ihm kann dar gesamte nichtflüchtigen Speicher in einem Zug gelöscht werden, so dass alle Speicherinhalte überschrieben sind.

Die Anwendung beschränkt sich auf zwei Einsatzzwecke. Nachdem etliche Testkommandos ihre Prüfdaten im nichtflüchtigen Speicher hinterlassen haben, kann es mit wenig Aufwand wieder auf einen definierten Zustand gesetzt werden. Der zweite sinnvolle Einsatz erfolgt vor der Komplettierung des Betriebssystems bzw. vor der Initialisierung. Mit DELETE NVM können diese Prozesse beschleunigt werden, da ein bereits gelöschter nichtflüchtiger Speicher schneller geschrieben werden kann, weil das vor dem Schreiben oft notwendige Löschen von Speicherseiten entfällt.

11.12 Kommandos für Datenübertragung

Übertragungsprotokolle sollten prinzipiell völlig unabhängig von den Daten und Kommandos der Anwendungsschicht aufgebaut sein. Dies würde auch das Schichtenmodell nach OSI vorsehen. Leider klafft hier eine Lücke zwischen theoretischem Anspruch und der Praxis. Es gibt einige wenige Kommandos, deren einziger Zweck darin besteht, auf Anwendungsebene Mechanismen des Übertragungsprotokolls auszuführen. Es sind dies die Kommandos GET RESPONSE und ENVELOPE. Des Weiteren existiert das Kommando MANAGE CHANNEL, dessen Funktion ebenfalls nicht nur von der Anwendungsschicht benutzt wird.

Beim T=0-Protokoll ist es nicht möglich, während eines Kommando-Antwort-Zyklus einen Datenteil sowohl zur Chipkarte zu senden als auch von der Chipkarte zu empfangen.[1] Das Protokoll unterstützt damit also keine Case-4-Kommandos, die jedoch häufig benutzt werden. Deshalb muss man sich bei T=0 gezwungenermaßen mit einer Hilfskonstruktion behelfen. Die Funktionsweise ist einfach: Man sendet das Case-4-Kommando zur Chipkarte und erhält im Gutfall einen speziellen Returncode, der dem Terminal signalisiert, dass das Kommando Daten erzeugt hat, die noch abgeholt werden können. Daraufhin sendet das Terminal ein GET RESPONSE-Kommando zur Chipkarte und erhält nun die erzeugten Daten. Damit ist der Kommando-Antwort-Zyklus für das erste Kommando abgeschlossen. Solange kein anderes Kommando als GET RESPONSE zur Chipkarte gesendet wird, ist es erlaubt, die Antwortdaten mehrmals anzufordern.

Tabelle 11.60 Die Funktionalität von GET RESPONSE nach ISO/IEC 7816-4 und TS 51.011.

GET RESPONSE		
Kommando	◆	Anzahl der zu sendenden Daten
Antwort	◆	Daten
	◆	Returncode

Werden im Rahmen von Secure Messaging Kommandos vollständig verschlüsselt, kann es bei dem Übertragungsprotokoll T=0 zu Problemen bei der Übertragung kommen, da die-

[1] Siehe auch Abschnitt 9.3.1 „Übertragungsprotokoll T=0“ auf Seite 276.

ses sowohl ein unverschlüsseltes Instruction-Byte als auch ein unverschlüsseltes L_e-Byte benötigt. Um diese Einschränkung zu umgehen, benutzt man ENVELOPE. Mit ihm kann eine vollständige APDU mit Header und Datenteil in den Datenteil der ENVELOPE APDU integriert werden. Dieser lässt sich sodann ohne Einschränkungen verschlüsseln und mit jedem Übertragungsprotokoll übertragen. Das Gleiche gilt für die von der Chipkarte erzeugte Antwort, die ebenfalls in die APDU von ENVELOPE eingebettet wird. Parallel dazu wird das ENVELOPE-Kommando auch zur Realisierung von proaktiven Kommandos[1] beim SIM Application Toolkit (SAT bzw. USAT) benutzt. Diese Verwendung steht jedoch im Einklang zu obiger Beschreibung mit dem Unterschied, dass keine Verschlüsselung der Daten durchgeführt wird.

Mit Hilfe von logischen Kanälen können auf einer einzelnen Chipkarte bis zu 19 (nach ISO(IEC 7816-4) Anwendungen unabhängig voneinander und parallel angesprochen werden.[2] Die Zuordnung von Kommando und Anwendung findet dabei durch zwei Bits im Class-Byte und mit dem Kommando MANAGE CHANNEL statt. Vor Benutzung eines neuen logischen Kanals muss dies der Chipkarte explizit mitgeteilt werden. Dazu gebraucht man MANAGE CHANNEL. Mit ihm wird der Chipkarte signalisiert, dass ein weiterer logischer Kanal benötigt wird. Dazu kann entweder explizit die Nummer angegeben werden, oder das Terminal erhält von der Chipkarte nach der Anfrage die Nummer eines freien logischen Kanals.

Tabelle 11.61 Die Funktionalität von ENVELOPE nach ISO/IEC 7816-4.

ENVELOPE		
Kommando	◆	Kommando-APDU
Antwort	◆ ◆	Antwort-APDU Returncode

Tabelle 11.62 Die Funktionalität von MANAGE CHANNEL nach ISO/IEC 7816-4.

MANAGE CHANNEL		
Kommando	◆ ◆	*Schalter*: logischen Kanal öffnen/schließen IF (bestimmter Kanal gewünscht) THEN Nummer des logischen Kanals
Antwort	◆ ◆	Nummer des logischen Kanals (falls ein neuer logischer Kanal geöffnet wurde) Returncode

Bei der Eröffnung eines neuen logischen Kanals vom Standardkanal mit der Nummer 0 aus verhält sich die Chipkarte für diesen Kanal wie nach einem Reset, d. h. das MF ist selektiert, und es ist noch kein Sicherheitszustand erreicht. Wird von einem logischen Kanal, der nicht die Standardnummer 0 hat, ein neuer logischer Kanal eröffnet, so bleiben das aktuell selektierte DF sowie der Sicherheitszustand erhalten. Nach dem Schließen eines logischen Kanals sind die betreffende Dateiselektion und der Sicherheitszustand gelöscht.

[1] Siehe auch Abschnitt 19.4.4 „Die SIM“ auf Seite 879.
[2] Siehe auch Abschnitt 8.5 „Logische Kanäle“ auf Seite 251.

11.13 Datenbankkommandos – SCQL

Am Anfang waren Chipkarten Identifikationsmedien und als solche typische Einbenutzersysteme (*single user systems*). Die hoch entwickelten Sicherheits- und Zugriffsmechanismen von Multiapplication-Chipkarten könnten jedoch durchaus dazu verwendet werden, Chipkarten auch als Mehrbenutzersysteme (*multi user system*) zu konfigurieren und zu betreiben. Allerdings sollte der dafür notwendige Aufwand nicht unterschätzt werden. Auch erreichen die notwendigen kryptografischen Schutzmechanismen schnell eine bedenkliche Komplexität.

Man sollte dies analog zu den unterschiedlichen Dateistrukturen sehen. Prinzipiell kann mit einer Datei der Struktur „transparent" auch ein datensatzorientiertes Telefonverzeichnis aufgebaut werden, doch mit einer „linear-variable"-Struktur funktioniert dies nun einmal wesentlich einfacher.

Dies war die Motivation, warum für Chipkarten eine Teilmenge der Datenbankabfragesprache SQL (*structured query language*) als ISO/IEC 7816-7 genormt und auch von einigen Betriebssystem-Herstellern in ihre Produktpalette aufgenommen wurde. Die für Chipkarten festgelegte Untermenge von SQL, welche in ISO/IEC 9075 festgelegt ist, hat den Namen SCQL (*structured card query language*).

Ein Haupteinsatzgebiet von Chipkarten mit SCQL-Funktionalität könnte beispielsweise im Gesundheitsbereich liegen, da dort unterschiedliche Personen und Organisationen auf Daten mit differierenden Lese- und Schreibrechten zugreifen müssen. Allerdings gibt es zur Zeit keine größeren Anwendungen, bei denen SCQL eingesetzt wird.

SCQL unterstützt, genauso wie SQL, tabellenorientierte Datenbanksysteme. Diese bestehen aus einem Tabellennamen, einer festen Anzahl benannter Spalten und einer variablen Anzahl von Zeilen. Auf diese Tabelle lässt sich nun eine logische Sicht (*view*) festlegen. Ist sie statisch, dann bedeutet dies, dass eine bestimmte Anzahl von Spalten für diese Sicht fixiert ist. Eine dynamische Sicht ist dagegen eine Auswahl von Zeilen, die eine bestimmte Bedingung (z. B.: Vorname = „Wolfgang") erfüllen. Kombinationen von statischen und dynamischen Sichten sind gestattet. Eine Sicht hat ebenfalls einen eigenen Namen und kann als Basis zum Lesen und Schreiben von Daten benutzt werden.

SCQL in Chipkarten benötigt den zusätzlichen Dateityp „Database" im Betriebssystem. Diese Datei, DBF (*database file*) genannt, ist ein Datenbankobjekt direkt unter dem MF oder unter einem DF. Es enthält die Datentabellen, dazugehörige Systemtabellen, und lässt sich ohne vorherige Selektion von den Datenbank-Kommandos aus ansprechen. Ein DBF ist ein logisches Konstrukt und kann abhängig vom jeweiligen Chipkarten-Betriebssystem auch auf mehrere EFs verteilt sein.

Zur Benutzer- und Rechteverwaltung müssen im DBF drei Systemtabellen eingerichtet werden. In der Object Description Table sind Informationen über die Tabellen und die dazugehörigen Sichten gespeichert. Sie wird durch die User Description Table ergänzt, welche die Benutzer der Datenbank festlegt. In der dritten Tabelle des DBF, der Privilege Description Table, sind die Rechte der einzelnen Benutzer auf Tabellen und Sichten festgelegt, sowie deren erlaubte Operationen darauf.

Auf eine SCQL-Tabelle bzw. eine SCQL-Sicht können die Operationen Lesen, Einfügen, Schreiben und Löschen ausgeführt werden, welche über Zugriffsrechte reglementiert sind.

Für Lese- und Schreiboperationen auf die Tabelle oder Sicht ist ein Cursor definiert. Er zeigt auf die entsprechende Zeile, welche dann für eine Aktion verwendet werden soll.

Es gibt drei grundlegende SCQL-Kommandos: PERFORM SCQL OPERATION, PERFORM TRANSACTION OPERATION und PERFORM USER OPERATION. Dazu werden lediglich drei Kodes für die Instruction INS benötigt, da die eigentlichen SCQL-Operationen über das Parameterbyte P2 getriggert werden. Alle Daten im Kommando-Body und Antwort-Body sind TLV-kodierte Datenobjekte. Die drei Kommandos und ihre Funktionen sind in den folgenden Tabellen überblickshaft dargestellt.

Obwohl SCQL gegenüber SQL viele Einschränkungen hat (keine Sortierungen, keine verschachtelten Abfragen, keine Joins, ...), zeigt es eine interessante weitere Perspektive von Chipkarten. Obwohl SCQL bereits seit 1997 Eingang in die internationale Normung gefunden hat, gibt es bis heute keinen größeren Einsatz dieser technisch durchaus anspruchvollen Funktionalität.

Tabelle		
Spalte 1	Spalte 2	Spalte 3
Zeile 1	Zeile 1	Zeile 1
Zeile 2	Zeile 2	Zeile 2
Zeile 3	Zeile 3	Zeile 3
Zeile 4	Zeile 4	Zeile 4
Zeile 5	Zeile 5	Zeile 5

Sicht 1 (statisch)	
Spalte 1	Spalte 2
Zeile 1	Zeile 1
Zeile 2	Zeile 2
Zeile 3	Zeile 3
Zeile 4	Zeile 4
Zeile 5	Zeile 5

Sicht 2 (dynamisch)		
Spalte 1	Spalte 2	Spalte 3
Zeile 3	Zeile 3	Zeile 3
Zeile 5	Zeile 5	Zeile 5

Bild 11.10 Eine SCQL-Tabelle mit drei Spalten und fünf Zeilen, auf die eine statische Sicht und eine dynamische Sicht eingerichtet wurde. Sicht 1 ist statisch und zeigt vollständig Spalte 1 und 2. Sicht 2 ist dynamisch und zeigt für alle drei Spalten die Zeilen, für die eine bestimmte, hier nicht näher dargestellte Abfragebedingung erfüllt ist.

Tabelle: Bekannte von Louis Wu		
Name	Volk	Protektor
Teela Brown	Kugelvolk	Ja
Nessus	Puppetier	Nein
Bram	Vampir	Ja
Chmee	Kzinti	Nein
Akolyth	Kzinti	Nein
Prill	Maschinenvolk	Nein
Vala	Maschinenvolk	Nein

Sicht: Protektoren	
Name	Volk
Teela Brown	Kugelvolk
Bram	Vampir

Sicht: Kzinti
Name
Chmee
Akolyth

Sicht: Name
Teela Brown
Nessus
Bram
Chmee
Akolyth
Prill
Vala

Bild 11.11 Beispiel für eine SCQL-Tabelle mit den Spalten Name, Volk, der Eigenschaft Protektor und sieben Einträgen. Zusätzlich sind drei Sichten eingezeichnet. Für diese können bei SCQL unterschiedliche Zugriffsrechte festgelegt werden.

Tabelle 11.63 Das SCQL-Kommando PERFORM SCQL OPERATION nach ISO/IEC 7816-7 und seine Funktionen.

PERFORM SCQL OPERATION	
CREATE TABLE	Erstellt eine neue Tabelle mit ihren Spalten und Spaltennamen.
CREATE VIEW	Erzeugt eine neue Sicht (statisch und/oder dynamisch) auf eine Tabelle.
CREATE DICTIONARY	Erzeugt die Object Description Table, die User Description Table und die Privilege Description Table.
DROP TABLE	Löscht eine Tabelle.
DROP VIEW	Löscht eine Sicht.
GRANT	Vergibt Zugriffsrechte für einen Einzelbenutzer, eine Benutzergruppe oder alle Benutzer.
REVOKE	Entzieht Zugriffsrechte, die vorher durch GRANT vergeben wurden.
DECLARE CURSOR	Legt einen Cursor fest, der auf eine Zeile in einer Tabelle, Sicht oder Systemtabelle deutet.
OPEN	Aktiviert einen Cursor auf die erste Zeile.
NEXT	Setzt einen Cursor auf die nächste Zeile.
FETCH	Liest die Zeile, auf die ein Cursor zeigt.
FETCH NEXT	Liest die logisch nächste Zeile, auf die ein Cursor zeigt. Der Cursor wird auf die gelesene Zeile gesetzt.
INSERT	Fügt am Ende einer Tabelle eine Zeile ein, ohne den Cursor zu verändern.
UPDATE	Schreibt Daten in ein oder mehrere Felder einer Zeile in einer Tabelle. Die Zeile wird durch den Cursor festgelegt.
DELETE	Löscht diejenige Zeile einer Tabelle, auf die der Cursor zeigt. Der Cursor wird auf die nächste logische Zeile gesetzt.

Tabelle 11.64 Das SCQL-Kommando „PERFORM TRANSACTION OPERATION“ nach ISO/IEC 7816-7 und seine Funktionen.

PERFORM TRANSACTION OPERATION	
BEGIN	Reserviert Platz für ein Speicherabbild, beispielsweise eine Zeile der Tabelle, für die Funktionen COMMIT und ROLLBACK.
COMMIT	Prüft alle Änderungen einer Tabelle, die seit dem letzten BEGIN gemacht wurden.
ROLLBACK	Restauriert die Tabelle in den Zustand, der vor dem letzten BEGIN herrschte.

Tabelle 11.65 Das SCQL-Kommando „PERFORM USER OPERATION“ nach ISO/IEC 7816-7 und seine Funktionen.

PERFORM USER OPERATION	
PRESENT USER	Identifizierung eines Benutzers anhand seiner Benutzer-ID.
CREATE USER	Erzeugung eines Eintrags für einen neuen Benutzer.
DELETE USER	Löschen des Eintrags für einen Benutzer.

11.14 Kommandos für elektronische Geldbörsen

Die europäische Norm für branchenübergreifende elektronische Geldbörsen EN 1546 definiert in Teil 3 insgesamt sechs Kommandos für die Börse in der Chipkarte und zwölf für das Sicherheitsmodul im Terminal, welches ebenfalls eine Chipkarte sein kann. In diesem Abschnitt sind die vier wichtigsten Kommandos für die Chipkarte mit einer elektronischen Geldbörse in ihrem grundlegenden Aufbau beschrieben.[1] Mit ihnen kann auf einer Chipkarte eine Anwendung betrieben werden, mit der es möglich ist, mit einer vorbezahlten Börse bargeldlos zu bezahlen und diese auch wieder aufzuladen. Die Kommandos für Fehlerbehebung, Währungsumrechnung, Parameteränderung und Storno, sowie alle Kommandos für das Sicherheitsmodul, sind hier nicht weiter beschrieben. Die Spezifikation CEPS (*Common European Purse System*) für elektronische Geldbörsen orientiert sich an den Kommandos der EN 1546.

Die Transaktionen für eine elektronische Geldbörse sind nach EN 1546 dreigeteilt. Im ersten Teil wird mit einem Initialisierungskommando (INITIALIZE IEP for Load/for Purchase) die Börse initialisiert. Mit dem zweiten Kommando wird die eigentliche Transaktion ausgeführt (d. h. Laden der Börse oder Bezahlen mit der Börse). Im optionalen dritten Teil wird die vorangehende Transaktion bestätigt. Die Börsenkommandos greifen direkt auf Dateien in der Börsenanwendung der Chipkarte schreibend und lesend zu. Dies sind Dateien, die diverse Parameter, den Börsensaldo und Protokollaufzeichnungen enthalten. Mit den folgenden Kommandos werden nun die einzelnen Teilschritte bei einer Börsentransaktion ausgeführt. Für jedes Kommando ist der genaue interne Ablauf, sowohl in der Funktionalität als auch in der Reihenfolge der einzelnen Schritte – in der EN 1546-2 genau festgelegt – so, dass alle Implementierungen ähnliche interne Abläufe haben.

Tabelle 11.66 Die Funktionalität von INITIALIZE IEP for Load nach EN 1546-3.

INITIALIZE IEP for Load	
Kommando	◆ Ladebetrag (M_{LDA}) ◆ Währungskode ($CURR_{LDA}$) ◆ PPSAM-Bezeichner (PPSAM) ◆ Zufallszahl (R) ◆ benutzerbestimmte Daten (DD)
Antwort	◆ Bezeichner des Börsenanbieters (PP_{IEP}) ◆ IEP-Bezeichner (IEP) ◆ verwendeter Kryptoalgorithmus (ALG_{IEP}) ◆ Verfallsdatum ($DEXP_{IEP}$) ◆ Börsensaldo (BAL_{IEP}) ◆ Transaktionsnummer der IEP (NT_{IEP}) ◆ Schlüsselinformation (IK_{IEP}) ◆ Signatur S_1 ◆ Returncode (CC_{IEP})

[1] Kommandosequenzen und generelle Systemstrukturen eines elektronischen Geldbörsensystems sind im Abschnitt 18.3.1 auf Seite 823 im Detail beschrieben.

Das Kommando INITIALIZE IEP kann für mehrere Zwecke verwendet werden. Mit einem Parameter wird zwischen der Initialisierung von Ladetransaktionen, Bezahltransaktionen und weiteren Transaktionsarten umgeschaltet. Das Kommando INITIALIZE IEP for Load leitet als ersten Schritt das Aufladen der Börse in der Chipkarte ein. Dazu werden die übergebenen Daten, wie beispielsweise Währungskode und Ladebetrag, in der Chipkarte geprüft, ob sie mit den vorgegebenen Werten in den Parameterdateien übereinstimmen. Zusätzlich lassen sich frei definierbare Daten (benutzerbestimmte Daten) in einer Protokolldatei speichern. Anschließend wird ein Transaktionszähler erhöht und eine Signatur S_1 über verschiedene Daten (z. B. aktueller Börsensaldo, Verfallsdatum) gebildet, so dass diese manipulationssicher zum Terminal übertragen werden können.

Tabelle 11.67 Die Funktionalität von CREDIT IEP nach EN 1546-3.

CREDIT IEP	
Kommando	◆ Schlüsselinformation (IK_{PPSAM}) ◆ Signatur S_2 ◆ benutzerbestimmte Daten (DD)
Antwort	◆ Signatur S_3 ◆ Returncode (CC_{IEP})

Tabelle 11.68 Die Funktionalität von INITIALIZE IEP for Purchase nach EN 1546-3.

INITIALIZE IEP for Purchase	
Kommando	◆ —
Antwort	◆ Bezeichner des Börsenanbieters (PP_{IEP}) ◆ IEP-Bezeichner (IEP) ◆ verwendeter Kryptoalgorithmus (ALG_{IEP}) ◆ Ablaufdatum ($DEXP_{IEP}$) ◆ Börsensaldo (BAL_{IEP}) ◆ Währungscode ($CURR_{IEP}$) ◆ Authentisierungsmodus (AM_{IEP}) ◆ Transaktionsnummer der IEP (NT_{IEP}) ◆ Schlüsselinformation (IK_{IEP}) ◆ Signatur S_1 ◆ Returncode (CC_{IEP})

Im zweiten Schritt der Aufladetransaktion erhält die Chipkarte im Wesentlichen Informationen über zu verwendende Schlüssel und eine Signatur S_2. Diese stammt vom Sicherheitsmodul des Terminals und ermöglicht der Chipkarte, neben dem Manipulationsschutz von Daten das Sicherheitsmodul zu authentisieren. Die Chipkarte ist durch das Sicherheitsmodul im Terminal durch ein vorangehendes INITIALIZE IEP for Load schon authentisiert. Nach erfolgreicher Prüfung von S_2 erhöht die Chipkarte den Saldo der Börse, ergänzt den aktuellen Record in der Protokolldatei und erzeugt zur Bestätigung eine Signatur S_3. Dies wird dann vom Sicherheitsmodul im Terminal als Bestätigung für das korrekte Aufbuchen des Ladebetrags verwendet.

Der zweite hier vorgestellte Ablauf mit dem entsprechenden Kommando zeigt das Bezahlen mit einer elektronischen Geldbörse. Als erstes Kommando zur Initialisierung der Transaktion wird hier ebenfalls ein INITIALIZE IEP verwendet, nur mit der Option „for Purchase". Die Chipkarte erhält von diesem Kommando keine Daten, doch erhöht es in der Karte den Transaktionszähler. Anschließend wird eine Signatur S_1 über Daten wie Verfallsdatum, Transaktionszähler und IEP-Bezeichner gebildet. Diese so mit der Signatur für den Übertragungsweg gesicherten Daten werden mit einigen anderen zurück zum Terminal geschickt.

Tabelle 11.69 Die Funktionalität von DEBIT IEP nach EN 1546-3.

DEBIT IEP	
Kommando	◆ PSAM-Bezeichner (PSAM) ◆ Transaktionsnummer des PSAM (NT_{PSAM}) ◆ abzubuchender Betrag (M_{PDA}) ◆ Währungskode ($CURR_{PDA}$) ◆ Schlüsselinformation (IK_{PSAM}) ◆ Signatur S_2 ◆ benutzerbestimmte Daten (DD)
Antwort	◆ Signatur S_3 ◆ Returncode (CC_{IEP})

Die eigentliche Transaktion für das Bezahlen führt das folgende Kommando, DEBIT IEP genannt, aus. Auf diese Weise erhält die elektronische Geldbörse in der Chipkarte Informationen über den abzubuchenden Betrag, aktuelle Schlüsselversionen und wiederum eine Signatur. Mit ihrer Hilfe kann, analog zum Aufladen der Börse, die Authentizität des Sicherheitsmoduls im Terminal geprüft werden. Verläuft die Prüfung erfolgreich, werden das Börsensaldo erhöht, die Protokolldatei für Bezahltransaktionen aktualisiert und eine weitere Signatur S_3 zur Bestätigung des ganzen Vorgangs erstellt. Diese findet sich in der Antwort auf ein DEBIT IEP wieder. Die Signatur S_3 dient dem Sicherheitsmodul im Terminal als Bestätigung, dass der Betrag in der Chipkarte ordnungsgemäß abgebucht worden ist.

Es konnte hier nur ein kurzer Überblick über die vier wichtigsten Kommandos für elektronische Geldbörsen nach EN 1546 gegeben werden. Die entsprechende Norm ist äußerst umfangreich und schließt viele Optionen und Variationsmöglichkeiten für die Systemgestaltung mit ein, welche natürlich auch wieder Auswirkungen auf den Aufbau der Kommandos haben können.[1]

11.15 Kommandos für Kredit- und Debitkarten

Die gemeinsame Spezifikation für Chipkarten im Zahlungsverkehr EMV[2] legt neben einigen Varianten von ISO/IEV 7816-Kommandos zwei speziell auf den Zahlungsverkehr abgestimmte Kommandos fest. Prinzipiell könnte mit diesen beiden sehr variablen Kommandos sogar eine elektronische Geldbörse auf einer Chipkarte verwirklicht werden. Die Intention

[1] Siehe auch Abschnitt 18.3.1 „Branchenübergreifende elektronische Geldbörse nach EN 1546" auf Seite 823.
[2] Siehe auch Abschnitt 18.4 „EMV-Anwendung" auf Seite 841.

liegt jedoch mehr auf dem Einsatz im Umfeld von Kredit- und Debittransaktionen, weshalb hier die Aspekte für diese beiden Anwendungen behandelt werden.

Die beiden Kommandos GET PROCESSING OPTIONS und GENERATE APPLICATION CRYPTOGRAM stützen sich auf TLV-kodierte Datenobjekte im Datenteil von Kommando und Antwort. Damit wurde eine erhebliche Vielfalt an möglichen Varianten und Optionen geschaffen, welche die jeweiligen Anwendungen je nach Bedarf nutzen können.

Tabelle 11.70 Die Funktionalität von GET PROCESSING OPTIONS nach EMV.

GET PROCESSING OPTIONS	
Kommando	◆ Liste von Datenobjekten für Transaktionsoptionen (*processing options data object list* – PDOL)
Antwort	◆ unterstütztes Profil der Anwendung (*application interchange profile* – AIP) ◆ Ort der Anwendungsdateien (*application file locator* – AFL) ◆ Returncode

Tabelle 11.71 Die Funktionalität von GENERATE APPLICATION CRYPTOGRAM nach EMV.

GENERATE APPLICATION CRYPTOGRAM	
Kommando	◆ gewünschtes Anwendungszertifikat ◆ transaktionsbezogene Daten (*transaction related data*)
Antwort	◆ Informationen über das Anwendungszertifikat (*cryptogram information data*) ◆ Transaktionszähler der Anwendung (*application transaction counter* – ATC) ◆ Anwendungszertifikat (*application cryptogram* – AC) ◆ Returncode

Um eine Zahlung einzuleiten, benutzt man GET PROCESSING OPTIONS. Damit können der Chipkarte TLV-kodierte Daten des Terminals für die Bearbeitung des weiteren Zahlungsablaufs übergeben werden (*processing options data object list – PDOL*). Dies kann beispielsweise der Transaktionsbetrag sein. Als Antwort sendet die Karte ein BER-TLV-kodiertes Datenobjekt mit dem unterstützten Profil der Anwendung (d. h. jene von der Chipkarte unterstützten Funktionen, die AIP (*application interchange profil*) genannt werden) und dem Ort der Anwendungsdateien (*application file locator – AFL*) zurück.

Das zweite Kommando für den Zahlungsablauf bei einer Kreditkarte mit Chip hat die Bezeichnung GENERATE APPLICATION CRYPTOGRAM. Bei diesem Kommando sind sowohl für die Kommando-APDU als auch für die Antwort-APDU alle Daten TLV-kodiert. Im Kommando werden alle notwendigen Daten für eine Zahlungstransaktion sowie das gewünschte Anwendungszertifikat zur Chipkarte gesandt. Die Chipkarte berechnet nun abhängig von den übergebenen und gespeicherten Daten den für die Zahlung notwendigen weiteren Ablauf der Transaktion. Als Ergebnis gibt sie ein Anwendungszertifikat an das Terminal zurück, welches im einfachsten Fall das Transaktionszertifikat sein kann. Damit ist dann der Zahlungsablauf beendet.

Das von der Chipkarte zurückgesandte Anwendungszertifikat kann statt des Transaktionszertifikats aber auch eine Autorisierungsanfrage enthalten. Kommt die Chipkarte bei der Ermittlung des weiteren Transaktionsablaufs zu dem Ergebnis, dass eine Online-Autorisierung erforderlich ist, enthält das Anwendungszertifikat in den Antwortdaten eine Anfrage an das dem Terminal übergeordnete Autorisierungszentrum. Nach Bearbeitung durch dieses erhält die Chipkarte in einem zweiten GENERATE APPLICATION CRYPTOGRAM die entsprechenden Daten und kann dann abschließend das Transaktionszertifikat für die Zahlung erstellen und an das Terminal senden.[1]

11.16 Anwendungsspezifische Kommandos

Kommandos, die für eine bestimmte Anwendung maßgeschneidert sind, gibt es viele. Die Gründe dafür liegen meist in der Minimierung des Speicherplatzes oder der Ausführungszeit. Diese Kommandos sind zum Großteil so spezifisch, dass sie keinen Eingang in die Normung finden, oder sind durch die Normung auf ein bestimmtes Anwendungsgebiet festgelegt.

Alle anwendungsspezifischen Kommandos hier aufzuzählen, würde den Umfang dieses Kapitels sprengen. Stellvertretend dafür ist das einzige anwendungsspezifische Kommando von TS 51.011 dargestellt. Es lautet RUN GSM ALGORITHM und wird zur gleichzeitigen Erzeugung eines dynamischen, kartenindividuellen Schlüssels und zur Authentisierung der Chipkarte gegenüber dem GSM-Hintergrundsystem benutzt. Die Funktion ist so spezifisch für die Anwendung GSM, dass es nicht sinnvoll wäre, das Kommando in eine allgemeine Norm für Chipkarten aufzunehmen. Das Kommando benutzt einen GSM-spezifischen Kryptoalgorithmus und erzeugt damit sowie mit einer Zufallszahl und einem in der Chipkarte gespeicherten Schlüssel einen dynamischen Schlüssel für das Mobiltelefon und einen Authentisierungswert für das Hintergrundsystem.

Tabelle 11.72 Die Funktionalität von RUN GSM ALGORITHM nach TS 51.011.

RUN GSM ALGORITHM		
Kommando	◆	Zufallszahl
Antwort	◆	dynamischer Schlüssel
	◆	E(Schlüssel, Zufallszahl)
	◆	Returncode

11.17 Ausführungszeiten von Kommandos

Die Ausführungszeiten von Chipkarten-Kommandos sind für bestimmte Anwendungen von ausschlaggebender Bedeutung. Zur Illustration dieser Anforderung denke man an eine Autobahngebührenerfassung in Ländern ohne Geschwindigkeitsbegrenzung. Der On-Board-Unit mit der gesteckten Chipkarte bleiben bei der automatischen Abbuchung immer nur wenige zehn Millisekunden Zeit für die gesamte Transaktion. Solche Anwendungen sind nur mit entsprechend schnellen Chipkarten realisierbar. Die nachfolgenden Formeln und Tabellen

[1] Siehe auch Abschnitt 18.4 „EMV-Anwendung“ auf Seite 841.

sind dazu gedacht, bereits vor der technischen Realisierung das spätere Zeitverhalten der Anwendung vorherzusagen.

An dieser Stelle soll ein weiteres Beispiel aus der Praxis aufgezeigt werden, das unvorhersehbare Nebenwirkungen von zu langsamen Kommandos zeigt. Vor einiger Zeit wurde bei Systemtest mit einem bestimmten Chipkarten-Betriebssystem in Verbindung mit einem bestimmten Mobiltelefontyp eine reduzierte Standby-Zeit des Telefons festgestellt. Für alle Beteiligten war dies ziemlich unverständlich, da der Energiemehrverbrauch durch langsamere Kommandos keinen sichtbaren Einfluss auf die Energiebilanz eines Mobiltelefons haben sollte.

Nach langwierigen Überlegungen und parallel dazu stattfindenden Messungen wurde der folgende überraschende Sachverhalt festgestellt: Das Kommando STATUS wird vom Mobiltelefon alle 30 Sekunden ausgeführt, um das Vorhandensein der Chipkarte zu prüfen. Aufgrund zusätzlich eingebauter Sicherheitsfunktionen hatte es bei diesem Chipkarten-Betriebssystem eine etwa doppelt so lange Ausführungszeit wie üblich, was zu einem etwa doppelt so hohen Energieverbrauch der Chipkarte wie üblich führte. Allerdings war dieser Energiemehrverbrauch nicht so hoch, dass sich dies signifikant auf die Standby-Zeit auswirken konnte. Außerdem hat in diesem Fall der spezielle Mobiltelefontyp während der Kommandoausführung der Chipkarte den mit 400 MHz laufenden Applikationsprozessor angeschaltet, dessen Stromverbrauch durchaus signifikant ist. Da aber die Ausführungszeit des Kommandos in der Chipkarte doppelt so lange wie üblich war, führte dies wegen dem energiehungrigen Applikationsprozessors zu einem deutlich sichtbaren Mehrverbrauch an Energie und in der Konsequenz zu einer sichtbar geringeren Standby-Zeit.

Dieses Beispiel zeigt auf recht deutliche Weise die Bedeutung des Zeitverhaltens bei Chipkarten-Anwendungen und auch, dass es in bestimmten Fällen Auswirkungen geben kann, die selbst von Experten nur schwer vorhersagbar sind.

11.17.1 Formelsammlung zur Abschätzung von Ausführungszeiten

Bei der Konzeption von Chipkarten-Anwendungen oder dem Design von neuen Chipkarten-Kommandos müssen oft Abschätzungen über den Zeitbedarf gemacht werden. Selbst mit Hilfe von Erfahrungswerten ist es relativ schwierig und ziemlich ungenau, durch Schätzungen ausreichend genaue Zahlen zu erhalten. Im folgenden Abschnitt sind die grundlegenden Formeln zur Berechnung von Ausführungszeiten bei Chipkarten-Betriebssystemen und kontaktbehafteter Übertragung zusammengefasst. Richtig angewandt, führen sie zu Ergebnissen in akzeptabler Genauigkeit.

Die Formeln sollten aber keinesfalls als unumstößlich und von unbeschränkter Genauigkeit angesehen werden, da sie für rechnerische Abschätzungen gedacht sind, bei denen sich durchaus Fehler in der Größenordnung von 10 % einstellen können. Deshalb sei hier auch gleich der Ratschlag gegeben, in kritischen Fällen einen entsprechenden Sicherheitsaufschlag hinzuzurechnen oder Zeitmessungen mit einer entsprechenden Chipkarte durchzuführen.

Die Variablennamen in den aufgeführten Formeln sind weitgehend selbsterklärend, deshalb sind relativ lange Namen notwendig. Soweit nicht explizit angegeben, sind alle festen Zeiten auf die Standardtaktfrequenz von 3,5712 MHz ausgelegt. Über den Proportionalitätsfaktor

PF aus den Formeln (11.9) auf Seite 443 und (11.10) auf Seite 443 können die vorgegebenen Zeiten aber für alle anderen Taktfrequenzen umgerechnet werden.

Es wird in allen Fällen angenommen, dass die jeweiligen Kommandos fehlerfrei ausgeführt werden und sowohl bei der Datenübertragung als auch bei eventuell stattfindenden NVM-Operationen keine Fehler auftreten. Bei der Datenübertragung wurde des Weiteren angenommen, dass sofort nach Empfang des letzten Bits eines Kommandos mit der Abarbeitung begonnen wird, d. h. dass eine möglichst kleine Zeichenwartezeit CWT gewählt wurde.

11.17.1.1 Kommandoabarbeitung

Die nachfolgend aufgeführten Formeln sind die Grundlage für alle Zeitberechnungen. Sie trennen die Gesamtzeit in die beiden Zeiten für Datentransfer und eigentliche Kommandobearbeitung auf.

$$t_{gesamt} = t_{Datentransfer} + t_{ICC\ intern} \quad (11.1)$$

$$t_{Datentransfer} = t_{Datentransfer\ Kommando} + t_{Datentransfer\ Antwort} \quad (11.2)$$

$$t_{ICC\ intern} \approx t_{Kommandointerpreter} + t_{Kommandoabarbeitung} \quad (11.3)$$

Die Zeit, die der Kommandointerpreter für seine Aktionen benötigt, ist nur von der angelegten Taktfrequenz abhängig und hier für 3,5712 MHz angegeben.

$$t_{Kommandointerpreter} \approx 1{,}5\,\mathrm{ms} \quad (11.4)$$

$$t_{Kommandoabarbeitung} = t_{NVM} + t_{Kryptoalgorithmus} + t_{Kommandokode} \quad (11.5)$$

Die exakte Abarbeitungszeit eines Kommandos lässt sich nur durch detaillierte Analyse des Programmablaufs auf Maschinenkodeebene ermitteln. Verzweigungen und Schleifen im Programm sowie unterschiedliche Kommandooptionen würden zu höchst komplexen Formeln führen, die für die Praxis unbrauchbar sind. Deshalb wird hier eine einfache Dreiteilung des Zeitbedarfs in Abhängigkeit von der Komplexität des Kommandos verwendet.

Am wenigsten Zeit benötigen einfache Kommandos, wie beispielsweise SELECT oder READ BINARY. Kommandos mittlerer Komplexität (z. B.: INTERNAL AUTHENTICATE) benötigen für ihren internen Programmablauf schon etwas mehr Zeit, und Kommandos mit hoher Komplexität (z. B.: DEBIT IEP) beanspruchen am meisten Zeit für die interne Abarbeitung. Dabei darf nicht übersehen werden, dass diese pauschalierten Werte nicht etwa die Aufrufe von Kryptoalgorithmen oder NVM-Schreibvorgängen abdecken, sondern nur die notwendigen internen Berechnungen und Abfragen.

$$t_{Kommandokode} \approx 5\,\mathrm{ms}\ \text{(für Kommandos geringer Komplexität)} \quad (11.6)$$

$$t_{Kommandokode} \approx 12\,\mathrm{ms}\ \text{(für Kommandos mittlerer Komplexität)} \quad (11.7)$$

$$t_{Kommandokode} \approx 20\,\mathrm{ms}\ \text{(für Kommandos großer Komplexität)} \quad (11.8)$$

Tabelle 11.73 Definition und Beschreibung der Variablen für die Formeln (11.1) auf Seite 442 bis (11.8) auf Seite 442.

Variable	Einheit	Beschreibung
$t_{Datentransfer}$	s	Zeitdauer für die Datenübertragung eines Kommandos und der dazugehörigen Antwort.
$t_{Datentransfer\ Antwort}$	s	Zeitdauer für die Datenübertragung einer Antwort auf ein Kommando.
$t_{Datentransfer\ Kommando}$	s	Zeitdauer für die Datenübertragung eines Kommandos.
t_{NVM}	s	Zeitdauer für das Schreiben von Daten in das NVM.
t_{gesamt}	s	Zeitdauer für den Empfang eines Kommandos, das Abarbeiten und Senden der Antwort.
$t_{ICC\ intern}$	s	Zeitdauer für die interne Verarbeitung eines Kommandos in der Chipkarte.
$t_{Kommandoabarbeitung}$	s	Zeitdauer für das Abarbeiten eines Kommandos.
$t_{Kommandokode}$	s	Zeitdauer für die Abarbeitung eines speziellen Programms für ein bestimmtes Kommando (z. B. Kryptoalgorithmus).
$t_{Kommandointerpreter}$	s	Zeitdauer für die Analyse des Kommandos und den Aufruf des dazugehörigen Programmkodes.
$t_{Kryptoalgorithmus}$	s	Zeitdauer für die Ausführung eines kryptografischen Algorithmus.

11.17.1.2 Proportionalitätsfaktor für vordefinierte Funktionen

Sind bereits Zeitangaben für Funktionen und für eine bestimmte Taktfrequenz vorhanden, dann müssen diese bei Bedarf über einen Proportionalitätsfaktor auf die aktuell verwendete Taktfrequenz umgerechnet werden.

Tabelle 11.74 Definition und Beschreibung der Variablen für die Formeln (11.9) auf Seite 443 und (11.10) auf Seite 443.

Variable	Einheit	Beschreibung
$f_{aktuell}$	MHz	Aktuelle Taktfrequenz.
$f_{Referenz}$	MHz	Frequenz, für die eine bestimmte taktfrequenzabhängige Zeitdauer angegeben ist.
$t_{aktuell}$	s	Aktuelle Zeitdauer für eine Aktion.
$t_{Referenz}$	s	Zeitdauer, für die eine bestimmte taktfrequenzabhängige Zeit angegeben ist.
PF	—	Proportionalitätsfaktor bei taktfrequenzabhängigen Programmroutinen.

$$PF = \frac{f_{Referenz}}{f_{aktuell}} \tag{11.9}$$

$$t_{aktuell} = t_{Referenz} \cdot PF \tag{11.10}$$

11.17.1.3 NVM-Operationen

Um Daten ins NVM zu schreiben, muss dieses je nach Inhalt der zu überschreibenden Daten vorher gelöscht werden. Die beim Löschen benutzte Pagegröße kann bei manchen Chipkarten-Mikrocontrollern unterschiedlich zur Pagegröße beim Schreibvorgang sein. Die folgenden Formeln berücksichtigen dies.

Tabelle 11.75 Definition und Beschreibung der Variablen und Formeln (11.11) auf Seite 444 bis (11.13) auf Seite 444 für NVM-Operationen.

Variable	Einheit	Beschreibung	
n	Byte	20 Byte	Anzahl der ins NVM zu schreibenden Bytes. Der Wert muss auf die jeweilige Pagegröße aufgerundet werden.
$PG_{löschen}$	Byte	32 Byte	Pagegröße für das Löschen.
$PG_{schreiben}$	Byte	4 Byte	Pagegröße für das Schreiben.
t_{NVM}	s	21 ms	Zeitdauer, um n Byte Daten in das NVM zu schreiben und dieses bei Bedarf vorher zu löschen.
$t_{NVM\ löschen}$	s	3,5 ms	Zeitdauer zum Löschen von n Byte im NVM.
$t_{NVM\ schreiben}$	s	17,5 ms	Zeitdauer zum Schreiben von n Byte im NVM.
$t_{Page\ löschen}$	s/Byte	3,5 ms/4 Byte	Zeitdauer zum Löschen einer NVM-Page.
$t_{Page\ schreiben}$	s/Byte	3,5 ms/4 Byte	Zeitdauer zum Schreiben einer NVM-Page.

Um festzustellen, ob eine NVM-Page vorher gelöscht werden muss, muss man den aktuellen Dateninhalt und die neuen Daten kennen. Konservativ gerechnet, sollte man aber annehmen, dass die zu beschreibenden Pages immer vorher gelöscht werden müssen.

Die zur Zeit noch gebräuchlichen Mikrocontroller für Chipkarten besitzen keine interne Zeitbasis, so dass einzig und allein die angelegte Taktfrequenz als Referenz vom Betriebssystem verwendet wird. Hat ein Chipkarten-Mikrocontroller nun eine maximale zulässige Taktfrequenz von beispielsweise 5 MHz, werden alle NVM-Schreibroutinen für diese Maximalfrequenz ausgelegt. Dies führt aber dazu, dass die Schreibdauer bei einer geringeren Frequenz als der maximalen proportional länger ist. Für genaue Berechnungen muss man dies über einen Proportionalitätsfaktor berücksichtigen. Da dies jedoch vom Typ des Mikrocontrollers und auch von der im Chipkarten-Betriebssystem parametrisierten maximalen Taktfrequenz abhängt, wurde dieser mögliche Effekt hier nicht berücksichtigt. In Zukunft wird er ohnehin an Bedeutung verlieren, da die neuesten Mikrocontroller über eine interne Zeitbasis verfügen und so die NVM-Operationen immer mit der gleichen Zeit und unabhängig von der angelegten Taktfrequenz durchgeführt werden.

$$t_{NVM} = t_{NVM\ löschen} + t_{NVM\ schreiben} \tag{11.11}$$

$$t_{NVM\ löschen} = \frac{t_{Page\ löschen}}{PG_{löschen}} \cdot n \tag{11.12}$$

$$t_{NVM\ schreiben} = \frac{t_{Page\ schreiben}}{PG_{schreiben}} \cdot n \tag{11.13}$$

Tabelle 11.76 Definition und Beschreibung der Variablen für die Formeln (11.14) auf Seite 446 bis (11.18) auf Seite 446.

Variable	Einheit	typ. Wert	
$n_{Antwortdaten}$	Byte	—	Anzahl der übertragenen Daten.
n_{Body}	Byte	—	Anzahl der Bytes des Kommando-Bodies bzw. des dazugehörigen Antwort-Bodies. Falls im Kommando ein Body vorhanden ist, enthält er auch eine 1 oder 2 Bytes große Längenangabe für Kommando-Body bzw. Antwort-Body.
n_{Header}	Byte	4 Byte	Anzahl der Bytes für den Header des Kommandos. Für das T=1-Protokoll sind dies die Bytes CLA, INS, P1 und P2.
$n_{Kommandodaten}$	Byte	—	Anzahl der übertragenen Daten.
$n_{Schicht\ 2}$	Byte	4 Byte	Anzahl der Bytes für die Übertragungsschicht 2. Für das T=1-Protokoll sind dies die Bytes NAD, PCB, LEN, EDC.
$n_{Trailer}$	Byte	2 Byte	Anzahl der für den Trailer einer Antwort notwendigen Daten. Dies sind die beiden Bytes SW1 und SW2.
$t_{Bytetransfer}$	s	—	Dauer der Übertragung für ein Byte.
$t_{Datentransfer\ Antwort}$	s	—	Dauer der Übertragung für die Antwort auf ein Kommando.
$t_{Datentransfer\ Kommando}$	s	—	Dauer der Übertragung für ein Kommando.
D	$\text{Bit} \cdot \frac{\text{Byte}}{\text{MHz}} \cdot \text{ms}$	$1\ \text{Bit} \cdot \frac{\text{Byte}}{\text{MHz}} \cdot \text{ms}$	Bit Rate Adjustment Factor
f	MHz	3,5712 MHz	Taktfrequenz
F	1	372	clock rate conversion factor
n	Bit	12 Bit	Anzahl von Bits pro Byte (1 Startbit, 8 Datenbits, 1 Paritätsbit, 2 Stopbits)
$t_{Bytetransfer}$	ms	1,25 ms	Dauer der Übertragung für ein Byte

11.17.1.4 Datenübertragung

Die Zeitdauer, die für die Übertragung von Kommando und nachfolgender Antwort notwendig ist, hängt in erster Linie von der Anzahl der zu übertragenden Daten ab. Der Aufbau von den zugrunde liegenden TPDUs (*transmission protocol data unit*) und APDUs (*application protocol data unit*) ist unter 9.3.1 „Übertragungsprotokoll T=0" auf Seite 276 und 9.3.2

„Übertragungsprotokoll T=1" auf Seite 282 im Detail beschrieben.

$$t_{Datentransfer\ Kommando} = t_{Bytetransfer} \cdot n_{Kommandodaten} \tag{11.14}$$

$$t_{Datentransfer\ Antwort} = t_{Antwort} \cdot n_{Antwortdaten} \tag{11.15}$$

$$n_{Kommandodaten} = n_{Schicht\ 2} + n_{Header} + n_{Body} \tag{11.16}$$

$$n_{Antwortdaten} = n_{Schicht\ 2} + n_{Trailer} + n_{Body} \tag{11.17}$$

$$t_{Bytetransfer} = \frac{1}{D} \cdot \frac{F}{f} \cdot n \tag{11.18}$$

11.17.1.5 Rechenbeispiel: Kommando READ BINARY

Im Folgenden soll eine rechnerische Abschätzung für den Zeitbedarf eines einfach aufgebauten Chipkarten-Kommandos gemacht werden. Für die Berechnung wird das Kommando READ BINARY gewählt. Als Rahmenbedingungen seien das Übertragungsprotokoll T=1 mit 372 als Teiler und eine Taktfrequenz von 5 MHz gewählt. Die Dauer für die Übertragung eines Bytes berechnet sich aus der Formel (11.18) auf Seite 446.

$$t_{Bytetransfer} = \frac{1}{D} \cdot \frac{F}{f} \cdot n = \frac{1}{1} \cdot \frac{372}{5\,000\,000\,\frac{1}{s}\,s} \approx 0,89\,\frac{\text{ms}}{\text{Byte}}$$

Für die Übertragung mit T=1 werden für Schicht 2 zusätzlich 4 Bytes zu den Schicht-7-Daten benötigt. Der Kommando-Header von READ BINARY hat eine Länge von 4 Bytes (CLA, INS, P1, P2), der dazugehörige Body eine Länge von einem Byte (L_e), und die Antwort besteht aus den gelesenen Daten der Länge Le und der Trailer aus den Statuswörtern SW1 und SW2. Damit lässt sich aus den Formeln (11.16) auf Seite 446 und (11.17) auf Seite 446 die Anzahl der zu übertragenden Daten für Kommando und Antwort in Abhängigkeit von Le errechnen.

$$n_{Kommandodaten} = n_{Schicht\ 2} + n_{Header} + n_{Body}$$
$$n_{Kommandodaten} = (4+4+1)\,\text{Byte} = 9\,\text{Byte}$$
$$n_{Antwortdaten} = n_{Schicht\ 2} + n_{Trailer} + n_{Body}$$
$$n_{Antwortdaten} = (4+Le+2)\,\text{Byte} = (\text{Le}+6)\,\text{Byte}$$

Daraus kann nun mit Hilfe der Formeln (11.14) auf Seite 446 und (11.15) auf Seite 446 die jeweilige Zeitdauer für die Übertragung von Kommando und Antwort ermittelt werden.

$$t_{Datentransfer\ Kommando} = t_{Bytetransfer} \cdot n_{Kommandodaten}$$
$$t_{Datentransfer\ Kommando} = 0,89\,\frac{\text{ms}}{\text{Byte}} \cdot 9\,\text{Byte} = 8,01\,\text{ms}$$
$$t_{Datentransfer\ Antwort} = t_{Antwort} \cdot n_{Antwortdaten}$$
$$t_{Datentransfer\ Antwort} = 0,89\,\frac{\text{ms}}{\text{Byte}} \cdot (Le + 6\,\text{Byte}) = 0,89 \cdot (\text{Le} + 6\,\text{Byte})\,\frac{\text{ms}}{\text{Byte}}$$

Das Kommando ist von geringer Komplexität, weshalb eine Ausführungszeit von 5 ms bei 3,5712 MHz angenommen wird. Daraus ergibt sich nach Umrechnung auf 5 MHz Taktfrequenz mit den Formeln (11.9) auf Seite 443 und (11.10) auf Seite 443 Folgendes:

$$PF = \frac{f_{Referenz}}{f_{aktuell}} = \frac{3,5712\,\text{MHz}}{5\,\text{MHz}} = 0,714$$
$$t_{aktuell} = t_{Referenz} \cdot PF = 5\,\text{ms} \cdot 0,714 = 3,57\,\text{ms}$$

Für READ BINARY müssen weder Daten ins NVM geschrieben werden, noch ist es notwendig, einen Kryptoalgorithmus aufzurufen. Deshalb errechnet sich die Zeitdauer für die interne Kommandoabarbeitung mit den Formeln (11.5) auf Seite 442 wie folgt:

$$t_{Kommandoabarbeitung} = t_{NVM} + t_{Kryptoalgorithmus} + t_{Kommandokode}$$
$$t_{Kommandoabarbeitung} = 0\,\text{ms} + 0\,\text{ms} + 3,57\,\text{ms} = 3,57\,\text{ms}$$

Unter der zusätzlichen Annahme, dass der Kommandointerpreter für seine Funktion etwa 1,5 ms bei 3,5712 MHz benötigt, errechnet sich die interne Ausführungszeit des Kommandos mit den Formeln (11.10) auf Seite 443 und (11.3) auf Seite 442.

$$t_{aktuell} = t_{Referenz} \cdot PF = 1,5\,\text{ms} \cdot 0,714 \approx 1\,\text{ms}$$
$$t_{ICC\ intern} = t_{Kommandointerpreter} + t_{Kommandoabarbeitung} = 1\,\text{ms} + 3,5\,\text{ms} = 4,5\,\text{ms}$$

Nun können alle ermittelten Werte in die Formeln (11.2) auf Seite 442 und (11.1) auf Seite 442 eingesetzt werden, und es ergibt sich eine Formel für die Dauer des READ BINARY-Kommandos in Abhängigkeit der gelesenen Daten.

$$t_{Datentransfer} = t_{Datentransfer\ Kommando} + t_{Datentransfer\ Antwort}$$
$$t_{Datentransfer} = 8,01\,\text{ms} + 0,89 \cdot (\text{Le} + 6\,\text{Byte})\frac{\text{ms}}{\text{Byte}}$$
$$t_{gesamt} = t_{Datentransfer} + t_{ICC\ intern}$$
$$t_{gesamt} = 8,01\,\text{ms} + 0,89 \cdot (\text{Le} + 6\,\text{Byte})\frac{\text{ms}}{\text{Byte}} + 4,5\,\text{ms}$$
$$t_{gesamt} = (12,51 + 0,89 \cdot (Le + 6\,\text{Byte})\frac{1}{\text{Byte}})\,\text{ms} = (17,85 + 0,89 \cdot \frac{\text{Le}}{\text{Byte}})\,\text{ms}$$

Dieses rechnerische Ergebnis stimmt größenordnungsmäßig relativ gut mit der empirisch ermittelten Formel (11.21) auf Seite 450 für READ BINARY für 3,5712 MHz im folgenden Abschnitt überein. Die Differenzen kommen durch zeitliche Abweichungen bei der Datenübertragung und die oben getroffenen Annahmen über den Zeitbedarf für betriebssysteminterne Abläufe zustande.

11.17.1.6 Rechenbeispiel: Initialisierung einer Chipkarte

In diesem Zahlenbeispiel soll überschlagsmäßig die Dauer der Initialisierung einer Chipkarte berechnet werden. Für die Initialisierung müssen beispielsweise 5 kByte Daten in das NVM geschrieben werden. Die Initialisierungsdaten werden mit dem Protokoll T=1 und einem Teiler von 372 übertragen. Die Taktfrequenz beträgt 3,5712 MHz.

Aus Formel (11.18) auf Seite 446 errechnet sich die Zeitdauer für die Übertragung eines einzelnen Bytes:

$$t_{Bytetransfer} = \frac{1}{D} \cdot \frac{F}{f} \cdot n = \frac{1}{1} \cdot \frac{\text{Bit} \cdot \text{Byte}}{\text{MHz} \cdot \text{ms}} \cdot \frac{372}{3{,}5712\,\text{MHz}} \cdot 12\,\text{Bit} \approx 1{,}25\,\frac{\text{ms}}{\text{Byte}}$$

Unter der Annahme, dass das Kommando zur Initialisierung einen Header von 4 Byte Länge besitzt (CLA, INS, P1, P2), die Längenangabe im Body 1 Byte lang ist (L_c), 100 Byte Nutzdaten übertragen werden und die Antwort nur aus SW1 und SW2 besteht, errechnet sich die Anzahl der zu übertragenden Daten für Kommando und Antwort.

$$n_{Kommandodaten} = n_{Schicht\,2} + n_{Header} + n_{Body}$$
$$n_{Kommandodaten} = (4+4+1+100)\,\text{Byte} = 109\,\text{Byte}$$
$$n_{Antwortdaten} = n_{Schicht\,2} + n_{Trailer} + n_{Body}$$
$$n_{Antwortdaten} = (4+0+2)\,\text{Byte} = 6\,\text{Byte}$$

Daraus kann nun wiederum die Zeitdauer für die Übertragung von Kommando und Antwort ermittelt werden.

$$t_{Datentransfer\,Kommando} = t_{Bytetransfer} \cdot n_{Kommandodaten}$$
$$t_{Datentransfer\,Kommando} = 1{,}25\,\frac{\text{ms}}{\text{Byte}} \cdot 109\,\text{Byte} = 136{,}25\,\text{ms}$$
$$t_{Datentransfer\,Antwort} = t_{Antwort} \cdot n_{Antwortdaten}$$
$$t_{Datentransfer\,Antwort} = 1{,}25\,\frac{\text{ms}}{\text{Byte}} \cdot 6\,\text{Byte} = 7{,}5\,\frac{\text{ms}}{\text{Byte}}$$

Es müssen 100 Byte Daten ins NVM geschrieben werden. Mit der zusätzlichen Annahme, dass eine NVM-Page 4 Byte groß ist und eine Schreibdauer von 3,5 ms per Page besitzt, lässt sich der zeitliche Aufwand für das Schreiben ins NVM je Kommando ermitteln.

$$t_{NVM\,schreiben} = \frac{t_{Page\,schreiben}}{PG_{schreiben}} \cdot n = \frac{3{,}5\,\frac{\text{ms}}{4\,\text{Byte}}}{4\,\text{Byte}} \cdot 25 = 3{,}5\,\text{ms} \cdot 25 = 87{,}5\,\text{ms}$$

Des Weiteren wird angenommen, dass das NVM vor dem Schreibvorgang nicht gelöscht werden muss, da dies bereits beim Test des Mikrocontrollers geschehen ist.

$$t_{NVM} = t_{NVM\,löschen} + t_{NVM\,schreiben} = 0\,\text{ms} + 87{,}5\,\text{ms} = 87{,}5\,\text{ms}$$

Für die Initialisierung ist kein Aufruf eines Kryptoalgorithmus notwendig, und das dafür eingesetzte Kommando ist intern einfach aufgebaut. Deshalb kann man für den Kommandokode eine Ausführungszeit von circa 5 ms annehmen.

$$t_{Kommandoabarbeitung} = t_{NVM} + t_{Kryptoalgorithmus} + t_{Kommandokode}$$
$$t_{Kommandoabarbeitung} = 87{,}5\,\text{ms} + 0\,\text{ms} + 5\,\text{ms} = 92{,}5\,\text{ms}$$

Nun müssen nur noch die errechneten Werte in die Formeln (11.3) auf Seite 442 und (11.2) auf Seite 442 eingesetzt werden – dann ist die Berechnung des Zeitbedarfs für ein Initialisierungskommando mit 100 Byte Initialisierungsdaten abgeschlossen. Der Kommandointerpreter benötigt dabei zusätzliche 1,5 ms.

$$t_{ICC\ intern} = t_{Kommandointerpreter} + t_{Kommandoabarbeitung} = 92,5\,\mathrm{ms} + 1,5\,\mathrm{ms} = 94\,\mathrm{ms}$$

$$t_{Datentransfer} = t_{Datentransfer\ Kommando} + t_{Datentransfer\ Antwort}$$

$$t_{Datentransfer} = 136,5\,\mathrm{ms} + 7,5\,\mathrm{ms} = 144\,\mathrm{ms}$$

$$t_{gesamt} = t_{Datentransfer} + t_{ICC\ intern} = 144\,\mathrm{ms} + 94\,\mathrm{ms} = 238\,\mathrm{ms}$$

Damit hat man berechnet, dass es 238 ms dauert, um 100 Byte Daten zur Chipkarte zu übertragen, in das NVM zu schreiben und dann dem Terminal eine Bestätigung der erfolgreichen Kommandoabarbeitung zukommen zu lassen.

Laut Vorgabe müssen jedoch 5 kByte (= 5 120 Byte) Daten in den Speicher geschrieben werden. Dazu benötigt man vereinfachend die 52-fache Zeitdauer.

$$t_{Initialisierung} = t_{gesamt} \cdot 52 = 238\,\mathrm{ms} \cdot 52 = 12,4\,\mathrm{s} \approx 13\,\mathrm{s}$$

Der Initialisierungsvorgang dauert somit nach obigem Rechenweg 12,4 Sekunden. Unter Zugabe eines kleinen Sicherheitszuschlags kann man daher davon ausgehen, dass die Initialisierung die 13-Sekunden-Marke nicht überschreiten wird.

Sollten jedoch beim Initialisierungsvorgang Übertragungs- oder NVM-Schreibfehler auftreten, ist dies in der Rechnung nicht berücksichtigt. So etwas muss man in der Praxis jedoch als eine Form von „höherer Gewalt" ansehen, was rechnerisch nur durch statistische Abschätzungen greifbar ist.

11.17.2 Zeitfunktionen typischer Chipkarten-Kommandos

Die folgenden Formeln beruhen auf Zeitmessungen an echten Chipkarten-Betriebssystemen und anschließender Berechnung von linearen Gleichungen. Die Grundlage für alle Formeln ist ein Chipkarten-Betriebssystem mit T=1-Übertragungsprotokoll, einem Clock Rate Conversion Factor von 372 und einem Bit Rate Adjustment Factor (D) von eins. Der Mikrocontroller wird mit 3,5712 MHz getaktet, und die Schreib-/Löschzeit des NVM beträgt 3,5 ms für eine 4 Byte große Page. Es wird auch grundsätzlich davon ausgegangen, dass während der Datenübertragung und eines eventuell notwendigen NVM-Schreib-/Löschvorgangs keine Fehler auftreten. Die Formeln sind gültig für alle n zwischen 1 und 254.

Die Formeln (11.19) auf Seite 449 und (11.20) auf Seite 449 sind zur Zeitberechnung des Kommandos SELECT mit der Option Selektion mit 2 Byte langer FID oder einem n Byte langen DF-Namen gedacht.

$$t_{gesamt\ SELECT\ FILE\ mit\ FID} \approx 23\,\mathrm{ms} \tag{11.19}$$

$$t_{gesamt\ SELECT\ FILE\ mit\ DF\ Name} \approx (20,75 + 1,26 \cdot n)\,\mathrm{ms} \tag{11.20}$$

Die nachfolgenden Formeln (11.21) auf Seite 450 bis (11.24) auf Seite 450 lassen sich zur Abschätzung des Zeitbedarfs für Lesekommandos für Dateien mit transparenter und Record-orientierter Struktur benutzen. Die Variable n ist dabei die Anzahl der zu lesenden Daten in der Einheit Byte. Sollten ein READ BINARY oder READ RECORD mit impliziter Dateiselektion verwendet werden, so sind auch diese Formeln brauchbar, da die durch den impliziten Selektionsvorgang entstehende Zeitabweichung vernachlässigbar ist.

$$t_{gesamt\ READ\ BINARY} \approx (20,77 + 1,26 \cdot n)\,\text{ms} \quad (11.21)$$

$$t_{ICC\ intern\ READ\ BINARY} \approx (2,02 + 0,01 \cdot n)\,\text{ms} \quad (11.22)$$

$$t_{gesamt\ READ\ RECORD} \approx (20,70 + 1,26 \cdot n)\,\text{ms} \quad (11.23)$$

$$t_{ICC\ intern\ READ\ RECORD} \approx (1,95 + 0,01 \cdot n)\,\text{ms} \quad (11.24)$$

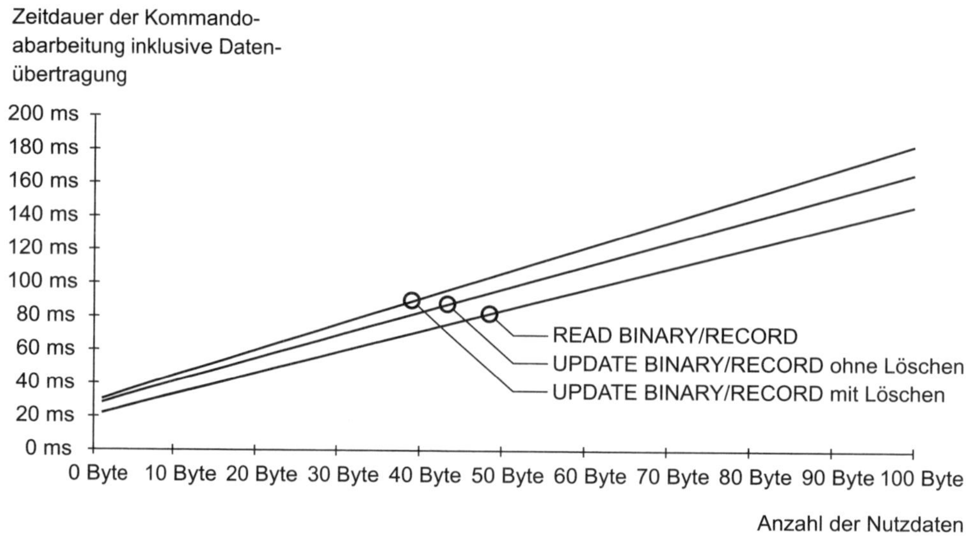

Bild 11.12 Zeitbedarf für Chipkarten-Kommandos in Abhängigkeit der Nutzdaten inklusive der dafür notwendigen Datenübertragung für Kommando und Antwort. Folgende Basis wurde für die Erstellung der Tabelle benutzt: Übertragungsprotokoll T=1, Teiler 372, Taktfrequenz der Chipkarte 3,5712 MHz und 3,5 ms/4 Byte NVM-Schreib-/Löschzeit.

$$t_{gesamt\ UPDATE\ BINARY\ ohne\ Löschen} \approx (25,55 + 1,39 \cdot n)\,\text{ms} \quad (11.25)$$

$$t_{ICC\ intern\ UPDATE\ BINARY\ ohne\ Löschen} \approx (6,8 + 0,14 \cdot n)\,\text{ms} \quad (11.26)$$

$$t_{gesamt\ UPDATE\ BINARY\ mit\ Löschen} \approx (27,26 + 1,54 \cdot n)\,\text{ms} \quad (11.27)$$

$$t_{ICC\ intern\ UPDATE\ BINARY\ mit\ Löschen} \approx (8,51 + 0,29 \cdot n)\,\text{ms} \quad (11.28)$$

$$t_{gesamt\ UPDATE\ RECORD\ ohne\ Löschen} \approx (25,35 + 1,38 \cdot n)\,\text{ms} \quad (11.29)$$

$$t_{ICC\ intern\ UPDATE\ RECORD\ ohne\ Löschen} \approx (6,7 + 0,14 \cdot n)\,\text{ms} \quad (11.30)$$

$$t_{gesamt\ UPDATE\ RECORD\ mit\ Löschen} \approx (27,13 + 1,5 \cdot n)\,\text{ms} \quad (11.31)$$

$$t_{ICC\ intern\ UPDATE\ RECORD\ mit\ Löschen} \approx (8,4 + 0,28 \cdot n)\,\text{ms} \quad (11.32)$$

Die Formeln (11.25) auf Seite 450 bis (11.32) auf Seite 450 können für die rechnerische Abschätzung des Kommandos UPDATE BINARY und UPDATE RECORD mit und ohne implizite Dateiselektion benutzt werden. Die Zeitdauer hängt vor allem davon ab, ob es notwendig ist, vor dem NVM-Schreibvorgang die entsprechenden NVM-Pages zu löschen, weshalb die Formeln diesbezüglich aufgeteilt sind. Bei Formeln, die ein vorheriges Löschen berücksichtigen, wurde immer davon ausgegangen, dass alle Pages gelöscht werden müssen. Die Anzahl der zu schreibenden Daten wird mit n in der Einheit Byte angegeben.

Unter Verwendung obiger Formeln wurden die Diagramme in Bild 11.13 und in Bild 11.14 erstellt. Mit ihnen können erste Abschätzungen zu Datenübertragungszeiten und Schreibzeiten ins NVM schnell und einfach durchgeführt werden.

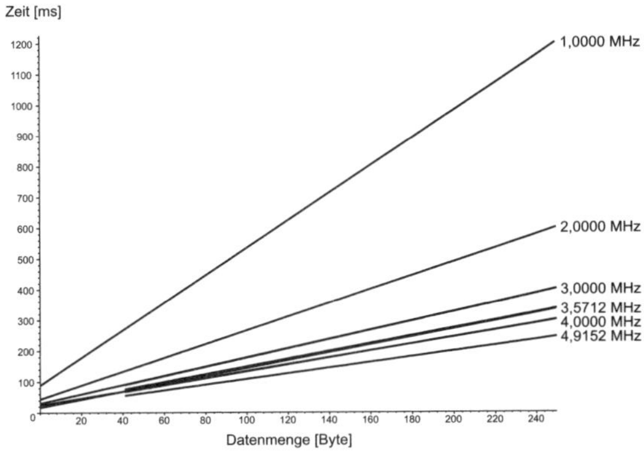

Bild 11.13 Diagramm zur Ermittlung der Übertragungszeit von Daten in Abhängigkeit vom Takt. Die dargestellten Werte beruhen auf folgenden Annahmen: Übertragungsprotokoll T=1, Teiler 372, keine zusätzliche Schutzzeit (N=12), kein Chaining, Prüfsummenverfahren XOR, keine Übertragungsfehler und Kommandos im Case 2 oder 3 (z. B.: READ BINARY oder UPDATE BINARY).

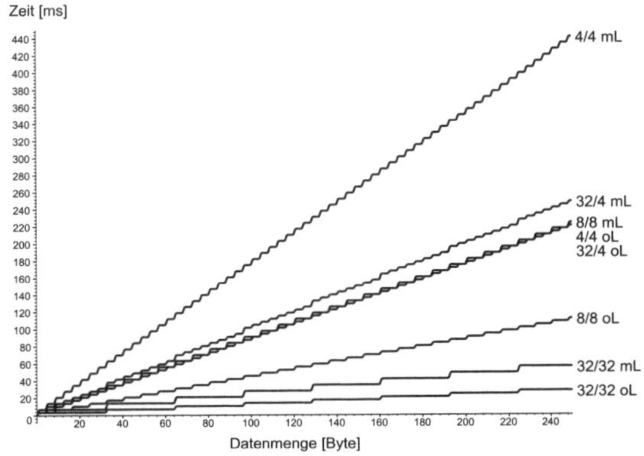

Bild 11.14 Diagramm zur Ermittlung der NVM-Schreibzeit von Daten in Abhängigkeit von der Pagegröße, jedoch unabhängig vom Takt. Dabei wurde angenommen, dass keine Lösch-/Schreibfehler auftreten und des Weiteren folgende Bezeichnungen benutzt werden: Der erste numerische Wert gibt die Pagegröße zum Löschen und der zweite numerische Wert die Pagegröße zum Schreiben an. Die Abkürzung „mL" kennzeichnet das vorangegangene Löschen aller zu beschreibenden Pages und „oL" das Schreiben ohne vorheriges Löschen aller Pages.

11.17.3 Typische Ausführungszeiten von Kommandos

Die Grundlage der Tabellen sind die durchschnittlichen Ausführungszeiten von Kommandos im Gutfall. Zur Zeitmessung wurden verschiedene Chipkarten mit unterschiedlichen Betriebssystemen herangezogen. Die Werte sind Mittelwerte und können im Einzelfall je nach Betriebssystem stark voneinander abweichen. Gemeinsam war bei allen gemessenen Chipkarten das Übertragungsprotokoll T=1, eine Taktfrequenz von 3,5712 MHz, ein Teiler von 372, eine Schreib-/Löschzeit von 3,5 ms pro 4 Byte und ein Software-basierter DES-Algorithmus mit einer Geschwindigkeit von 17 ms pro 8 Byte Datenblock.

Tabelle 11.77 Durchschnittswerte von an unterschiedlichen Chipkarten-Betriebssystemen gemessenen Ausführungszeiten von Kommandos. Die Werte in Klammern sind die Anzahl der gelesenen Daten. Die sonstigen Messbedingungen sind im Text beschrieben.

Kommando	Ausführungszeit ohne Datenübertragung	Ausführungszeit mit Datenübertragung
READ BINARY (1 Byte)	2,02 ms	22,02 ms
READ BINARY (2 Byte)	2,03 ms	23,28 ms
READ BINARY (3 Byte)	2,04 ms	24,54 ms
READ BINARY (4 Byte)	2,04 ms	25,79 ms
READ BINARY (5 Byte)	2,05 ms	27,05 ms
READ BINARY (10 Byte)	2,12 ms	33,37 ms
READ BINARY (20 Byte)	2,23 ms	45,98 ms
READ BINARY (50 Byte)	2,54 ms	83,79 ms
READ BINARY (100 Byte)	2,98 ms	146,73 ms
UPDATE BINARY ohne Löschen (1 Byte)	6,95 ms	26,95 ms
UPDATE BINARY ohne Löschen (2 Byte)	7,01 ms	28,26 ms
UPDATE BINARY ohne Löschen (3 Byte)	7,03 ms	29,53 ms
UPDATE BINARY ohne Löschen (4 Byte)	7,11 ms	30,86 ms
UPDATE BINARY ohne Löschen (5 Byte)	7,12 ms	32,12 ms
UPDATE BINARY ohne Löschen (10 Byte)	7,33 ms	38,58 ms
UPDATE BINARY ohne Löschen (20 Byte)	12,33 ms	56,08 ms
UPDATE BINARY ohne Löschen (50 Byte)	18,16 ms	99,41 ms
UPDATE BINARY ohne Löschen (100 Byte)	18,81 ms	162,56 ms
UPDATE BINARY mit Löschen (1 Byte)	9,42 ms	29,42 ms
UPDATE BINARY mit Löschen (2 Byte)	9,51 ms	30,76 ms
UPDATE BINARY mit Löschen (3 Byte)	9,52 ms	32,02 ms
UPDATE BINARY mit Löschen (4 Byte)	9,48 ms	33,23 ms
UPDATE BINARY mit Löschen (5 Byte)	9,62 ms	34,62 ms
UPDATE BINARY mit Löschen (10 Byte)	9,85 ms	41,10 ms
UPDATE BINARY mit Löschen (20 Byte)	17,41 ms	61,16 ms
UPDATE BINARY mit Löschen (50 Byte)	25,87 ms	107,12 ms
UPDATE BINARY mit Löschen (100 Byte)	35,34 ms	179,09 ms

Tabelle 11.78 An unterschiedlichen Chipkarten-Betriebssystemen gemessene Ausführungszeiten von typischen Kommandos. Die Messbedingungen sind im Text beschrieben. Das Zeitverhalten der mit „*“ gekennzeichneten Kommandos ist stark implementierungsabhängig. Den Ausführungszeiten der mit „*“ gekennzeichneten Kommandos ist eine starke Abhängigkeit von der jeweiligen Art der Implementierung und des unterstützten Funktionsumfangs eigen. Deshalb können Zeitangaben für diese Kommandos stark voneinander abweichen.

Kommando	Ausführungszeit ohne Datenübertragung	Ausführungszeit mit Datenübertragung
GET CHALLENGE (8 Byte Zufallszahl)	26 ms	55 ms
CREDIT IEP*	175 ms	222 ms
DEBIT IEP*	235 ms	270 ms
EXTERNAL AUTHENTICATE*	22 ms	51 ms
GET CARD DATA (8 Byte)	4 ms	33 ms
INITIALIZE IEP for Load*	89 ms	173 ms
INITIALIZE IEP for Purchase*	135 ms	201 ms
INTERNAL AUTHENTICATE*	26 ms	65 ms
INVALIDATE	15 ms	34 ms
MUTUAL AUTHENTICATE*	95 ms	163 ms
REHABILITATE	15 ms	33 ms
SEEK	3 ms	22 ms
SELECT (mit 8 Byte AID)	3 ms	32 ms
SELECT (mit 2 Byte FID)	3 ms	24 ms
VERIFY (8 Byte PIN)	27 ms	56 ms

Kapitel 12

Dateiverwaltung in Chipkarten

Neben den in ihnen enthaltenen Mechanismen zur Identifizierung und Authentisierung sind Chipkarten vor allem auch Datenspeicher. Dabei haben sie gegenüber anderen Speichermedien, wie beispielsweise Disketten, den entscheidenden Vorteil, dass der Zugriff auf die Daten an Bedingungen geknüpft sein kann.

Die ersten Chipkarten hatten nur direkt adressierbare Speicherbereiche, in die Daten geschrieben oder aus denen Daten gelesen werden konnten. Der Zugriff erfolgte unter Angabe von physikalischen Speicheradressen. Mittlerweile verfügen beinahe alle Chipkarten über ein vollständiges und hierarchisch organisiertes Dateiverwaltungssystem mit symbolischer und Hardware-unabhängiger Adressierung.

Allerdings weisen diese Dateiverwaltungen einige chipkartenspezifische Eigenheiten auf. Das Auffälligste daran: es gibt keine Mensch-Maschine-Schnittstelle. Alle Dateien werden mit hexadezimalen Kodes adressiert, und auch die weiteren Kommandos bauen strikt darauf auf, dass hier die Kommunikation nur zwischen zwei Computern abläuft. Ebenfalls typisch für diese Dateiverwaltungen ist, dass sie auf wenig Speicherverbrauch hin ausgelegt sind. Wenn möglich, wird auch noch das letzte redundante Byte vermieden. Da der „Benutzer" im Terminal ein Computer ist, entstehen dadurch eigentlich keine Nachteile.

Um den Speicherverbrauch so gering wie möglich zu halten, ist oft auch keine aufwändige Speicherverwaltung vorhanden. Wird eine Datei gelöscht – und selbst dies können noch nicht alle Betriebssysteme –, dann ist es oft nicht selbstverständlich, dass der frei werdende Platz von einer neu zu erzeugenden Datei eingenommen werden kann. Oft werden bei der Initialisierung bzw. Personalisierung alle Dateien erzeugt und in die Chipkarte geladen. Danach sind Änderungen auf den Dateiinhalt beschränkt.

Die Eigenheiten des benutzten Speichers beeinflussen natürlich auch die Art und Weise der Dateiverwaltung. Die Speicherseiten im nichtflüchtigen Speicher können im Gegensatz zu PC-Festplatten nicht unbegrenzt beschrieben bzw. gelöscht werden. Dies führt dazu, dass es spezielle Dateiattribute gibt, um Informationen redundant und gegebenenfalls sogar korrigierbar abzulegen.

12.1 Aufbau von Dateien

Die neueren Dateiverwaltungssysteme für Chipkarten speichern alle Informationen über eine Datei in dieser Datei selber. Dieses Prinzip ist in Bild 12.1 dargestellt. Dateien sind deswegen immer in zwei getrennte Teile aufgespalten. Der Dateiheader genannte Teil enthält Informationen über die Struktur, den Aufbau der Datei und Zugriffsbedingungen, während in dem mit einem Zeiger verbundenen Dateibody die veränderbaren Nutzdaten gespeichert sind.

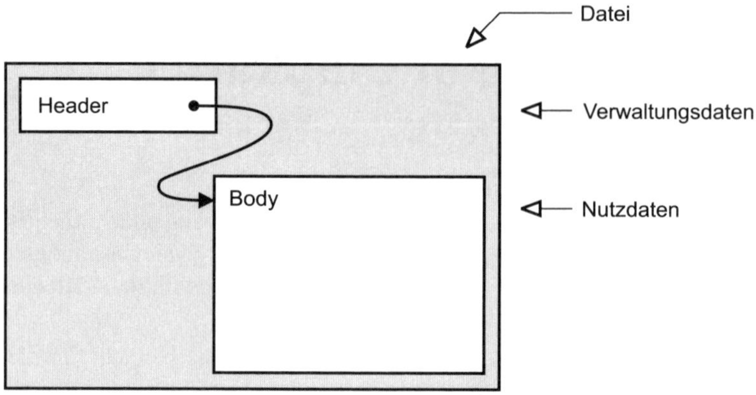

Bild 12.1 Der interne Aufbau einer Datei bei Dateiverwaltungen von Chipkarten.

Dieser zweigeteilte Aufbau hat neben der besseren Strukturierung der Daten den Vorteil der größeren physikalischen Sicherheit der Datenbestände. Das in Speicherseiten (*pages*) orientierte EEPROM oder Flash, in dem sich alle Dateien befinden, weist nur eine begrenzte Anzahl von möglichen Schreib-/Löschzyklen auf. Header und Body befinden sich stets auf getrennten Seiten des Speichers. Da die Header im Regelfall aber selten verändert werden, dort aber alle Zugriffsbedingungen gespeichert sind, kann durch einen Schreib- oder Löschfehler im Body keine Beeinflussung auftreten. Befänden sich Header und Body auf einer gemeinsamen Speicherseite, wäre es beispielsweise möglich, durch gezielt erzeugte Schreibfehler die Zugriffsbedingungen so zu verändern, dass eventuell geheime Daten aus dem Body ausgelesen werden könnten.

Manche Chipkarten-Betriebssysteme bieten die Möglichkeit, von zwei verschiedenen Headern aus einen Body zu adressieren, was als *shared files* bezeichnet wird. Die beiden Header befinden sich dann üblicherweise in DFs zweier unterschiedlicher Anwendungen. Auf diese Weise können technisch elegant Daten zwischen zwei Anwendungen geteilt werden. Wichtig dabei ist, dass die Zugriffsbedingungen, festgelegt in den beiden Headern, identisch sind.

12.2 Lebenszyklus von Dateien

Der Lebenszyklus einer Datei von der Erzeugung bis zum Löschen ist in Bild 12.2 auf der nächsten Seite aufgezeigt und in der ISO/IEC 7816-9 genormt. Der erste Schritt im „Leben" einer Datei ist die Erzeugung, die nach der vorgenannten Norm in drei Varianten durchgeführt werden kann. In der ersten Variante wird die Datei erzeugt, jedoch noch nicht mit Daten gefüllt und auch nicht aktiviert, kann damit also von der externen Welt noch nicht selektiert werden. Dazu ist ein anschließendes ACTIVATE FILE-Kommando notwendig. Die Variante zwei sieht eine Erzeugung der Datei vor, in die dabei auch gleich die Initialdaten geschrieben werden. Eine Aktivierung der Datei ist dann in einem Folgeschritt notwendig. Bei Variante drei wird die Datei erzeugt, mit den Initialdaten gefüllt und auch aktiviert, so dass sie sofort verwendbar ist.

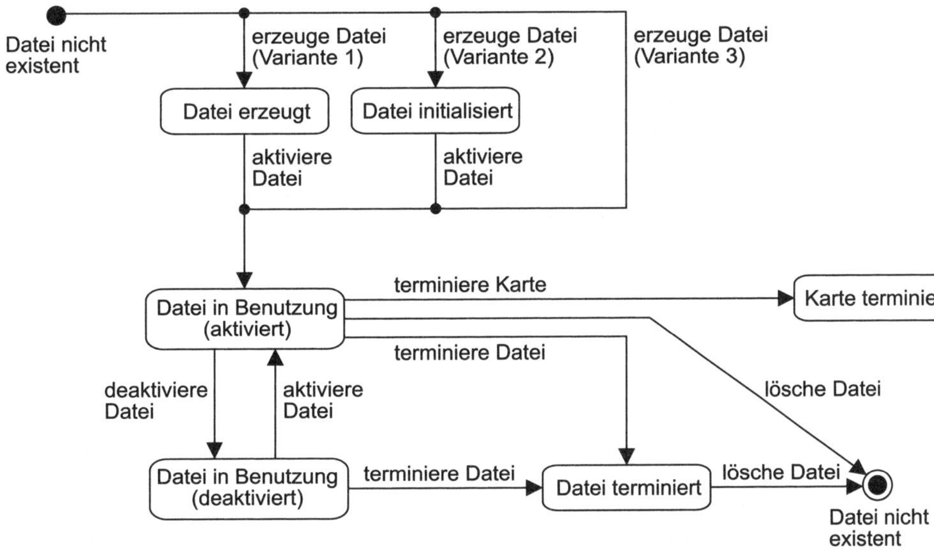

Bild 12.2 Zustände und Zustandsübergänge im vollständigen Lebenszyklus von Dateien in einem Chipkarten-Betriebssystem nach ISO/IEC 7816-9. Die unterschiedlichen Zustände nach der Erzeugung einer Datei resultieren aus möglichen Parametern des CREATE-Kommandos.

Allen drei Varianten ist gemein, dass die erzeugte Datei anschließend aktiv ist, d. h. von der äußeren Welt mit den üblichen Kommandos wie READ BINARY darauf zugegriffen werden kann. Mit den entsprechenden Kommandos DEACTIVATE FILE und ACTIVATE FILE ist es möglich, die aktive Datei zu deaktivieren bzw. auch wieder zu aktivieren. Damit lässt sich die Datei vorübergehend sperren, so dass sie von der äußeren Welt nicht benutzt werden kann.

Im weiteren Verlauf des Lebenszyklus kann eine Datei oder ein Verzeichnis mit den Kommandos TERMINATE EF und TERMINATE DF auch irreversibel gesperrt werden. Sie ist dann nach wie vor im Dateibaum vorhanden, lässt sich jedoch nicht mehr lesen oder schreiben. Es ist auch möglich, eine Datei mit DELETE FILE zu löschen, so dass der von ihr belegte Speicherplatz wieder dem Freispeicher der Dateiverwaltung zugeordnet wird und die Datei und ihr Inhalt nicht mehr existent sind.

12.3 Dateitypen

Der Aufbau von Chipkarten-Dateisystemen ist in der ISO/IEC 7816-4 festgelegt und dem aus der PC-Welt ähnlich. Der größte Unterschied besteht darin, dass bei Chipkarten keine anwendungsspezifischen Dateien existieren, wie zum Beispiel spezielle Dateistrukturen für eine bestimmte Textverarbeitung. Bei Chipkarten werden beinahe ausschließlich einige wenige genormte Dateistrukturen benutzt.

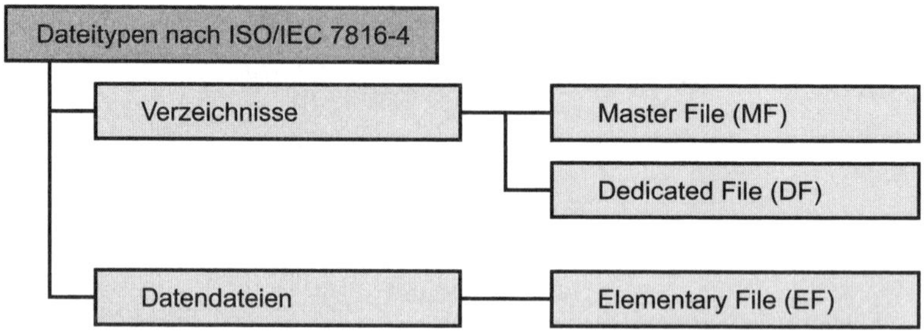

Bild 12.3 Klassifizierungsbaum der genormten Dateitypen bei Chipkarten-Betriebssystemen nach ISO/IEC 7816-4.

Es gibt bei Chipkarten grundsätzlich zwei Kategorien von Dateien: die Verzeichnisdateien, „Dedicated Files“ (DFs) genannt, und die „Elementary Files“ (EFs), welche die eigentlichen Nutzdaten beinhalten. Die DFs fungieren als eine Art Ordner und beinhalten entweder weitere, untergeordnete DFs oder EFs, die logisch zusammengehören. Dies ist in Bild 12.4 auf der nächsten Seite dargestellt. Die EFs lassen sich noch in Dateien für die äußere Welt (*working EF*) und solche für das Chipkarten-Betriebssystem (*internal EF*) einteilen.

12.3.1 Master File (MF)

Das Root-Verzeichnis, das implizit nach einem Reset der Chipkarte vom Betriebssystem selektiert wird, hat die Bezeichnung „Master File“, abgekürzt MF. In ihm befinden sich die anderen Verzeichnisse und Dateien. Das Master File ist ein Sonderfall eines Dedicated File und stellt den gesamten in der Chipkarte für den Dateibereich verfügbaren Speicher dar. Es muss in jeder Chipkarte vorhanden sein.

12.3.2 Dedicated File (DF)

Unter dem MF können bei Bedarf noch „Dedicated Files“, abgekürzt DFs, existieren. Sie werden vielfach auch „Directory Files“ genannt – was jedoch nicht der offiziellen ISO/IEC 7816-4-Abkürzung entspricht. DFs sind Verzeichnisse, in denen weitere Dateien (EFs und DFs) zusammengefasst sein können. Unter den DFs können noch weitere DFs existieren. Im Prinzip ist die Schachtelungstiefe der DFs nicht limitiert. Bei Chipkarten befinden sich jedoch selten mehr als zwei Ebenen von DFs unter dem MF.

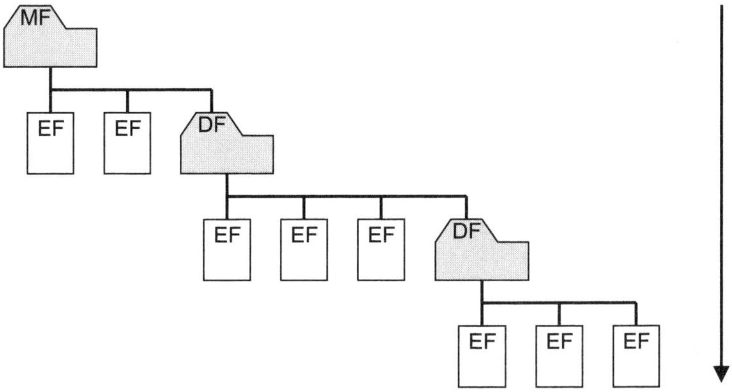

Bild 12.4 Die verschiedenen Dateitypen im Dateibaum einer Chipkarte in einer beispielhaften Anordnung mit zwei DF-Ebenen.

12.3.3 Application Dedicated File (ADF)

Bei der Spezifikation für die UICC (TS 102 221) wurde noch eine besondere Form eines DFs eingeführt, das ADF (*application dedicated file*). Dabei handelt es sich um ein DF für Anwendungen, das mit den entsprechenden Mechanismen (SELECT-Kommando mit AID als Parameter) selektiert werden kann, jedoch nicht unter dem MF angeordnet ist. Ein ADF ist demnach eine Kombination von DF und MF. Ein ADF ist separat zum MF angeordnet und befindet sich logisch gesehen nicht unter dem MF.

12.3.4 Elementary File (EF)

Die für eine Anwendung erforderlichen Nutzdaten befinden sich in den EFs. EF ist die Abkürzung von Elementary File. Sie können direkt unter dem MF oder auch unter einem DF angeordnet sein. Um Daten sowohl logisch optimal strukturiert als auch speicherplatzminimiert ablegen zu können, besitzen EFs grundsätzlich eine interne Dateistruktur. Dies ist der Hauptunterschied zu Dateien auf PCs, deren interne Struktur durch eine Anwendung, beispielsweise eine Textverarbeitung, vorgegeben ist und nicht durch das Betriebssystem. EFs sind in Working EFs und Internal EFs aufgeteilt.

12.3.5 Working EF (WEF)

Alle Daten einer Anwendung, welche vom Terminal gelesen oder geschrieben werden müssen, also für die äußere Welt (vom Standpunkt der Chipkarte aus betrachtet) bestimmt sind, befinden sich in den so genannten Working EFs. Daten, die sich in einem solchen Dateityp befinden, sind nicht unmittelbar für das Betriebssystem bestimmt.

12.3.6 Internal EF (IEF)

Zusätzlich zu den EFs für Anwendungen existieren noch interne Systemdateien, in denen Daten für das Betriebssystem selber, den Ablauf einer Anwendung, geheime Schlüssel oder Programmkode abgelegt werden können. Der Zugriff auf diese Dateien ist vom Betriebssystem besonders geschützt. Hier gibt es nun aber nach ISO/IEC 7816-4 zwei Varianten, um diese internen Systemdateien in der Dateiverwaltung zu integrieren.

Die erste Variante sieht vor, diese Dateien im jeweiligen Anwendungs-DF versteckt anzuordnen. Sie können somit auch nicht selektiert werden, und die Verwaltung übernimmt dafür transparent das Betriebssystem der Chipkarte, ähnlich den Ressource-Dateien im MacOS.

In der zweiten Variante erhalten diese Systemdateien einen regulären Filenamen (d. h. eine FID) und sind mit diesem auch selektierbar. Das entspricht in seinen wesentlichen Ansätzen der Dateiverwaltung unter Windows. Beide Systeme haben gleichermaßen einige Vor- und Nachteile, doch erfüllen sie auf etwas unterschiedliche Weise die gleiche Funktionalität.

12.4 Dateien für eine Anwendung

Nach einer Konvention fasst man alle Dateien mit Nutzdaten, d. h. EFs, die zu einer Anwendung gehören, immer in einem DF zusammen. Damit erhält man eine klare und übersichtliche Struktur, und durch die Erzeugung des betreffenden DFs kann auf einfache Art eine neue Anwendung in eine Chipkarte eingebracht werden.

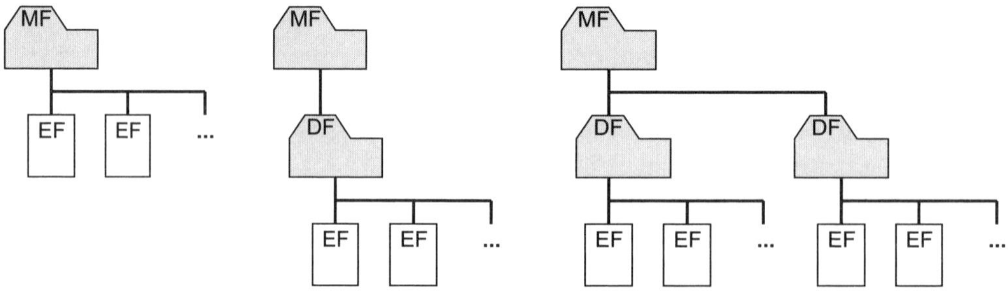

Bild 12.5 Unterschiede in der Dateiorganisation zwischen Chipkarten mit einer und mehreren Anwendungen. Links und in der Mitte sind die beiden üblichen Varianten einer einzigen Anwendung pro Chipkarte aufgezeigt und rechts eine Chipkarte mit mehreren Anwendungen, die in unterschiedlichen DFs separiert sind.

Da das MF nur der Sonderfall eines DFs ist, können selbstverständlich bei Chipkarten mit nur einer Anwendung alle dazugehörigen EFs direkt unter dem MF kumuliert werden. In einer typischen Chipkarte für eine einzige Anwendung können sich deshalb alle EFs entweder direkt unter dem MF oder unter dem einzigen DF befinden. Chipkarten mit mehreren Anwendungen besitzen entsprechend viele DFs, in denen die zugehörigen EFs eingerichtet sind.

Unter einem solchen Anwendungs-DF können bei Bedarf noch weitere DFs angeordnet sein. Zum Beispiel kann unter dem MF ein DF der Anwendung „Verkehrsleitsystem“ gewidmet sein. Eine zusätzliche Schachtelung könnte in eigenen DFs im Anwendungs-DF die Dateien für die möglichen Sprachen, z. B. „Englisch“ oder „Deutsch“, enthalten.

12.5 Dateinamen

Die Dateien in modernen Chipkarten-Betriebssystemen werden ausnahmslos logisch adressiert und nicht über direkte physikalische Adressen angesprochen. Letzteres war früher in der Chipkartenwelt durchaus üblich und ist selbst bei Mikrocontroller-Chipkarten vereinzelt auch heute noch der Fall. Bei einfachen und im Adressbereich genau spezifizierten Anwendungen kann dies eine sehr speicherplatzsparende Zugriffsart sein.

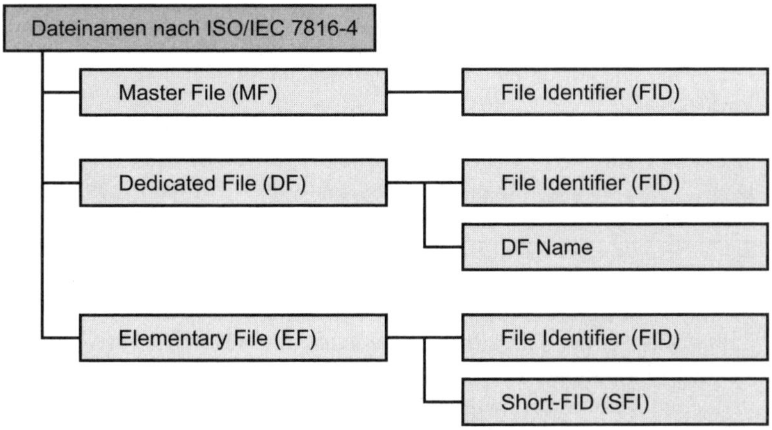

Bild 12.6 Klassifizierungsbaum der Dateinamen bei Chipkarten-Betriebssystemen nach ISO/IEC 7816-4.

Da der Zugriff auf alle Dateien von einem Rechner im Terminal ausgeführt wird, bedeutet es auch keinen Verlust an Benutzerfreundlichkeit. Allerdings entspricht eine direkte Adressierung in keiner Weise den Kriterien modernen Software-Designs und verursacht auch erhebliche Probleme bei Software-Erweiterungen oder Chipkarten-Mikrocontrollern mit unterschiedlichen Adressräumen. Wesentlich besser und vor allem viel einfacher erweiterbar sind hierbei alle Konzepte mit logischer Adressierung der Dateien. Es kann ohne Frage davon ausgegangen werden, dass es in wenigen Jahren keine andere Art der Adressierung von Dateien als die logische über Dateinamen bei Chipkarten mit Mikrocontrollern mehr gibt. Bei Speicherkarten wird es jedoch auf absehbare Zeit bei der physikalischen Adressierung der Daten bleiben.

12.5.1 File Identifier (FID)

Das hier beschriebene System der Dateinamen fundiert auf der ISO/IEC 7816-4 und wurde im Prinzip von allen anderen internationalen Chipkarten-Normen übernommen. Alle Dateien, einschließlich der Verzeichnisse, besitzen einen 2 Byte langen File Identifier (FID) mit dem sie ausgewählt werden können.

Das MF hat aus historischen Gründen den FID '3F00', der im ganzen logischen Adressraum ausschließlich dem MF vorbehalten ist. Der logische Dateiname 'FFFF' ist für zukünftige Anwendungen reserviert und darf nicht verwendet werden. Daneben gibt es sowohl von ISO als auch einigen anderen Normen weitere reservierte FIDs, die in der Tabelle 12.1 aufgeführt sind.

Tabelle 12.1 Die von den wichtigsten Chipkarten-Normen reservierten File Identifiers (FID).

FID	Name und Zweck	Norm
'2F00'	Diese FID ist reserviert für die Datei EF_{DIR} (*directory*) und wird zur Speicherung von Application Identifiers (AIDs) mit dazugehöriger Pfadangabe zur korrespondierenden Anwendung benutzt.	ISO/IEC 7816-4
'2F01'	Diese FID ist reserviert für die Datei EF_{ATR} mit den Erweiterungen zum ATR.	ISO/IEC 7816-4
'2FFF'	Diese FID ist reserviert für die Dateiselektion durch Pfadangabe.	ISO/IEC 7816-4
'3F00'	Das MF ist das Wurzelverzeichnis für alle Dateien einer Chipkarte.	ISO/IEC 7816-4, TS 51.011, TS 102 221, EMV
'FFFF'	Diese FID ist reserviert für die künftige Benutzung durch ISO/IEC.	ISO/IEC 7816-4

Die GSM-Anwendung ist ein typisches Beispiel dafür, dass verschiedentlich Teile des FIDs nicht frei wählbar sind. In der TS 51.011-Spezifikation ist das höherwertige Byte durch den Ort, den die Datei im Dateibaum einnimmt, festgelegt. Die Kodierung selber ist historisch gewachsen und stammt noch von den ersten französischen Chipkarten. DFs bei GSM besitzen als erstes, d. h. höherwertigstes Byte den Wert '7F'. Die EFs direkt unter dem MF haben als erstes Byte des FID den Wert '2F' und EFs unter einem DF den Wert '6F'. Das niederwertige Byte ist durchnumeriert. Diese Festlegung gilt nur für die GSM-Anwendung und besitzt keinen allgemeinen normativen Charakter. Ansonsten kann der Adressbereich des FID von 2 Bytes voll ausgenutzt werden und unterliegt keinen Beschränkungen.

Das EF_{DIR} hat die FID '2F00', besitzt die Struktur linear fixed und besteht aus mindestens einem Record. Jeder Record ist wiederum ein constructed Datenobjekt, das Informationen über eine bestimmte Anwendung auf der Chipkarte enthält. Typischerweise sind dies die AID und eine textuelle Bezeichnung der jeweiligen Anwendung. Das EF_{DIR} könnte auch noch weitere Daten wie beispielsweise den Pfad zur Anwendung enthalten. Der Zweck des EF_{DIR} ist es, einem Terminal die auf der Chipkarte befindlichen Anwendungen in einem standardisierten Format anzuzeigen.

Die FID im Dateibaum müssen so gewählt werden, dass sich die Dateien eindeutig selektieren lassen. Es ist also verboten, dass zwei EFs unter einem gemeinsamen DF den gleichen FID haben. Genauso wenig darf ein DF den gleichen FID wie ein direkt darunter befindliches EF haben, da dann das Betriebssystem entscheiden müsste, ob das Verzeichnis oder die Datei als Erstes selektiert wird.

Zum Finden eindeutiger FIDs eignen sich die drei folgenden Regeln:

- Regel 1: DFs und EFs innerhalb eines Verzeichnisses dürfen nicht den gleichen FID haben.

- Regel 2: Verzeichnisse innerhalb von Verzeichnissen (d. h. DFs) dürfen nicht den gleichen FID haben.
- Regel 3: EFs innerhalb eines Verzeichnisses (d. h. MF oder DF) dürfen nicht den gleichen FID wie das über- oder untergeordnete Verzeichnis haben.

Tabelle 12.2 Beispiel für einen typischen Aufbau eines EF_{DIR} nach ISO/IEC 7816-4 und ISO/IEC 7816-5 anhand des EF_{DIR} einer UICC.

EF_{DIR}	**Verzeichnis-EF (*dir – directory*)**	
Beschreibung	Diese Datei enthält Informationen über die auf einer Chipkarte befindlichen Anwendungen.	
Datei	FID = '2F00'; Struktur: linear fixed, Dateigröße: n Bytes	
	Zugriffe: READ: immer; UPDATE: je nach Anwendung, im Allgemeinen jedoch nur mit Administratorrechten	
Kodierung eines Records	Byte 1:	Template für Anwendung '61'
	Byte 2:	Länge des Templates für Anwendung (3 ... 127)
	Byte 3:	Kennzeichen des AID '4F'
	Byte 4:	Länge des AID (1 ... 16)
	Byte 5 ... n:	AID
	Byte n + 1:	Kennzeichen der Anwendungsbezeichnung (*application label*) '50'
	Byte n + 2:	Länge der Anwendungsbezeichnung
	Byte n + 3 ... m:	Anwendungsbezeichnung in ASCII (0 ... 16)
Beispiel	'61 0E 4F 05 D2 76 00 00 60 50 05 52 61 6E 6B 6C'	
	'61'	Template für Anwendung
	'0E'	Länge des Templates, Länge = 14 Byte
	'4F'	Kennzeichen des AID
	'05'	Länge des AID, Länge = 5 Byte
	'D2 76 00 00 60'	AID
	'4F'	Kennzeichen der Anwendungsbezeichnung
	'05'	Länge der Anwendungsbezeichnung, Länge = 5 Byte
	'52 61 6E 6B 6C'	Anwendungsbezeichnung = "Rankl"

12.5.2 Short File Identifier (SFI)

Zur impliziten Selektion von Dateien innerhalb eines anderen Kommandos wird die Short-FID verwendet. Die Short-FID ist für EFs optional, muss also nicht zwangsläufig vergeben werden. Sie wird, falls vorhanden, bei der impliziten Dateiselektion im Kommando mit übergeben und hat deshalb nur eine Größe von 5 Bit. Die Short-FID kann somit Werte zwischen 1 und 30 annehmen, da eine Short-FID von '0' das aktuell selektierte EF adressiert.

12.5.3 DF Name

Die DFs sind die Zusammenfassungen von Dateien für die einzelnen Anwendungen. Sie entsprechen Verzeichnissen oder Ordnern und können weitere Verzeichnisse oder EFs aufnehmen. In Zukunft könnte der dafür zur Verfügung stehende Adressraum mit dem 2 Byte langen FID zu klein werden. Deshalb besitzen DFs zusätzlich zu ihrem FID einen so genannten „DF Name“[1]. Er hat nach ISO/IEC 7816-4 eine Länge zwischen 1 und 16 Byte. Der DF Name bietet einen genügend großen Adressraum, damit eine Chipkarten-Anwendung weltweit eindeutig ist.

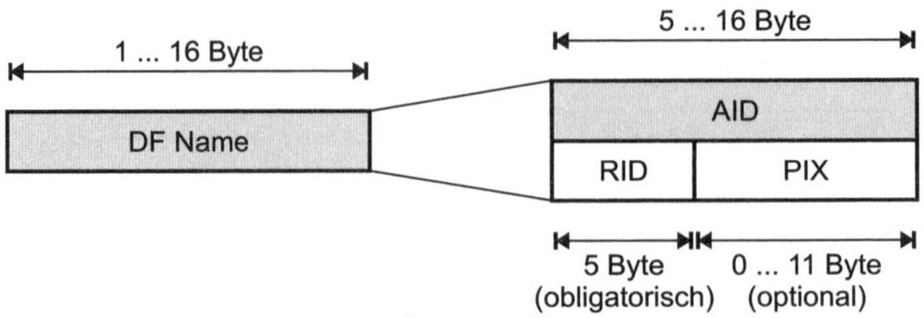

Bild 12.7 Der DF Name im Zusammenhang mit dem Aufbau des AID (*application identifier*) aus RID (*registered identifier*) und PIX (*proprietary application identifier extension*).

Da es bei freier Auswahl trotzdem irgendwann zwei DFs mit gleichem DF Name geben könnte, wird der DF Name in der Regel nur in Verbindung mit dem in der ISO/IEC 7816-5 definierten AID (*application identifier*) benutzt. Der AID ist weltweit eindeutig und kann eine Länge zwischen 5 und 16 Byte haben und setzt sich aus zwei von der ISO definierten Datenelementen zusammen. Der AID ist somit eine Teilmenge des DF Name. Die Zusammenhänge zwischen DF Name und AID zeigt Bild 12.7.

12.5.4 Aufbau und Kodierung des Application Identifier (AID)

Der Application Identifier (AID) setzt sich selber wiederum aus zwei Datenelementen zusammen. Das erste Datenelement ist der Registered Identifier (RID) mit einer festen Länge von 5 Byte. Er wird entweder von einer nationalen oder internationalen Registrierungsstelle vergeben und beinhaltet einen Länderkode, eine Anwendungskategorie und eine Nummer für den Anwendungsanbieter. Dieser Zahlenkode führt zu einer nur ein einziges Mal vergebenen RID, die weltweit zur Identifizierung einer bestimmten Anwendung benutzt werden kann.

Tabelle 12.3 Kodierung des 5 Byte (= 10 Digits) langen Registered Identifier (RID).

Registered Identifier (RID) D1	D2...D4	D5...D10	**Bedeutung**
X	...	...	Kategorie der Registrierung 'A': Internationale Registrierug 'D': Nationale Registrierung
...	X	...	Länderkode, Kodierung nach ISO 3166
...	...	X	Nummer des Anwendungsherausgebers, wird von der nationalen bzw. internationalen Registrierungsinstanz vergeben.

[1] „DF Name“ ist hier und auch im Folgenden ein englisches Wort, obwohl es identisch mit der deutschen Schreibweise ist.

Leider sind die Listen der registrierten RIDs vertraulich und können nicht veröffentlicht werden. Beispiele bekannter RID finden Sie auf der Homepage von Wolfgang Rankl [Rankl]. Die Anschriften der internationalen bzw. von nationalen Registrierungsstellen für RIDs finden sich ebenfalls dort.

Tabelle 12.4 Beispiel für eine national registrierte RID nach ISO/IEC 7816-5, anhand der RID von Wolfgang Rankl.

Registered Identifier (RID)			**Bedeutung**
D1	**D2 ... D4**	**D5 ... D10**	
'D'	...	...	die Kategorie der Registrierung ist national
...	'276'	...	der Länderkode der Registrierung nach ISO 3166 für Deutschland
...	...	'00 00 60'	von der nationalen Registrierungsinstanz vergebene Nummer des Anwendungsherausgebers

Falls es notwendig ist, kann der Anwendungsanbieter der RID eine Proprietary Application Identifier Extension (PIX) nachstellen, die der optionale zweite Teil des AID ist. Die bis zu 11 Byte lange PIX kann zum Beispiel eine Serien- und Versionsnummer sein und damit zur Verwaltung der Anwendung benutzt werden.

12.6 Selektion von Dateien

Die objektorientierten Dateiverwaltungssysteme erfordern stets die Selektion der Datei vor dem Zugriff. Damit wird dem Betriebssystem mitgeteilt, welche Datei von nun an angesprochen werden soll. Die erfolgreiche Selektion einer neuen Datei führt dazu, dass die bisherige Selektion ungültig wird. Deshalb kann immer nur eine Datei zur gleichen Zeit selektiert sein.

Aufgrund der frei wählbaren FID müssen gewisse Einschränkungen der freien Adressierbarkeit von Dateien gemacht werden. Sonst würde sehr leicht der Fall eintreten, dass mehrere Dateien mit gleicher FID im Dateibaum zur Verfügung stehen und das Betriebssystem entscheiden müsste, welche Datei nun gemeint ist. Um diese Mehrdeutigkeiten zu vermeiden und dadurch auch unabhängig vom Suchalgorithmus der Dateiverwaltung des Betriebssystems zu sein, sind die Selektionsmöglichkeiten von Dateien limitiert.

Anders wäre es, wenn alle verwendeten FIDs im Dateibaum einzigartig wären. Dann wäre es ein Leichtes, über mehrere Verzeichnisgrenzen hinweg die gewünschte Datei auszuwählen. Doch genau dieser Fall kann nicht immer gewährleistet werden. Deshalb ist immer nur eine Auswahl innerhalb gewisser Grenzen möglich, da sonst die Eindeutigkeit der zu selektierenden Datei nicht mehr sichergestellt ist. Das MF kann jedoch von jedem Punkt innerhalb des Dateibaums selektiert werden, da seine FID im Dateibaum einzigartig ist. Die Auswahl von DFs der ersten Ebene unter dem MF ist beispielsweise nur von einem DF dieser Ebene oder vom MF aus möglich. Das Bild 12.8 auf der nächsten Seite zeigt als Muster mögliche und verbotene Selektionen.

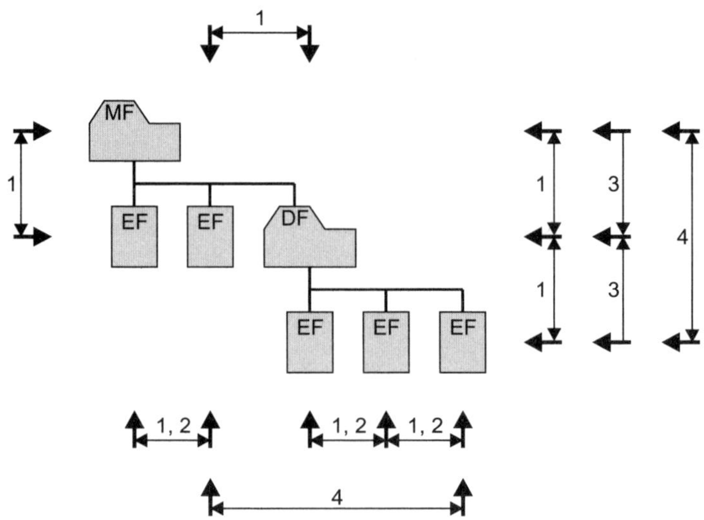

Bild 12.8 Die unterschiedlichen Möglichkeiten zur Selektion von Dateien im Dateibaum von Chipkarten. Die explizite Selektion mit einem FID (*file identifier*) ist mit 1 angegeben, und die implizite Dateiselektion mit einem SFI (*short file identifier*) ist mit 2 gekennzeichnet. Die Selektion über den DF Name ist mit der Ziffer 3 markiert und die Selektion mit FID (*file identifier*) unter Angabe des Pfades mit der Ziffer 4.

12.6.1 Selektion von Verzeichnissen (MF, DF)

Das MF kann von jedem Ort innerhalb des Dateibaums entweder mit einer speziellen Option des Selektionskommandos oder unter Angabe seines nur einmal im Dateibaum vorkommenden FIDs '3F00' selektiert werden. Damit wird der Selektionszustand wiederhergestellt, wie er nach dem Reset der Chipkarte herrscht, da dort das MF implizit durch das Betriebssystem selektiert wurde. Die DFs können entweder mit ihrem FID oder dem DF Name, der die registrierte und somit einzigartige AID enthält, ausgewählt werden.

12.6.2 Explizite Selektion von EFs

Zur Auswahl von EFs stehen grundsätzlich zwei Methoden zur Verfügung: Bei der expliziten Selektion wird vor dem eigentlichen Zugriff ein eigenes Kommando (SELECT) mit dem 2 Byte langen FID als Parameter zur Auswahl der gewünschten Datei zur Chipkarte gesendet. Danach kann auf die Datei mit allen weiteren Kommandos zugegriffen werden.

12.6.3 Implizite Selektion von EFs

Wird bei dem eigentlichen Dateizugriff in den Parametern eines Kommandos mit einem Short File Identifier (SFI) gleichzeitig die Datei ausgewählt, so spricht man von impliziter Selektion. Die implizite Selektion hat aber eine Reihe von Einschränkungen. Sie funktioniert nur bei EFs innerhalb des aktuell selektierten DFs oder MFs. Über Verzeichnisgrenzen hinweg ist somit keine Auswahl einer Datei möglich. Weiterhin ist sie nur mit bestimmten

Zugriffskommandos möglich (z. B.: READ/UPDATE BINARY und READ/UPDATE RECORD), bei denen als Parameter der Short File Identifier übergeben werden kann.

Der große Vorteil der impliziten Selektion liegt darin, dass mit einem einzigen Kommando selektiert und zugleich auf die Datei zugegriffen werden kann. Dies führt dazu, dass in vielen Fällen ein SELECT-Kommando unnötig wird und es so zu einer Vereinfachung der Kommandoabläufe kommt. Aufgrund des reduzierten Kommunikationsbedarfs erreicht man bei Kommandosequenzen mit einer impliziten Selektion von Dateien höhere Ablaufgeschwindigkeiten.

12.6.4 Selektion durch Pfadangabe

Zusätzlich zur direkten Selektion existieren nach ISO/IEC 7816-4 noch zwei ergänzende Methoden der expliziten Selektion einer Datei mittels Pfadangabe. In der ersten Variante muss der Pfad von der aktuell selektierten Datei zur Zieldatei dem Betriebssystem übergeben werden. Die zweite Methode sieht vor, dass man den Pfad vom MF zur Zieldatei übergibt. Beide Methoden sind in vielen Chipkarten-Betriebssystemen realisiert und ermöglichen durch diese zusätzliche Funktionalität einen messbar verringerten Zeitbedarf bei der Abarbeitung von Kommandosequenzen.

12.7 Dateistrukturen von EFs

Die EFs bei Chipkarten haben im Gegensatz zu vielen Dateien auf PC-Systemen eine normierte interne Struktur. Diese Struktur kann je nach Verwendungszweck für jedes EF individuell gewählt werden, was große Vorteile für die äußere Welt mit sich bringt, da es diese internen Strukturen ermöglichen, Datenbestände so aufzubauen, dass sehr schnell und zielgerichtet auf sie zugegriffen werden kann.

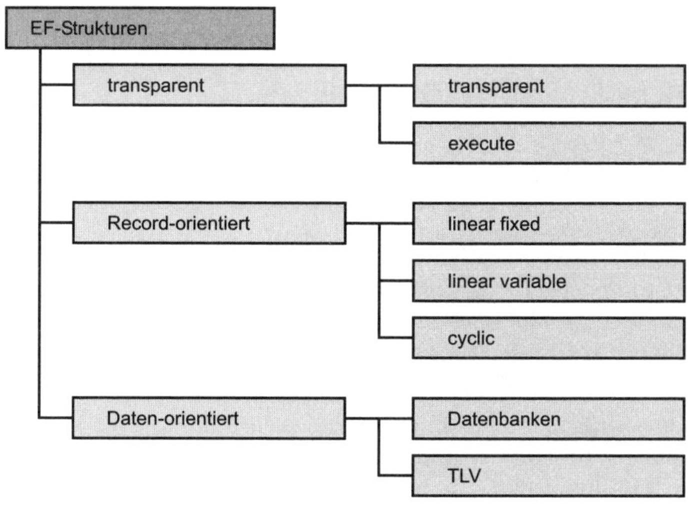

Bild 12.9 Klassifizierungsbaum der Dateistrukturen von EFs bei Chipkarten-Betriebssystemen.

Die Verwaltung dieser Datenstrukturen erfordert in der Chipkarte einen spürbaren Aufwand an Programmkode. Dies ist auch der Grund, warum die Datenstrukturen nicht alle symmetrisch zueinander sind, sondern nur in Varianten vorkommen, die in der Praxis häufig benötigt werden.

12.7.1 Dateistruktur „transparent"

Die Dateistruktur „transparent" wird oft auch noch als binäre oder amorphe Struktur bezeichnet. Dies bedeutet mit anderen Worten, dass eine transparente Datei keine innere Struktur aufweist. Übertragen auf heutige Programmiersprachen, entspricht diese Dateistruktur einem String, auf den wahlfrei zugegriffen werden kann. Auf die in der Datei enthaltenen Daten kann byteweise oder blockweise schreibend oder lesend mit einem Offset zugegriffen werden. Dazu werden die Kommandos READ BINARY, WRITE BINARY und UPDATE BINARY verwendet.

Die minimale Größe eines EF mit der Struktur „transparent" ist 1 Byte. Eine maximale Größe ist in keiner Norm explizit festgelegt. Jedoch ist durch die maximale Anzahl von zu lesenden oder zu schreibenden Bytes im Short Format (255) bzw. im Extended Format (65 536) und den maximalen Offset (32 767) eine Größe von bis zu 65 791 Byte bzw. 98 303 Byte möglich. Diese Maximalangabe ist bei den heutigen Chipkarten aufgrund der zur Verfügung stehenden Speichergrößen im Bereich des Möglichen, obwohl in der Praxis transparente Dateien selten größer als ein paar Hundert Byte sind.

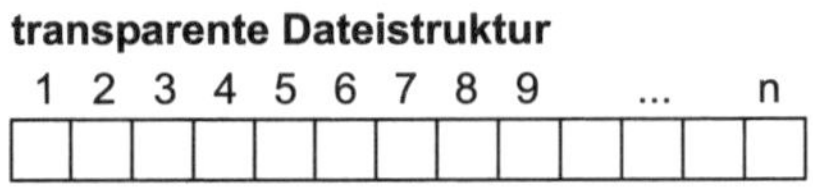

Bild 12.10 Der Aufbau der Dateistruktur „transparent".

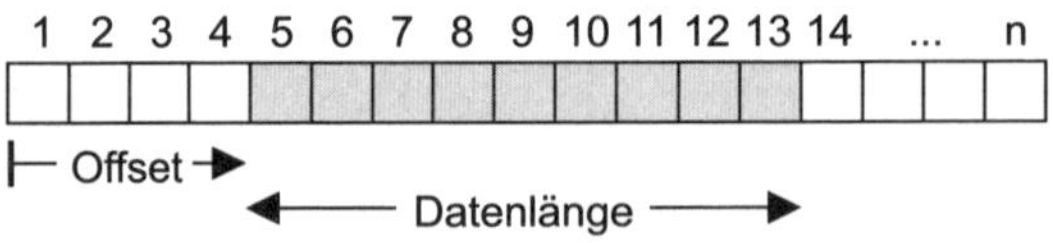

Bild 12.11 Beispiel für das Lesen von 9 Byte mit einem Offset von 4 Byte aus einer transparenten Datei.

Sollen zum Beispiel 6 Byte mit einem Offset von 4 Byte aus einer 12 Byte großen Datei gelesen werden, so findet der Zugriff wie in Bild 12.11 statt. Die Anwendung dieser Datenstruktur liegt hauptsächlich im Bereich von Daten, die nicht strukturiert aufgebaut oder sehr kurz sind. Ein typisches Einsatzgebiet wäre eine Datei mit einer Indentifikationsnummer oder einem digitalisierten Passfoto.

Mit der linear und eindimensional aufgebauten Datenstruktur lassen sich aber im Bedarfsfall auch alle anderen Strukturen simulieren. Allerdings gestaltet sich dann der Zugriff für das Terminal etwas aufwändiger, da intern in der Datei auch Parameter über den Aufbau abgespeichert werden müssen.

12.7.2 Dateistruktur „linear fixed“

Die linear fixed-Dateistruktur basiert auf der Verkettung von gleich langen Datensätzen, d. h. Records. Ein Record wiederum ist eine Aneinanderreihung einzelner Bytes. Auf die einzelnen Records dieser Dateistruktur kann wahlfrei zugegriffen werden. Die kleinste Zugriffsgröße ist ein einzelner Record, es ist also nicht möglich, nur auf Teile eines Records zuzugreifen.[1] Gelesen bzw. geschrieben werden kann in diese Struktur mit READ RECORD, WRITE RECORD und UPDATE RECORD.

Der erste Record hat immer die Nummer 1. Die größte Recordnummer ist 'FE', also 254, da 'FF' für spätere Erweiterungen reserviert ist. Die Länge der einzelnen Records kann sich aufgrund der Zugriffskommandos im Bereich von 1 bis 254 Byte bewegen, doch müssen alle Records die gleiche Länge aufweisen.

Die typische Anwendung dieser Dateistruktur ist ein Telefonverzeichnis, in dem als Erstes der Name steht und dann, ab einer festen Stelle, die dazugehörige Telefonnummer.

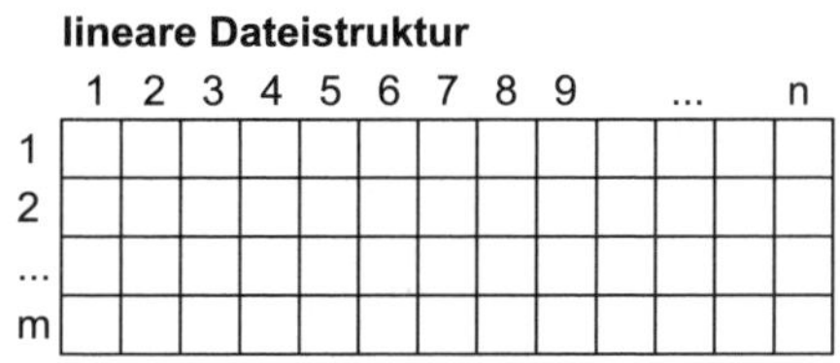

Bild 12.12 Der Aufbau der Dateistruktur „linear fixed“.

12.7.3 Dateistruktur „linear variable“

In der Dateistruktur „linear fixed“ besitzen alle Records die gleiche Länge. Dadurch wird oftmals Speicherplatz verschwendet, da viele Record-orientierte Daten von variabler Länge sind. Man denke dabei nur an die Namen in einem Telefonverzeichnis. Dieser Forderung nach Speicherplatzminimierung kommt die Struktur linear variable nach. Hier kann jeder einzelne Record individuell eine bestimmte Länge annehmen. Dies erfordert, dass jeder Record ein zusätzliches Informationsfeld über seine Länge besitzt. Ansonsten ist der Aufbau analog dem in der Struktur „linear fixed“.

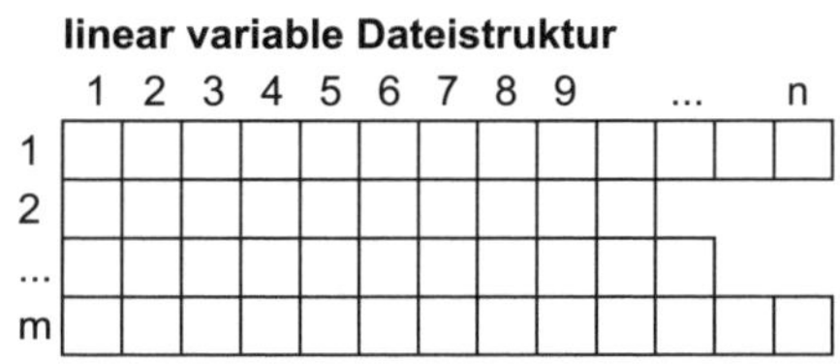

Bild 12.13 Der Aufbau der Dateistruktur „linear variable“.

Der erste Datensatz bei der Dateistruktur „linear fixed“ hat die Nummer 1, und es können maximal 254 Datensätze in einer Datei enthalten sein. Die Länge der einzelnen Records ist,

[1] Nach ISO/IEC 7816-4 ist es mit entsprechend erweiterten Kommandos erlaubt, auch auf Teile von Records zuzugreifen, doch wird dies in der Praxis bislang nicht verwendet.

bestimmt durch die Zugriffskommandos, von 1 Byte bis 254 Byte individuell einstellbar. Diese sind die gleichen wie bei der Datenstruktur „linear fixed“, d. h. READ RECORD, WRITE RECORD und UPDATE RECORD.

Vorzugsweise findet diese Struktur dann Verwendung, wenn Datensätze mit sehr unterschiedlicher Länge gespeichert und Speicherplatz in der Chipkarte gespart werden soll. So könnte beispielsweise das unter „linear fixed“ erwähnte Telefonverzeichnis dahingehend optimiert werden, dass die Records genauso lang sind wie die eigentlichen Einträge und somit nicht alle Records die gleiche Länge haben. Allerdings benötigt die Verwaltung dieser Dateistruktur im Chipkarten-Betriebssystem sowohl Programmkode als auch zusätzlichen Speicher für die individuellen Recordlängen. Deshalb bieten oftmals Betriebssysteme für Mikrocontroller mit wenig Speicherplatz diese Dateistruktur nicht an. Die ISO/IEC 7816-4 lässt diese Einschränkung konsequenterweise auch in einigen Profilen ausdrücklich zu.

12.7.4 Dateistruktur „cyclic“

Diese Struktur basiert auf der linear fixed-Datenstruktur. Sie besteht also aus einer bestimmten Anzahl von Records mit gleicher Länge. Zusätzlich beinhaltet das EF noch einen Zeiger, der immer auf den letzten geschriebenen Datensatz zeigt, welcher grundsätzlich die Nummer 1 hat. Erreicht der Zeiger den letzten Datensatz im EF, wird er beim nächsten Schreibzugriff vom Betriebssystem automatisch wieder auf den ersten Datensatz gesetzt. Er verhält sich also wie bei einer analogen Uhr mit einem Stundenzeiger.

Enthält die cyclic-Datei n Records, so hat der letztgeschriebene die Nummer 1. Der vorhergehend geschriebene hat die Nummer 2 und der „älteste“ Record die Nummer n. Man kann auch auf diese Dateistruktur, wie im Übrigen auf alle der drei Record-orientierten Dateistrukturen, mit Adressierung des ersten (*first*), letzten (*last*), vorherigen (*previous*) und nächsten (*next*) Record darauf zugreifen.[1]

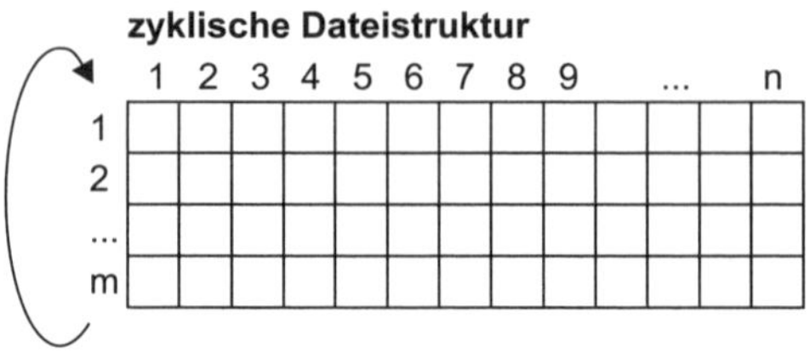

Bild 12.14 Der Aufbau der Dateistruktur „cyclic“.

Anzahl und Länge der Datensätze sind völlig analog denen bei „linear fixed“. Es können also aufgrund der Restriktionen durch die Schreib- und Lesekommandos maximal 254 Datensätze mit einer Maximallänge von je 254 Bytes erzeugt werden.

Die typische Anwendung für diese Struktur sind Dateien innerhalb der Chipkarte für die Aufzeichnung von Protokollen, da der jeweils älteste Eintrag immer durch den neuesten überschrieben wird.

[1] Siehe auch Abschnitt 11.2 „Schreib- und Lesekommandos“ auf Seite 389.

12.7.5 Dateistruktur für Datenobjekte

Die beiden Kommandos GET DATA und PUT DATA der ISO/IEC 7816-4 werden benutzt, um TLV-kodierte Datenobjekte in der Chipkarte abzulegen und von dort wieder auszulesen.[1] Dies wird von der Dateiverwaltung durch eine eigene Datenstruktur unterstützt. Die interne Basis dafür sind oft angepasste Dateistrukturen der Art „linear variable" oder „transparent". Die Kommandos GET DATA und PUT DATA greifen dann über die Dateiverwaltung auf diese modifizierten Dateistrukturen zu.

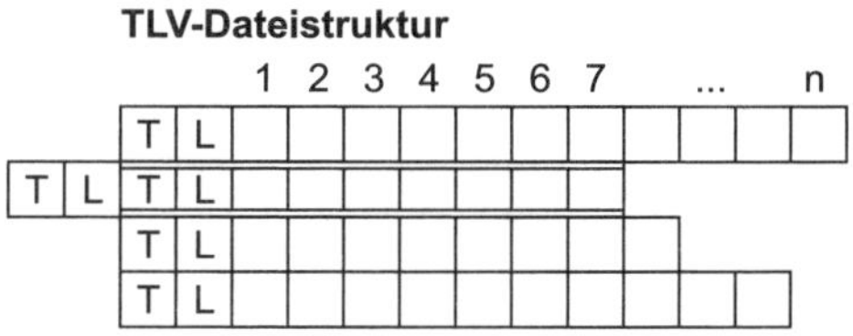

Bild 12.15 Der Aufbau der Dateistruktur „TLV".

TS 102 221 definiert über die beiden Kommandos SET DATA und RETRIEVE DATA TLV-strukturierte Dateien, die für die Speicherung großer Datenmengen vorgesehen sind. Die Dateigröße kann sich dabei durchaus bis in den zweistelligen Megabyte-Bereich bewegen. Der Arbeitstitel für diese Art von Dateien während der Spezifikationsphase hat sich auch im täglichen Sprachgebrauch etabliert, so dass der Begriff „large files" in der Mobilfunkwelt heute für TLV-strukturierte Dateien steht.

12.7.6 Dateistruktur für Datenbanken

Die ISO/IEC 7816-7 definiert mit SCQL eine Untermenge von SQL für Chipkarten.[2] Um die Daten in einer für die SCQL-Kommandos auslesbaren Form im Dateisystem der Chipkarte ablegen zu können, ist es notwendig, eine eigene Dateistruktur dafür vorzusehen. Diese ist in ihrem Aufbau nicht normiert, sondern dem jeweiligen Betriebssystemhersteller überlassen. In dem Database File sind die eigentlichen Nutzdaten der Datenbank, unterschiedliche Sichten auf die Datenbank, die Zugriffsrechte auf die Datenbank und die Benutzer-Profile abgelegt.

12.7.7 Dateistruktur „execute"

Die folgende Dateistruktur ist im Prinzip nicht eigenständig, da sie auf der transparenten Datenstruktur beruht. Sie ist in der europäischen Norm EN 726-3 beschrieben und bietet innerhalb des Betriebssystems große Erweiterungsmöglichkeiten. Die Datenstruktur „execute" ist nicht zum Speichern von Daten, sondern für die Ablage von ausführbarem Programmkode gedacht.[3] Zugreifen kann man auf Dateien mit der Struktur „execute" mit den entsprechenden Kommandos für transparente Dateistrukturen. Allerdings schafft man damit

[1] Siehe auch Abschnitt 11.2 „Schreib- und Lesekommandos" auf Seite 397.
[2] Siehe auch Abschnitt 11.13 „Datenbankkommandos – SCQL" auf Seite 433.
[3] Siehe auch Abschnitt 13.14 „Nachladbarer Programmkode" auf Seite 534.

eine Hintertür, denn jeder, der auf diese Datei schreiben darf, hat dadurch die Möglichkeit, eigenen Programmkode inklusive trojanischer Pferde in die Karte zu laden.

12.7.8 Dateistruktur für Ablaufsteuerung

Weist ein Chipkarten-Betriebssystem eine Ablaufsteuerung für Kommandosequenzen auf, müssen die Informationen, wann welche Kommandos akzeptiert werden, ebenfalls im Speicher abgelegt werden. Dies geschieht üblicherweise in einer Datei mit besonders angepasster Struktur für diese Aufgabe. Diese ist jedoch nicht genormt, und jedes Betriebssystem mit Ablaufsteuerung besitzt ausnahmslos ein eigenes und nicht zu anderen kompatibles Format.

12.8 Zugriffsbedingungen auf Dateien

Alle Dateien verfügen im Rahmen ihres objektorientierten Aufbaus über Informationen, die die Zugriffe im Rahmen des Dateimanagements regeln. Die dazugehörige Kodierung ist immer im Header der Datei untergebracht. Die Sicherheit der Dateiverwaltung einer Chipkarte basiert in wesentlichen Punkten auf der Rechteverwaltung für den Dateizugriff.

Die Zugriffsbedingungen werden bei der Erzeugung einer Datei festgelegt und im Regelfall nur noch selten geändert. Die für eine Datei möglichen Zugriffsbedingungen (*access conditions*) differieren je nach den im Betriebssystem vorhandenen Kommandos stark, da es beispielsweise keinen Sinn hat, Zugriffsbedingungen für READ RECORD zu definieren, wenn dieses Kommando in einem Chipkarten-Betriebssystem nicht vorhanden ist.

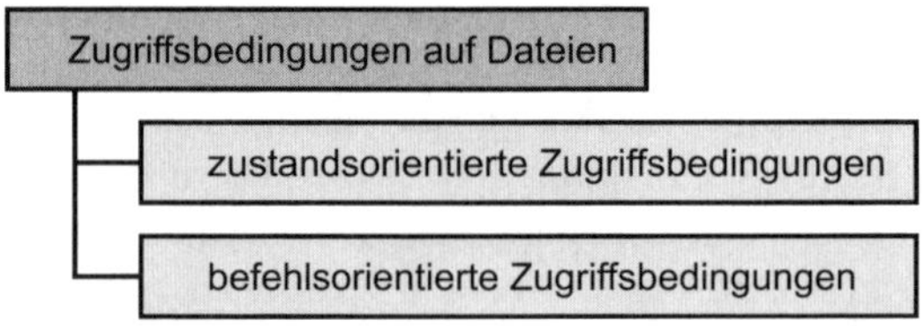

Bild 12.16 Klassifizierungsbaum der beiden möglichen Arten von Zugriffsbedingungen auf Dateien.

Beim MF und den DFs werden im Gegensatz zu den EFs keine Informationen über den Datenzugriff (Schreib- oder Leserechte) gespeichert, sondern unter anderem die Zugriffsbedingungen für die Erzeugung von neuen Dateien. Je nach Dateityp sind also verschiedene Zugriffsbedingungen gespeichert: in den EFs für den Zugriff auf die Dateiinhalte und im MF und den DFs für Kommandos, die innerhalb dieser Organisationsstruktur gelten.

Bei der Festlegung der Zugriffsbedingungen wird zwischen zustands- und kommandoorientierten Zugriffsbedingungen unterschieden. Bei den zustandsorientierten Zugriffsbedingungen wird der aktuelle Sicherheitszustand, verknüpft mit einem definierbaren logischen Vergleich, mit der dazugehörigen Zugriffsbedingung der Datei verglichen.

Im Gegensatz dazu werden bei kommandoorientierten Zugriffsbedingungen die vor dem Zugriff korrekt auszuführenden Kommandos definiert. Dies betrifft vor allem Authentisierungs- und Identifizierungskommandos. Kommandoorientierte Zugriffsbedingungen sind in der

Chipkartenwelt weit verbreitet, ihr bekanntester Vertreter ist die Chipkarte für GSM.[1] Bei kommandoorientierten Zugriffsbedingungen enthält die Zugriffstabelle in der Datei Informationen über die erfolgreich auszuführenden Kommandos für jede der Zugriffsarten. Oftmals werden die Kommandos noch nach den unterschiedlichen Schlüsseln aufgeteilt. In der Praxis würde beispielsweise eine bestimmte Datei als Lesebedingung die vorhergehende Identifizierung des Benutzers mit dem Kommando VERIFY und seiner PIN Nummer eins erfordern. Erst nach erfolgreicher Abarbeitung dieses Kommandos kann die Datei gelesen werden.

Der Vorteil dieser Art von Zugriffsbedingung ist der einfache Aufbau, mit dem die meisten Anwendungsfälle abgedeckt werden können. Für Multiapplikations-Chipkarten sind kommandoorientierte Zugriffsbedingungen allerdings oftmals nur mit zusätzlichem Aufwand einsetzbar. Bei Betriebssystemen mit nachladbarem Programmkode würde dies beispielsweise auch eine Erweiterung der Zugriffstabelle in den Dateien erfordern, da dort explizit auf bestimmte Kommandos referiert werden muss. Dies macht diese Art der Zugriffsbedingungen in manchen Fällen etwas unflexibel.

Bei den aktuellen Sicherheitszuständen gibt es die Variante globaler Sicherheitszustand und lokaler Sicherheitszustand. Der globale Sicherheitszustand ist der Sicherheitszustand des MFs, d. h. der Chipkarte als Ganzem. Der lokale Sicherheitszustand ist der Zustand des aktuell selektierten Verzeichnisses, d. h. des DFs, oder des darüber befindlichen Verzeichnisses. Durch erfolgreiche Ausführung von Identifizierungs- und Authentisierungskommandos mit bestimmten Schlüsseln kann sowohl der globale als auch der lokale Sicherheitszustand geändert werden. Beim Zugriff auf eine Datei wird nun dieser aktuelle Sicherheitszustand mit dem in der Datei als Zugriffsbedingung festgelegten Zustand durch eine logische Vergleichsoperation verglichen. Verläuft der Vergleich erfolgreich, darf auf die Datei zugegriffen werden.

In der Regel wird bei einem erfolgreichen Vergleich im Zuge einer Authentisierung der Fehlbedienungszähler (*error counter*) des jeweiligen Geheimnisses wieder auf null zurückgesetzt. Beim nicht erfolgreichen Zugriff wird der entsprechende Fehlbedienungszähler erhöht, und falls er seinen Maximalwert erreicht hat, wird der entsprechende Schlüssel gesperrt.

Die Zugriffsbedingungen in einem DF unterscheiden sich grundlegend von denen eines EFs. Sie geben die Bedingungen an, damit innerhalb des betreffenden Verzeichnisses bestimmte Kommandos ausgeführt werden dürfen. Die folgende Liste zeigt die drei wichtigsten Zugriffskommandos für Verzeichnisse:

- CREATE Erzeugen einer neuen Datei
- DELETE FILE Löschen einer Datei
- REGISTER Registrieren einer neuen Datei

Alle möglichen Zugriffsarten auf ein EF müssen durch Rechte genau geregelt sein. Dies können je nach Betriebssystem mehr oder weniger viele Kommandos sein. Im Überblick seien hier deshalb einige der häufigsten Zugriffskommandos auf Dateien genannt:

- APPEND Vergrößern einer Datei
- DELETE FILE Löschen einer Datei
- INCREASE/DECREASE Berechnungen innerhalb einer Datei
- INVALIDATE Blockieren einer Datei

[1] Siehe auch Abschnitt 19.4.4 „Die SIM“ auf Seite 879.

- LOCK Endgültiges Sperren einer Datei
- READ/SEEK Lesen/Suchen in einer Datei
- REHABILITATE Entblocken einer Datei
- WRITE/UPDATE Schreiben in eine Datei

Zustandsorientierte Zugriffsbedingungen werden vor allem in multifunktionalen Chipkarten-Betriebssystemen wie STARCOS und SECCOS eingesetzt, da sie sehr flexibel und anpassungsfähig sind. Andere große Chipkarten-Anwendungen, wie beispielsweise die SIM bei GSM, regeln die Dateizugriffe jedoch über kommandoorientierte Zugriffsbedingungen. Dieses Zugriffsverfahren benötigt geringfügig weniger Programmkode und Datenspeicher als die zugriffsorientierte Variante. Allerdings erkauft man sich dies durch eine etwas geringere Flexibilität.

Beide Verfahren haben ihre Vor- und Nachteile, und Diskussionen für oder gegen eine der beiden Zugriffsmethoden enden meist in philosophischen Fragen zum Betriebssystemdesign. Nach ISO/IEC 7816-9 wurde aber mittlerweile ein internationaler Standard festgelegt, mit dem in allgemeiner Form Zugriffsbedingungen auf Ressourcen (d. h. auch auf Dateien) flexibel gestaltet werden können unter 13.9 „Ressourcenzugriffe nach ISO/IEC 7816-9“ auf Seite 513 im Detail beschrieben sind.

12.9 Attribute von Dateien

Innerhalb der objektorientierten Definition besitzen alle EFs Attribute, um zusätzliche Eigenschaften der Datei zu definieren. Dies ist jedoch abhängig vom Betriebssystem sowie vom Einsatzgebiet der Chipkarten. Die Attribute definieren Eigenschaften von EFs, die sich meist auf den nichtflüchtigen Speicher beziehen. Die Ursache sind die potenzielle Unsicherheit von Datenerhalt und mögliche Schreibfehler bei Operationen auf den nichtflüchtigen Speicher. Die Attribute werden beim Erzeugen einer Datei definiert und können dann meist nicht mehr verändert werden.

12.9.1 Attribut für WORM

Ein gleichfalls auf dem Speichermedium EEPROM/Flash basierendes Attribut nennt sich WORM (*write once, read multiple*). Besitzt eine Datei ein solches Attribut, können Daten nur ein einziges Mal in die Datei geschrieben werden. Lesen lassen sich diese Daten aber unbegrenzt oft. Diese Eigenschaft kann entweder von der Hardware des EEPROMs/Flash unterstützt werden oder ist als Softwarefunktion realisiert. Verwendung findet das WORM-Attribut beispielsweise zum einmaligen und irreversiblen Schreiben einer Seriennummer in eine Datei. Andere Anwendungen dieser Dateieigenschaft finden sich im Bereich der Personalisierung, indem nicht mehr änderbare Daten (z. B. Name, Verfallsdatum) in die Karte unwiderruflich geschrieben werden.

Der Sinn dieses Attributes besteht im Schutz sensibler Daten vor dem Überschreiben. Optimal ist der Schutz natürlich erst dann, wenn auf Ebene der Hardware ein WORM-Zugriff möglich ist. Das heißt, wenn der nichtflüchtige Speicher einen Hardwareschutz hat und nur ein einmaliges Schreiben zulässt.

12.9.2 Attribut für häufiges Schreiben (high update activity)

Ein bei GSM-Karten definiertes und verwendetes Attribut ist ein Kennzeichen für „high update activity". Es existiert aufgrund der begrenzten Anzahl von Schreib-/Löschzyklen auf den nichtflüchtigen Speicher. Dateien mit diesem Attribut können sehr oft geschrieben werden, ohne dass Schreibfehler eine Auswirkung auf den Datenerhalt haben.

Realisiert wird dieser Mechanismus durch mehrfach vorhandene Datenbodies. Im Falle eines Schreibfehlers oder beim Erkennen eines Speicherfehlers in der Datei mittels einer Prüfsumme (EDC) wird der aktuelle Dateibody deaktiviert und auf einen neuen umgeschaltet. Dieser Mechanismus kann die Lebensdauer des nichtflüchtigen Speichers abhängig von der Anzahl der zur Verfügung stehenden Reserve-Dateibodies durchaus um den Faktor zehn verlängern.

12.9.3 Attribut für EDC-Benutzung

Ein für besonders sensible Daten benutztes Attribut ist ein spezieller Schutz der Nutzdaten in der Datei mit einem EDC (*error detection code*). Damit kann das Umkippen von Speicherbits im nichtflüchtigen Speicher zumindest erkannt werden. Mit einer zusätzlichen Mehrfachablage und EDC-Schutz würde sich auch eine Fehlerkorrektur bei gekippten Speicherzellen vornehmen lassen. Diese ECC-Eigenschaft (*error correction code*) wird vornehmlich im Bereich von elektronischen Geldbörsen angewandt. Dort bedeutet ein Kippen von Speicherzellen den realen Verlust von Geld, da in der Datei der aktuelle Börseninhalt gespeichert ist. Um die Auswirkungen des Kippens von Zellen zu minimieren, verwendet man ebendarum diese EDC- bzw. ECC-Attribute bei Dateien, die solche sensiblen Daten halten.

12.9.4 Attribut für atomare Schreibzugriffe

In Betriebssystemen für Chipkarten ist oft ein Mechanismus integriert, der sicherstellt, dass eine Datei bei einem Schreibzugriff entweder vollständig oder gar nicht geschrieben wird.[1] Da dieser Mechanismus die Zugriffszeit beim Schreiben in eine Datei mehr als verdoppelt, sollte er nicht prinzipiell bei allen Dateien angewendet werden. Um selektiv für jede Datei den Schreibmechanismus bestimmen zu können, gibt es ein spezielles Attribut dafür.

12.9.5 Attribut für gleichzeitigen Zugriff

Chipkarten-Betriebssysteme, die mehrere logische Kanäle unterstützen, haben oftmals ein Dateiattribut für gleichzeitigen Dateizugriff. Dabei wird für eine Datei explizit erlaubt, dass Kommandos, die die Chipkarte über unterschiedliche und parallel geöffnete logische Kanäle erhält, auf eine Datei lesend oder schreibend zugreifen können. Es ist wichtig, dass diese Eigenschaft für eine Datei besonders gekennzeichnet ist, da bei einem parallelen Zugriff über unterschiedliche Kanäle Daten von einem Kanal verändert werden können, während sie unmittelbar vorher oder nachher über den anderen Kanal gelesen werden. Falls beide Prozesse nicht synchronisiert sind, werden je nach zeitlichem Eintreffen der Kommandos

[1] Siehe auch Abschnitt 13.10 „Atomare Abläufe" auf Seite 522.

an die Chipkarte unterschiedliche Dateiinhalte ausgelesen. Deshalb sind in der Regel diese gleichzeitigen Zugriffe grundsätzlich untersagt.

Nach der Selektion einer Datei wird der Zugriff über alle anderen Kanäle temporär gesperrt. Erst nach einer Deselektion ist es wieder möglich, von einem anderen logischen Kanal darauf zuzugreifen. Das Attribut für gleichzeitigen Zugriff schaltet diese Sperre für eine bestimmte Datei aus. Für die Synchronisation von parallelen Schreib- und Leseprozessen sind dann aber die entsprechenden Anwendungen im Terminal verantwortlich. Greifen diese jedoch auf die Datei nur lesend zu, tritt das oben beschriebene Problem natürlich nicht auf.

12.9.6 Attribut für Auswahl der Datenübertragung

Die Dateiverwaltungen von Chipkarten, die sowohl mit einer kontaktbehafteten als auch mit einer kontaktlosen Schnittstelle ausgerüstet sind, besitzen in manchen Fällen ein Dateiattribut, das regelt, welche der beiden Schnittstellen für den Zugriff auf eine Datei verwendet werden darf. Damit lässt sich für jede Datei individuell regeln, ob der Zugriff mit Kommandos über die kontaktlose und/oder kontaktbehaftete Schnittstelle erfolgen darf. Mit diesem Mechanismus ist es beispielsweise bei einer elektronischen Geldbörse einfach, das Bezahlen nur über die kontaktlose Datenübertragung und das Aufladen nur über die kontaktbehaftete Schnittstelle zuzulassen.

12.9.7 Attribut für Dateiverschlüsselung

Chipkarten sind von Natur aus sehr sichere Datenspeicher, doch gibt es Chipkarten-Betriebssysteme, die zusätzlich zu den bestehenden Sicherheitsmaßnahmen ein Attribut zur Dateiverschlüsselung bereitstellen. Bei dieser Funktion werden die Daten der betreffenden Dateien kartenindividuell mit einem symmetrischen Kryptoalgorithmus verschlüsselt. Der dazu notwendige Schlüssel wird intern vom Betriebssystem erzeugt und verlässt nie die Chipkarte. Eine Datei mit diesem Attribut verhält sich zur äußeren Welt identisch wie eine Datei ohne dieses Attribut. Der Unterschied liegt lediglich in der nach außen transparenten Verschlüsselung der Dateiinhalte und den etwas langsameren Zugriffszeiten.

Der Zweck dieses Attributs liegt darin, dass selbst bei einem erfolgreichen Angriff auf den nichtflüchtigen Speicher mit den Dateiinhalten oder bei einer Fehlfunktion des Betriebssystems keine Speicherinhalte im Klartext nach außen gelangen können. Dieses Attribut hat zwar einen Hauch von Paranoia, doch wird sie von diversen Betriebssystemen für working EFs und internal EFs angeboten.

Kapitel 13

Chipkarten-Betriebssysteme

Es mutet ein klein wenig verwegen an, den Programmkode für einen Chipkarten-Mikrocontroller als Betriebssystem zu bezeichnen, doch fällt dieses Programm tatsächlich voll und ganz unter diesen Begriff. Ein Betriebssystem nach der deutschen Norm DIN 44300 ist nicht mehr und nicht weniger als: „Die Programme eines digitalen Rechensystems, die zusammen mit den Eigenschaften der Rechenanlage die Grundlage der möglichen Betriebsarten des digitalen Rechensystems bilden und insbesondere die Abwicklung von Programmen steuern und überwachen."

Der Begriff Betriebssystem ist also nicht automatisch auf riesige Programme und Datenmengen beschränkt, sondern völlig unabhängig von Größen, da er ausschließlich die Funktionalität definiert. Mit dem Begriff „Betriebssystem" muss man also nicht automatisch die mehrere Megabyte großen Programme für PCs oder Unix-Computer assoziieren. Diese sind genauso spezifisch auf eine Mensch-Maschine-Schnittstelle über Monitor, Tastatur und Maus hin ausgelegt, wie die Chipkarten-Betriebssysteme auf die bidirektionale, serielle Schnittstelle zum Terminal hin gestaltet sind.

Letztendlich ist für ein Betriebssystem nur die Funktionalität entscheidend, die sich aus dem Zusammenwirken von zueinander passenden und aufeinander aufbauenden Bibliotheksroutinen ergibt. Wichtig ist in diesem Zusammenhang auch, dass ein Betriebssystem eine Schnittstelle zwischen der Hardware des Rechners und der eigentlichen Anwendungssoftware ist. Dies hat für die Anwendungssoftware den großen Vorteil, dass diese nicht direkt auf die Hardware zugreifen muss und insofern zumindest eine – wenn auch oft begrenzte – Portabilität erhalten bleibt.

Anfang der 90er-Jahre hat es nur sehr wenige echte Betriebssysteme für Chipkarten gegeben. Dies ist unter anderem auf die damals äußerst beschränkte Speicherkapazität der Chipkarten-Mikrocontroller zurückzuführen. Der Regelfall waren damals weniger Betriebssysteme als eine gut strukturierte Sammlung von Bibliotheksroutinen im ROM, die dann bei der Komplettierung je nach Anwendung aufgerufen wurden. Der Aufbau dieser Systeme war weitgehend monolithisch und ließ Änderungen nur unter großem Aufwand zu. Die nächste Generation wurde schon als geschichtetes Betriebssystem aufgebaut, bei dem es mit zahllosen Verfeinerungen bis heute geblieben ist.

Eines der ersten „richtigen" Chipkarten-Betriebssysteme war das von Giesecke & Devrient [GD] und der Gesellschaft für Mathematik und Datenverarbeitung (GMD, jetzt Fraunhofer SIT [SIT]) entwickelte STARCOS. Mit diesem Betriebssystem, dessen Entwicklung 1990 begann, war es schon damals möglich, mehrere Anwendungen unabhängig voneinander auf einer Chipkarte anzulegen, zu betreiben und zu verwalten.

Im Laufe der Entwicklung hat sich weltweit die Bezeichnung COS (*card operating system*) für Chipkarten-Betriebssysteme eingebürgert. Diese ist auch häufig als Teil des Produktnamens (z. B.: STARCOS, MPCOS, TCOS) zu finden. Mittlerweile gibt es weltweit über ein Dutzend Hersteller von allgemeinen und anwendungsunabhängigen Chipkarten-Betriebssystemen, welche in der folgenden Tabelle im Überblick aufgezeigt sind.

Tabelle 13.1 Beispiele von Chipkarten-Betriebssystemen unterschiedlicher Hersteller und deren Web-Adressen. Diese Liste stellt lediglich eine Auswahl dar und erhebt keinerlei Anspruch auf Vollständigkeit.

Name des Betriebssystems	Hersteller
ACOS	Austria Card [AC]
BasicCard	Zeitcontrol [Zeitcontrol]
CardOS	Siemens [Siemens]
ComboOS	Trüb [Trüb]
Cryptoflex, Cyberflex, GeGKOS, MPCOS	Gemalto [Gemalto]
JCOP	NXP [NXP]
Multos	Maosco [Maosco]
SIMply, Micardo	Sagem Orga [Sagem Orga]
SIMtonIC, SIMphonIC, GIGAntIC	Oberthur [Oberthur]
STARCOS, STARSIM, SkySIM, UniverSIM, GalaxSIM, STARDC, Sm@rtCafé Expert	Giesecke & Devrient [GD]
TCOS	Telesec [Telesec]

Es ist vorstellbar, dass es mittelfristig zu einer Konsolidierung der mit unterschiedlichen Eigenschaften und Funktionen ausgestatteten Chipkarten-Betriebssystemen kommen wird und damit zu einem ähnlichen Effekt wie bei den PCs, die mittlerweile weitgehend mit einem „Einheitsbetriebssystem" betrieben werden. Ob dies auch die Zukunft bei den Chipkarten-Betriebssystemen sein wird, bleibt abzuwarten, da hier die Rahmenbedingungen für eine Einheitslösung weniger günstig sind. Extreme Anforderungen im Bereich Sicherheit und Softwarequalität, Speicherplatzmangel und die Forderung nach Vertraulichkeit der Betriebssystemsoftware haben durchaus das Potenzial, ein universelles und alle möglichen Wünsche befriedigendes Chipkarten-Betriebssystem auf absehbare Zeit unmöglich zu machen.

Dieses Kapitel beleuchtet anhand der in diversen Spezifikationen, Normen und Beschreibungen über Software für Chipkarten viele der Aspekte und Varianten heutiger Chipkarten-Betriebssysteme. Eines sei jedoch vorab noch explizit erwähnt: Die Bandbreite der heutigen Chipkarten-Betriebssysteme ist durch die enorm unterschiedlichen Anforderungen sehr groß geworden. Einige Betriebssysteme für Zutrittssysteme werden immer noch in Assembler entwickelt und benötigen auch nur 10 kB ROM und eine 8 Bit-CPU. Das andere Extrem sind Betriebssysteme im Telekom-Bereich, die 32 Bit-Prozessoren benutzen, mehrere hundert Kilobyte Programmkode umfassen und komplexe Funktionalitäten wie Multitasking und einen

HTTP-Server anbieten. Das Thema Betriebssystem lässt sich deshalb nur sehr differenziert betrachten und sollte auch immer in Verbindung mit dem jeweiligen Anwendungsfeld gesehen werden.

13.1 Bisherige Entwicklung der Betriebssysteme

Die Evolution von Betriebssystemen im Chipkartenbereich hat die gleichen Phasen der Entwicklung durchlaufen wie bei alle anderen Computersystemen. Die anfänglichen Spezialprogramme für eine einzige Anwendung wurden immer weiter verallgemeinert und erweitert, so dass am Ende der Entwicklung ein einfach und strukturiert zu benutzendes Betriebssystem, das allgemein einsetzbar ist, entstand.

Die Programme für Chipkarten-Mikrocontroller in den Anfängen dieser Entwicklung um 1980 können aus heutiger Sicht eigentlich noch gar nicht als richtiges Betriebssystem bezeichnet werden. Dies war schlichtweg Anwendersoftware, die als ROM in einem Chip verankert war. Doch weil die Herstellung maskenprogrammierter Mikrocontroller teuer und zeitraubend ist, entstand sehr schnell das Bedürfnis nach allgemein einsetzbaren Kernroutinen, auf die dann im EEPROM bei Bedarf spezielle Anwendungssoftware aufbauen kann. Dadurch vergrößerte sich aber auch der Speicherbedarf, was bei einigen Firmen zu einer Gegenbewegung wieder hin zur Spezialsoftware für eine einzige Anwendung führte.

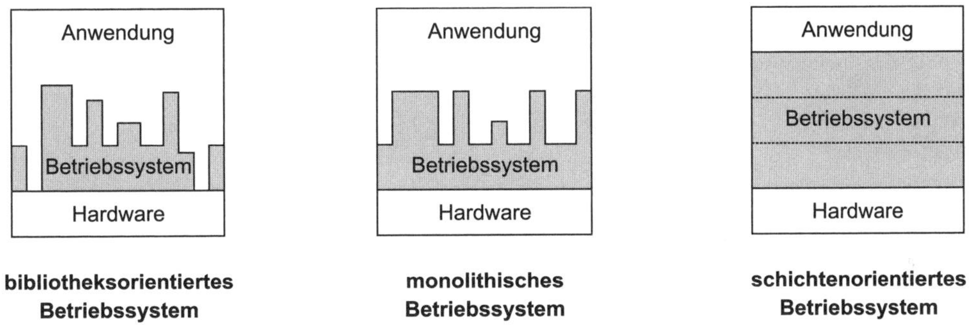

Bild 13.1 Schematische Darstellung der zeitlichen Entwicklung der Chipkarten-Betriebssysteme. Neue Betriebssysteme folgten bis ca. 1991 dem bibliotheksorientierten Ansatz und wurden bis ca. 1998 von monolithischen Betriebssystemen abgelöst, die ihrerseits mittlerweile durch die schichtenorientierten Betriebssysteme abgelöst wurden. Das Beispiel zeigt aus Vereinfachungsgründen jeweils nur eine Anwendung.

Da sich vom Markt her aber die Nachfrage nach individuell angepassten Lösungen bis heute laufend verstärkt, sind die Betriebssystem-Hersteller mehr oder minder gezwungen, ihre angebotenen Programme dahingehend auszulegen. Nur im Falle von Anwendungen mit sehr großen Stückzahlen geht man heute noch den individuellen Weg einer speziell entwickelten ROM-Software. Der Regelfall sind aber die allgemein einsetzbaren und auch auf genormten Kommandos basierenden Betriebssysteme, die von ihren Prinzipien her für jede Anwendung einsetzbar sind. Sollte dies aus speziellen Gründen einmal nicht möglich sein, sind sie zumindest so aufgebaut, dass sie mit geringem Aufwand und in kurzer Zeit an die Anforderungen jeder Anwendung angepasst werden können.

Die „historische“ Entwicklung der Chipkarten-Betriebssysteme von 1980 bis heute lässt sich sehr gut anhand der Chipkarten für die Mobilfunknetze aufzeigen. Die im C-Netz, dem Vorgänger von GSM in Deutschland, seit 1987 eingesetzten Chipkarten hatten ein Betriebssystem, das für diese eine Anwendung hin optimiert wurde. Dazu gehören ein eigenes Übertragungsprotokoll, Spezialkommandos und ein auf die Anwendung zugeschnittener Dateiaufbau. Alles in allem hat die Karte sehr wohl ein vollständiges Betriebssystem, nur ist es komplett auf das Einsatzgebiet „C-Netz“ zugeschnitten. Die auf dem Betriebssystem aufbauende Anwendung war in ihren wesentlichen Teilen auf die speziellen Anforderungen des bibliotheksorientierten Betriebssystems und der darunter liegenden Hardware zugeschnitten.

Tabelle 13.2 Typische Beispiele für den Umfang von Quellkode und die charakteristischen Programmstrukturen bei Chipkarten-Betriebssystemen für die Telekommunikations-Anwendungen GSM.

Art des Chipkarten-Betriebssystems	**Betriebssystem für GSM um 1990, implementiert in Assembler**	**Betriebssystem für GSM um 1997, implementiert in Assembler**	**Betriebssystem für GSM um 1996, implementiert in C**
Funktionalität	SIM, administrative Kommandos	SIM, OTA, administrative Kommandos	SIM, administrative Kommandos
Mikrocontroller	6 kByte ROM 3 kByte EEPROM 128 Byte RAM	16 kByte ROM 8 kByte EEPROM 256 Byte RAM	16 kByte ROM 8 kByte EEPROM 256 Byte RAM
Größe des gesamten gelinkten Objektkodes (ROM + NVM)	6 kByte + 0,3 kByte	16 kByte + 0,8 kByte	16 kByte + 0,8 kByte
Anzahl der Zeilen Quellkode inkl. Kommentare	≈ 10 100	≈ 22 000	≈ 12 000
Anzahl der Dateien mit Quellkode	22	14	37
Anzahl der Sprünge in Unterprogrammen/Funktionen	≈ 470	≈ 930	≈ 115
Anzahl der Returns	≈ 95	≈ 35	≈ 205
Anzahl der Konstanten	≈ 360	≈ 250	≈ 100
Anzahl der Verzweigungen/IF-Anweisungen	≈ 200	≈ 560	≈ 1100

Der nächste Schritt war der Übergang von der Speziallösung hin zu einer etwas offeneren Architektur des Betriebssystems. Ein Vertreter davon sind die ersten GSM-Karten, die wesentlich offener und multifunktional aufgebaut sind. Als die GSM-Karten spezifiziert wurden, gab es bereits Normenentwürfe für den Befehlssatz und die Datenstrukturen von Chipkarten, so dass der Grundstein für eine Kompatibilität zwischen den einzelnen Betriebssystemen gelegt war. Auf dieser Basis wurde dann Schritt für Schritt weiterentwickelt. Die Anwendungen auf diesen monolithischen Betriebssystemen sind weitgehend unabhängig von der Hardware und bauen auf verschiedenen Schnittstellen des Betriebssystems auf.

Moderne Betriebssysteme für GSM bzw. UMTS weisen heute Funktionen wie Speicherverwaltung, mehrere Dateistrukturen und Zustandsautomaten auf, die den Möglichkeiten der Multiapplication-Betriebssysteme entsprechen. Sie können mehrere Anwendungen unabhängig voneinander verwalten, ohne dass diese sich gegenseitig in irgendeiner Form beeinflussen. Auch besitzen sie meist sehr aufwändige Zustandsautomaten, eine große Menge an Kommandos und manchmal mehrere Übertragungsprotokolle.

Tabelle 13.3 Typische Beispiele für den Umfang von Quellkode und die charakteristischen Programmstrukturen bei Chipkarten-Betriebssystemen für die Telekommunikations-Anwendungen GSM und UMTS. Windows Vista hat im Vergleich dazu einen Umfang von 50 Millionen Zeilen Quellkode.

Art des Chipkarten-Betriebssystems	Betriebssystem für GSM um 2002, implementiert in C	Betriebssystem für GSM um 2006, implementiert in C	Betriebssystem für GSM um 2008, implementiert in C
Funktionalität	SIM, SAT, WIM, 3 Mikrobrowser, OTA	UICC, USIM, JC 2.2, GP 2.1, WIM, 2 Mikrobrowser, OTA	UICC, USIM, JC 2.2, GP 2.1, WIM, OTA, CAT_TP, SWP/HCI, Quota, 2 Mikrobrowser, Multitasking
Mikrocontroller	196 kByte ROM 68 kByte EEPROM 4 kByte RAM	368 kByte ROM 72 kByte EEPROM 8 kByte RAM	896 kByte Flash 52 kByte RAM
Größe des gesamten gelinkten Objektkodes (ROM + NVM)	190 kByte + 4,9 kByte	368 kByte + 5 kByte	≈ 500 kByte
Anzahl der Zeilen Quellkode inkl. Kommentare	≈ 120 000	≈ 365 000	≈ 635 000
Anzahl der Dateien mit Quellkode	184	704	2 182
Anzahl der Sprünge in Unterprogrammen/Funktionen	≈ 900	-	-
Anzahl der Returns	≈ 1 500	-	-
Anzahl der Konstanten	≈ 150	-	-
Anzahl der Verzweigungen/IF-Anweisungen	≈ 3 100	-	-

Doch auch diese Entwicklung setzt sich fort. Die Chipkarte in Mobiltelefonen übernimmt zunehmend Funktionen des Mobiltelefons selber, wie beispielsweise die Ansteuerung des Displays und die Abfrage der Tastatur. Um hier so flexibel wie möglich zu sein, muss mit einem bisher mit einem in der Chipkartenwelt eisern festgehaltenen Grundsatz gebrochen werden. Ein modernes Chipkarten-Betriebssystem muss fähig sein, von Dritten erstellten Programmkode auf der Chipkarte auszuführen. Dass dabei andere auf der Chipkarte befindliche Anwendungen weder in ihrer Funktion gestört noch in ihrer Sicherheit beeinträchtigt werden dürfen, ist bei einem Chipkarten-Betriebssystem eine Selbstverständlichkeit. Alle diese

Betriebssysteme sind schichtenorientiert aufgebaut, so dass nur noch die unteren Schichten Abhängigkeiten von der Hardware aufweisen, die über die darauf aufbauenden Schichten immer weiter abstrahiert werden.

Die Entwicklung bei Chipkarten-Betriebssystemen könnte wohl in absehbarer Zukunft über mehrere Schritte zu einem internationalen Quasi-Standard für allgemein einsetzbare Betriebssysteme führen, so wie dies bei vielen anderen Betriebssystemen bereits heute der Fall ist. Nach einigen Jahren setzt sich über kurz oder lang immer ein so genannter Industriestandard durch, den alle Wettbewerber im Markt als kleinsten gemeinsamen Nenner unterstützen müssen, wenn sie weiterhin erfolgreich bleiben wollen. Dieser Standard existiert momentan in der Chipkartenwelt noch nicht, doch sind die ersten Anzeichen dafür absehbar. Grundlage bilden hier aber, anders als beispielsweise in der PC-Welt, internationale Normen und Spezifikationen. Dies sind hauptsächlich die ISO/IEC 7816-Normenreihe, die UICC-Spezifikationen (u. a. TS 102 221) und die EMV-Spezifikationen.

13.2 Grundlagen und Aufgaben

Die Betriebssysteme für Chipkarten weisen im Gegensatz zu den allgemein bekannten PC-Betriebssystemen keine Benutzeroberfläche und keine Zugriffsmöglichkeiten auf externe Speichermedien auf, da sie auf eine ganz andere Funktionalität hin optimiert sind. Die Sicherheit bei der Ausführung von Programmen und der geschützte Zugriff auf Daten hat dabei oberste Priorität. Sie haben aufgrund der Einschränkungen durch den zur Verfügung stehenden Speicherplatz einen kleinen Kodeumfang, der im Bereich zwischen 10 kByte und 400 kByte liegt. Die untere Grenze steht dabei für Spezialanwendungen und die obere für Multiapplication-Betriebssysteme mit zum Teil Interpreter für nachladbaren Programmkode wie Java Card und Multitasking. Der durchschnittliche Speicherbedarf liegt aber meist im Bereich bis 100 kByte bei Betriebssystemen ohne von Dritten nachladbaren Programmkode.

Die Programmmodule sind oft als ROM-Kode geschrieben, was dazu führt, dass die Methoden der Programmierung eingeschränkt sind, da viele bei RAM-Programmkode übliche Abläufe (z. B. selbstmodifizierender Kode) nicht möglich sind. Der ROM-Kode ist auch der Grund dafür, dass nach der Programmierung und Herstellung des ROMs auf dem Mikrocontroller keinerlei Änderungen mehr vorgenommen werden können. Die Beseitigung eines Fehlers ist deswegen extrem teuer und mit einer Durchlaufzeit von 10 bis 12 Wochen verbunden. Ist die Chipkarte beim Endbenutzer angelangt, lassen sich Fehler nur mehr durch groß angelegte Umtauschaktionen beseitigen, die den Ruf eines auf Chipkarten basierenden Systems ruinieren können. Eine „quick and dirty"-Programmierung verbietet sich deshalb von selbst. Der zeitliche Aufwand für Test und Qualitätssicherung ist deshalb im Regelfall deutlich höher als für die Programmierung.

Doch müssen diese Betriebssysteme neben der extremen Fehlerarmut auch sehr zuverlässig und robust sein. Sie dürfen durch kein von außen kommendes Kommando in ihrer Funktion und vor allem in ihrer Sicherheit beeinträchtigt werden. Systemzusammenbrüche oder unkontrollierte Reaktionen auf ein fehlerhaftes Kommando oder durch ausgefallene Seiten im EEPROM oder Flash dürfen auf keinen Fall vorkommen.

Vom Standpunkt des Betriebssystemdesigns aus ist es leider so, dass die Realisation bestimmter Mechanismen von der verwendeten Hardware beeinflusst wird. Es ist vor allem der sichere Zustand des nichtflüchtigen Speichers, der zwar nur einen kleinen, aber doch spürbaren Einfluss auf die Gestaltung des Betriebssystems hat. So müssen beispielsweise alle Fehlbedienungszähler so gestaltet sein, dass ihr höchster Wert mit dem gelöschten Zustand des EEPROMs/Flashs zusammenfällt. Ist dies nicht der Fall, könnte man beispielsweise beim Schreiben des Fehlbedienungszählers durch gezieltes Abschalten der Spannungsversorgung diesen wieder auf seinen Ausgangswert zurücksetzen. Das ist deshalb möglich, weil vor bestimmten Schreibzugriffen auf das EEPROM/Flash dieses gelöscht werden muss. Würde man nun genau im richtigen Augenblick nach dem Löschen und vor dem erneuten Schreiben die Spannungsversorgung abschalten, befände sich der Teil des EEPROMs/Flashs für den Fehlbedienungszähler im gelöschten Zustand, und bei falscher Gestaltung des Betriebssystems wäre der Fehlbedienungszähler wieder auf seinen Ausgangswert gesetzt.

Diesem Angriff kann entweder durch die vorgenannte richtige Kodierung der Zählweise oder durch atomare Abläufe beim Schreiben des Fehlbedienungszählers begegnet werden. Ähnlich verhält es sich mit Fehlbedienungszähler und dem sicheren, d. h. energieärmsten Zustand des EEPROMs/Flashs. Der Fehlbedienungszähler muss so kodiert sein, dass sein Maximalwert immer dem sicheren Zustand des EEPROMs/Flashs entspricht. Ist dies nicht der Fall, könnte man beispielsweise durch punktuelles Erhitzen von EEPROM/Flash-Zellen den Fehlbedienungszähler wieder zurücksetzen. Dies sind nur zwei Beispiele für Hardware-Abhängigkeiten beim Aufbau eines Chipkarten-Betriebssystems; es gäbe noch viele weitere. Ein Chipkarten-Betriebssystem muss aus Sicherheitsgründen eng mit der Hardware des verwendeten Mikrocontrollers verknüpft werden und kann deshalb nicht vollständig Hardware-unabhängig gebildet werden.

Der Begriff „Sicherheitsbetriebssystem" enthält noch einen anderen Aspekt. Falltüren und andere Hintereingänge für Systemprogrammierer, wie sie bei großen Systemen immer wieder vorkommen und sogar durchaus üblich sind, müssen bei Chipkarten-Betriebssystemen gänzlich ausgeschlossen sein. Es darf z. B. keine Möglichkeit geben, am Betriebssystem vorbei mit irgendeinem Mechanismus Daten unautorisiert auszulesen.

Nicht zu unterschätzen ist außerdem die erforderliche Leistungsfähigkeit. Die im Betriebssystem vorhandenen kryptografischen Funktionen müssen innerhalb sehr kurzer Zeit ablaufen. So ist es üblich, während der Entwicklung in wochenlanger Kleinarbeit die entsprechenden Algorithmen in Assembler zu optimieren.

Zusammenfassend hat ein Chipkarten-Betriebssystem die folgenden Hauptaufgaben:

- Datenübertragung von und zur Chipkarte
- Ablaufsteuerung der Kommandos
- Dateiverwaltung
- Verwaltung und Ausführung von kryptografischen Algorithmen
- Verwaltung und Ausführung von Programmkode

13.3 Kommando-Abarbeitung

Die typische Kommando-Abarbeitung innerhalb des Chipkarten-Betriebssystems ohne nachladbaren Programmkode läuft wie folgt ab: Alle Kommandos an die Chipkarte empfängt diese über die serielle I/O-Schnittstelle. Fehlererkennungs- und -korrekturmechanismen führt der I/O-Manager bei Bedarf völlig unabhängig von den übrigen, darauf aufbauenden Schichten aus. Nachdem ein Kommando vollständig und fehlerfrei empfangen wurde, muss der Secure Messaging Manager diesen gegebenenfalls entschlüsseln oder auf Integrität prüfen. Findet keine gesicherte Datenübertragung statt, ist dieser Manager sowohl für Kommando als auch Antwort völlig transparent.

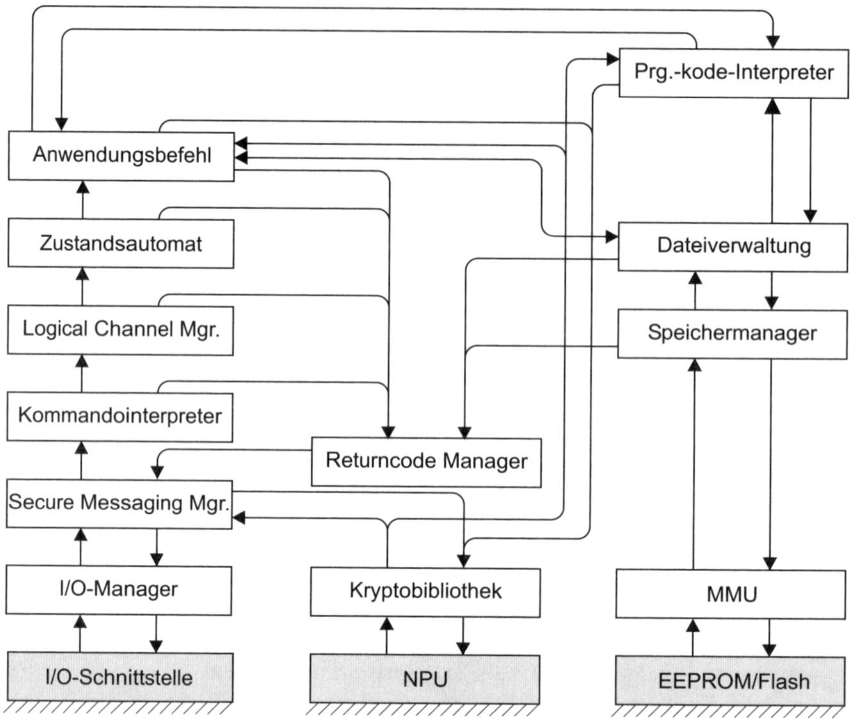

Bild 13.2 Ablauf der Kommando-Abarbeitung innerhalb eines Chipkarten-Betriebssystems. Die Hardware-Ferne nimmt in der Zeichnung nach oben hin zu. Der Programmkode-Interpreter ist optional.

Nach dieser Bearbeitung versucht die darüberliegende Schicht, der Kommandointerpreter, das Kommando zu dekodieren. Ist dies nicht möglich, folgt ein Aufruf des Returncode-Managers, welcher einen entsprechenden Returncode generiert und via I/O-Manager an das Terminal zurücksendet. Es kann notwendig sein, den Returncode-Manager applikationsspezifisch zu gestalten, da die Returncodes nicht zwangsläufig für alle Anwendungen einheitlich sind. Konnte das Kommando jedoch dekodiert werden, ermittelt der Logical Channel Manager den angewählten Kanal, schaltet auf dessen Zustände um und ruft dann im Gutfall den Zustandsautomaten auf.

Dieser prüft nun, ob das Kommando an die Chipkarte mit den gesetzten Parametern im aktuellen Zustand überhaupt erlaubt ist. Ist dies der Fall, wird der eigentliche Programmkode des Anwendungskommandos ausgeführt, welcher die Abarbeitung des Kommandos übernimmt. Falls das Kommando im aktuellen Zustand verboten ist oder die Parameter dazu nicht erlaubt sind, erhält das Terminal über Returncode Manager und I/O-Manager eine entsprechende Meldung.

Ist es notwendig, während der Kommandobearbeitung auf eine Datei zuzugreifen, geschieht dies nur über die Dateiverwaltung, die alle logischen Adressen in physikalische Adressen des Chips umsetzt. Weiterhin überwacht sie die Adressen hinsichtlich der Bereichsgrenzen und prüft die Zugriffsbedingungen auf die jeweilige Datei.

Die Dateiverwaltung selber benutzt einen weiteren Speichermanager, der die komplette Verwaltung des physikalisch adressierten nichtflüchtigen Speichers übernimmt. Damit ist sichergestellt, dass nur in diesem Programmmodul mit echten physikalischen Adressen gearbeitet wird, was die Portabilität und Sicherheit des ganzen Betriebssystems erheblich steigert.

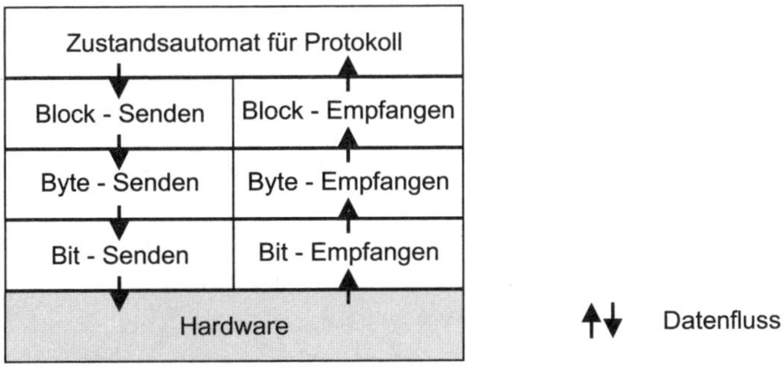

Bild 13.3 Teilablauf der Kommandoabarbeitung innerhalb des I/O-Managers in einem Chipkarten-Betriebssystem.

Die Erzeugung der Antwortkodes übernimmt ein zentraler Returncode Manager, der dann für den aufrufenden Programmteil jeweils die komplette Antwort erzeugt. Diese Schicht übernimmt für alle anderen Teile des Betriebssystems die Verwaltung und Erzeugung aller verwendeten Returncodes.

Da Chipkarten-Betriebssysteme meist kryptografische Funktionen nutzen, ist in der Regel noch eine eigene und vom Rest des Betriebssystems abgetrennte Bibliothek mit kryptografischen Funktionen vorhanden. Diese Kryptobibliothek dient allen anderen Modulen als zentrale Anlaufstelle bei Benutzung von Kryptofunktionen.

Zusätzlich zu diesen Schichten kann im Bereich oberhalb der Anwendungskommandos ein Interpreter oder ein Prüfprogramm für ausführbare Dateien vorhanden sein. Letzteres überwacht die in den Dateien enthaltenen Programme, führt sie aus oder interpretiert sie. Der genaue Aufbau und die Implementation hängen davon ab, ob überhaupt Dateien mit ausführbarem Kode vorgesehen sind und ob Maschinenkode für den Prozessor oder zu interpretierender Kode abgespeichert ist. Diese ganze Thematik ist ausführlich in Abschnitt 13.14 auf Seite 534 dargestellt.

13.4 Entwurfs- und Implementierungsprinzipien

Bekanntermaßen wirken sich Entwurfsfehler erst während der Implementierung aus und verursachen dort ein Vielfaches der Kosten, die sie bei einem besseren und fehlerärmeren Entwurf verursacht hätten. Doch dies ist bei allen Softwareprojekten eine anerkannte Tatsache. Um solche Fehler zu vermeiden, empfiehlt es sich, einige Prinzipien während des Entwurfs und der Implementierung von Chipkarten-Betriebssystemen zu beachten.

Ein Chipkarten-Betriebssystem ist von seiner Aufgabenstellung her immer ein Sicherheitsbetriebssystem, das Informationen verwalten und vor allem geheim halten muss. Ebenso sind in der Regel keinerlei Änderungen oder Updates der Software während des Betriebs mehr möglich. Dies ist unabhängig davon, ob sich das Betriebssystem im ROM oder Flash befindet. Damit ist das oberste Prinzip schon vorgegeben: Ein Chipkarten-Betriebssystem muss extrem zuverlässig und somit auch extrem fehlerarm sein. Eine totale Fehlerfreiheit lässt sich in der Realität ja nie erreichen, da selbst die kleinen Betriebssystemkerne der Chipkarten zu groß sind, um sie vollständig in allen Möglichkeiten des internen Programmablaufs zu prüfen.

Ein streng modularer Aufbau trägt aber entscheidend dazu bei, dass eventuelle Fehler während der Implementierungsphase entdeckt und beseitigt werden können. Diese Modularität, die die Zuverlässigkeit stark erhöht, muss nicht unbedingt mit einem großen Mehraufwand an Programmkode verbunden sein. Ein weiterer Vorteil der Modularität ist die Tatsache, dass sich mögliche Systemzusammenbrüche im Allgemeinen nicht so stark auf die Sicherheit auswirken wie bei einem hochoptimierten und speichersparenden Programmkode. Dies wiederum führt dazu, dass die Auswirkungen möglicher Fehler lokal bleiben und das Betriebssystem als Ganzes robuster und stabiler wird.

Weil die Implementation in Assembler oder Hardware-nahem C durchgeführt werden muss, erhöht sich auch die Fehleranfälligkeit. Der Aufbau aus einzeln vollständig austestbaren Modulen trägt durch die definierten Schnittstellen stark dazu bei, Programmierfehler rechtzeitig zu erkennen und einzugrenzen. Dies führt in der Konsequenz zu dem in Bild 13.2 auf Seite 484 dargestellten Schichtenaufbau des Betriebssystems. Der höhere Planungs- und Kodierungsaufwand wird durch die erheblich einfacheren Tests und Prüfungen wirtschaftlich auf jeden Fall wettgemacht. Dies hat dazu geführt, dass mittlerweile fast alle Betriebssysteme die hier beschriebene oder eine sehr ähnliche interne Struktur besitzen.

Die übliche Vorgehensweise bei dem Systementwurf ist das Modul-Schnittstellen-Konzept. Während des Entwurfs werden die Aufgaben des Betriebssystems und der Anwendung so weit wie möglich in Funktionen zerlegt und diese dann in Modulen zusammengefasst. Sind die Schnittstellen der Module exakt beschrieben, wird mit der Programmierung der einzelnen Module – auch durch mehrere Personen – begonnen. Im Idealfall erstellt man als Erstes eine plattformfreie Implementierung, die noch keine spezifischen Eigenschaften des jeweiligen Mikrocontrollers besitzt. Nachdem sie vollständig geprüft wurde, kann man die notwendigen Adaptionen an den entsprechenden Mikrocontroller vornehmen.

Dadurch, dass Chipkarten-Betriebssysteme vom Programmkode-Umfang immer noch klein sind, ist diese sehr pragmatische Vorgehensweise ohne größere Probleme einsetzbar. Die Vorteile, nämlich der geringe Planungsbedarf und die Verteilungsmöglichkeit der Programmieraufgaben auf mehrere Personen, sowie die einfache Wiederverwendbarkeit von Programmkode, kommen hier voll zum Tragen. Die Nachteile, die durch dieses Verfahren erkauft werden müssen – nämlich der schwierigere Nachweis der Korrektheit des Systems und die in manchen Änderungsfällen großen Auswirkungen auf viele Module – stehen diesen Vorteilen gegenüber.

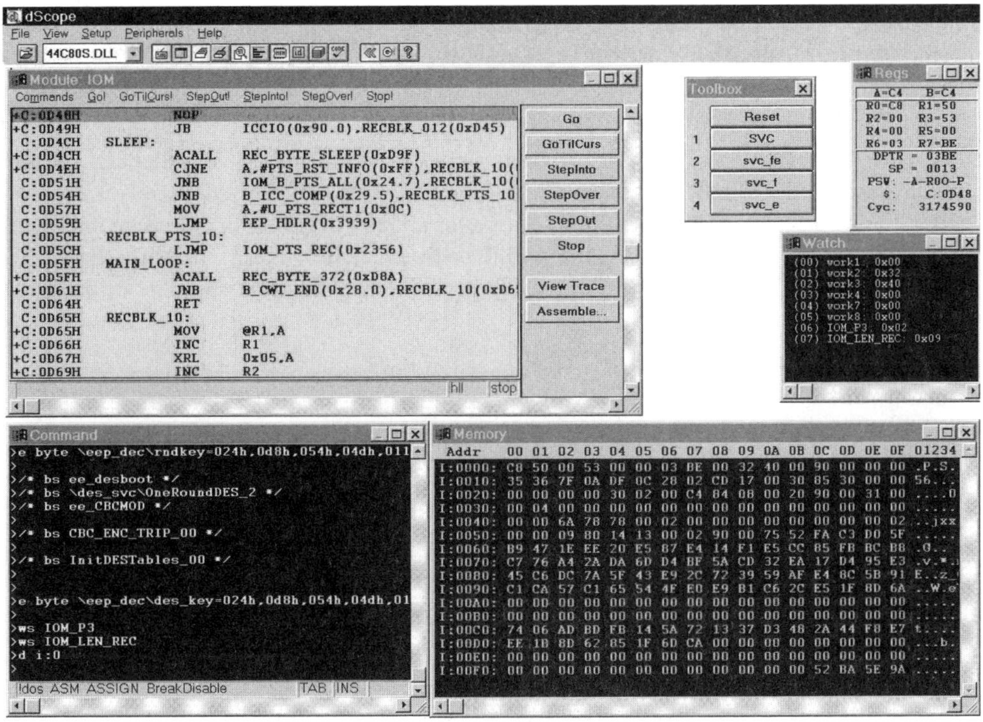

Bild 13.4 Beispiel der Simulation eines Chipkarten-Mikrocontrollers im Umfeld der typischen Entwicklungsumgebung für die Programmiersprachen Assembler und C. Links oben befindet sich das Fenster mit dem Quellkode; rechts daneben finden Sie Anzeigen für verschiedene Prozessorregister, darunter ein Speicherabbild des RAMs, und links unten die Kommandozeile für die Simulatorsteuerung. Der Simulator ermöglicht es dem Softwareentwickler, alle Funktionen des Mikrocontrollers zu überwachen und an jeder Stelle des Programmablaufs einzugreifen. (Keil)

Die Software-Entwicklung von Betriebssystemen für Chipkarten bewegt sich von der kompletten Programmierung in Assembler weg. Beinahe alle neuen Projekte werden von Anfang an in der Hardware-nahen Hochsprache C durchgeführt. Der eigentliche Kern der Betriebssysteme baut jedoch auf maschinenabhängigen Assemblerroutinen auf, während alle übergeordneten Module – wie Dateiverwaltung, Zustandsautomat und Kommandointerpreter – in C programmiert sind. Dies senkt deutlich die Implementierungszeit, die Programme sind leichter zu portieren, wieder zu verwenden, und vor allem ist der Programmkode dank der Verwendung einer Hochsprache wesentlich besser prüfbar. Diese bessere und übersichtlichere Programmstruktur durch eine Hochsprache führt in der Folge zu einer merklich geringeren Fehlerquote.

Leider benötigt der Programmkode, den selbst hochoptimierende C-Compiler generieren, für die gleiche Funktionalität zwischen 10 % und 30 % mehr Speicherplatz als in Assembler geschriebener Programmkode. Ferner ist die Performanz bei einer Implementierung in C geringfügig niedriger als bei einer Programmierung in Assembler. Heikel ist dies bei kryptografischen Algorithmen und den Übertragungsprotokollen, da alle anderen Programmteile in Chipkarten-Betriebssystemen in der Regel keine extrem zeitkritischen Abläufe enthalten.

Eine Ausnahme sind allerdings Chipkarten mit kontaktloser Schnittstelle, da diese sehr kurze Transaktionszeiten haben müssen. Der Grund ist, dass die Benutzer bei der Verwendung dieser Kartenart schlichtweg erwarten, das so eine Karte pro Transaktion nur einmal durch das Feld des Terminals geführt werden muss.

Die größte Herausforderung bei der Programmierung in C ist aber nicht unbedingt der zusätzlich notwendige Speicherplatz oder die niedrigere Ausführungsgeschwindigkeit, sondern der Verbrauch an RAM. Da diese Speicherart aber äußerst begrenzt in einer Chipkarte zur Verfügung steht und sie zu allem Nachteil auch noch im Verhältnis zur Speicherzellengröße am meisten Platz auf dem Chip benötigt, muss stark darauf geachtet werden so wenig RAM wie möglich zu verbrauchen.

Tabelle 13.4 Einige Beispiele für den typischen Speicherverbrauch von in Assembler implementierten Funktionen eines Chipkarten-Betriebssystems.

Funktion	**benötigter Programmspeicher**
CRC-Algorithmus	$\approx$ 50 Byte
Dateiverwaltung (MF, 2 DF Ebenen, EF, 4 EF-Strukturen)	$\approx$ 1 200 Byte
DES-Algorithmus (nicht SPA/DPA resistent)	$\approx$ 1 200 Byte
DES-Algorithmus (SPA/DPA resistent)	$\approx$ 2 000 Byte
EEPROM Schreiben	$\approx$ 150 Byte
RSA-Algorithmus (mit NPU)	$\approx$ 300 Byte
Übertragungsprotokoll T=0	$\approx$ 500 Byte
Übertragungsprotokoll T=1	$\approx$ 1 200 Byte

Da Chipkarten in sehr sicherheitssensiblen Bereichen Einsatz finden, muss der Kartenherausgeber bzw. Anwendungsanbieter viel Vertrauen in die Integrität des Betriebssystem-Herstellers aufbringen, denn dieser hat die Möglichkeit, um durch eine vorsätzlich eingebrachte Sicherheitslücke das gesamte System zu diskriminieren. Als Beispiel denke man sich nur eine elektronische Geldbörse auf einer Chipkarte, deren Ladekommando so manipuliert wurde, dass bei einer bestimmten Konstellation die Börse unerlaubt aufgeladen werden kann.

Solche Szenarien sind auch der Grund, warum sich bisher international nur einige Betriebssystem-Hersteller etablieren konnten. Das Risiko, sich ein vermeintlich sicheres Betriebssystem mit einem Trojaner von einem kleinen, unbekannten Hersteller ins Haus zu holen, ist einfach wesentlich größer als bei dem Produkt eines allgemein bekannten Herstellers.

Um jedoch für diese Fälle eine höhere Nachvollziehbarkeit und Sicherheit zu erreichen, werden seit einiger Zeit bei Chipkarten-Betriebssystemen vermehrt Evaluierungen nach Common Criteria (CC) angestrebt.[1] Dies geschieht entweder auf Initiative des Betriebssystem-Herstellers oder wird von den großen Kartenherausgebern gefordert. Durch eine Evaluierung des Chipkarten-Betriebssystems wird versucht die Sicherheit zu erhöhen, dass keine signifikanten Fehler im Programmkode enthalten sind. Eine Prüfung auf absichtlich eingeschleuste Trojaner würde wahrscheinlich auch durch eine Evaluierung nur bedingt entdeckt werden, da die Möglichkeiten dazu praktisch unbegrenzt sind.

[1] Siehe auch Abschnitt 15.5 „Evaluierung von Hardware und Software" auf Seite 713.

Bisher übliche Evaluierungsstufen bei Chipkarten-Betriebssystemen sind EAL4+ nach Common Criteria.[1] Vereinzelt werden auch noch höhere Evaluierungsstufen gefordert und angeboten. Dabei darf jedoch nicht übersehen werden, dass eine CC-Evaluierung auf der Stufe EAL4+ für ein vollständiges mittelgroßes Chipkarten-Betriebssystem im Bereich von einer halben Million Euro und darüber liegen kann. Hinzu kommt dann noch die Pflicht einer Neuevaluierung bei Änderungen im Programmkode, was freilich weniger aufwändig ist als die Erstevaluierung, da dann in der Regel nur eine so genannte Delta-Evaluierung der Unterschiede durchgeführt werden muss. Dies sind die wesentlichen Gründe, weshalb noch immer verhältnismäßig wenige Chipkarten-Betriebssysteme eine Evaluierung nach Common Criteria aufweisen.

Oft werden auch Evaluierungen von Prüfinstituten ohne einen direkten Bezug zu Common Criteria durchgeführt. Dabei beschränkt man sich auf eine gründliche Prüfung der Designkriterien, des Quellkodes und der Dokumentation. Dies ist beispielsweise grundsätzlich Pflicht bei den Betriebssystemen für die deutschen ec-Karten.[2]

13.5 Komplettierung des Betriebssystems

Der Lebenszyklus eines Chipkarten-Betriebssystems verläuft im Falle eines ROM-basierten Produkts in zwei Teilen – dem Teil vor und dem Teil nach der Komplettierung. Im Abschnitt vor der Komplettierung, bei dem der Mikrocontroller aus der Halbleiterfertigung mit leerem EEPROM kommt, laufen alle Programmteile im ROM ab. Es werden weder Daten aus dem EEPROM gelesen noch dort Programme ausgeführt. Stellt sich zu diesem Zeitpunkt heraus, dass im ROM-Kode ein Fehler vorhanden ist, der die Komplettierung unmöglich macht, so muss die gesamte produzierte Charge der Mikrocontroller vernichtet werden, da für die Chips keine weitere Verwendung besteht.

Um die Wahrscheinlichkeit eines solchen Fehlers gering zu halten, könnte man nur eine kleine Laderoutine für das EEPROM in das ROM implementieren und dann das eigentliche Betriebssystem in das EEPROM nachladen. Da aber die erforderliche Chipfläche pro Bit im EEPROM viel größer ist als für ein Bit im ROM und sich dies somit überproportional auf den Preis des Chips auswirkt, muss sich aus rein wirtschaftlichen Gründen so viel Kode wie möglich im ROM befinden. Deshalb sind alle Routinen für den Betriebssystemkern und auch den Rest des Betriebssystems in ihren wesentlichen Teilen komplett im ROM untergebracht. Lediglich einige Aussprünge ins EEPROM sind dann noch für den komplettierten Fall vorgesehen.

Einige Betriebssysteme laufen auch nach der Komplettierung noch vollständig im ROM ab, nur die Daten sind im EEPROM untergebracht, um so die Größe des teuren EEPROMs möglichst klein zu halten. Natürlich erkauft man sich diese Minimierung der verbrauchten Fläche an Speicherplatz durch große Einschränkungen der Flexibilität des Betriebssystems.

Bei der Komplettierung werden dann die ROM-Teile für die eigentliche Anwendung angepasst. Der ROM-Teil ist sozusagen eine große Bibliothek, die durch das EEPROM zu einer funktionsfähigen Anwendung verbunden und ausgebaut wird, wie dies auch in Bild 13.5 auf der nächsten Seite gezeigt ist. Zusätzlich besteht bei fast allen Betriebssystemen noch die

[1] Siehe auch Abschnitt 15.5 „Evaluierung von Hardware und Software“ auf Seite 713.

[2] Siehe auch Abschnitt 15.5.2 „Die ZKA-Kriterien“ auf Seite 717.

Möglichkeit, bei der Komplettierung Programmkode für weitere Kommandos oder spezielle kryptografische Algorithmen in das EEPROM zu laden. Dies ist aber unabhängig von eventuell vorhandenen ausführbaren Dateien, da der Inhalt zu einem späteren Zeitpunkt, z. B. vom Personalisierer, geladen werden kann. Die während der Komplettierung ins EEPROM eingebrachten Programme sind vollständig in das Betriebssystem eingebunden. Dabei lassen sich auch Patches für Funktionserweiterungen oder Fehlerkorrekturen integrieren.

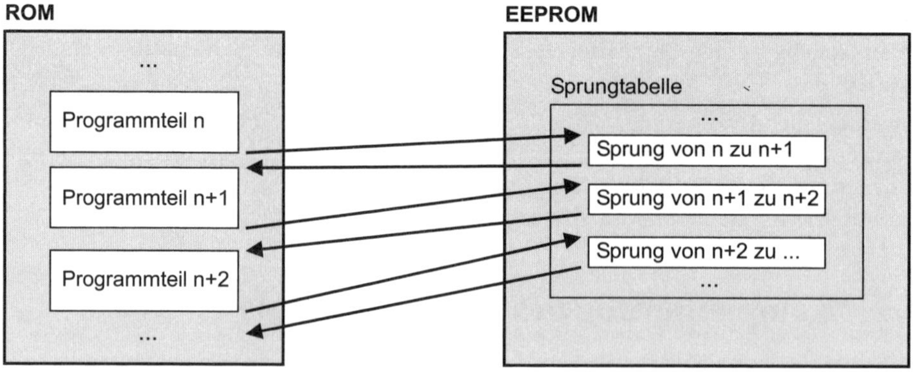

Bild 13.5 Verbindung von Programmkodeteilen im ROM durch eine Verknüpfungstabelle, welche beim Komplettieren des Betriebssystems in das EEPROM geladen wird.

Eine Alternative zu einer Tabelle mit Sprüngen in den nichtflüchtigen Speicher zeigt Bild 13.6 auf der nächsten Seite. Man benötigt dazu allerdings eine MMU (*memory management unit*). Diese erzeugt eine Ausnahme (*exception*) unmittelbar vor dem zu überbrückenden Programmkode und setzt den Programmzeiger auf den neuen Kode im nichtflüchtigen Speicher. Ist dieser Programmteil vollständig abgearbeitet, dann wird der Programmablauf mit einem absoluten Sprung an die entsprechende Stelle im ROM fortgesetzt.

Um ein Chipkarten-Betriebssystem im EEPROM zu komplettieren, ist eine einseitige oder gegenseitige Authentisierung zwischen Chipkarte und der äußeren Welt notwendig. Dazu existieren eine Reihe unterschiedlichster Methoden. Bild 13.7 auf der nächsten Seite zeigt dazu als typisches Beispiel einen einfachen, jedoch verhältnismäßig flexiblen Weg. Der Hersteller des Chipkarten-Betriebssystems integriert in das ROM des Mikrocontrollers einen geheimen Wert, der damit charakteristisch für diese ROM-Version des Betriebssystems ist. Bei der Chipfertigung schreibt der Halbleiterhersteller einen geheimen Schlüssel in das EEPROM, welcher beispielsweise für jede Fertigungscharge einen anderen Wert hat. Mit Kenntnis des ROM- und EEPROM-Schlüssels und eines Kryptoalgorithmus kann anschließend für die Chipkartenfertigung ein Authentisierungswert berechnet werden. Das Betriebssystem kann nur nach erfolgreicher Authentisierung komplettiert werden.

Mit diesem Schema ist es nun möglich, mit chargenspezifischen Authentisierungswerten zu arbeiten. Würde beispielsweise ein Betriebssystemhersteller einem Kartenhersteller nur einen Authentisierungswert liefern, so könnte dieser nur genau eine spezielle Charge von Chipkarten-Mikrocontrollern komplettieren. Der Vorteil besteht darin, dass der Betriebssystemhersteller dabei nur eine einzige ROM-Maske benötigt und nicht für jeden Kartenhersteller eine ROM-Variante bilden muss.

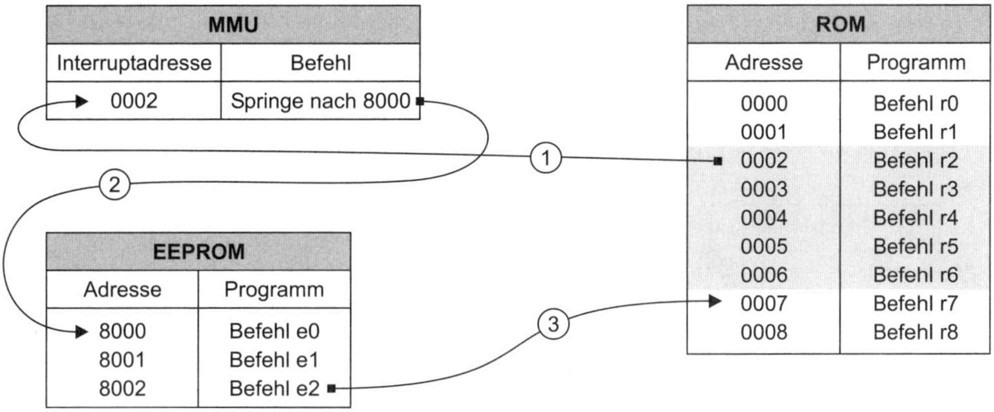

Bild 13.6 Umgehung (*patching*) des grau hinterlegten Programmkodes im ROM durch eine EEPROM-Routine mittels der Verwendung einer MMU (*memory management unit*). Der Programmzähler erreicht in Schritt 1 die durch die MMU überwachte Adresse, was einen Interrupt auslöst, der dann in Schritt 2 auf eine festgelegte Adresse im EEPROM verzweigt. Dort ist der neue Programmkode gespeichert. Nach Abarbeitung dieses Programmkodes wird in Schritt 3 zurück an die passende Stelle ins ROM gesprungen.

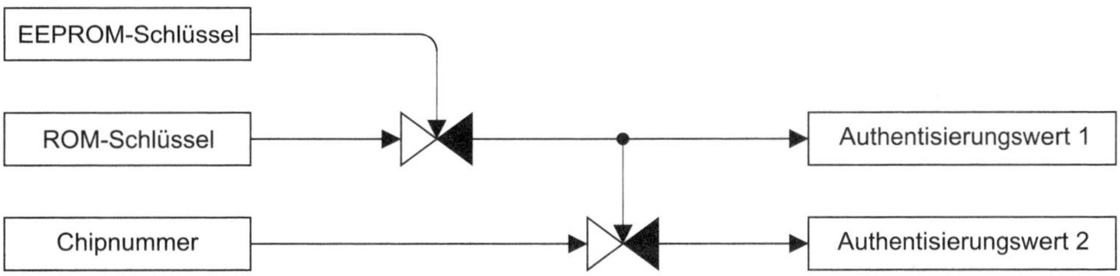

Bild 13.7 Ein mögliches Schema zur Aufteilung und Ableitung der geheimen Schlüssel für die Authentisierung vor der Komplettierung des Chipkarten-Betriebssystems. Der Authentisierungswert 1 ist individuell für eine Charge von Mikrocontrollern, der Authentisierungswert 2 dagegen ist für jeden Mikrocontroller individuell. Als Kryptoalgorithmus könnte beispielsweise der Triple-DES oder AES zum Einsatz kommen.

Dieses Schema lässt sich noch weiter verfeinern. So könnte unter Zuhilfenahme der Seriennummer des Mikrocontrollers ein chipindividueller Authentisierungswert erzeugt werden. Dies würde einerseits die Sicherheit erhöhen, falls einmal Chips auf dem Wege zur Komplettierung abhanden kommen, andererseits kann der Betriebssystemhersteller damit die Komplettierung stückgenau kontrollieren. Der Komplettierer erhält dabei eine Liste der Authentisierungswerte und kann anschließend nur bei den entsprechenden Mikrocontrollern das Betriebssystem vervollständigen. Dies ist im Übrigen ein in dieser oder ähnlicher Form praxisübliches Verfahren.

Es wäre vorstellbar, dass man in einer Chipkartenfertigung eine spezielle Chipkarte mit eingebauter Speicherlesefunktion einschleust, diese komplettiert, durch Initialisierung und Personalisierung schleust und anschließend aus dem Speicher die in den vorhergehenden Schritten eingetragenen geheimen Daten ausliest. Aufgrund der hohen Sicherheitsmaßnahmen wäre das bei den typischen Kartenfertigungen zwar ziemlich schwierig, doch sicherlich nicht völlig auszuschließen. Um nun diesen denkbaren Angriff von vornherein abzuwehren, kann man vor der Komplettierung prüfen, ob ein echter Mikrocontroller vorliegt. Zur Lösung dieses Problems sind eine Vielzahl möglicher Verfahren denkbar. Eines ist im folgenden Bild 13.8 vorgestellt.

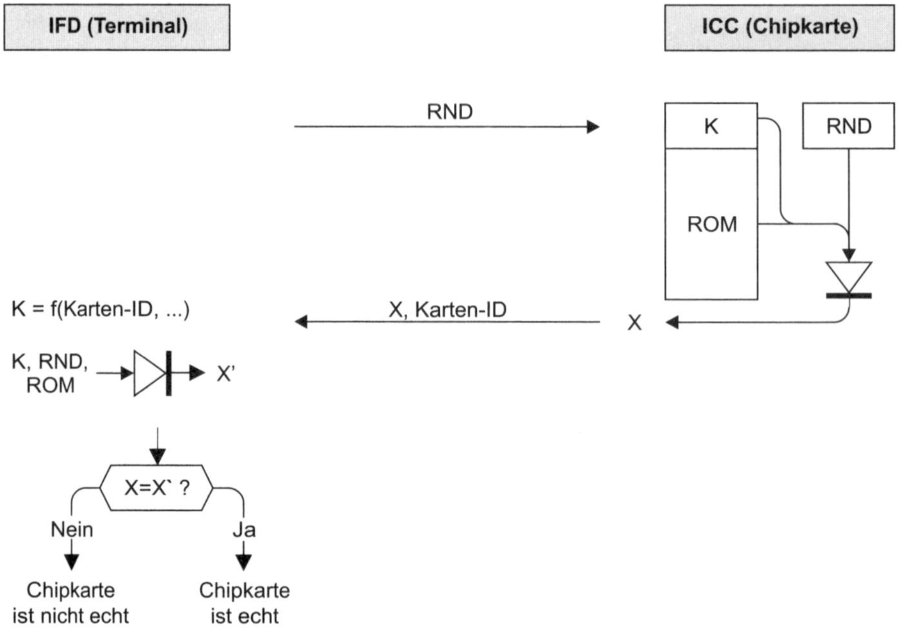

Bild 13.8 Möglicher Ablauf der Sicherstellung eines authentischen ROM-Anteils bei einem Chipkarten-Betriebssystem. Eine diesbezügliche Überprüfung ist vor allem vor der Komplettierung des Betriebssystems sinnvoll, um sicher auszuschließen, dass gefälschte Karten echte Komplettierungsdaten erhalten.

Voraussetzung des Verfahrens ist, dass beim Halbleiterhersteller ein individueller Schlüssel in jeden Mikrocontroller eingetragen wird. Vor der Komplettierung wird nun eine Zufallszahl zur Chipkarte gesendet, welche die Aufgabe hat, einen Replay-Angriff unmöglich zu machen. Diese Zufallszahl, der individuelle Kartenschlüssel und der Inhalt des ROMs werden nun in der Chipkarte mit einer Hashfunktion in einen Hash-Wert überführt, der mit einer Kartenkennung zur äußeren Welt übertragen wird. Dort kann dann aufgrund der Kennung der kartenindividuelle Schlüssel errechnet werden. Da der ROM-Inhalt und die Zufallszahl der äußeren Welt bekannt sind, ist es dort möglich, die Hash-Berechnung nachzuvollziehen und mit dem von der Chipkarte übergebenen Hash-Wert zu vergleichen. Sind beide Werte identisch, handelt es sich um eine echte Chipkarte. Dieses Verfahren ist verhältnismäßig einfach, aber durchaus zufriedenstellend wirksam. Es ließe sich in einigen Punkten noch verfeinern, doch soll hier vor allem ein denkbarer Ansatz zur Echtheitsfeststellung vor Komplettierung aufgezeigt werden.

13.5.1 Urlader für das Betriebssystem (*Bootloader*)

Bei Chipkarten-Mikrocontrollern, die ausschließlich über Flash-Speicher verfügen ist es notwendig, das Betriebssystem nach Herstellung in den Chip zu laden. Dazu verwendet man einen Urlader, in Informatiker-Sprache oft auch Bootloader genannt. Mit diesem kleinen Programm kann nach einer entsprechenden Authentisierung zwischen Chipkarte und Terminal das Betriebssystem an die entsprechenden Speicheradressen im Flash geladen werden. Der Urlader befindet sich entweder in einem kleinen ROM, das auch die Hardwaretests für den Chip enthält oder wird als letzter Schnitt bei der Halbleiterproduktion beim abschließenden Testvorgang in den Flash-Speicher geladen. Die Funktionalität entspricht dabei im Wesentlichen derjenigen Routine, die bei ROM-basierten Mikrocontrollern zum Laden von Teilen des Betriebssystems ins EEPROM benutzt wird.[1]

13.5.2 Hardware-Erkennung

Die meisten neueren Betriebssysteme sind auf Mikrocontrollern mit unterschiedlich großen nichtflüchtigen Speichern lauffähig. Die Größe von ROM (falls vorhanden) und RAM muss dabei jedoch gleich bleiben. Somit ist es für einen Kartenherausgeber möglich, immer die für ihn billigste Chipgröße einzusetzen. Er könnte beispielsweise mit einer kostengünstigen Monoapplikationskarte mit 1 kByte EEPROM beginnen und bei Bedarf dann teurere Mikrocontroller mit 4, 16, 32 oder 64 kByte EEPROM für seine Multiapplikationskarten verwenden. Sofern der Halbleiterhersteller diese Bandbreite an Chiptypen unterstützt, muss nur noch das Chipkarten-Betriebssystem eine dazu passende Funktionalität aufweisen. Dies bedeutet, dass es eine automatische Erkennung der Größe des nichtflüchtigen Speichers haben muss und daraufhin seine internen Zeigerstrukturen für den maximalen Freispeicher, Dateigrößen und ähnliche Rahmenparameter setzt.

Technisch wird dies realisiert, indem eine Betriebssystemroutine die Fertigungsdaten des Halbleiterherstellers liest und anhand dieser Informationen die Größe des auf diesem Chip zur Verfügung stehenden EEPROM/Flash-Speichers berechnet. Alternativ dazu kann der Werte der Speichergröße als Datum im nichtflüchtigen Speicher vom Halbleiter-Hersteller bei der Fertigung eingetragen werden. Das Verfahren funktioniert ausschließlich bei unterschiedlichen Größen des EEPROM/Flash-Speichers. Die heutigen Chipkarten-Betriebssysteme sind softwaretechnisch noch nicht in der Lage, sich an variable Speichergrößen des RAMs anzupassen.

Der große Vorteil solch einer Hardwareerkennung besteht darin, dass der Betriebssystemhersteller den Programmkode nicht mehr auf die veränderten Größen des nichtflüchtigen Speichers abzustimmen braucht. Damit wird eine mögliche Fehlerquelle ausgeschlossen, und vor allem ist keine abermalige Evaluierung des Betriebssystems für die neue Hardwareplattform notwendig. Die Hardware-Erkennung der modernen Betriebssysteme spart erheblich Zeit bei der Software-Entwicklung und senkt damit die Durchlaufzeit um mehrere Wochen.

[1] Siehe auch Abschnitt 13.5 „Komplettierung des Betriebssystems" auf Seite 489.

13.5.3 Soft- und Hardmaske

Im Zusammenhang mit Feldversuchen und Chipkarten-Betriebssystemen werden oft die Begriffe Softmaske (*softmask*) und Hardmaske (*hardmask*) benutzt. Genau genommen und streng logisch gesehen, sind beide Begriffe unsinnig, da eine ROM-Maske – gemeint ist dabei der Programmkode, der sich im ROM befindet – immer unveränderlich, also fest ist. Im Sprachgebrauch der Chipkartenwelt ist aber mit Softmaske nur so etwas ähnliches wie eine ROM-Maske gemeint. Man spricht von einer Softmaske, wenn sich Teile oder der gesamte Programmkode für ein Chipkarten-Betriebssystem oder die Kommandos einer Anwendung im EEPROM befinden. Der Kode lässt sich auf Grund dieser Sache einfach ändern, ohne dass zeit- und kostenintensiv eine neue ROM-Maske erstellt werden muss. Diese Art von „Maske" ist also „weich" und veränderbar und insofern eine Softmaske. Vor allem bei Tests und Feldversuchen wird diese Technik benutzt, da sich kurzfristig und mit geringem Aufwand Fehlerbeseitigungen und Programmadaptionen durchführen lassen. Von Nachteil dabei ist jedoch die Tatsache, dass dazu Chips verwendet werden müssen, die ein großes EEPROM besitzen und deshalb teurer sind als äquivalente Chips mit dem Programmkode im ROM. Da bei Feldversuchen jedoch üblicherweise keine Millionenstückzahlen an Karten ausgegeben werden, sind die erhöhten Kosten für die Chips mit größerem EEPROM-Speicher durchaus vertretbar.

Ist dann jedoch der Test oder Feldversuch mit der Softmaske abgeschlossen und der im EEPROM befindliche Programmkode ohne weitere Nachbesserungen lauffähig, kann man den Programmkode vom EEPROM ins ROM verlagern und eine echte ROM-Maske herstellen. Dies ist mit nur geringem Arbeitsaufwand durchführbar und wird dann als „Hardmaske" bezeichnet, da sie „hart" und unveränderlich ist. Der Vorteil der Hardmaske besteht genau genommen nur darin, dass die gleiche Speichergröße im ROM wesentlich weniger Chipfläche als im EEPROM beansprucht und damit für die gleiche Menge an Programmkode kleinere und billigere Mikrocontroller verwendet werden können.

Das zweistufige Vorgehen mit Softmaske und Hardmaske bei neuen Chipkarten-Anwendungen schafft zusätzliche Flexibilität und die Chance, auch noch kurz vor der Ausgabe der Chipkarten an die Benutzer substantielle Änderungen am Programmkode vornehmen zu können. Bei der klassischen Vorgehensweise mit einer reinen ROM-Maske sind am Programmkode in der Chipkarte nach Maskenabgabe keine größeren Änderungen mehr durchführbar. Die Überlegenheit dieser Vorgehensweise gegenüber dem althergebrachten Ablauf hat dazu geführt, dass mittlerweile beinahe jede Einführung einer neuen Chipkarten-Anwendung zunächst mit einer Softmaske startet und anschließend nach unter Umständen notwendigen Adaptionen des Programmkodes auf eine Hardmaske migriert wird.

Mit zunehmender Verbreitung von Mikrocontrollern mit Flash-Speicher anstelle von ROM und EEPROM tritt dieses Vorgehen allerdings immer weiter in den Hintergrund, da Flash-basierte Betriebssysteme sozusagen *per se* die Eigenschaften von Softmasken haben.

13.5.4 APIs von Betriebssystemen

Ursprünglich boten Chipkarten-Betriebssysteme keine Möglichkeit selbst erstellte Programme zu laden und bei Bedarf auf der Chipkarte auszuführen. Deshalb besaßen die herkömmlichen Betriebssysteme keine veröffentlichte Programmierschnittstelle, die für Aufrufe von

Betriebssystemfunktionen von Dritten genutzt werden konnte. Durch die neueren Entwicklungen der Chipkarten-Betriebssysteme wie beispielsweise Java unterstützende Betriebssysteme (Java Card) oder MULTOS wurde die Möglichkeit geschaffen, eigenen Programmkode auf die Chipkarte zu laden. Um nicht bereits im Betriebssystem vorhandene Programmroutinen nochmals nachprogrammieren zu müssen, besitzen diese Betriebssysteme ein durchdachtes API (*application programming interface*), das Zugriffe auf die wichtigsten Funktionen des Betriebssystems gestattet. Zwar haben praktisch alle Chipkarten-Betriebssysteme eigene, interne APIs, doch sind diese nicht für die Verwendung durch Externe konzipiert und in der Regel vertraulich.

Ausnahmsweise existiert, wie sonst in der Chipkartenwelt üblich, bei APIs für Chipkarten-Betriebssysteme keine Norm, sondern es haben sich bislang vor allem zwei Industriestandards etablieren können: Dies sind zum einen die verschiedenen Java Card APIs und zum anderen das API von Multos. Die in den dazugehörigen Spezifikationen beschriebenen APIs lassen Zugriffe auf die wesentlichen Funktionen des Betriebssystems zu.[1] Dazu gehören Zugriffe auf die Dateiverwaltung, Aufrufe der vorhandenen kryptografischen Funktionen und natürlich auch das Senden und Empfangen von Daten.

13.6 Speicherorganisation und -verwaltung

Die drei verschiedenen Speicherarten eines Chipkarten-Mikrocontrollers haben völlig unterschiedliche Eigenschaften. Das ROM kann nur während der Herstellung des Mikrocontrollers als Maske im Gesamten programmiert werden und ist dann während der ganzen Lebensdauer der Chipkarte statisch. Aufgrund des Aufbaus ist die Wahrscheinlichkeit der ungewollten Veränderung von ROM-Inhalten praktisch null.

Im Gegensatz dazu bleibt der Inhalt des RAM nur so lange erhalten, wie Spannung an der Chipkarte anliegt. Ein Spannungsausfall verursacht den totalen Verlust aller im RAM enthaltenen Daten. Allerdings können die Daten im RAM mit voller Arbeitsgeschwindigkeit des Prozessors geschrieben und auch unbegrenzt oft wieder gelöscht werden.

Das EEPROM kann hingegen auch ohne äußere Spannungszufuhr Daten speichern. Es hat allerdings die drei Nachteile, dass es eine begrenzte Lebensdauer hat, in Seiten (*pages*) aufgeteilt ist und Schreib- und Löschzugriffe sehr lange dauern (ca. 1 ms/Byte).

Der im ROM für das Betriebssystem enthaltene Programmkode muss bis auf die fest vom Mikrocontroller vorgegebenen Interruptvektoren keiner bestimmten Aufteilung gehorchen. Die einzelnen Programmteile können also in beliebiger Reihenfolge miteinander verbunden werden, wobei immer das eine Ziel besteht, Sprünge in der Software in ihrer Entfernung zu minimieren, um auf diese Weise Speicherplatz einzusparen. Wichtig ist, dass das ROM durch Fehlererkennungskodes (EDCs) abgesichert ist, da Fehler im ROM durchaus einmal auftreten können. So führt beispielsweise ein Kratzer in der ROM-Sektion des Mikrocontrollers oder ein Abbruch eines Teils des Chips beim Bonden zu fehlerhaften Daten im ROM. Interessanterweise bedeutet dies nicht zwangsläufig, dass das Betriebssystem nicht mehr funktionsfähig ist, sondern es kann durchaus sein, dass nur einige Programmteile fehlerhaft

[1] Siehe auch Abschnitt 13.16.2 „Java Card“ auf Seite 543 und Abschnitt 13.16.3 „Multos“ auf Seite 565.

ablaufen. Um so einen Fall schon im Ansatz zu verhindern, wird beim Starten des Chipkarten-Betriebssystems das ROM grundsätzlich auf Fehlerfreiheit geprüft.

13.6.1 Speichermanagement für RAM

Die Übersicht in Bild 13.9 zeigt eine übliche Aufteilung von 256 Bytes großen RAMs. Es ist aufgeteilt in die Bereiche Register, Stack, allgemeine Variablen, Arbeitsbereiche für kryptografische Algorithmen und I/O-Puffer. Ist beispielsweise ein I/O-Puffer mit der Länge 256 Byte gefordert oder müssen zusätzliche Variablen im RAM untergebracht werden, sind sehr schnell die zur Verfügung stehenden Speichergrenzen erreicht. Das Problem wird durch einen Arbeitsbereich im nichtflüchtigen Speicher gelöst, der wie ein RAM verwendet wird. Nachteilig ist, dass dabei die Schreibzeiten rund um den Faktor 10 000 größer sind als beim einem RAM-Zugriff. Ein zweiter Nachteil ist die begrenzte Lebensdauer der EEPROM- bzw. Flash-Zellen, die sich im Gegensatz zu RAM-Zellen nicht unbegrenzt oft beschreiben lassen. Allerdings ist die Auslagerung von RAM-Inhalten ins EEPROM/Flash oft der einzige Lösungsweg, wenn beispielsweise I/O-Puffer gefordert werden, die größer sind als das insgesamt zur Verfügung stehende RAM. Zur Gegenüberstellung enthält das Bild auch noch die typische Aufteilung eines 6 kByte großen RAM für eine leistungsfähige Chipkarte für die Anwendungen im Bereich der Telekommunikation.

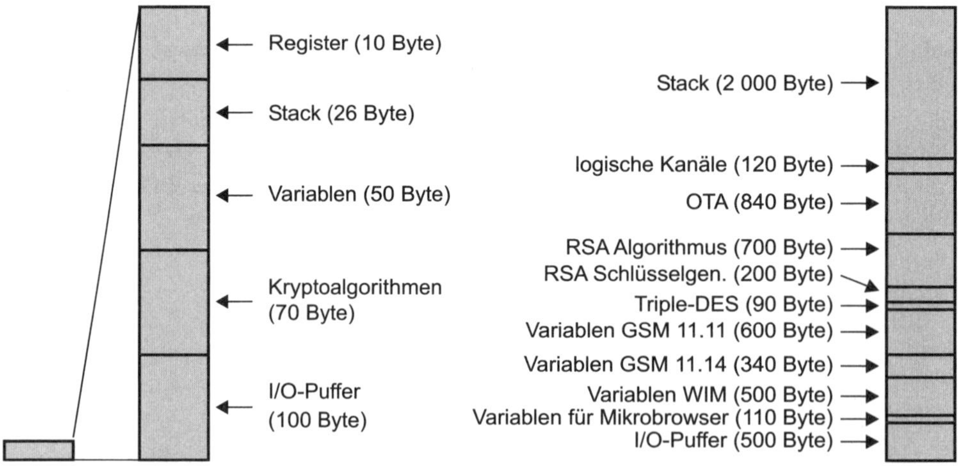

Bild 13.9 Die linke Seite zeigt eine typische Aufteilung des 256 Byte großen RAMs eines einfachen Chipkarten-Betriebssystems, programmiert in Assembler. Rechts befindet sich das Speicherlayout eines 6 kByte großen RAMs für eine leistungsfähige Telekommunikations-Chipkarte, deren Betriebssystem in der Programmiersprache C erstellt wurde.

13.6.2 Speichermanagement für EEPROM

Die Datenablage im nichtflüchtigen Speicher ist ungleich komplizierter und aufwändiger als die der beiden anderen Speicherarten. Die Basisaufteilung ist bei einem modernen Betriebssystem in etwa folgendermaßen: In einem bei vielen Mikrocontrollern durch die Hardware besonders geschützten Bereich am Anfang des nichtflüchtigen Speichers können diverse Fertigungsdaten, z. B. eine nur einmal verwendete und somit einzigartige Nummer, in den Chip geschrieben werden. Viele Halbleiterhersteller kennzeichnen in diesem Bereich auch den Chiptyp und die Größe des dem Betriebssystem zur Verfügung stehenden nichtflüchtigen Speichers. Meist sind diese Bereiche auch nur für einen WORM (*write once, read multiple*) Zugriff ausgelegt, d. h. man kann sie nur ein einziges Mal beschreiben und anschließend nur noch lesen. Technisch wird dies in der Regel durch übliche EEPROM/Flash-Zellen erzielt, die jedoch elektrisch nicht mehr gelöscht werden können.

Auf diesen Bereich, der in der Regel eine Größe von 16 oder 32 Byte hat, folgen die Tabellen und Zeiger für das Betriebssystem. Diese werden bei der Komplettierung in das EEPROM geladen und ergeben zusammen mit den ROM-Programmen erst das vollständige Betriebssystem für die Chipkarte. Um das Betriebssystem immer in einem sicheren und stabilen Zustand betreiben zu können, ist dieser Bereich durch Prüfsummen (*error detection code – EDC*), die vor dem ersten oder sogar jedem Zugriff nachgerechnet wird, abgesichert. Die Entdeckung eines Speicherfehlers bei der Überprüfung muss dazu führen, dass die betroffenen EEPROM/Flash-Teile im Folgenden nicht mehr benutzt werden, da eine korrekte Funktion des Betriebssystems nicht mehr sichergestellt ist.

Tabelle 13.5 Beispiel für Herstellerdaten, wie sie von manchen Halbleiterherstellern bei der Fertigung in einen WORM-Bereich des nichtflüchtigen Speichers geschrieben werden. Die ersten fünf Herstellerdaten zusammengefasst ergeben hier eine 8 Byte lange einzigartige Chipnummer. Der große Vorteil einer mit dieser Methode generierten Chipnummer besteht darin, dass dazu beispielsweise keine hochgenaue und auf verschiedene Produktionsstandorte abgestimmte Uhrzeit notwendig ist, sondern lediglich Daten, die in jeder Halbleiterfertigung an allen Produktionsmaschinen zur Verfügung stehen.

Datenelement	Größe
Halbleiterhersteller	1 Byte
Produktionsstätte	1 Byte
Batch-Nummer in der Halbleiterfertigung	2 Byte
x-Koordinaten auf dem Wafer	2 Byte
y-Koordinaten auf dem Wafer	2 Byte
Mikrocontrollertyp	2 Byte
optionale Hardware-Komponenten	6 Byte
Speichergröße des RAM	2 Byte
Speichergröße des EEPROM/Flash	3 Byte
Speichergröße des ROM	3 Byte

Auf den abgesicherten Teil des Betriebssystems folgt ein Bereich, der zusätzlichen Programmkode für die Anwendungen enthält. Unter Umständen ist auch dieser Bereich mit Prüfsummen gegen Veränderungen gesichert. In dem Bereich können anwendungsspezifische Kommandos oder Algorithmen geladen werden, die nicht im ROM stehen sollen oder aus Speicherplatzmangel dort keinen Platz mehr gefunden haben.

Der sich daran anschließende Dateibereich beherbergt alle Dateistrukturen, also den gesamten nach außen hin sichtbaren Dateibaum. Dieser Bereich ist nicht als Ganzes mit einer Prüfsumme geschützt, sondern meist stark dateiorientiert gesichert. Die interne Struktur ist in Bild 13.10 auf der nächsten Seite nochmals genauer erläutert.

Am Ende des nichtflüchtigen Speichers folgt ein eventuell vorhandener Freispeicher, dessen Verwaltung ein eigener Manager durchführt. Oft ist jedoch dieser Freispeicher einzelnen Anwendungen im Dateibereich zugeordnet und kann dort innerhalb der Anwendungen für neu zu erzeugende Dateien verwendet werden. Ansonsten gehört er zum allgemeinen Dateibereich, wo er nur für neue Anwendungen, die als Ganzes geladen werden, zur Verfügung steht.

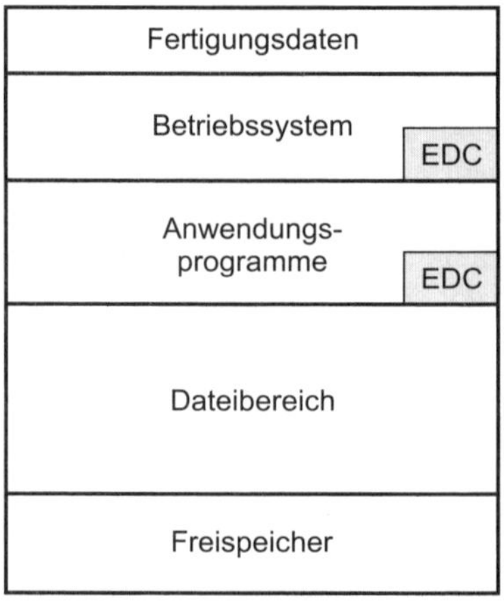

Bild 13.10 Beispiel für die Aufteilung des EEPROM in einem Chipkarten-Betriebssystem.

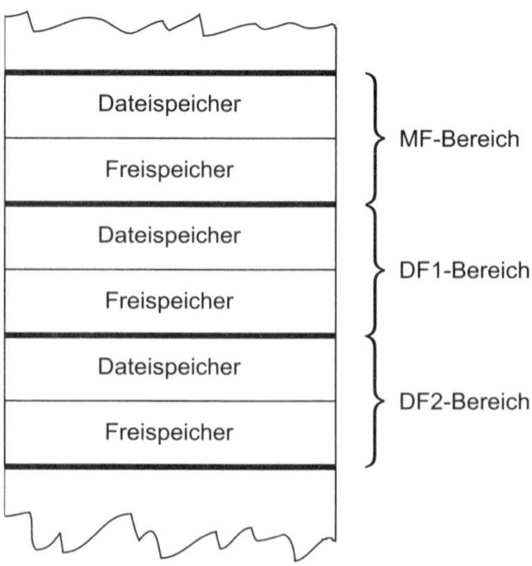

Bild 13.11 Beispiel für die Strukturierung des Dateibereichs Chipkarten-Betriebssystem, das mehrere unabhängige und physikalisch getrennte Anwendungen unterstützt. Dieses Konzept setzt zwar eine extrem rigide Trennung der einzelnen Anwendungen um, es wird jedoch mittlerweile wegen der zu unflexiblen Freispeicherverwaltung nicht mehr in Betriebssystemen mit dynamischer Dateiverwaltung eingesetzt.

Wird eine Datei gelöscht, fällt der frei werdende Speicherplatz wieder dem Freispeicher zu. Mit der aufgeführten Zweiteilung in Dateispeicher und Freispeicher kann nur der Speicherplatz der jeweils letzten Datei beim Löschen dem Freispeicher zugeordnet werden. Dies beschränkt die gesamte Speicherverwaltung sehr, ist aber aufgrund des limitierten Platzes für Programmkode in Chipkarten nicht anders zu verwirklichen.

13.6.3 Speichermanagement für Flash

Die Speicherart Flash unterscheidet sich von EEPROM dadurch, dass sich Daten byteweise in kurzer Zeit schreiben lassen der Löschvorgang aber einen ganzen Sektor umfaßt, der mehrere Kilobyte oder im Falle von NAND-Flash auch mehrere Zehnkilobyte groß sein kann. Diese Trennung der Schreib- und Löschfunktion ist notwendig um Flash möglichst flächenminimal auf einem Chipkarten-Mikrocontroller unterzubringen. werden können sich jedoch nur sektorweise in längerer Zeit löschen lassen. Im Gegensatz dazu ist bei EEPROM die Schreib- und Löschzeit gleich lange und es ist in der Regel möglich byteweise zu Schreiben und zu Löschen. Diese unterschiedlichen Eigenschaften von Flash und EEPROM führten dazu, dass für Flash besonders angepasste Verwaltungsfunktionen entwicklet wurden.

Speziell bei der Verwaltung von NAND-Flash muss man die Schreibzugriffe auf die verhältnismäßig großen Speicherseiten möglichst gleichmäßig verteilen, so dass die Schreibbelastung gleichmäßig auf alle Speicherseiten verteilt wird. Diese Verfahren bezeichnet man allgemein auch als wear leveling. Da diese Funktion zwischen der eigentlichen Hardware und der Dateiverwaltung angesiedelt ist hat sie allgemein den Namen Flash-Transaction-Layer (FTL). Der Vorteil dieser Konstruktion besteht darin, dass keine Änderungen an einer bestehenden Dateiverwaltung notwendig sind, wenn diese anstelle von EEPROM auf einem NAND-Flash eingesetzt wird. Flash-Transaction-Layers können auch als fertige Software-Komponente bezogen werden, die lediglich an die Eigenschaften des jeweiligen NAND-Flash über Parameter angepaßt werden müssen. Es sind hier eine Reihe sowohl kommerzieller als auch quelloffener Komponenten verfügbar. Typische Beispiele dafür sind: JFFS/JFFS2 (*journaling flash file system*), YAFFS/YAFFS2 (*yet another flash file system*), TrueFFS(*true flash file system*) und EFFS (*embedded flash file system*).

Im folgenden ist eine entsprechend an die Eigenschaften von Flash-Speichern angepasste Speicherverwaltung im Detail beschrieben. Dabei wird von der Annahme ausgegangen, dass ein gelöschtes Bit den Zustand 1 hat und ein geschriebenes Bit den Zustand 0.

Die Aufteilung von Verwaltungs- und Nutzdaten in Bild 13.12 auf Seite 501 ist analog den seit Jahren üblichen und bewährten Dateiverwaltungen bei EEPROM. Die eigentlichen Verwaltungsdaten befinden sich dabei in einem Header und die dazugehörigen Nutzdaten in einem über Zeiger verbundenen Body. Sowohl Header als auch Body sind durch Prüfsummen (EDC - *error detection code*) gegen Speicherfehler abgesichert. Die vorgestellte Speicherverwaltung für Flash hat nun als Besonderheit sowohl für Header als auch Body sogenannte Folgezeiger. Diese werden nur bei Änderung der im Header bzw. Body befindlichen Informationen genutzt. Neben den üblichen Datenelementen besitzt der Header noch zusätzliche Statusinformationen in denen angegeben werden kann ob der dazugehörige Body gültig, ungültig, gelöscht, gesperrt ist oder weitere besondere Eigenschaften hat.

Müssen nun neue Nutzdaten in den Flash- Speicher geschrieben werden, so wird vom Betriebssystem ein neuer Header angelegt. In diesem Header befindet sich eine Objekt-ID anhand derer der Header und damit die dazugehörigen Nutzdaten eindeutig im gesamten Speicher identifiziert werden können. Als zweites Datenelement im Header befindet sich ein Zeiger auf den Folgeheader, der beim Erstellen des Headers auf den Wert 0 gesetzt wird. Dies ist das Kennzeichen, dass der Folgeheader noch nicht existiert. Das dritte Datenelement ist ein Zeiger auf den Body, in dem sich die eigentlichen Nutzdaten befinden. Im vierten Datenelement ist der Status des Datenobjekts abgelegt. Anschließend befindet sich ein erster Fehlererkennungskode (EDC 1), der über alle vorhergehenden Datenelemente ermittelt wird. Als letztes Datenelement ist noch ein Fehlererkennungskode (EDC 2) im Datensatz enthalten, der bei der Anlage des Headers auf 0 gesetzt wird, um damit zu kennzeichnen, dass er noch nicht benutzt ist. Ergänzend zum Header wird der mit einem Zeiger verbundene Body angelegt, dessen erstes Datenelement ein Zeiger auf einen nachfolgenden Body ist. Dieses Datenelement ist jedoch auf 0 gesetzt, was signalisiert, dass der Folgebody noch nicht existiert. Im zweiten Datenelement ist die Länge der folgenden Nutzdaten angegeben. Anschließend folgen die eigentlichen Nutzdaten, die durch einen ersten Fehlererkennungskode (EDC 1) abgesichert sind. Als letztes Datenelement ist wiederum ein zweiter Fehlererkennungskode (EDC 2) vorhanden, der jedoch bei der Erstellung noch nicht benutzt wird und als Kennzeichen dafür den Wert 0 hat.

Bei Hochfahren des Chipkarten-Betriebssystems nach einem Reset werden nun durch die Speicherverwaltung im entsprechenden Teil des Flash-Speichers alle gültigen Objekt-IDs gesucht oder über eine Tabelle im nichtflüchtigen Speicher ermittelt. Diese Tabelle mit dem Zeiger auf die gültigen Objekt-IDs wird zur Laufzeit im RAM gehalten, um so die Zugriffszeiten auf die verwalteten Datenobjekte zu minimieren.

Die Funktionsweise dieser Speicherverwaltung sei nun an zwei typischen Anwendungsfällen verdeutlicht. Selbstverständlich müssen alle Schreiboperationen durch entsprechende atomare Abläufe gesichert sein, so dass durch einen Spannungsabbruch keinesfalls ungültige Werte in der Speicherverwaltung auftreten können.

Das erste vorgestellte Szenario zeigt die notwendigen Aktionen, um die Statusinformation im Header zu ändern. Dabei führt die Speicherverwaltung folgende Aktionen durch. Die Speicherverwaltung erzeugt in einem noch freien Bereich des nichtflüchtigen Speichers einen Folgeheader. Dieser Folgeheader wird mit einem Pointer vom ursprünglichen Header aus verbunden, so dass er über die bekannte und nicht geänderte Objekt-ID gefunden werden kann. Der Folgeheader enthält die Datenelemente des ursprünglichen Headers mit Ausnahme der Objekt-ID. Die neuen Statusinformationen werden nun im Folgeheader entsprechend eingetragen. Nachdem im ursprünglichen Header der entsprechende Zeiger auf den Folgeheader geschrieben wurde, wird darauf folgend der Fehlererkennungskode 2 (EDC 2) aktualisiert. Die Speicherverwaltung kann einen gültigen Fehlererkennungswert 2 dadurch erkennen, dass dessen Bits nicht mehr durchgängig den Wert 1 haben. Durch Benutzung von Fehlererkennungskode 2 wird der Fehlererkennungskode 1 ungültig und auch nicht mehr benutzt.

Das zweite Anwendungsszenario zeigt den recht häufigen Fall der Änderung von Nutzdaten. Um eine möglichst hohe Transaktionsgeschwindigkeit zu erreichen, ist es wichtig, so wenig Löschoperationen wie möglich durchzuführen. Deshalb wird bei einer Änderung der Nutzdaten ein Folgebody angelegt und nicht der ursprüngliche Body zuerst gelöscht und dann mit den neuen Daten aktualisiert. Der Folgebody ist identisch zum ursprünglichen Body aufgebaut und enthält als wesentlichen Unterschied nur die geänderten Nutzdaten. Der ursprüngliche Body wird mit einem Zeiger mit dem neuen Folgebody verbunden, und anstelle des Fehlererkennungskode 1 wird der Fehlererkennungskode 2 (EDC 2) benutzt, so dass der erste Fehlererkennungskode damit als ungültig gekennzeichnet ist.

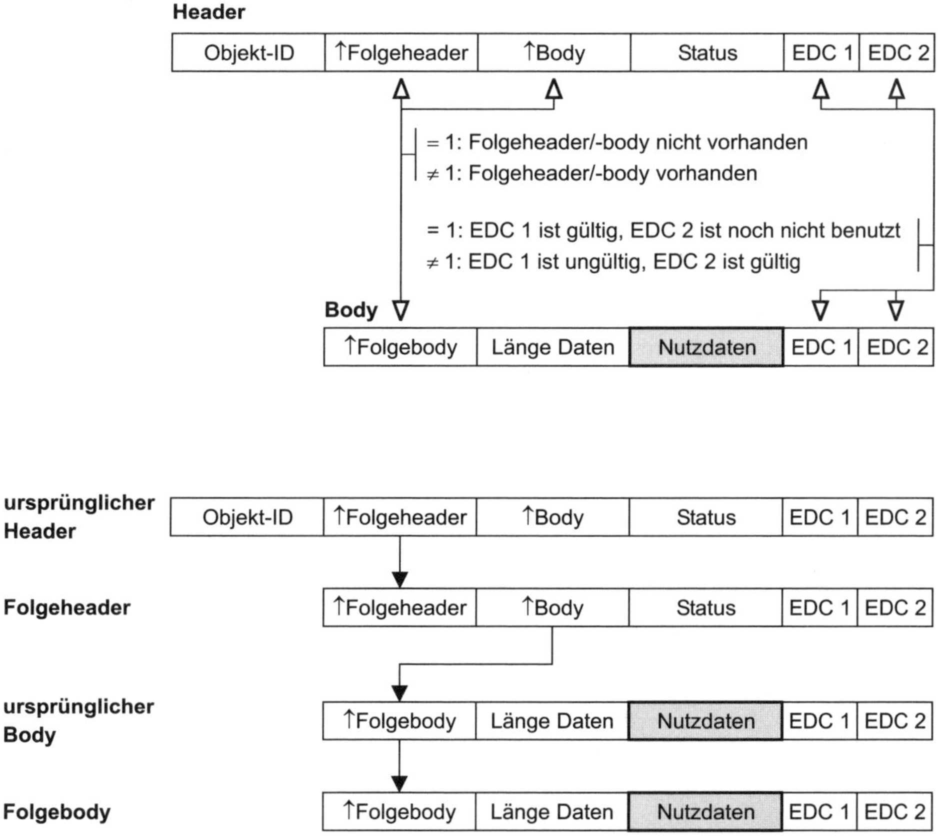

Bild 13.12 Beispiel für eine mögliche informationstechnische Organisation einer Flash-Speicherverwaltung.

Diese beispielhafte Datenobjektverwaltung für Flash-Speicher zeigt einige der heute üblichen Mechanismen zur Vermeidung von Löschzugriffen. Dies spart in erheblichem Umfang Zugriffszeit. Es ist dabei allerdings zu beachten, dass mit jeder Neuanlage von Headern und Bodies der gesamte zur Verfügung stehende Freispeicher Schritt für Schritt verbraucht wird. Deshalb ist es notwendig, ergänzend zu dieser Datenobjektverwaltung einen Garbage Collector einzusetzen, der von Zeit zu Zeit den gesamten Objektspeicher nach nicht mehr benötigten Daten durchsucht. Typischerweise werden dabei Serien von Folgeheadern und Folgebodies wieder zu einem Header mit dazugehörigem Body zusammengefasst.

13.7 Dateiverwaltung

Alle Dateien einer Chipkarte sind im nichtflüchtigen Speicher abgelegt. Dies ist die einzige Speicherart in einer Chipkarte, in der Daten auch ohne Stromversorgung gespeichert bleiben und zusätzlich bei Bedarf und vorhandener Stromversorgung wieder geändert werden können. Es ist auch die einzige Möglichkeit, Informationen zwischen zwei Sitzungen hinweg zu erhalten, da das RAM nach der Deaktivierung der Chipkarte seinen Inhalt verliert und der Inhalt des ROM nach der Halbleiterfertigung nicht mehr geändert werden kann.

In früheren Chipkarten wurde auf die Dateien direkt mit physikalischen Adressen zugegriffen. Eigentlich waren dies im engeren Sinn keine Dateien, sondern der gesamte Speicher war linear von außen adressierbar und konnte mit Schreib- und Lesekommandos angesprochen werden. Dies ist jedoch in modernen Betriebssystemen aus Sicherheits- und Anwendungsgründen nicht mehr vorgesehen. Standard sind momentan objektorientierte Dateiverwaltungen mit Informationen über die Zugriffsbedingungen direkt an der Datei. Die Verwaltung und Organisation dieser Dateien ist Aufgabe des Betriebssystemteils „Dateiverwaltung".

Jede Datei muss bei einem objektorientierten Aufbau somit über einen Dateideskriptor verfügen, der alle entsprechenden Informationen über die Datei selber enthält. Der Dateideskriptor wird in der Chipkartentechnik auch als Header einer Datei bezeichnet. Die Dateninhalte, d. h. die Nutzdaten, befinden sich im so genannten „Body" der Datei.

Die Informationen des Dateideskriptors sind stark abhängig von den Möglichkeiten, die die Dateiverwaltung bietet. Folgendes muss jedoch in jedem Fall im Dateideskriptor enthalten sein:

- Name der Datei (z. B.: FID = '0001')
- Typ der Datei (z. B.: EF)
- Struktur der Datei (z. B.: linear fixed)
- Größe der Datei (z. B.: 3 Records à 5 Byte)
- Zugriffsbedingungen (z. B.: READ = nach PIN-Eingabe)
- Attribute (z. B.: WORM)
- Verbindung zum Dateibaum (z. B.: direkt unter dem MF)

Der Name der Datei ist im Falle eines EFs oder des MFs der 2 Byte lange FID (*file identifier*). Ist die Datei ein DF, ist zusätzlich ein AID (*application identifier*) Bestandteil des Dateideskriptors. Der Typ der Datei, also EF, DF oder MF, muss ebenfalls angezeigt sein.

Abhängig vom Typ existiert ein Datenelement im Header, das die interne Struktur (*transparent, linear fixed, linear variable, cyclic, TLV*) beschreibt. Von der Struktur wiederum beeinflusst sind alle Informationen über die Länge des transparenten Datenteils oder die Anzahl und Länge der Records.

Nachdem nun so alle grundlegenden Eigenschaften der Datei beschrieben sind, benötigt das Betriebssystem noch detaillierte Angaben über die Zugriffsbedingungen, d. h. in welchem Zustand welche Kommandos wie zugreifen dürfen. Diese müssen für jedes mögliche Kommando gesondert spezifiziert sein. Falls es die Dateiverwaltung unterstützt, können noch spezielle Attribute, wie high update activity, WORM oder EDC-Schutz, indiziert sein.

All diese vorstehenden Informationen betreffen die Datei als Objekt selber. Um die Position im Dateibaum festzulegen, bedarf es noch einiger Zeiger, mit deren Hilfe die genaue Lage innerhalb des MFs oder des DFs spezifiziert ist.

13.7.1 Zeiger-orientierte Dateiverwaltung

In einfachen Chipkarten-Betriebssystemen haben die Dateiheader in Abhängigkeit des Dateityps (MF, DF, EF) eine feste Länge. Dies reduziert den Verwaltungs- und Berechnungsaufwand für die interne Dateiverwaltung. Allerdings hat so ein Aufbau den Nachteil, dass er gegenüber Erweiterungen vergleichsweise unflexibel ist. Auch kann damit beispielsweise keine unbegrenzte oder auch nur sehr große Anzahl von unterschiedlichen Zugriffsbedingungen pro EF verwirklicht werden, da der prophylaktisch für die Speicherung der Zugriffsbedingungen im Header zur Verfügung zu stellende Speicher in den meisten Anwendungsfällen nicht benutzt würde. Dies ist der Grund, warum variable lange Dateiheader bei Dateiverwaltungen in Chipkarten sehr beliebt sind. Diese variablen Header können dann vom Chipkarten-Betriebssystem je nach Anwendung und daraus resultierenden Anforderungen an die im Header zu speichernden Information automatisch angepasst werden.

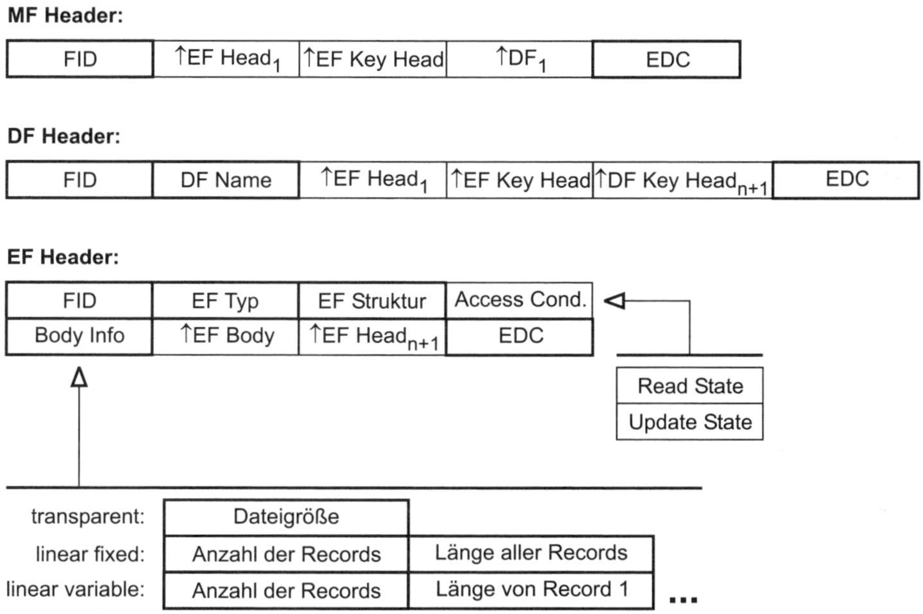

Bild 13.13 Möglicher Aufbau der Datei-Header für MF, DF und EF (internal und working) in einer Zeiger-orientierten Dateiverwaltung. Die breiten Rahmen kennzeichnen TLV-kodierte Datenobjekte, die obligatorisch vorhanden sein müssen, und die schmalen Rahmen Datenobjekte, die optional sind. Die Nummerierung ist nur innerhalb des jeweiligen Verzeichnisses gültig und nicht global über alle Dateien. Die Grundlage sind die bei Small-OS (siehe auch Abschnitt 13.17 auf Seite 568) festgelegten Anforderungen an eine einfache Dateiverwaltung. Folgende Abkürzungen wurden benutzt: „Access Cond." für Zugriffsbedingung und „Head" für Header.

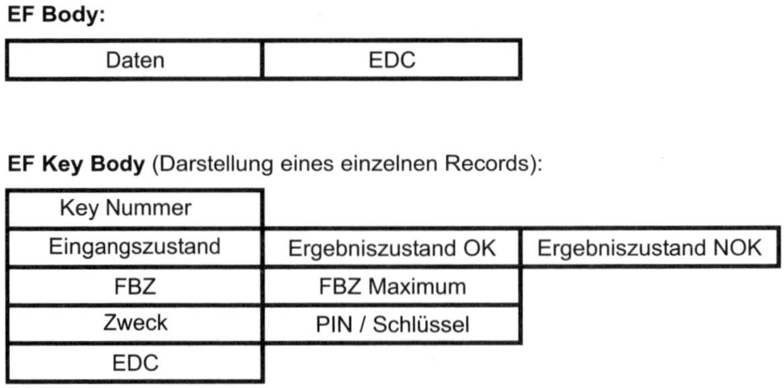

Bild 13.14 Überblick über einen möglichen Aufbau der Datei-Bodies für internal und working EFs in einem Chipkarten-Dateiverwaltungssystem. Alle TLV-kodierten Datenobjekte müssen obligatorisch vorhanden sein. Grundlage sind die bei Small-OS festgelegten Anforderungen an eine einfache Dateiverwaltung. FBZ ist die Abkürzung für Fehlbedienungszähler und EDC (*error detection code*) für Fehlererkennungskode.

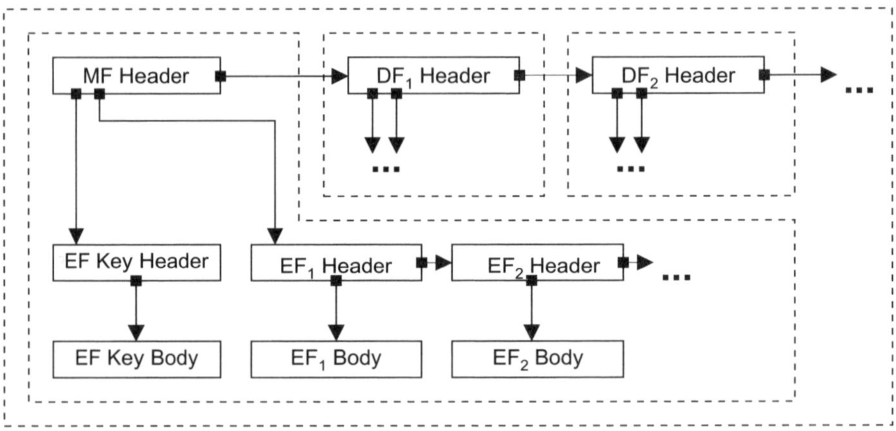

Bild 13.15 Überblick über einen möglichen Aufbau der Zeiger- und Datenstrukturen in einem Chipkarten-Dateiverwaltungssystem. Die Grundlage dafür sind die bei Small-OS festgelegten Anforderungen an eine einfache Dateiverwaltung. Die gestrichelt eingegrenzten Bereiche symbolisieren den für das jeweilige Verzeichnis zur Verfügung stehenden Speicher.

13.7.2 FAT-orientierte Dateiverwaltung (*file allocation table*

Eine seit vielen Jahren auf den Festplatten von PCs verbreitete Art der Dateiverwaltung basiert auf File Allocation Tables (FAT). Dieses Verfahren kann ohne wesentliche Änderungen für die Speicherverwaltung von Chipkarten übertragen werden. Dazu wird der zu verwaltende nichtflüchtige Speicher in viele gleich große Stücke, so genannte Sektoren, aufgeteilt. Idealerweise entspricht sowohl die Größe eines Sektors als auch seine Startadresse dabei der einer EEPROM/Flash-Page. Damit ist es möglich, auf der Basis von ganzen EEPROM-Speicherseiten zu schreiben und zu löschen.

Die FAT enthält auf jeden Sektor des Speichers einen Zeiger, wobei die FAT-Einträge untereinander ebenfalls durch Zeiger miteinander verknüpft sind. Nicht belegte FAT-Einträge und fehlerhafte Sektoren sind mit einem besonderen Eintrag gekennzeichnet. Die FAT ließe sich hinsichtlich Speicherbedarf noch erheblich komprimieren, wenn man eine direkte Zuordnung von FAT-Eintrag und Sektor einführt. In diesem Fall werden die Zeiger innerhalb der FAT überflüssig.

Bild 13.16 zeigt eine mögliche Realisierungsform einer FAT zur Dateiverwaltung in einer Chipkarte. Der Dateidescriptor mit den wesentlichen Informationen über den Aufbau der Datei weist mit einem Zeiger auf den Starteintrag in der FAT. Dort sind durch FAT-interne Zeiger eine der Dateigröße entsprechende Anzahl von Sektoren verknüpft, wobei der letzte FAT-Eintrag die EOF-Kennung (*end of file*) ist. Von der FAT aus wird eine 1:1-Beziehung zu entsprechenden Sektoren im Speicher der Chipkarte aufgebaut, in denen sich dann die zum Dateidescriptor gehörenden Nutzdaten befinden.

Ob Dateiverwaltungen durch Zeiger verknüpfte Header und Bodies oder durch ein FAT realisiert werden, hängt zum größtenteils von diversen technischen Rahmenbedingungen ab. Beide Lösungsansätze haben sowohl Vor- als auch Nachteile. FAT-orientierte Dateisysteme benötigen zum einen für die FAT selber und gerade bei kleinen Dateien gegenüber Zeigerorientierten Dateisystemen überproportional viel Speicher. Andererseits entfällt bei FAT-orientierten Dateisystemen eine Speicherdefragmentierung, da es zu dieser vom Grundsatz her überhaupt nicht kommen kann.

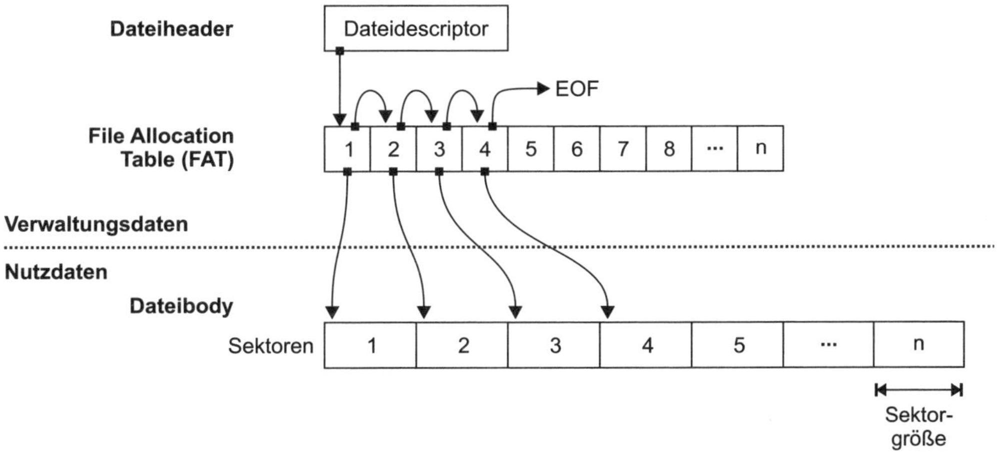

Bild 13.16 Grundlegender Aufbau einer FAT (*file allocation table*) zur Verwaltung des Dateispeichers in einer Chipkarte. Das Ende der Nutzdaten wird in der FAT durch ein EOF (*end of file*) gekennzeichnet.

Die Anforderung und Freigabe von Speicher im Speichermanagement eines Chipkarten-Betriebssystems wird über verschiedene Dienste realisiert. Diese sind auf unterster Ebene: Speicher anfordern, Speicher freigeben, Speicher vergrößern, Daten lesen, Daten schreiben und Daten atomar schreiben. Auf der darauf aufbauenden Schnittstelle des Dateimanagements werden üblicherweise die Dienste Datei anlegen, Datei löschen, Daten aus Datei lesen, Daten in Datei schreiben, MF selektieren, übergeordnetes DF selektieren, Datei mit FID selektieren und Datei mit DF Name selektieren realisiert.

13.7.3 Aufteilung des Speichers in Speicherseiten

Ein generelles Problem der gesamten Dateiverwaltung sind die limitierten Schreib-/Löschzyklen des nichtflüchtigen Speichers und die Aufteilung in einzelne Speicherseiten. Dies beeinflusst den gesamten Aufbau der Dateiverwaltung und der internen Dateistrukturen erheblich. Sowohl die Header als auch die Bodies der Dateien müssen in ihrer Größe an die vorgegebene Größe der Speicherseiten angepasst sein, so dass es nicht zu Überschneidungen zwischen unterschiedlichen Speicherseiten kommen kann. Auch müssen die Informationen über die Verwaltung von Dateien streng von den eigentlichen Dateninhalten im Speicher getrennt sein. Wäre dies nicht der Fall, könnte es zu ungewollten Seiteneffekten zwischen den Verwaltungsdaten im Header und den Nutzdaten im Body kommen. Damit könnte die gesamte Sicherheitsstruktur innerhalb des Chipkarten-Betriebssystems zerstört werden. Dies sei an dem folgenden Beispiel kurz verdeutlicht:

Angenommen, die Zugriffsbedingungen für eine Datei mit geheimen und nicht auslesbaren Schlüsseln seien auf derselben Speicherseite abgelegt wie die öffentlich schreibbaren Nutzdaten einer anderen Datei. Würde nun der Schreibvorgang in die Datei abgebrochen, z. B. durch Herausziehen der Karte aus dem Terminal, so würde dies die auf der gleichen Speicherseite abgelegten Zugriffsbedingungen beeinflussen. Im ungünstigsten Fall wären nach diesem Vorgang keine Bedingungen für den Zugriff mehr vorhanden und die Datei mit den geheimen Schlüsseln somit von jedermann lesbar. Deshalb ist es von elementarer Bedeutung, dass die internen Dateistrukturen für Verwaltungs- und Nutzdaten jeweils auf einzelne Speicherseiten aufgeteilt sind.

13.7.4 Separierung von DFs

Die Funktion eines DFs kann auch so interpretiert werden, dass es den für eine bestimmte Anwendung zur Verfügung stehenden Speicher darstellt. Innerhalb dieses Bereiches ist der Anwendungsbetreiber vollständig für seine Anwendung verantwortlich und kann dort im Wesentlichen tun und lassen, was er will. Er darf aber keinesfalls die Möglichkeit haben, in irgendeiner Form über seine Anwendung hinaus in eine andere Anwendung hinein zu adressieren und dort Daten zu lesen oder zu verändern. Deshalb haben einige Chipkarten-Betriebssysteme besondere Mechanismen, die grundsätzlich bei jedem Speicherzugriff eine Prüfung vornehmen, ob sich die physikalische Adresse innerhalb des aktuellen DFs befindet. Ist dies nicht der Fall, wird sofort mit einem schweren internen Fehler abgebrochen.

Die Überwachung dieser Adressen findet aufgrund meist fehlender Hardware-Unterstützung durch entsprechende Programmroutinen im Betriebssystem statt. Dies ist natürlich eine sicherheitstechnisch wesentlich weichere, da leichter zu umgehende Lösung, als man es mit einer entsprechenden Hardware erreichen könnte. In Zukunft werden jedoch wohl auch die leistungsfähigeren Chipkarten-Mikrocontroller, analog zu allen aktuellen CPUs, eine MMU (*memory management unit*) besitzen.[1] Diese kann dann zur sicheren Kontrolle der Spei-

[1] Siehe auch Abschnitt 5.4 „Zusatzhardware" auf Seite 99.

cherzugriffe innerhalb eines DFs genutzt werden. Bis dahin gibt es nur die Möglichkeit, die Adressgrenzen der DFs durch entsprechende Betriebssystemroutinen zu überwachen. Dieses Prinzip der Speicherorganisation – alle Teile eines DF in einem physikalisch zusammenhängenden Speicherbereich abzulegen – musste bei der Entwicklung der neuen Betriebssysteme aufgegeben werden, da die Speicherverwaltung sonst zu unflexibel geworden wäre.

13.7.5 Mechanismen der Freispeicherverwaltung

Der geringe Speicherplatz zwingt die Chipkarten-Betriebssysteme zu großen Einschränkungen in der Freispeicherverwaltung des EEPROMs. Erst seit Mitte der 90er Jahre gibt es Betriebssysteme, die Dateien (EFs und DFs) nach der Personalisierung erzeugen und auch wieder löschen können. Dies muss aufgrund des Sicherheitscharakters einer Chipkarte natürlich immer in einer kryptografisch einwandfreien Art geschützt sein. Idealerweise werden die entsprechenden Kommandos nach einer einleitenden beidseitigen Authentisierung im Secure Messaging Modus ausgeführt.

Eine Freispeicherverwaltung muss auch berücksichtigen, dass sich bei einem plötzlichen Stromausfall, wie er beispielsweise durch Ziehen der Karte zustande kommt, der gesamte Dateibaum nach wie vor in einem definierten Zustand befinden muss. Gerade in einem derartigen Fall könnte die Sicherheit einer Chipkarte komplett zusammenbrechen, wenn Dateizeiger plötzlich undefiniert wären. Der adäquate Lösungsansatz sind hier wiederum atomare Abläufe, welche jedoch in diesem Fall aufgrund der großen Datenmengen verhältnismäßig viel Zeit und auch einen entsprechend großen Pufferspeicher benötigen.

Bei der Dateiverwaltung und auch bei Speicherverwaltungen aller Art mit Chipkarten gibt es unterschiedliche Realisierungsstrategien, die erhebliche Differenzen bei der softwaretechnischen Umsetzung haben. Anhand der Speicherverwaltung einer Chipkarte wird dies im Folgenden dargestellt.

Bild 13.17 auf der nächsten Seite zeigt die im Folgenden beschriebenen Mechanismen zur Freispeicherverwaltung. Die einfachste Form der Speicherverwaltung ist eine Art WORM-Funktionalität (*write once read multiple*). Der Speicherplatz einmal angelegter Dateien wird von diesen auch im (logisch) gelöschten Zustand weiterhin belegt. Der dafür notwendige Verwaltungsaufwand ist minimal. Informationstechnisch etwas aufwändiger verhält es sich mit einer Speicherverwaltung nach dem LIFO (*last in first out*)-Prinzip. Dabei kann jeweils die zuletzt erzeugte Datei unter Freigabe des vormals belegten Speicherplatzes wieder gelöscht werden. Dieses Verfahren findet oft bei einfachen Chipkarten-Betriebssystemen Anwendung. Bei dem etwas höher entwickelten Best-fit-Algorithmus sucht das Betriebssystem bei Anlage einer Datei immer den kleinsten dafür geeigneten Freispeicherbereich. Beim Löschen der Datei wird dieser Bereich wieder freigegeben und kann von einer anderen Datei benutzt werden. Werden jedoch Dateien verschiedener Größe oft erzeugt und wieder gelöscht, kommt es verhältnismäßig schnell zu einer starken Fragmentierung des Speichers. Das Ergebnis: Größere Dateien können nicht mehr angelegt werden, da kein zusammenhängender Speicher in der geforderten Größe mehr zur Verfügung steht, obwohl insgesamt noch genügend Speicher Freispeicher vorhanden ist.

Genau hier setzt das Defragmentierungsverfahren an. Dieses für Chipkarten-Betriebssysteme verhältnismäßig aufwändige Speicherverwaltungsverfahren verschiebt im vorangehend beschriebenen Fall die vorhandenen Dateien so lange, bis der gesamte vorhandene Freispeicher zu einem zusammenhängenden Block verbunden ist. Die Schwierigkeit dabei ist die Tatsache, dass dieser Algorithmus aufgrund der vielen zeitintensiven EEPROM-Schreibzugriffe verhältnismäßig langsam abläuft.

Die Garbage Collection ist im Prinzip unabhängig von den oben beschriebenen Verfahren zu sehen. Bei ihr wird je nach Bedarf oder in festgelegten Zeitabständen der gesamte Speicher hinsichtlich nicht mehr benutzter Speicherblöcke durchsucht. Wird ein Block gefunden, der nicht mehr benötigt wird, ordnet ihn die Garbage Collection automatisch dem zur Verfügung stehenden Freispeicher zu. Über eine nachfolgende Defragmentierung kann man nun diese kleinen Speicherblöcke zu einem großen zusammenhängendem Freispeicherbereich zusammenschieben.

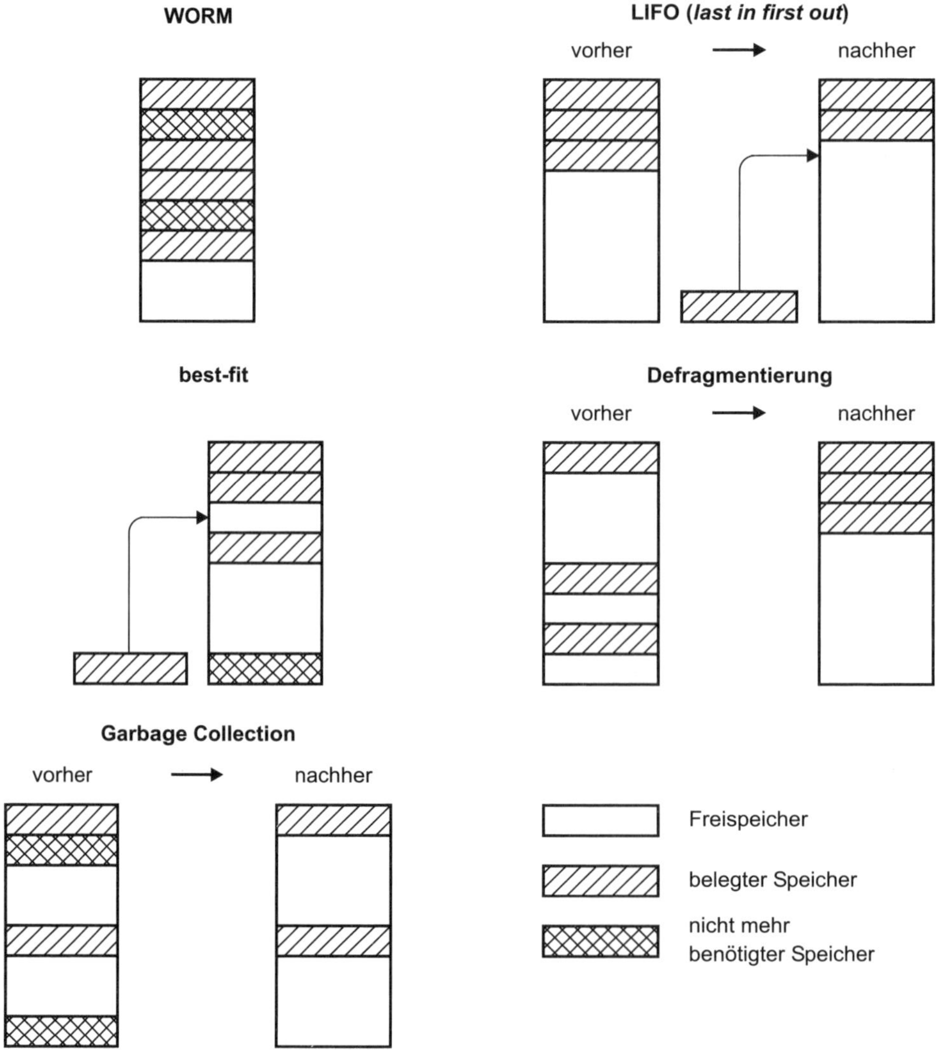

Bild 13.17 Darstellung der typischen Mechanismen für Speicherverwaltungen bei Chipkarten-Betriebssystemen. Die detaillierte Erklärung findet sich im Text.

13.7.6 Quota-Mechanismus

Die grundsätzliche Idee von Multiapplikations-Chipkarten ist, verschiedene Anwendungen von unterschiedlichen Anwendungsanbietern auf einer Chipkarte zu vereinen, so dass der Benutzer eine Chipkarte für die unterschiedlichsten Anwendungen verwenden kann. Zur Erreichung maximaler Flexibilität muss man es eigentlich zulassen, dass diese Anwendungen von unterschiedlichen Instanzen und auch zu unterschiedlichen Zeitpunkten auf die Chipkarte geladen werden können. Dies ist auch aus Benutzersicht zweckmäßig, da man so individuell jederzeit selbst über zusätzlich zu ladende und zu löschende Anwendungen entscheiden kann. Diese in der technischen Realisierung durchaus anspruchsvolle Anforderung muss das Chipkarten-Betriebssystem umsetzen.

Als standardisierter Mechanismus zum Laden und Löschen beliebiger kodebasierter Anwendungen haben sich weltweit die Funktionen der Global Plattform (GP)-Spezifikation etabliert.[1] Diese ist für obige Anforderungen noch um die Funktionalitäten zur Verwaltung von Speicherplatz zu erweitern. Es muss möglich sein, dass der Kartenherausgeber die maximal zu allokierende Speichermenge für flüchtigen und nichtflüchtigen Speicher für jede einzelne der nachgeladenen Anwendungen festlegen und bei Bedarf auch anpassen kann. Angelehnt an die entsprechende Unix-Funktion bezeichnet man diese Funktion als Quota-Mechanismus. Festgelegt ist er in der ISO/IEC 7816-13, wobei hier nicht verschwiegen werden soll, dass es gerade zu diesem Themenkomplex auch einige davon abweichende, aber etablierte Speziallösungen von Betriebssystem-Herstellern und großen Kartenherausgebern gibt.

Die Funktionsweise des Quota-Mechanismus ist dabei wie folgt: Als Ergänzung zur Global Plattform-Funktionalität wird im Betriebssystem der aktuelle sowie der maximal erlaubte Bedarf an flüchtigem (RAM) und nichtflüchtigem Speicher (EEPROM oder Flash) für jede Anwendung separat festgehalten. Dies umfasst den Speicher für den Programmkode (typischerweise Applets) und auch für die Dateien der jeweiligen Anwendung. Üblicherweise wird dabei immer von netto-Daten, d. h. ohne den Bedarf an Verwaltungsinformationen ausgegangen, um so eine Vergleichbarkeit zwischen den einzelnen Betriebssystemen zu gewährleisten.

Der Quota-Mechanismus greift bei Applets typischerweise beim Global Plattform-Kommando INSTALL ein. Solange noch genügend Speicher innerhalb der betreffenden Security Domain für den betreffenden Bereichs vorhanden ist, kann das Applet installiert werden, andernfalls wird mit einer Fehlermeldung abgebrochen. Ist das Applet auf der Chipkarte installiert und fordert mit der new()-Methode zusätzlichen Speicher an, so wird auch dies mit dem Quota-Mechanismus überwacht und die Speicheranforderung gegebenenfalls abgelehnt.

Bei Dateien überwacht Quota die Kommandos CREATE, DELETE und auch alle Kommandos, die zusätzlichen Speicherplatz anfordern (z. B. APPEND RECORD) oder auch freigeben können (z. B. RESIZE). Würde durch die Ausführung eines dieser Kommandos innerhalb des betreffenden Anwendungs-DF die maximal erlaubte Menge an nichtflüchtigem Speicher überschritten werden, bricht der Quota-Mechanismus ab, und das Terminal wird mit einem entsprechenden Returncode über die Abbruchursache informiert.

---

[1] Siehe auch Abschnitt 13.13 „Verwaltung von Anwendungen mit Global Platform“ auf Seite 527.

Innerhalb der Quota-Funktion ist es notwendigerweise auch erforderlich, die entsprechenden Maximalwerte für Speicherverbrauch und die noch zur Verfügung stehende Menge an freiem Speicher an die äußere Welt zu kommunizieren. Üblicherweise benötigt ein Kartenmanagementsystem diese Informationen. Dazu lässt sich das Kommando GET DATA mit den dazugehörigen Kennzeichen (*tags*) für die jeweiligen Speicherwerte benutzen. Um die Einstellungen der Speichergrößen an neue Anforderungen anzupassen, könnte man hier im Prinzip auch das PUT DATA-Kommando verwenden, doch wird in der Praxis dazu auch oft das INSTALL-Kommando mit der Option zur Änderung der Registrierungseinstellung benutzt. Die Registrierung von Global Platform ist nämlich der bevorzugte Speicherort für diese Information über Speicherplatzbeschränkung. Selbstverständlich muss allen Änderungen der Quota-Werte eine entsprechende Authentisierung vorausgehen, damit die Einstellungen nicht beliebig modifiziert werden können.

Bei der Quota-Regelung kann es durchaus vorkommen, dass den unterschiedlichen Anwendungen in Summe mehr Speicher zugeordnet ist, als überhaupt auf der betreffenden Chipkarte zur Verfügung steht. Dieses Szenario ist sogar ziemlich realistisch, da sich nicht jede für eine Multiapplikations-Chipkarte vorgesehene Anwendung auch in ihrer vollen Ausprägung auf dieser Karte befinden muss. Die Maximalwerte des Speichers im Quota-System sind nämlich keine garantierten Werte, die irgendwann von der jeweiligen Anwendung in Anspruch genommen können, sondern stellen den maximal durch die jeweilige Anwendung zu benutzenden Speicher dar, sofern dieser noch zur Verfügung steht. Daraus folgt, dass eine Anwendung so bald wie möglich nach der Installation und Inbetriebnahme den gesamten benötigen Speicher anfordern sollte, damit sich nicht erst zu einem viel späteren Zeitpunkt herausstellt, dass die Chipkarte nicht mehr genügend Speicher für den vollen Umfang dieser Anwendung hat.

Mit dem technisch ziemlich anspruchsvollen und auch nur von sehr hochwertigen Chipkarten-Betriebssystemen angebotenen Quota-Mechanismus steht dem Herausgeber einer Multiapplications-Chipkarte ein mächtiges Instrument zur Verfügung, um an Dritte Speicherplatz zu verkaufen, ohne dabei befürchten zu müssen, dass diese den gesamten auf der Chipkarte befindlichen Speicher für ihre Zwecke in Beschlag nehmen. Chipkarten, die in einem echten Multiapplikationsumfeld eingesetzt werden, benötigen unabdingbar genau aus diesem Grund immer irgendeine Form von Speicherplatzreglementierung.

13.7.7 Datenintegrität

Ein weiterer wichtiger Punkt ist die Sicherstellung der Datenintegrität. Die Dateiverwaltung sollte zu jedem Zeitpunkt fähig sein zu prüfen, ob sich die Daten im Speicher unbeabsichtigt verändert haben, wie dies beispielsweise durch Alterung geschehen könnte. Um den Verwaltungsoverhead für diese Funktion zu minimieren, müssen nicht grundsätzlich alle Daten mit Prüfsummen gesichert sein, doch sollten mit der Wichtigkeit der Daten auch ihre Redundanz bzw. die überwachenden Schutzfunktionen wachsen. Abgesichert werden entweder mehrere Datenelemente auf einmal, wie beispielsweise ein gesamter Dateiheader, oder besonders wichtige Datenelemente jeweils separat. Dies hängt vor allem davon ab, wie häufig diese Datenelemente im nichtflüchtigen Speicher geändert werden und wie viel Speicherplatz man beim Design des Betriebssystems für die Integrität von Daten zu opfern bereit ist.

Um die Datenintegrität zu gewährleisten, werden vor allem kritische Datenelemente, wie Datenzugriffsrechte oder Zeiger vom Dateiheader zum Dateibody, mit Fehlererkennungskodes gesichert. Oft benutzt man dazu Prüfsummen auf der Grundlage von CRCs, da diese verhältnismäßig schnell zu berechnen sind und wenig Programmkode benötigen. Um jedoch die typische Ausfallcharakteristik von EEPROM/Flash-Zellen besser abzudecken, gebraucht man oft auch Reed-Solomon-Kodes. Diese können die üblicherweise auftretenden Bündelfehler – d. h.: eine ganze Speicherseite hat sich verändert – wesentlich besser erkennen, als dies bei CRC-Prüfsummen der Fall ist.

13.7.8 Anwendungsübergreifende Zugriffe

Um bestimmte Funktionen auf einer Chipkarte freizuschalten, wird in der Regel eine vorherige PIN-Eingabe vom Kartenbenutzer verlangt. Da die Merkfähigkeit des Durchschnittsmenschen gewissen Beschränkungen unterliegt, ist es selbst bei mehreren Anwendungen auf einer Chipkarte üblich geworden, immer nur eine PIN pro Karte zu verwenden. Jede Anwendung auf der Karte benutzt diese gemeinsame PIN. Man könnte sie nun einmal pro Anwendung in einem internal EF speichern. Das Problem dabei wäre aber, dass dann jede dieser PINs einen eigenen Fehlbedienungszähler hätte. Bei beispielsweise fünf Anwendungen auf der Karte und jeweils drei erlaubten Fehlversuchen hätte man bereits 15 Versuche, um die PIN zu raten. Dies ist für Anwendungsdesign und -sicherheit in vielen Fällen nicht tolerabel. Deshalb bieten einige Betriebssysteme die Möglichkeit der anwendungsübergreifenden Zugriffe auf PINs und auch auf Schlüssel.

Diese Nutzung gemeinsamer Ressourcen wird dem Prinzip nach ähnlich realisiert wie die bei PC-Betriebssystemen üblichen Alias-Mechanismen. Der größte Unterschied liegt nur darin, dass bei Chipkarten-Betriebssystemen die Verweise immer nur zu den übergeordneten DFs hin möglich sind, mit dem MF als höchster Instanz. Es wäre also nicht möglich, auf eine PIN in einem anderen DF zuzugreifen, sondern nur auf eine PIN, die in der Datei-Hierarchie höher liegt, also beispielsweise im MF.

Bei obigem Beispiel mit einer von mehreren Anwendungen gemeinsam genutzten PIN inklusive Fehlbedienungszähler würde dies wie folgt realisiert: Die PIN wird in einem internal EF direkt unter dem MF abgelegt. In der Anwendung in einem DF unter dem MF befindet sich in einem internal EF ein Verweis auf den Speicherort der PIN. Die Ergebniszustände für erfolgreiche und fehlgeschlagene PIN-Vergleiche sind natürlich im PIN-Record im DF abgelegt, da sie jeweils nur eine bestimmte Anwendung betreffen. Wird nur ein PIN-Vergleich angestoßen, dann greift das Kommando VERIFY zuerst auf den PIN-Record im aktuellen DF zu, stellt dort fest, dass sich PIN und dazugehöriger Fehlbedienungszähler auf einer anderen Ebene befinden, und benutzt dann die so indizierte PIN für den Vergleich. Je nach Ergebnis des Vergleichs wird anschließend der im internal EF des aktuell selektierten DFs abgelegte Zustand für das DF gesetzt.

Dieses Verfahren wird mittlerweile von vielen Chipkarten-Betriebssystemen in unterschiedlichen Varianten unterstützt. Gerade für die Nutzung gemeinsamer Daten zwischen zwei oder mehreren Anwendungen stellt es eine sehr elegante und kryptografisch einwandfreie Lösung dar. Zusätzlich zu einer anwendungsübergreifenden Nutzung von PINs und Schlüsseln bieten manche Betriebssysteme auch einen äquivalenten Mechanismus für EFs an. Auf diese Weise ist es dann möglich, ohne die Deselektion eines DFs direkt auf globale Daten, die in EFs unter dem MFs gespeichert sind, zuzugreifen.

13.8 Ablaufsteuerung

Muss in einem Betriebssystem ein Zustandsautomat implementiert werden, kann dieser auf verschiedenartige Weise aufgebaut sein. Einige elementare Prinzipien sind jedoch, unabhängig vom jeweiligen Betriebssystem und dessen Hersteller in jedem Falle einzuhalten.

Der Zustandsautomat muss sich im vorangehend beschriebenen Schichtenmodell des Betriebssystems nach dem Kommandointerpreter und vor der eigentlichen Ausführung des Kommandos befinden. Seine Aufgabe ist es, anhand einer Tabelle festzustellen, ob das empfangene Kommando im aktuellen Zustand ausgeführt werden darf oder nicht. Grundprinzip dabei ist, wie im Chipkartenbereich üblich, ein möglichst geringer Verbrauch an Speicher für die Bereitstellung der Zustandsinformationen. Zusätzlich muss die Information aber so strukturiert sein, dass der Automat selber ebenfalls möglichst speichersparend aufgebaut werden kann.

Für die Analyse des im I/O-Puffer abgelegten Kommandos benötigt der Zustandsautomat einiges an Information. Im Bild 13.18 auf der nächsten Seite ist ein möglicher Aufbau einer Zustandstabelle für Chipkarten aufgeführt.

Das erste Datenelement (Initialzustand) beinhaltet den Zustand, für den der folgende Teil der Datenstruktur bearbeitet werden soll. Hier könnte eine Zahl stehen, die direkt den Zustand definiert, in dem alle weiteren Informationen berücksichtigt werden müssen. Dann folgen in einer Untertabelle die in dem Initialzustand erlaubten Kommandos. Dabei muss es möglich sein, jeweils einzelne Kommandos, Gruppen davon, keine oder alle Kommandos zuzulassen.

In der Tabellenstruktur folgen der Kommandodefinition die dazugehörigen erlaubten Parameter. In diesen Datenelementen muss auch die Möglichkeit vorhanden sein, sowohl Einzelwerte als auch Bereiche dafür zu definieren. Beispielsweise könnten im Feld für das Kommando die Kodierung für READ BINARY stehen und in den Parameterfeldern 1 und 2 der minimale und maximale Offset für den Lesezugriff auf die transparente Datei. In Parameter 3 stünde dann sowohl die Grenze für die minimale als auch die maximale Länge. Da in dieser Untertabelle für einen Zustand auch mehrere Einträge vorhanden sein können, ist es möglich, dass nach READ BINARY noch weitere Kommandos mit allen ihren Parametern definiert sind.

Den Abschluss eines Eintrags in der Tabelle bildet der neue Zustand, der im Gutfall der Kommandoabarbeitung gesetzt wird, d. h. wenn das Kommando problemlos ausgeführt werden konnte. Im Schlechtfall lässt sich bei dieser Form der Datenstruktur ein anderer Zustand setzen. Um innerhalb des Zustandsautomaten möglichst flexibel zu bleiben, müssen dort sowohl absolute als auch relative positive und negative Folgezustände erlaubt sein. „Relativ" bedeutet in diesem Zusammenhang, dass der neue Zustand zustande kommt, indem auf den Initialzustand ein Wert addiert oder subtrahiert wird. Bei der absoluten Angabe wird der neue Wert direkt ohne Miteinbeziehung des Initialwertes gesetzt.

Die Möglichkeiten eines Zustandsautomaten sind prinzipiell unbegrenzt. Die hier aufgeführte Datenstruktur ist für den Einsatz in einem etwas höher entwickeltem Chipkarten-Betriebssystem ziemlich gut geeignet.

Mit der beschriebenen Datenstruktur und einem entsprechenden Zustandsautomaten kann prinzipiell jeder mögliche Zustandsgraph in einer Chipkarte nachgebildet werden. Natürlich schützen sich die einzelnen Dateien noch zusätzlich durch die Zugriffsbedingungen für die Kommandos gegen unbefugtes Lesen und Schreiben. Doch ergänzend zu dem objektorientierten Schutz der Dateien kann durch die Ablaufsteuerung der Kommandos ein weiterer übergeordneter Mechanismus zur Erhöhung der Systemsicherheit bereitgestellt werden. Dies ist der eigentliche große Vorteil von Zustandsautomaten in Chipkarten.

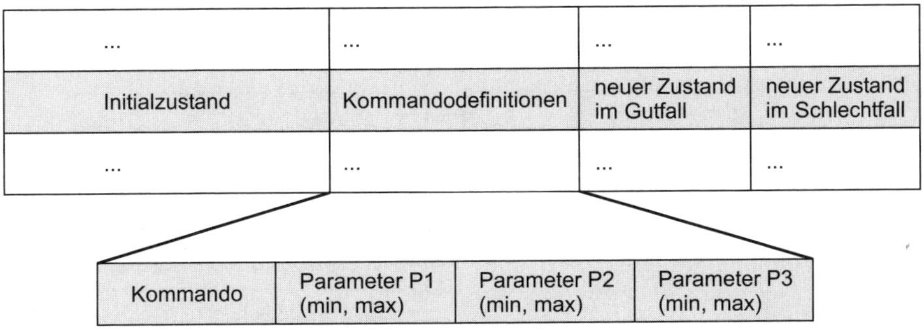

Bild 13.18 Beispiel für Elemente einer Datenstruktur zur Realisierung eines Zustandsautomaten für Kommandos.

13.9 Ressourcenzugriffe nach ISO/IEC 7816-9

Bei der Festlegung der erlaubten Zugriffe auf Dateien kann zwischen zustands- und kommandoorientierten Zugriffsbedingungen unterschieden werden. Bei den zustandsorientierten Zugriffsbedingungen wird der aktuelle Sicherheitszustand, verknüpft mit einem definierbaren logischen Vergleich, mit der entsprechenden Zugriffsbedingung der Datei verglichen. Bei den aktuellen Sicherheitszuständen gibt es die Variante globaler Sicherheitszustand (d. h. die Chipkarte als Ganzes) und lokaler Sicherheitszustand (d. h. aktuell selektiertes Verzeichnis). Bei kommandoorientierten Zugriffsbedingungen hingegen enthält die Zugriffstabelle in der Datei Informationen über die zuvor erfolgreich auszuführenden Kommandos für jede der Zugriffsarten.

Sowohl zustands- als auch kommandoorientierte Zugriffsbedingungen wurden und werden in unterschiedlicher Ausprägung von den am Markt befindlichen Chipkarten-Betriebssystemen unterstützt. Das große Manko waren bislang die Mannigfaltigkeit der Realisierungen und Lösungsansätze. Die ISO/IEC 7816-9 hat die Aufgabe, Zugriffe auf Ressourcen einer Chipkarte zu vereinheitlichen, und besitzt eigens zu diesem Thema einen Abschnitt, der ein sehr mächtiges, doch leider auch kompliziertes Modell für Zugriffsbedingungen sowohl auf Dateien als auch Kommandos und Datenobjekte festlegt. Dieses universelle Zugriffsmodell vereint sowohl zustands- als auch kommandoorientierte Zugriffsbedingungen und fügt noch die Möglichkeiten der Festlegung von bestimmten Kommandosequenzen hinzu.

Die ISO/IEC 7816-9 lässt des Weiteren auch die Möglichkeit offen, über bestimmte Kennzeichen bei den Datenobjekten einen Zustandsautomaten für die Zugriffe festzulegen. Das Konzept baut vollständig auf TLV-kodierten Datenobjekten auf, die sich bekanntermaßen sehr flexibel und informationstechnisch elegant einsetzen lassen.

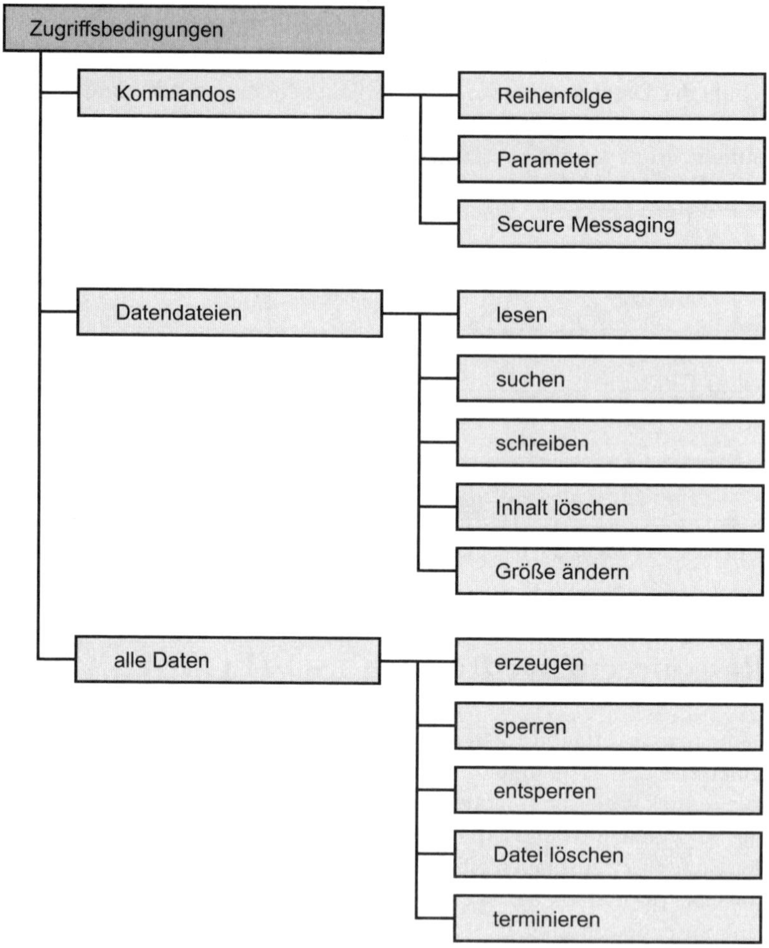

Bild 13.19 Klassifizierungsbaum der Zugriffsbedingungen für Kommandos und Dateien gemäß ISO/IEC 7816-9.

Die ISO/IEC 7816-9 definiert so genannte Sicherheitsattribute (*security attributes* – SA), die zur Regelung des Zugriffs, Nicht-Zugriffs und zur Erreichung von bestimmten Sicherheitszuständen in der Chipkarte verwendet werden können. Diese Sicherheitsattribute steuern den Zugriff auf Kartenressourcen, wie Dateien, Kommandos, Datenobjekte sowie bei SCQL-Tabellen und Views.

Das Prinzip der Zugriffssteuerung ist dabei relativ einfach. Die zu schützende Ressource erhält entweder einen impliziten oder einen expliziten Verweis auf ein oder mehrere Sicherheitsattribute. Diese bestehen aus einer oder mehreren Zugriffsregeln (*access rules* –

AR), die sich ihrerseits wiederum aus Zugriffsmode (*access mode* – AM) und Sicherheitsbedingungen (*security conditions* – SC) zusammensetzen. Der Zugriffsmode legt die Art des Zugriffs – also beispielsweise lesend oder schreibend – fest und die Sicherheitsbedingungen den notwendigen Sicherheitsmechanismus (*security mechanism* – SM), um die Zugriffsbedingungen zu erreichen. Als zusätzliches Element ist es noch möglich, die jeweilige Sicherheitsumgebung (*security environment* – SE) in die Zugriffsregeln mit einfließen zu lassen.

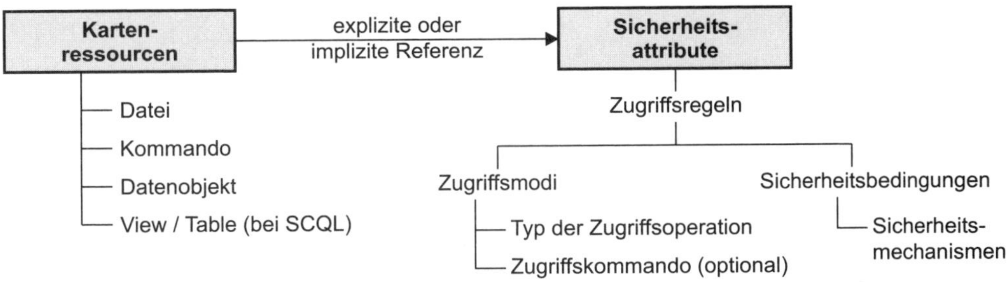

Bild 13.20 Klassifizierungsbäume der möglichen Kartenressourcen und dazugehörigen Sicherheitsattribute nach ISO/IEC 7816-9.

Alle ISO/IEC 7816-9 Sicherheitsattribute sind entweder speicherplatzsparend in einem Compact-Format oder in regulär TLV-kodierten Datenobjekten im Expanded-Format gespeichert. Beide Formate stellen eine ähnliche Funktionalität des Zugriffsschutzes zu Verfügung, wobei jedoch das Expanded-Format deutlich mehr Variationsmöglichkeiten bietet. So kann mit diesem Format beispielsweise auch eine detaillierte Festlegung von Kommandos und deren Parametern zum Zugriff durchgeführt werden.

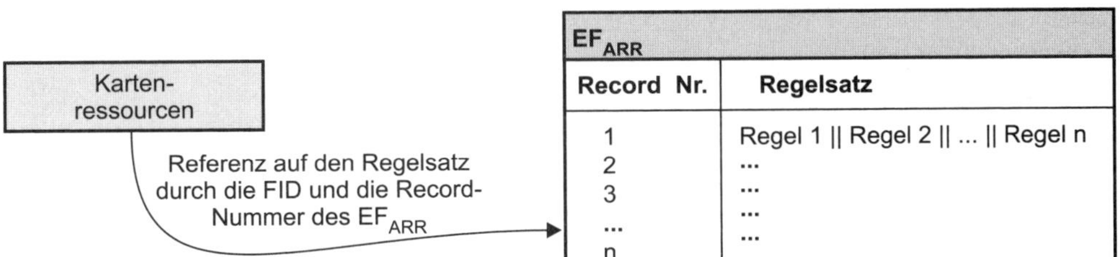

Bild 13.21 Darstellung der Verbindung von beliebigen Ressourcen einer Chipkarte mit den dazugehörigen Zugriffsregeln, gespeichert in einer Datei EF_{ARR}.

Abgelegt werden die Zugriffsregeln in einem oder mehreren EFs mit der Struktur linear variable. Dieses kann ein EFI (EF internal) oder ein EFW (EF working) sein und hat den Namen EF_{ARR} (*access rule reference*). Sein FID (*file identifier*) kann frei gewählt werden. Wird ein EFI zur Speicherung der Zugriffsregeln benutzt, so wird implizit bei jeder auftretenden Zugriffsbedingung über das Chipkarten-Betriebssystem darauf zugegriffen. Bei einem EFW existiert in der zu schützenden Kartenressource eine Referenz auf den FID des EF_{ARR}. In beiden Fällen referiert die zu schützende Karten-Ressource auf die Nummer des Records im EF_{ARR}, der die entsprechende Zugriffsregel enthält. Der Vorteil eines selektierbaren – d. h. EFW – EF_{ARR} liegt vor allem darin, dass dessen Inhalt auch mit den üblichen Kommandos und entsprechenden Zugriffsbedingungen verändert werden kann. Dies schafft eine enorme Flexibilität, da so zu beliebigen Zeitpunkten die Zugriffsbedingungen auf die Ressourcen der Chipkarte angepasst werden können.

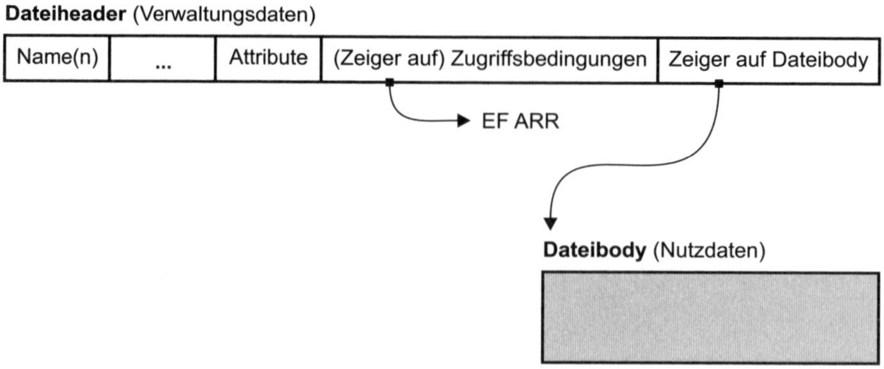

Bild 13.22 Darstellung der Verbindung eines beliebigen Dateiheaders in einem Dateiverwaltungssystem einer Chipkarte mit den dazugehörigen Zugriffsregeln, gespeichert in einer Datei EF_{ARR}.

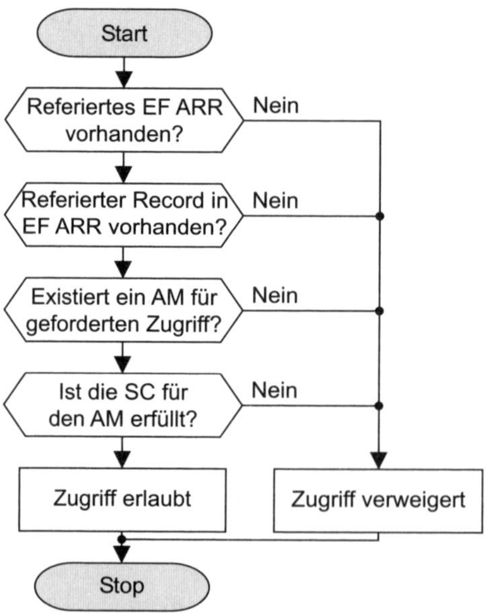

Bild 13.23 Flussdiagramm mit den wesentlichen Abfragen bei der Prüfung auf Dateizugriff gemäß dem Zugriffsmodell nach ISO/IEC 7816-9.

Wichtig ist zu erwähnen, dass natürlich nicht für jedes EF ein eigener Record im EF_{ARR} angelegt werden muss. Es reicht völlig aus, einen einzigen Record für alle EF mit identischen Zugriffsbedingungen anzulegen und dann von diesen EFs darauf zu referieren. Dies reduziert die Anzahl der notwendigen Records im EF_{ARR} erheblich.

Die Verbindung zwischen EF zu EF_{ARR} besteht nur in einer Richtung und ist nicht etwa zweiseitig. Es ist deshalb nicht möglich, von einem Record im EF_{ARR} auf das oder die darauf referierenden EFs zu schließen. Dies ist bei Dateiverwaltungen von Belang, denn wenn ein EF gelöscht wird, ist es nicht erlaubt, den dazugehörigen Record im EF_{ARR} zu löschen, da es möglich ist, dass noch eines oder mehrere andere EFs auf die betreffende Regel referieren.

Beim Zugriff auf eine Datei mit einem Kommando wird nun der folgende Ablauf durchgeführt: Zuerst prüft das Betriebssystem, ob das explizit oder implizit referierte EF_{ARR} und der entsprechende Record vorhanden sind. Ist dies nicht der Fall, so wird der Zugriff verweigert. Anschließend wird im EF_{ARR} nach einem AM (*access mode*) -Datenobjekt für den geforderten Zugriff gesucht. Falls dieses gefunden wurde, wird die angegebene Sicherheitsbedingung (SC – *security condition*) geprüft, andernfalls der Zugriff wiederum verweigert. Ist die geforderte Sicherheitsbedingung erfüllt, darf auf die Datei mit dem entsprechenden Kommando zugegriffen werden.

Zur Verdeutlichung der Erklärungen seien in den folgenden Tabellen einige typische Beispiele für Einträge in einem EF_{ARR} mit vollständiger Kodierung sowohl im Compact Format als auch im Expanded Format angegeben. Zusammenfassend ist zu den Zugriffsregeln nach ISO/IEC 7816-9 zu bemerken, dass dieses System zwar sehr mächtig und hochflexibel ist, doch auch einen entsprechenden Tribut an zusätzlichen Speicher vom Chipkarten-Betriebssystem fordert. Zusätzlich ist es mit diesen regelbasierten Zugriffsbedingungen in der Praxis beinahe unmöglich geworden, die Zugriffsbedingungen selbst für eine einfache Chipkarten-Anwendung ohne Unterstützung von entsprechenden Softwarewerkzeugen manuell zu kodieren. Trotzdem wird sich dieses Konzept für Zugriffe auf Ressourcen einer Chipkarte weltweit durchsetzen, da die Vorteile der Flexibilität und Vereinheitlichung überwiegen.

Tabelle 13.6 Aufstellung der möglichen Kodierungen für das AM (*access mode*)-Byte für DFs nach ISO/IEC 7816-9.

b8	b7	b6	b5	b4	b3	b2	b1	Bedeutung
0	...	...	...	...	...	...	...	b7 ... b1 gemäß dieser Tabelle
1	...	...	...	...	...	...	...	b3 ... b1 gemäß dieser Tabelle und b7 ... b4 spezifisch (*proprietary*)
...	1	...	...	...	...	...	...	DELETE FILE (diese Datei)
...	...	1	...	...	...	...	...	TERMINATE CARD USAGE (MF),TERMINATE DF
...	...	...	1	...	...	...	...	ACTIVATE FILE
...	...	...	...	1	...	...	...	DEACTIVATE FILE
...	...	...	...	...	1	...	...	CREATE FILE (Erzeugung eines DFs)
...	...	...	...	...	...	1	...	CREATE FILE (Erzeugung eines EFs)
...	...	...	...	...	...	...	1	DELETE FILE (untergeordnete Datei)

Tabelle 13.7 Aufstellung der möglichen Kodierungen für die Datenobjekte des Zugriffsmodus (AM DO – *access mode data object*) nach ISO/IEC 7816-9. Diese werden im Extended-Format verwendet.

Kennzeichen	Länge	Bedeutung
'80'	1	AM-Byte aus den Tabellen 13.6 auf der vorherigen Seite und 13.8
'81' ... '8F'	x	Beschreibung von CLA || INS || P1 || P2 zur Festlegung der Parameter von Zugriffskommandos
'9C'	x	Spezifische (*proprietary*) Beschreibung eines Zustandsautomaten

Tabelle 13.8 Aufstellung der möglichen Kodierungen für das AM (*access mode*)-Byte für EFs nach ISO/IEC 7816-9.

b8	b7	b6	b5	b4	b3	b2	b1	Bedeutung
0	...	...	...	...	...	...	...	b7 ... b1 gemäß dieser Tabelle
1	...	...	...	...	...	...	...	b3 ... b1 gemäß dieser Tabelle und b7 ... b4 spezifisch (*proprietary*)
...	1	...	...	...	...	...	...	DELETE FILE (diese Datei)
...	...	1	...	...	...	...	...	TERMINATE EF
...	...	...	1	...	...	...	...	ACTIVATE FILE
...	...	...	...	1	...	...	...	DEACTIVATE FILE
...	...	...	...	...	1	...	...	WRITE BINARY, WRITE RECORD, APPEND RECORD
...	...	...	...	...	...	1	...	UPDATE BINARY, UPDATE RECORD, ERASE BINARY
...	...	...	...	...	...	...	1	READ BINARY, READ RECORD, SEARCH BINARY, SEARCH RECORD

Tabelle 13.9 Aufstellung der möglichen Kodierungen für die Sicherheitsbedingungen (SC – *security condition*) nach ISO/IEC 7816-9.

b8	b7	b6	b5	b4	b3	b2	b1	Bedeutung
0	0	0	0	0	0	0	0	Ein Zugriff ist immer erlaubt (*always*).
1	1	1	1	1	1	1	1	Ein Zugriff ist nie erlaubt (*never*).
...	...	...	...	0	0	0	0	keine Referenz auf Security Environment
...	...	...	...	0001 ... 1110				Nummer des Security Environments
...	...	...	...	1	1	1	1	RFU
0	...	...	...	...	...	...	...	mindestens eine Bedingung muss erfüllt sein
1	...	...	...	...	...	...	...	alle Bedingungen müssen erfüllt sein
...	1	...	...	...	...	...	...	Secure Messaging
...	...	1	...	...	...	...	...	externe Authentisierung
...	...	...	1	...	...	...	...	Benutzerauthentisierung (z. B. PIN-Eingabe)

Tabelle 13.10 Aufstellung der möglichen Kodierungen für die Datenobjekte der Sicherheitsbedingungen (SC DO – *security condition data object*) nach ISO/IEC 7816-9. Diese werden im Extended-Format verwendet.

Kennzeichen	Länge	Bedeutung
'90'	0	Ein Zugriff ist immer erlaubt (always).
'97'	0	Ein Zugriff ist nie erlaubt (never).
'A4'	x	CRT (control reference template) für Authentisierung (externe Authentisierung oder Benutzerauthentisierung)
'B4', 'B6', 'B8'	x	CRT (control reference template) für Kommando und/oder Antwort mit Secure Messaging
'9E'	x	Sicherheitsbedingung nach Tabelle 13.9 auf der vorherigen Seite.
'A0'	x	Die aufgeführten Sicherheitsbedingungen sind mit einem logischen ODER miteinander zu verknüpfen.
'AF'	x	Die aufgeführten Sicherheitsbedingungen sind mit einem logischen UND miteinander zu verknüpfen.

Tabelle 13.11 Aufstellung der möglichen Kodierungen für die Datenobjekte zur Nutzungscharakterisierung (*usage qualifier*) im Rahmen eines CRT (*control reference template*) nach ISO/IEC 7816-9. Diese werden im Extended-Format verwendet. Das Kennzeichen für Nutzungscharakterisierung ist '95'.

b8	b7	b6	b5	b4	b3	b2	b1	Bedeutung
1	...	...	...	...	...	...	...	Überprüfung, Verschlüsselung, externe Authentisierung
...	1	...	...	...	...	...	...	Berechnung (*computation*), Entschlüsselung, interne Authentisierung
...	...	1	...	...	...	...	...	Secure Messaging Antwort (*response*)
...	...	...	1	...	...	...	...	Secure Messaging Kommando (*command*)
...	...	...	...	1	...	...	...	wissensbasierte Benutzerauthentisierung (z. B. PIN)
...	...	...	...	...	1	...	...	biometrische Benutzerauthentisierung
...	...	...	...	...	...	x	x	RFU

Tabelle 13.12 Aufstellung von möglichen Kodierungen für die Datenverwaltungsparameter (FCP – *file control parameter*) nach ISO/IEC 7816-4 und ISO/IEC 7816-9. Das Kennzeichen für FCP ist '62'.

Kennzeichen	Länge	Bedeutung
'80'	2	Anzahl der Datenbytes ohne Strukturinformationen in transparenten EFs.
'81'	2	Anzahl der Datenbytes mit Strukturinformationen.
'83'	2	FID
'84'	1 ... 16	DF Name
'88'	1	SFI kodiert in den Bits 8 bis 4, Bits 3 ... 1 sind auf 0 gesetzt.
'8A'	1	Statuswert des Lebenszyklus (LCSI – *life cycle status integer*)
'8C'	variabel	Sicherheitsattribute im compact format
'AB'	variabel	Sicherheitsattribute im expanded format

Tabelle 13.13 Aufstellung von möglichen Kodierungen für Control Reference Datenobjekte (CR DO – *control reference data object*) nach ISO/IEC 7816-4.

Kennzeichen	Bedeutung
'80'	Verweis auf Algorithmus (algorithm reference)
'81'	Verweis auf Dateien: FID oder Pfad zur Datei
'82'	Verweis auf Dateien: DF Name
'83'	Verweis auf Schlüssel: zum direkten Gebrauch (for direct use)
'84'	Verweis auf Schlüssel: zur Berechnung eines Sitzungsschlüssels

Tabelle 13.14 Beispiel für einen Record-Inhalt im Compact Format in einem EF_{ARR}, in dem die Zugriffsbedingungen für UPDATE BINARY und READ BINARY für eine Datei (EF) festgelegt sind. Alle anderen Dateizugriffe sind dann automatisch verboten.

Datum	Bezeichnung	Bedeutung
'8C'	Kennzeichen	Das Kennzeichen '8C' leitet eine Zugriffsregel im Compact Format ein.
'03'	Länge	Die Länge der folgenden Daten ist 3 Byte.
'03'	AM	Die folgenden Sicherheitsbedingungen beziehen sich auf UPDATE BINARY und READ BINARY, da '03' = 0000 0011.
'00'	SC	Eine Sicherheitsbedingung für UPDATE BINARY ist nicht gegeben, das heißt: das EF darf immer geschrieben werden.
'00'	SC	Eine Sicherheitsbedingung für READ BINARY ist nicht gegeben, das heißt: das EF darf immer gelesen werden.

Tabelle 13.15 Beispiel für einen Record-Inhalt im Compact Format in einem EF_{ARR}, in dem die Zugriffsbedingungen für ACTIVATE FILE, DEACTIVATE FILE und READ BINARY für eine Datei (EF) festgelegt sind. Alle anderen Dateizugriffe sind dann automatisch verboten.

Datum	Bezeichnung	Bedeutung
'8C'	Kennzeichen	Das Kennzeichen '8C' leitet eine Zugriffsregel im Compact Format ein.
'04'	Länge	Die Länge der folgenden Daten ist 4 Byte.
'19'	AM	Die folgenden Sicherheitsbedingungen beziehen sich auf ACTIVATE FILE, DEACTIVATE FILE und READ BINARY, ..., da '19' = 0001 1001.
'90'	SC	Als Sicherheitsbedingung für ACTIVATE FILE ist eine vorherige Benutzerauthentisierung notwendig, z. B. PIN-Eingabe, da '90' = 1001 0000. Die dazu notwendige PIN ist dem Betriebssystem implizit bekannt.
'90'	SC	Als Sicherheitsbedingung für DEACTIVATE FILE ist eine vorherige Benutzerauthentisierung notwendig, z. B. PIN-Eingabe, da '90' = 1001 0000. Die dazu notwendige PIN ist dem Betriebssystem implizit bekannt.
'00'	SC	Eine Sicherheitsbedingung für READ BINARY, ... ist nicht gegeben, das heißt, das EF darf immer gelesen werden.

Tabelle 13.16 Beispiel für den Inhalt eines Records im Expanded Format in einem EF_{ARR} nach ISO/IEC 7816-9. Die folgende Festlegung erlaubt Zugriffe mit READ BINARY, ... auf das entsprechende EF immer. UPDATE BINARY, ... ist nur nach vorheriger erfolgreicher Überprüfung von PIN 1 oder PIN 2 erlaubt. Alle anderen Dateizugriffe sind damit automatisch verboten.

Datum	Bezeichnung	Bedeutung
'AB'	Kennzeichen	Das Kennzeichen 'AB' leitet eine Zugriffsregel im Expanded Format ein.
'1A'	Länge	Die Länge der folgenden Daten ist 26 Byte.
'80'	AM DO	Das Kennzeichen '80' zeigt an, dass das Datenobjekt für die Zugriffsbedingungen AM DO ein Byte mit den Zugriffsbedingungen (AM Byte) enthält.
'01'	Länge	Die Länge der folgenden Daten ist 1 Byte.
'02'	AM	Die folgenden Sicherheitsbedingungen beziehen sich auf UPDATE BINARY, ..., da '02' = 0000 0010.
'A0'	SC	Die folgenden Sicherheitsbedingungen SC sind miteinander mit einem logischen ODER verknüpft.
'10'	Länge	Die Länge der folgenden Daten ist 16 Byte (= '10').
'A4'	CRT	Das Kennzeichen 'A4' zeigt an, dass die folgenden Daten Informationen über notwendige Authentisierungen enthalten. Diese Daten sind ein CRT (control reference template).
'06'	Länge	Die Länge der folgenden Daten ist 6 Byte.
'83'	Key Reference	Das Kennzeichen '83' zeigt an, dass es sich um ein CRT-Datenobjekt zur Schlüsselreferenzierung handelt.
'01'	Länge	Die Länge der folgenden Daten ist 1 Byte.
'01'	Schlüsselnummer	Es ist der Schlüssel mit der Nummer 1 zu verwenden.

Tabelle 13.16 (Fortsetzung): Beispiel für den Inhalt eines Records im Expanded Format in einem EF_{ARR} nach ISO/IEC 7816-9. Die folgende Festlegung erlaubt Zugriffe mit READ BINARY, ... auf das entsprechende EF immer. UPDATE BINARY, ... ist nur nach vorheriger erfolgreicher Überprüfung von PIN 1 oder PIN 2 erlaubt. Alle anderen Dateizugriffe sind damit automatisch verboten.

Datum	Bezeichnung	Bedeutung
'95'	Usage Qualifier DO	Das Kennzeichen '95' = 1001 0000 zeigt an, dass es sich um ein CRT-Datenobjekt zur Nutzungscharakterisierung (usage qualifier) handelt.
'01'	Länge	Die Länge der folgenden Daten ist 1 Byte.
'08'	Usage Qualifier	Als Nutzungscharakterisierung ist eine wissensbasierte Benutzerauthentisierung (d. h. PIN) festgelegt, da '08' = 0000 1000.
'A4'	CRT DO	Das Kennzeichen 'A4' zeigt an, dass die folgenden Daten Informationen über notwendige Authentisierungen enthalten. Diese Daten sind ein CRT (control reference template).
'06'	Länge	Die Länge der folgenden Daten ist 6 Byte.
'83'	Key Reference	Das Kennzeichen '83' zeigt an, dass es sich um ein CRT-Datenobjekt zur Schlüsselreferenzierung handelt.
'01'	Länge	Die Länge der folgenden Daten ist 1 Byte.
'02'	Schlüsselnummer	Es ist der Schlüssel mit der Nummer 2 zu verwenden.
'95'	Usage Qualifier DO	Das Kennzeichen '95' = 1001 0000 zeigt an, dass es sich um ein CRT-Datenobjekt zur Nutzungscharakterisierung (usage qualifier) handelt.
'01'	Länge	Die Länge der folgenden Daten ist 1 Byte.
'08'	Usage Qualifier	Als Nutzungscharakterisierung ist eine wissensbasierte Benutzerauthentisierung (d. h. PIN) festgelegt, da '08' = 0000 1000.
'80'	AM DO	Das Kennzeichen '80' zeigt an, dass es sich um ein AM-Datenobjekt (access mode) handelt.
'01'	Länge	Die Länge der folgenden Daten ist 1 Byte.
'01'	AM	Die Sicherheitsbedingungen beziehen sich auf READ BINARY, ..., da '01' = 0000 0001.
'90'	SC DO	Das Kennzeichen '90' zeigt an, dass Zugriffe immer erlaubt sind (always).
'00'	Länge	Die Länge der folgenden Daten ist 0 Byte. Daraus folgt, dass eine Sicherheitsbedingung für READ BINARY, ... nicht notwendig ist, das heißt: das EF darf immer gelesen werden.

13.10 Atomare Abläufe

Oftmals wird für die Software im Mikrocontroller der Chipkarte gefordert, dass bestimmte Teile von ihr entweder vollständig oder gar nicht durchlaufen werden. Abläufe, die nicht aufteilbar sind und diese Forderung erfüllen, nennt man deshalb auch atomare Abläufe. Sie treten immer in Verbindung mit EEPROM-Schreibroutinen auf.

Atomaren Abläufen liegt der Gedanke zugrunde, dass man beim Schreiben ins EEPROM sicherstellen will, dass die betreffenden Daten in keinem Fall nur teilweise geschrieben worden sind. Dies würde beispielsweise dann der Fall sein, wenn der Benutzer die Chipkarte im falschen Augenblick aus dem Terminal zieht oder es zu einem plötzlichen Stromausfall kommt. Da die Chipkarte über keinerlei Pufferspeicher für elektrische Energie verfügt, verliert die Software in der Karte in diesen Fällen sofort ihre Aktionsmöglichkeiten.

Vor allem bei elektronischen Geldbörsen auf Chipkarten muss unter allen Umständen sichergestellt sein, dass die Einträge in den Dateien vollständig und korrekt sind. Beispielsweise wäre es ziemlich fatal, wenn der Saldo einer Börse durch das Ziehen der Karte aus dem Terminal nur unvollständig auf den neuesten Stand gebracht würde. Auch müssen die entsprechenden Einträge in den Protokolldateien immer vollständig sein. Da die Hardware von Chipkarten atomare Abläufe nicht unterstützt, müssen diese deshalb mit Software realisiert werden. Die dazu angewandten Methoden sind im Prinzip nicht neu, sondern werden im Bereich von Datenbanken und Festplattenlaufwerken schon seit langer Zeit eingesetzt. Eine Variante, die bei Chipkarten-Betriebssystemen Verwendung findet, ist nachfolgend in ihren grundlegenden Abläufen beschrieben. Dieses Fehlerbehebungsverfahren (*error recovery*) ist transparent zur äußeren Welt und erfordert deswegen keinerlei Änderungen in eventuell bestehenden Anwendungen.

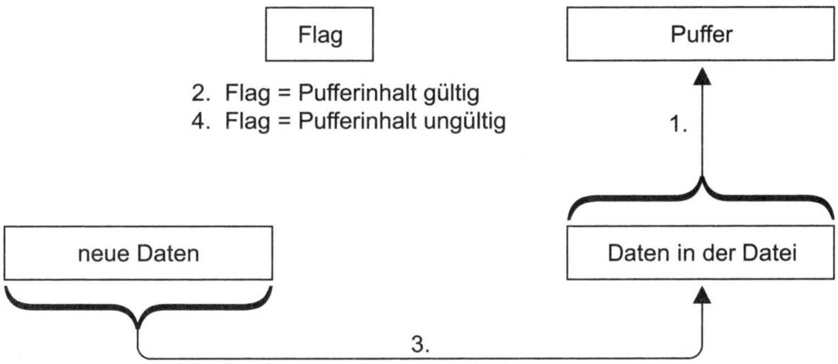

Bild 13.24 Beispiel einer möglichen Realisierung von atomaren Abläufen im Betriebssystem einer Chipkarte. Das Verfahren kann natürlich für die parallele Verarbeitung mehrerer Datenelemente kaskadiert werden.

Man nehme zur Demonstration der Methode an, dass über die Schnittstelle zur Karte Daten gesandt werden, welche für eine Datei bestimmt sind. Dies wäre beispielsweise der typische Ablauf bei einem UPDATE BINARY-Kommando. Anhand von Bild 13.24 und der folgenden Erklärung lassen sich nun die konkreten Abläufe in der Karte nachverfolgen. Im EEPROM/Flash-Teil des Betriebssystems ist ein Puffer eingerichtet, der ausreichend groß ist, um alle notwendigen Daten aufzunehmen. Dieser besitzt, ebenfalls im EEPROM/Flash, ein Kennzeichen für den Zustand. Dieses kann entweder auf „Daten im Puffer gültig“ oder auf „Daten im Puffer ungültig“ gesetzt sein. Zusätzlich zum Puffer muss noch ein entsprechender Speicher für die Zieladresse und die aktuelle Länge der Pufferdaten vorhanden sein.

Der konkrete Ablauf stellt sich nun folgendermaßen dar: Die Daten, die sich ab der Zieladresse befinden, beispielsweise in einer Datei, werden im ersten Schritt unter Angabe der physikalischen Adresse und ihrer Länge in den Puffer kopiert. Nun wird das Flag für den Pufferinhalt auf „Daten im Puffer gültig“ gesetzt. Im nächsten Schritt kopiert das Betriebssystem die neuen Daten an die gewünschte Adresse und ändert das Flag wieder auf „Daten im Puffer ungültig“. Beim Hochfahren des Betriebssystems vor dem ATR wird das Flag abgefragt. Ist es auf „Daten im Puffer gültig“ gesetzt, findet automatisch ein Schreibvorgang der im Puffer befindlichen Daten in den ebenfalls gespeicherten Adressbereich statt.

Mit diesem Mechanismus ist somit in jedem Fall gewährleistet, dass gültige Daten in der Datei stehen. Kommt es an irgendeiner Stelle im Programmablauf zum Abbruch der Routine, so können die Daten im nichtflüchtigen Speicher der Chipkarte restauriert werden. Zieht beispielsweise in Schritt drei – dem Schreiben der neuen Daten ins EEPROM/Flash – der Benutzer die Karte, so stehen die neuen Daten nur teilweise in der Datei. Beim Anschalten der Karte bei der nächsten Sitzung merkt das Betriebssystem, dass sich gültige Daten im Puffer befinden, und kopiert diese an die entsprechende Stelle. Damit ist der ursprüngliche Zustand wiederhergestellt, und alle Einträge in den Dateien im nichtflüchtigen Speicher sind konsistent. Als Zeitpunkt für diese Korrekturen eignet sich sehr gut die initial waiting time zwischen den einzelnen Bytes im ATR.[1]

Der beschriebene Ablauf hat jedoch zwei gravierende Nachteile: Der Pufferspeicher wird am stärksten von allen EEPROM/Flash-Bereichen durch Schreiben und Löschen belastet. Weil die Anzahl der Schreib-/Löschzyklen des nichtflüchtigen Speichers begrenzt ist, erhält man in dem wichtigen Puffer mit hoher Wahrscheinlichkeit als ersten EEPROM/Flash-Bereich einen Schreibfehler. Dies würde bedeuten, dass man die Chipkarte nicht mehr verwenden kann, da die Datenkonsistenz nicht mehr sichergestellt ist. Dieses Problem kann entschärft werden, indem man den Puffer zyklisch aufbaut, so dass nicht immer an die gleiche Stelle geschrieben werden muss. Leider benötigt man dann für den Puffer unverhältnismäßig viel nichtflüchtigen Speicher. Ein weiterer Nachteil dieser Realisierung von atomaren Abläufen ist die Verlängerung der Programmausführungszeiten aufgrund der obligatorischen Schreibzugriffe in den Pufferspeicher. In ungünstigen Fällen dauert auf Grund dieses Mechanismus der Zugriff dreimal länger als bei direktem Schreiben in den EEPROM/Flash-Speicher. Deshalb ist es üblich, nicht alle EEPROM/Flash-Zugriffe zu puffern, sondern nur Schreibzugriffe auf bestimmte Dateien oder Datenelemente im nichtflüchtigen Speicher. Dies kann bei Dateien beispielsweise durch Attribute im Header jeweils festgelegt werden.

Obiges Verfahren kann sehr einfach dahingehend erweitert werden, dass jeweils nicht nur ein Datenelement in den Puffer geschrieben wird, sondern mehrere. Dann ist es sogar möglich, Schreibzugriffe auf mehrere unterschiedliche Dateien oder Datenelemente entweder ganz oder gar nicht auszuführen. Moderne Chipkarten-Betriebssysteme wie Java Card unterstützen beinahe ausnahmslos atomare Abläufe oder bieten auch die Möglichkeit, längere Sequenzen im Programmablauf als atomar zu kennzeichnen und damit vor Stromabbrüchen zu schützen.

13.11 Multitasking

Solange Chipkarten-Betriebssysteme lediglich eine einzige Schnittstelle zur äußeren Welt hatten gab es einen streng sequentiellen Ablauf von Kommando und Antwort. Es gab auch keine Notwendigkeit, mehrere Aufgaben gleichzeitig abzuarbeiten, da nach jedem Kommando nach der Abarbeitung streng sequentiell eine Antwort folgte. Das änderte sich jedoch, als etwa 2007 zusätzliche Schnittstellen wie SWP (*single wire protocol*) und USB eingeführt

[1] Siehe auch Abschnitt 8.1 „Answer to Reset“ auf Seite 219.

wurden. Es mussten plötzlich mindestens zwei Schnittstellen mit den dazugehörigen Anwendungen gleichzeitig bedient werden, und man kam nicht umhin, eine Art von Multitasking bei den Betriebssystemen einzuführen.

Multitasking hatte man in der Vergangenheit immer vermieden, da es keine harten technischen Anforderungen dafür gab und ein deutlicher Mehraufwand an Rechenleistung und RAM notwendig ist. Mit zwei oder mehr Schnittstellen an einer Chipkarte hat das Betriebssystem die Aufgabe, diese mit hohen zeitlichen Anforderungen zu unterstützen und auch die entsprechenden Anwendungen über diese Schnittstellen zu kommunizieren.

Das Multitasking, also das quasi zeitgleiche Ausführen mehrerer unterschiedlicher Programme, ist bei Chipkarten-Betriebssystemen oft dreistufig aufgebaut, wie dies Bild 13.25 zeigt.

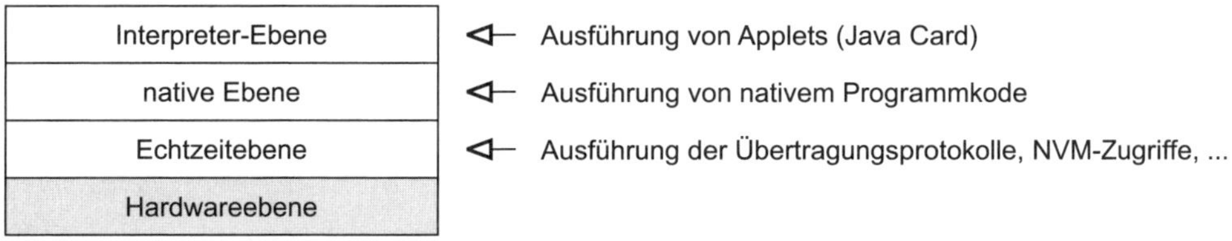

Bild 13.25 Typische Schichten des Multitaskings in einem Chipkarten-Betriebssystem.

Die der Hardware am nächsten zugeordneten Ebene des Multitaskings sind die Treiber für die Schnittstelle. Vor allem bei hohen Kommunikationsgeschwindigkeiten sind hier auch hohe Anforderungen an das Echtzeitverhalten vorhanden. Erreicht werden kann dies nicht über ein Zeitscheibenverfahren, sondern über Interrupts von den entsprechenden Hardware-Komponenten. Diese haben im System auch die höchste Priorität, da ansonsten ein Abbruch der Kommunikation drohen kann.

Die darauf folgende Ebene beinhaltet den ausführbaren nativen Programmkode in der Chipkarte. Dieser ist in der Regel ein Teil des Betriebssystems und wird über ein Zeitscheibenverfahren abgearbeitet. Dabei erhalten alle Tasks in regelmäßigen Abständen für eine bestimmte Zeit Zugriff auf den Prozessor. Dazu ist selbstverständlich eine entsprechende Unterstützung durch die Hardware notwendig, da bei einem Taskwechsel unter anderem alle CPU-Register gesichert werden müssen. Die Taskwechsel lassen sich durch einen Timer mit entsprechendem Interrupt realisieren, allerdings ist hierbei eine MMU (*memory management unit*) von Nutzen, um eine klare Trennung der Speicherbereiche der einzelnen Tasks zu gewährleisten. Dies erhöht auch die Robustheit des Betriebssystems, da bei Benutzung einer MMU eine Task nicht mehr den Arbeitsspeicher einer anderen Task überschreiben kann.

An weiterer Stelle ist auch eine Unterstützung durch die Hardware notwendig. Es sind dies die Schreibzugriffe auf den nichtflüchtigen Speicher. Diese müssen ohne weiteres Zutun des Prozessors möglich sein, da es ansonsten zu Konflikten bei einem Taskwechsel kommen würde. Selbstverständlich muss es auch möglich sein, Programmkode aus dem nichtflüchtigen Speicher auszuführen, wenn parallel dazu in diesen Speicher Daten geschrieben werden. Dies ist eine Anforderung, die heute noch längst nicht alle Chipkarten-Mikrocontroller erfüllen.

Auf der obersten Ebene in der Hierarchie des Multitaskings einer Chipkarte befinden sich die interpretierten Programme, also beispielsweise der Java Bytecode bei einer Java-Karte. Die quasi parallele Abarbeitung von mehreren dieser Anwendungen durch die Java-VM (*virtual machine*) kann durch die Software der VM selber gesteuert werden. Die Echtzeitanforderungen auf dieser Ebene sind eher gering und durch eine derartige Software-Lösung durchaus zufriedenstellend abdeckbar. Alternativ können auch mehrere Instanzen der Java-VM gestartet werden, die dann durch das Zeitscheibenverfahren der mittleren Ebene mit Rechenzeit versorgt werden.

Sofern Aufgaben mit wechselnder Priorität abgearbeitet werden müssen, reicht ein simples Zeitscheibenverfahren nicht mehr aus. In diesen Fällen muss es möglich sein, die jeweiligen Tasks prioritätsgesteuert abzuarbeiten. Dies bedeutet, dass den einzelnen Tasks je nach Priorität entsprechend viel Rechenleistung vom Scheduler zur Verfügung gestellt wird.

Eng mit dem Multitasking verwandt, jedoch eigentlich ein separates Thema, ist der Speicherschutz. Dabei wird jeder einzelnen Task ein separater Adressraum zugewiesen, der nicht verlassen werden kann. Damit sind die einzelnen Tasks vollständig voneinander getrennt, was sowohl die Robustheit als auch die Sicherheit von Anwendungen deutlich erhöht. Allerdings muss so eine Art von Speicherschutz durch die Hardware des Chipkarten-Mikrocontrollers unterstützt werden. Die geeignete Komponente dafür ist eine MMU (*memory management unit*).

13.12 Performance

Die Performance von Chipkarten-Betriebssystemen ist im nativen Bereich selten von signifikanter Bedeutung, da sie sich im Regelfall in einer Größenordnung bewegt, die keinen negativen Einfluss auf den Benutzer hat. Die Ausnahme ist hier die Verwendung von asymmetrischen Kryptoalgorithmen, deren Ausführungszeit je nach Schlüssellänge durchaus vom Benutzer wahrgenommen wird. Dies ist im Übrigen einer der Gründe, die Schlüssellängen nicht leichtfertig zu erhöhen. Auch beim Einsatz von kontaktlos arbeitenden Chipkarten kann es durchaus zu Problemen mit der Performance kommen, wobei hier vor allem die Aktivierungszeit der Chipkarte im Feld des Terminals eine wesentliche Rolle spielt.

Im Bereich der Java-Karten kann eine ausreichende Performance in der Praxis durchaus eine Rolle spielen, da die Interpretation von Programmkode in Applets von Natur aus langsamer ist als die direkte Ausführung von Kode durch einen Prozessor. Zudem haben moderne Java-Karten oftmals deutlich umfangreichere und damit zeitintensivere Funktionen als native Chipkarten.

Bei der Optimierung der Performance eines Chipkarten-Betriebssystems wird üblicherweise ein zweigeteilter Weg gegangen. Man erstellt durch Messungen eine Analyse der Ausführungsgeschwindigkeit der eingesetzten Bytecodes der Java-VM. Setzt man diese Messwerte noch in Abhängigkeit von der Ausführungshäufigkeit bestimmter Bytecodes, lässt sich schnell herausfinden, welche Bytecodes hinsichtlich Geschwindigkeit zu optimieren sind.[1]

Zusätzlich misst man die Ausführungsgeschwindigkeit typischer Kommandos und Kommandosequenzen. Auch hier konzentriert man sich vor allem auf die am häufigsten in einer Anwendung vorkommenden Kommandos. Bei einer (U)SIM-Karte wären dies die Kom-

[1] Siehe dazu auch [Douin 04].

mandos SELECT, READ BINARY und READ RECORD.[1] Als eine von vielen typischen Kommandosequenzen seien hier die Kommandos unmittelbar nach dem Einschalten des Mobiltelefons (*start-up sequence*) genannt. Dabei werden sehr viele Daten von der Chipkarte gelesen, was demzufolge auch eine erhebliche Zeit in Anspruch nimmt. Sofern man bei dieser Analyse an bestimmten Stellen einen unüblich hohen Zeitbedarf feststellt, muss man dies verbessern.

Die Optimierung der Performance eines Chipkarten-Betriebssystems ist allerdings nicht zum Nulltarif zu haben, sondern kostet zumeist erhebliche Entwicklungszeit und in der Regel auch Speicherplatz. Es gibt dabei eine Vielzahl von Lösungsansätzen, die sich in der Regel in der Tiefe der Softwareentwicklung auf eingebetteten Systemen bewegen. Ein möglicher Ansatz ist das Caching von Daten des NVMs sowohl beim Lesen[2] als auch beim Schreiben. Dies kostet allerdings zusätzlichen Speicherplatz im RAM, und es ist große Sorgfalt darauf zu verwenden, dass die gecachten Daten immer konsistent zu den Dateien sind. Auch muss dabei berücksichtigt werden, dass es bei Chipkarten zu jedem beliebigen Zeitpunkt zu einem Spannungsabbruch kommen kann und dies keinesfalls zu korrumpierten oder inkonsistenten Daten führen darf. Dieses kleine Beispiel zeigt recht deutlich die Herausforderungen, die bei einer Performance-Optimierung zu meistern sind.

In der Praxis sind die Auslöser der Performance-Optimierung weniger konkrete Messwerte als der subjektive Eindruck von Menschen bei der Benutzung der Chipkarte. Solange dort bei der Ausführungszeit bei bestimmten Geschäftsvorfällen ein bestimmter Schwellenwert unterschritten bleibt, wird eine Optimierung als nicht notwendig erachtet. Wird jedoch der Schwellenwert überschritten, tritt plötzlich die dringende Notwendigkeit auf, an einer bestehenden Anwendung oder gar auf einem bestehenden Betriebssystem Optimierungen durchzuführen. Die Schwierigkeit steigt hier noch dadurch, dass der Schwellenwert fast immer rein subjektiv ist und sich in der Praxis selten in Zahlen ausdrücken lässt.

13.13 Verwaltung von Anwendungen mit Global Platform

Visa International war durch seine Aufgaben als einer der größten Kartenherausgeber schon frühzeitig mit der Problematik der Verwaltung mannigfacher Anwendungen unterschiedlichster Herausgeber auf Multiapplikations-Chipkarten konfrontiert. Dadurch kam es zur Erstellung der Visa Open Platform (VOP)-Spezifikation, welche eine Schnittstelle innerhalb von Chipkarten-Betriebssystemen mit der Aufgabe der Verwaltung von Chipkarten-Anwendungen definiert. Der Herausgeber dieser Spezifikation ist seit 1999 das Global Platform Gremium [Global Platform], das als Aufgabe die Standardisierung von Technologien für Multiapplication-Chipkarten hat. Zu diesem Zeitpunkt wurde auch der Name in Global Platform (GP) geändert. Die GP-Spezifikation ist der wichtigste internationale Standard für Applikationsmanagement bei Multiapplication-Chipkarten und kann vom Web-Server des Global Platform Gremiums frei bezogen werden.

Die GP-Spezifikation ist vom Ansatz her unabhängig von einem bestimmten Betriebssystem, so dass damit sowohl proprietäre Chipkarten-Betriebssysteme als auch offene Plattformen

[1] Siehe auch Abschnitt 11.17 „Ausführungszeiten von Kommandos“ auf Seite 440.

[2] Der Zeitvorteil eines Lesecaches liegt darin, dass das Betriebssystem für bestimmte Daten nicht zeitintensiv auf die komplexen Strukturen der Dateiverwaltung zugreifen muss.

wie Multos oder Java Card unterstützt werden können. In der Praxis hat sich jedoch vor allem bei Java Card die GP-Spezifikation als *De facto*-Standard zur Verwaltung und zum Laden von Java-basierten Anwendungen etabliert. So sieht beispielsweise die ETSI-Norm TS 43.019 Global Platform als Standard zum Nachladen von Anwendungen vor.

Der Zweck der GP-Spezifikation besteht darin, einem Kartenherausgeber Mechanismen zur sicheren Verwaltung von Anwendungen Dritter auf der von ihm emittierten Chipkarte an die Hand zu geben. Dazu definiert Global Platform die grundlegende Architektur einer Multiapplikations-Chipkarte. Diese ist in Bild 13.26 aufgezeigt und für das Verständnis der Mechanismen von großer Bedeutung.

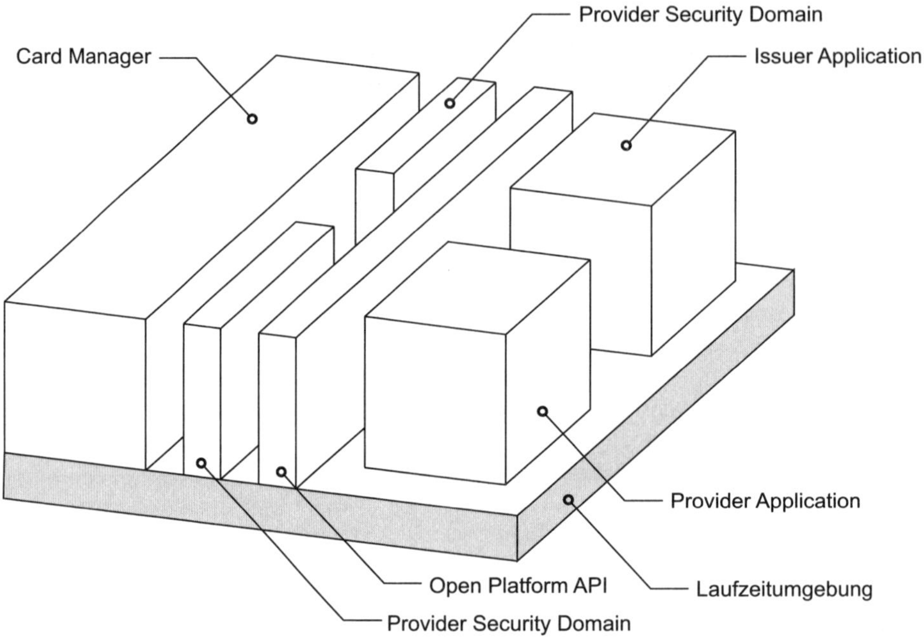

Bild 13.26 Grundlegende Architektur und Komponenten der Global Platform.

Die Basis für alle Anwendungen bildet die Laufzeitumgebung des Betriebssystems der Karte, welche eine Anwendungsseparierung, eine Hardware-unabhängige Schnittstelle (API) sowie Speicherplatz für die Daten und Programme der verschiedenen Anwendungen zur Verfügung stellt. Aufbauend auf diesem Fundament, sitzt der Card Manager. Er ist die zentrale Komponente von Global Platform, bestehend aus dem Global Platform Environment (auch OPEN genannt), der Issuer Security Domain, die über eine frei wählbare AID selektierbar ist, und dem Cardholder Verification Management (CVM). Das CVM stellt eine für alle Anwendungen nutzbare PIN zur Verfügung.

Das Global Platform Environment – auch OPEN genannt – verwaltet die Anwendungen auf der Karte (Card Content Management), kümmert sich um die Auswahl von Anwendungen auf den logischen Kanälen der Karte und die Verteilung der von der äußeren Welt kommenden APDUs zu den entsprechenden Anwendungen. Außerdem bietet das Global Platform

Environment den Anwendungen Schnittstellen für Oncard-Dienste des Systems oder auch von installierten Security-Domain-Anwendungen an.

Um alle Informationen über die unterschiedlichen Security Domains, Anwendungen, Lebenszyklusabschnitte und Rechte der Komponenten und deren Verbindungen auf der Chipkarte zu verwalten, besitzt der Card Manager einen Datenbereich namens Card Registry. Dies ist die zentrale Datenbank auf der Chipkarte für die Verwaltung aller Open-Platform-bezogenen Daten.

13.13.1 Security Domains

Eine Security Domain ist eine privilegierte Anwendung, die Schlüssel verwaltet und kryptografische Dienste anbietet. Das Privileg bestimmt die Rechte und Pflichten einer Security Domain und wird in der Card Registry gespeichert. Jede dieser Security Domains ist der informations- und sicherheitstechnische Repräsentant des Application Providers, also des Anbieters der Anwendung.

Eine Security Domain implementiert eine sichere Kommunikation, die mehrere Aufgaben erfüllt. Bei der gegenseitigen Authentisierung von Nutzer und Karte werden Schlüssel für die Kommunikation mittels Zufallszahlen und Ableitungsvorschrift berechnet. Danach können Kommandos und Antworten mit einer kryptografischen Checksumme gesichert und die darin enthaltenen Daten verschlüsselt werden. Die sichere Kommunikation kann als Dienst Anwendungen zur Verfügung gestellt werden. Damit muss eine Anwendung die sichere Kommunikation nicht selbst implementieren, und mehrere Anwendungen nutzen die Schlüssel einer Security Domain.

Eine Anwendung mit dem Security-Domain-Privileg wird im Allgemeinen Security Domain genannt. Sie bietet als kryptographischen Dienst für Anwendungen die Kommunikation in einem sicheren Kanal (Secure Channel/Secure Messaging) und verwaltet die dazu nötigen Schlüssel. Damit eine nicht privilegierte Anwendung diesen Service und damit auch die Schlüssel nutzen kann, muss sie mit der entsprechenden Security Domain verbunden sein. Die Verbindung wird in der Card Registry verwaltet. Die mit der Anwendung verbundene Security Domain wird als Associated Security Domain bezeichnet.

Eine Anwendung, die einer Security Domain zugeordnet ist, kann über die Security Domain personalisiert werden. Dazu muss die Anwendung die Schnittstelle Application implementieren, über die die Security Domain die Daten an die Anwendung übergibt.

Eine Anwendung mit dem Data Authentication Pattern (DAP) Security Domain-Privileg bietet dem Card Content Management des Card Managers die Prüfung einer kryptografischen Checksumme über nachgeladene Anwendungen an und verwaltet die dazugehörigen Schlüssel. Wenn beim Laden einer Anwendung auf die Karte ein oder mehrere DAPs präsentiert werden, werden diese Security Domains vom Card Content Manager aufgerufen und überprüfen die Korrektheit der geladenen Daten. Falls ein DAP nicht verifiziert werden kann, wird das Laden der Anwendung mit Fehler abgebrochen. Wenn kein DAP beim Laden präsentiert wird, werden die Anwendungsdaten nicht geprüft. Eine Erweiterung ist das Mandated DAP-Privileg. Ist eine oder mehrere Security Domains mit diesem Privileg installiert, erzwingt der Card Content Manger die Präsentation der benötigten DAPs. Das Security Domain-Privileg und DAP Security Domain-Privileg sind unabhängig, d. h. eine

Anwendung kann einen Secure Channel-Dienst oder einen DAP-Dienst oder auch beides anbieten.

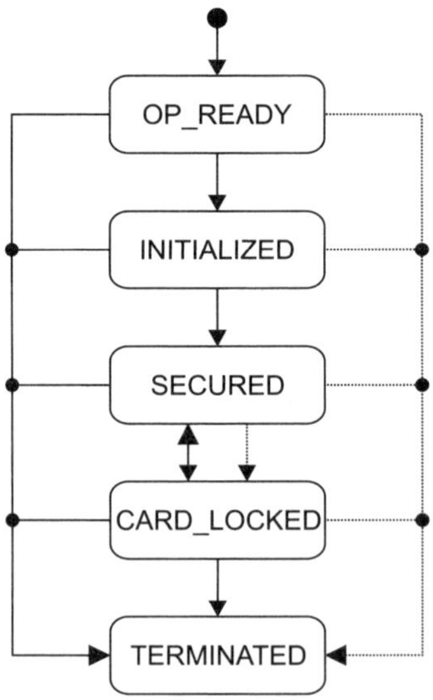

Bild 13.27 Die möglichen Zustände im Lebenszyklus einer Global Platform-konformen Chipkarte (*card life cycle*). Die durchgezogenen Linien symbolisieren durch die Issuer Security Domain kontrollierte Zustandsübergänge und die gepunkteten Linien Zustandsübergänge, die durch eine Anwendung initiiert werden können.

Eine Anwendung mit Delegated Management Security Domain-Privileg hat das Recht, Content Management-Aufgaben im Namen des Kartenherausgebers wahrzunehmen; der Kartenherausgeber delegiert sein Management-Recht an diese Security Domain. Die Security Domain mit Delegated Management hat damit das Recht, mit Hilfe des Card Content Managers Anwendungen zu laden, zu installieren und zu löschen. Allerdings ist dieses Recht eingeschränkt, da jedes Kommando vom Kartenherausgeber mit einer kryptografischen Checksumme, dem sogenannten Token, unterschrieben werden muss und das Installieren und Löschen nur für selbst geladene Anwendungen zulässig ist. Die Zuordnung von Anwendungen wird in der Registry mit der Associated Security Domain-Verbindung verwaltet. Das Token wird vom Card Content Manager geprüft und nach erfolgreicher Abarbeitung des Kommandos eine Bestätigung, Receipt genannt, erstellt. Auch das Receipt ist eine kryptografische Checksumme über Teile des bearbeiteten Kommandos. Die Schlüssel zur Verifikations des Tokens und Erstellung des Receipts werden im Card Manager verwaltet.

Da Anwendungen, die mit einer Delegated Mangement Security Domain geladen wurden, mit dieser verknüpft werden, muss die Security Domain Secure Channel für Anwendungen unterstützen. Damit hat jede Anwendung mit Delegated Management Security Domain-Privileg auch das Security Domain-Privileg.

13.13.2 Issuer Security Domain

Die Issuer Security Domain ist die erste Security Domain auf einer Global Platform-Karte und von der Spezifikation zwingend vorgeschrieben. Die Issuer Security Domain ist der informationstechnische Repräsentant des Kartenherausgebers auf der Multiapplikations-Chipkarte. Die Issuer Security Domain hat das Delegated Management Security Domain-Privileg. Als Repräsentant des Issuers benötigt sie aber kein Token, und es wird kein Receipt erstellt.

Die Issuer Security Domain verwaltet auch den Status der Karte, wie dies auch Bild 13.27 auf der vorherigen Seite zeigt. Nachdem die Karte das erste Mal gestartet ist, hat die Issuer Security Domain initiale Schlüssel für die sichere Kommunikation und ist im Zustand OP_READY bereit für Global Platform-Kommandos. Danach werden Daten und weitere Schlüssel initialisiert, und der Zustand INITIALIZED wird erreicht. Nachdem Anwendungen geladen, installiert und personalisiert wurden, wird die Issuer Security Domain in den sicheren Zustand versetzt. Dieser Zustand hat den Namen SECURED. Damit wird bei der sicheren Kommunikation neben der Authentisierung des Nutzers auch die Absicherung aller Kommandos mit kryptografischer Checksumme (MAC) erzwungen, und die Karte kann an den Nutzer ausgegeben werden. Die Karte kann durch ein Kommando oder durch privilegierte Anwendung gesperrt werden und hat damit den Zustand LOCKED. In diesem Zustand ist nur noch die Issuer Security Domain selektierbar, deren Kommandosatz stark eingeschränkt ist. Mittels Kommando kann die Sperrung aufgehoben werden. Am Ende des Kartenlebens wird die Karte terminiert und erreicht den Zustand TERMINATED. Auch hier ist nur noch die Issuer Security Domain selektierbar, die allerdings nur noch das Lesen von bestimmten Daten mit dem GET DATA-Kommando ermöglicht. Alle weiternen Kommandos sind nicht mehr verfügbar. Über die Issuer Security Domain können weitere Security Domains nachgeladen werden.

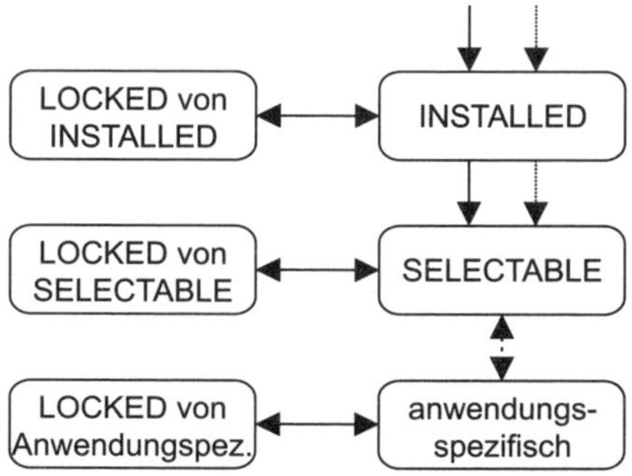

Bild 13.28 Die möglichen Zustände einer Anwendung auf einer Open-Platform-konformen Multiapplication-Chipkarte mit den für die jeweiligen Zustandsübergänge verantwortlichen Instanzen. Die durchgezogenen Linien symbolisieren durch die Issuer Security Domain kontrollierte Zustandsübergänge und die gepunkteten Linien Zustandsübergänge, die durch eine associated privileged Security Domain initiiert werden können. Der durch die gestrichelte Linie symbolisierte Zustandsübergang wird von der Anwendung vorgenommen.

13.13.3 Die Global Platform API

Die Global Platform API (GP API) stellt den Anwendungen Zugriffe auf den eigenen Status – den Karten-Status – die Dienste der assoziierten Security Domain und Dienste des Card Managers (CVM) zur Verfügung. In der API ist auch das Interface definiert, das der Diensteanbieter erfüllen muss. Für einige Funktionen prüft das Global Platform Environment, ob die Anwendung auch die dafür nötigen Rechte besitzt. Diese Rechte sind als Privilegien der Anwendung in der Card Registry gespeichert. Neben den schon beschriebenen Privilegien gibt es Rechte und API Funktionen, um die Karte zu sperren (Card Lock Privilege) oder zu terminieren (Card Terminate Privilege) und die Historical Bytes des ATRs zu ändern (Default Applet Privilege).

Tabelle 13.17 Tabelle der Global Platform-Kommandos. Der Card Content Manager benötigt das Delegated Management-Privileg um die bearbeitende Instanz zu sein.

Kommando	bearbeitende Instanz	Funktion
SELECT	Dispatcher	Untermenge des SELECT-Kommandos, wie in ISO/IEC 7816 definiert.
MANAGE CHANNEL	Dispatcher	Untermenge des MANAGE CHANNEL-Kommandos, wie es in der ISO/IEC 7816-Spezifikation definiert ist.
INITIALIZE UPDATE	Security Domain	Kommando zur Initialisierung eines sicheren Kommunikationskanals.
INSTALL FOR PERSONALIZATION	Security Domain	Personalisierung einer Anwendung über die Security Domain.
EXTERNAL AUTHENTICATE	Security Domain	Kommando zur Authentisierung des CAD. Dieses Kommando schließt den Aufbau eines sicheren Kommunikationskanals ab.
PUT KEY	Security Domain	Speichert oder ändert Schlüssel in der Security Domain.
DELETE KEY	Security Domain	Löscht Schlüssel der Security Domain.
GET DATA	Security Domain	Kommando zum Auslesen von TLV-kodierten Daten der Security Domain.
STORE DATA	Security Domain	Kommando zum Speichern von TLV-kodierten Daten in der Security Domain.
SET STATUS	Card Content Manager	Setzen des Karten- oder Anwendungsstatus
GET STATUS	Card Content Manager	Auslesen der AID, Privilegien und Status von Issuer Security Domain und Anwendungen.
INSTALL FOR LOAD	Card Content Manager	Kommando zum Beginn des Ladens eines Anwendungprogramms.
LOAD	Card Content Manager	Laden eines Anwendungsprogrammblocks auf die Karte.
INSTALL FOR INSTALL	Card Content Manager	Installation einer Anwendung.
INSTALL FOR EXTRADITION	Card Content Manager	Kommando, um die Verknüpfung einer Anwendung zur Security Domain zu ändern.
DELETE	Card Content Manager	Löscht Anwendungen von der Karte.

13.13.4 Die Global Platform-Kommandos

In der GP-Spezifikation sind eine Reihe von speziellen Kommandos definiert, die für die Funktionen von Global Platform notwendig sind. Die Tabelle 13.17 auf der vorherigen Seite zeigt die Kommandos der Global Platform-Spezifikation und ihre Bedeutung.

Beim Laden der Anwendungsdaten sind die zu übertragenden Daten TLV-codiert und bestehen aus den eigentlichen Ladedaten (*load file*) der Anwendung und einem optional vorangestellten DAP-Block (*data authentication pattern*) zur kryptografischen Absicherung der Daten und des Ladevorgangs.

Terminal (IFD)		**Chipkarte (ICC)**
SELECT Card Manager mit AID	⟶	Returncode := Ergebnis der Selektion
IF (Returncode = ok)	⟵	*Antwort* [Returncode]
THEN Card Manager erfolgreich selektiert		
ELSE Abbruch		
Authentisierung der äußeren Welt gegenüber dem Issuer Security Domain (z. B. mit EXTERNAL AUTHENTICATE)	⟶	...
IF (Authentisierung = ok)	⟵	...
THEN Sequenz fortführen		
ELSE Abbruch		
INSTALL mit Parameter „Laden einer Anwendung“	⟶	...
REPEAT {		
LOAD mit den Daten der Ladedatei		...
IF (Returncode = ok)	⟵	*Antwort* [Returncode]
THEN Laden erfolgreich		
ELSE Abbruch		
} UNTIL (Ladedatei vollständig übertragen)		
INSTALL mit Parameter „Installieren einer Anwendung“	⟶	...
INSTALL mit Parameter „Anwendung selektierbar machen“	⟶	...

Sequenzdiagramm 13.1 Prinzipieller und überblickshafter Ablauf der Kommandos beim Anlegen einer neuen Anwendung auf einer Chipkarte mit Global Platform.

Ist eine Anwendung auf die Chipkarte geladen, dann beginnt der erste Schritt in ihrem Lebenszyklus, welcher ebenfalls durch die GP-Spezifikation festgelegt ist. Dies zeigt das Zustandsdiagramm in Bild 13.28 auf Seite 531. Dieser Schritt heißt installiert (*installed*) und bedeutet, dass die Anwendung richtig gelinkt im zugeteilten Speicher abgelegt ist, so dass sie ausgeführt werden könnte. Sie ist jedoch noch nicht von der äußeren Welt her selektierbar. Dies geschieht im nächsten Zustand, der selektierbar (*selectable*) betitelt ist. Alle weiteren Zustände sind anwendungsspezifisch und werden nicht vom Betriebssystem kontrolliert. Der Card Manager kann allerdings Anwendungen sperren, indem er sie in den Zustand *locked* versetzt. Dieser Zustand kann nur vom System zurückgesetzt werden. Wird eine Anwendung gelöscht, kann aber nicht physikalisch gelöscht werden, da sie zum Beispiel im ROM gespeichert ist, wird der Zustand logisch gelöscht eingetragen (*logically deleted*).

Für Security Domains ist der Lebenszyklus identisch, allerdings gibt es nur einen anwendungsspezifischen Zustand, der dann ereicht wird, wenn die Security Domain alle notwendigen Schlüssel und Daten für ihre Dienste erhalten hat, d. h. personalisiert ist (*personalized*).

13.14 Nachladbarer Programmkode

Der Abschnitt „nachladbarer Programmkode" umfasste 1995 in der ersten deutschen Auflage dieses Buches genau 642 Wörter, geschrieben in 65 Zeilen. Der Textumfang zu diesem Thema ist in dieser Auflage mittlerweile auf das 20fache gestiegen. Allein dieser Punkt zeigt, wie wichtig dieses Thema mittlerweile geworden ist. Man kann wohl ohne zu übertreiben behaupten, dass sich hier innerhalb eines Jahres, 1997, ein Paradigmenwechsel vollzogen hat. Nachladbarer Programmkode in Chipkarten wird als Regelfall und nicht mehr als Ausnahme angesehen.

Die Gründe, warum das Nachladen von ausführbarem Programmkode so stark an Bedeutung gewonnen hat, sind auch rückblickend nicht ganz eindeutig nachvollziehbar. Eine Triebfeder mag der im Jahr 1994 bekannt gewordene Rechenfehler (FDIV-Befehl) in den damals weit verbreiteten Pentium-Prozessoren gewesen sein. Eine Ausbesserung per Software-Download war nicht möglich, da es sich um einen echten Fehler in der Hardware handelte. Allerdings gab es für viele Anwendungsprogramme Patches, um den Fehler zu umgehen.

Es ist wahrscheinlich, dass dieser Fehler dazu führte, dass mit geringer zeitlicher Verzögerung einige große Systembetreiber plötzlich die Möglichkeit vorsahen, ausführbaren Programmkode in Chipkarten nachzuladen. Eine der größten Anwendungen mit ausführbarem Programmkode ist die ec-Karte mit Chip in Deutschland. Allerdings wird diese technische Möglichkeit zur Zeit nicht genutzt und stellt *de facto* nur einen Rettungsanker für eventuell auftretende schwerwiegende Programmfehler dar. Auch im GSM-System existieren Chipkarten-Betriebssysteme für SIMs, die es ermöglichen, dass Programmkode für spezielle Anwendungen über die Luftschnittstelle nachgeladen werden kann.

Im Gegensatz zu allen anderen Betriebssystemen für Computer ist es aber nicht generell üblich, Programme in Chipkarten nach Ausgabe einzubringen und dort bei Bedarf auszuführen. Dies ist aber eigentlich neben der Datenspeicherung eine der Hauptfunktionen aller Betriebssysteme. Es gibt natürlich Gründe, warum bisher gerade diese Funktionalität in der Chipkartenwelt weitgehend gefehlt hat.

Technisch und funktionell gesehen stellt ausführbarer Programmkode, beispielsweise in Dateien (d. h. EFs) gespeichert, keinerlei Problem dar. Neuere Betriebssysteme bieten deshalb auch die Möglichkeit, Dateien mit ausführbarem Kode zu verwalten und auch zu einem Zeitpunkt nach der Personalisierung in die Chipkarte zu laden. Damit ist es möglich, dass beispielsweise ein Anwendungsanbieter Programmkode in der Chipkarte ausführen kann, den der Betriebssystem-Hersteller nicht kennt. So kann ein Anwendungsanbieter einen nur ihm selbst bekannten Verschlüsselungsalgorithmus in die Chipkarte einbringen und dort ausführen. Hierdurch ist es möglich, das Wissen um die Sicherheitsfunktionen des Systems auf verschiedene Parteien zu verteilen, was eine Grundforderung in Sicherheitssystemen ist.

Ein weiterer gewichtiger Grund für den Mechanismus des nachladbaren Programmkodes ist die sich damit eröffnende Möglichkeit der Beseitigung von Programmfehlern (*bug fixing*) in vollständig personalisierten Karten. Erkannte Fehler im Betriebssystem können damit bei bereits ausgegebenen Karten behoben oder zumindest entschärft werden.

Es gibt grundsätzlich zwei Wege, Programmkode in einer Chipkarte auszuführen. Der erste und technisch einfachste Weg ist, kompilierten Kode in der Maschinensprache des Zielprozessors (*native code*) in Dateien der Chipkarte zu laden. Dieser Programmkode muss natürlich relokierbar sein, da die Speicheradressen nach außen hin nicht bekannt sind. Neben der technischen Unkompliziertheit dieser Lösung kann der Programmkode noch mit voller Ausführungsgeschwindigkeit des Prozessors abgearbeitet werden, was diese Lösung gerade für nachladbare Algorithmen sehr interessant macht. Es ist auch weiterhin kein zusätzlicher Programmkode für einen Interpreter in der Chipkarte notwendig. Das große Problem dieser Lösung besteht darin, dass der nachgeladene Programmkode bei Mikrocontrollern ohne MMU (*memory management unit*) auch auf Speicherbereiche von Fremdanwendungen zugreifen kann.

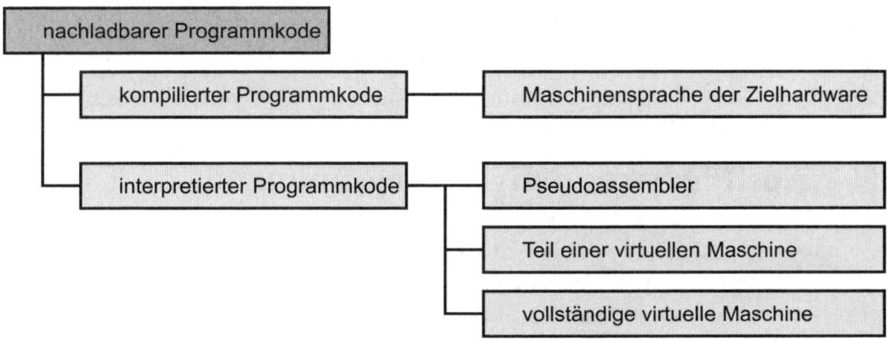

Bild 13.29 Klassifizierungsbaum der Varianten, um ausführbaren Programmkode in Chipkarten-Betriebssysteme nachzuladen und dort auszuführen.

Der zweite Weg, ausführbaren Programmkode in Chipkarten auszuführen, besteht darin, ihn zu interpretieren. Der Interpreter prüft dann während der Programmausführung, welche Speicherbereiche angesprochen werden. Die Interpretation muss aber schnell ablaufen, da ein langsam ausgeführter Programmkode keine Vorteile mehr bringt. Ebenso soll die Implementation eines Interpreters selber so wenig Speicher wie möglich in Anspruch nehmen, da dieser bekanntermaßen stark limitiert ist. Die derzeit bekanntesten Lösungsvarianten sind die Java Card-Spezifikation [JCF], der C-Interpreter MEL (*Multos executable language*) von Multos [Maosco] und das wieder eingestellte Windows für Smart Cards. Es gibt für Chipkarten seit einigen Jahren auch einen BASIC-Interpreter [Zeitcontrol]. Interpreter, die dem Programm einer Anwendung einen eigenen geschützten Speicher zur Verfügung stellen, sind im Übrigen nicht für Fehlerbeseitigungen im Betriebssystem von Chipkarten geeignet, da sie auf diese Programm- und Datenteile konsequenterweise keinen Zugriff haben.

Das Urproblem aller Interpreter ist jedoch die langsame Abarbeitungsgeschwindigkeit, welche für dieses Prinzip immanent ist. Um dieses Minus auszugleichen und um den Programmkode für den eigentlichen Interpreter so klein wie möglich zu halten, gibt es mehrere Lösungsansätze. Die einfachste Methode besteht darin, einen Pseudokode zu interpretieren, welcher idealerweise den Maschinenbefehlen der Zielhardware möglichst ähnlich sein sollte. Die Abarbeitungsgeschwindigkeit ist durch die maschinennahe Pseudosprache verhältnismäßig hoch, und es kann maschinenunabhängiger Programmkode benutzt werden. Speicherzugriffe während der Interpretation können überwacht werden, was aber nicht zwangsläufig der Fall sein muss. Eine langsamere und programmiertechnisch etwas aufwändigere Lösung ist die Aufspaltung des Interpreters in einen Offcard-Teil (*offcard virtual machine*) und einen Oncard-Teil (*oncard virtual machine*). Dieser Lösungsweg wird bei heutigen Java Card Implementationen beschritten. Er hat den großen Vorteil eines verlässlichen Speicherschutzes und vollständiger Hardware-Unabhängigkeit. Nachteilig ist die Aufteilung des Interpreters in Off- und Oncard-Teil. Dies bedingt zwangsläufig einen kryptografischen Schutz beim übertragen von Programmen zwischen Offcard-Teil und Oncard-Teil des Interpreters, da mit manipuliertem Programmkode der Oncard-Teil des Interpreters bewusst zu einem Fehlverhalten gebracht werden kann.

Die technisch optimale Lösung ist ein vollständiger Interpreter auf der Chipkarte. Damit ist es möglich, in die Chipkarte beliebigen Programmkode zu laden und dort ohne Risiko für andere auf der Chipkarte befindliche Anwendungen auszuführen. Allerdings ist der Programmumfang dazu auch entsprechend groß, weshalb es sicherlich noch einige Jahre und mehrere Chipgenerationen dauern wird, bis diese Variante breiten Einzug in die Chipkartenwelt hält.

13.15 Ausführbarer nativer Programmkode

Mikrocontroller für Chipkarten haben zur Zeit noch Prozessoren, die über keinerlei Speicherschutzmechanismen oder Überwachungsmöglichkeiten verfügen. Sobald sich der Programmzähler innerhalb eines fremden Maschinenkodes für den Prozessor befindet, liegt die gesamte Kontrolle aller Speicher und Funktionen bei diesem ausführbaren Kode. Es gibt dann keinerlei Möglichkeiten mehr, dieses ausführbare Programm in seinen Funktionen zu beschränken. Jede adressierbare Speicheradresse kann unter Umgehung aller Speichermanager oder Handler gelesen und – sofern im RAM oder EEPROM/Flash – auch geschrieben werden. Alle Speicherinhalte können dann natürlich auch über die Schnittstelle zum Terminal gesendet werden.

Genau dies ist die Schwachstelle bei ausführbaren und nachladbaren Programmen. Würde man jedermann ein Nachladen von Programmen erlauben oder wäre es durch Umgehung der Schutzmechanismen möglich, ist keine Sicherheit mehr für geheime Schlüssel oder Informationen innerhalb des gesamten Speicherbereichs gegeben. Dies wäre der ideale Angriff auf eine Chipkarte. Diese Karte würde sich nach außen hin wie eine nicht manipulierte Karte verhalten, und mit einem speziellen Kommando könnten der gesamte Speicher ausgelesen oder Teile davon geschrieben werden.

Wäre das Laden nur einigen wenigen Anwendungsanbietern erlaubt – was mit einer gegenseitigen Authentisierung vor dem eigentlichen Laden des Programmkodes ohne weiteres durchführbar ist –, ist das Problem auch nicht aus der Welt geschafft. Der Anwendungsanbieter kann ohne Einschränkungen über die Grenzen seines ihm zugeteilten DFs auf geheime Informationen von anderen vorhandenen Anwendungen zugreifen. Das System wäre wiederum gebrochen.

Doch gibt es noch ein weiteres stichhaltiges Argument gegen von Dritten nachladbaren Programmkode. Um wichtige Funktionen im Betriebssystem nutzen zu können, muss der Ersteller der nachladbaren Datei alle Einsprungadressen und Aufrufparameter kennen. Einige Betriebssystemhersteller erachten es aber für die Sicherheit als relevant, dass so wenig wie möglich über interne Abläufe oder Adressen von Programmkode bekannt ist. Zusätzlich müsste auch noch sichergestellt werden, dass der eingebrachte Kode genau das fehlerfrei ausführt, was beabsichtigt ist, und nicht etwa einen Trojaner enthält. Dies kann dann wiederum nur eine unabhängige Instanz prüfen.

Die eleganteste und wohl zukunftsträchtigste Lösung ist der Einsatz einer Hardware-unterstützten Speicherverwaltung (*memory management unit– MMU*) zusätzlich zum eigentlichen Prozessor in der Chipkarte. Diese prüft den ablaufenden Programmkode mit einer Hardwareschaltung auf die Einhaltung seiner ihm zugewiesenen Grenzen. Erst dann wäre es ohne den Verlust an Sicherheit möglich, jeden Anwendungsbetreiber-Programmkode ohne vorherige Prüfung durch den Kartenherausgeber in die Chipkarte laden zu lassen. Diesem Anwender würde man den physikalisch zusammenhängenden Speicherbereich eines DFs zuweisen. Die MMU prüft die zugeordneten Speichergrenzen während des Aufrufs eines im DF nachgeladenen Programms. Werden die Grenzen überschritten, kann man über einen Interrupt den Programmablauf unmittelbar stoppen und die Anwendung bis auf weiteres sperren.[1]

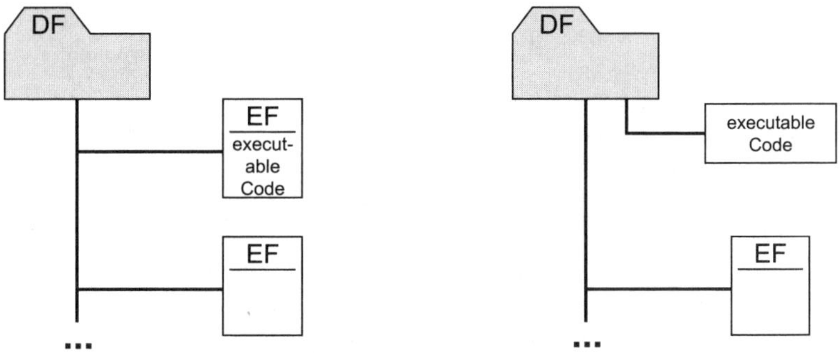

Bild 13.30 Die beiden unterschiedlichen Varianten zur Einbringung von ausführbarem Programmkode in ein übliches Chipkarten-Betriebssystem. Links als ausführbare Datei und rechts als ASC (*application specific commands*).

Für das Nachladen von nativem Programmkode in Chipkarten existieren zwei Varianten der Realisierung. In der ersten befindet sich der Programmkode in einem EF mit der Struktur „executable". Nach einer vorherigen Selektion ist das EF mit einem Kommando EXECUTE ausführbar. Je nach Anwendung ist dazu vorher noch eine Authentisierung notwendig. Die Parameter für den Programmaufruf sind im Kommando EXECUTE an die Chipkarte enthalten. Die vom Programm im EF erzeugte Antwort kommt als Teil der Antwort auf das Kommando zum Terminal zurück.

Die zweite Variante gestaltet sich vom Prinzip her etwas anders. Man benutzt dabei einen objektorientierten Ansatz. Dieser ist unter anderem auch in der EN 726-3 als *Application Specific Commands* (ASC) beschrieben. Nach dieser Norm enthält ein DF die vollständige Anwendung mit allen ihren Dateien und anwendungsspezifischen Kommandos. In ei-

[1] Siehe auch Abschnitt 5.4 „Zusatzhardware" auf Seite 99.

nem in diesem DF intern vom Betriebssystem verwalteten Speicherbereich kann Programmkode nachgeladen werden. Dies geschieht mit einem speziellen Kommando, das alle dafür notwendigen Informationen an die Chipkarte sendet. Ist nun das betreffende DF selektiert und wird ein Kommando an die Karte gesendet, so prüft das Betriebssystem, ob es zu den nachgeladenen gehört, und ruft gegebenenfalls ohne weiteres Zutun den im DF befindlichen Programmkode auf. Ist hingegen ein anderes DF selektiert, so existiert das nachgeladene Kommando in diesem Kontext nicht.

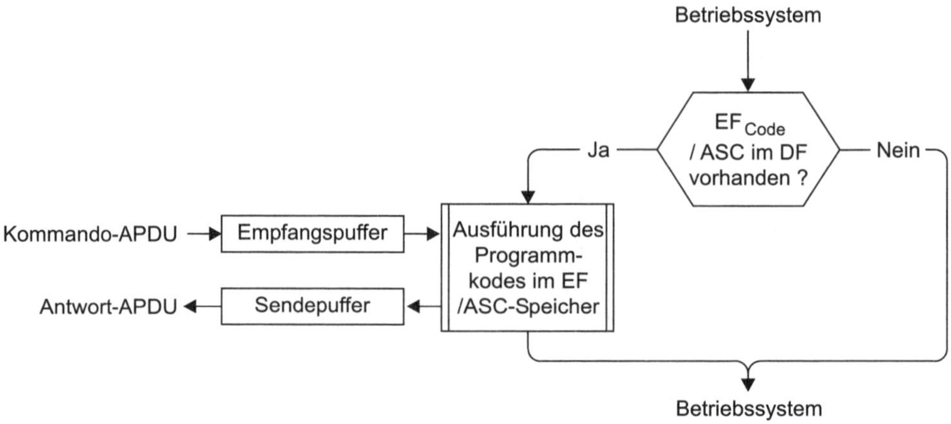

Bild 13.31 Die Grundlage des Aufrufverfahrens für in einem EF gespeicherten ausführbaren Programmkode bzw. Programmen im Rahmen von ASCs (*application specific commands*) in einem üblichen Multiapplication-Betriebssystem für Chipkarten.

Es existieren mehrere große Chipkarten-Anwendungen, deren spezifische Betriebssysteme ein Laden von ausführbarem Programmkode nach der Personalisierung vorsehen. Die Spezifikationen dazu sind aber in beinahe allen Fällen vertraulich bzw. zum Teil ist bereits die Tatsache vertraulich, dass Programmkode nachgeladen werden kann. Deshalb sind in diesem Abschnitt die allgemeingültigen Grundlagen unabhängig von einem Betriebssystem aufgeführt und dann nachfolgend eine mögliche Realisierung im Detail dargestellt.

Der nachzuladende Programmkode muss einige Grundvoraussetzungen erfüllen, damit er überhaupt auf der Chipkarte ausgeführt werden kann. So trivial es klingen mag, aber die wichtigste Voraussetzung ist, dass der Prozessortyp (z. B.: 8051, ARM) bekannt ist. Gerade in einer heterogenen Umgebung mit vielen unterschiedlichen Chipkarten-Mikrocontrollern ist die Einhaltung dieser Forderung oft durchaus mit einigem Aufwand verbunden. Einher geht, dass auch das Betriebssystem der Chipkarte einschließlich API (*application programming interface*) mit allen Einsprungadressen, Über- und Rückgabeparametern bekannt sein muss.

Der nachzuladende Programmkode – es handelt sich dabei immer um Maschinenkode des Zielprozessors (d. h. Native-Kode) – muss entweder so programmiert sein, dass er relokatibel ist, oder die Chipkarte muss ihn während des Ladens on-the-fly selber relokieren. Die Forderung nach Relokatierbarkeit (d. h. Verschiebbarkeit des Programmkodes im Speicher) muss deshalb aufgestellt werden, weil die Speicheradresse für die Programmablage nur das Chipkarten-Betriebssystem kennt und der äußeren Welt unbekannt ist. In der Regel wird der

Programmkode bereits bei der Softwareentwicklung so erstellt, dass er relokierbar ist. Dies bedeutet konkret, dass beispielsweise in diesem Programm keine Sprünge an absolute physikalische Adressen gemacht werden dürfen, sondern lediglich Sprünge relativ zur Adresse des Sprungbefehls.

Erfüllt der Programmkode alle diese Voraussetzungen, kann er prinzipiell in den Speicher einer Chipkarte geladen und dort ausgeführt werden. Der Programmkode kann natürlich je nach Bedarf aufgebaut sein. Eine mögliche Struktur zeigt das folgende Bild, wobei diese aber je nach Betriebssystem völlig verschieden sein kann. Das erste Datenelement in dem Beispiel ist ein eindeutiges Kennzeichen für das Chipkarten-Betriebssystem, dass es sich um Programmkode handelt. Allgemein bekannt ist so ein Kennzeichen auch als „Magic Number“. Diese kurze Bytesequenz setzt sich beispielsweise bei Java-Class-Dateien aus den vier Bytes 'CAFEBABE' zusammen.

Im Anschluss an das Kennzeichen folgt bereits der Programmkode, welcher in diesem Beispiel nochmals in vier Teile aufgegliedert ist. Der erste Teil ist für alle notwendigen Initialisierungen, Sicherung von Daten und Ähnliches vorgesehen. Nach dieser Startup-Routine folgt die eigentliche Funktionsroutine, welche den Programmkode für die gewünschte Aufgabe enthält. Daran schließt sich das Pendant zur Startup-Routine an, die Shutdown-Routine. Diese stellt sicher, dass das Programm korrekt abgeschlossen wird, und führt dazu nach Bedarf eine Rücksicherung von Daten oder gegebenenfalls Änderungen auf dem Stack durch.

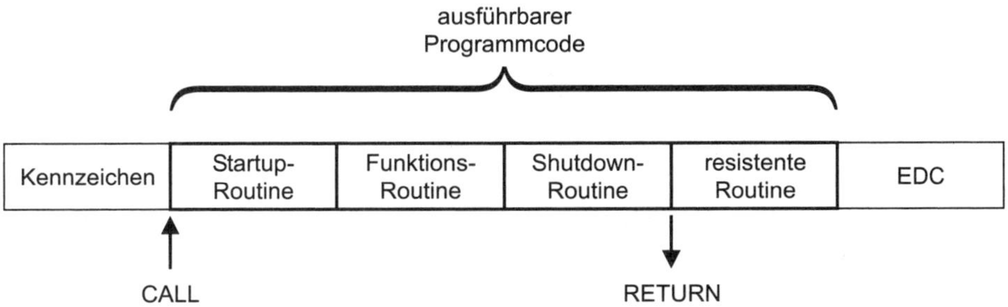

Bild 13.32 Möglicher Aufbau eines nativen und in ein EF nachladbaren und ausführbaren Programmkodes.

Optional und am Schluss dieser drei Programmteile befindet sich das vierte Programmelement. Es kann Programmkode enthalten, der resistent in die Software der Chipkarte eingebunden werden soll. Typischerweise würden hier Bugfixes für das Chipkarten-Betriebssystem abgelegt. Die vorangehenden drei Routinen würden Zeiger oder Handles so verändern, dass diese Programmroutinen permanent in die Programmabläufe des Betriebssystems eingebunden sind. Das Ganze verhält sich sehr ähnlich wie die noch aus DOS-Zeiten bekannten TSR-Programme (*terminate and stay resistant*), welche sich nach einem einmaligen Aufruf bis zum nächsten Reset fest im Betriebssystem verankerten. Die resistenten Programme in diesem Fall wären jedoch nach einmaligem Aufruf auf Dauer fest installiert und nicht nur für eine Sitzung.

Es wird hier davon ausgegangen, dass das nachgeladene Programm mit einem CALL-Befehl aufgerufen wird und mit einem RETURN-Befehl zum Aufrufer zurückkehrt. Prinzipiell wäre auch ein direkter Sprung mit JUMP auf den ersten Maschinenbefehl möglich, was aber den Nachteil hätte, dass dann dem aufgerufenen Programm nicht bekannt ist, von wem es aufgerufen wurde.

Zur Absicherung gegen unbeabsichtigte Veränderung sollte der gesamte Datenblock noch mit einem Fehlererkennungskode (*error detection code – EDC*) abgesichert sein. Alternativ dazu würde sich hier natürlich auch eine digitale Signatur als zusätzlicher Schutz anbieten. Die Chipkarte würde dann den öffentlichen Schlüssel besitzen und der Ersteller des Programmkodes den dazugehörigen geheimen Schlüssel. Damit wäre bindend sichergestellt, dass authentischer Programmkode auf der Chipkarte gestartet werden kann.

Der nachgeladene Programmkode kann entweder in einem EF gespeichert werden oder in einem für die äußere Welt unsichtbaren Speicherbereich für Programme innerhalb eines DFs. Im Folgenden wird die erste Variante genauer aufgezeigt, da diese in der Praxis wesentlich häufiger anzutreffen ist.

Ideal zur Ablage von Programmkode sind EFs mit der Struktur „transparent" geeignet, da diese sich zweckmäßig mit dem UPDATE BINARY-Kommando und Offsetangabe in mehreren Teilstücken beschreiben lassen. Zudem ist ihre maximale Größe von über 65 kByte selbst für umfangreiche Programme mehr als ausreichend. Diese EFs können die Eigenschaft „executable" haben, so dass in ihnen gespeicherter Programmkode direkt mit dem Kommando EXECUTE aufgerufen wird.

Manche Betriebssysteme besitzen aber auch eine von „transparent" abgeleitete Dateistruktur, welche sich dann „execute" nennt. Für die äußere Welt ist dies nicht von besonderer Bedeutung, zumal in der Regel auf beide Varianten mit UPDATE BINARY und EXECUTE zugegriffen werden kann. Mit dem FID bzw. Short-FID kann das EF selektiert werden. Die Zugriffsbedingung zum Lesen ist grundsätzlich auf „never" gesetzt. Das Schreiben von Daten ist in der Regel nur nach vorheriger Authentisierung und mit Secure Messaging erlaubt.

Der Ablauf in 13.2 auf der nächsten Seite zeigt im Überblick, wie Programmkode auf sichere Weise in das EF einer Chipkarte geladen werden kann. Sollte kein entsprechendes EF vorhanden sein, muss dieses vorher erzeugt werden. Im Sequenzdiagramm 13.3 auf der nächsten Seite ist überblickshaft dargestellt, dass das EF zuerst selektiert und anschließend der Programmkode mit dem Kommando EXECUTE gestartet werden muss. Das Kommando sieht optional eine Datenübergabe im Kommando-Body vor. Analog verhält es sich mit der Antwort, in welcher Daten bei Bedarf an das Terminal zurückgegeben werden können. Das aufgerufene Programm muss dazu natürlich die Daten aus dem Empfangspuffer lesen, auswerten und dann die Antwort in den Sendepuffer zurückschreiben.

Aufgrund der hohen Anforderungen betreffend eine eindeutige Identifizierung von Mikrocontroller, Betriebssystem und interner Software-Schnittstellen sowie des System-Managements ist es üblich, den Download von Programmen nur online zu einem Hintergrundsystem durchzuführen. Die dort befindlichen Datenbanken enthalten entweder alle notwendigen Informationen in Abhängigkeit von einer eindeutigen Chipnummer oder erhalten diese Informationen online in einer Ende-zu-Ende-Verbindung direkt von der Chipkarte. In Abhängigkeit davon wird dann ein vorhandenes Programm mit der gewünschten Funktionalität ausgewählt und mit den geforderten Sicherheitsmechanismen zur Chipkarte übertragen. Die geheimen Schlüssel dazu werden im Hintergrundsystem üblicherweise ausschließlich innerhalb eines Sicherheitsmoduls verwaltet und benutzt. Den üblichen Ablauf zeigen wir im nachfolgenden Bild nochmals auf.

Terminal (IFD)		Chipkarte (ICC)
selektiere ein EF mit der Struktur execute	⟶	...
gegenseitige Authentisierung von Hintergrundsystem und Chipkarte	⟶	...
schalte Secure Messaging ein		
sende n · UPDATE BINARY-Kommando mit dem Datenteil als ausführbarem Programmkode, geschützt mit Secure Messaging		

Sequenzdiagramm 13.2 Ein möglicher prinzipieller Ablauf beim Laden von ausführbarem Programmkode in ein bereits vorhandenes EF mit der Struktur „execute". Die Zugriffsbedingung für UPDATE BINARY ist eine gegenseitige Authentisierung zwischen Chipkarte und Terminal sowie die Datenübertragung mit Secure Messaging.

Terminal (IFD)		Chipkarte (ICC)
SELECT *Kommando* [EF mit ausführbarem Programmkode]	⟶	selektiere angeforderte Datei
		IF (Datei gefunden) THEN Returncode = ok ELSE Returncode = Datei nicht gefunden
	⟵	*Antwort* [Returncode]
EXECUTE *Kommando* [Daten]	⟶	Prüfe Kennzeichen (magic number) des Programms Prüfe EDC des Programms Rufe den ersten Maschinenbefehl mit CALL auf stelle Daten für Antwort bereit
	⟵	*Antwort* [Daten || Returncode]
IF (Returncode = ok) THEN Datei ausgeführt ELSE Fehler in der Ausführung der Datei		

Sequenzdiagramm 13.3 Ein möglicher Ablauf beim Starten von ausführbarem Programmkode. Dieser ist in diesem Beispiel in einem EF mit der Struktur „execute" abgelegt.

Die oben beschriebene Art und Weise der Einbringung von nativem Programmkode in Chipkarten besitzt einige für die Praxis attraktive Vorteile. Das Verfahren ist unkompliziert, robust und mit geringem Aufwand an Programmkode in einem Chipkarten-Betriebssystem realisierbar. Der ausgeführte Programmkode muss nicht interpretiert, sondern kann direkt vom Prozessor abgearbeitet werden. Daraus resultiert eine hohe Ausführungsgeschwindigkeit sowie die Möglichkeit, auch komplexe Algorithmen (z. B.: AES, IDEA u. ä.) mit diesem Verfahren nachzuladen.

Interpreter-basierte Systeme können dies durch die geringe Abarbeitungsgeschwindigkeit des Programmkodes auch auf absehbare Zeit nicht leisten. Solange keine Hardware-basierte Speicherverwaltung (MMU) die wahlfreien Speicherzugriffe einschränkt, kann dieses Verfahren hervorragend für die Behebung von Fehlern in der Chipkarten-Software nach Kartenausgabe genutzt werden. Dies ist für den Fall des Falles eine Hintertür, die einzig und allein durch diese Art der Softwarenachladung erreichbar ist, da beispielsweise Technologien wie Java auf Chipkarten eine strikte und unbedingte Speicherseparierung verwirklichen. Ist eine MMU vorhanden, dann könnte ggf. immer noch über einen Administrator-Modus die Speicherüberwachung vorübergehend deaktiviert werden.

Somit sind wir schon bei den Nachteilen. Das Nachladen von ausführbaren nativen Programmen setzt großes Wissen um die eingesetzte Hardware bzw. das Betriebssystem der Chipkarte voraus. Unter Umständen muss für jede dieser Varianten ein eigenes Programm gleicher Funktionalität vorgehalten werden. Die zweite große Schattenseite dieser Methode ist, dass sicherheitstechnisch die Notwendigkeit besteht, dass nur der Kartenherausgeber den Programmkode erstellen oder erstellen lassen kann. Es muss strikt verboten sein, fremde und unbekannte Programme in die Chipkarte zu laden, da diese ab dem Start das Kommando über den Mikrocontroller ohne weitere Reglementierungsmöglichkeiten erhalten. Sie könnten dann beispielsweise die geheimen Schlüssel der anderen auf der Karte befindlichen Anwendungen auslesen und über die I/O-Schnittstelle zum Terminal senden.

Einen schwachen Schutz vor Angriffen über diesen Mechanismus stellen Evaluierungen des Programmkodes durch den Kartenherausgeber dar. Besser jedoch ist in diesem Fall eine Hardware-basierte Speicherverwaltung, die dem nachgeladenen Programm nur einen bestimmten Bereich im RAM und im nichtflüchtigen Speicher zur Verfügung stellt und bei dem Versuch der Überschreitung das gestartete Programm sofort beendet.[1] Damit können die einzelnen auf der Chipkarte befindlichen Anwendungen vollständig voneinander abgeschottet werden. Zur Zeit behilft man sich jedoch noch mangels entsprechender MMUs mit der Prüfung der nachzuladenden Programme.

13.16 Offene Plattformen

Mit der Verbreitung von Java Card, Multos und Windows for Smart Cards verbreitete sich der Begriff der offenen Plattform (*open platform*). Darunter versteht man Chipkarten-Betriebssysteme, die unabhängig vom Betriebssystemhersteller die Möglichkeit bieten, dass Dritte Anwendungen und Programme auf die Chipkarte laden können. Die Spezifikationen von offenen Plattformen sind in der Regel meist öffentlich und werden innerhalb eines Firmenkonsortiums (z. B. Java Card Forum) erstellt. Offene Chipkarten-Betriebssysteme werden meist von mehreren Herstellern mit ähnlicher bzw. zueinander kompatibler Funktionalität angeboten.

Das Gegenteil von offenen Plattformen sind so genannte proprietäre Plattformen. Der Begriff „proprietär" wird häufig auch in abwertender Form für firmenspezifische Lösungen benutzt. Die dazugehörigen Spezifikationen sind dabei oftmals nicht vollständig veröffentlicht oder Eigentum einer einzelnen Firma.

Sowohl die Verwendung des Begriffs „offen" als auch des Begriffs „proprietär" ist aber keinesfalls eindeutig und wertfrei, sondern in vielen Fällen stark Marketing bestimmt. Objektiv gesehen ist so manches sogenannte offene Chipkarten-Betriebssystem beachtlich proprietär

[1] Siehe auch Abschnitt 5.4 „Zusatzhardware" auf Seite 99.

und von einer bestimmten Firma abhängig. Eine echte offene Plattform im Sinne von Linux mit freiem Zugang zum Quellkode, Lizenzfreiheit und Unabhängigkeit von bestimmten Firmen oder Instanzen gibt es zur Zeit bei Chipkarten-Betriebssystemen nicht.

13.16.1 ISO/IEC 7816-kompatible Plattformen

Die ISO/IEC 7816 beschreibt im Wesentlichen Chipkarten-Betriebssysteme für dateibasierte Anwendungen. Nahezu alle größeren Kartenhersteller haben mindestens eine Produktlinie im Portfolio, die dieser Normenreihe in den wesentlichen Aspekten ihrer Funktionalität entsprechen. Der Fokus liegt dabei allerdings immer auf dateibasierten Anwendungen. Es ist in solchen Fällen also nicht möglich, Programmkode von Dritten auf der Chipkarte auszuführen.

13.16.2 Java Card

Im Jahr 1996 wurde von Europay ein Papier über OTA (*open terminal architecture*) vorgestellt, in welchem ein Forth Interpreter für Terminals beschrieben und in weiten Teilen spezifiziert war. Der Zweck war, eine einheitliche Softwarearchitektur für Terminals zu etablieren, um die Grundlage für eine Hardware-unabhängige Terminalprogrammierung zu schaffen. Dann müsste man eine bestimmte Anwendung (z. B. Bezahlen mit Kreditkarte) nur noch ein einziges Mal programmieren, und diese Software würde auf allen Terminals der verschiedenen Hersteller unverändert laufen. Dieses Modell wurde aber bisher nie vollständig realisiert, sorgte allerdings in der Chipkartenwelt für ausführliche Diskussionen.

Als dann im Herbst 1996 bekannt wurde, dass die Firma Schlumberger eine Chipkarte entwickelt, die Programme plattformunabhängig abarbeiten kann, die in der Programmiersprache Java erstellt sind, hielt sich das Erstaunen in Grenzen. Das Prinzip eines Interpreters auf speicherplatzarmen Mikrocontrollern war durch die Open Terminal Architecture (OTA) schon reichlich bekannt. Die veröffentlichte Spezifikation Java Card 1.0 sah zur Einbindung von Java in das ISO/IEC 7816-4-Betriebssystem ein dazugehöriges API (*application programming interface*) vor, so dass von Java aus auf das bei Chipkarten übliche Dateisystem mit MF, DFs und EFs zugegriffen werden konnte.

Nach kurzzeitiger Verwunderung vieler Hersteller von Chipkarten-Betriebssystemen, warum eine Sprache wie Java, die einen üblichen Speicherbedarf weit jenseits von einem Megabyte hat, auf Chipkarten verwendet werden soll, kam es aber bereits im Frühjahr 1997 zu einem ersten Treffen nahezu aller großen Chipkartenhersteller und der Firma Sun, die Java entwickelt und bekannt gemacht hat.

Dies war die erste Konferenz des inzwischen so genannten Java Card Forums (JCF), welches das international tätige Standardisierungsgremium für Java auf Chipkarten ist. Aufgabe der technischen Gruppe des Java Card Forums ist es, eine Untermenge von Java für Chipkarten festzulegen, den Rahmen für den Java Interpreter (d. h. die *Java Virtual Machine – JVM*) zu spezifizieren und sowohl ein allgemeines als auch anwendungsspezifische (z. B.: Telekommunikation, Zahlungsverkehr) APIs als Schnittstelle zwischen Chipkarten-Betriebssystem und Java festzulegen. Die Marketing-Gruppe des Java Card Forums hat die Aufgabe, die Technologie von Java auf Chipkarten zu fördern.

Die aktuellen Spezifikationen haben die Namen Java Card Virtual Machine Specification (JCVM), Java Card Runtime Environment (JCRE) Specification und Java Card Application Programming Interface. Sie sind in der jeweils aktuellen Version auf dem Web-Server des Java Card Forums [JCF] kostenlos verfügbar. Bis Dezember 2007 wurden etwa 3,5 Milliarden Java-Karten ins Feld gebracht, wobei es im Jahr 2007 alleine circa 1,2 Milliarden Stück waren.

13.16.2.1 Die Programmiersprache Java

Im Jahr 1990 begann eine Entwicklungsgruppe bei der Firma Sun um James Gosling damit, eine neue Programmiersprache zu entwickeln. Ziel sollte eine Hardware-unabhängige, sichere und moderne Sprache sein für den Einsatz bei Mikrocontrollern im Consumerbereich (z. B. Toaster, Espressomaschine). Dort existiert eine große Typenvielfalt an Mikrocontrollern unterschiedlicher Architektur und mit zusätzlichen häufigen Hardware-Änderungen, was es Entwicklern ziemlich schwer macht, portablen Programmkode zu schreiben. Bemerkenswerterweise entsprechen Chipkarten exakt diesem ursprünglich ins Auge gefassten Einsatzgebiet.

Die Sprache Oak, benannt nach der Eiche vor James Goslings Büro, wurde 1995 in Java[1] umbenannt; die damit zu erreichenden Ziele legte man neu fest. Ab Sommer 1995 wurde Java von der Firma Sun mit großem Aufwand als die Hardware-unabhängige Sprache für das heterogene World Wide Web Internet propagiert. Der damals oft genannte Werbespruch von Sun „Write Once – Run Anywhere“ zeigt wohl am deutlichsten den Grad der angestrebten Hardware-Unabhängigkeit.

Der Beginn der Verbreitung von Java fällt mit der Zeit zusammen, als das enorme Wachstum des WWW begann.[2] Aus den unterschiedlichsten Gründen, die jedoch nicht nur technischer Natur waren, sondern durchaus in den Bereich Geschäftspolitik und Weltanschauung gehören, begeisterten sich weltweit Entwickler, Universitäten und Softwarefirmen für die neue Sprache [Franz 98]. Dies führte dazu, dass Java in enorm kurzer Zeit zum De-facto-Standard für Internetanwendungen wurde. Begünstigt wurde dies natürlich auch durch die Eigenschaften dieser neuen Sprache.

Die Programmiersprache Java ist eine vollständig objektorientierte und stark typisierte Sprache. Sie ist für Softwareentwickler leicht zu erlernen, da es viele Gemeinsamkeiten mit C und C++ gibt. Java ist auch eine robuste Sprache, welche nicht alle Tricks und gerne benutzten Unsauberkeiten zulässt, die beispielsweise in C/C++ erlaubt sind. So existieren in Java keine Zeiger, die Grenzen von Feldern werden zur Laufzeit überwacht, und es findet eine strikte Typprüfung statt. Zusätzlich wird die Speicherverwaltung von Java und einem dazugehörigen Garbage Collector übernommen, so dass die bei C/C++ so gefürchteten Speicherlecks schon im Ansatz unmöglich gemacht werden. Java ist auch eine sichere Programmiersprache, was bedeutet, dass bei ausgeführten Programmen während der Ausführung geprüft wird, welche Funktionen sie ausüben wollen, und von der Laufzeitumgebung dabei nach Bedarf gestoppt werden können. Dies ist dann einer von mehreren möglichen Gründen für den Aufruf einer so genannten Ausnahmebehandlung (*exception*). Der große Vorteil von Ausnahmen

---

[1] Java steht in diesem Zusammenhang für den amerikanischen Slang-Ausdruck „Tasse Kaffee“ und weder für die Insel im Pazifik noch für das ebenfalls gleichnamige französische Kleingebäck.

[2] Im Jahr 1993 gab es weltweit nur vier WWW-Server!

besteht darin, dass sie behandelt werden müssen und der Ort der Behandlung frei wählbar ist. Tritt eine sogenannte Exception auf, wird im Programm der Funktion und aller aufrufenden Funktionen nach einem Programmteil gesucht, der diese Art von Ausnahme „fängt“ und behandelt (*catch block*). Im catch-Block kann dann die für diesen Fall angebrachte Reaktion festgelegt werden. Wird für die Ausnahme kein passender catch Block gefunden, wird die Abarbeitung des Programms von der Java Virtual Machine gestoppt und eine entsprechende Fehlermeldung ausgegeben.

Ein Großteil dieser Eigenschaften ist nur möglich, weil Java eine interpretierte Programmiersprache ist und nicht direkt vom Zielprozessor ausgeführt wird. Neben diesen Eigenschaften besitzt Java noch einige weitere, wie die Fähigkeit zu Multithreading und verteilter Ausführung von Programmen.

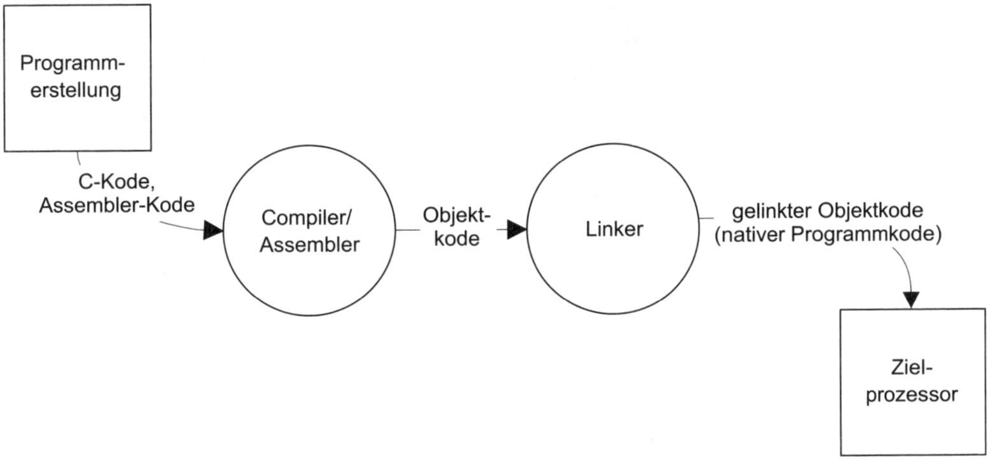

Bild 13.33 Datenflussdiagramm als Überblick des typischen Ablaufs vom Quellkode in C oder Assembler bis zum ausführbaren Maschinenkode für den Zielprozessor.

Es wurde von der Firma Sun beabsichtigt, die Programmiersprache Java als internationale ISO-Norm zu standardisieren. Dies ist jedoch nicht gelungen, wobei die Gründe dafür mehrschichtig sind. Ein Grund war sicherlich, dass die Revisionszyklen von ISO mit fünf Jahren zu lang für eine neue Programmiersprache wie Java sind und aktuell notwendige Anpassungen damit sehr schwierig und zu langfristig geworden wären. Ein weiterer vorstellbarer Grund dürfte gewesen sein, dass die Verwendung der Java-Technologie in Produkten, wie beispielsweise Chipkarten, einen Lizenzvertrag mit der Firma Sun voraussetzt, der mit erheblichen Kosten verbunden ist. Dies widerspricht den üblichen Konventionen von ISO-Normen.

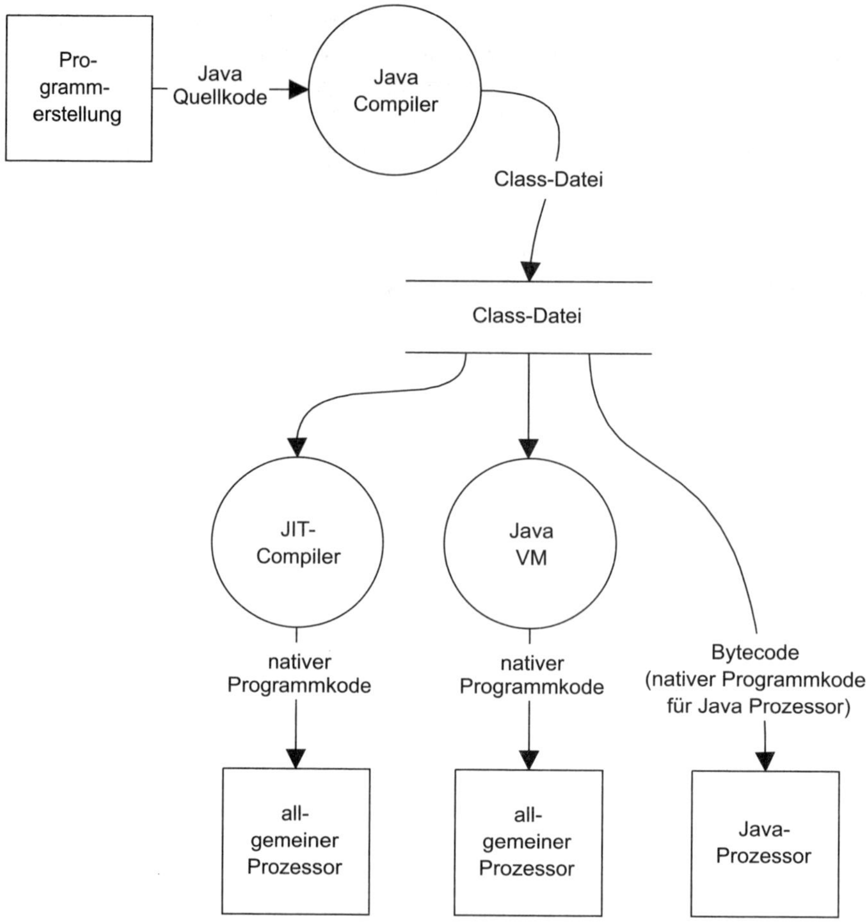

Bild 13.34 Datenflussdiagramm als Überblick der möglichen Abläufe vom Java-Quellkode bis zum ausführbaren Maschinenkode für den Zielprozessor. Der links dargestellte Weg wird zwar von manchen Compiler-Herstellern angeboten, entspricht jedoch nicht der ursprünglichen Philosophie von Java, da die Hardware-Unabhängigkeit nicht mehr gegeben ist.

13.16.2.2 Die Eigenschaften von Java

Programme, geschrieben in Java, werden von einem Compiler in den Java Bytecode übersetzt, der nichts anderes ist als ein Prozessor-unabhängiger Objektkode. Der Bytecode ist sozusagen ein Programm, bestehend aus Maschinenbefehlen, für einen virtuellen Java-Prozessor. Dieser Prozessor existiert nicht wirklich, sondern wird vom jeweiligen Zielprozessor simuliert. Diese Simulation geschieht in der Java Virtual Machine (JVM oder VM), die der eigentliche Interpreter ist. Aus einem anderen Blickwinkel betrachtet, ist die JVM eine Simulation des Java-Prozessors auf einem beliebigen Zielsystem. Der Zielprozessor arbeitet seinerseits dann selbstverständlich mit Native-Kode. Der große Vorteil dieser Aufteilung besteht darin, dass nur die im jeweiligen Native-Kode programmierte JVM auf den Zielprozessor portiert werden muss. Anschließend ist der Java Bytecode auf dem neuen Prozessor lauffähig.

Da die Aufgabe der Virtual Machine zur Laufzeit nicht nur die simple Interpretation von Bytecodes ist, sondern diese unter anderem auch Typprüfungen vornimmt und Objektzugriffe überwacht, heißt sie auch Sandbox. Dieses Synonym zeigt anschaulich, dass ein Java-Programm nur in seinem eigenen Sandkasten agieren kann und diesen auch nicht verlassen darf, da es sonst von der Virtual Machine in seinem Tun gestoppt wird.

Die kompilierten, d. h. in Bytecode übersetzten und mit zusätzlichen Informationen versehenen Java-Programme, werden in einer so genannten Class-Datei (*class-file*) abgespeichert. Sie werden nach dem Laden von der Java Virtual Machine ausgeführt. Ein oder mehrere Class-Dateien ergeben dann eine Anwendung.

Die Hardware-Unabhängigkeit von Java hat natürlich auch ihren Preis. Dieser besteht vor allem in einer im Vergleich zu den üblichen Programmiersprachen langsameren Ausführungsgeschwindigkeit. Dieses Problem ist auf PCs zufriedenstellend gelöst, allerdings nicht im Embedded-Umfeld. Ein Schritt, der bereits beschritten wurde, ist der Einsatz so genannter Just-In-Time-Compiler (JIT-Compiler), die den Ablauf des Programms analysieren und Teile in die Maschinensprache des Prozessors übersetzen. Dies führt natürlich zu einer Verlangsamung beim ersten Aufruf, doch werden die folgenden Aufrufe dann wesentlich schneller abgearbeitet.

13.16.2.3 Java Virtual Machine (JVM)

Die Java Virtual Machine ist das wesentliche Element der Java-Technologie. Sie ist die Simulation eines Java-Prozessors und kann auf jedem genügend leistungsfähigen Prozessor in Software implementiert werden. Soll auf einem neuen Prozessor Java-Bytecode ausgeführt werden, so muss nur die Java Virtual Machine portiert werden. Diese ist üblicherweise in der Programmiersprache C geschrieben, so dass die eigentliche Portierung unter Umständen nur einige kleinere Anpassungen und eine Neukompilation des Quellkode der Virtual Machine erfordern. Die Größe einer Java Virtual Machine auf einem PC bewegt sich im Bereich zwischen 100 kByte und 200 kByte.

Die Virtual Machine für Java besitzt all jene Komponenten, die auch Bestandteil eines realen Prozessors sind. So hat sie einen eigenen Befehlssatz, den Bytecode, einen Programmzähler und einen Stack. Die zu verarbeitenden Daten werden der Virtual Machine als so genannte Class-Datei übergeben. Diese Datei enthält die festgelegten Konstanten, den auszuführenden Bytecode als Methoden und diverse zusätzliche Informationen.

Der Bytecode von Java ist sehr platzsparend und in etwa so kompakt wie Maschinenkode. Die Speicherplatz-Bilanz gegenüber nativem Maschinenkode wird nur durch die bei Java zwangsläufig notwendige Virtual Machine verschlechtert. Der Unterschied wird natürlich umso größer, je kleiner der Programmkode im Verhältnis zur Virtual Machine ist.

Grundsätzlich ist Bytecode sehr ähnlich den Maschinenbefehlen für einen üblichen Prozessor. Es gibt beispielsweise Kommandos zur Stack-Manipulation, logische und arithmetische Operationen, Kommandos, um auf Felder von Objekten und lokalen Variablen zuzugreifen. Eine ausführliche Beschreibung des Bytecodes und der Java Virtual Machine findet sich bei Tim Lindholm und Frank Yellin [Lindholm 97].

Tabelle 13.18 Der Aufbau einer Class-Datei im Überblick.

Datenelemente einer Class-Datei
Erkennung (*magic number*)
Versionsnummer
Konstantenpool
Methoden
Attribute von Klassen, Feldern und Methoden

13.16.2.4 Java Card Virtual Machine (JCVM)

Aufgrund der erheblich geringeren Systemressourcen eines Chipkarten-Mikrocontrollers mussten bei der Java Card VM einige Einschränkungen gegenüber der ursprünglichen VM für PCs getroffen werden. Es stehen auf Chipkarten auch weniger Datentypen zur Verfügung, und auch der Bytecode selber wurde von 149 Befehlen auf 76 Befehle gekürzt. Auch die Unterstützung für die Class-Dateien wurde eingeschränkt.

Tabelle 13.19 Vergleich des Funktionalitätsumfangs von Java für Chipkarten gegenüber dem vollständigen Java.

Funktionalität	**Java Card VM**	**Java VM**
Operatoren	alle	alle
Funktionen der Ablaufkontrolle	ja	ja
Ausnahmebehandlung (exceptions)	ja	ja
Datentypen: boolean, byte, short	ja	ja
Datentyp: int	optional	ja
Datentypen: long, float, double, char	nein	ja
Felder	eindimensional	mehrdimensional
Felder von Objekten	eindimensional	mehrdimensional
Klonen von Klassen	nein	ja
Klonen von Objekten	nein	ja
dynamische Objekterzeugung	ja	ja
statische Methoden	ja	ja
virtuelle Methoden	ja	ja
dynamisches Nachladen von Klassen	nein	ja
Ladeeinheit	Paket	Klasse
Interfaces	ja	ja
dynamische Speicherverwaltung (Garbage Collection)	optional	ja
Threads	nein	ja

Zusätzlich war es notwendig, die Java Card VM in einen Oncard-Teil und einen Offcard-Teil aufzutrennen. Es ist ohne weiteres und ohne Einbußen an Leistungsfähigkeit oder Sicherheit möglich, die statischen Prüfungen außerhalb der Chipkarte in der Offcard-VM vorzunehmen. Die Verbindung zwischen den beiden Teilen der VM sind Daten im CAP-Format. Zur vollständigen Absicherung müssen diese kryptografisch geschützt werden, idealerweise mit einer digitalen Signatur, damit sie während der Übertragung nicht manipuliert werden können. Diese wäre nämlich für einen Angreifer ein erfolgversprechender Ansatzpunkt, da er so unter Umständen die Sicherheitsmechanismen der Offcard-VM umgehen könnte.

Nach dem Bytecode Verifier übernimmt der Loader die geprüften Daten und sendet sie im CAP-Format zum eigentlichen Interpreter in der Chipkarte. Die Daten sollten aus Sicherheitsgründen mit einer digitalen Signatur versehen sein, damit sie zwischen Loader und Oncard-Teil der Java VM nicht manipulierbar sind. Der eigentliche Ladeprozess ist unabhängig von den Java Card-Spezifikationen. Hier hat sich die Global Platform-Spezifikation[1] als Industriestandard etabliert.

Tabelle 13.20 Die Beschränkungen von Java für Chipkarten im Überblick. Diese weitgefassten Grenzen stellen bei der Softwareentwicklung für Chipkarten zur Zeit keine Einschränkung dar.

Sprachelement	Beschreibung
Klassen	Eine instanzierte Klasse kann maximal 255 Felder besitzen. Eine Klasse kann maximal 256 statische Methoden besitzen. Eine Klasse kann maximal 256 statische Felder besitzen. Eine Klasse kann maximal 15 Interfaces besitzen.
Paket (*package*)	Ein Paket kann maximal 255 öffentliche Klassen und Interfaces besitzen.
Methoden	Eine Methode kann maximal 255 lokale Variablen besitzen. Eine Methode kann maximal 32 767 Bytecodes besitzen.
Arrays	Arrays können maximal 32 767 Felder besitzen.
Switch-Befehl	Ein Switch-Befehl kann maximal 65 536 Verzweigungen unterstützen. Falls der Datentyp „int“ unterstützt wird, ist die maximale Anzahl von Verzweigungen im Switch-Befehl analog Java auf PCs und damit abhängig vom Wertebereich des gewählten Datentyps (char, byte, short, int).

Tabelle 13.21 Unterstützte Datentypen auf der Java Card, ihr Platzbedarf im Speicher und ihr Wertebereich. Der Datentyp „int“ ist optional.

Datentyp	Größe statische Variable	Größe Instanzvariable	Größe lokale Variable	Wertebereich
boolean	1 Byte	2 Byte	2 Byte	true, false
byte	1 Byte	2 Byte	2 Byte	-128 ... 127
short	2 Byte	2 Byte	2 Byte	-32 768 ... 32 767
Objektreferenz	2 Byte	2 Byte	2 Byte	-32 768 ... 32 767
int	4 Byte	4 Byte	4 Byte	-2 147 483 648 ... 2 147 483 647

Nach dem Ladevorgang befindet sich der ausführbare Bytecode mit diversen weiteren Informationen im Speicher der Chipkarte und kann vom Oncard-Teil der Java VM ausgeführt werden. Der eigentliche Interpreter liest Bytecode für Bytecode mit den jeweils dazugehörigen Argumenten und setzt diesen in native Maschinenbefehle des Zielprozessors um. Parallel zur Bytecode-Interpretation arbeitet der Security Manager, der unter anderem ständig die

[1] Siehe auch Abschnitt 13.13 „Verwaltung von Anwendungen mit Global Platform“ auf Seite 527.

Einhaltung von Feld-, Stack- und Heapgrenzen prüft. Er ist bei einer Verletzung der festgelegten Sicherheitsgebote ermächtigt, augenblicklich eine Ausnahmebehandlung (*exception*) zu starten und die Abarbeitung des problematischen Bytecodes zu stoppen.

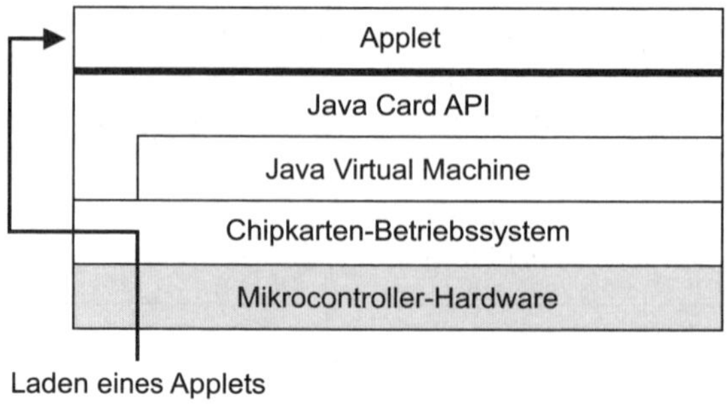

Bild 13.35 Der grundsätzliche Ablauf beim Laden eines Applets in ein Chipkarten-Betriebssystem mit Java.

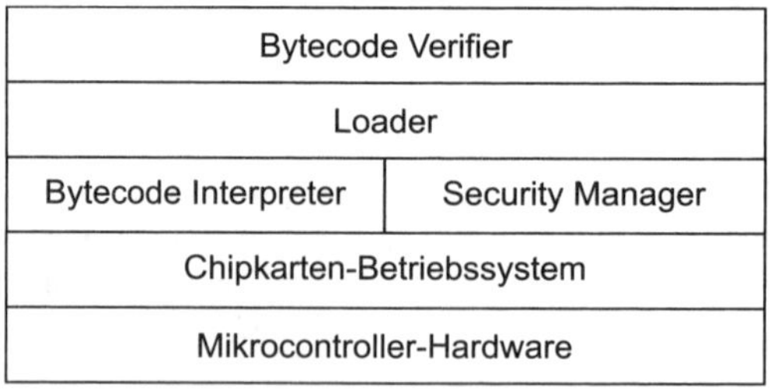

Bild 13.36 Die einzelnen Komponenten der Java Card Virtual Machine im Überblick.

13.16.2.5 Speichergrößen bei Javakarten

Die Oncard Java VM für Chipkarten hat einen Programmkodeumfang in der Größenordnung von etwa 40 kByte 8051 Maschinenkode, wenn sie in der Programmiersprache C erstellt wird, wobei auf den reinen Bytecode-Interpreter etwa 12 kByte entfallen. Dazu werden noch etwa 400 Byte RAM benötigt. Das API mit den Klassen aus javacard.framework und javacardx.framework benötigt 3 bis 4 kByte Speicherplatz, wobei es aber zum Großteil in Java programmiert ist. Zusätzlich wird mindestens noch ein rudimentäres Betriebssystem mit Übertragungsprotokollen, Kryptoalgorithmen und vielen hardwarenahen Funktionen benötigt. Der Kodeumfang dafür bewegt sich bei Programmierung in Assembler zwischen 6 kByte und 8 kByte [Baentsch 99]. Im Zusammenhang mit diesen Speicherplatzwerten muss jedoch angemerkt werden, dass diese sehr von den unterstützten Funktionen und vielschichtigen Randbedingungen abhängen. Deshalb können die oben genannten Werte im Einzelfall von Realisierung zu Realisierung erheblich abweichen. Grundsätzlich gilt: Je mehr API-Funktionen zur Verfügung gestellt werden, desto mehr Speicher wird benötigt.

Das Stack-orientierte Java benötigt erwartungsgemäß einen Stack und auch einen Heap. Dieser wird für jedes Applet auf der Chipkarte separat angelegt und verwaltet. Der Stack wird vor allem für die Datenübergabe bei den Methodenaufrufen benutzt, und der Heap dient als

Ablage für die Objekte. Übliche Größen sind etwa 700 Byte für den Stack im RAM und etwa 5 bis 8 kByte für den Heap im EEPROM. Kleinere Applets können aber durchaus mit 50 bis 60 Byte Stack und einigen wenigen Hundert Byte Heap auskommen.

Tabelle 13.22 Die grundlegenden Funktionen in der Hauptschleife des Java Bytecode Interpreters.

`DO (`	Hauptschleife des Interpreters
`hole und merke Programmzähler`	Holen und Merken des Programmzählers für den späteren Vergleich.
`hole Opcode`	
`hole Operanden`	
`führe Maschinenbefehl aus`	Führe den aus Opcode und Operanden bestehenden Maschinenbefehl für den virtuellen Java-Prozessor aus.
`IF (Maschinenbefehl hat_ ) Programmzähler nicht geändert) THEN (erhöhe Programmzähler)`	Falls der direkt vorher ausgeführte Java-Maschinenbefehl den Programmzähler nicht verändert hat (d. h. es war z. B. kein Bytecode für ein GOTO), setze den Programmzähler auf den nächsten Opcode.
`) WHILE (Opcodes vorhanden)`	Führe die Schleife so lange aus, bis alle Opcodes abgearbeitet sind.

Die Korrektheit dieser verhältnismäßig kleinen Programme ist von außerordentlicher Wichtigkeit, da ein Fehler oder eine Sicherheitslücke in der Java VM das gesamte Sicherheitskonzept von Java auf Chipkarten untergraben könnte. Das Design und die Implementierung müssen also weitgehend fehlerfrei sein. Zur Überprüfung dieser Eigenschaft werden üblicherweise Evaluierungen im Rahmen von Common Criteria herangezogen.[1] Der geringe Umfang an Programmkode für die Java VM erleichtert diese Prüfung natürlich erheblich, zumal es dadurch auch möglich ist, die vollständige Funktionalität der VM formal zu beschreiben.

13.16.2.6 Performance bei Javakarten

Einen softwaretechnisch ziemlich aufwändigen JIT-Compiler auf einer Chipkarte zu realisieren, wird jedoch in den nächsten Jahren des geringen zur Verfügung stehenden Speichers nicht möglich sein. Die direkte Kompilation von Java-Programmen in die Maschinensprache des Zielsystems würde in der heterogenen Welt der Chipkartenprozessoren, im Gegensatz zur PC-Welt, keinen Sinn ergeben.

Man könnte neben dem eigentlichen Prozessorkern einen speziellen Javaprozessor auf dem Halbleiter integrieren. Damit erhält man den Vorteil, die zeitkritischen Routinen (Datenübertragung, Kryptoalgorithmen) nach wie vor in Assembler programmieren zu können, doch zugleich für alle höheren Softwareschichten eine Hochsprache wie Java zu benutzen.

Eine weitere Variante zur Lösung des Geschwindigkeitsproblems ist die Hardware-technische Erweiterung des Befehlssatzes der Chipkarten-Prozessoren. Mit diesem Lösungsansatz können etwa 80 Prozent der Maschinenbefehle der Java-VM durch den Prozessor abgedeckt werden, was technisch nicht allzu kompliziert ist und eine enorme Beschleunigung der Abarbeitung zur Folge hat. Dies hat sich nicht etabliert, da die heutigen leistungsfähigen 16- und

[1] Siehe auch Abschnitt 15.5 „Evaluierung von Hardware und Software" auf Seite 713.

32-Bit-Prozessoren ausreichend Rechenleistung bereitstellen. Der große Vorteil liegt zudem darin, dass diese Prozessoren allgemein einsetzbar sind.

Der Nachteil der mangelnden Abarbeitungsgeschwindigkeit von interpretiertem Programmkode gegenüber kompiliertem Programmkode lässt sich aber durch geeignete Programmierschnittstellen bei den Interpretern stark reduzieren. Diese APIs (*application programming interface*) schaffen die Möglichkeit, vom interpretierten Programmkode aus Programmteile in der Maschinensprache des jeweiligen Prozessors aufzurufen. Solche über ein API aufgerufene Nativ-Programme werden dann mit voller Prozessorgeschwindigkeit abgearbeitet.

So ideal dieser Weg der Geschwindigkeitserhöhung im ersten Ansatz auch klingen mag, so hat er durchaus auch seine Nachteile. Das API für Native-Kode muss wohlüberlegt sein, damit es auch allgemein eingesetzt werden kann und nicht nur für wenige Sonderfälle sinnvoll ist. Dies ist jedoch mit einiger Überlegung realisierbar. Der zweite Nachteil wiegt jedoch schwerer: Kompatibilität und Hardware-Unabhängigkeit einer Programmiersprache wie Java ist nur dann möglich, wenn alle APIs gleich sind. Existieren unterschiedliche APIs, entweder in Hinsicht auf Schnittstellen oder auf Funktionalität, wäre eine standardisierte Programmiersprache kein großer Vorteil. Man müsste dann für jede Plattform mit einem eigenen API diverse Anpassungen im Quellkode durchführen. Dies ist auch der Grund, warum im Java Card Forum sehr viel Arbeit in die Standardisierung der APIs gesteckt wird, die für eine Plattformunabhängigkeit elementar sind.

Die Geschwindigkeit einer Anwendung auf der Javakarte hängt auch sehr von der Implementierung der Anwendung ab. Ungünstig programmiert, wird eine Java Card-Anwendung extrem langsam. Günstig programmiert, kann die Anwendung durchaus die Geschwindigkeit einer nativen Programmierung erreichen.

13.16.2.7 Java Card Runtime Environment

Zum Laufzeitumgebung einer Javakarte gehören ein Transaktionsmechanismus, die Verwaltung der logischen Kanäle und der darauf selektierten Anwendungen, das Laden von Paketen und Installieren von Applets, das Löschen von Applets und Paketen und die Verwaltung des transienten Speichers.

13.16.2.8 Anwendungstrennung (Firewalls)

Die einzelnen Applets auf der Chipkarte sind informationstechnisch vollständig voneinander getrennt. Eine gegenseitige Beeinflussung wird durch den Security Manager der Java Virtual Machine verhindert. Bei der Java Card sind alle Applets eines Pakets automatisch innerhalb des gleichen Sicherheitskontextes. Applets innerhalb eines Kontextes können gegenseitig auf Objekte zugreifen. Dazu wird im System für jedes Objekt auf dem Heap der Eigentümer gespeichert, d. h. das Applet, das das Objekt erstellt hat. Zusätzlich können Objekte spezielle Eigenschaften haben, die von der Firewall beim Prüfen des Zugriffs berücksichtigt werden. Wenn die Klasse eines Objekts eine Schnittstelle implementiert, die direkt oder indirekt von der Schnittstelle Sharable abgeleitet ist, ist das Objekt ein Sharable Interface-Objekt. Der Zugriff auf die Schnittstellenmethoden dieses Objektes ist jeder anderen Anwendung erlaubt. Dabei muss man beachten, dass ein Zugriff auf Variablen oder Methoden, die nicht zur Schnittstelle gehören, nicht erlaubt ist. Außerdem kennt die Javakarte so genannte JCRE

Entry Point-Objekte und Global Arrays. Solche Objekte können nur vom Betriebssystem erzeugt werden und bieten allen Anwendungen Zugriff auf ihre Daten.

Tabelle 13.23 Die JCRE Entry Point-Objekte und Global Arrays auf Javakarten.

Name	Typ	Kommentar
APDU	JCRE Entry Point Object	Objekt für die Kommunikation einer Anwendung
AID	JCRE Entry Point Object	AID-Objekt der Registry
APDU Buffer	Global Array	Puffer für Kommando- und Antwortdaten

Wenn auf Methoden oder Variablen eines Objekts zugegriffen werden soll, wird von der Firewall geprüft, ob die gerade laufende Anwendung auf das Objekt zugreifen darf. Der folgende Pseudocode zeigt den vereinfachten Ablauf:

```
void firewallCheck(object) {
  if (object.owner.package) == currentapplet.package) {
    return;
  }
  if (object.isJCREEntryPoint()) {
    return;
  }
  if (object.isGlobalArray()) {
    return;
  }
  if (object.isSharable()) {
    return;
  }
  // Zugriff verweigert
  throw new SecurityException();
}
```

Um auf ein Objekt einer anderen Anwendung zuzugreifen, sind unabhängig von der Firewall einige zusätzliche Informationen nötig. Erstens braucht man die Referenz auf das Objekt, auf das man zugreifen will. Zweitens braucht man Informationen über die Schnittstellen, Methoden und Variablen des Objekts.

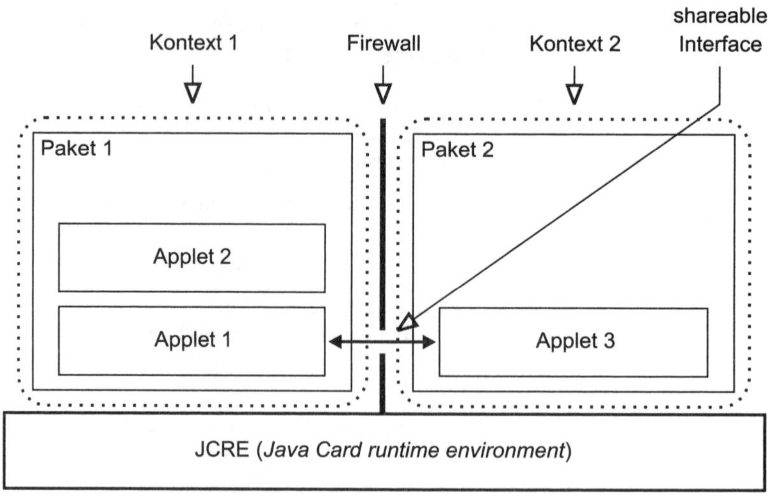

Bild 13.37 Schematische Darstellung des Zusammenhangs zweier Pakete mit zwei bzw. einem Applet mit den bei Java Card existierenden Firewalls und dem dazugehörigen Sicherheitskontext. Über das sharable Interface ist es den Applets 1 und 3 möglich, durch die Firewall hindurch Daten auszutauschen.

13.16.2.9 Kommandoverteilung und Anwendungsselektion (Dispatcher)

Die Kommandoverteilung und die Verwaltung der selektierten Anwendungen übernimmt der sogenannte Dispatcher. Seit der Java Card-Spezifikation 2.2 werden logische Kanäle nach ISO/IEC 7816 unterstützt. Für jeden logischen Kanal wird verwaltet, ob er offen oder geschlossen ist und welche Anwendung auf diesem Kanal aktiv ist. Jedes ankommende Kommando wird zunächst wie in der ISO/IEC 7816 spezifiziert einem logischen Kanal zugeordnet. Wenn der Kanal offen und ein Applet aktiv ist, wird die process()-Methode des Applets mit diesem Kommando aufgerufen. Ist der Kanal nicht offen oder keine Anwendung selektiert, wird das Kommando mit einem Fehlerstatuswort beantwortet.

Um Kanäle zu öffnen oder zu schließen und Applikationen auf einem logischen Kanal zu selektieren, unterstützt der Dispatcher die in der ISO/IEC 7816 spezifizierten Kommandos SELECT by Name und MANAGE CHANNEL. Dies sind die einzigen Kommandos, die von einem JavaCard-Betriebssystem unterstützt werden. Alle anderen Kommandos werden an die auf dem entsprechenden logischen Kanal selektierten Applets weitergeleitet, d. h. die Wirkung und die Antwort auf ein Kommando wird vom Applet bestimmt.

Mit dem MANAGE CHANNEL-Kommando können logische Kanäle geöffnet bzw. geschlossen werden. Dabei ist zu beachten, dass der Basiskanal mit der Nummer 0 immer offen ist und ein Versuch, diesen zu schließen, zu einer Fehlermeldung führt. Wenn ein Kanal geschlossen wird, auf dem ein Applet selektiert ist, wird das Applet durch einen Aufruf seiner deselect()-Methode davon in Kenntnis gesetzt. Beim Öffnen eines Kanals kann implizit ein Applet auf dem neu geöffneten Kanal selektiert werden. Auch davon wird das Applet durch Aufruf seiner select()-Methode benachrichtigt.

Das SELECT-Kommando wird nur in der Variante SELECT by Name unterstützt. Andere Varianten des SELECT-Kommandos werden wie jedes andere Kommando an die aktive Anwendung auf dem entsprechenden logischen Kanal weitergeleitet. Im Datenteil des SELECT-Kommandos wird die ganze oder der erste Teil einer gesuchten AID angegeben. Falls die AID nicht gefunden wird, wird das SELECT-Kommando wiederum an die aktive Anwendung auf dem logischen Kanal weitergeleitet. Falls ein Applet mit passender AID gefunden wird, wird das Applet durch Aufruf seiner select()-Methode initialisiert, das Applet auf diesem Kanal aktiviert und zusätzlich das SELECT-Kommando an die process()-Methode des gerade selektierten Applets weitergeleitet.

13.16.2.10 Transaktionsintegrität (atomare Abläufe)

Bei Änderungen eines Objekts implizit durch die Virtual Machine bzw. das Betriebssystem wird gewährleistet, dass ein plötzlicher Spannungsausfall während einer Sitzung nicht dazu führt, dass die Daten eines Applets einen undefinierten Zustand einnehmen. Jeder Schreibzugriff wird atomar durchgeführt, d. h. das Betriebsystem sorgt dafür, dass der Wert der Variablen auch bei Abbruch durch einen Spannungsabfall vollständig oder gar nicht verändert wird. Mittels Systemaufruf können mehrere Schreibzugriffe zu einer Transaktion zusammengefasst werden. Damit lässt sich eine unbedingte Integrität über mehrere Objekte oder Programmabläufe hinweg gewährleisten. Der Programmier kann eine Transaktion am Ende abschließen oder auch zurückrollen. Im Falle eines Spannungsabfalls sorgt das Betriebsystem dafür, dass alle Änderungen rückgängig gemacht werden. Wenn eine Anwendung eine Transaktion öffnet, aber nicht schließt, wird diese vom Betriebssystem automatisch abgebrochen und zurückgerollt.

13.16.2.11 Persistente und Transistente Objekte

Alle Objekte auf einer Javakarte werden als persistente Objekte im nichtflüchtigen Speicher angelegt, d. h. sowohl die Metadaten des Betriebssystems als auch die Daten des Objekts selbst werden im nichtflüchtigen Speicher gespeichert. Persistenz ist die Fähigkeit eines Objekts, über die Ausführungszeit eines Prozesses hinaus zu existieren. Persistente Objekte überdauern deshalb sowohl eine Sitzung als auch plötzliche Spannungsausfälle, ohne dass Daten verloren gehen oder inkonsistent werden. Ein Objekt existiert für die Dauer, in der eine Referenz darauf verweist. Fällt die Referenz weg, ist das Objekt *de facto* nicht mehr vorhanden, obwohl es noch Speicher belegt. Abhilfe wird durch eine Speicherverwaltung mit einem Garbage Collector geschaffen, wie sie in der aktuellen Java Card-Spezifikation ab Version 2.2 vorgesehen ist.

Die Javakarte bietet dem Anwendungsprogrammierer die Möglichkeit, transiente Arrays anzulegen. Die Metadaten des Array-Objekts liegen dann im nichtflüchtigen Speicher, die Daten des Arrays selbst liegen im flüchtigen Speicher (RAM). Beim Anlegen muss der Anwender die Art des transienten Speichers angeben. Clear On Reset (CoR) RAM Arrays werden beim Reset der Javakarte mit Nullen vorbelegt. Clear On Deselect RAM ist nur nutzbar, wenn das Applet auf einem logischen Kanal aktiv ist. Bei der Deselektion des Applets werden die Daten dieser Arrays mit Null überschrieben. Bei Clear On Deselect (CoD) RAM Arrays muss die Karte vor dem Zugriff prüfen, ob die Applikation, der das Objekt gehört, auf einem logischen Kanal aktiv ist. Wenn die Applikation nicht aktiv ist, ist auch das Array nicht vorhanden, und der Zugriff führt zu einer Security Exception.

13.16.2.12 Java Card Application Programmers Interface

Um die Programmierung von Chipkarten in Java möglichst zu vereinfachen, gibt es Pakete, die standardisierte Schnittstellen (*application programming interface – API*) mit für Chipkarten nützlichen Funktionen zur Verfügung stellen. Drei dieser Pakete sind für alle Java Cards verpflichtend, wobei unter Umständen bestimmte Schlüssellängen oder Kryptoalgorithmen nicht vorhanden sein müssen. Pakete mit einem „x" für Erweiterung (*extension*) im Namen sind optional. Es kann bei Bedarf hinzugefügt werden. Außerdem gibt es eine Reihe weiterer applikationsspezifischer Pakete, beispielsweise für SIM/USIM-Funktionen oder Global Platform.

Da der Programmkode „unter" dem API in Maschinensprache für den Zielprozessor erstellt werden kann, erreicht man damit neben der einheitlichen Schnittstelle eine enorme Erhöhung der Ausführungsgeschwindigkeit.

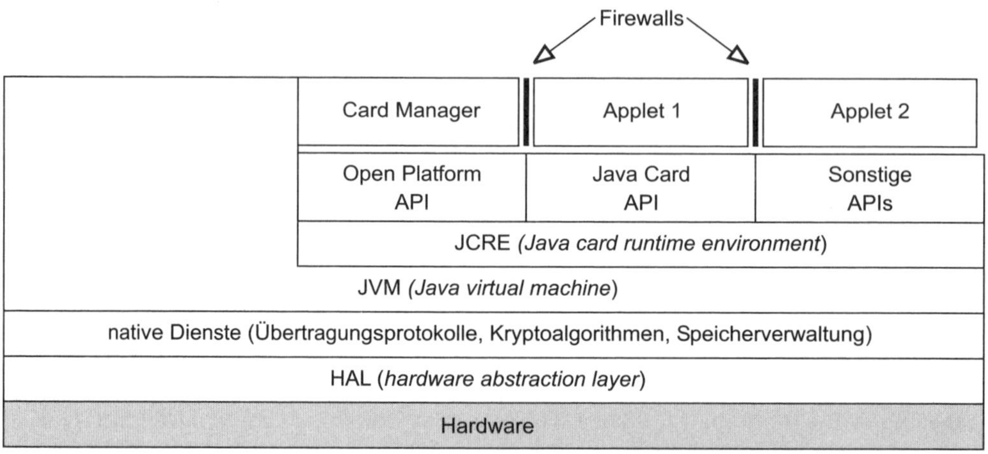

Bild 13.38 Schematische Darstellung der grundlegenden Architektur einer Java Card. Dieses Beispiel enthält einige typische APIs sowie als Anwendungsverwaltung die Global Platform-Mechanismen. Die Position von Anwendungen ist weiterhin in Form zweier Applets dargestellt.

Das obligatorische Paket „java.lang" ist die Basis für Java auf Chipkarten. In ihm sind elementare Klassen für Ausnahmen (*exceptions*) festgelegt. Eine Ergänzung dazu ist das Paket „javacard.framework", das die Kernfunktionen für ein Java Card Applet wie elementare Klassen für Appletverwaltung, Datenaustausch mit dem Terminal und diverse Konstanten im Rahmen von ISO/IEC 7816-4 definiert. Das Paket mit kryptografischen Funktionen „javacard.security" stellt Schnittstellen für eine Reihe von Kryptoalgorithmen zur Verfügung. Es ist aus exportrechtlichen Gründen so aufgebaut, dass mit diesem Paket die Chipkarte nicht als allgemeines Ver- und Entschlüsselungsinstrument nutzbar ist. Dafür ist dann das optionale Paket „javacardx.crypto" notwendig, das die Schnittstellen zu den dazugehörigen Entschlüsselungsmethoden enthält. Mit den neuen Spezifikationsversionen wurden weitere Pakete definiert, die in der folgenden Tabellen beschrieben werden.

Tabelle 13.24 Die wichtigsten Klassen der Pakete „java.io", „java.lang" und „java.rmi" des Java Card Application Programming Interface (API).

Klasse	Erklärung
java.io.IOException	Dies ist die Klasse für die Ausnahmebehandlung bei der Ein- oder Ausgabe. Sie wird für die remote method invocation (RMI) genutzt.
java.lang.Exception	Dies ist die Klasse für die Ausnahmebehandlung für die Java Card.
java.lang.Object	Diese Klasse ist die Klasse für alle Java-Card-Klassen.
java.lang.Throwable	Diese Klasse ist die Klasse aller Ausnahmen und Fehler für die Java Card.
java.rmi.Remote	Interface Remote. Objekte, die dieses Interface implementieren, können via RMI angesprochen werden.
java.rmi.RemoteException	Dies ist die Klasse für die Ausnahmebehandlung bei der RMI-Abarbeitung.

Tabelle 13.25 Die wichtigsten Klassen des Pakets „javacard.framework" des Java Card Application Programming Interface (API).

Klasse	Erklärung
javacard.framework.AID	Diese Klasse kapselt den 5 bis 16 Byte langen Application Identifier (AID) nach ISO/IEC 7816-5.
javacard.framework.APDU	Diese Klasse stellt Methoden zur Verfügung, um auf APDU-Ebene Daten zwischen Chipkarte und Terminal auszutauschen.
javacard.framework.Applet	Diese Klasse ist die Basisklasse für Java Card Applets. Sie legt die Schnittstellen fest, mit denen das JCRE mit dem Applet interagiert.
javacard.framework.ISO7816	Dieses Interface kapselt verschiedene Konstanten von ISO/IEC 7816-3 und -4. Typische Beispiele dafür sind Offsetwerte zu verschiedenen Datenelementen innerhalb einer APDU und die unterschiedlichen Returncodes.
javacard.framework.JCSystem	Wichtige Klasse zur Nutzung von Transaktionen; Erzeugen transienter Arrays, Zugriff aus System und Zugriff auf Dienste anderer Applets auf der Karte.
javacard.framework.OwnerPIN	Diese Klasse stellt eine sichere Implementierung einer PIN zur Verfügung. Sie implementiert das javacard.framework.PIN Interface.
javacard.framework.PIN	Dieses Interface definiert die Schnittstellen einer PIN mit dazugehörigem Fehlbedienungszähler und einem Gültigkeitszustand.
javacard.framework.Util	Diese Klasse enthält Methoden zum Füllen, Kopieren und Vergleichen von Byte-Arrays und zur Typkonvertierung von short-Variablen.
javacardx.framework.Sharable	Interface Shareable. Methode von Objekten, die diese Schnittstelle implementieren, können von anderen Applets aufgerufen werden.

Tabelle 13.26 Die wichtigsten Klassen des Pakets „javacard.framework.service" des Java Card Application Programming Interface (API).

Klasse	Erklärung
javacard.framework.service.BasicService	Basisklasse für alle kommandobasierten Dienste wie zum Beispiel RMI.
javacard.framework.service.Dispatcher	Klasse zur Verteilung ankommender Kommandos an eingetragene Dienste.
javacard.framework.service.Service	Schnittstelle für Dienste auf der Karte.
javacard.framework.service.RemoteService	Schnittstelle für Dienste, die von außerhalb der Karte genutzt werden.
javacard.framework.service.RMIService	Implementierung des Dienstes für den Zugriff auf Methoden von remote-Objekten.
javacard.framework.service.SecurityService	Erweitert die Service-Schnittstelle um Methoden für die sichere Kommunikation.

Tabelle 13.27 Die wichtigsten Klassen der Pakete „javacardx.apdu", „javacardx.biometry", „javacardx.crypto" und „javacardx.external" des Java Card Application Programming Interface (API).

Klasse	Erklärung
javacardx.apdu.ExtendedLength	Diese Schnittstelle dient als Markierung für Applets, die Kommandos mit mehr als 255 Byte Daten verarbeiten können.
javacardx.biometry.BioBuilder	Klasse mit Methoden zur Erzeugung von biometrischen Zugriffskontrollen.
javacardx.biometry.BioTemplate	Basis-Schnittstelle für alle biometrischen Algorithmen.
javacardx.biometry.OwnerBioTemplate	Schnittstelle für biometrische Algorithmen.
javacardx.biometry.SharedBioTemplate	Schnittstelle für biometrische Algorithmen, die von anderen Applets genutzt werden können.
javacardx.crypto.KeyEncryption	Dieses Interface stellt Methoden zur Entschlüsselung von Schlüsseln, die verschlüsselt übertragen wurden, zur Verfügung.
javacardx.crypto.Cipher	Dies ist die Basisklasse für alle Verschlüsselungsalgorithmen.
javacardx.external.MemoryAccess	Schnittstelle für das Lesen und Schreiben von externem Speicher wie zum Beispiel Mifare-Speicher.
javacardx.external.Memory	Klasse zum Erzeugen von Objekten, die den Zugriff auf externen Speicher ermöglichen.

Tabelle 13.28 Die wichtigsten Klassen des Pakets „javacard.security" des Java Card Application Programming Interface (API).

Klasse	Erklärung
javacard.security.AESKey	Dieses Interface spezifiziert den Zugriff auf AES.
javacard.security.DESKey	Dieses Interface definiert Methoden für den Zugriff auf DES und Triple-DES mit 2 und 3 Schlüsseln zur Verfügung.
javacard.security.DSAPrivateKey	Diese Schnittstelle stellt den Zugriff auf den privaten DSA-Schlüssel zur Erstellung von Signaturen zur Verfügung.
javacard.security.DSAPublicKey	Dieses Interface definiert die Zugriffsmethoden auf den öffentlichen DSA-Schlüssel zur Prüfung von Signaturen zur Verfügung.
javacard.security.ECPrivateKey	Diese Schnittstelle stellt den Zugriff auf den privaten Elliptic Curve-Schlüssel zur Erstellung von Signaturen zur Verfügung.
javacard.security.ECPublicKey	Dieses Interface definiert die Zugriffsmethoden auf den öffentlichen Elliptic Curve-Schlüssel zur Prüfung von Signaturen zur Verfügung.
javacard.security. InitializedMessageDigest	Dies ist die Basisklasse für vorinitialisierte Hash-Algorithmen.
javacard.security.KeyAgreement	KeyAgreement ist die Basis für Abläufe zum Schlüsseltausch wie den Diffie-Hellman Algorithmus. Diffie-Hellman [IEEE P1363].
javacard.security.Key	Dies ist das Basisinterface für alle Schlüssel.
javacard.security.KeyBuilder	Dies ist die Klasse für die Erzeugung von Schlüsseln auf der Karte.
javacard.security.KeyPair	Dies ist eine Container-Klasse für ein Schlüsselpaar (öffentlicher und geheimer Schlüssel).
javacard.security.KoreanSEEDKey	Dieses Interface spezifiziert den Zugriffs-Schlüssel für den Koreanischen SEED.
javacard.security.MessageDigest	Dies ist die Basisklasse für alle Hash-Algorithmen.
javacard.security.PrivateKey	Dies ist das Interface der geheimen Schlüssel für asymmetrische Kryptoalgorithmen.
javacard.security.PublicKey	Dies ist das Interface der öffentlichen Schlüssel für asymmetrische Kryptoalgorithmen.
javacard.security.RandomData	Dies ist die Basisklasse für die Erzeugung von Zufallszahlen.
java-card.security.RSAPrivateCrtKey	Dies ist das Interface für geheime RSA-Schlüssel nach dem Chinesischen Restklassensatz (*chinese remainder theorem* – CRT).
javacard.security.RSAPrivateKey	Dieses Interface stellt den Zugriff auf den geheimen RSA-Schlüssel zur Verfügung.
javacard.security.RSAPublicKey	Dieses Interface stellt den Zugriff auf den RSA-Schlüssel zur Verfügung.
javacard.security.SecretKey	Dies ist das Interface für alle geheimen Schlüssel.
javacard.security.Signature	Dies ist die Basisklasse für alle Signatur-Algorithmen.
javacard.security. SignatureMessageRecovery	Erweiterung der Klasse Signatur für Signaturen, die Message Recovery unterstützen.

Tabelle 13.29 Die wichtigsten Klassen des Pakets „javacardx.framework.math“, „javacardx.framework.tlv“, „javacardx.framework.util“ und „javacardx.framework.util.intx“ des Java Card Application Programming Interface (API).

Klasse	Erklärung
javacardx.framework.math. BCDUtil	Hilfsfunktionen zum Konvertieren und Prüfen von binary coded decimal-Zahlen.
javacardx.framework.math. BigNumber	Klasse zum Speichern und Berechnen von großen Zahlen sowohl im hexadezimalen als auch im BCD-Format.
javacardx.framework.math. ParityBit	Klasse zur Berechnung des Parity Bits zum Beispiel in DES-Schlüsseln.
javacardx.framework.util.BERTag	Basisklasse zur Verwaltung eines Tags nach der BER-Konvention.
javacardx.framework.util.BERTLV	Basisklasse zur Verwaltung von BER TLV-Strukturen.
javacardx.framework.util. ConstructedBERTag	Klasse für zusammengesetzte BER-Tags.
javacardx.framework.util. ConstructedBERTLV	Klasse für zusammengesetzte BER TLV-Strukturen.
javacardx.framework.util. PrimitivBERTag	Klasse für einfache BER-Tags.
javacardx.framework.util. PrimitivBERTLV	Klasse für einfache BER TLV-Strukturen.
javacardx.framework.util. ArrayLogic	Hilfsfunktionen zum Füllen, Kopieren und Vergleichen von Arrays verschiedener Datentypen.
javacardx.framework.util. intx.JCInt	Hilfsfunktionen zum Erstellen eines transienten Integer Arrays und zum Setzen und Lesen von Integer-Werten in Arrays.

13.16.2.13 Softwareentwicklung für Java auf Chipkarten

Wie geht man nun vor, um ein Java-Programm für eine Chipkarte zu erstellen und zur Ausführung zu bringen? Als Erstes erstellt der Programmierer mit einem Texteditor den eigentlichen Java-Quellkode. Dabei müssen einige Regeln beachtet werden. Das Applet muss von der abstrakten Klasse javacard.framework.Applet abgeleitet werden und die fehlenden Methoden, insbesondere die process()-Methode, implementieren. Außerdem muss die statische Methode install() implementiert werden, die eine Instanz des Applets erzeugen und die register()-Methode der Instanz aufrufen muss. Die Applikation kann natürlich nur Klassen und Methoden der Java Card nutzen. Eine Klasse Vector wie in der Java-Welt steht nicht zu Verfügung. Nach der Erstellung des Applets und seiner Hilfsklassen kompiliert er diesen mit einem beliebigen Java Compiler und erhält class-Dateien, die den maschinenunabhängigen Bytecode enhalten. Bis zu diesem Punkt ist der Ablauf identisch mit dem der Java-Programmierung für PCs.

Die class-Dateien eines Pakets werden nun dem Java Card Converter (d. h. eigentlich dem Offcard-Teil der Java Virtual Machine) übergeben, welcher Prüfungen des Formats, der Syntax, von Feldreferenzen und Ähnlichem durchführt. Sind alle Prüfungen mit positivem Ergebnis abgeschlossen, erstellt der Java Card Converter eine so genannte CAP-Datei (*card appplication file – CAP-file*). Eine CAP File enthält also immer die Programme und Applets eines Java-Pakets. Das CAP File wird je nach Anwendung und Bedarf noch mit einer digitalen Signatur versehen, um damit sicherzustellen, dass es von der Offcard-VM geprüft wurde und authentisch ist. Wäre keine überprüfbare Signatur vorhanden, könnte man mit einem manipulierten Applet die Sicherheit der Oncard-VM umgehen, da diese aus Speicherplatzgründen nicht alle Prüfungen durchführen kann. Anschließend wird das Applet im Format der CAP-Datei in die Chipkarte geladen. Dabei kommen in der Regel die Mechanismen von Global Plattform (GP)[1] zum Einsatz. Diese überprüft als Erste die – in der Regel vorhandene – digitale Signatur und übergibt das kontrollierte Applet der Oncard-VM. Nachdem das Paket jetzt auf der Karte ist, kann nun das Applet mit einem Kommando installiert und mit dem SELECT-Kommando selektiert werden. Dabei und bei jedem weiteren Kommando wird die process-Methode des Applets aufgerufen und damit der Bytecode des Applets von der Java Card Virtual Machine interpretiert und abgearbeitet.

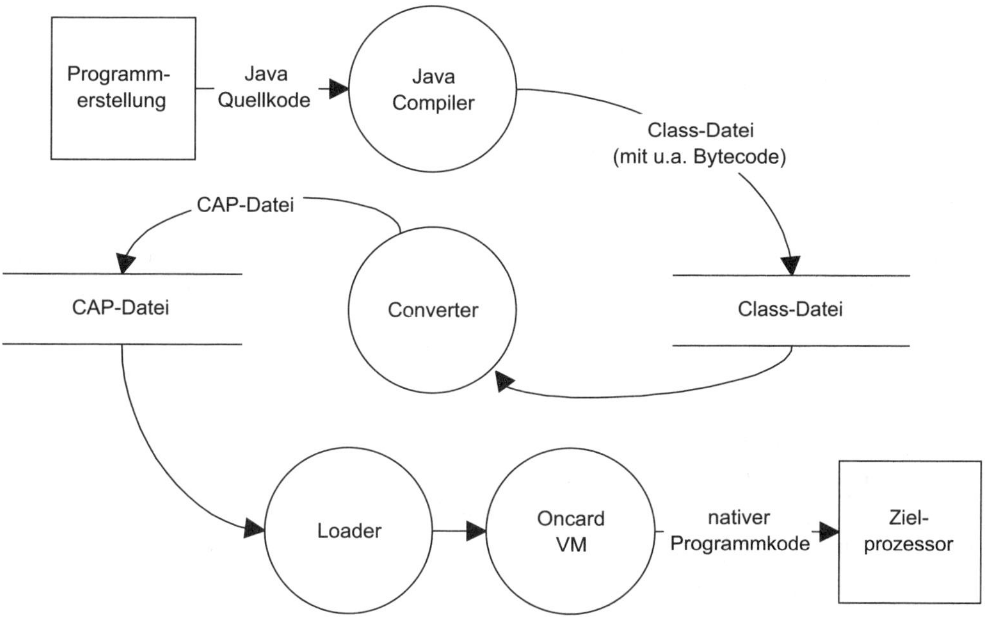

Bild 13.39 Der übliche Ablauf von der Programmentwicklung bis zur Ausführung des Programms auf der Java Virtual Machine (JVM) auf dem Chipkarten-Mikrocontroller.

Das Szenario ist natürlich in der Realität etwas aufwändiger. Der Entwickler wird hoffentlich nicht sofort nach dem Auftrag mit der Kodierung in Java beginnen, sondern zuerst mit Analyse und Design die Anforderungen ermitteln und daraufhin mit der Programmierung anfangen.

Damit er während und nach der Kodierung beim Debugging die Fehler auch schnell findet, benutzt er einen Simulator der Java-Chipkarte. So kann der Entwickler die Programmabarbeitung Schritt für Schritt prüfen, Variablen inspizieren und dann gegebenenfalls schnell und problemlos Korrekturen vornehmen.

[1] Siehe auch Abschnitt 13.13 „Verwaltung von Anwendungen mit Global Platform“ auf Seite 527.

Im Anschluss daran wird bei größeren und sicherheitskritischen Projekten noch eine Testsuite durchlaufen, die alle Gutfälle und die wichtigsten Fehlerfälle bei Kommando und Antwort prüft. Eventuell schließt sich noch eine Quellkode-Inspektion durch unabhängige Dritte an.

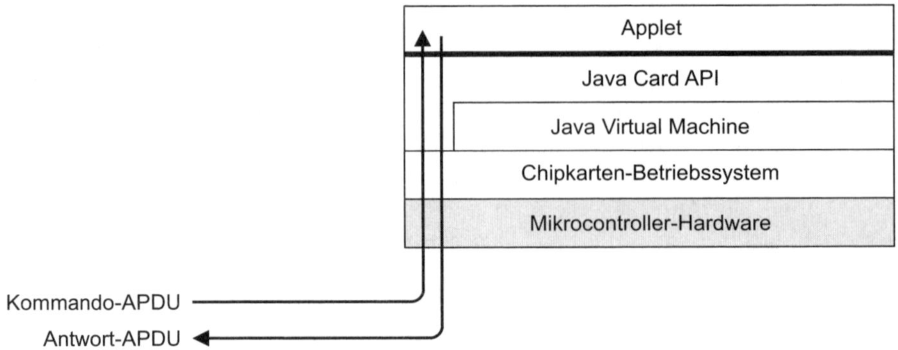

Bild 13.40 Datenfluss der Kommando-APDU zum Applet und dazugehöriger Antwort-APDU in Bezug auf das Schichtenmodell einer Java-Chipkarte.

Man sieht an dem Beispiel bereits, dass Java auf Chipkarten zwar die Entwicklungszeit erheblich verkürzt und als Nebeneffekt auch die Fehlermöglichkeiten einschränkt, doch ist die reine Kodierung nur ein Teil von vielen bei der Entwicklung von Anwendungen für Chipkarten. Der größte Vorteil liegt vor allem darin, dass es nun für eine Vielzahl von Entwicklern möglich geworden ist, ausführbare Programme für Chipkarten zu erstellen und nicht nur für die wenigen Softwareentwickler der Kartenhersteller. Tritt nun der Fall ein, dass ein bestimmtes Applet identisch auf einer sehr großen Anzahl von Chipkarten geladen werden muss, dann ist es bei manchen Java Card-Realisierungen auch möglich, Teile des Applets als Teil einer ROM-Maske zu definieren. Die Teile des Applets, die veränderbare Daten enthalten, bleiben jedoch im EEPROM. Man bezeichnet dies oft auch als ROMable Applet.

Um nun in Java Applets auf Chipkarten zu erstellen, sollte man neben den Besonderheiten des benutzten Betriebssystems auch einige Charakteristika der aktuellen Java Card-Spezifikation berücksichtigen.[1] Diese sind im Folgenden aufgeführt und kurz erläutert.

13.16.2.14 Ausführungsgeschwindigkeit

Der neben dem Speicherbedarf wohl größte Kritikpunkt von Java auf Chipkarten ist die geringe Ausführungsgeschwindigkeit. Es ist jedoch verhältnismäßig schwierig, faire Vergleiche zwischen Programmen in Assembler und Java zu erstellen. Die Problematik dabei liegt vor allem darin, dass man in Java nicht unbedingt einen analogen Programmablauf wie in Assembler erstellten muss, solange sich die Anwendung auf der Schnittstelle zum Terminal identisch verhält. Beispielsweise wäre ein Dateisystem bei Programmierung in Java nicht unbedingt notwendig, und auch einen Kryptoalgorithmus würde wohl niemand in Java für Chipkarten programmieren.

[1] Einen guten Überblick über die Entwicklung von Software auf Chipkarten geben Zhiqun Chen [Chen 00] und Wolfgang Rankl [Rankl 06].

Generell ist bei der Programmierung auch darauf zu achten, dass man so oft wie möglich die Methoden des Java Card API benutzt, da diese teilweise im nativen Programmkode des Zielprozessors erstellt sind, was eine erhebliche Geschwindigkeitserhöhung gegenüber dem interpretierten Java-Programmkode bewirkt.

Bei der Realisierung typischer Chipkarten-Kommandos in Java mit intensivem Gebrauch der Schnittstellen zu nativen Bibliotheksroutinen kann man davon ausgehen, dass die Ausführungszeit – d. h. ohne die Übertragungszeit – etwa 30 Prozent geringer ist als bei vergleichbaren Implementierungen in Assembler oder C. Bei ungünstiger Programmierung kann das Java-Programm durchaus um den Faktor 2 bis 3 langsamer sein als ein entsprechendes natives Programm.

Ein weiterer Punkt, den Applet-Programmierer unbedingt beachten sollten, ist, dass die meisten Java-Variablen im persistenten Speicher liegen. Da der Transaktionsmechanismus das Schreiben der Variablen absichert, wird bei jedem Schreibzugriff bis zu drei Mal in das EEPROM geschrieben. Ein typischer Schreibzugriff braucht 3 bis 4 Millisekunden. Damit schlägt das Schreiben in eine Variable mit bis zu 12 Millisekunden zu Buche. Man kann sich den Geschwindigkeitsalptraum ausmalen, wenn man so eine Variable als Schleifenzähler verwendet.

Deshalb sollte sich ein Applet-Entwickler immer bewusst sein, welche Art Speicher er für seine Variablen nutzt. Im EPROM/Flash befinden sich dabei immer die folgenden Variablentypen: Member-Variablen, Statische Variablen und Array-Daten. Die Variablentypen Lokale Variablen und Transiente Array-Daten werden dagegen im RAM gehalten.

13.16.2.15 Dateisystem

Es ist für ein Applet nicht zwangsläufig notwendig, dass es ein eigenes Dateisystem besitzt. Für manche Anwendungen kann es durchaus ausreichen, dateiunabhängige Datenobjekte anzulegen, auf die dann entweder mit normierten oder selbst definierten Kommandos (*private-use*) zugegriffen werden kann. Der Vorteil dateisystemloser Applets ist wieder einmal die bei Chipkarten immer unterschwellig vorhandene Notwendigkeit der Speicherersparnis. Zudem können durch das objektorientierte Java Zugriffe auf Daten mit Methodenaufrufen und dazugehörigen Aufrufbedingungen für ganz spezifische Anforderungen bei bestimmten Anwendungen realisiert werden. Beispielsweise könnten dann Anwendungen oder Benutzer die Möglichkeit haben, ihre Zugriffsrechte an andere Instanzen zu vererben.

Die heute üblichen Anwendungen, sowohl im Chipkarten- als auch im PC-Bereich, zeigen jedoch, dass doch sehr oft die Daten dateiorientiert abgelegt und verwaltet werden. Diese Variante wird durch die Java Card-Spezifikation nicht ausgeschlossen, doch leider auch nicht direkt unterstützt. Eine Dateiverwaltung, z. B. nach ISO/IEC 7816-4, muss aber durch eigene Klassen in Java eigens realisiert werden. Dies ist oft notwendig, weil es die Grundlage dafür darstellt, um zu bisherigen Anwendungen mit ihren üblichen Dateibäumen kompatible Java-Chipkarten auszugeben.

13.16.2.16 Kryptografie und Export

Chipkarten mit allgemein einsetzbaren Betriebssystemen, welche über interne Schnittstellen zur beliebigen Ver- und Entschlüsselung von Daten verfügen, sind in vielen Ländern ausfuhrgenehmigungspflichtig. Dies führt dazu, dass diese Chipkarten in manche Länder überhaupt nicht exportiert werden dürfen bzw. der Exporteur monatelang auf eine entsprechende Genehmigung der jeweiligen Exportbehörde warten muss.

Aus diesem Grund wurden die Klassen für Kryptografie bei Java Card in einer solchen Form aufgebaut, dass sie zwar ohne weiteres für allgemeine Datenentschlüsselung und MAC-Berechnung nutzbar sind, aber nicht zur Verschlüsselung. Für viele Anwendungen reicht dies vollkommen aus, und man kann dadurch in vielen Ländern „vereinfachte" Ausfuhrverfahren nutzen.

Müssen jedoch in einer Anwendung Daten auch wieder entschlüsselt werden, so kann in diesem Fall der Kartenhersteller die Klassen „... .cryptoEnc.DES3_EncKey" und „... .cryptoEnc.DES_EncKey" einbinden, welche dann auch die Entschlüsselung ermöglichen. Aus kryptografischer Sicht könnte man sich aber durchaus einfach zu realisierende Verfahren austüfteln, um auch ohne diese beiden „Verschlüsselungsklassen" Daten beliebig zu ver- und entschlüsseln.

13.16.2.17 Kommende Generationen der Java-Karte

Die Entwicklung von Java Card steht mit der aktuellen Version nicht still. Die nächste Generation wird den Namen Java Card 3.0 tragen und eine Reihe von technischen Neuerungen mit sich bringen. Die endgültigen Spezifikationen dazu sind im Frühjahr 2008 von Sun veröffentlicht worden. Hinsichtlich der Rückwärtskompatibilität gibt es einen Kompromiss, den vergangene Versionen in dieser Form nicht kannten. Java Card 3 existiert als „classic" und als „connected" Version. Die classic Version entspricht dabei der Java Card-Spezifikation mit der Versionsnummer 2.x und ist damit kompatibel zu den Milliarden im Feld befindlichen Karten. Die eigentlichen Neuerungen bringt die connected Version mit sich, die allerdings nicht vollständig kompatibel zu den 2.x Spezifikationen ist. Allerdings wird es ausreichen, Applets, die nach den vorangegangenen Spezifikationen entwickelt wurden, neu zu kompilieren, um sie auf eine Java Card 3.0 zu laden und dort auszuführen.

Die neuen Funktionen umfassen erhebliche Erweiterungen, wie eine 32 Bit VM (*virtual machine*), das direkte Laden von Class-Dateien und Oncard-Bytecode-Verifikation. Die Sprachelemente werden um die Variablentypen char, int, long und string erweitert, und auch multidimensionale Arrarys werden möglich sein. Des weiteren werden Multithreading, die kontaktbehafteten Schnittstellen USB und MMC sowie kontaktlose Schnittstellen nach ISO/IEC 14443 unterstützt. Ebenso ist es möglich, mittels TCP/IP über die genannten physischen Schnittstellen mit der Karte zu kommunizieren. Ein HTTP-Server (SCWS)[1] ist ebenfalls auf den neuen Java Cards vorgesehen.

Diese erhebliche Funktionserweiterung gegenüber den vorhergehenden Versionen erfordert voraussichtlich eine größere Überarbeitung der entsprechenden Betriebssysteme, da grundsätzliche Änderungen in der Software-Architektur notwendig sind. Doch auch die Anforde-

[1] Siehe auch Abschnitt 23.3 „Smart Card Web Server" auf Seite 992.

rungen an die Hardware der Chipkarten-Mikrocontroller sind erheblich. Erste Abschätzungen weisen darauf hin, dass die Implementierung einer Java Card 3.0 in der oben genannten Funktionalität etwa 500 kByte Programmkode sowie etwa 25 kByte RAM benötigt. Daraus lässt sich recht gut ableiten, dass zumindest für die ersten Jahre Java Card 3.0 in der connected Version nur im oberen Leistungsbereich der Chipkartenwelt platziert ist.

13.16.2.18 Resümee und Zukunft

Trotz des weiter anhaltenden Hype um Java darf man nicht vergessen, dass Java sicherlich nicht Abhilfe für alle IT-Probleme der letzten und nächsten Jahre bieten wird und die in Java gesteckten Erwartungen unter Umständen nicht alle erfüllt werden. Man denke dabei nur an die vergangenen, mittlerweile aus der Mode gekommenen Sprachen wie Pascal („modular"), Lisp („KI für alle"), C („portabel") und C++ („wiederverwendbarer Programmkode"). Diese Sprachen haben zwar die Informationstechnik um Größenordnungen weitergebracht, doch viele der prognostizierten positiven Effekte traten nie ein. Es ist jedoch eine Tatsache, dass mit Java Card eine neue Chipkarten-Ära begann, da es erstmals für Dritte in einfacher Art und Weise möglich ist, ausführbaren Programmkode in Chipkarten ablaufen zu lassen. Mittlerweile ist Java die Standard-Programmiersprache für Chipkarten-Anwendungen geworden. Mit der Version 3 wird auch eine Annäherung an das übliche Java auf PCs und dortige Funktionalitäten stattfinden.

Eher langfristig wird sich das Laden und Verwalten von Applets über Applet Management-Systeme etablieren, da dem eine hohe Komplexität gegenübersteht. Deshalb werden auf absehbare Zeit die Applets mit den dazugehörigen individuellen Daten während der üblichen Fertigungsschritte der Kartenherstellung in Javakarten geladen und bleiben dann unverändert bis zum Ende des Kartenlebens.

Java Card ist auf absehbare Zeit die einzige weltweit verbreitete Technologie, um programmbasierte Anwendungen auf Chipkarten zu realisieren. Es existieren mittlerweile in den unterschiedlichsten Anwendungsbereichen von Chipkarten eine Vielzahl von Spezifikationen, APIs und Ergänzungen von Java Card, die sie auf eine sehr breite Basis stellen. Außerdem ist die mittelfristig erreichte Kompatibilität der Java Cards unterschiedlicher Hersteller ein interessantes wirtschaftliches Argument für die Kartenherausgeber, da die Kartenhersteller austauschbar werden. Java Card machte es möglich, die gerade im IT-Bereich geforderten kurzen Entwicklungszyklen auch für Chipkarten zu realisieren. Dabei können alle bekannten und bewährten Vorgehensmodelle eingesetzt werden. Gerade die verkürzten Entwicklungs- und Lieferzeiten kann den Chipkarten neue Märkte und Anwendungen eröffnen.

13.16.3 Multos

Das Multiapplication-Chipkarten-Betriebssystem Multos (*multiapplication operating system*) hat seine Ursprünge in der Mondex-Entwicklung für elektronische Geldbörsen. Daraus entwickelte sich in mehreren Schritten ein Chipkarten-Betriebssystem, das vor allem auf die Anforderungen des elektronischen Zahlungsverkehrs mit Chipkarten hin optimiert ist. Der Herausgeber der Spezifikationen, der Lizenzgeber und Betreiber der für Multos notwendigen Zertifizierungsdienste, ist das Maosco Consortium [Maosco]. Ein Großteil der Spezifikationen von Multos sind vertraulich, weshalb wir hier auch nur überblickshaft auf dieses

Betriebssystem eingehen. Als interessantes Detail sind einige zentrale Betriebssystemteile von Multos nach ITSEC E6 zertifiziert, was der höchsten möglichen Stufe entspricht.

Multos entspricht den typischen ISO/IEC 7816-4-konformen Betriebssystemen und kann nachladbaren Programmkode interpretieren. Der Programmkode wird typischerweise in C entwickelt und mit einem speziellen Compiler in MEL (*Multos executable language*) übersetzt. MEL ist ein Hardware-unabhängiger Programmkode und wird von einer Stack-orientierten VM namens AAM (*application abstract machine*) ausgeführt. Von MEL aus kann die Anwendung über diverse Schnittstellen auf die Betriebssystemdienste MAOS (*multi-application operating system*) zugreifen.

Um Anwendungen auf eine Multos-Chipkarte zu laden, müssen diese vorab mit relativ aufwändigen Mechanismen von lizenzierten Multos-Zertifizierungsdiensten digital signiert werden. Wie bei Zahlungsverkehrskarten üblich, sind bei Multos auch große Teile des Fertigungsprozesses im Detail festgelegt.

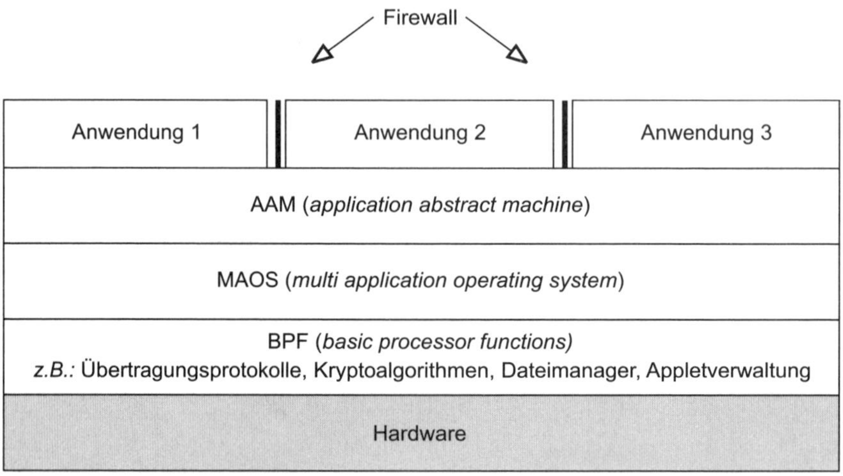

Bild 13.41 Schematische Darstellung der grundlegenden Architektur des Chipkarten-Betriebssystems Multos. Dieses Beispiel enthält aufsetzend auf Multos drei Anwendungen, erstellt in MEL.

13.16.4 BasicCard

Die deutsche Firma Zeitcontrol [Zeitcontrol] bietet seit 1996 ein Chipkarten-Betriebssystem an, das einen Interpreter für die Programmiersprache Basic enthält. Das Betriebssystem hat den Namen BasicCard und existiert in verschiedenen Versionen, Funktionalitäten und auf Hardwareplattformen unterschiedlicher Speichergrößen. Es ist neben Java Card und Multos eines der seltenen Multiapplication-Betriebssysteme, die es ermöglichen, von Dritten erstellten ausführbaren Programmkode nachzuladen.

Die Funktionsweise bei der Erstellung nachladbarer Programme für die BasicCard orientiert sich an den klassischen Basic Interpretern. Der Quellkode wird von einem Compiler in einen P-Kode übersetzt, der von einem speziellen Ladeprogramm in einen dafür reservierten Speicher des Chipkarten-Mikrocontrollers übertragen wird. Der dort abgelegte Programmkode wird anschließend bei Bedarf vom Interpreter abgearbeitet.

Das dabei unterstützte Basic entspricht in Datentypen, Kontrollstrukturen und Funktionen dem der heute üblichen einfacheren Dialekte dieser seit Jahrzehnten existierenden Programmiersprache. Es wurde außerdem um einige Chipkarten-spezifische Funktionen erweitert, beispielsweise eine Schnittstelle zum Dateisystem der Chipkarte. Weiterhin werden die kontaktbehafteten Übertragungsprotokolle T=0 und T=1 sowie kontaktlose Datenübertragung nach ISO/IEC 14443 B unterstützt. Für typische Sicherheitsanwendungen können über eine Schnittstelle eine Reihe von Kryptoalgorithmen wie DES, Triple-DES, IDEA, AES, RSA mit 1 024 Bit Schlüssellänge, elliptische Kurven mit 167 Bit Schlüssellänge und Hash-Algorithmus SHA-1 aufgerufen werden.

Der Programmkode ist im Vergleich zu anderen Chipkarten-Betriebssystemen mit Interpreter sehr kompakt und die Ausführungsgeschwindigkeit verhältnismäßig hoch. Beides rührt vor allem daher, dass sich prozedurales Basic einfach und schnell interpretieren lässt und keine ausgeklügelten Sicherheitsmechanismen zur Anwendungsseparierung eingesetzt werden. In bestimmten Anwendungsfällen, bei denen Programme auf der Chipkarte schnell und einfach selber erstellt werden müssen, ist die BasicCard eine gute Alternative zu anderen Chipkarten-Betriebssystemen.

Das Ungewöhnliche an der BasicCard ist vor allem die Tatsache, dass es sich hier um eine verhältnismäßig kleine Firma handelt, die dieses Produkt seit vielen Jahren weiterentwickelt und dahinter nicht einer der großen IT-Riesen steht, wie dies bei manchen anderen Chipkarten-Betriebssystemen mit Interpreter der Fall ist.

13.16.5 Linux

Das Open Source-Betriebssystem Linux verändert seit Ende der 90er-Jahre große Teile der Software-Branche. Der Fokus von Linux waren bisher im Vergleich zu Chipkarten leistungsfähige Rechner im PC-Bereich. Es gibt jedoch seit einiger Zeit vermehrt Bestrebungen, Linux auch im Umfeld von typischen Mikrocontroller-Anwendungen zu etablieren. Voraussetzung dafür waren bisher allerdings Rechenleistungen, die nur typische 32-Bit-Prozessoren erbringen können und Speicherbedürfnisse im Bereich einiger Hundert kByte ROM und einiger zehn kByte RAM. Diese Anforderungen können von heutigen Chipkarten-Mikrocontrollern noch nicht erbracht werden. Es ist jedoch durchaus vorstellbar, dass sich die bisherigen Linux-Versionen seitens ihrer Hardwareanforderungen noch weiter reduzieren lassen. Gleichzeitig steigt die Leistungsfähigkeit der Chipkarten-Mikrocontroller von Generation zu Generation, so dass in nicht allzu ferner Zeit Linux möglicherweise für Chipkarten verfügbar ist.

Neben Linux kann in diesem Zusammenhang selbstverständlich auch ein anderes Open-Source-Betriebssystem auf Chipkarten in Erscheinung treten. Wichtig ist nur, dass es lizenzfrei verwendet werden darf, was aufgrund der großen Stückzahlen und damit verbundenen hohen Lizenzkosten eine der größten Barrieren beim Einsatz von Standard-Betriebssystemen auf Chipkarten darstellt.

13.17 Chipkarten-Betriebssystem „Small-OS“

Wir haben die Eigenschaften und grundlegenden Funktionsweisen von Chipkarten-Betriebssystemen vorangehend im Überblick beschrieben. Für diejenigen Leser, die tiefer in die Thematik eintauchen möchten, liegt auf den folgenden Seiten ein vollständiges Betriebssystem vor. Es demonstriert im Detail die Zusammenhänge innerhalb eines klassischen Chipkarten-Betriebssystems nach ISO/IEC 7816-4 bzw. TS 51.011.

Das im Folgenden beschriebene Chipkarten-Betriebssystem hat den Namen „Small-OS“, der daher rührt, dass es nur sehr wenig Speicher benötigt und auch auf einer nicht sehr leistungsfähigen Hardwareplattform lauffähig wäre. Geschrieben ist es in einem BASIC-ähnlichen Pseudokode, der in dieser Form nicht direkt kompiliert werden kann, da einige Anweisungen nicht bis ins letzte Bit auskodiert und nur verbal ausgeführt sind. Wir wollen hier nicht seitenweise unverständlichen und langweilig zu lesenden echten Programmkode in einer Sprache wie C oder C++ präsentieren, sondern ein anschauliches und einführendes Beispiel aufzeigen.

Die Verständlichkeit von Pseudokode überwiegt den Vorteil der sofortigen Kompilier- und Ausführbarkeit einer echten Programmiersprache bei weitem. Dadurch verliert man sich nicht in Details der Implementation, sondern kann sich ganz und gar auf die grundlegenden Abläufe konzentrieren. Die folgende Darstellung ist eine plattformfreie Implementierung, die auf keine bestimmte Hardware zurechtgeschnitten ist, doch existiert eine Realisation des Small-OS, allerdings nicht in Assembler auf einem Chipkarten-Mikrocontroller, sondern als Simulation in dem Programm „The Smart Card Simulator“. Es ist kostenlos als Quellkode unter GPL via Internet bei www.wrankl.de erhältlich.[1]

13.17.1 Programmierung in Pseudokode

Zum Programmierstil und zur Programmierung von Small-OS sind hier noch einige Anmerkungen angebracht. Der an BASIC angelehnte Pseudokode stellt im Prinzip eine semiformale Beschreibung des Chipkarten-Betriebssystems Small-OS dar. Bei Software-Evaluierungen nach Common Criteria erstellt man oft eine ähnliche Charakterisierung des Betriebssystems, die dann als Grundlage von Evaluierung und Quellkode-Prüfung benutzt wird. Deshalb bietet dieser in Tabellenform aufgeführte und ausführlich dokumentierte Pseudokode auch ein gutes Beispiel, wie in der Praxis formalisierte Abläufe innerhalb von Chipkarten-Betriebssystemen dargestellt werden. Ähnliche Formen der Veranschaulichung finden sich beispielsweise in der Normenreihe EN 1546, in der die internen Abläufe von Chipkarten bei elektronischen Geldbörsen semiformal beschrieben sind.

Die einzelnen Funktionalitäten des Pseudokodes sind am Anfang des Buches im Detail beschrieben.[2] Der Programmkode als solcher orientiert sich an den üblichen BASIC-Dialekten mit objektorientierter Erweiterung. Es wurden ausschließlich allgemeinverständliche Konstrukte benutzt. Alle Labels, Konstanten und Anweisungen sind einheitlich in Englisch, um die in den meisten Fällen unglückselige Eindeutschung von State-of-the-art-Begriffen zu

[1] Aus zeitlichen Gründen und wegen mangelnder Nachfrage ist es zur Zeit leider nicht möglich, „The Smart Card Simulator“ weiterzuentwickeln, weshalb der verfügbare Entwicklungsstand in manchen Punkten nicht mehr dem aktuellen Stand der Normung entspricht.

[2] Siehe auch Abschnitt „Programmkode“ auf Seite XXVIII.

vermeiden. Zahlenwerte sind grundsätzlich in hexadezimaler Schreibweise und in der Notation von ISO (z. B.: '42') angegeben. Wo es für das Verständnis erforderlich ist, wurde jedoch die dezimale oder binäre Schreibweise in einer an die ISO angelehnten Notation gewählt. So sind etwa alle zählbaren Werte, wie z. B. Längenangaben, in dezimaler Darstellung aufgeführt.

Tabelle 13.30 Die Funktionen von Small-OS im Überblick.

Name der Betriebssystemkomponente	**Small-OS**
typisches Anwendungsfeld Hardwarevoraussetzungen	Multiapplikation ohne eigenen Programmkode 8 Bit CPU, ROM: $\approx$ 8 kByte, EEPROM: $\approx$ 1 kByte, RAM: $\approx$ 128 Byte
Befehlssatz	Untermenge von ISO/IEC 7816-4 mit Erweiterungen Kommandos: SELECT, READ BINARY, UPDATE BINARY, READ RECORD, UPDATE RECORD, VERIFY, INTERNAL AUTHENTICATE
Datenübertragung	Übertragungsprotokoll T=1 Teiler (CRCF) fest auf 372 eingestellt (Standard nach ISO/IEC 7816-3) PPS nicht unterstützt Secure Messaging nicht unterstützt
Dateisystem	eine DF-Ebene Working EF-Strukturen: transparent und linear fixed Internal EF-Strukturen: linear variable (für PIN und Schlüssel) ein EF Key pro Verzeichnis (d. h. pro MF/DF) zulässig) kein dynamisches Dateisystem (d. h. kein Löschen und Anlegen von Dateien, keine Freispeicherverwaltung); maximale Größe eines transparenten EFs: 255 Byte
Zustandsautomat	unabhängige Sicherheitszustände für MF und DF Anzahl der Sicherheitszustände 256 (0 ... 255) Initialzustand = 0 nur ein erlaubter Eingangszustand für die Benutzung einer PIN/eines Schlüssels nur ein erlaubter Eingangszustand für Dateizugriff (d. h. keine „>“ oder „=“-Vergleiche möglich) keine Ebenen-übergreifenden Schlüsselzugriffe (d. h. das EF Key wird immer über das aktuell selektierte Verzeichnis (MF oder DF) ausgewählt) PIN-Adressierung: maximal 2 PINs; (Ref. Nr. 1 und 2) möglich Schlüssel-Adressierung: maximal 31 Schlüssel (Ref. Nr. 1 ... 31) möglich die Fehlbedienungszähler für PIN und Schlüssel lassen eine maximale Anzahl von 15 Fehlversuchen zu
Kryptoalgorithmus Programmkode	AES Erstellen und Laden durch Externe nicht möglich

In Assembler oder C würde niemand in dieser Form ein Chipkarten-Betriebssystem programmieren, da es viel zu umständlich wäre. Eines der Designziele bei Small-OS war, in möglichst verständlicher und gut kommentierter Form ein einfaches, aber dennoch leistungsfähiges Chipkarten-Betriebssystem zu erstellen. Auf eine Minimierung von Programmlaufzeiten, Programmkode, RAM-Bedarf oder Stacktiefe wurde bewusst verzichtet, da dies die Lesbarkeit ganz erheblich beeinträchtigt hätte. Es ist beispielsweise bei der echten Programmierung von Chipkarten-Betriebssystemen manchmal üblich, seltene Unterprogrammaufrufe nicht mit einem CALL-Befehl, sondern mit JUMP durchzuführen, um somit 2 Byte auf dem kostbaren Programmstack zu sparen. Ein vor dem Programmaufruf mit JUMP gesetztes Flag wird dann nach der Abarbeitung des Unterprogramms zur Ermittlung der Rücksprungadresse benutzt. Diese Art von „Optimierung" wird man im Small-OS aus oben genannten Gründen nicht antreffen. Optimiert wurde nur in Hinblick auf Lesbarkeit und Verständlichkeit. Die aus den genannten Gründen notwendigen Abweichungen von Small-OS zu echten Chipkarten-Betriebssystemen sind an den betreffenden Stellen im Text oder im kommentierten Pseudokode gekennzeichnet.

Die größten Teile eines Chipkarten-Betriebssystems befinden sich aufgrund des berüchtigten Speicherplatzmangels von Chipkarten-Mikrocontrollern im ROM. Sie sind damit nach der Chip-Produktion nicht mehr veränderbar. Da Software, ausgenommen triviale Miniprogramme, nie fehlerfrei, sondern nur fehlerarm erstellt werden kann, hätte ein Programmierfehler im ROM-Programmkode schwerwiegende Auswirkungen. Um hier die Möglichkeit zu schaffen, mit einem Bug Fix solche Fehler zu patchen, sieht man an kritischen Stellen im ROM Aussprünge ins EEPROM vor. Das Prinzip ist in der Informationstechnik uralt und nicht chipkartenspezifisch. So finden beispielsweise im MacOS oder OS/9 beinahe identische Mechanismen Anwendung. Man verwendet dazu so genannte „Handles", d. h. Stellen im EEPROM, die vom Programmkode aufgerufen werden und normalerweise nur die Anweisung des sofortigen Rücksprungs erhalten („RETURN"). Ist ein Bug Fix des ROM-Programmkodes notwendig, dann wird nicht sofort zurückgesprungen, sondern im EEPROM wird ein korrigierter Programmteil eingefügt. In Small-OS wurde aus Gründen der Vereinfachung und Verständlichkeit auf alle diese Mechanismen verzichtet. Dieser Mechanismus ist selbstverständlich bei Mikrocontrollern mit Flash-Speicher anstelle von ROM nicht mehr erforderlich.

Durch die relativ detaillierte Beschreibung des Chipkarten-Betriebssystems ergibt sich die interessante Gelegenheit, einige typische Angriffe direkt im Pseudokode zu verfolgen. An geeigneter Stelle wird jeweils im Detail auf mögliche Attacken und deren Abwehr auf Betriebssystemebene eingegangen. So kann man beispielsweise den mittlerweile schon klassischen Angriff auf die PIN mittels Zeitvergleich im Pseudokode in allen Einzelheiten verfolgen. Eine umfassende Aufstellung typischer Angriffe und deren Abwehr befindet sich in Kapitel 16 auf Seite 721.

13.17.2 Designkriterien

Obige Punkte führen zu den folgenden Designkriterien, welche bei der Konzeption und Programmierung von Small-OS Pate gestanden haben. Small-OS sollte ein einfaches Chipkarten-Betriebssystem werden, das ähnlich wie die großen Vorbilder wenig Programmkode erfordert und dessen Komplexität gering ist. Somit ist es in seiner Struktur eingängig und leicht begreifbar. Es ist streng modular aufgebaut und könnte deshalb auch bei überschaubarem Aufwand ohne weiteres um zusätzliche Kommandos erweitert werden. Dateisystem und unterstützte Kommandos halten sich ohne Einschränkung an den weltweiten Standard ISO/IEC 7816-4 mit einigen in der Chipkartenwelt üblichen Erweiterungen.

Tabelle 13.31 Die nach Priorität geordneten Designkriterien von Small-OS.

Priorität	Kriterium	Begründung
1	kompatibel zu ISO/IEC 7816-4	diese Norm ist der weltweite Industriestandard bei Chipkarten-Betriebssystemen
2	robust	hohe Zuverlässigkeit, große Fehlertoleranz
3	niedrige Komplexität	hohe Zuverlässigkeit, leichte Verständlichkeit der Funktionsweise
4	modularer Aufbau	hohe Zuverlässigkeit, große Fehlertoleranz, einfache Erweiterbarkeit
5	geringer Speicherbedarf	ein absolutes Muss für Chipkarten-Betriebssysteme
6	Multiapplication-Betriebssystem	mittlerweile übliche Funktionalität
7	kein nachladbarer Programmkode	hohe Zuverlässigkeit, geringe Komplexität
8	ähnlich einem echten Chipkarten-Betriebssystem	Small-OS ist ein Lehrbeispiel mit Bezug zur realen Welt.

Small-OS ist deshalb für einen Einsatz gedacht, bei dem nach Ausgabe der Karten keine Anwendungen nachgeladen werden müssen. Es können jedoch im Rahmen des zur Verfügung stehenden Speicherplatzes mehrere Anwendungen unabhängig voneinander auf der Chipkarte betrieben werden; deshalb ist Small-OS ein Multiapplication-Betriebssystem. Es ist aber nicht möglich, ausführbaren Programmkode nachträglich auf die Karte zu laden und dort auszuführen. Zusammengefasst, ist Small-OS somit vergleichbar mit den ersten allgemeinen Chipkarten-Betriebssystemen, wie sie beispielsweise immer noch in Varianten bei GSM eingesetzt werden.

Die ISO/IEC 7816-4 ist eine Norm, die unter anderem ein Basisdateisystem und einige grundlegende Kommandos für Chipkarten beschreibt. Damit charakterisiert sie vor allem die Schnittstelle zur Chipkarte und weniger den internen Aufbau des Betriebssystems. Außerdem gibt es noch zahlreiche Optionen und leider auch einige auslegungsfähige Passagen in dieser Norm. Die damit geschaffenen Variationsmöglichkeiten müssen in der Praxis durch Spezifikationen, wie z. B. die TS 51.011, stark reduziert werden, um eine Kompatibilität zwischen unterschiedlichen Realisationen sicherzustellen.

Die Feststellung „kompatibel zu ISO/IEC 7816-4“ bedeutet deshalb bei realen Chipkarten-Betriebssystemen noch lange nicht, dass sie sich in allen Punkten gleich verhalten. Dazu bräuchte es eine detaillierte Spezifikation, welche wiederum in Teilen eine individuelle Interpretation von ISO/IEC 7816-4 wäre. Meist ist deshalb in der Praxis einzig und allein der Gutfall bei einem Kommando identisch, im Fehlerfall gibt es diverse Unterschiede. Bei Small-OS sind Interpretationen der ISO/IEC 7816-4 im Pseudokode in der Regel als solche gekennzeichnet. Im Rahmen der Normauslegung ist Small-OS ein echtes ISO/IEC 7816-4-

konformes Betriebssystem, das so weit wie möglich den in der Chipkartenindustrie üblichen Interpretationen von ISO/IEC 7816-4 entspricht.

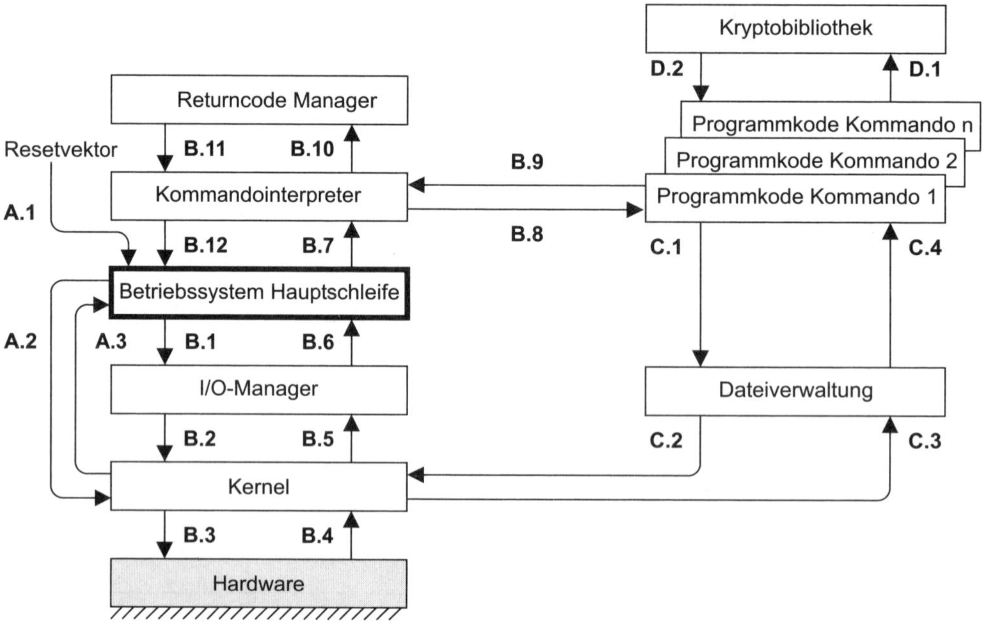

Bild 13.42 Das Schichtenmodell von Small-OS mit der daraus resultierenden Aufrufsystematik. Aufrufe mit der Kennzeichnung „A" werden beim Start des Betriebssystems benutzt, „B"-Aufrufe beim Ausführen von Kommandos und Aufrufe der Kategorie „C" bei Bedarf innerhalb eines Kommandos bei Zugriffen auf das Dateisystem. Die Aufrufe mit der Bezeichnung „D" finden bei Benutzung einer kryptografischen Funktion statt. Die Zahlen bezeichnen die Reihenfolge bei Programmaufrufen.

Größere Unterschiede der Betriebssysteme untereinander sind oftmals im Bereich der Returncodes zu finden. Da in der ISO/IEC 7816-4 die einzelnen Returncodes in Verwendung und Priorität nicht im Detail beschrieben sind, müssen zwangsläufig Annahmen gemacht werden. Small-OS hat jedoch gegenüber allen anderen Betriebssystemen den Vorteil, dass der Programmkode offengelegt ist und damit im Detail nachvollzogen werden kann, an welcher Stelle der jeweilige Returncode erzeugt wird.

Würde man Small-OS auf einen Chipkarten-Mikrocontroller implementieren, wären in Assembler für einen 8051-Prozessor etwa 5 bis 6 kByte ROM, 128 Byte RAM und je nach Anzahl der für die Anwendung benötigten Dateien mindestens 1 kByte EEPROM erforderlich. Als Rahmenbedingung seien hier noch die alleinige Verwendung des Übertragungsprotokolls T=1 und AES als Kryptoalgorithmus vorausgesetzt. Benötigen bestimmte Anwendungen mehr Speicherplatz, könnte ohne Probleme ein Mikrocontroller mit größerem EEPROM oder Flash benutzt werden. Auswirkungen oder Änderungen im Chipkarten-Betriebssystem wären nicht die Folge.

13.17.3 Zugriff auf Dateien

Das in der ISO/IEC 7816-4 beschriebene Dateisystem lässt, was Zugriffsbedingungen und Schlüsselmanagement angeht, eine enorme Vielfalt zu. Bei Small-OS wurde deshalb eine in der Praxis bei Multiapplikations-Betriebssystemen häufig benutzte Lösung gewählt. EFs des Typs „working“ besitzen im Dateiheader jeweils für die unterschiedlichen Zugriffskommandos (z. B.: READ) einen vorgegebenen Zustand (z. B.: „... .AccessCondition.Read“). Dieser wird durch eine positive Ganzzahl beschrieben. Damit besitzt jedes EF in seinem Dateiheader unabhängig für Lese- und Schreibzugriff einen Zustandswert, der im aktuellen Verzeichnis erreicht sein muss, um das Kommando auszuführen. Der Zustand „0“ stellt den Grundzustand („*idle*“) dar, ist also derjenige, bei dem alle Zugriffe erlaubt sind.

Dem MF und dem aktuell selektierten DF sind jeweils eine Zustandsvariable („SecurityState.MF“, „SecurityState.DF“) zugeordnet, die durch sicherheitsrelevante Kommandos (VERIFY, INTERNAL AUTHENTICATE) verändert werden können. Beim Zugriff auf ein bestimmtes EF wird nun der verlangte Zustand im Dateiheader des EFs mit dem aktuellen Zustand im Verzeichnis auf Gleichheit verglichen. Sind geforderter und aktueller Zustand gleich, darf auf die Datei lesend bzw. schreibend zugegriffen werden.

Echte Chipkarten-Betriebssysteme lassen hier oft eine große Variabilität von Kleiner-, Größer-, Größer-Gleich- und Ungleich-Vergleichen zu. Auch können im Dateiheader oft mehrere mögliche Zugriffszustände unabhängig voneinander definiert werden. Dies macht das ohnehin nicht gerade anschauliche Verfahren nochmals komplizierter und wird deshalb hier nicht verwendet. Prinzipiell könnte Small-OS aber ohne strukturelle Änderungen dahingehend erweitert werden.

13.17.4 Zugriffe auf interne Geheimnisse (PINs und Schlüssel)

Alle PINs und die Schlüssel sind in speziellen EFs des Typs „internal“ abgelegt. Diese EFs werden hier EF Key genannt. Dateien dieses Typs können nur vom Betriebssystem selbst gelesen oder geschrieben werden. Eine Selektion oder ein Zugriff von außen ist nicht möglich. Es existieren nicht einmal im Ansatz Mechanismen, um auf solche EFs zuzugreifen. Dies ist ein Teil der Sicherheitsphilosophie des Chipkarten-Betriebssystems Small-OS.

Ein EF Key kann pro Verzeichnis nur einmal angelegt werden und hat automatisch die Struktur „linear variable“, um unterschiedlich lange PINs und Schlüssel speicherplatzminimiert aufzunehmen. Jeder Record in einem EF Key enthält entweder eine PIN oder einen Schlüssel mit einer im EF Key eindeutigen Nummer zur Adressierung („....KeyNo“). Zu jedem Geheimnis (d. h. PIN bzw. Schlüssel) ist jeweils ein Zustand gespeichert, der notwendig ist, um es in einem Kommando (VERIFY, INTERNAL AUTHENTICATE) zu benutzen („....EntryState“). Je nach Ergebnis des Kommandos (z. B. PIN-Vergleich erfolgreich oder nicht erfolgreich) wird daraufhin in dem dem EF Key zugehörigen Verzeichnis der Ergebniszustand gesetzt („....ResultState.OK“, „... .ResultState.NOK“). Zusätzlich ist jedem Geheimnis ein Fehlbedienungszähler („....RCntr“) zugeordnet, der im Falle eines nicht erfolgreichen Ausgangs bis zu seinem Maximalwert erhöht wird. Hat der Fehlbedienungszähler seinen Maximalwert („....RCntrMaxValue“) erreicht, kann das Geheimnis nicht mehr benutzt werden.

Manche Chipkarten-Betriebssysteme lassen so genannte Ebenen-übergreifende Schlüsselzugriffe zu. Damit ist es möglich, innerhalb eines DFs auf Schlüssel in dem in der Verzeichnishierarchie nächsthöheren Verzeichnis zuzugreifen. Die dazu erforderlichen Mechanismen wurden in Small-OS nicht integriert, da der Umfang des dafür notwendigen Programmkodes den Funktionalitätsgewinn nicht gerechtfertigt hätte. Aus dem gleichen Grund wurden keine Schlüsselzugriffe über Alias-Mechanismen implementiert.

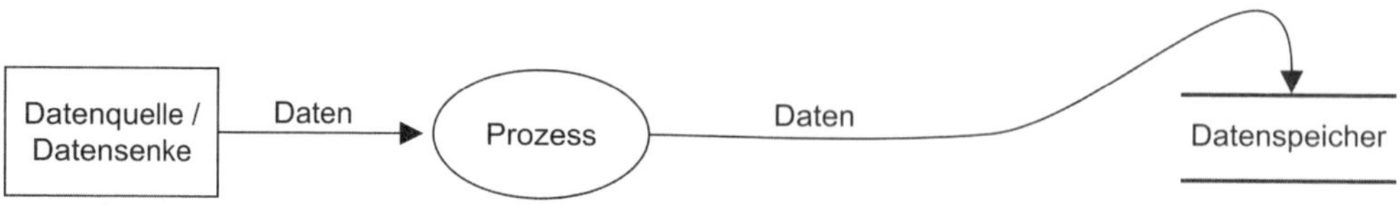

Bild 13.43 Die verwendeten Symbole für die Datenflussanalyse von Small-OS. Die Datenquelle/-senke wird auch als Terminator bezeichnet und kennzeichnet ein Objekt, das sich außerhalb des betrachteten Systems befindet und mit dem System Daten austauscht. Ein Prozess ist innerhalb des betrachteten Systems, bearbeitet eingehende Datenflüsse und erzeugt ausgehende Datenflüsse. Der Speicher ist ein Depot für Daten, die gelesen und geschrieben werden können. Eine detaillierte Einführung in die Systemanalyse findet sich bei Robertson [Robertson 96].

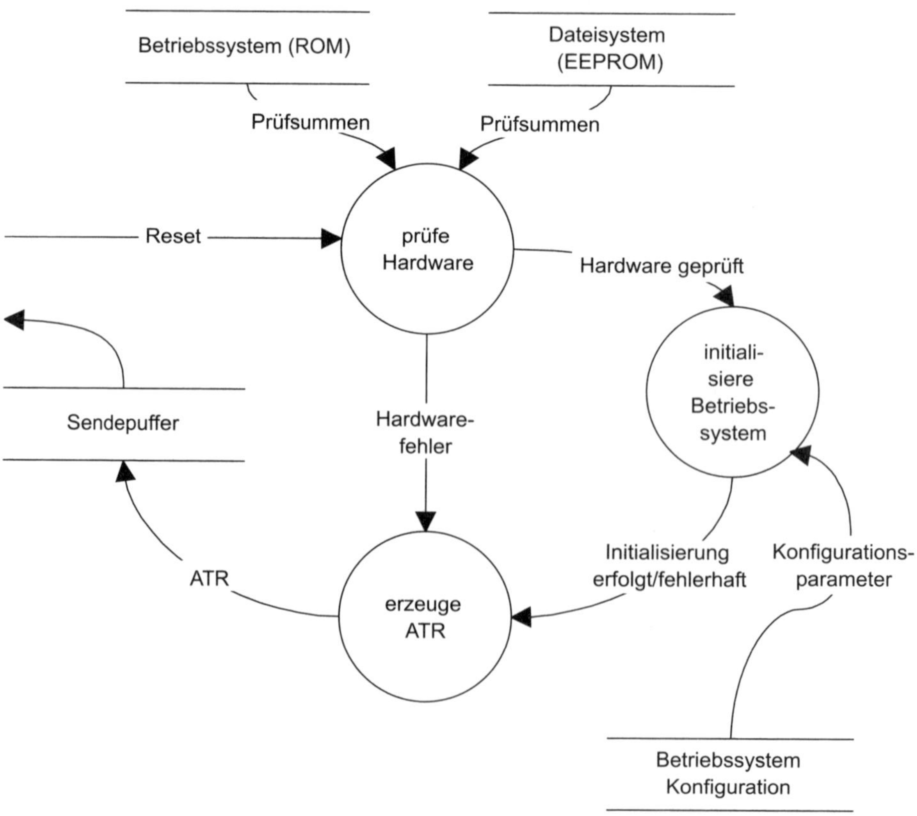

Bild 13.44 Small-OS, Datenflussanalyse bei den Start- und Testprozessen des Betriebssystems.

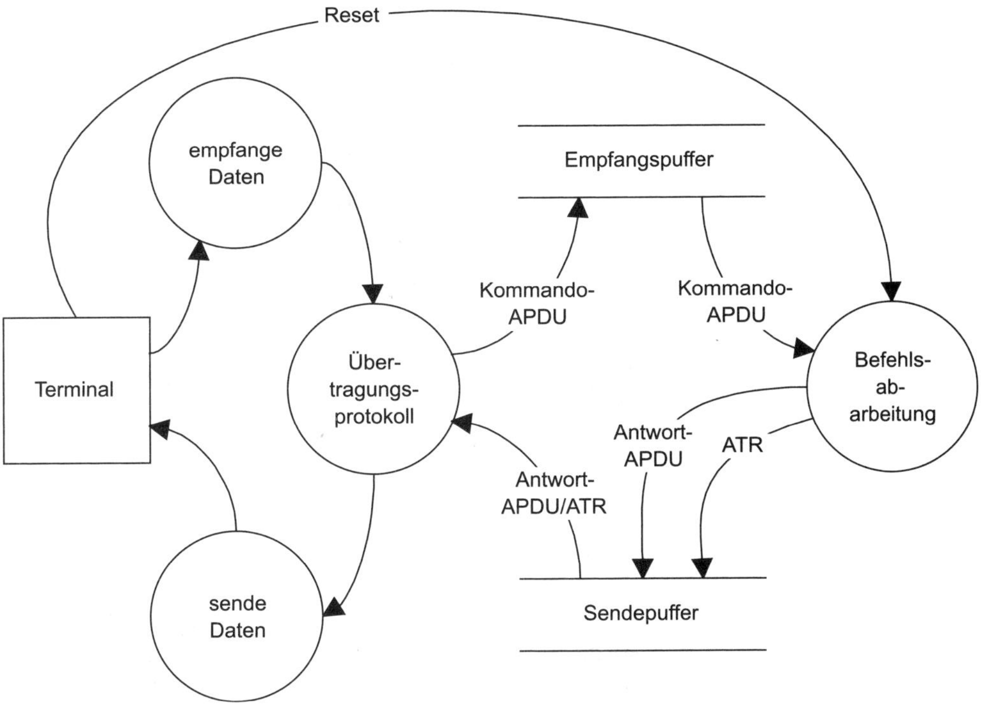

Bild 13.45 Small-OS, Datenflussanalyse für Reset und Datenübertragung.

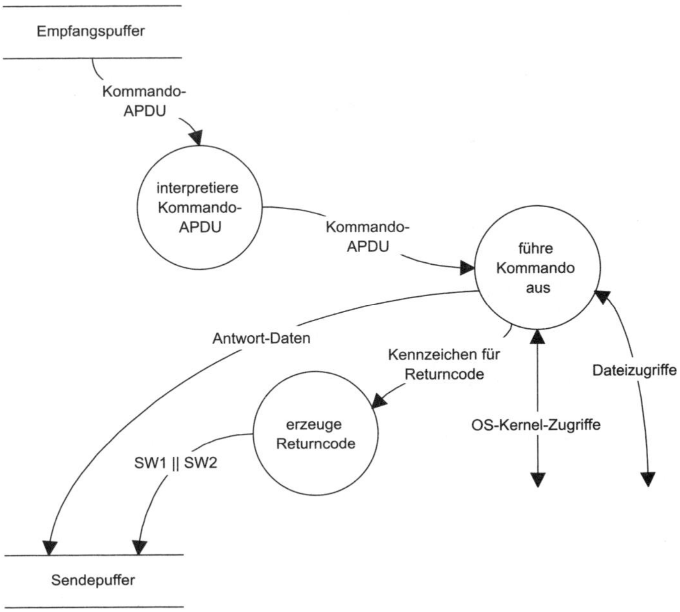

Bild 13.46 Small-OS, Datenflussanalyse innerhalb des Prozesses der Kommandoabarbeitung.

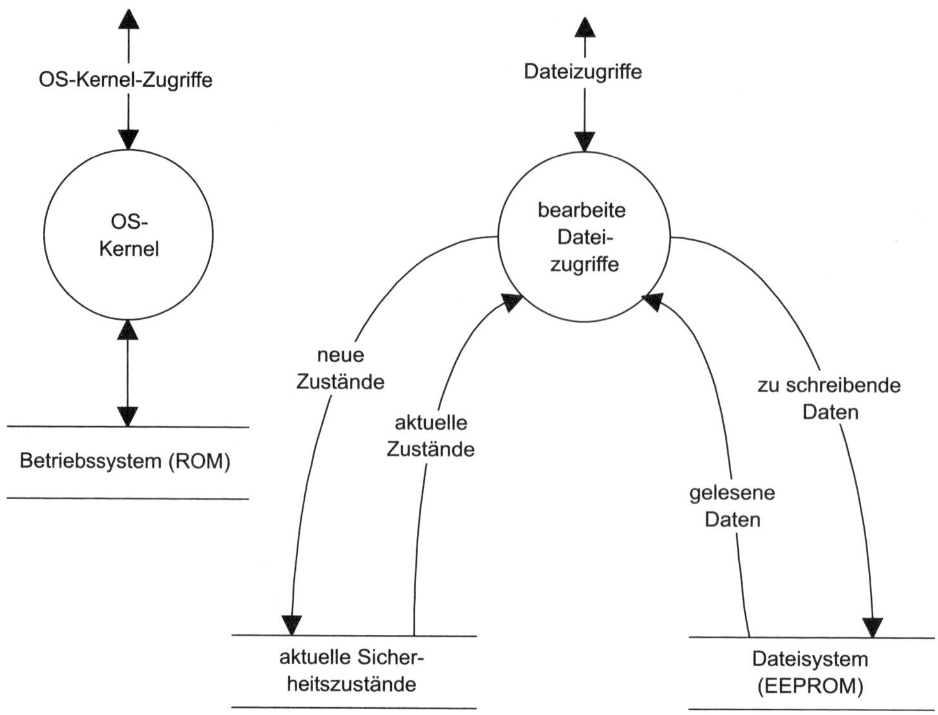

Bild 13.47 Small-OS, Datenflussanalyse innerhalb der Prozesse der Datei- und OS-Kernel-Zugriffe.

13.17.5 Konstanten von Small-OS

Grundsätzlich wurden im Pseudokode soweit als sinnvoll Konstanten für alle numerischen und auch nicht-numerischen Werte verwendet. Damit steigt die Lesbarkeit erheblich, und es ist schlicht und einfach guter Programmierstil. Alle Konstanten sind mit dem Präfix „C_“ gekennzeichnet. Der Wert dieser Konstanten ist in der Regel Hardware- oder implementationsabhängig und hier nicht weiter festgelegt. Die Konstanten für die zwei Byte langen Returncodes haben einheitlich den Präfix „C_RC_“. In Tabelle 13.33 auf Seite 579 ist der dazugehörige Returncode aufgeführt. In der Praxis sind die Konstanten eines Betriebssystems meist unveränderlich im ROM abgelegt.

13.17.6 Variablen von Small-OS

Die Variablen von Small-OS lassen sich grundsätzlich in RAM und EEPROM-Variablen aufteilen. Die RAM-Variablen werden nach jedem Reset der Chipkarte neu initialisiert und können ihren Wert nur während einer Sitzung behalten. Dafür können in RAM-Variablen ohne zeitliche Verzögerung Daten geschrieben werden, und die Anzahl der Schreibzyklen ist unbegrenzt. EEPROM-Variablen hingegen werden typischerweise vor allem für die Realisation der Dateiverwaltung verwendet, da Dateninhalte und Zugriffsbedingungen auch zwischen Sitzungen Bestand haben müssen.

13.17.6.1 Variablen von Small-OS im RAM

Der Bereich für Sende- und Empfangspuffer belegt den größten Teil der RAM-Variablen. Alle Datenelemente einer APDU können über eigens spezifizierte Variablen adressiert werden. Um mit dem spärlichen Platz im RAM hauszuhalten, werden in der Praxis manchmal Teile von Sende- und Empfangspuffer überlappend aufgebaut. Manche Kommandos müssen dann aber eine Ausnahmebehandlung vom Betriebssystem erfahren, da in den Sendepuffer erst dann geschrieben werden kann, wenn der Empfangspuffer vollständig abgearbeitet ist. Aus Verständnisgründen wurde keine Speicherplatzminimierung angewandt, und Sende- und Empfangspuffer sind deshalb vollständig voneinander getrennt.

Die zweite große Gruppe der RAM-Variablen umfasst die Verwaltung des Dateibaums. Dazu sind mehrere Zeiger vorgesehen, die auf das aktuelle Verzeichnis („....Ptr.CurrentDF“), die aktuelle Datei („....Ptr.CurrentWEF“) und auf die aktuell gültige Datei mit den Schlüsseln („... .Ptr.CurrentIEF.Key“) zeigen. Bei Record-orientierten EFs (linear fixed EF) wird der aktuell ausgewählte Record ebenfalls über einen Zeiger adressiert („... .Ptr.CurrentRecord“). Alle Zeiger sind durch ein vorangestelltes „Ptr.“ gekennzeichnet und – wenn sie nicht benutzt werden dürfen – ausdrücklich auf den Wert „C_InvalidPointer“ gesetzt.

Zur Kennzeichnung des Sicherheitszustands im MF bzw. im aktuell selektierten DF gibt es die beiden Variablen „SecurityState.MF“ und „SecurityState.DF“. In ihnen ist der für das jeweilige Verzeichnis erreichte Sicherheitszustand als positive Ganzzahl gespeichert. Der Wert „0“ gibt dabei an, dass kein Sicherheitszustand erreicht ist, und wird beim Initialisieren von Small-OS nach einem Reset automatisch gesetzt.

Weiteren Speicher im RAM würden Programmstack, Kryptoalgorithmus DES und Arbeitsregister benötigen. Hier wird aber davon ausgegangen, dass dies implizit der Fall ist, und es sind deshalb keine speziellen Variablen dafür ausgewiesen.

13.17.6.2 Variablen von Small-OS im EEPROM

Der Dateibaum in der Chipkarte wurde aus Vereinfachungsgründen in diesem Lehrbeispiel als mehrdimensionales Feld realisiert. Dies wäre für eine Realisierung in einem echten Chipkarten-Betriebssystem viel zu speicheraufwändig. Dort kommen üblicherweise als grundlegende Datenstrukturen für die Dateiverwaltung einseitig verkettete Listen zum Einsatz. Diese Listenelemente können mit Hilfe einer TLV-Kodierung in ihrer Länge variabel gehalten werden, so dass der Speicherverbrauch für die Dateiverwaltung minimiert wird, weil dann nur die notwendigen Datenelemente im Speicher gehalten werden müssen. Übliche Dateiheader für DFs oder EFs mit allen für diese Datei notwendigen Informationen besitzen eine Größe zwischen 20 und 40 Byte. Bei Realisation in einer Hochsprache in Hardware-Umgebungen mit geringen Speicherplatzbeschränkungen kann jedoch die in Small-OS verwendete Dateistruktur mit mehrdimensionalen Feldern durchaus die einfachere und effizientere Lösung sein. Beispielsweise wird in dem Programm „The Smart Card Simulator“ ein nahezu identischer Aufbau benutzt.

Der Anfangspunkt für die Dateiverwaltung ist immer „DF[...].“. Selbst das MF ist damit nur eine besondere Form des DF. Es ist nicht vorgesehen, dass es DFs unter anderen DFs gibt. Die EFs mit ihren Dateninhalten und Eigenschaften werden in logischer Konsequenz zu Obigem über „DF[...].EF[...].“ adressiert. Dabei gibt es je nach EF-Typ (*working, internal*) und EF-Struktur (*transparent, linear fixed, linear variable*) unterschiedliche Variablen, die je nach Datei-Typ und Datei-Struktur die charakteristischen Eigenschaften des EFs enthalten.

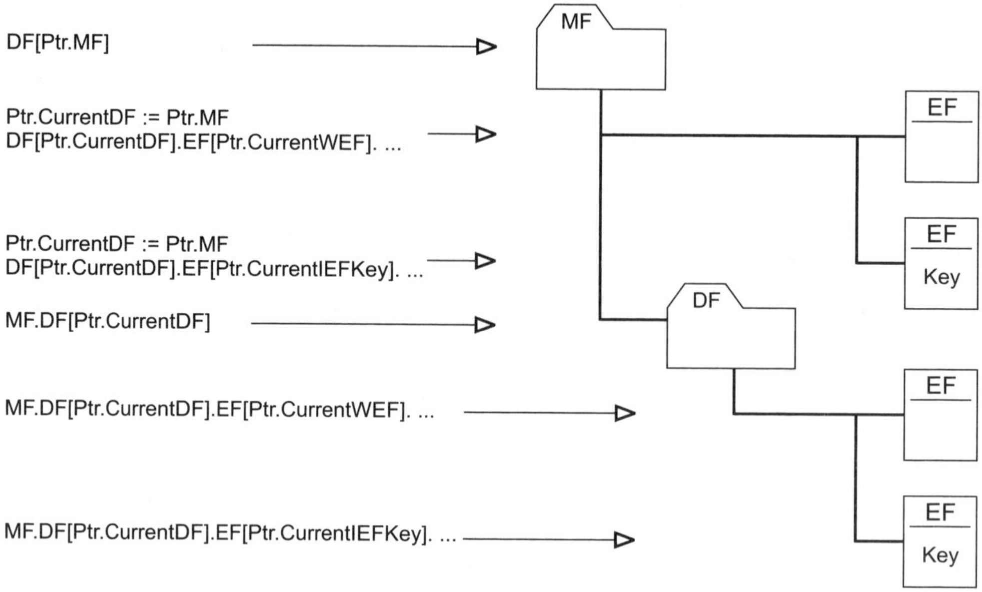

Bild 13.48 Beispiele für die Adressierung von Verzeichnissen (MF, DF) und Dateien (EF) innerhalb der von Small-OS zur Verfügung gestellten Datenstrukturen.

Tabelle 13.32 Tabelle der im Small-OS verwendeten Konstanten (ohne Konstanten für Returncodes).

Konstante	**Bedeutung**
C_Error	Konstante für allgemeinen Fehler (z. B.: bei Aufruf eines Unterprogramms)
C_InvalidPointer	Konstante für einen ungültigen Zeigerwert eines Zeigers
C_Equal	Konstante für Vergleiche ODER verglichene Objekte sind gleich
C_NotEqual	Konstante für Vergleiche ODER verglichene Objekte sind ungleich
C_Found Konstante	für Suchfunktionen ODER gesuchtes Objekt gefunden
C_NotFound	Konstante für Suchfunktionen ODER gesuchtes Objekt nicht gefunden
C_AccessDenied	Konstante für Zugriffsbedingungen, Zugriff verweigert
C_AccessAllowed	Konstante für Zugriffsbedingungen, Zugriff erlaubt
C_WriteError	Konstante für Fehler beim Schreiben von Daten (z. B.: beim Schreiben ins EEPROM)
C_EFTypeWorking	Konstante für ein EF vom Typ „working EF"
C_EFTypeInternal	Konstante für ein EF vom Typ „internal EF"
C_EFStrucLinFix	Konstante für ein EF mit der Struktur „linear fixed"
C_EFStrucTransp	Konstante für ein EF mit der Struktur „transparent"
C_CmdVERIFY	Konstante für das Kommando VERIFY
C_CmdINTAUTH	Konstante für das Kommando INTERNAL AUTHENTICATE

Tabelle 13.33 Tabelle der im Small-OS verwendeten Konstanten für Returncodes.

Konstante	Wert	Bedeutung
Process completed – Warning Processing		
C_RC_CounterX	'63Cx'	Zähler (in der Regel der Fehlbedienungszähler der PIN) wurde erhöht und hat nun den Stand „x“
Process aborted – Execution Error		
C_RC_MemoryFailure	'6581'	EEPROM-Schreibfehler
Process aborted – Checking Error		
C_RC_WrongLength	'6700'	falsche Länge
C_RC_CmdIncompFStruc	'6981'	Kommando ist inkompatibel zur Dateistruktur
C_RC_SecStateNotSatisfied	'6982'	Sicherheitszustand nicht erfüllt
C_RC_AuthMethodBlocked	'6983'	Authentisierungsmethode gesperrt
C_RC_CondOfUseNotSatisfied	'6985'	Die Bedingungen zur Benutzung des Datenelements (d. h. PIN oder Schlüssel) sind nicht erfüllt
C_RC_CmdNotAllowed	'6986'	Kommando nicht erlaubt
C_RC_FktNotSupported	'6A81'	Funktion wird nicht unterstützt
C_RC_FileNotFound	'6A82'	Datei nicht gefunden
C_RC_RecordNotFound	'6A83'	Record nicht gefunden
C_RC_LcInconsitentP1P2	'6A87'	L_c inkonsistent mit P1 oder P2
C_RC_RefDataNotFound	'6A88'	im Kommando referenzierte Daten nicht gefunden
C_RC_WrongP1P2	'6B00'	P1 oder P2 falsch
C_RC_INSNotSupported	'6D00'	Kommando wird nicht unterstützt
C_RC_CLANotSupported	'6E00'	Class wird nicht unterstützt
C_RC_FatalError	'6F00'	Konstante für Returncode: interner Fehler ohne nähere Bezeichnung
Process completed – Normal processing		
C_RC_OK	'9000'	Kommando erfolgreich ausgeführt

Tabelle 13.34 Tabelle der im Small-OS verwendeten Variablen für die Datenübertragung von und zur Chipkarte. Die aufgeführten Variablen werden typischerweise im RAM gehalten.

Variable	Bedeutung
.1 8	bitweises Lesen oder Schreiben einer Variablen (z. B.: APDU.Cmd.CLA.1 entspricht dem Bit 1 des Class-Bytes in der Kommando-APDU)
APDU.Cmd	von der Chipkarte empfangene Kommando-APDU
APDU.Cmd.CLA	Class-Byte der Kommando-APDU
APDU.Cmd.INS	Instruction Byte der Kommando-APDU
APDU.Cmd.P1	Parameter 1 der Kommando-APDU
APDU.Cmd.P2	Parameter 2 der Kommando-APDU
APDU.Cmd.Lc	Länge Kommando-Byte der Kommando-APDU (optional)
APDU.Cmd.Data [...]	Datenteil der Kommando-APDU mit der Länge 1 ... n (optional)
APDU.Cmd.Le	erwartete Länge der Antwort-APDU (optional)
APDU.Rsp	von der Chipkarte zu sendende Antwort-APDU
APDU.Rsp.Data [...]	Datenteil der Antwort-APDU mit der Länge 1 ... n (optional)
APDU.Rsp.SW1	Statuswort 1 der Antwort-APDU (Byte 1 des Returncodes)
APDU.Rsp.SW2	Statuswort 2 der Antwort-APDU (Byte 2 des Returncodes)
Returncode	Returncode := APDU.Rsp.SW1 ǁ APDU.Rsp.SW2

Tabelle 13.35 Tabelle der im Small-OS verwendeten Variablen für Dateiverwaltung und Dateizugriff. Die aufgeführten Variablen werden typischerweise im RAM gehalten.

Variable	Bedeutung
.1 8	bitweises Lesen oder Schreiben einer Variablen (z. B.: APDU.Cmd.CLA.1 entspricht dem Bit 1 des Class-Bytes in der Kommando-APDU)
Ptr.MF	Zeiger im Betriebssystem der Chipkarte, zeigt immer auf das MF
Ptr.CurrentDF	Zeiger im Betriebssystem der Chipkarte, zeigt auf das aktuell selektierte DF bzw. auf das MF
Ptr.CurrentIEF.Key	Zeiger im Betriebssystem der Chipkarte, zeigt auf das aktuelle internal EF mit den Schlüsseln im jeweils selektierten DF (EF Key)
Ptr.CurrentWEF	Zeiger im Betriebssystem der Chipkarte, zeigt auf das aktuell selektierte working EF im jeweils selektierten DF bzw. im MF
Ptr.CurrentRecord	Zeiger im Betriebssystem der Chipkarte, zeigt auf den aktuellen Record bei einem Record-orientierten EF. Der Zeiger ist bei einer Selektion einer transparenten Datei ungültig.
SecurityState.MF	erreichter Sicherheitszustand im MF
SecurityState.DF	erreichter Sicherheitszustand im aktuell selektierten DF

Tabelle 13.36 Tabelle der im Small-OS verwendeten generellen Datenstrukturen für die Dateiverwaltung. Die aufgeführten Variablen werden typischerweise im EEPROM gehalten.

Variable	Beschreibung, Inhalt und Größe
Datenstrukturen für das MF und die DFs	
DF[...].FID	File Identifier Länge: 2 Byte, Inhalt: jeweils 0...255
DF[...].DFName	DF Name (schließt den Application Identifier AID ein) Länge: 1...16 Byte; Inhalt: jeweils 0...255
DF[...].LenDFName	Länge des DF Name Länge: 1 Byte; Inhalt: 1...16
Datenstrukturen für EFs	
DF[...].EF[...]....	Dateibaum in Form einer 2-dimensionalen Matrix
DF[...].EF[...].FID File	Identifier Länge: 2 Byte; Inhalt: jeweils 0...255
DF[...].EF[...].Structure	Struktur des EFs Inhalt: Eigenschaft transparent/linear fixed
DF[...].EF[...].Type	Typ des EFs Inhalt: Eigenschaft working/internal
DF[...].EF[...].AccessCondition.Read	Zustand der Zugriffsbedingung, damit das Kommando READ auf das EF erlaubt ist. Inhalt: 0...255
DF[...].EF[...].AccessCondition.Update	Zustand der Zugriffsbedingung, damit das Kommando UPDATE auf das EF erlaubt ist. Inhalt: 0...255

Tabelle 13.37 Tabelle der im Small-OS verwendeten Datenstrukturen für die internal EF-Verwaltung zur Ablage von PINs und Schlüsseln in einem EF der Struktur „linear variable“. Die aufgeführten Variablen werden typischerweise im EEPROM gehalten.

Variable	Beschreibung, Inhalt und Größe
Datenstrukturen für EFs zur Ablage von Schlüsseln	
DF[...].EF[...].Record[x].KeyData	PIN/Schlüssel in einer Datei mit der Struktur „linear variable“ Länge: n (= ....KeySize); Inhalt: jeweils 0...255
DF[...].EF[...].Record[x].KeySize	Länge der PIN/des Schlüssels in Byte
DF[...].EF[...].Record[x].KeyNo	Nummer der PIN/des Schlüssels Inhalt bei einer PIN: 1; 2 Inhalt bei einem Schlüssel: jeweils 1...31
DF[...].EF[...].Record[x].RCntr	Fehlbedienungszähler zu einer PIN / einem Schlüssel; Inhalt: 0...15
DF[...].EF[...].Record[x].RCntrMaxValue	Maximalwert des Fehlbedienungszählers zu einer PIN/einem Schlüssel; Inhalt: 1...15
DF[...].EF[...].Record[x].KeyPurpose	Verwendung des Dateninhalts des EF Key Records (VERIFY oder INTERNAL AUTHENTICATE)
DF[...].EF[...].Record[x].EntryState	Notwendiger Zustand zur Benutzung einer PIN/eines Schlüssels; Inhalt: 0...255
DF[...].EF[...].Record[x].ResultState.OK	Zustand nach erfolgreicher Benutzung einer PIN/eines Schlüssels; Inhalt: 0...255
DF[...].EF[...].Record[x].ResultState.NOK	Zustand nach fehlgeschlagener Benutzung einer PIN/eines Schlüssels; Inhalt: 0...255

Tabelle 13.38 Tabelle der im Small-OS verwendeten Datenstrukturen für die Verwaltung der working EF mit den Strukturen „transparent" und „linear fixed". Die aufgeführten Variablen werden typischerweise im EEPROM gehalten.

Variable	Beschreibung, Inhalt und Größe
Datenstrukturen für EFs der Dateistruktur transparent	
DF[. . .].EF[. . .].TransparentData[1 . . . n]	Dateninhalt einer Datei mit der Struktur „transparent"; Länge: n (= . . . .TransparentDataSize); Inhalt: jeweils 0 . . . 255
DF[. . .].EF[. . .].TransparentDataSize	Größe des Dateninhalts einer Datei der Struktur „transparent"; Inhalt: 0 . . . 255
Datenstrukturen für EFs der Dateistruktur linear fixed	
DF[. . .].EF[. . .].Record[. . .].Data[1 . . . n]	Dateninhalt eines einzelnen Records einer Datei mit der Struktur „linear fixed" Länge: 1 . . . n (n = ...Size); Inhalt: jeweils 0 . . . 255
DF[. . .].EF[. . .].Record[. . .].Size	Länge des einzelnen Records in einer Datei mit der Struktur „linear fixed" (für alle Records gleich bei linear fixed); Inhalt: 1 . . . 255
DF[. . .].EF[. . .].NoOfRecords	Anzahl der Records in einer Datei mit der Struktur „linear fixed"; Inhalt: 1 . . . 255

13.17.7 Hauptschleife und Initialisierung von Hardware und Betriebssystem

Nach einem Reset der Chipkarte wird der Programmzähler mit der Adresse des Resetvektors geladen, und der Prozessor startet mit der Ausführung des ersten Programmkodes. Sofort wird, analog einem PC, die Hardware auf Funktionstüchtigkeit geprüft. Dies umfasst zuerst die Prüfung des RAMs und anschließend die Berechnung von mehreren Prüfsummen über ROM und EEPROM. Tritt hier ein Fehler auf, versucht die Chipkarte, einen speziellen ATR (Fehler-ATR) zu senden, und nachfolgend wartet das Betriebssystem ohne weitere Aktionen in einer Endlosschleife auf den nächsten Reset. Ob das Senden dieses speziellen ATRs gelingt, hängt vor allem vom aufgetretenen Fehler ab. Ist er schwerwiegender Natur und betrifft beispielsweise das RAM oder den Programmkode der Senderoutine, kann der ATR entweder nur noch verstümmelt oder überhaupt nicht mehr gesendet werden.

Nachdem die Chiphardware geprüft und initialisiert wurde, startet die Initialisierung des Betriebssystems. Die wesentlichen Punkte dabei sind das Einstellen der Übertragungsparameter für das T=1-Protokoll, die automatische Selektion des MF und das Setzen der Sicherheitszustände für den Dateizugriff. Kann das MF nicht gefunden werden, ist dies ein schwerwiegender Fehler, und Small-OS stellt nach dem Senden eines Fehler-ATRs alle weiteren Aktivitäten ein.

13.17.8 I/O-Manager

Die gesamte serielle Datenübertragung vom und zum Terminal wird über den I/O-Manager abgewickelt. Die Grundlage zum Senden und Empfangen der Nachrichten sind zwei hardwareabhängige Programmroutinen im Kern des Betriebssystems („Kernel_IO_SendByte",

„Kernel_IO_ReceiveByte“). Alle anderen Teile des I/O-Programmkodes sind unabhängig von der Zielhardware des Small-OS. Der ATR und das Übertragungsprotokoll T=1 werden sowohl für den Gutfall als auch für den Schlechtfall vollständig im I/O-Manager durchgeführt. Vor allem für die relativ komplizierten Abläufe des T=1-Protokolls muss deshalb ein eigener Zustandsautomat realisiert sein. In der ISO/IEC 7816-3 Amd. 1 sind anhand vieler Beispiele die Reaktionen des I/O-Managers für alle Gut- und Schlechtfälle dargestellt. Im handoptimierten Assembler programmiert, benötigt ein guter I/O-Manager mindestens ein Kilobyte Speicher, üblicherweise im ROM.

Echte I/O-Manager benutzen vorzugsweise ausschließlich das RAM als I/O-Puffer, da nur hier Schreibzugriffe mit voller CPU-Geschwindigkeit möglich sind. Allerdings gibt es mittlerweile viele Chipkarten-Betriebssysteme, deren Empfangs- und Sendepuffer größer ist als das zur Verfügung stehende RAM. In diesem Fall wird ab einem bestimmten Schwellenwert automatisch ein bestimmter Teil des EEPROMs als erweiterter Puffer für die Datenübertragung benutzt. Damit umgeht man alle Einschränkungen der Länge des I/O-Buffers, erkauft sich dies aber aufgrund der EEPROM-Schreibzeiten mit einer erheblich reduzierten effektiven Datenübertragungsgeschwindigkeit. Zudem stellt sich bei dieser Art des erweiterten I/O-Puffers die Gefahr ein, dass aufgrund der häufigen Schreibzugriffe der EEPROM-Teil des Puffers in kurzer Zeit seinen Geist aufgibt. Trotz dieser Einschränkungen ist es der einzige technisch machbare Weg, um den Datenübertragungspuffer größer als ein zur Verfügung stehendes RAM zu machen.

13.17.9 File Manager

Bei echten Chipkarten-Betriebssystemen finden aus Sicherheitsgründen alle Dateizugriffe über einen zentralen File-Manager statt. Dieser hat oftmals auch noch die Funktion, Prüfsummen über den angesprochenen Dateiheader zur Zugriffszeit zu berechnen. Als Zugeständnis an die Einfachheit wird bei der Kommandoabarbeitung von Small-OS direkt ohne Schichtentrennung und vorherige Prüfsummenberechnung auf die mehrdimensionalen Variablen des Dateibaums zugegriffen. Lediglich die Prüfung auf erlaubten Dateizugriff wird für alle Kommandos über den File-Manager durchgeführt. Den Lese- und Schreibzugriff auf Dateien mit einem vollständigen File-Manager kann man sich ähnlich vorstellen.

13.17.10 Betriebssystemkern

Alle Programmteile, die zum Kern des Betriebssystems gehören, sind unter „OS-Kernel“ zusammengefasst. Ein Großteil dieser Routinen ist entweder hardwareabhängig oder beträchtlich zeitkritisch und muss deshalb bei einer Portierung auf eine andere Hardwareplattform adaptiert werden. Die Funktionalität dieser Routinen ist jeweils durch den Namen beschrieben. Manche dieser Unterprogramme haben Einflüsse auf sicherheitstechnische Belange. So dürfen beispielsweise in einem Unterprogramm wie „Kernel_CompareByteString“ keine Laufzeitunterschiede auftreten, die abhängig vom Vergleichsergebnis sind, da dies ein möglicher Ansatzpunkt wäre, um mittels Zeitmessungen interne Ergebnisse einer PIN-Berechnung zu ermitteln. Mittlerweile wird diese Art von Angriff zwar dadurch eliminiert, dass der Fehlbedienungszähler prophylaktisch vor jedem PIN-Vergleich erhöht wird, doch noch vor einigen Jahren wäre dies ein sehr aussichtsreicher Angriff auf die PIN gewesen.

13.17.11 Kommandointerpreter

Der Kommandointerpreter bei Small-OS ist verhältnismäßig einfach aufgebaut. Er stellt dem Prinzip nach einen Verteiler dar, der abhängig von Class und Instruction einen Programmkode aufruft, in dem dann das erkannte Kommando abgearbeitet wird. Diese Realisierung hat neben dem geringen Speicherverbrauch einen weiteren wichtigen Vorteil. Es ist damit verhältnismäßig einfach, neue Kommandos in das Betriebssystem zu integrieren. Dazu müssen im Kommandointerpreter wenige Zeilen Programmkode mit der neuen Instruction mit einem entsprechenden Unterprogrammaufruf eingefügt werden. Anschließend wird das neue Kommando erkannt und je nach Bedarf ausgeführt.

Die in der Praxis gebräuchlichen Kommandointerpreter sind jedoch weitaus komplizierter aufgebaut, da sie sich einerseits im unveränderbaren ROM befinden, aber andererseits die Möglichkeit vorhanden sein muss, bei der Komplettierung des Betriebssystems noch Programmkode im EEPROM nachzuladen. Dieser nachträglich geladene Programmkode muss dann zur Laufzeit erkannt und aufgerufen werden können. Das dabei zur Anwendung kommende Prinzip ist eine im EEPROM befindliche Sprungtabelle, die dann bei der Komplettierung bei Bedarf ergänzt wird.

Eine feste Abfrage auf ein bestimmtes Class-Byte wie in diesem Kommandointerpreter ist nur bei Betriebssystemen sinnvoll, die weder Secure Messaging noch logische Kanäle unterstützen und nur eine einzige ISO/IEC7816-4-konforme Kommandoklasse unterstützen. In allen anderen Fällen wird das Class-Byte nämlich zur Kennzeichnung vorgenannter Optionen benutzt und muss nicht mehr zwangsläufig für alle Kommandos einheitlich sein.

13.17.12 Returncode Manager

Die Aufgabe des Returncode Managers ist es, anhand eines übergebenen Werts für den Returncode diesen aus einer Tabelle zu lesen und dann am Ende eines eventuell vorhandenen Datenteils im Sendepuffer anzulegen. Dafür verwendet man vor allem aus zwei Gründen einen eigenen Manager: Zuerst ist es programmiertechnisch günstiger, wenn alle Returncodes an einer Stelle zentral gesetzt werden. Damit hätte man im Falle eines Softwarefehlers beispielsweise die Möglichkeit, einen Returncode auf einfache Weise und an einem zentralen Punkt durch einen anderen Returncode zu substituieren. Dies kann manchmal durchaus erforderlich sein. Der zweite Grund zum Einsatz eines Returncode Managers ist wieder einmal der rare Speicherplatz. Es erfordert berechenbar weniger Speicher, wenn die Returncodes gesammelt jeweils nur einmal in einer Tabelle abgelegt sind, als sie an jeder benötigten Stelle im Programmkode wiederholt aufzuführen.

Tabelle 13.39 Programmkode des Small-OS: Start des Betriebssystems und Hauptschleife.

`Resetvektor:`
`CALL Initialize_Hardware`
`CALL Initialize_Operating_System`
`CALL IO_Manager_Send_ATR`
	Einsprungstelle nach einem Reset der CPU

`Main_Loop:`
`CALL IO_Manager_Receive_APDU`
`CALL Command_Interpreter`
`CALL IO_Manager_Send_APDU`
`Goto Main_Loop`
	Hauptschleife des Chipkarten-Betriebssystems

Tabelle 13.40 Programmkode des Small-OS: Routinen für die Datenübertragung zur und von der Chipkarte.

`IO_Manager`	Hardwarenahe Unterprogramme für den Datenaustausch über die serielle I/O-Leitung mit dem Terminal

`IO_Manager_Send_Error_ATR:`
 	
`...`
`Error_ATR:`
` GOTO Error_ATR`
	Unterprogramm zum Aussenden eines speziellen ATRs, der schwerwiegende Fehler der Chipkartenhardware oder des Betriebssystems anzeigt. Anschließend wird das Betriebssystem durch eine Endlosschleife angehalten.

`IO_Manager_Send_ATR:`
 	
`...`
`RETURN`
	Unterprogramm, das alle Parameter des Übertragungsprotokolls in einem ATR-String kodiert und diesen aussendet. Verwendet die `Kernel_IO_SendByte`-Routine des Betriebssystemkerns.

`IO_Manager_Send_APDU:`
 	
`...`
`RETURN`
	Unterprogramm, das eine im I/O-Puffer bereitgestellte APDU entsprechend den gewählten Übertragungsparametern in eine TPDU umwandelt und dann über die serielle I/O-Leitung zum Terminal sendet. Bei der Datenübertragung werden, wenn nötig, die Mechanismen zur Korrektur von Übertragungsfehlern angewandt. Verwendet die `Kernel_IO_SendByte`-Routine des Betriebssystemkerns.

`IO_Manager_Receive_APDU:`
 	
` ...`
` APDU.Cmd := vom Terminal empfangene _`
` und konvertierte TPDU`
` ...`
`RETURN`
	Unterprogramm, das über die serielle I/O-Leitung entsprechend den gewählten Übertragungsparametern eine TPDU vom Terminal empfängt, in eine APDU umwandelt und dann im I/O-Puffer ablegt. Bei der Datenübertragung werden, wenn nötig, die Mechanismen zur Korrektur von Übertragungsfehlern angewandt. Verwendet die `Kernel_IO_Receive Byte`-Routine des Betriebssystemkerns.

`IO_Manager_Set_Transmission_Parameter:`
 	
` ...`
` setze Clock Rate Conversion`
` Factor auf 372`
` setze Convention`
` setze Länge des Sendepuffers`
` setze Länge des Empfangspuffers`
` ...`
`RETURN`
	Unterprogramm, das die Parameter für die serielle Datenübertragung setzt.

Tabelle 13.41 Programmkode des Small-OS: Initialisierung der Mikrocontroller-Hardware und des Chipkarten-Betriebssystems.

`Initialize_Hardware:`	Unterprogramm für die Initialisierung der Chipkarten-Hardware
`CALL Kernel_CheckRAM`	Prüfe das RAM auf Funktionsfähigkeit.
`IF STATUS(Kernel_CheckRAM = _ _ C_Error) THEN ( _ GOTO IO_Manager_Send_Error_ATR)`	
`CALL Kernel_DeleteRAM`	Setze das gesamte RAM auf den Wert '00', um nach jedem Reset einen definierten Anfangszustand zu erreichen. Als beabsichtigter Nebeneffekt werden damit alle Variablen im RAM initialisiert.
`IF STATUS(Kernel_DeleteRAM = _ _ C_Error) THEN ( _ GOTO IO_Manager_Send_Error_ATR)`	
`CALL Kernel_Check_EDC_ROM`	Prüfe an verschiedenen Stellen Fehlererkennungskodes (EDC) im ROM.
`IF STATUS(Kernel_Check_EDC_ROM = _ _ C_Error) THEN ( _ GOTO IO_Manager_Send_Error_ATR)`	
`CALL Kernel_Check_EDC_EEPROM`	Prüfe an verschiedenen Stellen Fehlererkennungskodes (EDC) im EEPROM.
`IF STATUS(Kernel_Check_EDC_EEPROM = _ _ C_Error) THEN ( _ _ GOTO IO_Manager_Send_Error_ATR)`	
`RETURN`	
`Initialize_Operating_System:`	Unterprogramm für die Initialisierung des Chipkarten-Betriebssystems
`CALL IO_Manager_Set_Transmission_Parameter`	
`CALL SELECT_FILE_MF`	
`IF STATUS(SELECT_FILE_MF = _ _ C_Error) THEN ( _ GOTO IO_Manager_Send_Error_ATR)`	
`SecurityState.MF := 0`	
`SecurityState.DF := 0`	
`RETURN`	

Tabelle 13.42 Programmkode des Small-OS: Hardware-abhängige Routinen des Betriebssystemkerns.

`Kernel_Check_EDC_x: ... RETURN`	Hardware-nahe Unterprogramme des Betriebssystemkerns
`Kernel_x: ... RETURN`	Hardware-nahe Unterprogramme des Betriebssystemkerns
`Kernel_DES_x: ... RETURN`	Unterprogramme des Betriebssystemkerns, für Ver- und Entschlüsselung mittels DES. x ·Encrypt, Decrypt
`Kernel_IO_x: ... RETURN`	Unterprogramme des Betriebssystemkerns, für das Senden und Empfangen eines einzelnen Bytes über die serielle Schnittstelle des Mikrocontrollers. x ·SendByte, ReceiveByte

Tabelle 13.43 Programmkode des Small-OS: Kommandointerpreter.

`Command_Interpreter:`	Kommandointerpreter und Verteiler an den Programmkode für die jeweiligen Kommandos.

`IF APDU.Cmd.CLA <> '00' THEN (`
`Returncode := C_RC_CLANotSupported`
`GOTO Command_Interpreter_Exit)`
	Falls das Class-Byte ungleich der Class für ISO/IEC 7816-4-Kommandos ist, brich die weitere Kommandobearbeitung ab und setze den entsprechenden Returncode.

`IF APDU.Cmd.INS = 'A4' THEN (`
`CALL SELECT_FILE`
`GOTO Command_Interpreter_Exit)`
	Falls das Kommando SELECT zur Chipkarte gesendet wurde, rufe das entsprechende Unterprogramm auf.

`IF APDU.Cmd.INS = 'B0' THEN (`
`CALL READ_BINARY`
`GOTO Command_Interpreter_Exit)`
	Falls das Kommando READ BINARY zur Chipkarte gesendet wurde, rufe das entsprechende Unterprogramm auf.

`IF APDU.Cmd.INS = 'D6' THEN (`
`CALL UPDATE_BINARY`
`GOTO Command_Interpreter_Exit)`
	Falls das Kommando UPDATE BINARY zur Chipkarte gesendet wurde, rufe das entsprechende Unterprogramm auf.

`IF APDU.Cmd.INS = 'B2' THEN (`
`CALL READ_RECORD`
`GOTO Command_Interpreter_Exit)`
	Falls das Kommando READ RECORD zur Chipkarte gesendet wurde, rufe das entsprechende Unterprogramm auf.

`IF APDU.Cmd.INS = 'DC' THEN (`
`CALL UPDATE_RECORD`
`GOTO Command_Interpreter_Exit)`
	Falls das Kommando UPDATE RECORD zur Chipkarte gesendet wurde, rufe das entsprechende Unterprogramm auf.

`IF APDU.Cmd.INS = '20' THEN (`
`CALL VERIFY`
`GOTO Command_Interpreter_Exit)`
	Falls das Kommando VERIFY zur Chipkarte gesendet wurde, rufe das entsprechende Unterprogramm auf.

`IF APDU.Cmd.INS = '88' THEN (`
`CALL INTERNAL_AUTHENTICATE`
`GOTO Command_Interpreter_Exit)`
	Falls das Kommando INTERNAL AUTHENTICATE zur Chipkarte gesendet wurde, rufe das entsprechende Unterprogramm auf.

`Returncode := C_RC_INSNotSupported`	Das an die Chipkarte übergebene Kommando wird nicht unterstützt.
`Command_Interpreter_Exit:`	Kommandointerpreter und Verteiler an den Programmkode für die jeweiligen Kommandos.
`CALL Returncode_Manager`	Setze im I/O-Puffer den vom Programmkode des Kommandos festgelegten Returncode.
`RETURN`	

Tabelle 13.44 Programmkode des Small-OS: Returncode Manager und File Manager.

`Returncode_Manager:`
`...`
`RETURN`
	Manager zum Setzen der Returncodes.
	Setzt Returncode anhand des übergebenen Wertes in Returncode und einer Tabelle.

`File_Manager_CheckACRead:`	Dateimanager für die Prüfung der Dateizugriffsbedingung „Read".
`Status := C_AccessDenied`	Setze die Variable für den Zugriffsstatus auf den Ausgangswert. Prüfe, ob der Sicherheitszustand erreicht ist, damit aus dem selektierten EF mit READ BINARY oder READ RECORD gelesen werden darf. Es muss abhängig vom aktuell selektierten Verzeichnis (d. h. MF oder DF) der Sicherheitszustand erreicht sein.

`IF Ptr.CurrentDF = Ptr.MF THEN (`
`// MF ist selektiert`
`IF .EF[Ptr.CurrentWEF].AccessCondition.Read = _`
`SecurityState.MF THEN ( _`
`Status := C_AccessAllowed))`
`ELSE (`
`// DF ist selektiert`
`IF.EF[Ptr.CurrentWEF].AccessCondition.Read = _`
`SecurityState.DF THEN ( _`
`Status := C_AccessAllowed))`
`RETURN`	

`File_Manager_CheckACUpdate:`	Dateimanager für die Prüfung der Dateizugriffsbedingung „Update".
`Status := C_AccessDenied`	Setze die Variable für den Zugriffsstatus auf den Ausgangswert. Prüfe, ob der Sicherheitszustand erreicht ist, damit aus dem selektierten EF mit UPDATE BINARY oder UPDATE RECORD geschrieben werden darf. Es muss abhängig vom aktuell selektierten Verzeichnis (d. h. MF oder DF) der Sicherheitszustand erreicht sein.

`IF Ptr.CurrentDF = Ptr.MF THEN (`
`// MF ist selektiert`
`IF .EF[Ptr.CurrentWEF].AccessCondition.Update = _`
`SecurityState.MF THEN ( _`
`Status := C_AccessAllowed))`
`ELSE (`
`// DF ist selektiert`
`IF.EF[Ptr.CurrentWEF].AccessCondition.Update = _`
`SecurityState.DF THEN ( _`
`Status := C_AccessAllowed))`
`RETURN`	

13.17.13 Aufbau des Programmkodes eines Kommandos

Eine Beschreibung der grundlegenden Funktionalität von Chipkarten-Kommandos befindet sich in Kapitel 11 auf Seite 383. Der Programmkode für die Kommandoabarbeitung ist in seiner Struktur immer dreigeteilt und untereinander durch dünne Linien abgetrennt. Zu dem Kommando gehörende Unterprogramme sind durch dicke Linien vom eigentlichen Programmkode separiert. Im ersten Funktionsblock wird der Kommando-Header (d. h. CLA, INS, P1, P2) so weit als zu diesem Zeitpunkt möglich untersucht. Dabei wird dem in der Informatik weithin bekannten Paradigma Rechnung getragen, dass Daten so früh wie möglich auf Konsistenz und Bereiche abzuprüfen sind.

Anschließend werden die grundlegenden Voraussetzungen zur Ausführung des Kommandos kontrolliert. Hier findet dann beispielsweise die Überwachung der Dateistruktur oder der Zugriffsbedingungen auf die Datei statt. Sind alle diese Prüfungen ohne Zurückweisung durchlaufen, findet die tatsächliche Kommandoausführung statt. Vom Kodeumfang her ist diese meist sehr kurz. Am Schluss wird dann der Returncode für ein erfolgreich ausgeführtes Kommando gesetzt und über Kommandointerpreter und Returncode-Manager zum I/O-Manager gesprungen. Dieser sendet das Ergebnis der Kommandoabarbeitung und wartet anschließend auf ein neues Kommando.

Tritt bei irgendeiner Prüfung im Pseudokode ein Fehler auf, wird sogleich der dazugehörige Returncode gesetzt und auf den zentralen Ausgang des betreffenden Unterprogramms verzweigt.

13.17.14 Befehlssatz

Alle sieben im Folgenden aufgeführten Kommandos entsprechen in Kodierung und Aufbau der ISO/IEC 7816-4. Aufgrund der Freiheiten in der Implementierung, die eine Norm naturgemäß lässt, ist es jedoch notwendig, jedes Kommando zusätzlich zur Referenz auf die Norm im Detail noch einmal zu spezifizieren. Die folgenden Zeilen sind deshalb die Spezifikation aller Kommandos von Small-OS. Sie sind relativ kurz und formal gehalten und stellen deshalb nur das Wesentliche dar.

13.17.14.1 Kommando SELECT

Das Kommando SELECT wird benutzt, um eine Datei (MF, DF, EF) auszuwählen. Dazu ist im Regelfall der 2 Byte lange FID (*file identifier*) notwendig. In der ISO/IEC 7816-4 ist darüber hinaus vorgesehen, dass DFs auch mit dem DF Namen, der einen AID (*application identifier*) enthalten kann, ausgewählt werden können. Der AID darf bei Small-OS nur als Ganzes übergeben werden. Im Sonderfalle des MFs benötigt man zur Auswahl keine FID, sondern nur die entsprechende Option im Kommando. Das MF ist nach einem Reset der Chipkarte automatisch selektiert und kann innerhalb der Sitzung auch von jedem anderen Verzeichnis aus selektiert werden.

SELECT fällt bei direkter Selektion des MFs unter Case 1, was bedeutet, dass weder bei der Kommando-APDU noch bei der Antwort-APDU ein Datenteil vorhanden ist. Bei der Selektion mittels FID oder DF Name fällt SELECT unter Case 3, d. h. es ist in der Kommando-APDU ein Datenteil vorhanden, jedoch nicht in der Antwort-APDU.

Der Sicherheitszustand nach dem Reset ist im MF auf den Grundzustand „0" gesetzt. Die Selektion eines DF hat keine Auswirkungen auf den Sicherheitszustand im MF, im selektierten DF wird er aber automatisch auf den Grundzustand „0" gesetzt. Bei der Selektion eines EFs der Struktur „linear fixed" wird der Record-Zeiger in den Zustand „ungültig" gesetzt.

Die Reihenfolge, ob bei der Selektion mit FID zuerst ein DF oder ein EF gesucht wird, ist durch keine Norm festgelegt. Allerdings ist sie in bestimmten Fällen von erheblicher Bedeutung. Ist beispielsweise das MF selektiert, und es existiert sowohl ein DF als auch ein EF mit gleicher FID, hängt es nur von der Suchroutine ab, ob das EF unter Umständen nie selektiert werden kann. Deshalb wurde bei der Implementierung von Small-OS die Reihenfolge in der

Suchroutine so gewählt, dass bei der Selektion mit FID immer zunächst in der Liste der EFs gesucht wird und erst dann in der Liste der DFs. Ein DF kann im Konfliktfall immer via DF Name selektiert werden, so dass die Benutzung des FIDs hier nicht zwangsläufig notwendig ist.

Tabelle 13.45 Small-OS: Kodierung des Case-1-Kommandos SELECT bei der Option „Direkte Selektion des MF".

Datenelement	Kodierung	Bemerkung
CLA	'00'	—
INS	'A4'	—
P1	'00'	—
P2	'00'	—

Tabelle 13.46 Small-OS: Kodierung des Case-3-Kommandos SELECT bei der Option „Selektion einer Datei mit dem FID".

Datenelement	Kodierung	Bemerkung
CLA	'00'	—
INS	'A4'	—
P1	'00'	—
P2	'00'	—
L_c	2	—
DATA	FID	Angabe des 2 Byte langen FID für MF, DF oder EF

Tabelle 13.47 Small-OS: Kodierung des Case-3-Kommandos SELECT bei der Option „Selektion eines DFs mit DF Name".

Datenelement	Kodierung	Bemerkung
CLA	'00'	—
INS	'A4'	—
P1	'04'	—
P2	'00'	—
L_c	1 ... 16	—
DATA	DF Name	Angabe des 1 bis 16 Byte langen DF Name, der den AID der zu selektierenden Anwendung enthalten kann.

Tabelle 13.48 Small-OS: Kodierung der Antwort auf das Kommando SELECT.

Datenelement	Kodierung	Bemerkung
SW1 || SW2	'9000'	Returncode für den Fall des korrekt ausgeführten Kommandos

Tabelle 13.49 Programmkode des Small-OS: Kommando SELECT nach ISO 7816-4.

`SELECT_FILE:`	Kommando nach ISO/IEC 7816-4 mit Erweiterungen.
`IF APDU.Cmd.P1 = '00' THEN (`	Falls P1 = '00', handelt es sich entweder um die Kommandooption der direkten Selektion des MFs oder um die Selektion einer Datei mittels des 2 Byte langen FID.
`IF ((APDU.Cmd.P2 = '00') AND _` `(Length(APDU.Cmd) = 4)) THEN (`	Falls P2 = '00' und nur der 4 Byte lange Kommando-Header übergeben wurde, handelt es sich um die direkte Selektion des MFs. Prüfe, ob das Kommando als Case-1-Kommando gesendet wurde. Ist dies nicht der Fall, setze den entsprechenden Returncode, und brich die Kommandobearbeitung ab.

`IF LENGTH (APDU.Cmd) < 4 THEN (`
`Returncode := C_RC_WrongLength`
`RETURN)`
`CALL SELECT_FILE_MF`
`RETURN)`	

`IF APDU.Cmd.Lc = '02' THEN (`	Falls 2 Byte Daten übergeben wurden, soll eine Datei mit dem 2 Byte langen FID selektiert werden. Prüfe, ob das Kommando als Case-3-Kommando gesendet wurde. Ist dies nicht der Fall, setze den entsprechenden Returncode, brich die Kommandobearbeitung ab. Bei einer Selektion des MFs (mit FID = '3F00') wird diese unmittelbar ausgeführt. Bei einer anderen Datei (DF oder EF) wird die Selektion über eine Suchroutine mit dem übergebenen FID als Suchwert ausgeführt.

`IF LENGTH (APDU.Cmd) < 6 THEN (`
`Returncode := C_RC_WrongLength`
`RETURN)`
`IF APDU.Cmd.Data[1 ... 2] = '3F00' _`
`THEN (CALL SELECT_FILE_MF`
`RETURN)`
`ELSE (CALL SELECT_FILE_FID`
`RETURN)))`	

`IF APDU.Cmd.P1 = 0000 0100 THEN (`	Prüfe, ob ein DF mit dem DF Name selektiert werden soll. Prüfe, ob das Kommando als Case-3-Kommando gesendet wurde. Ist dies nicht der Fall, setze den entsprechenden Returncode, und brich die Kommandobearbeitung ab. Prüfe, ob der dazugehörige Datenteil zwischen 1 und 16 Bytes lang ist.

`IF LENGTH (APDU.Cmd) < 5 THEN (`
`Returncode := C_RC_WrongLength`
`RETURN)`
`IF ((APDU.Cmd.Lc < 1) OR _`
`(APDU.Cmd.Lc > 16)) THEN (`
`Returncode := C_RC_LcInconsitentP1P2`
`RETURN)`
`CALL SELECT_FILE_DFName)`
`RETURN`	

`SELECT_FILE_MF:` `SEARCH (MF im Dateibaum)`	Unterprogramm für die Selektion des MF Falls das MF im Dateibaum nicht gefunden werden konnte, brich mit internem Betriebssystemfehler ab.

`IF STATUS(SEARCH = C_NotFound) THEN (`
`// MF im Dateibaum nicht gefunden`
`Returncode := C_RC_FatalError`
`RETURN)`	

`// MF im Dateibaum gefunden` `Ptr.CurrentDF := ermittelte MF-Adresse`	Setze den Zeiger des aktuellen DFs auf das gefundene MF.

`SEARCH (EF Key im MF)`
`IF STATUS(SEARCH) = C_Found THEN (`
`Ptr.CurrentIEF.Key := _`
	Suche ein EF Key, und setze beim Vorhandensein den entsprechenden Zeiger.

Tabelle 13.49 (Fortsetzung): Programmkode des Small-OS: Kommando SELECT nach ISO 7816-4.

`ermittelte EF Key-Adresse)`
`ELSE (Ptr.CurrentIEF.Key := C_InvalidPointer)`
`Ptr.CurrentWEF := C_InvalidPointer`
`Ptr.CurrentRecord := C_InvalidPointer`
`SecurityState.MF := 0`
`SecurityState.DF := 0`
`Returncode := C_RC_OK`
`RETURN`
	Kennzeichne den Zeiger für das aktuelle EF und den Zeiger auf dem aktuellen Record als ungültig. Setze die Sicherheitszustände für MF und DF auf den Ausgangswert.

`SELECT_FILE_FID:`	Unterprogramm für die Selektion eines DF oder EF mit dem FID

`SEARCH (EF mit FID in dem aktuell selektiertem DF)`
`IF STATUS(SEARCH) = C_Found THEN (`
`Ptr.CurrentWEF := ermittelte EF Adresse`
`Ptr.CurrentRecord := C_InvalidPointer`
`Returncode := C_RC_OK`
`RETURN)`
	Suche im aktuellen DF nach einem EF mit der übergebenen FID. Falls ein EF gefunden werden konnte, setze den Zeiger des aktuellen EFs.

`// EF mit der übergebenen FID nicht gefunden`
`SEARCH (DF mit FID)`
`IF STATUS(SEARCH) = C_Found THEN (`
`Ptr.CurrentDF := ermittelte DF-Adresse`
`SEARCH (EF Key im aktuellen DF)`
`IF STATUS(SEARCH) = C_Found) THEN (`
`Ptr.CurrentIEF.Key := ermittelte _ EF Key-Adresse)`
	Konnte das EF nicht gefunden werden, suche nach einem DF mit der übergebenen FID. Falls ein DF gefunden werden konnte, setze den Zeiger des aktuellen DFs darauf. Suche dann ein EF Key, und setze beim Vorhandensein den entsprechenden Zeiger.

`ELSE (Ptr.CurrentIEF.Key := _ C_InvalidPointer)`
`Ptr.CurrentWEF := C_InvalidPointer`
`Ptr.CurrentRecord := C_InvalidPointer`
`SecurityState.DF := 0`
`Returncode := C_RC_OK`
`RETURN))`
	Kennzeichne den Zeiger für das aktuelle EF und den Zeiger auf dem aktuellen Record als ungültig. Setze den Sicherheitszustand für das DF auf den Ausgangswert.

`// weder EF noch DF mit der übergebenen FID gefunden`
`Returncode := C_RC_FileNotFound`
`RETURN`
	Konnte keine passende Datei gefunden werden, setze einen entsprechenden Returncode.

`SELECT_FILE_DFName:`	Unterprogramm für die Selektion eines DF mit dem DF Name

`SEARCH (DF mit DF Name)`
`IF STATUS(SEARCH) = C_NotFound THEN (`
`Returncode := C_RC_FileNotFound`
`RETURN)`
`ELSE (Ptr.CurrentDF := ermittelte _ DF-Adresse)`
`SEARCH (EF Key im aktuellen DF)`
`IF STATUS(SEARCH) = C_Found) THEN (`
`Ptr.CurrentIEF.Key := ermittelte _ EF Key-Adresse)`
`ELSE (Ptr.CurrentIEF.Key := _ C_InvalidPointer)`
	Setze den Zeiger auf das aktuelle DF auf das im Dateibaum gefundene DF. Suche dann das im aktuellen DF relevante EF Key, und setze bei Vorhandensein den entsprechenden Zeiger darauf.

Tabelle 13.49 (Fortsetzung): Programmkode des Small-OS: Kommando SELECT nach ISO 7816-4.

`Ptr.CurrentWEF := C_InvalidPointer`	Kennzeichne den Zeiger für das aktuelle EF und den Zeiger auf dem aktuellen Record als ungültig. Setze den Sicherheitszustand für das DF auf den Ausgangswert.

`Ptr.CurrentRecord := C_InvalidPointer`
`SecurityState.DF := 0`
`Returncode := C_RC_OK`
`RETURN`	

13.17.14.2 Kommando READ BINARY

Mit dem Kommando READ BINARY können aus einem EF mit der Struktur „transparent“ Daten ab einem zu übergebenden 15 Bit großen Offset gelesen werden. READ BINARY fällt unter Case 2, d. h. bei der Kommando-APDU ist kein Datenteil vorhanden, bei der Antwort-APDU aber schon.

Alle Längenangaben müssen ein Vielfaches von einem Byte sein. Die maximale Länge der zu lesenden Daten ist auf die maximale Dateigröße eines transparenten EFs von 255 Byte beschränkt. Wird als Länge der Wert null übergeben, so werden ab dem übergebenen Offset alle Daten bis zum Ende der Datei gelesen. Die implizite Selektion von EFs mittels Short-FID ist hier aus Vereinfachungsgründen nicht realisiert.

Um Daten aus einem EF mit diesem Kommando zu lesen, muss die dazugehörige Zugriffsbedingung erfüllt sein, sonst wird das Kommando mit einer entsprechenden Fehlermeldung abgewiesen.

Tabelle 13.50 Small-OS: Kodierung des Case-2-Kommandos READ BINARY.

Datenelement	Kodierung	Bemerkung
CLA	'00'	—
INS	'B0'	—
P1	0XXX XXXX	Angabe der höherwertigen 7 Bit des Offsets zu dem zu lesenden Datenteil. (Offset := XXX XXXX ll Y)
P2	Y	Angabe des niederwertigen Bytes des Offsets zu dem zu lesenden Datenteil.
L_e	Z	Z = 0: Lese alle Bytes bis zum Ende der Datei. Z > 0: Z ist die Anzahl der zu lesenden Bytes.

Tabelle 13.51 Small-OS: Kodierung der Antwort auf das Kommando READ BINARY.

Datenelement	Kodierung	Bemerkung
DATA	...	Falls das Kommando korrekt ausgeführt wurde, befinden sich in diesem Datenelement die mit dem Kommando angeforderten Daten.
SW1 || SW2	'9000'	Returncode für den Fall des korrekt ausgeführten Kommandos

Tabelle 13.52 Programmkode des Small-OS: Kommando READ BINARY nach ISO 7816-4.

READ_BINARY:	Kommando nach ISO/IEC 7816-4
IF LENGTH (APDU.Cmd) < 5 THEN (Returncode := C_RC_WrongLength RETURN)	Prüfe, ob das Kommando als Case-2-Kommando gesendet wurde. Ist dies nicht der Fall, setze den entsprechenden Returncode, und brich die Kommandobearbeitung ab.
IF APDU.Cmd.P1.b8 = 1 THEN (Returncode := C_RC_FktNotSupported GOTO READ_BINARY_Exit)	Prüfe, ob ein EF mit Short-FID selektiert werden soll.
IF Ptr.CurrentWEF = C_InvalidPointer _ THEN (Returncode := C_RC_CmdNotAllowed GOTO READ_BINARY_Exit)	Prüfe, ob bereits ein EF selektiert ist. Falls nein, dann Abbruch des Kommandos.
WITH DF[Ptr.CurrentDF].	Setze einen Teil des Dateibaums als Referenz für dieses Kommando.
IF .EF[Ptr.CurrentWEF].Structure = C_EFStrucTransparent THEN (Returncode := C_RC_CmdIncompFStruc GOTO READ_BINARY_Exit)	Prüfe, ob das selektierte EF die Dateistruktur „transparent" hat.
FileOffset := (APDU.Cmd.P1 * 256) _ + APDU.Cmd.P2 DataLenToRead := 0	Berechne Offset zu den gewünschten Daten in der Datei, und initialisiere die Variable für die Anzahl der zu lesenden Daten.
IF Status(File_Manager_CheckACRead) = _ C_AccessDenied) THEN (Returncode := C_RC_SecStateNotSatisfied GOTO READ_BINARY_Exit)	Prüfe, ob der Sicherheitszustand erreicht ist, damit aus dem selektierten EF mit READ BINARY gelesen werden darf.
IF APDU.Cmd.Le = '00' THEN (DataLenToRead := .EF[Ptr.CurrentWEF]. _ TransparentDataSize - FileOffset) ELSE (DataLenToRead := APDU.Cmd.Le)	Prüfe, ob alle verfügbaren Daten ausgelesen werden sollen (d. h. L_e = '00') oder nur eine bestimmte Anzahl Daten.
IF .EF[Ptr.CurrentWEF].TransparentDataSize _ < FileOffset THEN (Returncode := C_RC_WrongP1P2 GOTO READ_BINARY_Exit)	Prüfe, ob der angeforderte Offset zur Dateigröße passt.
IF .EF[Ptr.CurrentWEF].TransparentDataSize < (FileOffset + DataLenToRead) THEN (Returncode := C_RC_WrongP1P2 GOTO READ_BINARY_Exit)	Prüfe, ob gewählter Offset und angeforderte Datenlänge (= L_e) zur Dateigröße passen.

CALL Kernel_CopyByteString
//Von: .EF[Ptr.CurrentWEF].TransparentData[x ... y]
//x=FileOffset; y=(FileOffset+DataLenToRead)
//Nach: APDU.Rsp.Data[1 ... DataLenToRead]
	Kopiere die angeforderten Daten von der Datei in den I/O-Sendepuffer.

Returncode := C_RC_OK	Das Kommando wurde fehlerfrei abgearbeitet, da in allen anderen Fällen der Fehleraussprung benutzt wurde.
READ_BINARY_Exit: END WITH RETURN	

13.17.14.3 Kommando UPDATE BINARY

Mit dem Kommando UPDATE BINARY können in ein EF mit der Struktur „transparent" Daten ab einem zu übergebenden 15 Bit großen Offset geschrieben werden. UPDATE BINARY fällt unter Case 3, was bedeutet, dass bei der Kommando-APDU ein Datenteil vorhanden ist, doch nicht bei der Antwort-APDU.

Alle Längenangaben müssen ein Vielfaches von einem Byte sein. Die maximale Länge der zu schreibenden Daten ist auf die maximale Dateigröße eines transparenten EFs von 255 Byte beschränkt. Die implizite Selektion von EFs mittels Short-FID ist hier aus Vereinfachungsgründen nicht realisiert.

Um Daten in ein EF mit diesem Kommando zu schreiben, muss die dazugehörige Zugriffsbedingung erfüllt sein, sonst wird das Kommando mit einer entsprechenden Fehlermeldung abgewiesen.

Tabelle 13.53 Small-OS: Kodierung des Case-3-Kommandos UPDATE BINARY.

Datenelement	Kodierung	Bemerkung
CLA	'00'	—
INS	'D6'	—
P1	0XXX XXXX	Angabe der höherwertigen 7 Bit des Offsets zu dem zu schreibenden Datenteil. (Offset := XXX XXXX ‖ Y)
P2	Y	Angabe des niederwertigen Bytes des Offsets zu dem zu schreibenden Datenteil.
L_c	...	Anzahl der zu schreibenden Bytes.
DATA	...	Die zu schreibenden Bytes.

Tabelle 13.54 Small-OS: Kodierung der Antwort auf das Kommando UPDATE RECORD.

Datenelement	Kodierung	Bemerkung
SW1 ‖ SW2	'9000'	Returncode für den Fall des korrekt ausgeführten Kommandos.

Tabelle 13.55 Programmkode des Small-OS: Kommando UPDATE BINARY nach ISO 7816-4.

`UPDATE_BINARY:`	Kommando nach ISO/IEC 7816-4

`IF LENGTH (APDU.Cmd) < 6 THEN (`
`Returncode := C_RC_WrongLength`
`RETURN)`
	Prüfe, ob das Kommando als Case-3-Kommando gesendet wurde. Ist dies nicht der Fall, setze den entsprechenden Returncode, und brich die Kommandobearbeitung ab.

`IF APDU.Cmd.P1.b8 = 1 THEN (`
`Returncode := C_RC_FktNotSupported`
`GOTO UPDATE_BINARY_Exit)`
	Prüfe, ob ein EF mit Short-FID selektiert werden soll (d. h. das höherwertigste Bit (msb) von P1 ist gesetzt).

`IF Ptr.CurrentWEF = C_InvalidPointer _`
`THEN (Returncode := C_RC_CmdNotAllowed`
`GOTO UPDATE_BINARY_Exit)`
	Prüfe, ob bereits ein EF selektiert ist. Falls nein, Abbruch des Kommandos.

`WITH DF[Ptr.CurrentDF].`	Setze einen Teil des Dateibaums als Referenz für dieses Kommando.

`IF .EF[Ptr.CurrentWEF].Structure <> _`
`C_EFStrucTransparent THEN (`
`Returncode := C_RC_CmdIncompFStruc`
`GOTO UPDATE_BINARY_Exit)`
	Prüfe, ob das selektierte EF die Dateistruktur „transparent“ hat.

`FileOffset:=(APDU.Cmd.P1*256)+APDU.Cmd.P2`	Berechne Offset zu den Daten in der Datei.

Tabelle 13.55 (Fortsetzung): Programmkode des Small-OS: Kommando UPDATE BINARY nach ISO 7816-4.

`IF Status(File_Manager_CheckACUpdate) = _`
 	
`C_AccessDenied) THEN (`
`  Returncode := C_RC_SecStateNotSatisfied`
`GOTO UPDATE_BINARY_Exit)`
	Prüfe, ob der Sicherheitszustand erreicht ist, damit in das selektierte EF mit UPDATE BINARY geschrieben werden kann.

`IF .EF[Ptr.CurrentWEF].TransparentDataSize)< _`
`(FileOffset + APDU.Cmd.Lc) THEN (`
`  Returncode := C_RC_WrongP1P2`
`  GOTO UPDATE_BINARY_Exit)`
	Prüfe, ob gewählter Offset und angeforderte Datenlänge (= Lc) zur Dateigröße passen.

`CALL Kernel_CopyByteString`
 	
`// Von: APDU.Cmd.Data[1 ... APDU.Cmd.Lc]`
`// Nach: .EF[Ptr.CurrentWEF]. _`
`   TransparentData[x ... y]`
`// x=FileOffset; y=(FileOffset+APDU.Cmd.Lc)`
`IF Status(Kernel_CopyByteString)= _`
`C_WriteError THEN (`
`  Returncode := C_RC_MemoryFailure`
`  GOTO UPDATE_BINARY_Exit)`
	Kopiere die übergebenen Daten vom I/O-Empfangspuffer in die Datei. Falls dabei ein Fehler auftritt, brich ab, und melde dies dem Terminal.

`Returncode := C_RC_OK`	Das Kommando wurde fehlerfrei abgearbeitet, da in allen anderen Fällen der Fehleraussprung benutzt wurde.

`UPDATE_BINARY_Exit:`
`END WITH`
`RETURN`	

13.17.14.4 Kommando READ RECORD

Mit dem Kommando READ RECORD kann aus einem EF mit der Struktur „linear fixed" ein Record gelesen werden. Die maximale Länge der zu lesenden Daten ist auf die maximale Recordgröße von 255 Byte beschränkt. Die Längenangabe muss entweder der Länge des adressierten Records entsprechen oder null betragen. Bei Länge null wird automatisch der gesamte Record ausgelesen. Alle Längenangaben müssen ein Vielfaches von einem Byte sein. Die implizite Selektion von EFs mittels Short-FID ist hier aus Vereinfachungsgründen nicht realisiert. READ RECORD fällt unter Case 2, d. h. bei der Kommando-APDU ist kein Datenteil vorhanden, bei der Antwort-APDU jedoch schon.

Ein Record in einem EF der Struktur „linear fixed" kann auf drei unterschiedliche Arten adressiert werden. In Kommando READ RECORD kann die Nummer des gewünschten Records direkt übergeben werden. Ist dieser Record in der Datei vorhanden, dann erhält man den Inhalt in den Antwortdaten zurück, andernfalls eine entsprechende Fehlermeldung. Dieser Zugriff beeinflusst den Record-Zeiger nicht. Er kann nur mit den Kommandooptionen „first", „last", „next" und „previous" verändert werden und ist direkt nach der Neuselektion des EFs auf ungültig gesetzt. Wird bei einem als ungültig gekennzeichneten Record-Zeiger die Option „next" oder „previous" gewählt, wird der Record-Zeiger automatisch auf den ersten bzw. letzten Record in der Datei gesetzt. Somit ist es beispielsweise möglich, ohne zusätzliche Kommandos direkt nach der Selektion eines EFs durch wiederholtes Senden eines READ RECORD-Kommandos mit der Option „next" alle Records nacheinander auszulesen. Die dritte Art des Zugriffs ist die Benutzung der Option „current“. Damit wird der Record gelesen, den der Record-Zeiger aktuell indiziert. Ist der Record-Zeiger ungültig, so wird das Kommando mit einer entsprechenden Fehlermeldung abgebrochen.

Um Daten aus einem EF mit diesem Kommando zu lesen, muss die dazugehörige Zugriffsbedingung erfüllt sein, sonst wird das Kommando mit einer entsprechenden Fehlermeldung abgewiesen. Der im Gutfall als Antwort zurückgegebene Record ist nicht TLV-kodiert, was laut ISO/IEC 7816-4 optional möglich wäre.

Tabelle 13.56 Small-OS: Kodierung des Case-2-Kommandos READ RECORD.

Datenelement	Kodierung	Bemerkung
CLA	'00'	—
INS	'B2'	—
P1	X	Y = 0000 0100, X = 0 Lies den aktuellen Record (`Ptr.CurrentRecord`). Y = 0000 0100, X <> 0 Lies den Record mit der Nummer X.
P2	Y	Y = 0000 0100 Lies den Record mit der in P1 übergebenen Methode. X = 0, Y = 0000 0000 Lies den ersten (*first*) Record in der Datei. X = 0, Y = 0000 0001 Lies den letzten (*last*) Record in der Datei. X = 0, Y = 0000 0010 Lies den nächsten (*next*) Record in der Datei. X = 0, Y = 0000 0011 Lies den vorigen (*previous*) Record in der Datei.
L_e	Z	Z = 0: Lies alle Bytes bis zum Ende des Records. Z > 0: Z ist die Länge des Records.

Tabelle 13.57 Small-OS: Kodierung der Antwort auf das Kommando READ RECORD.

Datenelement	Kodierung	Bemerkung
DATA	...	Falls das Kommando korrekt ausgeführt wurde, befindet sich in diesem Datenelement der mit dem Kommando angeforderte Record.
SW1 || SW2	'9000'	Returncode für den Fall des korrekt ausgeführten Kommandos.

Tabelle 13.58 Programmkode des Small-OS: Kommando READ RECORD nach ISO 7816-4.

`READ_RECORD:`	Kommando nach ISO/IEC 7816-4

`IF LENGTH (APDU.Cmd) < 5 THEN (`
`Returncode := C_RC_WrongLength`
`RETURN)`
	Prüfe, ob das Kommando als Case-2-Kommando gesendet wurde. Ist dies nicht der Fall, setze den entsprechenden Returncode, und brich die Kommandobearbeitung ab.

`IF APDU.Cmd.P2.b8 ... b4 <> 00000 THEN (`
`Returncode := C_RC_FktNotSupported`
`GOTO READ_RECORD_Exit)`
	Prüfe, ob ein EF mit Short-FID selektiert werden soll.

`IF Ptr.CurrentWEF = C_InvalidPointer THEN (`
`Returncode := C_RC_CmdNotAllowed`
`GOTO READ_RECORD_Exit)`
	Prüfe, ob bereits ein EF selektiert ist.

Tabelle 13.58 (Fortsetzung): Programmkode des Small-OS: Kommando READ RECORD nach ISO 7816-4.

WITH DF[Ptr.CurrentDF].	Setze einen Teil des Dateibaums als Referenz für dieses Kommando.
IF .EF[Ptr.CurrentWEF].Structure <> _ C_EFStrucLinFix THEN (Returncode := C_RC_CmdIncompFStruc GOTO READ_RECORD_Exit)	Prüfe, ob das selektierte EF die Dateistruktur „linear fixed" hat.
IF Status(File_Manager_CheckACRead) = _ C_AccessDenied THEN (Returncode := C_RC_SecStateNotSatisfied GOTO READ_RECORD_Exit)	Prüfe, ob der Sicherheitszustand erreicht ist, damit aus dem selektierten EF mit READ RECORD gelesen werden darf.
RecordNoToRead := 0 RecordLenToRead := 0	Initialisiere die Variablen für die Nummer des zu lesenden Records und dessen Länge.
IF APDU.Cmd.P2.b3 ... b1 = 000 THEN (Ptr.CurrentRecord := 1 RecordNoToRead := Ptr.CurrentRecord)	Falls die Option „lies first Record" gewählt wurde, setze den Zeiger „aktueller Record" auf den ersten Record in der Datei.
IF APDU.Cmd.P2.b3 ... b1 = 001 THEN (Ptr.CurrentRecord := .EF[Ptr.CurrentWEF]. _ NoOfRecords RecordNoToRead := Ptr.CurrentRecord)	Falls die Option „lies last Record" gewählt wurde, setze den Zeiger „aktueller Record" auf den letzten Record in der Datei.
IF APDU.Cmd.P2.b3 ... b1 = 010 THEN (IF Ptr.CurrentRecord = C_InvalidPointer _ THEN (Ptr.CurrentRecord = 1 RecordNoToRead := Ptr.CurrentRecord) ELSE (IF Ptr.CurrentRecord < .EF _ [Ptr.CurrentWEF].NoOfRecords THEN (Ptr.CurrentRecord:=Ptr.CurrentRecord+1 RecordNoToRead := Ptr.CurrentRecord) ELSE (Returncode = C_RC_RecordNotFound GOTO READ_RECORD_Exit)))	Falls die Option „lies next Record" gewählt wurde, setze den Zeiger „aktueller Record" in der Datei, sofern er nicht schon auf den letzten Record zeigt.
IF APDU.Cmd.P2.b3 ... b1 = 011 THEN (IF Ptr.CurrentRecord = C_InvalidPointer _ THEN (Ptr.CurrentRecord = .EF _ [Ptr.CurrentWEF].NoOfRecords RecordNoToRead := Ptr.CurrentRecord) ELSE (IF Ptr.CurrentRecord > 1 THEN (Ptr.CurrentRecord:=Ptr.CurrentRecord-1 RecordNoToRead := Ptr.CurrentRecord) ELSE (Returncode = C_RC_RecordNotFound GOTO READ_RECORD_Exit)))	Falls die Option „lies previous Record" gewählt wurde, setze den Zeiger auf den vorherigen Record in der Datei, sofern er nicht schon auf den ersten Record zeigt.
IF ((APDU.Cmd.P2.b3 ... b1 = 100) AND _ (APDU.Cmd.P1 = 0)) THEN (IF Ptr.CurrentRecord <> C_InvalidPointer _ THEN (Returncode = C_RC_WrongP1P2 GOTO READ_RECORD_Exit) ELSE (RecordNoToRead := Ptr.CurrentRecord))	Falls die Option „lies current Record" gewählt wurde, prüfe, ob der entsprechende Pointer gültig ist, und setze im Gutfall die Kommando-interne Variable des aktuell zu lesenden Records.

Tabelle 13.58 (Fortsetzung): Programmkode des Small-OS: Kommando READ RECORD nach ISO 7816-4.

`IF (APDU.Cmd.P2.b3 ... b1 = 100) AND _` `(P1>0) THEN`	Falls die Option „direkte Adressierung eines Records mit P1“ gewählt wurde, prüfe, ob er in der Datei vorhanden ist.

`IF .EF[Ptr.CurrentWEF].NoOfRecords < _`
`APDU.Cmd.P1 THEN (`
`Returncode = C_RC_WrongP1P2`
`GOTO READ_RECORD_Exit)`
`ELSE (`
`RecordNoToRead := APDU.Cmd.P1)`	

`IF APDU.Cmd.Le = '00' THEN (`	Prüfe, ob der ganze Record mit expliziter Längenangabe oder ohne explizite Längenangabe (d. h. L_e = '00') gelesen werden soll.

`RecordLenToRead := .EF[Ptr.CurrentWEF]. _`
`Record[RecordNoToRead].Size)`
`ELSE (`
`RecordLenToRead := APDU.Cmd.Le)`	

`IF RecordLenToRead<>.EF[Ptr.CurrentWEF]. _` `Record[RecordNoToRead].Size) THEN (`	Prüfe, ob die angeforderte Datenlänge (= L_e) zur Recordgröße passt.
`Returncode = C_RC_LcInconsitentP1P2` `GOTO READ_RECORD_Exit)`	
`CALL Kernel_CopyByteString`	Kopiere die angeforderten Daten von der Datei in den I/O-Sendepuffer.

`// Von: .EF[Ptr.CurrentWEF].Record _`
`[RecordNoToRead]. _`
`Data[1 ... RecordLenToRead]`
`// Nach: APDU.Rsp.Data[1 ... RecordLenToRead]`	

`Returncode = C_RC_OK`	Das Kommando wurde fehlerfrei abgearbeitet, da in allen anderen Fällen der Fehleraussprung benutzt wurde.

`READ_RECORD_Exit:`
`END WITH`
`RETURN`	

13.17.14.5 Kommando UPDATE RECORD

Mit dem Kommando UPDATE RECORD kann in ein EF mit der Struktur „linear fixed“ ein Record geschrieben werden. Die im Kommando an die Chipkarte übergebenen Daten dürfen nicht TLV-kodiert sein, was laut ISO/IEC 7816-4 optional möglich wäre. Die maximale Länge der zu schreibenden Daten ist auf die maximale Recordgröße von 255 Byte beschränkt. Die Längenangabe der Daten muss exakt der Länge des adressierten Records entsprechen, und alle Längenangaben müssen ein Vielfaches von einem Byte sein. Die implizite Selektion von EFs mittels Short-FID ist hier aus Vereinfachungsgründen nicht realisiert. UPDATE RECORD fällt unter Case 3, was bedeutet, dass bei der Kommando-APDU ein Datenteil vorhanden ist, jedoch nicht bei der Antwort-APDU.

Ein Record in einem EF der Struktur „linear fixed“ kann auf drei unterschiedliche Arten adressiert werden. In Kommando UPDATE RECORD kann die Nummer des gewünschten Records direkt übergeben werden. Ist dieser Record in der Datei vorhanden, erhält man den Inhalt in den Antwortdaten zurück, andernfalls eine entsprechende Fehlermeldung. Dieser Zugriff beeinflusst den Record-Zeiger nicht. Er kann nur mit den Kommandooptionen „first“, „last“, „next“ und „previous“ verändert werden und ist direkt nach der Neuselektion des EFs auf ungültig gesetzt.

Wird bei einem als ungültig gekennzeichneten Record-Zeiger die Option „next“ oder „previous“ gewählt, dann wird der Record-Zeiger automatisch auf den ersten bzw. auf den letzten Record in der Datei gesetzt. Somit ist es beispielsweise möglich, ohne zusätzliche Kommandos direkt nach der Selektion eines EFs durch wiederholtes Senden eines UPDATE RECORD-Kommandos mit der Option „next“ alle Records nacheinander zu schreiben. Die dritte Art des Zugriffs ist die Benutzung der Option „current“. Damit wird der Record geschrieben, auf den der Record-Zeiger aktuell zeigt. Ist der Record-Zeiger ungültig, so wird das Kommando mit einer entsprechenden Fehlermeldung abgebrochen.

Um Daten in ein EF mit diesem Kommando zu schreiben, muss die dazugehörige Zugriffsbedingung erfüllt sein, sonst wird das Kommando mit einer entsprechenden Fehlermeldung abgewiesen.

Tabelle 13.59 Small-OS: Kodierung des Case-3-Kommandos UPDATE RECORD.

Datenelement	Kodierung	Bemerkung
CLA	'00'	—
INS	'DC'	—
P1	X	Y = 0000 0100, X = 0 Schreibe den aktuellen Record (`Ptr.CurrentRecord`). Y = 0000 0100, X <> 0 Schreibe den Record mit der Nummer X.
P2	Y	Y = 0000 0100 Schreibe den Record mit der in P1 übergebenen Methode. X = 0, Y = 0000 0000 Schreibe den ersten (*first*) Record in der Datei. X = 0, Y = 0000 0001 Schreibe den letzten (*last*) Record in der Datei. X = 0, Y = 0000 0010 Schreibe den nächsten (*next*) Record in der Datei. X = 0, Y = 0000 0011 Schreibe den vorherigen (*previous*) Record in der Datei.
L_c	...	Anzahl der zu schreibenden Bytes.
DATA	...	Der zu schreibende Record.

Tabelle 13.60 Small-OS: Kodierung der Antwort auf das Kommando UPDATE RECORD.

Datenelement	Kodierung	Bemerkung
SW1 || SW2	'9000'	Returncode für den Fall des korrekt ausgeführten Kommandos

Tabelle 13.61 Programmkode des Small-OS: Kommando UPDATE RECORD nach ISO 7816-4.

`UPDATE_RECORD:`	Kommando nach ISO/IEC 7816-4
`  IF LENGTH (APDU.Cmd) < 6 THEN (`	Prüfe, ob das Kommando als Case-3-Kommando gesendet wurde. Ist dies nicht der Fall, setze den entsprechenden Returncode, und brich die Kommandobearbeitung ab.
`    Returncode := C_RC_WrongLength` `    RETURN)`	
`  IF APDU.Cmd.P2.b8 ... b4 <> 00000 THEN (`	Prüfe, ob ein EF mit Short-FID selektiert werden soll.

Tabelle 13.61 (Fortsetzung): Programmkode des Small-OS: Kommando UPDATE RECORD nach ISO 7816-4.

Returncode := C_RC_FktNotSupported GOTO UPDATE_RECORD_Exit)	
IF Ptr.CurrentWEF = C_InvalidPointer THEN (Returncode := C_RC_CmdNotAllowed GOTO UPDATE_RECORD_Exit)	Prüfe, ob ein EF bereits selektiert ist.
WITH DF[Ptr.CurrentDF].	Setze einen Teil des Dateibaums als Referenz für dieses Kommando.
IF .EF[Ptr.CurrentWEF].Structure = _ C_EFStrucLinFix THEN (Returncode := C_RC_CmdIncompFStruc GOTO UPDATE_RECORD_Exit)	Prüfe, ob das selektierte EF die Dateistruktur „linear fixed“ hat.
IF Status(File_Manager_CheckACUpdate) = _ C_AccessDenied) THEN (Returncode := C_RC_SecStateNotSatisfied GOTO UPDATE_RECORD_Exit)	Prüfe, ob der Sicherheitszustand erreicht ist, damit in das selektierte EF mit UPDATE RECORD geschrieben werden kann.
RecordNoToUpdate := 0	Initialisiere die Variable für die Nummer des zu schreibenden Records.
IF APDU.Cmd.P2.b3 ... b1 = 000 THEN (Ptr.CurrentRecord := 1 RecordNoToUpdate := Ptr.CurrentRecord)	Falls die Option „Schreibe first Record“ gewählt wurde, setze den Zeiger „aktueller Record“ auf den ersten Record in der Datei.
IF APDU.Cmd.P2.b3 ... b1 = 001 THEN (Ptr.CurrentRecord := .EF _ [Ptr.CurrentWEF].NoOfRecords RecordNoToUpdate := Ptr.CurrentRecord)	Falls die Option „Schreibe last Record“ gewählt wurde, setze den Zeiger „aktueller Record“ auf den letzten Record in der Datei.
IF APDU.Cmd.P2.b3 ... b1 = 010 THEN (IF Ptr.CurrentRecord = C_InvalidPointer _ THEN (Ptr.CurrentRecord := 1 RecordNoToUpdate := Ptr.CurrentRecord) ELSE (IF Ptr.CurrentRecord < .EF _ [Ptr.CurrentWEF].NoOfRecords THEN (Ptr.CurrentRecord:=Ptr.CurrentRecord+1 RecordNoToUpdate := Ptr.CurrentRecord) ELSE (Returncode = C_RC_RecordNotFound GOTO UPDATE_RECORD_Exit)))	Falls die Option „Schreibe next Record“ gewählt wurde, setze den Zeiger „aktueller Record“ in der Datei, sofern er nicht schon auf den letzten Record zeigt.
IF APDU.Cmd.P2.b3 ... b1 = 011 THEN (IF Ptr.CurrentRecord = C_InvalidPointer _ THEN (Ptr.CurrentRecord = .EF _ [Ptr.CurrentWEF].NoOfRecords) RecordNoToUpdate := Ptr.CurrentRecord) ELSE (IF Ptr.CurrentRecord > 1 THEN (Ptr.CurrentRecord:=Ptr.CurrentRecord-1) RecordNoToUpdate:=Ptr.CurrentRecord) ELSE (Returncode = C_RC_RecordNotFound GOTO UPDATE_RECORD_Exit)))	Falls die Option „Schreibe previous Record“ gewählt wurde, setze den Zeiger „aktueller Record“ in der Datei, sofern er nicht schon auf den ersten Record zeigt.
IF ((APDU.Cmd.P2.b3 ... b1 = 100) AND _ (APDU.Cmd.P1 = 0)) THEN (IF Ptr.CurrentRecord <> C_InvalidPointer _ THEN (Returncode = C_RC_WrongP1P2 GOTO UPDATE_RECORD_Exit) ELSE (	Falls die Option „Schreibe current Record“ gewählt wurde, prüfe, ob der entsprechende Pointer gültig ist, und setze im Gutfall die Kommando-interne Variable des aktuell zu schreibenden Records.

Tabelle 13.61 (Fortsetzung): Programmkode des Small-OS: Kommando UPDATE RECORD nach ISO 7816-4.

`RecordNoToUpdate := Ptr.CurrentRecord))`
`IF (APDU.Cmd.P2.b3 ... b1 = 100) AND _`
`(P1>0) THEN (`
`IF .EF[Ptr.CurrentWEF].NoOfRecords < _`
`APDU.Cmd.P1 THEN (`
`Returncode = C_RC_WrongP1P2`
`GOTO UPDATE_RECORD_Exit)`
	Falls die Option „direkte Adressierung eines Records mit P1" gewählt wurde, prüfe, ob er in der Datei vorhanden ist.

`IF .EF[Ptr.CurrentWEF].Record _`
`[Ptr.CurrentRecord].Size <> _`
`APDU.Cmd.Lc THEN (`
`Returncode := C_RC_LcInconsitentP1P2`
`GOTO UPDATE_RECORD_Exit)`
	Prüfe, ob die Länge des übergebenen Records Datenlänge (= Lc) zur Recordgröße in der Datei passt.

`CALL Kernel_CopyByteString`
`// Von: APDU.Cmd.Data[1 ... APDU.Cmd.Lc]`
`// Nach: .EF[Ptr.CurrentWEF]. _`
`Record[RecordNoToUpdate]. _`
`Data[1 ... APDU.Cmd.Lc]`
`IF Status(Kernel_CopyByteString) = _`
`C_WriteError THEN _`
`(Returncode := C_RC_MemoryFailure`
`GOTO UPDATE_RECORD_Exit)`
	Kopiere die übergebenen Daten vom I/OEmpfangspuffer in die Datei. Falls dabei ein Fehler auftritt, brich ab, und melde dies dem Terminal.

`Returncode := C_RC_OK`
`UPDATE_RECORD_Exit:`
`END WITH`
`RETURN`
	Das Kommando wurde fehlerfrei abgearbeitet, in allen anderen Fällen wurde der Fehleraussprung benutzt.

13.17.14.6 Kommando VERIFY

Das Kommando VERIFY wird benutzt, um ein an die Chipkarte übergebenes Geheimnis, z. B. eine PIN, mit einem gespeicherten Referenzwert zu vergleichen. Die Länge der PIN muss zwischen einem und acht Byte sein, wobei das Betriebssystem keinerlei Kodierung des übergebenen Datenstrings prüft. So kann beispielsweise eine 4-stellige PIN (1234) als zwei Byte in BCD ('12' \|\| '34') oder in vier Byte ASCII-kodiert sein ("1" \|\| "2" \|\| "3" \|\| "4" = '31' \|\| '32' \|\| '33' \|\| '34'). VERIFY fällt unter Case 3, was bedeutet, dass bei der Kommando-APDU ein Datenteil vorhanden ist, nicht jedoch bei der Antwort-APDU.

Es können maximal zwei PINs (PIN Nummer 1 oder 2) adressiert werden, welche sich entweder im EF Key des MFs oder im EF Key des aktuell selektierten DFs befinden können. Eine PIN, die im EF Key des MFs gespeichert ist, benutzt man als einheitliche PIN für alle Anwendungen auf der Chipkarte. Ist eine PIN im EF Key eines DFs abgelegt, so kann diese nur für die jeweilige Anwendung verwendet werden, ist also eine anwendungsspezifische PIN.

Jede PIN ist mit einem Fehlbedienungszähler versehen, der bei einem positiven Vergleichsergebnis auf den Wert null zurückgesetzt wird und bei einem negativen Vergleichsergebnis um eins erhöht wird. Ist der Stand des Fehlbedienungszählers ungleich null, so wird die Zahl der noch möglichen PIN-Vergleiche in SW2 kodiert zurückgegeben. Hat der Fehlbedienungszähler seinen Maximalwert erreicht, wird dies mit einem separaten Returncode angezeigt.

Da kein Kommando zum Rücksetzen des Fehlbedienungszählers in Small-OS vorhanden ist, bedeutet ein auf dem Maximalwert stehender Fehlbedienungszähler, dass unwiderruflich keine weiteren PIN-Vergleiche mehr möglich sind. Dies kann abhängig von der Anwendung bedeuten, dass die Chipkarte nicht mehr benutzt werden kann. Obwohl es bei vielen Chipkarten-Anwendungen üblich ist, kann die im EF Key befindliche PIN leider nicht mehr durch den Benutzer geändert werden. Dazu wäre ein eigenes Kommando notwendig (CHANGE REFERENCE DATA nach ISO/IEC 7816-8), das aber nach ISO/IEC 7816-4 nicht vorgesehen ist.

Die dargestellte Implementation weist aus Vereinfachungsgründen eine kleine Besonderheit auf. Der Fehlbedienungszähler befindet sich bekanntermaßen im EEPROM. Da jedoch EEPROM-Schreibvorgänge durch einen potenziell möglichen Schreibfehler nicht immer erfolgreich verlaufen müssen, muss konsequenterweise nach jedem Schreibvorgang geprüft werden, ob die Daten in das EEPROM korrekt geschrieben wurden. Im Fehlerfall wird dann ein entsprechender Returncode gesetzt. Im VERIFY-Kommando wird der Fehlbedienungszähler so häufig verändert, dass im Pseudokode keine entsprechende Abfrage eingefügt wurde, da sonst die grundlegenden Zusammenhänge nicht mehr klar sichtbar wären. Dies sollte man berücksichtigen, wenn man sich den Pseudokode genauer ansieht.

Das Kommando VERIFY ist natürlich prädestiniert für Angriffe auf die PIN. Die Implementation ist so ausgeführt, dass Angriffe über eine Analyse des Zeitverhaltens oder des Stromverbrauchs nicht möglich sind. Der Fehlbedienungszähler wird grundsätzlich immer vor dem Vergleich der übergebenen PIN mit der im EF Key gespeicherten Referenz PIN um 1 erhöht. So ist sichergestellt, dass ein Abbruch der Stromzufuhr unmittelbar nach dem PIN-Vergleich beim Schreiben des Fehlbedienungszählers nicht dazu führt, dass der Fehlbedienungszähler nicht mehr erhöht wird und so ein Angreifer unbegrenzt viele PIN-Vergleiche durchführen kann.

Der eigentliche EEPROM-Schreibvorgang beim Erhöhen des Fehlbedienungszählers ist kein so trivialer Vorgang, wie man es sich im ersten Ansatz denkt. Der Fehlbedienungszähler muss in seiner Kodierung so aufgebaut sein, dass ein Abbruch während des Schreib- oder eventuell davor notwendigen Löschvorgangs nie dazu führen kann, dass der Fehlbedienungszähler auf seinen Ausgangswert null gesetzt ist. Die Betriebssystem-interne Kodierung muss sich also an dem energieärmsten, d. h. dem sicheren Zustand des EEPROMs orientieren. Dies bedeutet beispielsweise bei einem EEPROM mit dem sicheren Zustand null, dass der Ausgangswert des Fehlbedienungszählers nicht als null kodiert sein darf. Wäre dies der Fall, könnte man durch geschicktes Abschalten der Versorgungsspannung beim Schreiben des Fehlbedienungszählers diesen wieder auf null zurücksetzen. Die PIN wäre dann innerhalb kurzer Zeit durch try-and-error ermittelbar, da der Fehlbedienungszähler seiner Funktion des Zählens von negativen PIN-Vergleichen nicht mehr nachkommen kann. Idealerweise kann man hier beim Schreiben des Fehlbedienungszählers auch die Methodik von atomaren Abläufen[1] verwenden.

[1] Siehe auch Abschnitt 13.10 „Atomare Abläufe“ auf Seite 522.

Tabelle 13.62 Small-OS: Kodierung des Case-3-Kommandos VERIFY.

Datenelement	Kodierung	Bemerkung
CLA	'00'	—
INS	'20'	—
P1	'00'	—
P2	Y	Y = 100Z ZZZZ Benutze eine Referenz-PIN, die im EF Key des aktuell selektierten Verzeichnisses (d. h. MF oder DF) gespeichert ist (*specific reference data*). Z = 0 0001 ... Z = 0 0010 Nummer der referenzierten PIN (1 oder 2)
L_c	...	Länge der übergebenen PIN.
DATA	...	Die übergebene PIN.

Tabelle 13.63 Small-OS: Kodierung der Antwort auf das Kommando VERIFY.

Datenelement	Kodierung	Bemerkung
SW1 || SW2	'9000'	Returncode für den Fall des korrekt ausgeführten Kommandos (d. h. der PIN-Vergleich war erfolgreich).

Tabelle 13.64 Programmkode des Small-OS: Kommando VERIFY nach ISO 7816-4.

`VERIFY:`
`IF LENGTH (APDU.Cmd) < 6 THEN (`
`Returncode := C_RC_WrongLength`
`RETURN)`
	Kommando VERIFY nach ISO/IEC 7816-4
	Prüfe, ob das Kommando als Case-3-Kommando gesendet wurde. Ist dies nicht der Fall, setze den entsprechenden Returncode, und brich die Kommandobearbeitung ab.

`IF APDU.Cmd.P1 <> '00' THEN (`
`Returncode := C_RC_WrongP1P2`
`GOTO VERIFY_Exit)`
	Prüfe, ob P1 den erlaubten Wert hat (d. h. P1 muss '00' sein).

`IF ((APDU.Cmd.P2 < '01') OR _`
`(APDU.Cmd.P2 > '02')) THEN (`
`Returncode := C_RC_WrongP1P2`
`GOTO VERIFY_Exit)`
	Prüfe, ob P2 einen der beiden erlaubten Werte der Referenznummer der PIN hat (d. h. P2 muss entweder 1 oder 2 sein).

`IF ((APDU.Cmd.Lc <= 1) OR _`
`(APDU.Cmd.Lc >= 8)) THEN (`
`Returncode := C_RC_LcInconsitentP1P2`
`GOTO VERIFY_Exit)`
	Prüfe, ob die übergebenen Daten (d. h. die PIN) sich innerhalb der erlaubten Länge bewegen (d. h. $1 \leq Lc \leq 8$).

`IF Ptr.CurrentIEF.Key = C_InvalidPointer THEN (`
`Returncode := C_RC_RefDataNotFound`
`GOTO VERIFY_Exit)`
	Prüfe, ob in dem aktuellen Verzeichnis ein EF Key vorhanden ist.

`SEARCH (nach der PIN mit der angeforderten Referenznummer`
`in DF[Ptr.CurrentDF].EF[Ptr.CurrentIEF.Key])`
`IF STATUS(SEARCH) = C_Found) THEN (`
`setze KeyRecord auf den Record mit der gefundenen PIN`
`WITH DF[Ptr.CurrentDF].EF[Ptr.CurrentIEF.Key].)`
`ELSE (`
	Suche die angeforderte Referenznummer im EF Key. Falls eine PIN mit der angegebenen Referenznummer gefunden wurde, setze darauf den Zeiger für den aktuellen Schlüssel (d. h. die PIN).

Tabelle 13.64 (Fortsetzung): Programmkode des Small-OS: Kommando VERIFY nach ISO 7816-4.

Programmkode	Kommentar
`Returncode := C_RC_RefDataNotFound` `GOTO VERIFY_Exit)`	

`IF .Record[KeyRecord].KeyPurpose <> _`
`C_CmdVERIFY`
`THEN (Returncode := _`
`C_RC_CondOfUseNotSatified`
`GOTO VERIFY_Exit)`
	Prüfe, ob die ausgewählten Daten die Benutzung mit dem Kommando VERIFY zulassen.

`IF Ptr.CurrentDF = Ptr.MF THEN (`
`// MF ist selektiert`
`IF ((.Record[KeyRecord].EntryState _`
`<> SecurityState.MF) THEN (`
`Returncode := C_RC_SecStateNotSatisfied`
`GOTO VERIFY_Exit))`
`ELSE (`
`// DF ist selektiert`
`IF .Record[KeyRecord].EntryState <> _`
`SecurityState.DF THEN (`
`Returncode := C_RC_SecStateNotSatisfied`
`GOTO VERIFY_Exit)`
	Prüfe, ob der aktuelle Sicherheitszustand im MF bzw. DF die Benutzung mit dem Kommando VERIFY zulässt. Es muss abhängig vom aktuell selektierten Verzeichnis (d. h. MF oder DF) der im Schlüssel-Record geforderte Sicherheitszustand erreicht sein.

`IF .Record[KeyRecord].RCntr >= _`
`.Record[KeyRecord].RCntrMax THEN (`
`Returncode := C_RC_AuthMethodBlocked`
`GOTO VERIFY_Exit)`
	Prüfe, ob der Fehlbedienungszähler abgelaufen ist.

`IF APDU.Cmd.Lc <> .Record[KeyRecord]. _`
`KeySize THEN (`
`Returncode := C_RC_LcInconsitentP1P2`
`GOTO VERIFY_Exit)`
	Prüfe, ob die übergebene PIN die gleiche Länge wie die gespeicherte Referenz-PIN hat.

`.Record[KeyRecord].RCntr := _` `.Record[KeyRecord].RCntr + 1`	Erhöhe vor dem eigentlichen PIN-Vergleich prophylaktisch den Fehlbedienungszähler. Damit kann ein eventueller Angriff über Zeit- oder Stromanalyse des PIN-Vergleichs bereits im Vorfeld abgewehrt werden.

`CALL Kernel_CompareByteString`
`// Daten 1: APDU.Cmd.Data[1 ... APDU.Cmd.Lc]`
`// Daten 2: .Record[KeyRecord]._`
`KeyData[1 ... APDU.Cmd.Lc]`
	Vergleiche die übergebene PIN mit der gespeicherten Referenz-PIN.

`IF STATUS(Kernel_CompareByteString) = _`
`C_Equal THEN (`
`.Record[KeyRecord].RCntr := 0`
`IF Ptr.CurrentDF = Ptr.MF THEN (`
`// MF ist selektiert`
`SecurityState.MF := .Record[KeyRecord]. _`
`ResultState.OK)`
`ELSE (`
`// DF ist selektiert`
`SecurityState.DF := .Record[KeyRecord]. _`
`ResultState.OK))`
	Falls die übergebene PIN der gespeicherten Referenz PIN entspricht, setze den Fehlbedienungszähler auf null Fehlversuche, und setze den Sicherheitszustand für erfolgreiche PIN-Prüfung.

`IF STATUS(Kernel_CompareByteString) = _`
`C_NotEqual THEN (`
`IF Ptr.CurrentDF = Ptr.MF THEN (`
`// MF ist selektiert`
	Falls die übergebene PIN nicht der gespeicherten entspricht, wurde der Fehlbedienungszähler bereits vor dem PIN-Vergleich um eins erhöht. Setze den aus dem erfolglosen PIN-Vergleich resultierenden Zustand. Falls der Fehlbedienungszähler seinen Maximalwert nicht erreicht hat, setze SW2 auf die Anzahl der noch verbleibenden Fehlversuche, andernfalls zeige im Returncode, dass keine weiteren PIN-Überprüfungen mehr möglich sind.

Tabelle 13.64 (Fortsetzung): Programmkode des Small-OS: Kommando VERIFY nach ISO 7816-4.

```
        SecurityState.MF := _
        .Record[KeyRecord].ResultState.NOK)
      ELSE (
        // DF ist selektiert
        SecurityState.DF := _
        .Record[KeyRecord].ResultState.NOK))
      IF .Record[KeyRecord].RCntr = _
      .Record[KeyRecord].RCntrMaxValue THEN (
        Returncode := C_RC_AuthMethodBlocked
      ELSE (
        Returncode := C_RC_CounterX || (_
        .Record[KeyRecord].RCntrMax - _
        .Record[KeyRecord].RCntr)))
      GOTO VERIFY_Exit)
    Returncode := C_RC_OK

    VERIFY_Exit:
  END WITH
RETURN
```

Das Kommando wurde fehlerfrei abgearbeitet, in allen anderen Fällen wurde der Fehleraussprung benutzt.

13.17.14.7 Kommando INTERNAL AUTHENTICATE

Das Kommando INTERNAL AUTHENTICATE wird benutzt, um die Chipkarte durch ein Challenge-Response-Verfahren zu authentisieren. Dazu wird an die Chipkarte eine 8 Byte lange Zufallszahl übergeben und diese mittels des DES-Algorithmus verschlüsselt. Die Nummer des dazu verwendeten Schlüssels muss in Parameter P2 übergeben werden. Ebenfalls muss in P2 angegeben werden, ob sich der Schlüssel im EF Key des MFs oder des aktuell selektierten DFs befindet. INTERNAL AUTHENTICATE fällt unter Case 4, was bedeutet, dass sowohl bei der Kommando-APDU als auch bei der Antwort-APDU ein Datenteil vorhanden ist.

Die ISO/IEC 7816-4 spezifiziert wenig Parameter für die Kommandos zur Authentisierung. So ist etwa der kryptografische Algorithmus dort nicht festgelegt. Bei Small-OS wurde als voreingestellter Verschlüsselungsalgorithmus der DES gewählt, und ergänzend zur ISO/IEC 7816-4 wird eine 5 Bit lange Schlüsselnummer mit übergeben.

INTERNAL AUTHENTICATE bei Small-OS ließe sich im Prinzip zur Verschlüsselung von Daten benutzen, da 8 Byte Klartext in 8 Byte Schlüsseltext mit einem wählbaren Schlüssel verschlüsselt werden. Dies würde dazu führen, dass so eine Karte in beinahe allen Ländern unter verschärftes Exportrecht fällt und eine wochen- oder zum Teil sogar monatelange Prozedur zur Ausfuhr dieser Chipkarten notwendig wäre. Deshalb wird in vielen echten Chipkarten-Betriebssystemen das INTERNAL AUTHENTICATE so implementiert, dass eine direkte Verschlüsselung von Daten nicht mehr möglich ist. Auf diese Weise kann man die Exportbeschränkungen umgehen.

Aus kryptografischer Sicht ist die direkte Verschlüsselung eines Klartextblocks in einen Schlüsseltextblock ebenfalls bedenklich, da man damit ein Klartext-Schlüsseltext-Paar für einen Brute-force-Angriff erzeugen kann. Weil sich eine wiederholte unrechtmäßige Nutzung von INTERNAL AUTHENTICATE nicht durch einen Fehlbedienungszähler absichern lässt, wäre diese Implementation ebenfalls sehr anfällig gegenüber einer differentiellen Fehleranalyse (DFA).[1] Der am einfachsten zu realisierende Angriff wäre eine Zeitanalyse (*timing attack*)[2] bei der Berechnung des AES, welcher deshalb in jedem Fall rauschfrei sein muss, damit der Schlüssel nicht aufgrund von Messungen der Berechnungszeit ermittelt werden kann.

Aus allen oben dargestellten Gründen wird in der Praxis meist der Eingangswert durch eine intern in der Karte generierte Zufallszahl und die einzigartige Kartennummer ergänzt, verschlüsselt und der erzeugte Schlüsseltext mit den ergänzten Daten im Klartext wieder an das Terminal zurückgegeben. Damit kann man dieses Kommando nicht mehr zur Datenverschlüsselung verwenden (Exportproblematik), und es wird nicht immer der gleiche Wert verschlüsselt, was eine der Grundlagen des Schutzes sowohl gegen eine differentielle Fehleranalyse (DFA)[3] als auch gegen eine differentielle Stromanalyse (DPA)[4] ist. All diese Maßnahmen zeigen relativ drastisch, dass ein im ersten Augenschein so simples Kommando wie INTERNAL AUTHENTICATE ein erhebliches Know-how bei der Spezifikation und Implementation erfordert, damit die Schlüssel einer Chipkartenanwendung nicht angreifbar werden.

Tabelle 13.65 Small-OS: Kodierung des Case-4-Kommandos INTERNAL AUTHENTICATE.

Datenelement	Kodierung	Bemerkung
CLA	'00'	—
INS	'88'	—
P1	'00'	—
P2	Y	Y = 100Z ZZZZ Benutze einen Schlüssel aus dem EF Key im aktuell selektierten Verzeichnis (d. h. MF oder DF) (*specific reference data*). Z ZZZZ Nummer des referenzierten Schlüssels (1 ... 31)
L_c	8	Länge der übergebenen Zufallszahl.
DATA	...	Die übergebene Zufallszahl.
L_e	8	Länge der zurückzugebenden Zufallszahl.

Tabelle 13.66 Small-OS: Kodierung der Antwort auf das Kommando INTERNAL AUTHENTICATE.

Datenelement	Kodierung	Bemerkung
DATA	...	Falls das Kommando korrekt ausgeführt wurde, befindet sich in diesem Datenelement die mit dem im Kommando referenzierten Schlüssel verschlüsselte Zufallszahl.
SW1 || SW2	'9000'	Returncode für den Fall des korrekt ausgeführten Kommandos (d. h. der PIN-Vergleich war erfolgreich).

[1] Siehe auch Abschnitt 16.5 „Angriffe und Abwehrmaßnahmen während der Kartenbenutzung“ auf Seite 739.
[2] Siehe auch Abschnitt 16.5.3 „Angriffe auf die Anwendung“ auf Seite 787.
[3] Siehe auch Abschnitt 16.5.1 „Angriffe auf die Hardware“ auf Seite 740.
[4] Siehe auch Abschnitt 16.5.1 „Angriffe auf die Hardware“ auf Seite 740.

Tabelle 13.67 Programmkode des Small-OS: Kommando INTERNAL AUTHENTICATE nach ISO 7816-4 mit der Erweiterung globale und spezifische Referenzdaten (d. h. wahlweise Referenz auf MF oder DF).

```
INTERNAL_AUTHENTICATE:
```
Kommando INTERNAL AUTHENTICATE nach ISO/IEC 7816-4 mit Erweiterung

```
  IF APDU.Cmd.P1 <> '00' THEN (
    Returncode := C_RC_WrongP1P2
    GOTO INTERNAL_AUTHENTICATE_Exit)
```
Prüfe, ob P1 den erlaubten Wert hat (d. h. P1 muss '00' sein).

```
  IF APDU.Cmd.Lc <> 8 THEN (
    Returncode := C_RC_WrongLength
    GOTO INTERNAL_AUTHENTICATE_Exit)
```
Prüfe, ob die übergebenen Daten (d. h. die Zufallszahl) die erlaubte Länge von 8 Byte haben.

```
  IF Ptr.CurrentIEF.Key = C_InvalidPointer THEN (
    Returncode := C_RC_RefDataNotFound
    GOTO INTERNAL_AUTHENTICATE_Exit)
```
Prüfe, ob in dem aktuellen Verzeichnis ein EF Key vorhanden ist.

```
  IF APDU.Cmd.P2.b5 ... b1 = 00000 THEN (
    Returncode := C_RC_WrongP1P2
    GOTO INTERNAL_AUTHENTICATE_Exit)
  ELSE (
    KeyNumber := APDU.Cmd.P1.b5 ... b1)
```
Ermittle aus P1 die übergebene Nummer des zu verwendenden Schlüssels.

```
  SEARCH (nach dem Schlüssel mit der
  KeyNumber in _
  DF[Ptr.CurrentDF].EF[Ptr.CurrentIEF.Key])

  IF STATUS(SEARCH) = C_Found THEN (
    setze KeyRecord auf den Record mit dem _
    gefundenen Schlüssel

    WITH DF[Ptr.CurrentDF].EF[Ptr.CurrentIEF.Key].)
  ELSE (
    Returncode := C_RC_RefDataNotFound
    GOTO INTERNAL_AUTHENTICATE_Exit)
```
Suche die in P2 angeforderte Referenznummer im EF Key. Falls ein Schlüssel mit der angegebenen Referenznummer gefunden wurde, setze darauf den Zeiger für den aktuellen Schlüssel.

```
  IF .Record[KeyRecord].KeyPurpose <> _
  C_CmdINTAUTH THEN (

    Returncode := C_RC_CondOfUseNotSatified
    GOTO INTERNAL_AUTHENTICATE_Exit)
```
Prüfe, ob der ausgewählte Schlüssel die Benutzung mit dem Kommando INTERNAL AUTHENTICATE zulässt.

```
  IF Ptr.CurrentDF = Ptr.MF THEN (

    // MF ist selektiert
    IF .Record[KeyRecord].EntryState <> _
    SecurityState.MF THEN (
      Returncode := C_RC_SecStateNotSatisfied
      GOTO INTERNAL_AUTHENTICATE_Exit))
    ELSE (
      // DF ist selektiert
      IF .Record[KeyRecord].EntryState <> _
      SecurityState.DF THEN (
        Returncode := C_RC_SecStateNotSatisfied
        GOTO INTERNAL_AUTHENTICATE_Exit)
```
Abhängig vom aktuell selektierten Verzeichnis (d. h. MF oder DF), muss der im Schlüssel-Record geforderte Sicherheitszustand erreicht sein.

```
  CALL Kernel_DES_Encrypt

  // Klartext: APDU.Cmd.Data[1 ... 8]
  // Schlüssel: .Record[KeyRecord]. _
     KeyData[1 ... 8]
  // Schlüsseltext: wird in APDU.Rsp._
     Data[1 ... 8] abgelegt
```
Verschlüssele die übergebenen Daten (d. h. die Zufallszahl) mit dem referenzierten Schlüssel, und lege das Ergebnis in den Sendepuffer.

```
   Returncode := C_RC_OK
```
Kommando fehlerfrei abgearbeitet, in den anderen Fällen wurde der Fehleraussprung benutzt.

```
  INTERNAL_AUTHENTICATE_Exit:
  END WITH
RETURN
```

13.17.15 Beispiel für eine einfache Anwendung

Aufbau und Inhalt der Variablen im EEPROM-Speicher bei Small-OS soll die folgende einfache Chipkarten-Anwendung verdeutlichen, deren Funktionalität in wenigen Worten beschrieben ist: Es soll eine 50 Byte große Datei erzeugt werden, deren Inhalt immer gelesen werden kann und nach erfolgreicher Prüfung der PIN '1234' auch überschrieben werden darf. Die PIN hat die Referenznummer 1, und es sind maximal drei Fehlversuche bei der PIN-Eingabe gestattet. Das EF mit den Daten befindet sich unter einem eigenen DF. Alle Dateinamen (DF Name, FID) können frei gewählt werden.

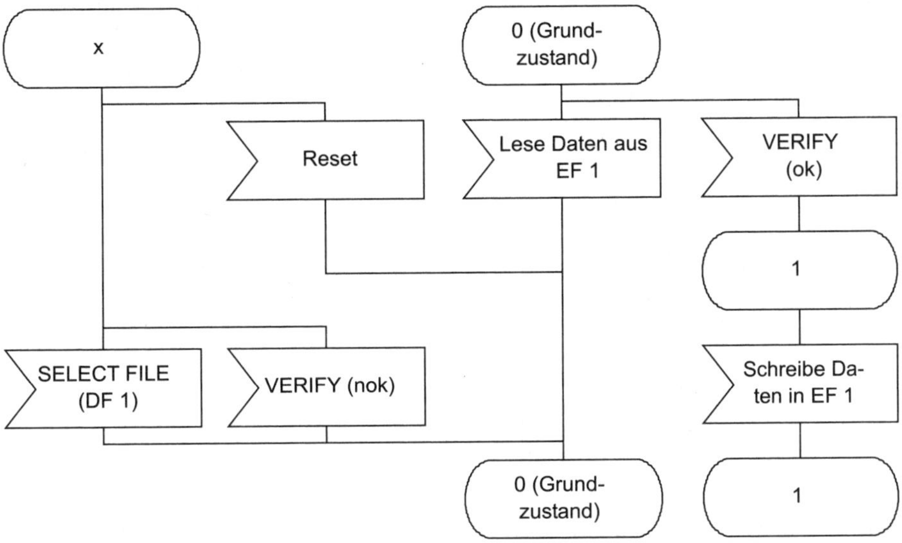

Bild 13.49 Das Zustandsdiagramm für die Datei mit der FID = '0001' (d. h. EF 1). Das Lesen und Schreiben auf das EF bezieht sich auf ein erfolgreiches READ BINARY bzw. UPDATE BINARY-Kommando an die Chipkarte. Der Zustand „x“ steht für beliebige Zustände.

In Tabelle 13.36 auf Seite 581 ist aufgeführt, wie die geforderte Funktionalität durch Setzen der entsprechenden Werte in den Strukturen für den Dateibaum realisiert wurde. Um die geforderten Zugriffsbedingungen zu realisieren, wurde der in Bild 13.49 gezeigte Zustandsautomat definiert. Nach dem Reset wird von Small-OS automatisch der Sicherheitszustand null im DF gesetzt. In diesem Zustand ist das EF mit den Daten lesbar, jedoch nicht schreibbar, da hierzu Zustand 1 notwendig ist. Führt man nun ein erfolgreiches VERIFY mit der richtigen PIN durch, dann wird im DF der Sicherheitszustand 1 gesetzt („. . . .ResultState.OK“), und die Datei kann geschrieben werden. Verläuft die PIN-Prüfung nicht erfolgreich, so wird im DF der Sicherheitszustand 0 gesetzt („. . . .ResultState.NOK“).

Zum Lesen bzw. Schreiben werden die Kommandos READ BINARY und UPDATE BINARY verwendet. Es kann sowohl die ganze Datei als auch nur ein Teil davon gelesen bzw. geschrieben werden. Ausschlaggebend ist lediglich die Erreichung des betreffenden Sicherheitszustandes im DF.

Das Beispiel zeigt recht deutlich zwei Einschränkungen von Small-OS, die nur deshalb zustande kamen, weil der Pseudokode nicht noch umfangreicher werden sollte, als er es schon ist. Wenn der Sicherheitszustand 1 erreicht ist, kann die Datei nicht mehr gelesen werden, da dies nur im Zustand 0 erlaubt ist. Abhilfe könnte dadurch geschaffen werden, dass man neben einem Vergleich auf „gleich" auch die Option eines Vergleichs auf „größer-gleich" in Small-OS integriert. Die andere Lösungsmöglichkeit wäre, die Dateizugriffsbedingungen nicht nur auf eine Vergleichsabfrage pro Operation (d. h. Lesen, Schreiben) zu beschränken, sondern auf mehrere pro Operation. Selbst wenn dann nur ein Vergleich auf Gleichheit möglich wäre, könnte man beispielsweise das Lesen in Zustand 0 und zusätzlich auch in Zustand 1 erlauben.

Mehrfache Zugriffsbedingungen für eine Zugriffsoperation ließen sich ebenso einfach in Small-OS integrieren wie Abfragen auf größer oder größer-gleich. Der Pseudokode würde nur etwas umfangreicher und ebenso der Programmkodeumfang für eine echte Implementierung. Bei echten Chipkarten-Betriebssystemen könnten diese Erweiterungen leicht dazu führen, dass der zur Verfügung stehende Speicher (ROM bzw. EEPROM) auf dem Mikrocontroller nicht mehr ausreicht. Diese strikten Speicherplatzbeschränkungen wirken sich in der Praxis oft dahingehend aus, dass manche nützliche Funktion nicht implementiert werden kann.

Bei der beschriebenen Anwendung kann nach einer erfolgreich durchgeführten PIN-Überprüfung der Zustand 1 nicht mehr verlassen werden, und die Datei würde sich aufgrund der Zugriffsbedingungen nicht mehr lesen lassen. Der Zustand 0 kann entweder durch eine nicht erfolgreiche PIN-Überprüfung oder durch einen Reset der Chipkarte erreicht werden. Dies ist seitens eines sauberen Anwendungsdesigns eine ziemlich unglückliche Lösung. Man kann sich aber mit einem einfachen Trick behelfen, um wieder in den Ausgangszustand null zu kommen. Die Selektion eines DFs führt bekanntermaßen zum Rücksetzen des aktuellen Sicherheitszustands für das DF. Deshalb führt man bei Bedarf eine nochmalige Selektion des DFs durch, und der Sicherheitszustand wird automatisch von 1 wieder auf 0 zurückgesetzt.

Anwendungen wie die hier gezeigte wurden noch bis vor kurzem händisch in Assembler in der gezeigten Form durchgeführt. Mittlerweile gibt es aber für fast alle am Markt befindlichen Chipkarten-Betriebssysteme so genannte Anwendungsgeneratoren, mit denen auf einer grafischen Benutzeroberfläche Dateien und Zugriffsbedingungen auf einem PC erstellt werden können. Ein ähnlicher Prozess läuft auch in The Smart Card Simulator ab, wenn man eine neue Datei oder Anwendung erstellt. Sind die für eine Anwendung notwendigen Dateien erzeugt, kann man diese Daten mit den Anwendungsgeneratoren auf eine Chipkarte laden und erste Versuche mit der neuen Anwendung durchführen.

Die Beispielanwendung lässt sich auch nutzbringend für die Darstellung einiger interessanter Angriffe verwenden. Diese sind zwar eher theoretischer Natur, da sie einen großen Aufwand an technischer Ausrüstung erfordern, aber dennoch zeigen sie einige bemerkenswerte Ansätze. Voraussetzung dafür ist, dass man Speicherinhalte im EEPROM gezielt verändern kann, was technisch darauf hinausläuft, den Ladungsinhalt des Floating Gate von einzelnen EEPROM-Zellen zu manipulieren. In Kapitel 16 „Sicherheit von Chipkarten" auf Seite 721 wird auf die dazu notwendige Technik näher eingegangen. An diesen Stellen seien nur die Auswirkungen davon aufgezeigt.

Tabelle 13.68 Beispiel für die Belegung der Variablen der Dateiverwaltung bei einer einfachen Beispielanwendung. In dieser gibt es ein DF direkt unter dem MF mit einem EF. Dieses hat die Struktur „transparent“ und ist 50 Byte groß. Der Inhalt dieses EFs kann jederzeit gelesen werden, lässt sich jedoch nur nach PIN-Eingabe verändern.

Variablenname	Beschreibung, Inhalt und Größe
Datenstrukturen für das MF	
DF[1].FID := '3F00'	Die normierte FID des MFs.
Datenstrukturen für das DF	
DF[2].FID := 'DF01'	Die FID des DF ist 'DF01' (frei gewählt).
DF[2].DFName := 'D276' || '000060'	Der DF Name wird hier mit dem registrierten AID von Wolfgang Rankl belegt.
DF[2].LenDFName := 5	Die Länge von DF Name ist 5 Byte.
Datenstrukturen des EF	
DF[2].EF[1].FID := '0001'	Die FID des EFs ist '0001' (frei gewählt).
DF[2].EF[1].Structure := C_EFStrucTransp	Die Struktur des EFs ist transparent.
DF[2].EF[1].AccessCondition.Read := 0	Der notwendige Zustand, damit das Kommando READ auf das EF erlaubt ist. Die Zugriffsbedingung ist auf 0 gesetzt, d. h. das Lesen der Datei ist immer erlaubt.
DF[2].EF[1].AccessCondition.Update := 1	Der notwendige Zustand, damit das Kommando UPDATE auf das EF erlaubt ist. Die Zugriffsbedingung ist auf 1 gesetzt, d. h. das Ändern der Datei ist immer nur nach einer erfolgreichen PIN-Eingabe erlaubt.
DF[2].EF[1].TransparentDataSize := 50	Die Größe der transparenten Datei ist 50 Byte.
Datenstrukturen des EF Key	
DF[2].EF[2].Record[x].KeyData := '1234'	Die PIN hat den (hexadezimalen) Wert '1234'.
DF[2].EF[2].Record[x].KeySize := 2	Die Länge der PIN beträgt 2 Byte.
DF[2].EF[2].Record[x].KeyNo := 1	Die PIN hat die Referenz-Nummer 1.
DF[2].EF[2].Record[x].RCntr := 0	Der Fehlbedienungszähler hat den Ausgangswert 0.
DF[2].EF[2].Record[x].RCntrMaxValue := 3	Der Maximalwert des Fehlbedienungszählers ist 3, d. h. der Benutzer hat bei der PIN-Eingabe maximal drei Fehlversuche.
DF[2].EF[2].Record[x].KeyPurpose := C_CmdVERIFY	Der Dateninhalt des EF Key Records darf nur für PIN-Prüfungen mit dem Kommando VERIFY verwendet werden.
DF[2].EF[2].Record[x].EntryState := 0	Die PIN-Prüfung darf nur im Zustand 0 durchgeführt werden.
DF[2].EF[2].Record[x].ResultState.OK := 1	Ist der PIN-Vergleich erfolgreich, wird der Zustand 1 im aktuellen DF gesetzt.
DF[2].EF[2].Record[x].ResultState.NOK := 0	Ist der PIN-Vergleich nicht erfolgreich, wird der Zustand 0 im aktuellen DF gesetzt.

Wäre es möglich, denjenigen Zeiger im Dateibaum, der normalerweise auf die Daten des EFs zeigt, gezielt zu ändern, so könnte man ihn dahingehend manipulieren, dass er auf den Dateninhalt des EF Key zeigt. Im Zustand 0 ist das EF immer lesbar, nur würde dann statt des eigentlichen Dateninhalts von 50 Byte mit READ BINARY die PIN ausgelesen werden. Allerdings ist für diesen Angriff das Wissen um die exakte Adresse des Datenteils des EF Key erforderlich. Diese herauszufinden, erfordert aber sehr viel Insiderkenntnisse. Einfacher wäre es da schon, wenn man die Variable „DF[2].EF[1].TransparentDataSize“ ändern könnte. Erhöht man den Wert dieser Variablen beispielsweise auf einen hohen Wert, kann mit READ BINARY entsprechend der neuen Dateigröße über die ursprüngliche Datei hinaus adressiert und damit gelesen werden. Befindet sich das EF Key im Speicher nach dem EF 1, würden sich sowohl der EF Key Header als auch der Datenteil ohne weiteres auslesen lassen.

Manipulationen im EEPROM-Speicher könnten auch für ein wiederholtes Rücksetzen des PIN-Fehlbedienungszählers genutzt werden, so dass sich mit try-and-error innerhalb erträglicher Zeit die PIN ermitteln ließe. Einfacher wäre sogar noch, die PIN selbst auf einen bekannten Wert zu setzen.

Die Beispiele zeigen ziemlich deutlich, dass die Sicherheit einer Chipkarte bei einer Manipulationsmöglichkeit des EEPROMs vollständig zusammenbrechen würde. Es würde überhaupt keine Rolle spielen, ob EEPROM-Inhalte nur überschrieben, aber nicht gelesen werden könnten. In jedem Falle könnten die PIN und die Schlüssel der Chipkarte ermittelt werden. Das einzige Wissen, das man noch benötigt, sind die exakten Adressen im Speicher, an denen die Manipulationen vorgenommen werden müssten. Eventuell vorhandene Prüfsummen über die Dateiheader würden die notwendigen Eingriffe ins EEPROM nur komplizierter machen, aber letzten Endes nicht verhindern können. Allerdings ist es zum heutigen Zeitpunkt technisch nicht möglich, an beliebigen Adressen im EEPROM bitgenaue Änderungen vorzunehmen. Die vorstehenden Ansätze haben deshalb mehr den Charakter von theoretisch interessanten Angriffen als von in der Realität gefährlichen Attacken. Sollten jedoch in der Zukunft die oben vorausgesetzten Manipulationen des EEPROMs durchführbar werden, wurde hier deutlich und unmissverständlich das entstandene Gefährdungspotenzial aufgezeigt.

Kapitel 14

Herstellung von Chipkarten

Dieses Kapitel zeigt den Werdegang von Chipkarten beginnend von der Herstellung des Halbleiters über die Kartenfertigung bis hin zum Recycling der Karte. Der Lebenszyklus von Chipkarten-Anwendungen ist in Abschnitt 14.2 „Der Chipkarten-Lebenszyklus“ auf Seite 615 beschrieben – ein Thema das vor allem bei den immer zahlreicheren Multiapplikationskarten von großer Bedeutung ist. Zu Materialien für den Kartenkörper, zu unterschiedlichen Modultypen und Kartenelementen sei an dieser Stelle auf die entsprechenden Abschnitte in Abschnitt 3.3 „Kartenkörper“ auf Seite 41 verwiesen.

Eine Chipkarte setzt sich prinzipiell aus zwei völlig unterschiedlichen Komponenten zusammen. Die erste Komponente ist der Kartenkörper mit Druck, Sicherheitsmerkmalen, einem eventuell vorhandenen Magnetstreifen und gegebenenfalls weiteren Kartenelementen.[1] Die zweite Komponente, die den Kartenkörper schließlich zur Chipkarte macht, ist das Modul mit dem darin enthaltenen Chip. Diese Einteilung ist noch unabhängig davon, ob es sich um Karten mit Speicherchips oder Mikrocontrollerchips handelt.

Auch die Art und Weise der Datenübertragung hat Einfluss auf den Kartenaufbau. Bei kontaktbehafteten Chipkarten wird die elektrische Verbindung zum Terminal über die von außen sichtbaren sechs oder acht Kontaktflächen hergestellt. Im Gegensatz dazu enthalten kontaktlose Chipkarten im Kartenkörper eine Antenne in Form einer Spule, die an den im Kartenkörper eingebetteten Chip angeschlossen ist. Dies beeinflusst natürlich in erheblicher Weise die Herstellung der jeweiligen Kartenart.

Der Fertigungsprozess hängt in erheblicher Weise auch von den einzelnen Kartenelementen ab, wie dem Material des Kartenkörpers, Beschriftungsarten oder Sicherheitsmerkmalen. Doch unabhängig von allen diesen Varianten bei der Herstellung von Chipkarten hat vor allem eines absolute Priorität: Kostenreduktion. Die Fabrikation von Chipkarten ist eine Massenfertigung, bei der die typischen Losgrößen bei etwa 10 000 Stück beginnen, aber durchaus auch den 10 Millionen-Stück-Bereich erreichen können. Eine hochoptimierte Fertigung ist die wichtigste Voraussetzung für kostengünstige und qualitativ hochwertige Kartenprodukte.

---

[1] Siehe auch Abschnitt 3.5 „Kartenelemente und Sicherheitsmerkmale“ auf Seite 45.

14.1 Aufgaben und Rollen bei der Herstellung

Bei der Herstellung von Chipkarten wirken bei der heute üblichen Arbeitsteilung viele verschiedene Organisationen mit, die dann jeweils für die einzelnen Teile im Gesamtprozess verantwortlich sind. Die sich daraus ergebenden Zusammenhänge sind sehr typisch für die Chipkartenindustrie und in Bild 14.1 aufgezeigt. Der bei diesem Ablauf wesentliche Akteur ist natürlich der Chipkartenhersteller. Er koordiniert alle Schritte von den ersten Wertschöpfungsstufen bis hin zur Übergabe der Chipkarten an die Benutzer.

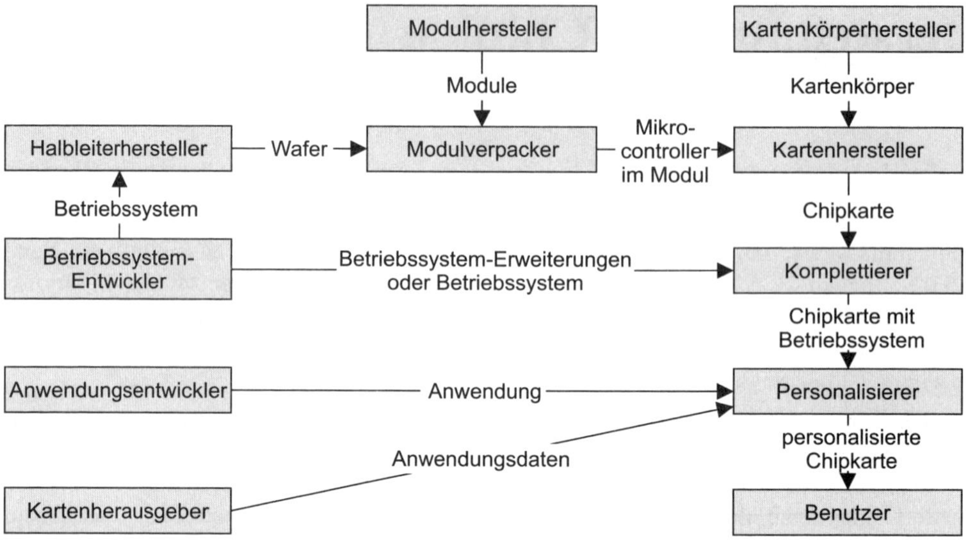

Bild 14.1 Die typischen Aufgaben und Rollen bei der Herstellung von Chipkarten

Die Kette beginnt mit der Entwicklung des Betriebssystems. Im Regelfall wird dies durch eine Organisationseinheit des Kartenherstellers individuell für den jeweiligen Chipkarten-Mikrocontroller erstellt. In Sonderfällen kann das Betriebssystem auch ein Produkt einer selbstständigen Softwareentwicklungsfirma sein, das dann in Lizenz verwendet wird. Sofern es sich um ein Betriebssystem für das ROM eines Mikrocontrollers handelt, wird es nach Fertigstellung dem Halbleiterhersteller übergeben. Dieser erstellt aus der Software des Betriebssystems eine ROM-Maske und bringt es bei der Produktion der Chips ins ROM ein.

Im nächsten Schritt werden die Wafer mit vielen tausend einzelnen Prozessorchips in einzelne Dies zersägt, in Module eingeklebt und elektrisch mit den Kontaktflächen auf der Vorderseite der Module verbunden. Dieser Vorgang wird entweder durch den Halbleiterhersteller selber durchgeführt oder durch einen spezialisierten Modulverpacker. Die Module selber sind Zulieferteile eines Modulherstellers. Alle diese Prozessschritte werden durch entsprechende massenproduktionstaugliche Tests der mechanischen und elektrischen Eigenschaften überwacht.

Im Falle der größten üblichen Arbeitsteilung erhält dann der Kartenhersteller von einem Zulieferer passend vorbereitete Kartenkörper und dazu vom Modulverpacker die Module mit den eingebauten Chipkarten-Mikrocontrollern. Im Normalfall stellt jedoch der Kartenhersteller den Kartenkörper in seiner eigenen Fertigung her. Als folgender Prozessschritt wird das Modul in den Kartenkörper geklebt, und die Chipkarte ist nun physisch vollständig.

Im Falle eines ROM-basierten Betriebssystems werden nun in der Phase der Komplettierung Ergänzungen und Korrekturen in den nichtflüchtigen Speicher (EEPROM) des Prozessorchips geladen. Dies geschieht üblicherweise beim Chipkartenhersteller, kann jedoch durchaus auch in bestimmten Fällen bei einer dritten Instanz durchgeführt werden.

Handelt es sich um ein Betriebssystem, das für einen Chip mit Flash-Speicher konzipiert ist, dann wird es erst in diesem Schritt mit einem auf dem Chip befindlichen Bootloader geladen. Eventuell notwendige Anpassungen können dabei berücksichtigt werden. Das Ergebnis dieser Phase ist eine hardwareseitig vollständige Chipkarte mit einem lauffähigen Betriebssystem. Die Karten könnten nun als sogenanntes „white plastic" verkauft werden, was allerdings selten der Fall ist.

In der überwiegenden Anzahl der Fälle steht nach diesem Schritt die Initialisierung und Personalisierung auf dem Programm. Dazu liefert der Kartenherausgeber die notwendigen konstanten und individuellen Daten für die Anwendung. Handelt es sich um eine kodebasierte Anwendung, dann stellt der Anwendungsentwickler außerdem den Programmkode (z. B. ein Applet) für die Anwendung bei. Je nach Szenarium kann der Personalisierer dazu noch ergänzende Daten erzeugen. Anschließend werden die Daten und der Kode mit den Mitteln des Chipkarten-Betriebssystems auf die Karte geladen. Neben dieser elektrischen Personalisierung muss noch die optische Personalisierung durchgeführt werden, d. h. das Aufbringen von optisch lesbaren Daten wie Beschriftung oder Fotos. Ist dies durchgeführt, dann ist die Chipkarte vollständig fertiggestellt und kann auf den unterschiedlichen Wegen in Richtung Kunde transportiert werden.

14.2 Der Chipkarten-Lebenszyklus (card life cycle)

Der Lebenszyklus einer Chipkarte ist davon abhängig, in welchem Bereich die Karte eingesetzt wird. Eine Chipkarte für das GSM-Mobilfunksystem hat beispielsweise bereits vor der Herstellung einen anderen Weg vor sich als eine Kreditkarte mit Chip, allerdings gibt es auch sehr viele Gemeinsamkeiten unter den verschiedenen Karten.

Die ISO 10202-1 definiert einen Kartenlebenszyklus, der sowohl alle Herstellungsverfahren als auch die unterschiedlichsten Anwendungen gleichermaßen abdeckt. Diese Norm ist sehr stark auf Zahlungsverkehrsanwendungen und die dortige Informationstechnik ausgerichtet und weniger auf die eigentliche Herstellung von Kartenkörper und Chip. Sie stellt jedoch einen gut gelungenen Ansatz dar, den Werdegang von Chipkarten vom Anfang bis zum Ende strukturiert aufzuzeigen. Deshalb wird sie hier auch als Basis zur Beschreibung des Kartenlebenszyklus benutzt.

Eingeteilt ist das „Leben" einer Karte nach ISO 10202-1 in fünf Phasen, die durch genau festgelegte Übergänge miteinander verbunden sind. Dies ist in Tabelle 14.1 auf der nächsten Seite aufgeführt. Alle fertigungstechnisch notwendigen Lager und die Transportwege zwischen den verschiedenen Firmen, die die einzelnen Fertigungsschritte ausführen, müssen entweder physisch oder kryptografisch abgesichert sein, um Manipulation oder Diebstahl von Halbfertigprodukten schon im Ansatz so schwierig wie möglich zu machen.

Begleitend zu allen Fertigungsschritten, muss natürlich eine entsprechende Qualitätssicherung stattfinden. Da es sich bei Chipkarten üblicherweise um Produkte für sicherheitsrelevante Bereiche handelt, ist es üblich, die Nachvollziehbarkeit der Produktion zu gewährleisten. Dies bedeutet, dass alle Fertigungsschritte mit Chargen- und Chipnummern protokolliert werden müssen. Zu einem beliebigen Zeitpunkt nach der Produktion muss es möglich sein, die einzelnen Fertigungsschritte individuell für jede Chipkarte nachzuvollziehen. Dies ermöglicht bei auftretenden Fertigungsfehlern eine einfachere Analyse der Ursachen.

Tabelle 14.1 Die einzelnen Phasen nach ISO 10202-1 mit den dazugehörigen Aktionen im Überblick.

Phasen des Kartenlebenszyklus	**typische Aktionen**
Phase 1 – Herstellung von Chip und Chipkarte	• Design der Chips • Erstellung des Chipkarten-Betriebssystems • Produktion der Chips und Module • Herstellung des Kartenkörpers • Einbetten der Module in den Kartenkörper
Phase 2 – Kartenvorbereitung	• Chipkarten-Betriebssystem komplettieren/laden
Phase 3 – Anwendungsvorbereitung	• Initialisierung der Anwendung(en) • Personalisierung (d. h. Individualisierung) der Anwendung(en) (optisch und elektrisch)
Phase 4 – Kartenbenutzung	• Aktivierung von Anwendungen • Deaktivierung von Anwendungen
Phase 5 – Ende der Kartenbenutzung	• Deaktivierung der Anwendungen • Deaktivierung der Karte

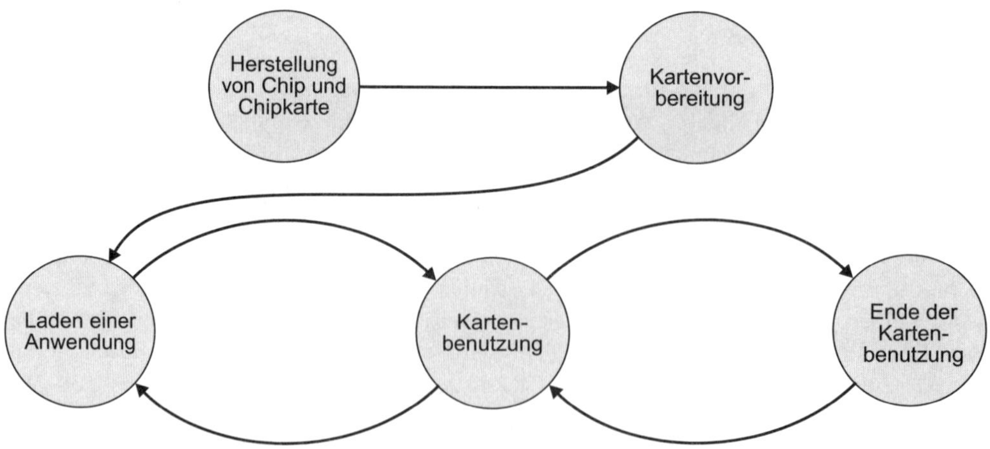

Bild 14.2 Die Zustände im Lebenszyklus einer Chipkarte im Phasenmodell nach ISO 10202-1.

Da alle Mikrocontroller ab der Halbleiterfertigung durch eine einzigartige Nummer Unikate sind, lässt sich diese Nachvollziehbarkeit auf der Basis der Chipnummern relativ einfach realisieren. Die fertigungstechnische Verfolgung wird entweder durch eine Fertigungsdatenbank oder durch Eintrag aller fertigungsrelevanten Daten im Chip realisiert, wie dies Tabelle 14.2 zeigt. Die ISO 10202-1 empfiehlt die Speicherung der Fertigungsdaten im Chip, was einen Vorteil gegenüber der Speicherung in einer Datenbank darstellt. Bei der Speicherung im Chip kann man dann die relevanten Fertigungsdaten ohne Zugriff auf eine Datenbank abfragen; allerdings ist dazu Speicher im EEPROM oder Flash des Mikrocontrollers notwendig. In der Praxis finden meist beide Speicherorte Verwendung, da dies die flexibelste Lösung ist und bei höherwertigen Prozessorkarten ausreichend nichtflüchtiger Speicher für die Fertigungsdaten vorhanden ist.

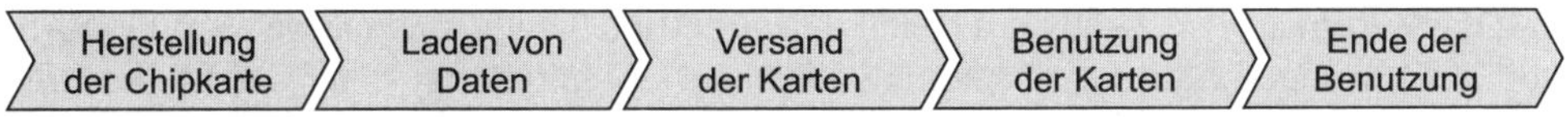

Bild 14.3 Die wesentlichen Prozessschritte im Lebenszyklus von Chipkarten.

Die Herstellung von sicherheitsrelevanten Geräten wie Chipkarten wird oftmals durch Audits überprüft. Die Forderung nach einer solchen Prüfung kann durch Industrieorganisationen oder auch durch Kunden erhoben werden. Oft ist die Lieferung von Chipkarten an den Kunden erst nach einem bestandenen Audit erlaubt. Für nahezu alle großen Absatzmärkte von Chipkarten wie Telekommunikation, Zahlungsverkehr etc. gibt es spezifische Audits, welche seitens der Anforderungen immer eine gewisse Ähnlichkeit haben, doch auch in vielen Punkten unterschiedlich sind und andere Schwerpunkte legen.

Tabelle 14.2 Typische in den Chip eingetragene Fertigungsdaten. Diese Daten können nur einmal geschrieben und anschließend nur noch gelesen werden (WORM-Attribut der Datei bzw. des Datenobjekts).

Phasen des Kartenlebenszyklus	typische Fertigungsdaten
Phase 1 – Herstellung von Chip und Chipkarte	• ID des Chipherstellers • ID der Fertigungslinie • Eindeutige Nummer des Chips • Chiptyp • ID des Einbetters des Chips ins Modul • Datum und Uhrzeit der Einbettung des Chips ins Modul
Phase 2 – Kartenvorbereitung	• ID des Initialisierers • ID der Fertigungsmaschine • Datum und Uhrzeit der Initialisierung
Phase 3 – Einbringung einer Anwendung	• ID des Personalisierers • ID der Fertigungsmaschine • Datum und Uhrzeit der Personalisierung

Ein typisches Audit hinsichtlich der Produktion von Chipkarten ist hierbei das SAS-Audit durch die GSM Association (GSMA) [GSMA]. SAS steht dabei für Security Accreditation Scheme (SAS) und fokussiert vor allem auf die Produktion sowie das dazugehörige Produktionsumfeld von SIM-Karten. Ein SAS Audit wird üblicherweise auf Antrag des Kartenherstellers durch zwei externe und unabhängige Auditoren durchgeführt und dauert etwa 8 Arbeitstage. Die Auditoren prüfen den gesamten Herstellungsprozess der Chipkarten und das Sicherheitssystem des Herstellers anhand einer Analyse der entsprechenden Dokumente sowie durch Stichproben am Produktionsequipment und durch Befragung der verantwortlichen Personen. Dabei werden neben der eigentlichen Fertigung auch verwandte Themenbereiche wie die Schlüsselerzeugung und -verwaltung abgedeckt. Wird dabei ein Mangel erkannt, besteht innerhalb von 20 Arbeitstagen die Pflicht zur Nachbesserung, deren Erfolg anschließend durch ein Nachaudit geprüft wird. Das Ergebnis der Untersuchung wird abschließend durch einen Auditbericht und ein offizielles Zertifikat (zum An-die-Wand-Hängen und Vorzeigen) festgehalten. Typischerweise muss das Audit alle zwei Jahre wiederholt werden, damit das Zertifikat seine Gültigkeit behält. Die grundsätzliche Vorgehensweise ist bei SAS-Audit im Dokument „Security Accreditation Scheme – Methodology“[1] der GSMA beschrieben.

14.3 Herstellung von Chips und Modulen

Der erste Schritt des Lebenszyklus lässt sich nochmals unterteilen: Zum einen ist die Erstellung des Chipkarten-Betriebssystems und die halbleitertechnische Fertigung der Mikrocontroller abgedeckt, zum anderen umfasst der zweite Ablaufpfad die gesamte Technik der Herstellung des Kartenkörpers.

Die Halbleiterproduktion ist ein geschützter Bereich, zu dem nicht jedermann Zutritt hat. Dies ist in den Reinräumen relativ einfach zu bewerkstelligen, da sie ohnehin nur über Schleusen betreten werden können. Doch auch hinsichtlich der Sicherheitstechnik ist dies wichtig, da nur auf diese Weise gewährleistet werden kann, dass bei der Chipherstellung bzw. nach dem Vereinzeln der Chips keine Halbleiterbauteile mit eventuell darin enthaltenen trojanischen Pferden in Software eingeschmuggelt werden können. Was im Übrigen ein sehr ernst zu nehmender und relativ gefährlicher Angriff auf die Sicherheit einer Chipkarten-Anwendung wäre.

14.3.1 Chipdesign

Der geometrische Aufbau eines Chips für Speicher- oder Prozessorkarten ist immer möglichst quadratisch, damit bei auftretenden Biegebeanspruchungen die Bruchgefahr des Chips minimiert ist. Ein vollkommener Biegeschutz des Chips durch ein extrem biegesteifes Modul ließe sich technisch durchaus realisieren, ist aber in der Praxis nicht gewollt. Solch ein steifes Modul würde bei der ständigen wechselseitigen Biegebeanspruchung des Kartenkörpers über kurz oder lang zum Bruch führen.

Die für den Chip verwendeten halbleitertechnischen Komponenten wie CPU, numerischer Koprozessor oder die unterschiedlichen Speicherarten sind in der Regel sicherheitstechnisch gehärtete Standardelemente.[2] Manchmal verwendet man dazu Halbleiterkomponenten aus dem Automobilsektor, da diese für ähnlich harte Umwelt- und Zuverlässigkeitsbedingungen ausgelegt sein müssen. Diese müssen allerdings vollständig auf die Sicherheitsanforderungen von Chipkarten-Mikrocontrollern adaptiert und überarbeitet werden.

[1] Siehe auch [SAS Methology 07].

[2] Siehe auch Abschnitt 5 „Mikrocontroller für Chipkarten“ auf Seite 77.

Beim Prozess des Chipdesigns wird nach der Funktionalspezifikation als erster Schritt eine generelle Chiparchitektur mit Blockschaltbild und Groblayout des Mikrocontrollers erstellt. Anschließend verfeinert man das globale Blockschaltbild schrittweise über Logikblöcke, Gatterfunktionen, Transistoren bis zu den geometrischen Strukturen für die einzelnen Belichtungsmasken. Dabei wird jeder Schritt durch Simulationen der Schaltungen und aufwändige Prüfprozesse begleitet. Dieser aus vielen Einzelschritten bestehende Prozess ist komplex, und es wird ein gehöriges Maß an Erfahrung für die optimale Anordnung der Schaltungselemente auf dem Chip benötigt. Schlussendlich werden auf einer Testfertigungslinie in einer Halbleiterfabrik Muster erstellt, die dann als erste Referenz genauestens vermessen und erprobt werden. Parallel dazu findet oft noch eine Sicherheitsbegutachtung statt, die allerdings frühestens mit den ersten richtigen Chips abgeschlossen ist.

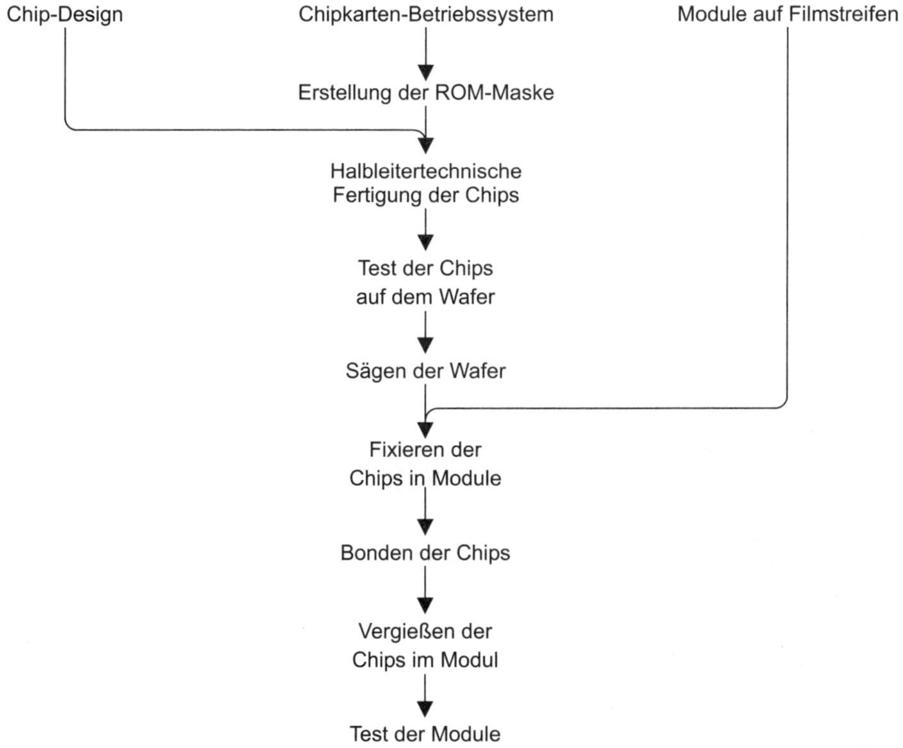

Bild 14.4 Chip- und Modulherstellung im Lebenszyklus einer Chipkarte mit dem Betriebssystem im ROM des Mikrocontrollers.

Das Chipdesign ist ein Prozess, der mehrere Monate bis zu einem Jahr dauern kann, bis ein voll funktionsfähiger und alle Anforderungen erfüllender Chip für die Massenproduktion bereitsteht. Dieser Aufwand ist der Grund, warum die Generationenfolge bei Chipkarten-Mikrocontrollern zwischen zwei und drei Jahre beträgt. Der Aufwand für größere Änderungen am Chip führt auch dazu, dass die wesentlichen Modifikationen zumeist Chip-Shrinks zur besseren Flächennutzung der Wafer oder kleinere Verbesserungen und Erweiterungen der Hardware sind.

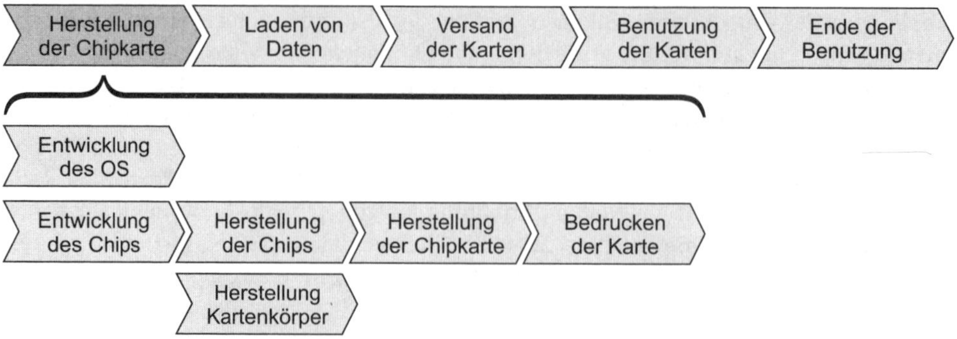

Bild 14.5 Die Prozessschritte zur Herstellung von Chipkarten als Ausschnitt aus dem gesamten Lebenszyklus.

14.3.2 Entwicklung von Chipkarten-Betriebssystemen

Die Betriebssysteme und die Software für Chipkarten-Mikrocontroller sind so umfangreich, dass ihnen ein ganzes Kapitel gewidmet ist, welches alle Aspekte im Detail erläutert.[1] Wichtig ist aber auch die Tatsache, dass gerade bei der Chipherstellung ein wesentlicher Teil der sicherheitstechnischen Grundlagen für den gesamten späteren Lebenszyklus gelegt wird. Ein noch so hochwertiges und mit viel Kryptografie abgesichertes Betriebssystem nützt wenig, wenn aufgrund eines Fehlers bei der Halbleiterherstellung alle geheimen Daten aus dem Chip ausgelesen werden können.

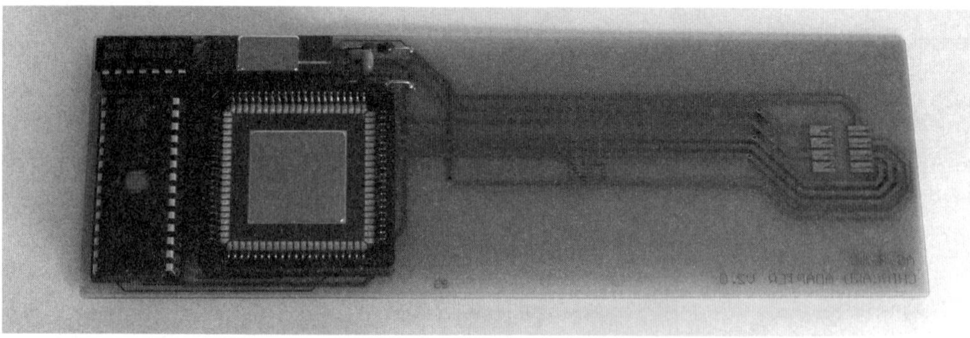

Bild 14.6 Miniemulator einer Chipkarte, bei dem das maskenprogrammierte ROM durch ein austauschbares EPROM im DIL-Gehäuse ersetzt ist. Der große Chip ist ein Mikrocontroller für Chipkarten, bei dem alle Busse frei zugänglich sind (Bond-out-Chip).

Die Softwareerstellung für ein Chipkarten-Betriebssystem und die darauf aufbauende Anwendung wird wegen der geringen Speicherkapazität der Mikrocontroller in der verhältnismäßig hardwarenahen Programmiersprache C durchgeführt. Diese Programmiersprache wirkt sich gegenüber dem in den Anfangszeiten der Chipkarten üblichen Assembler natürlich verkürzend auf die Dauer der Softwareentwicklung aus.

[1] Siehe auchKapitel 13 „Chipkarten-Betriebssysteme“ auf Seite 477.

Die ursprünglichen Chipkarten-Mikrocontroller hatten als Speicher für den Programmkode lediglich ROM. Der Grund dafür war die deutlich kleinere Strukturbreite von ROM gegenüber EEPROM. Die Weiterentwicklung der Halbleitertechnologie führte jedoch seit etwa 2003 dazu, dass der Unterschied der Speicherdichte zwischen ROM und EEPROM bzw. dem mittlerweile verfügbar gewordenen Flash vernachlässigbar wurde. Die Konsequenz ist, dass immer weniger Betriebssysteme ROM-basiert sind und sich stattdessen im EEPROM oder Flash befinden. In der Regel haben jedoch auch moderne Flash-basierte Mikrocontroller einen kleinen ROM-Speicher, der den Bootloader sowie einige elementare Testfunktionen für die Hardware enthält.

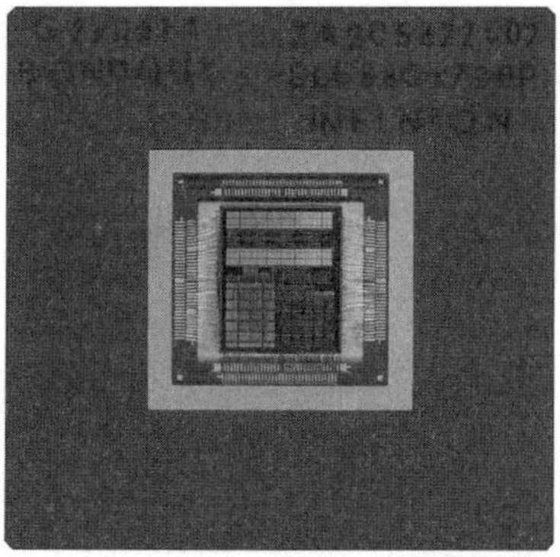

Bild 14.7 Beispiel für einen Bond-out-Chip zur Verwendung in Emulatoren für Chipkarten-Mikrocontroller. (Infineon)

Die entweder im ROM oder nachladbar im Flash befindlichen Tests sind aufwändig und umfassend, da sich Fehler in dieser Software nach der Chip-Produktion fast nicht mehr beseitigen lassen.[1] Es wird dabei immer eine so genannte ROM-Maske entwickelt, d. h. eine Software, die sich im späteren ROM der Mikrocontroller befindet und in der eine Änderung nicht mehr möglich ist. Softwarefehler, die erst in einem der folgenden Fertigungsschritte erkannt werden, verursachen eine Wiederholung aller vorangegangenen Schritte.

Wird stattdessen ein Chipkarten-Mikrocontroller mit Flash-Speicher eingesetzt, vereinfachen sich einige der beschriebenen Schritte. Der wichtigste Aspekt ist dabei der Wegfall der ROM-Maske, was eine Zeitersparnis von mindestens einigen Wochen zur Folge hat. Ein weiterer Vorteil besteht darin, dass das Betriebssystem bereits während der Entwicklung mit der echten Hardware getestet werden kann.

Um den vorhandenen Speicherplatz des Mikrocontrollers möglichst gut zu nutzen, muss der Programmkode an den jeweiligen Chiptyp individuell angepasst werden. Die Programme sind deshalb nur mit zusätzlichem Aufwand auf andere Chiptypen portierbar. Die Dauer der Entwicklung für ein neues Chipkarten-Betriebssystem bewegt sich daher in einem Bereich um die 9 Monate. Sie kann jedoch auch deutlich geringer ausfallen, falls auf vorhandenen Programmkode zurückgegriffen werden kann. Ist das Betriebssystem fertig entwickelt, findet im Falle einer ROM-basierten Entwicklung die offizielle Übergabe an einen Halbleiterhersteller statt.

[1] Siehe auch Abschnitt 15.4 „Testmethoden für Software“ auf Seite 698.

14.3.3 Halbleitertechnische Fertigung der Chips

Im Falle eines ROM-basierten Betriebssystems erstellt der Halbleiterhersteller aus der erhaltenen Software, die ihm auf einem Datenträger oder per DFÜ übergeben wurde, eine Belichtungsmaske für das ROM des Mikrocontrollers. Die Maske, die den Programmkode enthält, wird von den Betriebssystementwicklern oft nur „Maske" genannt. Werden die Strukturen bei der Abbildung auf den Wafer verkleinert, dann wird die ROM-Maske als Retikel bezeichnet. Die ROM-Maske ist aber nur eine von 25 bis 35 Fotomasken, die zur Herstellung der Mikrocontroller notwendig sind. Sie ist im Übrigen nicht die erste Maske in der Reihenfolge, sondern bewegt sich im Mittelfeld der Masken. Daraus ergibt sich der positive Effekt, dass die Mikrocontroller bis zu diesem Fertigungsschritt vorproduziert werden können, da erst dann das Betriebssystem mittels der ROM-Maske eingebracht wird. Eine typische Fertigungsline hat einen Durchsatz von 5 000 bis 8 000 Wafern pro Woche.

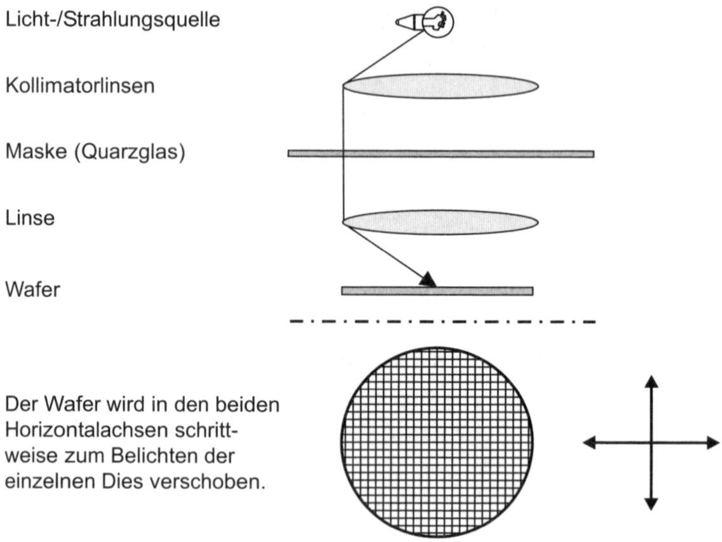

Bild 14.8 Prinzip der schrittweisen Belichtung einzelner Chips auf einem Halbleiterwafer mit einem Stepper.

Der halbleitertechnische Aufbau der späteren Mikrocontroller findet auf entsprechend vorbereiteten hochreinen Siliziumscheiben, Wafer (deutsch „Scheibe") genannt, statt. Der Durchmesser der Wafer im Chipkartenbereich beträgt zur Zeit meistens 8 Inch (= 20,5 cm) und vereinzelt bereits 12 Inch (= 30,7 cm). Unter der Annahme eines 5 mm^2 großen Dies und einer Ausbeute (*yield*) von 90 % passen auf einen 8 Inch Wafer ungefähr 5 700 und auf einen 12 Inch Wafer ungefähr 13 000 Mikrocontroller.

Der Trend zukünftiger Fertigungsprozesse in der Halbleitertechnologie geht weiter in Richtung größerer Wafer und kleinere Strukturbreiten. Man kann davon ausgehen, dass sich in den nächsten Jahren Wafer mit einem Durchmesser von 12 Inch (= 30,7 cm) in 90 nm-Technologie als Standard in der Herstellung von Mikrocontrollern für Chipkarten etablieren. Die Kosten für eine Halbleiterfabrik dieser Technologiestufe liegen in der Größenordnung von etwa zwei Milliarden Euro.

Noch Mitte der neunziger Jahre wurden Fotomasken für den gesamten Wafer verwendet, so dass alle Mikrocontroller eines 4 Inch Wafers auf einmal belichtet werden konnten. Dabei kam üblicherweise eine Kontaktbelichtung zum Einsatz. Mit kleiner werdenden Strukturbreiten auf dem Chip wurde dies aber nicht mehr möglich, da dieses Verfahren sich ungünstig auf die Ausbeute auswirkt.

Bei allen neuen Produktionsverfahren beinhalten die Fotomasken nur mehr das Abbild eines einzigen Chips und nicht mehr das des ganzen Wafers. Diese hochempfindlichen Masken bestehen aus einer für ultraviolettes Licht durchlässigen Quarzglas-Platte, auf der der auf dem Wafer abzubildende Chip mit Linien aus Chrom aufgetragen ist. Dazu ist auf der Quarzglas-Platte eine photoempfindliche Schicht aufgetragen, die mit einem Elektronenstrahlschreiber belichtet wird. Anschließend wird sie entwickelt und durch Ätzen der unbelichteten Bereiche abgetragen.

Die Fotomaske wird im Maßstab 5:1 oder 10:1 vergrößert hergestellt, um bei der Belichtung des Wafers eine abbildungsverbessernde Verkleinerung zu ermöglichen. Die dabei zum Einsatz kommenden Belichtungsmaschinen („Stepper") sind hochpräzise optische Geräte, die das Abbild der Maske auf dem Wafer auf Teile eines Mikrometers fokussieren und den Wafer in einer vergleichbaren Lagegenauigkeit verschieben können. Nach dem mit ultraviolettem Licht stattfindenden Belichtungsvorgang wird der Wafer um einen Positionsschritt verfahren, und es startet die Belichtung des nächsten Chips. So wird Schritt für Schritt (*stepping*) der ganze Wafer mit allen darauf befindlichen Mikrocontrollern belichtet.

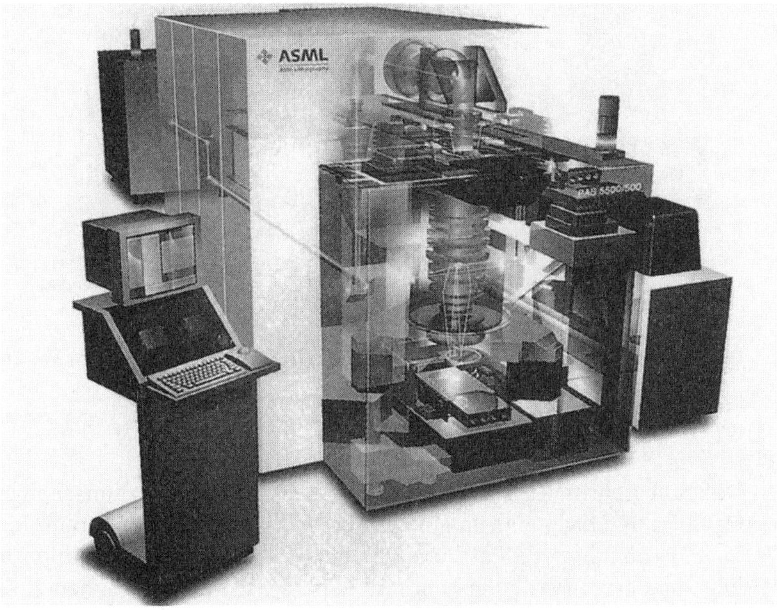

Bild 14.9 Schnittzeichnung eines Steppers für die schrittweise optische Belichtung einzelner Chips auf Halbleiterwafern. (ASM Lithography)

Der gesamte Wafer ist mit einem lichtempfindlichem Lack, Fotoresist genannt, versehen. An den belichteten Stellen wird dann der Lack durch Ätzen entfernt, und die darunterliegenden

Waferflächen mit Fremdatomen dotiert. Nach mehreren Reinigungsschritten und erneutem Auftrag von fotoempfindlichem Lack sind die Wafer für die Belichtung mit der nächsten Fotomaske bereit. Je nach Halbleiterhersteller und verwendetem Produktionsprozess benötigt man ungefähr 400 Prozessschritte und eine Durchlaufzeit von 4 bis 12 Wochen für die Herstellung eines Wafers. Die reine Prozesszeit beträgt etwa 3 Wochen. Die deutlich höheren Durchlaufzeiten kommen vor allem durch die in der Massenproduktion bei Halbleitern übliche Warteschlangentechnik zustande.

Aus Gründen eines ökonomischen Produktionsdurchlaufs müssen immer mehrere Wafer zu Chargen zusammengefasst durch die Halbleiterfertigung geschleust werden. Eine typische Charge besteht aus 12 Wafern, die oft übliche Mindestproduktionsmenge. Kleinere Mengen als eine ganze Charge verursachen bei der Produktion einen erheblichen Mehraufwand, so dass die Fertigungskosten dann genauso hoch wären wie bei einer ganzen Charge. Viele Halbleiterfertigungen lassen jedoch so genannte „Shared-Batches" oder „Multi-Project-Wafer" zu, bei denen verschiedene Mikrocontrollerchips mit unterschiedlichen ROM-Masken auf einem Wafer produziert werden. Dies ermöglicht dann auch kleinere Chargen in der Größenordnung von 1 000 Stück.

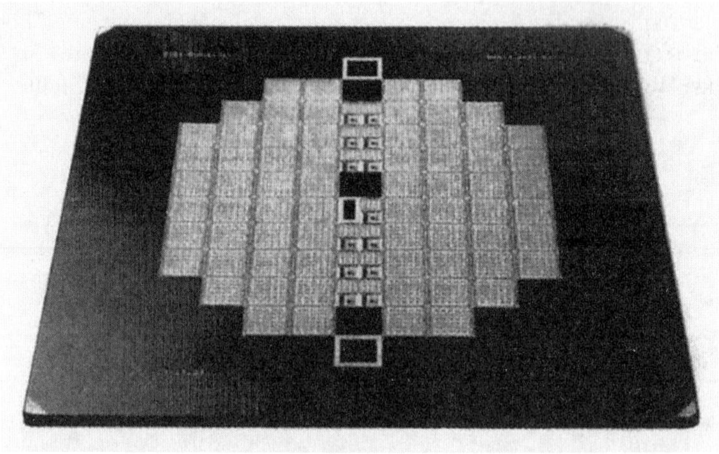

Bild 14.10 Fotomaske aus Quarzglas für die gleichzeitige Belichtung eines ganzen Wafers. (Philips)

14.3.4 Test der Chips auf dem Wafer

Im nächsten Fertigungsschritt werden die Mikrocontroller auf den Siliziumscheiben mit Metallspitzen kontaktiert und dann einzeln getestet. Dazu werden die Mikrocontroller auf dem Wafer in Gruppen bis zu hundert Stück kontaktiert und ein elektrischer Funktionstest durchgeführt. Da selbst in diesem Fertigungsschritt üblicherweise keine zusätzlichen Kontaktflächen für den Mikrocontroller existieren, können nur die später auch an der Chipkarte zur Verfügung stehenden fünf Kontakte benutzt werden.

Der Test der Funktionsbaugruppen auf dem Silizium ist allerdings wesentlich intensiver und umfangreicher als zu späteren Zeitpunkten, da sich die Mikrocontroller noch im so genannten Testmodus befinden. In diesem Modus kann man alle Speicher (RAM, ROM, EEPROM,

Flash) ohne Einschränkung lesen und schreiben. Mikrocontroller, die aufgrund der Tests ausgesondert werden müssen, erhielten früher zur Identifizierung einen kleinen farbigen Punkt auf die Oberfläche, wie dies in Bild 14.12 gezeigt ist. So konnten die nicht funktionsfähigen Bausteine in den folgenden Fertigungsschritten visuell erkannt und nach dem Trennen des Wafers einzelne Bauteile ausgesondert werden. Bei den aktuellen Systemen werden lediglich die Koordinaten der defekten Bauteile als Datensatz an die nachfolgenden Fertigungsmaschinen übergeben und dort bei der Weiterverarbeitung entsprechend berücksichtigt.

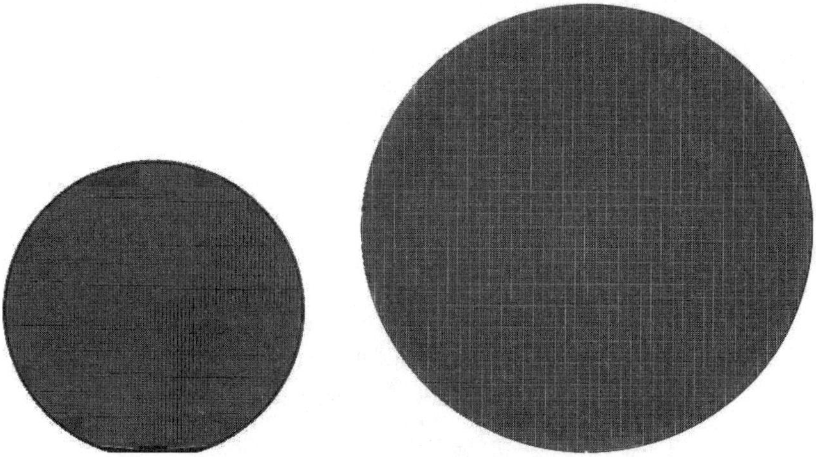

Bild 14.11 Vergleich eines 8 Inch durchmessenden Wafers mit ca. 5 700 und eines 12 Inch durchmessenden Wafers mit ca. 13 000 Mikrocontrollern. Die angefräste Fläche am linken Wafer (*primary flat*) wird bei dieser Wafergröße zur Kennzeichnung der Waferjustierung bei der Halbleiterproduktion verwendet. Bei 12 Inch-Wafern wird die Positionierung über optische Passermarken durchgeführt. (Samsung)

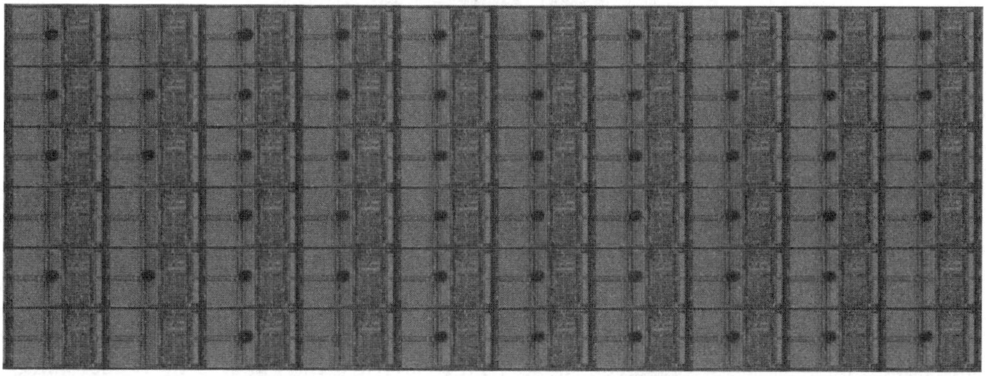

Bild 14.12 Ausschnitt eines Wafers mit halbleitertechnisch aufgebauten Mikrocontrollern. Die Punkte auf den einzelnen Chips identifizieren defekte Bausteine. Die Bereiche zwischen den Mikrocontrollern werden Sägestraßen genannt.

Weiterhin benutzt man den freien Schreibzugriff im Testmodus, um in diesem Fertigungsschritt chipindividuelle Daten in den nichtflüchtigen Speicher zu schreiben. Dies ist beispielsweise eine durchlaufende Nummer, die sich nicht wiederholt und somit einzigartig (*unique*) ist. Damit ist jeder Chip und in Folge auch jede zukünftige Chipkarte individualisiert. Neben einigen Sicherheitsaspekten hat dies den Vorteil, dass die Nachvollziehbarkeit aufgrund der einzigartigen Chipnummer stets gewährleistet ist.

Bei Chipkarten-Mikrocontrollern mit Flash als nichtflüchtigem Speicher wäre im Prinzip auch die Möglichkeit vorhanden, neben dem eigentlichen Test der Chiphardware das gesamte oder einen Teil des Betriebssystems mit dem Tester in den Flash-Speicher zu laden. Dies hat gegenüber dem Ladeprozess nach Einbettung des Chips in den Kartenkörper den Vorteil, dass es zu diesem Zeitpunkt schneller durchgeführt werden kann, da sich die Chips noch im Testmodus befinden. In diesem Modus ist eine höhere Datenübertragung und ein schnelleres Schreiben in den nichtflüchtigen Speicher möglich als nach dem Umschalten in den User-Modus. Dies ist deshalb der Fall, weil zu diesem Zeitpunkt alle physischen und elektrischen Parameter genau bekannt sind und nicht die ganz Bandbreite der Parameter aus der Chipspezifikation abgedeckt werden muss.

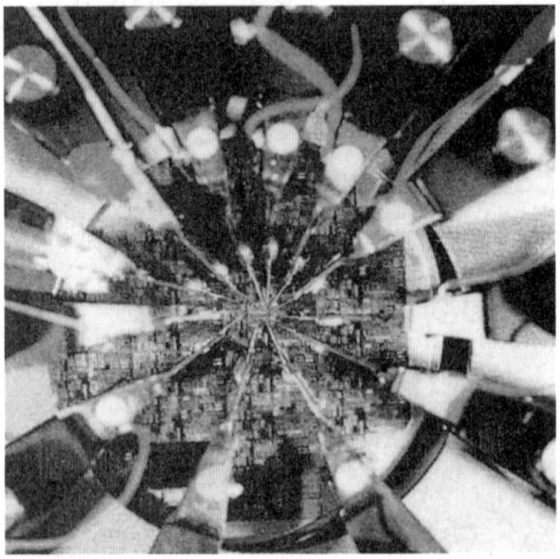

Bild 14.13 Test eines Mikrocontrollers auf dem Wafer. Dazu wird der Baustein mit Kontaktnadeln elektrisch kontaktiert und dann geprüft. (Philips)

14.3.5 Sägen der Wafer

Nach dem Testen der Bausteine auf den Wafern müssen sie im nächsten Schritt vereinzelt werden. Dazu bringt man auf der Rückseite der Siliziumscheiben eine dünne Klebefolie auf, damit die einzelnen Chips beim Zerschneiden in ihrer Lage fixiert sind. Zum Einsatz kommen dabei Spezialsägen mit ca. 25 μm dicken Sägeblättern, die mit über 30 000 Umdrehungen pro Minute rotieren. Teilweise werden die Wafer auch mit einem Hochdruckwasserstrahl geschnitten. Die Siliziumscheiben zersägt man so, dass sich auf den erhaltenen Teilen jeweils ein einzelner Mikrocontroller befindet. Die so gesägten maximal 25 mm^2 großen Siliziumkristalle mit den darauf aufgebauten Mikrocontrollern für die späteren Chipkarten werden Dice (Singular: Die) genannt. Nach dem Vereinzeln können die defekten und mit einem farbigen Punkt oder per separat übermittelten Datensatz gekennzeichneten Dice von der Gutware abgetrennt und vernichtet werden.

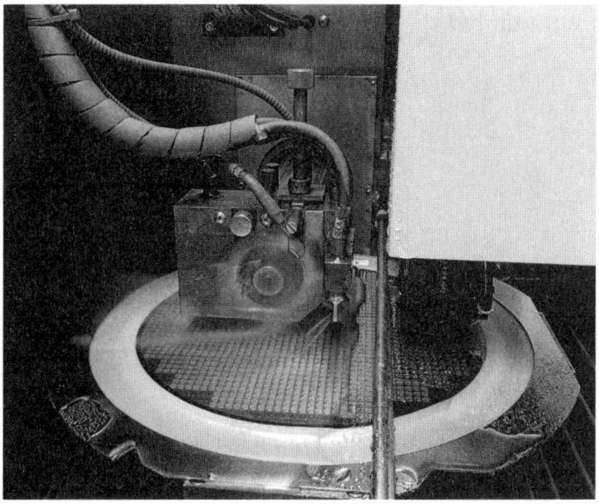

Bild 14.14 Sägen eines Wafers in einzelne Dice. (Hitachi)

Bis zu diesem Fertigungsschritt ist es nicht möglich, festzustellen, ob die Umsetzung der ROM-Software in das Silizium ohne Fehler vonstatten ging. Deshalb koppelt man in diesem Fertigungsschritt etwa zehn Dice aus der Charge aus und baut sie in ein DIL-Gehäuse aus Keramik ein.

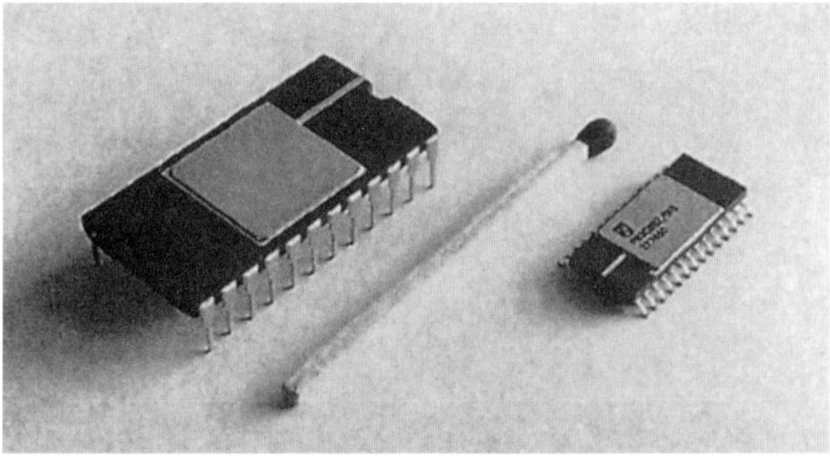

Bild 14.15 Beispiele für Mikrocontroller in unterschiedlichen Keramikgehäusen zum Test der Software.

Der Softwarehersteller erhält diese ersten Muster und kann nun mit seinen Prüfmitteln feststellen, ob die Software im ROM des Mikrocontrollers fehlerfrei funktioniert. Auf diese Weise lässt sich der gesamte Chip testen. Sollte zu diesem Zeitpunkt ein Fehler in der Hard- oder Software festgestellt werden, muss man den weiteren Fertigungsprozess stoppen, und die Charge ist verloren. Sobald das Problem beseitigt wurde, ist ein Neubeginn des Produktionsvorgangs mit dem ersten Schritt beim Halbleiterhersteller notwendig. Der dadurch entstandene Zeitverlust ist auch durch beschleunigte Durchläufe in allen Fertigungsphasen allerdings nicht mehr aufzuholen.

Bild 14.16 Beispiel für einen einzelnen Die im Vergleich zu einem Zündholz. Die Abmessungen des gezeigten Die beträgt 2,2 mm in der Länge und 2,1 mm in der Breite bei einer Dicke von 0,12 mm.

14.3.6 Fixieren der Chips in Module

Der nächste Schritt nach dem Sägen der Wafer ist das Einbetten der Dice in Module. Diese erhöhen die Stabilität der sehr bruchempfindlichen Kristalle und sind mit den an der Oberseite angebrachten Kontaktflächen die spätere elektrische Verbindung zum Terminal.

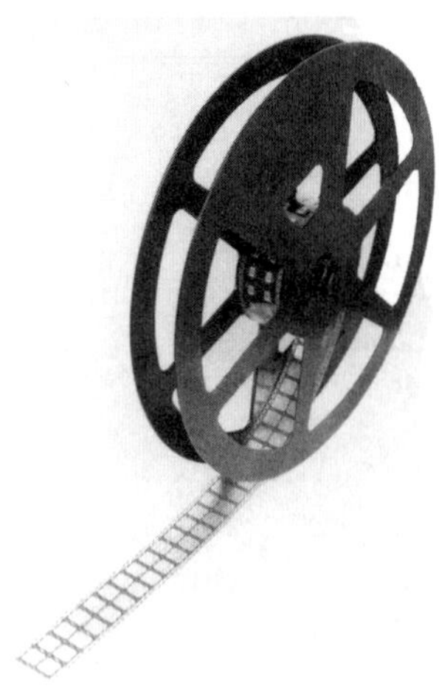

Bild 14.17 Foto einer Spule mit aufgewickeltem Tape mit paarig darauf angeordneten Modulen. Dies ist der typische Lieferzustand vom Modulhersteller an den Chipkartenhersteller.

Die übliche Anlieferungsform für Chipmodule sind Spulen mit 35 mm breiten Kunststoffstreifen mit Randperforation, auf denen paarweise nebeneinander zwei Module aufgebracht sind. Auf eine Spule passen abhängig von der Modulgröße zwischen 10 000 und 20 000 Module. Der 35 mm breite Kunststoffstreifen heißt im Insiderjargon schlicht und einfach „Tape“

und die Lieferform COT (*chip on tape*). Eine typische Spule ist in Bild 14.17 auf der vorherigen Seite gezeigt.

Die Breite des Streifens ist im Übrigen auch das Standardformat für Filme in der Kino- und Fototechnik. Der Grund für dieses Format liegt in den Anfängen der Chipkarten-Fertigungstechnik begründet. Um damals kostengünstige Transport- und Verpackungsmöglichkeiten zu nutzen, die möglichst wenige Neuentwicklungen erforderten, verwendete man das 35 mm-Filmformat als Grundträger. Dadurch konnten viele der am Markt erhältlichen Spul- und Wickelgeräte für Filme verwendet werden. Da eine Umstellung auf andere Formate ab einem bestimmten Verbreitungsgrad aus wirtschaftlichen Gründen nicht mehr durchführbar ist, belässt man bis heute das 35 mm breite Trägermaterial.

Die Dice werden in der Regel mit dem Siliziumträgermaterial nach oben, also zur Unterseite des Moduls hin, mit einem Kleber irreversibel verbunden. Damit lassen sich dann in weiteren Fertigungsschritten die Dice mit den korrespondierenden Modulkontaktflächen auf der Unterseite elektrisch verbinden. Im Falle der Flipchip-Technik werden in umgekehrter Orientierung mit dem Modul verbunden, also mit der Vorderseite nach oben zur Rückseite des Moduls hin verklebt und gleichzeitig elektrisch kontaktiert.

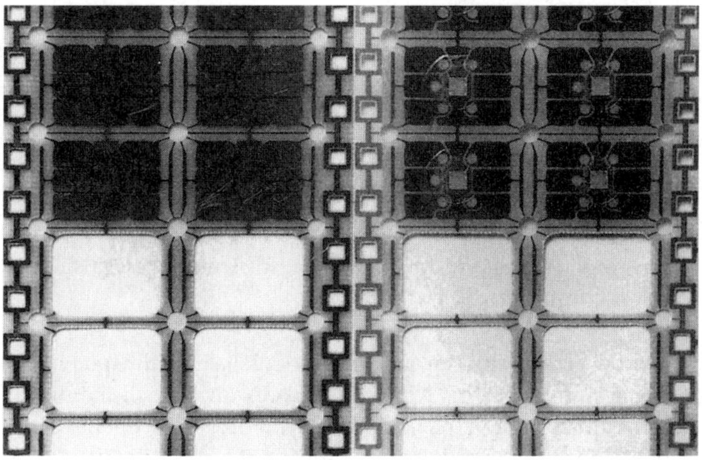

Bild 14.18 Beispiel für 35 mm breite Filmstreifen mit paarweise angeordneten Modulen. Das linke Bild zeigt die Vorderseite und das rechte Bild die Rückseite des Filmstreifens. In den unteren Teilen der Bilder kann man die Lücken von bereits ausgestanzten Modulen erkennen.

14.3.7 Bonden der Chips

Nachdem die Dice in die Module eingeklebt sind, folgt die Herstellung der elektrischen Verbindung mit der Unterseite der Kontaktflächen. Dazu benutzt man einen sehr dünnen Golddraht, der sowohl an den dafür vorgesehenen Aluminium-Kontaktstellen auf den Dice als auch an den entsprechenden Kontaktpunkten auf der Modulunterseite angeschweißt wird.

Damit es bei starken Temperaturschwankungen nicht zu einem Bruch des Drahtes kommen kann, ist er in einem Bogen geführt. Dieser Bogen darf allerdings nicht zu groß sein, da die Bonddrähte sonst beim späteren Vergießen nicht mehr voll abgedeckt und dann korrodieren würden. Dieses Verfahren ist in Bild 3.33 auf Seite 56 dargestellt. Eine Alternative ist das

Flipchip-Verfahren,[1] bei dem der Die direkt und ohne Bonddrähte mit den Kontaktflächen verbunden wird.

14.3.8 Vergießen der Chips in den Modulen

Nach dem Bonden wird die Rückseite der Module und der montierten Dice mit einem schwarz eingefärbten Epoxidharz vergossen. Dieses Harz schützt den empfindlichen Kristall vor Umwelteinflüssen wie Feuchtigkeit, Torsion oder Biegung. Die Vergussmasse ist lichtundurchlässig, da Halbleiterbauelemente in der Regel empfindlich gegenüber Licht und elektromagnetischen Wellen in den angrenzenden Spektralbereichen sind. Diese Abdeckung wird als Glob top bezeichnet.

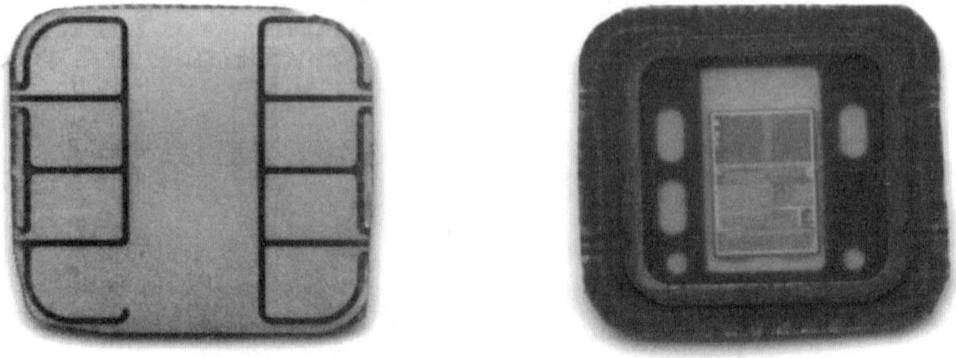

Bild 14.19 Beispiel für die Geometrie der Vorder- und Rückseite eines Moduls. Der Chip ist noch nicht mit einem opaken Epoxidharz abgedeckt.

Anschließend wird der Trägerstreifen mit den Modulen auf Filmspulen aufgewickelt und diese dann in Kartons verpackt. Für Kleinserien ist es auch noch möglich, die Module in Kunststoffmagazinen einzeln zu verpacken, doch wird dies für größere Stückzahlen vermieden, da beim Moduleinbetter dadurch die maschinelle Bearbeitbarkeit erschwert wird.

Sollen neue Mikrocontroller in den Markt eingeführt oder veränderte Chiphardware getestet werden, dann ist das Vergießen der Module oft schon der letzte Fertigungsschritt. Danach durchläuft man die entsprechenden Tests und Qualifizierungsstufen. Erst wenn dabei keine Fehler auftreten, startet man die Massenproduktion mit entsprechend angepasster Hardware oder Software. Ähnlich verhält es sich mit komplett neuen Betriebssystemen, bei denen man auch an diesem Punkt die Hardwareproduktion stoppt und dann über Wochen oder manchmal Monate die notwendigen Qualifizierungen durchführt. Würde dabei ein Fehler gefunden, muss man mit einem verbesserten Betriebssystem oder geänderter Hardware die Schleife noch einmal durchlaufen.

[1] Siehe auch Abschnitt 3.6.1 „Elektrische Kontaktierung zwischen Chip und Modul“ auf Seite 55.

14.3.9 Test der Module

Die vorhergehenden Fertigungsschritte Sägen, Fixieren, Bonden und Vergießen haben zur Folge, dass dabei einige der Dice unbrauchbar werden. Deshalb ist vor dem Verpacken und Ausliefern ein zusätzlicher Testschritt die Regel. Dazu müssen die Module an den Kontaktflächen an der Moduloberseite elektrisch mit einem Tester verbunden werden.

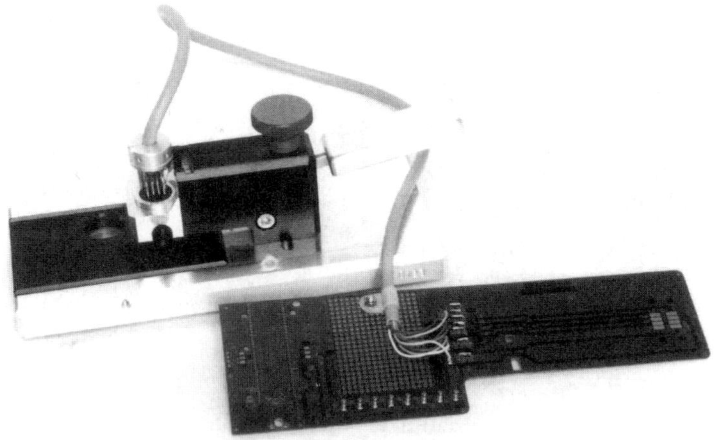

Bild 14.20 Foto eines Adapters für Module auf Tape zu der üblichen ID-1-Größe von Chipkarten.

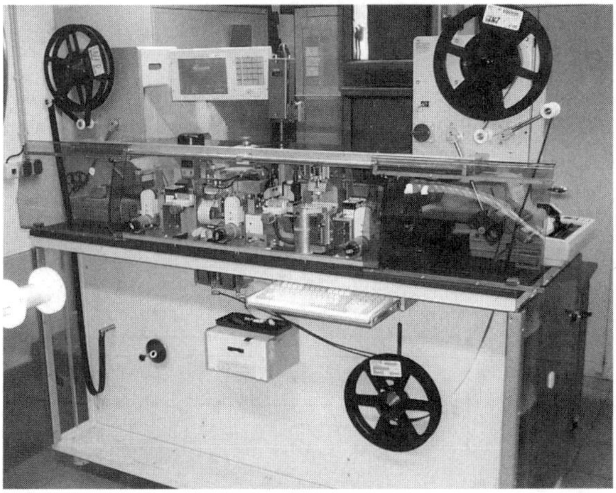

Bild 14.21 Foto einer Maschine zur Prüfung von auf Tape montierten Modulen.

Der Testrechner versucht dann, nach einer ISO-Anschaltsequenz einen gültigen ATR zu detektieren. Ist dies möglich, testet er mit den in der Maskensoftware integrierten Kommandos die Chiphardware. Verlaufen alle diese Tests positiv, haben die vorherigen Produktionsschritte bei dem getesteten Modul zu keinem Ausfall geführt, und es kann in eine Chipkarte eingebaut werden. Anschließend schaltet der Testrechner den Mikrocontroller durch Durchbrennen einer Polysiliziumsicherung oder durch Schreiben eines speziellen Wertes in den nichtflüchtigen Speicher vom Testmodus in den Usermodus. Damit ist es von nun an nicht mehr möglich, von außen lesend oder schreibend auf die Speicher des Mikrocontrollers zuzugreifen, ohne die definierten Sicherheitsbedingungen zu erfüllen.

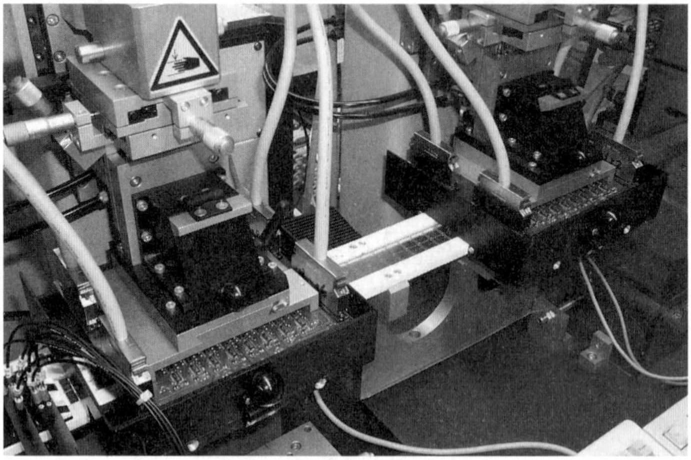

Bild 14.22 Detailfoto einer Maschine zur Prüfung von Chipmodulen. Dabei werden durch die beiden Kontaktköpfe jeweils 16 Module gleichzeitig kontaktiert und geprüft. Maschinen dieser Art können auch für die Initialisierung von Mikrocontrollern für Chipkarten verwendet werden.

14.4 Herstellung von Kartenkörpern

Der Kartenkörper ist der Träger des Moduls und der verschiedenen Kartenelemente. Er wird bislang ausschließlich aus Kunststoffen hergestellt,[1] wobei allerdings eine große Bandbreite unterschiedlicher Fertigungsverfahren zur Anwendung kommen.

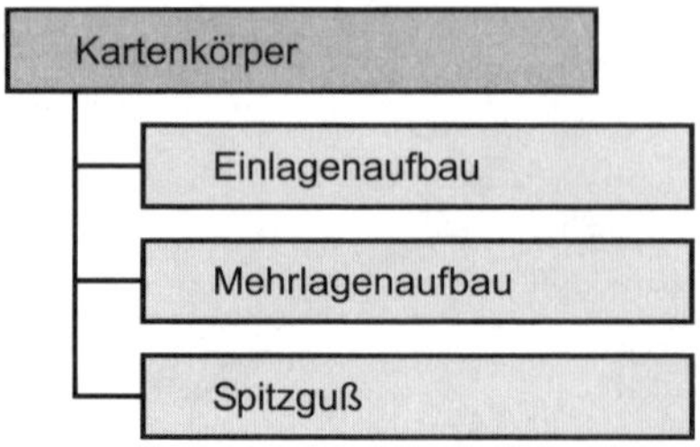

Bild 14.23 Klassifizierungsbaum der grundlegenden Herstellungsverfahren für Kartenkörper aus Kunststoff.

Kartenkörper für Chipkarten können prinzipiell in drei unterschiedlichen Verfahren in der Massenproduktion hergestellt werden. Diese unterscheiden sich bezüglich Haltbarkeit, Ober-

[1] Siehe auch Abschnitt 3.3 „Kartenkörper" auf Seite 41.

fläche und möglicher Kartenelemente. Viele Kartenhersteller bieten oft nur eine Auswahl und nicht die ganze Palette der Herstellungsverfahren an.

Laien sehen oft die Herstellung von Kartenkörpern als unkomplizierte und leicht zu beherrschende Technologie. Schließlich müssen im Prinzip nur einige Kunststofffolien gestanzt und zusammengeklebt werden. Dies ist aber keinesfalls so. Die Herstellung von qualitativ hochwertigen Kartenkörpern in einer Massenproduktion basiert auf vielfältigen und komplexen Fertigungsschritten und erfordert eine hervorragende Beherrschung der notwendigen chemischen Prozesse bei Kunststoffen und dazugehörigen Farben. Nur auf diesem Wege ist eine hohe Qualität bei stark beanspruchten Karten zu erreichen.

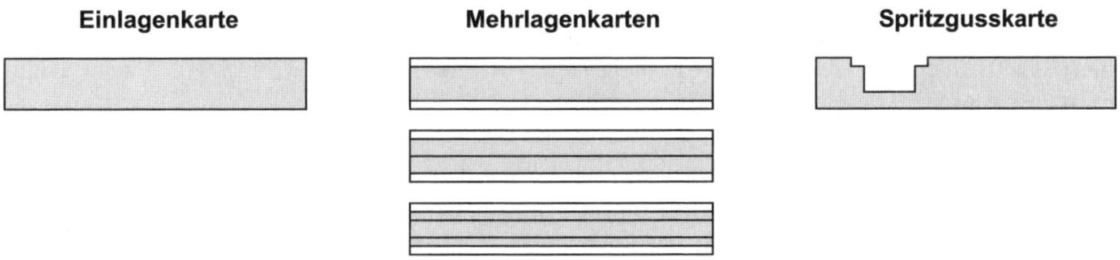

Bild 14.24 Überblick zu den üblichen Kartenaufbauten. Die Mehrlagenkarte setzt sich aus den äußeren Deckfolien (*overlay foil*) und einer oder mehreren Kernfolien (*core foils*) zusammen.

14.4.1 Einlagenkarte (single layer card)

Der Einlagenaufbau des Kartenkörpers aus einer einzigen 800 μm dicken Monofolie ist die vereinfachte Variante des Mehrlagenaufbaus. Dieses Verfahren ist kostengünstiger, die Karten sind jedoch etwas weniger widerstandsfähig als beim Mehrlagenaufbau und lassen vor allem viel weniger Gestaltungsmöglichkeiten bei den Kartenelementen zu. Beispielsweise können bei der Einlagenkarte keine transparenten Deckfolien als Abrieb- und Kratzschutz über bedruckte Elemente auflaminiert werden.

14.4.2 Mehrlagenkarte (multi layer card)

Das technisch aufwändigste Verfahren ist der Aufbau des Kartenkörpers aus miteinander heiß verklebten Kunststofffolien. Diesen Aufbau bezeichnet man als Mehrlagenaufbau und die Heißverklebung der Folien unter hohem Druck als Laminierung. Die Dicke der für das Karteninnere verwendeten so genannten Kernfolien (*core foils*) variiert zwischen 100 μm und 600 μm, die Dicke für die äußeren Deckfolien (*overlay foils*) zwischen 25 μm und 300 μm. Ein Kartenkörper in diesem Aufbau lässt große Gestaltungsvielfalt bei den Kartenelementen zu, ist sehr widerstandsfähig und bietet zusätzlich die Möglichkeit, zwischen den Folien Sicherheitsmerkmale einzufügen. Dies ist beispielsweise beim MM-Verfahren für die deutsche ec-Karte der Fall.[1]

Die Anzahl der Lagen bei einer Mehrlagenkarte kann dabei in einem großen Bereich variieren. Abhängig von den jeweiligen Anforderungen kann eine solche Karte dabei aus bis zu neun Schichten aufgebaut sein.

[1] Siehe auch Abschnitt 3.5.13 „Moduliertes Merkmal“ auf Seite 52.

Ein wichtiges Gestaltungskriterium bei Mehrlagenkarten ist ein zur Mittenebene symmetrischer Aufbau. Dies bedeutet, dass die an Vorder- und Rückseite verwendeten Folien eine gleiche Dicke haben und aus dem gleichem Material bestehen, wie dies auch in Bild 14.25 gezeigt ist. Ist dies nicht der Fall, kann es sehr leicht zu einer Verbiegung des Kartenkörpers kommen. Man kann dies auch ganz gut mit dem Bimetalleffekt vergleichen.

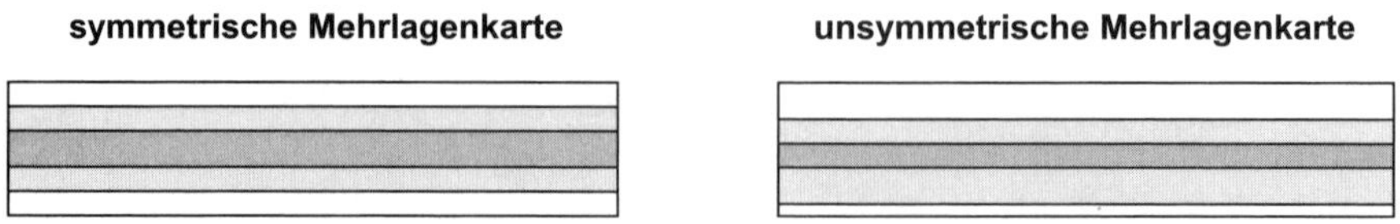

Bild 14.25 Die linke Zeichnung zeigt einen möglichen symmetrischen Kartenaufbau, und rechts ist beispielhaft ein unsymmetrischer Aufbau dargestellt. Letzterer ist nachteilig hinsichtlich einer möglichen unerwünschten Verbiegung des Kartenkörpers.

Eine fertigungstechnische Alternative zur Mehrlagenkarte aus vielen unterschiedlichen Folien ist die Verwendung von coextrudierten Folien. Diese bestehen aus zwei oder drei unterschiedlichen Kunststoffen, die bereits bei der Extrusion im flüssigen bzw. plastischen Zustand miteinander verbunden werden. Die Gesamtdicke der Folie bewegt sich dabei in der Größenordnung von 20 μm bis 200 μm. Je nach Kombination der verschiedenen Kunststoffe lassen sich damit unterschiedliche Eigenschaften der Folie erzeugen. Mit Koextrudern lässt sich die Anzahl der Schichten einer komplizierten Mehrlagenkarte reduzieren, wobei die Gesamteigenschaften in etwa denen einer Mehrlagenkarte in konventioneller Herstellung entsprechen.

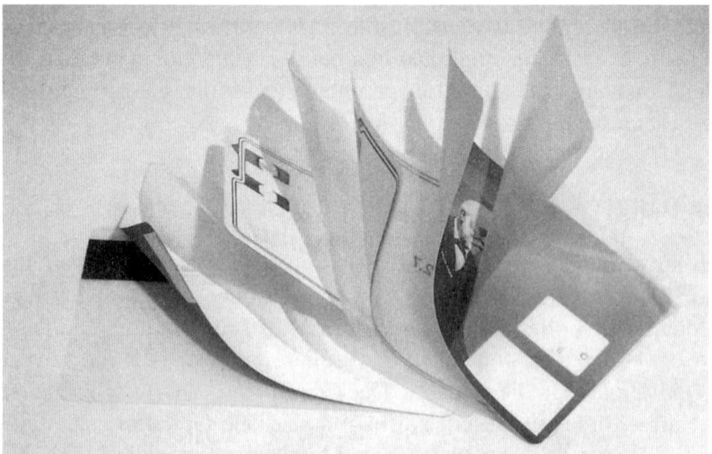

Bild 14.26 Foto der einzelnen Folien einer aus acht Schichten aufgebauten kontaktlosen Kreditkarte. (Giesecke & Devrient)

14.4.3 Spritzgegossene Kartenkörper

Die dritte Möglichkeit, einen Kartenkörper aus Kunststoff zu erzeugen, ist die Spritzgusstechnik. Sie führt dem Prinzip nach zu einem Kartenkörper in Einlagenaufbau mit seinen

Vor- und Nachteilen. Allerdings gibt es einige kleine, jedoch signifikante Abweichungen davon. Als Kunststoff für Spritzgusskarten wird meist ABS verwendet, da es sich gut für diese Verarbeitung eignet.

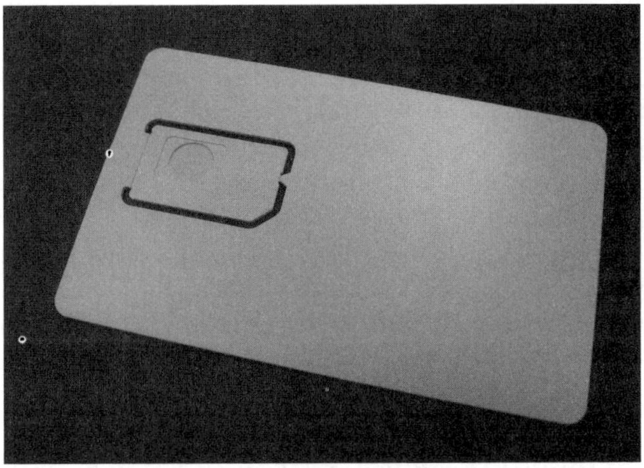

Bild 14.27 Beispiel für einen komplett im Spritzgussverfahren hergestellten Kartenkörper mit zweistufiger Kavität sowie Stegen für eine herausbrechbare Plug-In-Karte. (CircleSmartCard)

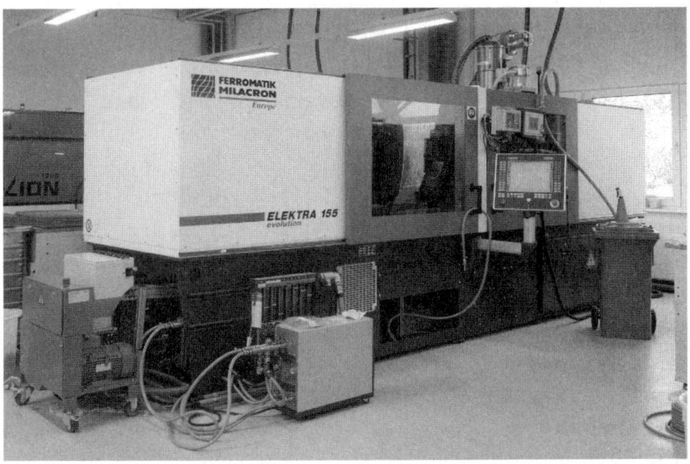

Bild 14.28 Beispiel für eine Spritzgussmaschine zur Herstellung von Kartenkörpern. (CircleSmartCard)

Durch die Einlage einer ca. 80 μm dicken bedruckten Folie in die Spritzgussform können Spritzgusskarten bereits beim Spritzgießen mit einem Druck versehen werden. Dieses so genannte In-Mold-Labeling ist freilich im Vergleich zu Sieb- oder Offsetdruck mit einigen Einschränkungen in der Gestaltung und Verwendung von Druckfarben verbunden, doch hat es den Vorteil, dass die Kartenkörper nach dem Spritzguss nicht mehr eine Einzelkartendruckmaschine passieren müssen.

Eine weitere Eigenschaft der Spritzgusstechnik ist, dass die Kavität für das Chipmodul während des Spritzgießens geformt wird und nicht mehr anschließend ausgefräst werden muss, wie dies Bild 14.27 auf der vorherigen Seite zeigt. Im Bereich der Chipkarten für Telekommunikationsanwendungen ist es auch möglich, bereits beim Spritzguss die Stege mit den Sollbruchstellen für das Plug-In bzw. Mini-UICC zu berücksichtigen. Damit entfällt der ansonsten obligatorische Stanzvorgang für diese Art von Chipkarten. Übliche Spritzgussmaschinen mit 4fach-Werkzeug haben eine Kapazität von ungefähr 3 000 Kartenkörpern pro Stunde und mit 8fach-Werkzeug eine Kapazität von ungefähr 5 200 Kartenkörpern.

Es gibt auch bereits Verfahren, bei denen das Chipmodul in die Spritzgussform eingelegt und so bereits beim Spritzgießen im Kartenkörper verankert wird. Mit dieser Technik erübrigen sich einige der im Folgenden beschriebenen Fertigungsschritte.

Mit der Spritzgusstechnik lassen sich anstelle von Karten im üblichen ID-1-Formfaktor mit wenig Umstellungsaufwand auch Karten in der typischen ID-000-Größe (Plug-In-Format) herstellen, wie dies im Telekommunikationsbereich gefordert ist. Dies erhöht den Durchsatz bei den Spritzgussmaschinen und senkt in Folge auch die Herstellungskosten für die Kartenkörper.

14.4.4 Direkte Plug-In-Produktion (Plug-In only production)

Obwohl der Telekommunikationssektor der mit Abstand größte Einsatzbereich für Chipkarten ist und dort mittlerweile ausschließlich der ID-000-Formfaktor (Plug-In) Anwendung findet, sind nahezu alle Produktionslinien für Chipkarten auf die Kartengröße ID-1 ausgelegt. Der Grund dafür liegt in dem dann möglichen Lastausgleich bei der Herstellung von Chipkarten für die unterschiedlichen Anwendungsfelder. Es ist nämlich bei einer einheitlichen Kartengröße in der Fertigung einfach möglich, auf den gleichen Maschinen Chipkarten für den Zahlungsverkehr, das Gesundheitswesen usw. zu produzieren und nicht nur SIMs für Mobiltelefone. Unter dem hohen Preisdruck der letzten Jahre beginnt sich dieses Bild jedoch langsam zu ändern. Die Herstellung von SIMs als ID-1 mit anschließender Stanzung ist insgesamt geringfügig teurer als die direkte Fertigung von Plug-Ins. Aus diesem Grund gibt es eine Hinwendung zu dedizierten Produktionsmaschinen für die direkte Herstellung von Plug-Ins (*plug-in only production*). Für SIMs werden dann auch in der Regel Kartenkörper aus Spritzguss verwendet.

Ein möglicher Zwischenschritt zur direkten Plug-In-Produktion ist die Unterbringung von vier Plug-Ins pro ID-1-Karte anstelle von einem. Dies ermöglicht es, das bestehende Fertigungsequipment weiterhin zu verwenden. Der Vorteil dabei sind die Vervierfachung der Druckkapazität und reduzierte Kosten für die Kartenkörper, da man aus einer ID-1-Karte vier Plug-Ins herstellen kann. Eine Schwierigkeit dabei ist der Ablauf bei einem nicht funktionsfähigen Modul (*reject handling*) in einer solchen Viererkarte. Es muss die Möglichkeit bestehen, ein einzelnes Modul in einer Karte als defekt zu kennzeichnen und für die weiteren Fertigungsschritte auszusteuern. Anschließend muss die Nachproduktion des defekten Moduls auf einer anderen Viererkarte angestoßen werden. Diese Herausforderung wird noch gesteigert, wenn die zu liefernden Karten durchgängig nummeriert sein müssen. In so einem Falle bräuchte man nämlich einen an die eigentliche Produktion anschließenden Sortiervorgang, der ziemlich aufwändig und damit teuer ist.

Allerdings ist bei dieser Optimierung nach wie vor die Separierung der einzelnen Plug-Ins aus der ID-1-Karte notwendig. Dies kann man sich sparen, wenn man die gesamte Fertigungskette anstelle der ID-1-Größe vollständig auf das Plug-In-Format ausrichtet.

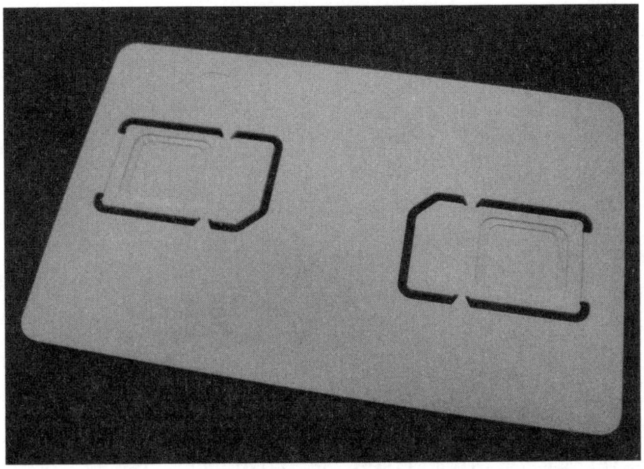

Bild 14.29 Beispiel für zwei Plug-Ins, die im Spritzgussverfahren in einem einzigen ID-1-Kartenkörper hergestellt werden. Mit diesem Verfahren lässt sich ohne zusätzliche Aufwände die Kapazität zur Kartenkörperherstellung und zum Kartendruck verdoppeln. Der Endkunde erhält bei diesem Ansatz zur Fertigungsoptimierung statt einer Karte im ID-1-Format eine Karte im Plug-In-Format. (CircleSmartCard AG)

Der Vorteil dabei ist eine durchgängige Verarbeitung von Chipkarten im Plug-In-Format ohne zusätzliche Fertigungsschritte zum Formatwechsel. Die Ersparnis zur konventionellen Fertigung liegt hier bei nur wenigen Cent pro Chipkarte, doch kann sich die Investition durch die sehr hohen Stückzahlen im Telekommunikationsbereich in überschaubarer Zeit amortisieren. Der Nachteil liegt in der reduzierten Flexibilität, da man auf solchermaßen optimierten Fertigungslinien nur noch Plug-In-Karten für die Telekommunikation herstellen kann und ein Lastausgleich beispielsweise mit Zahlungsverkehrskarten nicht möglich ist.

14.4.5 Kartenkörper mit integrierter Antenne

Kontaktlose Chipkarten benötigen zur Energie- und Datenübertragung eine Spule als Antenne. Bei hohen Frequenzen im Gigaherzbereich kann diese so klein gestaltet werden, dass sie sich ins Chipmodul integrieren lässt. Bild 14.30 auf der nächsten Seite zeigt beispielhaft diese Art von Modul. Deshalb kann bei dieser Art von kontaktlosen Karten ein vergleichbarer Fertigungsprozess wie bei den kontaktbehafteten Karten benutzt werden. Das Chipmodul mit der Spule wird dabei lediglich zwischen zwei oder mehreren Kunststofffolien einlaminiert oder in eine Kavität eingesetzt.

Allerdings benutzt man bei den meisten heutigen kontaktlosen Chipkarten niedrigere Frequenzen und benötigt deshalb Antennen mit größerem Durchmesser. Diese sind meist rechteckig mit gerundeten Ecken und ungefähren Abmessungen von 75 mm auf 45 mm. Solche Antennen sind damit nur etwas kleiner als der gesamte Kartenkörper im ID-1-Format. Üblicherweise besitzen sie vier Windungen, eine Induktivität von etwa 4 μH und einen elektrischen Widerstand von einigen wenigen Ohm. Die Ausnahme sind gedruckte Antennen, die einen Widerstand im Bereich von 300 Ohm aufweisen.

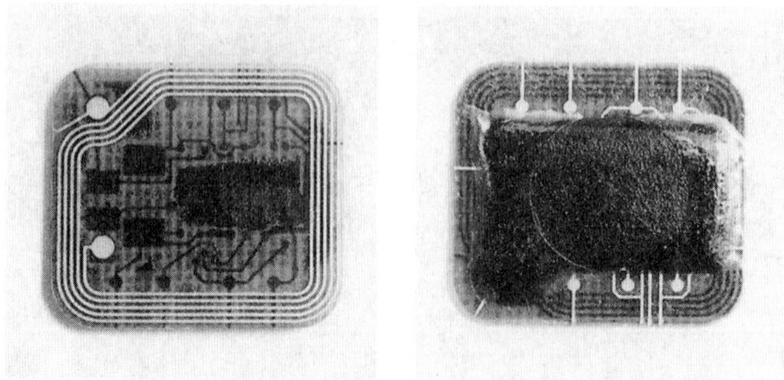

Bild 14.30 Vorder- und Rückansicht eines Moduls mit integrierter Antenne für einen Mikrocontroller-Chip.

Für die Herstellung dieser speziellen Kartenkörper mit integrierter Spule muss der übliche Fertigungsprozess für Kartenkörper entsprechend den geänderten Anforderungen angepasst werden. Einige generelle Prinzipien ändern sich jedoch nicht. So werden auch kontaktlose Chipkarten meist zu Nutzen von 48 Stück auf großen Kunststoffbögen zusammengefasst und nicht einzelstückweise gefertigt, da dies deutlich teurer wäre.

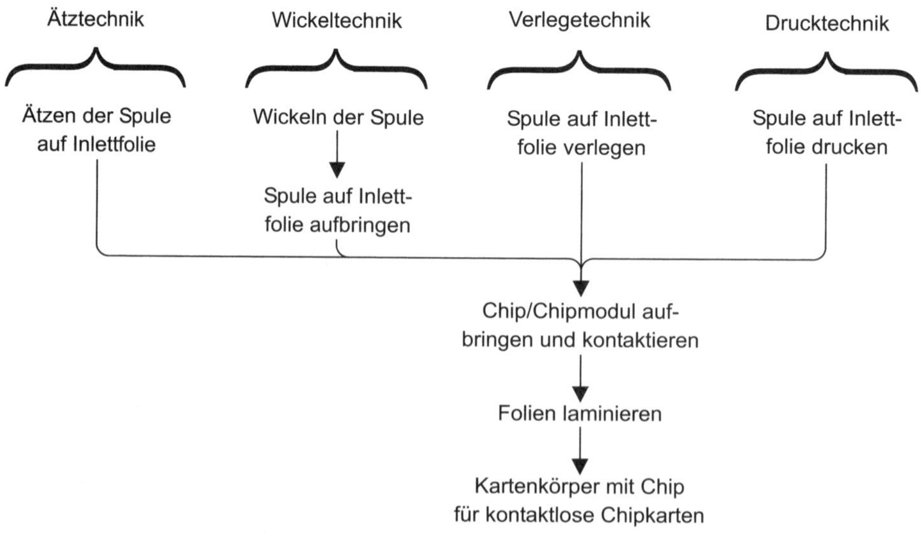

Bild 14.31 Die vier üblichen Verfahren mit den wichtigsten Prozessschritten bei der Herstellung von Kartenkörpern mit Antenne.

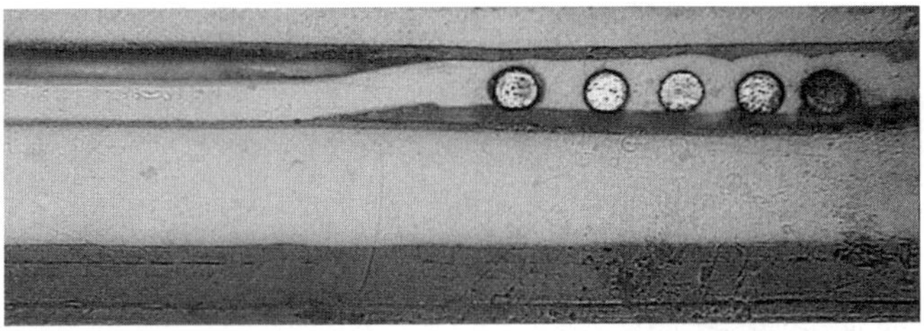

Bild 14.32 Detailfoto vom Querschnitt einer kontaktlosen Chipkarte mit in den Kartenkörper eingebetteter gewickelter Antenne. (Giesecke & Devrient)

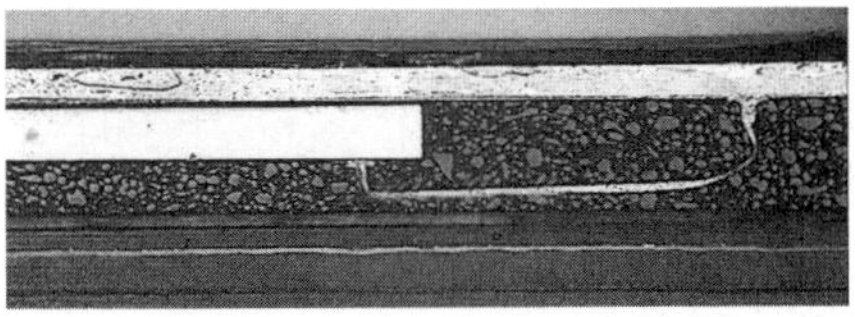

Bild 14.33 Detailfoto vom Querschnitt eines in den Kartenkörper eingebetteten Chipmoduls für kontaktlose Chipkarten. Deutlich zu sehen ist der Bonddraht, der Chip und Antenne elektrisch verbindet. (Giesecke & Devrient)

14.4.5.1 Geätzte Antenne

Es gibt mehrere Möglichkeiten, eine Antenne in einen Kartenkörper zu integrieren. Bei dem zuerst entwickelten Verfahren für die Herstellung von kontaktlosen Chipkarten werden mit 35 μm dickem Kupfer beschichtete und somit elektrisch leitende Kunststofffolien so geätzt, dass auf ihnen eine Spule entsteht. Die geätzte Leiterbahn hat dann eine ungefähre Breite von 100 μm. Nach dem Ätzen wird an den Anschlussstellen der Spule ein Chip platziert und elektrisch verbunden. Dann benutzt man dies im Sinne einer Inlettfolie und laminiert hinten und vorne eine Deckfolie auf. Die Chipkarte ist nun fertig. Diese Art von Karte wird als kontaktlose Chipkarte mit geätzter Spule (*etched coil*) bezeichnet.

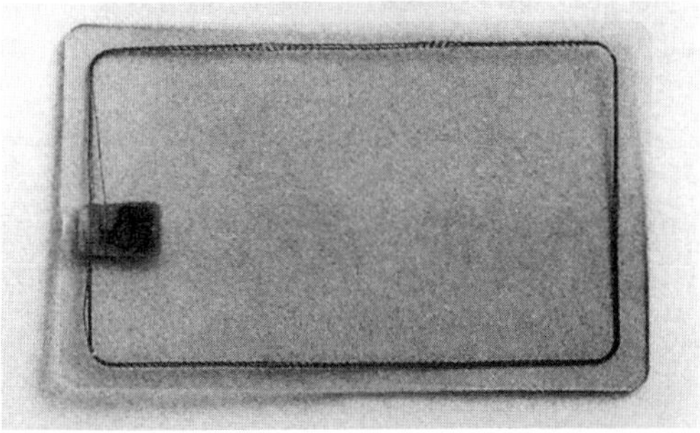

Bild 14.34 Beispiel für eine gewickelte Antenne mit einem Lead-Frame-Modul in einem für Demonstrationszwecke transparent gehaltenen Kartenkörper.

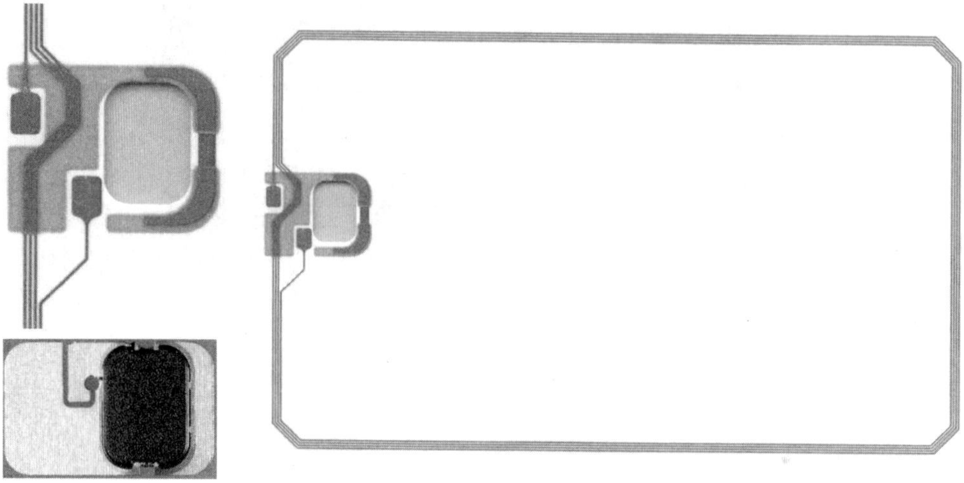

Bild 14.35 Rechts ist das Foto der Inlay-Folie einer kontaktlosen Chipkarte mit geätzter Antenne zu sehen. Links oben befindet sich eine Ausschnittsvergrößerung der Modulaussparung sowie der Kontaktierungsflächen der Spule zum Modul. Darunter ist das dazugehörige Modul mit dem eingebetteten Chip abgebildet.

14.4.5.2 Gewickelte Antenne

Eine weitere Möglichkeit, eine Antenne für eine Chipkarte herzustellen, ist die gewickelte Spule (*wound coil*). Dazu wird ein 150 μm durchmessender Kupferdraht auf eine keilförmige Spulenform gewickelt, von der Form dann auf eine Inlettfolie geschoben und mit Hitze und Druck thermoplastisch mit der Inlettfolie verschweißt. Anschließend werden noch der Chip bzw. Chipträger aufgesetzt und die Folien laminiert.

14.4.5.3 Verlegte Antenne

Ein anderes Verfahren, um eine Drahtspule herzustellen, ist die verlegte Spule (*embedded coil*). Die Funktionsweise ist relativ einfach: Ein Kupferdraht mit etwa 150 μm Stärke wird direkt auf einer Kunststofffolie verlegt und gleichzeitig durch Ultraschall mit dem Kunststoff fest verbunden. Dazu verwendet man eine Sonotrode, eine mechanische Führung des Drahtes, die den Draht simultan beim Verlegen mit der Kunststofffolie ultraschallverschweißt. Anschließend verbindet man noch den Chip oder den Chipträger mit der Spule und laminiert eine Deckfolie auf.

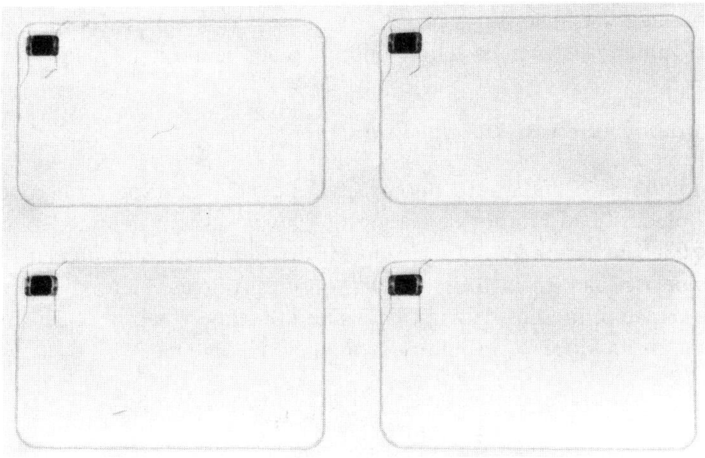

Bild 14.36 Foto von Antennen für kontaktlose Chipkarten auf einem Nutzen mit vier Karten in Draht-Verlegetechnik.

Bild 14.37 Foto einer gedruckten Antenne für kontaktlose Chipkarten.

14.4.5.4 Gedruckte Antenne

Das technisch am weitesten entwickelte und für die Massenproduktion kostengünstigste Verfahren sind gedruckte Spulen (*printed coil*). Im Siebdruck und mit einer elektrisch leitfähigen Farbe werden auf eine Inlettfolie die Windungen einer Spule gedruckt. Siebdruck ist deshalb gut geeignet, da man dabei die notwendige Farbdicke von etwa 50 μm ziemlich gut erreichen kann. Bei einer geringeren Farbdicke würde der elektrische Widerstand der Spule zu hoch werden. Nach dem Druck kontaktiert man den Chip durch Die-Bonding, vergießt ihn mit Epoxidharz und laminiert als letzten Fertigungsschritt eine Deckfolie als Schutz auf. Dieses Verfahren hat den großen Vorteil, dass es aufgrund des technisch einfachen Druckprozesses einen hohen Durchsatz hat und damit außerordentlich gut für die Produktion von großen

Stückzahlen geeignet ist. Allerdings benötigt man ein erhebliches Know-how, um sowohl den Druck der Antenne als auch das Die-Bonding in der benötigten Qualität zu erreichen.

14.4.5.5 Kontaktierung von Antenne und Chip

In der zur Zeit üblichen Standard-Technologie wird der mit der Spule elektrisch zu verbindende Die auf einem Lead-Frame[1] befestigt und galvanisch mit den beiden darauf befindlichen Kontaktflächen verbunden. Der Grund für die Benutzung eines Lead-Frames ist die Tatsache, dass bei der elektrischen Verbindung mit der Antenne nicht so genau positioniert werden muss, als wenn diese direkt mit dem Die kontaktiert würde. Allerdings ist dieses Verfahren teurer als die direkte Verbindung von Die und Antenne.

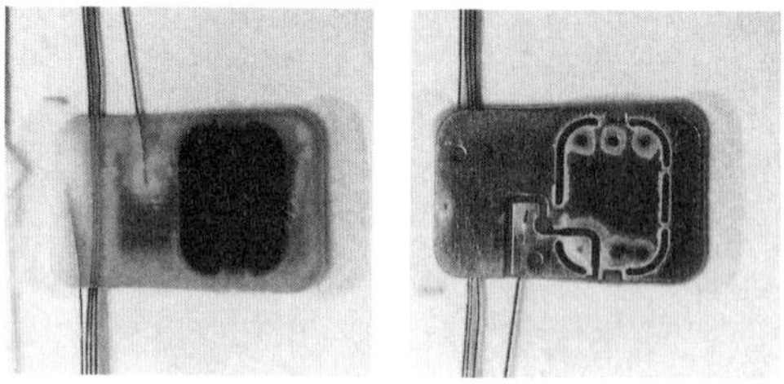

Bild 14.38 Vorder- und Rückansicht eines Lead-Frame-Moduls für kontaktlose Chipkarten und mit kontaktierter gewickelter Antenne.

Bei in den Kartenkörper integrierten Antennen gibt es zwei Varianten, wie der Chip mit der Antenne bzw. dem Lead-Frame elektrisch kontaktiert wird. Mit dem technisch geläufigen Verfahren des Wire-Bondings wird der Chip durch dünne Bond-Drähte verbunden. Wesentlich eleganter und auch kostengünstiger ist jedoch das Die-Bonding, bei dem der Chip so auf den Lead-Frame oder die Spule gepresst und dann verklebt wird, dass eine direkte elektrische Verbindung geschaffen wird. Dabei muss der Chip jedoch im Vergleich zum Wire-Bonding umgedreht werden, weshalb diese Technik oder manchmal auch der Chip als Flipchip bezeichnet wird. Bei beiden Verfahren wird nach der Herstellung der elektrischen Verbindung der Chip mit einem Schutzüberzug aus Kunststoff versehen.

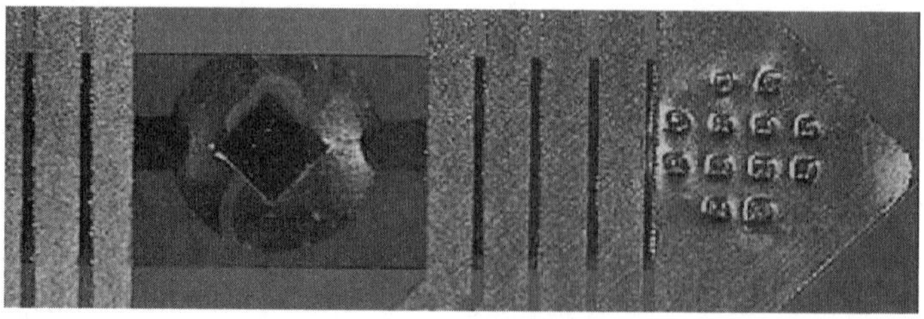

Bild 14.39 Detailfoto der elektrischen Verbindung eines kleinen Speicherchips mit einer geätzten Antenne durch Die-Bonding.

---

[1] Siehe auch Abschnitt 3.6.4 „Lead-Frame-Modul" auf Seite 61.

14.4.6 Druck von Kartenkörpern

Die bedruckten Oberflächen einer Chipkarte nimmt der Benutzer unmittelbar wahr. Der Druck dient in vielen Anwendungsfeldern zur Darstellung der jeweiligen Marke und auch oft zur Informationsweitergabe an Dritte, wie dies etwa bei einer ID-Karte der Fall ist. Bei benutzerindividuell bedruckten Karten ist der Druck auch ein Ausdruck der Individualität der Person. Aus diesen Gründen sind hochwertig bedruckte Chipkarten ein wichtiger Faktor bei der Herstellung, der selbst bei Karten von Bedeutung ist, die über Jahre hinweg als Plug-In in Mobiltelefonen verschwinden.

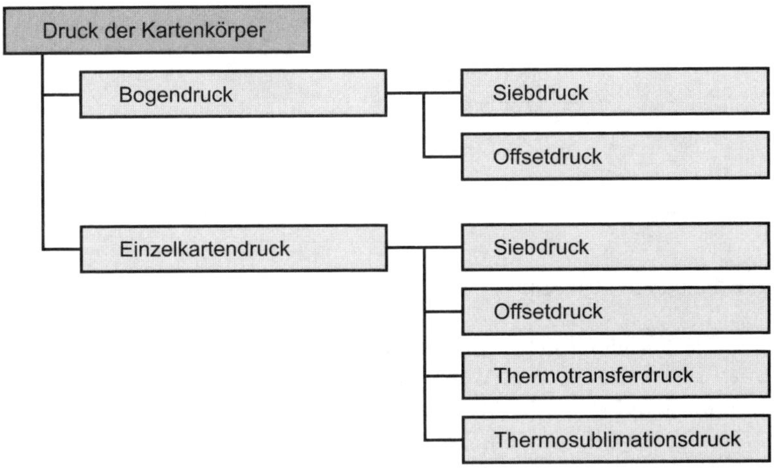

Bild 14.40 Klassifizierungsbaum der grundlegenden Druckverfahren für Kartenkörper.

14.4.6.1 Bogendruck für Kartenkörper

Beim Bedrucken des Kartenkörpers gibt es in der Regel keinen Unterschied zwischen Kartenkörper in Mehrlagen- oder Einlagenaufbau. Beim Bogendruck werden große Bögen aus Kunststofffolie bedruckt, aus denen man anschließend die Chipkarten stanzt. Eine übliche Größe des Bogens ist die Zusammenfassung von 21 bis 48 Karten zu einem Nutzen. Dieser Nutzen läuft dann in einem oder mehreren Arbeitsgängen durch die einzelnen Farbwerke einer Sieb- oder Offsetdruckmaschine. Für die Vorder- und Rückseite des Kartenkörpers ist jeweils ein separater Druck erforderlich.

Tabelle 14.3 Überblick der geläufigsten Verfahren für das Bedrucken von Karten.

Eigenschaften	Offsetdruck	Siebdruck	Thermotransferdruck	Thermosublimationsdruck
Bogendruck für Massenproduktion möglich	ja	ja	nein	nein
Auflösung	sehr gut	mittel	gut	gut
Oberflächendeckung der Farbe	gut	sehr gut	befriedigend	befriedigend
bedruckte Oberfläche laminierfähig	nein	ja	nicht üblich	nicht üblich
Druck kratzfest	nein	nur mittels überlaminierter Overlayfolien	nein	ja
kartenindividueller Druck möglich	nein	nein	ja	ja
Preis	niedrig	niedrig	hoch	hoch

14.4.6.2 Einzelkartendruck für Kartenkörper

Das zweite drucktechnische Verfahren neben dem Bogendruck ist der Einzelkartendruck, bei dem vereinzelte Karten bedruckt werden. Werden die Karten im Einzeldruck bedruckt, so geschieht dies immer vor dem Fräsen der Modulaussparung. Der Durchsatz von Druckmaschinen für Einzeldruck bewegt sich im Bereich von bis zu 12 000 Karten pro Stunde. Eine weitere Variante des Einzelkartendrucks ist der Thermotransfer- und Thermosublimationsdruck in Desktop-Personalisierungsanlagen, bei denen der Durchsatz wesentlich geringer ist und bei etwa 300 Karten pro Stunde liegt.

14.4.6.3 Offsetdruck

Bei den für Karten eingesetzten Druckverfahren wird zwischen Siebdruck und Offsetdruck unterschieden. Im Offsetdruck können feinere Details als im Siebdruck auf die Karte gedruckt werden. Die dabei verwendeten Farben härten unter UV-Licht aus. Die UV-Bestrahlung findet sofort nach dem eigentlichen Druckvorgang statt, was den Vorteil bringt, dass die bedruckten Karten unmittelbar nach dem Druck stapelbar sind. Allerdings können auf UV-härtende Lacke keine Magnetstreifen oder Hologramme im Hot-Stamp-Verfahren aufgebracht werden, da diese Lacke keine thermoplastischen Eigenschaften haben und die Heißklebetechnik einen thermoplastischen Untergrund voraussetzt.

Offsetdruck ist gut geeignet für farbige Motive in hoher Auflösung und großer Stückzahl. Müssen jedoch auf die Kartenoberfläche zusätzliche Funktionselemente wie etwa Hologramme irreversibel aufgebracht werden, dann muss entweder die ganze Karte oder zumindest der Untergrund des Hologramms mit einer thermoplastischen Farbe in Siebdruck bedruckt werden.

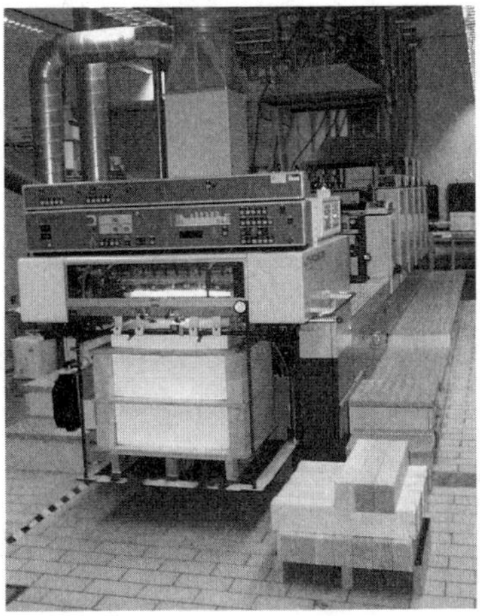

Bild 14.41 Foto einer Maschine für Offsetdruck von Bögen.

14.4.6.4 Digitaldruck

Unter Digitaldruck versteht man alle Druckverfahren, bei denen es keine statische Druckform wie beim Offsetdruck oder Siebdruck mehr gibt. Man kann damit direkt vom Rechner aus in großen Stückzahlen drucken, analog einem Laserdrucker. Bei der Fertigung von Chipkarten wird Digitaldruck analog dem Offsetdruck eingesetzt und hat die dort beschriebenen Eigenschaften. Man kann ihn sowohl für Bogendruck als auch für Einzelkartendruck benutzen. Der Vorteil des Digitaldrucks besteht vor allem darin, dass sich damit ohne zusätzlichen Aufwand kartenindividuelle Daten und Bilder drucken lassen.

Bei einem kartenindividuellen Bogendruck ist allerdings die in bestimmten Fällen notwendige Nachproduktion von einzelnen Karten schwierig, da der Aufwand zu hoch ist. Deshalb wird digitaler Bogendruck vor allem für den Druck kleiner Serien eingesetzt.

14.4.6.5 Siebdruck

Inlettfolien für laminierte Kartenkörper müssen im Siebdruckverfahren bedruckt werden, da der Laminiervorgang thermoplastische Eigenschaften der verwendeten Folien voraussetzt. Beim Siebdruck härten die Farben durch Verdunstung einer der Komponenten aus, und sie verhalten sich thermoplastisch. Deshalb lassen sich auf diese bedruckten Oberflächen ohne weiteres zusätzliche Kartenelemente durch Laminierung aufbringen. In der Praxis kombiniert man oft die beiden Druckverfahren Siebdruck und Offsetdruck. So druckt man die großen einfachen Flächen und den Untergrund für Magnetstreifen und Hologramm im Siebdruck. In einem zweiten Arbeitsschritt werden dann kleinere Details im Offsetdruck aufgebracht, deren Feinheit mit Siebdruck nicht zu erreichen wäre.

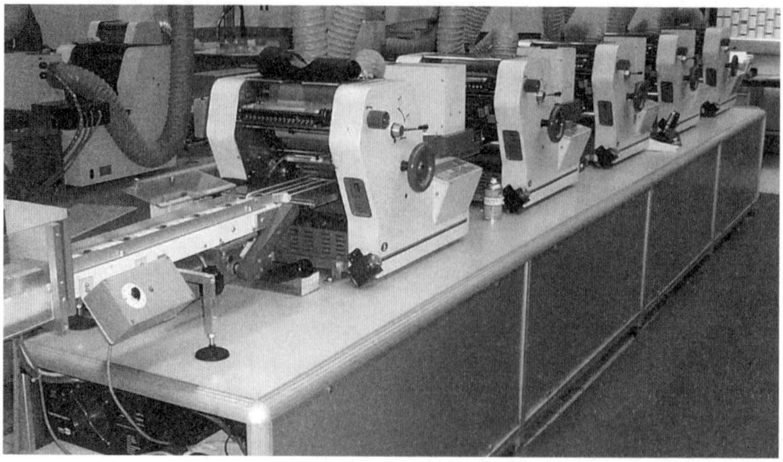

Bild 14.42 Foto einer hintereinander angeordneten Serie von fünf Einzelkartendruckmaschinen für den Siebdruck auf einzelne Karten.

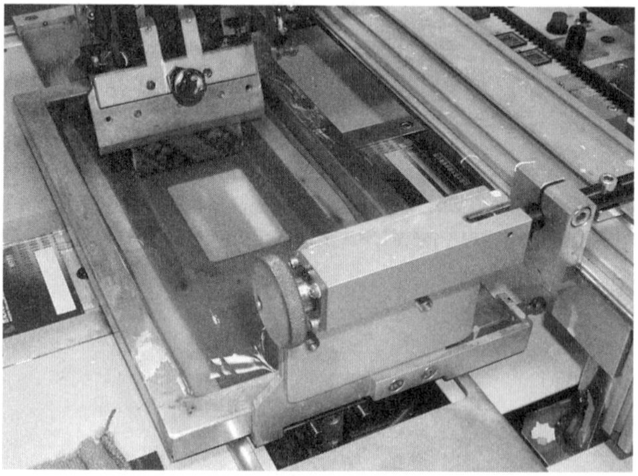

Bild 14.43 Detailfoto einer Einzelkartendruckmaschine für Siebdruck. Links oben sieht man im Bild das Rakel und in der Mitte das Sieb.

Im Falle von Bogendruck und Mehrlagenaufbau eines Kartenkörpers werden die Folien bei 100 °C bis 150 °C laminiert und die notwendigen Merkmale integriert. Gegen Verkratzen und Abrieb schützt man die bedruckten Folien für Vorder- und Rückseite durch zusätzlich auflaminierte transparente Deckfolien, oft auch als Overlayfolien bezeichnet. Abhängig von der Anforderung lassen sich Unterschriftsstreifen, Magnetstreifen und Sicherheitsmerkmale in den Mehrlagen-Kartenkörper während dieses Produktionsschrittes einbetten bzw. laminieren.

Karten können mit unterschiedlich dicken Kunststofffolien für Vorder- und Rückseite gefertigt werden. Generell ist es jedoch aus mechanischer Sicht besser, einen symmetrischen Kartenaufbau zu wählen. Dies bedeutet, dass man für Vorder- und Rückseite gleich dicke Folien benutzt. Damit umgeht man die Problematik, dass es zu einem „Bimetalleffekt" kommt und sich die Karte zu einer Seite hin verbiegt.

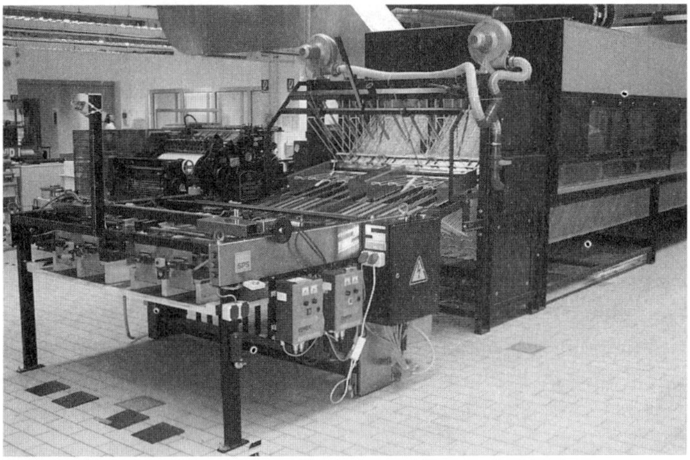

Bild 14.44 Foto einer Siebdruckmaschine für den Bogendruck, bei dem beispielsweise ein Nutzen mit 48 Kartenkörpern bedruckt werden kann, welches in Bild 14.45 zu sehen ist.

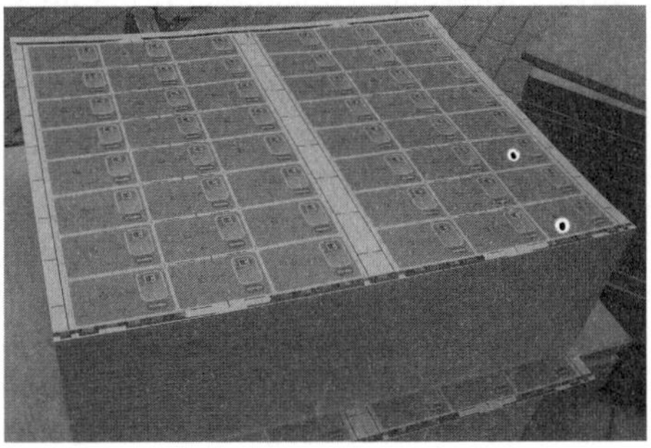

Bild 14.45 Foto von aufeinandergestapelten bedruckten Nutzen mit je 48 Kartenkörpern.

14.4.6.6 Thermotransfer- und Thermosublimationsdruck

Als weiteres Druckverfahren kommt der Thermotransferdruck zur Anwendung. Dies ist eine typische Technik für den Einzelkartendruck, der allerdings auch kartenindividuell ausgeführt werden kann. Bei dieser Technik werden Teile von farbigen Folien durch Hitze abgelöst und auf die in der Regel weißen Karten aufgebracht. Die farbigen Folien verbinden sich fest mit der Oberfläche der Karte. Dieses Verfahren wird auch als reiner Schwarz-Weiß-Druck zum Aufbringen von Seriennummern benutzt. Prinzipiell lassen sich damit aber alle Farben und auch Farbverläufe darstellen. Das Verfahren ist allerdings langsam, teuer und findet vor allem für Kleinserien in Desktop-Personalisierungsmaschinen Anwendung. Die Auflösung beträgt typisch 300 dpi. Ein Nachteil ist, dass die aufgetragenen Farben nur an der Oberfläche der Karte haften und sich beispielsweise durch Kratzen wieder ablösen lassen.

Der Nachteil der nur auf der Kartenoberfläche haftenden Farbe kann durch die Technik des Thermosublimationsdrucks umgangen werden. Dabei dringt die am Druckkopf auf annähernd 200 °C erhitzte Farbe in die oberste Kunststoffschicht des Kartenkörpers ein. Die Eindringtiefe beträgt maximal 5 μm, was ausreicht, damit dieser Druck kratzfest ist. Die anderen Merkmale des Thermosublimationsdrucks sind im Wesentlichen identisch mit dem Thermotransferdruck, so auch die hohen Druckkosten, was das Verfahren vor allem für kleinere Serien geeignet macht. Beide Druckverfahren stellen eine durchaus sinnvolle Ergänzung zum Just-In-Time-Druck für kleine und mittlere Volumina dar.

14.4.6.7 Tintenstrahldruck

Bei Karten ohne besondere Ansprüche an die Druckqualität wird in manchen Fällen die Seriennummer mit einem Tintenstrahldrucker aufgebracht. Der Vorteil ist der an manchen Maschinen sehr hohe Durchsatz von bis zu 40 000 Karten pro Stunde. Zudem können mit dieser Drucktechnik auch recht einfach Schriftzeichen mit einer nur unter UV-Licht sichtbaren Farbe auf die Karte aufgebracht werden.

14.4.7 Stanzen der Folien

Nach dem Laminieren der einzelnen Kunststoffbögen müssen sie auf das gewünschte Kartenformat gebracht werden. Dies wird durch einen Stanzvorgang erreicht. Die dazu benutzten Maschinen haben einen stündlichen Durchsatz von 4 000 bis 8 000 Karten. Der Grat, der an den Rändern mancher Chipkarten zu sehen oder zu fühlen ist, rührt im Übrigen von abgenutzten Stanzwerkzeugen her.

14.4.8 Aufbringung von Kartenelementen auf den Kartenkörper

Nachdem die Kartenkörper auf Maß gebracht wurden, werden noch unterschiedliche Kartenelemente wie Hologramme oder Magnetstreifen aufgebracht. Die als Rollenware zugelieferten Hologramme werden dabei in einer Heißklebetechnik (Hot-Stamp-Verfahren oder Roll-On-Verfahren) irreversibel mit dem Kartenkörper verbunden.[1] Ein Entfernen dieser Kartenelemente ist dabei nur unter Zerstörung des jeweiligen Sicherheitsmerkmals möglich. Magnetstreifen werden ebenfalls entweder im Laminier-Verfahren oder im Hot-Stamp-Verfahren auf den Kartenkörper aufgebracht.

[1] Siehe auch Abschnitt 3.5 „Kartenelemente und Sicherheitsmerkmale“ auf Seite 45.

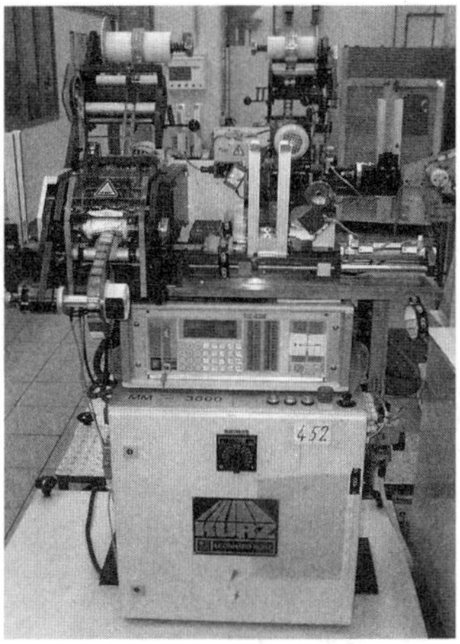

Bild 14.46 Foto einer Maschine zur Aufbringung von Hologrammen (*hologramm applicator*) auf Kartenkörpern mittels Heißprägeverfahren.

14.5 Zusammenführen von Kartenkörper und Chip

Die Implantierung der vom Halbleiter- oder Modulhersteller stammenden Module mit den beim Kartenhersteller vorfabrizierten Kartenkörpern ist der letzte fertigungstechnische Schritt, bei dem besonders die mechanischen Aspekte im Vordergrund stehen. Die dauerhafte Verankerung des Moduls in der Kavität des Kartenkörpers erfordert jedoch durchaus einiges an Fachwissen und ist nicht nur einfache „Einklebearbeit".

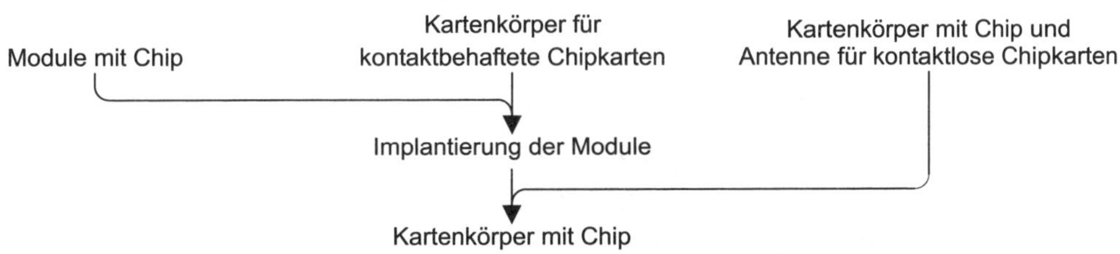

Bild 14.47 Die üblichen Prozessschritte bei der Implantierung von Modulen in Kartenkörper für kontaktbehaftete Chipkarten.

14.5.1 Fräsen der Modulaussparung

Im Anschluss an die Herstellung des Kartenkörpers muss eine Aussparung für das Modul gefräst werden. Diese Aussparung wird „Kavität" genannt. Es gibt auch selten benutzte Verfahren, bei denen die Folien vorgestanzt sind, so dass sich eine Aussparung ergibt, die beim Zusammenkleben genutzt wird, um darin das Modul einzubetten. Bei der Kartenkörperherstellung in Spritzgusstechnik ist die Modulaussparung schon durch die Spritzgussform vorgegeben. Doch bei Kartenkörpern aus einzelnen Folien wird in der Regel der Platz für das Modul aus dem Kartenkörper gefräst.

Da das Modul auf der Unterseite eine Erhebung an der Stelle des vergossenen Die hat, muss eine dazu passende Aussparung beim Fräsen des Kartenkörpers geformt werden. Eine einstufige Kavität ist bei den heute üblichen Modulformen meist ungünstig, weshalb die Kavität üblicherweise zweistufig oder manchmal dreistufig gefräst wird. Die daraus resultierende größere Kontaktfläche zwischen Modul und Kartenkörper ermöglicht eine dauerhafte Verklebung. Zudem ist es mechanisch wesentlich günstiger, wenn das Modul nur an seinem Rand mit dem Kartenkörper fest verbunden ist und das an der Unterseite des Moduls befindliche Die keinen mechanischen Kontakt mit dem Plastik der Karte hat. Man bezeichnet dies als „schwimmenden" Einbau des Moduls.

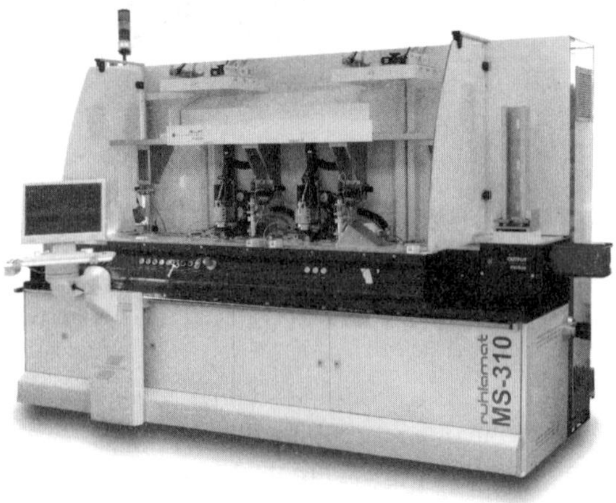

Bild 14.48 Foto einer Maschine (Ruhlamat MS-310) zum Fräsen der Kavität in Kartenkörper. (Ruhlamat)

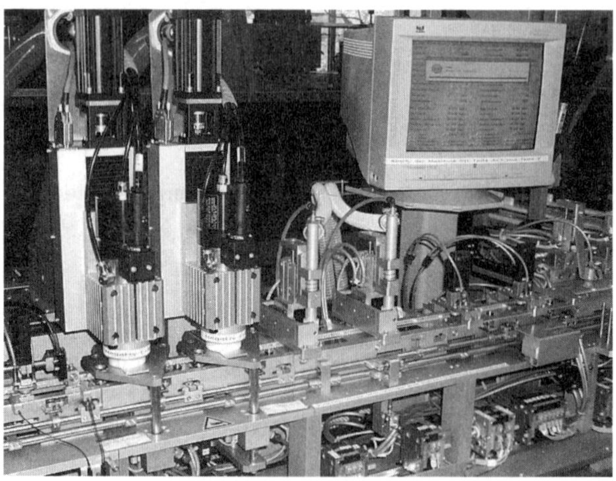

Bild 14.49 Foto einer Fräsmaschine für die Kavität in Kartenkörpern. Die beiden links von der Bildmitte befindlichen nach oben ragenden Elemente sind elektrisch angetriebene Frässpindeln mit integrierter Frässpanabsaugung.

Als Erstes fräst man nun eine Aussparung in der Größe der Kontaktfelder und einer Tiefe, die der Höhe der Kontaktflächen entspricht. Danach wird in der Mitte der soeben erzeugten Aussparung eine zusätzliche Vertiefung für das vergossene Die eingefräst. Das Ergebnis ist eine Kavität mit zwei Stufen.[1]

Der Fräsvorgang muss sehr exakt verlaufen, da an der tiefsten Stelle die Materialdicke der Karte nur noch ca. 0,15 mm misst. Vibrationen oder Schwingungen beim Fräsen können dazu führen, dass die Karte durchgefräst wird und dann nicht mehr zu gebrauchen ist. Wäre aber die Kavität nicht tief genug, würde anschließend das Modul an der Kartenoberseite überstehen, was nur innerhalb sehr enger Grenzen erlaubt ist. Dieser diffizile Fertigungsschritt findet vollautomatisch mit Zufuhr und Abtransport der Kartenkörper in Magazinen statt. Der Durchsatz bewegt sich im Bereich von bis zu 6 000 Karten pro Stunde.

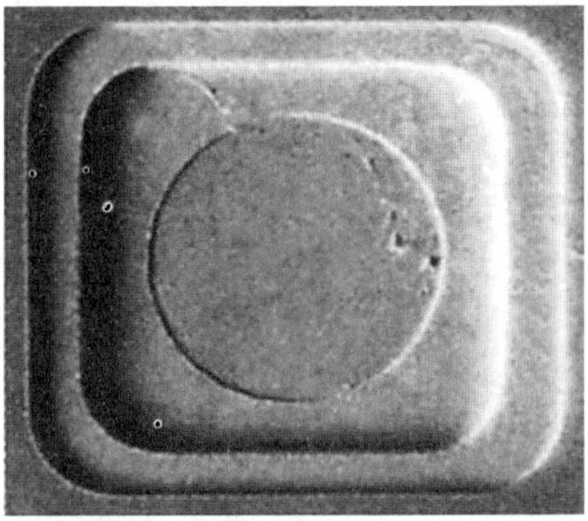

Bild 14.50 Beispiel für eine gefräste Modulaussparung im Kartenkörper, im Fachjargon auch „Kavität" genannt.

14.5.2 Implantierung der Module

Unabhängig von den verschiedenen Herstellungsverfahren für Kartenkörper und der Erzeugung einer Aussparung für das Modul muss in einem nachfolgenden Fertigungsschritt das Modul in den Kartenkörper eingebettet werden.

Üblicherweise verwendet man doppelseitiges Klebeband (*glue tape*) mit einer Heißklebekomponente, um die Module im Kartenkörper zu befestigen. Die Klebung besteht nur an der Randauflagefläche des Moduls mit dem Kartenkörper. Das in der Modulmitte überstehende und vergossene Die bleibt frei, und das Chipmodul ist damit schwimmend befestigt. Dazu muss das Klebeband vorab so ausgestanzt und auf den 35 mm breiten Streifen mit den Modulen aufgebracht werden, dass nur der Rand der Module abgedeckt ist. Anschließend vereinzelt man die Module und klebt sie mit dem aufgebrachten Klebeband in den Kartenkörper ein. Die drei Größen Druck, Temperatur und Zeit sind dabei ausschlaggebend für die Beständigkeit der Klebung.

[1] Siehe auch Abschnitt 3.6 „Chipmodule" auf Seite 54.

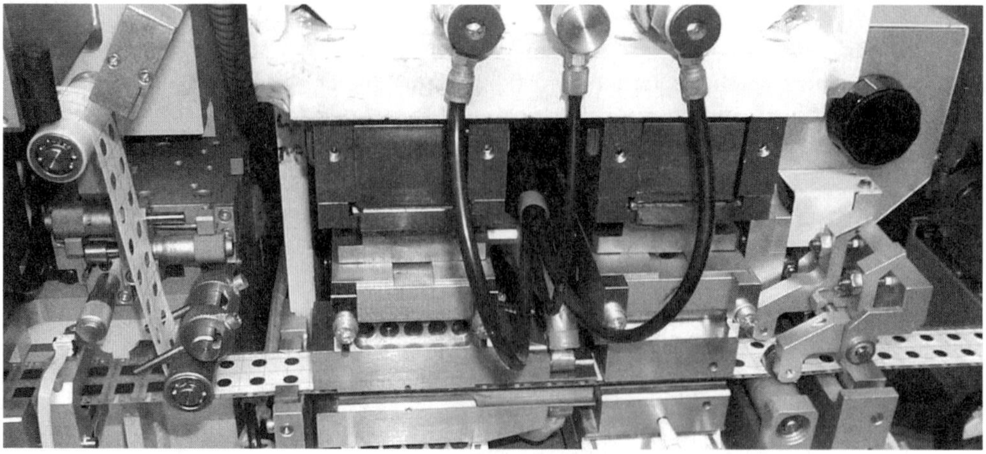

Bild 14.51 Detailfoto einer Maschine zum Auflaminieren eines Klebebandes auf die 35 mm breiten Streifen mit Modulen. An der linken Seite wird der Modulstreifen zugeführt und von links oben das Klebeband, das in der Mitte auflaminiert wird.

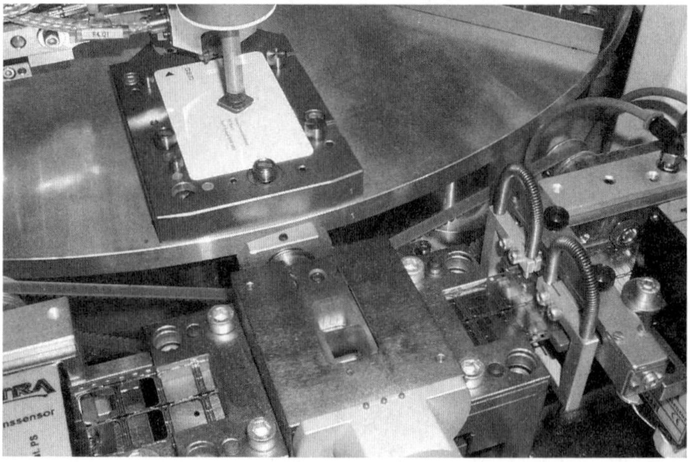

Bild 14.52 Foto einer nach dem Rundläuferprinzip arbeitenden Maschine zur Implantation von Chipmodulen. Im Vordergrund sieht man die auf einem 35 mm-Streifen paarig angeordneten Module mit einer Stanze, von wo aus sie mit einem Sauger abgehoben und in die Kavität des Kartenkörpers gesetzt werden.

Problematisch dabei ist, dass die Module eine kurzzeitige Temperaturerhöhung von etwa einer Sekunde auf ca. 180 °C erfahren. Falls dieser Heißklebevorgang, der einiges an technischem Know-how erfordert, zu lange dauert, führt dies zur thermischen Zerstörung des Moduls. In jedem Fall bedingt die kurzzeitige Temperaturerhöhung eine künstliche Alterung des Chips, die aber im Normalfall keine nachteiligen Auswirkungen hat. Die in den Kartenfertigungen eingesetzten Implanter haben eine stündliche Kapazität von ungefähr 6 000 Modulen, was einer Taktzeit von 1,6 Sekunden pro Einbettungsvorgang entspricht.

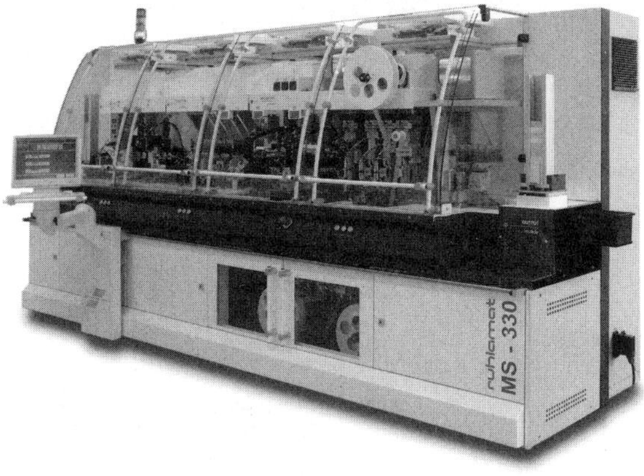

Bild 14.53 Kombi-Maschine (Ruhlamat MS-330) für die automatische Ausstanzung der Module aus dem Tape, die Ausfräsung der Kavität aus dem Kartenkörper und die anschließende Moduleinbettung in Chipkarten. (Ruhlamat)

Alternative Befestigungsmethoden, wie die Benutzung von flüssigen Kaltklebern, finden ebenfalls Verwendung, doch als sehr zuverlässig gilt nach wie vor die Heißklebetechnik. Das größte Problem mit in die gefräste Modulaussparung getropften Flüssigklebern ist das Aushärten und die nicht exakt definierte Verbindungsfläche zwischen Modul und Kartenkörper.

Ist das Modul in den Kartenkörper implantiert und dieser mit allen personenunabhängigen Merkmalen und Beschriftungen versehen, so ist die Chipkarte mechanisch fertig gestellt.

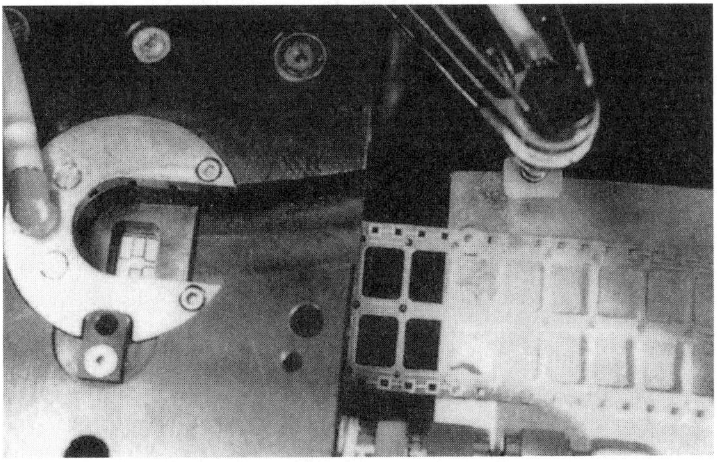

Bild 14.54 Ausstanzen des Moduls aus einem Tape am Implanter. Links ist das Stanzwerkzeug zu sehen und auf der rechten Seite der Saugkopf, der das aus dem Modulstreifen ausgestanzte Modul zur Chipkarte transportiert. (Mühlbauer)

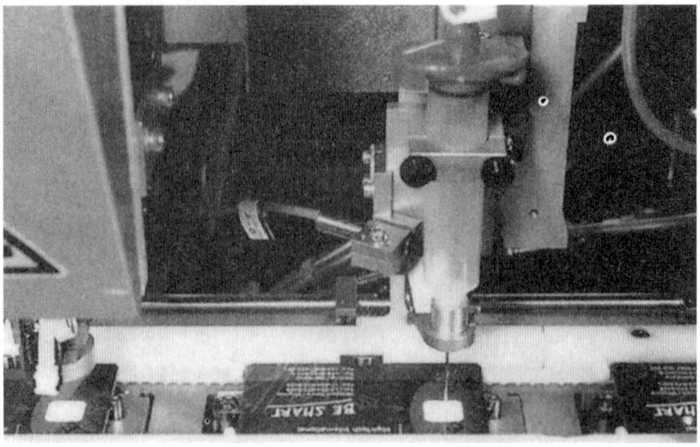

Bild 14.55 Einbringen von Flüssigkleber in die vorgefräste Modulaussparung (Kavität) am Implanter. (Mühlbauer)

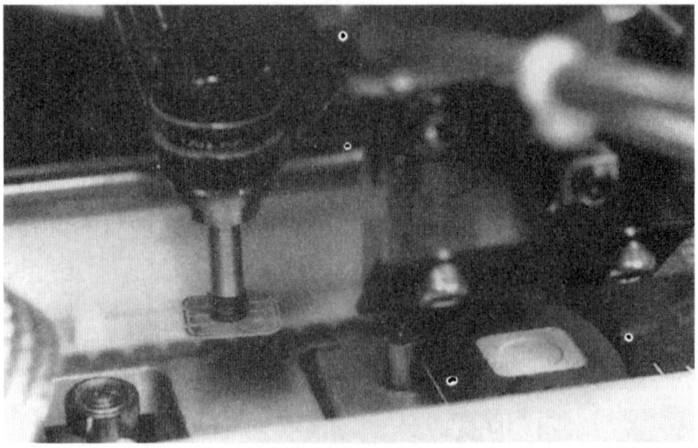

Bild 14.56 Einsetzen des Moduls in die Modulaussparung am Implanter. (Mühlbauer)

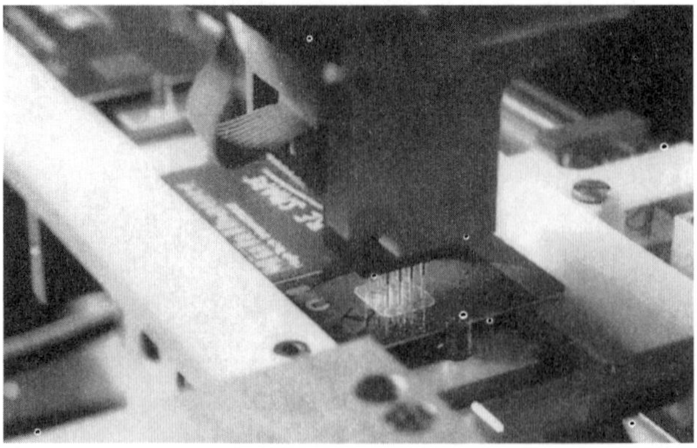

Bild 14.57 Elektrische Prüfung des in die Karte eingeklebten Moduls am Implanter. (Mühlbauer)

14.5.3 Bedrucken von Modulen

Eine verhältnismäßig unübliche, für manche Anwendungen aber durchaus interessante Designvariante sind farbig bedruckte Module. Dabei handelt es sich um keinen kartenindividuellen Druck, bei dem auch einige Bedingungen zu beachten sind. Wichtig ist eine leitfähige Farbe, damit auch weiterhin eine elektrische Verbindung zwischen den Kontaktflächen der Chipkarte und den Kontaktfedern des Terminals möglich ist. Auch dürfen beim Druck keinesfalls die isolierenden Bereiche zwischen den Kontaktflächen überbrückt werden, da es sonst zu einem Kurzschluss kommen würde. Eine Nebenbedingung ist außerdem eine hohe Kratzfestigkeit der Farbe auf dem Modul, da ansonsten der Druck schnell unansehnlich würde.

14.5.4 Stanzen des Plug-Ins

Chipkarten für Mobiltelefone haben mittlerweile ausschließlich das Plug-In-Format. Erste Netzbetreiber geben bereits Plug-Ins heraus, die durch Herausbrechen in das Mini-UICC-Format überführt werden können.[1] Da bislang die Fertigung von Chipkarten fast ausschließlich in dem größeren ID-1-Format durchgeführt wird, ist bei Mobilfunkkarten ein zusätzlicher Fertigungsschritt im Herstellungsprozess notwendig. Bei diesem Schritt werden die ID-1-Karten einzeln gestanzt, so dass das Plug-In bzw. die Mini-UICC später vom Kartenbenutzer aus der ID-1-Karte herausgebrochen werden kann. Neuere Spritzgusskarten können bereits mit den Trennstegen des Plug-Ins gespritzt werden, so dass der Fertigungsschritt des Stanzens in dieser Konstellation nicht mehr notwendig ist.

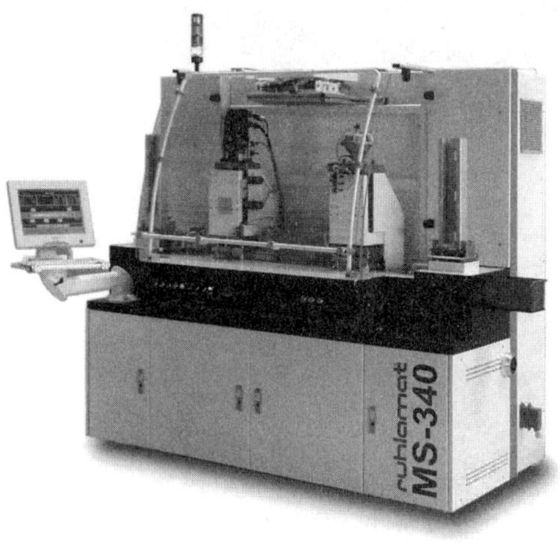

Bild 14.58 Foto einer Maschine (Ruhlamat MS-340) zum Stanzen der Plug-Ins in den Kartenkörper. (Ruhlamat)

[1] Siehe auch Abschnitt 3.1 „Kartenformate“ auf Seite 32.

14.6 Elektrischer Test der Module

Der erste Fertigungsschritt dieser Phase ist ein elektrischer Test der Chipkarte. Als Basistest wird die ISO-Anschaltsequenz für die Chipkarte gefahren, welche daraufhin einen gültigen ATR aussenden muss. Kann der ATR empfangen werden und entspricht er dem Erwarteten, so ist sichergestellt, dass zumindest der Kern des Mikrocontrollers funktioniert. Danach folgen spezielle Tests der Hardwarekomponenten wie ROM, EEPROM/Flash und RAM. Um bei diesen, zum Teil mehrere Sekunden dauernden Tests einen hohen Durchsatz zu erreichen, kommen spezielle Maschinen mit der Fähigkeit der Parallelverarbeitung von Karten zum Einsatz. Hochleistungsmaschinen haben einen Durchsatz von bis zu 100 000 Modulen pro Stunde.

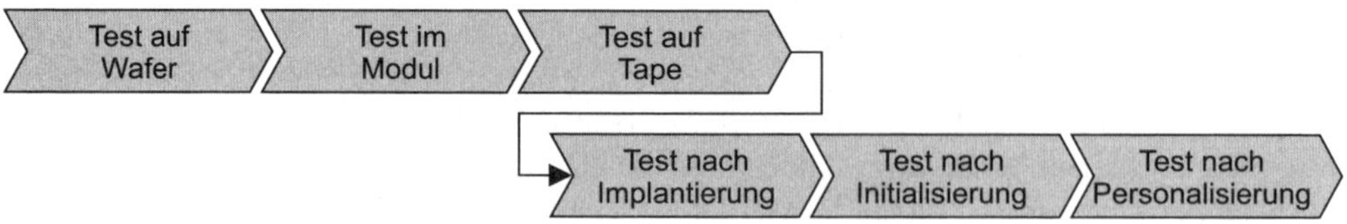

Bild 14.59 Die einzelnen elektrischen Tests von Chipkarten-Mikrocontrollern während der Fertigung. Der Test auf dem Wafer findet beim Halbleiterhersteller und der Test im Modul beim Moduleinbetter statt. Die weiteren Tests übernimmt der Kartenhersteller.

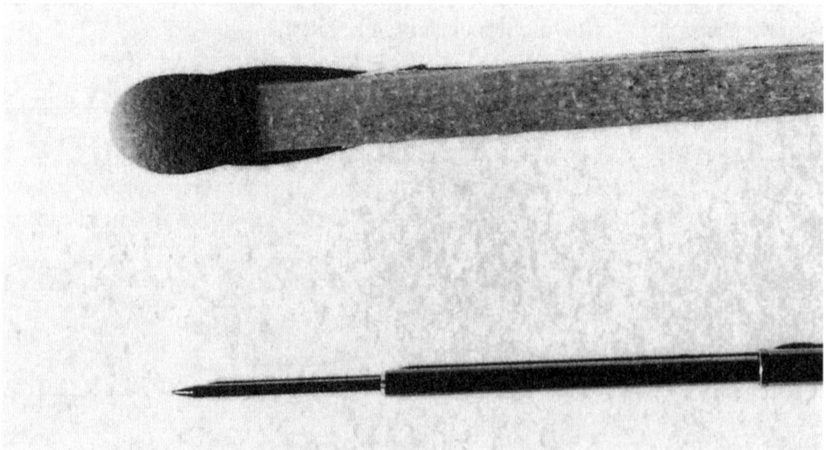

Bild 14.60 Detailansicht einer gefederten Kontaktnadel der Kontaktiereinheit für eine Hochleistungsanlage zum Testen von Chipkarten. Obwohl die Form der Kontaktnadelspitze nicht ISO/IEC 7816-2 entspricht, wird sie aus Zuverlässigkeitsgründen häufig im Fertigungsbereich eingesetzt.

Um die Funktion des EEPROMs zu testen, schreibt man vorzugsweise ein „Schachbrettmuster“, wie 'AA' = 1010 1010 und '55' = 0101 0101, in die einzelnen Bytes des Speichers. Da dies aber gerade bei großen EEPROMs sehr lange dauern würde, benutzt man manchmal einen Trick, um die Testzeit zu verkürzen. Statt der vorgeschriebenen EEPROM-Schreibzeit (z. B. 3,5 ms pro Page mit 32 Byte) reduziert man diese beispielsweise um das Zehnfache auf 350 μs pro Page. Der Datenerhalt im EEPROM betrüge bei einer so kurzen Schreibdauer nur mehr wenige Minuten, doch kann man das in diesem Fall ohne Probleme in Kauf nehmen, da die Prüfung auf das Schachbrettmuster schon Sekunden nach dem Schreibvorgang abgeschlossen ist.

Der Vorteil der dynamischen EEPROM-Programmierung ist eine deutlich reduzierte Prüfdauer bei gleicher Prüfqualität. Sie wird im Übrigen manchmal auch benutzt, wenn sich Empfangs- und Sendepuffer des I/O-Managers nicht im RAM, sondern im EEPROM befinden. Die Absenkung der Schreibzeit bewirkt in diesem Fall eine merkliche Steigerung der effektiven Übertragungsgeschwindigkeit.

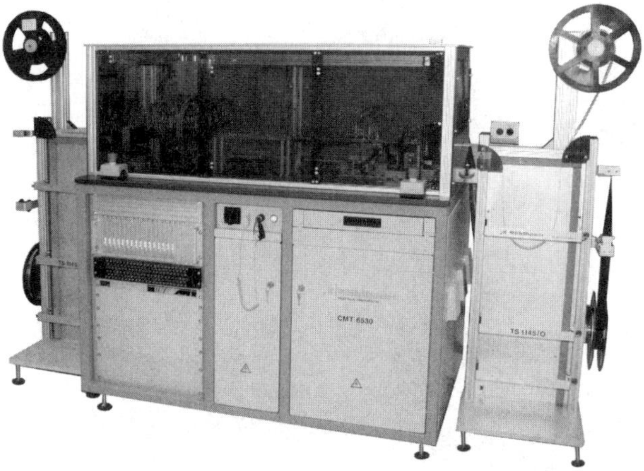

Bild 14.61 Beispiel eines massiv parallel arbeitenden Testers (Mühlbauer CMT 6530) für Chipmodule auf Tape (Mühlbauer).

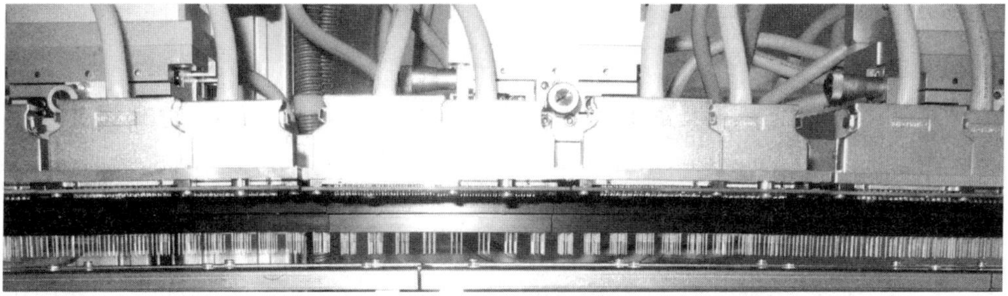

Bild 14.62 Detailansicht des in Bild 14.63 auf der nächsten Seite gezeigten Testers mit einem Kontaktkopf, der 128 Chipmodule auf Tape gleichzeitig kommunizieren kann. (Mühlbauer)

Bei den elektrischen Tests gibt es einen weiteren interessanten Kunstgriff. Um den Zeitbedarf beim Laden von Daten in den nachfolgenden Fertigungsschritten zu reduzieren, schreibt man als letztes Testmuster beispielsweise '00' in den gesamten EEPROM-Speicher. Allerdings mit der regulären Schreibzeit des EEPROMs! Da man nun bei der nachfolgenden Komplettierung, Initialisierung und Personalisierung weiß, auf welchen Wert das EEPROM gesetzt ist, müssen nur noch Daten geschrieben werden, die sich von dem vorgegebenen Wert unterscheiden. Eine analoge Vorgehensweise ist auch möglich, um das EEPROM auf einen Wert zu setzen, der bei den nachfolgenden Schreibvorgängen keinen zusätzlichen Löschvorgang der jeweils zu beschreibenden EEPROM-Page notwendig macht. Beide Tricks führen zu deutlich verminderten Zeiten in allen folgenden Fertigungsschritten, bei denen Daten ins EEPROM geschrieben werden.

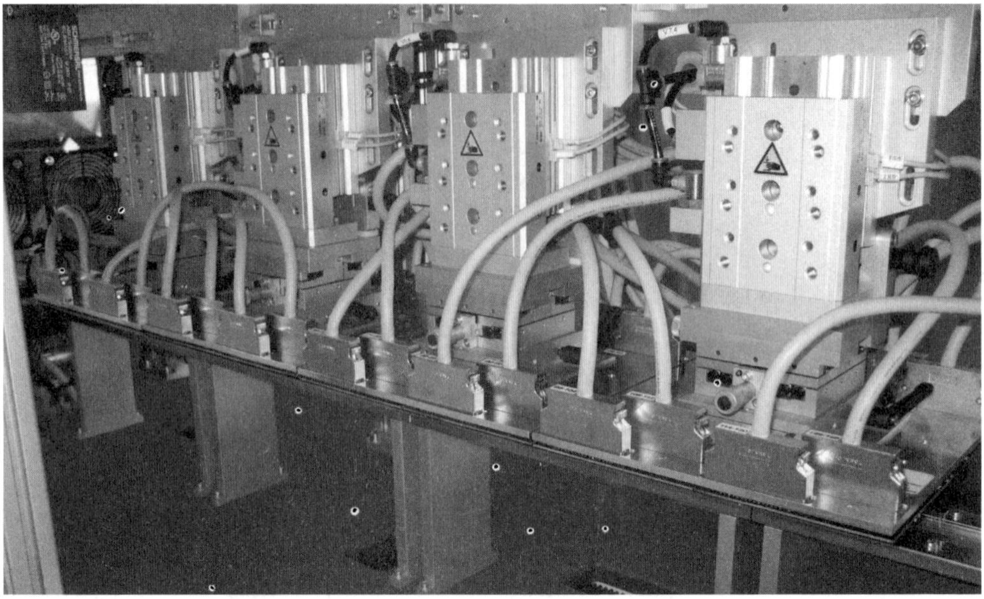

Bild 14.63 Foto der 128-fach parallel arbeitenden Kontaktköpfe des Modultesters von Bild 14.61 auf der vorherigen Seite. (Mühlbauer)

14.7 Laden von statischen Daten

Die Phase Kartenvorbereitung des Lebenszyklus von Chipkarten nach ISO 10202-1 beschreibt neben der Implantierung der Chips in den vorbereiteten Kartenkörper auch das Laden aller Daten, die nicht kartenindividuell sind. Sowohl diese Phase als auch die folgende Phase „Anwendungsvorbereitung“ werden oft innerhalb einer Firma ausgeführt, obwohl die beiden Phasen meist aus Sicherheitsgründen organisatorisch und räumlich getrennt sind.

Zur Koordination dieser komplexen Produktionsabläufe kommt in vielen Fällen ein Produktionsplanungs- und Steuerungssystem (PPS-System) zum Einsatz. Von diesem System beziehen die unterschiedlichen Fertigungsmaschinen ihre Auftrags- und Prozessdaten und melden parallel dazu den aktuellen Produktionsstatus an einen zentralen Leitstand zurück. So kann die Massenproduktion der Chipkarten zeit- und kostenminimal gesteuert werden. Dieses System hat noch den nützlichen Nebeneffekt, dass über die Anbindung aller Fertigungsmaschinen auch alle Daten für Qualitätssicherung und Tests für eine zeitnahe Auswertung zur Verfügung stehen.

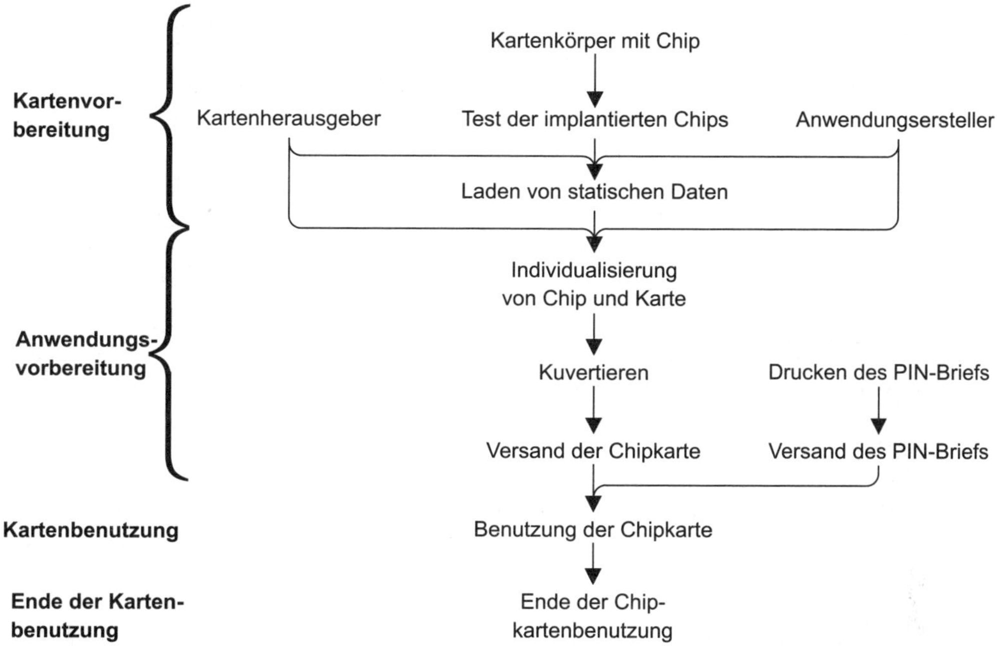

Bild 14.64 Test, Laden der statischen Daten (Initialisierung), Individualisierung (Personalisierung), Benutzung und Ende der Benutzung von Chipkarten in den Phasen Kartenvorbereitung bis zur Ende der Kartenbenutzung.

14.7.1 Komplettierung des Betriebssystems

Viele Chipkarten-Betriebssysteme befinden sich nur in Teilen im maskenprogrammierten ROM der Chipkarte. Linktabellen und teilweise auch Programmkode werden erst nach einer Authentisierung mit einem geheimen Schlüssel in das EEPROM der Karte geladen. Man bezeichnet dieses Laden der EEPROM-Teile als das Komplettieren des Betriebssystems.

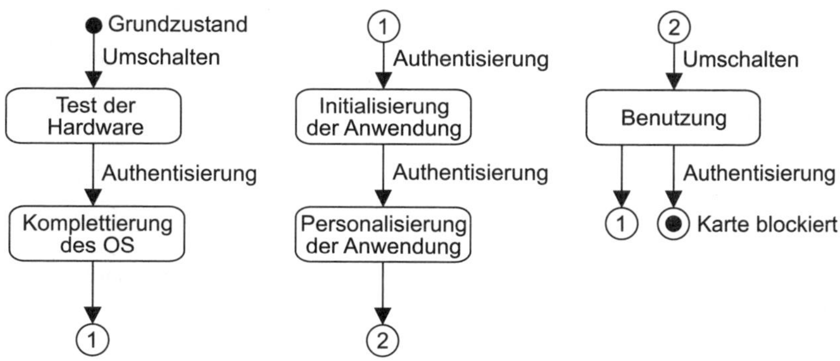

Bild 14.65 Die Prozessschritte zur Herstellung von Chipkarten mit dem Ausschnitt des Ladens von Daten in eine Chipkarte bei ROM-basierten Betriebssystemen. Falls mehrere Anwendungen geladen werden müssen, werden die beiden letzten Prozessschritte jeweils wiederholt ausgeführt.

Diese Vorgehensweise ermöglicht kleinere Anpassungen des ROM-Programmkodes für Fehlerbeseitigungen oder für Funktionserweiterungen, ohne dass eine neue ROM-Maske nötig ist. Erst nachdem die Betriebssystemdaten ins EEPROM geschrieben sind, ist das Betriebssystem der Chipkarte vollständig, und es lassen sich alle Anwendungskommandos, wie SELECT und READ RECORD, ausführen.

Die Komplettierung, deren Daten bei allen Chipkarten einer Anwendung identisch sind, findet wie die Eingangstests auf parallel arbeitenden Maschinen mit sehr hohem Durchsatz statt.

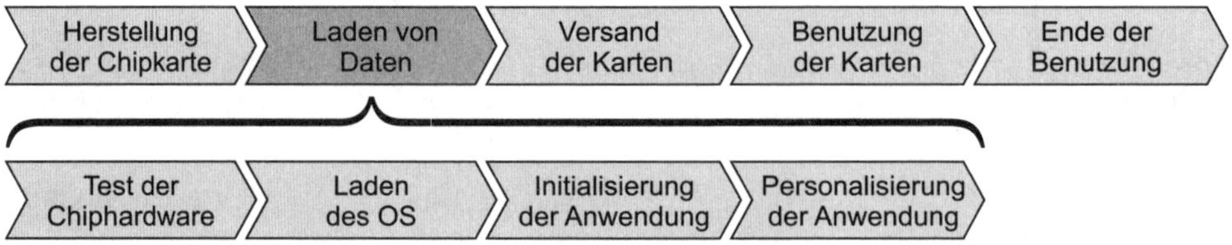

Bild 14.66 Die Prozessschritte zur Herstellung von Chipkarten mit dem Ausschnitt des Ladens von Daten in eine Chipkarte bei Flash-basierten Betriebssystemen. Falls mehrere Anwendungen geladen werden müssen, werden die beiden letzten Prozessschritte jeweils wiederholt ausgeführt.

Handelt es sich um einen Chipkarten-Mikrocontroller mit Flash anstelle von ROM, dann wird bei diesem Fertigungsschritt nicht nur das Betriebssystem komplettiert, sondern vollständig in den nichtflüchtigen Speicher geladen. Siehe dazu auch Bild 14.66. Eventuell notwendige Anpassungen können dabei direkt im Betriebssystem durchgeführt werden. Der dazu notwendige Bootloader befindet sich bereits auf dem Mikrocontroller in einem nach wie vor vorhandenen kleinen ROM, das vor allem für Funktionen zum Test der Hardware vorgesehen ist. Mit dem Bootloader wird dann das restliche Betriebssystem bei diesem Fertigungsschritt nachgeladen.

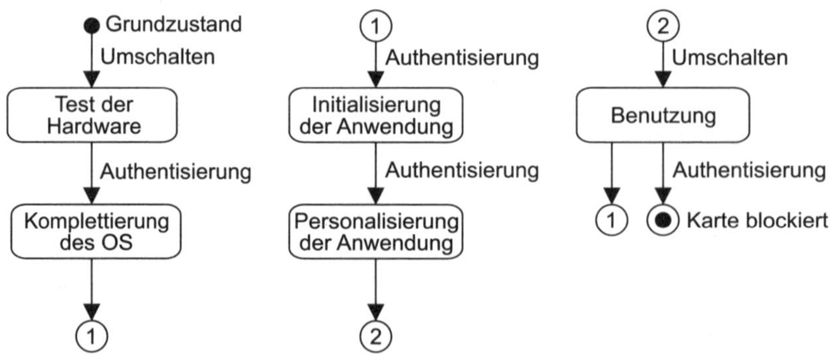

Bild 14.67 Der Zustandsautomat eines Chipkarten-Betriebssystems zur Realisation eines 5-phasigen Lebenszyklus.

14.7.2 Zusammenarbeit zwischen Kartenhersteller und -herausgeber

Der Kartenherausgeber bzw. Anwendungsanbieter teilt dem Kartenpersonalisierer alle seine Anwendung betreffenden Daten mit. Dazu zählen beispielsweise Name der Anwendung,

Struktur des Dateibaums, notwendige Dateien und Dateistrukturen. Diese Daten werden bei der Initialisierung in die Chipkarte geladen. Weiterhin benötigt der Personalisierer ebenfalls alle kunden- und systemindividuellen Daten wie geheime kartenindividuelle Schlüssel, Namen und Anschrift des Karteninhabers. Die Übergabe aller dieser Daten findet durch Datenträger oder per Datenfernübertragung statt.

Die Personalisierungsdaten sind in fast allen Fällen sicherheitssensibel, weshalb der Transportweg und die Übergabe entsprechend abgesichert sind, d. h. die Daten sind verschlüsselt. Den dazugehörigen Schlüssel für die Entschlüsselung transportiert man separat von den Daten zum Personalisierer. Damit sind die Personalisierungsdaten bei einem Verlust nutzlos, da eine Entschlüsselung ohne den Schlüssel nicht möglich ist. Die Aufbewahrung und Weiterverarbeitung dieser sensiblen Daten geschieht ausnahmslos in Sicherheitsmodulen (HSM), deren Kommunikation untereinander und mit den Chipkarten kryptografisch abgesichert ist.

Es existieren jedoch auch Chipkarten-Anwendungen, bei denen keine kartenindividuelle Datenübergabe stattfindet. Das bekannteste Beispiel dafür sind SIMs für das GSM-Mobilfunksystem, die bei der Herstellung für keinen bestimmten Kartenhersteller gemacht werden, sondern nur individuelle Daten und Schlüssel erhalten. Meist werden die dafür benötigten Datensätze direkt beim Kartenhersteller generiert und Teile davon dann an den Anwendungsbetreiber rückgemeldet, so dass dieser weiß, welche Karten produziert worden sind. Diese rückgemeldeten Daten nennt man „Response-Daten“; sie werden beim Netzbetreiber zur kartenindividuellen Freischaltung der produzierten Chipkarte verwendet.

Eine Datenübergabe findet dann nur insofern statt, als der Kartenhersteller erstens die für alle Karten gleichen Daten erhält und zweitens die Start- und Endwerte für die kartenindividuellen Daten. Die Erzeugung der Datensätze für die jeweils zu produzierende Karte wird dann in den Sicherheitsmodulen (HSM) in der Fertigung vorgenommen.

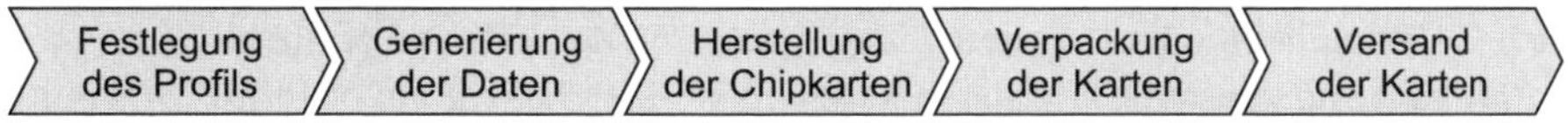

Bild 14.68 Die Festlegung des Profils als einer der ersten Schritte in der Prozesskette bei der Herstellung von Chipkarten.

Die logische Schnittstelle zwischen Kartenhersteller und Kartenherausgeber ist die Profilbeschreibung, oftmals verkürzt auch „Profil“ genannt. Dieses Dokument, meist in elektronischer Form im XML-Format, beschreibt alle Daten im Zusammenhang mit dem Mikrocontroller, die für die Personalisierung einer Chipkarte notwendig sind. Dies beinhaltet die Konfiguration des Chipkarten-Betriebssystems, den Dateibaum mit allen Dateien und deren Inhalten sowie gegebenenfalls auf die Chipkarte zu ladenden Programmkode für Anwendungen. Dieses Dokument ist auch die Grundlage der vertraglichen Beziehung zwischen dem Kartenhersteller und dem Kunden.

Auf der Basis der Profilbeschreibung werden Musterkarten hergestellt, die alle Anforderungen des Profils erfüllen. Dienen diese Musterkarten lediglich der Begutachtung der informationstechnischen Eigenschaften des Mikrocontrollers, dann benutzt man dafür oft weiße Kartenkörper. Ansonsten kommen zu diesem Zeitpunkt bereits Kartenkörper mit dem grafischen Layout der späteren Volumenkarten zum Einsatz. Die Musterkarten haben den Namen „Engineering Samples“. Mit ihnen können gegebenenfalls auch der Produktion vorgeschaltete Prozessschritte wie die Datengenerierung überprüft werden.

Erfüllen diese Musterkarten nicht alle Anforderungen, müssen noch die nötigen Änderungen durchgeführt und erneut eine Schleife beim Engineering Sample-Prozess angestoßen werden. Ansonsten wird dem Kartenhersteller als nächster Schritt die Freigabe für die „Release Samples" erteilt.

Die Release Samples werden zeitlich kurz vor der Volumenproduktion auf der späteren Produktionslinie mit dem identischen Herstellungsprozess hergestellt. Die Intention dabei ist, die Release Samples unter identischen Bedingungen wie die späteren Volumenkarten zu produzieren, damit man eventuell bestehende Produktionsprobleme noch vor der Volumenproduktion erkennen kann. Meist handelt es sich dabei lediglich um drei bis fünf Karten, die dann vom Kartenhersteller gegen die Profilbeschreibung geprüft werden. Eine Prüfung der Funktionalität des Betriebssystems findet zu diesem Zeitpunkt nicht mehr statt, da dies zu aufwändig wäre. Der Kartenherausgeber erhält den Prüfbericht, und nach seiner Zustimmung wird die Freigabe zur Volumenproduktion erteilt. Dies bedeutet, dass anschließend je nach Bestellung mehrere Millionen Karten auf der Grundlage des Profils und nur mit einigen Stichproben pro Auftrag hergestellt werden. Deshalb werden der Engineering- und der Release Sample-Prozess mit großer Sorgfalt und zum Teil im 4-Augen-Prinzip durchgeführt.

Die Details dieses Prozesses sind bei den jeweiligen Kartenherstellern unterschiedlich umgesetzt. Die grundlegenden Schritte weisen jedoch in der Regel eine recht große Ähnlichkeit zwischen den einzelnen Firmen auf, so dass ein Kartenherausgeber im Großen und Ganzen ähnliche Abläufe erwarten kann.

14.7.3 Initialisierung der Anwendung

Die Komplettierung ist die softwaretechnische Voraussetzung, um im nächsten Fertigungsschritt alle Daten zu laden, die zu einer Anwendung gehören und in allen Chipkarten gleich sind. Dies sind zum einen alle Daten der Anwendung, die sich von Karte zu Karte nicht ändern, und zum anderen auch alle personenunabhängigen Daten, die ebenfalls in jeder Chipkarte gleich sind. Diesen Schritt bezeichnet man als Initialisierung.

Von der Dateiebene aus betrachtet, erzeugt man bei der Initialisierung alle notwendigen Dateien (MF, DFs und EFs) und füllt diese so weit wie möglich mit den Anwendungsdaten. Die Daten für die Dateiinhalte sind dabei oft schon durch die entsprechenden Spezifikationen (z. B. TS 51.011) vorgegeben. Zur Initialisierung benutzt man in modernen Betriebssystemen die Kommandos CREATE, UPDATE BINARY und UPDATE RECORD. Dieser Fertigungsschritt ist der letzte, in dem alle Karten gleich behandelt werden. Deshalb kann die Initialisierung auch auf schnellen und parallel arbeitenden Maschinen erfolgen. Die kartenindividuellen Daten der Anwendung und die personenbezogenen Daten lädt man erst im folgenden Fertigungsschritt, der Personalisierung, in die Chipkarte.

Der Grund für diese fertigungstechnische Unterscheidung in globale, allgemeine und individuelle Daten liegt in der Prozesskostenminimierung. Personalisierungsmaschinen, die fähig sind, in jede Chipkarte individuelle Daten unter den geforderten Sicherheitsbedingungen zu schreiben, sind technisch aufwändig und haben einen Durchsatz von etwa 1 200 bis 6 000 Stück/h. Meist sind sie auch noch mit langsamen Beschriftungseinheiten für den Kartenkörper ausgerüstet. Dies führt zu hohen Stückkosten für das Laden der Daten. Deshalb versucht man immer, alle globalen Daten, die nicht kartenindividuell sind, in den einfacheren und schnelleren Maschinen für die Initialisierung in die Chipkarte einzubringen.

Der Flaschenhals sowohl bei der Initialisierung als auch bei der Personalisierung sind die Übertragung und das anschließende Schreiben der Daten in das EEPROM. Die Schreibzugriffe auf das EEPROM können aufgrund technischer Grenzen momentan nicht reduziert werden. Die Zeit für die Übertragung der Initialisierungs- und Personalisierungsdaten kann aber durch Erhöhung der Taktfrequenz und Reduzierung des Teilers der Datenübertragung stark gesenkt werden. So arbeiten viele Initialisierungs- und Personalisierungsmaschinen mit Datenübertragungsraten von bis zu 625 kBit/s statt der in der Chipkartentechnik üblichen 9 600 Bit/s. Das Ergebnis ist eine deutlich reduzierte Zeit für die Initialisierung bzw. Personalisierung.

Das folgende Rechenbeispiel soll verdeutlichen, dass sich bei der Massenproduktion von Chipkarten selbst kleine Zeitoptimierungen lohnen. Die folgenden Annahmen sollen dabei gelten: Es sind 1 Million Chipkarten mit 4 kByte Daten (= 4 096 Byte) zu initialisieren, wobei 2 Initialisierungsmaschinen im 2-Schicht-Betrieb (16 Stunden/Tag) zur Verfügung stehen. Die Initialisierung wird mit 40 Kommandos durchgeführt, wobei das Übertragungsprotokoll T=1 mit 12 Bit zu übertragenden Daten pro Byte benutzt wird. Weiterhin gilt eine EEPROM-Schreibzeit von 3,5 ms pro 4 Byte Page, wobei ein vorheriger Löschvorgang nicht notwendig ist. Die Transportzeit auf den nicht mit parallel arbeitenden Terminals ausgestatteten Initialisierungsmaschinen beträgt 1 Sekunde pro Chipkarte, und die eventuell anfallenden Rüstzeiten (z. B.: für Magazinierung u. ä.) werden nicht berücksichtigt. Die daraus resultierende Taktzeit ist somit die Summe aus EEPROM-Schreibzeit, Übertragungszeit und Transportzeit.

Mit den Formeln aus 11.17.1 „Formelsammlung zur Abschätzung von Ausführungszeiten" auf Seite 441 ergibt sich bei einer Datenübertragungsrate von 9,6 kBit/s eine Produktionsdauer von 90,7 Tagen. Bei einer Erhöhung der Datenübertragungsrate auf 38,4 kBit/s reduziert sich die Zeit für die Produktion der einen Million Karten auf 52,5 Tage. Ideal wäre eine Übertragungsrate von 115 kBit/s, denn dann wäre man gegenüber 9 600 Bit/s mehr als 46 Tage früher mit der Produktion der Karten fertig.

Tabelle 14.4 Die Produktionsdauer bei der Initialisierung von Chipkarten in Abhängigkeit von der Datenübertragungsgeschwindigkeit. Die zugrunde gelegten Rahmenbedingungen sind im Text erläutert.

Datenübertragungsgeschwindigkeit	**9 600 Bit/s**	**38 400 Bit/s**	**115 200 Bit/s**
EEPROM-Schreibzeit	3 584 ms	3 584 ms	3 584 ms
Übertragungszeit	5 870 ms	1 468 ms	489 ms
resultierende Taktzeit	10 454 ms	6 051 ms	5 073 ms
resultierende Produktionsdauer	90,7 Tage	52,5 Tage	44,0 Tage

Man sieht anhand obiger Rechenbeispiele deutlich, dass es sich gerade bei der Speicherung von großen Datenmengen in Chipkarten lohnt, Zeit in Optimierungen zu stecken. Die beschriebene Erhöhung der Übertragungsrate ist vom Chipkarten-Betriebssystem und der darunter liegenden Hardware abhängig. Eine Übertragungsrate von 115 kB/s wird allerdings mittlerweile in den meisten Fällen von allen Karten unterstützt.

Im Prinzip könnten bereits am Ende des Halbleiter-Herstellungsprozesses statische Daten in den Mikrocontroller geschrieben werden. Dazu würde man die ohnehin vorhandenen Testautomaten benutzen, um nach dem eigentlichen Testvorgang mit den Mitteln des Halbleitertests Daten in den Speicher der Chips zu transferieren. Dabei lassen sich andere Modi der Schnittstelle zum Chip nutzen, was in einer ziemlich hohen Übertragungs- und Schreibgeschwindigkeit von teilweise bis zu 800 kBit/s resultiert. Dies wird allerdings bislang vor allem aus Logistikgründen selten eingesetzt.

14.7.4 Optimierter Massendatentransfer in die Chipkarte

Es gibt zwei grundlegend unterschiedliche Vorgehensweisen, um die Daten für die Initialisierung in den Speicher des Mikrocontrollers einzubringen. Die erste orientiert sich an der Vermeidung direkter physikalischer Adressierung des Speichers. Dabei werden so weit wie möglich bei Initialisierung und Personalisierung nur logische Adressen im Mikrocontroller verwendet. Vom Standpunkt der reinen Lehre aus gesehen, ist dies die zu präferierende Vorgehensweise, da damit außerhalb der Chipkarte nicht mit physikalischen Adressen gearbeitet werden muss. Dies schließt viele Fehlerquellen von vornherein aus und macht auch in gewissem Rahmen das Einbringen von Daten in die Chipkarte vom jeweiligen Typ des Mikrocontrollers unabhängig. Der Nachteil dieses Weges ist jedoch ein deutlich erhöhter Zeitbedarf für Initialisierung und Personalisierung. Zeit ist jedoch gerade bei einer Massenproduktion ein ziemlich kritischer Punkt.

Als Konsequenz existiert in der Praxis ein zweiter Weg, um Daten in eine Chipkarte einzubringen. Dabei werden die zu initialisierenden Daten von außen direkt auf physikalische Adressen im Speicher des Mikrocontrollers geschrieben. Dies reduziert gegenüber dem an logischen Adressen orientierten Vorgehen deutlich den dafür notwendigen Zeitbedarf. Leider bewirkt dies auch die Erfordernis, außerhalb der Chipkarte mit physikalischen Adressen zu arbeiten, was entsprechende Nachteile hinsichtlich Fehleranfälligkeit und universeller Einsetzbarkeit zur Folge hat. In der Praxis wird die Vorgehensweise in der Regel von Fall zu Fall entschieden. Erreichen die zu produzierenden Chipkarten entsprechend große Stückzahlen, lohnt sich der erhöhte Aufwand für die Software der Initialisierungsmaschinen und des notwendigen diffizilen Testes.

Um Daten direkt auf physikalische Adressen zu schreiben, müssen sie einleitend entsprechend aufbereitet werden. Dazu müsste die gesamte Dateiverwaltung des Chipkarten-Betriebssystems als Simulation nachgebildet werden. Man könnte dann mit einem Konvertierungsprogramm die zu schreibenden Daten in entsprechend kodierte Dateibodies der Simulation einbringen und mit den dazugehörigen Dateiheadern versehen. Die in dieser Weise aufgebauten Dateien müssten dann nur noch an die richtige Adresse im Speicher relokiert werden. Der ganze Vorgang muss selbstverständlich fehlerfrei und auf die jeweilige Betriebssystemversion abgestimmt durchgeführt werden. Anschließend könnte man die Daten aus der Simulation auslesen und mit den üblichen Kommandos direkt auf physikalische Speicheradressen in die Chipkarte schreiben. Leider hat sich dieser Weg in der Praxis nicht bewährt, da der nötige Aufwand den Nutzen bei weitem übersteigt. Zudem wäre der Testaufwand für die aufwändigen Black-Box-Tests zur Sicherstellung der Fehlerfreiheit zu hoch. Deshalb wird diese Vorgehensweise selten eingesetzt.

Der heute übliche Weg ist deutlich einfacher. Eine Chipkarte, welche in einem ansonsten nicht benutzten Speicherbereich ein Dump-Programm enthält, wird mittels logischer Kommandos initialisiert. Mit dem Dump-Programm werden anschließend der initialisierte Speicher ausgelesen und die erhaltenen Daten auf die physikalischen Adressen der zu initialisierenden und personalisierenden Chipkarten geschrieben. Damit lässt sich eine deutliche Reduktion der Initialisierungs- und Personalisierungszeiten erreichen. Im Prinzip könnte man diesen Vorgang auch als Klonen bezeichnen. Ein großer Vorteil ist die Einfachheit und Robustheit. Ein weiterer Vorteil sind die vom Profil unabhängigen Zeiten für das Laden der Daten, was die Auslastungsplanung der Produktion signifikant vereinfacht.

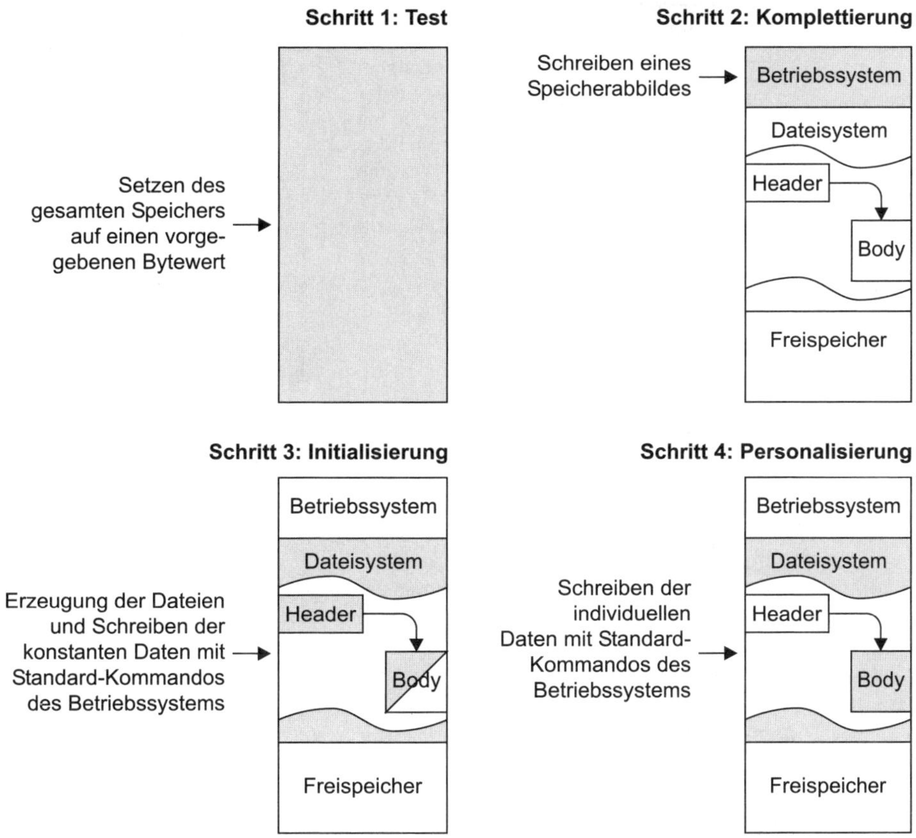

Bild 14.69 Schematische Darstellung der wichtigsten Schritte bei der Einbringung der einheitlichen und individuellen Daten in einer Chipkarte durch Dateiverwaltungskommandos wie beispielsweise CREATE, UPDATE BINARY und UPDATE RECORD. Die grau hinterlegten Bereiche kennzeichnen in dem jeweiligen Schritt geschriebene Daten. Aus Vereinfachungsgründen ist hier lediglich das Laden eines Dateisystems dargestellt, analoge Schritte würden beispielsweise auch beim Laden von Java-Applets durchgeführt werden.

Kritisch ist nur, dass die Chipkarte mit dem Dump-Programm niemals die Fertigung verlassen darf. Würde diese Chipkarte vollständig personalisiert, könnten mit dem enthaltenen Dump-Programm alle geheimen Informationen ausgelesen werden. Aus diesem Grund besitzt diese Chipkarte entsprechende Mechanismen, damit sie auch bei Verwechslung oder im Falle eines Angriffs niemals zum Auslesen des Speichers missbraucht werden kann. Dies lässt sich einfach dadurch erreichen, dass sich beispielsweise das Dump-Programm beim nächsten Reset der Chipkarte selbstständig löscht. Damit kann die Chipkarte innerhalb einer einzigen Sitzung benutzt werden, da sie bei der ersten Spannungsunterbrechung ihre Dump-Funktionalität verliert.

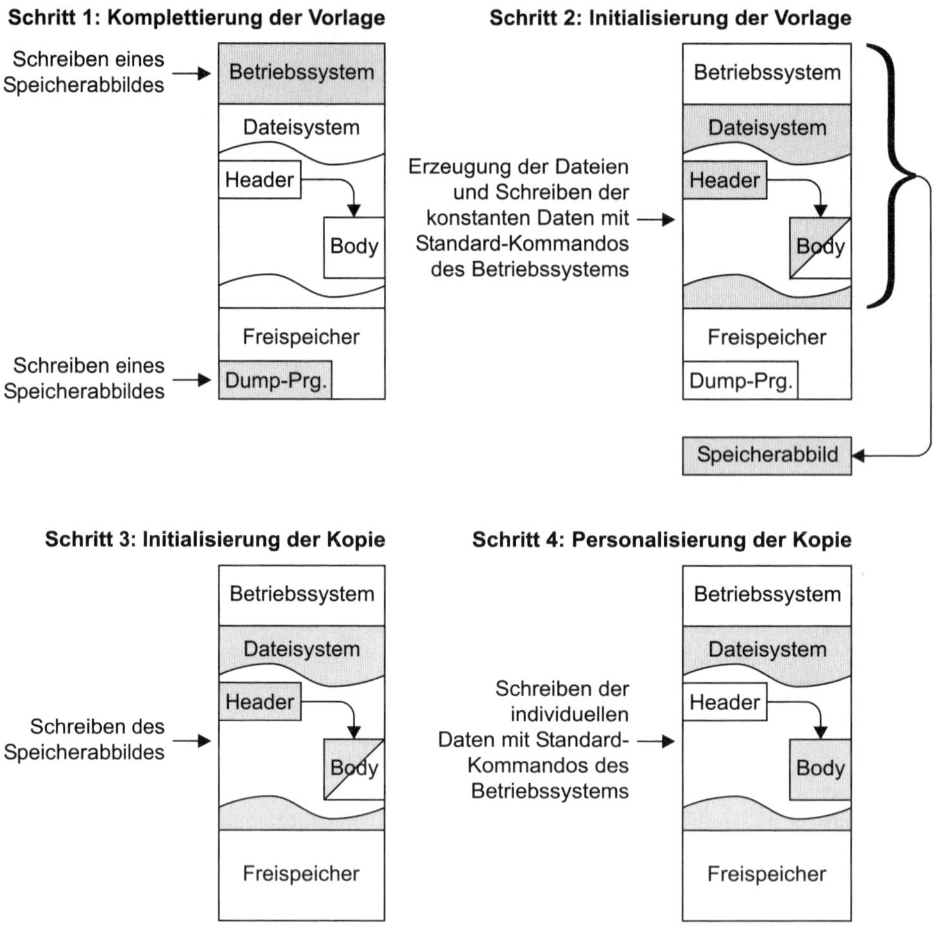

Bild 14.70 Schematische Darstellung der wichtigsten Schritte bei der Einbringung der einheitlichen und individuellen Daten in einer Chipkarte durch das physikalische Kopieren von Daten aus einer zuvor mittels logischer Kommandos erstellten Vorlage. Zusätzliche Details der dazugehörigen Abläufe für Vorlage und Kopie sind in Bild 14.69 auf der vorherigen Seite dargestellt, von dem auch die Systematik der Nummerierung übernommen wurde. Die grau hinterlegten Bereiche kennzeichnen in dem jeweiligen Schritt geschriebene Daten. Aus Vereinfachungsgründen ist hier lediglich das Laden eines Dateisystems dargestellt, analoge Schritte würden beispielsweise auch beim Laden von Java Applets durchgeführt werden.

14.7.5 Beschleunigung des Datentransfers in die Chipkarte

Die im Folgenden beschriebene Art der Beschleunigung des Datentransfers in die Chipkarte wird Pipelining oder auch *interleaving mode* genannt. Sie findet manchmal Einsatz bei

Mikrocontrollern mit mehr als 32 kByte nichtflüchtigem Speicher zur Steigerung der Datentransfergeschwindigkeit.

Ein signifikanter Kostenfaktor bei der Produktion von Chipkarten ist die Ladezeit von Daten. Je geringer diese ist, desto höher der Durchsatz und desto mehr Karten können hergestellt werden. Da die in Chipkarten zu ladenden Daten mit jeder Generation von Mikrocontrollern immer umfangreicher werden, ist hier eine ständige Optimierung notwendig, damit nicht laufend neue Produktionsmaschinen beschafft werden müssen.

Beim Laden von Daten in eine Chipkarte gibt es vier wesentliche Zeitverbraucher: die Zeit zur Übertragung der Daten, die Zeit zum Schreiben der Daten in den nichtflüchtigen Speicher, die Rechenzeit innerhalb der Chipkarte und die Zeit, die das Terminal benötigt, um die notwendigen Daten für die Chipkarte bereitzustellen.

Den Zeitverbrauch zur Bereitstellung der Daten kann man durch eine schnelle Infrastruktur an den Produktionsmaschinen reduzieren. Der Rechenzeit der Chipkarte zur Verarbeitung der Daten lässt sich durch hohe Taktraten begegnen, und die Datenübertragung kann durch kleine Teiler stark erhöht werden. Lediglich für den Schreibvorgang in den nichtflüchtigen Speicher gibt es keinen Optimierungsweg, da zum Speichern von Daten in eine Seite (*page*) eine bestimmte Mindestzeit benötigt wird, damit die Daten zuverlässig über die gesamte garantierte Zeitdauer und den Temperaturbereich gespeichert bleiben.

Der einzige mögliche Weg besteht darin, die übliche sequentielle Abarbeitungssequenz von Kommandos aufzubrechen. Bild 14.71 zeigt den Ablauf bei einer nicht optimierten Abarbeitung eines Kommandos zum Speichern von Daten in den nichtflüchtigen Speicher. Zuerst wird das Kommando vollständig von der Chipkarte empfangen, anschließend werden die erhaltenen Daten in den nichtflüchtigen Speicher geschrieben, und als letzter Schritt wird eine Antwort an das Terminal gesendet.

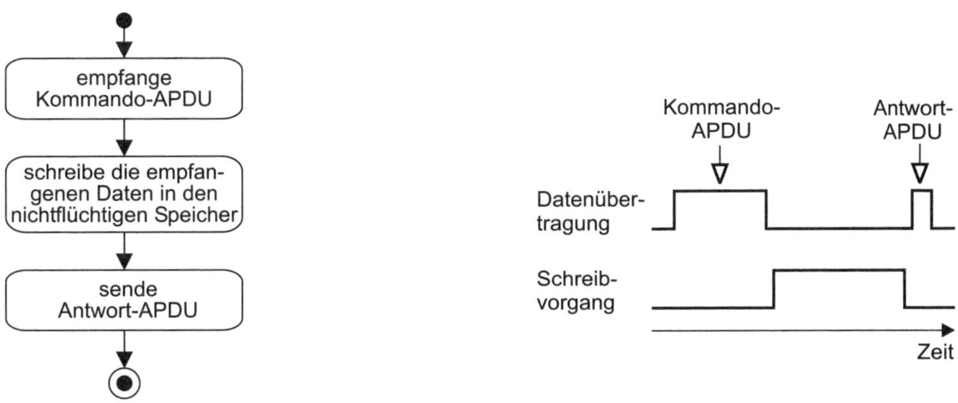

Bild 14.71 Der logische und zeitliche Ablauf einer für Produktionszwecke nicht optimierten Abarbeitung eines Kommandos zum Speichern von Daten in den nichtflüchtigen Speicher einer Chipkarte.

Dieser streng sequentielle Ablauf lässt sich bezüglich seines Zeitverbrauchs deutlich verbessern, indem man bereits beim Empfang der Daten beginnt, diese in den nichtflüchtigen Speicher zu schreiben. Die Chipkarte muss dazu lediglich so lange Daten empfangen, bis sie die erste Speicherseite als Ganzes schreiben kann. Während dieses Schreibvorgangs können zeitgleich die nächsten Daten für die folgende Speicherseite vom Terminal empfangen werden. Dies wird so lange durchgeführt, bis alle Daten empfangen und kurze Zeit später vollständig im nichtflüchtigen Speicher gespeichert sind. Anschließend wird wie beim nicht optimierten Ablauf an das Terminal eine Antwort geschickt. Diesen Ablauf zeigt Bild 14.72.

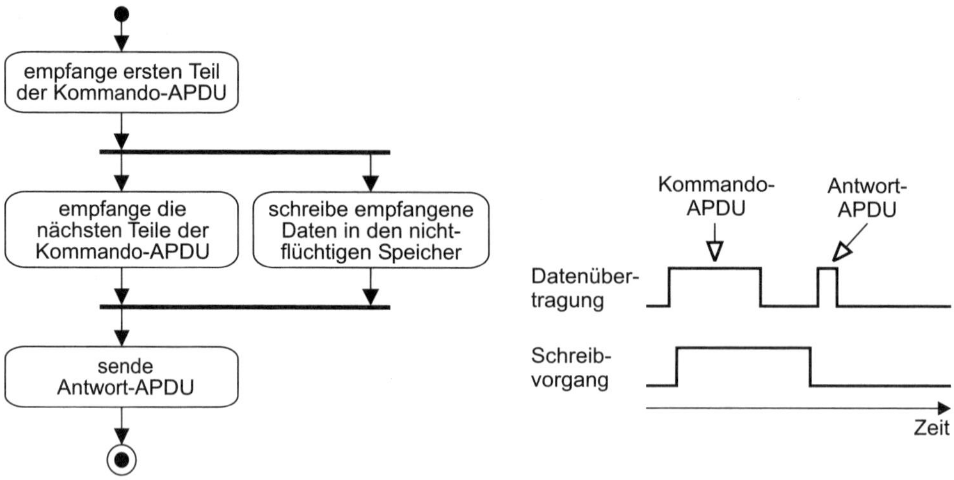

Bild 14.72 Der logische und zeitliche Ablauf einer für Produktionszwecke optimierten Abarbeitung eines Kommandos zum Speichern von Daten in den nichtflüchtigen Speicher einer Chipkarte.

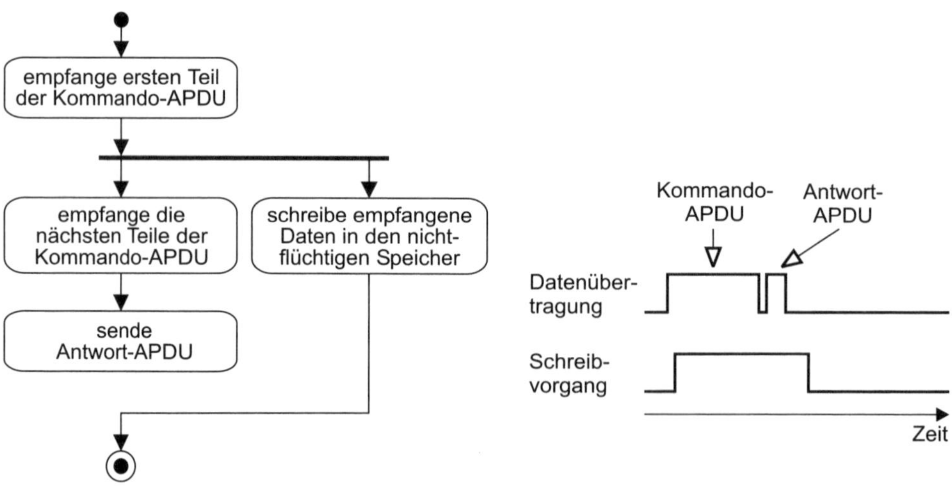

Bild 14.73 Der logische und zeitliche Ablauf einer für Produktionszwecke radikal optimierten Abarbeitung eines Kommandos zum Speichern von Daten in den nichtflüchtigen Speicher einer Chipkarte.

Dieses einfache Multitasking muss vom Chipkarten-Mikrocontroller unterstützt werden, da der Empfang der Daten und das Schreiben in den nichtflüchtigen Speicher zeitgleich erfolgen. Moderne Mikrocontroller verfügen allerdings durchgehend über diese Funktionalität.

Mit dieser Optimierung kann deutlich Produktionszeit eingespart werden, wobei das Verhältnis besser wird, je mehr Daten pro Kommando geschrieben werden müssen.

Ein noch radikalerer Ansatz der Optimierung ist in Bild 14.73 auf der vorherigen Seite aufgezeigt. Dabei wird die Antwort an das Terminal unmittelbar nach Empfang des vollständigen Kommandos gesendet, unabhängig davon, dass zu diesem Zeitpunkt noch nicht alle Daten in den nichtflüchtigen Speicher geschrieben worden sind. Tritt allerdings beim Schreiben von Daten ein Fehler auf, kann es passieren, dass dieser erst bei der Antwort auf das nächste Kommando an das Terminal gemeldet werden kann. Deshalb steht dieser Optimierungsansatz auch in Widerspruch zu den einschlägigen Normen, wie ISO/IEC 7816-3. In bestimmten Situationen kann man damit allerdings eine Beschleunigung der Produktion erreichen. Dies ist Grund genug, dass man innerhalb von Produktionsumgebungen diese Optimierung durchaus einsetzt.

14.8 Laden von individuellen Daten

Die sogenannte Anwendungsvorbereitung deckt hauptsächlich die optische und elektrische Personalisierung der Chipkarte ab. Analog zu den vorangehenden Produktionsschritten findet dieser Arbeitsgang in einer hochautomatisierten Fertigungsumgebung statt, die auf große Stückzahlen ausgelegt ist.

14.8.1 Erzeugung von kartenindividuellen Geheimnissen

Im Regelfall werden die individuellen Daten für die Personalisierung vom Kartenherausgeber auf Datenträger oder per DFÜ bereitgestellt. Im Falle geheimer Daten wie PINs oder Schlüsseln wird jedoch oft ein Sonderweg eingeschlagen, da diese Daten unter allen Umständen geheim bleiben müssen und die Generierung nur in hochsicherer Umgebung durchgeführt werden darf. Bei PINs existieren dazu vier praxisrelevante Verfahren.

Die einfachste Variante ist die Erzeugung einer Trivial-PIN, die bei der ersten Verwendung der Chipkarte und noch vor der ersten gültigen Transaktion vom Kartenbenutzer in eine PIN seiner Wahl geändert werden muss. Diese Variante lässt sich aber aus vielerlei Gründen nicht bei allen Systemen in die Tat umsetzen, obwohl bei ihr vorteilhaft ist, dass keine PIN-Briefe gedruckt und verschickt werden müssen.

Eine etwas aufwändigere Variante zur Erzeugung von PINs ist die Generierung beim Kartenherausgeber mit einem guten Zufallsgenerator und eine anschließende sichere Übergabe der PINs an den Kartenpersonalisierer. Dieser schreibt sie dann mit den üblichen sicheren Mechanismen in die zu personalisierenden Chipkarten und erstellt die dazugehörigen PIN-Briefe. Eine Untervariante davon ist die Erzeugung der PINs auf der Karte und die darauf folgende gesicherte Übertragung zwecks Weiterverarbeitung an die Personalisierungsmaschine.

Die dritte Möglichkeit ist die Erzeugung von Zufalls-PINs beim Kartenpersonalisierer. Die in sicherer Umgebung generierten PINs werden wie in der obigen Variante in die entsprechenden Datenfelder der Chipkarten geschrieben. Parallel dazu wird ein PIN-Brief erstellt, der an den Kartenbenutzer verschickt wird. Die dazugehörige Chipkarte gelangt auf getrenntem Weg zum Kartennutzer. Falls der Kartenherausgeber die erzeugten PINs benötigt, ist es möglich, ihm diese in sicherer Weise zukommen zu lassen. Ansonsten ist es meist nicht nötig, die erzeugten PINs zusätzlich an einem anderen Ort als in der Chipkarte zu speichern.

Ein weiterer Weg zur Erzeugung von PINs ist die Verwendung eines (kryptografischen) Algorithmus, mit dem aus auf der Chipkarte befindlichen Daten und einem Hauptschlüssel eine kartenindividuelle PIN errechnet werden kann. Nachteilig ist bei diesem Verfahren, dass der Hauptschlüssel und manchmal auch der Algorithmus geheim gehalten werden müssen.[1]

Handelt es sich bei den zu erzeugenden Geheimnissen nicht um PINs, sondern um Schlüssel für Kryptoalgorithmen, können grundsätzlich ähnliche Methoden angewandt werden. Der Hauptunterschied besteht darin, dass hierbei kein PIN-Brief erzeugt werden muss, sondern die Schlüssel in sicherer Weise dem Systembetreiber zur Verfügung zu stellen sind. Dies geschieht über die so genannten Antwortdaten (*response data*), die von der Erzeugungsinstanz via DFÜ oder Datenträger in kryptografisch gesicherter Form dem Systembetreiber übergeben werden.

Gemäß dem Grundsatz, alle Fertigungsschritte anschließend mindestens stichprobenartig auf korrekte Durchführung zu kontrollieren, ist es unabdingbar, zu prüfen, ob die in die Chipkarte geladenen Schlüssel korrekt gespeichert und vom Betriebssystem auch problemlos adressiert werden können. Das direkte Auslesen der geheimen Schlüssel verbietet sich aus Sicherheitsgründen von selbst. Man führt die Prüfung durch, indem man mit einem speziellen Chipkarten-Kommando eine Hash- bzw. CRC-Berechnung über den jeweils von außen adressierten Schlüssel anstößt. Die erhaltene Prüfsumme lässt keine Rückschlüsse auf den eigentlichen Schlüssel zu, eignet sich aber zur Kontrolle, ob der betreffende Schlüssel fehlerfrei vom Betriebssystem der Chipkarte angesprochen werden kann. Dazu muss man lediglich die von der Chipkarte erhaltene Prüfsumme mit der entsprechenden Prüfsumme aus dem Schlüsselmanagement vergleichen. Der Vorteil dabei ist, dass man zu dieser Kontrolle kein Wissen über die eigentlichen Schlüssel benötigt. Dieses Verfahren wird allgemein als KCV-Technik (*key check value*) bezeichnet.

14.8.2 Personalisierung bzw. Individualisierung

Der nächste Schritt zur versandfertigen Chipkarte ist die Personalisierung, manchmal auch Individualisierung genannt. Der Begriff „Personalisieren“ im weiteren Sinne bedeutet, dass alle Daten, die einer einzelnen Person oder einer einzelnen Karte zugeordnet sind, in die Chipkarte ein- bzw. aufgebracht werden. Dies können beispielsweise Name und Anschrift, aber auch kartenbezogene Schlüssel sein. Wichtig dabei ist nur, dass es kartenindividuelle Daten sind.

Grundsätzlich unterscheidet man dabei zwischen optischer und elektrischer Personalisierung. Das Prägen (*embossing*) von Zeichen oder die Lasergravur von Schrift und Bildern auf den Kartenkörper ist der optische Teil der Personalisierung. Der elektrische Teil ist dann das Laden der personenbezogenen Daten in den Mikrocontroller und das Schreiben von Daten auf den Magnetstreifen. Die Zeitdauer für die optische Personalisierung hängt sehr stark von den Besonderheiten ab und lässt sich nicht allgemein angeben. Die elektrische Perso-

[1] Ein Beispiel zu diesem PIN-Erzeugungsverfahren befindet sich in 7.8.2 „Prüfung einer Geheimzahl“ auf Seite 203.

nalisierung benötigt abhängig von der in die Chipkarte zu ladenden Datenmenge meistens zwischen 5 und 20 Sekunden.

Die Prägung von Namen oder ähnlichen kartenindividuellen und zeichenorientierten Daten erstellt eine Maschine, bei der mit hoher Geschwindigkeit und mit Kraftaufwand Metallbuchstaben auf die Kartenrückseite geschlagen werden. Da es sich dabei um ein relativ lautes Verfahren handelt, werden die betreffenden Maschinen meist getrennt von der übrigen Fertigung aufgestellt. Die Lasergravur, bei der ein Laser Bereiche direkt unterhalb der Deckschicht des Kartenkörpers schwärzt, wird oft statt einer Prägung eingesetzt. Dies ist auch ein taugliches Verfahren, wenn sich ein Schwarzweißfoto auf dem Kartenkörper befinden muss.

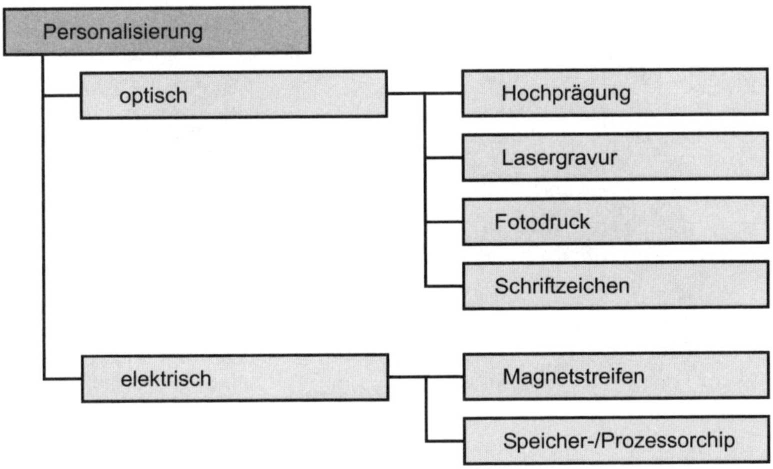

Bild 14.74 Aufstellung von auf einer Chipkarte zu personalisierenden Kartenelementen.

Die Daten für den Chip schreibt man analog zur Initialisierung in den Speicher. Sofern es sich jedoch dabei um geheime Schlüssel handelt, benutzt man oft eine kryptografisch gesicherte Datenübertragung,[1] so dass das Abhören der Übertragungsleitung zur Chipkarte einem Angreifer keine Vorteile bringt. Für Karten im Zahlungsverkehr wird manchmal ein noch aufwändigeres Verfahren eingesetzt. Dazu werden die vom Kartenherausgeber verschlüsselten Personalisierungsdaten in einem speziellen Sicherheitsmodul an der Personalisierungsmaschine umgeschlüsselt und anschließend direkt in die Karte geladen. Der Vorteil bei diesem Verfahren liegt darin, dass der Personalisierer die geheimen Daten der Karte nicht kennt und auch keine Möglichkeit hat, sie durch Abhören von Leitungen auszuspionieren.

Der technische Trend in der Chipkartenpersonalisierung geht immer stärker in die Richtung eines kryptografisch vollständig abgesicherten Prozesses. Im Falle von Chipkarten ohne sicherheitsrelevanten Kartenkörper kann die Personalisierung dann auch von kostengünstigen Dienstleistungsfirmen in nicht gesicherten Räumen erledigt werden. Es existieren mittlerweile auch Verfahren, bei denen der Personalisierer die kartenindividuellen Daten auf CD-ROM oder DVD erhält. Der Fertigungsdatensatz mit dem dazugehörigen kartenindividuellen Schlüssel ist dabei fest mit der uniquen Chipnummer des Mikrocontrollers gepaart, so dass

[1] Siehe auch Abschnitt 8.4 „Sicherung der Datenübertragung“ auf Seite 242.

es einem Personalisierer beispielsweise nicht möglich ist, Duplikate von Karten herzustellen, es sei denn, er könnte das Chipkarten-Betriebssystem manipulieren.

Das Verfahren hat allerdings den Nachteil, dass bei fehlerhaften Chips nicht alle gelieferten Datensätze verwendet werden können, da die betreffenden Chips nicht mehr vorhanden sind. Bei diesem Verfahren muss deshalb auch eine Rückmeldung an die datengenerierende Stelle erfolgen, welche Chipkarten tatsächlich produziert wurden. Bei den heute üblichen Personalisierungsabläufen ist dies nicht notwendig, da eine fehlerhafte Karte problemlos nachproduziert werden kann. Dies ist im Übrigen auch der Grund, warum die Personalisierungsstätten der Kartenproduzenten immer noch Sicherheitsbereiche sind.

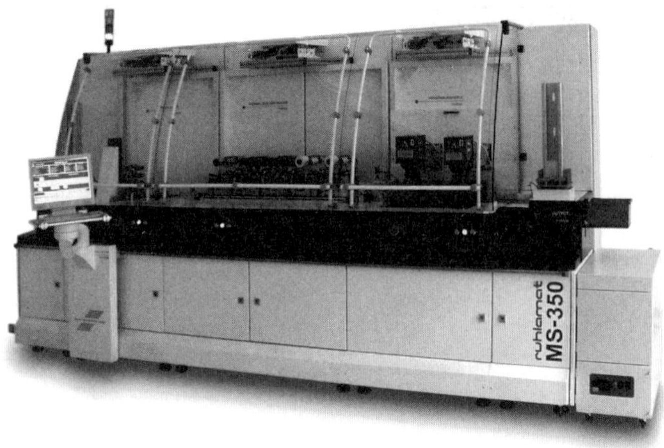

Bild 14.75 Modular aufgebaute Maschine (Ruhlamat MS350 schauen) für die optische und elektrische Personalisierung von Chipkarten. Je nach Anforderung lassen sich Funktionsmodule mit Laserbeschriftung, Thermotransferdruck, Tintenstrahldruck oder Hochprägung einbinden. (Ruhlamat)

Die im Personalisierungsbereich eingesetzten kryptografischen und sicherheitstechnischen Abläufe sind größtenteils geheim, weshalb hier keine bestimmte Anwendung beschrieben werden kann. Das Sequenzdiagramm 14.1 auf der nächsten Seite zeigt jedoch beispielhaft aus kryptografischer Sicht den Ablauf einer Initialisierung mit anschließender Personalisierung. Beide Fertigungsschritte müssen in unterschiedlichen Räumen mit unterschiedlichem Personal stattfinden, damit die kryptografische Absicherung greifen kann.

Das Prinzip funktioniert dabei folgendermaßen: Bei der Initialisierung wird anhand einer einzigartigen Kartennummer und eines Hauptschlüssels in einem Sicherheitsmodul ein kartenindividueller Schlüssel abgeleitet und im Klartext zur Chipkarte gesendet, welche ihn abspeichert. Natürlich müssen bei der Initialisierung noch viele weitere Daten in die Chipkarte geschrieben werden, doch ist die Erzeugung und Speicherung des kartenindividuellen Schlüssels der einzige kryptografisch relevante Schritt.

Anschließend wird die Karte personalisiert, was entweder unmittelbar danach oder auch einige Wochen nach der Initialisierung erfolgen kann. Wichtig dabei ist nur, dass die Personalisierung vollständig von der Initialisierung getrennt ist, damit ein dort abgehörter kartenindividueller Schlüssel während der Personalisierung nicht zur Entschlüsselung der kartenindividuellen Daten verwendet werden kann.

Vor Beginn der Personalisierung authentisiert sich das Terminal durch eine geheime PIN, die aus einem Hauptschlüssel und einer eindeutigen Kennung der Chipkarte abgeleitet wird. Anschließend werden bei der Personalisierung die mit einem einheitlichen Schlüssel verschlüsselten Personalisierungsdaten vom Sicherheitsmodul kartenweise entschlüsselt. Diese Umschlüsselung ist notwendig, da dem Generierer der Personalisierungsdaten die chipindividuelle Nummer nicht bekannt ist, weil diese vom Halbleiterhersteller unabhängig erzeugt wird. Aus der übergebenen Kartennummer und dem Hauptschlüssel errechnet das Sicherheitsmodul den kartenindividuellen Schlüssel.

Terminal (IFD)		Chipkarte (ICC)
identifiziere Chipkarte		
GET DATA [Tag für ICCID]	$\longrightarrow$	
	$\longleftarrow$	Antwort [ICCID]
authentisiere Terminal		
$KV_{IFD} = f(KMV, ICCID)$		
VERIFY [KV_{IFD}]	$\longrightarrow$	IF $KV_{IFD} = KV_{ICC}$
		THEN Terminal authentisiert
	$\longleftarrow$	Antwort [ok]
lade Daten		
$D_{1...n} = D(KMD, DEM_{1...n})$		
$KE_{ICC} = f(KME, ICCID)$		
$DE_{1...n} = E(KE_{ICC}, D_{1...n})$		
WRITE DATA [$DE_{1...n}$]	$\longrightarrow$	$D_{1...n} = D(KE_{ICC}, DE_{1...n})$
		speichere $D_{1...n}$ im nichtflüchtigen Speicher
	$\longleftarrow$	Antwort [ok]
prüfe gespeicherte Daten		
COMPLETION END []	$\longrightarrow$	EDC = $H(D_{1...n})$
		IF EDC = ok
		THEN Daten korrekt gespeichert
speichere ICCID in Datenbank der Responsedaten	$\longleftarrow$	Antwort [ok]

Sequenzdiagramm 14.1 Typischer Ablauf beim geschützten Laden von Daten in eine Chipkarte. Die verwendeten Kryptofunktionen mit den dazugehörigen geheimen Schlüsseln werden üblicherweise in einem Sicherheitsmodul und nicht direkt im Terminal ausgeführt. Folgende Daten werden bei diesem Ablauf verwendet: ICCID – Eindeutige Kennung der Chipkarte, KMV – Hauptschlüssel zur Erzeugung der kartenindividuellen PIN, KV_{IFD} – PIN zur Freigabe der Ladefunktion, KV_{ICC} – in der Chipkarte gespeicherte kartenindividuelle PIN, KMD – Hauptschlüssel zur Entschlüsselung der vom Kartenherausgeber übergebenen Daten, KME – Hauptschlüssel zur Erzeugung des kartenindividuellen Schlüssels KE_{ICC} zur Verschlüsselung von Daten, $DEM_{1...n}$ – mit KEM verschlüsselte Daten des Kartenherausgebers zum Laden in die Chipkarte, $D_{1...n}$ und $DE_{1...n}$ Klartextdaten des Kartenherausgebers bzw. mit KE_{ICC} verschlüsselte Daten und EDC (*error detection code*) als Prüfsumme über die geladenen Daten.

Nun haben das Sicherheitsmodul und die Chipkarte ein gemeinsames Geheimnis und nutzen dieses zur Verschlüsselung der Personalisierungsdaten. Diese werden nun an die Chipkarte verschlüsselt übertragen, dort entschlüsselt und an die entsprechenden Stellen im nichtflüchtigen Speicher geschrieben. Dieses Verfahren ist ein vollständiger kryptografischer Schutz des Personalisierungsvorgangs. Er bewahrt die zu personalisierenden Daten vor Ausspähung, solange der kartenindividuelle Schlüssel, der während der Initialisierung in die Karte geschrieben wird, geheim bleibt.

Die Berechtigung zur Komplettierung bzw. zum Laden von Daten kann durch Authentisierung mit einer PIN erreicht werden. Als Alternative lässt sich hier auch ganz gut ein Signaturverfahren benutzen. Dazu ist in der Chipkarte der öffentliche Schlüssel eines asymmetrischen Kryptoalgorithmus gespeichert. Dazu passend sind die zu ladenden Daten mit dem geheimen Schlüssel signiert. Das Betriebssystem kann nunmehr beim Ladevorgang relativ einfach anhand der digitalen Signatur prüfen, ob die übergebenen Daten geladen werden dürfen. Dies ist eine recht nützliche Signaturanwendung, die vor allem für die Komplettierung des Betriebssystems seine Anwendung findet.

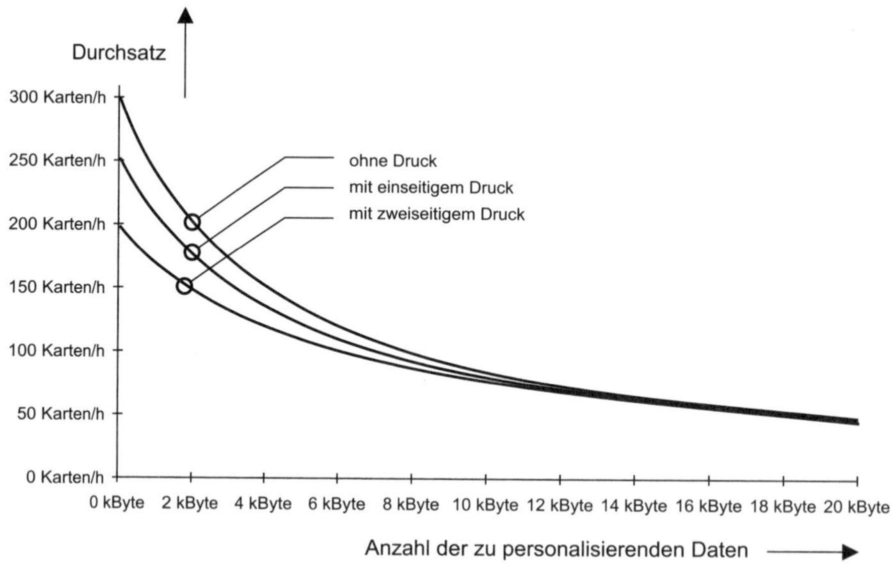

Bild 14.76 Durchsatzdiagramm für elektrische Personalisierung in Verbindung mit ein- oder zweiseitigem Kartendruck bei einer Desktop-Personalisierungsmaschine.

Am Ende des Personalisierungsprozesses werden zur Qualitätssicherung auf der Personalisierungsmaschine noch verschiedene optische und elektrische Prüfungen der fertigen Chipkarte durchgeführt. So werden beispielsweise die Chipkarten mit einer Kamera aufgenommen, die so erfasste optische Personalisierung mit einem Computer ausgewertet und mit der Produktionsdatenbank gegengeprüft. Im Fehlerfall wird diese Karte in ein Fehlerfach ausgesteuert und automatisch eine neue Karte nachproduziert. Manchmal findet noch eine Prüfung der personalisierten Daten im Mikrocontroller statt. Dies ist jedoch technisch schwer zu bewerkstelligen, da auf viele Dateien kein lesender Zugriff mehr möglich ist. Für diese Personalisierungstests findet man deshalb oft spezielle Sicherheitsmodule an den Personalisierungsmaschinen, die geheime Hauptschlüssel enthalten. Damit lassen sich die in die Chipkarten personalisierten Schlüssel auf Korrektheit prüfen. Dazu werden in der Regel indirekte Verfahren wie eine Authentisierung benutzt.

Bei einem anderen Verfahren erhält der Personalisierer für jede Chipkarte individuelle Kommando- und dazugehörige Antwortstrings. Diese Kommandos sendet er dann in der richtigen Reihenfolge zur Chipkarte und vergleicht die von der Karte zurückgegebene Antwort mit der erhaltenen Vorgabe. Bei Ungleichheit verhält sich die Chipkarte nicht wie erwartet, und es muss ein Personalisierungsfehler aufgetreten sein. Bei dieser Methode erübrigt sich ein spezielles Sicherheitsmodul für die Tests in der Personalisierung.

Sind Chipkarten einmal personalisiert, kann dies im Regelfall nie mehr rückgängig gemacht werden, was bedeutet, dass fehlerhaft personalisierte Chipkarten Müll sind. Am anfälligsten ist oftmals die elektrische Personalisierung; wenn bei einer größeren Charge ein Fehler passiert, wären der finanzielle Schaden und der Zeitverzug groß. Deshalb gibt es vereinzelt Chipkarten-Betriebssysteme, bei denen die Möglichkeit besteht, die komplette Personalisierung nach einer entsprechenden Authentisierung vollständig zu löschen. Seitens des Betriebssystems verhalten sich diese Chipkarten dann wie nach der Halbleiterfertigung oder nach der Komplettierung. Bei Testkarten wird diese Funktion manchmal benutzt, da man dann die Software in den Chipkarten ändern kann, ohne diese jedes Mal auszumustern. Verschiedentlich werden solche Mechanismen des Chipkarten-Betriebssystems auch für Serienkarten freigeschaltet, so dass man gegebenenfalls eine Depersonalisierung vornehmen könnte.

14.9 Kuvertieren und Versenden

Der letzte Fertigungsschritt in der Kartenproduktion ist das Kuvertieren und Versenden der Chipkarten. Nicht bei allen Kartentypen, wie etwa bei Telefonkarten, ist dies notwendig, da die Lieferung oft als Massengut direkt zum Kartenherausgeber erfolgt. Für die aufwändigeren und teureren Karten ist es jedoch die Regel, dass der Karteninhaber per Post ein persönliches Anschreiben mit seiner neuen Karte erhält. Bei manchen Anwendungen, wie beispielsweise bei Kreditkarten, erhält der Kartenbenutzer auch noch einen Brief mit seiner PIN. Dieser wird aus Sicherheitsgründen mit getrennter Post und zeitlich um einige Tage versetzt verschickt. Der Bereich in der Kartenfertigung, der alle diese Verrichtungen ausführt, wird oft auch Lettershop genannt.

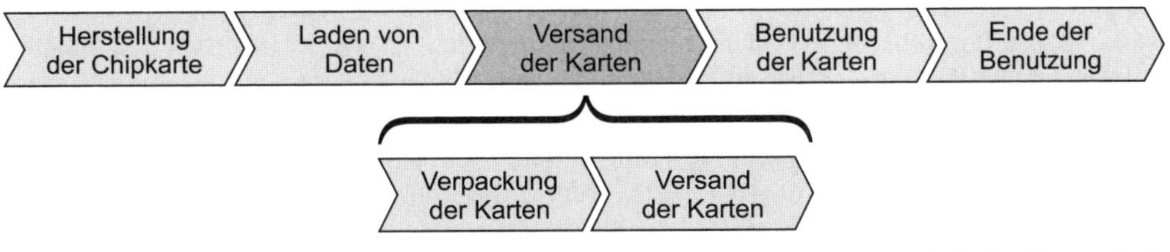

Bild 14.77 Die Prozessschritte zur Herstellung von Chipkarten mit dem Ausschnitt des Versands der Chipkarten.

Ein typischer PIN-Brief ist so aufgebaut, dass sich in seinem Innern ein Blatt Papier befindet, das sich über ein an der Innenseite des PIN-Briefs befindliches Kohlepapier von außen mit einem Nadeldrucker bedrucken lässt. Der Brief ist so gestaltet, dass unbefugtes Lesen der gedruckten PIN ohne sichtbare Beschädigung des Umschlags nicht möglich ist. Durch diese Mechanismen wird sichergestellt, dass das Ausspähen der PIN selbst bei der Erstellung des PIN-Briefs nicht unbemerkt möglich ist. Hochleistungsdrucksysteme für PIN-Briefe können bis zu 34 000 Dokumente pro Stunde drucken.

Für den Versand der Karten werden je nach Kartentyp die persönlichen Daten wie Name und Anschrift aus der Chipkarte ausgelesen oder aus der Fertigungsdatenbank geholt und auf einen Kartenträger, d. h. einen vorgedruckten Brief, mit einem Hochleistungslaserdrucker aufgedruckt. Der Brief kann zwei gestanzte Laschen haben, in denen die Chipkarte eingeschoben und fixiert ist. Alternativ zu dieser Technik wird oft auch ein rückstandsfrei lösbares Adhäsionsklebeband verwendet. Anschließend folgen die Faltung dieses Kartenträgers und die Kuvertierung, wobei hier gegebenenfalls noch Beilagen hinzugefügt werden. Nach der folgenden Frankierung ist die Chipkarte mit dem persönlichen Anschreiben versandfertig und kann zum Endkunden verschickt werden. Leistungsfähige Kuvertiermaschinen haben einen Durchsatz in der Größenordnung von 8 000 Briefen pro Stunde.

Als letzte Qualitätskontrolle werden die fertig erstellten Briefe mit der in ihnen enthaltenen Karte noch einzeln automatisch gewogen. Das Kartengewicht von ca. 6 Gramm reicht mühelos aus, um zweifelsfrei sicherzustellen, dass jeder Brief auch eine Karte enthält.

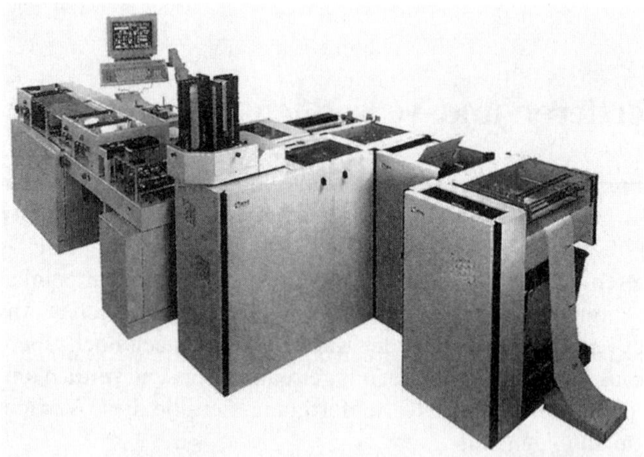

Bild 14.78 Ansicht einer Anlage für das Applizieren von Karten auf dazugehörigen Anschreiben. Diese werden dann, falls erforderlich, mit zusätzlichen Beilagen versehen und kuvertiert. Die Maschine besitzt eine Kapazität von 7 000 Kuvertierungen pro Stunde. (Böwe Systec)

Um die Portokosten so niedrig wie möglich zu halten, ist es üblich, die Briefe nach Postleitzahlen vorsortiert der Post zu übergeben. Diese Postoptimierung ist am einfachsten, wenn die Produktionsreihenfolge der Chipkarten in der Fertigung nach dem von der Post verlangten Sortierkriterium (üblich sind Postleitzahlen und Zustellbezirk) ausgerichtet ist.

Die Praxis fördert auch bei so einfachen Dingen wie dem Postversand immer wieder interessante Problemstellungen zutage. So traten bei einem großen Chipkartenhersteller eines Tages plötzlich Ausfälle von per Briefpost versendeten Chipkarten auf. Nach einigen Tagen Ursachenforschung stellte sich heraus, dass im zuständigen Postverteilzentrum die Sortiermaschinen auf eine neue Anordnung der Förderrollen umgestellt worden waren. Diese bogen nun beim Sortieren die Briefe mit den Chipkarten so stark, dass es bei einigen Karten zum Bruch des Chips im Modul kam. Das Problem konnte gelöst werden, indem die Chipkarten auf dem Träger aus Papier um einige Zentimeter versetzt wurden.

Aus diesen und ähnlichen Gründen werden vor großen Versandaktionen oft einige hundert Testbriefe ins Zielgebiet versendet und anschließend analysiert, um sicherzustellen, dass die Chipkarten in den Briefen nicht auf dem Transport oder beim Sortieren beschädigt werden. Eine beim Kunden funktionsunfähig eintreffende Karte bezeichnet man als „dead on arrival"-Karte (DoA).

14.10 Sonderfertigungen

Die Fertigung von Chipkarten ist, wie Eingangs angemerkt, eine typische Massenproduktion und hat wahrscheinlich sogar die weltweit höchsten Stückzahlen, was individualisierte Produkte mit einem eigenständigen Rechner betrifft. Allerdings handelt es sich bei Chipkarten auch um weitgehend standardisierte Produkte, die untereinander leicht austauschbar sind. Alleinstellungsmerkmale sind deshalb im Normalfall nicht vorhanden. Aus diesem Grund versuchen sich die einzelnen Kartenhersteller auch durch besondere Dienstleistungen rund um die Fertigung von ihren Mitwettbewerbern zu unterscheiden. Die folgenden Sonderthemen wie Production-on-Demand, individueller Druck von Karten und die Herstellung und Ausgabe direkt vor Ort sind Beispiele dafür.

14.10.1 Production-on-Demand (PoD)

Aufgrund der wirtschaftlichen Rahmenbedingungen muss die Herstellung von Chipkarten grundsätzlich eine Massenfertigung sein. Allerdings ergibt sich in manchen Fällen die Forderung, selektiv einzelne individualisierte Karten herzustellen, wie etwa im Falle von verlorenen oder defekten Chipkarten. Diese Anforderung wird umso wichtiger, je mehr die Kartenherausgeber selektiv auf einzelne Kunden eingehen möchten. Diese Herstellung einzelner Chipkarten auf Abruf wird als Production-on-Demand bezeichnet.

Es wäre technisch schwierig und unter wirtschaftlichen Gesichtspunkten auch unsinnig, die regulären Produktionseinrichtungen und -prozesse für die Fertigung einzelner Karten zu nutzen. In der Praxis wird dazu eine separate Produktionslinie aufgebaut, deren Maschinenausstattung für diese Art der Herstellung optimiert ist. Eine Massenproduktion zu geringstmöglichen Kosten ist damit zwar nicht möglich, schon aber die flexible Produktion einzelner Karten zu noch akzeptablen Herstellkosten.

Die verwendeten Kartenkörper, bereits mit eingebettetem Modul, werden in den üblichen Mengen auf den Fertigungslinien für Massenproduktion vorproduziert und dann bei Bedarf einzeln abgerufen. Auf der für die Einzelkartenherstellung optimierten Produktionslinie wird dann die Individualisierung vorgenommen. Dies kann durchaus auch einen aufwändigen 4-Farb-Digitaldruck mit einschließen. Nach Fertigstellung der Chipkarte wird diese mit einem passenden Anschreiben kuvertiert und direkt an den Endkunden verschickt.

Diese angepassten Prozesse für Einzelkartenherstellung und die notwendige Spezialfertigungslinie erfordern eine sehr enge und längerfristige Zusammenarbeit der jeweiligen Kartenherausgeber und des Kartenherstellers. Abgesichert wird dies durch entsprechende Verträge, so dass für den Kartenhersteller auch eine adäquate Investitionssicherheit besteht. Diese beinhalten auch SLAs (*service level agreement*), in denen unter anderem die maximalen Reaktionszeiten festgelegt sind. Ein typischer Service Level kann beispielsweise sein, dass dem Endkunden seine neue Chipkarte bis 12 Uhr mittags zugestellt wird, sofern der Datensatz für die zu produzierende Chipkarte an dem vorherigen Werktag bis 15 Uhr beim Kartenhersteller eingegangen ist.

Die gewünschten niedrigen Reaktionszeiten bei der Production on Demand setzen eine direkte Kopplung zwischen dem Kartenmanagementsystem des Kartenherausgebers und dem Produktionssystem des Kartenherstellers voraus. Alle dazugehörigen Prozesse müssen dazu vollständig automatisiert sein, so dass der Kartenherausgeber direkt den Produktionsvorgang einer einzelnen Chipkarte auslösen kann und als Rückmeldung bei Auftragserteilung erfolgt, wann die hergestellte Karte beim Endkunden eintrifft.

Ein typisches Szenario für den Einsatz von Production on Demand könnte folgendermaßen aussehen: Der Kunde einer Bank stellt beim Bezahlen seines Mittagessens fest, dass seine Kreditkarte einen Riss aufweist. Er befürchtet deswegen, dass sie in Bälde nicht mehr benutzbar ist. Er ruft daraufhin die Servicenummer der Bank an und teilt dem Kundenberater mit, dass er eine neue Kreditkarte benötigt. Der Kundenberater hat von seinem Arbeitsplatz aus Zugriff auf die Kundenstammdaten und kann direkt von seinem Rechner aus die Neuproduktion einer Ersatzkarte auslösen.

Der Kartenhersteller erhält dann unmittelbar die Daten für die Personalisierung der neuen Karte, beispielsweise um 14:30. Daraufhin wird die Herstellung einer einzelnen Karte angestoßen, für die ein Kartenkörper mit dem richtigen Layout und dem dazu passenden Prozessorchip aus einem Lager verwendet wird. Nach der optischen und elektrischen Personalisierung wird die Karte kuvertiert und mit anderen, ebenfalls einzeln hergestellten, Karten der Post um 18:00 übergeben. Diese transportiert die Karte über Nacht an das Verteilzentrum für den Zielort, und der Briefträger wirft am nächsten Tag um 10 Uhr die neue Kreditkarte in den Briefkasten des Endkunden. Gemäß der mitgelieferten Anleitung macht dieser die alte Karte mit dem Riß durch Auseinanderschneiden mit einer Schere ungültig. Mittags um 13:00 kann der Bankkunde sein Essen bereits mit der neuen Kreditkarte bezahlen.

14.10.2 Motivkarten

Dem globalen Trend der Individualisierung der unterschiedlichsten Gebrauchsgegenstände folgend, bieten viele Herausgeber von Kreditkarten ihren Kunden individuell gestaltete Karten an. Die Kunden können dabei im Internet über ein Web-Interface entweder aus einer Reihe von vorgegebenen Fotos oder Bildern auswählen oder auch eigene Fotos hochladen. Anschließend wird die individuelle Kreditkarte hergestellt und dem Kunden per Post zugesandt. Dieses Angebot wird oft als Motivkarte oder auch Picture Card bezeichnet. Seitens der großen Kreditkartenfirmen wie Visa und MasterCard gibt es entsprechende Richtlinien für das spezifische Layout dieser Art von Karten. Es muss auf jeden Fall sichergestellt sein, dass die solchermaßen individialisierte Karte beim Bezahlen zuverlässig als echte Kreditkarte erkannt werden kann. Daraus leitet sich auch ab, dass alle typischen Merkmale einer

Kreditkarte wie Hochprägung, Hologramm, Magnetstreifen, Logo der Kreditkartenfirma an den üblichen Positionen auf dem Kartenkörper vorhanden sein müssen.

Sofern der Kunde ein eigenes Motiv für die Karte hochlädt, ist es notwendig, dass dieses vom Kartenhersteller geprüft wird, da es anschließend auf eine offizielle Kreditkarte gedruckt wird. Diese Prüfung (*screening*) lässt sich bislang nicht vollständig durch Bilderkennung automatisieren, sondern muss zumindest teilweise von Menschen durchgeführt werden. Die Prüfung ist weit gefasst und umschließt sexuell und politisch anstößige Bilder bis Logos, für die kein Copyright vorhanden ist oder die auf dieser Art von Karten unerwünscht sind. Im Übrigen hat der Kunde vor dem Hochladen zu bestätigen, dass er die Rechte an seinem Bild besitzt.

Nachdem das Bild des Kunden entsprechend skaliert und für den Druck aufbereitet wurde, können die Daten für die Kreditkarte erzeugt werden. Anschließend findet die elektrische Personalisierung statt und das Foto wird in Thermotransfertechnik auf einen bereits vorfabrizierten Rohling gedruckt. Der Kartenrohling umfasst die Kreditkarte mit allen notwendigen Kartenelementen, lediglich das vom Kunden gewünschte Bild muss noch aufgedruckt werden. Da es sich dabei um eine Just-in-time-Produktion handelt, werden für den individuellen Druck und die elektrische Personalisierung in der Regel keine großen Personalisierungsanlagen für die Massenproduktion verwendet, sondern kleinere Desktop-Anlagen.

Diese Einzelkartenherstellung eignet sich längst nicht nur für die Individualisten unter den Kreditkartennutzern, sondern auch gut für Firmenkreditkarten im kleineren Umfang. Da ein Kartenlayout immer vom Kartenherausgeber freigegeben werden muss, ist die Herstellung von Kleinserien für Firmenkreditkarten zu aufwändig und damit auch zu teuer. Mit Motivkarten ist es hingegen möglich, dass selbst für einige zehn oder hundert Stück ein firmenindividueller Druck auf Kreditkarten möglich ist.

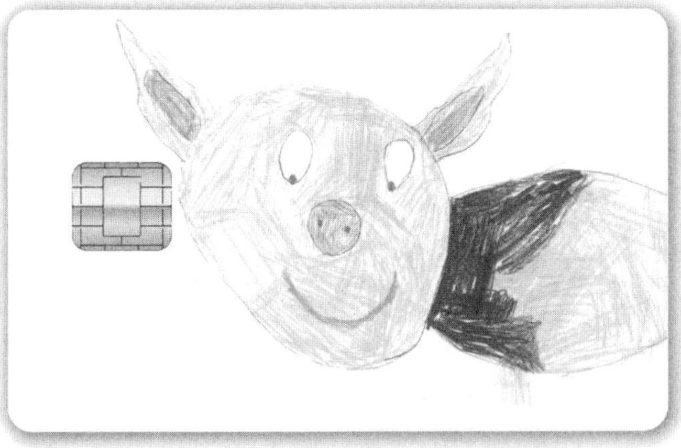

Bild 14.79 Beispiel für eine Motivkarte, die individuell für einen bestimmten Kunden gefertigt wird.

14.10.3 Direktausgabe von Chipkarten (Instant Issuing)

Eine Entwicklung im Zahlungsverkehr ist die Direktausgabe von Chipkarten am Bankschalter. Dem Kunden wird dabei unmittelbar nach der Beantragung seiner Karte diese personalisiert übergeben. Als Konsequenz dieses Konzepts ist es notwendig, dass vor Ort in der Bankfiliale eine vollständige elektrische und optische Personalisierung durchführbar ist. Das Prinzip ist dabei ähnlich der Herstellung von Motivkarten auf Desktop-Personalisierungsanlagen.[1]

Der Berater erhält vom Kunden alle für die Karte notwendigen persönlichen Daten und gibt diese an einem Rechner ein. Diese Daten werden dann an eine zentrale Stelle übertragen, wo man sie den entsprechenden Prüfungen für den jeweiligen Kartentyp unterzieht. Ist dies erfolgreich, dann erzeugt man, ebenfalls zentral, die dazugehörigen Personalisierungsdaten für die Karte und überträgt sie an den Produktionsrechner in der Filiale. Selbstverständlich muss die gesamte Kommunikation zwischen Filiale und der zentralen Stelle mit geeigneten kryptografischen Mitteln manipulations- und abhörsicher geschützt sein.

In der Filiale gibt es eine Personalisierungsanlage im Desktop-Format, die Kartenrohlinge mit allen für den auszugebenden Kartentyp notwendigen Kartenelementen, wie Hologramm, Magnetstreifen und Chip als Ausgangsmaterial nutzt. Es gibt mittlerweile Desktop-Anlagen, die nicht nur den üblichen Thermotransferdruck durchführen können, sondern sogar eine Laserbeschriftung oder Hochprägung unterstützen. Damit können auch anspruchsvolle Kartentypen direkt vor Ort produziert werden. Von erheblicher Bedeutung ist bei der Direktausgabe von Chipkarten die sichere Aufbewahrung und der sichere Umgang mit den Kartenrohlingen. So besitzen beispielsweise die Rohlinge im Falle von Kreditkarten bereits alle Sicherheitsmerkmale wie Hologramm und Mikrodruck. Es wäre für einen Fälscher verhältnismäßig einfach, aus einem solchen Rohling zumindest optisch eine täuschend echte Kreditkarte herzustellen.

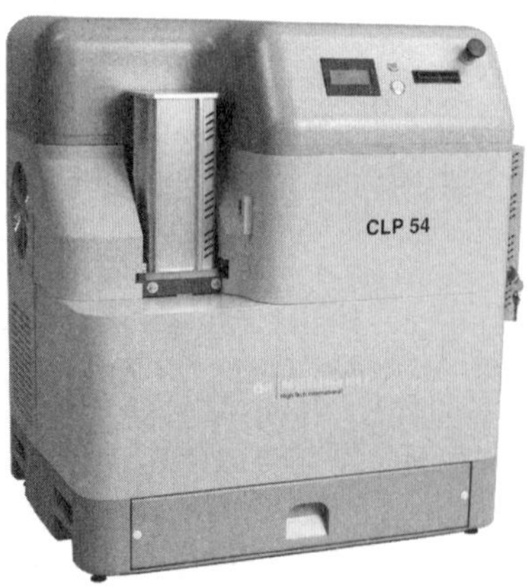

Bild 14.80 Desktop-Personalisierungsanlage CLP 54 mit integrierter Lasergravur und einem Durchsatz von bis zu 150 Chipkarten pro Stunde. (Mühlbauer)

[1] Siehe auch Abschnitt 14.10.2 „Motivkarten" auf Seite 678.

Mit der beschriebenen Ausstattung entfällt die Notwendigkeit, Karten ausschließlich an zentraler Stelle zu produzieren und dann auf dem Postweg dem Kunden zu überstellen. Sie können mit dieser Technik dann entweder in der Bankfiliale oder durch den Geldausgabeautomaten hergestellt und anschließend vom Kunden sofort benutzt werden.

14.11 Ende der Kartenbenutzung

Die letzte Phase des Chipkarten-Lebenszyklus nach ISO 10202-1 legt alle Maßnahmen beim Ende der Kartenbenutzung fest. Im Detail sind dies die Deaktivierung der Anwendungen auf der Chipkarte und die anschließende Deaktivierung der Chipkarte. Diese beiden Prozesse sind jedoch bei den meisten Chipkarten schlichte Theorie. Die Karten werden in der Praxis entweder in den Müll geworfen oder von Sammlern sorgfältig beschriftet auf unbestimmte Zeit in Ordnern eingelagert. Eine Rückgabe an den Kartenherausgeber ist in der Regel selten.

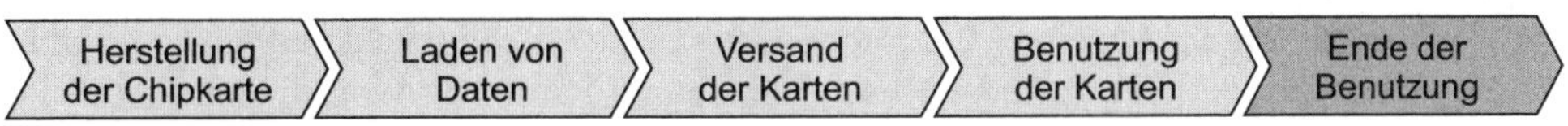

Bild 14.81 Die Prozessschritte zur Herstellung von Chipkarten mit dem Ausschnitt des Endes der Benutzung der Chipkarten.

14.11.1 Deaktivierung

Es existieren entsprechende Kommandos zum Deaktivieren einzelner Anwendungen oder der gesamten Chipkarte. So sind die ISO/IEC 7816-9 Kommandos DELETE FILE, DEACTIVATE FILE, TERMINATE DF oder TERMINATE CARD USAGE explizit dafür vorgesehen, den letzten Teil des Lebenzyklus von Anwendungen einzuläuten.[1]

Diese Kommandos sind vor allem für Multiapplikations-Karten zur Verwaltung der einzelnen Anwendungen unabdingbar, aber bei den heutigen Chipkarten, die meist doch nur eine einzige Anwendung tragen, werden sie selten verwendet. Die einfachste und von jedermann problemlos durchführbare Methode ist natürlich das Auseinanderschneiden der Karte, die von manchen Herausgebern auch zur „Terminierung“ der Karte empfohlen wird.

Aus Gründen der Systemsicherheit hat jedoch die Rückgabe der Chipkarten in manchen Fällen durchaus auch seine Berechtigung. Die Karten enthalten zum Teil noch gültige geheime Schlüssel. Falls ein potenzieller Angreifer im Besitz von mehreren Hundert oder gar Tausenden Karten ist, hat er eine wesentlich größere Datengrundlage für die Analyse von Hard- und Software, als dies bei einigen wenigen Karten der Fall wäre. Statistische Untersuchungen auf der Grundlage großer Stückzahlen sind immer wesentlich aufschlussreicher als bei einzelnen Chipkarten.

Manche Kartenherausgeber gehen deshalb und auch aus umweltpolitischen Erwägungen dazu über, bei der Ausgabe neuer Karten die alten, abgelaufenen wieder einzusammeln. Manchmal befinden sich auch in der Nähe von Kartentelefonen Sammelbehälter für verbrauchte Telefonkarten. Erst dieses Zusammentragen von Karten schafft die Grundlage für ein funktionsfähiges Recycling.

[1] Siehe auch Abschnitt 11.8 „Kommandos zur Verwaltung von Dateien“ auf Seite 417.

In der Praxis gibt es mittlerweile durchaus einige erwähnenswerte Ausnahmen von den üblichen Wegwerfkarten, bei denen eine gezielte Deaktivierung der Chipkarten stattfindet. Der Grund dafür liegt oftmals in den begrenzten Nummernkreisen und dem Faktum, dass eine Erweiterung bestehender Nummernkreise zusätzliche Kosten verursachen würde, die die Kartenherausgeber gerne vermeiden. Ein charakteristisches Beispiel dafür sind einige Betreiber von Mobilfunknetzen, bei denen der zur Verfügung stehende Zahlenraum für die Rufnummern seine Grenze erreicht hat und zusätzliche Rufnummern von einer staatlichen Stelle gekauft werden müssen. Bei einer solchen Konstellation werden oftmals gezielt Kunden angesprochen und manchmal auch mit kleinen Prämien gelockt, ihre nicht mehr benutzte SIM-Karte an den Netzbetreiber zurückzugeben. Diese werden gesammelt und an eine zentrale Stelle geschickt, an der eine eindeutige Identifikationsnummer (üblicherweise ICCID) der Chipkarte ausgelesen wird.

Mit dieser Identifikation kann dann über die entsprechende Datenbank des Hintergrundsystems die mit der Chipkarte verbundene Rufnummer ermittelt werden. Anschließend wird die Chipkarte deaktiviert, und die betreffende Rufnummer kann im System neu vergeben werden. Bei dieser Vorgehensweise ist es wichtig, dass eine eindeutige Identifikationsnummer auch ohne PIN aus der Chipkarte gelesen werden kann. Mit ihr lassen sich dann mittels der Datenbanken des Hintergrundsystems weitere in der Chipkarte enthaltene Daten ermitteln.

14.11.2 Recycling

Zum Recycling von Chipkarten muss man anmerken, dass es nicht sehr weit fortgeschritten ist. Es gibt aktuell einfach nicht genügend eingesammelte Chipkarten für einen Recyclingprozess. Im Jahr 2007 wurden weltweit etwa 15 000 Tonnen Kunststoff für die Herstellung von Karten verwendet. Selbst unter der (völlig idealistischen) Annahme, dass die gleiche Gewichtsmenge an Karten ausgemustert und vollständig in einen Recyclingprozess rückgeführt werden kann, ist dies gegenüber der Weltkunststoffproduktion, die bereits im Jahr 2005 bei etwa 230 Millionen Tonnen lag, eine verschwindend geringe Menge.

Recycling ist bei Chipkarten ein schwieriges Thema. Die aus mehreren Einzellagen aus teilweise verschiedenen Kunststoffen laminierten Chipkarten bilden ein höchst heterogenes Material. Zudem sind die Karten mit unterschiedlichen Farben bedruckt und mit Hologrammen, Unterschrifts- und Magnetstreifen versehen, was zu weiteren Stoffen in dem Mischmaterial führt. Überwiegend sortenreine Stoffe fallen lediglich in der Kartenproduktion an, beispielsweise als Verschnitt beim Stanzen der Kartenkörper aus einer Einschichtfolie. Diese Kunststoffe können dann verhältnismäßig einfach wiederverwendet werden, was bei vielen Kartenherstellern auch der Fall ist.

Bei Chipkarten, die nicht mehr verwendet werden, ist jedoch eine Trennung in sortenreine homogene Stoffe zur Zeit praktisch unmöglich. Bei den bislang vorgeschlagenen Verfahren ist geplant, das Modul aus der Karte zu stanzen und den restlichen Kartenkörper dann zu shreddern. Die dabei entstehenden Kunststoffschnitzel können dann für niederwertige Kunststoffteile weiterverwendet werden. Gartenzwerge sind ein typisches Beispiel für diese Art des Recyclings. Die Module werden ebenfalls fein zerkleinert und die in ihnen enthaltenen Metalle auf elektrolytischem Wege wieder gewonnen. Man setzt diese Verfahren großtechnisch jedoch momentan nirgends ein. Zudem ist nicht eindeutig sichergestellt, ob diese Art von aufwändigem Recycling wirklich umweltschonender ist als eine bloße Verbrennung oder Deponierung.

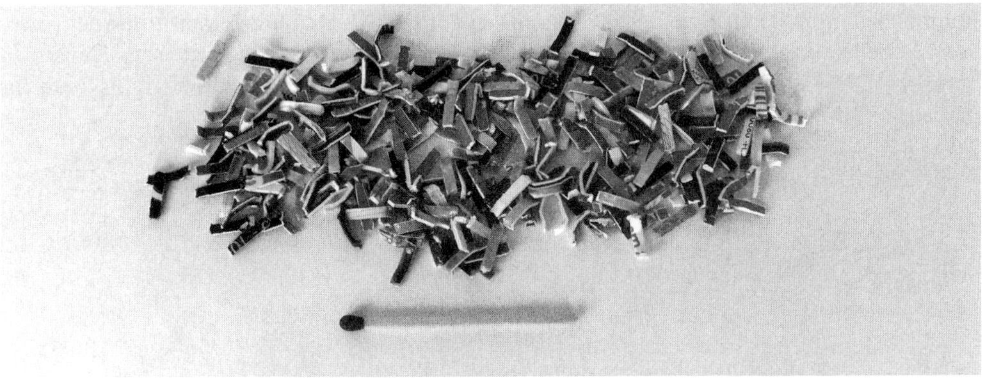

Bild 14.82 Chipkarten am Ende ihres Lebenszyklus nach der physischen Zerstörung durch einem Shredder.

Tabelle 14.5 Überblick der wesentlichen Gewichtsanteile der Bauteile von Chipkarten.

Bauteil	Material	Gewicht
ID-1-Kartenkörper	diverse Kunststoffe (z. B.: PVC, PC, ABS)	4,400 g
ID-000-Kartenkörper (Plug-In)	diverse Kunststoffe (z. B.: PVC, PC, ABS)	0,359 g
Farben auf Kartenkörper	Harze, Pigmente	sehr gering
Magnetstreifen	Eisenoxid o. Ä., Farbe, Klebstoff	sehr gering
Hologramm	Aluminium, Klebstoff	sehr gering
Mikrocontroller (10 mm^2)	Silizium mit verschiedenen Dotierungen	0,009 g
Bonddrähte	Gold oder Aluminium	sehr gering
Vergussmasse für Mikrocontroller	Epoxidharz	0,010 g
Kleber für Modul in Kartenkörper	Epoxidharz	sehr gering
Modul mit 6 Kontaktflächen	Epoxidharz, Glasfaser, Nickel, Aluminium, Gold	0,170 g
Modul mit 8 Kontaktflächen	Epoxidharz, Glasfaser, Nickel, Aluminium, Gold	0,180 g

Bei kontaktlosen Chipkarten mit im Kartenkörper eingebetteten Spulen (Kupferdraht oder elektrisch leitende Farbe) ist *de facto* eine sortenreine Trennung in die einzelnen Kunststoffe nicht mehr möglich.

In der Praxis bleibt deshalb vor allem bei Mehrlagenkarten nur der Weg, sie bei hoher Temperatur einer Verbrennung zuzuführen, was manche Leute oft großspurig als Energierecycling bezeichnen. Ist die Temperatur genügend hoch, entstehen wenig Schadstoffe. Ob diese Lösung langfristig als akzeptabel angesehen wird, bleibt abzuwarten. Immerhin ergeben 1 Million Chipkarten bei einem Einzelgewicht von 5 Gramm ein Gesamtgewicht von 5 Tonnen und 1 Milliarde Chipkarten haben somit ein Gewicht von 5 000 Tonnen.

In einigen Ländern wird inzwischen ein anderer Ansatz zur Reduktion der Abfallmenge verfolgt. Durch Gesetze werden die Betreiber von Mobilfunknetzen dazu animiert, dass diese nur noch SIMs in Plug-In-Größe ausgeben und auf den Formfaktor ID-1 mit ausbrechbarer SIM verzichten. Dies reduziert das Gewicht einer Chipkarte von etwa 5 g auf etwa 0,4 g und kann durchaus ein Beitrag zum Umweltschutz sein. Allerdings müssen dann auch die Rahmenbedingungen stimmen, was nicht immer der Fall ist. Da Plug-Ins aufgrund der geringen Größe leicht verloren gehen, werden diese gerne in transparente Blister aus Kunststoff verpackt. Diese Blister wiegen jedoch die Vorteile von SIMs, ausschließlich als Plug-Ins produziert, im wahrsten Sinne des Wortes fast wieder auf.

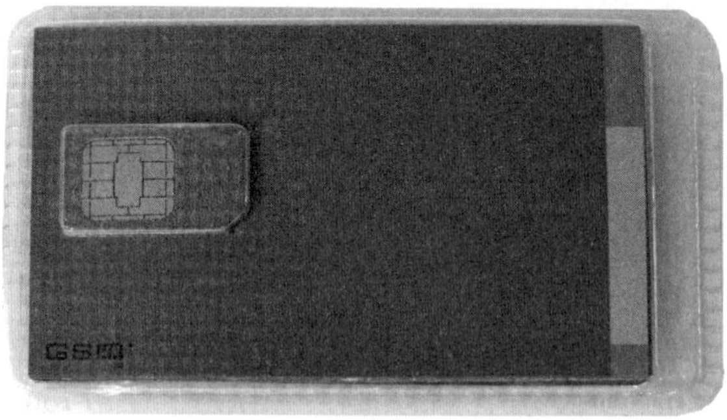

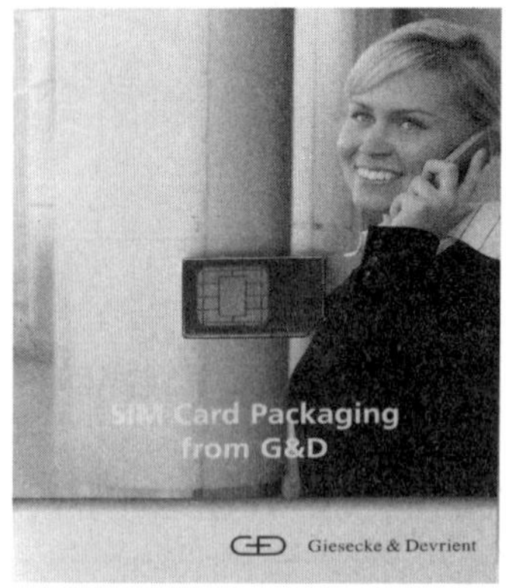

Bild 14.83 Zwei Beispiele für die Verpackung von Chipkarten im Plug-In-Format. Links eine Verpackung, die vollständig von einem Blister geschützt ist, und rechts eine Papierverpackung, bei der nur das Plug-In mit transparenter Folie geschützt ist. (Giesecke & Devrient)

Ökologisch besser sind hier Umverpackungen aus Papier, auf denen die SIM mit einem ablösbaren Kleber fixiert ist. In Ländern, an denen SIMs auch entlang staubiger Straßen verkauft werden, ist dies jedoch keine tragbare Lösung. Für solche Bedingungen sind Blisterverpackungen der eindeutig beste Weg der Verpackung. Diese Beispiele zeigen deutlich, dass es nicht möglich ist, eine für alle Gegenden einheitliche Lösung in Bezug auf Umweltschutzbelange zu finden, sondern für die unterschiedlichen Länder und Kulturen eine individuelle Lösung benötigt wird.

Kapitel 15

Qualitätssicherung

Gerade bei Chipkarten sind Qualitätssicherung und die dazugehörigen Testprozeduren und -verfahren von besonderer Bedeutung. Ein Chipkarten-Hersteller muss ein Produkt in sehr hohen Stückzahlen, großer Qualität und niedrigem Preis fertigen. Im Gegensatz zu anderen Industriezweigen enthält das Produkt außerdem einen relativ aufwändigen und empfindlichen Mikrocontroller sowie Software, die nach Ausgabe an den Kunden nicht mehr geändert werden kann.

Vergleicht man diese Ausgangssituation beispielsweise mit Standardsoftware für PCs, so sieht man den grundlegenden Unterschied sehr schnell. Dort hat es sich seit einigen Jahren regelrecht eingebürgert, dass die erste Auslieferung (meistens mit einer „0" am Ende der Versionsbezeichnung) innerhalb einiger Wochen bis maximal ein bis zwei Monaten von revidierten und verbesserten Versionen abgelöst wird. Im Chipkartenbereich wäre dies unmöglich. Die maskenprogrammierte Software kann aufgrund der Speicherart nicht mehr geändert werden, und eine größere Anzahl ausgegebener Karten lässt sich ebenfalls nicht in einer wie immer gearteten Rückrufaktion umtauschen. Selbst bei Karten, die nicht im besonders sensiblen Zahlungsverkehr eingesetzt werden, wäre der Ruf des Kartenherausgebers über Jahre hinweg stark geschädigt und die entstehenden Kosten immens hoch.

Deshalb sind die Qualitätssicherung und der Test bei der Produktion von Chipkarten von essenzieller Wichtigkeit. Nach Herstellung und Auslieferung der Karten ist es hier eben unmöglich, kurze Zeit später eine verbesserte Version „nachzuschieben". Dies führt natürlich zu einem hohen Aufwand, um das Produkt so fehlerarm wie möglich herzustellen. Bei den unterschiedlichen Tests muss grundsätzlich zwischen Tests für die Qualifikation und die Produktion unterschieden werden. Testen für die Qualifikation bedeutet, dass hier eine grundlegende Aussage getroffen wird, ob die betreffende Chipkarte überhaupt verwendbar ist. Diese Tests finden üblicherweise vor der Markteinführung eines neuen Kartenkörpers, Chips, Moduls oder Betriebssystems statt. Erfüllt das neue oder das veränderte Produkt die gestellten Anforderungen, ist es für die Produktion „qualifiziert" und kann in großen Stückzahlen hergestellt werden. Dort werden dann die Qualifikationstests nur noch stichprobenartig in großen zeitlichen Abständen durchgeführt.

Für die Tests in der Produktion benutzt man andere Prüfmethoden. Diese sind durchweg alle in kurzer Zeit und unkompliziert durchführbar, so dass die unabdingbaren Forderungen einer Massenfertigung nach kleiner Durchlaufzeit und hohem Durchsatz erfüllt werden können.

Meist werden bei diesen Tests mechanische und elektrische Rahmenparameter gemessen sowie geeignete Prüfkommandos an den Mikrocontroller der Chipkarte gesandt.

Vor allem in Hinblick auf Interoperabilität zwischen Chipkarten und Terminals ausgelegt sind viele Testspezifikationen für große Chipkarten-Anwendungen. Ein gutes Beispiel dafür ist die TS 51.017 namens „Subscriber Identity Module (SIM) Test Specification“ mit ca. 100 Seiten Umfang. Darin werden vom Kartenkörper, über elektrische Rahmenparameter (Spannung, Stromaufnahme u. ä.) bis hin zu Übertragungsprotokoll, Kommandos und Dateien detailliert Tests für GSM-Chipkarten beschrieben. Die Tests der TS 51.017 sind dabei folgendermaßen gegliedert:

- physikalische Eigenschaften
- elektrische Signale und Übertragungsprotokolle
- logisches Modell
- Sicherheitsfunktionen
- Funktionen
- Kommandos
- Inhalt von Dateien

Die Aufteilung der einzelnen Tests ist in dieser Norm ebenfalls sehr zweckmäßig und übersichtlich gestaltet. Ein einzelner Test besteht aus vier Teilen. Im ersten Teil ist der Test formal definiert und seine Anwendung spezifiziert. Danach folgen die zu erfüllenden Anforderungen und im dritten Teil der detaillierte Zweck des Tests. Zum Schluss wird dann die eigentliche Vorgehensweise beim Test festgelegt.

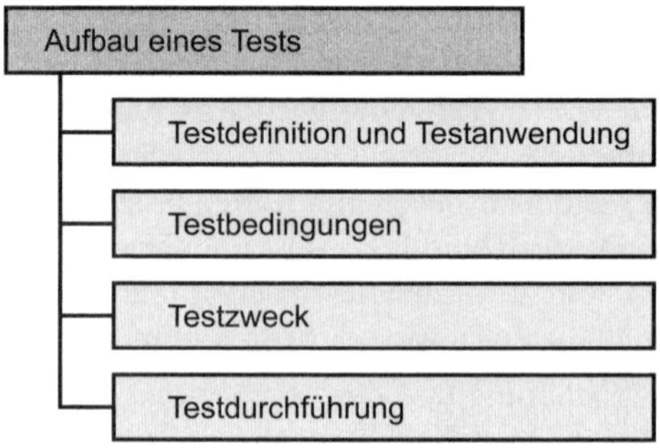

Bild 15.1 Genereller Aufbau eines Tests nach TS 51.017. Diese Struktur ist so allgemein gehalten, dass sie im Prinzip für alle Chipkartentests gelten kann.

15.1 Test der Kartenkörper

Für den Test von Karten mit und ohne Chip ist vor allem die internationale Norm ISO/IEC 10373 von Bedeutung. Auf europäischer Ebene existiert noch die EN 1292, die sich jedoch ausschließlich mit Chipkarten und Terminals und deren elektrischen Rahmenbedingungen beschäftigt. Zusätzlich findet man jedoch oft auch in Normen für Karten einzelne Tests und Testverfahren, um dort festgelegte Eigenschaften zu prüfen.

Auf den folgenden Seiten sind viele der üblichen Tests und Prüfungen für Karten im Überblick und alphabetischer Reihenfolge aufgeführt. Die Prüflabors der Kartenhersteller haben in der Regel ein Repertoire von 120 bis 150 unterschiedlichen Tests für Karten.

Grundlegend sind normierte Umweltbedingungen für die Testumgebung, was bedeutet, dass eine Temperatur von 23 °C ±3 °C und eine relative Luftfeuchtigkeit zwischen 40 % und 60 % im Testlabor herrschen muss. Die zu testenden Karten müssen mindestens 24 Stunden vor dem eigentlichen Test diesen Bedingungen entsprechend klimatisiert werden.

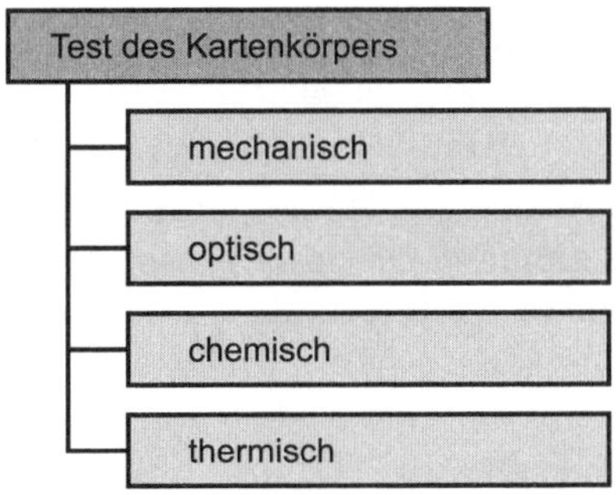

Bild 15.2 Klassifizierungsbaum mit einer Auswahl üblicher Tests des Kartenkörpers. Für die einzelnen Kartenelemente (Hologramm, Magnetstreifen, Chip u. a.) sind jeweils eine Reihe darauf zugeschnittener Tests notwendig.

15.1.1 Abnutzung des Magnetstreifens (wear test for magnetic stripe)

Grundlage: ISO 7811-2; Prüfvorschrift: ISO/IEC 10373

Um das magnetische Verhalten des Magnetstreifens bei Abnutzung zu ermitteln, werden zunächst die Testdaten geschrieben. Dann führt man einen mit 1,5 N belasteten Dummy-Schreib-/Lesekopf in der Härte 110 HV bis 130 HV und einem Krümmungsradius von 10 mm 1 000 mal über den Magnetstreifen (jeweils hin und zurück). Anschließend liest man die Testdaten. Die Signalamplitude muss sich in den Grenzen von ISO 7811-2 bewegen.

15.1.2 Adhäsion (adhesion or blocking)

Grundlage: ISO 7810; Prüfvorschrift: ISO/IEC 10373

Mit diesem Test wird überprüft, ob sich das Verhalten von Karten bei Lagerung unter bestimmten Umweltbedingungen ändert. Dazu werden fünf nicht hochgeprägte Karten aufeinandergelegt und 48 Stunden gleichförmig mit 2,5 kPa bei 40 °C und 90 % relativer Luftfeuchtigkeit beschwert. Anschließend untersucht man diese Karten auf Delaminierung, Entfärbung, Änderungen der Oberfläche und weitere visuell erkennbare Veränderungen.

15.1.3 Biegesteifigkeit (bending stiffness)

Grundlage: ISO 7810; Prüfvorschrift: ISO/IEC 10373

Um die erforderliche Biegesteifigkeit zu ermitteln, wird die Karte an der schmalen linken Seite mit der Vorderseite nach unten auf 3 Millimeter Tiefe fest eingespannt und zuerst die Biegung ohne Belastung gemessen. Anschließend belastet man die äußerste Kante mit einer Kraft von 0,7 N und berechnet die Differenz zur unbelasteten Durchbiegung. Das Ergebnis ist eine Aussage über die Biegesteifigkeit.

Der Test der Biegesteifigkeit wird oft auch bei Temperaturen unterhalb oder oberhalb der üblichen Testtemperatur von 23 °C durchgeführt.

15.1.4 Chemikalienbeständigkeit (resistance to chemicals)

Grundlage: ISO 7810, ISO 7811-2; Prüfvorschrift: ISO/IEC 10373

Die Chemikalienbeständigkeit von Kartenkörper und Magnetstreifen wird mit den folgenden Tests ermittelt. Verschiedene Karten werden in die genau festgelegten Flüssigkeiten mit einer Temperatur zwischen 20 °C und 25 °C gelegt:

- in 5-prozentiges Salzwasser
- in 5-prozentige Essigsäure
- in 5-prozentige Natriumcarbonatlösung
- in wässrige Lösung mit 60 % Ethanol
- in 10-prozentige Lösung von Zuckerwasser
- in Benzin (nach ISO 1817)
- in wässrige Lösung mit 50 % Ethylenglykol

Nach einer Minute wird die Karte aus der entsprechenden Lösung genommen und visuell begutachtet bzw. der Dateninhalt des Magnetstreifens geprüft.

15.1.5 Dynamischer Biegetest (dynamic bending stress)

Grundlage: ISO 7816-1; Prüfvorschrift: ISO/IEC 10373

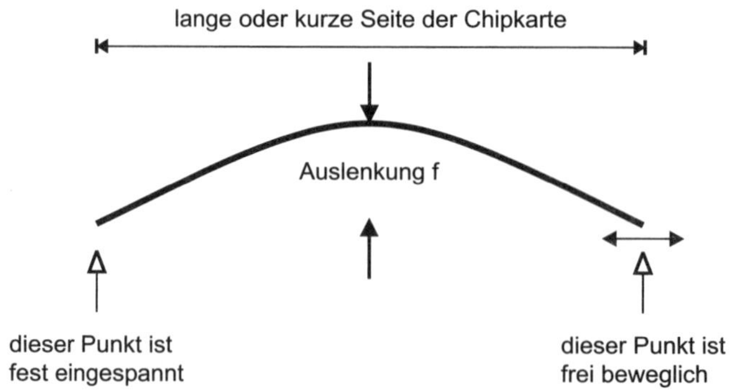

Bild 15.3 Schema der Beanspruchung einer Chipkarte beim Biegetest.

Der dynamische Biegetest ist in Bild 15.3 dargestellt. Mit einer Frequenz von 30 Biegungen pro Minute (= 0,5 Hz) wird die Karte 2 cm in der Länge bzw. 1 cm in der Breite gewölbt

(Auslenkung f). Eine Karte muss bei diesem Test mindestens 250 Biegungen in jeder der vier möglichen Richtungen (insgesamt also 1 000 Biegungen) ohne Schäden überstehen.

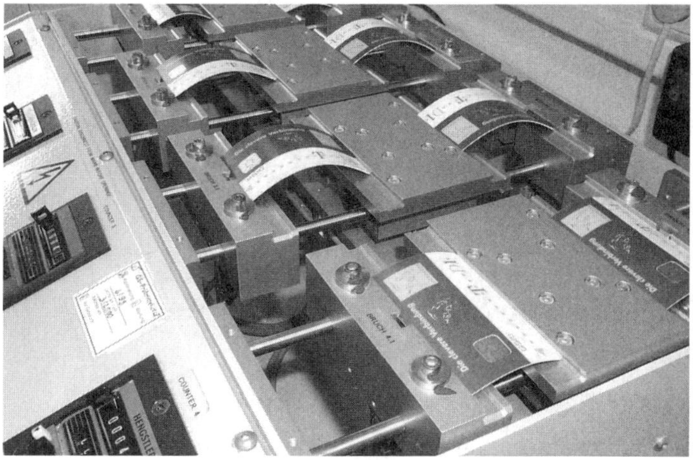

Bild 15.4 Foto einer Maschine für den Test auf Biegung von Chipkarten.

15.1.6 Dynamischer Torsionstest (dynamic torsional stress)

Grundlage: ISO 7816-1; Prüfvorschrift: ISO/IEC 10373

Beim dynamischen Torsionstest wird die Karte $\pm 15°$ um die Längsachse mit einer Frequenz von 30 Biegungen pro Minute (= 0,5 Hz) belastet. Der Standard verlangt 1 000 Torsionen, ohne dass die Chipfunktionalität ausfällt oder mechanische Schäden an der Karte sichtbar werden.

15.1.7 Elektrischer Widerstand der Kontakte (electrical resistance and impedance of contacts)

Grundlage: ISO 7816-1/2; Prüfvorschrift: ISO/IEC 10373

Der elektrische Widerstand der Kontakte ist ein wichtiges Kriterium für die sichere elektrische Versorgung und die Datenübertragung zum Mikrocontroller der Chipkarte. Der Widerstand wird mit zwei Testkontakten gemessen, die an den beiden entgegengesetzten Ecken einer minimal dimensionierten Kontaktfläche mit $0{,}5\,N \pm 0{,}1\,N$ aufgedrückt werden. Der Widerstand zwischen den beiden vergoldeten und vorne mit 0,4 mm Radius abgerundeten Testkontakten muss kleiner als $0{,}5\,\Omega$ sein.

15.1.8 Elektromagnetische Felder (electromagnetic fields)

Grundlage: ISO 7816-1; Prüfvorschrift: ISO/IEC 10373

Bei diesem Test wird die Karte in ein statisches elektromagnetisches Feld der Stärke 1 000 Oe (= 79 580 H) mit maximal 1 cm/s Geschwindigkeit eingeführt. Dabei darf sich der Speicherinhalt der Karte nicht ändern.

15.1.9 Entflammbarkeit (flammability)

Grundlage: ISO 7813; Prüfvorschrift: ISO/IEC 10373

Die Entflammbarkeit einer Karte wird gemessen, indem man sie an einer Kante im Winkel von 45° für 30 Sekunden in die definierte Flamme (ø 8,5 mm, Höhe: 25 mm) eines Bunsenbrenners hält.

15.1.10 Feldwechsel im Magnetstreifen (flux transition spacing variation)

Grundlage: ISO 7811-2; Prüfvorschrift: ISO/IEC 10373

Mit diesem Test stellt man fest, ob der Magnetisierungswechsel in der Kodierung der einzelnen Bits im Magnetstreifen gleichmäßig und ausreichend ist. Dazu führt man einen Lesekopf über den Magnetstreifen und zeichnet den Feldwechsel auf. Anschließend vergleicht man den gemessenen Istwert mit dem Sollwert in ISO 7811-2.

15.1.11 Höhe der Prägung (embossing relief height of character)

Grundlage: ISO 7811-1; Prüfvorschrift: ISO/IEC 10373

In diesem Test misst man die Dicke der Karte an den Stellen der Hochprägung mit einem Mikrometer mit einer Anpresskraft von 3,5 N bis 5,9 N.

15.1.12 Höhe und Oberflächenprofil des Magnetstreifens (height and surface profil of the magnetic stripe)

Grundlage: ISO 7811-2/4/5; Prüfvorschrift: ISO/IEC 10373

Diese Messung dient dazu, sowohl die Höhe als auch die Ebenheit des Magnetstreifens zu vermessen. Dazu verwendet man ein in der Norm detailliert beschriebenes, spezielles Messgerät, mit dem ein Höhenprofil erstellt werden kann.

15.1.13 Kartenformat und Kartendicke (dimensions of cards)

Grundlage: ISO 7810; Prüfvorschrift: ISO/IEC 10373

Mit diesem Test werden Höhe, Breite und Dicke einer nicht hoch geprägten Karte gemessen. Die Karte wird mit 2,2 N belastet und dann in Höhe und Breite mit einem Profilprojektor vermessen. Zur Dickenmessung wird die Karte in vier gleiche Rechtecke eingeteilt und jeweils in der Mitte mit einem Mikrometer mit einer Anpresskraft zwischen 3,5 N und 5,9 N gemessen. Sowohl der gemessene Maximal- als auch der Minimalwert wird mit der genormten Dicke verglichen.

15.1.14 Kartenformat und Kartenwölbung unter Einfluss von Temperatur und Luftfeuchtigkeit (card dimensional stability and warpage with temperature and humidity)

Grundlage: ISO 7810; Prüfvorschrift: ISO/IEC 10373

Da sich bestimmte Kunststoffe in ihrer Form und Größe durch den Einfluss von Luftfeuchtigkeit stark verändern, muss man die Einhaltung der Normen auch unter diesen Bedingungen durch entsprechende Tests überprüfen.

Dazu legt man eine Karte plan auf eine Unterlage und variiert Temperatur und Luftfeuchtigkeit. Die folgenden vier Rahmenbedingungen kommen zur Anwendung: $-35\,°C$, $+50\,°C$, $+25\,°C$ bei 5 % relativer Luftfeuchtigkeit und $+25\,°C$ bei 95 % relativer Luftfeuchtigkeit. Nach jeweils 60 Minuten unter diesen Bedingungen werden Größe und Kartenwölbung mit den bekannten Messverfahren überprüft.

15.1.15 Lage der Kontakte (location of contacts)

Grundlage: ISO 7816-2; Prüfvorschrift: ISO/IEC 10373

Um die Lage der Kontakte zu vermessen, benutzt man diesen Test, bei dem die Chipkarte auf eine plane Fläche gelegt und mit $2{,}2\,N \pm 0{,}2\,N$ belastet wird. Anschließend werden die Kontakte mit einer beliebigen Messmethode, die eine maximale Ungenauigkeit von 0,05 mm hat, in Bezug auf die Kartenkanten gemessen.

15.1.16 Lichtdurchlässigkeit (light transmittance)

Grundlage: ISO 7810; Prüfvorschrift: ISO/IEC 10373

Es gibt Karten, die auf einer Inlettfolie einen optischen Barkode besitzen. Um nun die Lichtdurchlässigkeit der Deckfolien und des restlichen Kartenkörpers zu bestimmen, gibt es ebenfalls einen entsprechenden Test. Dazu wird die Karte mit einer Lichtquelle angeleuchtet und mit einem Detektor auf der gegenüberliegenden Seite die Transmission des Lichtes mit einem bis 900 nm empfindlichen Detektor gemessen.

15.1.17 Oberflächenprofil der Kontakte (surface profile of contacts)

Grundlage: ISO 7816-1/2; Prüfvorschrift: ISO/IEC 10373

Mit dieser Prüfvorschrift wird das Oberflächenprofil der einzelnen Kontakte zur Oberfläche der gesamten Karte in Beziehung gesetzt. Damit soll sichergestellt werden, dass die Kontakte annähernd in einer Ebene mit dem Kartenkörper liegen.

15.1.18 Oberflächenrauheit des Magnetstreifens (surface roughness of the magnetic stripe)

Grundlage: ISO 7811-2; Prüfvorschrift: ISO/IEC 10373

Um die Oberflächenrauhigkeit des Magnetstreifens zu messen, benutzt man das gleiche Messgerät wie für Höhe und Oberflächenprofil. Allerdings wird es mit einem speziellen Tastkopf ergänzt, so dass die Rauhigkeit des Magnetstreifens erfasst werden kann. Dieser Test ist wichtig, weil die Oberflächenrauhigkeit einer der wesentlichen Faktoren für die Abnutzung von Schreib-/Leseköpfen bei Magnetstreifenlesern ist.

15.1.19 Röntgenstrahlen (X-rays)

Grundlage: ISO 7816-1; Prüfvorschrift: ISO/IEC 10373

Ähnlich wie bei UV-Licht verändern sich die Speicherinhalte von EEPROM-/Flash-Zellen bei Bestrahlung mit Röntgenstrahlen. Um die Resistenz des Speichers zu prüfen, bestrahlt man den Chip mit Röntgenstrahlung der Energie von 70 kV. Anschließend prüft man auf eine Veränderung der Speicherinhalte bzw., ob sich der Speicher wieder beschreiben lässt.

15.1.20 Schwingungen (vibrations)

Grundlage und Prüfvorschrift: ISO/IEC 10373

Da Karten während des Transports und der Benutzung oft starken Schwingungen ausgesetzt sind (z. B. Mobiltelefon im Auto), wurde hierfür ebenfalls eine Prüfvorschrift erstellt. Die Karte muss danach auf einem Schwingungstisch jeweils in allen drei Achsen mit einer Amplitude von maximal 1,5 mm und einem Frequenzdurchlauf von 10 Hz bis 500 Hz getestet werden. Dabei darf es weder Einbußen hinsichtlich der Chipfunktionalität noch in den Speicherinhalten geben.

15.1.21 Signalamplitude des Magnetstreifens (amplitude measurement)

Grundlage: ISO 7811-2; Prüfvorschrift: ISO/IEC 10373

Mit dieser Messung werden die Signalamplitude und die Auflösung der Magnetstreifenkodierung überprüft. Dazu benutzt man einen genormten Schreib-/Lesekopf, der mit einer genau festgelegten Geschwindigkeit über den Magnetstreifen geführt wird.

15.1.22 Statische Elektrizität (static electricity)

Grundlage: ISO 7816-1; Prüfvorschrift: ISO/IEC 10373

Mit diesem Test, der nur bei Karten mit Chip sinnvoll ist, wird die Festigkeit des Chips gegenüber elektrostatischen Entladungen, d. h. ESD-Festigkeit (*electrostatic discharge* – ESD), geprüft. Dazu wird ein 100 pF Kondensator mit jeweils $\pm$1 500 Volt aufgeladen und über einen strombegrenzenden Widerstand mit 1 500 Ω über die verschiedenen Kontaktflächen des Chips entladen. Dieser darf dabei weder in seinen Funktionseinheiten Schaden nehmen noch in seinen Speicherinhalten verändert werden.

15.1.23 UV-Licht (ultraviolet light)

Grundlage: ISO 7816-1; Prüfvorschrift: ISO/IEC 10373

Da EEPROM-/Flash-Speicher ihren Inhalt bei Bestrahlung mit UV-Licht verlieren, gibt es einen speziellen Test, um die Unempfindlichkeit dagegen sicherzustellen. Die Chipkarte wird zwischen 10 und 30 Minuten mit UV-Licht der Wellenlänge 254 nm und einer Energie von 15 Ws/cm^2 bestrahlt. Dabei darf sich der Dateninhalt im EEPROM-/Flash nicht verändern.

15.1.24 Verbundfestigkeit von Mehrschichtkarten (delamination)

Grundlage: ISO 7810; Prüfvorschrift: ISO/IEC 10373

Der folgende Test ist nur zweckmäßig bei Mehrlagenkarten, die bekanntermaßen aus laminierten Kunststofffolien zusammengesetzt sind. Mit einem scharfen Messer trennt man die Deckfolie von den Kernfolien an einer Stelle ab. Ausgehend von dem abgetrennten Stück, versucht man nun, die beiden laminierten Folien auseinanderzuziehen. Dabei misst man die dafür erforderliche Kraft und vergleicht sie mit Referenzwerten.

15.1.25 Wölbung (card warpage)

Grundlage: ISO 7810; Prüfvorschrift: ISO/IEC 10373

In diesem Test misst man die Wölbung der Karte. Dazu wird sie auf eine ebene Platte gelegt und mit einem Profilprojektor die Kartenwölbung vermessen. Dieser Test ist vor allem für Karten gedacht, die aus einer aufgerollt angelieferten Folie ausgestanzt werden.

Natürlich gibt es noch viele weitere Tests, wie beispielsweise die Anzahl der Steckzyklen, Farbabriebfestigkeit, Weichmacherstabilität, Schweiß- und Speichelechtheit. Je nach Einsatzgebiet der Karte müssen die entsprechenden Tests dann ausgewählt und durchgeführt werden.

15.2 Test der Hardware von Mikrocontrollern

Bei der Qualitätssicherung muss neben dem Kartenkörper vor allem die Funktionsfähigkeit des Mikrocontrollers sichergestellt werden, welche bei modernen Chipkarten die wichtigste und auch anfälligste Komponente darstellt.

Schon bei der Herstellung der Halbleiter werden mit entsprechenden Tests die CPU und die Speicher auf dem Mikrocontroller in allen Varianten geprüft. Um diese Tests durchführen zu können, besitzen Mikrocontroller ein so genanntes Test-ROM, das über diverse Programme für den Testzugriff auf Prozessor und Speicher von außen verfügt. Zusätzlich gibt es manchmal besondere Anschlüsse, die wahlfreie Zugriffe auf die zentralen Busse des Mikrocontrollers zulassen. Mit Nadeladaptern werden dann während der Halbleiterfertigung die entsprechenden Pads auf dem Chip kontaktiert und die notwendigen Prüfprogramme ausgeführt. Damit diese Prüfanschlüsse zu einem späteren Zeitpunkt nicht für Angriffe genutzt werden können, schneidet man sie während der Vereinzelung der Chips in der Fertigung ab. Damit ist es dann bei dieser Art von Chips von außen nicht mehr möglich, einen Zugriff auf den internen Bus zu erhalten.

Nachdem die Dice in Module verpackt worden sind, findet über die Modulkontakte natürlich ebenfalls eine Prüfung statt. Dazu führt man oft nur eine Anschaltsequenz aus und prüft, ob ein ATR empfangen werden kann. Ist dies möglich, geht man davon aus, dass der Halbleiter während der Modulverpackung keinen größeren Schaden genommen hat und alle Bonddrähte korrekt angeschlossen wurden. Einen ähnlichen „ATR-Test" benutzt man auch direkt nach der Implantierung der Module in die Kartenkörper. Der Zweck ist festzustellen, ob die kurzzeitige Temperaturerhöhung beim Einbau in den Kartenkörper das Modul beschädigt hat.

Vor der Initialisierung der Chipkarten wird der Mikrocontroller sehr genau getestet. Dazu benutzt man die in diesem Verarbeitungsschritt freigegebenen Testkommandos.[1] Nach einem erfolgreichen Verlauf der 10 bis 100 Sekunden dauernden Prüfprogramme werden die Kommandos für die weitere Benutzung irreversibel gesperrt. Diese zeitaufwändigen Tests können in diesem Produktionsschritt deshalb ohne Beeinträchtigung des Durchsatzes ausgeführt werden, da die zum Einsatz kommenden Initialisierungsmaschinen massiv parallel arbeiten und deshalb die Testzeit nicht stark zum Tragen kommt. Beispielsweise prüft man hier, ob sich alle Bytes im EEPROM/Flash schreiben und wieder löschen lassen und ob das RAM vollständig in Ordnung ist. Ein während des Bondings entstandener Kratzer auf dem Chip könnte dazu führen, dass sich einige Zellen im EEPROM/Flash nicht mehr korrekt beschreiben lassen oder dass bestimmte Bereiche im ROM einen fehlerhaften Inhalt haben.

Nach der Initialisierung und Personalisierung der Karten führt man je nach Hersteller noch verschiedene Endtests durch. Üblicherweise benutzt man dazu vollautomatische Testwerkzeuge, die sich selbst kalibrieren. Sie lesen also alle für den Test relevanten Daten aus der Chipkarte aus und prüfen dann auf dieser Datengrundlage.

Neben den relativ einfachen und schnell durchführbaren Tests, die alle produzierten Karten durchlaufen, gibt es aber noch Stichprobentests, die nur an einzelnen Karten durchgeführt werden. Bei diesen der laufenden Produktion entnommenen Karten können natürlich gegebenenfalls auch zerstörende Prüfungen vorgenommen werden.

Für die Qualifizierung und für laufende Stichproben wurde neben ISO/IEC 10373 auch die Norm EN 1292 veröffentlicht, die viele unterschiedliche Testverfahren für den Mikrocontroller definiert. Typische Stichproben- und Qualifikationstests für Mikrocontroller sind:

- Anstiegs- und Abfallzeiten am I/O-Kontakt (EN 1292)
- Anzahl der möglichen Schreib-/Löschzyklen des EEPROMs/Flash
- Datenerhalt im EEPROM/Flash
- Detektion von Über- und Unterfrequenz an CLK
- Detektion von Über- und Unterspannung an Vcc
- Spannung am I/O-Kontakt (EN 1292)
- Stromaufnahme an CLK (EN 1292)
- Stromaufnahme an Reset-Kontakt (EN 1292)

[1] Siehe auch Abschnitt 11.11 „Kommandos zum Test der Hardware" auf Seite 428.

- Stromaufnahme an Vcc (EN 1292)
- Stromaufnahme an Vpp (EN 1292)

Zusätzlich verwendet jeder Kartenhersteller natürlich auch noch eigene Prüfungen, um damit spezielle Eigenschaften des jeweils eingebauten Mikrocontrollers abzudecken. So gibt es beispielsweise eigene Tests für die verschiedenen Sensoren auf dem Chip, damit auch diese entsprechend geprüft werden können.

15.3 Prüfmethoden für kontaktlose Chipkarten

In der Norm ISO/IEC 10373 sind alle Testverfahren für ID-Karten mit und ohne Chip zusammengefasst, die sich auf Eigenschaften und Parameter von ID1-Karten beziehen, welche in den Normenreihen ISO/IEC 7810 für ID-Karten allgemein, ISO/IEC 7811 für Magnetstreifenkarten, ISO/IEC 7816 für kontaktbehaftete Chipkarten, ISO/IEC 11693, 11694, 11695 für optische Speicherkarten, sowie ISO/IEC 10536, 14443 und 15693 für kontaktlose Karten definiert sind. Die ISO/IEC 10373 besteht aus 6 Teilen:

- ISO/IEC 10373 Identification cards – Test methods
- Part 1: General characteristics tests
- Part 2: Cards with magnetic stripes
- Part 3: Integrated circuit(s) cards with contacts and related devices
- Part 5: Optical memory cards
- Part 6: Proximity cards
- Part 7: Vicinity cards

Für die kontaktlosen Karten sind insbesondere die Teile 6 und 7 relevant, die spezifische Prüfmethoden für kontaktlose Karten enthalten, sowie der Teil 1, der Prüfmethoden für allgemeine physikalische Eigenschaften von ID-Karten enthält. Dies sind unter anderem:

- die Abmessungen und Wölbung der Karte
- die Biegefestigkeit
- die Beständigkeit gegen Chemikalien
- die Temperatur- und Feuchtigkeitsbeständigkeit
- die UV-Beständigkeit
- die Beständigkeit gegen Röntgenstrahlung

Die ISO/IEC 10373 beschreibt die Prüfmethoden, nicht jedoch die Grenzwerte, die zur Erfüllung der Normkonformität erreicht werden müssen. Diese sind den oben genannten Kartenstandards zu entnehmen (siehe Tabelle 15.1 auf der nächsten Seite).

Die Praxiserfahrung der vergangen Jahre hat gezeigt, dass speziell bei den kontaktlosen Karten den Prüfmethoden eine große Bedeutung zur Erreichung der Interoperabilität zukommt. Insbesondere die normgerechte Implementierung der Koppelfelder für die Energie- und Datenübertragung ist ohne ein genau vorgegebenes Messverfahren kaum nachweisbar. Oft lassen sich erst durch klar definierte Prüfmethoden Unklarheiten in der Norm beseitigen. Insbesondere bei der Einführung der elektronischen Reisedokumente (Pässe, Visa und Ausweise) in den letzten Jahren sind in der Praxis zahlreiche Probleme der Interoperabilität zwischen Karten und Terminals verschiedener Hersteller aufgetreten. Umfangreiche Tests, die von der ISO/IEC und der ICAO durchgeführt wurden, haben viele Fragen aufgeworfen, die von den Arbeitsgruppen geklärt werden mussten. Um dies zu berücksichtigen, wurde sowohl die ISO/IEC 14443 als auch der entsprechende Teil 6 von ISO/IEC 10373 mehrmals ergänzt und korrigiert. Es gibt deshalb eine Vielzahl von Ergänzungen zu den Normen, was leider die Übersicht für den Anwender erschwert. Der aktuelle Stand (Frühjahr 2008) dieser Normen einschließlich der Ergänzungen stellt sich mit dem Jahr der Ausgabe wie in Tabelle 15.1 demonstriert dar.

Tabelle 15.1 Übersicht über den aktuellen Stand der Normung für Proximity-Karten und Vicinity-Karten. Amd steht für Amendment (Ergänzung).

Norm	veröffentlicht	aktueller Stand
Proximity Cards (PICCs)		
ISO/IEC 14443-1	2000	under revision
ISO/IEC 14443-2	2001	under revision
ISO/IEC 14443-2 Amd. 1	2005	
ISO/IEC 14443-3	2001	under revision
ISO/IEC 14443-3 Amd. 1	2005	
ISO/IEC 14443-3 Amd. 3	2006	
ISO/IEC 14443-4	2001	under revision
ISO/IEC 14443-4 Amd. 1	2006	
Vicinity Cards (VICCs)		
ISO/IEC 15693-1	2000	under revision
ISO/IEC 15693-2	2006	second edition
ISO/IEC 15693-3	2001	under revision
Test methods for proximity cards		
ISO/IEC 10373-6	2001	under revision
ISO/IEC 10373-6 Amd. 1	2007	
ISO/IEC 10373-6 Amd. 2	2003	
ISO/IEC 10373-6 Amd. 3	2006	
ISO/IEC 10373-6 Amd. 4	2006	
ISO/IEC 10373-6 Amd. 5	2007	
Test methods for vicinity cards		
ISO/IEC 15693-7	2001	under revision

Man sieht, dass sich die technische Weiterentwicklung der kontaktlosen Proximity-Karten in vielen Ergänzungen zur Norm niedergeschlagen hat. Weitere Ergänzungen sind bei den Normungsarbeitsgruppen in Bearbeitung. Die Revisionen der einzelnen Teile des Standards werden voraussichtlich in 2008 veröffentlicht werden. Damit werden die meisten Ergänzungen in die einzelnen Teile integriert, womit der Standard wieder an Übersichtlichkeit gewinnen wird. Dem Leser raten wir dringend, sich einen aktuellen Überblick über den Stand der Normung der kontaktlosen Karten auf der Webseite der ISO/IEC-Normungsgruppe (www.wg8.com) zu verschaffen, um sicher zu sein, die aktuellen Normen zu benutzen. Im folgenden Abschnitt wird eine Übersicht über die Inhalte der Teile 6 und 7 von ISO/IEC 10373 gegeben.

15.3.1 Testverfahren für Proximity-Chipkarten

Im Teil 6 der Norm ISO/IEC 10373 sind Verfahren zum Testen der physikalischen Schnittstelle von Proximity-Coupling-Chipkarten nach ISO/IEC 14443 beschrieben. Die hierfür erforderlichen speziellen Testmittel: eine Kalibrationsspule, ein Prüfaufbau zur Messung der Lastmodulation sowie eine Referenzkarte (Reference PICC) sind in der Norm definiert.

Für folgende Eigenschaften der Karte bzw. des Terminals sind Prüfverfahren in der Norm beschrieben:

- die Widerstandsfähigkeit der Karte gegen elektrostatische Entladung
- die Amplitude der Lastmodulation sowie die Funktionalität der Karte innerhalb ihres definierten Arbeitsbereiches, wie im Basisstandard beschrieben
- die vom Terminal generierte Feldstärke
- die Energieübertragung vom PCD zum PICC
- den Modulationsindex sowie das Ein- und Ausschwingverhalten des vom Terminal erzeugten Signals
- die Detektion der Lastmodulation der PICC

Es sei darauf hingewiesen, dass die genaue und reproduzierbare Messung des Lastmodulationssignals wegen der schwachen Signalpegel schwierig ist. Hier helfen Messgeräte und Testmittel, die von Spezialfirmen angeboten werden.

Im Amendment 1 zu Teil 6 mit dem Titel „Protocol test methods for proximity cards" werden Methoden zum Testen der Initialisierung, der Antikollision und der Datenübertragung von Proximity-Karten definiert. An über 60 Szenarien wird die korrekte Implementierung des Protokolls nach ISO/IEC 14443 Teil 3 und 4 dargestellt. Dieses Amendment ist eine wertvolle Hilfe bei der korrekten Implementierung des Protokolls.

Im Amendment 2 mit dem Titel „Improved RF test methods" werden im Wesentlichen die in der Praxis gesammelten Erfahrungen zur Optimierung der Prüfmethoden genutzt.

Im Amendment 3 mit dem Titel „Protocol test methods for proximity coupling devices" werden Testmethoden zur Verifizierung der nach ISO/IEC 14443 Teil 3 und Teil 4 normgerechten Funktion eines Terminals (PCD) beschrieben. Zusammen mit den im Amendment 1 beschriebenen Protokolltests für die Karte ergibt sich eine vollständige Beschreibung der Testmethoden für Protokolltests in beide Richtungen.

Im Amendment 4 mit dem Titel „Additional test methods for PCD RF interface and PICC alternating field exposure" werden Testmethoden für eine „Class 1 PICC" beschrieben. Eine „Class 1 PICC" ist eine Proximity-Karte, deren Antenne sich innerhalb einer definierten Zone befindet, die durch zwei ineinander liegende Rechtecke begrenzt ist. Dies ist ein äußeres Rechteck mit den Abmessungen 81 mm · 49 mm und einem zentrisch darin liegenden inneren Rechteck mit 64 mm · 34 mm.

Die Norm erlaubt einen hohen Freiheitsgrad für die Lage und Abmessungen der Antenne einer Proximity-Karte, was in der Praxis dazu führt, dass mit ein und demselben Terminal stark unterschiedliche Reichweiten für verschiedene Implementierungen von Proximity-Karten erreicht werden. Das kann sich bei manchen Anwendungen störend bemerkbar machen. Die Einschränkung auf Class 1 Vicinity-Karten schafft die Voraussetzung für ähnliches Verhalten von Karten unterschiedlicher Hersteller an einem Terminal. Auch für andere Formfaktoren als ID1-Karten, wie z. B. Reisepässe, ist die Einschränkung auf Class 1-Antennen hilfreich, um ähnliche Verhältnisse in der Anwendung mit Produkten unterschiedlicher Hersteller zu erreichen.

Im Amendment 5 sind Testmethoden für Proximity-Karten mit höheren Bitraten fc/64, fc/32 und fc/16 beschrieben. Diese Ergänzung wurde notwendig, weil die höheren Bitraten erst nachträglich in den Standard ISO/IEC 14443 aufgenommen wurden.

Es sei noch erwähnt, dass Ende 2007 der International Technical Report ISO/IEC TR 29123 mit dem Titel „Proximity cards – Requirements for the enhancement of interoperability" herausgegeben wurde. Wie der Name schon sagt, werden zusätzliche Testmethoden in Ergänzung zu ISO/IEC 10373-6 beschrieben, welche die Interoperabilität zwischen Proximity-Karten und Terminals verbessern.

15.3.2 Testverfahren für Vicinity-Chipkarten

Im Teil 7 der Norm ISO/IEC 10373 sind Verfahren zum Testen der physikalischen Schnittstelle von Vicinity-Karten und entsprechenden Terminals (VCD) nach ISO/IEC 15693 beschrieben. Die Prüfmittel und Testverfahren entsprechen weitgehend denen in Teil 6 der Norm. Es ergibt sich lediglich ein anderer Aufbau der Referenzkarte wegen der unterschiedlichen Frequenz des Hilfsträgers. Testmethoden für die Initialisierung, Antikollision und das Übertragungsprotokoll sind zurzeit in der Norm nicht definiert.

15.4 Testmethoden für Software

Die Prüfung von physisch vorhandenen Bauteilen, wie es Kartenkörper und Module von Chipkarten darstellen, kann weitgehend mit den üblichen Verfahren durchgeführt werden. Die elektrischen Kennwerte lassen sich mit automatischen Testmaschinen ebenfalls sehr gut ermitteln. Bei der Software in den Mikrocontrollern sieht es aber etwas anders aus. Die Prüfung von Software auf Fehler ist zwar seit den ersten Programmen stetig verfeinert worden, und es gibt viele anerkannt gute Verfahren zur Erzeugung fehlerarmer Programme, doch in der täglichen Praxis sind Softwarefehler dennoch relativ häufig vorzufinden.

Bei den meisten Anwendungen ist dies nicht problematisch, da durch die Ausgabe einer revidierten Version in kurzer Zeit der Fehler neutralisiert werden kann. Bei Chipkarten ist dies aber nicht so leicht möglich, weil sich die Software nach Ausgabe der Karten an die Benutzer nicht mehr ändern lässt. Aus diesen sehr strengen Rahmenbedingungen folgt, dass Software für Chipkarten-Mikrocontroller äußerst „fehlerarm" sein muss. Der Begriff „fehlerfrei" wäre noch besser, doch bei dem derzeitigen Stand der Softwareerstellung ist dies nicht zu erreichen.

Die Thematik des Testens von Software ist bekanntermaßen äußerst umfangreich und in vielen Büchern in allen ihren Varianten und Richtungen beschrieben. Hier kann nur ein kurzer Abriss über dieses in der Informatik mittlerweile eigenständige Fachgebiet gegeben werden. Stellvertretend für die umfangreiche Fachliteratur seien hier nur Glenford J. Myers [Myers 95] und Peter Liggesmeyer [Liggesmeyer 02] genannt, die beide eine gute Einführung in das Thema geben.

Obwohl es unter Umständen banal klingen mag: Beim Stichwort Test sollte vorab klargestellt werden, dass das Testen eines Programms nicht in der pauschalen Suche nach Fehlern besteht, sondern in der Umsetzung einer Testspezifikation mit dem Ziel, Fehler in dem zu prüfenden Programm zu finden. Die Testspezifikation orientiert sich wiederum an den Anforderungen an das Testobjekt. Testen hat auch nichts mit Debugging zu tun, da Tests von Testern durchgeführt werden und nicht von Softwareentwicklern wie beim Debugging.

Wie an anderen Stellen schon mehrmals betont, sind Programme für Chipkarten-Mikrocontroller verglichen mit anderer Software nicht sehr umfangreich. Allerdings zeichnen sie einige Eigenheiten aus. Um dies zu verdeutlichen, kann man als Beispiel einige Rahmenwerte eines typischen Betriebssystems aufführen.

Bei einem Mikrocontroller mit 16 kByte ROM und 8 kByte EEPROM benötigt die Software ca. 20 kByte Speicher, für die jeweiligen Anwendungen bleiben dann noch 4 kByte EEPROM übrig. Ist die Software in Assembler programmiert, hat sie in diesem Beispiel einen Umfang von ungefähr 30 000 Zeilen Quellkode. Druckt man dies 60-zeilig pro Seite aus, benötigt man dafür 500 Blätter Papier. Die Anzahl der bedingten Verzweigungen bewegt sich im Bereich um 2 000, und selbst ein erfahrener Programmierer benötigt zur Erstellung der 20 kByte Assemblerkode mindestens 9 Monate. Bei leistungsfähigen Chipkarten-Betriebssystemen sind es zur Zeit bis zu 300 000 Zeilen C-Quellkode, was etwa 5 000 Seiten Papier entspricht.[1]

Dieses Zahlenbeispiel zeigt recht deutlich, dass man es bei einem Chipkarten-Betriebssystem mit einer ziemlich komplexen Software zu tun hat. Dazu kommt noch die Forderung, dass es sich dabei um eine Software handelt, die fast ausschließlich in sicherheitsrelevanten Bereichen eingesetzt wird. Es kann also nicht einfach während oder nach der Programmierung mit einigen Tests die geforderte Fehlerarmut geprüft werden. Man benötigt eine entsprechende Teststrategie.

Die bei Chipkarten am häufigsten eingesetzte Programmiersprache ist Hardware-nahes C und bei Java-Karten auch Java für bestimmte Teile des Betriebssystems. Die Verwendung höherer Programmiersprachen anstelle von Assembler wird bei großen Chipkarten-Betriebssystemen mit über 30 kByte Programmkode nicht nur aufgrund der Implementierungszeit notwendig, sondern auch wegen der geforderten Fehlerarmut.

Der Grund dafür lässt sich folgendermaßen erklären: Man kann davon ausgehen, dass die Anzahl der Fehler in einer Zeile Programmkode bei nahezu allen Programmiersprachen annähernd gleich ist. Da die Funktionalität bei höheren Programmiersprachen wesentlich größer als bei Assembler ist, resultiert daraus eine geringere Fehlerdichte bei gleich großem Programmkode.

Nimmt man beispielsweise den durchaus realistischen Wert von 1,5 Fehler pro 100 Zeilen Programmkode an und geht zusätzlich davon aus, dass mit vertretbarem Aufwand nur 50 % aller Fehler gefunden werden, so besitzt das getestete Programm anschließend noch immer 0,75 Fehler in 100 Zeilen Programmkode. Bei Java ist das Verhältnis von Zeilen Quellkode zu Maschinenkode (d. h. Bytecode) etwa 1 zu 6. Dies bedeutet, dass die Funktionalität einer Zeile Programmkode in Java ungefähr der von 6 Zeilen Maschinenkode entspricht.

[1] Siehe auch Abschnitt 13.1 „Bisherige Entwicklung der Betriebssysteme“ auf Seite 479.

15.4.1 Grundlagen des Tests von Chipkarten-Software

Um überhaupt eine Teststrategie festlegen zu können, muss man sich zunächst einmal den Lebenszyklus von Software für Chipkarten vor Augen halten. Dazu könnte man das seit 1970 bekannte und in vielen Varianten publizierte Wasserfallmodell von W. W. Royce verwenden. Es eignet sich relativ gut für die maskenprogrammierten Chipkarten-Betriebssysteme. Da es aber auch für sehr umfangreiche Softwareprojekte für PCs oder Großrechner ausgelegt ist, sei hier im Folgenden eine vereinfachte und speziell für Chipkarten angepasste Version benutzt.

Die fünf angegebenen Schritte werden normalerweise sequenziell durchlaufen. Es ist durchaus möglich, dass man während eines Schrittes auf ein Problem stößt, bei dem es erforderlich ist, wieder einen oder sogar mehrere Schritte zurückzugehen. Allerdings sollte dies so weit wie möglich vermieden werden, da diese Iterationen sowohl Zeit als auch Geld kosten.

Um betriebswirtschaftliche Anforderungen wie time-to-market in der Softwareentwicklung zu erfüllen, ist es oft notwendig, die angegebenen Schritte nicht streng nacheinander, sondern zum Teil gleichzeitig auszuführen. Mit diesem als Simultaneous Engineering bezeichneten Verfahren werden Teile der Software so früh wie möglich in einzelne Module aufgespalten und diese dann gleichzeitig durch das Wasserfallmodell geschleust. So kann es beispielsweise vorkommen, dass sich eine mit nur einem Übertragungsprotokoll ausgestattete Chipkarte schon in der Systemintegration befindet, während ein ebenfalls zur Anwendung gehöriger Kryptoalgorithmus noch spezifiziert wird.

15.4.1.1 Analyse

Dieser Schritt beinhaltet die Festlegung einer grundlegenden Zieldefinition sowie die Zusammenstellung der Anforderungen zu einem Lastenheft. Dabei werden alle Anforderungen festgelegt, die von der späteren Chipkarten-Software erfüllt werden müssen. Die Analyse sieht dabei schon vor, dass erste Lösungsansätze in Form von Entwürfen beschrieben sind. Vereinfacht wird hier festgelegt, „was“ die fertiggestellte Software später zu leisten hat.

15.4.1.2 Design

In diesem dem Konzept nachfolgenden Schritt wird das „Wie-es-gemacht-wird“ festgelegt. Dazu muss eine exakte und nicht interpretierbare Spezifikation erstellt werden, die vollständig eine der möglichen Lösungen für die im Konzept geforderten Anforderungen festlegt. Ideal sind formal aufgebaute Spezifikationen, weil sich damit eindeutig und unmissverständlich die Eigenschaften, Funktionen und Abläufe von Chipkarten-Software festlegen lassen. Spezifikationen in einem Pseudokode, der durch Computerprogramme auf Konsistenz und Fehlerfreiheit geprüft werden kann, eignen sich sehr gut für diese Thematik. Zur grafisch orientierten Spezifikation und Darstellung eignet sich auch UML (*unified modeling language*) gut für diesen Schritt der Software-Entwicklung.

15.4.1.3 Realisierung und Test

Nachdem die Spezifikation abgeschlossen und abgenommen wurde, kann mit der Erstellung der Programmflusspläne begonnen werden. Daran schließt sich die Programmierung mit den dazugehörigen Tests an. Am Ende dieses Schrittes liegt ein vollständig programmiertes und ausgetestetes Chipkarten-Betriebssystem vor.

15.4.1.4 Systemintegration

Weil Chipkarten nur im Zusammenhang mit einem System arbeiten können, muss in diesem Schritt die Zusammenführung der Teile vorgenommen werden. Das Ergebnis ist die vollständige und fehlerfreie Zusammenarbeit aller Teile sowie die endgültige Dokumentation des Gesamtsystems.

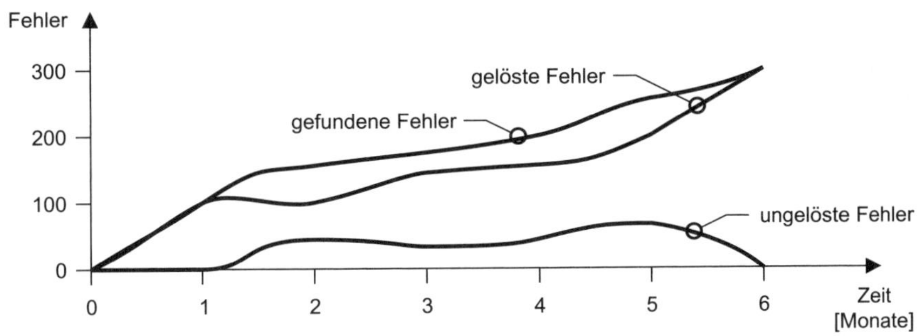

Bild 15.5 Typische zeitliche Entwicklung der gefundenen, ungelösten und gelösten Fehler im Rahmen eines Entwicklungsprojekts für ein umfangreiches Chipkarten-Betriebssystem.

15.4.1.5 Wartung

Dieser letzte Schritt bei der Softwareentwicklung kann nur noch dazu benutzt werden, um eventuell vorhandene Rahmenparameter in den ausgegebenen Chipkarten zu verändern. Größere Softwareanpassungen oder -änderungen sind in diesem Zeitraum nicht mehr möglich.

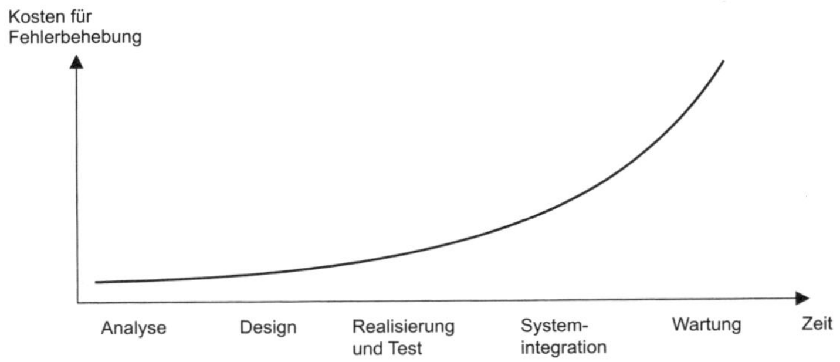

Bild 15.6 Kosten für die Behebung von Fehlern in Abhängigkeit vom Zeitpunkt der Entdeckung.

Es ist ein seit langer Zeit bekannter Sachverhalt, dass bei Projekten aller Art und insbesondere bei der Softwareentwicklung die Fehlerbehebung um so teurer wird, je weiter man im Projekt fortgeschritten ist. Dieser Sachverhalt sollte dazu führen, dass auch in die ersten Schritte entsprechend dem Wasserfallmodell entsprechend viel Zeit und Aufwand investiert wird. Denn falls das Konzept unvollständig ist oder die Spezifikation Fehler enthält, steigen die Kosten für die Verbesserung exponentiell mit den weiteren Prozessschritten an.

15.4.2 Testverfahren und Teststrategien

Die Anzahl der unterschiedlichen Methoden und Testverfahren für die Softwareprüfung ist mittlerweile fast nicht mehr zu überblicken. Allerdings benötigt man nur einige bewährte Verfahren für die Tests der Programme von Chipkarten. Man kann hier auf eine jahrzehntelange Erfahrung und eine große Anzahl von Publikationen beim Testen von Programmen zurückgreifen.

Die Testverfahren lassen sich in statische und dynamische einteilen. Bei den statischen Verfahren wird der Programmkode mit Hilfe von unterschiedlichen Methoden manuell oder automatisch analysiert und bewertet. Die zwei am häufigsten angewandten statischen Testverfahren sind die statistische Programmauswertung mit Softwarewerkzeugen und der manuelle Review des Quellkodes. Im Gegensatz zu den statischen Verfahren wird bei der dynamischen Programmanalyse das zu prüfende Programm während des Betriebs von Hand oder unter Zuhilfenahme eines Rechners getestet. Dabei gibt es die beiden Ansätze Blackbox Test und Whitebox Test und als Mischform davon den Greybox Test.

15.4.2.1 Statistische Programmauswertung

Dies ist die Analyse der Eigenschaften von Programmkode wie beispielsweise:

- Anzahl der Zeilen Programmkode (*lines of code* – LOC)
- Anzahl der Zeilen Kommentare (*lines of comment*)
- Verhältnis des Umfangs der Kommentare zum Programmkode
- Aufteilung des Programmkodes
- Anzahl der Funktionen
- Verschachtelungstiefe
- toter Kode
- verschiedene Komplexitätsmaße

15.4.2.2 Review

Ein Review ist die formale Analyse und Bewertung der Programmmodule durch ein Team von Gutachtern. Sie wird in Spezialfällen auch als Code-Walk-Through bzw. als Kode-Inspektion bezeichnet. Grundsätzlich wird dabei geprüft, ob Kodierung, Struktur und Datenfluss mit der Spezifikation übereinstimmen.

15.4.2.3 Blackbox Test

Beim Blackbox Test geht man davon aus, dass der testenden Instanz nichts über die internen Abläufe, Funktionen und Mechanismen des zu testenden Programms bekannt ist. Dies führt dazu, dass man nur die Eingabe- und Ausgabedaten, zeitliche Abläufe und die Reihefolge von Ereignissen mit den in der Spezifikation festgelegten Beziehungen zueinander betrachtet.

Blackbox Tests sind bei Chipkarten-Betriebssystemen der Standard. Sie werden auch für Sicherheitsmodule von Terminals oder Computersystemen benutzt. Oft wird aber fälschlicherweise angenommen, dass mit diesen Tests neben Fehlern auch eventuell vorhandene trojanische Pferde oder Ähnliches entdeckt werden können. Mit dieser Annahme möchte man sich dann eine relativ aufwändige und teure Analyse des Programmkodes ersparen. Der große Vorteil von Blackbox Tests ist ihre Unabhängigkeit von der Implementierung. Es besteht bei ihnen also keine Notwendigkeit, sie an den Programmkode einer bestimmten Funktionalität anzupassen.

Es mag möglich sein, einfache und unüberlegt programmierte oder unabsichtlich erstellte Hintertüren in Chipkarten-Betriebssystemen damit zu erkennen, doch kann ein erfahrener Programmierer ohne weiteres Zugangsmöglichkeiten schaffen, die mit einem Blackbox Test nie aufzuspüren sind. Ein kleines Beispiel mag dies verdeutlichen. Es soll nicht als Vorbild für trojanische Pferde dienen, da es im Übrigen schon seit langem bekannt ist, sondern vor allem dazu da sein, um das Bewusstsein bezüglich der Notwendigkeit von Kode-Inspektionen für Sicherheitsanalysen zu schärfen.

Man könnte das in fast jedem Chipkarten-Betriebssystem vorhandene Kommando für die Erzeugung und Ausgabe von Zufallszahlen (GET CHALLENGE) dahingehend abändern, dass nur die erste ausgegebene 8 Byte lange Zufallszahl durch den Pseudozufallszahlengenerator erzeugt wird. Die anschließenden „Zufallszahlen" sind jeweils 8 Byte EEPROM-/Flash-Speicherinhalt, mit der ersten Zufallszahl durch XOR verknüpft. Mit einem einfachen Programm kann dann von außen der gesamte Speicher inklusive aller Schlüssel ausgelesen werden. Dies ist im Übrigen ein sehr gutes Beispiel für angewandte Steganografie bei Chipkarten.

Es besteht keine Möglichkeit, mit einem Blackbox Test festzustellen, ob sich hinter diesem Kommando ein trojanisches Pferd versteckt. Selbst mit einer statistischen Analyse der erhaltenen Zufallszahlen würde man hier keine signifikante Abweichung von den üblichen Pseudozufallszahlen feststellen. Die einzige Art, dieses manipulierte Programm zu erkennen, ist eine Inspektion des gesamten Programmkodes des Betriebssystems. Das Beispiel zeigt nur eine von vielen denkbaren Varianten, um ein übliches Chipkarten-Kommando dahingehend abzuwandeln, dass man Dateninhalte des Speichers erhält. Da der dafür notwendige Programmkode nur einige Zeilen umfasst, ist die einzige wirksame Methode, um diese Möglichkeiten auszuschließen, eine vollständige Offenlegung und Analyse des Quellkodes.

Zur Prüfung der Funktionsfähigkeit atomarer Abläufe werden als besondere Testform Abbruchtests durchgeführt. Diese nennt man im Übrigen auch Recovery Tests, Disturbance Tests oder Tear Save Tests. Dazu sendet man ein entsprechendes Kommando zur Chipkarte, in der daraufhin ein atomarer Ablauf gestartet wird. Während der Zeitdauer des atomaren Ablaufs wird die Spannungsversorgung zu einem bestimmten Zeitpunkt unterbrochen. Anschließend prüft man, ob die verarbeiteten Daten durch den atomaren Zugriff in einem konsistenten Zustand gehalten wurden. Die Spannungsabschaltung führt man nicht nur zu einem bestimmten Zeitpunkt aus, sondern führt diese Tests in dem gesamten Bereich des atomaren Ablaufs wiederholt aus. Um korrekte Testergebnisse zu erhalten, versetzt man den Abbruchzeitpunkt schrittweise um etwa jeweils die halbe EEPROM-/Flash-Schreibzeit für eine Seite. Damit lässt sich sehr gut die Funktionsweise atomarer Abläufe prüfen. Die Anzahl der Tests dafür ist allerdings nicht unerheblich. Um einen Zeitraum von 100 ms für die Ausführung eines Kommandos in der Chipkarte mit dieser Methode abzutesten, sind bei einer typischen zeitlichen Schrittweite von 0,1 ms 1 000 Tests notwendig.

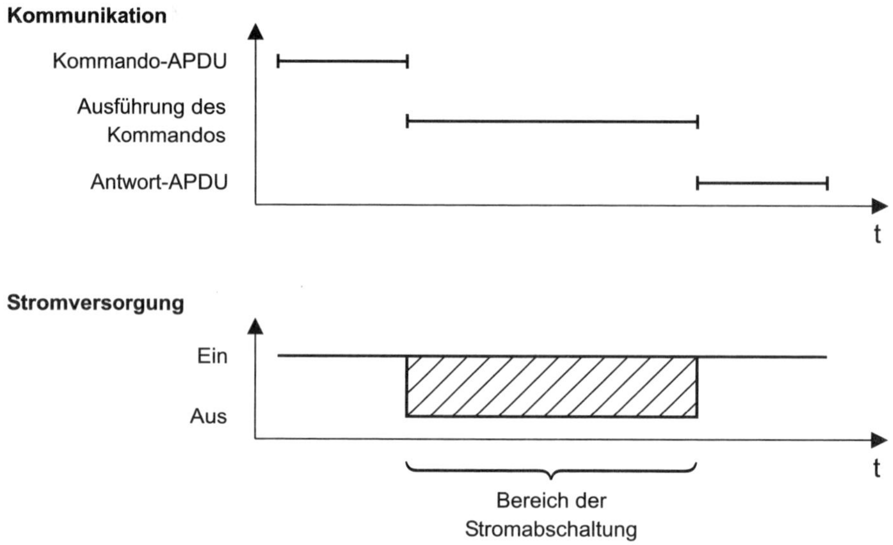

Bild 15.7 Zeitlicher Ablauf bei Abbruchtests zur Prüfung atomarer Abläufe.

15.4.2.4 Whitebox Test

Der Whitebox Test wird auch Glassbox Test genannt, was recht eindeutig die dahinterstehende Philosophie zeigt. Alle internen Datenstrukturen und Abläufe sind bekannt und können vollständig nachvollzogen werden. Zur Konzeption und Erstellung der Tests dienen die entsprechenden Programmdokumentationen, doch ist die Spezifikation immer die alleinige Referenz. Eine seit Jahrzehnten übliche Form der Dokumentation sind Programmflusspläne oder auch Nassi-Shneidermann-Diagramme (Struktogramme), welche auch beim Whitebox Test die Grundlage für die Beurteilung der internen Funktion der Software sind. Bei objektorientierten Programmiersprachen wie Java hat sich UML (*unified modeling language*) als die übliche Darstellungsform durchgesetzt, die sich ebenfalls sehr gut zur Architekturbeschreibung von Chipkarten-Software eignet.

Da man damit die genauen Programmabläufe kennt, möchte man natürlich alle möglichen Ablaufpfade im Programm prüfen. Dabei gibt es mehrere Vorgehensweisen: Bei der Befehlsabdeckung (*statement coverage*) wird jeder Befehl im Programm mindestens einmal durchlaufen. Man kann mit dieser Analyse beispielsweise sehr einfach herausfinden, ob im Programm toter Kode enthalten ist, der nie benutzt wird. Für eine Sicherstellung der gewünschten Funktion ist dieser Test zu schwach. Besser ist es, die Entscheidungsabdeckung (*decision coverage*) zu verwenden, weil dabei alle vorhandenen Entscheidungen im Programmkode mindestens einmal in allen möglichen Varianten durchlaufen werden müssen.

Um diese internen Programmabläufe beim dynamischen Test erkennen zu können, bedarf es entweder eines hochentwickelten Emulators für den jeweiligen Chipkarten-Mikrocontroller, oder das zu prüfende Programm muss instrumentiert werden. Dies bedeutet, dass vor allen Sprüngen, Verzweigungen und Funktionsaufrufen spezieller Programmkode eingefügt wird, der dann beim Durchlaufen Informationen über Ort und Parameter abspeichert. Mit einem Analyseprogramm lassen sich diese Informationen statistisch und grafisch auswerten. Leider führt der zusätzliche Programmkode der Instrumentierung zu einem anderen Zeitverhalten und kann im ungünstigsten Fall sogar ein unterschiedliches Verhalten des Programms auslösen. Dies muss bei dieser Analysemethode bedacht werden.

Die Erweiterung des Kriteriums der Entscheidungsabdeckung besteht darin, dass alle Entscheidungen im Programm in jeder möglichen Kombination einmal durchlaufen werden. Damit sind alle möglichen Ablaufpfade abgedeckt. Dies ist aber aufgrund der eingeschränkten Testzeit nur bei sehr kleinen Programmen mit einigen hundert Byte Kodeumfang möglich. Selbst bei Programmen in der Größenordnung von 1 000 Byte kann ein Test aller Kombinationsmöglichkeiten nicht mehr innerhalb einer absehbaren Zeitspanne durchgeführt werden.

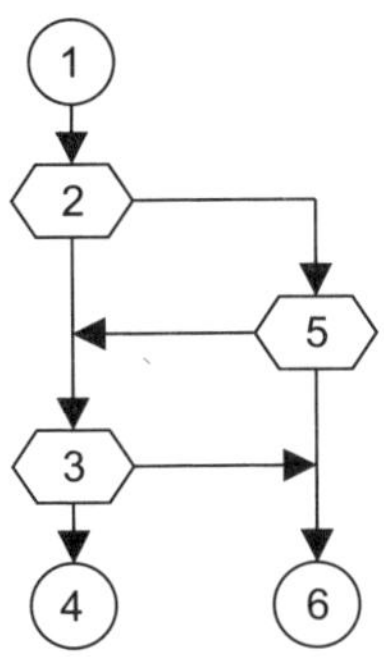

Befehlsabdeckung	1-2-3-4 1-2-5-6
Entscheidungsabdeckung	1-2-3-4 1-2-5-6 1-2-5-3-4 1-2-3-6
Entscheidungsabdeckung in allen Kombinationen	1-2-3-4 1-2-5-6 1-2-5-3-4 1-2-5-3-6 1-2-3-6

Bild 15.8 Beispiel für die Anzahl der möglichen Ablaufpfade in einem Programmflussplan bei Befehls- und Entscheidungsabdeckung.

Die Tabelle 15.2 auf der nächsten Seite zeigt dazu einen kurzen Überblick anhand eines typischen Kommandointerpreters für Chipkarten. Die Funktion dieses Programmmoduls besteht darin, ein im Empfangspuffer der Chipkarte abgelegtes Kommando anhand von Class und Instruction Byte zu erkennen und anschließend eine Prüfung von P1, P2, L_c und L_e vorzunehmen. Dieses Programm hat einen Kodeumfang von ca. 200 Byte und besitzt 18 Verzweigungen im Programmkode. Die möglichen Ausgabewerte sind 5 Returncodes sowie der Aufruf von 26 verschiedenen Kommandos.

Gerade beim Test von Chipkarten-Betriebssystemen benutzt man oft zwei weitere Kriterien zur Pfadabdeckung. Es ist dies die Eingabe- und die Ausgabeüberdeckung. Das Ziel ist, dabei alle möglichen Werte für die Eingabe bzw. die Ausgabe zu erzeugen. Oft reduziert man die möglichen Werte für die Ausgabe auf die vorhandenen Returncodes, weil sonst die Anzahl der Varianten zu groß wäre.

Die Teststrategie darf sich allerdings nicht nur an den unterschiedlichen Abdeckungsmetriken orientieren, da dies längst nicht ausreicht, um alle Fehler im Programmkode zu erkennen. Laut Peter Liggesmeyer [Liggesmeyer 02] werden selbst bei 100 % Anweisungsüberdeckung nur etwa 18 % der enthaltenen Fehler gefunden. Bei einer nahezu unmöglich erreichbaren 100 %-Zweigüberdeckung der Tests würde man nur circa 34 % aller Fehler finden. Dies zeigt ziemlich drastisch, dass ein rein abdeckungsgetriebenes Vorgehen im Test nicht zur gewünschten Fehlerarmut führt. Als Faustwert für die Kodeabdeckung bei Betriebssystemtests wird typischerweise von einem Wert von etwas über 90 % ausgegangen und beim Test von Anwendungen von einer Kodeabdeckung von etwa 95 %. Signifikant höhere Werte sind im Übrigen mit Tests über APDU-getriebene Kommandos in der Regel auch nicht zu erreichen, da unter anderem im Programmkode auch Sicherheitsfunktionen enthalten sind, welche über die APDU-Schnittstelle nicht aufgerufen werden können.

Weil die Zahl der möglichen Eingabewerte ebenfalls sehr schnell Größenordnungen erreicht, die aufgrund ihrer Vielzahl bzw. des dafür notwendigen Zeitaufwands nicht mehr testbar sind, benutzt man üblicherweise so genannte Äquivalenzklassen. Damit reduziert man die sehr hohe Anzahl an möglichen Eingabewerten auf einige wenige, die dann innerhalb einer überschaubaren Zeitspanne getestet werden können. Man bildet Äquivalenzklassen, indem man auf die Grenzfälle beiderseits der testenden Entscheidung prüft und zusätzlich einen typischen Wert in der Mitte des möglichen Bereichs verwendet.

Tabelle 15.2 Gegenüberstellung der Anzahl der möglichen Testfälle in Abhängigkeit von verschiedenen Verfahren zur Abdeckung beim Whitebox Test. Als Beispiel wurde ein 200 Byte großer Kommandointerpreter für Chipkarten benutzt. Für die Berechnung der Testzeit wurde eine durchschnittliche Abarbeitungszeit inklusive Datenübertragung von 30 ms angenommen.

Abdeckungsverfahren	Anzahl der möglichen Testfälle	Dauer der Tests
1 Million zufällige Eingabewerte	1 000 000	$\approx$ 8 h
Befehlsabdeckung	10	$\approx$ 0,3 s
Entscheidungsabdeckung	50	$\approx$ 1,5 s
Entscheidungsabdeckung in allen möglichen Variationen	50 000 000	$\approx$ 17 Tage
Eingabeüberdeckung in allen möglichen Variationen bei einem 5 Byte-Header	$\approx 1{,}1 \cdot 10^{11}$	$\approx$ 1 000 Jahre
Eingabeüberdeckung mit Äquivalenzklassen	15	$\approx$ 0,5 s
Ausgabeüberdeckung der Returncodes	6	$\approx$ 0,2 s

Erlaubt beispielsweise der Kommandointerpreter in der Chipkarte für das P1-Byte den Bereich von einschließlich 20 bis einschließlich 50, würde man die folgenden Werte als Äquivalenzklasse verwenden: 19, 20, 50, 51 und als Wert in der Mitte beispielsweise 35. Damit hätte man dann die wesentlichen Abfragebedingungen im Programm überprüft. Mit relativ großer Wahrscheinlichkeit kann man nach diesem Test davon ausgehen, dass die Abfrage des Wertebereichs richtig implementiert wurde.

Es ist vor allem bei der Hardware-nahen Programmierung leider notwendig, bei der Festlegung der Äquivalenzklassen die Eigenschaften der Zielhardware zu berücksichtigen. So müssen beispielsweise alle mathematischen Operationen, die aufgrund der Rechnerarchitektur (8/16/32 Bit) einen Über- oder Unterlauf im Prozessor verursachen, bei der Äquivalenzklassenbildung berücksichtigt werden. Nur so kann man sicherstellen, dass Über- bzw. Unterträge bei der Programmierung korrekt berücksichtigt wurden.

Whitebox Tests finden sich bei Chipkarten-Entwicklungen oft bei Modultests. Dabei werden fertig entwickelte Software-Module in der Chipkarte von außen über spezielle Testkommandos mit Daten beaufschlagt und anschließend die Arbeitsergebnisse der Software-Module von außen durch Testkommandos ermittelt. Außerhalb der Chipkarte findet dann der Vergleich des erhaltenen mit dem erwarteten Ergebnis statt. Der Nachteil von Whitbox Tests ist ihre Abhängigkeit von der jeweiligen Implementierung. Dies erfordert deshalb unter Umständen entsprechende Anpassungen der Tests bei Änderungen am Quellkode, obwohl die Funktionalität gleich geblieben ist.

15.4.2.5 Greybox Test

Eine Mischform zwischen Blackbox und Whitebox Test stellt der Greybox Test dar. Bei ihm sind Teile der Software bekannt, wie beispielsweise die internen Programmabläufe. Er wird im Bereich der Chipkarten vor allem in der Integrationsphase eingesetzt, da man Fehler bei der Zusammenarbeit der einzelnen Komponenten schnell und effektiv erkennen und beseitigen kann. Dazu benötigt man seitens des Schlüsselmanagements natürlich entsprechende Testschlüssel (*testkey*), die öffentlich sind. Ist dieser Teil des Integrationstests erfolgreich abgeschlossen, kann man die Ergebnisse mit den Echtschlüsseln (*lifekey*) überprüfen.

15.4.3 Dynamische Tests von Betriebssystemen und Anwendungen

Es ist wichtig, sich von Anfang an klarzumachen, dass durch den Test von Programmen lediglich die Anwesenheit von Fehlern bewiesen werden kann, nicht deren Abwesenheit. Geht man davon aus, dass nur ungefähr die Hälfte aller vorhandenen Fehler überhaupt gefunden wird, so besitzt ein durchschnittliches Programm sicherlich noch einige Schwachstellen.

In der Praxis wird bei der Assemblerprogrammierung oft von einer Rate von 0,7 Fehler pro 100 Zeilen Kode nach allen Tests ausgegangen. Benutzt man obige Angabe von 30 000 Zeilen Programmkode für ein Chipkarten-Betriebssystem als Anhaltswert und reduziert 2/3 aller Zeilen als Kommentar, kann man sich ausrechnen, dass in einem vollständig ausgetesteten und freigegebenen Betriebssystem noch etwa 70 Fehler vorhanden sind. In den sicherheitskritischen Bereichen der Militär- oder Medizintechnik wird trotz des immensen Aufwands für Test- und Qualitätssicherung immerhin noch von 4 nicht gefundenen Fehlern bei 10 000 Zeilen Programmkode ausgegangen [Thaller 93]. Die meisten Fehler treten zwar nie zu Tage, sie sind also latente Fehler, doch genügt unter Umständen ein einziger manifestierter Fehler, um alle Sicherheitsbarrieren eines Chipkarten-Betriebssystems zu umgehen. Es ist sehr nützlich, sich diese Aussage als Motivation für sorgfältige und überlegte Tests immer vor Augen zu halten.

Selbstverständlich sind auch den Tests natürliche Grenzen gesetzt. Im Gegensatz zu Forschungsprojekten sind gerade bei Kundenprojekten die zur Verfügung stehende Zeit oder die maximal aufwendbaren Kosten ein stark einschränkendes Kriterium. Außerdem werden die Tests immer schwieriger und aufwändiger, wenn das Programm nur noch wenige Fehler enthält. So hat irgendwann die Suche nach den letzten Fehlern in einem Programm ein Ende, da die dafür aufgewendete Zeit und die Ressourcen grundsätzlich begrenzt sind.

Bei der Ausgabe neuer Versionen kann man zunächst davon ausgehen, dass diese immer weniger Fehler enthalten, da man die Möglichkeit hat, die während des Betriebs gefundenen Fehler zu analysieren und dann zu eliminieren. Interessanterweise setzt sich der Rückgang der Fehlerzahl aber nicht unbegrenzt fort, sondern man kann nach einem Minimum im Bereich der zweiten Version im Allgemeinen wieder einen Anstieg beobachten. Dies rührt einfach daher, dass die notwendigen Fehlerbehebungen auf der ursprünglichen Spezifikation und dem Programmkode aufbauen. Ab einem bestimmten Zeitpunkt, der variabel sein kann, ist es wahrscheinlich, dass durch die Beseitigung eines Fehlers wieder ein oder sogar mehrere neue Fehler entstehen. Es ist also nach einer bestimmten Anzahl von Versionen oft wesentlich besser, einen vollständigen Neuanfang zu machen, als auf überholten Konzepten und mehrfach ausgebessertem Programmkode aufzubauen. Im Übrigen gilt dies für fast alle Bereiche der Technik.

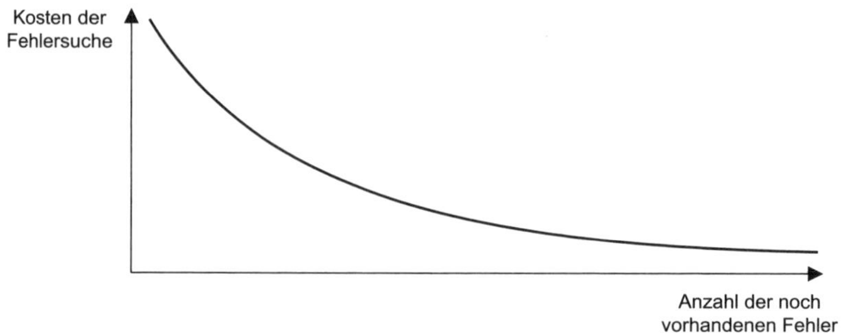

Bild 15.9 Kosten für die Fehlersuche in Abhängigkeit von noch vorhandenen Fehlern.

Nach der Norm Standard for Software Unit Testing IEEE 1008 unterscheidet man bei dynamischen Tests drei Testniveaus. Beim Basic Test werden im Wesentlichen der Gutfall und die grundlegenden Funktionen der einzelnen Kommandos geprüft. Der Capability Test umfasst bereits Grenzwerte und Schlechtfälle. Das dritte Testniveau ist der Behavior Test, bei dem die Kommandos im Zusammenspiel mit anderen geprüft werden.

15.4.4 Vorgehensweise bei Tests

Es ist ein großer Unterschied, ob ein neues Betriebssystem oder eine neue Anwendung getestet werden muss. Beim Test eines Chipkarten-Betriebssystems muss der gesamte Programmkode für die unterschiedlichsten Anwendungsfälle geprüft werden. Dies erfordert eine große Anzahl unterschiedlicher Tests. Bei einer neuen Anwendung reduzieren sich die Tests entsprechend den verwendeten Daten und des gegebenenfalls dafür vorgesehenen Programmkodes im Applet.

Muss ein neues Betriebssystem getestet werden, so erstellt man in der Regel mehrere Testanwendungen, die einige typische spätere Anwendungen wiedergeben. Man bildet sozusagen Äquivalenzklassen für die üblichen Anwendungen. Auf dieser Grundlage können dann die einzelnen Tests durchgeführt werden.

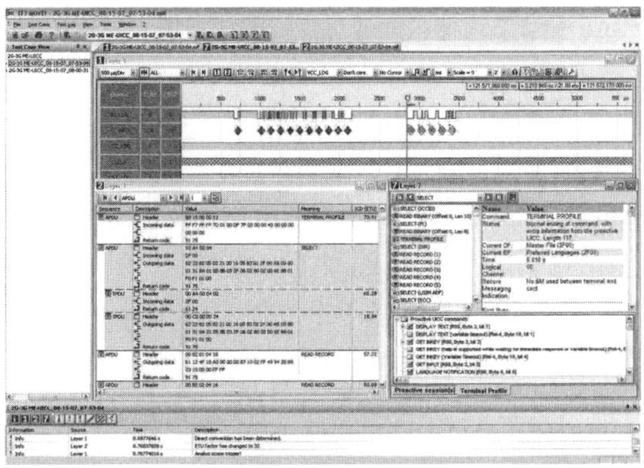

Bild 15.10 Bildschirmausgabe eines Software-Werkzeuges zur Überprüfung der Kommunikation zwischen Terminal und Chipkarte auf physikalischer und logischer Ebene. Das Fenster oben zeigt die Kommunikation auf logischer Ebene und die beiden Fenster unten die bei der Kommunikation erkannten Kommandos mit ihren Parametern. (Comprion [Comprion])

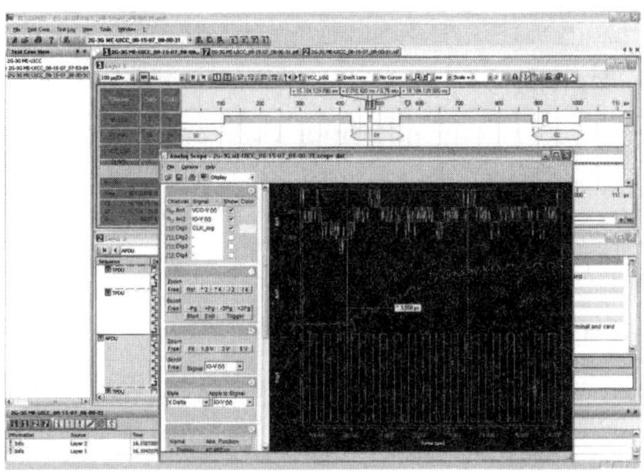

Bild 15.11 Bildschirmausgabe eines Software-Werkzeuges zur Überprüfung der Kommunikation zwischen Terminal und Chipkarte auf physikalischer und logischer Ebene. Das offene Fenster im Vordergrund zeigt die Kommunikation mit der Chipkarte auf elektrischer Ebene. (Comprion [Comprion])

Die folgende Vorgehensweise hat sich beim Testen von neuen Betriebssystemen für Chipkarten seit einigen Jahren und bei den unterschiedlichsten Projekten eingebürgert: Es wird immer mit dem Test der Datenübertragung begonnen, da dies die Basis für alle weiteren Aktionen darstellt. Anschließend werden alle verfügbaren Kommandos geprüft. Falls es sich um eine Anwendung handelt, schließt sich daraufhin der Test der Dateien an. Falls alle vorgenannten Tests positiv verlaufen sind, kann man mit der Prüfung der festgelegten Abläufe beginnen.

Um einen Überblick zu geben, ist deshalb in den folgenden Zeilen eine Sammlung möglicher Tests in einer üblichen Reihenfolge aufgeführt. Die Liste erhebt keinen Anspruch auf Vollständigkeit und ist als detailliertes Anschauungsbeispiel gedacht. Der Zweck der genannten Tests besteht darin, ein neues Betriebssystem inklusive einer oder mehrerer Anwendungen auf die wesentlichen Rahmenwerte zu prüfen.

Test der Datenübertragung

- ATR (Erkennung von Paritätsfehlern; falls T=0 vorhanden, dann Zeichenwiederholung, Struktur und Inhalt des ATR)
- PPS (Struktur und Inhalt des PPS)
- Test der Datenübertragung auf OSI-Schicht 2 (Start-, Daten-, Stopbits, Teiler, Convention der Übertragung)
- Test des Übertragungsprotokolls T=0 (Erkennung von Paritätsfehlern und Zeichenwiederholung, diverse Abläufe)
- Test des Übertragungsprotokolls T=1 (CWT, BWT, BGT, Resynch, Fehlermechanismen, diverse Abläufe)
- Secure Messaging

Test der vorhandenen Kommandos

- Test aller möglichen Class-Bytes
- Test aller möglichen Instruction-Bytes
- Test aller vorhandenen Kommandos mit Äquivalenzklassen der unterstützten Funktionalitäten

Test der vorhandenen Dateien

- Test, ob alle Dateien an der richtigen Position (MF, D, EF) vorhanden sind
- Test auf korrekte Dateigröße
- Test auf korrekte Dateistruktur
- Test auf korrekte Dateiattribute
- Test auf die korrekten Inhalte der Dateien
- Test der festgelegten Zugriffsbedingungen (Lesen, Schreiben, Sperren, Entsperren, ...)

Test der vorhandenen Abläufe

- Test der festgelegten Zustandsautomaten (d. h. Reihenfolge der Kommandos)

Sonstige Tests

- typische Abläufe im Feld (*use case test*)
- Lebensdauer der Chipkarte hinsichtlich der Beanspruchung des nichtflüchtigen Speichers
- Kompatibilität von Betriebssystem und Anwendung zu vorhandenen Chipkarten
- Messung der Ausführungsgeschwindigkeit von Kommandos
- Messung der Ausführungsgeschwindigkeit von typischen Szenarien
- Abbruchtests bei den typischen Szenarien
- Kombination von Abläufen
- Benutzung des nichtflüchtigen Speichers (Hot-Spot-Analyse)

Es ist im Übrigen nicht ausreichend, wenn ein Test nach Ausführung eines Chipkarten-Kommandos lediglich den von der Karte zurückgesendeten Returncode auf Korrektheit prüft. Der Test muss die richtige Umsetzung des Kommandos in der Chipkarte verifizieren, ansonsten ist keine tragfähige Aussage über das Testergebnis möglich. Man denke dabei nur an ein einfaches Kommando wie UPDATE RECORD, bei dem es keinesfalls ausreicht, den Returncode mit '9000' zu vergleichen. Ein hochwertiger Test muss auch überprüfen, ob die mit UPDATE RECORD an die Chipkarte übergebenen Daten anschließend fehlerfrei und an der richtigen Stelle in den geschriebenen Daten zu finden sind. Genau dies macht diese Art von Tests jedoch ziemlich aufwändig, weil sich viele Mechanismen in der Chipkarte nur indirekt von außen prüfen lassen.

Wie man sich unschwer vorstellen kann, benötigt man trotz Äquivalenzklassenbildung und einiger weiterer Minimierungsverfahren eine relativ große Menge einzelner Tests. Dabei ist davon auszugehen, dass man für ein 20 kByte großes Chipkarten-Betriebssystem zwischen 4 000 und 8 000 unterschiedliche Tests festlegen muss, um die wesentlichen Testfälle abzudecken. Tests, die beispielsweise in einer Schleife mehrere Hundert verschiedene Werte zur Chipkarte senden, werden als ein Test gezählt. Die Anzahl der an die Chipkarte gesendeten Kommandos kann sich dann durchaus in einer Größenordnung von 40 000 bewegen. Die Dauer für die Ausführung aller Tests liegt im Bereich von ein bis zwei Tagen. Diese große Anzahl von Tests kann man im Rahmen eines akzeptierbaren Aufwands nur mehr mit Hilfe einer geeigneten Datenbank verwalten. Diese kann dann gleichzeitig auch die Ergebnisse der Tests aufnehmen.

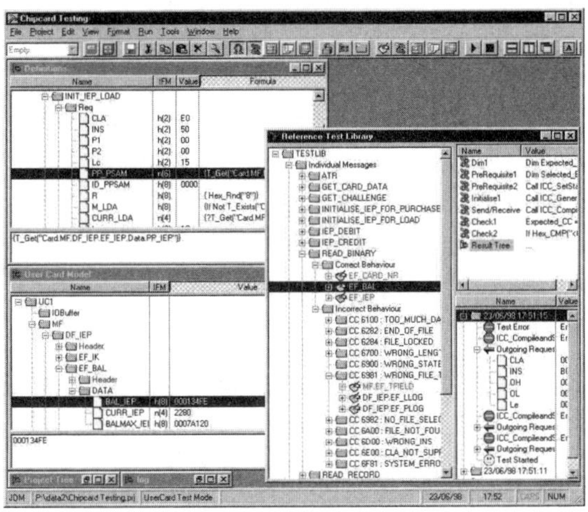

Bild 15.12 Bildschirmausgabe eines objektorientierten und datenbankgestützten Testwerkzeugs für die Prüfung von Chipkarten-Betriebssystemen und Chipkarten-Anwendungen. Das Bild zeigt oben links die Definition der Datenelemente einer Kommando-APDU (INITIALIZE IEP for LOAD) und darunter die dazugehörige Referenzsimulation der Chipkarte. Auf der rechten Seite ist ein Ausschnitt der Baumstruktur für die Festlegung der einzelnen Tests dargestellt. (Copyright by Integri [Integri])

Der Aufbau eines Testwerkzeugs für Chipkarten ist in Bild 15.12 dargestellt. Die Spezifikation für die Software in der Chipkarte ist vollständig in einem Pseudokode geschrieben worden und befindet sich in einer entsprechenden Datenbank. Ändert sich die Spezifikation, führt dies automatisch zu den notwendigen Änderungen bei den Tests. Eine weitere Datenbank enthält alle Tests in einer ebenfalls direkt durch einen Computer auswertbaren Hochsprache. Die beiden Datenbanken speisen einen Testmuster-Generator, der die Kommandos (d. h. TPDUs bzw. APDUs) für die zu testende Chipkarte generiert. Parallel dazu wird eine Simulation der echten Chipkarte betrieben, die weitgehend durch die Spezifikation definiert ist. Weil in der echten Chipkarte Prozesse ablaufen können, die nicht vollständig vorhersagbar sind (z. B. Erzeugung einer Zufallszahl), müssen zusätzliche Daten an die simulierte Karte übergeben werden. Sowohl die echte als auch die simulierte Chipkarte senden die Antworten auf die erhaltenen Kommandos an einen Vergleicher. Sind beide gleich, dann liefert die echte Chipkarte das richtige Ergebnis, sofern die Simulation als Referenz anerkannt ist. Alle bei einem Testlauf entstehenden Daten werden in einer Protokolldatenbank abgelegt, wo sie dann zeitlich versetzt manuell ausgewertet werden.

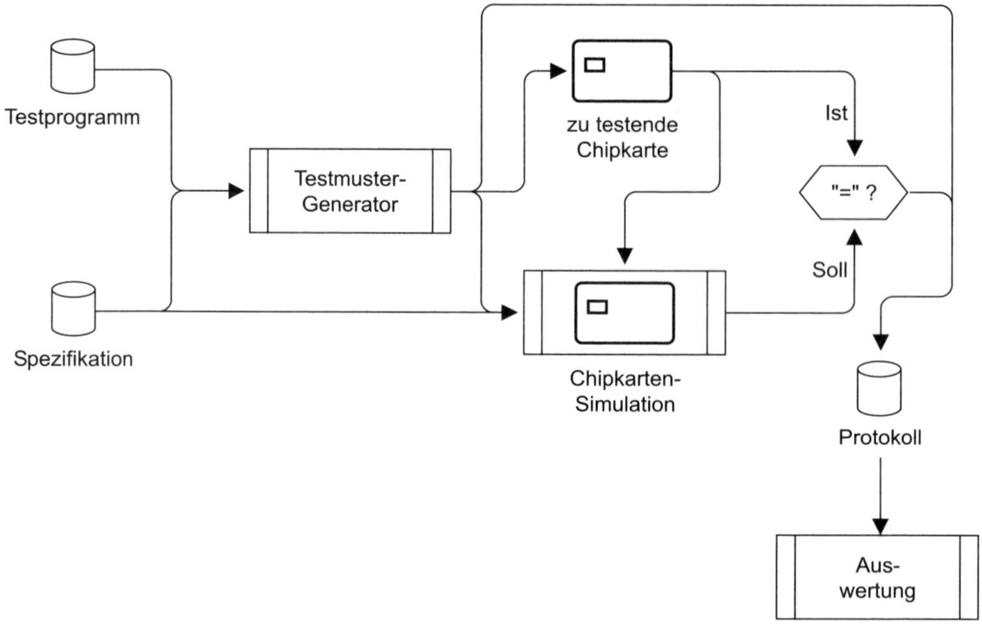

Bild 15.13 Prinzipieller Aufbau eines Testwerkzeugs für die Prüfung von Chipkarten-Betriebssystemen und Anwendungen.

Die übliche Vorgehensweise bei der Testerstellung basiert auf der Umsetzung von Testspezifikationen. Ein noch relativ neuer Testansatz im Chipkartenbereich fundiert auf der automatischen Erstellung von Tests. Dabei wird das Chipkarten-Betriebssystem oder ein Teil davon in einer Programmiersprache funktional vollständig beschrieben, wobei dies unabhängig vom Programmkode des eigentlichen Betriebssystems ist. Der beschreibende Quellkode wird anschließend von einer Software analysiert, welche daraus automatisch Tests erzeugt. Die Analyse ist parametrisierbar, um unterschiedliche Testtiefen und Testbreiten zu erzeugen. Dieser modellbasierte Ansatz eignet sich gut für die Erstellung von zusätzlichen Tests, kann jedoch die manuell durch Tester entwickelten Tests nicht ersetzen. Der Grund dafür sind vor allem komplexe Sequenzen, die viel Erfahrung im Aufbau eines Tests erfordern, um die typischen Fehler in der Software einer Chipkarte zu finden.

Tabelle 15.3 Der übliche vierteilige Aufbau eines einzelnen Testfalls anhand des Tests eines Fehlbedienungszählers, der maximal drei Fehlversuche zulässt. Dies ist ein Test im Rahmen einer Testsuite, die üblicherweise viele Tausend Testfälle enthält.

Teilschritt im Testfall	dazugehörige Arbeitsschritte
Vorbereitung des Tests	• schalte Karte an • zweimalige Eingabe einer falschen PIN
Durchführung des Tests	• Eingabe einer falschen PIN
Prüfung des Testergebnisses	• Prüfung auf korrekten Returncode • Prüfung, ob ein Dateizugriff, der diese PIN benötigt, vom Betriebssystem gesperrt wird
Abbau des Tests	• Zurücksetzen des Fehlbedienungszählers auf null • schalte Karte ab

15.5 Evaluierung von Hardware und Software

Aufgrund der Eigenschaft, Daten sicher aufbewahren zu können, werden Chipkarten in sicherheitssensiblen Bereichen eingesetzt, doch liegen die Vorteile von Chipkarten nicht nur in der sicheren Aufbewahrung von Daten, sondern ebenso zur gesicherten Ausführung von kryptografischen Algorithmen.

Gerade der Bereich des elektronischen Zahlungsverkehrs ist ein wichtiger Markt für Chipkarten. Weil hier bei großen Systemen enorme Geldströme fließen, muss der jeweilige Anwendungsanbieter oder Kartenherausgeber großes Vertrauen in den Halbleiterhersteller, Betriebssystem-Hersteller und auch den Personalisierer der Chipkarten haben. Der Anwendungsanbieter muss absolut sicher sein können, dass die Software in der Chipkarte fehlerfrei die geforderten Transaktionen für den Zahlenverkehr ausführt und dass keine Sicherheitslücken oder gar absichtlich in die Software eingebrachten Falltüren vorhanden sind.

Beispielsweise könnte man mit einem geheimen Kommando an die Chipkarte die PIN und alle geheimen Schlüssel auslesen. Im Falle einer GSM- oder ec-Karte wäre dann der vermeintliche Angreifer fähig, beliebig viele Karten zu klonen und dann voll funktionsfähig zu verkaufen.

Doch die Sicherheitsforderungen betreffen nicht nur die Herstellung der Chipkarte, sondern ebenso Initialisierung und Personalisierung, denn dort werden die geheimen Schlüssel und die PIN in die Chipkarte geladen. Der Kartenherausgeber muss dem Lieferanten der Karte ein sehr hohes Vertrauen in Fragen der Sicherheit entgegenbringen.

Das Gleiche gilt für die grundsätzliche Sicherheit der Software in der Chipkarte. Es muss nicht absichtlich eine Falltür zum Ausspähen von Informationen eingebaut worden sein. Jedoch könnte es durch eine Fehlfunktion sehr wohl möglich sein, mit einer im normalen Ablauf nicht verwendeten Kommandokombination Informationen aus einer Karte auszulesen oder zu schreiben. Die Wahrscheinlichkeit für einen solchen Zufall ist zwar äußerst gering, doch ist es beim derzeitigen Stand der Softwaretechnologie bekanntermaßen nicht möglich, die Fehlerfreiheit eines Programms in allen Fällen zu garantieren.

Um ein Produkt auf seine Vertrauenswürdigkeit zu prüfen, bleiben dem Anwendungsanbieter nur zwei Möglichkeiten: Entweder prüft er die Chipkarte mit der Software in allen Variationen selbst, oder er lässt sie von einer vertrauenswürdigen Instanz prüfen. Der erste Weg, die Prüfung der Chipkarte beim Anwendungsanbieter, ist oft nur eingeschränkt möglich, da dieser zum Teil nicht das technische Fachwissen und die technischen Möglichkeiten für die Tests besitzt. Die zweite Möglichkeit, die Vergabe der Prüfung an eine weitere Instanz, gilt momentan als eine für alle Beteiligten tragbare Lösung.

Man bezeichnet diese Prüfung allgemein als Evaluierung (*evaluation*). Dies ist eine unparteiliche, objektive, wiederholbare und reproduzierbare Bewertung von informationstechnischen Systemen (d. h. Hardware oder Software) durch eine vertrauenswürdige Instanz gemäß den Vorgaben eines Kriterienkatalogs. Das zu evaluierende informationstechnische System wird Evaluierungsgegenstand genannt.

Die gleiche Problematik gibt es schon seit Jahren in der Software- und Systementwicklung im Militärbereich. Sie ist also in der Chipkartenwelt nicht neu. Um die Vertrauenswürdigkeit von Softwareprodukten objektiv „messbar" zu machen, d. h. eine Metrik dazu festzulegen, wurde im Jahre 1983 vom NCSC (US National Computer Security Center) ein Kriterienkatalog zur Bewertung der Vertrauenswürdigkeit von informationstechnischen Systemen herausgegeben. Das NCSC wurde 1981 vom nordamerikanischen Department of Defense (DoD) gegründet. Im Jahre 1985 wurden dann die TCSEC (*Trusted Computer System Evaluation Criteria*) veröffentlicht. Das Buch mit der TCSEC hatte einen orangefarbenen Einband, weshalb es auch allgemein als Orange Book bekannt ist. Diese Kriterien dienen dem NCSC als Richtlinien zur Evaluierung von informationstechnischen Systemen.

Die TCSEC hatte weltweit für praktisch alle Kriterienkataloge im Sektor der Informationstechnik Vorbildfunktion. In Europa wurden – allerdings auch auf der Grundlage von TCSEC – eigene Kriterien definiert. Sie wurden als ITSEC (*Information Technique System Evaluation Criteria*) im Jahre 1990 erstmals veröffentlicht. Um einen weltweit einheitlichen Standard zur Prüfung von Software auf Korrektheit zur Verfügung zu haben, wurden anschließend die Common Criteria[1] (CC) geschaffen, die sozusagen die Essenz aus TCSEC und ITSEC sind. Die Common Criteria sind auch besser für die Evaluierung von Software ausgerichtet, als dies bei TCSEC und ITSEC der Fall war. Sie wurden 1996 in einer ersten Version veröffentlicht[2] und sind seit 1999 auch als internationale Norm ISO 15408 verfügbar. Im Gegensatz zur sechsstufigen ITSEC besitzen die Common Criteria sieben Stufen der Vertrauenswürdigkeit. Der Übergang von einer Evaluierung nach TCSEC oder ITSEC zu Common Criteria ist im Übrigen relativ einfach, da zwischen diesen Kriterienkatalogen viele Gemeinsamkeiten bestehen. Für Evaluierungen von Hardware und Software im Chipkartenbereich sind mittlerweile die Common Criteria die wichtigste Grundlage geworden, deren aktuelle Version die Nummer 3.1 vom September 2006 trägt.

Ein Evaluationsprozess, unabhängig von der angewandten Methodik, besitzt vier Kennzeichen: Der Prozess muss unparteiisch sein, der Prüfer darf also gegenüber dem Evaluierungsobjekt oder dem Hersteller keine Vorurteile haben. Als weiteres Charakteristikum muss der Evaluationsprozess objektiv sein und damit so strukturiert, dass persönliche Wertungen minimiert sind. Ein weiteres Merkmal besteht darin, dass man bei einer Wiederholung des Evaluationsprozesses zum selben Resultat kommen muss. Abschließend muss noch eine

[1] Auf Deutsch etwa „Gemeinsame Kriterien für die Prüfung und Bewertung der Sicherheit von Informationstechnik".

[2] TCSEC, ITSEC und CC sind über viele verschiedene Server aus dem Internet kostenlos erhältlich, z. B. CC bei [NIST].

Reproduzierbarkeit des Evaluationsprozesses erreichbar sein, ein anderer Prüfer oder eine andere Prüfinstanz muss also zum selben Ergebnis kommen.

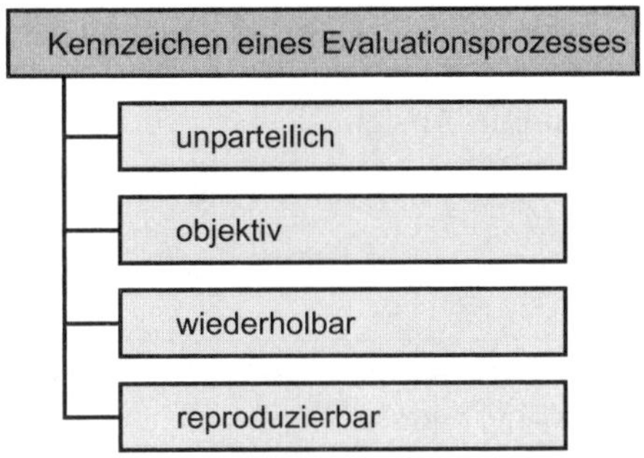

Bild 15.14 Die vier Kennzeichen eines Evaluationsprozesses.

Einer der wichtigsten Punkte bei jeder Evaluierung ist die Festlegung der Sicherheitsvorgaben (*security target*) für das Ziel der Evaluierung (*target of evaluation – TOE*). Ziel der Evaluierung ist das zu prüfende Objekt, und die Sicherheitsvorgaben beschreiben die zu prüfenden Mechanismen. Im Übrigen kann man durch geschickte Wahl der Sicherheitsvorgaben eine Evaluierung stark vereinfachen, da sich sicherheitskritische Elemente dadurch ausgrenzen lassen. Dies ist allerdings nur ein Trick, um möglichst schnell und kostengünstig hohe Evaluationslevel zu erreichen. Die tatsächliche Sicherheit leidet dann natürlich darunter.

15.5.1 Die Common Criteria (CC)

Die Common Criteria setzen sich aus drei Teilen zusammen: Im ersten Teil „Einführung und allgemeines Modell“ (*introduction and general model*) werden die allgemeinen Grundlagen einer Evaluierung beschrieben. Dies ist unter anderem auch die Festlegung des Evaluierungsgegenstands (EVG) (*target of evaluation* – TOE), das im Rahmen einer Evaluierung zu prüfende informationstechnische System. Dieser Teil enthält auch die Darstellung des Schutzprofils (*protection profil* – PP)], welche eine implementierungsunabhängige Menge von Sicherheitsvorgaben sind, die an die spezifischen Anwendungsgebiete für bestimmte Evaluierungsgegenstände angepasst sind. So gibt es beispielsweise von Eurosmart [Eurosmart] eigene Schutzprofile für Chipkarten. In den Sicherheitsvorgaben sind in recht allgemeiner Form die Bedrohungen und Anforderungen zur Abwehr gegenübergestellt.

Der zweite Teil der Common Criteria „Funktionale Sicherheitsanforderungen“ (*security functional requirements*) enthält eine sehr ausführliche Aufstellung von Anforderungen an die Funktionalität des Evaluierungsgegenstandes. Im dritten Teil „Anforderung an die Vertrauenswürdigkeit“ (*security assurance requirements*) sind eben diese im Detail beschrieben. Hier befinden sich auch die Beschreibung der Vertrauenswürdigkeitsstufen (*evaluation assurance level* – EAL). Diese sieben hierarchischen Stufen bezeichnen den Grad der Vertrauenswürdigkeit eines Evaluierungsgegenstands im Rahmen einer Evaluierung. Die Stufe 0 weist dabei die geringste und die Stufe 7 die höchste Vertrauenswürdigkeit auf. Die Tabelle 15.4 auf der nächsten Seite zeigt die Stufen im Überblick.

Der Aufwand für die einzelnen EAL-Stufen steigt jedoch nicht linear, sondern beinahe quadratisch. Um also von Stufe EAL2 nach EAL3 zu gelangen, ist der doppelte Aufwand wie von EAL1 nach EAL2 erforderlich. Dies wirkt sich naturgemäß sehr stark in den Evaluierungsstufen EAL5 bis EAL7 aus. Die vollständige Evaluierung eines mittelgroßen Chipkarten-Betriebssystems nach Common Criteria EAL7 kann durchaus mehrere Jahre in Anspruch nehmen und mehrere Millionen Euro kosten.

Tabelle 15.4 Die sieben Stufen der Vertrauenswürdigkeit (EAL – *evaluation assurance level*) der Common Criteria.

Kriterium	Erklärung
EAL1	funktionell getestet (*functionally tested*)
EAL2	strukturell getestet (*structurally tested*)
EAL3	methodisch getestet und überprüft (*methodically tested and checked*)
EAL4	methodisch entwickelt, getestet und durchgesehen (*methodically designed, tested, and reviewed*)
EAL5	semiformal entworfen und getestet (*semiformally designed and tested*)
EAL6	semiformal verifizierter Entwurf und getestet (*semiformally verified design and tested*)
EAL7	formal verifizierter Entwurf und getestet (*formally verified design and tested*)

Bei Evaluierungen wird noch grundsätzlich zwischen informellen, semiformalen und formalen Methoden unterschieden. Die informelle Beschreibung einer Funktion kann durchaus mit den textuellen Darstellungen in diesem Buch verglichen werden. Small-OS aus dem Unterkapitel 13.17 auf Seite 568 ist ansatzweise semiformal beschrieben. Eine formale Beschreibung ist hingegen logisch prüfbar und in einer formalen Notation erstellt.

In allen Funktionalitätsklassen sind die formalen Anforderungen an den Entwicklungsprozess und auch an die Entwicklungsumgebung in sehr abstrakter Weise vorgeschrieben. Außerdem enthalten die Funktionalitätsklassen Informationen und Angaben über die Betriebsdokumentation sowie die spätere Betriebsumgebung. Diese Informationen sind in einer Form erstellt, die geeignet ist, alle informationstechnischen Varianten einer Software-Entwicklung abzudecken.

Bei Evaluierungen nach Common Criteria wird oft ein Zusatz angegeben, der die so genannte „Mechanismenstärke" betrifft. Dies ist die Robustheit gegenüber Angreifern. Es sind drei Mechanismenstärken definiert: niedrig, mittel und hoch.

„Niedrig" kennzeichnet einen Schutz gegen zufälliges unbeabsichtigtes Eindringen in gesicherte Umgebung. „Mittel" bedeutet, dass ein Schutz gegen Angreifer mit beschränkten Mitteln vorhanden ist. Die höchste Mechanismenstärke – „hoch" – bedeutet, dass Schutz gegen Angreifer mit sehr guten Fachkenntnissen und Mitteln vorhanden ist. Üblicherweise wird ab Common Criteria EAL4 eine Mechanismenstärke „hoch" verwendet und durch ein „+" in der Bezeichnung gekennzeichnet (z. B. EAL4+).

Die typischerweise bei Evaluierungen im Chipkarten-Umfeld angestrebte Stufe der Vertrauenswürdigkeit bei der Mikrocontroller-Hardware ist EAL4+ oder EAL5+. Bei den Betriebssystemen wird in der Regel bei der Evaluierung die Stufe EAL4+ angestrebt.

In manchen Fällen ergibt sich oft die Aufgabe, ein bereits evaluiertes Produkt in einer geringfügig veränderten Version ebenfalls zu evaluieren. Hier bietet sich eine sogenannte Delta-Evaluierung an, bei der ausgehend von der ursprünglichen Evaluierung die Änderungen der neuen Version evaluiert werden. Dies spart bei gleicher Qualität erheblich Zeit und Kosten.

Bei der Composite-Evaluierung werden Hardware und Software nicht separat betrachtet, sondern als eine zusammenarbeitende Einheit, die sich gegenseitig bei der Abwehr von Angriffen ergänzen. Diese Evaluierungsart findet manchmal im Chipkarten-Umfeld seine Anwendung.

Tabelle 15.5 Die Funktionalitätsklassen der Common Criteria. Diese beschreiben jeweils eine bestimmte Grundfunktion der Sicherheitsarchitektur, die bei der Evaluierung separat zu bewerten ist.

Funktionalitätsklasse	Beschreibung
FAU	Sicherheitsprotokollierung (*security audit*)
FCO	Kommunikation (*communication*)
FCS	Kryptographische Unterstützung (*cryptographic support*)
FDP	Schutz der Benutzerdaten (*user data protection*)
FIA	Identifikation und Authentisierung (*identification and authentication*)
FMT	Sicherheitsmanagement (*security management*)
FPR	Privatsphäre (*privacy*)
FPT	Schutz der Sicherheitsfunktionen (*protection of the TSF*)
FRU	Betriebsmittelnutzung (*resource utilisation*)
FTA	Schnittstelle (*TOE access*)
FTP	vertrauenswürdiger Pfad/Kanal (*trusted path/channels*)

15.5.2 Die ZKA-Kriterien

Neben den länderübergreifenden Evaluierungsstandards wie TCSEC, ITSEC oder CC haben sich bei großen Chipkarten-Anwendungen auch eigene Standards zur Evaluierung etabliert. Beispielhaft sind hier die Kriterien von Visa für Sicherheitsprüfungen und die deutschen ZKA-Kriterien. Letztere sind für die ec-Karte mit Chip in Deutschland verbindlich einzuhalten und werden von den zugelassenen Evaluierungsinstanzen für alle Chipkarten-Betriebssysteme für diese Anwendung geprüft.

Tabelle 15.6 Die Sicherheitsuntersuchungen anhand der ZKA-Kriterien an Spezifikation und im Quellkode eines Chipkarten-Betriebssystems. Nach Stefan Rother [Rother 98 a].

• Betriebssystemkommandos	• Ver- und Entschlüsselung
• Anwendungskommandos	• Schlüsselableitung
• Kommunikationsmechanismen	• Signaturerzeugung und -prüfung
• Speicher- und Ressourcenverwaltung	• Schlüsselverwaltung
• Dateiattribute und Dateizugriffsrechte	• Authentisierungsmechanismen
• Prüfsummenalgorithmen	• Zufallszahlengenerator

Bei der Prüfung anhand der ZKA-Kriterien werden einerseits die bereitgestellten Dokumente und andererseits die Software und auch die Hardware untersucht. Dies ist der große Vorteil der chipkartenspezifischen ZKA-Kriterien gegenüber den für jede beliebige Software gültigen Kriterien der Common Criteria. Die Tabelle 15.7 zeigt die ZKA-Kriterien mit einer dazugehörigen Erklärung.

Tabelle 15.7 Die ZKA-Kriterien zur Evaluierung eines Chipkarten-Systems nach Stefan Rother [Rother 98 b].

Kriterium	Erklärung
Komponenten-Authentisierung	Die zum System gehörenden Sicherheitskomponenten müssen authentisierbar sein.
Nachrichtenintegrität	Die sicherheitsrelevanten Informationen zwischen den Komponenten müssen gegen Manipulationen geschützt sein.
Benutzer-Authentisierung	Bestimmte Funktionen dürfen nur dann ausgeführt werden, wenn die PIN des Benutzers – als Authentisierung des Benutzers – korrekt eingegeben wurde.
Geheimhaltung von PIN und Schlüsseln	PIN und Schlüssel dürfen außerhalb von gesicherten Bereichen nie im Klartext übertragen werden. Sofern PIN und Schlüssel in Komponenten verarbeitet oder gespeichert werden, müssen diese Komponenten gegen unautorisiertes Auslesen oder Verändern geschützt sein. Eine erschöpfende Suche nach der PIN muss systembedingt verhindert sein.
Protokollierung	Alle sicherheitsrelevanten Vorkommnisse müssen in den beteiligten Komponenten protokolliert werden. Die Protokolle müssen gegen Manipulation geschützt sein.
Schlüsselmanagement	Es muss Mechanismen zur Verteilung, Verwaltung und zum Schlüsselwechsel geben. Bei symmetrischen Kryptoverfahren dürfen nur dynamische Schlüssel verwendet werden, und die Schlüssel müssen ihrem Zweck entsprechend separiert sein.
Hardware	Alle sicherheitsrelevanten Handlungen müssen gegen unberechtigte Zugriffe geschützt sein.
Organisatorische Maßnahmen bei Herstellung und Personalisierung	Es darf nur der evaluierte Programmkode in der beschriebenen Parametrisierung im Wirkbetrieb eingesetzt werden.
Ablaufsicherung	Eine Quellkodeprüfung stellt sicher, dass die Abläufe und der Datenfluss innerhalb des evaluierten Programms korrekt sind.
andere Anwendungen	Zusätzliche Anwendungen dürfen keine sicherheitsgefährdenden Auswirkungen haben.
Verschlüsselungsverfahren	Die eingesetzten kryptografischen Algorithmen müssen dem Stand der Technik entsprechen und dürfen nicht auf der Geheimhaltung des Verfahrens beruhen.
eindeutige Repräsentation	Jede Sicherheitskomponente muss im Gesamtsystem eindeutig identifizierbar sein.
personelle Forderung	Es dürfen nur dafür geeignete Personen Zugang zu den sicherheitsrelevanten Komponenten und Mechanismen haben.

Zusammengefasst sind die ZKA-Kriterien wohl die zur Zeit besten Sicherheitskriterien für Chipkarten, da sie die hohen Anforderungen eines großen Zahlungsverkehrssystems erfüllen und speziell auf die besonderen Belange eines Chipkarten-basierten Systems zugeschnitten sind.

15.5.3 Weitere Evaluierungsmethoden

Neben den vorangehend beschriebenen Evaluierungsmethoden gibt es im Bereich der Chipkarten eine Reihe weiterer spezialisierter Methoden. Im Bereich des Zahlungsverkehrs wird beispielsweise die Zertifizierung nach MasterCard CAST program (*compliance assessment and security testing*) eingesetzt. Von Visa gibt es ähnliche Vorgaben zur Prüfung von Chipkarten.

Verschiedentlich werden bei Evaluierungen neben den Common Criteria zusätzlich die Anforderungen der FIPS 140-2 berücksichtigt. Diese Norm legt für Sicherheitsmodule, zu denen auch Chipkarten gezählt werden können, vier mögliche Sicherheitsniveaus fest und beschreibt detailliert sieben sicherheitsrelevante Anforderungsbereiche. Der Inhalt dieser Norm ist sehr praxisbezogen und geht auch auf technische Realisierungsdetails wie beispielsweise Kriterien für die Qualität von Zufallszahlengeneratoren ein.

15.5.4 Resümee

Bei einem realen Chipkartenprojekt wird bei einer Evaluierung typischerweise folgendermaßen vorgegangen: Der Kartenherausgeber legt mit dem Betriebssystem-Hersteller die Anforderungen für den Betrieb und die zu berücksichtigenden Bedrohungen fest. Anschließend einigt man sich auf die notwendigen Evaluationsniveaus für die Evaluierung. Danach wird das Betriebssystem entsprechend diesem Evaluationsniveau nach den entsprechenden Verfahren erstellt und mit der notwendigen Dokumentation versehen. Im abschließenden Schritt kann das fertiggestellte Betriebssystem mit all seinen Komponenten von einer entsprechenden unabhängigen Stelle, der Evaluationsinstanz, nach dem vorher vereinbarten Niveau evaluiert werden.

Eine Evaluierung nach Common Criteria hat für den Kartenherausgeber und Anwendungsanbieter einige Vorteile, da er in vielen Sicherheitsaspekten Gewissheit haben kann, dass die wesentlichen Mechanismen in ihrer Konzeption und Ausführung klar definiert und funktionsfähig sind. Diese Sicherheit ist im schnelllebigen Chipkartenmarkt allerdings mit Nachteilen verbunden. Die Entwicklungszeit erhöht sich bei einer notwendigen Evaluierung selbst bei den niedrigen Evaluierungsstufen erheblich. Auch verursacht der Mehraufwand bei der Dokumentation eine Steigerung der Entwicklungskosten, die letztendlich vom Betriebssystem-Hersteller auf sein Produkt umgeschlagen werden.

Man sollte sich jedoch bei einem evaluierten Produkt durchaus bewusst sein, dass die Evaluierung garantiert, dass alle Abläufe und Mechanismen in allen Fällen so funktionieren, wie sie in den entsprechenden Dokumenten beschrieben sind. Evaluierung bedeutet ja nicht, dass die evaluierende Stelle das Produkt komplett testet, sondern nur, dass diese Stelle die erhaltenen Papiere und je nach Stufe der Evaluierung Quell- und Objektkode zu dem Produkt prüft. Von ebensolcher Bedeutung ist, dass auch die Zielhardware eine dem jeweiligen Evaluationsniveau äquivalente Sicherheit gewährleisten muss. Eine fehlerfreie und sichere Software nützt überhaupt nichts, wenn man sie mit geringem Aufwand durch die „Hintertür“ Hardware umgehen kann. Evaluierung erhöht die Wahrscheinlichkeit, dass sich die Software so verhält wie beabsichtigt, ist aber keine Garantie für Fehlerfreiheit oder Abwehr aller denkbaren Angriffe.

Kapitel 16

Sicherheit von Chipkarten

Der Schutz und die Geheimhaltung von Daten in Chipkarten ist der Hauptvorteil gegenüber allen anderen Datenträgern, wie Magnetstreifenkarten oder Speichersticks. Deshalb ist auch eine auf diesen Zweck abgestimmte und optimierte Chiphardware mit dazu passenden kryptografischen Verfahren zur Sicherung der geheimen Daten unabdingbar. Doch ist Sicherheit nicht alleine von der Spezialhardware des Mikrocontrollers oder den in der Betriebssystemsoftware realisierten kryptografischen Algorithmen abhängig. Auch die Sicherheit der Chipkarten-Anwendung und die Design-Prinzipien, die Entwickler auf dem Weg dorthin anwenden, sind von elementarer Bedeutung. Die wesentlichen Prinzipien, Verfahren und Strategien auf dem Weg zu sicheren Chipkarten und sicheren Chipkarten-Anwendungen sind in diesem Kapitel zusammengefasst.

Die wesentliche Eigenschaft einer Chipkarte ist, dass sie für Daten und Programme eine sichere Umgebung bietet. Wäre es ohne größeren Aufwand möglich, Daten unbefugt aus einer Chipkarte auszulesen, würde sie sich nur mehr unwesentlich von einem Speicherstick unterscheiden, und hätte lediglich eine andere Schnittstelle.

Natürlich ist es praktisch unmöglich, ein ganzes System oder auch nur eine Chipkarte so zu bauen, dass perfekte Sicherheit herrscht, die durch nichts und niemanden gebrochen werden kann. Schließlich muss man nur den Aufwand für den Angriff genügend hoch treiben und kann dann in jedes System eindringen oder es manipulieren. Doch jeder potenzielle Angreifer wird, bewusst oder unbewusst, für sich und seine Ziele immer eine Art Wertanalyse durchführen, weil das Ergebnis, das er durch das Brechen eines Systems erhält, die Arbeit, Geld und Zeit wert sein muss, die er dafür aufwendet. Falls das Resultat – sei es in monetärer Form oder auch als Reputation in der (Fach-) Welt – den Aufwand nicht wert ist, wird niemand allzu viel Energie in das Brechen eines Systems oder einer Chipkarte stecken.

Die folgenden vier Segmente garantieren die Sicherheit einer Chipkarte: Das erste Segment der Sicherheit ist der Kartenkörper, in dem der Mikrocontroller eingebettet ist. Viele der dafür verwendeten Sicherheitsmerkmale sind nicht nur maschinenlesbar, sondern können zusätzlich visuell von Menschen geprüft werden. Die dabei angewandten Techniken sind nicht chipkartenspezifisch, sondern werden auch bei anderen Kartentypen eingesetzt. Die weiteren Segmente – Chiphardware, Betriebssystem und Anwendung – schützen die Daten und Programme im Mikrocontroller der Chipkarte.

Nur wenn alle diese Segmente vorhanden sind und ihre Abwehrmechanismen funktionieren, ist die Sicherheit einer Chipkarte gewährleistet. Nutzt man die Chipkarte ausschließlich in einem Bereich ohne menschliche Kartenprüfung, so ist das Segment für den Kartenkörper nicht notwendig. Die drei vom Kartenkörper unabhängigen Segmente sind jedoch unabdingbar für die physikalische und logische Angriffssicherheit einer Chipkarte. Fällt auch nur eines dieser drei Segmente aus oder erfüllt die an sie gestellten Ansprüche nicht, ist die Chipkarte nicht mehr sicher, da diese drei Segmente mit einer logischen UND-Verknüpfung verbunden sind.

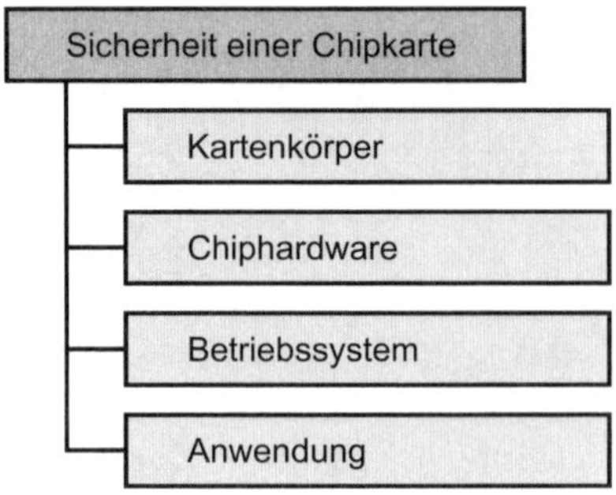

Bild 16.1 Klassifizierungsbaum der Sicherheit einer Chipkarte.

Die Lebensdauer typischer Chipkarten beträgt in der Regel 3 Jahre. Die Herausforderung für die Hersteller von Chipkarten-Mikrocontrollern und Chipkarten-Betriebssystemen besteht darin, um mindestens diese Zeitspanne allen Angreifern voraus zu sein. Damit können etwaige Angriffe bereits im Vorfeld mit geeigneten Gegenmaßnahmen in ihren Auswirkungen minimiert bzw. verhindert werden. Dieser zeitliche Vorsprung ist jedoch nicht immer möglich, weshalb bei Anwendungsarchitekturen immer streng darauf zu achten ist, dass eine einzelne erfolgreich angegriffene Chipkarte nicht das ganze jeweilige System diskreditiert.

Dies ist insbesondere dann von großer Wichtigkeit, wenn man berücksichtigt, dass es große Chipkartenanwendungen gibt, bei denen die Karten nicht regelmäßig ausgetauscht werden. Dies betrifft sogar die Anwendung für Chipkarten mit den höchsten Stückzahlen – die SIM-Karten im Mobilfunksystem GSM. Es kann hier durchaus vorkommen, dass SIM-Karten 10 bis 15 Jahre verwendet werden. Setzt man so eine Lebenserwartung in Bezug zu den bekannt gewordenen Angriffen der Tabelle 16.2 auf Seite 734, dann wird sehr schnell deutlich, dass ein zuverlässiger Schutz gegen Angriffe über eine so lange Zeitspanne schwer zu erreichen ist. Bei GSM hat man allerdings den Vorteil, dass es sich um ein reines Online-System handelt, in dem man auf erkannte Manipulationen flexibel reagieren kann.

Verfolgt ein Angreifer das generelle Ziel, neue Karten herzustellen, dann kann er dabei zwei unterschiedliche Ansätze verfolgen. Er kann sich auf die Erzeugung von Klonen konzentrieren, das bedeutet die Erzeugung vollständiger Kopien der angegriffenen Karte. Klone kann man jedoch bei Online-Systemen leicht erkennen. Der andere mögliche Weg eines Angreifers ist die Schaffung gültiger neuer Karten, die keine Kopien der angegriffenen Karten sind. Von einem Angreifer neu geschaffene Karten sind in einem Online-System nur durch spezielle Listen zu erkennen, die alle benutzbaren Chipkarten anhand einer eindeutigen Identifikation aufführen. Sie werden als Whitelists bezeichnet.

16.1 Systematik der Angriffe und Angreifer

Das große Problem aller IT-Systeme, die Angriffen ausgesetzt sind, ist der oft auftretende Lawineneffekt bei geglückten Attacken. Schafft es beispielsweise ein Drucker, Banknoten in ausreichender Qualität zu fälschen und in Stückzahlen herzustellen, dann ist dies zwar für die jeweilige Nationalbank bedauerlich, doch führt es in der Praxis zu keiner Inflation der Landeswährung. Der Fälscher wäre erstens gar nicht in der Lage, eine genügende Anzahl von Banknoten herzustellen, und zweitens ist es sehr risikoreich, die Fälschungen in großer Stückzahl in Umlauf zu bringen.

Bei elektronischem Geld verhält es sich jedoch etwas anders. Da dieses aus nichts anderem als aus immaterieller Information besteht, ist es in der Praxis unmöglich, Original und Kopie voneinander zu unterscheiden. Zudem kann es beim Bekanntwerden einer neu entdeckten Fälschungsmöglichkeit zu einem Lawineneffekt an Nachahmungstätern kommen. Die dabei auftretenden Effekte kann man in aller Deutlichkeit bei den in erheblichen Stückzahlen gefälschten vorbezahlten Telefonkarten studieren. Manche Netzbetreiber können sich nur noch durch an den Kartentelefonen eingeschränkte Gesprächszielorte gegen die Angriffe wehren.

Falls ein Designfehler oder eine Schwäche in einem großen Chipkarten-System bekannt wird, kann man davon ausgehen, dass diese Information innerhalb von Tagen oder wenigen Wochen weltweit über das Internet gestreut wird. Sehr schnell wird auch entsprechende Software und – wenn nötig – auch Hardware angeboten, die in der Regel vollständig dokumentiert sind, so dass ein Nachbau problemlos möglich ist. Die Software wird üblicherweise auch im Quelltext veröffentlicht, so dass sie von Dritten weiterentwickelt werden kann, was in der Regel auch passiert. Damit setzt eine sehr rasche Evolution von Hard- und Software ein, die innerhalb kurzer Zeit auf den jeweiligen Zweck hochoptimiert wird.

Im Folgenden versuchen wir, mögliche Angriffe und Angreifer auf Chipkarten zu systematisieren. Der Schwerpunkt ist natürlich auf die informationstechnische Seite von Chipkarten gelegt und nicht auf durch Menschen prüfbare Sicherheitsmerkmale des Kartenkörpers. Damit werden potenzielle Angriffe einschätzbar, und man kann dagegen Vorkehrungen treffen. Eine Abwehr gegen unbekannte Gefahren ist bekanntlich weit schwieriger als gegen bekannte.

Bei der Einteilung der Angriffe haben wir uns an die ISO 13491-1 angelehnt, die Konzepte, Anforderungen und Evaluierungsmethoden von kryptografisch sicheren Geräten im Bankensektor beschreibt.

16.1.1 Einstufung der Angriffe

Es gibt unterschiedliche Ansätze zur Systematisierung von Angriffen auf Chipkarten. Bei Sicherheitsevaluierungen werden beispielsweise alle möglichen Angriffsarten nach der jeweiligen Phase des Kartenlebenszyklus gruppiert und formal beschrieben [IC Protection 97, Isselhorst 97]. Das Ergebnis besteht dann aus langen Listen, in denen für die jeweilige Phase alle denkbaren Angriffe gegenübergestellt sind. Bei der eigentlichen Evaluierung wird dann für jeden einzelnen Punkt geprüft, ob er vom System oder der Chipkarte abgewehrt werden kann.

Alternativ kann man auch analog einer Fehlerbaumanalyse (*fault tree analysis*) eine Angriffsbaumanalyse (*attack tree analysis*) aufbauen [Schneier 99]. Diese hat auch den Namen Bedrohungsbaumanalyse und ist für Detailuntersuchungen und die Darstellung von Abhängigkeiten von großem Nutzen.

Ein Angriffsbaum beschreibt in der Wurzel ein bestimmtes Angriffsziel und in den Blättern die einzelnen Angriffsschritte, wobei es UND-Äste und ODER-Äste gibt. Die UND-Äste beschreiben Angriffsschritte, die miteinander zur Zielerreichung notwendig, also durch eine logische UND-Verknüpfung verbunden sind. Im Gegensatz zu den ODER-Ästen, die alternative Angriffsschritte zur Erreichung des Angriffsziels aufzeigen. Sie sind also miteinander durch eine logische ODER-Verknüpfung verbunden.

Zur Vereinfachung kann man den Angriffsbaum in Teilbäume mit wiederverwendbaren Teilzielen untergliedern. Für eine Analyse aller Angriffe auf eine Chipkarte benötigt man demzufolge allerdings eine ziemlich große Zahl von Angriffsbäumen.

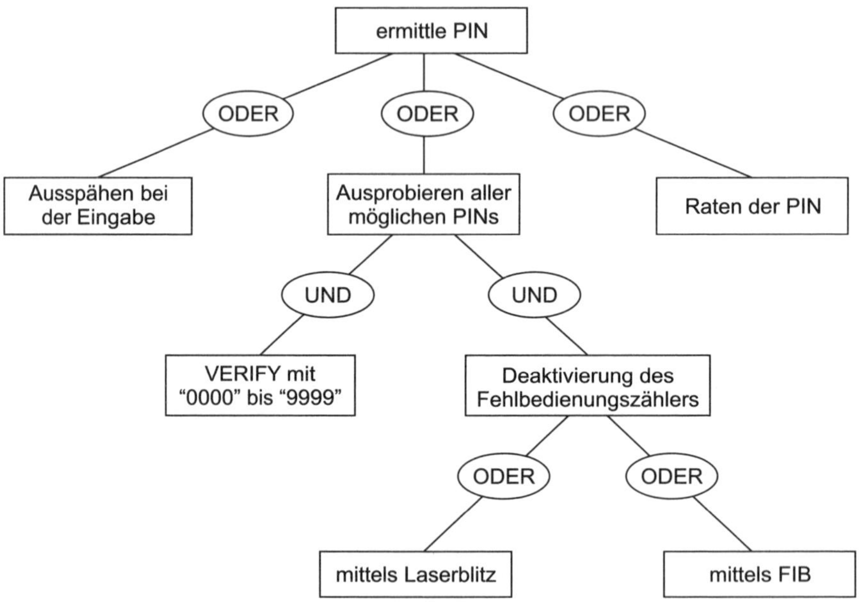

Bild 16.2 Ein kleiner Ausschnitt aus einem Angriffsbaum für Chipkarten mit dem Angriffsziel Ermittlung der PIN.

In diesem Buch wurde eine andere Systematik gewählt, um das Thema möglichst realitätsnah darzustellen und auch anschaulich das Ping-Pong-Spiel von Angriff und Abwehr zu zeigen. Zudem soll hier ein allgemeingültiger und nicht systemspezifischer Überblick über Angriffs- und Abwehrmethodiken gegeben werden.

Prinzipiell lassen sich die Angriffe auf Chipkarten wie in Bild 16.3 auf der nächsten Seite in drei verschiedene Arten einteilen: Angriffe über die soziale Ebene, die physikalische Ebene und die logische Ebene. Selbstverständlich gibt es in der Praxis auch Mischformen. So kann ein Angriff auf der physikalischen Ebene etwa dazu führen, dass damit ein nachfolgender Angriff auf der logischen Ebene vorbereitet wird, wie dies etwa bei der differentiellen Fehleranalyse der Fall ist.

Angriffe über die soziale Ebene sind Attacken, welche sich primär an die Menschen richten, die mit einer Chipkarte umgehen. Dies kann ein Entwickler beim Halbleiterhersteller sein, ein Softwaredesigner oder auch, später im Lebenszyklus, der Kartenbesitzer. Diese Angriffe können nur teilweise durch Technik abgefangen werden, hauptsächlich müssen hier organisatorische Maßnahmen abwehrend wirken. Das Ausspähen der PIN beim Eintippen an einer Tastatur lässt sich gut durch Sichtblenden am PIN-Pad verhindern. Angriffe über die soziale Ebene bei Programmierern von Chipkarten werden zwecklos gemacht, indem die benutzten Verfahren öffentlich sind und der erzeugte Programmkode zusätzlich von Dritten evaluiert wird. Die Sicherheit hängt damit nur an den geheimen Schlüsseln, und das Wissen des Entwicklers ist für einen Angreifer nutzlos.

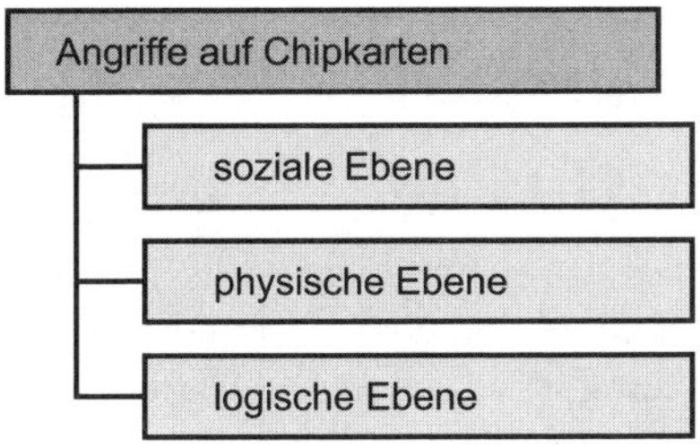

Bild 16.3 Klassifizierungsbaum zur Einstufung von Angriffen auf Chipkarten.

Für Angriffe auf Chipkarten über die physikalische Ebene benötigt man in der Regel einiges an technischem Gerät, da man in irgendeiner Form an den Chipkarten-Mikrocontroller Hardware-technisch herankommen muss. Die Angriffe können entweder statisch am abgeschalteten Mikrocontroller oder dynamisch während des Betriebs stattfinden. Die statischen physikalischen Angriffe sind für den Angreifer nicht zeitkritisch, er kann in Ruhe seiner „Arbeit" nachgehen. Bei den dynamischen Angriffen müssen jedoch ausreichend schnelle Messwert-Erfassungsgeräte zur Verfügung stehen.

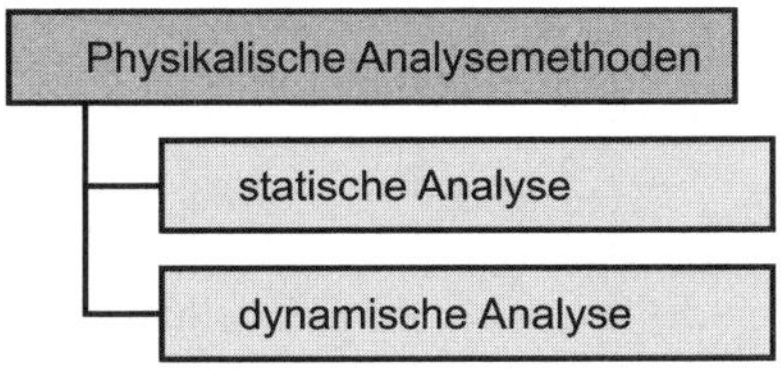

Bild 16.4 Klassifizierungsbaum der physikalischen Methoden zur Analyse von Chipkarten-Mikrocontrollern.

Die bisher bekannt gewordenen erfolgreichen Angriffe auf Chipkarten erfolgten meistens über die logische Ebene. Diese Angriffe kommen durch bloßes Nachdenken oder durch Berechnungen zustande. Die klassische Kryptoanalyse gehört hier ebenso dazu wie Angriffe über erkannte Fehler im Chipkarten-Betriebssystem oder trojanische Pferde im ausführbaren Kode von Chipkarten-Anwendungen.

Analog zur Kryptoanalyse von kryptografischen Protokollen kann man Angriffe noch in passive und aktive Angriffe aufgliedern: Bei passiven Angriffen analysiert der Angreifer ohne direkte Veränderungen das Übertragungsprotokoll oder das kryptografische Protokoll und nimmt beispielsweise Messungen auf dem Halbleiter vor. Man bezeichnet dies auch als nicht invasiven Angriff. Im Gegensatz dazu wird bei einem aktiven Angriff, der auch invasiver Angriff genannt wird, manipulierend auf die Datenübertragung oder auf den Mikrocontroller zugegriffen.

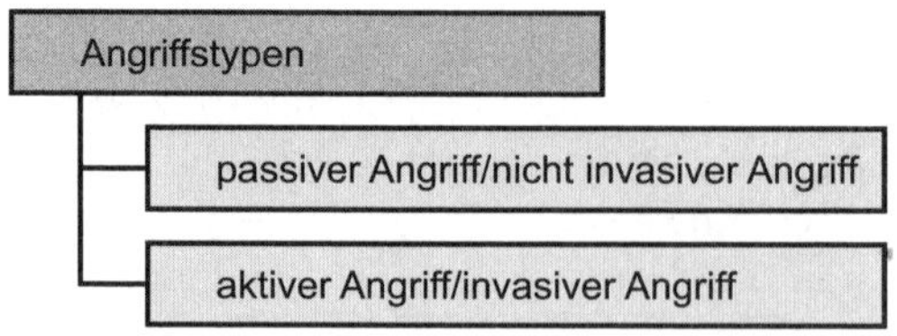

Bild 16.5 Klassifizierungsbaum der Typen von Angriffen auf Chipkarten.

Beim Zeitpunkt der möglichen Angriffe könnte man die Phasen des Kartenlebenszyklus nach ISO 10202-1 verwenden.[1] Dies wäre aber etwas weitschweifig, weshalb hier zugunsten der Leserlichkeit eine kleine Vereinfachung vorgenommen wurde. Die Angriffe sind eingeteilt in die Zeiträume der Entwicklung, Produktion und Kartenbenutzung.

Angriffe bei der Entwicklung schließen sowohl Systemdesign, Chipentwicklung, Betriebssystementwicklung als auch Anwendungserstellung mit ein. Unter Produktion wird hier allgemein jeder Prozess verstanden, bei dem Hardware gefertigt wird. Damit ist der gesamte Bereich von der Waferfabrikation beim Halbleiterhersteller bis zur Kartenpersonalisierung und dem Kartenversand abgedeckt. Die Kartenbenutzung ist das Stadium, bei dem sich die Chipkarte im Feld befindet, sie wird also vom Benutzer verwendet.

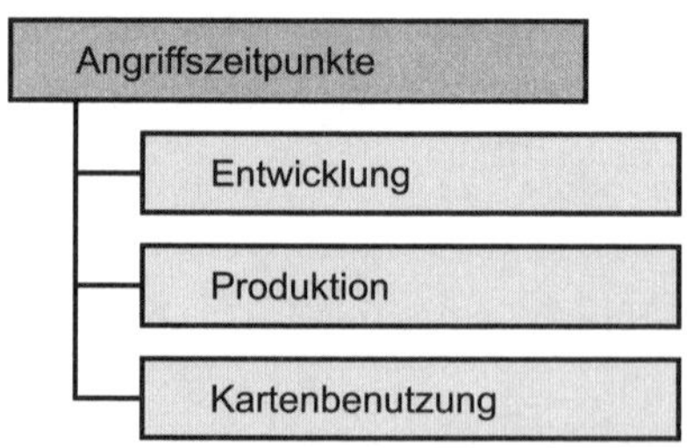

Bild 16.6 Klassifizierungsbaum der möglichen Angriffszeitpunkte.

16.1.2 Auswirkungen eines Angriffs und Einstufung der Angreifer

Um die Stärken und Schwächen von Angreifern auf die Sicherheit einer Chipkarte realistisch einschätzen zu können, ist es wichtig, sich zumindest ein grobes Bild der möglichen Angreifer zu machen. Diese Informationen kann man dann auch für die Konzeption von Abwehrstrategien und -mechanismen benutzen.

---

[1] Siehe auch Kapitel 14 „Herstellung von Chipkarten“ auf Seite 613.

Üblicherweise haben typische Angreifer eine von zwei grundlegenden Motivationen für ihr Tun. Dies kann einerseits schlicht und einfach Geldgier sein oder andererseits das Bedürfnis, Ruhm und Reputation in der Szene zu erlangen. Die beiden Beweggründe haben unterschiedliche Konsequenzen für den Systembetreiber. Ein Angreifer, der Geld mit seiner Tätigkeit verdienen will, kann mit einem gewissen Risiko selber zum „Kartenherausgeber" werden[1] oder auch versuchen, den Systembetreiber zu erpressen. Beiden Szenarien kann durch die üblichen rechtlichen Mittel begegnet werden. Werden Einzelheiten des Angriffs öffentlich, ist der Ruf des Chipkarten-Systems geschädigt. Der schlimmste Fall der Rufschädigung des Systembetreibers tritt dann ein, wenn eine größere Anzahl von Kartenbenutzern Geld bei einem Angriff verliert.

Eine ähnliche Beeinträchtigung des Rufs eines Chipkarten-Systems entsteht auch, wenn der Angriff nicht aus kriminellen Neigungen, sondern aus wissenschaftlichem Forschungsdrang zustande kommt. Für einen Angreifer aus diesem Metier ist die Tätigkeit nur dann ein Erfolg, wenn er anschließend entsprechende Veröffentlichungen vorweisen kann. Dabei steht er auch noch unter enormem Zeitdruck, seine Entdeckung so schnell wie möglich zu publizieren, da in diesem Gewerbe bekanntermaßen immer nur der erste den Ruhm erntet. Das Ergebnis besteht darin, dass sich der Systembetreiber unvermutet oder nach kurzer Vorwarnzeit mit einer Veröffentlichung konfrontiert sieht, in der im Detail ein Angriff auf sein System beschrieben steht. Anschließend wird der publik gewordene Angriff von Interessierten Schritt für Schritt weiter verfeinert und auch für Außenseiter verständlich gemacht. Die Spitze besteht dann darin, dass Programme veröffentlicht werden, die den Angriff vollautomatisch durchführen.

Mit einem ähnlichen Ablauf sahen sich im Frühjahr 1998 einige GSM-Netzbetreiber konfrontiert. Der Angriff auf den Kryptoalgorithmus COMP 128, der für A3/A8 benutzt wurde, hatte jedoch in diesem Fall keine großen nachteiligen Auswirkungen auf den regulären Netzbetrieb. Diese Vorgehensweise beinhaltet für den Angreifer einen wichtigen Aspekt. Er gilt als erfolgreicher Entdecker eines Sicherheitslecks, gehört somit zu den „Guten" und muss fast nie rechtliche Konsequenzen seines Tuns fürchten.

Als Quintessenz kann aus diesen Szenarien abgeleitet werden, dass es für einen Systembetreiber letztendlich keine sonderlich große Rolle spielt, ob nun ein „Böser" oder ein „Guter" angreift. Der Schaden ist bei den wirklich gefährlichen Angriffen sowohl in finanzieller Hinsicht als auch in Hinblick auf den Ruf meist groß. Im schlimmsten Fall muss das System außer Betrieb gehen und alle Karten gesperrt und neue, gegen den Angriff immune ausgegeben werden. Bei großen Systemen mit mehreren Millionen Chipkarten kann eine derartige Neuemission länger als ein halbes Jahr dauern.

Der Klassifizierungsbaum in Bild 16.7 auf der nächsten Seite zeigt unter Zugrundelegung der obigen Aspekte und Erfahrungen die möglichen Typen von Angreifern. Alle Aufgeführten können gleichermaßen gefährlich für ein Chipkarten-System sein, doch haben sie unterschiedliche Fähigkeiten und Möglichkeiten. Der typische Hacker verfügt über ein mittleres Know-how hinsichtlich des Systems, gute kreative Ideen und in der Regel auch einen dazu passenden Freundeskreis. Ihm steht normalerweise kein gut ausgestattetes Labor zur Verfügung, und auch seine finanziellen Mittel sind beschränkt. Ist er jedoch qualifiziert, kann er bei geschicktem Vorgehen durchaus Zugriff auf große Rechenleistung, beispielsweise durch eine Aktion im Internet, bekommen.

[1] Dies ist der übliche Weg, bei sich selbst wiederaufladenden Telefonkarten.

Angreifer einer besonderen Kategorie sind alle Insider, bei denen vorausgesetzt werden muss, dass sie über sehr gute Systemkenntnisse verfügen. Unter Umständen haben sie Zugang zu Hard- und Softwarekomponenten und kennen vielleicht sogar Schwachstellen. Sofern es sich um Einzelpersonen handelt, kann man sie ansonsten in den ihnen zur Verfügung stehenden Mitteln und Möglichkeiten einem Hacker gleichsetzen. Insider sind allerdings weder anonym noch sehr zahlreich, weshalb Angriffe von ihnen gewöhnlich rückverfolgbar sind.

Die dritte Gruppe von Einzelpersonen, die als potenzielle Angreifer in Frage kommen, sind Kriminelle. Diese besitzen in der Regel keine große Sachkenntnis, doch erhebliche Energie, um mit ihrem Tun Vorteile in meist finanzieller Hinsicht zu erlangen.

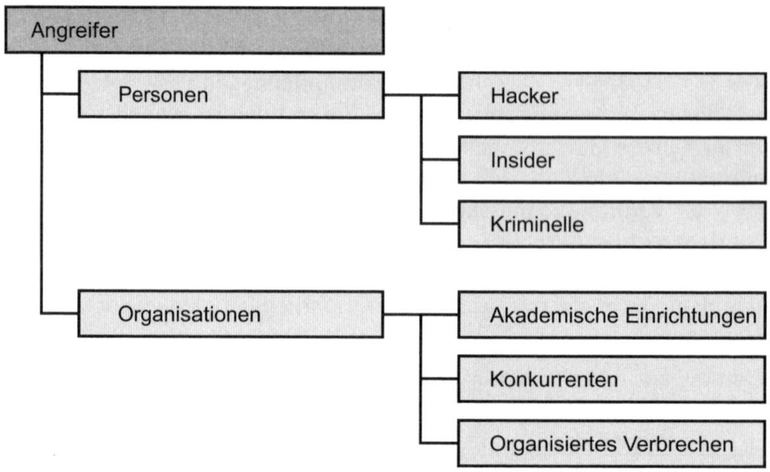

Bild 16.7 Klassifizierungsbaum der möglichen Typen von Angreifern.

Ein in der Praxis nicht zu vernachlässigendes Angriffspotenzial stellen akademische Einrichtungen wie Universitäten, Hochschulinstitute mit ihren Studenten und Wissenschaftlern dar. Sie besitzen nicht unbedingt Spezialwissen über einen bestimmten Chipkarten-Mikrocontroller oder eine Chipkarten-Anwendung, doch großes allgemein anwendbares Wissen. Zudem stehen ihnen qualifizierte und billige Arbeitskräfte in Form von Studenten, Diplomanden und Doktoranden zur Verfügung sowie ausreichend technisches Equipment in den Labors. In vielen dieser Einrichtungen gibt es auch genügend Rechenleistung sowie hoch motivierte Menschen mit einem Hang zu Experimenten und Versuchen.

Eine besondere Art von Angreifern stellen Konkurrenten dar. Diese verfügen in der Regel über ein erhebliches Fachwissen und zum Teil hochwertige Infrastruktur für Analysen.

Ein ganz anderes Niveau für Angriffe auf Chipkarten-Systeme hat natürlich das organisierte Verbrechen. Das dort vorhandene Geld macht es möglich, entweder durch Kauf oder kriminelle Methoden alles an Wissen und Werkzeug zu beschaffen, was für einen erfolgreichen Angriff notwendig ist.

16.1.3 Einstufung der Angriffsattraktivität

Damit bereits im Vorfeld effektive Abwehrmaßnahmen gegen Angriffe möglich sind, sollte man für alle in Frage kommenden Schwachstellen die Angriffsattraktivität ermitteln. Dies könnte man mathematisch objektiv mittels einer Wertanalyse durchführen, um so eine Rangfolge der wahrscheinlichen Angriffsziele zu errechnen. Im Folgenden wird ein vereinfachtes Schema dargestellt, das aber durchaus eine relativ gute Abschätzung der Attraktivität von Angriffen und damit der wahrscheinlichen Angriffsrichtungen ermöglicht. Naturgemäß wird ein Angreifer in der Regel so vorgehen, dass sein Aufwand für die Attacke möglichst gering ist. Die in Tabelle 16.1 auf der nächsten Seite aufgeführten sechs Kriterien werden bewusst oder unbewusst sein Handeln beeinflussen.

Ein Angriff wird für eine Person oder Organisation um so interessanter, je weniger spezifisches Wissen und Können erforderlich sind. Ähnlich verhält es sich, wenn man zu einem erfolgreichen Angriff keine Geheimnisse in Erfahrung bringen muss. Dies steht im Übrigen nicht im Gegensatz zum Prinzip von Kerckhoffs, welches aussagt, dass die Sicherheit nur von einem Schlüssel abhängen soll und nicht vom kryptografischen Algorithmus selbst. Kerckhoffs Prinzip bedeutet nämlich keineswegs, dass alles, was man weiß, veröffentlicht werden muss, damit ein System sicher ist. Viele Geheimnisse erschweren es ungemein, einen erfolgreichen Angriff zuwege zu bringen.

Gerade im Bereich der systematischen Schlüsselsuche spielt der notwendige Zeitbedarf eine bedeutsame Rolle. Das klassische Beispiel dazu ist ein Brute-force-Angriff auf einen Kryptoalgorithmus mit einer durchschnittlichen Dauer von 10 000 Jahren, was für einen ernst zu nehmenden Angriff nicht ausreichen würde.

Die Angriffsattraktivität wird auch sehr stark von den notwendigen technischen Komponenten für den Angriff bestimmt. Es muss sich dabei jedoch nicht unbedingt um den Kauf eines Gerätes handeln, denn unter Umständen reicht es bereits aus, wenn man das Gerät mieten kann oder auch nur Zugang dazu erhält. Beispielsweise kostet eine Apparatur zur Erzeugung und exakten Steuerung von fokussierten Ionenstrahlen mehrere hunderttausend Euro, man kann sie aber auch tageweise an Forschungsinstituten mieten, und manche Studenten können sie für ihre Forschungsarbeiten kostenlos nutzen.

Auch die Verfügbarkeit der anzugreifenden Komponente beeinflusst in starkem Maße die Anziehungskraft eines bestimmten Angriffs. Um beispielsweise ein kartengestütztes elektronisches Geldbörsensystem zu attackieren, kann man entweder bei sich zuhause seine persönliche Chipkarte mit ihren kartenindividuellen Schlüsseln analysieren oder das Gleiche mit einem Sicherheitsmodul mit den systemweiten Hauptschlüsseln beim Systembetreiber versuchen. Das Problem dabei ist jedoch die Tatsache, dass der Zugang zu diesem Sicherheitsmodul vielfach geschützt ist.

Dies ist übrigens einer der Gründe, warum Chipkarten für Pay-TV starken Angriffen ausgesetzt sind. Der Angreifer kann im heimischen Wohnzimmer in aller Ruhe die Kommunikation und das Verhalten seiner Chipkarte studieren und versuchen, dies mit einem Computer oder einer Hardwarebastelei nachzuahmen. Niemand beobachtet und stört ihn dabei. Würde man Ähnliches an einem Chipkartenterminal in einem Supermarkt versuchen, unterbände bereits die Kassiererin alle weiteren Experimente. Einen guten Überblick zum Thema Sicherheit von elektronischem Geld mit und ohne Chipkarten gibt [BIS 96].

Ein abschließendes Kriterium und von entscheidender Bedeutung ist natürlich der Wert des Ergebnisses der Angriffsbemühungen. Die Anstrengungen müssen sich entweder in finanzieller Form lohnen oder als Reputation in der Öffentlichkeit oder in Szenekreisen. Daraus lässt sich ableiten, dass Angriffe auf die diversen Feldversuche mit elektronischen Geldbörsen nur von Hackern und akademischen Kreisen drohen, da es viel zu wenige und meist auch zu einseitige Akzeptanzstellen (Bäcker, Kioske, u. ä.) gibt, um durch einen ernsthaften Angriff zu viel Geld zu gelangen.

Tabelle 16.1 Schema zur Ermittlung des Aufwands für Angriffe auf Hard- oder Software von Sicherheitskomponenten anhand der dafür notwendigen Voraussetzungen.

Angriffsattraktivität	**niedrig**	**mittel**	**hoch**
notwendiges Wissen und Können	groß	mittel	klein
notwendige Geheimnisse	viele	mittel	wenige
notwendiger Zeitbedarf	groß	mittel	gering
Beschaffung der notwendigen technischen Geräte (Kauf oder Zugang)	schwierig	mittel	einfach
Zugang auf anzugreifende Komponente	schwierig	mittel	einfach
Wert des Ergebnisses (Geld, Ruf)	gering	mittel	groß

16.2 Historie der Angriffe

Seit Anfang der Chipkarten-Technologie Ende der achtziger Jahre bis heute hat es beinahe in jedem Jahr einen neuen Ansatz für Angriffe gegeben. Anfang bis Mitte der neunziger Jahre zielten diese oftmals auf die Chiphardware. Ab Mitte der neunziger Jahre waren es vielfach Verfahren, welche sich mathematischer Ansätze in Verbindung mit der Analyse auf logischer Ebene bedienten. Seit der Jahrtausendwende tauchen immer mehr Angriffe auf, die bereits etwas früher bei den über Internet verbundenen PCs erfolgreich waren.

Tabelle 16.2 Überblick von typischen Angriffen, die auf Systeme mit Chipkarten Einfluss hatten, geordnet nach dem Zeitpunkt des Bekanntwerdens. Im folgenden Text sind die genannten Angriffe und die dazugehörigen ersten Gegenmaßnahmen detaillierter beschrieben.

bekannt seit	**Angriff**	**Kurzbeschreibung des Angriffs**
vor 1990	Abhören der Datenübertragung	Durch an das Modul angebrachte Drähte ist es möglich, die Datenübertragung zwischen Terminal und Karte abzuhören. Die Gegenmaßnahme dazu war die Einführung von Secure Messaging.
$\approx$ 1990	Auflösen der Passivierung	Das Auflösen der Passivierungsschicht über dem Mikrocontroller ist die Voraussetzung für physischen Zugang zu den Komponenten auf dem Mikrocontroller. Die Gegenmaßnahme dazu war die Einführung von Passivierungsdetektoren auf den Mikrocontrollern.

Tabelle 16.2 (Fortsetzung): Überblick von typischen Angriffen, die auf Systeme mit Chipkarten Einfluss hatten, geordnet nach dem Zeitpunkt des Bekanntwerdens. Im folgenden Text sind die genannten Angriffe und die dazugehörigen ersten Gegenmaßnahmen detaillierter beschrieben.

bekannt seit	**Angriff**	**Kurzbeschreibung des Angriffs**
≈ 1990	Manipulation der Datenübertragung	Durch elektrische Isolierung der Kontaktfelder des Moduls und entsprechend am Modul angebrachte Drähte ist es möglich, die Datenübertragung zwischen Terminal und Karte beliebig zu manipulieren. Die Gegenmaßnahme dazu war die Einführung von Secure Messaging.
≈ 1991	Löschen des EEPROM durch UV-Licht	Durch Löschen des EEPROMs mittels UV-Licht können beispielsweise Zähler wieder auf ihren Ausgangswert zurückgesetzt werden. Die Gegenmaßnahme dazu war die Einführung von Lichtsensoren auf den Mikrocontrollern.
≈ 1991	Ersatzschaltung von Speicherkarten	Mittels Ersatzschaltungen von Speicherkarten können sowohl die Funktionalität der Speicherkarte als auch das geheime Echtheitsmerkmal emuliert werden. Die Gegenmaßnahme dazu war die Einführung der Challenge-Response-Authentisierung auf den Speicherkarten.
≈ 1992	Abschalten der Spannungsversorgung	Durch Abschalten der Spannungsversorgung bei der PIN-Prüfung kann das Schreiben des Fehlbedienungszählers verhindert werden. Die Gegenmaßnahme dazu war, den Fehlbedienungszähler vor der PIN-Prüfung prophylaktisch zu erhöhen.
≈ 1993	Takt anhalten	Durch Anhalten der Taktfrequenz und Analyse des RAM mittels Elektronenstrahltester können Rückschlüsse auf den RAM-Inhalt gezogen werden. Die Gegenmaßnahme dazu war die Einführung von Unterfrequenzdetektoren auf den Mikrocontrollern.
≈ 1993	Manipulation des Mikrocontrollers durch Lasercutter	Die Komponenten auf dem Mikrocontroller können mit Lasercutter manipuliert werden. Die Gegenmaßnahme dazu war die Einführung von Schutzschichten über den Mikrocontrollern.
1995	Zeitanalyse (Timing-Attack)	Aufgrund von Unwissen wurde bei der Implementierung vieler Kryptoalgorithmen eine Abhängigkeit zwischen Schlüssel und Laufzeit geschaffen. Dies kann zur Ermittlung der geheimen Schlüssel genutzt werden. Die Gegenmaßnahme dazu war die Realisierung von rauschfreien Kryptoalgorithmen.
≈ 1995	Abhören des Bus mit Mikroprobennadeln	Die Busse auf dem Mikrocontroller können mit Mikroprobennadeln abgehört werden. Die Gegenmaßnahme dazu war das Scrambling der Busse auf den Mikrocontrollern.

Tabelle 16.2 (Fortsetzung): Überblick von typischen Angriffen, die auf Systeme mit Chipkarten Einfluss hatten, geordnet nach dem Zeitpunkt des Bekanntwerdens. Im folgenden Text sind die genannten Angriffe und die dazugehörigen ersten Gegenmaßnahmen detaillierter beschrieben.

bekannt seit	**Angriff**	**Kurzbeschreibung des Angriffs**
1996	Differentielle Fehleranalyse (DFA)	Geheime Schlüssel von Kryptoalgorithmen können durch selektive Einstreuung von Fehlberechnungen des Prozessors berechnet werden. Die Gegenmaßnahmen dazu waren die Einführung von Glitchdetektoren auf den Mikrocontrollern sowie entsprechende Vorsorgemaßnahmen in den Kryptoalgorithmen.
$\approx$ 1996	Manipulation des Mikrocontrollers durch FIB	Die Komponenten auf dem Mikrocontroller können mit FIB manipuliert werden. Die Gegenmaßnahme dazu war die Einführung von Schutzschichten über dem Mikrocontroller.
1997	erschöpfende Schlüsselsuche beim DES	Durch leistungsfähige Rechner bzw. Netzwerke von Rechnern können DES-Schlüssel innerhalb einiger Stunden durch eine Brute-force-Attack errechnet werden. Die Gegenmaßnahme dazu war die Verwendung von Triple-DES.
1997	statistische Verteilung von PINs	Die Generierung der vierstelligen PINs im deutschen ec-Kartensystem wies keine statistische Gleichverteilung auf, weshalb manche PIN-Werte deutlich öfter vorkamen als andere. Die Gegenmaßnahme dazu war die Verwendung eines verbesserten Generierungsalgorithmus.
1998	Stromanalyse (SPA/DPA)	Aufgrund der Stromaufnahme des Prozessors lassen sich die verarbeiteten Daten ermitteln. Die Gegenmaßnahmen dazu waren: Einführung von zufallsgesteuerten Wartezeiten des Prozessors, Prozessoren mit immer gleicher Stromaufnahme sowie eine große Zahl von Vorsorgemaßnahmen in der Software auf dem Mikrocontroller.
1998	Brute-Force auf Schlüsselraum bei COMP128	Aufgrund einer Designschwäche des von einigen GSM-Netzbetreibern verwendeten Authentisierungsalgorithmus COMP128 ist es möglich, durch eine Brute-force-Attack die geheimen Schlüssel zu ermitteln. Die Gegenmaßnahme dazu war die Verwendung von anderen Authentisierungsalgorithmen und die Begrenzung der Anzahl der Authentisierungen.
1998	Störung des Prozessors	Durch Störung des Prozessors durch beispielsweise Lichtblitze kann dieser bei der Abarbeitung des Programms an bestimmten Stellen beeinflusst werden. Die Gegenmaßnahmen dazu waren entsprechende Detektoren auf den Mikrocontrollern sowie eine große Zahl von Vorsorgemaßnahmen in der Software.

Tabelle 16.2 (Fortsetzung): Überblick von typischen Angriffen, die auf Systeme mit Chipkarten Einfluss hatten, geordnet nach dem Zeitpunkt des Bekanntwerdens. Im folgenden Text sind die genannten Angriffe und die dazugehörigen ersten Gegenmaßnahmen detaillierter beschrieben.

bekannt seit	**Angriff**	**Kurzbeschreibung des Angriffs**
1999	Brute-Force auf Schlüsselraum bei Yes-Card	Mit dem bereits 1988 eingeführten 321 Bit langen öffentlichen RSA-Schlüssel der französischen Bankkarte Yes-Card konnte infolge der geringen Schlüssellänge der geheime Schlüssel errechnet werden. Zur Demonstration des erfolgreichen Angriffs wurden anschließend einige funktionsfähige Chipkarten (keine Klone!) hergestellt, deren Daten mit dem ermittelten geheimen Schlüssel signiert wurden. Dies führte zur Verhaftung des Entdeckers dieser Schwachstelle. Ab 2001 tauchten immer wieder gefälschte Karten auf bis der gebrochene Schlüssel 2002 gewechselt wurde.
≈ 2000	Messung elektromagnetischer Abstrahlung (SEMA/DEMA)	Durch Messung der elektromagnetischen Abstrahlung über der Chipoberfläche lässt sich eine ausreichende Datengrundlage für eine nachfolgende SPA-/DPA-Analyse zur Ermittlung von geheimen Schlüssel gewinnen [Agrawal 02].
ab 2001	Softwareangriffe mit nachladbarem Programmkode	Die Erweiterung vieler Chipkarten-Betriebssysteme um die Ausführung von Programmkode schuf die Möglichkeit, manipulierten Kode nachzuladen. Als hauptsächliche Gegenmaßnahme wird der Kode vor der Ausführung durch die Chipkarte überprüft, und der Ladevorgang ist kryptografisch stark abgesichert. Damit ist Dritten die unerlaubte Lademöglichkeit von Kode verweigert.
≈ 2002	Störung des Prozessors mit Spikes	Durch Störung des Prozessors mit kurzen Spannungsimpulsen auf der Versorgungsleitung kann dieser bei der Abarbeitung des Programms an bestimmten Stellen beeinflusst werden.
≈ 2003	Störung des Prozessors mit energiereicher Strahlung	Mittels energiereicher Strahlung (α, β, γ, Röntgen- und Neutronenstrahlen) kann der Prozessor in seiner Funktion gestört werden [Janke 03]. Als Gegenmaßnahme wird der Programmablauf durch parallel dazu errechnete Prüfsummen bezüglich des korrekten Ablaufs gesichert.
2005	Brute-Force auf Schlüsselraum bei Funkschlüssel für Fahrzeuge	Aufgrund des zu kleinen Schlüsselraums konnte bei bestimmten Fahrzeugtypen durch Ausprobieren aller kryptografischen Schlüssel über die Funkverbindung die Wegfahrsperre überwunden werden [Bono 05, Bogdanov 07].
2005	Puffer-Überlauf bei RFID (*code injection*)	Einspeisung von ausführbarem Kode in Terminals mittels Puffer-Überlauf durch kontaktlos arbeitende Tags (RFID).

Tabelle 16.2 (Fortsetzung): Überblick von typischen Angriffen, die auf Systeme mit Chipkarten Einfluss hatten, geordnet nach dem Zeitpunkt des Bekanntwerdens. Im folgenden Text sind die genannten Angriffe und die dazugehörigen ersten Gegenmaßnahmen detaillierter beschrieben.

bekannt seit	Angriff	Kurzbeschreibung des Angriffs
2005	Relay-Angriff bei RFID	Ausformulierung der Idee, kontaktlos arbeitende Chipkarten ohne Wissen des Eigentümers über eine separate Funkverbindung an einen entfernten Ort zur Bezahlung zu verwenden.
2005	RFID-Zapper	Durch eine einfache Schaltung kann ein elektromagnetischer Impuls (EMP) erzeugt werden, der kontaktlose Chipkarten zerstört (Denial of Service-Angriff).
2005	Brute-Force auf Schlüsselraum beim RFID-Pass der Niederlande	Aufgrund einer ungünstigen Wahl der Daten in der maschinenlesbaren Zone (MRZ) des Reisepasses der Niederlande ließ sich der Schlüssel der Basic Access Control zum kontaktlosen Lesen der RFID-Daten durch Ausprobieren aller möglichen Schlüssel ermitteln [Jacobs 05].
2007/2008	Hardwareanalyse eines geheimen Kryptoalgorithmus	Durch schichtweises Abtragen von Mifare Classic-Speicherchips konnten die Funktionsweise des geheimen Kryptoalgorithmus Crypto 1 und die dazugehörige Zufallszahlenerzeugung herausgefunden werden [Krissler 08]. Das Ergebnis der Analyse war ein schwacher Kryptoalgorithmus und voraussagbare Zufallszahlen, so dass sich die Karten durch Replay-Angriffe wieder aufladen lassen und auch geklont werden können.

Allerdings gibt es eine Angriffsart, die immer wieder erfolgreich eingesetzt wurde und einen recht einfachen Ansatz verfolgt – die erschöpfende Suche im Schlüsselraum (*brute-force-attack*). Dieser Ansatz wird auch in Zukunft erfolgreich bleiben, da viele Systeme in Betrieb sind, bei denen man aus Kompatibilitätsgründen nicht auf stärkere Kryptoalgorithmen umstellen möchte oder kann. Verschärfend kommt noch hinzu, dass die verfügbare Rechenleistung der über Internet verbundenen Rechner auch in den nächsten Jahren enorm ansteigen wird.

16.3 Angriffe und Abwehrmaßnahmen während der Entwicklung

Schon in der Phase der Entwicklung von Mikrocontroller-Hardware und der Software für das Chipkarten-Betriebssystem werden viele Sicherheitsmaßnahmen ergriffen. Sicherheit muss, analog der Qualität, von Anfang an bei einer Entwicklung berücksichtigt werden und lässt sich nicht nachträglich in ein Produkt hineindesignen.

Generell ist zu Angriffen in der Phase der Entwicklung anzumerken, dass der Zugang zu den entsprechenden Einrichtungen sehr schwierig und das erforderliche Know-how sehr groß sind, weshalb sich die Angriffsattraktivität auch entsprechend reduziert. Trotzdem ist das Gefährdungspotenzial eines erfolgreichen Angriffs in dieser Phase beträchtlich, da die Manipulationsmöglichkeiten sehr umfangreich sind.

16.3.1 Entwicklung des Chipkarten-Mikrocontrollers

Die hardwaretechnische Entwicklung eines Chipkarten-Mikrocontrollers dauert viele Monate und wird von wenigen Personen bei einem Halbleiterhersteller in zutrittsgesicherten und überwachten Räumen durchgeführt. Die entsprechenden Computersysteme für das Halbleiterdesign sind in der Regel in ein autarkes und vom Rest der Welt abgekoppeltes Netzwerk eingebunden. Damit wird verhindert, dass von außen Veränderungen am Chipdesign vorgenommen oder der interne Aufbau des Chips ermittelt werden kann.

Um Manipulationen, die sich dann schwächend auf die Sicherheit auswirken, an einem Chipdesign vornehmen zu können, bedarf es sehr umfangreichen Insiderwissens, weshalb diese Art von Angriff damit ziemlich unwahrscheinlich sein dürfte. Zudem werden mittlerweile beinahe alle Chipkartenhalbleiter von unabhängigen Prüfinstituten in Aufbau und Schutzmaßnahmen evaluiert, so dass ein Insiderangriff bekannt würde.

Allerdings könnte es beispielsweise für einen Angreifer durchaus von Vorteil sein, wenn er die exakten Designkriterien und die Anordnung der Baugruppen auf dem Chip kennt, denn damit verfügt er beispielsweise auch über das Wissen hinsichtlich der vorhandenen Schutzelemente, Sensoren und des Scramblings von Bussen und Speichern. Diese Kenntnisse könnte ein Angreifer bei einer physikalischen Chipanalyse zu einem späteren Zeitpunkt nutzbringend einsetzen.

Schutz: Designkriterien
Für die Gestaltung der Funktionen eines Chipkarten-Mikrocontrollers gibt es einige grundlegende Kriterien. Zum einen müssen die Maßnahmen gegen statische und dynamische Angriffe auch wirksam sein. Sensoren und Schutzelemente nützen wenig, wenn sie allzu leicht umgehbar sind oder unter Umständen nie wirksam werden. Als Beispiel seien hier Sensoren auf dem Halbleiterchip aufgeführt, die einen so großen Flächenbedarf haben, dass sie ohne Probleme mit einer Nadel zerstört werden können und somit ihrer Schutzfunktion nicht mehr nachkommen.

Ein von den üblichen Standardbausteinen unterschiedliches, doch sehr wichtiges Designkriterium ist die Forderung, dass keinesfalls undokumentierte Mechanismen oder Funktionen (*„that's not a bug, that's a feature"*) vorhanden sein dürfen. Solche undokumentierten „Features" werden meistens nicht vollständig getestet, weil sie nur wenige Personen kennen, und weisen insofern oft diverse Fehler und Schwachstellen auf. Da sie nicht dokumentiert sind, könnten sie versehentlich bei der Evaluierung der Hardware übersehen werden und später unter Umständen für Angriffe genutzt werden. Deshalb ist die Verwendung undokumentierter Features streng untersagt, auch wenn sie für die Entwickler oftmals hilfreich sein könnten.

Schutz: Eindeutige Chipnummer
Bei der Entwicklung des Halbleiters müssen alle hardwaretechnischen Sicherheitselemen-

te konzipiert und für den späteren Mikrocontroller umgesetzt werden. Neben den Sensoren und Schutzschichten ist ein Element dabei ein WORM-Speicher (*write once, read multiple*), oft auch OTP-Speicher (*one time programmable*) genannt. In diesen wird bei der Halbleiterproduktion eine eindeutige Chipnummer geschrieben. Damit ist der Chip individualisiert, auch eindeutig weiterverfolgbar, und die spätere Chipkarte kann dann systemweit eindeutig identifiziert werden. Zudem lässt sich diese Nummer auch zur Ableitung von Schlüsseln verwenden und bietet die Möglichkeit, Sperrlisten anzulegen, mit denen verdächtige Chipkarten aus dem Verkehr gezogen werden können.

Man darf dabei jedoch nicht übersehen, dass sich diese Nummer zwar nicht mehr auf einem Originalchip ändern lässt, doch schützt sie natürlich nicht vor einer Nachahmung des Chips durch einen frei programmierbaren Mikrocontroller. Deshalb dürfen Sicherheitsmechanismen nicht darauf beruhen, dass ein bestimmter Chip eine bestimmte Nummer in seinem WORM-Speicher hat. Diese eindeutige Nummer kann nur eine Grundlage für echte kryptografische Sicherheitsmechanismen sein. So könnte die Chipnummer für die Ableitung von geheimen Schlüsseln benutzt werden, die dann wiederum in einer Challenge-Response-Authentisierung benutzt werden.

16.3.2 Entwicklung des Chipkarten-Betriebssystems

Die Entwicklung von Software für Chipkarten verläuft analog den modernen Entwicklungsprinzipien von Software. Unabhängig davon, welche Entwicklungsmethodiken (Wasserfallmodell, Spiralmodell, ...) verwendet werden, sind bestimmte Rahmenbedingungen einzuhalten.

Für die Entwicklungsrechner ist auf jeden Fall ein eigenes, vollständig abgeschottetes Netzwerk erforderlich, das keine Zugriffe von außen zulässt. Die Entwicklungswerkzeuge, wie Compiler und Chipsimulatoren, sind Software-Pakete, deren Funktionsfähigkeit in eigenen Tests geprüft wurde. Manchmal werden sogar zwei unterschiedliche Compiler benutzt, um sicherzustellen, dass das Ergebnis korrekt ist. Die Benutzung von Software, deren Herkunft nicht exakt nachweisbar ist, ist grundsätzlich untersagt, da dies ein möglicher Weg wäre, um ein Entwicklungswerkzeug zu manipulieren und dadurch in Folge den zu erstellenden Programmkode zu verändern.

Schutz: Entwicklungsprinzipien
Bei der Softwareentwicklung dürfen, ähnlich wie bei der Hardwareentwicklung, keine undokumentierten Features eingebaut werden. So wären beispielsweise, um die bei Chipkarten üblichen, aber aufwändigen Blackbox Tests in Whitebox Tests umzuwandeln, manchmal durchaus Kommandos angebracht, mit denen beliebige Speicherbereiche ausgelesen werden können. Würde jedoch eines dieser Kommandos im Programm vergessen, ließen sich damit bei echten Chipkarten geheime Schlüssel auslesen. Um diesen Angriff schon im Ansatz zu unterbinden, ist die Erstellung von Dump-Kommandos unerwünscht, selbst wenn damit teure Entwicklungszeit gespart werden könnte. Termindruck und die stetig steigende Komplexität der Chipkarten-Betriebssysteme haben jedoch zur Aufweichung dieses Prinzips geführt. Um sicherzustellen, dass keinesfalls diese entwicklungsbegleitenden Kommandos in echten Chipkarten ins Feld kommen, werden in der Chipkarten-Fertigung spezielle Tests auf das Nichtvorhandensein dieser Kommandos durchgeführt.

Ein weiteres Prinzip besteht darin, dass ein Programmierer niemals alleine an einer Programmentwicklung arbeitet. Dies verbietet sich eigentlich schon aus Sicht der Software-Qualitätssicherung, doch auch aus Gründen der Sicherheit gegenüber Angriffen muss hier immer das Vier-Augen-Prinzip gelten. Damit lassen sich Angriffe durch Insider wirkungsvoll erschweren, da sich immer mindestens zwei Entwickler in ihrem Tun einig sein müssen. Zusätzlich werden noch regelmäßig interne Quellkode-Inspektionen durchgeführt, die sowohl zur Sicherstellung der Qualität als auch zur Überwachung des Entwicklungsprozesses dienen.

Ist die Softwareentwicklung abgeschlossen, findet häufig eine Prüfung des gesamten erstellten Quellkodes und auch der Funktionalität durch unabhängige Prüfinstitute im Rahmen einer Software-Evaluierung statt.[1] Die Gründe für diese zeit- und kostenintensiven Prüfungen liegen vor allem in der Kontrolle auf Softwarefehler, doch bewirken sie auch, dass es für einen Entwickler nicht mehr möglich ist, beispielsweise ein trojanisches Pferd im Betriebssystem zu verstecken. Diese lassen sich in der Praxis eigentlich nur mittels Durchsicht des kompletten Programmkodes finden, da ein erfahrener Programmierer durchaus in der Lage wäre, Mittel und Wege zu finden, um ein trojanisches Pferd so zu verstecken, dass es durch Blackbox Tests nicht mehr gefunden werden kann.

Schutz: Aufteilung von Wissen

Arbeiten mehrere Personen an einer Aufgabe, ist das Ergebnis aufgrund der unterschiedlichen Erfahrungen und Meinungen wesentlich robuster gegenüber Angriffen. Das Prinzip der Wissensteilung (*shared secret*) wirkt diesem Ansatz des „jeder weiß alles über alles" entgegen. Grundsätzlich sollte bei der Entwicklung von Sicherheitskomponenten nicht das gesamte Wissen auf eine einzelne Person konzentriert sein, da sie damit auch angreifbar wird. So wird, ähnlich wie in manchen militärischen Bereichen, das Wissen bei der Entwicklung auf mehrere Gruppen von Personen verteilt, so dass zwar Diskussionen zwischen Experten über ein Thema möglich sind, doch es niemanden gibt, der alles weiß.

Analog Obigem verhält es sich mit der Komplettierung des Chipkarten-Betriebssystems, d. h. dem Laden von Tabellen, Programmkode und Konfigurationsdaten in den nichtflüchtigen Speicher (EEPROM, Flash). Dies stellt neben der erhöhten Flexibilität auch einen Sicherheitsaspekt dar. Das gesamte Wissen über das Betriebssystem befindet sich dann nicht beim Chiphersteller, der den kompletten und assemblierten ROM-Programmkode zur Maskenherstellung erhält. Die Teile des Betriebssystems, die sich im nichtflüchtigen Speicher befinden, sind dem Chiphersteller nicht bekannt, so dass er bei einer Analyse des ROM-Kodes nicht die gesamten Sicherheitsmechanismen und die Funktionalität des Betriebssystems erfahren kann. Flash-basierte Mikrocontroller weisen hier einen Vorteil auf, da dass Chipkarten-Betriebssystem nicht mehr als Teil einer ROM-Maske beim Halbleiter-Hersteller verarbeitet werden muss.

[1] Siehe auch Abschnitt 15.5 „Evaluierung von Hardware und Software" auf Seite 713.

16.4 Angriffe und Abwehrmaßnahmen während der Produktion

Angriffe während der Produktion der Chips bzw. der Chipkarten sind typische Insiderangriffe, da die betreffenden Produktionsumgebungen geschlossene Umgebungen sind. Der Zugang ist stark reglementiert, und jeder Zutritt wird aufgezeichnet. Trotzdem darf man die Produktion nicht bei den Sicherheitsbetrachtungen aussparen, da hier auch einige technisch sehr interessante und wirkungsvolle Angriffe durchgeführt werden könnten.

Schutz: Authentisierung bei den Fertigungsschritten
Schon bei der Waferherstellung sind die Chipkarten-Mikrocontroller durch eine Chipnummer individualisiert und mit einem Transportkode geschützt. Bei den aktuellen Betriebssystemen ist der Transportkode chipindividuell, und bei jedem fertigungstechnischen Zugriff auf den Chip ist eine Authentisierung zwingend erforderlich. Dies macht zwar die Fertigung etwas aufwändiger und erfordert natürlich ein Sicherheitsmodul an den jeweiligen Maschinen, doch erhöht es in erheblichem Maße die Sicherheit.

Ein naheliegender Angriff in der Fertigung ist die Einschleusung von Dummy-Chips oder Dummy-Chipkarten, die sich identisch den regulären Bauteilen verhalten, jedoch beispielsweise ein Kommando zum Speicherdump haben. Der Austausch eines echten Chips durch einen Dummy-Chip ist natürlich frühestens nach der Trennung der Wafer in einzelne Dice möglich. Anhand einer Chipkarte für digitale Signaturen[1] soll dieser Angriff hier kurz verdeutlicht werden. Der Angreifer tauscht bei der Initialisierung eine echte Chipkarte gegen eine Dummy-Karte aus. Diese Karte wird dann mit echten Daten initialisiert und anschließend personalisiert.

Da diese Chipkarte alle Funktionen einer echten Chipkarte aufweist, würde dann auch die Generierung der Schlüssel für den asymmetrischen Kryptoalgorithmus im Mikrocontroller durchgeführt. Die dafür notwendigen Daten bekommt er über die Initialisierungs- und Personalisierungsdaten. Anschließend müsste es der Angreifer noch schaffen, seine Chipkarte wieder in Besitz zu bekommen, und er könnte den geheimen Signaturschlüssel aus der Karte mit seinem speziellen Dumpkommando auslesen. Da der dazugehörige öffentliche Schlüssel vom Trustcenter unterschrieben wurde und damit als echt bestätigt ist, ist der Angreifer nun im Besitz aller Informationen, um beliebig viele Duplikate einer als echt anerkannten Karte herzustellen.

Dieser Angriff ist schon deshalb unrealistisch, weil bereits in organisatorischer Hinsicht verhindert wird, Chips oder Chipkarten in die entsprechenden Fertigungsstätten hinein- oder herauszubringen. Zusätzlich verhindert die bei allen Fertigungsschritten notwendige Authentisierung zwischen Chipkarte und dem Sicherheitsmodul der Fertigungsmaschine einen Tausch der Chips oder Karten.[2]

[1] Siehe auch Abschnitt 23.1 „Digitale Signatur“ auf Seite 977.

[2] Eine ausführliche Darstellung der üblichen kryptografischen Verfahren bei Initialisierung und Personalisierung von Chipkarten findet sich bei Abschnitt 14.7 „Laden von statischen Daten“ auf Seite 658 und Abschnitt 14.8 „Laden von individuellen Daten“ auf Seite 669.

16.5 Angriffe und Abwehrmaßnahmen während der Kartenbenutzung

Der Zugang zur anzugreifenden Komponente – die Chipkarte – erfordert für Angreifer nach Ausgabe der Chipkarten in aller Regel sehr viel weniger Aufwand als in den vorangehenden Phasen des Lebenszyklus. Dies ist einer der Gründe, warum gerade in der Phase der Kartenbenutzung die Wahrscheinlichkeit von Angriffen relativ groß ist.

Das Thema „Selbstzerstörung eines Chipkarten-Mikrocontrollers" taucht in vielen Veröffentlichungen immer wieder als das ultimative Allheilmittel gegen alle Arten von Angreifern auf. Es gibt Hardwaresicherheitsmodule, z. B. für militärische Anwendungen, in denen solche Mechanismen manchmal eingesetzt werden, bei Chipkarten jedoch verbietet sich diese Abwehrmaßnahme aus mannigfaltigen Gründen. Sobald eine Chipkarte stromlos ist, hat sie erstens keine Möglichkeit, einen potenziellen Angriff zu erkennen, und zweitens besteht keine Chance für irgendwelche aktiven Abwehrmaßnahmen, da sie keinen Energiespeicher besitzt. Abgesehen davon, dass eine echte Selbstzerstörung aus rechtlichen Gründen wohl keinem Kartenbenutzer zugemutet werden kann. Wer würde denn für den Schaden aufkommen, der unter widrigen Umständen entstehen könnte, nur weil sich eine Chipkarte irrtümlich selber zerstört hat? Zudem ist eine echte Selbstzerstörung überhaupt nicht notwendig, da es in beinahe allen Fällen reicht, die geheimen Schlüssel in der Karte zu löschen.

Es gibt aber zu diesem Thema einen weiteren Aspekt, das Löschen von Schlüsseln oder Sperren der Chipkarte betreffend . Für eine Chipkarte ist sehr schwierig, überhaupt zu erkennen, ob sie angegriffen wird. Es gibt schlichtweg keinen Sensor, der anzeigt „Angriff – alles löschen". Unterspannung oder zu hohe Taktfrequenzen können Indizien sein, doch sie treten auch im Normalbetrieb durch widrige Umweltbedingungen auf. Verschmutzte Kontakte führen zu einem hohen Übergangswiderstand und dies wiederum zu Unterspannung. Eine überhöhte Taktfrequenz kann an einem Chipkarten-Terminal auftreten, das für eine höhere Frequenz vorgesehen ist. Da es so schwierig und meistens sogar unmöglich ist, einen echten Angriff zu erkennen, verzichtet man in der Regel auf alle Mechanismen zur automatischen Blockierung der Karte oder zum Löschen der Schlüssel.

Im folgenden Abschnitt sind beispielhaft einige fast schon klassisch zu nennende Angriffe aufgeführt und erläutert. Die Angriffsbeschreibungen repräsentieren sozusagen den Stand der Technik und sollen vor allem in der Thematik der Chipkartensicherheit Unerfahrenen einen kompetenten Überblick geben, damit bereits bekannte kritische Mechanismen nicht aus Unkenntnis abermals verwendet werden. Um sich gegen diese Angriffe zu verteidigen, gibt es die beschriebenen Abwehrmaßnahmen. Diese können wiederum mit etwas veränderten Angriffsszenarien umgangen werden, woraus sich das bekannte Katz- und Mausspiel von Maßnahmen und Gegenmaßnahmen bei Angriff und Abwehr ergibt.

Die dargestellten Szenarien sind keine Anleitung zum Brechen der Sicherheit eines Chipkarten-Systems, da sie ausnahmslos bekannt und auch öffentlich sind [Kömmerling 99]. Für die Sicherheit heutiger moderner Chipkarten stellen sie keine ernst zu nehmende Bedrohung dar, da die beschriebenen Angriffe durch entsprechende Schutzmaßnahmen berücksichtigt wurden. Vor einigen Jahren hätte man damit aber vielleicht noch einige Erfolge erzielt.

Die Angriffe sind eingeteilt in solche, die auf die Chiphardware erfolgen, und in solche, bei denen auf logischer Ebene versucht wird, das Chipkarten-System zu brechen. Die physikalischen Angriffe oder Analysemethoden lassen sich noch in statische oder dynamische unterteilen. Bei einer statischen Analyse ist der Chip nicht in Betrieb, kann aber elektrisch angeschaltet sein. Bei der ungleich schwerer durchzuführenden dynamischen Analyse eines Chips arbeitet dieser während der Analyse in vollem Funktionsumfang.

16.5.1 Angriffe auf die Hardware

Für Manipulationen im Bereich des Halbleiters ist ein großer technischer Aufwand nötig. Je nach Angriffsszenario sind dies Mikroskope, Lasercutter, Mikromanipulatoren, fokussierte Ionenstrahlen, Anlagen für chemische Abtragverfahren und schnelle Rechner für die Analyse, Protokollierung und Auswertung der elektrischen Vorgänge auf dem Chip. Diese Geräte und das Wissen um deren Anwendung stehen nur wenigen Spezialisten oder Organisationen zur Verfügung, was die Wahrscheinlichkeit eines Angriffs auf physikalischer Ebene stark reduziert. Doch muss ein Karten- bzw. Halbleiterhersteller grundsätzlich davon ausgehen, dass ein potenzieller Angreifer alle notwendigen Geräte und Vorrichtungen für einen solchen Angriff einsetzen kann, und dementsprechende Sicherungen in die Hardware einbauen.

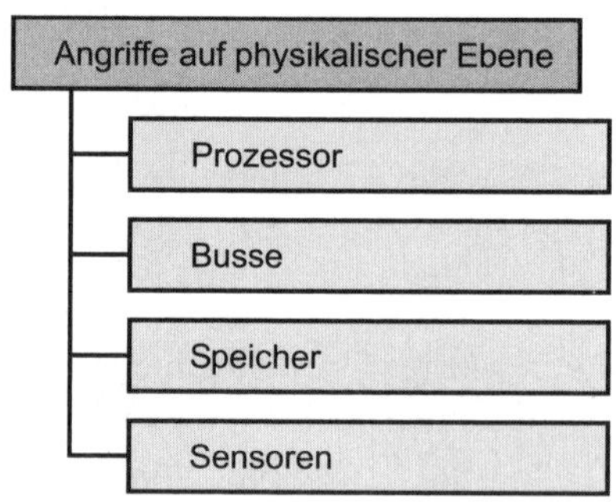

Bild 16.8 Klassifizierungsbaum der Ansatzpunkte für Angriffe auf physikalischer Ebene auf einem Chipkarten-Mikrocontroller.

Um Angriffe auf der physikalischen Ebene durchführen zu können, sind vorab einige Schritte notwendig: Als Erstes ist es notwendig, das Modul aus der Karte auszubauen, was mit einem scharfen Messer problemlos möglich ist. Danach muss der mit Epoxidharz auf dem Modul vergossene Chip freigelegt werden. Anderson und Kuhn [Anderson 96b] verwendeten dazu rauchende Salpetersäure, eine IR-Lampe als Wärmequelle und anschließend Azeton zum Reinigen des Chips. Anschließend ist der Halbleiterchip freigelegt und noch voll funktionsfähig. Manche Leute glauben, nun liege der Chip schutzlos vor ihnen und müsse nur noch „ausgelesen" werden, doch ist dies keinesfalls so. Ein Angreifer muss sich nämlich nun durch die mannigfaltigen Sicherheitsmaßnahmen arbeiten, um Zugang zu den Geheimnissen zu bekommen.

Die Schutzelemente im Hardwarebereich können in passive und aktive Komponenten unterteilt werden. Passive Komponenten basieren direkt auf der Technologie der Halbleiterherstellung. Sie umfassen alle Möglichkeiten und Verfahren, die verwendet werden können, um die Speicherbereiche und die restlichen Funktionselemente des Mikrocontrollers vor den verschiedenen Arten der Analyse zu schützen.

Ergänzend zu den halbleitertechnischen (passiven) Möglichkeiten, bietet sich noch die ganze Palette an aktiven Elementen auf einem Silizium-Chip an. Aktiver Schutz bedeutet die Integration unterschiedlicher Sensoren auf dem Siliziumkristall. Diese Sensoren werden von der Software der Chipkarte bei Bedarf abgefragt und bewertet. Dies ist natürlich nur dann möglich, wenn der Chip mit allen seinen Versorgungsleitungen voll aktiviert ist. Ein stromloser Chip kann keine Sensorsignale auswerten, geschweige denn bewerten. Manchmal ist gerade im Bereich der Sensorik der Sprung von notwendigen Schutzelementen bis zur technischen Spielerei oft nicht weit.

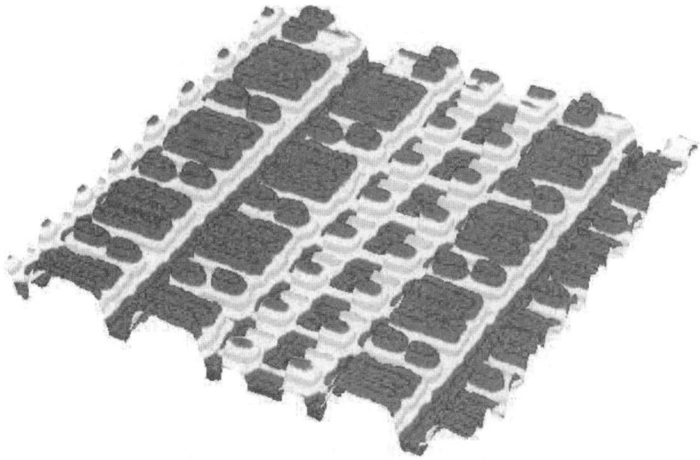

Bild 16.9 Grafische Darstellung des mit einem Atomic Force-Mikroskops gemessenen Oberflächenprofils eines Chipkarten-Mikrocontrollers. Der dargestellte Höhenunterschied beträgt im Maximum lediglich 2,3 μm. (Giesecke & Devrient)

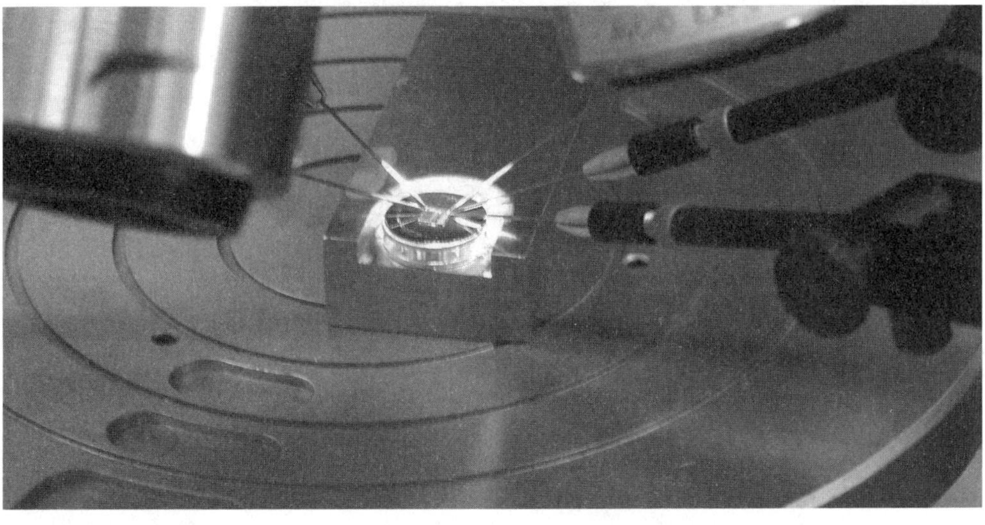

Bild 16.10 Kontaktierung eines freigelegten Chipkarten-Mikrocontrollers durch Nadeladapter unter einem Lichtmikroskop. (Giesecke & Devrient)

Ein Lichtsensor auf einem Chip, der eine optische Analyse der Speicher verhindern soll, reagiert nicht, wenn sich der Chip ohne Spannung und Taktversorgung auf dem Objektträger eines Lichtmikroskops befindet. Auch würde sich solch ein optisch sehr gut auf dem Chip identifizierbarer Sensor sehr gut mit einem Tropfen schwarzer Tusche abdecken lassen, so dass seine Schutzfunktion auch im Betrieb ohne Aufwand neutralisiert werden kann. Dies lässt sich jedoch dadurch umgehen, dass man eine Vielzahl von Lichtsensoren über den ganzen Chip verteilt.

Auch die langfristige Funktionssicherheit ist von Bedeutung. Beispielsweise trägt ein Temperatursensor, der aufgrund einer kurzzeitigen und nicht schädlichen Überhitzung über die Software der Chipkarte veranlasst, den gesamten nichtflüchtigen Speicher aus Sicherheitsgründen zu löschen, in keinem Fall zu einer erhöhten Funktions- oder Angriffssicherheit bei. Aus diesem Grund aktiviert man im Regelfall in den Chipkarten-Mikrocontrollern nur wenige Sensoren.

Nachstehend sind die wichtigsten und in der Praxis am häufigsten angewandten Schutzmechanismen von Chipkarten-Mikrocontrollern erläutert.

Schutz: Halbleitertechnologie

Die Strukturen auf dem Chip (Breite der Leiterbahnen, Größe der Transistoren etc.) bewegen sich an der Grenze des derzeit technisch Machbaren. Die üblichen Strukturbreiten liegen im Bereich zwischen 0,15 μm und 90 nm, was an sich keine technische Besonderheit mehr darstellt. Die Transistordichte auf dem Silizium gehört jedoch zu den höchsten, die momentan mit den üblichen lithografischen Herstellungsverfahren möglich sind. Alleine diese sehr feinen Strukturen machen es beinahe unmöglich, mit Analyseverfahren Informationen aus dem Chip herauszuholen, weshalb Halbleitertechnologien mit Strukturgrößen von einem Mikrometer zur Zeit noch als sicher angesehen werden. In Zukunft wird sich dies gewiss reduzieren.

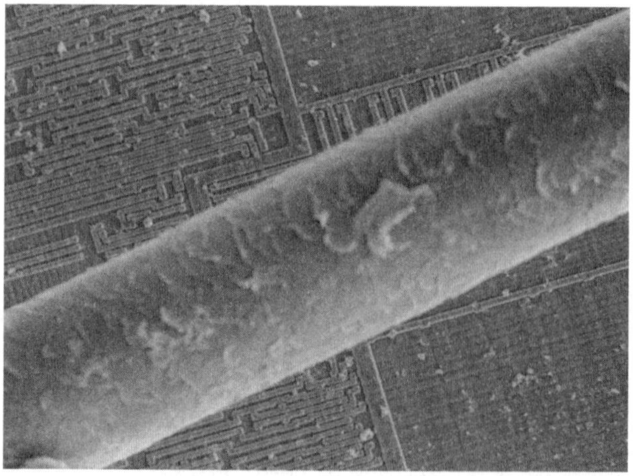

Bild 16.11 Foto eines menschlichen Kopfhaares im Vergleich zu Halbleiterstrukturen auf einem Chipkarten-Mikrocontroller in 1 000-facher Vergrößerung. (Giesecke & Devrient)

Schutz: Chipdesign

Für das Design von halbleitertechnischen Bauelementen werden oft so genannte Standardzellen benutzt, die beispielsweise einen Prozessorkern oder bestimmte Speichertypen beinhalten. Der Vorteil besteht darin, dass ein Halbleiterhersteller mit diesen Standardelementen schnell und in hoher Qualität eine Vielfalt von unterschiedlichen Chips erstellen kann. Dieses für sicherheitsunkritische Massenartikel entwickelte Verfahren wird bei Chipkarten-Mikrocontrollern nicht eingesetzt, weil Standardzellen in ihrem Aufbau und ihrer Funktionsweise bekannt sind und man so einem potenziellen Angreifer zu viel Information in die Hände geben bzw. ihm die Arbeit wesentlich erleichtern würde. Die Komponenten für Chipkarten-Mikrocontroller sind speziell für diese entwickelt und werden auch nicht für andere Zwecke eingesetzt.

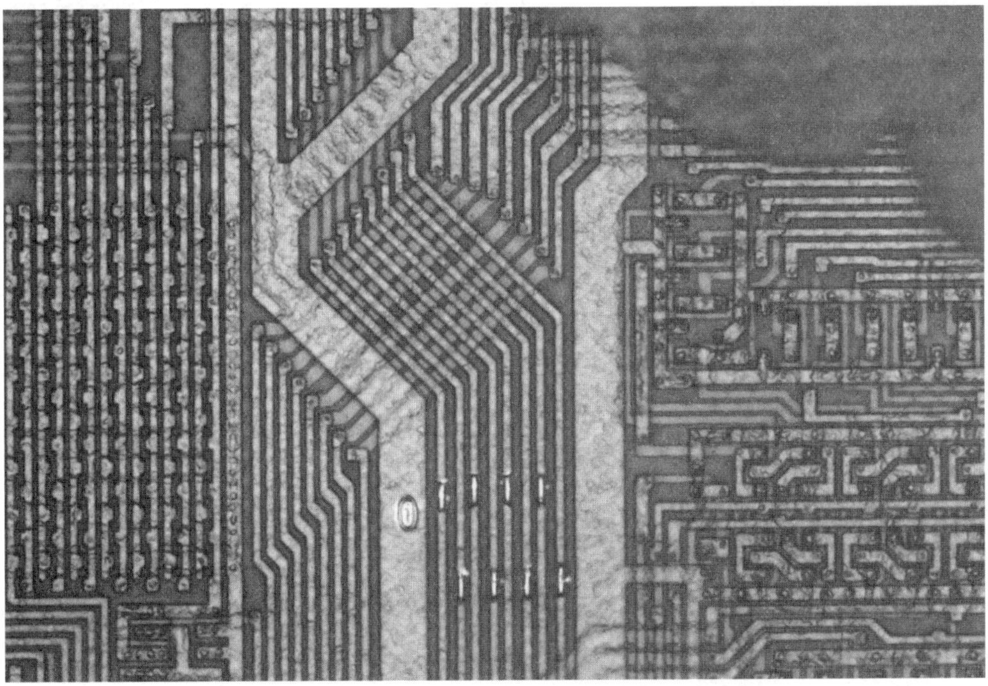

Bild 16.12 Foto der freigelegten Busse auf einem Mikrocontroller. In der Mitte des Bildes sieht man die mit einem Lasercutter „durchbohrte" Passivierung, um in einem Folgeschritt die Busse mit Nadeladaptern zu kontaktieren. Mit Nadeladaptern können die Signale der Leitungen gemessen werden, was als „probing" bezeichnet wird. Es ist aber auch möglich, über die Nadeln Signale in die Busleitungen einzuspeichen oder auch die vorhandenen Signale zu übersteuern. Dies wird „forcing" genannt. (Flylogic)

Schutz: Dummy-Strukturen

Ein in Expertenkreisen oft kontrovers diskutiertes Mittel gegen Angriffe sind Dummy-Strukturen auf dem Chip. Dies sind Elemente auf dem Halbleiter, die keine eigentliche Funktion haben, sondern einen Angreifer verwirren und ablenken sollen. Die Sicherheit beruht ganz und gar darauf, dass Existenz und Position auf dem Chip geheim gehalten werden. Dummy-Strukturen lassen sich zusätzlich noch überwachen, um auf diese Weise eine Veränderung zu detektieren und den Chip daraufhin abzuschalten. Der größte Nachteil dieser funktionslosen Strukturen ist ihr zusätzlicher Platzbedarf auf dem Halbleiter.

Schutz: Busse auf dem Chip

Alle internen Busse auf dem Chip, die den Prozessor mit den verschiedenen Speichertypen ROM, RAM und nichtflüchtigem Speicher verbinden, sind nicht nach außen geführt und dadurch nicht kontaktierbar. Es besteht also für einen Angreifer keine Möglichkeit, den Adress-, Daten- oder Steuerbus des Mikrocontrollers abzuhören oder zu beeinflussen und dadurch Speicherinhalte auszulesen. Es ist durchaus denkbar, die Busse nach Kontaktierung von extern zu übersteuern, um so die übertragenen Daten zu verändern. Üblicherweise werden die Busse in den unteren Schichten des Halbleiters aufgebaut, so dass es schwierig ist, sie direkt von der Oberfläche her zu kontaktieren. Zudem sind die Busse auf dem Chip statisch, chipindividuell oder sitzungsindividuell gescrambelt, so dass die Funktion der einzelnen Busleitungen von außen nicht erkennbar ist. Es gibt Chipkarten-Mikrocontroller, bei denen das Scrambling der Busse sogar während der Sitzung laufend geändert wird.

Schutz: Speicherdesign

Bei ROM-basierten Chipkarten-Mikrocontrollern ist das Speichermedium für die meisten Programme das ROM. Der Inhalt eines in der Industrie im Allgemeinen verwendeten ROMs kann mit einem Lichtmikroskop Bit für Bit gelesen werden. Diese Bits zu Bytes zusammenzusetzen und die Bytes zu dem kompletten ROM-Kode, stellt dann keine große Schwierigkeit mehr dar. Um genau diese Analyse zu unterbinden, befindet sich das ROM nicht in den obersten und somit am leichtesten zugänglichen Schichten, sondern in den unteren Siliziumschichten. Damit wird eine optische Analyse verhindert.

Würde man aber den Chip mit seiner Vorderseite auf einen Träger kleben und dann von seiner Rückseite her abschleifen, könnte man wiederum die ROM-Inhalte auslesen. Deshalb benutzt man bei den Chipkarten-Mikrocontrollern nur ionenimplantiertes ROM, dessen Dateninhalte weder im visuellen noch im IR- oder UV-Spektrum sichtbar sind. Dies schützt auch weitgehend vor so genanntem selektiven Ätzen. Bei diesem Verfahren wird versucht, den Halbleiter so zu ätzen, dass ROM-Inhalte wieder optisch sichtbar werden.

Schutz: Schutzschichten (*shield*)

Eine Gefahr ist die Analyse von elektrischen Potenzialen auf dem Chip während des Betriebes. Damit besteht bei genügend hoher Abtastfrequenz die Möglichkeit, Ladungspotenziale, d. h. Spannungen, auf sehr kleinen Kristallbereichen zu messen und so Rückschlüsse auf Dateninhalte des RAM während des Betriebes zu ziehen. Dies kann sehr zuverlässig durch stromführende Metallisierungsebenen über den entsprechenden Speicherbereich oder den ganzen Chip verhindert werden. Entfernt man diese Metallschichten auf chemischem Weg, ist der Chip nicht mehr funktionsfähig, da er diese Schichten als elektrische Spannungszuführungen zur Funktion benötigt. Oft werden sogar mehrere Schutzschichten übereinander angeordnet und permanent auf Unversehrtheit geprüft. Hier wird zwischen Schutzschichten zur Spannungsversorgung (*supply shield*) und Sensorschichten (*sensing shield*) unterschieden. Erstere dienen zur Spannungsversorgung der Komponenten auf dem Chip und Letztere haben die Funktion von Detektoren für physische Angriffe. Die Abstände zwischen den mäanderförmigen Leiterbahnen der Schutzschichten sind ziemlich gering und bewegen sich in der Größenordnung von 1 μ m Abstand zwischen den Mittellinien zweier Bahnen.[1]

[1] Einen guten Überblick zu pyhsikalischen Angriffen gibt der Artikel von Marcus Janke und Peter Laackmann [Janke 02].

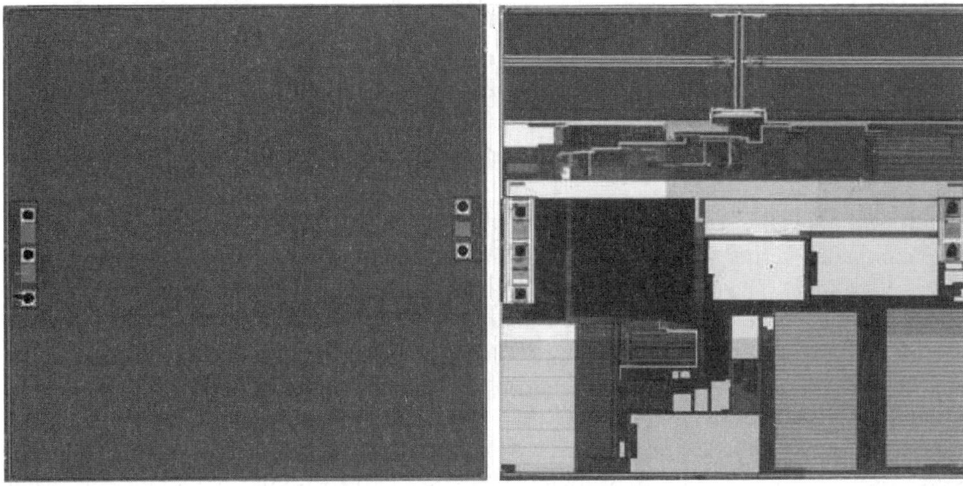

Bild 16.13 Foto des Chipkarten-Mikrocontrollers SLE66CX322P mit und ohne Active Shield. Auf der linken Seite ist der Chip mit Active Shield abgebildet. Man kann lichtoptisch lediglich die fünf Bondpads erkennen, der Rest der Chipfläche ist durch den Shield abgedeckt und damit vor Angriffen geschützt. Die rechte Seite zeigt die darunterliegenden Funktionseinheiten. Oben befindet sich das EEPROM, rechts unten das ROM, und der quadratische dunkle Block auf der linken Seite ist die CPU. Die hellen Strukturen auf dem Bild sind Funktionseinheiten wie RAM, Zufallszahlengenerator und Detektoren, die nochmals besonders durch Abdeckungen vor Angriffen geschützt sind. (Infineon)

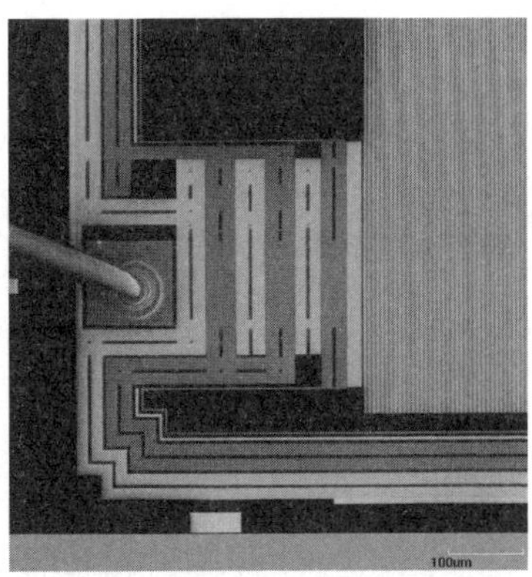

Bild 16.14 Detailfoto eines Chipkarten-Mikrocontrollers, dessen gesamte Oberfläche mit einer aktiven Schutzschicht (*active shield*) geschützt ist. Lediglich die Anschlusspunkte für die Bonddrähte sind von der Schutzschicht ausgenommen. (Infineon)

Zusätzlich können halbleitertechnisch über die gesamte Chipoberfläche oder über besonders gefährdete Bereiche (z. B.: Unterfrequenzdetektor) mäanderförmige und stromführende Strukturen gelegt werden. Sie lassen sich problemlos über Widerstands- oder Kapazitätsmessung messtechnisch überwachen oder in die Chipfunktion einbinden, so dass eine Beschädigung zum sofortigen Abschalten des Chips führt. Die Sicherheit kann dabei nochmals erhöht werden, wenn die Verschaltung der mäanderförmigen Strukturen während einer Sitzung geändert wird. Dies verhindert, dass die Mäander mittels FIB (*Focused Ion Beam*) überbrückt werden können.

Denkbar sind auch lichtundurchlässige Schutzschichten, die mit einfach auf Halbleitern zu realisierenden Fototransistoren ständig auf Unversehrtheit geprüft werden. Sobald die Schicht abgetragen wird, würde dies erkannt und der Chip dann jeden weiteren Betrieb verweigern.

Angriff und Abwehr: Auslesen des flüchtigen Speichers

Bekanntermaßen verliert RAM seinen Dateninhalt, wenn man die dazugehörige Stromversorgung abschaltet. Dies ist jedoch nicht der Fall, wenn man die Speicherzellen auf unter $-60\,°C$ abkühlt. Speichern RAM-Zellen über längere Zeit immer nur den gleichen Inhalt, geht der RAM-Inhalt ebenfalls nicht zwangsläufig beim Abschalten der Stromzufuhr verloren. Der Hintergrund dieser Effekte ist in Peter Gutmans Papier über das sichere Löschen von Speichermedien beschrieben [Gutmann 96]. Geheime Schlüssel werden deshalb von Chipkarten nur so lange im RAM gehalten, wie sie unbedingt benötigt werden, und anschließend sofort gelöscht bzw. mit anderen Werten überschrieben. So wird das Risiko, dass geheime Schlüssel „Spuren" in RAM-Zellen hinterlassen, minimiert, und Angriffe über Einfrieren und Einbrennen werden verhindert.

RAM-Zellen auszulesen, ist sehr schwierig, weil dazu der Schaltungszustand der entsprechenden Transistoren detektiert werden muss. Allerdings können mit hochwertigen Elektronenmikroskopen und besonderen Kontrastverfahren durchaus gespeicherte Daten aus RAM-Zellen extrahiert werden. Voraussetzung ist allerdings die Entfernung der Passivierungsschicht und der darunter liegenden Metallisierungsebenen, die das RAM vor genau diesem Angriff schützen. Das Abtragen der Metallisierungsschichten führt aber zwangsläufig zur Zerstörung der RAM-Zellen, da diese Schichten einen Teil der Funktionalität beinhalten.

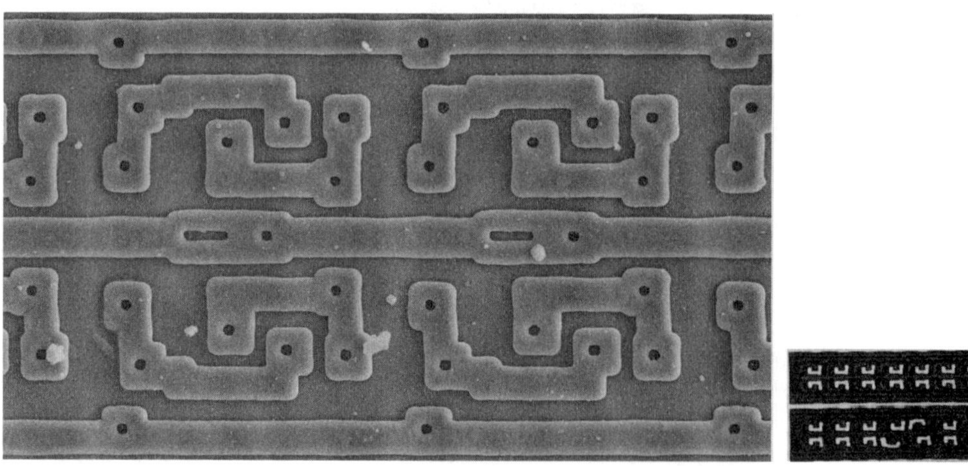

Bild 16.15 Das Foto zeigt mehrere RAM-Zellen in 3 000-facher Vergrößerung, die keinen Schutz durch zusätzliche Metallisierungsebenen besitzen. Das rechte Bild zeigt die elektrischen Potenziale derselben RAM-Zellen, gemessen mit einem Elektronenstrahl-Tester während des Betriebs. Man kann deutlich die Verteilung von Nullen und Einsen im RAM erkennen. (Giesecke & Devrient)

Schutz: Scrambling des Speichers

Analog zum seit langem üblichen Scrambling von Bussen findet zunehmend auch ein sogenanntes Scrambling der Speicher auf den Mikrocontroller-Chips statt. Die Sicherheit beruht auf der Geheimhaltung des Verwürfelungsschemas der Speicherzellen. Das Speicherscrambling ist einfach zu realisieren und benötigt wenig zusätzlichen Platz auf dem Chip. Ohne die entsprechenden Scrambling-Informationen ist es für einen Angreifer extrem schwierig, herauszufinden, wie die Speicherzellen durchadressiert sind.

Ein Scrambling des nichtflüchtigen Speichers kann auch mit Software durchgeführt werden. Dies ist jedoch programmtechnisch aufwändig, und alle Schreibvorgänge müssen durch atomare Abläufe abgesichert sein, da sonst das System sehr anfällig gegenüber dem plötzlichen Abschalten der Spannung wäre. Allerdings hat ein Speicherscrambling mit Software den Vorteil, dass es chipindividuell sein kann und Speicherinhalte sogar dynamisch während einer Sitzung in den Speicherzellen umverteilt werden können.

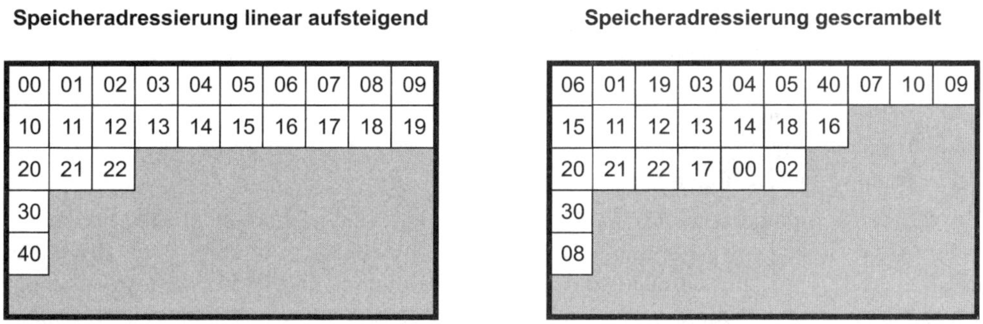

Bild 16.16 Gegenüberstellung eines in der Halbleiterindustrie üblichen Speichers zu einem gescrambelten Speicher von Chipkarten-Mikrocontrollern.

Schutz: Verschlüsselung des Speichers

Neben dem Vertauschen von Daten im Speicher (*scrambling*) bieten moderne Chipkarten-Mikrocontroller auch die chargen- oder chipindividuelle Verschlüsselung des Speichers und zum Teil auch der Register des Prozessors an. Dabei werden beim Lesen und Schreiben die entsprechenden Daten in Echtzeit ent- oder verschlüsselt. Zusätzlich zum Schlüssel kann bei manchen Chiptypen die Speicheradresse in den Ver-/Entschlüsselungsprozess einfließen, so dass gleiche Daten an unterschiedlichen Stellen im Speicher nach der Verschlüsselung unterschiedliche Werte haben. Speziell für RAM-Bereiche können auch sitzungsindividuelle Schlüssel benutzt werden.

Falls nun durch einen erfolgreichen Angriff Daten aus dem Speicher gelesen werden könnten, würde man dazu den geheimen Schlüssel benötigen, um daraus den Klartext zu gewinnen. Dies erhöht den Aufwand für einen Angreifer erheblich, da er entweder wissen muss, an welcher Stelle dieser Schlüssel gespeichert ist, oder pauschal alle auf dem Chip vorhanden Daten lesen muss.

Angriff und Schutz: Verschlüsselte Ablage von Geheimnissen

Eigentlich ergibt es keinen Sinn, Geheimnisse auf einer Chipkarte verschlüsselt abzulegen, da einer der wesentlichen Vorteile einer Chipkarte darin besteht, dass ein unautorisierter Zugriff auf geheime Daten nicht möglich ist. Wie das nachfolgende Beispiel aber zeigt, sind durchaus Fälle denkbar, bei denen eine Verschlüsselung von geheimen Daten die Sicherheit einer Chipkarte erhöhen kann. Aus diesem Grund werden in manchen Fällen zumindest alle Schlüssel auf einer Chipkarte mit einem kartenindividuellen Schlüssel verschlüsselt abgelegt.

Wäre etwa ein Angriff auf das Betriebssystem der Chipkarte erfolgreich, so dass interne Programmabläufe verändert würden, ist es durchaus vorstellbar, dass dabei Daten aus dem Speicher der äußeren Welt bekannt würden. Das beinahe klassisch zu nennende Beispiel ist hier die Manipulation der Senderoutine, so dass nicht nur die Daten aus dem Sendepuffer an das Terminal geschickt werden.[1] Ein ähnliches Szenario könnte auch durch einen Fehler im Betriebssystem zustande kommen. Sofern in diesen Fällen die Geheimnisse der Chipkarte verschlüsselt im Speicher abgelegt sind, kann ein Angreifer aus den erhaltenen Daten keinen Vorteil gewinnen, da er den geheimen Schlüssel zur Entschlüsselung dieser Daten nicht kennt. Dieser ist nämlich selbstverständlich besonders geschützt an anderer Stelle oder sogar verteilt im Speicher abgelegt. Mit dieser Schutzmaßnahme können selbst unter Umgehung der Betriebssystemroutinen aus dem Speicher erhaltene Daten nicht nutzbringend verwendet werden. Man kann dabei alle Geheimnisse mit einem kartenindividuellen Schlüssel verschlüsseln, der selbstverständlich die Chipkarte nie verlässt oder auch für die unterschiedlichen Geheimnisse auf der Chipkarte auch unterschiedliche Schlüssel verwenden. Die exakte Implementierung hängt dabei vor allem davon ab, wie viel Aufwand man für diese Schutzmaßnahme investieren möchte.

Bei diesem Verfahren ist allerdings darauf zu achten, dass die Länge der gesicherten Geheimnisse nicht zu klein ist bzw. ein adäquates Verschlüsselungsverfahren benutzt wird, da es nicht greift. Dies sei an folgendem Beispiel verdeutlicht: Die PIN könnte man beispielsweise mit einer Einwegfunktion verschlüsseln und das Ergebnis als Referenz für den späteren PIN-Vergleich im nichtflüchtigen Speicher abspeichern. Für die Einwegfunktion könnte man kartenindividuelle Schlüssel verwenden, so dass die Referenzdaten für zwei gleiche PINs in zwei verschiedenen Karten unterschiedlich wären.

Könnte man nun die Referenzdaten aus dem nichtflüchtigen Speicher auslesen, wäre es dem ersten Anschein nach unmöglich, aus diesen Daten die PIN abzuleiten. Ein kluger Angreifer würde diesen Weg aber gar nicht erst beschreiten. Werden die üblichen vierstelligen PINs mit Dezimalziffern verwendet, hat der Zahlenraum für die PINs die untere Grenze von „0000“ und die obere Grenze von „9999“. Somit beträgt die Anzahl der möglichen PINs genau 10 000. Könnte nun ein Angreifer die mit der Einwegfunktion verschlüsselte PIN aus dem Speicher der Chipkarte lesen und würde er zusätzlich die Einwegfunktion mit dem dazugehörigen kartenindividuellen Schlüssel kennen, so würde er folgendermaßen vorgehen: Mit diesen Informationen startet er nun die Einwegverschlüsselung aller möglichen 10 000 PINs. Nach durchschnittlich 5 000 Versuchen hat er mit der Einwegfunktion ein Ergebnis erzeugt, das mit dem Referenzwert in der Chipkarte übereinstimmt. Damit kennt der Angreifer die PIN.

Man sieht, dass in diesem Fall eine Einwegfunktion für die Abspeicherung der PIN keinen großen Nutzen bringt. Deutlich besser wäre hier eine Verschlüsselung der gesamten Datei mit allen Schlüsseln und der PIN. Damit wäre der für den Angreifer zu durchsuchende Zahlenraum für diese Art von Angriff viel zu groß, und er könnte auf diesem Wege nicht die PIN ermitteln.

[1] Siehe auch Bild 16.37 auf Seite 770.

Schutz: Passivierungsüberwachung
Nach der Herstellung des Mikrocontrollers auf dem Silizium wird eine Passivierungsschicht aufgetragen, die Oxidation, beispielsweise durch Luftsauerstoff, oder weitere chemische Prozesse auf der Chipoberfläche verhindert. Um Manipulationen auf dem Chip vorzunehmen, muss immer als Erstes diese Passivierungsschicht entfernt werden. Es sollte jedoch bedacht werden, dass sich die Passivierungsschicht zwar chemisch abtragen lässt, der Chip aber dann einer großen Oxidationsgefahr unterliegt, die ihn relativ schnell zerstören kann. Eine Sensorschaltung kann über Widerstands- oder Kapazitätsmessung feststellen, ob diese Passivierungsschicht noch vorhanden ist. Ist sie nicht mehr existent oder beschädigt, kann entweder ein Interrupt in der Chipsoftware ausgelöst werden, oder der gesamte Chip wird von der Hardware abgeschaltet, was alle dynamischen Analysen zuverlässig verhindert.

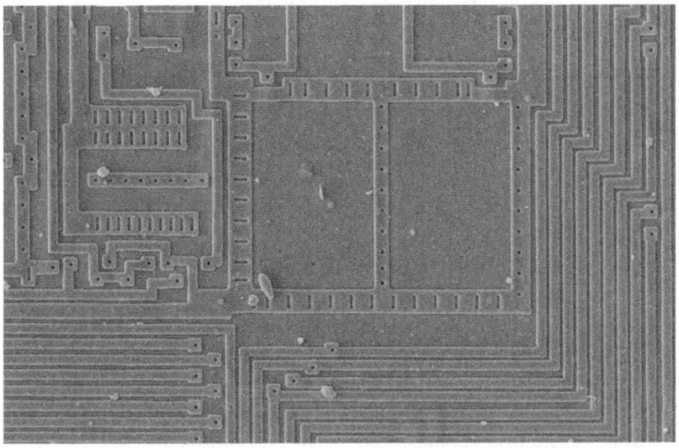

Bild 16.17 Foto einer Passivierungsüberwachung in 1 000-facher Vergrößerung. Der Passivierungsdetektor besteht im Wesentlichen aus den beiden rechteckigen Halbleiterelementen und basiert auf dem Prinzip der Kapazitätsmessung. (Giesecke & Devrient)

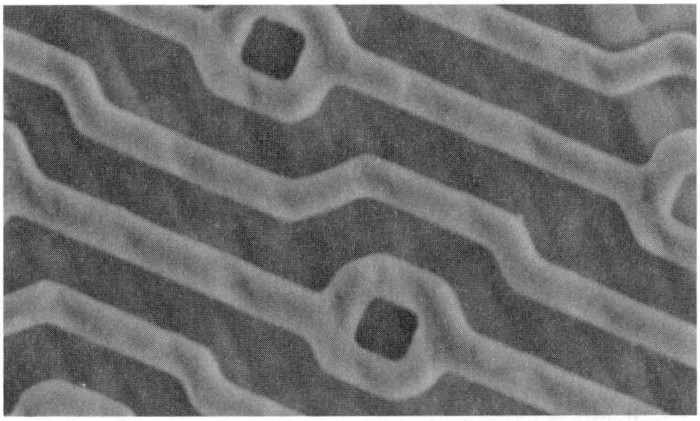

Bild 16.18 Foto einer modernen Passivierungsüberwachung in 8 000-facher Vergrößerung. Der Abstand der Leiterbahnen zueinander beträgt 4 μm, und das Funktionsprinzip dieses Passivierungsdetektors basiert auf dem Prinzip der Widerstandsmessung. (Giesecke & Devrient)

Schutz: Spannungsüberwachung

Auf jedem Chipkarten-Mikrocontroller ist eine Spannungsüberwachung vorhanden. Diese sorgt für ein definiertes Abschalten des Bausteins, wenn die oberen oder unteren Grenzen der Betriebsspannung über- bzw. unterschritten werden. Auf diese Weise erhält die Software die Sicherheit, dass ein Betrieb in den Grenzbereichen, in denen der Chip nicht mehr voll funktionsfähig ist, unmöglich ist. Wäre keine Spannungsüberwachung vorhanden, kann es in diesen Grenzbereichen vorkommen, dass z. B. der Programmzähler des Prozessors nicht mehr stabil weitergeschaltet wird, was beispielsweise zu unkontrollierten Sprüngen innerhalb des Programms führen kann. Dieses Fehlverhalten lässt sich als Ansatzpunkt zur Ermittlung von geheimen Schlüsseln mittels der weiter unten im Text beschriebenen differentiellen Fehleranalyse (DFA) nutzen.

Aus diesem Grund ist es wichtig, dass die Spannungsüberwachung auch sehr kurze Spannungsspitzen oder Spannungseinbrüche erkennt, um damit typische Angriffe durch bewusste Fehlereinstreuung des Prozessors abzuwehren. Bei einer Chipkarte für den Spannungsbereich 3–5 V sind beispielsweise die üblichen Grenzwerte zur Abschaltung 2,3 V und 6,3 V. Diese Werte liegen etwas außerhalb des durch diverse Normen festgelegten Spannungsbereichs von 2,7 V und 5,5 V, um mögliche Schwankungsbreiten der Sensorkalibrierung bei der Halbleiterfertigung auszuschalten.

Gerade die Spannungsüberwachung ist von sehr großer Bedeutung für die Sicherheit des Mikrocontrollers. Man könnte sich hier als Angriff vorstellen, dass in einem ersten Schritt die entsprechenden Detektoren z. B. mittels FIB (*Focused Ion Beam*) unbrauchbar gemacht werden und dann in einem zweiten Schritt der eigentliche Angriff startet. Aus diesem Grund sind oft die für die Sicherheit eines Mikrocontrollers wichtigen Komponenten besonders geschützt, so dass eine Manipulation erkannt wird und sich die Chipkarte automatisch deaktiviert.

Ein Sensor, der zum Teil auf der Spannungsdetektion aufbaut, ist die Power-On-Erkennung. Diese ebenfalls in allen Chips vorhandene Detektion des Anschaltens unabhängig vom Reset-Signal sorgt dafür, dass der Chip beim Anschalten immer in einen definierten Bereich gesetzt wird. Die Gründe dafür sind analog denen der Spannungsüberwachung.

Schutz: Frequenzüberwachung

Die Taktversorgung der Chipkarte läuft in der Regel extern, so dass die interne Rechengeschwindigkeit von außen bestimmt wird. Damit besteht zumindest theoretisch die Möglichkeit, den Mikrocontroller im Einzelschrittbetrieb zu fahren. Dies würde zu hervorragenden Analysemöglichkeiten vor allem in der Messung von Stromaufnahme (*Power Analysis*) und elektrischen Potenzialen auf dem Chip führen. Um diesen Angriff zu verhindern, ist auf dem Chip eine Funktionsbaugruppe zur Unter- und Überfrequenzdetektion integriert. Diese unterbindet, dass der angelegte Takt in unzulässiger Weise erniedrigt werden kann.

Der Minimalwert für die Taktversorgung nach den meisten Spezifikationen liegt bei 1 MHz. Da eine Unterfrequenzdetektion technisch bedingt mit großen Streuungen verbunden ist, schaltet der Chip üblicherweise erst im Bereich um 500 kHz ab. Damit ist sichergestellt, dass der Chip auf jeden Fall mit dem minimalen Wert von 1 MHz betrieben werden kann. Die maximale Frequenz nach den meisten Spezifikationen beträgt 5 MHz, und typische Überfrequenzdetektoren schalten aus obigen Gründen bei ca. 7 MHz die Chipkarte ab. Oftmals ist jedoch bereits die Hardware so aufgebaut, dass der Chip auch ohne Überfrequenzdetektion bei zu hoher Frequenz nicht mehr betrieben werden kann.

Zum Schutz vor dem gefährlichen Einzelschrittbetrieb des Mikrocontrollers ist es natürlich notwendig, den Unterfrequenzdetektor durch Schutzschichten abzusichern, so dass sich dieser keinesfalls unbemerkt manipulieren lässt.

Ein kleines interessantes Detail sei hier noch am Rande erläutert. Bei Chipkarten im Bereich der Telekommunikation ist es erlaubt, den Takt anzuhalten (*clock stop*), um Energie im Mobiltelefon zu sparen. Dies darf natürlich nicht dazu führen, dass in diesen Fällen der Unterfrequenzdetektor anspricht.

Schutz: Temperaturüberwachung

Eine Sensorvariante, die Temperaturüberwachung, wird zwar bei manchen Chiptypen eingesetzt, doch ist ihr Zweck umstritten. Eine kurzzeitige Temperaturerhöhung über oder unter dem Spezifikationsbereich führt noch zu keiner dauerhaften Schädigung des Chips und stellt auch keinen Angriff dar. Ein Abschalten in dieser Grenzsituation könnte eher zu einer erhöhten Ausfallrate im Feld führen und bringt dem Betreiber eines Chipkarten-Systems keine zusätzliche Sicherheit.

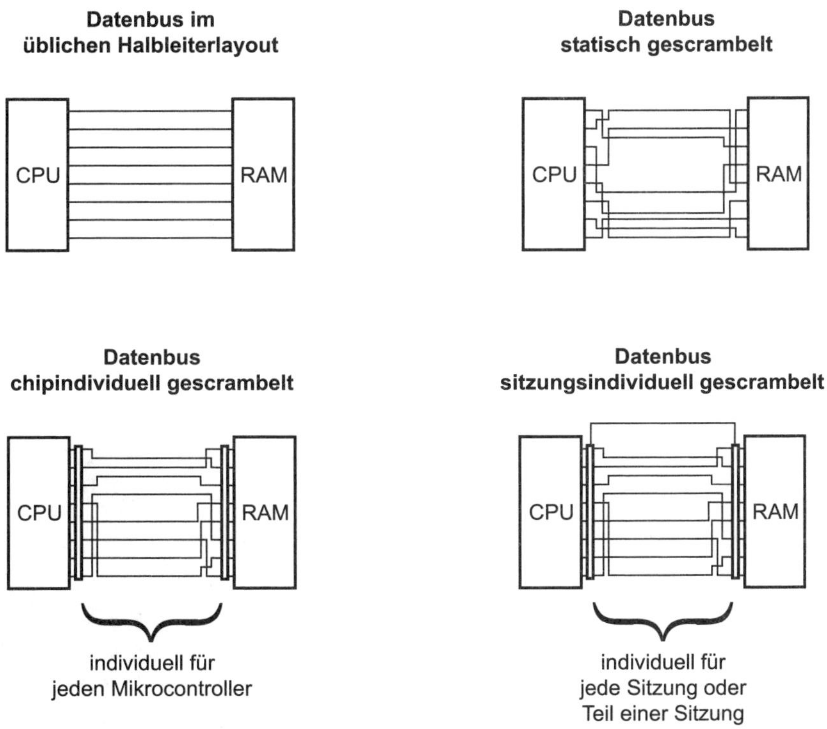

Bild 16.19 Darstellung des Scrambling von Bussen in Chipkarten-Mikrocontrollern anhand des 8 Bit breiten Datenbusses zwischen CPU und RAM. Die Linien des Datenbusses sollen Informationsflüsse darstellen und keine elektrische Leitungen. Die Verschlüsselungseinheiten sind nur der Übersichtlichkeit wegen als separate Komponenten dargestellt. In der Wirklichkeit sind sie mit den restlichen Komponenten auf eine Weise verflochten, dass sie nicht mehr als separate Einheiten erkenn- und somit angreifbar sind.

Schutz: Scrambling der Busse
Viele Chipkarten-Mikrocontroller scrambeln die nur intern auf dem Chip zugänglichen Busse zur Ansteuerung der Speicher. Dies bedeutet, dass die einzelnen Busleitungen nicht in auf- oder absteigender Folge, sondern wirr und mehrfach gegeneinander vertauscht nebeneinander oder sogar getrennt durch Isolationsschichten übereinander angeordnet sind. Für den potenziellen Angreifer ist dies eine zusätzliche Hürde, da er nicht weiß, welche Busleiterbahn welche Funktion bzw. Adresse hat.

Dieses Mischen der Leiterbahnen wurde als ursprünglich nur in einer statischen Variante eingeführt, d. h. auf jedem Chip sind die Vertauschungen identisch. Damit wäre es wahrscheinlich mittelfristig für einen Angreifer kein größeres Problem, die Vertauschung herauszufinden und bei einer Abhöraktion entsprechend zu berücksichtigen.

Es gibt hier aber eine Verbesserung der Sicherheit, indem man ein chipindividuelles Scrambling der Busse einführt. Dieses chipindividuelle Scrambling kommt natürlich nicht zustande, indem man für jeden Chip eigene Belichtungsmasken für die Busse erstellt, da dies technisch momentan nicht realisierbar bzw. unbezahlbar wäre. Das Scrambling wird dabei durch direkt an den Speichern sitzende Verwürfler vorgenommen, die beispielsweise über die chipindividuelle Nummer angesteuert werden. Dies ist halbleitertechnisch ohne großen Aufwand möglich und erschwert einem Abhörer das Leben beträchtlich. Ein chipindividuelles und sitzungsspezifisches Scrambling ist durch variable Eingangswerte der Verwürfler somit ebenfalls realisierbar.

Schutz: Irreversible Umschaltung vom Testmodus in den Benutzermodus
Zur Überprüfung der Chips während der Halbleiterfertigung und zur Ausführung der internen Testprogramme besitzen alle Mikrocontroller einen so genannten Testmodus, in dem die Halbleiter noch auf dem Wafer oder im Modul beim Hersteller geprüft werden können. Dieser Testmodus erlaubt jedoch Zugriffsarten auf den Speicher, die später strikt verboten sind. Aus fertigungstechnischen Gründen ist es leider zwingend erforderlich, dass in diesem Modus auch Daten aus dem nichtflüchtigen Speicher gelesen werden können.

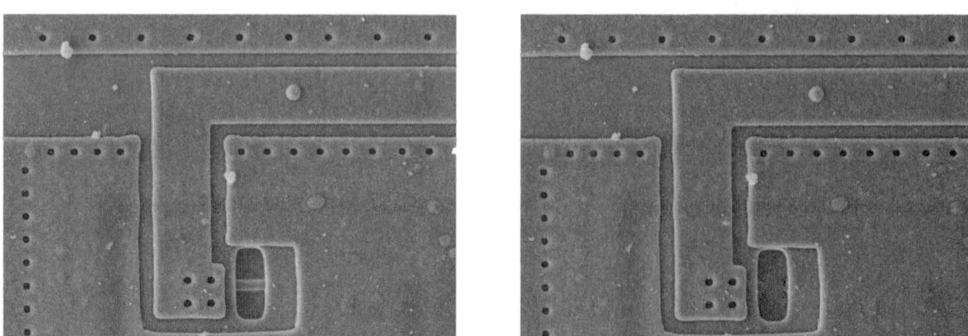

Bild 16.20 Foto einer Polysilizium-Sicherung (*fuse*) in 2 000-facher Vergrößerung. Das linke Bild zeigt die Sicherung in nicht gebranntem und das rechte Bild in gebranntem Zustand. (Giesecke & Devrient)

Die Umschaltung vom Testmodus in den Benutzermodus muss irreversibel sein. Dies lässt sich mit Polysilizium-Sicherungen auf dem Chip bewerkstelligen. Dazu wird an einem dafür vorgesehenen Testpunkt auf dem Siliziumkristall eine Spannung angelegt, die dazu führt, dass die betreffende Sicherung durchbrennt. Damit ist der Chip per Hardware in den Benutzermodus umgeschaltet. Dies kann im Regelfall nicht mehr rückgängig gemacht werden. Aufgrund der Funktionsweise der Sicherung handelt es sich jedoch um eine verhältnismäßig große Struktur auf der Chipoberfläche. Es ist vorstellbar, nach teilweiser Entfernung der Passivierungsschicht über der Sicherung diese mechanisch zu überbrücken. Dadurch wäre der Mikrocontroller wieder im Testmodus, und mit den erweiterten Zugriffsmöglichkeiten für Tests ließe sich der Speicher auslesen. Würde der komplette Speicherinhalt bekannt, könnte man problemlos die ausgelesene Chipkarte klonen.

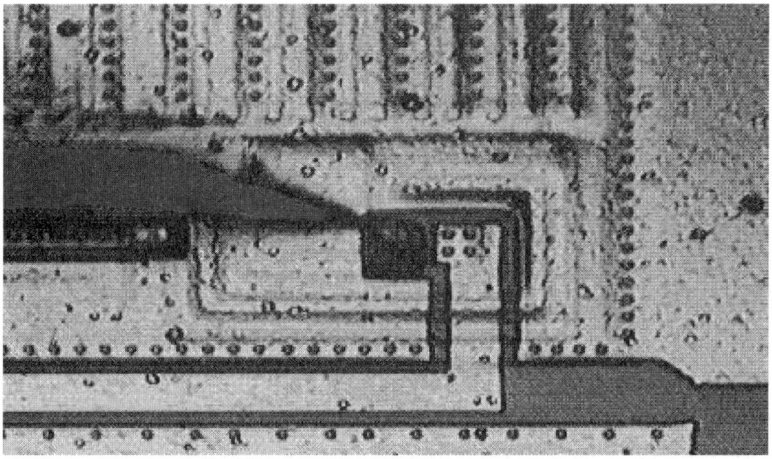

Bild 16.21 Foto einer Polysilizium-Sicherung (*fuse*) mit einer Mikroprobennadel in 500-facher Vergrößerung. Mit der Mikroprobennadel könnte eine gebrannte Sicherung überbrückt werden. (Giesecke & Devrient)

Um diesen Angriff abzuwehren, gingen die meisten Halbleiterhersteller dazu über, zusätzlich zur Sicherung aus Silizium einen Bereich im nichtflüchtigen Speicher für den Umschaltmechanismus zu reservieren. Steht dort ein bestimmter und nicht mehr veränderbarer Wert, ist der Chip irreversibel in den Benutzermodus geschaltet. Selbst nach Überbrückung der Sicherung befindet sich der Chip nicht wieder im Testmodus, weil dies der zusätzliche logische Schalter im nichtflüchtigen Speicher verhindert.

Eine weitere Steigerung der Sicherheit des Umschaltens vom Testmodus in den Benutzermodus lässt sich durch eine sehr einfache konstruktive Maßnahme beim Aufbau des Mikrocontrollers auf dem Wafer durchführen. Die zur Kontaktierung für das Testing notwendigen Testpads werden beim Sägen des Wafers in einzelne Dice einfach abgeschnitten. Damit braucht man keine Sicherung und keine EEPROM-Zellen für den Umschaltvorgang, da die für den Testmodus notwendigen Elemente nicht mehr vorhanden sind.

Es ist natürlich auch möglich, die Sicherung zur Umschaltung von Test- in Benutzermodus durch eine Leiterbahn zu ersetzen, welche beim Sägen des Wafers irreversibel getrennt wird. Die Kontaktierung an den abgeschnittenen Leiterbahnen an der Seite des Chips ist mit heutiger Technologie nicht möglich.

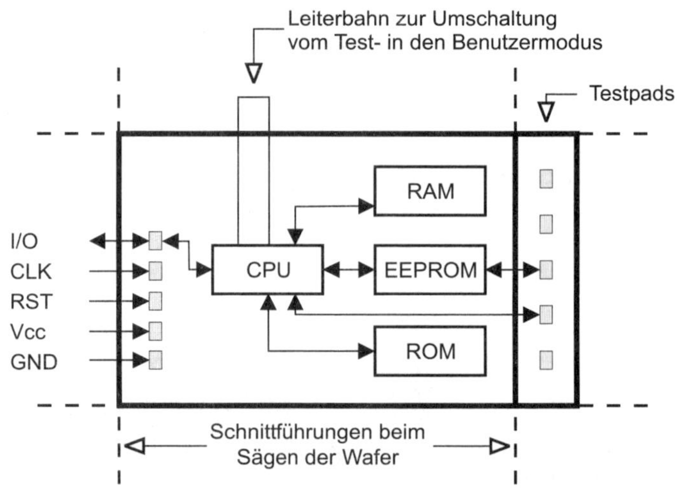

Bild 16.22 Darstellung einer von mehreren Varianten der irreversiblen Trennung der Testpads für CPU- und Speichertest eines Chipkarten-Mikrocontrollers und einer möglichen automatischen Umschaltung vom Testmodus in den Benutzermodus.

Dynamische Analyse und Abwehr: Abhören der Busse zu den Speichern des Mikrocontrollers

Um die Busse auf dem Mikrocontroller zwischen CPU und den Speichern (ROM, RAM, EEPROM, Flash) abzuhorchen, muss zuerst der Chip freigelegt und dann die auf dem Chip befindliche Passivierung entfernt werden. Die Passivierung schützt einerseits die Chipoberfläche vor Oxidation und andererseits vor Angriffen, da ihre Unversehrtheit über Sensoren überwacht wird. Nach Anderson und Kuhn [Anderson 96b] kann sie durch Ätzen mit Flusssäure vom Chip entfernt werden. Außerdem ist ein Lasercutter[1] gut geeignet, um selektiv nur an den benötigten Stellen Aussparungen in die Passivierung zu bohren, wie dies auch in Bild 16.12 auf Seite 743 gezeigt ist.

Nach Entfernen der Passivierung von der gesamten Chipoberfläche oder Teilen davon ist es vorstellbar, den Adress-, Daten- und Steuerbus für die Speicher mit Mikroprobennadeln zu kontaktieren. Falls zu allen Leitungen der drei Busse eine elektrische Verbindung hergestellt werden kann, ist es einfach, die einzelnen Speicherzellen zu adressieren und bei ROM und EEPROM/Flash beliebige Bereiche auszulesen. Dabei muss der Chip nicht angeschaltet sein und kann sich in einer beliebigen Kontaktiervorrichtung befinden. Die Auswirkungen eines erfolgreichen Angriffs mit dieser Methode sind gravierend, weil damit alle geheimen Daten aus den nichtflüchtigen Speichern prinzipiell lesbar werden.

Dieses Verfahren lässt sich erweitern, indem man die Busse kontaktiert und dann den Chip ganz normal betreibt. Dann könnte man den gesamten Datenverkehr zwischen CPU und den Speichern abhören und mit einem genügend schnellen Logikanalysator aufzeichnen.

Wie schon angedeutet, ist es schwierig, mit einzelnen Leiterbahnen auf dem Chip eine elektrische Verbindung herzustellen. Die Anzahl der notwendigen Verbindungen bei einem 8 Bit Mikrocontroller bei diesem Angriff beträgt 16 für den Adressbus, 8 für den Datenbus und

[1] Ein Lasercutter ist eine Vorrichtung zum Bohren und Schneiden mit einem energiereichen Laserstrahl in einer Genauigkeit von Teilen eines Mikrometers.

1 bis 4 für den Steuerbus. Zusammengerechnet müssten also gleichzeitig mindestens 25 Verbindungen zwischen einem externen Analysecomputer und den Leiterbahnen auf dem Chip hergestellt werden. Dies ist auch mit moderner Mikromanipulationstechnik durch die sehr kleinen Strukturen auf dem Halbleiter momentan noch nicht zu bewerkstelligen. Es wäre allerdings möglich, mit einem in der Halbleiterindustrie üblichen Werkzeug, einem fokussierten Ionenstrahl (FIB – *focused ion beam*), an den Bussen eine Art von elektrisch leitenden Kontaktflächen anzubringen, welche dann als Aufsetzpunkte für Mikroprobennadeln genutzt werden könnten. Der Aufwand dafür ist allerdings enorm. Sollte es aber gelingen, müsste vor einem erfolgreichen Auslesen auch noch das Scrambling der Busse ermittelt werden, da sich die einzelnen Leiterbahnen nicht geordnet nebeneinander auf dem Chip befinden, sondern in einer von außen nicht erkennbaren Anordnung.

Wenn es in einigen Jahren mit stark verbesserter Technik möglich sein wird, die Busse heutiger Mikrocontroller zu kontaktieren, hätte dies wahrscheinlich keine Auswirkungen auf die Sicherheit, denn bis dahin sind die Strukturen auf den Halbleitern noch wesentlich feiner, als es heute schon der Fall ist. Zudem wird die Mikromechanik wohl auch langfristig der auf optischen Verfahren beruhenden Halbleitertechnik hinterherhinken. Damit sind Angriffe nach dieser Vorgehensweise wahrscheinlich auch in Zukunft nicht geeignet, die Sicherheit einer Chipkarte signifikant zu beeinträchtigen.

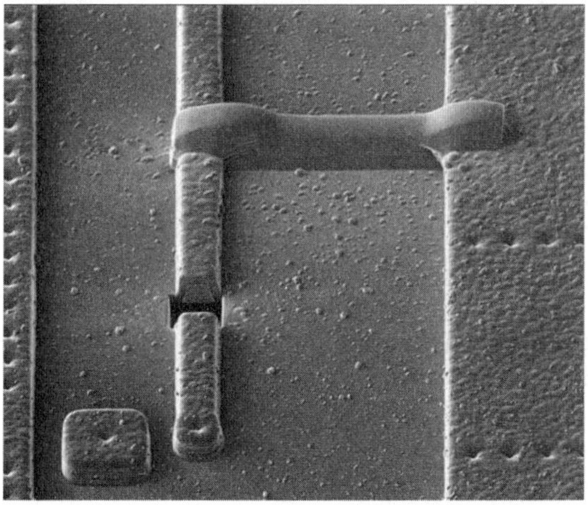

Bild 16.23 Foto der Anwendung eines Focused Ion Beam (FIB) an einem Halbleiterchip. Die auf der Oberfläche des Chips von oben nach unten verlaufende Leiterbahn wurde mit Hilfe eines FIB durchtrennt. Zusätzlich wurde die getrennte Leiterbahn durch eine mittels FIB neu abgeschiedene Metallstruktur mit einer parallel dazu verlaufenden Leiterbahn kontaktiert, was in der oberen Bildhälfte zu sehen ist.
(Quelle: Fraunhofer Institut für Integrierte Schaltungen, Bereich Bauelementetechnologie)

Dynamische Analyse und Abwehr: Messen des Stromverbrauchs der CPU

Schon 1995 in der ersten Auflage dieses Buches stand an dieser Stelle folgender Text: „Auch das Design des Prozessors ist für die Sicherheit ausschlaggebend. Ein Chipkarten-Prozessor muss für alle Maschinenbefehle eine annähernd gleiche Stromaufnahme haben. Ist dies nicht der Fall, kann aufgrund des Stromverbrauches auf den gerade abgearbeiteten Befehl geschlossen werden. Daraus ließe sich wiederum einiges an geheimer Information ableiten.“ Es war also eine seit Jahren bekannte Tatsache, dass man aufgrund des Stromverbrauchs eines Prozessors auf dessen eben ausgeführten Befehl und sogar auf die dabei verarbeiteten Daten schließen konnte, als im Juni 1998 Paul Kocher, Joshua Jaffe und Benjamin Jun ein Dokument über einfache Stromanalyse (*simple power analysis – SPA*) und differentielle Stromanalyse (*differential power analysis – DPA*) veröffentlichten [Kocher 98a].[1]

Das Prinzip der einfachen Stromanalyse (SPA) ist relativ einfach. Mit einem Analog-Digital-Wandler wird anhand des Spannungsabfalls an einem seriell vorgeschalteten Widerstand mit hoher zeitlicher Auflösung der Stromverbrauch eines Mikrocontrollers gemessen. Bei Hochleistungsprozessoren wie Pentium könnte aufgrund der komplexen internen Abläufe nicht mehr auf die ausgeführten Befehle geschlossen werden. Der relativ einfache Aufbau der 8051- und auch der ARM-CPUs von Chipkarten-Mikrocontrollern führt jedoch dazu, dass die internen Abläufe und verarbeiteten Daten zu messbaren und auch interpretierbaren Auswirkungen auf den Stromverbrauch führen. Zur Verdeutlichung kann man sich vorstellen, dass der gleiche Programmablauf mit gleichen Daten zu einem bestimmten zeitlichen Verlauf des Stromverbrauchs des Prozessors führt. Wird dieses Programm nun mit anderen Daten durchlaufen, unterscheidet sich der zeitliche Verlauf des Stromverbrauchs. Diese Abweichung verwendet man nun zur Ermittlung der im Ablauf prozessierten Daten.

Ein einfaches Angriffsszenario mit SPA könnte folgendermaßen aussehen: Man benötigt dazu eine erste Chipkarte, deren PIN bekannt und beliebig änderbar ist. Mit dieser Chipkarte ermittelt man nun für alle möglichen PINs das jeweilige Stromreferenzmuster. Dieses ist abhängig vom Mikrocontroller, dem Betriebssystem und natürlich von der PIN. Die Zeitspanne der Messung umfasst dabei die Kopierfunktion, die die Referenz-PIN vom nichtflüchtigen Speicher (EEPROM, Flash) ins RAM kopiert. Der eigentliche Vergleich mit der von außen übergebenen PIN findet anschließend statt, wie es auch Bild 16.24 auf der nächsten Seite zeigt. Mit der zweiten Chipkarte, die eine unbekannte PIN hat, stellt man nun einen Vergleich mit einer beliebigen PIN an und misst dabei mit genügend hoher Auflösung den Stromverbrauch während des gleichen Zeitraums wie bei der Referenzkarte. Das dabei gemessene Strommuster vergleicht man anschließend mit den Referenzmustern und kann daraus durch Vergleich die unbekannte PIN ermitteln.

Es gibt zu diesem Angriff eine Reihe unterschiedlicher Abwehrmaßnahmen. Eine verhältnismäßig einfache ist die Einfügung von zufallsgesteuerten Wartezeiten (z. B. *random wait states*) vor dem Start der gesamten PIN-Routine. Dies erschwert die Synchronisierung der Strommessung während des Kopiervorgangs erheblich, da dieser damit nicht mehr zu einem fixen Zeitpunkt stattfindet. Eine weitere Maßnahme ist, die in der Chipkarte gespeicherte PIN mit einer kartenindividuellen Zufallszahl mit XOR zu verknüpfen und erst dann als Referenz im nichtflüchtigen Speicher abzulegen. Damit ist die PIN unabhängig von ihrem Inhalt kartenindividuell und ein Stromvergleich beim Kopiervorgang läuft ins Leere. Die von außen übergebene PIN muss dann vor dem Vergleichsvorgang selbstverständlich ebenfalls mit derselben Zufallszahl mit XOR verknüpft werden.

Mit der differentiellen Stromanalyse (DPA) können gegenüber der einfachen Stromanalyse (SPA) noch geringere Unterschiede beim Stromkonsum des Mikrocontrollers aufgedeckt werden. Dazu misst man den Strom zuerst bei der Abarbeitung bekannter und anschließend unbekannter Daten. Die Messungen werden in der Regel viele Male wiederholt, damit durch

[1] Eine detaillierterer Überblick zu diesem Thema findet sich bei [Kocher 98b] und [Messerges 99].

Mittelwertbildung das Rauschen eliminiert werden kann. Im Anschluss an diese Messungen bildet man die Differenz und kann von diesem Ergebnis auf die unbekannten Daten schließen.

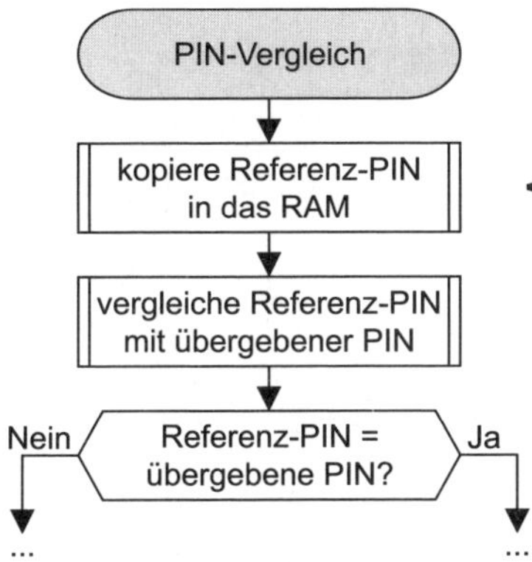


```
1 ZeigerNVM := Anfangsadresse der PIN im NVM
2 ZeigerRAM := Anfangsadresse der PIN im RAM
3 LängePIN  := 4

4 hole Byte von Adresse des ZeigerNVM
5 speichere Byte nach Adresse des ZeigerRAM

6 ZeigerNVM := ZeigerNVM + 1
7 ZeigerRAM := ZeigerRAM + 1
8 LängePIN  := LängePIN - 1

9 IF LängePIN != 0 THEN GOTO 4
```

Bild 16.24 Vereinfachtes Prinzip der Ermittlung einer unbekannten PIN mit 4 Byte Länge durch vergleichende Messung des Stromverbrauchs mit einer bekannten und einer unbekannten Chipkarte während der Kopierroutine. Die Messung kann abhängig von der jeweiligen Programmierung der Vergleichsroutine auch zu einem anderen Zeitpunkt durchgeführt werden. In diesem Beispiel wird die Strommessung beim Kopieren der Referenz-PIN in das RAM gewählt, da dabei der Stromverbrauch des Prozessors bei der Abarbeitung dieses Programmteils ausschließlich von den zu verarbeitenden Daten (= PIN) abhängt.

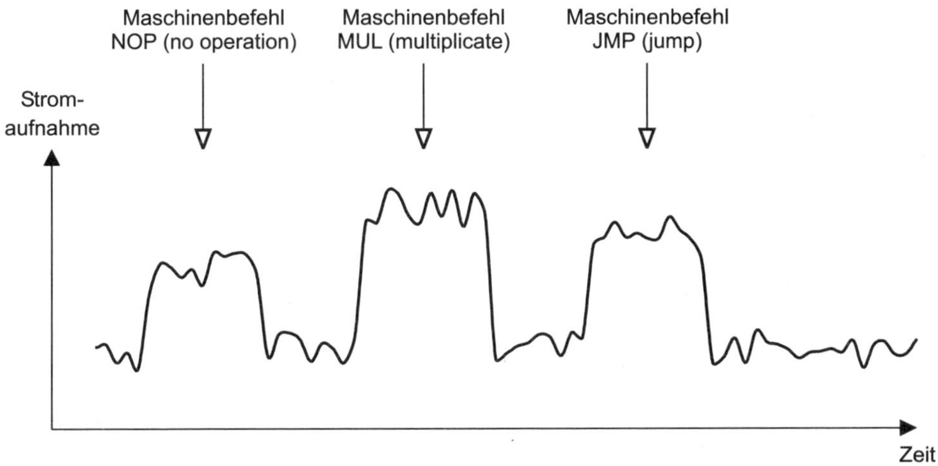

Bild 16.25 Vereinfachte Prinzip-Darstellung der Schwankungen im Stromverbrauch bei der Ausführung von Maschinenbefehlen eines Chipkarten-Mikrocontrollers. Der Stromverbrauch kann neben einer Abhängigkeit vom jeweiligen Maschinenbefehl eine Abhängigkeit von den jeweils verarbeiteten Daten besitzen.

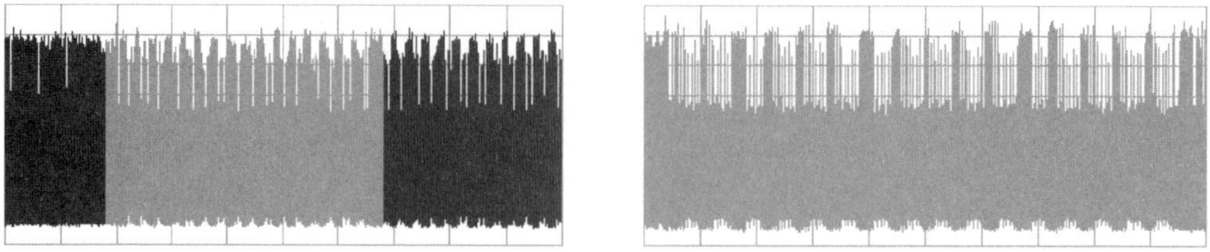

Bild 16.26 Darstellung des Stromverlaufs bei einer Triple-DES-Berechnung bei einem Chipkarten-Mikrocontroller ohne SPA/DPA-Gegenmaßnahmen. Das rechte Bild zeigt einen Ausschnittt der Stromverlaufskurve des linken Bildes. (Giesecke & Devrient)

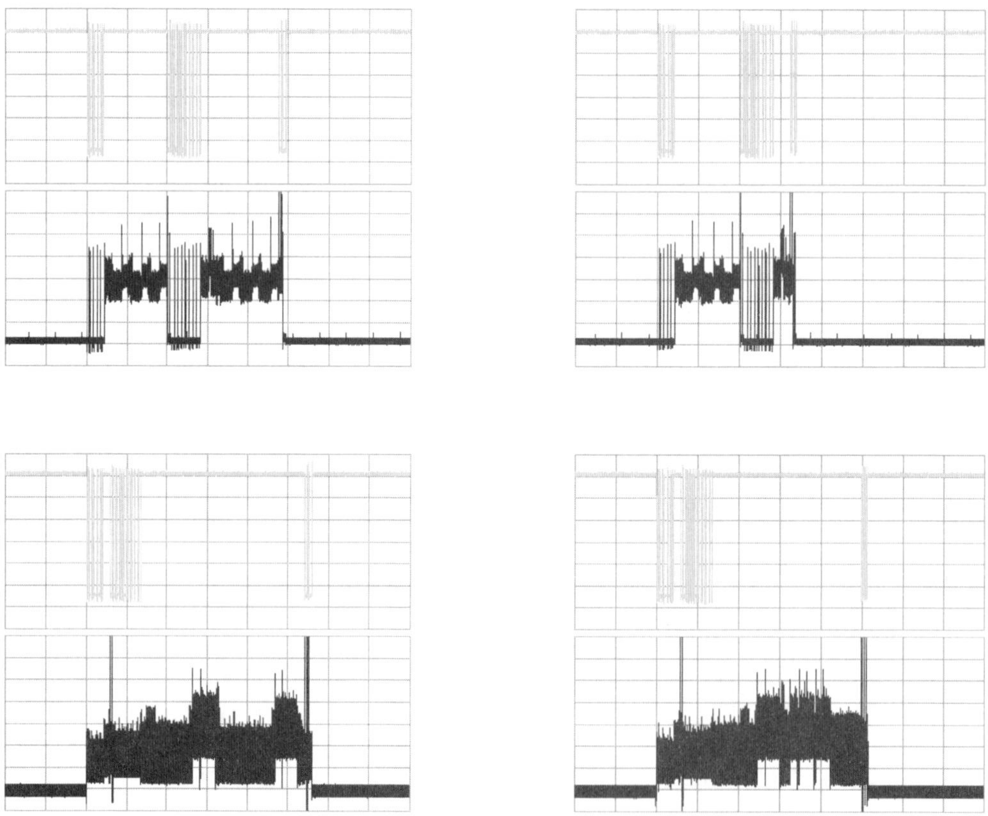

Bild 16.27 Strom- und Zeitverlauf beim PIN-Vergleich bei einem Chipkarten-Mikrocontroller. Die jeweils obere Kurve im Kurvenblock zeigt den Verlauf der seriellen Kommunikation mit dem T=0-Protokoll und die untere Kurve den Stromverbrauch des Mikrocontrollers. Im Kurvenblock oben links ist der Stromverlauf beim Vergleich einer korrekten PIN und oben rechts beim Vergleich einer nicht korrekten PIN dargestellt. Die Software bei der oberen Messreihe ist nicht gegen diese Art von Analysen gehärtet. Die Software auf dem Mikrocontroller der unteren Messreihe enthält im Gegensatz dazu entsprechende Abwehrmaßnahmen. Links unten ist der Stromvergleich beim Vergleich einer korrekten PIN und rechts unten der Stromverlauf beim Vergleich mit einer nicht korrekten PIN zu sehen. (Giesecke & Devrient)

In dem Papier von Kocher et. al. ist als Weiterentwicklung der DPA noch die High-Order Differential Power Analysis (HO-DPA) erwähnt. Dabei misst man nicht alleine den Stromverbrauch des Mikrocontrollers, sondern zusätzlich im Prozessor ausgeführte programmabhängige Größen wie beispielsweise die elektromagnetische Abstrahlung des Chips. Die so gesammelten Messwerte von bekannten und unbekannten Daten benutzt man dann analog der DPA zur Differenzbildung und kann daraus die geheimen Daten errechnen.

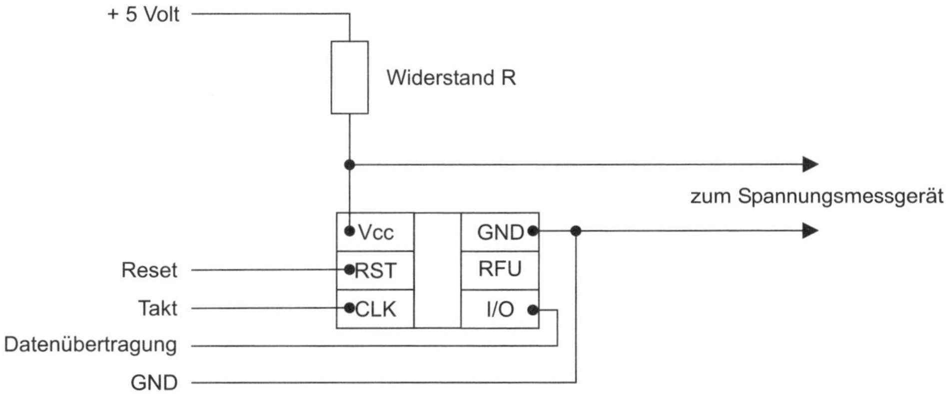

Bild 16.28 Die Beschaltung eines Chipkarten-Mikrocontrollers, um auf einfache Weise unter Verwendung eines Vorwiderstands Strommessungen durchzuführen.

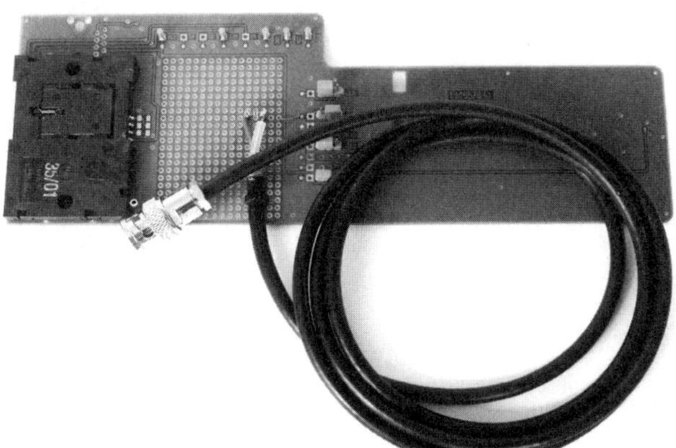

Bild 16.29 Adapter, umgangssprachlich „paddle" genannt, mit dem eine Chipkarte aus dem Gehäuse eines Kartenterminals zu Messzwecken herausgeführt werden kann. Auf der linken Seite ist die Kontaktierungseinheit für die Chipkarte zu sehen, in der Mitte befindet sich ein Fädelfeld zum Aufbau von Elektronikschaltungen und rechts die acht Kontaktflächen für das Terminal. Auf diesem Paddle ist zusätzlich in die Versorgungsspannung ein Messwiderstand zur Durchführung von Strommessungen für SPA/DPA-Analysen eingeschleift. Die gemessenen Spannungsunterschiede werden mit dem angebrachten Koaxialkabel an einen Messverstärker weitergeleitet.

Die drei Varianten der Stromanalyse für Chipkarten-Mikrocontroller sind für unvorbereitete Hard- und Software sehr ernst zu nehmende Angriffe. Der Grund dafür besteht darin, dass bei manchen Mikrocontrollern durchaus Abhängigkeiten des Stromverbrauchs vom jeweiligen Maschinenbefehl und auch von den in diesem Maschinenbefehl verarbeiteten Daten bestehen. Zudem hält sich der für einen erfolgreichen Angriff erforderliche Aufwand an Messgeräten in Grenzen. Es existiert mittlerweile aber eine Reihe wirkungsvoller Gegenmaßnahmen, die sich einerseits auf entsprechend verbesserte Hardware und andererseits auf modifizierte Software stützen.

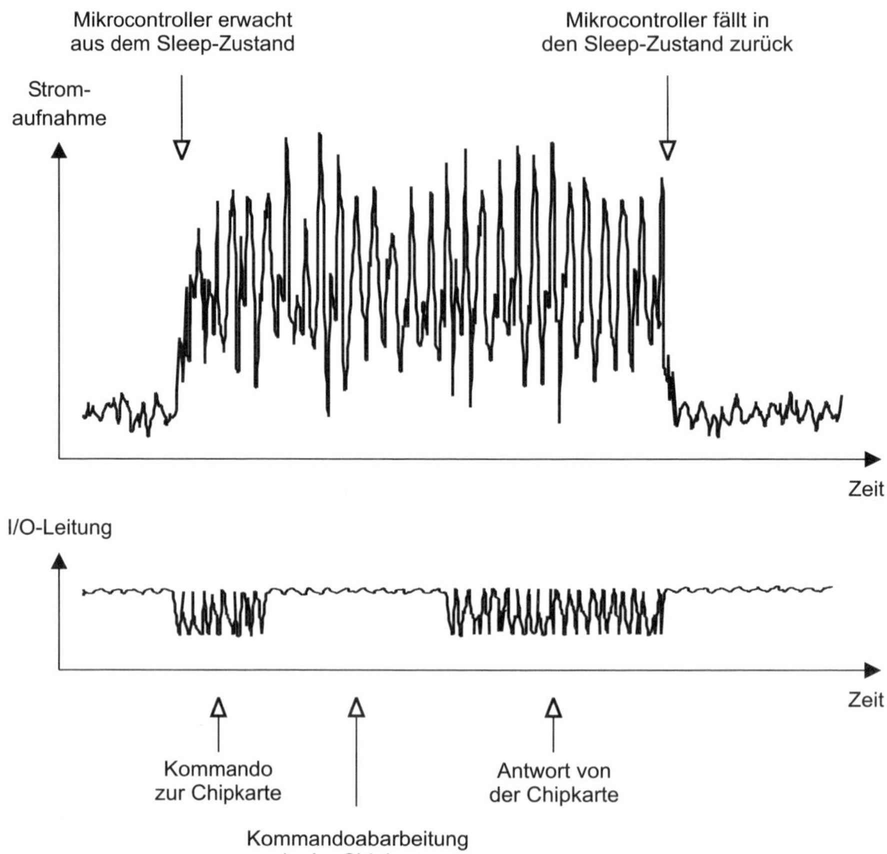

Bild 16.30 Überblickshafte Darstellung des Stromverbrauchs eines Chipkarten-Mikrocontrollers im Ruhezustand und der Stromschwankungen während des Betriebs. Man kann anhand des aufgenommenen Stromes erkennen, wie der Mikrocontroller durch die erste fallende Flanke auf der I/O-Leitung aus dem Sleep-Zustand erwacht und anschließend in Abhängigkeit der ausgeführten Maschinenbefehle einen laufend differierenden Strombedarf hat.

Die einfachste Hardware-technische Lösung ist der Einbau eines schnellen Spannungsreglers auf dem Chip, der einen von Maschinenbefehl und Daten unabhängigen Stromverbrauch sicherstellt. Künstliche Stromrauschquellen auf dem Chip sind ebenfalls eine wirksame Lösung. Eine technisch aufwändigere Lösung besteht in einem modifizierten halbleitertechnischen Design des Prozessors, damit dieser immer einen konstanten Stromverbrauch aufweist. Diese Lösungsansätze erhöhen jedoch zum Teil den Stromverbrauch des Mikrocontrollers, was in bestimmten Anwendungsfeldern wie der Telekommunikation nicht gewünscht ist. Eine einfache Abwehrmaßnahme kann auch darin bestehen, während eines SPA/DPA-kritischen Vorgangs für diesen Vorgang nicht benötigte Komponenten wie CRC-Prüfsummengenerator oder den numerischen Coprozessor mit Zufallsdaten als Eingangswerte zu aktivieren, um auf diese Weise ein künstliches Rauschen des Stromverbrauchs zu erzeugen.

Die Verwendung von zufallsgesteuerten Wartezeiten (*random wait states*) beim Prozessor und auch zusätzlich bei der Betriebssystem-Software erschwert die Synchronisation bei der Stromanalyse erheblich, ohne dabei die Nachteile eines erhöhten Stromverbrauchs in Kauf zu nehmen. Ein ähnlicher Lösungsansatz wird bei Chipkarten-Mikrocontrollern mit eigener Takterzeugung auf dem Chip verfolgt, indem die Taktfrequenz zufallsgesteuert innerhalb vorgegebener Grenzen permanent variiert wird.

Der Stromverbrauch eines Mikrocontrollers hat auch wegen der Leitungen des Busses eine Datenabhängigkeit. Diese lässt sich reduzieren bzw. in manchen Fällen sogar ganz verhindern, indem die Busleitungen als sogenannter „Dual-Rail-Bus“ ausgeführt werden. Bei diesem Konzept ist der Bus doppelt so breit ausgeführt wie eigentlich notwendig, d. h. ein 8 Bit-Datenbus besitzt anstelle von 8 Datenleitungen dann 16 Datenleitungen. Die Busleitungen werden dabei von den Bustreibern paarweise immer entgegengesetzt angesteuert. Der Effekt daraus ist, dass für jede nach high getriebene Busleitung gleichzeitig eine Busleitung nach low getrieben wird. Damit schafft man eine deutlichen Schutz auf der Hardwareebene gegenüber SPA-/DPA-Analysen, da der Stromverbrauch der Busleitungen von den übertragenen Daten entkoppelt ist. Hochsichere Kryptokoprozessoren sind im Übrigen ebenfalls oft in einer komplementären Logik ausgeführt, um auf diese Weise Seitenkanalattacken (*side channel attack*) wie SPA-/DPA-Analysen zu erschweren.

Bei den softwaretechnischen Gegenmaßnahmen gibt es mittlerweile eine immense Bandbreite an Lösungsvarianten. Im Folgenden seien einige wenige davon stellvertretend kurz aufgeführt. Der einfachste Ansatz ist die ausschließliche Benutzung von Maschinenbefehlen mit einem sehr ähnlichen Stromverbrauch. Maschinenbefehle, welche eine signifikante Abweichung vom durchschnittlichen Strombedarf haben, dürfen dann nicht mehr im Assemblerkode verwendet werden. Eine weitere Lösungsmöglichkeit besteht darin, für gleiche Berechnungen in Kryptoalgorithmen verschiedene Abläufe einzuführen, welche jeweils zufällig ausgewählt werden. Dies erschwert es dem Beobachter erheblich, eine Konvergenz zwischen bekannten und unbekannten Maschinenbefehlen sowie verarbeiteten Daten zu erkennen. Eine Abwehr in ähnlicher Richtung wird mit chipindividuellen Tabellen für die S-Boxen des Triple-DES-Algorithmus verfolgt.

Um die zu einer erfolgreichen Stromanalyse vorab benötigte Datenerfassung zu erschweren, sollten alle Schlüssel mit irreversibel ablaufenden Fehlbedienungszählern abgesichert sein. Weiterhin ist es notwendig, den freien Zugriff auf alle Kommandos in der Art von INTERNAL AUTHENTICATE, bei denen beliebige Daten durch einen Kryptoalgorithmus der Chipkarte geschickt werden können, zu sperren. Müssen Kommandos mit dieser Eigenschaft aus bestimmten Gründen zwingend verwendet werden, so muss die Chipkarte vorab das Terminal auf Echtheit prüfen. Durch diese Einschränkung der Kommandobenutzung verhindert man ebenfalls die Sammlung von Referenzdaten für die spätere Stromanalyse.

Grundsätzlich ist anzumerken, dass keine geheimen Daten bitweise vom Prozessor verarbeitet werden sollen, da dies die SPA/DPA-Analyse erheblich vereinfacht. Dies betrifft insbesonders auch alle Verfahren zur Berechnung von Prüfsummen über Speicherbereiche wie etwa CRC-Prüfsummen. Sind Schlüssel in die Register eines Kryptocoprozessors zu laden, so werden bei manchen Realisierungen vermischt dazu Zufallszahlen als Dummywerte in die entsprechenden Register geladen, so dass entsprechende Messungen ins Leere laufen. Am Ende eines solchen Ladevorgangs müssen selbstverständlich die echten Schlüssel in den Registern stehen.

SPA/DPA-Analysen lassen sich jedoch nicht nur zur Ausspähung von in Chipkarten gespeicherten geheimen Daten benutzen. Sie können auch verwendet werden, um beispielsweise zweifelsfrei nachzuweisen, dass ein bestimmter Programmkode in einer Chipkarte verwendet wird. Dazu führt man bei der zu prüfenden Chipkarte eine SPA-Analyse der betreffenden Funktion durch und vergleicht die gewonnene Stromverlaufskurve mit der einer Referenzkarte, wie dies auch in Bild 16.31 aufgezeigt ist. Damit kann man unter günstigen Umständen und ohne Wissen um den verwendeten Quellkode den Nachweis erbringen, dass beispielsweise in einem Konkurrenzprodukt Teile von fremdem Programmkode benutzt wird. Der technische Hintergrund dabei ist, dass bei gleichem Quellkode in der Regel vom gleichen Compiler auch gleicher Maschinenkode erzeugt wird. Beim anschließenden Linkvorgang treten dann wegen der sicherlich unterschiedlichen Lokalisierung im Speicher noch kleinere Abweichungen auf.

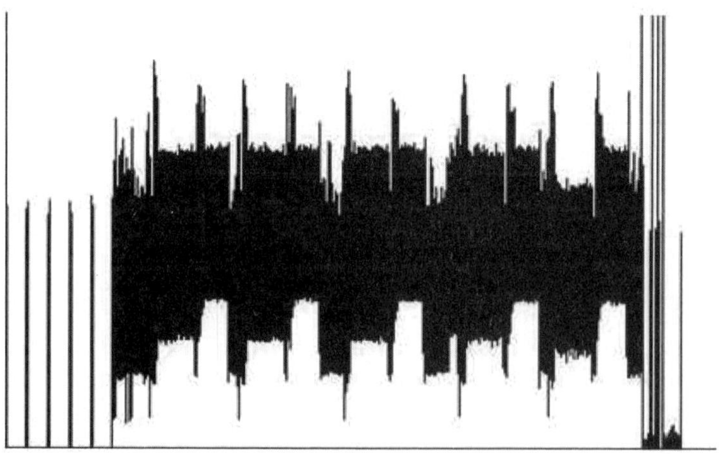

Bild 16.31 Stromverlaufskurve bei der Ausführung eines UPDATE BINARY-Kommandos mit der x-Achse als Zeit und der y-Achse als Stromverlauf. Die deutlich sichtbaren Blöcke der Stromkurve kommen vor allem durch die Schreibvorgänge in den nichtflüchtigen Speicher zustande. Dieser Stromverlauf über die Zeit ist charakteristisch für den spezifischen Mikrocontroller in Verbindung mit dem jeweiligen Betriebssystem. Die Kurvenform ist in der Regel so eindeutig, dass man daraus auf die verwendete Software schließen kann.

Die Prüfung von Software in Chipkarten auf Resistenz gegen SPA/DPA-Angriffe hat mittlerweile ein hohes Niveaus erreicht und in der Folge durchaus den Charakter einer Spezialdisziplin erlangt.[1] Es ist dabei üblich geworden, dass parallel zur Softwareentwicklung periodisch Messungen stattfinden und entsprechend den Messergebnissen die Software adaptiert wird, so dass SPA/DPA-Angriffe ins Leere laufen würden. Am Anfang einer Software-Entwicklung führt man die Messungen mit im EEPROM befindlicher Software durch und kann die Analysen dann erweitern, wenn sich bei Erhalt der ersten Muster vom Halbleiterhersteller die Software im ROM des Mikrocontrollers befindet. Die Erfahrung hat nämlich gezeigt, dass dieser Aspekt bei SPA/DPA-Messungen durchaus von Belang ist.

Bei SPA und DPA können naturgemäß nicht nur Angriffe gegen Kryptoalgorithmen getätigt werden. Beide Methoden eignen sich auch sehr gut zur Analyse aller Aktivitäten des Prozessors. Entsprechende Erfahrung und Ausrüstung vorausgesetzt, können mit SPA und DPA bei einer dagegen nicht resistenten Chipkarte selbst die Daten bei Kopiervorgängen im Speicher ermittelt werden.

Analyse und Abwehr: Messen der elektromagnetischen Abstrahlung des Mikrocontrollers

Analog zur differentiellen Stromanalyse lassen sich anhand der elektromagnetischen Abstrahlung Schlüsse auf interne Abläufe auf dem Chipkarten-Mikrocontroller ziehen. Mit kleinen Spulen und nachgeschaltetem rauscharmem Verstärker lassen sich durchaus Magnetfelder von geringer Ausdehnung und Stärke messen. Die Auswertung kann dann analog SPA/DPA erfolgen, und es ist kein detailliertes Wissen über die internen Strukturen des Halbleiters erforderlich. Dieses Verfahren wird als SEMA (*simple electromagnetic analysis*) bzw. als DEMA (*differential electromagnetic analysis*) bezeichnet.

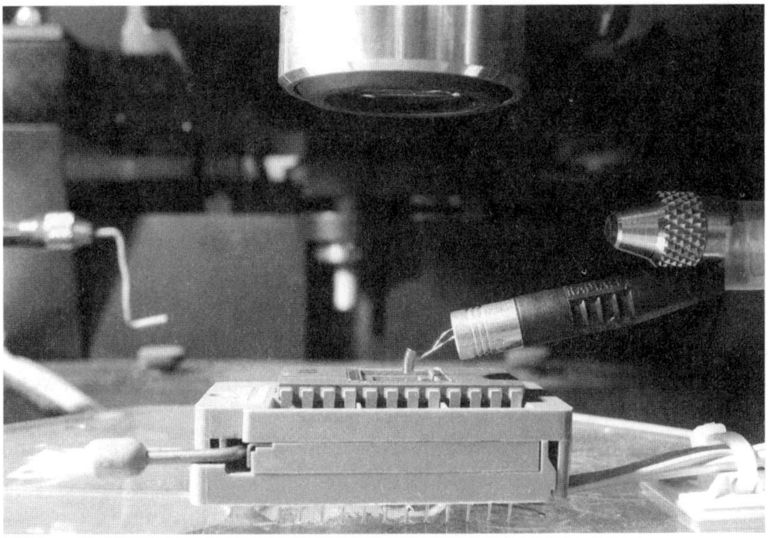

Bild 16.32 Foto einer typischen Spule zur Messung der elektromagnetischen Abstrahlung eines Chipkarten-Mikrocontrollers. Oben in der Mitte sieht man das Objektiv eines Lichtmikroskops zur exakten Ausrichtung der Spule. (Infineon).

[1] Das Buch „Power Analysis Attacks" von Stefan Mangard et. al. [Mangard 07] bietet hier einen guten Einstieg in die Thematik.

Um die optimale Position zur Messung zu finden startet man auf dem Mikrocontroller repetierend eine kryptografische Berechnung und verschiebt parallel dazu die Spule so lange mit geringem Abstand über die Chipoberfläche, bis man das stärkste Signal empfängt. Anschließend kann man mit den Methoden der SPA/DPA-Analyse versuchen, den geheimen Schlüssel zu ermitteln. Der Vorteil dieses Ansatzes ist die gegenüber einer Stromanalyse (SPA/DPA) über die Spannungsversorgung zusätzliche Ortsinformation der Messung, mit der man beispielsweise den Einfluss einer Rauschquelle auf den Chip reduzieren kann.

Ein Nachteil dieser Methode ist das deutlich höhere Rauschen gegenüber einer direkten Stromanalyse über die Versorgungsleitungen. Zudem können bestimmte Bereiche wie die Busse von Halbleiterbausteinen gegen diese Art von Angriff effektiv geschützt werden, indem mehrere Leiterbahnen übereinander liegen, so dass zwar ein elektromagnetisches Feld mit empfindlichen Detektoren gemessen werden kann, aber nicht, welche der übereinanderliegenden Leitungen stromführend ist. Die vielfach über den eigentlichen aktiven Chipstrukturen befindlichen metallischen Schutzschichten (*shield*) reduzieren im Übrigen die abgestrahlte Energie erheblich, da sie eine Art faradayischen Käfig bilden.

Manipulation und Abwehr: Ändern von Speicherinhalten am Chipkarten-Mikrocontroller

Das direkte Lesen von Speicherinhalten eines Mikrocontrollers ist ein Angriffsszenario, dessen Gefährlichkeit auf den ersten Blick zu erkennen ist. Ein ähnliches Szenario, bei einer nahezu gleichen Angriffsstärke, ist das bewusste Ändern von Dateninhalten in einem Speicher eines Chipkarten-Mikrocontrollers. Damit ist nicht gemeint, zufällige Fehler im Berechnungsvorgang eines Kryptoalgorithmus einzustreuen, wie dies als Ansatz für die differentielle Fehleranalyse (DFA) benutzt wird, sondern gezielt bestimmte Bits oder Bytes im ROM oder im nichtflüchtigen Speicher zu ändern. Allgemein werden solche Angriffe als Fehlerinduktionsangriffe (*fault induction attacks*) bezeichnet.

Ungezielte Änderungen in allen Speicherarten lassen sich beispielsweise durch Röntgenstrahlung auf das Modul oder UV-Licht auf den freigelegten Chip zuwege bringen. So können mit Bestrahlung durch UV-Licht EEPROM- bzw. Flash-Zellen entladen werden, und ihr Speicherinhalt nimmt dann den Wert des energieärmsten Zustands an. Dieser Vorgang ist vollkommen analog zum üblichen Löschen von EPROMs unter einer UV-Lampe. Für einen Angriff lässt sich dies aber nicht sinnvoll nutzen, da der Angreifer keine Kontrolle darüber hat, welche EEPROM-/Flash-Zellen gekippt werden.

UV-Strahlung kann aber gebündelt oder durch einen Laser mit einem fein fokussierten Strahl ersetzt werden. Dann könnten durchaus einzelne Speicherzellen geändert werden. Der Laser hat den Vorteil, dass sich damit bei genügender Leistung auch ROM-Speicher ändern lassen. Ähnlich lässt sich auch ein fokussierter Ionenstrahl (*focused ion beam*) zur Änderung von Speicherzellen benutzen.

Die damit möglichen Änderungen können durchaus für theoretisch effektive Angriffe genutzt werden. So könnte beispielsweise der Zufallszahlengenerator so manipuliert werden, dass er keine Zufallszahlen mehr liefert, sondern immer den gleichen Wert. Wäre dies möglich, kann die Authentisierung des Terminals durch die Chipkarte durch Wiedereinspielung eines alten Wertes (Replay-Angriff) gebrochen werden.

Durch bewusstes und bitgenaues Ändern von Speicherinhalten kann man sich aber durchaus noch andere Angriffe vorstellen. So könnten beispielsweise alle S-Boxen des DES-

Algorithmus gezielt einheitlich auf null oder eins abgeändert werden. Damit ist der DES kein Verschlüsselungsalgorithmus mehr, sondern lediglich eine lineare Transformation [Anderson 96 a].

Kennt man die exakte Position der Schlüssel im EEPROM/Flash und ist es möglich, diese bitweise zu verändern (z. B.: durch fokussierte UV-Strahlung), kann man sich dies natürlich ebenfalls für einen wirkungsvollen Angriff zunutze machen. Dazu setzt man ein beliebiges Bit im Schlüssel auf null und ruft anschließend ein Kommando auf, das den Kryptoalgorithmus mit dem veränderten Schlüssel benutzt. Erhält man einen Returncode, der einen Paritätsfehler im Schlüssel anzeigt, so war das geänderte Bit auf eins gesetzt; falls kein Paritätsfehler gemeldet wird, stand es bereits auf null. Anschließend verfährt man sinngemäß mit den restlichen 55 Bits des Schlüssels, und als Ergebnis erhält man den geheimen Schlüssel [Zieschang 98].

Es ließen sich noch viele weitere Angriffe aufführen, die in eine ähnliche Richtung laufen – wie gezielte Veränderung von Programmabläufen oder Umsetzen von Zeigern. So interessant und einfach alle diese Attacken aber auf dem Papier aussehen, so schwierig wäre es, sie in der Realität durchzuführen. Die notwendigen Voraussetzungen für einen erfolgreichen Angriff sind nicht gerade simpel und führen dazu, dass dieser Angriff ein interessantes, aber doch theoretisches Gebilde bleibt.

Um Bits gezielt verändern zu können, muss der Angreifer ein detailliertes Wissen über die physikalischen Adressen von Daten und Programmkode im Speicher besitzen und außerdem das Scrambling und/oder Verschlüsselung des jeweiligen Speichers kennen. Zudem sind alle sicherheitskritischen Daten- und Programmkodeteile über Prüfsummen abgesichert, welche vor einer Benutzung jeweils nachgerechnet werden. Ein Angreifer müsste also auch noch gezielt die Prüfsummen an die veränderten Daten anpassen. Vergessen werden darf auch nicht, dass vor einer Manipulation alle Schutzschichten über dem entsprechenden Speicher auf dem Chip zu neutralisieren sind. Alle diese Punkte führen dazu, dass die Attraktivität für diese Form eines Angriffs gering ist, obwohl sie sich zugegebenermaßen in der Theorie sehr attraktiv anhört.

Manipulation: Differentielle Fehleranalyse (*differential fault analysis* – DFA)
Elektronische Geräte lassen sich bekanntermaßen erheblich in ihren Funktionen beeinträchtigen, wenn sie elektromagnetischen Störungen ausgesetzt werden. So kann man beispielsweise die Prozessoren vieler computergesteuerter Kleingeräte ohne weiteres durch ein eingeschaltetes Mobiltelefon zum Absturz bringen. Die Ursache liegt in Speicherzellen, deren Inhalt durch die hochfrequenten Wechselfelder verändert wird.

Im Jahr 1996 veröffentlichten Dan Boneh, Richard DeMillo und Richard Lipton eine Arbeit [Boneh 96], die ein theoretisches Modell beschreibt, wie geheime Schlüssel von asymmetrischen Kryptoalgorithmen durch Einstreuung von Hardwarefehlern berechnet werden können. Da die drei Entdecker damals bei den Bell Communications Research (Bellcore) Laboratories beschäftigt waren, wird dieser Angriff oft auch Bellcore-Angriff (*Bellcore-Attack*) genannt.

Nur zwei Monate später publizierten Eli Biham und Adi Shamir eine Erweiterung des Bellcore-Angriffs mit dem Namen differentielle Fehleranalyse (*differential fault analysis – DFA*) [Biham 96], die nunmehr auch symmetrische Kryptoalgorithmen, wie den DES-Algorithmus, mit einschloss. Damit waren, zumindest in der Theorie, viele Chipkarten-Anwendungen von einer neuen, ernst zu nehmenden Angriffsmethode betroffen.

Das grundlegende Prinzip beider Angriffe ist verhältnismäßig einfach: Im ersten Schritt verschlüsselt man einen beliebigen Klartext mit dem zu brechenden Schlüssel und bewahrt den erhaltenen Schlüsseltext auf. Anschließend wird die Chipkarte während der Abarbeitung des kryptografischen Algorithmus in ihrer Arbeitsweise von außen beispielsweise durch ionisierende oder hochfrequente Strahlung gestört, so dass sich ein einzelnes Schlüsselbit an beliebiger Stelle bei der Berechnung verändert. Das Ergebnis davon ist ein Schlüsseltext, der aufgrund des gekippten Bits falsch verschlüsselt wurde. Dies wird nun mehrmals wiederholt, und die Ergebnisse werden zur Analyse aufbewahrt. Der Rest zur Ermittlung des Schlüssels ist pure Mathematik und in den aufgeführten Arbeiten umfassend beschrieben.

Die Stärke des Angriffs liegt vor allem darin, dass es nicht einmal erforderlich ist zu wissen, an welcher Stelle des geheimen Schlüssels ein Bit gekippt wurde. Biham und Shamir geben in ihrer Veröffentlichung an, dass bei einem verfälschten Schlüsselbit bereits 200 Schlüsseltextblöcke genügen, um daraus den geheimen DES-Schlüssel zu berechnen. Bei Verwendung eines echten Triple-DES (168 Bit) anstelle des DES erhöht sich die Zahl der notwendigen Schlüsseltexte nur unwesentlich. Selbst wenn mehr als ein Bit verändert wird, greift dieser Angriff noch. Es erhöht sich lediglich die notwendige Anzahl der falsch verschlüsselten Schlüsseltexte.

So anspruchslos, wie sich diese Art von Angriffen anhört, ist sie in der Praxis dann doch nicht. Es sollten möglichst nur ein Bit oder zumindest sehr wenige Bits verändert werden. Sendet man aber nun pauschal auf den gesamten Mikrocontroller hochfrequente Mikrowellenstrahlung, ändern sich meist so viele Bits, dass der Prozessor in der Regel sofort rettungslos abstürzt. Deshalb versucht man beispielsweise durch vorsätzlich erzeugte Glitches in der Strom- oder Taktversorgung, die CPU zu einer einzigen falschen Berechnung zu veranlassen. Wenn die Filter an den dazugehörigen Eingangsleitungen solch ein Glitch nicht neutralisieren können, kann es zu der beabsichtigten Fehlrechnung des Prozessors kommen.

Eine Chipkarte ist allerdings weder dem Bellcore-Angriff noch einer DFA schutzlos ausgeliefert, wenn zuvor entsprechende Vorsorge praktiziert wurde. Die einfachste Abwehr ist, den Kryptoalgorithmus in der Chipkarte einfach zweimal zu berechnen und die beiden Ergebnisse zu vergleichen. Sind die Resultate identisch, dann wurde nicht versucht, von außen irgendwelche Bits zu kippen. Dabei geht man davon aus, dass eine bewusste Fehlereinstreuung niemals die gleichen Bits in der Chipkarte verändern kann. Dies ist wirklichkeitsnah, denn sollte jemals die gezielte Änderung von bestimmten Bits in einem Chipkarten-Prozessor möglich sein, gibt es viel einfachere und schneller durchzuführende Angriffe als eine DFA.

Der große Nachteil einer Doppelrechnung ist der zusätzliche Zeitbedarf, der Probleme bereiten kann. Dies betrifft vor allem Angriffe auf zeitaufwändige asymmetrische Kryptoverfahren wie RSA oder DSS. Eine weitere wirksame Abwehrmaßnahme gegen differentielle Fehleranalysen kann dadurch bewerkstelligt werden, dass man immer nur unterschiedliche Klartexte verschlüsselt. Die einfachste Lösung ist eine dem zu verschlüsselnden Klartext vorangestellte Zufallszahl. Damit verschlüsselt der Kryptoalgorithmus immer verschiedene Daten, und eine DFA ist nicht mehr möglich.

Die Quintessenz aus Bellcore-Angriff und differentieller Fehleranalyse lässt sich auf die Formel bringen, wonach es sich um durchaus gefährliche Angriffe handelt, die bei unzureichend ausgestatteten Chipkarten zum Erfolg führen können. Doch wurden innerhalb kurzer Zeit nach Bekanntwerden der beiden Angriffsmethoden alle Chipkarten-Betriebssysteme und Anwendungen diesbezüglich abgesichert, so dass sowohl Bellcore-Angriff als auch DFA heute keine ernsthafte Gefährdung mehr darstellen.

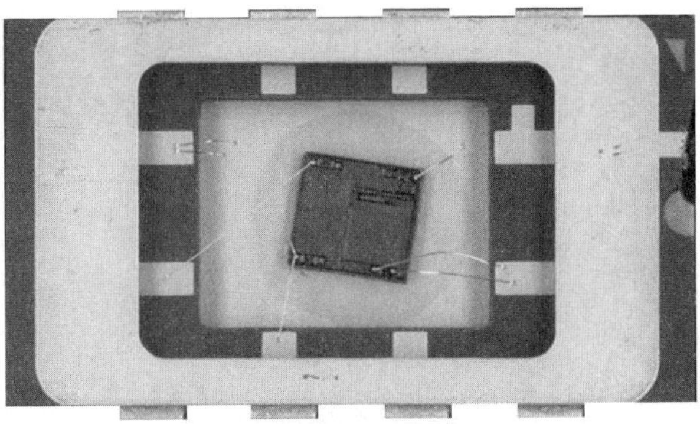

Bild 16.33 Foto eines freigelegten Chipkarten-Mikrocontrollers in einem DIL-Gehäuse zur weiteren Untersuchung. (Flylogic)

Angriff und Schutz: Lichtangriff auf den Prozessor

Ähnlich der Benutzung der differentiellen Fehleranalyse DFA beim Angriff auf die geheimen Schlüssel von Kryptoalgorithmen kann man durch Störung des Prozessors versuchen, Abläufe im Programmkode zu beeinflussen. Der sowohl bei den Herstellern von Chipkarten, Chipkarten-Mikrocontrollern und einigen Systemhäusern seit ca. 1998 als Lichtangriff (*light attack*) bekannte Angriff wurde Mitte 2002 von Sergei Skorobogatov und Ross Anderson [Skorobogatov 02] als *Optical Fault Induction Attacks* veröffentlicht. Die Publikation beschreibt eine Anordnung, bei der ein handelsübliches Blitzgerät auf den Kameraadapter eines konventionellen Lichtmikroskops angeflanscht ist. Anschließend wird ein eng begrenzter Bereich des RAMs eines Standard-Mikrocontrollers (PIC16F84) angeblitzt. Mit dieser Anordnung ist es möglich, selektiv bestimmte Bits im RAM dieses – nicht gegen diese Art von Angriffen gehärteten – Mikrocontrollers in den Zustand 0 oder 1 zu setzen.

Die Lichtblitze zur Störung des Prozessors werden mittlerweile nicht mehr durch eine Blitzröhre erzeugt, sondern durch Laser. Die Lichtblitze haben oftmals nur eine Dauer von einigen Nanosekunden und werden zum Teil sehr stark fokussiert, so dass sie nur kleine Bereiche des Chips treffen. Man kann für die Art von Angriffen sowohl Laser im sichtbaren als auch im infraroten Wellenlängebereich verwenden. Je nach Angriffsszenario setzt man auch Mehrfachblitze ein, die in einem zeitlich exakt festgelegten Abstand emittiert werden. Die Einfallsrichtung des Lichtstrahls kann sowohl senkrecht zur Chipoberfläche als auch schräg oder gar seitlich in den Chip sein. In der Praxis benutzt man für die Art von Angriffen typischerweise Lasercutter, deren Energieabgabe jedoch so weit reduziert ist, dass sie die Chipstrukturen nicht zerstören.

Angriffe durch Störung des Prozessors sind im Übrigen deutlich einfacher, wenn der Quellkode des ausgeführten Programms bekannt ist. Der Grund liegt darin, dass der Angreifer bei bekanntem Quellkode den Ort der kritischen Abfragen im Programmablauf und auch deren

Zeitpunkt kennt. Auch wären dann einem Angreifer die in der Software getroffenen Gegenmaßnahmen gegen diese Art von Angriff bekannt. Hat ein Angreifer jedoch dieses Wissen, so ist die Synchronisierung der Laserblitze erheblich einfacher, als wenn der Zeitpunkt der Blitze aufwändig empirisch ermittelt werden müsste. Dies ist einer der Fälle, in denen quelloffene Software (*open source*) gegenüber vertraulicher Software von Nachteil ist.

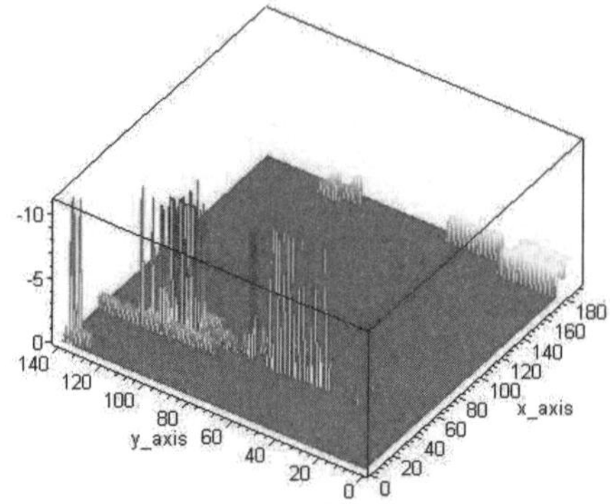

Bild 16.34 Empfindlichkeit eines Mikrocontrollers im infraroten Licht: Die Höhe über der Chipebene zeigt die Lichtempfindlichkeit des Chips an. (Giesecke & Devrient)

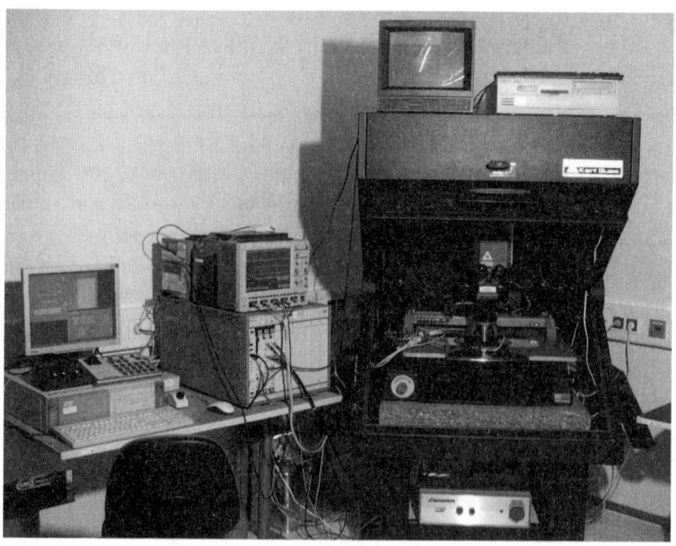

Bild 16.35 Arbeitsplatz zur Prüfung von Chipkarten-Mikrocontrollern hinsichtlich der Empfindlichkeit gegenüber Lichtblitzen. In der Mitte ist der Laser in Verbindung mit einem Lichtmikroskop zu sehen und auf der linken Seite die Ansteuerung des Mikrocontrollers. (Infineon)

Um den Prozessor zu stören, können neben Lichtblitzen auch Spikes oder Glitches auf den Versorgungsleitungen oder auch Hochfrequenz verwendet werden.[1] Wird dann zum richti-

[1] Siehe auch [Lamla 00] und [Bar-El 04].

gen Zeitpunkt im Programmablauf die Störung ausgelöst, so lässt sich damit beispielsweise eine Abfrage gezielt beeinflussen. Bild 16.37 auf der nächsten Seite zeigt dazu ein einfaches Beispiel. Die dargestellte Programmfunktion hat die Aufgabe, den Inhalt eines Sendepuffers zu übertragen, dessen Grenzen durch eine Anfangsadresse und eine Endadresse festgelegt sind. Schafft es der Angreifer, gezielt die Abfrage auf das Ende des Sendepuffers zu stören, werden auch die Daten an das Terminal übertragen, die im Anschluss an den Sendepuffer folgen. Befände sich nun in diesem Speicherbereich der Arbeitsspeicher für geheime Schlüssel eines Kryptoalgorithmus, ließen sich die Schlüssel mit dieser Methode unberechtigterweise auslesen.

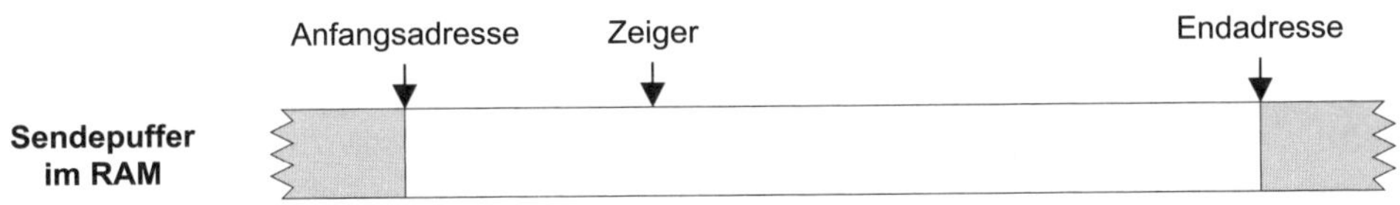

Bild 16.36 Aufbau eines typischen Sendepuffers eines Chipkarten-Betriebssystems.

Die Abwehr dieses Angriffs gestaltet sich vielschichtig. Wichtig ist, dass der Chipkarten-Mikrocontroller über entsprechende Sensoren verfügt, um alle Störungsversuche des Prozessors zu erkennen. Dies können auf Glitches oder Spikes detektierende Spannungssensoren und eine große Anzahl entsprechender Lichtsensoren auf dem Chip sein. Damit es nicht möglich ist, einige wenige Lichtdetektoren mit schwarzer Tusche zu maskieren, ist es sinnvoll, eine größere Anzahl von Lichtdetektoren vorzusehen. So können bereits viele Angriffe vom Ansatz her verhindert werden. Eine opake Chipvergussmasse würde nur eingeschränkten Schutz bieten, da diese relativ einfach auf chemischem Wege entfernt werden kann.

Die zweite Schutzebene muss in der Software realisiert werden. Der in Bild 16.37 auf der nächsten Seite dargestellte Beispielkode lässt sich durch Ersatz der „=“-Abfrage durch eine „≥“-Abfrage deutlich robuster gestalten. Außerdem kann man als Gegenmaßnahme die Anfrage doppelt ausführen, wobei der zeitliche Abstand der beiden Abfragen eine zufällige Länge haben sollte. Damit müsste der Angreifer zwei Lichtblitze zur Manipulation der Abfrage einsetzen und stünde zudem vor dem Hindernis, den Zeitpunkt für den zweiten Lichtblitz nicht exakt vorhersagen zu können.

Stand der Technik bei den Gegenmaßnahmen ist ein kartenindividuelles Zeitverhalten vor kritischen Abfragen, die zudem mehrfach ausgeführt werden. Üblich ist oftmals auch der regelmäßige Aufruf von Dummy-Routinen, der per Zufall über Timer gesteuert wird. Dabei ist allerdings darauf zu achten, dass diese Gegenmaßnahmen nicht zu viel Rechenzeit verbrauchen, da sich letztere negativ auf die Ausführungsgeschwindigkeit der Kommandos auswirkt.

Zusätzlich sollten grundsätzlich alle vertraulichen Daten im RAM unmittelbar nach ihrer Benutzung gelöscht oder temporär verschlüsselt werden. Um die Auswirkungen dieses Angriffs weiter zu reduzieren, ist es auch sinnvoll, alle Geheimnisse (z. B. PIN, Schlüssel) im Speicher zu verschlüsseln. Sollte es nämlich ein Angreifer schaffen, Teile des Speichers durch Manipulation von Abfragen auszulesen, so würde er als Ergebnis nur verschlüsselte Daten erhalten, die ihm nichts nützen.

Mit Blitzangriffen ist es auch möglich, bestimmte Registerinhalte des Prozessors gezielt zu beeinflussen. Um dies bei der Übergabe von Parametern an eine Funktion zu unterbinden, kann man die Register durch eine Prüfsumme absichern, die dann von der aufrufenden Funktion geprüft wird. Diese Prüfung könnte man mehrmals durchführen, um auf diese Weise einen zweiten Blitz zur Ausschaltung der ersten Prüfung zu umgehen. Ob man jedoch solche mehrstufigen Sicherheitsmaßnahmen in ein Betriebssystem einführt, sollte wohlüberlegt sein, da sie Speicherplatz, Rechenzeit und Robustheit kosten.

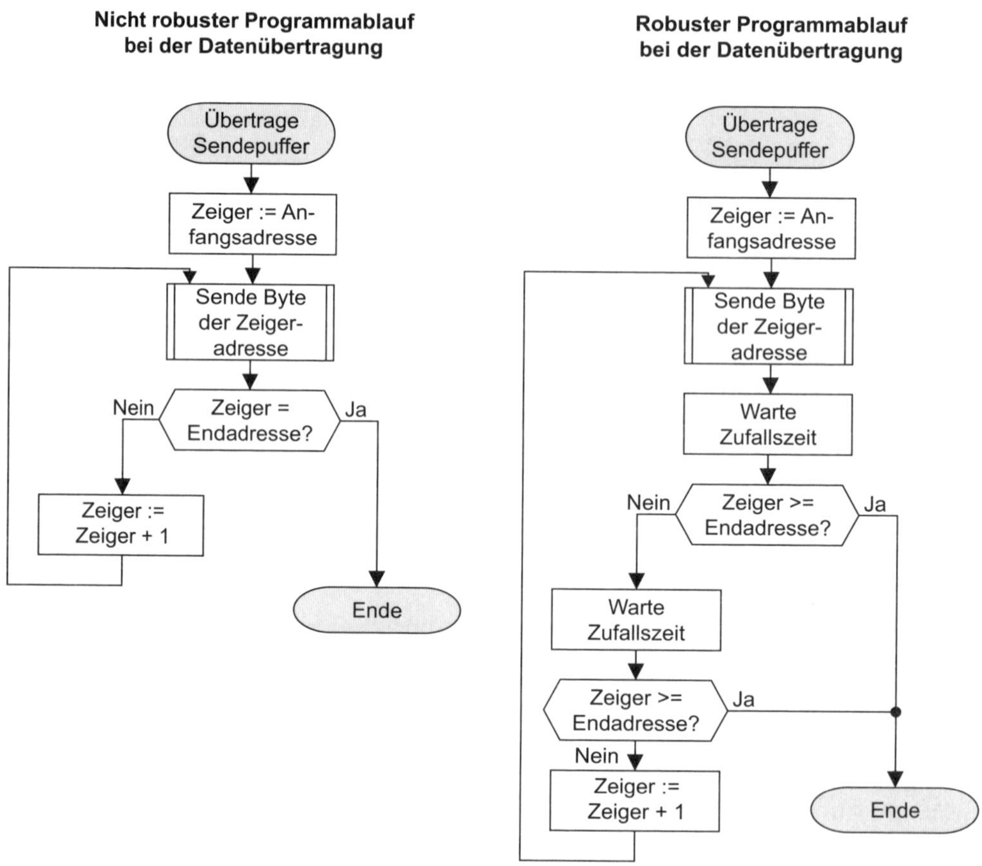

Bild 16.37 Beispiel für einen nicht robusten und einen robusten Programmablauf zur Übertragung eines Sendepuffers, welcher in Bild 16.36 auf der vorherigen Seite aufgezeigt ist. Der links dargestellte Ablauf kann durch eine einzelne Störung des Prozessors mit Erfolg angegriffen werden. Der rechte Ablauf ist gegen Störungen durch eine erweiterte Abfrage und eine zweifache Wartefunktion mit zufälliger Dauer gehärtet.

Steht eine MMU (*memory management unit*) zur Verfügung, kann diese zusätzlich auf die Überwachung der Einhaltung von bestimmten Grenzen beim Senden von Daten konfiguriert werden. Außerdem können moderne Prozessoren illegale Maschinenbefehle und ungültige Adressen erkennen und darauf entsprechend reagieren. Dieses Abwehrszenario zeigt sehr gut, dass bei entsprechendem Zusammenspiel von Hard- und Softwareschutzmaßnahmen ein durchaus ernst zu nehmender Angriff abgeblockt werden kann.

16.5.2 Angriffe auf das Betriebssystem

Die Schutzmechanismen der Hardware sind die Grundlage für die Schutzmechanismen der Betriebssystemsoftware. Dabei darf keine Lücke übersehen werden, da die drei Teile der Schutzmechanismen (Hardware, Betriebssystem, Anwendung) mit einem logischen „UND“ verknüpft sind. Dies ist vergleichbar einer Kette, bei der das schwächste Glied die Zugfestigkeit bestimmt. Fällt bei einer Chipkarte ein Mechanismus aus, bricht die gesamte Sicherheit zusammen. Gerade das Betriebssystem ist wiederum auch die Basis für die eigentliche Anwendung, deren Informationen und Abläufe geschützt werden müssen.

Die folgenden Abschnitte behandeln insbesondere Schutzmechanismen gegen typische Angriffe und weniger allgemeine Sicherheitsfunktionen eines Chipkarten-Betriebssystems. Allerdings sind auch diese zu einem großen Teil mitverantwortlich für Betriebssicherheit und Schutz gegen Angriffe, weshalb hier ausdrücklich auf die entsprechenden Abschnitte in 13 „Chipkarten-Betriebssysteme“ auf Seite 477 hingewiesen sei.

Analyse: Ermittlung des Befehlssatzes einer Chipkarte

Die Befehlsklassen und Kommandos, die eine Chipkarte unterstützt, sind zwar oft nicht veröffentlicht, doch ist es sehr einfach, sie zu ermitteln. Dies ist weniger bei einem Angriff auf die Sicherheit von Interesse, sondern um grundsätzlich den Befehlssatz einer unbekannten Chipkarte zu ermitteln. Es ist vorstellbar, dass auf dieser Grundlage Angriffe geplant werden.

Die Vorgehensweise zur Ermittlung des Befehlsvorrates ist in Bild 16.38 auf der nächsten Seite im Überblick aufgezeigt. Zuerst bildet man eine Kommando-APDU und sendet diese mit einem frei programmierbaren Terminal zur Chipkarte. Dabei variiert man das Class-Byte von '00' bis 'FF'. Erhält man einen anderen Returncode als „Ungültige Class“, hat man das erste gültige Class-Byte ermittelt. Üblicherweise gibt es 2 bis 3 Befehlsklassen, die man als Grundlage benutzt, um in einer weiteren Runde alle Instruction-Bytes durchzuprobieren. Man sendet dazu so lange Kommando-APDUs mit verändertem Instruction-Byte zur Chipkarte, bis man einen anderen Returncode als „Unbekannte Instruction“ erhält. Mit dieser Methode kann man, die entsprechende Terminal-Software vorausgesetzt, in ein bis zwei Minuten feststellen, welche Kommandos eine Chipkarte unterstützt. Teilweise lässt sich analog dazu auch ein Teil der möglichen Parameter der ermittelten Kommandos herausfinden.

Der dargestellte Algorithmus ließe sich noch erheblich beschleunigen, wenn man nur nach ISO/IEC 7816-4 zulässige Kodierungen für das Class-Byte und das Instruction-Byte als Laufvariablen zulässt. Damit würde der Zahlenraum des Class-Bytes durch Berücksichtigung von Secure Messaging und Logischen Kanälen stark reduziert. Analog kann man beim Instruction-Byte verfahren, wenn man nur gerade Zahlen verwendet, da ungerade bekanntermaßen die nicht mehr benötigte Vpp-Kontrolle beinhalten.

Der Grund, warum dieser einfache Suchalgorithmus für Befehlsklassen, Kommandos und Parameter Erfolg hat, liegt darin, dass praktisch alle Kommandointerpreter der Chipkarten-Betriebssysteme die empfangenen Kommandos vom Class-Byte ausgehend zu den nachfolgenden Bytes hin untersuchen. Beim ersten erkannten ungültigen Wert wird die Bearbeitung abgebrochen, ein entsprechender Returncode generiert und an das Terminal zurückgesendet.

Die beschriebene Vorgehensweise funktioniert aber nur, wenn die Chipkarte über keinen globalen Zustandsautomaten für die Reihenfolge der Kommandos verfügt. Falls dies der Fall ist, kann man aber mit obigem Verfahren zumindest schrittweise die Reihenfolge der Kommandos herausfinden.

Der Nutzen für einen Angreifer mag nicht besonders groß erscheinen, da üblicherweise der Befehlssatz nicht geheim ist, doch können so zumindest auf sehr einfache und schnelle Weise alle Kommandos ermittelt werden. Im Übrigen lässt sich diese Methode gut dazu benutzen, um herauszufinden, ob ein Betriebssystemhersteller undokumentierte Kommandos in der Chipkarte implementiert hat.

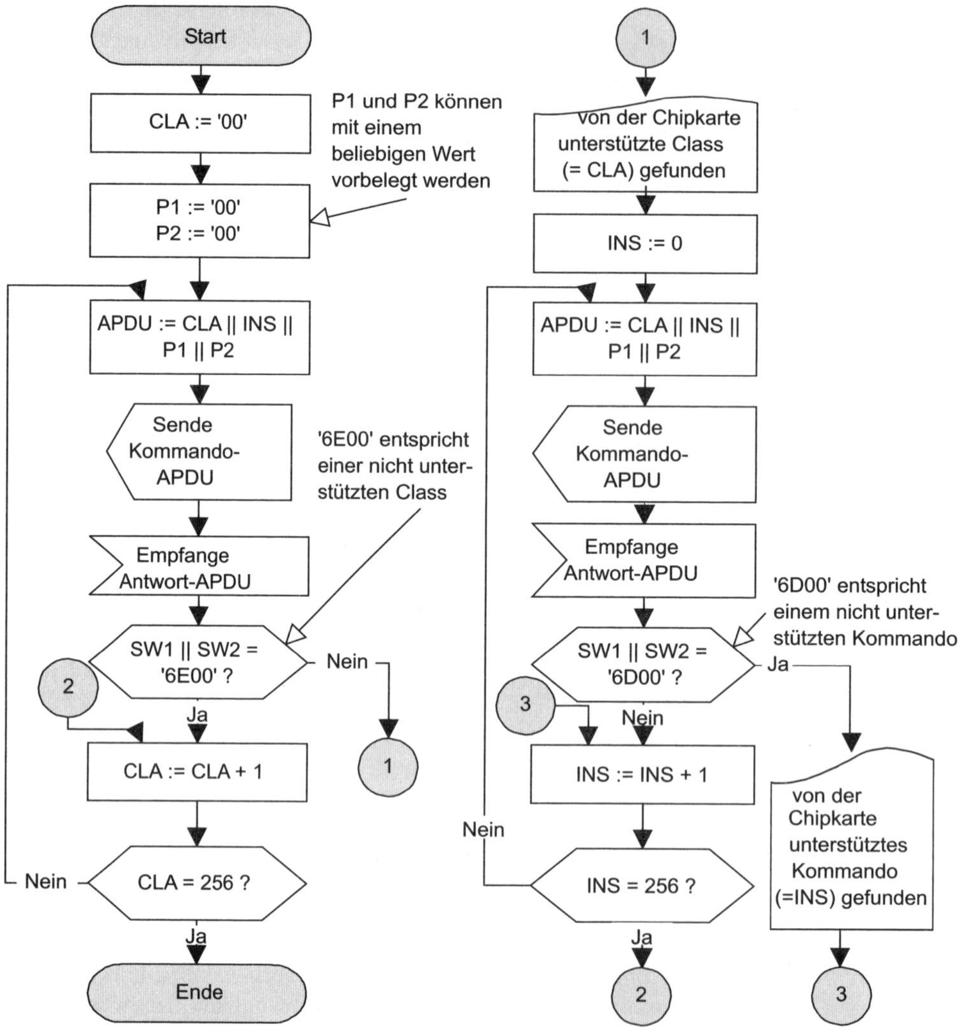

Bild 16.38 Grundsätzliche Vorgehensweise bei der erschöpfenden Suche nach allen von einem Chipkarten-Betriebssystem unterstützten Kommandos. Die Suche funktioniert nur dann lückenlos, wenn der Aufruf von Kommandos durch keinen Zustandsautomaten reglementiert ist. Das Prinzip besteht darin, dass alle Class-Bytes (CLA) und Instruction-Bytes (INS) systematisch ohne Berücksichtigung einer eventuell enthaltenen Kodierung (Secure Messaging, Logische Kanäle, Vpp-Kontrolle) durchprobiert werden.

Angriff: Abhören der Datenübertragung

Um die Daten während einer Sitzung abzuhören und bei Bedarf manipulieren zu können, verwendet man eine leicht abgeänderte Chipkarte. Auf die I/O-Kontaktfläche wird dazu ein elektrisch isolierter Dummy-Kontakt aufgeklebt. Die ursprüngliche I/O-Schnittstelle ist mit ihm dann elektrisch nicht mehr verbunden. Der auf diese Weise neu geschaffene Kontakt und der ursprüngliche I/O-Kontakt sind mit einem schnellen Computer verbunden. Dieser kann nun je nach Programmierung bei der Kommunikation zwischen Terminal und Chipkarte beliebige Daten ausschneiden oder einblenden. Ist der Computer hinreichend schnell, wird weder Terminal noch Chipkarte bei der manipulierten Kommunikation einen Unterschied zum regulären Datenaustausch feststellen können.

Man versteht, dass mit dieser Methode der Ablauf einer Sitzung massiv beeinflusst werden kann. Ob ein Angreifer nun daraus ein Vorteil erzielen kann, hängt vor allem von der Anwendung in der Chipkarte ab. Ein anerkanntes Designkriterium besagt, dass weder durch Abhören, Ausschneiden oder Einblenden von Daten während der Kommunikation die Sicherheit beeinträchtigt sein darf. Wird dieses Kriterium nicht beachtet, kann ein Angreifer auf diese Weise sicherlich einen Vorteil erlangen. Betrugsfälle durch Simulation von Speicherkarten sind bekannt.

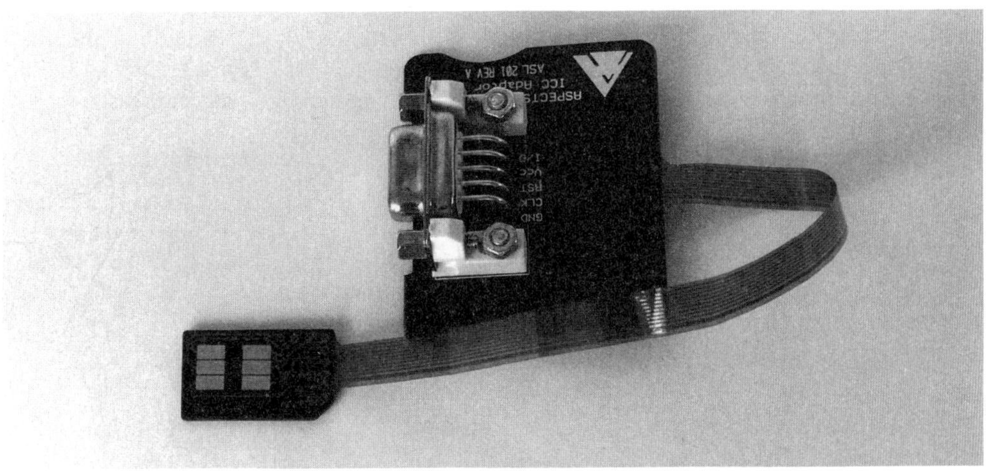

Bild 16.39 Foto eines Adapters für Plug-In zum Abhören der Datenübertragung zwischen Mobiltelefon und SIM-Karte.

Um die Kommunikationsabläufe gegen diesen Angriff abzusichern, haben einige Terminals so genannte Shutter, die alle von der Chipkarte wegführenden Drähte abschneiden. Auch lässt sich hier hervorragend Secure Messaging[1] einsetzen, bei dem Manipulationen während der Datenübertragung zuverlässig erkannt werden.

Da viele Terminals nur unter Aufsicht bedient werden dürfen, ist es dort nicht so einfach, manipulierte Chipkarten mit Leitungen zu einem mitgeführten Rechner zur Anwendung zu bringen. Rückblickend kann man diesen Angriff zwar als theoretisch sehr interessant und vielversprechend einstufen, doch wird ihm in der Praxis wenig Erfolg beschieden sein.

[1] Siehe auch Abschnitt 8.4 „Sicherung der Datenübertragung" auf Seite 242.

Angriff und Abwehr: Abschalten der Stromversorgung

Ein Angriff, der noch vor einigen Jahren bei vielen Chipkarten zum Erfolg geführt hat, ist das Abschalten der Stromversorgung zu einem bestimmten Zeitpunkt während der Ausführung eines Kommandos. Der Hintergrund für diesen Angriff ist die Tatsache, dass bei konventioneller Programmierung alle Schreiboperationen auf EEPROM-/Flash-Seiten nacheinander ausgeführt werden. Hat nun der Programmierer des Kommandos die Reihenfolge der Schreiboperationen unklug angeordnet, kann das Abschalten der Stromversorgung zum richtigen Zeitpunkt einem Angreifer zum Vorteil gereichen.

An einem stark vereinfachten Beispiel sei dies noch einmal kurz verdeutlicht: Würde bei einem Kommando zum Aufladen einer elektronischen Geldbörse als Allererstes der Börsensaldo erhöht und erst danach die Protokolldateien auf den neuesten Stand gebracht, so hätte ein Angreifer gute Chancen zum kostenlosen Aufladen seiner Chipkarte. Er müsste nur zum richtigen Zeitpunkt die Stromversorgung abschalten oder die Chipkarte millisekundengenau aus dem Kartenterminal herausreißen. Der Dateiinhalt mit dem Börsensaldo wäre dann auf den neuen Wert erhöht, es gäbe dazu jedoch keine Protokolldaten und auch keine Antwort auf das Kommando. Bei simplen elektronischen Börsensystemen wäre in der Vergangenheit ein derartiger Angriff durchaus realistisch gewesen.

Um den genauen Zeitpunkt für den Abbruch zu ermitteln, muss der Angreifer nur mit einem elektronischen Zähler die Takte vom Absenden des Kommandos an zählen und sich dann durch Wiederholungen sukzessive zum richtigen Abschaltzeitpunkt vortasten. Es ist müßig zu erwähnen, dass sich der ganze Vorgang mit einem Computer automatisieren lässt.

Operation	Börsensaldo	Datei mit Börsensaldo (in binärer Schreibweise)
1. aktueller Börsensaldo	100 Euro	0110 0100
2. Abbuchung von 10 Euro	90 Euro	
3. Löschen des EEPROMs	255 Euro	1111 1111
4. Schreiben des neuen Börsensaldos	90 Euro	0101 1010

Bild 16.40 Ablauf beim Schreiben eines neuen Saldos in einer elektronischen Geldbörse. In diesem Beispiel ist angenommen, dass der gelöschte Zustand des EEPROM 1 ist. Daraus folgt, dass es halbleitertechnisch notwendig ist, die gesamte EEPROM-Page zu löschen (d. h. auf 1 zu setzen), wenn auch nur ein Bit der Page von 0 auf 1 gesetzt werden muss. Würde man in diesem Beispiel den Strom für die Chipkarte exakt nach dem Löschen des EEPROM abschalten (d. h. nach Schritt 3), würde der Börsensaldo auf seinem Maximalwert stehen, und der Angreifer hätte Geld erzeugt. Durch atomare Abläufe lässt sich dies jedoch zuverlässig unterbinden.

Auch wenn dieser Angriff interessant und einfach nachvollziehbar klingt, so gibt es doch in der Praxis einige wirkungsvolle Gegenmaßnahmen. Der einfachste Ansatz ist eine vernünftige Reihenfolge der EEPROM-/Flash-Schreibbefehle. Die Norm EN 1546 für branchenübergreifende elektronische Geldbörsen ist dazu ein sehr gut geeignetes Anschauungsobjekt, da alle dort beschriebenen Geldbörsen gegen diese Art von Angriff explizit geschützt sind.

Allerdings lässt sich selbst mit einer fehlerfrei ausgetüftelten Reihenfolge der Schreiboperationen kein perfekter Schutz erreichen. Dies sei noch an einem anderen Beispiel verdeutlicht. Bei Aufladen der besagten elektronischen Geldbörse kann es vorkommen, dass das EEPROM/Flash vor dem Schreibvorgang gelöscht werden muss. Entspricht nun der gelöschte Zustand des EEPROMs/Flashs dem Maximalwert der Börse, was im Übrigen meistens der Fall ist, muss nur zum richtigen Zeitpunkt die Stromversorgung abgeschaltet werden, damit die Börse auf ihren Maximalwert aufgeladen ist. Der passende Augenblick zum Abschalten ist dann erreicht, wenn die Löschoperation abgeschlossen ist und die Schreiboperation noch nicht begonnen hat.

Die Betriebssystem-Designer kennen jedoch auch für diesen Angriff eine wirkungsvolle Gegenmaßnahme: die in Abschnitt 13.10 auf Seite 522 detailliert beschriebenen atomaren Abläufe. Sie besitzen die Eigenschaft, dass sie atomar, also nicht aufteilbar sind. Das bedeutet, dass sie entweder ganz oder gar nicht ausgeführt werden, was als Schutz für den obigen Angriff vollkommen ausreichend ist. Selbst die in der EN 1546 in ihrer Reihenfolge optimal angeordneten EEPROM- bzw. Flash-Schreiboperationen benötigen an mehreren Stellen atomare Abläufe, damit der oben dargestellte Angriff nicht realisiert werden kann.

Angriff und Abwehr: Stromanalyse bei PIN-Vergleichen

Mit der Kombination von physikalischer Messung eines Parameters und Variation von logischen Werten kann ein technisch sehr interessanter Angriff auf Vergleichsmerkmale, wie z. B. die PIN, unternommen werden. Er betrifft alle Mechanismen, bei denen Daten zur Chipkarte gesendet und dort mit einem gespeicherten Wert verglichen werden, wobei abhängig vom Vergleichsergebnis ein Fehlbedienungszähler erhöht wird.

Das Prinzip ist dabei eine Strommessung der Chipkarte, die beispielsweise über den Spannungsabfall an einem in die Vcc-Leitung eingebrachten Widerstand erfolgt.[1] Sendet man das betreffende Kommando mit den Vergleichsdaten zur Karte, so kann man über die Strommessung vor Erhalt des Returncodes feststellen, ob der Fehlbedienungszähler erhöht wurde oder nicht. Würde nun bei einem positiven Vergleich der Returncode früher ausgesandt, als der Fehlbedienungszähler geschrieben wird, so könnte man auf dieser Grundlage den Vergleichswert ermitteln. Dazu sendet man den Vergleichswert in allen seinen Varianten zur Chipkarte und schaltet diese im Schlechtfall immer vor dem Erhöhen des Fehlbedienungszählers ab. Der Gutfall kann durch den entsprechenden Returncode, der vor der Erhöhung des Fehlbedienungszählers gesendet wird, eindeutig erkannt werden.

Um nun diesen Angriff abzuwehren, gibt es zwei grundsätzliche Methoden: Die einfachste Abwehr besteht darin, dass man den Fehlbedienungszähler grundsätzlich vor jedem Vergleich erhöht und ihn dann bei Bedarf wieder erniedrigt. Egal, zu welchem Zeitpunkt nun ein Angreifer die Spannungsversorgung unterbricht, er kann daraus nie einen Vorteil erzielen, da der Fehlbedienungszähler schon erhöht ist. Die zweite Variante ist etwas aufwändiger, erfüllt aber die gleiche Schutzfunktion. Nach dem Vergleich wird im Schlechtfall der Fehlbedienungszähler erhöht und im Gutfall in eine nicht benutzte EEPROM-Zelle geschrieben. Beide Schreibzugriffe finden zeitgleich statt, so dass ein Angreifer keine Rückschlüsse auf den Vergleich ziehen kann. Er erfährt erst durch den Returncode vom Ergebnis der Vergleichsoperation. Zu diesem Zeitpunkt ist es dann schon zu spät, durch Abschalten der Spannungsversorgung den Schreibzugriff auf den Fehlbedienungszähler zu verhindern.

[1] Siehe dazu auch Bild 16.28 auf Seite 759.

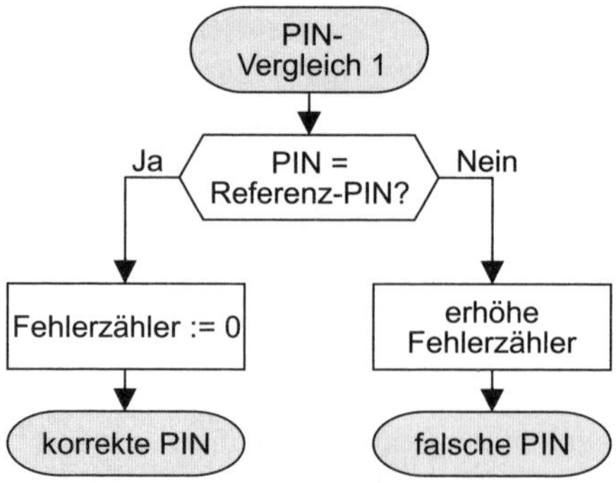

Bild 16.41 Die PIN-Vergleichsfunktion 1 vergleicht eine der Chipkarte von außen übergebene PIN mit der in der Chipkarte gespeicherten PIN. Diese Funktion weist keine Maßnahmen zum Schutz gegen Angriffe auf.

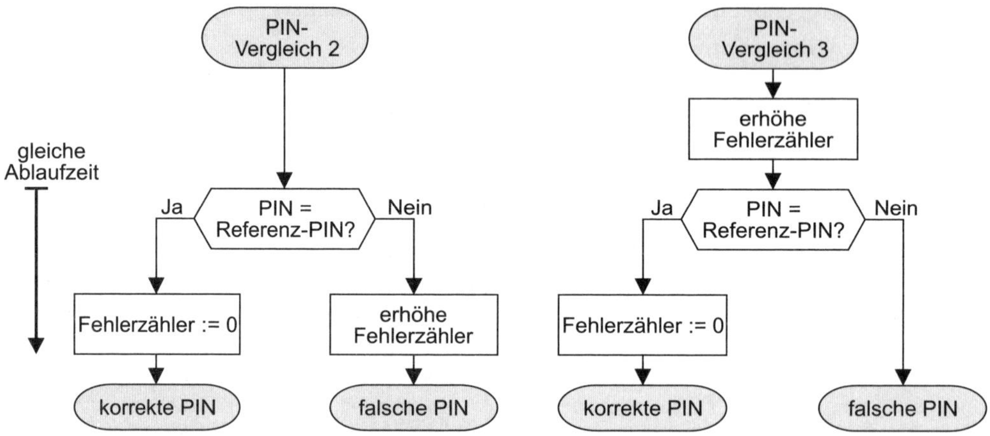

Bild 16.42 Diese beiden PIN-Vergleichsfunktionen sind gegenüber der Routine aus Bild 16.41 hinsichtlich bestimmter Angriffe gehärtet. Das Ergebnis des PIN-Vergleichs 2 kann von außen nicht durch Strommessung der EEPROM-/Flash-Schreibroutine erkannt werden, da sie für Gut- und Schlechtfall identische Ablaufzeiten hat. Der PIN-Vergleich 3 ist gegen den Abbruch der Versorgungsspannung unempfindlich, da der Fehlerzähler im nichtflüchtigen Speicher bereits vor dem Vergleich erhöht wird. Lediglich im Gutfall findet eine Löschung des Fehlerzählers statt.

Angriff und Abwehr: Zeitanalyse bei PIN-Vergleichen

Programmierer achten immer sehr darauf, dass Programme so schnell wie möglich ausgeführt werden. Im Regelfall ist dies auch wichtig. Allerdings lässt sich diese Tatsache der Laufzeitminimierung auch für einen durchaus erfolgversprechenden Angriff nutzen. Wird einer Chipkarte eine PIN zur Prüfung übergeben, so führt die zuständige Vergleichsroutine einen byteweisen Vergleich der übergebenen PIN und der abgespeicherten PIN aus. Ein nicht auf Sicherheit achtender Programmierer wird nun diese Vergleichsroutine so programmieren, dass ein Unterschied beim Vergleich der beiden PIN-Ziffern zum sofortigen Abbruch und Aussprung aus der Vergleichsroutine führt. Damit ergeben sich geringe, doch mit einem geeigneten Instrumentarium (z. B. Speicheroszilloskop) durchaus messbare Laufzeitunterschiede aufgrund des abgebrochenen Vergleichs. Diese kann ein Angreifer benutzen, um auf relativ einfache Art und Weise die normalerweise geheime PIN zu ermitteln.

Obiger Angriff war vor einigen Jahren im Bereich der Chipkarten noch erfolgreich. Mittlerweile ist aber diese Art von Angriffen bekannt, und die Vergleichsroutinen sind so ausgelegt, dass prinzipiell immer alle Stellen einer PIN verglichen werden. Damit tritt kein Zeitunterschied zwischen positivem und negativem Vergleichsergebnis auf.

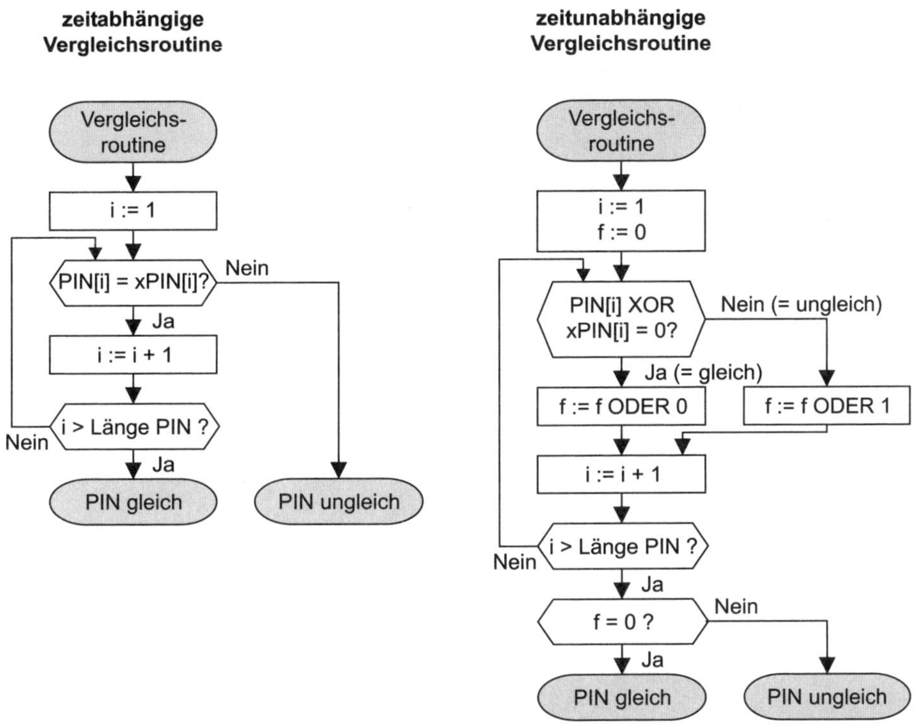

Bild 16.43 Beispiel für unterschiedliche Routinen zum Vergleich von Geheimnissen (z. B. PIN, Passwort). Die Vergleichsroutine auf der linken Seite bricht den Vergleich bei der ersten ungleichen Stelle des Geheimnisses ab. Dies ist der übliche Ansatz bei laufzeitminimierten Abläufen, kann aber als Ansatzpunkt für einen Angriff genutzt werden. Die Routine auf der rechten Seite vergleicht immer alle Stellen des Geheimnisses und besitzt zudem zeitlich ausbalancierte Abläufe, so dass sie unabhängig vom Vergleichsergebnis immer die gleiche Zeitspanne für einen Vergleich benötigt. Rechts wird zudem zum Vergleich anstelle eines direkten Vergleichsbefehls („=") eine XOR-Operation verwendet, da die meisten Prozessoren einen Vergleichsbefehl abhängig vom Ergebnis des Vergleichs mit unterschiedlicher Taktzahl abarbeiten. Die folgenden Variablen werden verwendet: i – Zähler für die Anzahl der verglichenen Stellen, f – Variable als Merker des stellenweisen Vergleichs, PIN – Feld in der Chipkarte mit dem gespeicherten Geheimnis, xPIN – Feld mit dem zum Vergleich übergebenen Geheimnis.

Schutz: Rauschfreier Kryptoalgorithmus

Die Grundlage der Sicherheit einer Chipkarten-Anwendung bilden die geheimen Schlüssel für den kryptografischen Algorithmus. Um bestimmte Zugriffe oder Aktionen auf der Chipkarte ausführen zu dürfen, muss sich das Terminal immer vorher authentisieren, wozu ein geheimer Schlüssel benutzt wird. Es ist verständlich, dass die Authentisierung des Terminals durch die Chipkarte ein interessantes Ziel für einen Angreifer abgibt. Hingegen ist die Authentisierung der Chipkarte durch das Terminal bei einem Angriff auf die Chipkarte uninteressant, da sie von einem (Dummy-)Terminal beliebig manipuliert werden kann.

Das Terminal wird durch die Chipkarte authentisiert, indem es eine Zufallszahl erhält, diese verschlüsselt und dann zurücksendet. Daraufhin führt die Chipkarte die gleiche Verschlüsselung durch und vergleicht das Ergebnis mit dem vom Terminal erhaltenen. Bei Übereinstimmung ist das Terminal authentisiert und erhält einen entsprechenden Returncode. Ist die Authentisierung misslungen, sendet die Chipkarte einen anderen Returncode. Der Ansatzpunkt für die hier beschriebene Art von Angriff ist die Analyse der Bearbeitungszeit zwischen Kommando und Antwort von der Chipkarte.

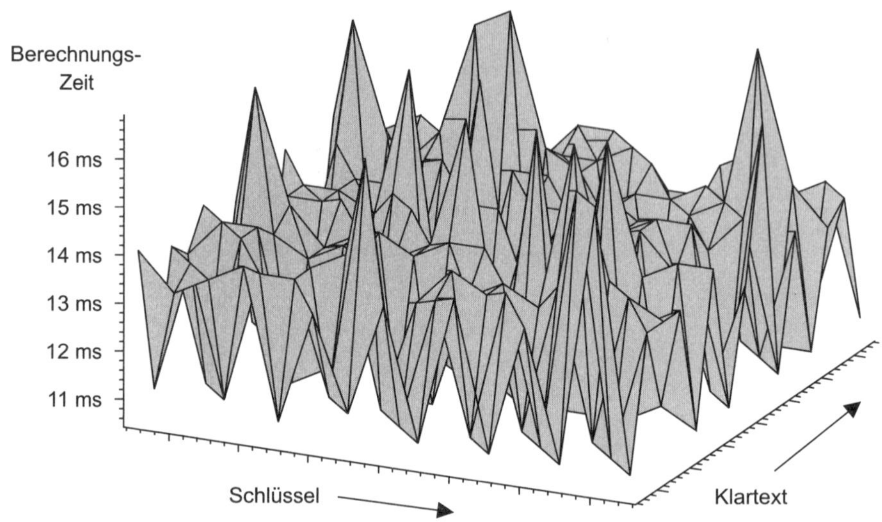

Bild 16.44 Beispiel für den Einfluss von Schlüssel- und Klartextdaten bei einem nicht rauschfreien Verschlüsselungsalgorithmus. Das Bild zeigt einen Ausschnitt aus dem Klar- und Schlüsseltextraum und wurde mit 100 000 Iterationen pro Messwert mit einer alten Implementierung des DES-Algorithmus erstellt.

Noch in den frühen 90er-Jahren wurden manchmal Kryptoalgorithmen verwendet, die erhebliche Unterschiede in der Ausführungszeit abhängig vom Schlüssel und Klartext hatten. Mit dem so reduzierten Schlüsselraum als Grundlage kann der Angreifer mit einem Brute-force-Angriff nach dem geheimen Schlüssel suchen. Wie lange die Suche dauert, hängt sehr stark vom zeitlichen Rauschen des Algorithmus ab. Je größer aber die Zeitunterschiede sind, desto kleiner ist der Schlüsselraum und desto einfacher und schneller die Schlüsselsuche. Falls die exakte Implementation des entsprechenden Kryptoalgorithmus auf dem Zielrechner bekannt ist, kann dies zusätzlich als Referenz zur Erstellung von Zeittabellen herangezogen werden. Publik gemacht wurde diese Art des Angriffs, „Timing-Attack" genannt, in einer Veröffentlichung von Paul Kocher im Jahr 1995 [Kocher 95], die sich vor allem mit Zeitabhängigkeiten bei RSA und DSS beschäftigte.

Im Prinzip ist eine Zeitanalyse für die Sicherheit einer Chipkarte sehr gefährlich. Da dieser Angriff aber schon seit längerer Zeit bekannt ist, benutzen die heutigen Chipkarten ausschließlich rauschfreie Kryptoalgorithmen, d. h. die Zeit für Ver- und Entschlüsselung ist unabhängig von den Eingangswerten. Damit wird diese Art des Angriffs abgeblockt. Allerdings besteht dabei für die Programmierer ein Zielkonflikt, da ein rauschfreier Kryptoalgorithmus meist mehr Programmkode benötigt und immer langsamer ist als die rauschende Variante. Der Grund dafür besteht darin, dass der Algorithmus so beschaffen sein muss, dass die Programmablaufpfade für alle Klartextdaten, Schlüsseltextdaten und Schlüssel immer gleich lang sind. Damit ist der längste notwendige Ablaufpfad die Referenz, an die alle anderen entsprechend angepasst werden müssen.

Als zusätzliche Sicherheit verfügen in manchen Anwendungen alle Authentisierungsschlüssel noch über eigene Fehlbedienungszähler, so dass sich nur eine bestimmte Anzahl nicht erfolgreicher Authentisierungen durchführen lässt. Hat der Fehlbedienungszähler seinen Maximalwert erreicht, sperrt sich die Chipkarte gegen alle weiteren Authentisierungsversuche.

Schutz: Hard- und Softwaretest nach Reset

Beim Initialisieren des Betriebssystems müssen grundsätzlich die wichtigsten Teile der Hardware auf korrekte Funktionsfähigkeit geprüft werden. So ist eine Prüfung des RAMs unabdingbar, da dort während der Laufzeit alle Zugriffsbedingungen gespeichert sind und ein Ausfall eines bestimmten Bits zum Zusammenbrechen der gesamten Sicherheit führen kann. Genauso unverzichtbar sind die Berechnung und der Vergleich von Prüfsummen über die wichtigsten Teile des nichtflüchtigen Speichers. Ein Test der CPU ist zumindest implizit durch das Senden des ATRs gegeben, weil dazu der überwiegende Teil aller möglichen Maschinenbefehle fehlerfrei ausgeführt werden muss. Explizite Tests der CPU oder einer eventuell vorhandenen NPU können sich jedoch in der Regel nur auf Stichproben beschränken, da eine vollständige Prüfung auf einwandfreie Funktion viel zu zeit- und kodeaufwändig wäre.

Nach FIPS 140-2 sollte auch der Zufallszahlengenerator unmittelbar nach dem Einschalten geprüft werden. Dabei werden eine Reihe von Zufallszahlen erzeugt und diese statistischen Tests unterworfen. Erfüllen die erzeugten Zufallszahlen die vorher festgelegten Qualitätskriterien, geht man davon aus, dass der Zufallszahlengenerator nicht manipuliert wurde, und er darf vom Betriebssystem bei Bedarf benutzt werden. Im anderen Falle würde man üblicherweise mit einer entsprechenden Fehlermeldung abbrechen.

Falls das Betriebssystem einen Hardware- oder Prüfsummenfehler entdeckt, gibt es zwei mögliche Konsequenzen: Die Software kann sofort in eine Endlosschleife springen – die Chipkarte sendet dann keinen ATR mehr aus, und die folgenden Kommandos können ebenfalls nicht mehr empfangen werden. Der große Nachteil besteht hier darin, dass die Ursache dieses Verhaltens von außen nicht erkennbar ist. Man weiß beispielsweise nicht mehr, ob nun ein Chipbruch, der Riss eines Bonddrahtes oder ein Prüfsummenfehler im Speicher vorliegt. Günstiger ist es deshalb, wenn die Chipkarte versucht, einen speziellen ATR zu senden, und sich dann über eine Endlosschleife abschaltet. Durch diesen Fehler-ATR ist für die äußere Welt zumindest noch im Ansatz erkennbar, was innerhalb der Chipkarte passiert ist. Allerdings darf keinesfalls übersehen werden, dass bereits das Aussenden eines Fehler-ATRs eine weitgehend funktionsfähige CPU, einige Bytes im RAM und mehrere hundert Bytes Programmkode erfordert.

Schutz: Schichtentrennung des Betriebssystems

Eine Schichtentrennung mit klar definierten Übergangsparametern zwischen den einzelnen Schichten ist ein Merkmal für ein stabiles und robustes Chipkarten-Betriebssystem. Auswirkungen von möglicherweise im Betriebssystem enthaltenen Programmier- oder Konzeptionsfehlern werden durch eine saubere Trennung in Schichten innerhalb des Betriebssystems minimiert. Dies bedeutet zwar nicht, dass solche Fehler dann nicht auftreten, doch die Auswirkungen sind nicht so groß wie bei einem in sehr komprimiertem und zusammengefasstem Kode programmierten Betriebssystem, da sich Fehler in einer Schicht aufgrund der Trennung nur schwer in eine andere hinein fortsetzen können.

Schutz: Kontrolle der Datenübertragung

Ein weiteres wichtiges Sicherheitselement, die Kontrolle der Datenübertragung, schützt den Speicher vor unerlaubten Zugriffen. Die gesamte Kommunikation zu und von der Chipkarte läuft über die vom Betriebssystem kontrollierte I/O-Schnittstelle. Es sind keine anderen Zugriffe von außen möglich. Dies stellt den wirksamsten Speicherschutz in der Chipkarte dar, da auf diese Weise sichergestellt ist, dass das Betriebssystem in jedem Fall die Kontrolle über Zugriffe auf Speicherbereiche behält.

Das Übertragungsprotokoll, das vom Transportmanager gesteuert wird, muss alle möglichen Falscheingaben abfangen. Es darf keine Möglichkeit bestehen, durch Manipulationen der Übertragungsblöcke die Datenübertragung so zu beeinflussen, dass unberechtigt Daten aus dem Speicher zum Terminal gesendet werden.

Die gerade bei PC-Software immer wieder zum Erfolg führenden Speicherüberläufe mit Einspeisung von ausführbarem Kode (*code injection*) müssen bei Chipkarten völlig unmöglich sein. Zur Realisierung dieses Angriffes sendet man auf eine Anfrage des Rechners an einen anderen Netzteilnehmer zufällige Daten in variierender Länge mit der Absicht, über das Ende des Empfangspuffers hinauszuschreiben. An die gesendeten Zufallsdaten wird ein ausführbares Programm angehängt, das so in der Nachricht platziert ist, dass es nach dem Überschreiben des Empfangspuffers vom Rechner ausgeführt wird. Damit ist der Rechner vom Angreifer übernommen, und es können beliebige Aktionen ausgeführt werden. Dieser Angriff führt seit vielen Jahren im Internet immer wieder zu erstaunlichen Erfolgen und muss jedoch bei Chipkarten strikt unterbunden werden, da sich damit die gesamte Sicherheit aushebeln lässt. Realisiert wird der Schutz durch eine strikte Überwachung des Empfangspuffers und sofortiges konsequentes Anhalten des Empfangs, wenn die Puffergrenze überschrieben würde. Dies würde im Übrigen auch bei PCs so funktionieren, doch ist dort wohl das Qualitätsbewusstsein deutlich weniger ausgeprägt als bei der Softwareentwicklung im Embedded-Bereich.

Schutz: Prüfsummen über wichtige Speicherinhalte

Die Dateiorganisation und dabei insbesondere die Header, also die Dateideskriptoren, sollten mit Prüfsummen abgesichert sein. Ändert sich ein Speicherinhalt unbeabsichtigt, kann dies wenigstens durch das Betriebssystem detektiert werden. In Hinblick darauf, dass sich die jeweiligen objektorientierten Zugriffsbedingungen in diesem Teil der Datei befinden, ist diese Forderung sehr wichtig.

Alle Bereiche im Speicher, die für das Betriebssystem der Chipkarte von existentieller Bedeutung sind, müssen durch Prüfsummen (EDC) abgesichert sein. Bei Zugriffen oder Aufrufen in diesen Bereichen muss vorab die Konsistenz des Inhalts mittels der Prüfsumme festgestellt werden, damit durch Speicherfehler die Stabilität des Betriebssystems nicht gefährdet ist.

Allerdings ist bei allen Prüfsummenberechnungen darauf zu achten, dass keine Daten bitweise verarbeitet werden. Dies würde sich nämlich gut als Ansatz für eine Stromanalyse (SPA/DPA) eignen, und man könnte im ungünstigsten Fall von außerhalb der Chipkarte die verarbeiteten Daten ermitteln. Damit hätte man den positiven Effekt dieses Schutzes in sein Gegenteil verkehrt.

Schutz: Kapselung von Anwendungen

Einige Betriebssysteme kapseln die einzelnen DFs, in denen sich die Anwendungen mit ihren Dateien befinden, voneinander ab. Diese Konzepte basieren aber nur auf einem reinen Softwareschutz, ohne Hardware-Unterstützung des Chips. Dadurch ist der Schutzeffekt nicht so groß, wie er es sein könnte. Doch ist selbst die Software-Lösung der Anwendungskapselung im Fehlerfall von großem Vorteil, da es auf diese Weise dem Dateimanagement unmöglich gemacht wird, die Grenzen eines DF ohne vorherige explizite Selektion zu überschreiten. Damit werden die Auswirkungen eines Speicherfehlers an einer Datei zumindest auf das jeweilige DF begrenzt.

Bei einer vorhandenen Hardware-Unterstützung des Betriebssystems durch eine MMU (*memory management unit*) lassen sich unterschiedliche Anwendungen vollständig voneinander abkapseln, so dass selbst durch manipulierte Software innerhalb einer Anwendung kein unerlaubter Zugriff auf Speicherbereiche anderer Anwendungen mehr möglich ist.

Ein analoger Ansatz bei ausführbarem Kode wird durch die Firewall bzw. Sandbox verfolgt. Mit diesen Mechanismen stellt man sicher, dass das Programm nur auf Daten und Kode innerhalb des ihm zugewiesenen Bereichs zugreifen kann. Eine Verletzung der Zugriffsgrenzen führt dabei zu einem sofortigen Abbruch des ausgeführten Programms. Die Zugriffsgrenzen können dabei entweder per Software oder besser per Hardware mit einer MMU überwacht werden.

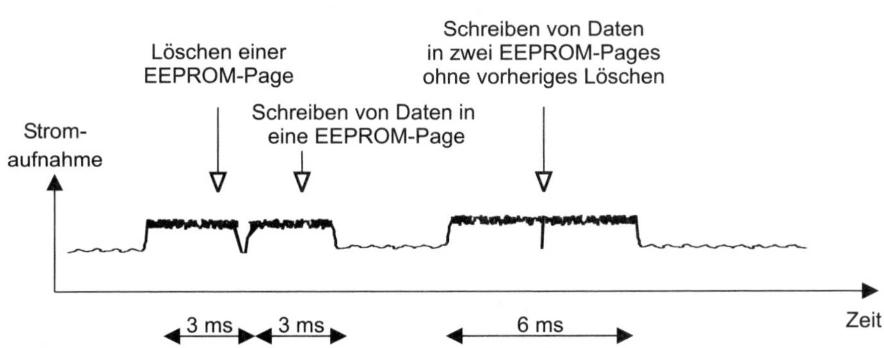

Bild 16.45 Näherungsweise Darstellung des Stromverbrauchs eines Chipkarten-Mikrocontrollers beim Anschalten der Ladungspumpe. Auf der linken Seite ist das Schreiben von Daten in eine EEPROM Page mit vorherigem Löschen dieser Page dargestellt. Rechts hingegen ist ein Löschvorgang nicht notwendig, so dass die Daten für zwei Pages direkt geschrieben werden können. Der Lösch- bzw. Schreibvorgang für eine Page beträgt in diesem Fall 3 ms. Deutlich sichtbar sind die kurzen Unterbrechungen beim Umschalten zwischen Löschen und Schreiben bzw. zwischen dem Schreiben der 2 Pages zu sehen.

Schutz: Verschleierung von Betriebssystemoperationen
Das Schreiben von Daten in das EEPROM/Flash erfordert das Anschalten der auf dem Chip befindlichen Ladungspumpe. Dadurch steigt der Stromverbrauch der Chipkarte, was oft bei Chipkarten-Mikrocontrollern mit einer entsprechenden Messanordnung erkennbar ist. Dies bedeutet, dass man bei der Gestaltung des Betriebssystems darauf achten muss, dass Schreibzugriffe auf das EEPROM/Flash außerhalb der Chipkarte feststellbar sind. Die Software in der Chipkarte muss verhindern, dass ein Angreifer daraus einen Vorteil erzielen kann.

Deshalb ist es sehr wichtig, dass anhand von Strommessungen keine verwertbaren Aussagen über interne Abläufe und Entscheidungen im Maschinenprogramm zu machen sind. Es wäre beispielsweise fatal, wenn über eine Strommessung vor dem Abschluss eines Kommandos und Erhalt des entsprechenden Returncodes eine verlässliche Aussage über einen PIN-Vergleich möglich wäre; dies ließe sich nämlich sehr gut zu einer Analyse der PIN ausnutzen.

Schutz: Objektorientierte Zugriffsbedingungen
Frühere Chipkarten-Anwendungen bauten immer auf einem zentral verwalteten Zugriffsmechanismus auf. Ein Nachteil dieser zentralistisch aufgebauten Zugriffsautomaten ist die Tatsache, dass sich Software- oder Speicherfehler auf die gesamte Sicherheit der Chipkarte auswirken. Moderne objektorientierte Dateiverwaltungssysteme mit den Zugriffsrechten an den einzelnen Dateien haben den Vorteil, dass bei Speicherfehlern nur eine einzige Datei davon betroffen ist und die Sicherheit der restlichen Dateien weiterhin gewährleistet bleibt. Dies ist eigentlich eine grundlegende Eigenschaft aller verteilten Systeme. Sie sind in der Programmierung etwas aufwändiger, doch in der Sicherheit durch ihre Autarkie wesentlich stärker gegenüber Angriffen oder Fehlern.

Schutz: Deaktivierung der Chipkarte
Das Betriebssystem muss eine Möglichkeit vorsehen, die Chipkarte komplett zu deaktivieren. Dies ist für die letzte Phase des Lebenszyklus sehr wichtig. Durch das Sammeln von abgelaufenen, aber voll funktionstüchtigen Chipkarten lassen sich mit statistischen Methoden sehr genaue Analysen der Software im Chip durchführen. Um genau dies zu verhindern, müssen im Betriebssystem Mechanismen vorhanden sein, um das Betriebssystem mit allen seinen Programmteilen komplett zu deaktivieren und auf diese Weise elektrische oder Laufzeitanalysen unmöglich zu machen.

Angriff und Abwehr: Zufallszahlengenerator
Die von der Chipkarte erzeugten Zufallszahlen benutzt man bei der Authentisierung, um eine Sitzung zu individualisieren, d. h. um sie einzigartig und anders als alle vorangegangenen und auch die nachfolgenden zu machen. Der Sinn dieses Vorgehens liegt darin, dass man ein erfolgreiches Wiedereinspielen von früher abgehorchten Sitzungen unmöglich macht. Eine Variante des Angriffs bestünde nun darin, sich von der Chipkarte so viele Zufallszahlen erzeugen zu lassen, dass man sie vorhersagen kann. Eine andere Möglichkeit wäre, so lange Zufallszahlen von der Chipkarte anzufordern, bis der EEPROM/Flash-Speicher des Zufallszahlengenerators nicht mehr funktioniert und dann immer die gleichen Zahlen generiert werden.

Alle diese Angriffe könnten im Falle des Erfolges eine Authentisierung des Terminals durch die Chipkarte umgehen. Sie funktionieren ausnahmslos bei den Chipkarten der ersten Generationen. Bei modernen Betriebssystemen würden sie fehlschlagen. Die Periode der erzeugten Zufallszahlen ist mittlerweile so groß, dass die Zufallszahlen innerhalb der Lebensdauer der Chipkarte nie zweimal auftauchen. Auch nutzt es nichts mehr, so viele Zufallszahlen zu erzeugen, bis Schwierigkeiten mit dem EEPROM/Flash eintreten. Sollte dies der Fall sein, wird einfach die Generierung der Zufallszahlen blockiert und jede weitere Authentisierung verhindert. Ein aktuelles Design eines Zufallszahlengenerators auf einer Chipkarte sieht außerdem vor, dass dieser beim Start des Betriebssystems anhand von Statistiktests auf seine Güte geprüft wird. Wird die geforderte Güte an Zufallszahlen nicht erreicht, so wird der Zufallszahlengenerator oder sogar das Betriebssystem deaktiviert. Dies fordert beispielsweise auch die FIPS 140-2.

Ein hochwertiger Zufallszahlengenerator muss noch weitere Anforderungen – wie nicht vorhersagbare Zufallszahlen und eine große Periode bei den erzeugten Zufallszahlen – erfüllen. Zudem müssen alle Chipkarten einer Anwendung unterschiedliche Zufallszahlen generieren, was äußerst banal klingt, in der Vergangenheit aber immer wieder zu Problemen geführt hat. Realisiert wird das unterschiedliche Verhalten durch einen bei der Initialisierung oder Personalisierung in die Chipkarte eingebrachten Startwert des Pseudozufallszahlengenerators. Dieser Initialwert wird in Anlehnung an landwirtschaftlichen Ackerbau oft auch *seed number* genannt. Aufbau und Kriterien für Pseudozufallszahlengeneratoren sowie Messmethoden für die Güte von Zufallszahlen sind unter 7.3 „Zufallszahlen“ auf Seite 170 ausführlich erläutert.

Angriff und Abwehr: Viren und Trojaner

Computerviren waren bislang bei Chipkarten gänzlich unbekannt, da ein Nachladen von Programmkode in der Anwendungsphase technisch nicht vorgesehen war. Die modernen Chipkarten-Betriebssysteme besitzen jedoch Mechanismen, um Programmkode auch nach Ausgabe der Chipkarte an den Benutzer nachzuladen und auszuführen. Damit sind im Prinzip die Voraussetzungen für Computerviren auf Chipkarten geschaffen. Der Definition nach sind Computerviren Programme, die sich selbst reproduzieren und damit weiter verbreiten können. Besitzen sie nicht die Eigenschaft der Fortpflanzung, nennt man sie nicht Viren, sondern trojanische Pferde oder in Kurzform Trojaner. Beiden Arten ist aber gemein, dass sie unter Umständen auf ihrem Wirtsrechner unerlaubte Aktionen ausführen. Bei einer Chipkarte wäre dies beispielsweise das Lesen und Ausgeben geheimer Schlüssel.

Im Gegensatz zu normalen PCs ist es bei Chipkarten aber nicht ohne weiteres möglich, Programme in den Speicher zu laden und auszuführen. Es sind Sicherheitsmechanismen vorgesehen, die die unautorisierte Ausführung von Programmen verhindern. Dazu ist, abhängig von der jeweiligen Anwendung, beispielsweise vorab eine Authentisierung des Terminals notwendig. Zudem muss der Programmkode durchwegs zumindest mit einem MAC oder einer digitalen Signatur abgesichert sein. Außerdem findet bei manchen Chipkarten-Betriebssystemen eine gegenseitige Abschottung des Speichers der einzelnen Anwendungen durch Soft- oder Hardware statt, so dass sich Anwendungen in Chipkarten nicht gegenseitig beeinflussen können. Diese starken Sicherheitsmechanismen führen dazu, dass sowohl Computerviren als auch trojanische Pferde (die unbeabsichtigt während der Benutzung nachgeladen werden) wohl auf absehbare Zeit keine Anwendungen in ihrer Funktion und Sicherheit beeinträchtigen werden.

Angriff und Abwehr: Erschöpfende Schlüsselsuche

Ein möglicher Angriff auf kryptografischer Ebene ist die erschöpfende Schlüsselsuche. Der Angreifer benötigt dazu ein oder besser mehrere Klartext-Schlüsseltext-Paare und natürlich den verwendeten Kryptoalgorithmus. Dann verschlüsselt er den gegebenen Klartext mit allen möglichen Schlüsseln, bis er den ebenfalls bekannten Schlüsseltext erhält. Diesen gefundenen Schlüssel probiert er nun noch an allen anderen Klartext-Schlüsseltext-Paaren aus. Ist jedes Mal eine korrekte Verschlüsselung ausführbar, hat er mit einer sehr hohen Wahrscheinlichkeit den richtigen Schlüssel ermittelt. Dieses Verfahren ist prinzipiell für alle Verschlüsselungsalgorithmen geeignet, allerdings ist es nicht immer die schnellste Methode, um die geheimen Schlüssel zu ermitteln.

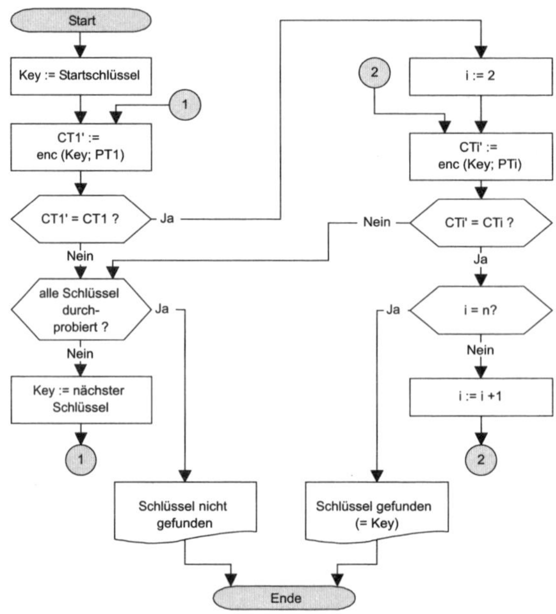

Bild 16.46 Grundsätzliche Vorgehensweise bei der erschöpfenden Schlüsselsuche mit einem gegebenen Kryptoalgorithmus und mehreren Klartext-Schlüsseltext-Paaren, nach einer Vorlage von James Massey [Massey 97]. Folgende Abkürzungen wurden benutzt: CT: Schlüsseltext (*ciphertext*); PT: Klartext (*plaintext*); CTi, PTi das Klartext-Schlüsseltext-Paar mit der Nummer i; n: Anzahl der Klartext-Schlüsseltext-Paare.

Schon 1993 veröffentlichte Michael Wiener die Pläne für einen Spezialrechner, der eine Million Dollar kosten sollte und für ein gegebenes Klartext-Schlüsseltext-Paar innerhalb von sieben Stunden alle DES-Schlüssel durchprobieren konnte [Wiener 93]. Damit wäre es möglich, in durchschnittlich 3,5 Stunden einen 56 Bit langen DES-Schlüssel zu ermitteln. Im Jahr 1999 wurde die von der Firma RSA Inc. [RSA] ausgeschriebene DES Challenge III mit über Internet verbundenen Rechnern und dem Spezialrechner Deep Crack der Electronic Frontier Foundation (EFF) in 22 Stunden und 15 min gelöst. Die Aufgabe bestand darin eine Nachricht die mit einem 56 Bit langen DES-Schlüssel verschlüsselt war zu entschlüsseln. Sie wurde durch einen Brute-force-Angriff gelöst bei dem 22 % des 56 Bit großen Schlüsselraums durchsucht wurden. Die durchschnittliche Rechengeschwindigkeit betrug circa 199 Milliarden Entschlüsselungen pro Sekunde. Ähnliche Angriffe wurden auch auf den RSA-Algorithmus durchgeführt. So wurde im November 2005 die ebenfalls von RSA Inc. gestellte RSA-Challenge gelöst, in der eine 640-Bit-RSA-Verschlüsselung faktorisiert werden konnte.

Um diese Art von Angriffen abzuwehren, werden in der Praxis mehrere Wege beschritten. Der einfachste und allgemein bekannte ist der, wonach der Schlüsselraum des Kryptoalgorithmus so groß sein muss, dass eine systematische Suche innerhalb eines akzeptablen Zeitraums und auch mit sehr großer Rechenleistung nicht mehr möglich ist. Dies ist der Grund, warum der DES mittlerweile prinzipiell durch den Triple-DES ersetzt wird, da der Schlüsselraum des DES im Verhältnis zur heute zur Verfügung stehenden Rechenleistung zu klein geworden ist.

Eine weitere Abwehrmaßnahme kann sehr einfach geschaffen werden, indem man die Anwendungsprotokolle so aufbaut, dass keine Paare von Klartext und Schlüsseltext mehr vorkommen. In den meisten Fällen müssen nämlich bei Chipkarten-Anwendungen überhaupt keine Daten verschlüsselt, sondern lediglich mit einem MAC abgesichert werden. Da die Abbildung von mehreren Klartextblöcken auf einem MAC nicht eindeutig ist, wird der Bruteforce-Angriff für einen Angreifer ungleich aufwändiger als mit einem gegebenen Klartext-Schlüsseltext-Paar.

Stellt man in der Chipkarte dem Klartext eine Zufallszahl voran (*salt*) und verschlüsselt erst dann die übergebenen Daten bzw. bildet den MAC darüber, ändern sich bei jedem Aufruf dieser Funktion die zu verschlüsselnden Daten, und das Ergebnis ist ebenfalls unterschiedlich. Dies erschwert auch die erschöpfende Schlüsselsuche, da die Zufallszahl in vielen Fällen nicht öffentlich sein muss. Sie könnte beispielsweise ein Geheimnis zwischen Chipkarte und Sicherheitsmodul sein. Im Übrigen schützt eine den zu verschlüsselnden Daten innerhalb der Chipkarte zusätzlich vorangestellte Zufallszahl (auch wenn sie öffentlich ist) sehr gut gegen den Angriff durch differentielle Fehleranalyse (DFA) und gegen Stromanalyse (SPA/DPA).

Man kann einem potenziellen Angreifer das Leben noch etwas schwerer machen, wenn man dynamische Schlüssel (*session keys*) verwendet, die sich bei jeder Verschlüsselungsoperation ändern. Selbst wenn es nun der Angreifer durch einen glücklichen Zufall schafft, den Schlüssel zu ermitteln, kann er keinen Nutzen daraus ziehen, da dieser Schlüssel bei der nächsten Transaktion schon wieder geändert ist.

Angriff und Abwehr: Wiederverwendung von Speicher

Chipkarten die intensiv für mehrere Anwendungen benutzt werden, benötigen eine umfangreiche Verwaltung des nichtflüchtigen Speichers. Bei den Anwendungsfällen werden auf solchen Chipkarten nämlich Dateien erzeugt, in ihrer Größe verändert und wieder gelöscht. Dies ist der Ansatz für einen Angriff, der bereits seit Jahrzehnten auf Unix-Systemen und in der PC-Welt immer wieder erfolgreich ist. Dazu erzeugt man eine möglichst große Datei und liest unmittelbar danach ihren Inhalt. Der Angreifer trägt sich dabei in der Hoffnung, dass die neue Datei physisch auf einem von einem anderen Anwendung früher benutzten Speicherbereich liegt und dieser vom Betreibssystem nicht gelöscht wurde. Ist dies der Fall, kann man die vormals in diesem Speicher abgelegten Daten lesen und unter Umständen wertvolle Informationen daraus ableiten.

Die Gegenmaßnahme dazu ist verhältnismäßig einfach. Das Betriebssystem muss lediglich nach Freigabe eines Speichers diesen physikalisch löschen, d. h. auf einen bestimmten Wert setzen oder mit Zufallszahlen füllen. Will man ganz sicher sein, könnte man diesen Vorgang unmittelbar nach der Allokation von neuem Speicher ebenfalls noch durchführen. Damit würde man verhindern, dass bei einem unerwarteten oder auch provozierten Abbruch bei der Freigabe von Speicher dieser nicht vollständig gelöscht ist.

Diese vom Prinzip her simple Abwehrmaßnahme wird immer wieder übersehen bzw. fällt manchmal Aktionen zur Geschwindigkeitserhöhung zum Opfer. Sie ist aber für ein Sicherheitsbetriebssystem essentiell.

Alternativ zu obigem Vorgehen zur Abwehr dieses Angriffs könnte man auch alle Dateien individuell durch das Betriebssystem verschlüsseln. Alle Lese- und Schreiboperationen könnten aus Anwendungssicht nach wie vor transparent durchgeführt werden. Wird allerdings eine Datei nicht mehr benötigt, dann müsste man ihren Inhalt nicht mehr löschen, sondern lediglich den zu dieser Datei gehörenden Schlüssel. Bei einem genügend starken Kryptoalgorithmus, wie beispielsweise dem AES, ist es dann unmöglich, den Inhalt des entsprechenden Speicherbereiches zu rekonstruieren.

Angriff und Abwehr: Ausrichtung der Dateien an den Speicherseiten
Die nichtflüchtigen Speicher EEPROM und Flash sind immer in Speicherseiten (pages) aufgeteilt. Dies kann in Verbindung mit einer ungünstigen Anordnung von Dateiheader und Dateibody zu einem schwerwiegenden Angriff genutzt werden. Dabei macht man sich zunutze, dass bei manchen Dateiverwaltungen aus Gründen der Speicherplatzoptimierung Dateiheader und -body auf der gleichen Speicherseite liegen, wie dies auch Bild 16.47 zeigt.

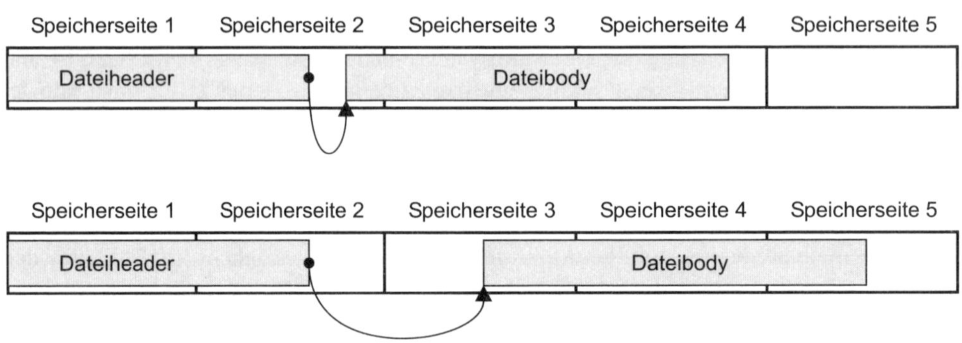

Bild 16.47 Anordnung von Dateiheader und Dateibody im nichtflüchtigen Speicher einer Chipkarte. Bei der oben gezeigten Anordnung der Datenelemente kann durch einen gezielten Abbruch der Stromversorgung während eines Schreibvorgangs in den Dateibody der Dateiheader manipuliert werden. Dies ist bei der nach Speicherseiten separierten Anordnung der Datenelemente in der unteren Darstellung nicht möglich.

Schreibt man nun Daten in den Body und bricht den Schreibvorgang durch Abschalten der Vorsorgungsspannung ab, dann sind nicht nur die Daten im Body in einem undefinierten Zustand, sondern auch der Teil der Daten im Header, der sich auf der gleichen Speicherseite befindet. Dies kann im ungünstigsten Fall dazu führen, dass die im Header gespeicherte Zugriffsbedingung auf „always" gesetzt ist oder auch, dass durch einer Fehler in der Zeigerstruktur auf die Daten einer anderen Datei verwiesen wird. Die exakten Auswirkungen sind abhängig vom Aufbau des Dateiheaders, von der Überschneidung der Speicherseite und natürlich vom Dateiinhalt der Speicherseiten nach dem abgebrochenen Schreibvorgang. Die Ergebnisse sind bei diesem Angriff da facto nicht vorhersagbar, können aber in ungünstigen Fall durchaus sicherheitskritisch sein.

Als Abwehr dieses Angriffs wären im Allgemeinen atomare Abläufe geeignet, doch möchte man diese nicht immer einsetzen, da sie alle Schreibzugriffe erheblich verlangsamen. Eine

Variante, diesen Angriff zu blocken, ist die Sicherung der Dateiheader mit einer Prüfsumme. Damit kann das Betriebssystem Inkonsistenzen im Header vor dem eigentlichen Zugriff erkennen und entsprechend reagieren. Dies ist normalerweise die Deaktivierung dieser Datei. Eine weitere Maßnahme ist die Ausrichtung von Dateiheader und Dateibody an den Speicherseiten des nichtflüchtigen Speichers mit dem Ziel, keine Überschneidungen zuzulassen. Diese einfache Maßnahme kostet etwas zusätzlichen Speicherplatz und verhindert zuverlässig jede Beeinflussung zwischen diesen beiden Teilen einer Datei.

16.5.3 Angriffe auf die Anwendung

Die Schutzmechanismen der Anwendung setzen auf den entsprechenden Mechanismen der Hardware und des Betriebssystems auf. Die Anwendung ist darauf angewiesen, dass die beiden unteren Schichten ihren Schutzaufgaben vollständig nachkommen, denn ein Fehler in der Hardware oder im Betriebssystem kann durch sie nicht mehr abgefangen werden. Kann man beispielsweise den Speicher mit einem Analyseverfahren auslesen, nützen die aufwändigsten und sichersten Verschlüsselungsverfahren nichts, da die Schlüssel vom Angreifer direkt dem Speicher entnommen werden können. Eine Anwendung muss jedoch so aufgebaut sein, dass im Falle eines erfolgreichen Angriffs einer Karte nicht das gesamte System kompromittiert wird.

Schutz: Einfache Mechanismen
Um sich gegen Angriffe wirkungsvoll zu schützen, sollte man alle Mechanismen einer Anwendung möglichst einfach gestalten und sich allzeit an das generell gültige Prinzip „keep it as simple as possible“ halten. Dies erleichert bereits am Anfang die Realisierung und anschließend auch die Prüfung auf korrekte Funktionsfähigkeit von Mechanismen und die Wirksamkeit von Schutzmaßnahmen. Die Annahme, wenn man es nur genügend kompliziert macht, sei man gegen alle möglichen Attacken gewappnet, ist äußerst gefährlich. In der Regel wird es genau andersherum sein: Komplizierte Abläufe und Mechanismen führen meist dazu, dass Dinge vergessen oder übersehen werden und ein Angreifer es dann umso leichter hat.

Grundsätzlich sollten immer die vom Chipkarten-Betriebssystem zur Verfügung gestellten Schutzmechanismen für die Anwendung benutzt werden. Diese sind geprüft, zuverlässig und wehren bereits auf niedriger Softwareebene Angriffe ab. Was nicht heißen soll, dass eine Anwendung keine eigenen Schutzmechanismen mehr haben muss, doch sollten die bereits im Betriebssystem vorhandenen in jedem Falle genutzt werden.

Schutz: Konservative Zugriffsrechte
Neben dem Prinzip „keep it simple“ gibt es eine zweite allgemeingültige Regel. Sie besagt, dass Zugriffsrechte auf Dateien oder Kommandos einer Chipkarte so konservativ wie möglich zu vergeben sind. Generell sollte der Zugriff verboten sein und nur die unbedingt notwendigen erlaubt werden.

Die Vorteile liegen darin, dass es auf diese Weise weniger wahrscheinlich ist, unbeabsichtigt Zugriffe auf wichtige Daten und Kommandos zu vergeben und dass ein Angreifer für jedes Stück an benötigter Information Aufwand betreiben muss. Damit kann man die Angriffsattraktivität erheblich reduzieren, da man den für den Angriff benötigten Aufwand hochtreibt.

Schutz: Zustandsautomaten für Kommandosequenzen

Ein Angriff auf eine Chipkartenanwendung wird erheblich erschwert, wenn nicht jedes Kommando zu jedem Zeitpunkt und in unbegrenzter Zahl ausgeführt werden darf. Realisiert wird dies durch einen Zustandsautomaten, mit dem die erlaubte Reihenfolge von Kommandos festgelegt werden kann. Legt man dabei beispielsweise als Erstes eine gegenseitige Authentisierung von Terminal und Chipkarte fest, hat der Angreifer zunächst diesen Schutzwall zu überwinden, bevor er weitere Kommandos ausführen kann.

Schutz: Doppelte Zugriffssicherung

Dem Angreifer wird die Aufgabe erheblich erschwert, wenn die Dateien der Chipkarte nicht nur durch die am Objekt angebrachten Zugriffsbedingungen geschützt sind, sondern zusätzlich die Kommandos und zugehörigen Parameter durch einen Zustandsautomaten fest vorgegeben sind. Denn dann kann er nicht mehr durch bloßes Durchprobieren von Kommandos oder Kombination von Kommandos systemspezifische Eigenheiten aufdecken und daraus eventuell einen Nutzen ziehen. Mit von einem Zustandsautomaten überwachten Kommandosequenzen können nur noch die in der Anwendung definierten Kommandos in der Chipkarte ausgeführt werden, alles andere wird schon vor der Ausführung durch den Zustandsautomaten abgeblockt. Dies verringert in erheblichen Umfang die Möglichkeiten, die einem Angreifer durch Kommandomanipulationen offen stehen.

Schutz: Verschiedene Prüfebenen

Bei Banknoten ist es seit Jahrzehnten Stand der Technik, mehrere Prüfebenen zu unterstützen. Damit sind Sicherheitsmerkmale gemeint, die von unterschiedlichen Personen- oder Maschinengruppen unabhängig voneinander geprüft werden können. So sind viele der optischen Merkmale, wie Sicherheitsfaden und Wasserzeichen, von jedermann auf der Straße prüfbar. Zur Prüfung der nächsten Ebene benötigt man schon eine UV-Lampe, um die fluoreszierenden Farbpigmente im Papier zu erkennen. Die darüber befindliche Prüfebene enthält Merkmale, welche von den Automaten zur Feststellung der Echtheit genutzt werden. Ein typisches Beispiel sind die Infraroteigenschaften der Banknote. Den Zentralbanken stehen dann wiederum eigene und unabhängige Merkmale für ihre Prüfungen zur Verfügung.

Das ganze System lässt sich problemlos auf Chipkarten übertragen und führt dann in logischer Konsequenz dazu, dass nicht jede Instanz alles prüfen kann. So ist es vorstellbar, dass in einem elektronischen Geldbörsensystem ein Händlerterminal nicht alle Schlüssel zur Prüfung der Signaturen besitzt, sondern nur einen Teil davon. Das System wird dadurch kryptografisch nicht geschwächt, erhält aber den Vorteil, dass ein Angreifer nicht mehr das gesamte System diskreditiert, wenn er die Hauptschlüssel eines Händlerterminals in Erfahrung bringt. Einzig und allein der Systembetreiber kennt alle Schlüssel, die für einen vollständigen Transaktionsdatensatz notwendig sind, und kann dann auf jeden Fall einen Angriff anhand der gefälschten Signaturen erkennen und entsprechende Gegenmaßnahmen einleiten.

Schutz: Sicherheitsmerkmale

Zusätzliche Sicherheit beim Betrieb einer Chipkarte können Merkmale auf dem Mikrocontroller bieten. Diese bestehen aus extra aufgebrachten Funktionseinheiten, die parallel zur Software im Chip vom Terminal geprüft werden können. Dabei verwendet man sowohl analoge als auch digitale Baugruppen. Die Sicherheit dieser Merkmale ist auf Verschleierung begründet und für jede Anwendung variabel, so dass man anwendungsspezifische Chips erhält.

Schutz: Gesicherte Datenübertragung
Die Datenübertragung in unsicherer Umgebung beherbergt einige Risiken. Es können durch nicht allzu aufwändige technische Manipulationen an der Schnittstelle zwischen Terminal und Karte fast beliebige Daten während einer Sitzung hinzugefügt oder aus dem normalen Ablauf herausgeschnitten werden. Geschieht dies während der Übertragung von sicherheitssensiblen Daten, kann ein Angreifer unter Umständen daraus einen Vorteil erzielen. Um diese nicht allzu aufwändigen oder schwierigen Angriffe zu unterbinden, kann man die Verfahren von Secure Messaging einsetzen. Die komplette Verschlüsselung aller übertragenen Daten sollte aber dennoch vermieden und nur zur Übertragung von z. B. geheimen Schlüsseln verwendet werden. Ein Argument gegen die komplette Verschlüsselung ist datenschutzrechtlicher Natur. Fast alle Daten, die in den Speicher der Chipkarte geschrieben werden, sind öffentlich. Verschlüsselt man nun diese Daten, kann niemand mehr nachprüfen, was eigentlich in die Chipkarte geschrieben bzw. aus ihr gelesen wurde. Um hier im Ansatz berechtigten Bedenken aus dem Wege zu gehen, sollten die Daten so weit wie möglich nicht während der Übertragung verschlüsselt sein.

Schutz: Fehlerbehebungsfunktionen
Kommt es zu einem undefinierten Abbruch einer Sitzung oder zu prinzipiellen Unklarheiten über eine vergangene Sitzung, ist es von großem Vorteil, wenn in der Chipkarte anwendungsspezifische Protokolldateien vorhanden sind. Diese werden während der Sitzung vom Betriebssystem mit den jeweils aktuellen Zuständen der Anwendung und eventuell erhaltenen Signaturen oder anderen Daten des Terminals auf dem neuesten Stand gehalten. Untergebracht sind diese Daten in einer zyklischen Datei, wo sie jeweils auf den ältesten Record geschrieben werden, so dass dessen Inhalt damit verloren geht. Hat diese Datei z. B. 20 Records, können Informationen über die letzten 20 Sitzungen für Analysen des Sitzungsablaufs gespeichert werden. Damit lassen sich viele Unklarheiten beseitigen und strittige Transaktionen und Abläufe unzweifelhaft klären.

Ein weiteres Argument für detaillierte Protokolldateien in der Chipkarte sind die dann möglichen Fehlerbehebungsfunktionen (*error recovery*). Damit ist es möglich, bei einem undefinierten Abbruch automatisch den alten Zustand der Karte wiederherzustellen (*roll back*), ohne dass Analysen des genauen Ablaufs und Hergangs, eventuell sogar mit Personenbeteiligung, notwendig sind.

Schutz: Authentisierung
Die von der Magnetstreifenkarte bekannte einseitige Authentisierung bedeutet letztendlich nur, dass das Terminal feststellt, ob die Karte echt ist. Die Magnetstreifenkarte hat aufgrund ihrer passiven Natur keine Möglichkeit, die Echtheit des Terminals zu überprüfen. Die Einführung von Chipkarten hat dies grundlegend geändert. Nunmehr kann auch die Karte prüfen, ob sie in einem echten Terminal steckt oder Verbindung mit einem echten Hintergrundsystem hat. Dies hat weitgehende Auswirkungen auf die Sicherheit, da die Chipkarte dadurch auch aktiv gegen unerlaubte Zugriffsversuche vorgehen kann.

Die Möglichkeiten, die mit dieser gegenseitigen Authentisierung einhergehen, sind zahlreich und werden meistens nicht einmal annähernd ausgeschöpft. Zumindest sollte eine Chipkarte sich gegen alle weiteren Zugriffsversuche, egal in welcher Form, sperren, solange sich das Terminal nicht korrekt authentisieren lässt. Dann ist es auch nicht mehr möglich, im stillen Kämmerchen Analysen am Chipkarten-Betriebssystem vorzunehmen, und sei es nur, um alle vorhandenen Kommandos zu ermitteln.

Schutz: Online-Verhalten

Terminals mit integrierten Sicherheitsmodulen können völlig autark Anwendungen mit Chipkarten betreiben. Natürlich sind periodische Up- und Downloads zu einem Hintergrundsystem notwendig, doch ist das normalerweise sehr selten der Fall. Bei größeren Anwendungen mit einer großen Stückzahl von Chipkarten im Feld muss jedoch für die Terminals die Möglichkeit bestehen, bei Bedarf sehr schnell eine Verbindung zum Hintergrundsystem herzustellen, so dass dieses eine direkte Ende-zu-Ende-Kommunikation mit der Chipkarte durchführen kann. Dies ist umso wichtiger, je größer das System und je größer der Vorteil ist, den ein Angreifer aus einem Betrug erzielen kann. Denn bei einer direkten Verbindung zwischen Chipkarte und Hintergrundsystem kann dieses auf seine aktuellen Datenbanken zugreifen und gegebenenfalls die Chipkarte sperren. Zudem sind die Schlüssel in einem Hintergrundsystem wesentlich sicherer gespeichert als in den vielen im Feld befindlichen Terminals, auch wenn diese über ein Sicherheitsmodul verfügen. Zusätzlich kann das Hintergrundsystem mit den Kartendaten, die es bei den sporadischen Ende-zu-Ende-Verbindungen erhält, sehr gute statistische Auswertungen über diverse Dateninhalte in der Chipkarte anfertigen.

Alle diese Argumente sind natürlich bei elektronischen Geldbörsen auf Chipkartenbasis von besonderem Interesse. Der Zwang, „online zu gehen", kann von der Chipkarte durch Zeitlimits oder per Zufall ausgelöst werden. Genauso wirksam sind Zähler in der Chipkarte, die bei einer bestimmten Anzahl von Offline-Transaktionen oder einem bestimmten Offline-Transaktionswert zwingend eine Online-Verbindung mit gegenseitiger Authentisierung verlangen. Das Hintergrundsystem kann diese Zähler anschließend wieder zurücksetzen oder die entsprechenden Parameter des Online-Verhaltens neu festlegen.

Angriff und Abwehr: Manipulation des EF_{ARR}

Bei regelbasierten Zugriffsbedingungen moderner Dateiverwaltungen[1] spielt das EF_{ARR} (*access rule reference*) eine zentrale Rolle, da diese Datei eine Reihe von Records enthält in denen alle Zugriffsbedingungen gespeichert sind. Abhängig von den erlaubten Zugriffen wird von der betreffenden Datei mit einem Zeiger auf die entsprechenden Records im EF_{ARR} verwiesen.

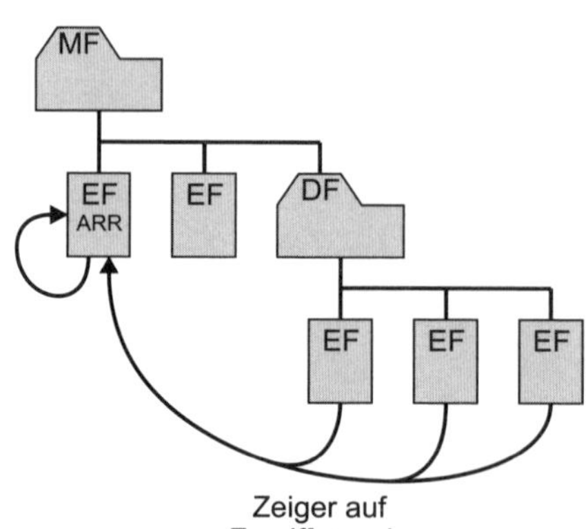

Bild 16.48 Im EF_{ARR} sind für alle Dateien einer Anwendung alle Zugriffsrechte zentral gespeichert. Deshalb muss es besonders geschützt sein und darf in keinem Fall manipuliert werden können.

[1] Siehe auch Abschnitt 13.9 „Ressourcenzugriffe nach ISO/IEC 7816-9" auf Seite 513.

Ein Angreifer würde sich damit konsequenterweise auf das EF_{ARR} konzentrieren, denn könnte er dort den Dateninhalt ändern, dann hätte dies massive Auswirkungen auf die Zugriffsbedingungen der verbundenen Dateien. So darf es keinesfalls möglich sein, das EF_{ARR} zu löschen. In so einem Fall wären die Zugriffsbedingungen für eine Reihe von Dateien undefiniert. Ein robustes Chipkarten-Betriebssystem würde allerdings ein fehlendes EF_{ARR} bemerken und als Konsequenz daraus alle Zugriffe sperren, so dass dieser Angriffsansatz ins Leere laufen würde. Grundsätzlich ist jedoch bei der Gestaltung von Anwendungen sehr darauf zu achten, dass das EF_{ARR} gut geschützt ist. Dies betrifft die Schreibrechte auf das EF_{ARR} selber und auch die Rechte zum Löschen und zur Neuanlage dieser Datei. Wäre so etwas nämlich erlaubt, dann könnte man ein neues EF_{ARR} erzeugen, das Lesezugriffe auf alle mit ihm verbundenen Dateien erlaubt. So etwas muss natürlich zuverlässig unterbunden sein.

16.5.4 Angriffe auf das System

Angriff und Abwehr: Dummy-Chipkarte
Der wohl am ehesten vorstellbare Angriff ist die Verwendung einer selbst programmierten und mit diversen Analyse- und Protokollfunktionen erweiterten Chipkarte. Bis vor einigen Jahren war dies so gut wie undurchführbar, da der Erwerb von Chipkarten bzw. der dazugehörigen Mikrocontroller nur einigen wenigen Firmen möglich war.

Doch mittlerweile sind Chipkarten und Konfigurationsprogramme von verschiedenen Firmen frei erhältlich. Damit erweitern sich natürlich auch die Möglichkeiten, die einem Angreifer zur Verfügung stehen. Doch unabhängig davon lässt sich mit etwas Aufwand aus einem Kunststoffplättchen, einem Standard-Mikrocontroller im SMD-Gehäuse und mit etwas Geschick eine funktionsfähige Chipkarte zusammenbauen. Zumindest eine, die sich elektrisch und während der Datenübertragung wie eine echte verhält. Mittlerweile kann diese Art von Chipkarten über die unterschiedlichsten Händler via Internet erworben werden. Neue Ansätze bietet auch die Java-Technologie bei Chipkarten, bei der problemlos eigene Programme erstellt und in eine Dummy-Karte geladen werden können.

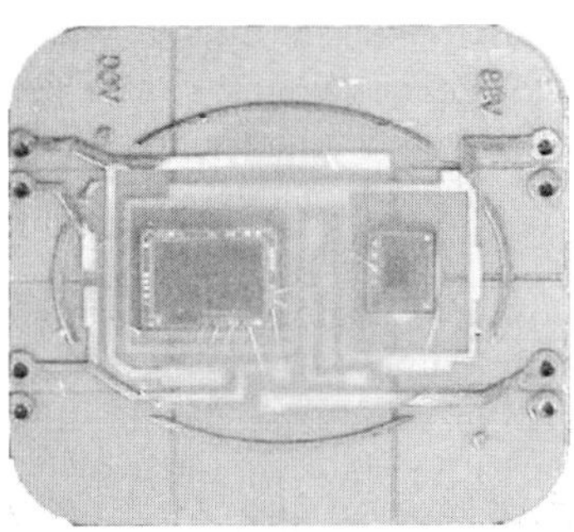

Bild 16.49 Foto der Rückseite eines geöffneten Chipkartenmoduls. Der Chip auf der linken Seite ist ein Standard PIC-Mikrocontroller, der mit einem EEPROM-Speicherchip auf der rechten Seite durch Bonddrähte und Leiterbahnen verbunden ist. Diese Art von Chipmodulen wird typischerweise für geklonte Chipkarten oder andere Angriffe auf Chipkarten-Systeme benutzt.

Mit einer solchen Dummy-Karte ließe sich zumindest ein Teil der Kommunikation mit dem Terminal protokollieren und später auswerten. Nach mehreren Versuchen ist es dann wahrscheinlich möglich, einen Teil der Kommunikation wie mit einer echten Chipkarte auszuführen.

Ob man daraus auch einen Vorteil erzielen kann, ist zweifelhaft, da alle professionell gestalteten Anwendungen über eine kryptografische Absicherung für wichtige Aktionen verfügen. Solange man den geheimen Schlüssel nicht kennt, ist spätestens bei der Authentisierung das Ende des Angriffs erreicht. Dieser Angriff würde nur zum Erfolg führen, wenn einem der geheime Schlüssel bekannt ist oder die gesamte Anwendung ohne kryptografische Absicherung abläuft. Sollte eine solche Anwendung existieren, darf aber stark bezweifelt werden, ob der durch diesen Angriff erreichbare Vorteil von einer solchen Bedeutung ist, dass der ganze dafür notwendige Aufwand gerechtfertigt ist.

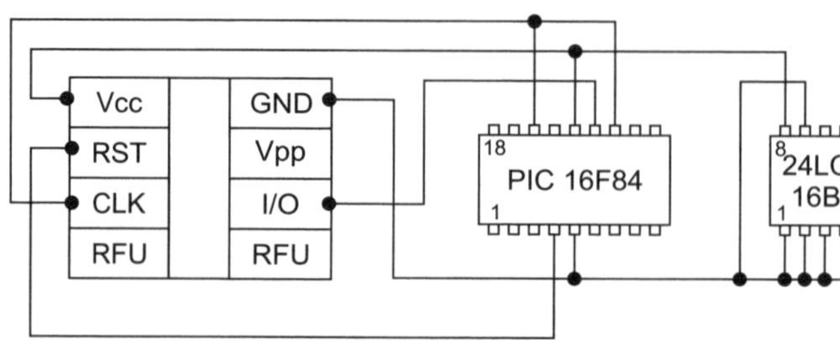

Bild 16.50 Typische Ersatzschaltung für einen Chipkarten-Mikrocontroller, aufgebaut aus diskreten Standardbauelementen (Mikrocontroller PIC 16F84, EEPROM-Speicherchip 24LC16B). Die Bauelemente passen in ein typisches Chipkartenmodul, so dass ohne Untersuchung des Moduls keine Unterscheidung von einem echten Chipkarten-Mikrocontroller möglich ist. Diese Schaltung und Varianten davon finden sich an den einschlägigen Stellen im Internet. Bild 16.49 auf der vorherigen Seite zeigt diesen Aufbau anhand eines geöffneten Chipmoduls.

Schutz: Sperrlisten

Es ist nie völlig auszuschließen, dass es in einem System irgendwann zu Fälschungen von Chipkarten kommt, selbst wenn diese noch so gut gegen alle Angriffe gesichert sind. Auch zum Schutz der Benutzer muss ein Chipkarten-System wirkungsvolle Mechanismen aufweisen, damit gestohlene Chipkarten systemweit gesperrt werden können. Die dafür verwendeten Verfahren sind stark von der jeweiligen Anwendung und vom Systemdesign abhängig, können jedoch auf einige fundamentale Techniken zurückgeführt werden.

Um gefälschte oder verloren gegangene Chipkarten von der Benutzung auszuschließen, benötigt man Listen, in denen entweder die gültigen oder nicht mehr gültigen Karten anhand eines eindeutigen Merkmals aufgeführt sind. Üblicherweise ist dies eine Nummer, also beispielsweise die Kartennummer. Vom Standpunkt des tadellosen Systemdesigns her, bei dem alles, was nicht explizit erlaubt ist, implizit verboten ist, wären Listen mit allen gültigen Karten am besten. Diese so genannten Whitelists führen aber bei größeren Systemen zu unhandlich großen Aufstellungen und der Notwendigkeit sehr häufiger Aktualisierungen, was sich leicht daran verdeutlichen lässt, dass ein System mit 10 Millionen Chipkarten und einer 8 Byte langen Kartennummer zu einer Whitelist mit 80 MByte Daten führen würde.

Dies ist der Grund, warum in der Praxis so genannte Blacklists verwendet werden, in denen nur die gesperrten Karten aufgelistet sind. Im obigen Beispiel würde sich die Liste bei einen Anteil von einem Prozent gesperrter Karten auf 800 kByte reduzieren. Sollte es jedoch notwendig sein, bei einem System wesentlich mehr als ein Prozent aller Karten aufgrund von Angriffen oder Verlust zu sperren, werden auch mit diesem Modell die Listen schnell unhandlich groß.

Um den notwendigen Datentransfer und die Datenmenge zwischen der listenführenden Instanz und den listenprüfenden Instanzen noch weiter zu minimieren, existieren gelegentlich Redlists. In ihnen werden nachweislich gefälschte Chipkarten geführt, die entweder sofort einzuziehen oder zumindest für jede weitere Transaktion zu sperren sind. Die Anzahl der Einträge in dieser Liste liegt selbst bei großen Systemen nur im zwei- oder dreistelligen Bereich.

Chipkarten können bei Systemen, die online arbeiten, zeitaktuell gegen diese Listen geprüft werden. Bei vollständig oder teilweise offline arbeitenden Systemen müssen die Blacklist und die Redlist so oft wie möglich zu den Terminals übertragen werden. Dies sollte zumindest tagesaktuell geschehen, da sonst ein Schutzmechanismus basierend auf Sperrlisten nicht mehr greifen kann.

Angriff und Abwehr: Zerstörung von kontaktlosen Chipkarten durch elektromagnetischen Puls

Im Dezember 2005 wurde auf dem 22C3 (22. Chaos Communication Congress) in Berlin ein Gerät zur „dauerhaften Deaktivierung" von RFID-Tags und kontaktlosen Chipkarten vorgestellt. Der mittlerweile etablierte Name dafür lautet „RFID-Zapper" und besteht in der einfachsten Version aus einem umgebauten Blitzgerät, das anstelle der Blitzröhre eine Spule hat. Beim Auslösen entsteht durch die Entladung des Blitzkondensators über die Spule ein elektromagnetischer Impuls (EMP). Dieser ist ausreichend stark, um einige Zentimeter entfernte kontaktlos arbeitende RFID-Tags oder Chipkarten durch die in die Antenne induzierte Spannung zu zerstören. Dies ist dem Prinzip nach ein Denial of Service-Angriff (DoS), auf Deutsch „Dienstblockade", der in diesem Fall jedoch irreversibel ist.

Da es technisch durchaus machbar ist, einen RFID-Zapper mit deutlich größerer Reichweite zu bauen und dieser sich auch repetierend benutzen lässt, kann dieser Angriff für ein System durchaus problematisch sein. Besonders im Personennahverkehr mit der dort herrschenden hohen Verbreitung von kontaktlosen Karten könnte dieser Angriff zu erheblichen Problemen mit den Fahrgästen führen.

Abwehren lässt sich dieser Angriff nur durch die Chiphardware über verbesserte Schutzschaltungen an den Eingängen der Halbleiter-Bauelemente. Dies ist technisch mit überschaubarem Aufwand realisierbar. Als einfache Lösung wäre auch ein Metallgehäuse um die Kontaktloskarte denkbar, doch müsste dieser faradaysche Käfig bei jeder gewollten Benutzung der Karte entfernt werden. Was sich mit Sicherheit negativ auf die Benutzerakzeptanz auswirken würde.

Angriff und Abwehr: Relay-Angriff

Bei kontaktlosen Chipkarten ist es möglich, einen sogenannten Relay-Angriff durchzuführen.[1] In seiner einfachsten Form besteht dieser Angriff darin, den Kommunikationsbereich einer kontaktlosen Chipkarte auf ein Vielfaches der ursprünglichen Distanz zu erweitern. In der Praxis könnte dieser Angriff folgendermaßen ablaufen: Mit der kontaktlosen Chipkar-

[1] Einen guten Überblick finden Sie in den Dokumenten von Gerhard Hancke [Hancke 05], Thomas S. Heydt-Benjamin et. al. [Heydt-Benjamin 06] und Ziv Kfir et. al. [Kfir 05].

te eines Kartenbesitzers wird ohne dessen Wissen eine Kommunikation aufgebaut und an einem mehrere Meter entfernten Terminal bezahlt.

Dieser Angriff funktioniert deswegen, weil bei heutigen Kontaktloskarten kein Bestätigungstaster vorhanden ist und Erstere lediglich an das Terminal zum Bezahlen gehalten werden müssen. Diese Eigenschaft macht sich nun der Angreifer zunutze, indem er sich mit seinem Spezialterminal nahe an der Original-Chipkarte aufhält und die Kommunikation so verstärkt, dass sie über mehrere Meter Entfernung immer noch funktioniert. Damit kann der Angreifer mit einer Dummy-Chipkarte, die Geist (*ghost*) genannt wird, in einiger Entfernung gewissermaßen mit der echten Chipkarte bezahlen.

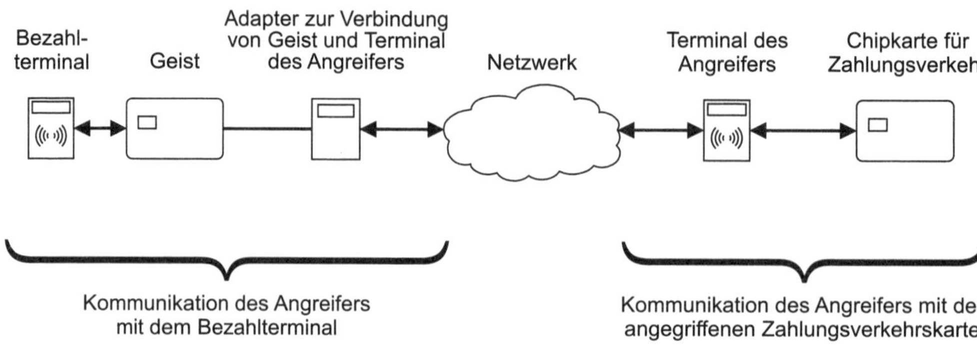

Bild 16.51 Die grundsätzliche Vorgehensweise bei einem Relay-Angriff auf eine kontaktlos arbeitende Zahlungsverkehrskarte.

Dieser Angriff lässt sich erweitern, indem die Originalkommunikation nicht nur über einige wenige Meter verstärkt, sondern komplett über einen separaten Kanal geleitet wird. Der Angriff könnte sich in der Praxis beispielsweise folgendermaßen abspielen: Der erste Angreifer baut in einem Hallenbad oder Fitnessstudio mit einer kontaktlos arbeitenden Chipkarte in einem der Spinde eine Kommunikation auf. Kann er eine kontaktlose Chipkarte entdecken, verbindet er diese über sein Mobiltelefon an einen zweiten Angreifer, der nahezu beliebig weit entfernt mit dem Kartengeist zum Einkaufen geht. Die Kommunikation zwischen dem Bezahlterminal und der originalen Chipkarte wird dabei über das Mobiltelefon „verlängert“ und läuft wie bei einer echten Transaktion ab.

Auf kryptografischem Wege lässt sich gegen diese Art von Angriff kein Schutz aufbauen. Dazu sind andere Ansätze notwendig. Ideal wäre ein Taster auf der Kontaktloskarte, der bei jeder Transaktion zur Bestätigung gedrückt werden muss. Alternativ könnte man die kontaktlose Chipkarte auch in einem abgeschirmten Portemonnaie aufbewahren. Beide Ansätze verhindern recht zuverlässig eine unbemerkte Kommunikation mit der kontaktlosen Chipkarte. Als ergänzende Abwehrmaßnahme wäre auch denkbar, das Zeitverhalten jeder Transaktion durch das Bezahlterminal zu analysieren, um so die zeitliche Verzögerung zu erkennen, die durch eine weitergeleitete Kommunikation verursacht wird. Die Zuverlässigkeit dieser Maßnahme hängt allerdings stark von der Qualität des Weiterleitungskanals ab, der mit der laufenden technischen Weiterentwicklung allerdings ständig besser wird.

Kapitel 17

Chipkarten-Terminals

Die üblicherweise einzige Verbindung zur äußeren Welt bei Chipkarten ist die serielle Schnittstelle. Es gibt keine andere Möglichkeit des Datenaustausches. Deshalb benötigt man ein zusätzliches Gerät, das die elektrische Verbindung zur Chipkarte herstellt. In diesem Buch wird dieses Gerät einheitlich als „Terminal" bezeichnet. Es existieren jedoch auch andere Bezeichnungen, wie IFD (*interface device*), CAD (*chip accepting device*), CCR (*chip card reader*), Smart Card Reader oder Smart Card Adapter. Die Grundfunktionalität, nämlich die Chipkarte elektrisch zu versorgen und eine datentechnische Verbindung herzustellen, ist aber bei all diesen Geräten gleich. Die Begriffe Kartenleser, Leser oder Smart Card Reader sind keinesfalls so zu verstehen, dass damit aus Chipkarten nur Daten gelesen werden können. Ein Schreibvorgang ist natürlich ebenfalls möglich. Diese Begriffe wurden vermutlich von den Magnetstreifenlesern übernommen, die vielfach tatsächlich nur Daten lesen konnten.

Sobald Terminals technisch etwas komplizierter aufgebaut sind als bloße Kontaktierungseinheiten, Spannungswandler und Takterzeuger, verfügen sie über einen eigenen Prozessor (8/16/32-Bit-Architektur) mit dazugehörigem Speicher. Der Prozessor kann bei einfachen Geräten Teil eines Mikrocontrollers sein, ist aber oft auch Bestandteil eines Einplatinencomputers. Programmiert werden Terminals in der Regel nur vom Terminalhersteller in der Programmiersprache C, C++ oder Java.

Die Problematik bei der Terminalprogrammierung durch Dritte ist indessen die gleiche wie bei Chipkarten mit ausführbarem Programmkode, so dass wohl auch die Lösungen in die gleiche Entwicklungsrichtung münden werden. Europays Open Terminal Architecture (OTA) mit einem Forth Interpreter war 1996 einer der ersten Ansätze dazu [Europay 96], und Java für Terminals ist der nächste Schritt. In der EMV-Spezifikation ist bereits explizit ein Konzept für nachladbaren Programmkode verankert.

Terminals besitzen keine Festplatte und müssen deshalb ihre Programme und Daten in batteriegepuffertem RAM oder Flash ablegen. Der dabei zur Verfügung stehende Speicher bewegt sich in der Regel in der Größenordnung von einigen wenigen Megabytes.

Im Gegensatz zu Chipkarten, die alle technisch ähnlich aufgebaut sind, gibt es bei den Terminals sehr unterschiedliche Ausführungen. Man unterscheidet grundsätzlich zwischen portablen und stationären Terminals. Die tragbaren Terminals beziehen ihre Energie aus Batterien und die stationären Terminals vorzugsweise aus dem Stromnetz oder über die Datenschnittstelle. Auch lassen sich Terminals nach ihrer vorhandenen Benutzerschnittstelle einteilen. Gerade bei tragbaren Geräten ist oft zusätzlich ein Display mit einer einfachen Tastatur vorhanden, so dass man auf die wichtigsten Funktionen direkt vor Ort zugreifen kann.

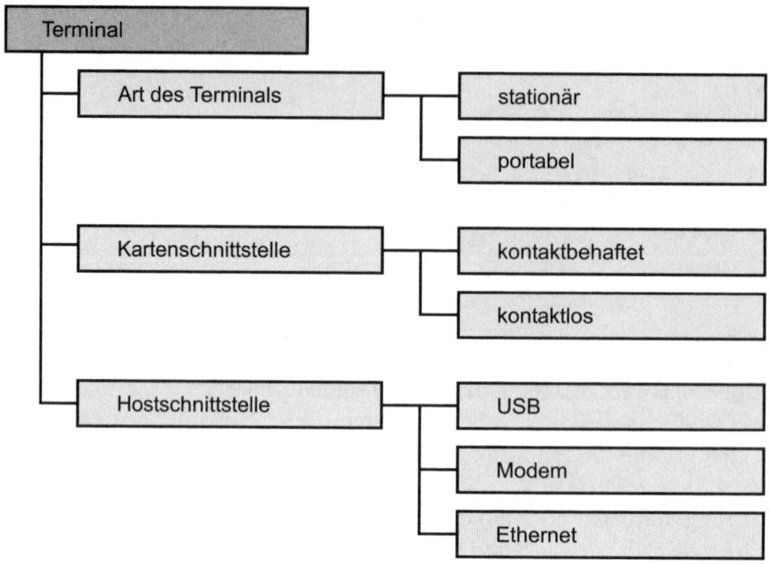

Bild 17.1 Klassifizierungsbaum der wichtigen Eigenschaften von Terminals für Chipkarten.

Stationäre Terminals sind zwar oft ebenfalls mit Display und Tastatur ausgestattet, doch auch mit einer permanenten Verbindung zu einem übergeordneten Rechnersystem. Ist am Terminal keine Mensch-Maschine-Schnittstelle vorhanden (d. h. kein Display und keine Tastatur), muss zwangsläufig eine direkte Verbindung zu einem Rechner bestehen, um so die Verbindung Chipkarte – Benutzer herzustellen.

Tabelle 17.1 Die Einteilung der Terminalklassen nach dem deutschen ZKA.

Klasse	Funktionselemente
1	Kontaktiereinheit, Schnittstelle zu anderen Systemen
2	Klasse 1 Funktionselemente und Tastatur
3	Klasse 2 Funktionselemente und Display
4	Klasse 3 Funktionselemente und Sicherheitsmodul

In einer Spezifikation des deutschen ZKAs existiert eine allgemeine und sehr praxisnahe Charakterisierung von Terminalklassen. Dabei gibt es vier Klassen. Ein Klasse-1-Terminal ist demnach ein Terminal, das im Wesentlichen aus einer Kontaktiereinheit ohne weitere Funktionselemente sowie einer Schnittstelle (z. B. USB) zu anderen Systemen besteht. Die Klasse 2 schließt alle Funktionalitäten von Klasse 1 ein mit dem Zusatz eines Displays. Die nächsthöhere Klasse 3 besitzt zusätzlich zu den Klasse-2-Elementen eine Tastatur. Klasse 4 ist die aufwändigste Klasse mit allen Funktionselementen von Klasse 3 sowie einem Sicherheitsmodul (HSM) mit RSA-Funktionalität.

Die Aufteilung in portable und stationäre Terminals führt zu einem weiteren Unterscheidungsmerkmal, nämlich der Art, wie sie betrieben werden: Ein Online-Terminal hat während des Betriebs eine ununterbrochene Verbindung zu einem entfernten Computer, der dann einen Teil der Steuerung übernimmt. Typische Vertreter dieser Gattung sind Terminals für Zutrittskontrolle, da sie vollständig von einem permanent verbundenen Hintergrundsystem angesteuert werden.

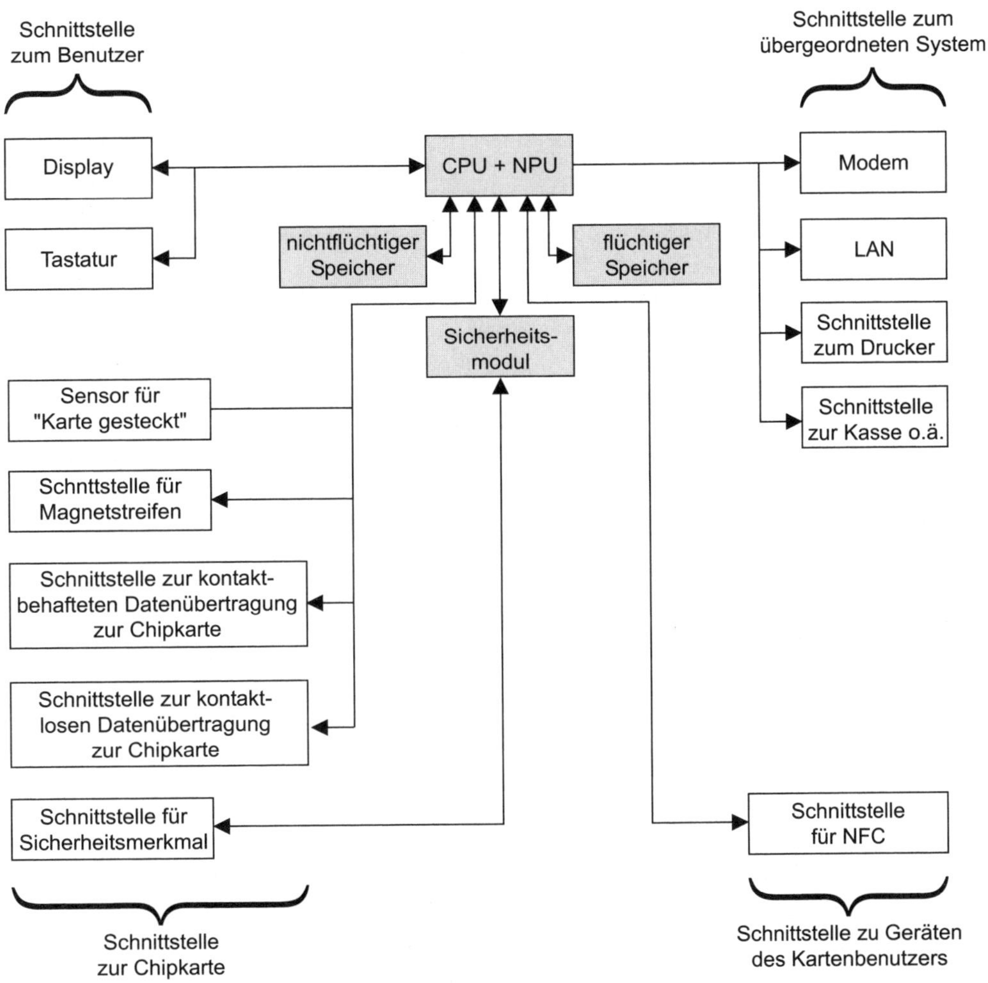

Bild 17.2 Typische Architektur eines Chipkartenterminals mit Display, Tastatur, Magnetstreifenleser und Sicherheitsmodul. Terminals in dieser Ausstattung werden häufig an Kassen für die Bezahlung mit unterschiedlichsten Kartentypen (Kredit-, Debitkarte, elektronische Geldbörsen) verwendet. Die Tastatur kann unter Umständen auch speziell gegen Manipulationen gesichert sein (PIN-Pad). Die Abbildung zeigt grundlegende Informations- und Energieflüsse und ist kein Stromlaufplan.

Die Offline-Terminals, das Gegenstück dazu, arbeiten völlig autark in Bezug auf ein übergeordnetes System. Allerdings gibt es zwar viele Online-Terminals, doch praktisch keine reinen Offline-Geräte. Zumindest gelegentlich tauschen Offline-Terminals über eine Datenleitung Informationen mit einem Hintergrundsystem aus, und sei es nur, um eine neue Sperrliste oder ein Update der Terminalsoftware anzufordern.

Die Verbindungsstrecke zwischen Terminal und einem weiteren Rechner ist bei typischen Anwendungen innerhalb eines Gebäudes eine elektrische Leitung oder ein Lichtwellenleiter. Es kann aber, wie im Bereich des Zahlungsverkehrs bei Kassenterminals, auch eine Telefonleitung zum nächsten Rechenzentrum sein. Ob nun dieses vom Terminal bei Bedarf angewählt wird oder ob eine Standleitung geschaltet ist, hängt von der jeweiligen Anwendung ab. Da die Bereitstellung von Standleitungen aber erhöhte Kosten verursacht, gibt es auch die Variante, nur bei Bedarf eine Verbindung zum übergeordneten System aufzubauen.

In die vorangegangene Klassifizierung lassen sich Chipkarten-Terminals in Form einer PC-Card (ex PCMCIA-Karte) nur mit Mühe unterbringen. Sie können sowohl online als auch offline betrieben werden und lassen sich sowohl an Desktoprechnern als auch in Notebooks einsetzen. Im Prinzip sind sie nur eine einfache und meist auch preisgünstige Hardwareschnittstelle zwischen Chipkarte und Computer. Voraussetzung für die Verwendung ist lediglich ein PC-Card-Steckplatz, der je nach Hersteller vom Typ I (3,3 mm Bauhöhe) oder vom Typ II (5 mm Bauhöhe) sein muss. Manche PC-Card-Chipkarten-Terminals besitzen zusätzlich zum Chipkarteninterface einen internen Ergänzungsspeicher für die Chipkarte und Recheneinheiten für Massendatenver- und entschlüsselung. Diese nur wenige Millimeter hohen Terminals sind die wohl am flexibelsten einsetzbaren überhaupt, da sie Chipkarten zum Teil völlig neue Anwendungsfelder erschließen. So ist es mit ihnen ohne zusätzliche Kabel, Spannungsversorgung und externe Hardware möglich, dass Chipkarten und Standard-PCs inklusive Standardsoftware zusammenarbeiten. Das Einsatzspektrum ist groß, es geht vom Zugriffsschutz auf bestimmte PC-Funktionen über Kopierschutz für Software bis zur Sicherung und Signatur von E-Mails bei der Datenübertragung.

Die bei PCs überall anzutreffende USB-Schnittstelle hat natürlich auch bei Terminals ihr Gegenüber gefunden. Sie hat nahezu alle seriellen und parallelen Schnittstellen abgelöst. Der große Vorteil ist neben der einfacheren Konfiguration vor allem die integrale Stromversorgung bei USB, die genügend stark ist, um auch komplexere Terminals zu versorgen.

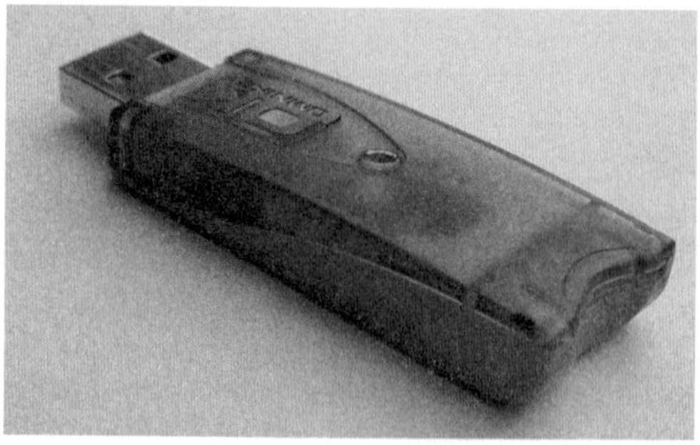

Bild 17.3 Chipkarten-Terminal in Form eines USB-Steckers für Chipkarten im Plug-In-Format.

Zwischen ersten Chipkarten in der Zwei-Chip-Technik und heutigen Varianten, die mit einem sehr leistungsfähigen Mikrocontroller ausgestattet sind, liegen viele Jahre Entwicklungstätigkeit. Eine ähnliche technische Evolution haben parallel dazu die Terminals erfahren. Anfänglich waren sie oft aus Unkenntnis mechanisch und elektrisch sehr primitiv aufgebaut, was zur Folge hatte, dass die Mikrocontroller in den Chipkarten oft beschädigt wurden und vorzeitig ausfielen. Mittlerweile sind diese „Kinderkrankheiten“ bei den Terminal-Herstellern jedoch überwunden, und man hat jene Phase der Entwicklung erreicht, in der weniger die überall ähnlichen technischen Eigenschaften die Kaufentscheidung beeinflussen als das Design des Gerätes.

Funktional gesehen besteht ein Chipkarten-Terminal aus zwei Komponenten – der Kartenkontaktiereinheit und dem Terminalcomputer. Der Kartenleser, in den die Chipkarte gesteckt und dann elektrisch kontaktiert wird, hat im Wesentlichen nur mechanische Funktion. Um die Kontaktiereinheit elektrisch anzusteuern, die Benutzerschnittstelle zu verwalten und die Verbindung zu übergeordneten Systemen herzustellen, benötigt man den Terminalcomputer. Dies kann im einfachsten Fall ein einzelner Mikrocontroller sein oder – bei technisch aufwändigeren Lösungen – ein Einplatinencomputer.

Neben der kontaktbehafteten Chipkarten-Schnittstelle nimmt die kontaktlose Kommunikation immer mehr zu. Die entsprechenden Terminals müssen diese Kommunikationsart ebenfalls bereitstellen. Im Gegensatz zu den Chipkarten ist die Kartenschnittstelle bei Terminals oftmals nicht nur auf ein einziges Protokoll ausgelegt, sondern auf mehrere. Es gibt durchaus Terminals, die mehrere der üblichen kontaktlosen Übertragungsprotokolle wie ISO/IEC 14443[1] Typ A und Typ B, ISO/IEC ISO/IEC 15693[2], FeliCa[3] und Mifare unterstützen.

17.1 Mechanische Eigenschaften

Wird eine Chipkarte in ein Terminal gesteckt, geschieht mechanisch gesehen zweierlei: Die Kontaktflächen der Chipkarte müssen galvanisch mit dem Terminalcomputer verbunden werden, wozu die Kontaktierungseinheit dient. Auch muss das Stecken der Karte durch das Terminal erkennbar sein, was beispielsweise ein Mikroschalter oder eine Lichtschranke übernehmen kann. Die Lichtschranke hat den Nachteil, dass sie durch Verschmutzung oder bei transparenten Kartenmaterialien eine gesteckte Karte nicht mehr sicher erkennt. Ein auf mechanischer Basis arbeitender Schalter funktioniert hier nach wie vor am zuverlässigsten.

Im Bereich der Kontakte und Kontaktierungseinheiten bestehen bei den Terminals die größten Unterschiede. Für die Form der Kontakte sowie die maximal einzuleitenden Kräfte sind in der TS 51.011-Spezifikation Grenzwerte angegeben, die die Grundlage für fast alle Terminals darstellen. Laut dieser Spezifikation sollen die Kontaktelemente des Terminals abgerundet sein und nicht spitz verlaufen. Der Radius dieser Rundung muss mindestens 0,8 mm betragen. Damit können Kratzer auf den Kontaktflächen der Chipkarte weitgehend vermieden werden. Zudem ist die Einleitung der Kraft in die Kontaktflächen durch vorne abgerundete Kontaktelemente wesentlich günstiger als bei spitz gestalteten.

Die maximale Andruckkraft eines einzelnen Kontaktelements darf nach GSM unter keinen Umständen größer als 0,5 N sein (nach EMV: 0,6 N). Dadurch soll der Chip aus einem Siliziumkristall, der unter den Kontaktflächen liegt, geschützt werden, da er bei größeren Kräften brechen könnte.

---

[1] Siehe auch Abschnitt 10.9 „Proximity-Chipkarten (ISO/IEC 14443)“ auf Seite 322.

[2] Siehe auch Abschnitt 10.10 „Vicinity-Chipkarten (ISO/IEC 15693)“ auf Seite 372.

[3] Siehe auch Abschnitt 10.12 „FeliCa“ auf Seite 381.

Die Position der Kontakte auf der Chipkarte ist zwar international durch die ISO genormt und sollte dadurch weltweit eigentlich gleich sein, doch gibt es in Frankreich eine nationale AFNOR-Norm, die eine Chipposition näher an der oberen Kartenkante als ISO vorsieht.

Aus diesem Grund wurden Terminals konstruiert, die mit zwei Kontaktköpfen ausgerüstet sind. Dadurch ist es möglich, sowohl die ISO- als auch die AFNOR-Position der Kontakte zu unterstützen. Diese technisch aufwändige Lösung ist für Systeme von Interesse, bei denen parallel Chipkarten mit ISO- und AFNOR-Kontaktposition benutzt werden. Dies betrifft nur eine Übergangszeit, da die AFNOR-Position nach ISO eigentlich nicht mehr verwendet werden soll. So sind etwa bei einigen französischen Bankanwendungen Terminals mit doppelten Kontaktköpfen im Einsatz. Damit können dann für die Zeit der Umstellung sowohl die alte AFNOR-Position als auch die Kontakte von neueren Chipkarten in ISO-Position angefahren werden.

Die Standzeiten für die Kontakte und den technischen Aufbau bei Terminals sind höchst unterschiedlich. Sie werden auch sehr stark durch die Umweltbedingungen – wie Temperatur, Luftfeuchtigkeit und Ähnliches – beeinträchtigt. Eine MTBF (*mean time between failures*) von 150 000 Steckzyklen wird aber als ein durchaus üblicher Wert für Terminals angenommen.

17.1.1 Kontaktiereinheit mit Schleifkontakten

Die technisch einfachsten und somit auch preisgünstigsten Terminals verfügen über Schleifkontakte in der Form von Blatt- oder Tellerfedern. Weitere mechanische Kontaktelemente sind bei diesen einfachen Lesern nicht vorhanden. Eine Kontaktiereinheit auf Federbasis führt aber dazu, dass beim Stecken und Herausziehen der Chipkarte die Kontaktelemente über einen Teil der Karte und der Kontaktflächen schleifen und dort Kratzspuren hinterlassen. Diese sind nicht nur aus ästhetischen, sondern auch aus technischen Gründen unerwünscht.

Durch das Verkratzen der vergoldeten Kontaktflächen der Chipkarte wird nach und nach der Oxidationsschutz, der aus einer vergoldeten Oberfläche besteht, abgetragen. Die nun freigelegte Metallschicht oxydiert. Darunter leidet die elektrische Verbindung, und der Benutzer muss seine Chipkarte unter Umständen mehrmals stecken und wieder ziehen, bis die Oxidschicht abgetragen und dann wieder eine zufriedenstellende elektrische Verbindung hergestellt ist.

17.1.2 Mechanisch angetriebene Kontaktiereinheit

Die nächste Kategorie der Terminals hat keine fest positionierten Schleifkontakte, sondern verfügt über eine Mechanik, die beim Stecken der Chipkarte die Kontaktiereinheit auf die Kontaktflächen aufsetzt. Durch die Kraft beim Einschieben der Chipkarte wird über einen Hebelmechanismus die Kontaktiereinheit im rechten Winkel auf die Kontaktflächen aufgesetzt.

Eine optimal gestaltete Mechanik ist dann gegeben, wenn beim Aufsetzen der Kontakte eine sehr kleine Relativbewegung parallel zu den Kontaktflächen der Chipkarte besteht. Damit kommt die elektrische Verbindung sicher zustande. Hierdurch können auch leichte Verschmutzungen auf den Kontaktoberflächen weggerieben werden. Die Kontaktelemente selbst sind zusätzlich noch einzeln gefedert, um so eine definierte Anpresskraft für jede einzelne Kontaktfläche sicherzustellen.

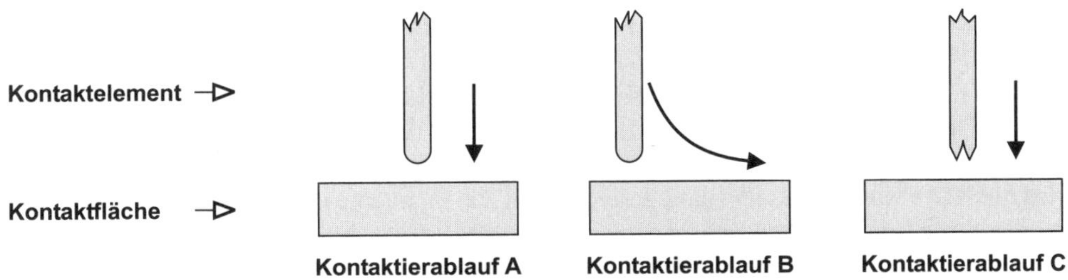

Bild 17.4 Verfahren zur elektrischen Kontaktierung von Chipkarten. Kontaktierablauf A mit gerundeten Kontaktelementen ist ungünstig, da Verschmutzungen der Kontaktfläche eine sichere elektrische Verbindung beeinträchtigen. Ablauf B und C stellen für die jeweilige Form der Spitze des Kontaktelements gut geeignete Lösungen dar. Die scharfkantigen Kontakte von C graben sich leicht in die Oberfläche der Kontaktfläche ein, was unter dem Mikroskop in Form kleiner Kerben sichtbar ist.

17.1.3 Elektrisch angetriebene Kontaktiereinheit

Die technisch aufwändigste und mechanisch beste Lösung sind Terminals mit elektrisch angetriebener Kontaktiereinheit. Parallel geführte Kontaktelemente werden dabei von einem Motor oder Elektromagneten angetrieben, während die Chipkarte senkrecht von oben, mit geringer seitlicher Relativbewegung, kontaktiert. Bedingt durch diesen großen Aufwand an elektromechanischen Bauteilen, fallen die Abmessungen des Terminals relativ groß aus.

Für professionelle Lösungen, bei denen mehrere Millionen Kontaktierungszyklen wartungsfrei erreicht werden müssen, sind diese Geräte jedoch bestens geeignet. Typische Einsatzgebiete sind deshalb Geldausgabeautomaten oder Personalisierungsmaschinen in der Chipkarten-Fertigung.

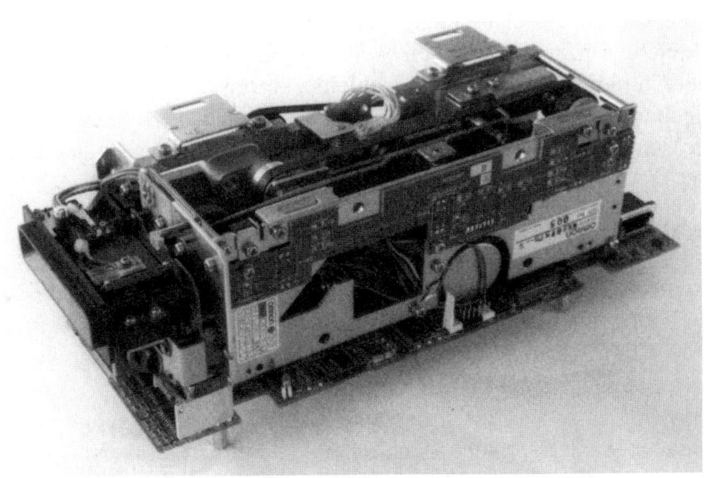

Bild 17.5 Foto eines typischen Einzugslesers für Geldausgabeautomaten mit Shutter und Magnetstreifenleser.

17.1.4 Kartenauswurf

Gesteckt wird eine Chipkarte meistens manuell, also ohne weitere Unterstützung durch das Terminal. Lediglich in Geldausgabeautomaten sind Einzugleser vorhanden, die dann die Chipkarte mit einem Fördermechanismus an den Kontaktkopf innerhalb des Automaten heranführen. Bei einem normalen Terminal ist das aber nicht der Fall. Dort gibt es lediglich beim Auswurf der Chipkarte Unterschiede. Einfache Leser haben keinen automatischen Auswurf, die Chipkarte muss also manuell dem Leser entnommen werden. Für diese Entnahme gibt es wiederum zwei Prinzipien: Push-Push und Push-Pull. Bei einer Push-Push-Kontaktiereinheit wird die Karte wie üblich von Hand gesteckt, und zur Entnahme muss dann ein weiteres Mal auf die Karte gedrückt und dann gezogen werden. Dies ist ergonomisch unvorteilhaft, da es dem natürlichen Bewegungsablauf widerspricht. Entsprechend oft ziehen viele Menschen die Chipkarte einfach mit Gewalt aus dem Terminal, was dazu führt, dass die Kontakte durch die Mechanik nicht abgehoben werden und über die Kontaktflächen und den Kartenkörper schleifen. Kontaktiereinheiten in der Push-Pull-Ausführung entsprechen dem gewohnten Bewegungsablauf eher, da bei ihnen die Chipkarte beim Stecken in den Leser geschoben und beim Entnehmen einfach herausgezogen wird.

Bei Terminals mit automatischem Auswurf wird beim Stecken der Karte über eine Mechanik eine Feder gespannt, die der Terminalcomputer über einen Magneten freigeben kann. Dies führt zum teilweisen Herausschieben, nicht zum Auswurf der Chipkarte, so dass der Benutzer sie ergreifen und ganz herausziehen kann.

Die Auswurfleser haben gegenüber den anderen Bauarten einen großen Vorteil. Dem Benutzer wird durch den Auswurf der Chipkarte in deutlicher Form das Ende der Sitzung signalisiert; gleichzeitig wird er auch daran erinnert, dass er seine Karte im Terminal nicht vergessen soll, was man oft noch durch einen Piepston unterstützt. Dieses aus der Praxis stammende Argument ist der wesentliche Vorteil der Auswurfleser.

Gerade Geldausgabeautomaten haben üblicherweise die Fähigkeit, Chipkarten bei Bedarf einzubehalten. Weil diese Geräte standardmäßig mit einem Einzugleser ausgestattet sind, der die Chipkarte erst zum Kontaktkopf befördert, ist es natürlich technisch ohne weiteres machbar, die Karte bei Bedarf nicht mehr zum Ausgabeschlitz zu befördern, sondern zu einem speziellen Auffangbehälter im Automaten. Technisch gesehen bereitet also das Einziehen einer Chipkarte keine großen Probleme, sofern das Terminal nur groß genug für zusätzliche Mechanik und Auffangbehälter ist. Unter Umständen kann der Einzug aber zu rechtlichen Problemen führen, wenn der Kartenbenutzer der Eigentümer der Chipkarte ist.

17.1.5 Ziehbarkeit

Die Zuverlässigkeit eines auf Chipkarten aufbauenden Systems kann sehr darunter leiden, wenn Benutzer die Möglichkeit haben, ihre Karten zu jedem beliebigen Zeitpunkt während einer Sitzung aus dem Terminal zu ziehen. Dies führt zum einen dazu, dass die Chipkarte von der Stromversorgung ohne die vorgeschriebene Abschaltsequenz getrennt wird. Zum anderen unterbricht man unter Umständen Schreib- oder Löschvorgänge im nichtflüchtigen Speicher, wobei der Inhalt der Datei anschließend undefiniert ist, was zum Totalausfall der Chipkarte führen kann. Dies begründet, warum es vorteilhaft ist, Auswurfleser zu benutzen, bei denen das manuelle Ziehen der Karte durch eine entsprechende Gestaltung des Terminals nicht möglich ist.

Für den Fall des Stromausfalls ist ein verdeckter mechanischer Notauswurf vorhanden, um die Chipkarte dem Terminal entnehmen zu können. Normalerweise kann jedoch das Terminal bestimmen, wann die Karte dem Benutzer zurückgegeben wird, ohne dass dieser die Möglichkeit hat, störend in die ablaufenden Prozesse einzugreifen.

17.2 Elektrische Eigenschaften

Mit Ausnahme der Kontaktiereinheit besteht ein Terminal vor allem aus Elektronikkomponenten. Man benötigt diese für die Schnittstellen zum Benutzer, zum Hintergrundsystem und auch zur elektrischen Ansteuerung der Kontakte. Es sind einerseits die elektromechanischen Teile des Lesers und andererseits die Chipkarte mit elektrischen Signalen zu versorgen. Die einzige Information, die direkt von der Kontaktiereinheit kommt, sagt aus, ob die Chipkarte gesteckt worden ist oder nicht. Das einzige Signal zur Kontaktiereinheit ist hingegen die Betätigung des elektrischen Auswurfs, falls ein solcher überhaupt vorhanden ist.

Die Schnittstelle zur Chipkarte besteht aus den fünf Kontakten für Masse, Spannungsversorgung, Takt, Reset und die Datenübertragung. Es ist sehr wichtig und von großer Bedeutung für die Lebensdauer der Chipkarte, dass nach der Herstellung der elektrischen Verbindung durch die Kontaktelemente die Anschaltsequenz nach ISO/IEC 7816-3 genau eingehalten wird. Trifft dies nicht zu, kann es durch elektrische Überlastungen im Halbleiter des Chips zu erhöhten Ausfallraten kommen. Analog dazu ist aber auch die Einhaltung der Abschaltsequenz wichtig, da es sonst zu den gleichen Problemen im Chip kommt wie bei einer nicht eingehaltenen Anschaltsequenz.

In diesem Zusammenhang ist gerade bei einfachen Lesern, bei denen es möglich ist, die Chipkarte von Hand zu ziehen, ein wichtiges Detail von Bedeutung: Wenn die Kontaktiereinheit ein Herausziehen der Chipkarte feststellt, muss die Elektronik des Terminals sofort eine Abschaltsequenz ausführen. Nur so lässt sich verhindern, dass eventuell noch spannungsführende Schleifkontakte über die Kontaktflächen der Chipkarte gleiten. Dies hat dann mit einer genormten Abschaltsequenz nicht mehr viel zu tun. Doch die Auswirkungen dieses unzulässigen Ziehens der Karte können noch viel größer sein, da es bei verschlissenen oder leicht verbogenen Kontaktelementen auch zu Kurzschlüssen zwischen zwei Leitungen kommen kann. Die dabei auftretende schwache Funkenbildung durch Entladung von Kondensatoren schadet den Kontaktelementen sowie den Kontaktflächen der Chipkarte.

In Hinblick auf die elektrische Beschaltung haben mittlerweile fast alle Terminal-Hersteller herausgefunden, dass Kurzschlussfestigkeit ein absolutes Muss ist. Wird dies missachtet, kann eine einzige Chipkarte mit kurzgeschlossenen Kontakten zum elektrischen Tod vieler Terminals führen. Im Übrigen treten kurzgeschlossene Karten immer wieder auf, zum Teil aus Vandalismus oder wegen technischer Defekte.

Die Kurzschlussfestigkeit sollte dabei so weit reichen, dass jeder Kontakt gegen jeden anderen und auch alle zueinander ohne Auswirkungen miteinander verbunden werden können. Ideal ist auch eine vollständige galvanische Trennung zwischen der elektrischen Ansteuerung der Chipkarte und der übrigen Elektronik im Terminal. Dies ist im Übrigen Standard bei den öffentlichen Kartentelefonen in Deutschland, da sich damit selbst Auswirkungen von extern angelegten Spannungen auf das Terminal weitgehend verhindern lassen.

Die Spannung zum Schreiben und Löschen der Speicherseiten im nichtflüchtigen Speicher erzeugt der Mikrocontroller durch eine auf dem Chip befindliche Ladungspumpe. Dabei benötigt die Chipkarte, teilweise im Bereich von Nanosekunden, Ströme von bis zu 100 mA. Der gleiche Effekt, wenn auch nicht so stark, kann durch Umschaltvorgänge von Transistoren in den CMOS-Schaltkreisen auftreten. Durch diese kurzen Spikes sind selbst sehr schnelle Regelkreise in Stromversorgungen überfordert. Die Folge davon ist, dass die Versorgungsspannung der Chipkarte aufgrund des hohen Stromverbrauches einbricht und daraufhin der Schreib- oder Löschvorgang im EEPROM fehlschlägt. Im Extremfall kann der Spannungseinbruch so groß sein, dass der Prozessor außerhalb seines stabilen Funktionsbereiches gerät und ein Systemzusammenbruch eintritt.

Abhilfe kann geschaffen werden, indem ein Kondensator so nahe wie möglich an den Kontakten zur Chipkarte platziert wird. Gut geeignet sind Keramikkondensatoren mit einer Kapazität von ungefähr 100 nF, da diese sehr schnell ihre Ladung abgeben können. Die Leitungen zur Chipkarte müssen so kurz wie möglich sein, damit der erhöhte Strombedarf ohne großen Leitungswiderstand und Induktivität in der benötigten Zeit gedeckt werden kann. Bei kurzzeitig erhöhtem Stromverbrauch kann der Strom aus dem Kondensator so lange bezogen werden, bis die Spannungsregelung dies wieder ausgleicht. Damit vermeidet man auf einfache und kostengünstige Weise Probleme mit der Stromversorgung.

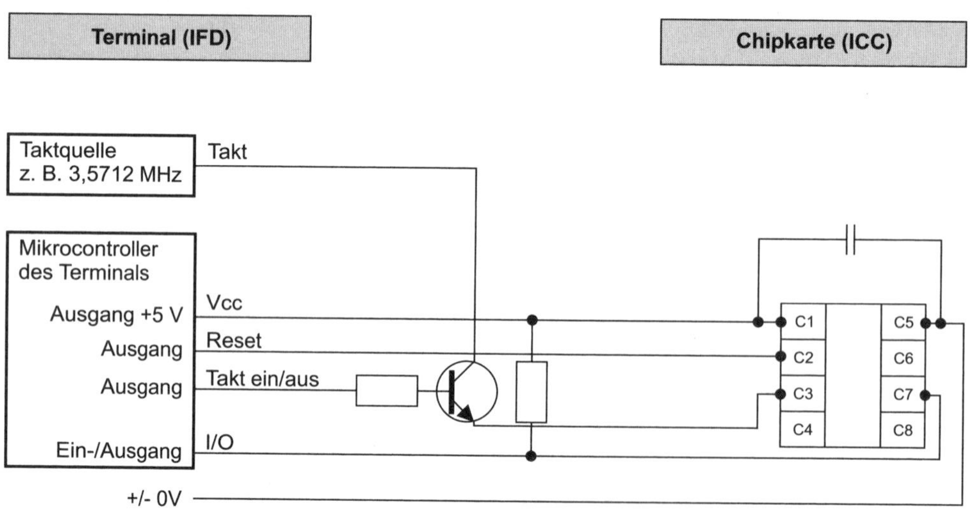

Bild 17.6 Typische elektrische Beschaltung einer Chipkarte in einem Terminal.

Gerade im Bereich des elektronischen Zahlungsverkehrs ist es aus Gründen der Nachvollziehbarkeit und des Verbraucherschutzes mittlerweile Stand der Technik, dass die entsprechenden Terminals eine eingebaute Echtzeituhr besitzen. Nach der EMV-Spezifikation für Kreditkarten-Terminals darf die Uhr keine größere Zeitabweichung als 1 Minute pro Monat haben. Dies stellt technisch keinen Aufwand dar, da entsprechend genaue Uhrenbausteine sogar als Einchip-Lösung erhältlich sind. Zusätzlich kann bei jeder Online-Verbindung mit den übergeordneten Systemen ein Abgleich der Uhr vorgenommen werden. Funkuhrenempfänger in Terminals haben bisher keine praktische Bedeutung erlangt, da ein Empfang der entsprechenden Signale zu stark vom Abschirmverhalten des Einsatzortes abhängt. So können beispielsweise die üblichen Zeitsignalsender im Inneren von Stahlbetonbauten meist gar nicht empfangen werden.

17.3 Benutzerschnittstelle

Die Schnittstelle zum Benutzer bei einem Terminal kann auf vielerlei Art gestaltet sein. Bei den einfachsten Terminals wird die Benutzerschnittstelle über den angeschlossenen PC realisiert. Teilweise existieren auch Terminals mit Display und einigen wenigen Tasten, um den angezeigten Text entweder zu bestätigen oder den Vorgang abzubrechen. Terminals im Kassenbereich besitzen beinahe immer ein Display mit numerischer Tastatur und einigen Sondertasten, um die PIN-Eingabe zu gestatten und die grundlegenden Transaktionen zu bestätigen oder abzubrechen. Die ZKA-Einteilung der Terminals (Tabelle 17.1 auf Seite 796) ist hinsichtlich der Benutzerschnittstelle ein guter Ansatz.

17.4 Anwendungsschnittstelle

Technisch hochwertige Terminals haben meist ein Betriebssystem, oftmals ein Linux-Derivat und verfügen über eine umfangreiche API (*application programming interface*) für die Anwendungsprogrammierung. Dies kann üblicherweise in den Programmiersprachen C, C++ oder Java durchgeführt werden. Einfachere Terminals lassen sich im Allgemeinen nicht durch Dritte programmieren.

17.5 Sicherheitstechnik

Die in Terminals vorhandenen Sicherheitsmechanismen können sehr vielfältig sein. Die Palette reicht von mechanisch gesicherten Gehäusen bis zu Sicherheitsmodulen und Sensoren für diverse Kartenmerkmale. Bei reinen Online-Terminals, die also nur die elektrische Konvertierung der Signale eines Hintergrundrechners von und zur Chipkarte durchführen, besteht normalerweise keine Notwendigkeit für zusätzlich eingebaute Sicherheitstechnik. Die gesamte Sicherheit liegt dabei in dem das Terminal ansteuernden Rechner.

Sobald jedoch am Terminal Daten eingegeben werden müssen oder dieses autark von einem übergeordneten System operieren kann, ist es notwendig, die entsprechenden Mechanismen für die zusätzliche Systemsicherheit einzubauen. Die Möglichkeiten dazu sind nahezu unbeschränkt, hängen aber sehr stark von der jeweiligen Chipkarte und deren Sicherheitsmerkmalen ab.

Bei typischen Chipkarten, deren Kartenkörper sehr einfach ausgeführt und nur Träger für den Mikrocontroller ist, sind üblicherweise keine Sicherheitsmerkmale auf dem Kartenkörper vorhanden. Damit entfällt auch die Prüfung dieser Merkmale durch das Terminal. Im Gegensatz dazu sind Chipkarten für den Zahlungsverkehr meist Hybridkarten, d. h., sie verfügen sowohl über einen Magnetstreifen als auch einen zusätzlichen Chip, um dadurch kompatibel zu älteren Systemen zu sein. Hybridkarten besitzen aber auch die üblichen Kartenmerkmale, damit das Terminal unabhängig vom Chip die Echtheit überprüfen kann. Die entsprechenden Sensoren müssen dann auch in den Terminals vorhanden sein.

Terminals, die vollständig oder auch zeitweise im Offline-Betrieb arbeiten, müssen zwangsläufig über Hauptschlüssel für die verwendeten kryptografischen Algorithmen verfügen. Nur mit ihnen lassen sich dann jeweils die kartenindividuellen Schlüssel ableiten. Diese Hauptschlüssel sind sehr sicherheitssensibel, da auf ihnen die Sicherheit des gesamten Systems aufgebaut ist. Um die Sicherheit und die Geheimhaltung der Hauptschlüssel in allen Fällen zu gewährleisten, sind sie nicht in der normalen Elektronikeinheit des Terminals gespeichert, sondern in einem mechanisch und elektrisch besonders abgesicherten Modul innerhalb des Terminals.

Dieses Sicherheitsmodul kann z. B. ein in Epoxidharz vergossener Einplatinencomputer sein, der nur über eine Schnittstelle mit dem eigentlichen Terminalcomputer Daten austauschen kann. Dabei dürfen aber die geheimen Hauptschlüssel das Sicherheitsmodul nie verlassen, sondern werden nur intern für Berechnungen genutzt. Im typischen Anwendungsfall erhält das Sicherheitsmodul von der Chipkarte über den Terminalcomputer eine individuelle Karten- oder Chipnummer, die es zur Ableitung eines kartenindividuellen Schlüssels benutzt. Dieser dient dann innerhalb des Sicherheitsmoduls wiederum zur Berechnung von Signaturen oder zur Authentisierung.

Moderne Ausführungen dieser meist nur Streichholzschachtel-großen Module besitzen eine umfangreiche Sensorik zur Detektion von Angriffen und sind auch elektrisch weitgehend autark, um Angriffe, selbst bei abgeklemmter Spannungsversorgung, aktiv abwehren zu können. Erkennen und Abwehr eines Angriffs führt üblicherweise zum Löschen aller Schlüssel, so dass ein Angreifer nur mehr eine in Harz vergossene Elektronikplatine im Metallgehäuse ohne irgendwelche Dateninhalte zur Analyse hat.

Aufgrund der hohen Kosten eines guten Sicherheitsmoduls geht man seit einigen Jahren dazu über, stattdessen Chipkarten zu verwenden. Dies führt zwar zu einigen Einschränkungen hinsichtlich Speicherplatz, Sensorik und Autarkie, doch reicht das Sicherheitsniveau im Allgemeinen selbst für Anwendungen im elektronischen Zahlungsverkehr aus. Um die physikalische Größe zu begrenzen, benutzt man Chipkarten im ID-000-Format („Plug-In").

Da Sicherheitsmodule im Chipkartenformat nicht fest in Terminals eingebaut sind, sondern ausgewechselt werden können, eignen sie sich auch hervorragend für eine Erweiterung der Terminalhardware. An einem Beispiel sei dies verdeutlicht: Die statische einseitige RSA-Authentisierung wird in den nächsten Jahren sehr stark an Bedeutung gewinnen, da sie unter anderem auch in der internationalen EMV-Spezifikation für Kreditkarten mit Chip gefordert wird. Weil eine RSA-Authentisierung so rechenintensiv ist, dass sie von den normalen Prozessoren in Terminals nicht mehr in akzeptabler Zeit ausgeführt werden kann, hat man bei fest eingebauten Sicherheitsmodulen ein Problem. Bei Terminals hingegen, die Chipkarten im Plug-In-Format als Sicherheitsmodule benutzen, kann man diese einfach austauschen. Man verwendet die etwas teureren Chipkarten mit einer zusätzlichen numerischen Recheneinheit, und nach einer Softwareänderung im Terminal sind Erstere in der Lage, eine RSA-Berechnung in hoher Geschwindigkeit auszuführen.

Neben der Absicherung der Terminals durch ein mechanisch stabiles und nur mit Spezialwerkzeug zu öffnendes Gehäuse und ein darin untergebrachtes Sicherheitsmodul existiert oft zusätzlich eine mechanische Sicherung gegenüber unbefugtem Abhören der Datenübertragung zur Chipkarte. Dies ist in der technischen Realisierung eine Art Schlagschere, die nach dem Stecken und Kontaktieren der Chipkarte alle eventuell von der Karte aus der Kontaktiereinheit führenden Drähte oder Kabel abschneidet. Zweck dieser Vorrichtung ist es, Mithören und Manipulationen von Nachrichten zwischen Chipkarte und Terminal zu verhindern. Diese auch als Shutter bezeichnete Vorrichtung kann elektrisch oder durch Stecken der Chipkarte selber angetrieben sein. Ist ein Abschneiden aufgrund Materialdicke oder -beschaffenheit nicht möglich, kann auch der Schlitz der Kontaktiereinheit nicht ganz geschlossen werden. Dies stellt die Terminalelektronik fest, und die Chipkarte wird elektrisch nicht angeschaltet; es kommt also keine Kommunikation zustande.

Grundsätzlich muss die Kommunikation zwischen Terminal und Chipkarte so aufgebaut sein, dass durch Abhören oder Manipulation das System nicht in seiner Sicherheit beeinträchtigt werden kann. Shutter wären demnach eigentlich nicht notwendig. Allerdings lässt sich die Sicherheit auf diese Weise durchaus etwas verbessern, wenn es einem fiktiven Angreifer nicht allzu leicht gemacht werden soll. Es ist ein sehr großer Unterschied, ob man den Datenaustausch ohne Aufwand mithören und verändern kann oder ob man dazu vorher einige Hürden überwinden muss. Allerdings vergrößern und verteuern Shutter das Terminal, und es gibt nur sehr wenige Ausführungen, die nach einigen Zehntausend Steckzyklen noch exakt schließen. Deshalb sollte man sich beim Systemdesign nicht vollständig auf diese mechanische Sicherung verlassen.

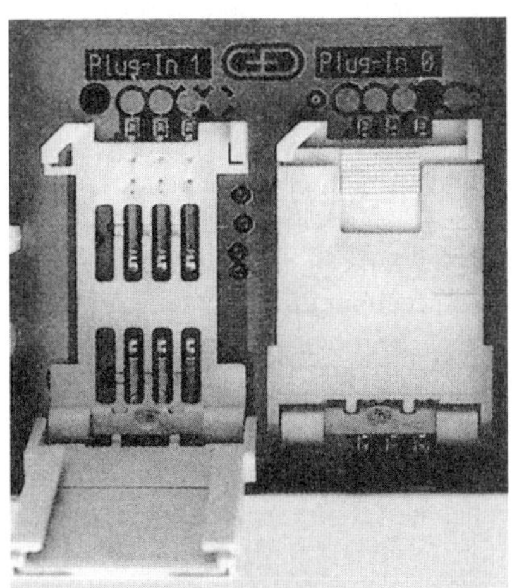

Bild 17.7 Beispiel für zwei in einem Chipkarten-Terminal nebeneinander angebrachte Kontaktierungseinheiten für Sicherheitsmodule im Plug-In-Format.

Kapitel 18

Chipkarten im Zahlungsverkehr

Chipkarten bieten sich aufgrund ihrer Eigenschaften geradezu für den Bereich des Zahlungsverkehrs an. Im Chip können problemlos und manipulationssicher Daten aufbewahrt werden. Die Handhabung ist aufgrund der Größe und Robustheit der Karten ebenfalls für jedermann ohne Probleme möglich. Weil Chipkarten zusätzlich auch noch als aktive Teilnehmer unabhängig von äußeren Einflüssen komplizierte Berechnungen ausführen können, ist es möglich, völlig neue Wege im Zahlungsverkehr zu beschreiten. Dies sieht man sehr deutlich am Beispiel elektronischer Geldbörsen in Form von Chipkarten, die ausschließlich mit diesem Medium realisierbar sind.

Der elektronische Zahlungsverkehr und elektronische Geldbörsen bieten allen Beteiligten nennenswerte Vorteile. Für Banken und Händler reduzieren sich die Kosten für die Bargeldbearbeitung. Durch offline arbeitende elektronische Geldbörsen entfallen weitgehend die Datenübertragungskosten für die Transaktionen. Das Risiko durch Raub und Vandalismus sinkt, weil bei elektronischen Zahlungsverkehrssystemen kein Bargeld mehr durch Diebe gestohlen werden kann.

Für die Händler ist der schnellere Bezahlvorgang ebenfalls ein stichhaltiges Argument, da auf diese Weise Optimierungen im Kassenbereich möglich werden. Auch kann man einfachere und billigere Automaten bauen, da die Münz- und Geldscheinprüfeinheit nicht mehr benötigt wird. Weil elektronisches Geld über beliebige Telekommunikationswege transferierbar ist, fällt das tägliche oder wöchentliche Einsammeln des Bargeldes an Automaten weg.

Letztendlich entscheidet aber der zukünftige Börsenbenutzer über Erfolg oder Misserfolg eines Zahlungsverkehrssystems. Wenn die Vorteile für ihn zu unerheblich sind, wird er es nicht nutzen und andere Varianten der Bezahlung wählen. Elektronische Börsen sind eben nur eine neue Art der Zahlung, die bisherige Varianten wie Kreditkarte, Barzahlung und Ähnliches nicht ersetzen, sondern ergänzen. Eine Ablösung dieser schon seit vielen Jahren zuverlässig betriebenen Zahlungsarten durch elektronische Geldbörsen in Chipkartenform ist nicht zu befürchten.

18.1 Zahlungsverkehr mit Karten

Die einfachste Lösung für den Zahlungsverkehr mit Karten ist die Verwendung von Magnetstreifenkarten, deren Daten für eine Online-Autorisierung benutzt werden. Nach Überprüfung der Sperrliste und der Zahlungsfähigkeit kann eine Überweisung direkt vom Bankkonto des Karteninhabers zum Händler ausgeführt werden. Für Chipkarten lässt sich das Schema etwas modifizieren, bleibt aber vom Prinzip her gleich. Die Chipkarte ist logisch mit einem Bankkonto verbunden, und nach einer ein- oder gegenseitigen Authentisierung von Hintergrundsystem und Chipkarte wird die Überweisung eines vorher eingegebenen Betrages ausgeführt. Im Zuge der Zahlungstransaktion wird natürlich noch eine PIN-Prüfung in der Chipkarte oder im Hintergrundsystem durchgeführt.

Die beiden beschriebenen Szenarien basieren auf einem alles bestimmenden Hintergrundsystem und nutzen die Fähigkeiten von Chipkarten in keiner Weise aus. Auf den folgenden Seiten sind jedoch verschiedene Varianten für Verfahren und Zahlungsarten aufgeführt, die durch den konsequenten Einsatz von Chipkarten möglich sind.

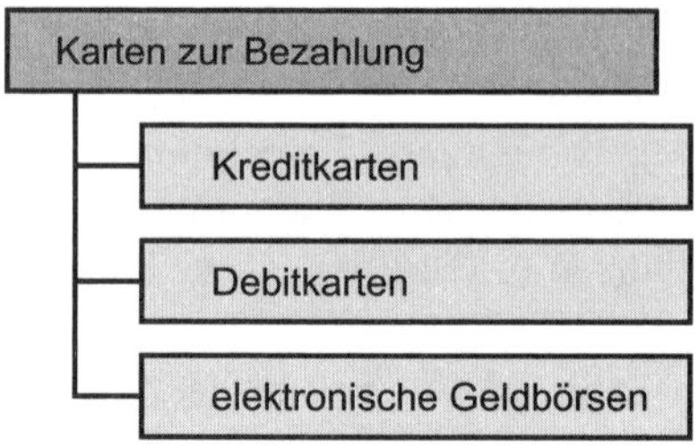

Bild 18.1 Klassifizierungsbaum für Zahlungsverkehrskarten.

18.1.1 Elektronischer Zahlungsverkehr mit Chipkarten

Es gibt drei grundsätzliche Modelle für den elektronischen Zahlungsverkehr in Verbindung mit Chipkarten: Kreditkarten, bei denen nach Inanspruchnahme einer Leistung bezahlt wird (*pay later*), Debitkarten, bei denen bei Inanspruchnahme der Leistung bezahlt werden muss (*pay now*), und elektronische Geldbörsen, welche vorbezahlt sind (*pay before*).[1] Im Folgenden werden die Modelle detailliert beschrieben.

18.1.1.1 Kreditkarten (*credit card*)

Die ursprüngliche Idee, eine Plastikkarte zum Bezahlen von Waren oder Dienstleistungen zu verwenden, stammt aus dem Kreditkartenbereich. Man bezahlt, und der entsprechende Betrag wird nach einiger Zeit von einem Konto abgebucht. Die dabei entstehenden Kosten trägt der Händler. Sie sind in der Regel umsatzabhängig und bewegen sich in der Größenordnung von 2 bis 5 % des Kaufpreises.

[1] Diese Systematik lässt sich spaßeshalber noch mit der Variante *pay never* ergänzen, die beim Betrug zum Tragen kommt.

Bisher benutzt man für Kreditkarten noch weitgehend Karten ohne Chip. Der Nachteil der geringen Fälschungssicherheit führt bei den Kartenherausgebern zu einem nicht unerheblichen Verlust aufgrund von Fälschungen, da der Händler eine Zahlungsgarantie hat. Offensichtlich ist dieser Verlust bislang noch geringer, als die Einführung von Karten mit Chip kosten würde. Allerdings werden wohl in nicht allzu langer Zeit viele Kreditkarten durch einen Chip ergänzt werden, um die steigenden Kosten durch Betrug zu senken.

18.1.1.2 Debitkarten (*debit card*)

Vor allem in Deutschland sind Debitkarten sehr verbreitet. Diese Magnetstreifenkarten oder Chipkarten ermöglichen es, unmittelbar bei einem Bezahlvorgang dem Händler oder Dienstleister den entsprechenden Betrag zu überweisen. In der Regel wird sowohl bei Debit- als auch bei Kreditkarten der eigentliche Bezahlvorgang über eine Bonitätsanfrage bei einem Hintergrundsystem autorisiert. Damit für Kleinbetragszahlungen nicht immer eine Verbindung zum Hintergrundsystem hergestellt werden muss, wird diese Anfrage manchmal erst beim Überschreiten eines Schwellenwerts angestoßen.

18.1.1.3 Elektronische Geldbörsen (*electronic purse*)

Bei den elektronischen Geldbörsen wird vor der Bezahlung elektronisches Geld auf die Karte geladen. Dieses wird vom Kartenbenutzer beim Laden in bar oder mit einem bargeldlosen Verfahren erhoben. Beim eigentlichen Bezahlvorgang wird der Saldo in der Karte des Kartenbenutzers erniedrigt und parallel dazu in der elektronischen Börse des zweiten Beteiligten (d. h. normalerweise des Händlers) erhöht. Dieser reicht dann die erhaltene elektronische Geldsumme beim Börsenbetreiber ein und erhält daraufhin von diesem den entsprechenden Geldbetrag. Der Benutzer einer elektronischen Geldbörse tauscht also sein echtes Geld in eine elektronische Form von Geld um, das dann in seine Chipkarte geladen wird. Beim Bezahlen tauscht der Kartenbesitzer dann die elektronischen Werteinheiten wieder in Waren oder Dienstleistungen um.

Das Verfahren hat für den Kartenbenutzer Nachteile: Beim Aufladen der Börse erhält er elektronisches Geld für echtes Geld. Wirtschaftlich betrachtet gibt er dem Börsenbetreiber also einen zinslosen Kredit, da er sein elektronisches Geld unter Umständen erst in einigen Wochen verbraucht, das echte Geld aber sofort in den Besitz des Börsenbetreibers geht. Für einen einzelnen Kartenbesitzer ist der durch diesen Kredit entgangene Zinsgewinn gering, doch in der Summe ist es für einen Börsenbetreiber eine erhebliche Zusatzeinnahme.

In bislang mehreren Feldversuchen wurde herausgefunden, dass der durchschnittliche Geldbetrag in einer elektronischen Geldbörse in Industrieländern ungefähr 75 Euro beträgt. Dieser durchschnittliche Betrag in einer elektronischen Geldbörse wird als Bodensatz (*float*) bezeichnet. Unter der Annahme von 10 Millionen ausgegebenen Karten und einem Zinssatz von 5 % beträgt der Zinsgewinn über ein Jahr hinweg 37,5 Millionen Euro. Diesem Betrag stehen keine zusätzlichen Ausgaben gegenüber. Da der entgangene Zins für den Kartenbesitzer im vorhergehenden Beispiel lediglich 3,75 Euro beträgt, ist dies für ihn kein allzu großer Nachteil. Zusätzlich zu dem Gewinn aus dem Bodensatz nimmt der Systembetreiber Geld ein, und zwar durch elektronisches Geld enthaltene Sammlerkarten und nicht reklamierte defekte Karten.

Ein echter Nachteil wäre dann gegeben, wenn der Börsenbetreiber in Konkurs geht. Der Grund dafür ist folgender: Der Kartenbenutzer hat sein echtes Geld, dessen Wert vom Staat innerhalb gewisser Grenzen garantiert wird, in elektronische Währungseinheiten auf einer Chipkarte gewechselt. Beim Konkurs des Börsenbetreibers kann es nun passieren, dass das elektronische Geld plötzlich wertlos wird. Der Kartenbenutzer hat also sein Geld verloren. Dies ist der Grund, warum in einigen Staaten mittlerweile Bestrebungen in Gange sind, diese Art von Geldbörsen nur von Banken oder ähnlichen Institutionen herausgeben zu lassen. Zumindest fordert man eine bei einer staatlichen Stelle hinterlegte Sicherheitsleistung, so dass im Falle eines Konkurses des Kartenherausgebers der in die Chipkarten geladene Betrag gedeckt ist.

Nun gibt es aber noch einen dritten nennenswerten Nachteil für den Benutzer: Was macht der Besitzer einer elektronischen Geldbörse, wenn diese nicht mehr funktioniert? Falls Letztere anonym ist, besteht auch für den Börsenbetreiber keine Möglichkeit, den letzten gespeicherten Geldbetrag herauszufinden. Für den Börsenbesitzer ist es ebenfalls praktisch unmöglich, den letzten Stand seiner Börse unwiderlegbar glaubhaft zu machen. Ist der Chip zerstört, dann ist das elektronische Geld unwiderruflich verloren. Die Robustheit einer Chipkarte im Vergleich mit Papier- oder gar Münzgeld ist aber aus naheliegenden Gründen viel schlechter.

In der Praxis kennt man einen Kompromiss: Da die letzte Online-Aufladung bekannt ist und somit auch der Börsenstand bei dieser Transaktion, kann man den ungefähr in der Börse befindlichen Betrag errechnen. Dieser wird dann dem Kunden ausbezahlt. Erhebt allerdings derselbe Kunde aufgrund von kaputten Chipkarten öfter Forderungen an den Börsenbetreiber, schränkt dieser die Kulanz ein. Somit erhält der das Risiko tragende Kunde vom Börsenbetreiber keinen Schadenersatz mehr, in der Hoffnung dass er in Zukunft mit seiner Chipkarte behutsamer umgeht. Falls das System Schattenkonten[1] unterstützt, so ist dem Börsenbetreiber mit einer gewissen Latenzzeit der Saldo der Börsenkarte bekannt. Im Falle einer funktionsunfähigen Karte ist es dann möglich, den auf der Karte gespeicherten Saldo dem Kunden zu ersetzen.

18.1.1.4 Offene und geschlossene Systemarchitekturen

Man kann bei elektronischen Zahlungsverkehrssystemen zwischen offenen und geschlossen Architekturen unterscheiden. Ein offenes System steht grundsätzlich mehreren Anwendungsbetreibern zur Verfügung und kann für den allgemeinen Zahlungsverkehr zwischen verschiedenen Instanzen verwendet werden. Im Gegensatz dazu lässt sich ein geschlossenes System nur für Bezahlungen bei einem einzigen Systembetreiber benutzen.

Am Beispiel einer Telefonkarte mit Speicherchip sei die technische Seite hier kurz verdeutlicht. Bei Speicherkarten werden bei der Bezahlung lediglich irreversible Zähler dekrementiert. Es ist dazu nicht notwendig, in den Terminals eine genaue Buchführung über die Anzahl der herabgezählten Einheiten zu betreiben. Es muss lediglich sichergestellt sein, dass der Zähler in der Karte bei einer Inanspruchnahme der Leistung (d. h. beim Telefonieren) auf jeden Fall herabgezählt wird. Das Terminal ist somit also eine Art „Maschine zur Vernichtung von elektronischen Geldeinheiten“. Natürlich wird man in der Praxis für jedes Terminal einen Saldo führen, doch werden die abgebuchten Einheiten nur innerhalb des Börsenbetreibers verrechnet. Ein Betrug bei der Verrechnung der Einheiten zwischen Terminalbesitzer

[1] Siehe auch Abschnitt 18.6.2 „Gesamtsystem im Überblick“ auf Seite 850.

und Börsenbetreiber ist damit vom Grundsatz her nicht möglich, da beide der gleichen Institution (im Beispiel: Telefongesellschaft) angehören.

Im Gegensatz dazu können bei offenen Systemen Terminalbesitzer und Börsenbetreiber völlig unterschiedliche Firmen sein. Der Börsenbetreiber muss deshalb bei der Abrechnung der Terminalumsätze prüfen können, ob diese korrekt und nicht manipuliert sind. Dies muss im Systemkonzept von Anfang an berücksichtigt werden, da sonst eine Abrechnung des Terminalbetreibers mit dem Börsenbetreiber sehr schwierig oder gar unmöglich ist.

Im obigen Beispiel mit der Speicherkarte ist es für einen Terminalbetreiber von der Systemphilosophie her nicht möglich, dem Börsenbetreiber glaubhaft zu versichern, dass der eingereichte Betrag korrekt ist. Dies liegt daran, dass der Terminalbetreiber nur eine bestimmte Anzahl von Einheiten zur Abrechnung vorlegen kann, jedoch keine fälschungssicheren Signaturen über die bezahlten Beträge, die von einer echten elektronischen Geldbörse stammen.

18.1.1.5 Zentraler und dezentraler Systemaufbau

Der Systemaufbau von elektronischen Zahlungsverkehrssystemen mit Chipkarten kann sowohl zentral als auch dezentral sein. Gerade im Zahlungsverkehr ist die Systemsicherheit der wichtigste Aspekt. Deshalb tendiert man oft zu einem zentralistisch aufgebauten System, weil damit der Systembetreiber alle Fäden in der Hand hat.

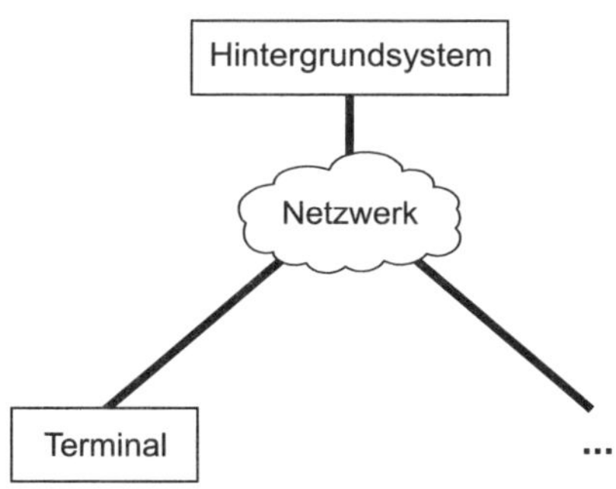

Bild 18.2 Der grundlegende Aufbau eines zentralistisch orientierten Systems für den elektronischen Zahlungsverkehr. Die eingezeichneten Verbindungen sind permanent.

Konkret bedeutet dies ein Online-System, bei dem jede Bezahlung direkt und online mit dem Hintergrundsystem ausgeführt wird. Kommt diese Kommunikationsverbindung nicht zustande, so ist auch die Bezahlung nicht möglich. Ein zentral betriebenes System hat aber auch einige Vorteile: Die eingehenden Transaktionen können beispielsweise unmittelbar und in Echtzeit mit der aktuellen Sperrliste verglichen werden. Schlüsselwechsel lassen sich direkt am Hintergrundsystem ohne Zeitverzögerung durchführen. Ein Ändern von Software in den Terminals oder von Rahmenparametern in den Chipkarten ist ohne Umwege und ohne großen Aufwand möglich, da bei jeder Transaktion eine direkte Verbindung zum Hintergrundsystem hergestellt werden muss.

Diesen Vorteilen stehen aber einige größere Nachteile gegenüber. In manchen Ländern sind die Telekommunikationsgebühren so hoch, dass es sich für einen Händler nicht lohnt, eine Standleitung zum Hintergrundsystem einzurichten oder für jede Transaktion über eine Wählverbindung Kontakt aufzunehmen. Auch ist die Ausfallsicherheit des Telefonnetzes in bestimmten Gegenden nicht auf einem Niveau, das zu jedem beliebigen Zeitpunkt eine Online-Verbindung zu einem übergeordneten Computer zulässt. Aufgrund ihrer aktiven Natur eignen sich Chipkarten hervorragend für dezentrale Systeme, da sich in ihnen ein Teil der Systemsicherheit vor Ort befindet. Dies ist auch der große Vorteil gegenüber den passiven Magnetstreifenkarten, die keinerlei Abläufe im System erzwingen können.

Gerade der Einsatz elektronischer Geldbörsen im Automatenbereich erfordert zwangsläufig ein dezentrales System, da Erstere teilweise über Wochen und Monate völlig autark arbeiten und keinerlei Möglichkeit bieten, zu einem vorhandenen Kommunikationssystem Kontakt aufzunehmen. Dies alles sind Gründe, warum ein dezentrales System oft favorisiert wird. Hinzu kommt das wesentlich günstigere Verhalten in Bezug auf Ausfallsicherheit. Fällt das Hintergrundsystem aus, dann ist bei einem zentralistischen Aufbau der gesamte elektronische Zahlungsverkehr blockiert. Bei dezentralen Systemen hingegen dringen die Auswirkungen eines zeitweiligen Ausfalls meist überhaupt nicht bis zu den Händlerterminals vor.

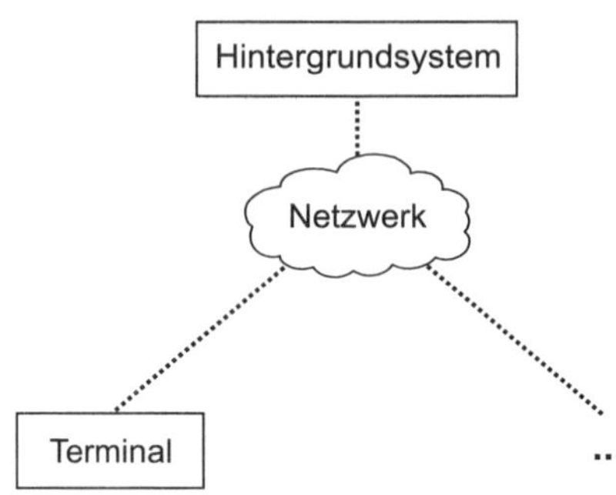

Bild 18.3 Der grundlegende Aufbau eines dezentralen Systems für den elektronischen Zahlungsverkehr. Die eingezeichneten Verbindungen können bei Bedarf aufgebaut werden.

Auch dezentrale Systeme haben jedoch Nachteile, die vor allem im Bereich der Systemverwaltung liegen. Der Grund dafür ist die Tatsache, dass Online-Verbindungen nur in gewissen Zeiträumen hergestellt werden können und in der Regel auch nur ausgehend von den Terminals. Allerdings ist es für die Systemsicherheit unabdingbar, dass die Terminals immer mit der aktuellen Sperrliste arbeiten. Dies ist einer der Gründe, warum es üblich ist, dass Terminals in vielen Systemen mindestens einmal am Tag eine Online-Verbindung zum Hintergrundsystem aufbauen müssen. Dabei werden die entstandenen Transaktionsdaten zum Hintergrundsystem übertragen und im Gegenzug dazu verschiedene Verwaltungsdaten in der entgegengesetzten Richtung zum Terminal transferiert. Zu den Verwaltungsdaten für das Terminal zählen beispielsweise: neue Software für das Terminal, ein neuer Schlüsselsatz, die aktuelle Sperrliste und in die Karte des Kunden zu ladende Daten.

Oft wählt man in der Praxis einen Mittelweg zwischen einem reinen dezentralen und einem zentralistischen System. Man versucht damit die Vorteile, die beide Systemstrukturen bieten, zu vereinen, ohne dafür die Nachteile in Kauf nehmen zu müssen. Dabei geht man folgendermaßen vor: Sowohl das Terminal als auch die Chipkarte können aufgrund von bestimmten Bedingungen eine Online-Verbindung erzwingen. Kann diese nicht hergestellt werden, kommt der Zahlungsvorgang nicht zustande.

Einige typische Bedingungen sind im Folgenden genannt: Ab einem bestimmten Zahlungsbetrag muss eine Online-Autorisierung durchgeführt werden. Dieser Betrag kann der Systembetreiber in der jeweiligen Chipkarte meist individuell einstellen. Zusätzlich können noch die Anzahl von Offline-Transaktionen und die Zeitdauer seit der letzten Online-Transaktion für die Entscheidung, „online zu gehen", genutzt werden. Außerdem ist manchmal ein Zufallsgenerator vorhanden, dessen Ergebnis dazu führt, dass ein bestimmter Prozentsatz aller Transaktionen online erfolgt. In verschiedenen Systemen gibt es noch eine spezielle Taste am Terminal, die ebenfalls eine Online-Transaktion erzwingt. Diese kann vom Verkaufspersonal gedrückt werden, wenn der Verdacht besteht, dass der Kunde eine manipulierte Karte verwendet.

Tabelle 18.1 Übliche Auslöser zum Aufbau einer Online-Verbindung zwischen Chipkarte und Hintergrundsystem.

Auslöser	typischer Wert
Art der Transaktion (z. B.: Bargeldauszahlung)	100 %
Bedingungen am POS (z. B.: PIN-Pad vorhanden o. ä.)	—
parametrisierbarer Zufall	10 %
manuelle Anforderung am Händlerterminal	1 %
Erstbenutzung der Chipkarte	100 %
Anzahl getätigter Offline-Transaktionen seit der letzten Online-Transaktion	10
kumulierter Offline-Betrag seit der letzten Online-Transaktion	500 Euro
Zeitdauer seit der letzten Online-Transaktion	7 Tage
Überschreitung eines einstellbaren Schwellenwertes des Zahlungsbetrags	200 Euro

Alle diese Entscheidungskriterien führen dazu, dass im Durchschnitt jede Karte innerhalb eines bestimmten und mit statistischen Methoden errechenbaren Zeitraums eine direkte Verbindung zum Hintergrundsystem aufnimmt. Der Systembetreiber gewinnt auf diese Weise wieder eine direkte Kontrolle, die er durch ein dezentrales System ursprünglich verloren hatte. Terminal und Automaten, an denen nur geringe Beträge umgesetzt werden, sind von den oben genannten Online-Zwängen in der Regel ausgenommen, weil selbst im Betrugsfall nur geringer Schaden entstehen kann. Dafür spart man sich den Anschluss an ein Kommunikationsnetz, da der Datenaustausch vom Servicepersonal manuell durchgeführt wird.

18.1.2 Elektronisches Geld

Damit elektronisches Geld ähnlich flexibel wie normales Geld verwendet werden kann, muss es bestimmte Eigenschaften haben. Sind diese nicht oder nur teilweise vorhanden, so sind zwangsläufig die Möglichkeiten des elektronischen Geldes mehr oder minder stark eingeschränkt. Es folgen alle wesentlichen Eigenschaften, die notwendig sind, damit der Unterschied zwischen normalem Geld und elektronischem Geld möglichst gering ist.

18.1.2.1 Verarbeitbarkeit

Eine wichtige, doch im Prinzip triviale Eigenschaft von elektronischem Geld ist die vollständige automatische und maschinelle Verarbeitbarkeit. Nur so lassen sich große Systeme wirtschaftlich betreiben.

18.1.2.2 Übertragbarkeit

Das elektronische Geld darf nicht an ein bestimmtes Medium, wie z. B. an Chipkarten, gebunden sein. Es muss möglich sein, es durch beliebige Medien wie Netzwerke oder Computer sicher zu transferieren.

18.1.2.3 Teilbarkeit

Elektronisches Geld muss teilbar sein, damit beliebige Beträge ohne Zuhilfenahme von normalem Geld bezahlt werden können. Diese Eigenschaft ist wiederum analog dem normalen Geld, das zwar nicht beliebig teilbar ist, doch eine Stückelung aufweist, die es ermöglicht, übliche Beträge mit einer minimalen Anzahl von Münzen und Scheinen zu bezahlen.

18.1.2.4 Dezentral

Zentralistisch aufgebaute Zahlungssysteme sind für den Börsenbetreiber einfach zu überwachen, die Betrugsmöglichkeiten sind sehr eingeschränkt. Als bestes Beispiel kann man hier die Online-Autorisierung bei Kreditkarten anführen. Allerdings haben zentral aufgebaute Systeme auch einige Nachteile: Sie sind teuer, gegenüber Störungen technisch anfällig, unflexibel und schwer änder- und erweiterbar. Dezentral aufgebaute Systeme minimieren diese Nachteile. Man sieht das sehr deutlich bei Zahlungen im privaten Bereich, bei denen direkt Geld von einer Person zur nächsten wandert, ohne dass dabei eine zentrale Instanz eingeschaltet wird. Elektronisches Geld sollte diese Eigenschaft ebenfalls haben, da es nur so mit normalem Geld konkurrenzfähig ist. Auf Zahlungsverkehrssysteme angewandt, bedeutet dies konkret, dass sowohl Zahlungen offline möglich sein müssen als auch Zahlungen von einer Börse direkt zur anderen. Die Eigenschaft der direkten Zahlung zwischen zwei Börsen (*purse-to-purse transaction*) wird noch oft als Übertragbarkeit bezeichnet.

18.1.2.5 Systemüberwachung (*monitoring*)

Trotz der Forderung nach Anonymität muss elektronisches Geld dem Börsenbetreiber die Möglichkeit bieten, sein System zu überwachen. Nur so können Manipulationen oder Sicherheitslücken entdeckt und beseitigt werden. Es verhält sich hierbei völlig analog zum bisherigen Geld, bei dem jeder Bürger verpflichtet ist, ein Auftreten von Falschgeld bei den entsprechenden Behörden sofort zu melden. Im Falle von elektronischem Geld ist dafür der Börsenbetreiber zuständig, der Zahlungsströme auf Konsistenz überwachen kann und muss.

18.1.2.6 Sicherheit

Die grundlegende Eigenschaft von elektronischem Geld muss natürlich die Fälschungssicherheit sein. Jedes System würde innerhalb kurzer Zeit zusammenbrechen, wenn es möglich ist, Geld in irgendeiner Form zu fälschen, zu duplizieren oder Zahlungsströme zu manipulieren. Dies ist auch der Grund des sehr umfangreichen Einsatzes von kryptografischen Funktionen im Bereich des elektronischen Zahlungsverkehrs, da nur auf diesem Weg die geforderte Sicherheit erreicht werden kann.

18.1.2.7 Anonymität

Anonymität bedeutet, dass es niemandem möglich ist, eine Zuordnung zwischen Zahlungen und Personen zu treffen. Diese Forderung ist eine Eigenschaft, die je nach Betrachtungsweise sehr unterschiedlich bewertet wird. Der Börsenherausgeber wünscht sich vom technischen Standpunkt aus ein möglichst nicht anonymes System, um die Systemüberwachung optimal durchführen zu können. Die Betrugsmöglichkeiten sind bei nicht anonymen Verfahren stark begrenzt, da der Betrüger sehr schnell festgestellt werden kann. Ähnlich verhält es sich mit staatlichen Institutionen, wie beispielsweise Polizei und Finanzamt, denen bei nicht anonymem elektronischen Geld wesentlich mehr Überwachungsmöglichkeiten offen stehen als bisher.

Die Position des Börsenbenutzers ist genau entgegengesetzt. Hier wird die gegenwärtige Zahlungsvariante mit normalem Geld als ein sehr guter Zustand angenommen. Eine vollständige Anonymität und Nichtverfolgbarkeit von Zahlungsströmen wird als das Optimum betrachtet. Gerade bei dieser Eigenschaft werden aber vom Börsenbetreiber aus Gründen der Systemsicherheit oft Kompromisse gemacht. So ist das Bezahlen meist anonym, das Aufladen der elektronischen Börse jedoch nicht. Auf diese Weise lässt sich einfach und ohne größeren Aufwand eine relativ gute Systemüberwachung durchführen.

Die obigen Eigenschaften sind dem eben Erwähnten auf den ersten Blick teilweise genau entgegengesetzt. So schließt beispielsweise vollständige Anonymität in vielen Fällen eine ideale Systemüberwachung aus. Allerdings steht man hier erst am Anfang der Entwicklung, und es sind bereits Systeme in Planung, bei denen diese beiden Eigenschaften durchaus gleichzeitig gegeben sein können.

18.1.2.8 Gesetzlicher Rahmen und Wertbeständigkeit

Zwei Eigenschaften, die echtes Geld auszeichnen, wurden in der vorangegangenen Aufstellung nicht genannt, obwohl sie von großer Bedeutung sind. Echtes Geld ist ein gesetzliches Zahlungsmittel, das in dem jeweiligen Land von allen Personen akzeptiert werden muss. In fast allen Ländern sind die Verkäufer einer Ware oder einer Dienstleistung verpflichtet, die jeweilige gesetzliche Währung als Zahlungsmittel zu akzeptieren. Der zweite Punkt betrifft die Wertbeständigkeit des Zahlungsmittels. Bis auf einige hochinflationäre Länder sind die im Umlauf befindlichen gesetzlichen Zahlungsmittel in ihrem Wert beständig. Wäre dies nicht der Fall, käme es zu einer Flucht in Sachwerte oder Fremdwährungen.

18.1.3 Grundsätzliche Möglichkeiten der Systemstruktur

Ein elektronisches Zahlungsverkehrssystem mit Chipkarten kann auf vielfältige Weise aufgebaut werden. Oft benutzt man aus wirtschaftlichen Gründen bestehende Systeme als Grundlage. Diese bauen meist auf Magnetstreifenkarten auf. Es gibt aber kein grundsätzliches Modell für den Aufbau von elektronischen Zahlungsverkehrssystemen, da die jeweiligen Anforderungen viel zu unterschiedlich sind. Deshalb werden hier, aufbauend auf den für ein solches System notwendigen Komponenten und einem Beispiel, nur die grundlegenden Prinzipien dargestellt.

Große Zahlungsverkehrssysteme mit Chipkarten bestehen grundsätzlich aus vier unterschiedlichen Komponenten. Diese sind: das Hintergrundsystem, die Terminals, das Netzwerk und die Chipkarten.

18.1.3.1 Hintergrundsystem

Das Hintergrundsystem besteht aus den beiden Teilen Clearing und Verwaltung. Im Clearing werden alle eingehenden Transaktionsdaten mit den am System beteiligten Banken, Händlern und Kartenbesitzern verrechnet. Gleichzeitig übernimmt das Clearing auch die Aufgaben der Systemüberwachung. Eine einfache Aufgabe ist beispielsweise die laufende Berechnung, dass die insgesamt zum Clearing eingereichten Beträge niemals größer sind als der Gesamtbetrag, der sich in den elektronischen Geldbörsen befindet. Wäre dies der Fall, hätte ein Angreifer ohne Kenntnis des Hintergrundsystems Geld in die Chipkarten geladen.

Im Verwaltungsteil des Hintergrundsystems werden alle administrativen Abläufe geregelt. So zum Beispiel die Verteilung von neuen Sperrlisten, Umschalten auf neue Schlüsselversionen, Softwareänderungen in den Terminals und Ähnliches. Auch die Erstellung der Datensätze für die Personalisierung der Chipkarten geschieht hier. Im Hintergrundsystem laufen alle Fäden des elektronischen Zahlungsverkehrssystems zusammen. Dies ist völlig unabhängig von der Systemstruktur. Selbst bei vollständig offline arbeitenden Systemen werden hier die globalen Systemparameter gesetzt und findet die Überwachung auf Sicherheit und Funktionsweise statt.

18.1.3.2 Netzwerk

Das Netzwerk verbindet das Hintergrundsystem mit den Terminals. Es kann eine leitungsorientierte (z. B. analog, ISDN) oder paketorientierte (z. B. X.25 oder TCP/IP) Anbindung sein. Das Netzwerk ist im Regelfall transparent zu den Nachrichten, welche ohne Veränderung vom Sender zum Empfänger weitergeleitet werden.

18.1.3.3 Terminals

Die verschiedenen Terminals[1] kann man nach ihrer Funktion im Zahlungsverkehr in Lade- und Bezahlterminals einteilen. Man kann sie aber auch in Automaten und Terminals mit Bedienpersonal einteilen. Das klassische Beispiel für Automaten sind Geldausgabeautomaten. Sie werden bei Börsensystemen meist nur zum Aufladen der Karten genutzt. Vorstellbar

[1] Siehe auch Abschnitt 17 „Chipkarten-Terminals“ auf Seite 795.

wäre natürlich auch eine Funktion zum Entladen der elektronischen Geldbörse auf den Chipkarten und somit zur Ausgabe von Bargeld. Terminals mit Bedienpersonal stehen typischerweise an Kassen von Supermärkten oder in Einzelhandelsgeschäften. Die Verwendung ist in diesen Fällen immer die Bezahlung einer Ware. Terminals in Banken können aber je nach System auch zum Aufladen von Chipkarten gegen Bargeld benutzt werden. Üblicherweise werden zum Aufladen der Börsenkarten jedoch mittlerweile Geldausgabeautomaten benutzt.

18.1.3.4 Chipkarten

Als Komponente mit den höchsten Stückzahlen dienen Chipkarten, beispielsweise als elektronische Geldbörsen. Sie können jedoch auch als Sicherheitsmodul in den verschiedenen Terminalarten eingesetzt werden. Ein weiteres Einsatzgebiet ist der Transport von Daten zwischen verschiedenen Komponenten im System. Diese Karten werden als Transferkarten bezeichnet und dienen zur manuellen Übertragung von Transaktionsdaten zwischen einem vollständig offline arbeitenden und einem online arbeitenden Terminal (z. B.: Geldausgabeautomat – GAA).

Anhand eines Beispiels, zu sehen in Bild 18.4 auf der nächsten Seite, sollen die obig erläuterten Komponenten und die logischen Verbindungen im System nochmals verdeutlicht werden. Das Hintergrundsystem ist über ein transparentes Netzwerk mit den verschiedenen Komponenten verbunden. Dies kann ein Hintergrundsystem eines weiteren Betreibers sein oder die Komponenten des eigenen Systems.

Geldausgabeautomaten werden meist auch zum Aufladen von elektronischen Geldbörsen benutzt und arbeiten fast immer online, obwohl sie bei einem Netzzusammenbruch eine bestimmte Zeit lang auch offline arbeiten können. Aus diesem Grund verfügen sie oft über ein eigenes Sicherheitsmodul, in dem alle für den Betrieb relevanten Schlüssel sowie die Ableitungsverfahren aufbewahrt sind.

Nun gibt es auch vollständig offline arbeitende Systeme zum Bezahlen mit der elektronischen Geldbörse. Als Beispiel könnte man hier Parkuhren oder Terminals in Taxis nennen. Mit Hilfe einer Transferkarte können die Transaktionsdaten vom Sicherheitsmodul zu einem Geldausgabeautomaten gebracht werden, von dem sie dann über das Netzwerk zum Hintergrundsystem gelangen. In anderer Richtung erhält dann das Terminal aktuelle Verwaltungsdaten, wie z. B. Sperrlisten, Softwareänderungen und Ähnliches.

Der zweite Terminaltyp zum Bezahlen ist mit einer bei Bedarf aufbaubaren Online-Verbindung an das Netzwerk angebunden. Dieses Terminal wird normalerweise offline arbeiten und periodisch eine Verbindung zum Hintergrundsystem aufnehmen, mit dem es die anfallenden Abrechnungs- und Verwaltungsdaten austauscht. Der dritte Terminaltyp im Verkaufsbereich hat keine direkte Verbindung zum Netzwerk. Er ist beispielsweise an eine Kasse in einem Supermarkt angeschlossen, die wiederum mit einem Konzentrator, der sich in der Supermarktfiliale befindet, verbunden ist. Dieser Konzentrator, der üblicherweise ein als Server fungierender PC ist, nimmt beispielsweise einmal pro Tag Verbindung via Netzwerk zum Hintergrundsystem auf. Dabei findet der notwendige Datenaustausch statt.

Das beschriebene System existiert in ähnlicher Form als elektronische Geldbörse „Quick“ in Österreich, als „GeldKarte“ in Deutschland, und auch die elektronische Geldbörse Visa Cash entspricht in weiten Teilen obiger Darstellung. Bei größeren Anwendungen ist es durchaus üblich, dass eine auf mehrere verschiedene und parallel arbeitende Hintergrundsysteme verteilte Systemstruktur besteht, mit der dann auch unterschiedliche Börsensysteme mit mehr als einem Börsenbetreiber kompatibel zueinander betrieben werden.

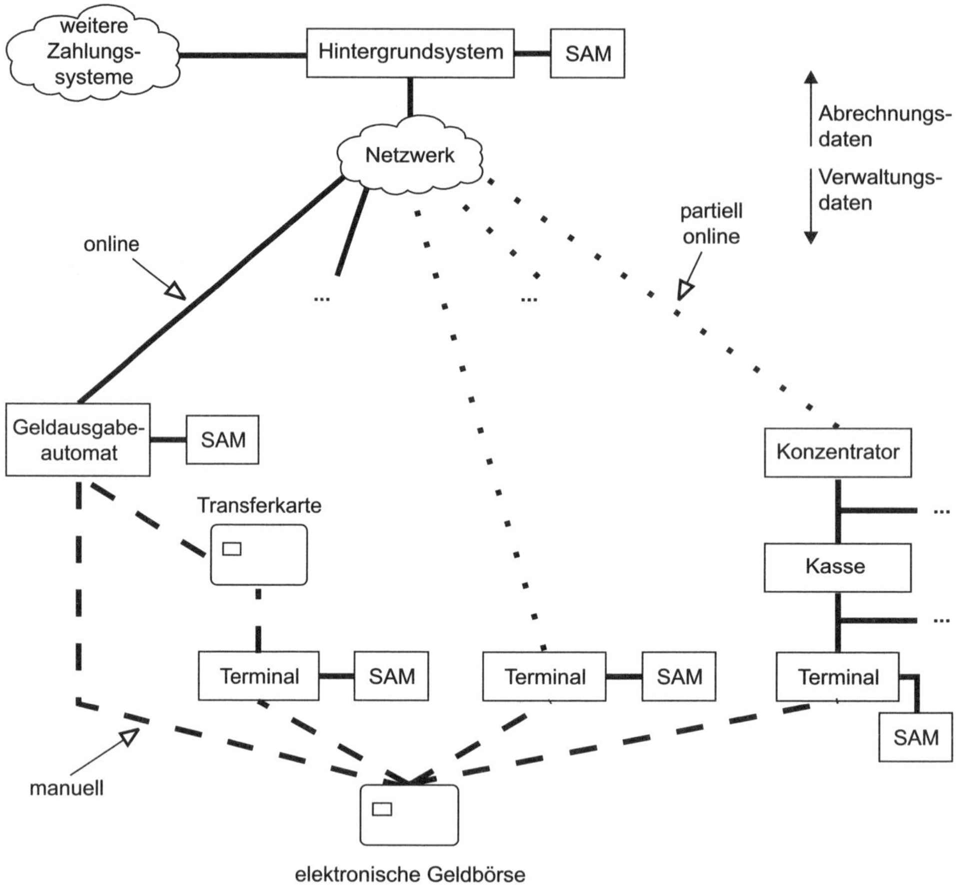

Bild 18.4 Beispielhafte Systemarchitektur eines elektronischen Zahlungsverkehrssystems für eine elektronische Geldbörse (SAM – Sicherheitsmodul).

18.2 Vorbezahlte Speicherkarten

Gerade im Zusammenhang mit elektronischem Zahlungsverkehr muss man auch Speicherkarten berücksichtigen. In der Form vorbezahlter elektronischer Börsen werden sie in sehr hohen Stückzahlen gefertigt und in vielen Anwendungen eingesetzt.[1] Dies wird sich in den nächsten Jahren mit Sicherheit noch nicht ändern. Eine Ablösung durch Mikrocontroller-Chipkarten wird zwar langsam, aber stetig erfolgen, doch liegt die Stärke der Speicherkarten in ihrem konkurrenzlos günstigen Preis. Die typische Anwendung von vorbezahlten elektro-

[1] Siehe auch Abschnitt 21.2 „Skipass" auf Seite 954.

nischen Geldbörsen mit Speicherchip sind die in vielen Ländern verbreiteten Telefonkarten, die weggeworfen werden, nachdem sie abtelefoniert worden sind.[1]

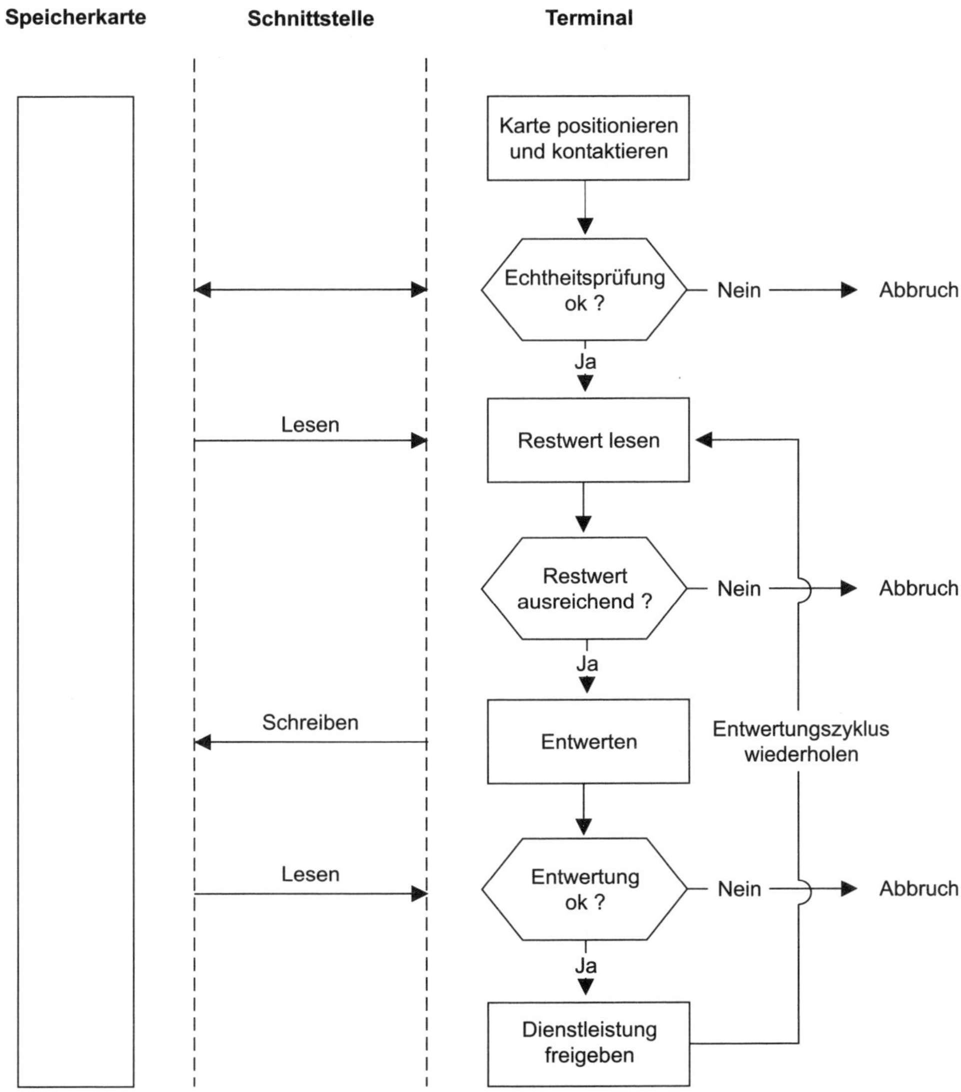

Bild 18.5 Der Entwertungszyklus einer vorbezahlten Speicherkarte aus Sicht des Terminals.

Speicherkarten[2] besitzen für ihre Funktionen lediglich eine Logikeinheit sowie einen irreversiblen Abwärtszähler. Der typische Entwertungszyklus ist in Bild 18.5 aufgezeigt. Neuere Ausführungen ermöglichen zusätzlich eine einseitige Authentisierung der Karte durch das Terminal. Dazu ist die Logikeinheit durch eine einfache Verschlüsselungsfunktion ergänzt

[1] Siehe auch Abschnitt 19.1 „Öffentliches Kartentelefon in Deutschland“ auf Seite 855.
[2] Siehe auch Abschnitt 2.3.1 „Speicherkarten“ auf Seite 22.

worden, deren Aufgabe es ist, eine übergebene Zufallszahl mit einem auf der Speicherkarte befindlichen geheimen Schlüssel zu verschlüsseln und an das Terminal anschließend zu retournieren. Nur so kann das Terminal sicherstellen, dass die verwendete Speicherkarte echt ist.

Neben der schwierigen Sicherstellung der Echtheit haben Speicherkarten einen weiteren Nachteil, der ihren Einsatz als generelles elektronisches Zahlungsmittel beeinträchtigt. Aufgrund der einfachen Manipulationsmöglichkeiten ist es schwierig, ein Zahlungsverkehrssystem aufzubauen, das verschiedene unabhängige Leistungsanbieter (z. B.: Kiosk, Taxi) unterstützt, weil keine gesicherte Kommunikation zwischen Terminal und Speicherkarte möglich ist und sich aufgrund dessen eine Zuordnung der bezahlten Beträge und somit eine Systemüberwachung vom Ansatz her nur auf Umwegen durchführen lässt.

Speicherkarten haben in bestimmten und eng begrenzten Einsatzgebieten gegenüber Prozessorkarten aufgrund ihres geringen Preises Vorteile, doch eignen sie sich wenig für offene Anwendungen im Zahlungsverkehr. Der Zahlungsverkehr der Zukunft wird sicherlich vor allem mit Mikroprozessorkarten ablaufen, da diese wesentlich flexibler sind.

18.3 Elektronische Geldbörsen

Die Idee, eine elektronische Geldbörse auf einer Chipkarte zu verwirklichen, geht bis in die Anfänge der Chipkartentechnik zurück. Doch erst seit Mitte der 90er-Jahre ist dieses Thema wirklich aktuell. Damals hat man begonnen, große Systeme zu realisieren.

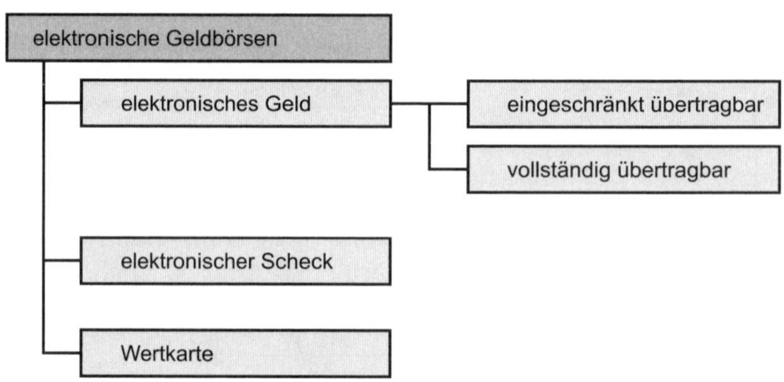

Bild 18.6 Klassifizierungsbaum für elektronische Geldbörsen auf der Grundlage von Chipkarten. Elektronisches Geld ist nicht kartengebunden und kann nach Bedarf gestückelt werden. Hingegen weisen elektronische Schecks eine feste Stückelung auf. Wertkarten (elektronische Geldbörsen) enthalten kartengebundenes elektronisches Geld in freier Stückelung.

Nimmt man eine normale Börse mit Münz- und Papiergeld als Grundlage, dann erkennt man die Eigenschaften, die eine elektronische Geldbörse für den Benutzer hat. Sie muss vorbezahlt sein und lässt sich also nicht wie eine Debit- oder Kreditkarte benutzen, mit der bei oder erst nach Inanspruchnahme der Leistung bezahlt wird, sondern wie eine Telefonkarte, die im Voraus bezahlt werden muss. Der Vorgang des Bezahlens selber muss schnell und unkompliziert ablaufen, da sonst die Akzeptanz sinkt. Außerdem finden bei einer Geldbörse alle Bezahlungen anonym statt, es kann also nicht mehr zurückverfolgt werden, welche Person zu welchem Zeitpunkt was gekauft hat. Die ärgerlichste Eigenschaft wird beim Verlust deutlich. Das in ihr enthaltene Geld ist unwiderruflich verloren. Bei einer elektronischen Geldbörse muss dies jedoch nicht unbedingt der Fall sein.

Der größte Vorteil einer Börse bzw. des in ihr enthaltenen Bargeldes besteht jedoch darin, dass sie bzw. es überall innerhalb der Grenzen eines Landes akzeptiert wird. Genau dies fehlt aber bei den meisten bestehenden elektronischen Systemen. Mit einer Telefonkarte kann man eben nur telefonieren und sonst nichts; was typisch für geschlossene Anwendungen ist. Die ideale elektronische Geldbörse ist jedoch branchenübergreifend und ermöglicht es dem Benutzer, mit seiner Karte in einer Vielzahl verschiedener Geschäfte zu bezahlen.

18.3.1 Branchenübergreifende elektronische Geldbörse nach EN 1546

Von der Europäischen Kommission wurde im Jahr 1990 beschlossen, eine europäische Norm für eine branchenübergreifende Geldbörse durch CEN (*Comité Européen de Normalisation*) erstellen zu lassen. Mit den Arbeiten an der Norm wurde 1991 begonnen. Bis 1998 wurde von den einzelnen Projektteams ein Arbeitsaufwand von etwa 6 Personenjahren in die Normungsarbeiten gesteckt. Da an diesen Arbeiten unterschiedliche und voneinander unabhängige Experten beteiligt waren, hat diese Norm mit hoher Wahrscheinlichkeit keine Sicherheitslücken und ist so quasi evaluiert.

Die EN 1546 Norm ist öffentlich, und die Abläufe bei den einzelnen Funktionen sind sehr detailliert beschrieben. Deshalb eignet sie sich sehr gut zur Demonstration von Bezahl- und Aufladevorgängen mit einer elektronischen Geldbörse. Bei vielen existierenden Systemen kann dies nicht so detailliert gezeigt werden, da die betreffenden Kommandos, Abläufe und internen Funktionen vertraulich sind. Deshalb eignet sich diese Norm sehr gut, um grundlegende externe und interne Abläufe einer elektronischen Geldbörse zu veranschaulichen.

Wo das typische Einsatzgebiet liegt, zeigt sich bei den Systemen, deren Grundlage diese Norm darstellt. Der Systembetreiber Danmønt in Dänemark hat eine dieser Norm entsprechende Geldbörse innerhalb seines bestehenden Systems eingeführt. In Österreich befindet sich auf der landesweit ausgegebenen ec-Karte neben anderen Anwendungen eine elektronische Geldbörse, die ebenfalls die EN 1546 Norm als Grundlage verwendet (Geldbörse „Quick"). Die größte internationale Anwendung von EN 1546 ist jedoch Visa Cash. Dabei handelt es sich um eine von mehreren elektronischen Geldbörsen, die Visa anbietet. Die internationale Spezifikation für elektronische Geldbörsen CEPS (*common electronic purse specifications*) basiert ebenfalls in ihren wesentlichen Grundzügen auf EN 1546.[1]

Die CEN-Norm für elektronische Geldbörsen EN 1546 hat den Titel „Branchenübergreifende elektronische Geldbörse" und ist in vier Teile gegliedert: Im ersten Abschnitt „Konzepte und Strukturen" wird das Gesamtsystem beschrieben. In dem Grundlagenpapier sind in abstrakter Form alle logischen Komponenten und die Verbindungen untereinander definiert und erklärt.

Aufbauend auf diesen Grundlagen findet man im zweiten Teil die Sicherheitsarchitektur sowohl für das Gesamtsystem als auch für die einzelnen Komponenten. Hier sind jedoch nicht

[1] Siehe auch Abschnitt 18.3.2 „CEPS" auf Seite 839.

nur Mechanismen zur Aufrechterhaltung der Sicherheit aufgeführt, sondern auch mögliche Angriffe und notwendige Gegenmaßnahmen.

In Teil drei mit der Bezeichnung „Datenelemente und Protokolle“ befinden sich die Beschreibungen und Definitionen der für die elektronische Geldbörse benötigten Datenelemente. Auch enthält er die Kommandos und dazugehörigen Antworten in Verbindung mit der Chipkarte und den verwendeten Sicherheitsmodulen.

Im abschließenden Teil vier der Norm sind die Zustandsautomaten und Zustände der verwendeten Geräte beschrieben. Dazu benutzte man eine den bekannten Ablaufdiagrammen ähnliche, symbolische Darstellungsweise. Dieser als SDL-Notation bekannte Formalismus stammt aus der CCITT Z.100-Empfehlung.[1]

Die etwa 300 Seiten umfassende Norm enthält damit die vollständige Beschreibung einer elektronischen Geldbörse von der Chipkarte über die Terminals mit den Sicherheitsmodulen bis zum Hintergrund- und Clearingsystem. Ziel ist die Standardisierung von großen Systemen für elektronische Geldbörsen mit einer sehr hohen Anzahl von Chipkarten und einer großen Verbreitung.

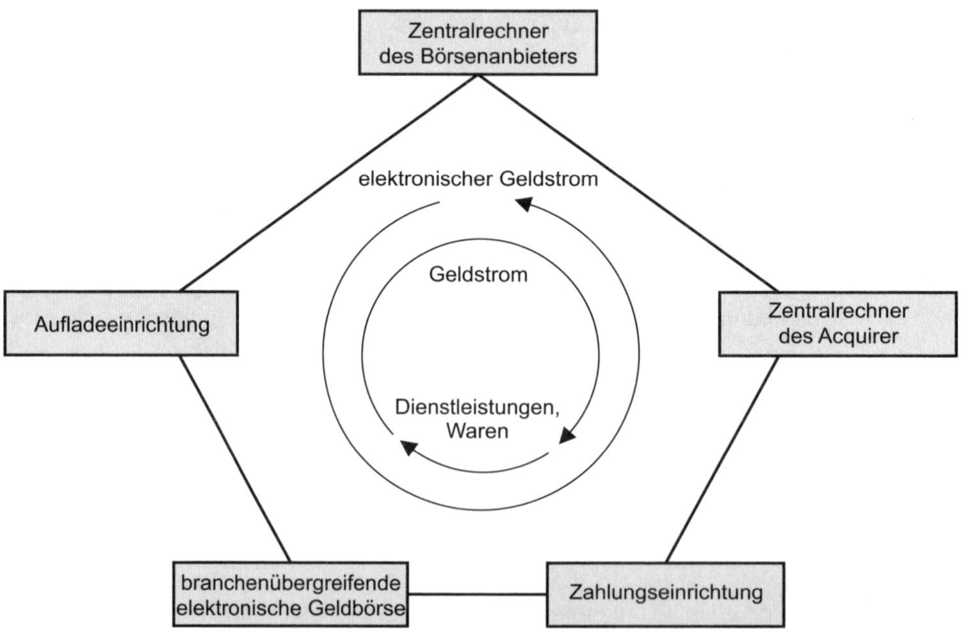

Bild 18.7 Der grundlegende Aufbau der branchenübergreifenden elektronischen Geldbörse und die dazugehörigen Zahlungsströme nach EN 1546.

Die Norm EN 1546 lässt großen Spielraum für die letztendliche Implementierung und sieht sich mehr als Rahmenwerk, denn als genaue Angabe der verwendeten Bits und Bytes. Deshalb ist es ohne weiteres möglich, dass zwei unterschiedliche Systeme dieser Norm vollständig entsprechen, doch zueinander nicht kompatibel sind, weil beispielsweise ein anderer Kryptoalgorithmus gewählt wurde.

[1] Siehe Abschnitt 6.3 „SDL-Symbolik“ auf Seite 124.

Der Börsenanbieter (*purse provider*) trägt die Gesamtverantwortung und ist auch der Verwalter des Systems. Er ist vergleichbar mit den Netzbetreibern bei GSM. Für den Benutzer der elektronischen Geldbörse wurde der Begriff „Börseninhaber" in der Norm festgelegt. Er ist derjenige, der mit der Börsenanwendung auf der Chipkarte bezahlt und dafür Waren oder Dienstleistungen erhält.

Daneben existieren noch drei weitere Teilnehmer, die Aufgaben im System übernehmen. Der Leistungsanbieter (*service provider*) ist derjenige, der die Leistungen anbietet, die der Benutzer in Anspruch nimmt und dann mit seiner elektronischen Geldbörse bezahlt.

Der Acquirer[1] (*acquirer*) übernimmt Errichtung und Verwaltung der datentechnischen Verbindungen zwischen Börsenherausgeber und Leistungsanbietern. Zusätzlich kann er die von der Zahlungseinrichtung kommenden einzelnen Transaktionen zusammenfassen, so dass der Börsenanbieter nur mehr gesammelte Zertifikate erhält. Der Aufladebevollmächtigte (*load agent*) ist das Gegenstück zum Leistungsanbieter, da er die Geldbörse gegen Bezahlung wieder aufladen kann.

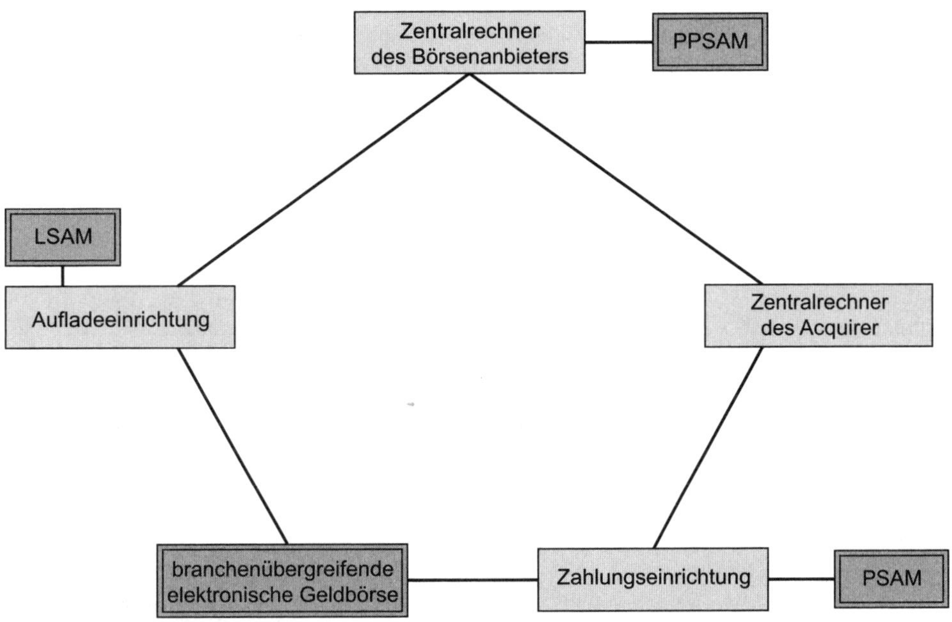

Bild 18.8 Die Komponenten und dazugehörigen Verbindungen bei elektronischen Geldbörsen nach EN 1546. Die einfach umrahmten Komponenten der Zeichnung sind im Gegensatz zu den doppelt umrahmten Komponenten nicht sicher.

Die oben vorgestellten fünf Teilnehmer müssen nicht real existieren, sie sind nur virtueller Natur. Ihnen sind aber jeweils real existierende technische Komponenten zugeordnet, die nach ihrer Sicherheit aufgeteilt sind. In den sicheren Komponenten können Informationen verarbeitet und gespeichert werden, ohne dass die Möglichkeit besteht, sie von außen zu manipulieren. Bei den nicht sicheren ist dies – zumindest theoretisch – möglich. Das Gesamtsystem ist dabei aber so ausgelegt, dass Manipulationen an den im Bild 18.8 als nicht

[1] Der Acquirer wird manchmal auch als Sammelbeauftragter bezeichnet.

sicher gekennzeichneten Komponenten zu keinen Auswirkungen hinsichtlich der Gesamtsicherheit führen.

„IEP" ist die englische Abkürzung für „inter-sector electronic purse" und steht für die Anwendung der branchenübergreifenden elektronischen Geldbörse in einer Chipkarte. Die Zahlungseinrichtung benutzt man zum Bezahlen von erhaltenen Waren oder Dienstleistungen. Es ist ein Terminal mit Tastatur und Display und muss zusätzlich über ein Sicherheitsmodul verfügen. Diese werden in der Norm einheitlich als SAM (*secure application module*) bezeichnet. In dieser sicheren Komponente befinden sich alle geheimen Schlüssel, die für die Aktionen zwischen IEP und Zentralrechner des Börsenanbieters notwendig sind. Die Schlüssel verlassen natürlich nie das Sicherheitsmodul, sondern werden nur intern von den Kryptoalgorithmen benutzt.[1] Es bestehen damit in vielen Fällen nur direkte Verbindungen zwischen den sicheren Komponenten des Systems. Die nicht sicheren Komponenten benutzt man nur, um die sicherheitsrelevanten Daten transparent weiterzuleiten.

Erst durch Chipkarten ist es möglich geworden, die Idee einer elektronischen Geldbörse auch in die Tat umzusetzen. Deshalb sind Chipkarten auch der zentrale Bestandteil der Systembeschreibung in der CEN-Norm EN 1546. Dort sind alle dazugehörigen Dateien, Kommandos, Zustände und Abläufe definiert und beschrieben. Damit nicht nur die Chipkarte, sondern das gesamte System definiert ist, gibt es auch analoge Teile für die Sicherheitsmodule in den anderen Komponenten.

Da es sich aber um eine Norm handelt und nicht um eine Spezifikation, wurden dem Börsenanbieter natürlich viele Freiräume und Optionen gelassen. Die Börse kann mit den unterschiedlichsten Funktionalitäten aufgebaut werden. So ist es ohne weiteres möglich, in einem einfachen System nur Laden und Bezahlen mit der elektronischen Geldbörse zu realisieren. In weiteren Ausbaustufen können dann zusätzlich Storno von Bezahlungen, Änderung von Börsenparametern und Währungsumrechnung eingefügt werden. Die genaue Wahl der sehr vielschichtigen Optionen ist weitgehend dem Börsenanbieter überlassen. Er muss für seine Bedürfnisse das Optimale aus den Möglichkeiten heraussuchen, die die Norm anbietet.

Für die Chipkarte, also die IEP, sind hier im Folgenden die wesentlichen Aspekte der Anwendung „branchenübergreifende elektronische Geldbörse" aufgeführt.

18.3.1.1 Datenelemente

Zur eindeutigen Angabe aller für die elektronische Geldbörse systemweit verwendeten Daten wurde eine Kennzeichnung für alle Datenelemente eingeführt. Anhand der sehr kurzen Bezeichnungen können der Datenfluss und die Verarbeitung einfach und eindeutig in mathematisch korrekter Schreibweise dargestellt werden. In der Norm existiert ebenfalls ein einfaches Data Dictionary, in dem die entsprechenden Dateninhalte und dazugehörigen Formate für die standardisierten Datenelemente beschrieben sind.

[1] Ein mögliches Schlüsselmanagement für eine elektronische Geldbörse nach EN 1546 ist in Abschnitt 7.7.6 „Beispiel für Schlüsselmanagement" auf Seite 199 dargestellt.

Tabelle 18.2 Überblick über die wichtigsten standardisierten Datenelemente von EN 1546. Für die deutsche Übersetzung wurden die Bezeichnungen der deutschen Ausgabe der Norm verwendet. .

Datenelement	Beschreibung
ALG_{IEP}	Kryptografischer Algorithmus für eine IEP (*cryptographic algorithm used by an IEP*)
AM_{IEP}	Authentisierungsmodus für eine IEP (*authentication mode required by an IEP*)
AP_{IEP}	Anwendungsprofil einer IEP (*application profile of an IEP*)
BAL_{IEP}, BAL_{PSAM}, BAL_{PPSAM}	Saldo einer/eines IEP/PSAM/PPSAM (*balance of an IEP/PSAM/PPSAM*)
$BALmax_{IEP}$	Maximaler Saldo einer IEP (*maximum balance of an IEP*)
CC_{IEP}, CC_{PSAM}, CC_{PPSAM}	Beendigungskode einer/eines IEP/PSAM/PPSAM (*completion code from the IEP/PSAM/PPSAM*)
CT	Beendigungsstatus für eine Endsumme (*collection status*)
$CURR_{IEP}$, $CURR_{LDA}$, $CURR_{PDA}$	Währung einer IEP/PSAM/PPSAM (*actual currency for an IEP/LDA/PDA*)
$DACT_{IEP}$	Aktivierungsdatum einer IEP (*activation date of an IEP*)
DD	Benutzerbestimmte Daten (*discretionary data*)
$DDEA_{IEP}$	Deaktivierungsdatum einer IEP (*deactivation data of an IEP*)
$DEXP_{IEP}$	Ablaufdatum einer IEP (*expiry date of an IEP*)
ID_{IEP}, ID_{PSAM}, IDP_{PSAM}	Identifikation für eine(n) IEP/PSAM/PPSAM (*identifier for an IEP/PSAM/PPSAM*)
IEP	branchenübergreifende elektronische Geldbörse (*inter-sector electronic purse*)
IK_{IEP}, IK_{PSAM}, IK_{PPSAM}	Schlüsselinformation für eine(n) IEP/PSAM/PPSAM (*key information for an IEP/PSAM/PPSAM*)
LDA	Aufladeeinrichtungsanwendung (*load device application*)
LSAM	Auflade-SAM (*load SAM*)
M_{LDA}, M_{PDA}	Transaktionsbetrag für Laden/Bezahlen (*transaction amount for load/purchase*)
$MTOT_{IEP}$, $MTOT_{PSAM}$	Endsummenbetrag der Transaktion für eine Zahlung (*total transaction amount for a purchase*)
NC	Bezeichner für eine Endsumme (*number of collection*)
NI	Anzahl einzelner Transaktionen für eine Endsumme (*number of individual transactions*)
NT_{IEP}, NT_{LSAM}, NT_{PSAM}	Transaktionsnummer für eine(n) IEP/PSAM/PPSAM (*transaction number for an IEP/LSAM/PSAM*)
PDA	Zahlungseinrichtungsanwendung (*purchase device application*)
PP_{IEP}, PP_{PSAM}, PP_{PPSAM}	Bezeichner eines Börsenanbieters für eine(n) IEP/PSAM/PPSAM (*purse provider identifier for an IEP/PSAM/PPSAM*)
PPSAM	Börsenanbieter-SAM (*purse provider SAM*)
PSAM	Zahlungs-SAM (*purchase SAM*)
R	Zufallszahl (*random number*)
S_1	Signatur einer IEP (*IEP signature*)
S_2	Signatur eines PSAM/PPSAM (*PSAM/PPSAM signature*)
S_3	Signatur einer IEP (*IEP signature*)
S_4	Signatur eines PSAM (*PSAM signature*)
SAM	Anwendungssicherheitsmodul (*secure application module*)
TM	Endsummenbetrag für eine Endsumme (*total amount*)
TRT	Transaktionstyp und Zustand (*transaction type and status*)

Tabelle 18.3 Die notwendigen Dateien mit den zugeordneten Datenelementen für die elektronische Geldbörse nach EN 1546. Die Protokolldateien für Währungsumrechnung und Parameteränderung sind nicht dargestellt.

Datei	Funktion	Enthaltene Datenelemente und Beschreibung	
EF_{IEP}	Feste Daten und Parameter über die Börse	PP_{IEP}	Bezeichner des Börsenanbieters für die IEP
		ID_{IEP}	Identifikation der IEP
		$DEXP_{IEP}$	Ablaufdatum der IEP
		$DACT_{IEP}$	Aktivierungsdatum der IEP
		$DDEA_{IEP}$	Deaktivierungsdatum der IEP
		AM_{IEP}	Authentisierungsmodus der IEP
		AP_{IEP}	Anwendungsprofil der IEP
		DD	Benutzerbestimmte Daten
EF_{IK}	Informationen über alle Schlüssel	ALG_{IEP}	Kryptografischer Algorithmus der IEP
		IK_{IEP}	Schlüsselinformation über die IEP
		DD	Benutzerbestimmte Daten
EF_{BAL}	Guthaben der Börse	BAL_{IEP}	Saldo der IEP
		$CURR_{IEP}$	Währung der IEP
		$BALmax_{IEP}$	Maximaler Saldo der IEP
		DD	Benutzerbestimmte Daten
EF_{TFIELD}	Transaktionsfeld	NT_{IEP}	Transaktionsnummer der IEP
EF_{LLOG}	Protokolldatei für Aufladevorgänge	TRT	Transaktionstyp und Zustand
		NT_{IEP}	Transaktionsnummer der IEP
		BAL_{IEP}	Saldo der IEP (der neue Saldo)
		M_{LDA}	Transaktionsbetrag für das Laden
		$CURR_{LDA}$	Währung für das Laden
		ID_{PPSAM}	Bezeichner des Börsenanbieters für den PPSAM
		CC_{IEP}	Beendigungskode der IEP
		DD	Benutzerbestimmte Daten
EF_{PLOG}	Protokolldatei für Bezahlvorgänge	TRT	Transaktionstyp und Zustand
		NT_{IEP}	Transaktionsnummer der IEP
		BAL_{IEP}	Saldo der IEP (der neue Saldo)
		M_{PDA}	Transaktionsbetrag für das Bezahlen
		$CURR_{PDA}$	Währung für das Bezahlen
		ID_{PSAM}	Bezeichner des Börsenanbieters für den PSAM
		NT_{PSAM}	Transaktionsnummer des PSAM
		CC_{IEP}	Beendigungskode der IEP
		DD	Benutzerbestimmte Daten

18.3.1.2 Dateien

Die Anwendung „elektronische Geldbörse“ ist in der Chipkarte komplett in einem eigenen DF untergebracht. Alle Dateien, die für das einwandfreie Funktionieren notwendig sind, befinden sich darin. Zusätzlich sind Informationen über die Karte, den Chip, weitere Anwendungen und Ähnliches in mehreren Dateien direkt unter dem MF gespeichert.

Die für den Betrieb der Börse notwendigen Datenelemente befinden sich in sechs Dateien des Typs EF innerhalb eines Verzeichnisses für die Börse. Tabelle 18.3 auf der vorherigen Seite zeigt die Dateien und die in ihnen enthaltenen Datenelemente im Überblick.

Im EF_{IEP} sind die Rahmenparameter der Börse festgelegt, welche die Grundlage für alle stattfindenden Transaktionen bilden. Die Datei EF_{IK} enthält für jeden vorhandenen Schlüssel spezifische Informationen. In EF_{BAL} steht der aktuelle Betrag, der sich noch in der Börse befindet und über den der Benutzer noch frei verfügen kann. Die Protokolldateien sind ausschließlich dazu da, alle Transaktionen getrennt nach Funktion aufzuzeichnen. Erst dadurch wird ein Storno von Transaktionen oder eine Fehlerbehandlung überhaupt möglich. Es gibt sowohl für das Aufladen, das Bezahlen, das Ändern von Börsenparametern und die Währungsumrechnung eigene Dateien. Sie haben alle die Struktur cyclic, um so die letzten Transaktionen zu protokollieren.

18.3.1.3 Kommandos

Die Dateien sind das Fundament der Börse, auf ihnen bauen die Kommandos.[1] Acht davon sind zum Betrieb notwendig. Drei Kommandos gehören zur Norm ISO/IEC 7816-4: SELECT, READ BINARY und READ RECORD. Sie benutzt man nur, um die Anwendung „elektronische Börse“ mit einem AID auszuwählen und danach bei Bedarf diverse Börsendaten aus den Dateien zu lesen.

Die anderen fünf Kommandos sind ganz speziell für die Verwendung in einer elektronischen Geldbörse entwickelt worden. Sie werden für die einzelnen Transaktionen immer paarweise verwendet, da sie dem Prinzip nach wie eine gegenseitige Authentisierung funktionieren. Parallel zur Authentisierung werden die für die Börsentransaktionen notwendigen Daten ausgetauscht. Die entsprechenden Kommandos und Antworten sind natürlich so aufgebaut, dass Manipulationen auf der Schnittstelle zwischen Terminal und Chipkarte sofort erkannt würden und einen unmittelbaren Abbruch der Transaktion mit Protokollierung zur Folge hätten.

Alle Börsenkommandos greifen sowohl lesend als auch schreibend direkt auf Datenelemente in den Börsendateien zu, die vorher automatisch vom Betriebssystem selektiert wurden. Beispielsweise benötigt man während der Kommandoabarbeitung bisweilen grundlegende Informationen über die Börse. Dazu selektiert das Betriebssystem die Datei EF_{IEP}, und das gewünschte Datenelement wird dann dem Kommando zur Verfügung gestellt. Alle Transaktionen und die wichtigsten Daten werden im Rahmen der Kommando-Antwort-Zyklen in entsprechende Protokolldateien geschrieben. Die folgenden Börsenkommandos sind nach EN 1546 definiert und auch in ihrer karteninternen Funktion genau festgelegt:

[1] Eine detaillierte Erklärung von Chipkarten-Kommandos finden Sie in Abschnitt 11.14 „Kommandos für elektronische Geldbörsen“ auf Seite 436.

Tabelle 18.4 Die spezifischen Kommandos der elektronischen Geldbörse nach EN 1546.

Kommando	Funktion
INITIALIZE IEP	• Initialisierung für ein nachfolgendes Börsenkommando
CREDIT IEP	• Aufladen der Börse
	• Storno einer getätigten Zahlung
	• Fehlerbehebung
DEBIT IEP	• Bezahlen mit der Börse
	• Bestätigung der Bezahlung
CONVERT IEP CURRENCY	• Währungsumrechnung
UPDATE IEP PARAMETER	• Ändern der Rahmenparameter der Börse

Innerhalb der Norm sind keine Kommandos zur Überprüfung oder Änderung einer PIN vorgesehen, da dies für die korrekte Funktionsweise einer Börse nicht erforderlich ist. Allerdings könnte man bei Bedarf zusätzliche Kommandos zur Überprüfung und Verwaltung einer PIN in die Anwendung einbinden, ohne dass es zu Überschneidungen oder Problemen mit den vorhandenen Börsenkommandos käme.

18.3.1.4 Zustände

Wie schon aus dem Überblick der Kommandos zu erkennen ist, setzt sich jede Transaktion aus einem einleitenden Initialisierungskommando und einem anschließenden Kommando, das dann die Transaktion abschließt, zusammen. Um die Reihenfolge der Kommandos festzulegen, sind in Zustandsdiagrammen die dafür notwendigen Zustände und Zustandsübergänge der Börsenanwendung festgelegt. Dies erfordert natürlich einen Zustandsautomaten für die Chipkarte. Je nach aktuellem Zustand akzeptiert dann die Chipkarte verschiedene Kommandos oder blockt sie ab.

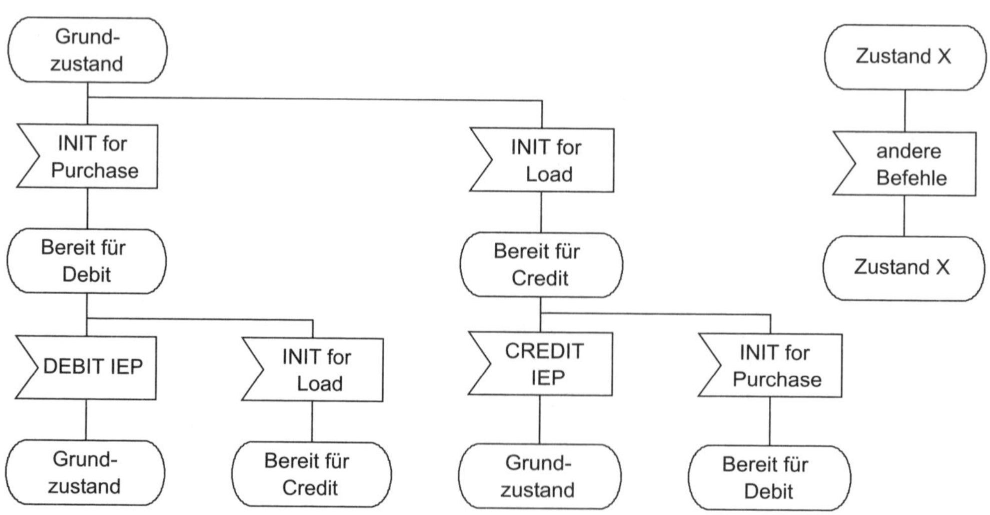

Bild 18.9 Vereinfachtes Zustandsdiagramm für Laden und Bezahlen mit der elektronischen Geldbörse nach EN 1546.

18.3.1.5 Kryptografische Algorithmen

Die gesamte Sicherheit des Systems ist auf einem kryptografischen Algorithmus begründet. Die Nachrichten, die zwischen den Komponenten ausgetauscht werden, sind alle mit einer nachgestellten Signatur versehen, so dass Manipulationen zu erkennen sind. Für die immer im Klartext ausgetauschten Nachrichten ist dies der einzige Schutz.[1] Der Nachrichtenaustausch ist auch so beschaffen, dass jeder kryptografische Algorithmus zur Erzeugung der Signaturen benutzt werden kann. Zur Zeit verwendet man meist den symmetrischen DES-Algorithmus, doch sieht die Norm auch den Einsatz asymmetrischer Algorithmen wie RSA oder DSS vor. Diese Unabhängigkeit ist ein großer Vorteil, weil damit die Lebenserwartung und Flexibilität dieser Norm ganz wesentlich gesteigert wird. Ein Beispiel für eine mögliche Schlüsselhierarchie mit Schlüsselableitung findet sich in Abschnitt 7.7.6 „Beispiel für Schlüsselmanagement" auf Seite 199.

18.3.1.6 Allgemeine Abläufe

Die Norm legt jedoch nicht nur Dateien, Kommandos und Zustände fest, sondern beschreibt und erklärt auch die dazugehörigen Abläufe. Diese sind in einer BASIC-ähnlichen Pseudosprache auf der Grundlage der Datenelemente detailliert festgelegt. Dies war notwendig, da die Sicherheit mancher Vorgänge in erheblichem Maß von der Reihenfolge der internen Kommandoabarbeitung abhängt. Beispielsweise muss bei Transaktionen zuerst immer die jeweilige Protokolldatei auf den neuesten Stand gebracht werden, bevor das Terminal eine Antwort erhält. Im Übrigen sind die Abläufe und Transaktionen für alle Komponenten genau festgelegt. Für die Chipkarte mit der Börsenanwendung gibt es Beschreibungen für die folgenden Abläufe:

- Aufladen
- Bezahlen
- Storno einer Bezahlung
- Fehlerbehebung
- Währungsumrechnung
- Ändern der Börsenparameter

Zusätzlich können für Überwachungszwecke natürlich auch noch die Lesekommandos für Dateien benutzt werden. Die dazu notwendigen Aktionen können aber je nach Börsenanbieter und Überwachungsziel variieren.

Ein wesentliches Paradigma bestimmt den Aufbau aller festgelegten Abläufe. Es darf in keinem Fall möglich sein, durch Manipulation der Datenübertragung zwischen den Komponenten oder den Abbruch von Transaktionen elektronisches Geld zu erzeugen. Das ungünstigste Ergebnis solcher Eingriffe ist die Vernichtung von elektronischem Geld. Dies unterbindet gewisse Angriffe bereits im Vorfeld. Im Übrigen fließt dieses Paradigma bei beinahe allen elektronischen Geldbörsensystemen in das Systemdesign ein.

Alle Abläufe sind grundsätzlich in drei Phasen aufgeteilt: In Phase 1 findet die grundsätzliche Initialisierung der beteiligten Komponenten statt. Phase 2 dient der eigentlichen Funk-

[1] Im Falle des DES-Algorithmus versieht man die Nachrichten am Ende mit einem 4 Byte langen MAC als Signatur. Aktualisierte Sicherheitsanforderungen sehen hier allerdings einen 8 Byte MAC mit Triple-DES vor – wie bei der deutschen GeldKarte.

tionsausführung. Die daran anschließende Phase 3 ist optional und dient zur Bestätigung der vorangegangenen Abläufe. Der erfolgreiche Durchlauf von Phase 1 und 2 beinhaltet die einseitige oder optional gegenseitige Authentisierung beider Komponenten.

Bei allen Abläufen sind die eigentliche Börsenfunktion (Bezahlen, Aufladen, ...) und die ein- oder gegenseitige Authentisierung miteinander verschachtelt. Der Grund liegt in der Minimierung des Zeitbedarfs für die Börsentransaktion und der Erhöhung der Sicherheit, da wesentlich weniger Kommandos notwendig sind. Vergleichbar ist dies mit den nach ISO genormten Kommandos INTERNAL AUTHENTICATE und EXTERNAL AUTHENTICATE, die durch das noch nicht genormte Kommando MUTUAL AUTHENTICATE ohne Einbuße an Funktionalität und Sicherheit ersetzt werden können.

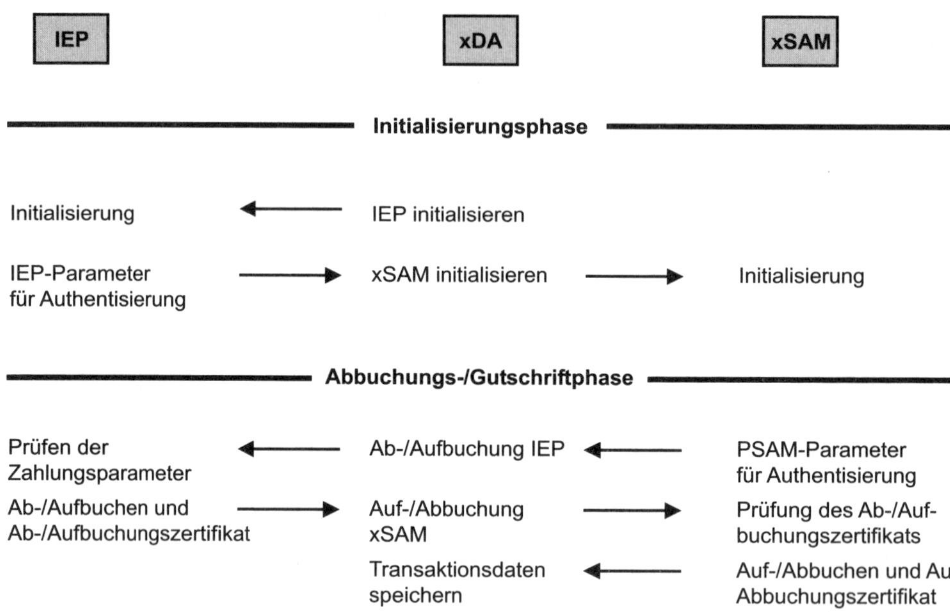

Bild 18.10 Der grundsätzliche Ablauf einer Transaktion bei der elektronischen Geldbörse nach EN 1546 (Phase 1 und Phase 2).

Tabelle 18.5 Abkürzungen der Funktionen und Prozesse für die Darstellung von Zahlungstransaktionen nach EN 1546.

Abkürzung	Bedeutung
Ax	Eindeutige Bezeichnung für eine Bearbeitung (*action*)
Cx	Eindeutige Bezeichnung für ein Kommando (*command*)
Parameters (...)	Anfrage an einen Teilnehmer mit den angegebenen Datenelementen
Response (...)	Antwort auf eine vorhergehende Anfrage mit den angegebenen Datenelementen
Rx	Eindeutige Bezeichnung für eine Antwort (*response*)
Sign (...)	Erstellung einer Unterschrift über die angegebenen Datenelemente
Verify (...)	Prüfung der angegebenen Datenelemente oder einer Funktion
Write (...)	Schreiben der angegebenen Datenelemente in eine Datei

18.3.1.7 Ablauf beim Aufladen

Um mit einer elektronischen Geldbörse bezahlen zu können, muss man diese zunächst aufladen. Dies wird im Ablauf 18.6 auf Seite 837 gezeigt. Es handelt sich um die Variante, bei der die Geldbörse IEP mit einem Terminal direkt online von einem Hintergrundsystem mit dem dazugehörigen Sicherheitsmodul PPSAM aufgeladen wird. Es gäbe in der Norm auch noch weitere Varianten, so beispielsweise die Aufladung der Geldbörse über ein Sicherheitsmodul LSAM in einem Terminal. Der dargestellte Ablauf ist aber in heutigen Systemen üblich, da mit ihm die Kontrolle über das Aufladen vollständig beim Systembetreiber liegt.

Im Sequenzdiagramm 18.6 auf Seite 837 wird eine elektronische Geldbörse IEP über ein Terminal LDA durch das Hintergrundsystem mit dem Sicherheitsmodul PPSAM aufgeladen. Dazu steckt zuerst der Kartenbenutzer seine Karte in das Terminal, welches als Erstes einen Reset ausführt. Im ATR teilt die IEP dann dem Terminal diverse Rahmenparameter zum nachfolgenden Kommunikationsablauf mit.

Anschließend selektiert das Terminal das DF für die elektronische Börse auf der IEP-Karte. Nachdem dies erfolgreich geschehen ist, wird vom Kartenbenutzer der zu ladende Betrag in der verfügbaren Währung im Terminal eingegeben. Diese Daten werden nun mit dem ersten Börsenkommando zum PPSAM gesendet. Das PPSAM prüft die angegebene Währungseinheit und den noch möglichen zu ladenden Betrag. Als Antwort sendet es drei Datenelemente zum Terminal zurück.

Das Terminal erweitert die vom PPSAM erhaltenen Daten durch den Ladebetrag M_{LDA} sowie die dazugehörige Währung $CURR_{LDA}$ und sendet sie mit dem Kommando INITIALIZE IEP for Load zur IEP-Karte. Diese prüft nun unter anderem, ob das durch den Ladebetrag resultierende neue Börsensaldo den in der Karte gespeicherten Maximalbetrag $BALmax_{IEP}$ für die Börse überschreiten würde. Ist dies nicht der Fall, erhöht die IEP einen Transaktionszähler NT_{IEP}, berechnet den Sitzungsschlüssel $KSES_{IEP}$ und errechnet eine Signatur S_1. Diese sendet es mit einigen weiteren Datenelementen zum Terminal zurück.

Die Aufgabe des Terminals nach diesem Kommando besteht nur darin, die erhaltenen Datenelemente an das PPSAM weiterzureichen. Dort werden nun die übergebenen Daten auf ihren erlaubten Wertebereich geprüft und sowohl der kartenindividuelle Schlüssel KD_{PPSAM} als auch der Sitzungsschlüssel $KSES_{PPSAM}$ erzeugt.

Verläuft die darauf folgende S_1-Prüfung positiv, so ist die IEP-Karte authentisiert, da sie den geheimen Schlüssel für die S_1-Berechnung kennen muss. Das PPSAM erstellt nun eine Signatur S_2 und sendet diese mit der Schlüsselinformation IK_{PPSAM} zum Terminal. Dort findet wiederum nur eine Durchreichung der Daten zur IEP-Karte statt. Diesmal mit dem Kommando CREDIT IEP.

Die Karte mit der elektronischen Geldbörse prüft nun S_2. Konnte dies positiv abgeschlossen werden, ist nun auch das PPSAM durch die IEP authentisiert. Daraufhin wird das Saldo BAL_{IEP} in der elektronischen Geldbörse erhöht. Anschließend erstellt die IEP die dritte Signatur S_3, welche zur anschließenden Bestätigung der erfolgreichen Erhöhung des Saldos in der IEP zum Terminal gesendet wird. Im abschließenden Kommando an das PPSAM wird diese Signatur übergeben, woraufhin die gesamte Aufladetransaktion abgeschlossen ist.

Der beschriebene Ablauf ist eine von mehreren Varianten. Er wird in der Praxis häufig angewandt, da es durchaus üblich ist, Aufladetransaktionen auf eine elektronische Geldbörse online durchzuführen. Es gibt auch Varianten in der EN 1546, die ein Aufladen an einem speziellen Ladesicherheitsmodul, dem LSAM, beschreiben. Dieses kann dezentral in speziellen Ladeterminals, wie z. B. in Geldausgabeautomaten, eingebaut sein.

18.3.1.8 Ablauf beim Bezahlen

Im folgenden Sequenzdiagramm 18.7 auf Seite 838 wird das Bezahlen mit den dazu notwendigen Komponenten elektronische Geldbörse IEP, Terminal PDA und Sicherheitsmodul im Terminal PSAM gezeigt.

Nachdem die Börsenkarte in das Terminal gesteckt wurde, fordert dieses über einen Reset sowohl vom PSAM als auch von der IEP einen ATR an. Stimmt der ATR mit dem erwarteten Wert nicht überein, bricht das Terminal den Bezahlvorgang ab. Entspricht der ATR dem erwarteten Wert, wird vom Terminal das Börsen-DF in der IEP selektiert. Kann diese Dateiauswahl nicht durchgeführt werden, wird der Vorgang abgebrochen. Diese Vorgänge und die allgemeine Fehlerbehandlung sind aber aus Gründen der Übersichtlichkeit grundsätzlich nicht eingezeichnet.

Nach Auswahl des Börsen-DFs in der IEP-Karte sendet das Terminal das Initialisierungskommando für das Bezahlen INITIALIZE IEP for Purchase. Die IEP-Karte empfängt dieses Kommando, erhöht den Transaktionszähler und erstellt schließlich eine Signatur S_1 über verschiedene Datenelemente. Anschließend sendet sie diese und die Signatur zum Terminal.

Das Terminal sendet nun INITIALIZE PSAM for Purchase als Initialisierungskommando für das Bezahlen zum PSAM. Dabei werden lediglich alle Daten, die im vorherigen Kommando von der IEP-Karte empfangen wurden, zum PSAM weitergereicht. Das PSAM prüft nun diese Daten, d. h. es werden Ablaufdatum $DEXP_{IEP}$, Währung $CURR_{IEP}$, verwendeter Kryptoalgorithmus ALG_{IEP} und andere übergebene Datenelemente mit im PSAM gespeicherten Werten verglichen. Fallen alle diese Vergleiche positiv aus, so wird der Transaktionszähler NT_{PSAM} erhöht. Würde nur ein Vergleich negativ ausfallen – z. B. wenn das Verfallsdatum der IEP erreicht wäre –, wird die weitere Kommandoabarbeitung sofort abgebrochen und zum Terminal PDA ein entsprechender Returncode gesandt.

Das PSAM führt nun mit den von der IEP übergebenen Datenelementen eine Schlüsselableitung sowie die Sitzungsschlüsselerzeugung durch und prüft dann die Signatur S_1. Bei Korrektheit von S_1 sind alle übergebenen Datenelemente authentisch. Zugleich ist die IEP durch das PSAM authentisiert. Das PSAM weiß also, dass die Karte mit der elektronischen Geldbörse eine echte und keine gefälschte Karte ist.

Im nächsten Schritt erstellt das PSAM ebenfalls eine Signatur S_2, die zusammen mit einigen weiteren Datenelementen zum Terminal gesandt wird. Am Terminal wird nun der zu bezahlende Betrag M_{PDA} sowie die dazugehörige Währung $CURR_{PDA}$ eingegeben. Als Nächstes sendet das Terminal den eingegebenen Betrag M_{PDA} und die vorherigen vom PSAM erhaltenen Daten mit dem Kommando DEBIT IEP zur Chipkarte mit der elektronischen Geldbörse. Diese prüft nun, ob überhaupt noch genügend Geld auf der Chipkarte für die Bezahlung vorhanden ist. Ist dies der Fall, wird die übergebene Signatur S_2 geprüft. Ist sie korrekt, dann sind die übergebenen Daten während der Übertragung nicht verfälscht worden, und auch das PSAM ist durch die IEP authentisiert. Das PSAM ist deshalb authentisiert, weil nur ein echtes PSAM über den geheimen Schlüssel zur Erstellung der Signatur S_2 verfügen kann. Nun wird der entsprechende Betrag vom Börsensaldo subtrahiert, eine Protokolldatei aktualisiert und eine Signatur S_3 zur Bestätigung der gerade getätigten Abbuchung erstellt.

Die Signatur S_3 sowie der abgebuchte Betrag gelangen nun durch das Terminal zum PSAM, welches S_3 prüft. Ist diese Signatur korrekt, wird der in der IEP abgebuchte Betrag auf ein internes Datenelement $MTOT_{PSAM}$ addiert. Ein weiteres Kommando „PSAM Complete Purchase" bringt nun das Saldo des PSAM auf den aktuellen Stand, indem $MTOT_{PSAM}$ auf das Börsensaldo TM addiert wird. Anschließend erhält das PSAM noch eine Signatur S_4 zur Bestätigung der korrekt verlaufenen Zahlung.

Der dargestellte Ablauf ist eine sehr einfache Variante der diversen in der EN 1546 Norm beschriebenen Bezahlungsabläufe. Es existieren parallel dazu zusätzliche Variationen mit speziellem schnellerem Abbuchen für Kartentelefone sowie eine Variante mit einer zusätzlichen Quittungsmöglichkeit am Ende der Transaktion.

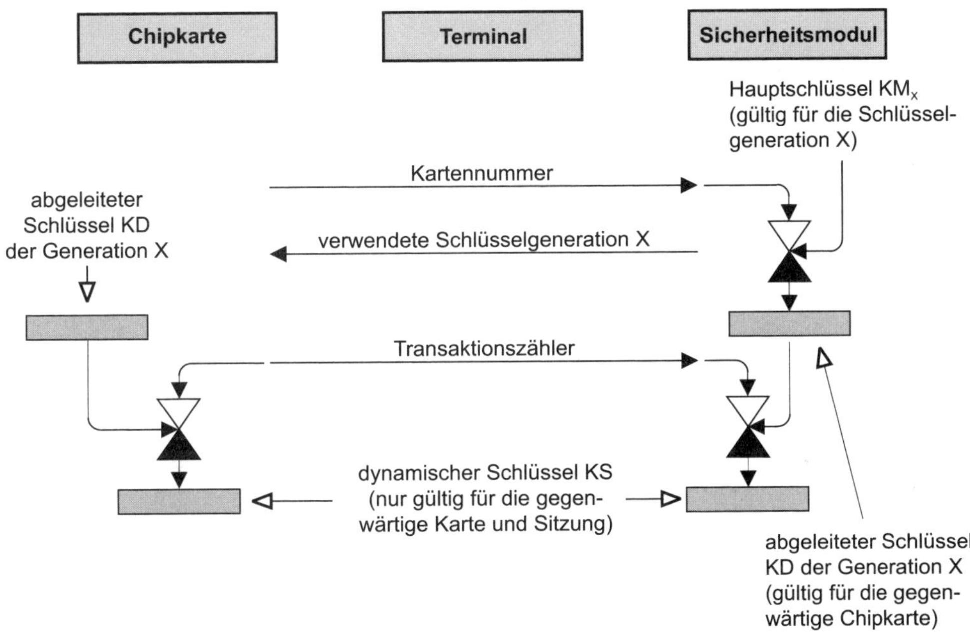

Bild 18.11 Eine mögliche Schlüsselableitung für eine elektronische Geldbörse nach EN 1546. Der Schlüssel ist abhängig von einer an die Chipkarte zu übergebenden Generation eines kartenindividuellen Schlüssels und von einem sitzungsindividuellen Transaktionszähler. Der erzeugte Schlüssel kann beispielsweise für das Bezahlen oder das Aufbuchen von Werteinheiten benutzt werden.

Tabelle 18.6 Transaktionsablauf beim Aufladen einer elektronischen Geldbörse IEP an einem Terminal LDA im Online-Fall mit einem Sicherheitsmodul PPSAM.

IEP (Geldbörse)		LDA (Terminal)	PPSAM (Sicherheitsmodul)
R1:	←	C1:	
Response (ATR)	→	RESET	
R2:	←	C2:	
Response (CC_{IEP})	→	SELECT	
		Parameters (DF_{IEP})	

Tabelle 18.6 (Fortsetzung): Transaktionsablauf beim Aufladen einer elektronischen Geldbörse IEP an einem Terminal LDA im Online-Fall mit einem Sicherheitsmodul PPSAM.

IEP (Geldbörse)		**LDA (Terminal)**		**PPSAM (Sicherheitsmodul)**
		A1: Input($M_{LDA} \parallel CURR_{LDA}$)		
		C3: INITIALIZE PPSAM for Load Parameters ($M_{LDA} \parallel CURR_{LDA}$)	→	A2: Verify ($CURR_{LDA}$) Verify ($BAL_{PPSAM} \geq M_{LDA}$) Generate R
			←	R3: Response ($PP_{PPSAM} \parallel ID_{PPSAM} \parallel R$)
A3: Verify (PP_{PPSAM}) Verify ($CURR_{LDA}$) Verify ($BAL_{IEP} + M_{LDA} \leq BALmax_{IEP}$) $NT_{IEP} := NT_{IEP} + 1$ $KSES_{IEP} = f(KD_{IEP}, DEXP_{IEP}, NT_{IEP})$ $S_1 :=$ Sign ($PP_{IEP} \parallel ID_{IEP} \parallel DEXP_{IEP} \parallel NT_{IEP} \parallel M_{LDA} \parallel CURR_{LDA} \parallel BAL_{IEP} \parallel ID_{PPSAM} \parallel R$) Write ($EF_{LLOG}$)	←	C4: INITIALIZE IEP for Load Parameters ($PP_{PPSAM} \parallel ID_{PPSAM} \parallel R \parallel M_{LDA} \parallel CURR_{LDA}$)		
R4: Response ($PP_{IEP} \parallel ID_{IEP} \parallel ALG_{IEP} \parallel IK_{IEP} \parallel DEXP_{IEP} \parallel NT_{IEP} \parallel BAL_{IEP} \parallel S_1 \parallel CC_{IEP}$)	→			
		C5: DEBIT PPSAM Parameters ($PP_{IEP} \parallel ID_{IEP} \parallel ALG_{IEP} \parallel IK_{IEP} \parallel DEXP_{IEP} \parallel NT_{IEP} \parallel BAL_{IEP} \parallel S1$)	→	A4: Verify (PP_{IEP}) Verify (ID_{IEP}) Verify (ALG_{IEP}) Verify (IK_{IEP}) Verify ($DEXP_{IEP}$) $KD_{PPSAM} = f(ID_{IEP}, VK_{IEP}, KM_{PPSAM})$ $KSES_{PPSAM} = f(KD_{PPSAM}, DEXP_{IEP}, NT_{IEP})$ Verify (S1) $S_2 :=$ Sign ($PP_{PPSAM} \parallel ID_{IEP} \parallel NT_{IEP} \parallel M_{LDA} \parallel CURR_{LDA}$) $BAL_{PPSAM} := BAL_{PPSAM} - M_{LD}$
			←	R5: Response ($IK_{PPSAM} \parallel S_2 \parallel CC_{PPSAM}$)
A5: Verify (S2) $BAL_{IEP} := BAL_{IEP} + M_{LDA}$	←	C6: CREDIT IEP Parameters ($IK_{PPSAM} \parallel S2$)		

Tabelle 18.6 (Fortsetzung): Transaktionsablauf beim Aufladen einer elektronischen Geldbörse IEP an einem Terminal LDA im Online-Fall mit einem Sicherheitsmodul PPSAM.

IEP (Geldbörse)		LDA (Terminal)		PPSAM (Sicherheitsmodul)
$S_3 := \text{Sign} (PP_{IEP} \Vert ID_{PPSAM},$				
$R, CC_{IEP})$				
Write (EF_{LLOG})				
R6:	→			
Response ($S_3 \Vert CC_{IEP}$)				
		C7:	→	A6:
		PPSAM Load		Verify (S3)
		Acknowledgement		
		Parameters (S3, CC_{IEP})		Verify (CC_{IEP})
			←	R7:
				Response (CC_{PPSAM})

Tabelle 18.7 Transaktionsablauf beim Bezahlen mit der elektronischen Geldbörse IEP an einem Terminal PDA und einem Sicherheitsmodul PSAM nach EN 1546.

IEP (Geldbörse)		PDA (Terminal)		PSAM (Sicherheitsmodul)
		C1:	→	R1:
		RESET	←	Response (ATR)
R2:	←	C2:		
Response (ATR)	→	RESET		
R3:	←	C3:		
Response (CC_{IEP})	→	SELECT (DF_{IEP})		
A1:	←	C4:		
$NT_{IEP} := NT_{IEP} + 1$		INITIALIZE IEP for		
		Purchase		
$KSES_{IEP} = f(KD_{IEP},$		Parameters ()		
$DEXP_{IEP}, NT_{IEP})$				
$S_1 := \text{Sign} (PP_{IEP} \Vert ID_{IEP} \Vert$				
$DEXP_{IEP} \Vert NT_{IEP})$				
Write (EF_{PLOG})				
R4:				
Response ($PP_{IEP} \Vert ID_{IEP} \Vert$	→			
$ALG_{IEP} \Vert IK_{IEP} \Vert DEXP_{IEP} \Vert$				
$CURR_{IEP} \Vert AM_{IEP} \Vert NT_{IEP} \Vert$				
$S_1 \Vert CC_{IEP})$				
		C5:	→	A2:
		INITIALIZE PSAM for		Verify (PP_{IEP})
		Purchase		
		Parameters ($PP_{IEP} \Vert ID_{IEP} \Vert$		Verify (ID_{IEP})
		$ALG_{IEP} \Vert IK_{IEP} \Vert DEXP_{IEP} \Vert$		
		$CURR_{IEP} \Vert AM_{IEP} \Vert NT_{IEP} \Vert$		
		$S_1)$		
				Verify (ALG_{IEP})
				Verify (IK_{IEP})
				Verify ($DEXP_{IEP}$)
				Verify ($CURR_{IEP}$)
				Verify (AM_{IEP})
				$NT_{PSAM} := NT_{PSAM} + 1$
				$KD_{PSAM} = f(ID_{IEP}, VK_{IEP},$
				$KM_{PSAM})$
				$KSES_{PSAM} = f(KD_{PSAM},$
				$DEXP_{IEP}, NT_{IEP})$

Tabelle 18.7 (Fortsetzung): Transaktionsablauf beim Bezahlen mit der elektronischen Geldbörse IEP an einem Terminal PDA und einem Sicherheitsmodul PSAM nach EN 1546.

IEP (Geldbörse)		**PDA (Terminal)**		**PSAM (Sicherheitsmodul)**
				Verify (S_1) $MTOT_{PSAM} := 0$ $S_2 :=$ Sign ($PP_{PSAM} \parallel ID_{PSAM} \parallel NT_{PSAM} \parallel MTOT_{PSAM} \parallel ID_{IEP} \parallel AM_{IEP} \parallel NT_{IEP}$) R5:
		A3:	←	Response ($ID_{PSAM} \parallel NT_{PSAM} \parallel IK_{PSAM} \parallel S_2 \parallel CC_{PSAM}$)
		Input ($M_{PDA} \parallel CURR_{PDA}$)		
A4: Verify ($CURR_{PDA}$) Verify ($BAL_{IEP} \geq M_{PDA}$)	←	C6: DEBIT IEP Parameters ($ID_{PSAM} \parallel NT_{PSAM} \parallel IK_{PSAM} \parallel S_2 \parallel M_{PDA} \parallel CURR_{PDA}$)		
Verify (S_2) $MTOT_{IEP} := MTOT_{IEP} + M_{PDA}$ $S_3 :=$ Sign ($PP_{IEP} \parallel ID_{IEP} \parallel AM_{IEP} \parallel NT_{IEP} \parallel ID_{PSAM} \parallel NT_{PSAM} \parallel MTOT_{IEP} \parallel CURR_{IEP}$) $BAL_{IEP} := BAL_{IEP} - M_{PDA}$ Write (EF_{PLOG})				
R6: Response ($S_3 \parallel CC_{IEP}$)	→	C7: CREDIT PSAM Parameters (S_3, M_{PDA})	→	A5: Verify (S_3) $MTOT_{PSAM} := MTOT_{PSAM} + M_{PDA}$
			←	R7: Response (CC_{PSAM})
		C8: PSAM Complete Purchase Parameters ()	→	A6: $TM := TM + MTOT_{PSAM}$ $S_4 :=$ Sign ($PP_{PSAM} \parallel ID_{PSAM} \parallel N \parallel NI(NC) \parallel TM(NC) \parallel CURR(NC) \parallel CT(NC)$)
			←	R8: Response (S_4, CC_{PSAM})

Die hier für die Chipkarte beschriebenen Dateien, Kommandos und Abläufe sind auch für alle wichtigen Komponenten des Systems festgelegt. Dies betrifft vor allem die Sicherheitsmodule, da die Systemsicherheit nur von ihnen abhängt. Um das Gesamtsystem zu überwachen, das bei größeren Anwendungen aus Zehntausenden von Terminals und mehreren Hunderttausend Chipkarten bestehen kann, können statistische Methoden benützt werden. Für jede einzelne Chipkarte immer eine komplette Buchführung zu erstellen, widerspräche der geforderten Anonymität und wäre im Übrigen viel zu rechenintensiv. Mit einer nur auf Stichproben basierenden Überwachung der Zahlungsströme kann jedoch, wie Versuche beweisen, die Sicherheit des Gesamtsystems laufend mit vertretbarem Aufwand geprüft werden.

Mit der europäischen Norm EN 1546 wurde ein Grundstein für branchenübergreifende elektronische Börsensysteme mit Chipkarten gelegt. Es wurden fast alle zur Zeit üblichen und für sinnvoll erachteten Verfahren und Funktionen in die Norm integriert. Lediglich eine Funktion wurde bislang nicht beschrieben, die aber seitens der Kartenbenutzer unter Umständen interessant ist. Es ist die so genannte Purse-to-Purse-Transaktion, also die Übergabe von elektronischem Geld von einer Geldbörse zu einer anderen.

18.3.2 CEPS (common electronic purse specifications)

Mitte der 90er-Jahre entstanden in vielen europäischen Staaten unabhängig voneinander viele elektronische Geldbörsen auf der Basis von Chipkarten. Typische Beispiele dafür sind Quick in Österreich, GeldKarte in Deutschland, Proton in Belgien und in den Niederlanden. Alle diese Börsensysteme haben eine ähnliche Funktionalität, doch sind sie alle zueinander inkompatibel. Die Notwendigkeit, diese Börsensysteme zueinander kompatibel zu machen, wurde unter anderem vor dem Hintergrund der gemeinsamen europäischen Währung ab 2002 immer unerlässlicher. Da alle diese Börsenkarten in der Regel eine Gültigkeitsdauer von drei Jahren haben, ist es grundsätzlich möglich, über einen festzulegenden Migrationspfad schleichende Veränderungen an den Börsensystemen über einige Jahre hinweg vorzunehmen.

Die fundamentale Voraussetzung für mehrere zueinander kompatible elektronische Börsensysteme ist jedoch ein Dokument, das die kompatibilitätskritischen Merkmale für alle Börsensysteme spezifiziert. Dieses Dokument trägt den Namen CEPS (*common electronic purse specifications*) und wurde 1999 in seiner ersten Version von CEPSCO [CEPSCO] veröffentlicht. Der Fokus von CEPS wurde jedoch bereits in einer frühen Spezifikationsphase auf ein weltweit interoperables elektronisches Börsensystem gesetzt und nicht nur auf europäische Belange begrenzt.

CEPS hat die für moderne elektronische Geldbörsensysteme üblichen Funktionen wie offline Bezahlen, online Aufladen, online Entladen und online Wechsel von Währungen. Die Grundlage von CEPS stellt die europäische Norm für elektronische Geldbörsen EN 1546 dar[1], wobei jedoch einige Erweiterungen und Änderungen vorgenommen wurden. Gegenüber EN 1546 werden beispielsweise zur Authentisierung von Terminal und Chipkarte RSA-basierte hierarchische Zertifikate verwendet. Als symmetrischer Kryptoalgorithmus wird der Triple-DES empfohlen.

CEPS ist wie viele elektronische Geldbörsensysteme für einfache Chipkarten-Mikrocontroller optimiert. Eine typische Realisierung von CEPS in Assembler oder hardwarenahem C benötigt 8 kByte ROM, 4 kByte EEPROM, 1 kByte RAM und einen numerischen Koprozessor für den asymmetrischen Kryptoalgorithmus. Die meisten europäischen Börsensysteme werden in Zukunft kompatibel mit CEPS sein, und somit sollte es mittelfristig auch möglich sein, in Europa grenzüberschreitend mit einer Börsenkarte zu bezahlen.

18.3.3 Proton

Proton ist eine weltweit verbreitete elektronische Geldbörse, die ursprünglich von der Firma Bull entwickelt wurde und deren Anfänge bis 1995 zurückreichen. Ihr Ursprung liegt in den Ländern Belgien und Niederlande (dort unter dem Markennamen „Chipknip“ bekannt), in denen sie bis heute auch die größte Verbreitung und mittlerweile den Status eines nationalen

[1] Siehe auch Abschnitt 18.3.1 „Branchenübergreifende elektronische Geldbörse nach EN 1546“ auf Seite 823.

elektronischen Geldbörsensystems hat. Größere Börsensysteme auf der Basis von Proton gibt es auch in der Schweiz und in Schweden (Markenname „Cash"). Mit Stand Frühjahr 2002 gab es weltweit ca. 40 Millionen ausgegebene Karten und etwa 360 000 Terminals. Die ursprüngliche Bezeichnung für die elektronische Geldbörse war CC 60, ein Name, der von der Firma Bull stammt.

R3 ist eine auf kostengünstige Chipkarten-Mikrocontroller optimierte Geldbörse, die durchaus auch auf Chips mit 16 kByte ROM, 2 kByte EEPROM und 256 Byte RAM realisiert werden kann. R4 ist eine erweiterte Version von R3 und auch kompatibel mit CEPS[1]. Die Spezifikationen von R4 definieren neben der eigentlichen Börse auch ein Betriebssystem für Multiapplication-Chipkarten, das neben der elektronischen Geldbörse auch Kredit- und Debitfunktionalität nach EMV,[2] eine digitale Signaturanwendung und Java Card-Funktionalität beinhaltet. Des Weiteren existiert eine kontaktlose Variante von Proton, die vor allem für den ÖPNV-Sektor gedacht ist. Herausgeber der vertraulichen Spezifikationen ist Proton World [Proton].

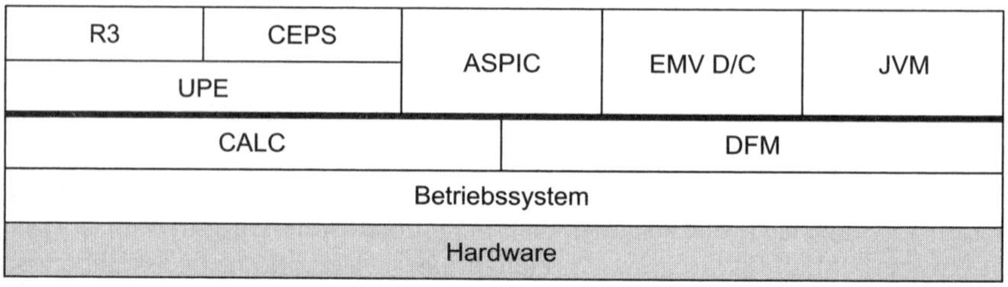

Bild 18.12 Schematische Darstellung der grundlegenden Architektur des Chipkarten-Betriebssystems Proton R4. Es wurden die folgenden Abkürzungen verwendet: CALC – *card application life cycle*, DFM – *data file management*, UPE – *universal purse engine*, ASPIC – *Application for Secure Personal Identification* = PKI-Funktionalität, EMV D/C – EMV Debit-/Kreditanwendung, JVM – *Java virtual machine*.

Die elektronische Börse beinhaltet die üblichen Funktionen wie Laden (*loading*), Zahlen (*single payment*), inkrementelles Zahlen (*sliced payment*) sowie Storno einer Bezahlung (*refund*). Die Hauptanwendung für inkrementelles Zahlen sind öffentliche Kartentelefone, bei denen kurz hintereinander innerhalb einer Sitzung Kleinbeträge vom Börsensaldo abgebucht werden müssen. Die Transaktionen werden in Record-orientierten Protokolldateien gespeichert. Auch die Parameter für die Börse sind in Dateien abgelegt. Zur Realisierung auf sehr kostengünstigen und somit speicherarmen Mikrocontrollern dürfen sich die Dateien sogar direkt unter dem MF ohne ein DF befinden. Als Kryptoalgorithmen kommen bei R3 sowohl DES und Triple-DES zum Einsatz. Die verwendeten Chipkarten-Kommandos sind vielfach an ISO/IEC 7816-4 und EN 1546 angelehnt bzw. dazu kompatibel und zusätzlich um einige anwendungsspezifische Kommandos ergänzt. Die eigentliche Börsenfunktion ist an vielen Stellen mit den üblichen EN 1546[3]-Abläufen verwandt. Man sieht jedoch deutlich, dass Proton einige Jahre älter als EN 1546 ist.

---

[1] Siehe auch Abschnitt 18.3.2 „CEPS" auf Seite 839.

[2] Siehe auch Abschnitt 18.4 „EMV-Anwendung" auf Seite 841.

[3] Siehe auch Abschnitt 18.3.1 „Branchenübergreifende elektronische Geldbörse nach EN 1546" auf Seite 823.

18.4 EMV-Anwendung

Spezifikationen und Normen für Chipkarten existieren schon seit vielen Jahren für die unterschiedlichsten Anwendungsgebiete. Allerdings war bisher traditionell eine starke Konzentration auf den Bereich der Telekommunikation, also Telefon- und GSM-Karten, vorhanden. Seit Mitte der 90er-Jahre hat sich diese Situation aber sehr geändert. Die europäische Geldbörsennorm EN 1546 ist dafür ein gutes Beispiel. Der wichtigste Vertreter auf dem Gebiet des Zahlungsverkehrs ist aber die nach ihren drei Initiatoren Europay, MasterCard und Visa benannte EMV-Spezifikation, die detailliert und in allen Aspekten Kreditkarten mit einem Mikroprozessorchip beschreibt. Es existiert auch eine entsprechende Spezifikation für den dazu passenden Terminaltyp.

Im Herbst 1993 begannen die drei international tätigen Kreditkartenfirmen Europay, MasterCard und Visa mit den ersten Arbeiten an der Spezifikation mit dem Namen „IC Card Specifications for Payment Systems“. Ende 2004 erhielt die Versionsnummer den Stand 4.1, welche die derzeit gültige EMV-Spezifikation ist. Sie ist auch via Internet erhältlich [EMV], und man kann jedem Interessierten uneingeschränkt empfehlen, sie zu studieren.

Die Motivation für die Herausgeber von Kreditkarten, eine Spezifikation für Kreditkarten mit Chip in so kurzer Zeit zu erstellen, ist vielschichtig. Zum einen können bisherige Kreditkarten mit Magnetstreifen sehr leicht gefälscht werden. Das einzige Hindernis stellt mittlerweile nur noch das noch einigermaßen fälschungssichere Hologramm dar. Alle anderen Kartenelemente lassen sich mit relativ geringem Aufwand duplizieren. Der zweite nennenswerte Stichpunkt sind zusätzliche Funktionen, die eine Prozessorkarte bietet. Elektronische Geldbörse, Bonuspunkte und Telefonfunktionen seien hier nur als Beispiele genannt.

Die Spezifikation für die Kreditkarte mit Chip gliedert sich in vier Teile, Bücher genannt: Buch 1 (*book 1 – application independent ICC to terminal interface requirements*) lehnt sich stark an die Normenreihe ISO/IEC 7816-1/2/3 an und beschreibt die elektromechanischen Eigenschaften, die logische Schnittstelle und die Übertragungsprotokolle, also alle anwendungsunabhängigen Parameter. Die Chipkarte hat nach diesem Teil der Spezifikation das ID-1-Format[1] mit ISO-Kontaktposition. Sie muss, neben anderen Werten, eine Versorgungsspannung von 5 V $\pm$ 0,5 V, einen maximalen Strom von 50 mA und eine Taktfrequenz von 1 bis 5 MHz haben. Die Kräfte pro Kontakt dürfen 0,6 N nicht überschreiten. Die Datenübertragung auf physikalischer Ebene ist im Grunde genommen identisch mit ISO/IEC 7816-3. Dies betrifft sowohl die Zeitdauer für die einzelnen Bits,[2] den ATR[3] und die beiden Übertragungsprotokolle T=0 und T=1.[4] Die APDU Festlegung[5] ist identisch mit der in der ISO/IEC 7816-4 beschriebenen.

Im zweiten Teil der Spezifikation (*book 2 – security and key management*) sind die Sicherheitsmechanismen und das Schlüsselmanagement beschrieben. Das dritte Buch (*book 3 – application specification*) enthält die Datenelemente, Kommandos und Abläufe, die für eine Debit- oder Kredit-Zahlungstransaktion gemäß EMV notwendig sind. Der vierte Teil (*book 4 – cardholder, attendant, and acquirer interface requirements*) enthält schließlich viele all-

[1] Siehe auch Abschnitt 3.1 „Kartenformate“ auf Seite 32.
[2] Siehe auch Abschnitt 9.1 „Physikalische Übertragungsschicht“ auf Seite 263.
[3] Siehe auch Abschnitt 8.1 „Answer to Reset“ auf Seite 219.
[4] Siehe auch Abschnitt 9.3 „ISO-Übertragungsprotokolle“ auf Seite 275.
[5] Siehe auch Abschnitt 8.3 „Struktur der Nachrichten“ auf Seite 238.

gemeine benutzer- und händlerseitige Festlegungen für ein EMV-konformes Zahlungsverkehrssystem.

Da es sich bei der typischen Kreditkarte um einen Massenartikel handelt, dürfen die Herstellungskosten natürlich nicht hoch sein. Da diese aber zu einem überwiegenden Teil vom implantierten Mikrocontroller abhängen, wurde von Anfang an die Anwendung „Kreditkarte" auf wenig Speicherverbrauch ausgelegt. Deshalb passt eine übliche EMV-Anwendung ohne Zusatzfunktionen auch auf einen Mikrocontroller mit 48 kByte ROM, 4 kByte EEPROM und 1 kByte RAM. Selbst im Chipkartenbereich sind diese Werte am unteren Ende der Bandbreite möglicher Chips, doch ermöglichen sie eine kostengünstige Herstellung.

18.4.1 Dateien und Datenelemente

Die Spezifikation für die Kreditkarte mit Chip legt lediglich fest, dass für Dateien eine Baumstruktur verwendet werden muss.[1] Die Anwendung selbst befindet sich in einem eigenen DF, das mittels eines AID (*application identifier*) selektiert wird und alle Datenelemente der Anwendung „Kreditkarte" enthält. Diese sind in EFs mit den üblichen Dateistrukturen nach ISO/IEC 7816-4 untergebracht. Üblicherweise lassen sich die EFs mittels Short-FID implizit selektieren. Der große Unterschied zu ähnlichen Spezifikationen besteht darin, dass keine bestimmten EFs und ihre FIDs festgelegt sind. Dies ist für die Funktionalität im Zahlungsablauf auch nicht notwendig, da alle dafür benötigten Daten mit bereitgestellten Kommandos bearbeitet werden können. Direkt unter dem MF befindet sich lediglich eine Datei (EF_{DIR} nach ISO/IEC 7816), die alle Informationen über vorhandene Anwendungen der Karte enthält. Allerdings probieren oftmals die Terminals jedoch auch mit dem SELECT-Kommando alle von ihnen unterstützten AIDs durch.

Alle Datenelemente im System Terminal–Karte sind mit eindeutigen Templates und Kennzeichen (*tags*) festgelegt. Mit den festgelegten Kommandos können sie innerhalb der Anwendung angesprochen werden, ohne dass ihre genaue Lage im Dateibaum oder in einer Datei bekannt sein muss. Somit ist es möglich, die Einteilung in Dateien dem Kartenherausgeber zu überlassen, da dies den Ablauf einer Zahlungstransaktion nicht beeinflusst.

18.4.2 Kommandos

Für den eigentlichen Ablauf der Zahlungsfunktionen sind vom technischen Prinzip her nur drei Kommandos erforderlich. Allerdings benötigen Personalisierung, Verwaltung, Sonderfunktionen und Zusatzanwendungen noch weitere Kommandos. Dies fällt jedoch nicht in den Bereich der EMV-Spezifikation. Die folgenden Kommandos müssen aufgrund der Vorgaben der EMV-Spezifikation zur Verfügung stehen, wobei alle verwendeten Returncodes analog ISO/IEC 7816-4 sind:[2]

- APPLICATION BLOCK (EMV-spezifisch)
- APPLICATION UNBLOCK (EMV-spezifisch)
- CARD BLOCK (EMV-spezifisch)
- EXTERNAL AUTHENTICATE (als Teilmenge von ISO/IEC 7816-4)

[1] Siehe auch Abschnitt 12 „Dateiverwaltung in Chipkarten" auf Seite 455.

[2] Siehe auch Abschnitt 11.15 „Kommandos für Kredit- und Debitkarten" auf Seite 438.

- GENERATE APPLICATION CRYPTOGRAM (EMV-spezifisch)
- GET CHALLENGE (ISO/IEC 7816-4)
- GET DATA (EMV-spezifisch)
- GET PROCESSING OPTIONS (EMV-spezifisch)
- INTERNAL AUTHENTICATE (als Teilmenge von ISO/IEC 7816-4)
- PIN CHANGE/UNBLOCK (EMV-spezifisch)
- READ RECORD (als Teilmenge von ISO/IEC 7816-4)
- SELECT (als Teilmenge von ISO/IEC 7816-4)
- VERIFY (als Teilmenge von ISO/IEC 7816-4)

18.4.3 Kryptografie

Die in einer Anwendung verwendeten kryptografischen Mechanismen sind naturgemäß sehr stark von den dazugehörigen Rahmenbedingungen abhängig. Dies ist besonders gut bei der EMV-Anwendung zu sehen. Eine Grundvoraussetzung für die Gestaltung des Systems war von Anfang an, dass die verwendeten Terminals je nach Betreiber kein Sicherheitsmodul besitzen. Damit können symmetrische Kryptoalgorithmen nicht verwendet werden, da eine Geheimhaltung der Schlüssel nicht möglich ist. Der Grund für die fehlenden Sicherheitsmodule war, dass die Terminals erheblich verteuert hätten und ein weltweites Schlüsselmanagement für teilweise offline betriebene Terminals sehr aufwändig und teuer ist.

Um im Rahmen dieser Voraussetzungen eine Authentisierung der Chipkarte durch das Terminal zu ermöglichen, muss man asymmetrische Kryptoalgorithmen verwenden. Dazu benutzt man bei EMV eine einseitige statische Authentisierung mit kartenindividuellen Schlüsseln.[1] Die Chipkarte verfügt zwar nicht über die Möglichkeit, die Authentizität des Terminals zu prüfen, doch besteht bei der EMV-Anwendung dazu auch keine zwingende Notwendigkeit, und zwar deshalb, weil von der Karte kein Betrag abgebucht, sondern lediglich ein Transaktionszertifikat für das Terminal erstellt wird. Dieses Transaktionszertifikat ist seitens des Karteninhabers nicht anonym und kann auch nur von einem zugelassenen, d. h. bekannten Händler beim jeweiligen Kartenherausgeber eingereicht werden. Damit entfallen weitgehend Betrugsmöglichkeiten, da ein gültiges Transaktionszertifikat nur von einem autorisierten und dem Kartenherausgeber bekannten Händler in Geld „umgetauscht" werden kann.

Die verwendeten Kryptoalgorithmen können im Prinzip beliebig sein, da sowohl die dazugehörigen Datenelemente als auch die Algorithmen selber über TLV-kodierte Datenstrukturen eindeutig identifiziert werden. In der Version 2 der EMV-Spezifikation ist als Hash-Algorithmus der SHA-1 nach FIPS 180-1 bzw. ANSI X 9.30-2 vorgesehen.[2] Als Kryptoalgorithmus wird aber nicht, wie aus der Benutzung von SHA-1 erwartet, der DSS, sondern der RSA-Algorithmus (ANSI X 9.31-1) verwendet.[3] Die Schlüssellänge kann je nach Kartenherausgeber variiert werden und wird durch eine entsprechende Kodierung (Kennzeichen der Signatur) angezeigt. Als öffentlicher Schlüssel werden aus Gründen der Berechnungsgeschwindigkeit kleine Zahlenwerte vorgeschlagen, wie z. B. 3 oder $2^{16}+1$ (= F4).

---

[1] Siehe auch Abschnitt 7.4.3 „Statische asymmetrische Authentisierung" auf Seite 183.
[2] Siehe auch Abschnitt 7.2 „Hashfunktionen" auf Seite 167.
[3] Siehe auch Abschnitt 7.1.2 „Asymmetrische Kryptoalgorithmen" auf Seite 155.

Für den Fall, dass die Chipkarte eine Online-Verbindung mit dem Hintergrundsystem aufgebaut hat, ist es möglich, die Datenübertragung mit Secure Messaging nach ISO/IEC 7816-4 abzusichern.[1] Im Falle dieser End-to-end-Kommunikation wird ein symmetrischer Kryptoalgorithmus benutzt, und zwar der Triple-DES. Was in diesem Falle ohne Einschränkung der Systemsicherheit möglich ist, da sowohl Hintergrundsystem als auch Chipkarte den geheimen Schlüssel sicher aufbewahren können.

18.4.4 System und Transaktionsabläufe

Der Systemaufbau für Zahlungsverkehrssysteme im Kreditkartenbereich ist traditionell sehr zentralistisch ausgelegt. Es gibt üblicherweise mehrere Hintergrundsysteme, die alleine oder mit weiteren Systemen für einen bestimmten Raum (z. B. Deutschland) zuständig sind. Diese mit leistungsfähigen Computern ausgestatteten Rechenzentren sind über das eigenständige Netzwerk des jeweiligen Kreditkartenherausgebers miteinander verbunden. Dies dient zum Datenaustausch für das Clearing und erhöht auch die Betriebssicherheit, da beim Ausfall eines Rechenzentrums andere Hintergrundsysteme die Aufgaben mit übernehmen können. Die öffentlichen Telefon- und Datennetze verbinden die einzelnen Terminals mit dem Hintergrundsystem. Dazwischen kann sich noch ein Acquirer befinden, der das Routing und die Zusammenfassung von Transaktionsdaten übernimmt. Dies ist jedoch stark abhängig vom jeweiligen Kartenherausgeber bzw. vom jeweiligen Land. Auf Terminalebene gibt es die beiden folgenden Varianten: direkter Datenaustausch mit dem Acquirer oder Einbindung des Konzentrators des Händlers bzw. der Handelskette. Beide Varianten sind möglich und werden auch eingesetzt.

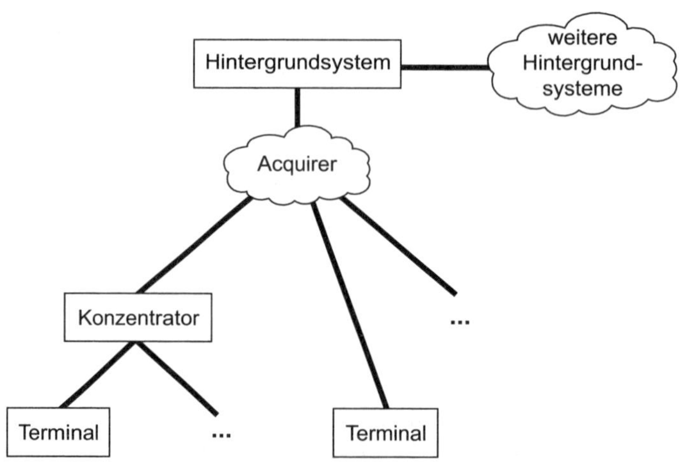

Bild 18.13 Der grundlegende Aufbau des Zahlungsverkehrssystems für EMV-Karten.

Der Ablauf einer Zahlung mit der Kreditkarte mit Chip ändert sich mit den neuen Chipkarten nicht wesentlich. Der Kunde legt an der Kasse seine Kreditkarte vor, die in ein Chipkarten-Terminal gesteckt wird. Ist ein solches nicht vorhanden, kann die Zahlung durch Benutzung

[1] Siehe auch Abschnitt 8.4 „Sicherung der Datenübertragung" auf Seite 242.

des nach wie vor vorhandenen Magnetstreifens oder der Hochprägung auf konventionelle Weise getätigt werden. Ist aber ein Chipkarten-Terminal vorhanden, besteht nach wie vor die Möglichkeit, durch Leistung einer Unterschrift die Identität des Kartenbesitzers zu prüfen. Der dazugehörige Transaktionsbeleg enthält aber ein Kennzeichen, wonach der Kartenbesitzer mittels Unterschrift identifiziert wurde. Die zweite Variante sieht die Eingabe einer vierstelligen PIN vor. Diese kann online vom Hintergrundsystem, doch auch offline von der Chipkarte geprüft werden. Das dazu generierte Transaktionszertifikat enthält dann einen Hinweis zur Art der PIN-Prüfung. Der Ablauf einer Zahlung ist in Bild 18.14 im Überblick dargestellt.

Im Detail sind die einzelnen Funktionen und der Ablauf für eine erfolgreiche Zahlung mit Chipkarte natürlich etwas aufwändiger. Ein Beispiel dafür gibt Bild 18.15 auf der nächsten Seite, welches die grundlegenden Mechanismen dazu zeigt. Sowohl Chipkarte als auch Terminal berechnen anhand verschiedener Transaktionsdaten (z. B. Höhe des Betrags) den genauen Ablauf der Transaktion. Überschreitet beispielsweise der zu zahlende Betrag eine bestimmte Summe, dann fordert die Chipkarte eine Online-Autorisierung der Zahlung durch das Hintergrundsystem. Das Terminal muss dann eine Verbindung zu diesem aufbauen und sich die Zahlung bestätigen lassen. Erst mit einer zustimmenden Antwort vom Hintergrundsystem erzeugt die Chipkarte ein gültiges Transaktionszertifikat, das der Händler dann zum Clearing einreichen kann. Der Zweck der Online-Autorisierung ist die Minimierung des finanziellen Risikos für den Kartenherausgeber. Weil sich eine Kreditkarte mit Chip aufgrund mehrerer Kriterien immer wieder online beim Hintergrundsystem „melden" muss, kann man den maximalen finanziellen Verlust bei gestohlenen oder manipulierten Karten innerhalb genau berechenbarer Grenzen halten. EMV-Karten besitzen jedoch auch die Funktionalität, durch APPLICATION BLOCK oder CARD BLOCK die Karte vom online arbeitenden Terminal aus für weitere Zahlungsvorgänge zu blockieren. Beide Kommandos benötigen natürlich vorher eine entsprechende Authentisierung.

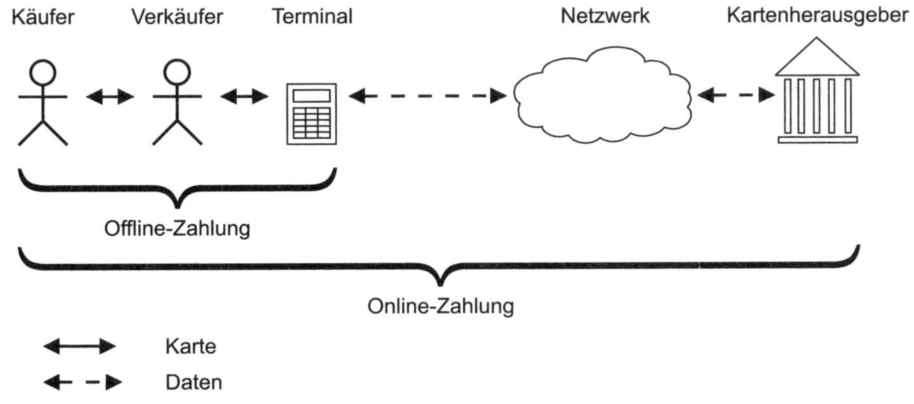

Bild 18.14 Die grundlegende Infrastruktur beim Zahlungsablauf mit einer Chipkarte nach der EMV-Spezifikation.

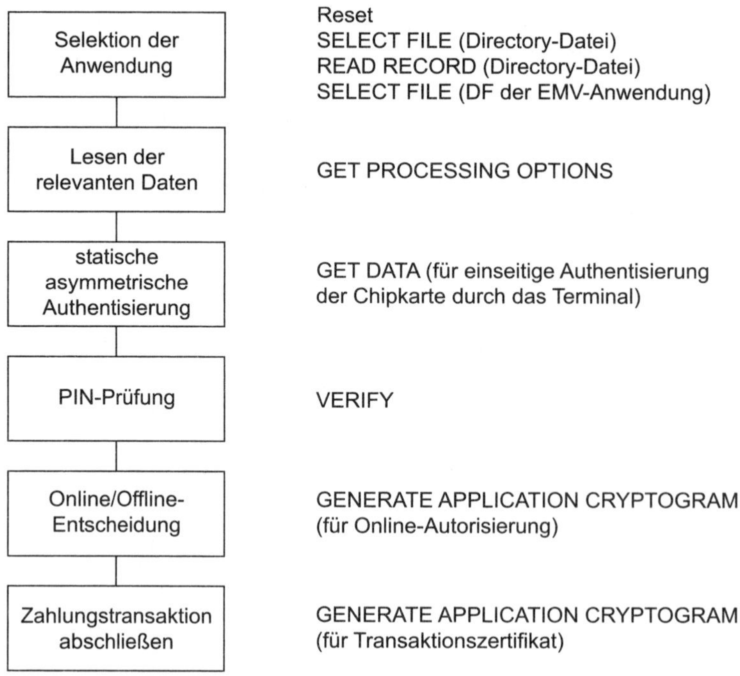

Bild 18.15 Stark schematisierter Zahlungsablauf mit einer Chipkarte nach der EMV-Spezifikation aus Sicht des Terminals.

18.4.5 Zukünftige Entwicklungen

Die EMV-Spezifikation lässt in ihrem Aufbau und ihren Inhalten den Kartenherausgebern sehr viel Spielraum für Eigeninitiative, so dass Weiterentwicklungen und eigene Varianten möglich sind. Diese Flexibilität wird sicherlich von den verschiedenen Firmen ausgiebig wahrgenommen. So hat jeder der an der EMV-Spezifikation beteiligten Kreditkartenherausgeber eine oder mehrere elektronische Geldbörsen[1] spezifiziert, die bei Bedarf zusätzlich auf der Chipkarte Platz finden können. Vor allem im Bereich von Automaten oder bei geringen Beträgen hat eine vorbezahlte elektronische Geldbörse durchaus Vorteile, da die bei Kreditkarten sonst obligatorische Transaktionsgebühr nicht anfällt.

Die EMV-Spezifikation hat im Zahlungsverkehrsbereich die gleiche Bedeutung wie die TS 51.011 Spezifikation für Chipkarten in Telekommunikationsanwendungen erlangt. Es gibt keine neuen Chipkarten-Betriebssysteme für Zahlungsverkehrs-Anwendungen am Markt, die nicht für sich in Anspruch nehmen, „EMV-kompatibel“ zu sein. Aufgrund der in Zukunft zu erwartenden Stückzahlen von Kreditkarten mit Chip wird diese Spezifikation den Mindeststandard für alle zukünftigen Anwendungen in diesem Bereich setzen.

Die EMV-Spezifikationen beschreiben die Schnittstelle zur äußeren Welt des Chipkarten-Betriebssystems und die grundlegenden Mechanismen für Anwendungen. Sowohl von Visa (VSDC – Visa smart debit credit) als auch MasterCard (MChip) wurden zusätzliche Spezifikationen für die eigentlichen Anwendungen erstellt. Diese sind jedoch nicht vollständig

[1] Siehe auch Abschnitt 18.3.1 „Branchenübergreifende elektronische Geldbörse nach EN 1546“ auf Seite 823.

kompatibel zueinander, was zur Erstellung der CPA-Spezifikation (common payment application) führte. Mit CPA werden die unterschiedlichen EMV-Zahlungsverkehrsanwendungen in Zukunft auf eine einheitliche Grundlage gestellt. Die Spezifikation ist öffentlich und kann über [EMV] heruntergeladen werden.

18.5 PayPass und payWave

Kontaktlose Chipkarten sind für die Benutzer etwas bequemer zu verwenden als kontaktbehaftete und ermöglichen zudem noch spürbar kürzere Transaktionszeiten. Dies ist auch einer der Gründe, warum im Bereich des Personentransports beinahe ausschließlich kontaktlose Chipkarten eingesetzt werden. Diese Vorteile wollte man den Kunden auch bei Zahlungsverkehrskarten anbieten. In den ersten Jahren des neuen Jahrtausends gab es deshalb unter anderem von MasterCard und Visa eine Reihe von Feldversuchen, um die bestehenden Systeme mit kontaktlos arbeitenden Chipkarten zu ergänzen. Schwerpunkt waren dabei natürlich die Kreditkarten, deren grundsätzliche Funktionen bei dieser evolutionären Weiterentwicklung auch kontaktlos zur Verfügung gestellt werden sollten.

Das entsprechende Produkt von Visa hat den Namen payWave und von MasterCard den Namen PayPass. Von technischer Seite aus betrachtet, sind die beiden Produkte einander ziemlich ähnlich. Das Funktionsprinzip basiert dabei auf einer kontaktlos nach ISO/IEC 14443 Typ A oder Typ B arbeitenden Chipkarte, die alle für die Finanztransaktion notwendigen Daten kryptografisch gesichert an das Terminal überträgt. Die übertragenen Daten sind dabei im Wesentlichen die Daten des Magnetstreifens von Spur 1 und 2, welche in identischer Form auch bei Transaktionen mit Magnetstreifenkarten verarbeitet werden. Dies hat den großen Vorteil, dass nahezu keine Umstellungen im System notwendig sind. Die Terminals müssen nur mit einer zusätzlichen Kontaktlosschnittstelle ausgerüstet werden. Diese hat eine für den Benutzer gekennzeichnete Landing Zone, an die er bei einer Zahlungstransaktion seine kontaktlos arbeitende Karte halten muss. Das Terminal muss im Übrigen sowohl ISO/IEC 14443 Typ als auch Typ B unterstützen, während die Chipkarte nur eine der beiden Übertragungsvarianten beherrschen muss.

Der Transaktionsablauf ist dann nahezu identisch mit dem bei Magnetstreifenkarten. Das Terminal liest nach Selektion der Anwendung mit SELECT und AID die notwendigen Daten, die denen von Spur 1 und 2 des Magnetstreifens entsprechen. Diese sind zusätzlich mit einem dynamisch erzeugten MAC gesichert, der damit die Authentizität sowohl der Chipkarte wie der Daten sicherstellt. Das Terminal überträgt die erhaltenen Daten anschließend an das Hintergrundsystem, das dann im Gutfall die Transaktion freigibt. Danach erhält der Kunde seine Ware oder Dienstleistung. Üblicherweise wird ab einem bestimmten Schwellenwert, der beispielsweise bei 20 Euro liegt, die Eingabe einer PIN durch den Benutzer gefordert.

Diese Art der kontaktlos arbeitenden Bezahlung ist zwar aus technischer Sicht gesehen ziemlich einfach aufgebaut, doch erfordert sie nur geringfügige technische Änderungen an den bestehenden Systemen und minimiert so die Investitionskosten. Dies ist neben der guten Benutzerakzeptanz von kontaktlosen Chipkarten der Hauptgrund für die stetig größer werdende weltweite Verbreitung von Systemen wie payWave und PayPass.

18.6 Das ec-System in Deutschland

Deutschland unterscheidet sich im Zahlungsverkehr mit Karten anderer Länder dadurch, dass anstelle von Kreditkarten traditionell sehr viele Debitkarten (früher ec-Karte, jetzt Girocard) verwendet werden. Mit dieser Art von Karte kann man nach Eingabe einer PIN an vielen Stellen bezahlen, und der dabei fällige Betrag wird dann unmittelbar von einem mit der Karte verbundenen Konto abgebucht. Der Händler muss für jede Zahlungstransaktion einen festen Betrag abführen, der allerdings nicht allzu hoch ist. Die Akzeptanz von Kreditkarten ist im Gegensatz dazu aufgrund der umsatzabhängigen Gebühren in Deutschland nur mittelmäßig. Daneben existiert noch die weit verbreitete Variante, dass der Kunde seine Einwilligung gibt, den Kaufpreis via Lastschrift auf das Konto des Händlers zu überweisen (POS ohne Zahlungsgarantie – POZ). Die Girocard dient dabei nur als Referenz zum Kundenkonto, auf das in diesem Fall online eine Bonitätsabfrage durchgeführt wird. Der Händler erhält in diesem Fall allerdings von seiner Bank keine Zahlungsgarantie, wie dies bei Transaktionen mit Kreditkarten und Girocard (ec-Cash, GeldKarte) der Fall ist.

Der Zentrale Kreditausschuss (ZKA), eine Arbeitsgemeinschaft der Spitzenverbände der deutschen Kreditwirtschaft, beschloss 1993 eine Ausschreibung zum Konzept einer multifunktionalen Chipkarte (MFC),[1] die für den elektronischen Zahlungsverkehr geeignet sein sollte. Nachdem mehrere Firmen entsprechende Angebote abgegeben hatten, wurde eines davon ausgewählt und die Rechte daran vom ZKA erworben. Aufgrund geänderter technischer Rahmenbedingungen wurde es anschließend stark überarbeitet. Als Ergebnis der Revision gibt es nun eine Reihe von Spezifikationen für die Girocard mit Chip, von denen jede ein bestimmtes Gebiet abdeckt. Leider sind diese Spezifikationen vertraulich, so dass es nicht möglich ist, detaillierte Informationen zu veröffentlichen. Im Folgenden ein kurzer Überblick über die Themenbereiche:

- Betriebssystem SECCOS
- GeldKarte
- ec-Cash mit Chip
- Digitale Signatur
- EMV
- elektronischer Fahrschein
- elektronischer Marktplatz
- Personalisierung

Diese Dokumente beschreiben eine Zahlungsverkehrskarte, deren Funktionalität der heutigen Girocard entspricht und noch zusätzlich eine elektronische Geldbörse enthält. Auch ist es nach Ausgabe der Karte möglich, beliebige neue Anwendungen in die Karte nachzuladen.

Vor der bundesweiten Einführung der neuen Karte gab es im Frühjahr 1996 in der Region Ravensburg und Weingarten (Nähe Bodensee) mit einem Einzugsgebiet von 250 000 Einwohnern einen großangelegten Feldversuch mit etwa 100 000 Karten und ungefähr 500 Terminals. Anschließend wurde im Herbst 1996 mit der großangelegten deutschlandweiten Einführung der neuen Karte begonnen.

In Deutschland sind mittlerweile etwa 68 Millionen Girocards mit Chip ausgegeben worden, die sukzessive alle vier Jahre ausgetauscht werden. Im Jahr 2006 waren in Deutschland

[1] Der Begriff „multifunktionale Chipkarte“ wurde in dieser Zeit und in diesem Zusammenhang geprägt.

550 000 Terminals installiert, an welchen jährlich etwa 900 Millionen Transaktionen stattfinden. Der kumulierte Umsatz der magnetstreifen- und chipbasierten Transaktionen von ec-Cash und GeldKarte betrug im Jahr 2006 etwa 55 Milliarden Euro. Die 55 000 Geldausgabeautomaten in Deutschland wurden nahezu vollständig mit Chipkartenterminals aufgerüstet. Damit ging aus diesem Feldversuch weltweit eines der größten Zahlungsverkehrssysteme mit Chipkarten hervor.

Die Statistik von 2007 zur GeldKarte [GeldKarte] zeigen ein deutliches Bild des aktuellen Einsatzes dieser elektronischen Geldbörse. Mit den 68 Millionen ausgegebenen Chipkarten mit der GeldKarten-Anwendung wurde bei 52,8 Millionen Bezahlvorgängen ein Umsatz von 148 Millionen Euro erzielt. Der Anteil am Einzelhandelsumsatz beträgt damit in diesem Zeitraum weniger als ein Promille. Es gibt in Deutschland mehr als 600 000 Akzeptanzstellen für die GeldKarte, wovon allerdings 460 000 auf Zigarettenautomaten entfallen. Aufgrund einer Novellierung des Jugendschutzgesetzes, die Anfang 2007 in Kraft trat, wird bei Zigarettenautomaten die GeldKarte zur Altersverifikation genutzt. Deshalb ist in diesem Bereich ihre Verwendung am intensivsten von allen Einsatzgebieten. Es gab im Übrigen im Jahr 2007 insgesamt 6,5 Millionen Ladevorgänge, wobei eine Summe von insgesamt 172 Millionen Euro in die GeldKarten geladen wurde.

18.6.1 Funktionen für den Benutzer

Die deutsche Girocard mit Chip hat für den Benutzer mehrere unterschiedliche Funktionen. Nach Eingabe einer PIN kann mit der Karte on- oder offline an einem entsprechenden Terminal bezahlt werden. Der anfallende Betrag wird dann von einem zugeordneten Kartenkonto bei der herausgebenden Bank abgebucht. Diese Anwendung heißt in diesem Kapitel einheitlich ec-Cash, obwohl es auch andere Bezeichnungen dafür gibt.

Natürlich kann mit der Girocard mit Chip auch Geld an den Geldausgabeautomaten der verschiedenen Banken abgehoben werden, doch gehört dies funktionell gesehen eigentlich noch in den ec-Cash-Bereich. Dass von der Chipkarte ebenfalls die unterschiedlichen Funktionen der Foyerautomaten, wie beispielsweise Kontoauszugsdrucker, unterstützt werden, ist selbstverständlich. Zusätzlich besitzt die Karte eine vorbezahlte elektronische Geldbörse namens GeldKarte, mit der auch ohne PIN-Eingabe bezahlt werden kann. Diese Börse existiert in einer anonymen und einer nicht anonymen Variante. Sie kann immer wieder an entsprechenden Ladeterminals (z. B. Terminal am Bankschalter, Geldausgabeautomaten) entweder gegen Bargeld oder gegen eine ec-Cash-Transaktion aufgeladen werden.

Weiterhin ist oftmals auch eine EMV-konforme Kreditkartenanwendung nach CPA (*common payment application*) realisiert, und auf vielen Karten ist die Funktion der elektronischen Signatur vorhanden. Zum kartengestützten Homebanking befindet sich auf manchen Karten auch die HBCI-Anwendung (*Home Banking Computer Interface*) und ein TAN-Generator für online-Transaktionen. Teilweise gibt es auch die Anwendung Fahrschein und Marktplatz auf der Karte. Letztere dient als Sammler für einfache Zusatzanwendungen wie Bonuspunktesystem oder Konzerttickets.

Eine weitere grundlegende Funktion der Girocard besteht darin, zusätzliche Anwendungen mit allen dazugehörigen Dateien und Kommandos nach Ausgabe der Karte an den Karteninhaber nachzuladen. Diese Funktion wurde jedoch bislang wenig genutzt, weil der Abstimmungsbedarf und die Zulassungsvoraussetzungen für eine neue Anwendung verhältnismäßig aufwändig sind.

18.6.2 Gesamtsystem im Überblick

Wie bei großen Zahlungsverkehrssystemen üblich, gibt es auch bei der deutschen Girocard mit Chip kein zentrales Clearing. Es existieren 4 Rechenzentren, die den Abrechnungsvorgang zwischen Händler, Karteninhaber und den beteiligten Kreditinstituten durchführen. Im folgenden Bild 18.16 ist im Überblick das Clearing bei der Anwendung „elektronische Geldbörse" in der nicht anonymen Variante aufgezeigt. Im Übrigen heißt die Clearinginstanz in Deutschland „Börsenevidenzzentrale" (BEZ). Daneben gibt es noch circa 25 so genannte Ladezentralen, die im Abgleich mit den Börsenevidenzzentralen Ladevorgänge auf GeldKarten durchführen.

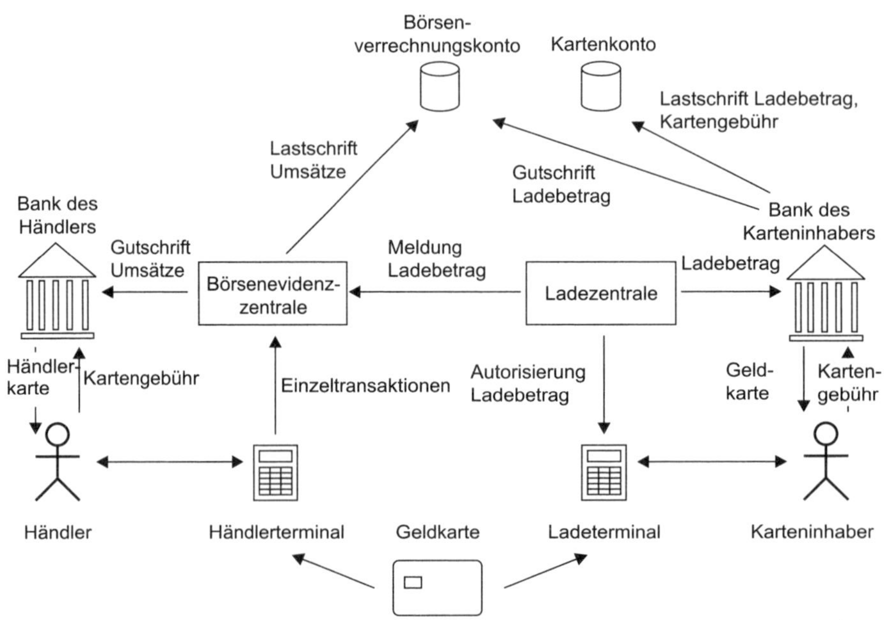

Bild 18.16 Grundlegender Aufbau des Zahlungsverkehrssystems für die deutsche GeldKarte, die eine kontenbezogene und somit nicht anonyme elektronische Geldbörse ist.

Der gesamte Zahlungsverkehr basiert auf zwei Konten: dem Börsenverrechnungskonto, welches immer den Saldo der elektronischen Geldbörse auf der Karte widerspiegelt, und dem Kartenkonto, das beispielsweise das Gehaltskonto des Karteninhabers sein könnte. Das Börsenverrechnungskonto ist ein so genanntes Schattenkonto (*shadow account*), das parallel zur elektronischen Geldbörse geführt wird. Wird ein Geldbetrag in die elektronische Geldbörse geladen, findet analog und zeitgleich eine entsprechende Buchung auf das Börsenverrechnungskonto/Schattenkonto statt, da dieser Vorgang grundsätzlich online ausgeführt werden muss. Je nachdem, ob der Bezahlvorgang on- oder offline stattgefunden hat, werden zeitgleich oder zeitversetzt die entsprechenden Buchungen auf dem Börsenverrechnungskonto vorgenommen. Der große Vorteil bei diesem kontengebundenen System liegt darin, dass der Börsensaldo bei Verlust oder Funktionsunfähigkeit der elektronischen Geldbörse mit einer gewissen zeitlichen Verzögerung rekonstruiert werden kann. Allerdings ist eine Anonymität der Zahlungen nicht mehr gewährleistet. Es gibt aber auch eine anonyme Variante der elektronischen Börse mit einem Schattenkonto, das jedoch ohne Bezug zu einem Kundenkonto ist. Diese wird als Wertkarte bezeichnet.

18.6.3 Girocard mit Chip

Es gibt im deutschen ec-System mehrere unterschiedliche Kartentypen. Die Chipkarten für die normalen Bankkunden gliedern sich wiederum in mehrere Untergruppen auf:

- Girocard (ec-Cash und GeldKarte mit Kontobezug, d. h. nicht anonym)
- GeldKarte mit Kontobezug (d. h. nicht anonym)
- GeldKarte ohne Kontobezug (d. h. anonym)

In der Girocard befinden sich zwei DFs, die jeweils die Anwendung ec-Cash und GeldKarte enthalten.[1] Bei den Karten mit einer elektronischen Börse fehlt das DF für ec-Cash. Der Kontobezug, d. h. ob die Karte anonym oder nicht anonym ist, wird lediglich durch bestimmte Datenelemente hergestellt.

Seitens der Händler gibt es für ihre Terminals eine Händlerkarte im ID-000 Format (Plug-In) mit allen notwendigen Kommandos und Dateien, um geldwerte Transaktionen abzuwickeln. Dies ist sozusagen das Sicherheitsmodul der Händlerterminals. Dabei existiert eine Besonderheit, die technisch durchaus eine gewisse Attraktivität besitzt. Im deutschen ec-System gibt es nämlich reale und virtuelle Händlerkarten. Die reale Händlerkarte ist die übliche Chipkarte, als Plug-In geformt. Die virtuelle Händlerkarte ist lediglich die Software-Simulation einer realen Händlerkarte. Diese läuft geschützt im Sicherheitsmodul (SAM) des Händlerterminals ab.

Ursprünglich war diese Lösung ein Kompromiss, damit Terminals ohne Steckplatz für Plug-In-Karten auch noch für das neue System verwendet werden konnten. Mittlerweile hat sich aber herausgestellt, dass diese Lösung einige technisch sehr positive Eigenschaften aufweist. Eine virtuelle Händlerkarte lässt sich problemlos über Fernwartung austauschen, da sie nur aus Software besteht. Schließlich ist ein gutes Hardware-Sicherheitsmodul mindestens so sicher wie eine Chipkarte, da aufgrund der gepufferten Stromversorgung die Sicherheitsmechanismen jederzeit aktiv sind.

Das gesamte informationstechnische Konzept sowie das Sicherheitsmodell der Karte lehnt sich stark an die Normenreihe ISO/IEC 7816 an. Die ursprüngliche Version, heute Typ-1-GeldKarte genannt, beinhaltete einige spezifische Mechanismen, die jedoch von den neueren Versionen abgelöst wurden. Mittlerweile hat man ein vollständiges Chipkarten-Betriebssystem mit PKI-Funktionen spezifiziert, das den Namen SECCOS (*security card operating system*) trägt und alle wesentlichen Mechanismen der ISO/IEC 7816 Normen unterstützt. Sehr aufwändig wurden auch die Sicherheits- und Zugriffsmechanismen von ISO/IEC 7816-9 mit einbezogen, so dass die deutsche Girocard mit Chip momentan wohl die weltweit vollständigste Umsetzung dieser Norm ist. Auch Elemente aus der EMV-Spezifikation für Kredit-

[1] Der Begriff GeldKarte ist leider nur im jeweiligen Kontext eindeutig. „GeldKarte“ bezeichnet sowohl die elektronische Geldbörse als Anwendung auf einer Chipkarte als auch die Chipkarte selber.

karten sind aus Kompatibilitätsgründen mitbestimmend für die Spezifikationen der Girocard gewesen.

Bei den technischen Rahmenwerten, die in den Spezifikationen vorgegeben wurden, orientiert sich die Karte an vielen vorhandenen Standards. Die Größe entspricht selbstverständlich ID-1 und somit der heutigen Girocard. Außerdem ist sie als Hybridkarte mit Magnetstreifen und Chip ausgelegt, so dass ein Übergang von den heute üblichen Terminals mit Magnetstreifenleser zu den neueren Terminals mit Chipkartenkontaktiereinheit ohne Inkompatibilitäten möglich sein wird. Die Karte benutzt das Übertragungsprotokoll T=1 mit PPS und der bislang in der Praxis selten anzutreffenden Option extended length. Als Kryptoalgorithmus findet der Triple-DES und SHA-256/384/512 Verwendung. Sicherheitstechnisch ist interessant, dass sowohl die komplette Software als auch die Hardware der Chipkarte mit einem Sicherheitsgutachten anhand des ZKA-Kriterienkatalogs[1] überprüft werden muss.

Die Dateiverwaltung unterstützt DFs auf mehreren Ebenen, sowie die Selektion mit Short-FID, FID und AID. Es werden die üblichen Dateistrukturen „transparent", „linear fixed", „linear variable" und „cyclic" unterstützt, die auch implizit in den dazu passenden Kommandos selektiert werden können. Die Größe der beiden Record-orientierten Dateistrukturen ist maximal 254 Records zu je 255 Byte.

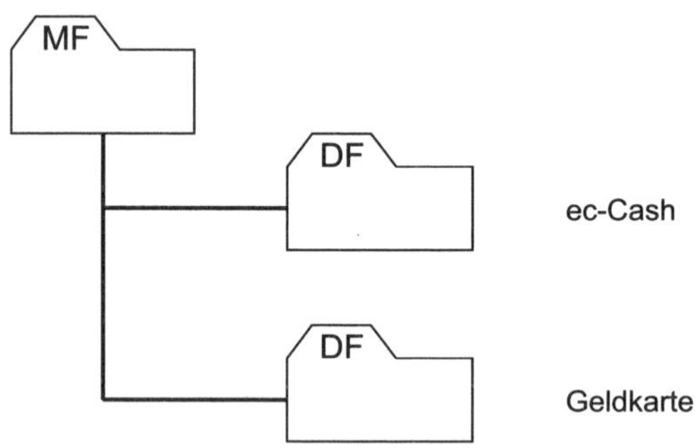

Bild 18.17 Der grundlegende Dateibaum in der deutschen Girocard mit Chip mit den beiden Anwendungen ec-Cash und GeldKarte.

Das Dateimanagement verwendet einen speziellen Mechanismus für die Zuordnung von EFs zu bestimmten Anwendungen. Durch diese Funktion, die durch zwei nicht genormte Kommandos realisiert ist, können EFs über die Grenzen von DFs hinweg einer Anwendung zugeordnet werden. Damit ist es möglich, innerhalb eines DFs mit der Short-FID ein EF zu selektieren, das sich in einem anderen DF befindet. Somit kann ein EF mehreren unterschiedlichen DFs zugeordnet werden. Dies entspricht im Prinzip dem Alias-Mechanismus in vielen PC-Betriebssystemen. Dabei wird bezweckt, mehreren Anwendungen Dateien mit allgemeinen Informationen ohne aufwändige Selektion über Anwendungsgrenzen hinweg zur Verfügung zu stellen. Die insofern unterschiedlichen Anwendungen zugeordneten EFs können mit Short-FID oder FID selektiert und nach Erreichen der dafür notwendigen Sicherheitszustände gelesen und geschrieben werden. Alle Dateien haben bestimmte Zugriffszustände, die Lesen und Schreiben von vorher erreichten Zuständen (z. B. PIN-Eingabe) abhängig machen. Auch ist es mit diesem objektorientierten System möglich, Zugriffe auf

[1] Siehe auch Abschnitt 15.5 „Evaluierung von Hardware und Software" auf Seite 713.

Dateien abhängig von der Sicherung der Datenübertragung zu machen. Das heißt, es gibt Dateiattribute, die einen Zugriff mit Secure Messaging erzwingen können.

Die vorhandenen Kommandos teilen sich in vier Klassen auf: Die Kommandos nach ISO/IEC 7816-4, die jedoch einen gegenüber der Norm reduzierten Funktionsumfang haben. Die ec-spezifischen Administrationskommandos werden für Verwaltungszwecke der Karte benutzt. Damit können neue Dateien angelegt, vorhandene gelöscht und neue Kommandos in die Chipkarte eingebracht werden. Die dritte Kommandoklasse – die Ergänzungskommandos – benutzt man, um die Funktionalitäten für ec-Cash und GeldKarte zu erreichen. Administrations- und Ergänzungskommandos sind rein ec-spezifisch und haben im Prinzip keine Beziehung zur internationalen Normung. Als vierte Klasse wurden auch Initialisierungs- und Personalisierungskommandos spezifiziert.

Wie aus der vorangehenden überblickshaften Beschreibung ersichtlich ist, verfügt die Girocard über einen verhältnismäßig großen Funktionsumfang. Dies führt zwangsläufig zu einem hohen Speicherbedarf. Derzeit benutzt man deshalb als Zielhardware zum Großteil Mikrocontroller mit 200 kByte ROM, 40 kByte EEPROM und 6 kByte RAM. Zusammengefasst bedeuten diese Speicheranforderungen, dass man verhältnismäßig große Chips verwenden muss, um den umfangreichen Programmkode sowie 1,8 kByte Anwendungsdaten für die elektronische Börse GeldKarte, 1,6 kByte Anwendungsdaten für ec-Cash, 2,5 kByte Daten für CPA und 20 kByte Daten für die digitale Signaturfunktion unterzubringen.

18.6.4 Zusatzanwendungen

Das Betriebssystem der Girocard umfasst Kommandos und Mechanismen, um ausführbaren Programmkode nachzuladen. Letzterer muss allerdings individuell für jedes im Einsatz befindliche Betriebssystem und jeden Typ von Mikrocontroller sein, da nur adressabhängiger Maschinenkode nachgeladen werden kann. Der aufgrund dieser Problematik notwendige logistische Aufwand beim Nachladen neuer Kommandos ist der Hauptgrund, warum dieser Mechanismus zur Zeit nicht eingesetzt wird.

Für eine Zusatzanwendung müssen jedoch nicht zwangsläufig Programme in die Chipkarte geladen werden. In den meisten Fällen genügt es bereits, über Dateien mit entsprechenden Zugriffsrechten zu verfügen. Die Spezifikation der Girocard enthält Kommandos zur Erzeugung von Dateien. Der administrative Aufwand, Zusatzanwendungen individuell für jede Chipkarte online über eine Evidenzzentrale durchzuführen, ist jedoch sehr hoch, was dazu geführt hat, dass dieser Mechanismus sehr selten genutzt wird.

Stattdessen legt man bereits bei der Personalisierung der Girocard alle Dateien an, in denen zu einem Zeitpunkt nach Ausgabe der Girocard neue Anwendungen Platz finden.

18.6.5 Resümee

Das deutsche Girocard-Kartensystem ist zur Zeit eines der umfangreichsten und komplexesten Zahlungsverkehrssysteme mit Chipkarten. Dies betrifft nicht nur die Zahlungsabläufe, sondern auch die dahinterstehende Logistik bei Halbleiterherstellung, Personalisierung und Ausgabe der Karten. Immerhin müssen alle vier Jahre etwa 30 Millionen Chipkarten in einem Zeitraum von weniger als drei Monaten den Kunden erreichen.

Die sicherheitstechnischen Untersuchungen für die Hardware der Mikrocontroller und die Software der Betriebssysteme und Anwendungen setzen ebenfalls Maßstäbe, da die Zulassungsvoraussetzungen streng sind und laufend an neue Gegebenheiten (z. B.: DFA, SPA/DPA u. ä.) angepasst werden. Interessant sind auch die technisch ausgetüftelten Kompatibilitätstests, die sicherstellen müssen, dass die Software der verschiedenen Masken auf unterschiedlichen Mikrocontrollern problemlos mit den ebenfalls mannigfaltigen Terminals zusammenarbeitet.

Der Einsatz von 68 Millionen Chipkarten beim deutschen ec-System hat Einfluss auf alle großen Zahlungsverkehrsprojekte mit Chipkarten. Die Erfahrungen, die man in Deutschland mit dieser Multiapplication-Chipkarte gemacht hat, werden sowohl bei künftigen Chipkarten-Betriebssystemen als auch bei der dazugehörigen Mikrocontroller-Hardware in vielen Punkten der Anstoß für eine erhebliche Weiterentwicklung sein.

Kapitel 19

Chipkarten in der Telekommunikation

Der Erfolg der Prozessorkarten ist eng verknüpft mit dem Erfolg der Mobilfunk-Technologie. Dies ist das Einsatzgebiet für Chipkarten mit den weltweit höchsten Stückzahlen und auch mit dem größten Funktionsumfang. Es gab bislang wohl nur sehr wenige Technologien, die sich mit so hoher Geschwindigkeit und auch mit so starker Durchdringung bei der gesamten Weltbevölkerung etablieren konnten, wie der Mobilfunkstandard GSM. Für die Chipkarten war diese rasante Entwicklung das perfekte Zugpferd, um sowohl die Technik als auch den Markt in großen Schritten voranzubringen.

19.1 Öffentliches Kartentelefon in Deutschland

Ab dem Sommer 1989 wurde in Deutschland von der Telekom mit der bundesweiten Einführung von öffentlichen Kartentelefonen begonnen. Dem gingen mehrere Feldversuche mit Systemen verschiedener Hersteller voraus. Diese begannen schon im Juni 1983 in vier verschiedenen Gebieten mit unterschiedlicher Struktur (Ballungsräume, Städte und ländliche Gebiete) in Deutschland. In diesen Versuchen wurden ebenfalls unterschiedliche Kartentypen, wie Magnetstreifenkarte, Karte mit Hologramm und verschiedene Kartenmaterialien (Papier, Kunststoff), getestet.

Das Ergebnis dieser ersten Feldversuche war, dass Speicherkarten aus Kunststoff der am besten geeignete Kartentyp für Kartentelefone sind. Ausschlaggebend dafür war die damit erreichbare Sicherheit und Aufwärtskompatibilität gegenüber anderen Kartentypen. Im Dezember 1986 und im Juli 1987 startete man dann groß angelegte Feldversuche mit einem auf Speicherkarten basierenden System in 16 Großstädten, welche erfolgreich im Mai 1989 abgeschlossen wurden.

Die in Deutschland von der Telekom installierten Kartentelefone konnten ursprünglich mit zwei verschiedenen Kartentypen betrieben werden. Die erste ist die in sehr großen Stückzahlen produzierte und vertriebene Guthabenkarte. Sie ist, kaufmännisch gesehen, eine vom Kunden vorbezahlte elektronische Geldbörse. Technisch gesehen ist sie eine Speicherkarte mit einem irreversiblen Zähler, einem Sicherheitsmerkmal und synchroner Datenübertragung. Die andere, mittlerweile nicht mehr angebotene Variante der Telefonkarte sind Buchungskarten. Ihrer Natur nach sind sie Kreditkarten, da der Benutzer seine Einheiten erst nach Inanspruchnahme der Leistung (d. h. nach dem Telefonieren) durch monatliche Abbuchung von seinem Konto bezahlen muss. Technisch realisiert werden die Buchungskarten durch Chipkarten mit Mikrocontroller. Die Datenübertragung zum Kartentelefon fand dabei mit dem blockorientierten asynchronen Datenübertragungsprotokoll T=14 statt. Weil diese Karte nie eine Bedeutung erlangt hat, wird sie hier nicht weiter erwähnt.

Das Gesamtsystem der Kartentelefone ist dezentral mit mehreren aufeinander aufbauenden Ebenen von Computern angelegt. Die unteren Ebenen können im Falle eines Systemzusammenbruchs mehrere Tage völlig autark operieren, ohne dass es zu Einschränkungen im Telefonbetrieb kommt. Die beiden Teile des Systems der Telekom, mit denen der normale Benutzer üblicherweise Kontakt hat, also Telefonkarte und Kartentelefon, sind hier im Folgenden beschrieben.

Um die sehr harten Einsatzbedingungen möglichst lange zu erfüllen, hat das Kartentelefon ein sehr stabiles Metallgehäuse, in dem Aussparungen für die Bedien- und Anzeigeelemente, wie Tastatur und Display, vorhanden sind. Das Terminal ist von der restlichen Elektronikbaugruppe vollständig galvanisch getrennt und zusätzlich noch kurzschlussfest um möglichen Vandalismus und Zerstörungen abzuwehren.

Gesteuert wird das Kartentelefon von einem leistungsfähigen Mikrocontroller. Die Steuerungssoftware kann über Fernladung auf den neuesten Stand gebracht werden. Der Steuerrechner des Kartentelefons kann auch während eines Gesprächs mit einem DOV-Modem (*data over voice – DOV*) direkt Informationen mit den übergeordneten Systemebenen austauschen.

Die eingebauten Terminals können die Speicherkarte mit externen Programmierspannungen von 5 Volt bis 25,5 Volt in 255 Schritten versorgen. Da aber praktisch alle neuen Speicherkarten die Programmierspannung für das EEPROM intern aus der normalen Versorgungsspannung mit einem Spannungswandler erzeugen, ist dies technisch eigentlich nicht mehr notwendig. Der Grund dafür liegt in der geforderten Kompatibilität mit den älteren Generationen von Telefonkarten, deren enthaltene Einheiten nach wie vor gültig sind.

Würde eine Prozessorkarte verwendet, dann kann durch das Terminal eine Taktfrequenz zwischen 1,2 MHz und 9,8 MHz gewählt werden. Bei synchronen Karten ist es notwendig, den Takt in den Bereich von 20 kHz abzusenken, um eine funktionsfähige Kommunikation aufzubauen. Manche Terminals haben zum Schutz vor Dummy-Karten einen massiv aufgebauten Shutter. Dieser würde mit einem Schlagmesser gegebenenfalls alle aus dem Einsteckschlitz herausführenden Kabel abtrennen. Damit verhindert man das Abhorchen und die Manipulation während der Kommunikation zwischen Terminal und Karte.

Die für die Telefonkarte eingesetzten Chiptypen haben sowohl ein vom Halbleiterhersteller maskenprogrammierbares ROM als auch EEPROM-Speicher für kartenindividuelle Daten und den Guthabenzähler. Die Erzeugung der Programmierspannung für das EEPROM übernimmt eine auf dem Chip befindliche Ladungspumpe, so dass es nicht mehr notwendig ist, sie extern anzulegen. Somit genügt für die Versorgung des Chips das Anlegen der Betriebsspannung. Zum Schutz vor Betrug mit Nachahmungen hat der Chip ein Hardware-Sicherheitsmerkmal, dessen Funktion geheim ist. In Zukunft werden auch Speicherchips eingesetzt, die eine einseitige Authentisierung der Karte durch die äußere Welt ermöglichen.

Die neueren Telefonchips haben meist nur noch sechs Kontakte. Der Grund liegt darin, dass für die volle Funktionalität des Speicherchips nur fünf notwendig und somit auch alle weiteren Kontakte nicht belegt sind. Die Verwendung von acht Kontakten erhöht sogar noch die Fertigungskosten, da das Modul größer und somit teurer ist. Außerdem dauert das Fräsen der Aussparung für das größere Modul länger, was wiederum den Durchsatz in der Maschine senkt und die Stückkosten erhöht. Deshalb haben praktisch alle neuen Telefonkarten nur mehr sechs Kontaktflächen. Die sechs oder acht auf die Kontaktfläche herausgeführten Leitungen des Chips haben die folgende Belegung:

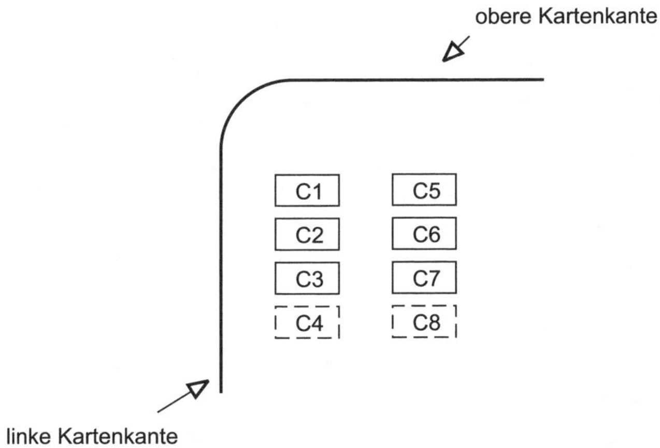

Bild 19.1 Die Belegung der Kontakte einer Telefonkarte. Die nicht aufgeführten Kontakte sind nicht belegt. C1: Betriebsspannung (5 V ± 5 %), C2: Steuereingang, C3: Takteingang (ca. 20 kHz), C5: Masse, C7: Datenübertragung.

Die Guthabenkarte der Telekom enthält im Speicher des Chips die folgenden Daten:

Seriennummer
Die Seriennummer der Telefonkarten ist 7-stellig. Telefonkarten können deshalb bei Verdacht auf Betrug einzeln gesperrt werden. Gespeichert ist die Seriennummer in einem Teil des EEPROMs, das gegen Überschreiben oder Löschen gesperrt ist.

Herstellungsdatum
Während der Produktion der Chips werden in einen EEPROM-Speicherbereich sowohl das Herstellungsjahr wie auch der Herstellungsmonat irreversibel geschrieben. Dieses Datum bezieht sich nur auf den implantierten Chip, nicht auf die Karte selber.

Hersteller
Nachdem der Chip in den Kartenkörper implantiert ist, schreibt der Kartenhersteller einen individuellen Kode in den Speicher der Karte. Dieser dient als Herstellermerkmal und kann ebenfalls nicht mehr geändert werden.

Anfangswert
In jeder Telefonkarte ist zusätzlich zum aktuellen Guthaben der Anfangswert der Karte gespeichert.

Restguthaben
Dies ist das einzige Datenelement in der Karte, das für die Funktionalität „vorbezahlte Telefonkarte“ funktionell notwendig ist. In einem fünfstufigen irreversiblen Oktalzähler im

EEPROM werden vom Kartentelefon die einzelnen Einheiten nacheinander abgebucht. Der Zähler besteht somit aus 5 Byte mit je 8 Bit, was einen Zählbereich von $8^5 = 32\,768$ ergibt. Während der Kartenfertigung setzt man den Zähler auf den gewünschten Wert herab, so dass die Karte den entsprechenden Zählerstand gemessen in Eurocent aufweist. Danach kann während der Benutzung der Zähler weiter gegen null dekrementiert werden. Hat der Zähler den Wert null erreicht, ist die Karte komplett abtelefoniert.

Transaktionsablauf

Steckt man nun eine Telefonkarte in ein Kartentelefon, schließt als Erstes der Shutter den Kartenschlitz, und die Kontakte des Terminals setzen sich parallel dazu auf die korrespondierenden Kontaktflächen der Karte. Danach fährt das Kartentelefon eine ISO-Anschaltsequenz[1] und aktiviert so die Karte. Anschließend setzt das Terminal den Adresszeiger in der Speicherkarte auf null und liest die ersten 16 Bit aus. Verläuft dies positiv, dann ist die Telefonkarte funktionsfähig. Diese 16 Bit werden vom Terminal als eine Art ATR interpretiert, in dem diverse Betriebsparameter für die Karte enthalten sind. Das Terminal prüft nun anhand dieser Parameter, ob die eingesteckte Karte zu den erlaubten Kartenarten gehört und somit überhaupt in allen seinen Funktionen korrekt angesteuert werden kann. Die ebenfalls ausgelesene Kartennummer wird parallel dazu über das DOV-Modem in die nächste übergeordnete Ebene gesendet, wo sie mit einer Sperrliste verglichen wird. Ist dort kein Eintrag vorhanden, darf die Karte benutzt werden, und das Kartentelefon erhält eine entsprechende Nachricht.

Nun wird der Adresszeiger auf den Bereich des Gebührenzählers gesetzt, der noch vorhandene Guthabenbetrag aus dem EEPROM-Speicher ausgelesen und auf dem Display angezeigt. Nach Wahl der Telefonnummer durch den Benutzer und einem erfolgreichen Verbindungsaufbau erhält das Kartentelefon laufend über das DOV-Modem die abzubuchenden Gebühreneinheiten. Das Kartentelefon dekrementiert daraufhin jeweils den Zähler in der Speicherkarte und liest ihn danach sofort wieder aus. Auf diese Weise kann es kontrollieren, ob der Betrag auch korrekt abgebucht wurde. Ist dies nicht der Fall, wird die Verbindung sofort unterbrochen. Errechnet das Kartentelefon, dass das Guthaben in der Speicherkarte innerhalb der nächsten 20 Sekunden zu Ende geht, ertönt ein Signalton, und die Karte kann ohne Gesprächsabbruch gewechselt werden.[2]

19.2 Telekommunikation

Telekommunikation bzw. der mittlerweile selten gebrauchte Begriff Nachrichtentechnik ist die Technik zum Austausch von Nachrichten über beliebige Entfernungen zwischen Menschen und/oder Maschinen. Sie entwickelte sich über Jahrhunderte ausgehend von Boten über optische Signaltechnik bis hin zur Kommunikation mittels drahtgebundener und drahtloser elektrischer Signale. Vorreiter waren meist Militär und Geschäftsleute, für die es überlebenswichtig war, möglichst schnell wichtige Nachrichten zu übermitteln. Den größten Entwicklungsschub hat die Telekommunikation jedoch erst in den letzten Jahren erfahren, als sie aufgrund verschiedener günstiger Rahmenbedingungen – wie Deregulierung des Mark-

[1] Siehe auch Abschnitt 4.6 „An-/Abschaltsequenz" auf Seite 75.

[2] Zum Entwertungszyklus einer Speicherkarte siehe auch Abschnitt 18.2 „Vorbezahlte Speicherkarten" auf Seite 820.

tes, preiswerte Herstellung von Endgeräten sowie allgemeinem wirtschaftlichem und technischem Aufschwung – ihren Weg zu einer echten Massenanwendung fand.

Nachdem bereits 1753 erste Vorschläge veröffentlicht wurden, mittels Elektrizität Nachrichten zu übertragen, nahm man 1794 die erste Telegrafenlinie zwischen Paris und Lille in Betrieb. In den folgenden Jahrzehnten kam es in vielen Ländern und dank der Leistung zahlreicher Persöhnlichkeiten zu Erfindungen auf dem Gebiet der elektrischen Nachrichtenübermittlung. Im Folgenden seien hier nur die wichtigsten und interessantesten aufgeführt: S. Soemmerring konstruierte 1809 den elektrochemischen Telegrafen, Carl Friedrich Gauß und Wilhelm Weber erfanden 1833 den Induktionstelegrafen, Samuel Morse baute 1835 den schreibenden Telegrafen und publizierte 1840 sein Telegrafen-Alphabet (bekannt als Morse-Alphabet).

All diese Erfindungen und oftmals trickreichen Konstruktionen waren aber nur in der Lage, elektrische Signalisierungskodes zu übertragen, nicht die menschliche Stimme. Dies wurde erst ab ca. 1860 möglich. Wie so oft bei großen Erfindungen kann man auch die Erfindung des Telefons keiner einzelnen Person zuordnen. Im Wesentlichen waren es jedoch der Lehrer an einer Gehörlosenschule, Johann Philip Reis, und der Taubstummenlehrer Alexander Graham Bell, die der Öffentlichkeit Geräte vorführten, mit denen Sprache auf elektrischem Wege übertragen werde konnte.[1] Beide hatten ursprünglich für ihre Erfindung die Anwendung als Schulungsmittel zum Sprechen für Taube im Sinne. Die große Stärke von Alexander Graham Bell war die aggressive Vermarktung seiner Erfindung, so dass er auch der bekanntere von beiden Telefon-Erfindern wurde.

Das erste Telefonortsnetz wurde im Jahr 1878 in New Haven, USA, aufgebaut. In Berlin ging 1881 das erste öffentliche Telefonortsnetz mit acht Teilnehmern in Betrieb, noch handvermittelt und selbstredend mit allen Eigenschaften der damaligen einfachen Elektrotechnik behaftet. Bereits 1908 wurde jedoch Deutschlands erstes automatisches Vermittlungsamt in Hildesheim mit Hebdrehwählern installiert. Ab dieser Zeit begann die weltweite Installation und Vernetzung der im Fachjargon PSTN (*public switched telephone network*) genannten öffentlichen vermittelten Telefonnetzwerke.

Nachdem es Guglielmo Marconi um 1896 gelang, die erste drahtlose Datenübertragung über einige Kilometer zustande zu bringen, dauerte es nur fünf Jahre, bis auch der Atlantik durch drahtlose Telegrafie überbrückt werden konnte. Die Erfindung von Verstärkerröhren begünstigte die technische Entwicklung von Sendern und Empfängern für Sprache, und so gelang bereits 1915 die Übertragung von Sprache über den Atlantik. Auf der Rundfunkausstellung in Berlin 1929 wurde dann das erste Bildtelefon, noch in der Größe von drei heute üblichen Telefonhäuschen, vorgestellt.[2]

In den folgenden Jahren beschleunigte sich die technische Entwicklung in der Telekommunikation und im Mobilfunksektor, so dass es verhältnismäßig früh zur Inbetriebnahme der ersten Mobiltelefonnetze kam.

[1] Einer nicht näher rekonstruierbaren Anekdote zufolge waren die 1863 von Johann Philip Reis ersten mit einem Telefon übertragenen Worte „Das Pferd frisst keinen Gurkensalat". Diesen etwas merkwürdigen Satz wählte er vermutlich deshalb, um sicherzustellen, dass die Übertragung der menschlichen Sprache auch wirklich funktionierte und die Person an der Gegenstelle die übertragenen Worte nicht raten konnte, was beispielsweise bei dem heute üblichen „Hello World" leicht möglich gewesen wäre.

[2] Einen guten und komprimierten Überblick über die Geschichte der historischen Techniken zur Nachrichtenübermittlung findet man beispielsweise in dem Buch *Nachrichtentechnik* von Oskar Blumtritt [Blumtritt 97].

Die ersten PLMNs (*public land mobile network*) entstanden um 1950, damals für eine kleine und vor allem zahlungskräftige Bevölkerungsschicht. So nahm beispielsweise das erste öffentliche Mobilfunknetz (A-Netz) in Deutschland im Jahr 1958 seinen Betrieb auf. Es war handvermittelt, arbeitete analog im 150 MHz-Bereich und hatte bei einer Flächenabdeckung von ca. 80 % des Bundesgebietes eine Kapazität von maximal 10 500 Teilnehmern. Dieses erste Mobilfunknetz in Deutschland besaß noch keinen zellularen Aufbau, sondern basierte auf wenigen verteilten leistungsstarken Sende- und Empfangsstationen, in deren Versorgungsgebiet man mobil telefonieren konnte. Im Übrigen musste bei einem Anruf an den jeweiligen Mobilfunkteilnehmer dessen Aufenthaltsort ungefähr bekannt sein, damit die richtige Funkzone von der Handvermittlung ausgewählt werden konnte. Das A-Netz war bis 1977 in Betrieb und wurde durch die ebenfalls analogen Nachfolgesysteme B-Netz und anschließend C-Netz abgelöst.

Mit Beginn der 80er-Jahre entstanden dann gleichzeitig in vielen Regionen der Welt zellular aufgebaute Mobiltelefonnetze, die jedoch untereinander inkompatibel waren und sowohl aufgrund der Anschaffungskosten der Endgeräte als auch der Gesprächsgebühren nur auf eine zahlungskräftige Klientel ausgerichtet waren. Diese Netze werden heute als Mobilfunknetze der ersten Generation (1G) bezeichnet. Sie waren bereits zellenbasiert, die Datenübertragung auf der Luftschnittstelle wurde jedoch analog durchgeführt. Durch personalisierte Mobiltelefone wurden die Teilnehmer identifiziert, d. h. ein Mobiltelefon war jeweils einem bestimmten Teilnehmer fest zugeordnet. Als eines der ersten 1G-Systeme unterstützte das deutsche C-Netz, auch als C-450 bezeichnet, den Einsatz von Karten. In den ersten C-Netz-Mobiltelefonen waren dies noch Magnetstreifenkarten, die jedoch sehr schnell durch Chipkarten ersetzt wurden. Damit war Endgerät und Teilnehmerschaft getrennt, was die damals noch übliche Personalisierung von Endgeräten überflüssig machte. Dies führte dazu, dass die im Verhältnis zur Chipkarte sehr teuren Endgeräte untereinander problemlos austauschbare Massenprodukte wurden. Aufgrund der dann einsetzenden starken Konkurrenz führte dies zu einem rasanten Preisverfall der Mobiltelefone, was wiederum im Interesse der Netzbetreiber hinsichtlich eines möglichst großen potenziellen Marktes liegt.

Die heterogenen Mobilfunksysteme der ersten Generation in Europa führten schließlich Anfang der achtziger Jahre zu dem Wunsch der europäischen Postbehörden, die vielen unterschiedlichen landesspezifischen Systeme zu vereinheitlichen. Die Absicht dahinter war, dass nur dann die Benutzung eines Mobiltelefons auch über Landesgrenzen hinweg technisch möglich wäre und vor allem der Preis für europaweit einheitliche Systemkomponenten und Endgeräte durch die erheblich größere Stückzahl stark sinken würde.

Dies führte nach einigen Jahren Spezifikationsarbeit schließlich zu dem weltweiten Mobilfunkstandard GSM (*Global System for Mobile Communications*).[1] Nachdem die ersten GSM-Systeme 1991 ihren Testbetrieb und 1992 ihren Wirkbetrieb aufgenommen und auch sehr schnell die ursprünglichen Grenzen von Europa überschritten hatten, existierten weiterhin parallel dazu in vielen Gegenden der Welt noch andere zu GSM inkompatible Mobilfunksysteme. Die ITU (*International Telecommunications Union*) [ITU] begann vorausschauend aus diesem Grund bereits im Jahr 1985 mit Arbeiten zur weltweiten Vereinheitlichung und Funktionalitätserweiterung aller bestehenden Mobilfunksysteme. Dieses Konzept hatte den Namen FPLMTS (*future public land mobile telecommunication service*). Es ließ sich aber

[1] Ein Überblick zur Entstehungsgeschichte von GSM findet sich in Abschnitt 19.4 „Das GSM-System" auf Seite 869.

in der ursprünglichen weltweit einheitlichen Lösung nicht realisieren, so dass es 1995 in das Konzept IMT-2000 (*international mobile telecommunication at 2 000 MHz*) überführt wurde. IMT-2000 lässt deutlich mehr Handlungsspielraum bei der Umsetzung und ist mittlerweile die Grundlage für das heutige UMTS und andere Mobilfunksysteme der dritten Generation.

Es ist weltweit üblich, die Technologie von Mobilfunknetzen mit einer Generationennummer zu systematisieren. Die Zählung der Generationen beginnt bei eins und umfasst ausschließlich zellular aufgebaute Netze. Frühe Vertreter von Mobilfunknetzen wie das deutsche A- oder B-Netz wären demnach Generation null, eine Bezeichnung, die aber unüblich ist. Als erste Generation (Abkürzung 1G) werden zellular aufgebaute Mobilfunknetze mit analoger Luftschnittstelle bezeichnet. Typische Vertreter für 1G-Netze sind AMPS und das deutsche C-Netz. Unter der zweiten Generation (2G) versteht man zellular aufgebaute Mobilfunknetze mit digitaler Datenübertragung auf der Luftschnittstelle. Die beiden verbreitetsten 2G-Systeme sind GSM und CDMA. Funktionale Erweiterungen von GSM wie GPRS (*general packet radio system*) und EDGE (*enhanced data rates for GSM and TDMA evolution*), die in Richtung der dritten Generation führen, werden üblicherweise als 2,5-G Systeme bezeichnet. Die dritte Generation (3G) umfasst ebenfalls zellular aufgebaute Mobilfunknetze mit digitaler Luftschnittstelle, wobei diese gegenüber 2G-Systemen über erhebliche Erweiterungen hinsichtlich mobiler Datenkommunikation und internetkonformen Diensten verfügen. Typische 3G-Systeme sind UMTS und CDMA 2000. Beide gehören wiederum zur Familie von IMT-2000.

Details mit Relevanz für Chipkarten bei der Entstehung von GSM und UMTS-Mobilfunksystemen finden sich in den Kapiteln über das GSM- bzw. das UMTS-System.

Mittlerweile sind bereits Bestrebungen für Konzepte von Mobilfunknetzen der vierten Generation (4G) im Gange. Zukünftige Telekommunikationssysteme werden mit Sicherheit eine deutlich höhere Bandbreiteneffizienz haben als heutige, da Frequenzspektren ein begrenztes Gut und auch in manchen Ländern bedingt durch die Methode der Versteigerungen auch ein sehr teures Gut sind. Im GSM-System wird für die Übertragungsbandbreite von 1 Bit/s etwa 5 Hz Frequenzbandbreite benötigt, woraus eine Frequenzeffizienz von 0,2 Bit/s pro Hz resultiert. Im UMTS-System ist dies bereits auf etwa 1 Bit/s pro Hz verbessert, und erste Systeme im Forschungsstadium arbeiten bereits mit bis zu 30 Bit/s pro Hz.

Es existieren viele weitere Ideen und Vorschläge für 4G-Systeme, die jedoch noch keinen beständigen technischen Stand bzw. eine einheitliche Entwicklungsrichtung erreicht haben. Die beiden Hauptrahmenbedingungen dafür sind aber in ihren Grundzügen bekannt: weltweite Interoperabilität der Endgeräte und bei Bedarf hohe Datenübertragungsraten. Interessanterweise sind dies zwei Wünsche, die bereits Mitte der achtziger Jahre bei den Konzepten für FPLMTS bzw. IMT-2000 als wichtige Anforderungen benannt wurden.

19.3 Überblick zu Mobilfunksystemen

Dieser Abschnitt gibt einen technischen Überblick zu aktuellen Mobilfunksystemen, soweit er zum Verständnis für den Einsatz von Chipkarten in diesem Bereich notwendig ist. Bei Jörg Eberspächer et al [Eberspächer 00], Bernhard Walke [Walke 00] und Raymond Steele et al [Steele 2001] finden sich wesentlich detailliertere Beschreibungen aller technischen Aspekte der aktuell im Einsatz befindlichen Mobilfunknetze.

Es wird hier durchgehend der Begriff Mobilfunksysteme anstelle von Mobiltelefonsystemen verwendet, da bei allen neueren diesbezüglichen Systemen die reine Sprachübertragung mittlerweile nur noch einer von vielen möglichen Diensten ist und die Übertragung von beliebigen Daten zunehmend in den Vordergrund rückt.

19.3.1 Vielfachzugriffsverfahren (multiple access)

Die bei Mobilfunksystemen zur Verfügung stehende Bandbreite, auch Frequenzspektrum genannt, ist typischerweise auf einige zehn Megahertz beschränkt. Damit diese begrenzte Bandbreite möglichst vielen Teilnehmern quasi gleichzeitig zur Verfügung gestellt werden kann, müssen so genannte Vielfachzugriffsverfahren eingesetzt werden. Deren Aufgabe ist es, durch geschickte Ausnutzung von Funkübertragungsverfahren und Informationstechnologie einer möglichst großen Anzahl von Mobiltelefonen in einer Zelle Zugriff in akzeptabler Qualität auf das Netzwerk zu gewähren.

Grundsätzlich gibt es vier unterschiedliche Vielfachzugriffsverfahren, die sich sowohl im Realisierungsaufwand als auch in der optimalen Nutzung der zur Verfügung stehenden Bandbreite unterscheiden. Die vier Verfahren sind Frequenzvielfachzugriff (FDMA), Zeitvielfachzugriff (TDMA), Kodevielfachzugriff (CDMA) und Raumvielfachzugriff (SDMA). Sie werden im Folgenden überblickshaft beschrieben.

19.3.1.1 Frequenzvielfachzugriff (FDMA – frequency division multiple access)

Beim Frequenzvielfachzugriffsverfahren erhält jeder Sender ein für ihn reserviertes Frequenzband aus dem gesamten zur Verfügung stehenden Frequenzbereich. In diesem Frequenzband darf der Sender kontinuierlich exklusiv senden. Damit arbeitet innerhalb einer Zelle jeder Sender auf einer unterschiedlichen Frequenz. Dies ist im Übrigen auch das gebräuchliche Verfahren bei herkömmlichen Funkgeräten, bei denen ein gemeinsam genutzter Kanal (d. h. Halbduplex-Verbindung) für die Kommunikation gebraucht wird. Für die beim Telefonieren übliche Vollduplex-Verbindung (d. h. gleichzeitiger Uplink zur Feststation und Downlink zum Mobiltelefon) sind natürlich in Konsequenz zwei Frequenzkanäle für eine Gesprächsverbindung notwendig. Dieses Verfahren eignet sich wegen des beschränkten technischen Aufwands verhältnismäßig gut für Mobilfunk mit analoger Datenübertragung.

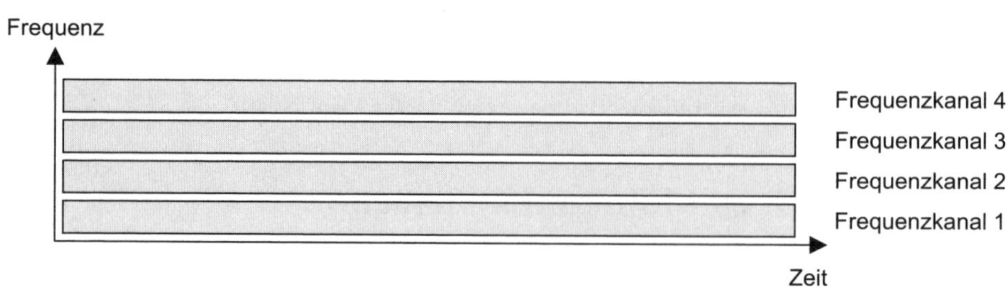

Bild 19.2 Zeit-Frequenz-Diagramm des Frequenzvielfachzugriffsverfahrens (FDMA). In diesem Beispiel entspricht jeder Frequenzkanal jeweils einem Übertragungskanal. Die Bereiche zwischen den Frequenzkanälen sind Schutzbänder zur Unterdrückung von Störungen zwischen einzelnen Frequenzbändern.

Der Frequenzvielfachzugriff wurde beispielsweise auf der Luftschnittstelle zwischen Feststation und Mobiltelefon im deutschen C-Netz eingesetzt. Dabei war sowohl für den Downlink als auch für den Uplink ein Frequenzband mit einer Bandbreite von 4,44 MHz reserviert, das in 222 Frequenzkanäle zu je 20 kHz aufgeteilt war.

19.3.1.2 Zeitvielfachzugriff (TDMA – time division multiple access)

Beim Zeitvielfachzugriff werden die Daten quasi parallel von mehreren Sendern zu einem Empfänger auf einer Frequenz übertragen. Dazu erhält jeder Sender einen bestimmten Zeitschlitz (*time slot*), in dem er exklusiv, aber diskontinuierlich senden darf. Im GSM-System beträgt beispielsweise der zur Verfügung stehende Zeitschlitz für einen Signalburst 577 μs (= 15/26 ms), wobei der in diesem Zeitrahmen zu sendende Signalburst eine Zeitdauer von 546 μs beansprucht. Die Differenz von 31 μs zwischen den beiden Werten wird als Schutzzeit zur Kompensation von kleineren zeitlichen Abweichungen verwendet. Die notwendige exakte Einhaltung des Zeitschlitzes erfordert eine sehr genaue und technisch aufwändige Synchronisation zwischen Sender und Empfänger. Zusätzlich sind beim Zeitvielfachzugriff die Signallaufzeiten zwischen Sender und Empfänger zu berücksichtigen. Beispielsweise beträgt der Laufzeitunterschied des Signals zwischen einem Mobiltelefon unmittelbar neben der Feststation und in 30 km Abstand ungefähr 100 μs. Diese Laufzeitunterschiede müssen in der Praxis durch verfrühtes Senden ausgeglichen werden, so dass die vom Mobiltelefon gesendeten Signale jeweils zeitgenau in dem für sie reservierten Zeitschlitz bei der Feststation eintreffen.

Diese durch zeitversetztes Senden auszugleichenden Laufzeitunterschiede sind im Übrigen auch der Grund für den maximalen Durchmesser einer Zelle im GSM-System. Die maximal vorgesehene Zeitspanne für den Ausgleich von Signallaufzeiten zwischen Basisstation und Mobiltelefon beträgt 116,3 μs. Dies ist die maximal mögliche Zeit zum verfrühten Senden, so dass das Signal anschließend noch pünktlich innerhalb des festgelegten Zeitschlitzes beim Empfänger eintrifft. Daraus resultiert ein maximaler Zellendurchmesser im GSM-System von etwa 70 km. Das verfrühte Senden bezeichnet man auch als *timing advance*.

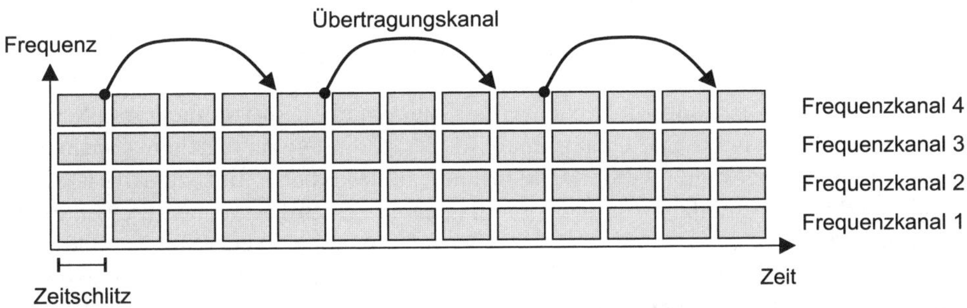

Bild 19.3 Zeit-Frequenz-Diagramm des Zeitvielfachzugriffsverfahrens (TDMA). In diesem Beispiel enthält ein Frequenzkanal jeweils vier Übertragungskanäle. Die grauen Rechtecke symbolisieren jeweils einen Signalburst. Die Bereiche zwischen den Frequenzkanälen bzw. Zeitschlitzen sind Schutzbänder bzw. Schutzzeiten zur Unterdrückung von Störungen zwischen einzelnen Signalbursts.

Um die Auswirkungen von frequenzselektiven Störungen zu reduzieren, kann man das Zeitvielfachzugriffsverfahren mit einem Frequenzsprungverfahren (*frequency hopping*) kombinieren. Dabei wechseln Sender und Empfänger nach jedem Zeitschlitz in einer festgelegten Reihenfolge den Frequenzkanal, so dass Störungen in bestimmten Frequenzbereichen mit hoher Wahrscheinlichkeit nur einen einzelnen Signalburst beeinflussen. Diese Störungen können dann mit fehlerkorrigierenden Übertragungskodes in vielen Fällen ausgeglichen werden.

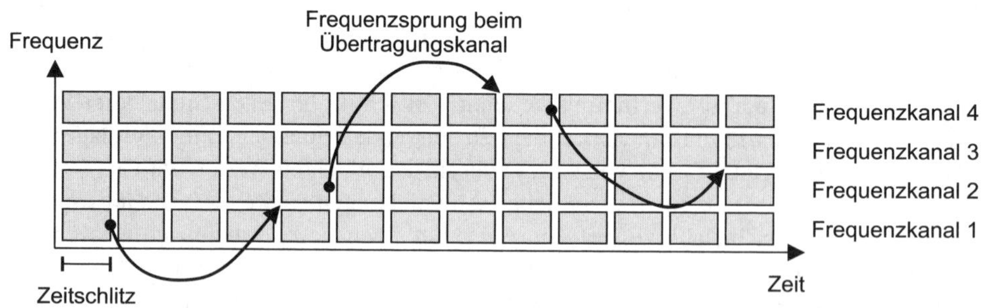

Bild 19.4 Zeit-Frequenz-Diagramm des Zeitvielfachzugriffsverfahrens (TDMA) mit Frequenzsprung. In diesem Beispiel enthält ein Frequenzkanal jeweils vier Übertragungskanäle. Die grauen Rechtecke symbolisieren jeweils einen Signalburst. Die Bereiche zwischen den Frequenzkanälen bzw. Zeitschlitzen sind Schutzbänder bzw. Schutzzeiten zur Unterdrückung von Störungen zwischen einzelnen Signalbursts.

Der Zeitvielfachzugriff wird in Kombination mit dem Frequenzvielfachzugriff beispielsweise im GSM-System auf der Luftschnittstelle zwischen Feststation und Mobiltelefon verwendet. Dabei wird das zur Verfügung stehende Frequenzband von 25 MHz in 124 einzelne Kanäle mit je 200 kHz Bandbreite aufgeteilt. Jeder dieser Frequenzkanäle enthält wiederum 8 Gesprächskanäle. Damit können acht Mobiltelefone gleichzeitig auf einem Frequenzkanal senden. Jedem Mobiltelefon steht dabei der Frequenzkanal alle 4,615 ms für die Zeitdauer von 0,577 ms zur Verfügung.

19.3.1.3 Kodevielfachzugriff (CDMA – code division multiple access)

Der Kodevielfachzugriff ist ein Vielfachzugriffsverfahren, bei dem von mehreren Sendern gleichzeitig Daten zu einem Empfänger innerhalb des gesamten zur Verfügung stehenden Frequenzspektrums übertragen werden. Die Grundlage des Kodevielfachzugriffs ist dabei die Bandspreiztechnik. Bei dieser wird das schmalbandige Ursprungssignal durch eine senderspezifische Abbildungsvorschrift auf ein breitbandiges Funksignal gespreizt und dann breitbandig gesendet. Dieses breitbandige Signal wird vom Empfänger empfangen und kann dann wieder aufgrund der bekannten senderseitigen Abbildungsvorschrift in das schmalbandige Ursprungssignal transformiert werden. In der Ausprägung WCDMA (*wideband code division multiple access*) findet Uplink und Downlink in zwei voneinander unterschiedlichen Frequenzbereichen statt, weshalb man diese CDMA-Variante oft auch als FD/CDMA (*frequency division/code division multiple access*) bezeichnet. Bei der Ausprägung TD/CDMA (*time division/code division multiple access*) wird die Trennung zwischen Uplink und Downlink durch die Benutzung unterschiedlicher Zeitschlitze realisiert.

Das Kodevielfachzugriffsverfahren hat den Vorteil, dass es sehr unempfindlich gegenüber frequenzselektiven Störungen ist. Es gewährleistet auch einen schwachen Schutz vor unberechtigtem Abhören, falls die jeweilige senderindividuelle Abbildungsvorschrift dem Angreifer nicht bekannt ist.

Das Kodevielfachzugriffsverfahren CDMA wird im UMTS-System in der Ausprägung WCDMA eingesetzt. Dort wird jeweils eine Bandbreite von 5 MHz für Uplink/Downlink benutzt.

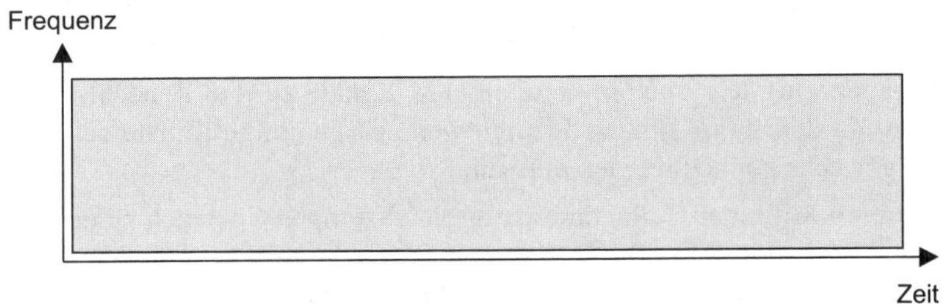

Bild 19.5 Zeit-Frequenz-Diagramm des Kodevielfachzugriffsverfahrens (CDMA). Innerhalb des grauen Rechtecks des zur Verfügung stehenden Frequenzspektrums senden gleichzeitig mehrere Sender mit einem senderindividuell gespreizten Signal, das vom Empfänger wieder in das Ursprungssignal zurückgewandelt werden kann.

19.3.1.4 Raumvielfachzugriff (SDMA – space division multiple access)

Der Raumvielfachzugriff ist ein Vielfachzugriffsverfahren zur parallelen Datenübertragung von mehreren Sendern zu einem Empfänger auf einer Frequenz. Dazu verwenden die Sender richtungsselektive (adaptive) Antennen, die auf den jeweiligen Empfänger ausgerichtet sind. Der dafür notwendige technische Aufwand ist relativ groß und wird derzeit im Mobilfunkbereich bei den Feststationen nur verhalten eingesetzt. Die richtungsselektiven Antennen sind üblicherweise Antennen-Arrays, die eine so genannte elektronische Strahlschwenkung durchführen können. Deswegen ist es nicht notwendig, Antennen physisch auf Empfänger auszurichten. Der Raumvielfachzugriff kann grundsätzlich mit den anderen Vielfachzugriffsverfahren kombiniert werden, wird aber zur Zeit im Mobilfunkbereich aufgrund des ungünstigen Kosten-Nutzen-Verhältnisses selten verwendet.

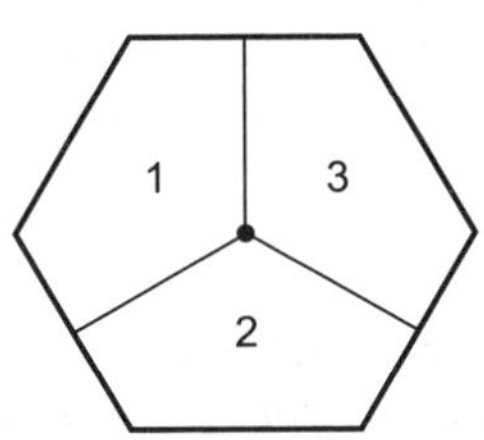

Bild 19.6 Schematische Darstellung des Raumvielfachzugriffsverfahrens (SDMA) anhand einer einzelnen Funkzelle. In der Mitte befindet sich die Basisstation mit drei um 120 Grad versetzten angeordneten Antennen, die jeweils überschneidend ein Drittel der gesamten Zelle funktechnisch abdecken.

19.3.2 Zellulartechnik

Das für ein Mobilfunksystem zur Verfügung stehende Frequenzband muss für eine sehr große Anzahl von Mobiltelefonen ausreichen. Es ist also nicht damit getan, eines oder mehrere Vielfachzugriffsverfahren einzusetzen, um damit ein größeres Gebiet mit vielen potenziellen Gesprächsteilnehmern versorgen zu wollen.

Am Beispiel des GSM-Systems sei dies nochmals kurz anhand einiger Eckdaten verdeutlicht: Aufgrund der für GSM zur Verfügung stehenden Bandbreite und des verwendeten Vielfachzugriffsverfahrens kann man berechnen, dass in der Theorie ungefähr maximal 1 000 Teilnehmer gleichzeitig telefonieren könnten (124 Kanäle zu je 8 Zeitschlitzen = 992 Gesprächskanäle). In der Praxis sind es deutlich weniger, da einige Kanäle beispielsweise für Signalisierungzwecke genutzt werden müssen.

Um nun mehreren Millionen Teilnehmern ein gleichzeitiges Gespräch zu ermöglichen, organisiert man das gesamte Mobilfunksystem eines Netzbetreibers in Zellen und weist jeder dieser Zellen eine bestimmte Anzahl von Frequenzkanälen zu. Dieses Verfahren, das um 1970 entwickelt wurde, bezeichnet man als Zellulartechnik. Die jeweils benachbarten Zellen erhalten mehrere unterschiedliche Frequenzkanäle aus dem zur Verfügung stehenden Frequenzspektrum, so dass es zu keiner Störung aufgrund in Nachbarzellen gleichzeitig benutzter identischer Frequenzkanäle kommt. Durch eine oder mehrere Nachbarzellen räumlich getrennte Zellen können dann ohne Störungsproblematik wieder die gleichen Frequenzen nutzen. Diese Frequenzwiederverwendung (*frequency reuse*) ist einer der grundlegenden Eckpfeiler der Zellulartechnik. Ein nützlicher Nebeneffekt der Zellulartechnik ist aber auch, dass sich die notwendige Sendeleistung eines Mobiltelefons mit kleiner werdenden Zellen reduziert, was sowohl Stromverbrauch als auch Elektrosmog des Mobiltelefons senkt.

Mehrere Zellen mit unterschiedlich zugewiesenen Frequenzkanälen lassen sich als so genannte Cluster zusammenfassen. Üblich sind Cluster mit 3, 4, 7, 12 und 21 Zellen. Bei der Netzwerkplanung wird dann der gesamte durch das Netzwerk abzudeckende Bereich mit diesen Clustern überzogen. Dabei werden einzelne Zellen vereinfacht als Hexagone und nicht als Kreise dargestellt, so dass ein Netzwerkplan einem Bienenwabenmuster gleicht.

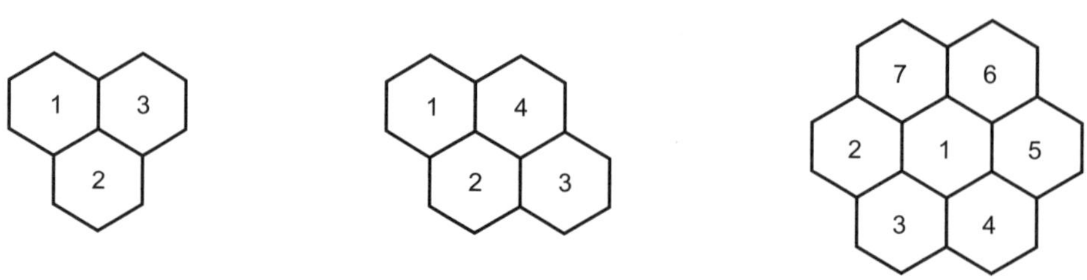

Bild 19.7 Grafische Darstellung von typischen Clustern mit der Zellenanzahl 3, 4 und 7. Die durchnummerierten Zellen besitzen jeweils eine bestimmte Anzahl von jeweils unterschiedlichen Frequenzkanälen.

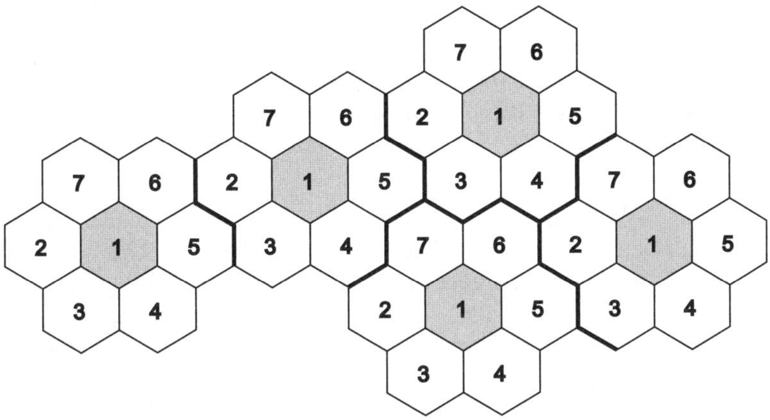

Bild 19.8 Grafische Darstellung der vollständig funktechnischen Abdeckung einer Region mit Zellen unter Verwendung von 7 Zellen pro Cluster. Es ist deutlich erkennbar, dass zwischen allen Zellen mit gleichen Frequenzkanälen mindestens zwei weitere Zellen mit anderen Frequenzkanälen liegen.

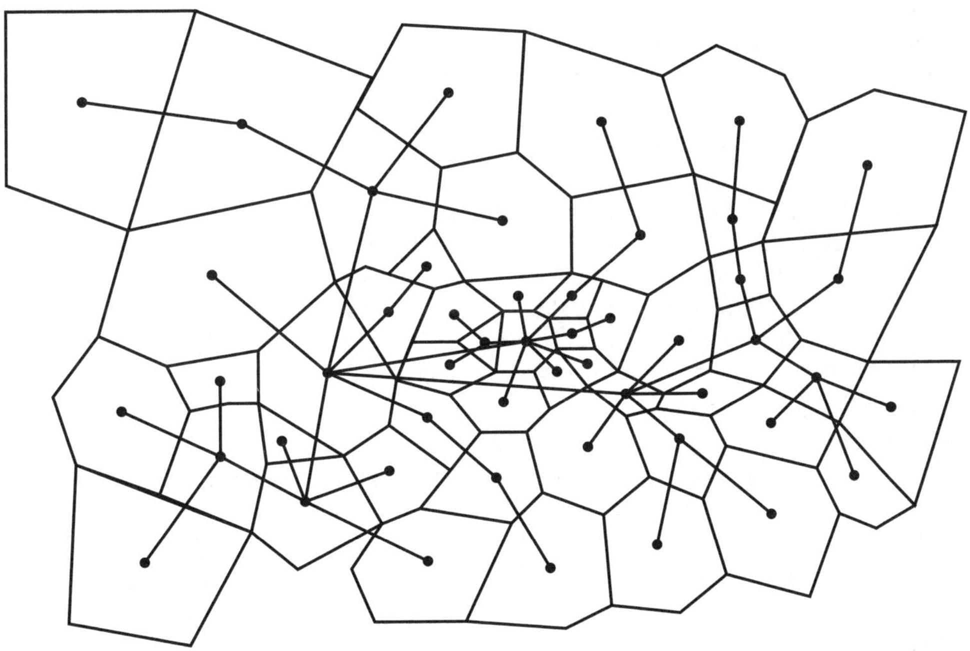

Bild 19.9 Beispiel für einen Ausschnitt aus einem Zellenplan für ein reales Netz. Mit den unterschiedlichen Zellengrößen wird sichergestellt, dass auch bei unterschiedlich hoher Netzlast (verursacht in der Regel durch hohe Teilnehmerdichten) eine akzeptable Netzabdeckung erreicht wird. In diesem Zellenplan befindet sich beispielsweise im Mittelpunkt ein Verkehrsknotenpunkt mit einer hohen Dichte an Mobiltelefonen.

19.3.3 Zelltypen

Entscheidend für eine kostengünstige Netzinfrastruktur bei bestmöglicher Netzabdeckung sind die verwendeten Zelltypen. Die folgenden Angaben für Zellgrößen sind ungefähre Näherungswerte und sollen vor allem die grundlegende Anwendung der verschiedenen Zelltypen verdeutlichen.

Für die weiträumige Abdeckung von Gebieten mit geringer auftretender Netzlast bei wenig abschirmendem Gelände werden Großzellen mit typischen Durchmessern von 10 km bis 40 km verwendet. Typischerweise findet man sie im ländlichen Bereich mit niedriger Bevölkerungsdichte und flachem Gelände. Makrozellen mit einem typischen Durchmesser von 1 km bis 10 km sind die nächstkleinere Größe. Ihr Einsatz ist beispielsweise im Zentrum kleinerer Siedlungen und in vielen Vorstädten von Ballungsgebieten.

Mikrozellen mit einem Durchmesser von 0,1 km bis 1 km finden sich oftmals an Verkehrsknotenpunkten oder innerstädtischen Gebieten mit hohem Gesprächsaufkommen. Der kleinste Zellentyp wird Pikozelle genannt und hat einen Durchmesser von 50 m bis 100 m. Er wird oft innerhalb von Gebäuden, beispielsweise in Lokalen, eingesetzt.

Eine Sonderform der Zelltypen ist die Schirmzelle, eine Zelle, in der ein oder mehrere weitere Zellen mit geringerer Größe enthalten sind. Die Schirmzelle versorgt die Bereiche, die von den in ihr enthaltenen kleineren Zellen nicht abgedeckt werden können. Dieser Sondertyp einer Zelle kommt beispielsweise bei lokal eng begrenzten hohen Gesprächsaufkommen in einer Gegend mit ansonsten wenig Netzlast zum Einsatz. Die Schirmzelle und die von ihr überdeckten kleineren Zellen müssen selbstverständlich unterschiedliche Frequenzkanäle benutzen.

Als Exempel für die Anwendung einer Schirmzelle sei eine einzelne Skihütte mit Getränke- und Essensverkauf in den Alpen innerhalb eines weiträumigen Skigebietes aufgeführt. Die Skihütte würde man netztechnisch mit einer Pikozelle versorgen und das restliche darumliegende Skigebiet mit einer Schirmzelle. Bei manchen Skigebieten wäre es allerdings günstig, an den Talstationen jeweils zumindest eine zusätzliche Pikozelle zu installieren, damit man sich die Wartezeit am Lift mit Telefonieren vertreiben kann.

Eine weitere Zellsonderform ist die Selektivzelle, die keine symmetrische Kreisfläche von 360° abdeckt, sondern nur einen Ausschnitt eines Kreises. Dieser Zelltyp wird beispielsweise vor Unterführungen montiert und kann durch die dem Lichtstrahl eines Scheinwerfers ähnliche Zellenform sehr gut von außen die Unterführung mobilfunktechnisch erschließen. Innerhalb von Tunnels sind Selektivzellen ebenfalls das probate Mittel der Wahl.

Um ein Land in der Größe von Deutschland (alle 16 Bundesländer) mit ca. 360 000 km^2 Fläche für etwa 5 Millionen Teilnehmer vollständig zu versorgen, benötigt man ca. 3 000 Basisstationen. Bei einer Teilnehmerzahl von 20 Millionen steigt die Anzahl der Basisstationen auf etwa 12 000 bei nahezu hundertprozentiger Netzabdeckung. Bei einem Netz dieser Größenordnung kommen etwa 60 Mobilvermittlungsstellen (MSC) zum Einsatz. Mitte 2001 hatten die vier deutschen GSM-Netze zusammen ca. 52 000 Basisstationen mit 164 000 Zellen.

19.3.4 Trägerdienste (bearer services)

Aufgabe der Trägerdienste bei einem Mobilfunksystem ist es, Sprache und Daten zwischen Endgerät und Hintergrundsystem zu übertragen. Zur akustischen Übertragung von Sprache in der heute üblichen Telefonqualität wird eine minimale Frequenzbandbreite von 3 100 Hz benötigt, welche auch als Fernsprechbandbreite bezeichnet wird. Diese Bandbreite ergibt sich daraus, dass die menschliche Sprache vornehmlich den Frequenzbereich von 300 Hz bis 3 400 Hz nutzt. Im GSM-System wird aus diesem kontinuierlichem Signal ein komprimierter und diskontinuierlicher Datenstrom erzeugt, der im *full-rate* Modus eine Datenübertragungsrate von 13 kBit/s beansprucht. Diese Übertragungsrate ist ausreichend für eine Halbduplex-Telefonverbindung in üblicher Fernsprechqualität, d. h. für einen Uplink oder einen Downlink. Sollen beide Gesprächsteilnehmer, wie gewohnt, gleichzeitig sprechen können, so benötigt man die im Telefonbereich übliche Vollduplex-Verbindung, was in der Konsequenz zu einer notwendigen Nettogesamtübertragungsrate in beiden Richtungen von 26 kBit/s führt. In der Praxis ist die notwendige Übertragungsrate durch Steuerungs- und aufwändige Fehlerkorrekturkodes erheblich größer. Im GSM-System beträgt deshalb die notwendige Bruttoübertragungsrate für Uplink und Downlink ca. 34 kBit/s.

Trägerdienste für Datenübermittlung ermöglichen im Idealfall einen hinsichtlich der beiden übertragenen Instanzen transparenten Datenaustausch, so dass die Kommunikationsprotokolle der dazwischen liegenden Stationen seitens der Endteilnehmer nicht berücksichtigt werden müssen. Im GSM-System werden als Trägerdienste SMS, USSD, CSD, HSCSD und GPRS verwendet. Die Verfügbarkeit dieser Dienste hängt sowohl von der technischen Ausstattung des jeweiligen Endgeräts als auch vom eingebuchten GSM-Netzwerk ab.

19.4 Das GSM-System

Die Chipkarte im GSM-Mobiltelefon – die SIM (*subscriber identity module*) – war und ist der Vorreiter hinsichtlich Funktionalität und Speichergrößen. Ein die Chipkarten-Technologie bestimmender Faktor ist die hohe Evolutionsrate des gesamten Telekommunikationsbereiches. Diese technologische und normative Vorreiterrolle, welche die SIM gegenüber allen anderen Chipkarten-Anwendungen derzeitig inne hat, ist der Grund, weshalb dieses Thema hier ausführlich dargestellt ist.

Das GSM-System wurde seit dem kommerziellen Start im Jahr 1992 innerhalb weniger Jahre der weltweite Standard für Mobilfunk. Dazu gehört sowohl die Übertragung von Gesprächen als auch von Daten. Anfang des Jahres 2008 waren insgesamt 500 Mobiltelefonnetze mit über 3 Milliarden Teilnehmern nach der GSM-Norm in Betrieb. Pro Monat wurden mehr als 20 Milliarden Kurznachrichten übertragen.[1]

Die Spezifikation des GSM-Systems startete 1982 im Rahmen von CEPT (*Conférence Européenne des Postes et Télécommunications*). Die Aufgabe war die Erstellung einer Spezifikation für ein länder- und betreiberübergreifendes Mobiltelefonnetz. Im Laufe der Zeit kristallisierte sich dann heraus, dass ein länder- und betreiberübergreifendes digitales, zelluläres, im 900 MHz-Band arbeitendes und ISDN-kompatibles Mobilfunknetz zu spezifizieren war.

[1] Einen guten Überblick zu den jeweils aktuellen statistischen Zahlen und zu allen Netzbetreibern findet sich bei GSM World [GSM].

Dazu wurde eine „Groupe Spécial Mobile" gegründet, und somit war auch die ursprüngliche Abkürzung GSM geboren. 1986 wurde dann für die Koordination der Spezifikationserstellung ein so genannter „GSM Permanent Nucleus" mit Sitz in Paris ins Leben gerufen, der später auch für die verschiedensten Tests von Systemkomponenten verantwortlich war. Aus technischer Sicht interessant ist, dass damals für GSM einige Technologien ausgewählt wurden, die völlig neu und in der Praxis unerprobt waren. So war die Luftschnittstelle mit Zeitvielfachzugriff in Kombination mit Frequenzvielfachzugriff und digitaler Datenübertragung für großräumige Mobilfunkanwendungen völliges Neuland. Diese Entscheidungen führten vor allem in der Systemaufbauphase zu vielen technischen Problemen, aus heutiger Sicht stellt sich dies jedoch als Glücksgriff heraus, da mit GSM ein zukunftsfähiges System ohne technischen Ballast aus den Anfangszeiten des Mobilfunks geschaffen wurde.

Die gemeinsame vertragsrechtliche Grundlage aller GSM-Netzbetreiber ist das so genannte Memorandum of Understanding (MoU), das erstmals 1987 von 15 europäischen Netzbetreibern unterzeichnet wurde. Die GSM Association ist ein weltweit agierendes Gremium mit Sitz in Dublin und London zur Abstimmung von Mobilfunksystemen. Sie wurde 1987 in Kopenhagen gegründet und ist verantwortlich für die Entwicklung und den Einsatz der GSM-Normen. Die GSM Association repräsentiert über 500 Netzwerkbetreiber, Hersteller und Zulieferer der GSM-Industrie. 1989 wurden die unter Leitung des GSM Permanent Nucleus entstandenen Spezifikationen und die dazugehörigen Arbeitsgruppen in das damals neu gegründete ETSI (*European Telecommunications Standards Institute*) eingegliedert und werden seitdem dort weitergeführt. Im Jahr 1990 waren alle Spezifikationen von GSM Phase 1 in akzeptabler Form fertiggestellt und wurden eingefroren.

Mit der Spezifikation der Chipkarte für GSM, das SIM (*subscriber identity module*), wurde im Januar 1988 in der Expertengruppe SIMEG (*subscriber identity module expert group*) begonnen. Sie setzte sich aus Vertretern von Karten-, Mobiltelefonherstellern und Netzbetreibern zusammen. Die SIMEG erstellte im Rahmen von ETSI die Spezifikation für die Schnittstelle zwischen Chipkarte und Mobiltelefon, die mittlerweile den Namen TS 51.011 trägt. Unter Beibehaltung der Aufgaben und Kompetenzen wurde 1994 aus der SIMEG die SMG9 (*special mobile group 9*) gegründet, welche bis 2000 das Mandat der Weiterentwicklung und Pflege aller SIM-Spezifikationen innehatte. Die SMG9 wurde im Jahr 2000 aufgelöst und ihre Aufgaben auf zwei neu gegründete Expertengruppen verteilt. Alle generischen Themen im Bereich von Chipkarten für die Telekommunikation werden von der ETSI-Expertengruppe EP SCP (*ETSI project smart card platform*) bearbeitet. Für die applikationsspezifische Schnittstelle Mobiltelefon zu SIM bzw. USIM ist die ETSI Expertengruppe SCP verantwortlich.[1]

Erstmalig wurde im Jahr 1991 auf der ITU Telekommunikationsmesse in Genf ein in Betrieb befindliches GSM-Netzwerk gezeigt, bei dem auf der Messe ca. 11 000 Verbindungen ohne größere Probleme geschaltet wurden. 1992 wurden dann in mehreren europäischen Ländern (Dänemark, Finnland, Frankreich Deutschland, Italien, Portugal und Schweden) die ersten GSM-Systeme in den Echtbetrieb überführt. Damals waren es etwa 250 000 Teilnehmer. Im selben Jahr wurde auch das erste Roaming-Abkommen zwischen zwei Netzbetreibern unterzeichnet, und der erste Nicht-Europäische Netzbetreiber unterzeichnete das MoU, d. h.

[1] Ein ausführlicher Überblick über die interessante Geschichte der Expertengruppen zur Normung von SIM, USIM und UICC findet sich bei Klaus Vedder „The Subscriber Identity Module Past – Present – Future" in [Hillebrand 2002].

entschied sich offiziell für das GSM-System. Bereits ein Jahr später, Ende 1993, wurde der einmillionste Teilnehmer gezählt. In diesem Jahr startete das erste GSM-1800-Netzwerk in Großbritannien, und das erste Roaming-Abkommen kam zustande. 1995 nahm dann das erste GSM-1 900-Netzwerk seinen Betrieb in den USA auf, und Ende Juli 1998 wurde der 100millionste GSM-Teilnehmer gezählt. Bereits im ersten Quartal 2004 wurde der einmilliardste Teilnehmer gezählt. Ende 2008 gab es weltweit 2,5 Milliarden Teilnehmer, und man rechnet mit 4 Milliarden Teilnehmern im ersten Quartal 2010. Bis Ende 2007 wurden 10 Milliarden SIMs ins Feld gebracht, was recht eindrucksvoll die Größe dieser Chipkarten-Anwendung zeigt.

Die GSM-Spezifikationen wurden in den Jahren 1991 bis 1992 erweitert und decken mit GSM 1800 (früher DCS – *digital cellular system*) auch den 1 800 MHz Frequenzbereich (uplink: 1 710 MHz – 1 785 MHz, downlink: 1 805 MHz – 1 880 MHz, Wellenlänge ca. 16,6 cm) und mit GSM 1900 (früher PCS – *personal communication system*) den 1 900 MHz Frequenzbereich (uplink: 1 850 MHz – 1 910 MHz, downlink: 1 930 MHz – 1 990 MHz, Wellenlänge ca. 15,8 cm) ab. GSM im ursprünglichen 900 MHz Frequenzband (uplink: 880 MHz – 915 MHz, downlink: 925 MHz – 960 MHz, Wellenlänge ca. 33,3 cm) wird seitdem als GSM 900 bezeichnet. Aufgrund der höheren Frequenz und einer geringeren Sendeleistung beträgt der Durchmesser einer Zelle bei diesen höherfrequenten Systemen nur maximal 20 km. Das Einsatzgebiet fokussiert sich aus diesem Grund vor allem auf Gebiete mit hoher und weniger auf Gegenden mit geringer Teilnehmerdichte. Der hauptsächliche Unterschied zwischen dem ursprünglichen GSM im 900 MHz-Frequenzband und GSM 1800 bzw. GSM 1900 sind die Sende- und Empfangsteile beiderseits der Luftschnittstelle (*air interface*).

Der designierte Nachfolger von GSM ist UMTS[1], das in seiner Grundarchitektur wiederum auf GSM aufbaut, also keine grundsätzlich neue Mobilfunktechnologie wie seinerzeit GSM darstellt.

19.4.1 Die Spezifikationen

Um das GSM-System technisch vollständig zu beschreiben, bedarf es einer Vielzahl von aufeinander abgestimmten und voneinander abhängigen Spezifikationen. In der Summe sind es ungefähr 130 Einzelspezifikationen mit einem Gesamtumfang von über 6 000 Seiten.

Gerade im Zusammenhang mit dem GSM-System werden oft die beiden Termini Spezifikation und Norm durcheinandergewürfelt. Im Falle GSM treffen jedoch tatsächlich beide Bezeichnungen zu. Da der Herausgeber das Normungsinstitut ETSI ist, haben die Papiere formal den Status einer Norm. Gleichzeitig sind sie in ihrer technischen Beschreibung aber so strikt, dass alle auf ihr basierenden Implementierungen zueinander kompatibel sind. Dies ist jedoch eine typische Eigenschaft einer Spezifikation. Im Folgenden wird in der Regel der in diesem Fall eindeutigere Begriff „Spezifikation" gebraucht.

Die Weiterentwicklung des GSM-Systems wird durch aufeinander aufbauende Phasen beschrieben. In Phase 1 wurden von 1992 an neben anderen die Basisdienste Sprachübertragung, Rufweiterleitung, Roaming und Kurznachrichtendienste (SMS) realisiert. In Phase 2 kamen ab 1996 zu den Diensten der Phase 1 unter anderem die Dienste Konferenzschaltung, Gesprächsweitergabe, Rufnummernübermittlung und GSM im 1 800 MHz Frequenz-

[1] Siehe auch Abschnitt 19.5 „Das UMTS-System" auf Seite 920.

band hinzu. Anschließend wurden diese Dienste in Phase 2+ u.a. mit der Funktionalität des SIM Application Toolkit, HSCSD (*high speed circuit switched data*) und GPRS (*general packet radio system*) ergänzt.

Die GSM-Spezifikationen führen wie bei Spezifikationen üblich ein eigenes Fachvokabular ein. Dieses ist in diversen Abkürzungsverzeichnissen und Glossars technisch genau definiert und hat auch nur im Bereich von GSM ihre Gültigkeit. Auf Grund dieses Fachvokabulars ist der Einstieg für den Neuling am Anfang in aller Regel etwas mühselig, da er beim Studium der Spezifikationen in den entsprechenden Abschnitten laufend die Erklärung der Abkürzungen nachschlagen muss.

Die Grundlage für das GSM-Sicherheitsmodul im Endgerät hat die Bezeichnung TS 42.017 (*SIM Functional Characteristics*) und beinhaltet eine verhältnismäßig abstrakte Beschreibung der funktionalen Anforderungen an eine SIM. Auf dieser Spezifikation baut das wichtigste chipkartenspezifische Papier im GSM-System, die TS 51.011 (Specification of the Subscriber Identity Module – Mobile Equipment (SIM – ME) interface), auf. In ihr ist auf über 170 Seiten die Schnittstelle zur SIM exakt und eindeutig spezifiziert. Es handelt sich dabei um eine reine Schnittstellenspezifikation, die keine Vorgaben hinsichtlich der eigentlichen Implementierung macht.

Neben diesen vor allem die Basisfunktionalität der SIM erläuternden Spezifikationen existiert noch die TS 51.014 (Specification of the SIM Application Toolkit for the Subscriber Identity Module – Mobile Equipment (SIM – ME) interface), welche die Beschreibung einer Plattform für sichere Mehrwertdienste auf der SIM enthält. Die Bezeichnung dafür ist SIM Application Toolkit (SAT). Sie wurde 1996 veröffentlicht und bietet vor allem Netzbetreibern die Möglichkeit, eigene Anwendungen zur Steuerung des Mobiltelefons auf die Chipkarte zu laden. In der TS 51.014 ist im Detail festgelegt, wie beispielsweise die Ansteuerung des Displays, die Abfrage der Tastatur, das Versenden von Kurznachrichten (*short message service – SMS*) und weitere Funktionen im Zusammenhang mit einer entsprechenden Zusatzanwendung auf der SIM durchgeführt werden müssen.

In der Anforderungsspezifikation TS 42.048 (Security mechanisms for the SIM Application Toolkit; Stage 1) und der darauf aufbauenden Spezifikation TS 43.048 (Security Mechanisms for SIM Toolkit Application; Stage 2) werden zwei wesentliche Sicherheitsmechanismen für die SIM eingeführt. Als ersten Inhaltspunkt werden Sicherheitsmechanismen für eine abhör- und manipulationssichere Ende-zu-Ende-Kommunikation zwischen Hintergrundsystem und SIM festgelegt, welche in der Praxis vor allem zur sicheren Datenübertragung über die Luftschnittstelle (*over the air* – OTA) eingesetzt wird. Als zweiten Inhaltspunkt enthält die TS 43.048 die Beschreibung des grundsätzlichen Mechanismus eines Remote File Managements (RFM) und Remote Applet Managements (RAM). Die Beschreibung ist vom Ansatz her trägerunabhängig, doch in der TS 43.048 am Beispiel der Übertragung mittels SMS aufgezeigt.

Chipkarten mit Java haben gerade im Telekommunikationsumfeld sehr schnell Fuß gefasst, weshalb dies auch verhältnismäßig früh Niederschlag in den GSM-Spezifikationen gefunden hat. Die Grundlage für alle Chipkarten-Betriebssysteme mit ausführbarem Programmkode ist die TS 42.019. Sie enthält eine Aufstellung aller grundlegenden Dienste eines sprachunabhängigen API für ausführbaren Programmkode in der SIM. Aufbauend auf dieser Norm, spezifiziert die TS 43.019 eine detaillierte Umsetzung für die Realisierung eines Java Card APIs für SIMs auf der Basis der Java Card 2.x-Spezifikationen. Diese Norm ist das zentrale

Dokument für den Einsatz von Java Card bei GSM. Ergänzend dazu legt die TS 51.013 Testumgebung, Testanwendungen, Testabläufe, Testabdeckung und die einzelnen Testfälle fest. Die beschriebenen Tests zielen ausnahmslos auf die informationstechnischen Aspekte einer Java Card für GSM.

Die GSM-Spezifikationen im Bereich des SIM erfahren keine Weiterentwicklung mehr, da die Funktionalität der SIM für die aktuellen Belange im GSM-System vollständig ausreicht. Die einzigen Änderungen, die an den diesbezüglichen Spezifikationen noch routinemäßig vorgenommen werden, ist die Klärung interpretierbarer Stellen. Seit ca. 1999 liegt der Fokus auf der Normung der UICC (*universal integrated circuit card*) mit der Anwendung USIM (*universal subscriber identity module*), welche vor allem im Rahmen von 3GPP vorangetrieben wurde.

Tabelle 19.1 Aufstellung der wichtigsten Normen für die SIM und SIM-relevanter Dienste. Eine allgemeinere Aufstellung aller ETSI-Normen im Umfeld der SIM findet sich im Normenverzeichnis des Anhangs. Alle ETSI-Normen können im Übrigen kostenlos über den Web-Server von ETSI [ETSI] bezogen werden.

Nummer der Norm	Alte Nummer der Norm	Titel der Norm
TS 42.009	GSM 02.09	Security Aspects
TS 42.017	GSM 02.17	Subscriber Identity Module (SIM); Functional characteristics
TS 42.019	GSM 02.19	Subscriber Identity Module Application Programming Interface (SIM API); Stage 1
TS 42.048	GSM 02.48	Security mechanisms for the SIM Application Toolkit; Stage 1
TS 43.019	GSM 03.19	Subscriber Identity Module Application Programming Interface (SIM API) for Java Card; Stage 2
TS 43.048	GSM 03.48	Security Mechanisms for SIM Toolkit Application; Stage 2
TS 51.011	GSM 11.11	Specification of the Subscriber Identity Module – Mobile Equipment (SIM – ME) interface
TS 51.013	GSM 11.13	Test specification for Subscriber Identity Module (SIM) Application Programming Interface (API) for Java Card
TS 51.014	GSM 11.14	Specification of the SIM Application Toolkit for the Subscriber Identity Module - Mobile Equipment (SIM - ME) interface
TS 51.017	GSM 11.17	Subscriber Identity Module (SIM) test specification

19.4.2 Systemarchitektur und Komponenten

Jedes GSM-Netz lässt sich immer in drei generelle Teilsysteme aufgliedern. Diese sind in der Spezifikation GSM 01.02 (*General description of a GSM Public Land Mobile Network* (PLMN)) im Überblick beschrieben. Die drei Untersysteme sind: das Funkteilsystem (*radio subsystem* – RSS), das Vermittlungsteilsystem (*network and switching subsystem* – NSS) und das Betreiberteilsystem (*operation subsystem* – OSS).

Das Funkteilsystem setzt sich wiederum aus dem Endgerät (*mobile station* – MS) und dem Feststationteilsystem (*base station subsystem* – BSS) zusammen. Das Endgerät besteht aus den physikalisch und logisch getrennten Teilen ME (*mobile equipment*) und SIM (*subscriber identity module*). Das Mobile Equipment ist das Radio- und Verschlüsselungsteil mit der Benutzerschnittstelle, und die SIM ist die nach GSM-Nomenklatur korrekte Bezeichnung für die GSM-spezifische Chipkarte. Beide zusammen ergeben das funktionsfähige Mobiltelefon.

In der Regel befindet sich im Mittelpunkt jeder Zelle das Feststationsteilsystem in Form der Feststation. Dieses hat die Aufgabe, einerseits den Kontakt über die Luftschnittstelle mit den Mobiltelefonen herzustellen und andererseits die Einspeisung zu den übergeordneten Teilen des Netzes vorzunehmen. Die Feststation setzt sich aus einer oder mehreren Base Transceiver Stations (BTS) und einem Base Station Controller (BSC) zusammen. Die Base Transceiver Station ist der eigentliche Sende- und Empfangsteil mit der entsprechenden Antenne und den dazugehörigen Hochfrequenzkomponenten.

Ein typisches Empfangsmodul einer Base Transceiver Station hat acht Kanäle bei 200 kHz Bandbreite und kann somit theoretisch parallel acht aktive Verbindungen zum Mobiltelefon aufrechterhalten: In der Praxis sind nur sieben aktive Verbindungen üblich, da ein Kanal meist für die Verwaltungskommunikation reserviert ist. Üblicherweise werden ein, drei oder sechs Empfängermodule pro Base Transceiver Station installiert. Eine oder mehrere Base Transceiver Stations werden wiederum von einem Base Station Controller verwaltet. Eine typische Anordnung sind drei um 120 Grad zueinander versetzt angeordnete Base Transceiver Stations, die mit einem Base Station Controller verbunden sind. Bewegt sich eine Mobile Station vom Sende-Empfangsbereich einer Base Transceiver Station zu einer anderen Base Transceiver Station, und beide sind dem gleichen Base Station Controller zugeordnet, so kann dieser nach Signalisierung an die zuständige Mobilvermittlungsstelle die Initiierung der Weitergabe (*handover*) selbstständig durchführen.

Die Datenübertragung über die Luftschnittstelle ist verschlüsselt, besitzt im *full-rate* Modus eine Netto-Übertragungsrate von 13 kBit/s und benutzt ein verlustbehaftetes Kompressionsverfahren mit technisch ausgefeilten Fehlerkorrekturmechanismen wie Frequenzsprungverfahren, Faltungskodierung und Interleaving.

Das Vermittlungsteilsystem besteht im Wesentlichen aus der Mobilvermittlungsstelle und dem Besucherregister (*visitor location register* – VLR). Die Verwaltung von mehreren Feststationsteilsystemen wird von einer Mobilvermittlungsstelle (*mobile switching center* – MSC) erledigt. Diese Vermittlungsstelle bildet das Bindeglied zwischen den an sie angeschlossenen Feststationsteilsystemen, anderen Mobilvermittlungsstellen und natürlich auch an das öffentliche Telefonnetz. Die Mobilvermittlungsstelle übernimmt Aufbau, Verwaltung und Abbau von Verbindungen, die Gebührenverrechnung und auch die Betreuung von Zusatzdiensten wie Rufweiterleitung, Rufsperre und Konferenzschaltung. Im Besucherregister VLR befinden sich Informationen aller aktuell im Bereich der jeweiligen Mobilvermittlungsstelle befindlichen mobilen Endgeräte. Diese Informationen sind unter anderem notwendig, um beispielsweise einen Anruf an ein bestimmtes Mobiltelefon an das richtige Feststationsteilsystem und an die richtige Funkzelle weiterzuleiten. Das Besucherregister VLR führt auch die Endgeräte von Teilnehmern aus Fremdnetzen, sofern sich diese im Falle von Roaming in das Netz der jeweiligen Mobilvermittlungsstelle eingebucht haben.

Die oberste Hierarchieebene in einem GSM-System ist das Betreiberteilsystem. Es besteht aus dem Betriebs- und Wartungszentrum (*operation and maintenance centre* – OMC), dem Authentisierungszentrum (*authentication centre* – AuC), dem Heimatregister (*home location register* – HLR) und dem Gerätekennzeichnungsregister (*equipment identity register* –

EIR). Das Betriebs- und Wartungszentrum ist für den laufenden Netzbetrieb, die Teilnehmerverwaltung und Gebührenabrechnung zuständig. Das Authentisierungszentrum ist die Sicherheitsinstanz auf Netzseite, sozusagen das Gegenüber zur SIM auf der Mobilseite. Sie erzeugt und verwaltet alle für den Betrieb des Systems notwendigen Schlüssel und Algorithmen vor allem für die Authentisierung der Mobile Stations (d. h. der SIMs). Eine weitere zentrale Instanz ist das Heimatregister HLR, die sowohl alle Teilnehmerdaten als auch die Lokalisierungsdaten für das jeweilige Endgerät enthält. Das Gerätekennzeichnungsregister EIR ist das Adäquat zum Heimatregister HLR, nur nicht für die Teilnehmer, sondern für die Endgeräte. Es enthält essentielle Daten, wie z. B. die Seriennummer aller im Netz vertretenen Endgeräte.

Tabelle 19.2 Die für den Betrieb des GSM-Systems wesentlichen Datenbanken mit den wichtigsten darin enthaltenen Datenelementen.

Datenbank	Datenelemente
Heimatregister HLR (*home location register*)	• Teilnehmerdaten (*subscriber information*) • IMSI (*international mobile subscriber identity*) • MSISDN (*mobile station ISDN number*) • Einschränkungen bei Diensten (z. B. Roaming nicht erlaubt) • Abonnierte Dienste • Parameter für Zusatzdienste • Informationen über das Gerät des Teilnehmers • Authentifizierungsdaten (d. h. RAND, SRES, Kc Tripel) (implementierungsabhängig) • Lokalisierungsdaten (*mobile location information*) • MSRN (*mobile station roaming number*) • Adresse des aktuellen VLR (falls verfügbar) • Adresse des aktuellen MSC (falls verfügbar) • TMSI (falls verfügbar)
Besucherregister VLR (*visiter location register*)	• Teilnehmerdaten (*subscriber information*) • IMSI (*international mobile subscriber identity*) • MSISDN (*mobile station ISDN number*) • Parameter für Zusatzdienste • Informationen über das Gerät des Teilnehmers • Authentisierungsdaten (d. h. RAND, SRES Tupel) (implementierungsabhängig) • Lokalisierungsdaten (*mobile location information*) • TMSI (*temporary mobile subscriber identity*) • MSRN (*mobile station roaming number*) • LAI (*location area information*) • TMSI (falls verfügbar)
Gerätekennzeichnungsregister EIR (*equipment identity register*)	• IMEI (*international mobile equipment identity*) aller Endgeräte (*white list*) • IMEI von zu meldenden Endgeräten (*greylist*) • IMEI von gesperrten Endgeräten (*blacklist*)

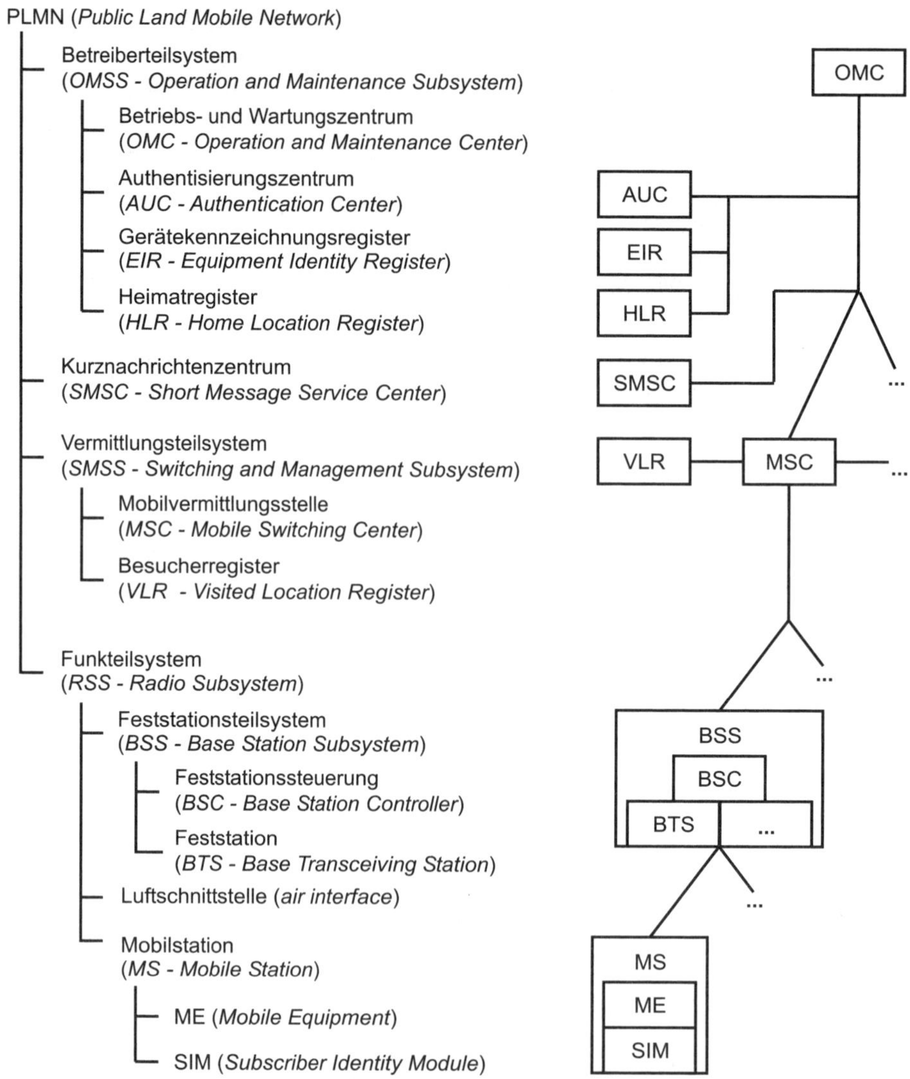

Bild 19.10 Die grundlegende Architektur eines typischen Mobilfunknetzes nach GSM Standard GSM 01.02. In diesem Beispielaufbau sind die Datenbanken EIR und HLR an zentraler Stelle angeordnet. Da die Konfiguration des PLMN dem jeweiligen Netzbetreiber in vielen Punkten selbst überlassen ist, können beispielsweise Datenbanken bei Bedarf (z. B. wg. hoher Netzlast) auch verteilt mehreren MSC zugeordnet werden. Zum besseren Verständnis ist die Verbindung zu einem SMSC (Short Message Service Center) eingezeichnet, obwohl dies kein direkter GSM-Systembestandteil ist. Eine oder mehrere Funkteilsysteme können eine Location Area (LA) und eine oder mehrere Vermittlungsteilsysteme eine Service Area (SA) formen.

19.4.3 Wichtige Datenelemente

Der folgende Absatz enthält eine Auswahl wichtiger Datenelemente, die vor allem im Zusammenhang mit der SIM und ihren Funktionen stehen. Die Dekodierung der beschriebenen Datenelemente findet sich bei der Beschreibung der typischen Dateien einer SIM.

19.4.3.1 Kodierung alphanumerischer Zeichen

Alphanumerische Zeichen in dem ursprünglichen mitteleuropäischen GSM-System wurden und werden mit einer ASCII angelehnten 7-Bit Kodierung dargestellt. Diese ist in der Spezifikation TS 23.038 definiert. Die weltweite Verbreitung von GSM machte jedoch eine Erweiterung des Zeichensatzes notwendig. Deshalb wird für Zeichen, die sich nicht mit dem westeuropäischen Zeichensatz nach GSM darstellen lassen, der UCS (*universal character set*)-Zeichensatz in der 16 Bit breiten Untervariante UCS-2 benutzt. Mit diesem Zeichensatz kann man die wichtigsten Zeichen aller lebenden Sprachen darstellen.[1]

Für die Kodierung von UCS-2-Zeichenketten sind aus Gründen der Speicherplatzminimierung drei unterschiedliche Schemata festgelegt. Das bevorzugte, doch am meisten Speicher benötigende Schema 1 wird durch '80' als erstes Byte gekennzeichnet. Anschließend folgen die 16 Bit breiten UCS-2-Zeichen mit dem höherwertigsten Byte zuerst. Nicht benutzte Bytes werden auf 'FF' gesetzt.

Schema 2 wird durch das erste Byte mit dem Wert '81' indiziert. Das zweite Byte beinhaltet die Anzahl der Zeichen der Zeichenkette. Die beiden folgenden Bytes repräsentieren einen 16-Bit-Zeiger im UCS-Zeichensatz, welcher als Offset zu einer sprachentypischen Auswahl von Zeichen innerhalb von UCS verwendet wird. Bei diesem Zeiger sind die Bits 1 bis 7 und Bit 16 auf 0 gesetzt. Falls Bit 8 eines der folgenden Zeichen den Wert 1 hat, so sind Bit 1 bis 7 dieses Bytes auf den Zeiger zu addieren, und der so ergänzte 16-Bit-Zeiger weist zu dem jeweiligen konkreten Zeichen im UCS-Zeichensatz. Sollte Bit 8 den Wert 0 haben, handelt es sich um ein Zeichen des 7-Bit-Zeichensatzes nach TS 23.038.

Schema 3 wird durch das Anfangsbyte '82' gekennzeichnet. Analog zu Schema 2 beinhaltet das zweite Byte wiederum die Länge der Zeichenkette und das dritte und vierte repräsentieren einen vollständigen 16-Bit-Zeiger auf die UCS-Zeichentabelle. Falls im nachfolgenden Byte das Bit 8 den Wert 1 hat, sind die folgenden 7 Bit auf den Zeiger zur eindeutigen Bestimmung des UCS-Zeichens zu addieren. Hat das Bit 8 den Wert 0, handelt es sich um ein 7-Bit-kodiertes TS 23.038 konformes Zeichen.

19.4.3.2 Diensteerkennungen (SIM service table – SST)

Die SST enthält eine Tabelle mit zusätzlich zum Sprachdienst möglichen bzw. freigeschalteten Diensten, wie z. B. Kurznachrichtendienst oder Festrufnummerndienst.

[1] Siehe auch Abschnitt 6.2 „Kodierung alphanumerischer Daten“ auf Seite 122.

19.4.3.3 Festrufnummern (fixed dialling numbers – FDN)

Festrufnummern sind eine besondere Form von Rufnummern, die auch dann angewählt werden können, wenn alle anderen Rufnummern auf dem Mobiltelefon gesperrt sind.

19.4.3.4 ICCID (ICC identification)

Die ICCID ist eine eindeutige Identifikationsnummer der Chipkarte, BCD-kodiert, 10 Byte lang und kann bei Bedarf von rechts mit 'F' aufgefüllt sein.

19.4.3.5 IMEI (international mobile equipment identity)

Die IMEI ist eine eindeutige Gerätenummer des Mobiltelefons, hat 15 Stellen und belegt damit üblicherweise 8 Byte. Sie setzt sich aus sechs Stellen *type approval code*, zwei Stellen Herstellerkode, sechs Stellen Seriennummer und einer Prüfziffer zusammen. Die IMEI ist im Mobiltelefon und an zentraler Stelle im Gerätekennzeichnungsregister EIR gespeichert.

19.4.3.6 IMSI (international mobile subscriber identity)

Die IMSI ist die im GSM-System eindeutige Teilnehmeridentität, ist BCD-kodiert und hat eine Länge von 9 Byte, die bei Bedarf von rechts mit 'F' aufgefüllt ist. Sie setzt sich zusammen aus dem Landeskode MCC (*Mobile Country Code*), dem Netzwerkkode MNC (*Mobile Network Code*) und einer laufenden Nummer, die vom Netzbetreiber vergeben wird. Die IMSI wird im Regelfall nie im Klartext über die Luftschnittstelle übertragen, um zu verhindern, dass der Aufenthaltsort eines Mobiltelefons mit bekannter IMSI unberechtigt verfolgt werden kann. Anstelle der IMSI wird deshalb zur Identifizierung in der Regel die TMSI in Verbindung mit der LAI benutzt.

19.4.3.7 Ki (key individual) und Kc (key cipher)

Die Schlüssel Ki und Kc sind geheime Schlüssel für symmetrische Kryptoalgorithmen. Ki ist dabei der kartenindividuelle Schlüssel für die kryptografische Berechnung der Authentizität des SIMs, und Kc dient zur Verschlüsselung der Daten auf der Luftschnittstelle zwischen Mobiltelefon und Feststation.

19.4.3.8 Kurznachrichten (short message service) – SMS

Kurznachrichten sind ein Dienst bei dem mit einer maximalen Nachrichtenlänge von 160 alphanumerischen Zeichen über den Signalisierungskanal Daten zwischen Netzwerk und Mobiltelefon übertragen werden können. Der SMS-Dienst wird nicht nur zur Übermittlung von Kurznachrichten für die Teilnehmer benutzt, sondern auch als Trägerdienst zur Übertragung von Daten an das Mobiltelefon oder die SIM beispielsweise bei OTA-Diensten.

19.4.3.9 Kurzrufnummern (abbreviated dialling numbers – ADN)

Kurzrufnummern sind im Mobiltelefon oder der SIM mit zusätzlichen Informationen gespeicherte Rufnummern, die über ein Menü oder spezielle Tasten einfach und schnell gewählt werden können.

19.4.3.10 LAI (location area information)

Die LAI ist eine eindeutige Ortsinformation des Mobiltelefons und wird dazu benutzt, um in Verbindung mit der TMSI eine eindeutige Teilnehmeridentität zu erzeugen. Sie setzt sich aus 3 Stellen *Country Code* (CC), 2 Stellen *Mobile Network Code* (MNC) und einem max. fünfstelligen *Location Area Code* (LAC) zusammen.

19.4.3.11 MSISDN (mobile station ISDN number)

Die MSISDN ist die Rufnummer des Mobiltelefons. Sie ist unabhängig von der Teilnehmeridentität IMSI.

19.4.3.12 TMSI (temporary mobile subscriber identity)

Die TMSI ist eine zeitlich und örtlich beschränke Teilnehmeridentität mit einer Länge von 4 Byte. Sie wird zum Schutz der Teilnehmeridentität benutzt. Die TMSI ist nur in Verbindung mit der Ortsinformation LAI eindeutig. Die TMSI wird vom VLR vergeben und auch dort gespeichert.

19.4.4 Die SIM (Subscriber Identity Module)

Die SIM ist ein obligatorisches Sicherheitsmodul, das sich austauschbar in mobilen Endgeräten des GSM-Mobilfunksystems befindet. Sie ist in der Spezifikation EN 300 920 folgendermaßen definiert: „Die SIM ist eine Entität, welche die Identität des Teilnehmers enthält. Die primäre Funktion der SIM ist die Sicherstellung der Echtheit des Mobiltelefons gegenüber dem Netzwerk.“

Neben diesen Hauptaufgaben als Träger der Identität des Teilnehmers, die durch eine PIN-Prüfung verwirklicht wird, und der Authentisierung des Mobiltelefons gegenüber dem Netzwerk hat die SIM noch eine Reihe weiterer Funktionen. Sie ermöglicht die manipulationssichere Ausführung von Programmen, die Speicherung von Daten, wie beispielsweise Rufnummern, Kurznachrichten und persönlichen Einstellungen des Mobiltelefons. Weiterhin ist sie Träger für sichere Zusatzdienste im Rahmen der mobilen Kommunikation.

Die SIM kann im GSM-System in verschiedenen Kartenformaten vorkommen, wobei das ID-1-Format nicht mehr verwendet wird. Die Idee dahinter war das Familien- oder Firmenmobiltelefon mit einer Karte pro Benutzer. Bei heutigen Mobiltelefonen wird die SIM nur sehr selten gewechselt, deshalb verwendet man das ID-000-Format (Plug-In-SIM). Bei manchen Mobiltelefonen kommen auch SIMs im Mini-UICC-Format zum Einsatz, allerdings bislang eher selten.

Die Kommunikation zwischen Mobile Equipment und SIM läuft mit dem Übertragungsprotokoll T=0 in den Standardparametern nach ISO/IEC 7816-3. Die *convention* der Datenübertragung kann von der Karte im ATR frei gewählt werden. Ein PPS ist vorgesehen und wird zur Erhöhung der Datenübertragungsrate oftmals auch benutzt. Der von vielen Mobiltelefonen typischerweise benutzte Teiler (*clock rate conversion factor*) ist 64, woraus eine Übertragungsrate von 78 kBit/s bei 5 MHz Taktfrequenz resultiert. Vereinzelt wird sogar bereits Teiler 8 $\approx$ 156 kBit/s bei 5 MHz Taktfrequenz) eingesetzt.

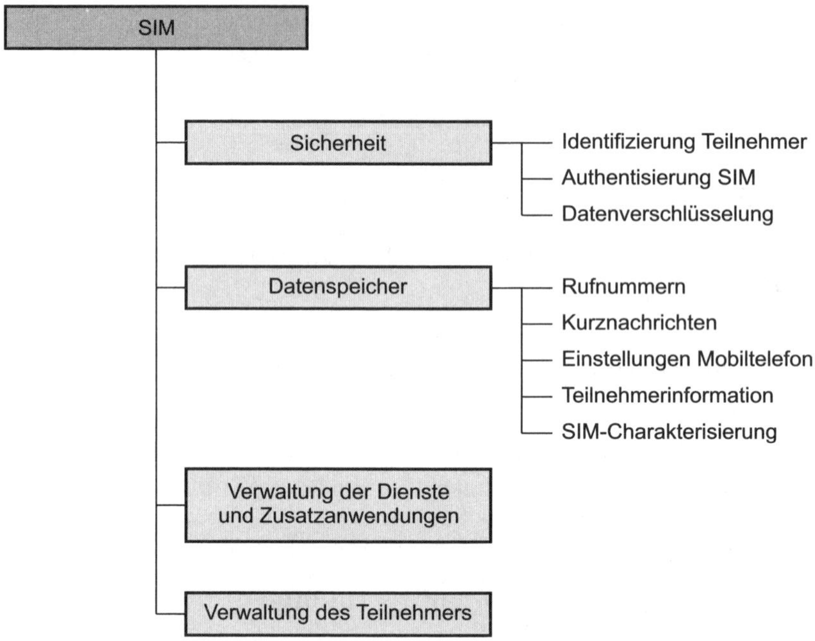

Bild 19.11 Klassifizierungsbaum der grundlegenden Funktionen der SIM im GSM-System.

Das T=0-Kommunikationskommando GET RESPONSE weist indes aus historischen Gründen zwei Inkompatibilitäten zu ISO/IEC auf.[1] Können mit GET RESPONSE Daten vom Terminal abgeholt werden, so wird dies seitens der SIM mit '9F' im SW1-Byte signalisiert und nicht, wie bei ISO/IEC 7816-3 definiert, mit '61'. GET RESPONSE weist jedoch noch eine weitere Besonderheit auf. Nach TS 51.011 können mit einem GET RESPONSE die von der SIM bereitgestellten Daten Byte für Byte abgeholt werden. In der SIM wird dementsprechend ein Zeiger im Sendepuffer mitgeführt. Nach ISO/IEC 7816-3 ist dies nicht möglich, nach dieser Norm können die mit GET RESPONSE abzuholenden Daten vom ersten Byte an oder als gesamter Block vom Terminal angefordert werden. Die beiden Inkompatibilitäten führen in der Praxis jedoch zu keinen signifikanten Problemen.

1998 wurde zum zehnjährigen Bestehen der Normen für die SIM von der SMG9 der in Bild 19.12 auf der nächsten Seite aufgezeigte Leitspruch veröffentlicht. Er zeigt einerseits

[1] Streng genommen ist hier *de facto* die ISO/IEC 7816-3 zu TS 51.011 nicht kompatibel, da Letztere chronologisch die Erste war. Doch ist normungstechnisch eine ISO/IEC-Norm höherwertiger, weshalb hier *de jure* GSM nicht kompatibel ist.

ziemlich deutlich, welche Bedeutung und Größe das GSM-System damals bereits erreicht hatte und andererseits, wie stolz man auf eines der wesentlichen Elemente des Systems – das Subscriber Identity Module – ist.

Billions of Calls Millions of Subscribers Thousands of Different Types of Telephones Hundreds of Countries Dozens of Manufacturers ... ... and only one Card The SIM

Bild 19.12 Leitspruch der für die SIM zuständigen Normungsgruppe SMG9 im Jahr 1998 zu ihrem zehnjährigen Bestehen.

Die Spezifikationen für die SIM waren die Grundlage vieler weiterer Spezifikationen für Chipkarten im Mobilfunkbereich. Die wichtigsten sind im Folgendem kurz zusammengefasst:

Im Jahr 1992 wurde im Rahmen der europäischen ETSI-Normung von DECT (*digital enhanced cordless telecommunications*), einem Standard für schnurlose Telefone in Zellulartechnik im 1,9 GHz-Bereich, die erste Version der Spezifikation für das DAM (*DECT Authentication Module*) veröffentlicht. Diese Spezifikation wurde 1995 unter der ETSI-Nummerierung ETS 300 331 eingefroren. Das DAM wurde in der Praxis leider aber nie als Produkt umgesetzt, da es laut Spezifikation optional ist und damit bei allen Herstellern den Kostenreduktionsprogrammen für die mobilen Endgeräte zum Opfer fiel.

Im digitalen Bündelfunksystem TETRA (*terrestrial trunked radio*) [TETRA] ist ebenfalls optional eine Chipkarte namens TETRA-SIM vorgesehen, deren Spezifikation auf der SIM der GSM-Mobiltelefone basiert. Die Spezifikation EN 300 812 für die TETRA-SIM sieht auch vor, dass diese bei Bedarf als Anwendung auf der UICC realisiert werden kann. Die TETRA-SIM ist jedoch optional, weshalb sie auch als Softwarelösung im Endgerät existieren kann.

Eine weitere Chipkarte, deren Spezifikation auf denen der SIM gründet, ist die R-UIM (*removable user identity module*) in 3G-Mobilfunksystemen, die im Rahmen von 3GPP2 (*third generation partnership project 2*) definiert wurden, wie beispielsweise dem CDMA 2000 Mobilfunksystem. Die R-UIM ist in den entsprechenden Endgeräten optional vorgesehen und hat eine ähnliche Funktionalität wie die SIM. Sie ist in den Normen TIA/EIA/IS-820 und TIA/EIA/IS-839 spezifiziert. Ein wesentlicher Unterschied zur SIM ist der Kryptoalgorithmus CAVE (*cellular authentication, voice privacy and encryption*), der, wie sein ausgeschriebener Name schon aussagt, für eine Vielzahl von kryptografisch gesicherten Funktionen in der R-UIM eingesetzt wird. Angelehnt an das SIM Application Toolkit, ist für die R-UIM auch ein UIM Application Toolkit (UATK) spezifiziert.

Im satellitengestützten Inmarsat [Inmarsat] Mobiltelefonnetz, das sich seit Anfang der 80er-Jahre in Betrieb befindet, werden mittlerweile ebenfalls modifizierte GSM-Karten als Grundlage zur Feststellung der Teilnehmeridentität benutzt. Eine andere Erweiterung der SIM, die sich durch wenige zusätzliche Dateien und einen speziellen Kryptoalgorithmus auszeichnet, ist die Chipkarte für das weltweite Mobilfunknetz Iridium [Iridium]. Dieses besteht im Endausbau aus 66 in 780 km Höhe kreisenden Satelliten, welche das Äquivalent zu den GSM-Basisstationen sind. Die benutzte Frequenz auf der Luftschnittstelle zwischen Mobilteil und Satelliten liegt bei 1 616 MHz.

19.4.4.1 Kommandos einer SIM

Die TS 51.011 Spezifikation definiert 22 operative Kommandos für die SIM, die durch die Class 'A0' identifiziert werden.[1] Die Kommandos können in die Kategorien Sicherheit, Operationen auf Dateien und SIM Application Toolkit eingeteilt werden. Einen Überblick hierzu zeigt Tabelle 19.3 auf der nächsten Seite.[2]

Bei der Eingabe der 4-stelligen PIN, die im Übrigen bei GSM die Bezeichnung CHV (*card holder verification*) hat, gibt es eine Besonderheit. Mit einem Kommando DISABLE CHV und der richtigen PIN können weitere PIN-Abfragen der Benutzer-PIN abgeschaltet werden, so dass es nicht mehr notwendig ist, die PIN vor dem Einbuchen ins Mobilfunknetz einzugeben. Der Nachteil, dass verlorene Karten bis zur Sperrung durch den Netzbetreiber widerrechtlich zum Telefonieren verwendet werden können, liegt in der Verantwortung des Benutzers. Mit dem Kommando ENABLE CHV kann der Benutzer die Abfrage der PIN bei Bedarf auch wieder einschalten.

Im Normalfall hat eine SIM zwei CHVs. Die Idee dabei ist eine Unterscheidung zwischen Kartenbenutzer und Kartenbesitzer, um damit unterschiedliche Funktionen zu ermöglichen bzw. bestimmte Funktionen nur dem Kartenbesitzer zu erlauben. Am Beispiel des EF_{FDN} mit den Festrufnummern sei dies hier kurz verdeutlicht. Dem Kartenbenutzer ist nur die CHV 1 bekannt, was zum Wählen der in EF_{FDN} gespeicherten Rufnummern ausreicht. Der Kartenbesitzer kennt jedoch auch die CHV 2 und kann aufgrund der Zugriffsbedingung für UPDATE RECORD – was eine korrekte Überprüfung von CHV 2 voraussetzt – auch die Einträge im EF_{FDN} ändern. Damit ließe sich zum Beispiel für die Mobiltelefone der Kinder der wählbare Rufnummernkreis über EF_{FDN} einschränken, da diese zum Telefonieren nur die CHV 1 kennen müssen. Die Eltern könnten dann mit dem Wissen um die CHV 2 die wählbaren Rufnummern auch bearbeiten.

Aus Kompatibilitätsgründen unterstützen alle SIMs noch das Kommando SLEEP, obwohl dieses seit vielen Jahren obsolet ist. Seine ursprüngliche Aufgabe – Sparen von elektrischer Energie im Endgerät – wird mittlerweile von der Hardware der Chipkarten-Mikrocontroller bzw. dem Betriebssystem übernommen.

Das Kommando STATUS wird neben seiner Funktion zur Anforderung von Informationen über die aktuell selektierte Datei noch für einen weiteren Zweck gebraucht. Das Mobile Equipment sendet STATUS in regelmäßigen Zeitabständen von circa 30 Sekunden zur SIM, um ihr Vorhandensein festzustellen. Bleibt eine Antwort der SIM innerhalb von 5 Sekunden auf ein gesendetes STATUS-Kommando aus, so wird diese abgeschaltet und die Verbindung

[1] Aufteilung der Kommandos siehe auch Abschnitt 8.3.1 „Struktur der Kommando-APDUs“ auf Seite 239.

[2] Zur Beschreibung der typischen Chipkarten-Kommandos siehe auch 11 „Kommandos von Chipkarten“ auf Seite 383.

beendet. Zusätzlich ist oft ein mechanischer Kontakt existent, um einen Wechsel der SIM während des Betriebs zu detektieren bzw. zu verhindern.

Tabelle 19.3 Die in TS 51.011 festgelegten Chipkarten-Kommandos für die SIM.

Kommando	Kurzbeschreibung
Kategorie Sicherheit	
CHANGE CHV	Ändern der PIN
DISABLE CHV	Abschalten der PIN-Abfrage
ENABLE CHV	Einschalten der PIN-Abfrage
RUN GSM ALGORITHM	Ausführen des GSM-spezifischen Kryptoalgorithmus
UNBLOCK CHV	Zurücksetzen des abgelaufenen PIN-Fehlbedienungszählers
VERIFY CHV	Überprüfen der PIN
Kategorie Operationen auf Dateien	
INCREASE	Erhöhen eines Zählers in einer Datei
INVALIDATE	Reversibles Blocken einer Datei
READ BINARY	Lesen aus einer Datei mit transparenter Struktur
READ RECORD	Lesen aus einer Datei mit Record-orientierter Struktur
REHABILITATE	Entblocken einer Datei
SEEK	Suchen eines Textes in einer Datei mit Record-orientierter Struktur
SELECT	Auswahl einer Datei
STATUS	Lesen von verschiedenen Informationen zur aktuell selektierten Datei
UPDATE BINARY	Schreiben in eine Datei mit transparenter Struktur
UPDATE RECORD	Schreiben in eine Datei mit Record-orientierter Struktur
Kategorie SIM Application Toolkit	
ENVELOPE	Übergabe von Daten an eine Zusatzanwendung der SIM im Rahmen des SIM Application Toolkit
FETCH	Abholung eines SIM Application Toolkit-Kommandos von der SIM an das Mobile Equipment
TERMINAL PROFILE	Aufstellung aller Funktionalitäten des Mobile Equipment hinsichtlich des SIM Application Toolkit
TERMINAL RESPONSE	Übergabe der Antwort des Mobile Equipment an ein vorangegangenes SIM Application Toolkit-Kommando der SIM
Kategorie Sonstige	
GET RESPONSE	T=0 spezifisches Kommando zur Anforderung von Daten von der Chipkarte
SLEEP	Obsoletes Kommando, um die Chipkarte in einen energiesparenden Zustand zu versetzen

Die einschlägigen GSM-Spezifikationen legen keine administrativen Kommandos zur Verwaltung von Dateien fest. Dies war ursprünglich auch nicht notwendig, da das Erzeugen und Löschen von Dateien lange Zeit aus Speicherplatzgründen bei Chipkarten-Betriebssystemen nicht möglich war. Mittlerweile hat sich dies jedoch grundlegend geändert, so dass nun diese (im Grunde genommen sehr wichtigen) Verwaltungsfunktionen für Dateien zur

Verfügung stehen. Damit können dateibasierte Anwendungen auch über Remote File Management (RFM) zu beliebigen Zeitpunkten auf SIMs nachgeladen werden, vorausgesetzt, es ist genügend Freispeicher für Dateien vorhanden.

Beschrieben sind die administrativen Kommandos in der TS 102 222, einer Spezifikation aus dem 3GPP-Umfeld und ursprünglich für die USIM konzipiert. Da sich die administrativen Kommandos für chipkartenbasierte Dateisysteme zwischen SIM und USIM jedoch nicht fundamental voneinander unterscheiden, hat sich in der Praxis vorgenannte Norm auch im SIM-Umfeld fest etabliert.

Tabelle 19.4 Die in TS 102 222 festgelegten Chipkarten-Kommandos für die Verwaltung von Dateien auf Telekommunikations-Chipkarten.

Kommando	Kurzbeschreibung
ACTIVATE FILE	Entblocken einer Datei
CREATE FILE	Erzeugen einer neuen Datei
DEACTIVATE FILE	Reversibles Blocken einer Datei
DELETE FILE	Löschen einer Datei
TERMINATE CARD USAGE	Irreversibles Sperren einer Chipkarte
TERMINATE DF	Irreversibles Sperren eines DFs
TERMINATE EF	Irreversibles Sperren eines EFs

19.4.4.2 Dateien einer SIM

Das SIM hat ein hierarchisch aufgebautes Dateisystem mit einem MF und zwei DF direkt unter dem MF. Sowohl unter dem MF als auch in den DFs befinden sich EFs mit den Daten für die Anwendung. Die möglichen Dateistrukturen für die EFs sind transparent, linear fixed und zyklisch.

Die File Identifier (FID) der SIM-Dateien weisen die Besonderheit auf. So hat das erste Byte aller DFs unter dem MF immer den Wert '7F', DFs direkt unter dem DF_{GSM} hingegen den Wert '5F' und EFs den Wert '5F'. EFs direkt unter dem MF müssen als erstes Byte des FIDs den Wert '2F' haben und EFs unter dem $DF_{TELEKOM}$ den Wert '6F'. Diese Konventionen sind Überbleibsel aus den Anfängen der Mikroprozessor-Chipkarten und haben heute längst keine praktische Bedeutung mehr.

Die Zugriffsbedingungen auf alle Dateien sind zustandsorientiert und werden pro Datei separat für die vier Zugriffskommandos READ, UPDATE, INVALIDATE und REHABILITATE festgelegt. Es existieren 16 verschiedene Zustände für den Dateizugriff, der Sicherheit nach aufsteigend eingeteilt von 0 bis 15. Zustand 0 als Zugriffsbedingung für eine Datei bedeutet ALWAYS, d. h. auf diese Datei darf mit dem entsprechenden Zugriffskommando immer zugegriffen werden. Zustand 15 drückt das andere Extrem aus und besagt, dass niemals (NEVER) mit einem entsprechenden Zugriffskommando auf die Datei zugegriffen werden darf. Zustand 1 bedeutet nur Zugriff nach erfolgreicher Prüfung von CHV 1, d. h. PIN Nummer 1. Analog verhält es sich mit Zustand 2, bei dem vorab CHV 2 erfolgreich geprüft sein muss. Zustand 3 wird zur Zeit nicht benutzt und bleibt für zukünftige Verwendung reserviert. Die Zustände 4 bis 14 sind administrativen Zwecken vorbehalten, d. h. der Netzbetreiber kann mit Hilfe der Überprüfung spezieller PINs oder Authentisierungen auf Dateien mit diesen Zugriffsbedingungen zugreifen.

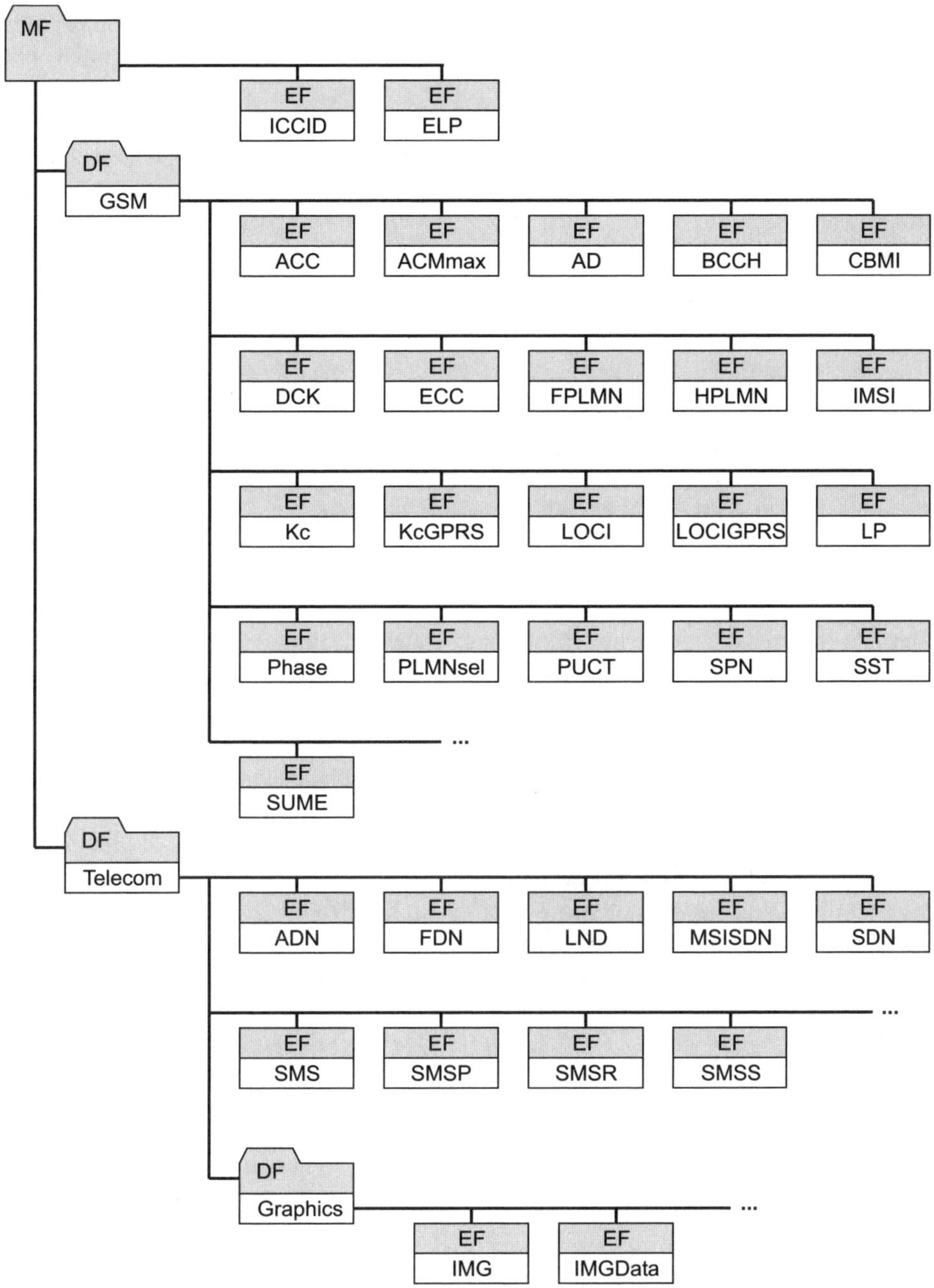

Bild 19.13 Die wichtigsten Dateien einer SIM im Überblick. Eine detaillierte Beschreibung der Dateiinhalte befindet sich in Tabelle 19.4.4.2 auf Seite 895.

Direkt unter dem MF sind alle EFs angeordnet, die allgemeine Informationen über die Chipkarte an sich beherbergen, wie z. B. eine eindeutige Seriennummer (ICCID) der Karte. Im

$DF_{TELEKOM}$ befinden sich alle für das GSM-System relevanten EFs, typisches Beispiel dafür sind die Kurzrufnummern. Das DF_{GSM} beherbergt hingegen alle EFs mit netzbetreiberspezifischen Informationen, wie etwa die IMSI.

In der TS 51.011-Spezifikation sind in Summe 70 verschiedene EFs festgelegt, wobei lediglich 12 davon mit insgesamt ca. 110 Byte Dateninhalt obligatorisch sind. Die restlichen EFs sind optional und je nach Netzbetreiber und den angebotenen Diensten im Dateisystem der SIM vorhanden. Zusätzlich zu diesen spezifizierten Dateien kann der jeweilige Netzbetreiber eigene Dateien für Wartungs- oder Administrationszwecke im Dateibaum der SIM ablegen. Von dieser Möglichkeit wird im Übrigen auch intensiv Gebrauch gemacht, so dass in der Praxis typischerweise etwa 40 Dateien mit etwa 12 kByte Nutzdaten auf einer SIM vorhanden sind.

Es existieren im Dateibaum der SIM einige EFs, welche besonders oft geschrieben werden müssen. Ein Beispiel dafür ist ein EF namens LOCI (*location information*). In dieser Datei wird neben der jeweils gültigen TMSI (*temporary mobile subscriber identity*) eine zusätzliche Ortsinformation, die LAI (*location area information*), abgelegt. Die Daten in dieser Datei müssen sowohl bei jedem Wechsel der Feststation als auch bei jedem Gespräch geändert werden. Aus diesem Grund muss ein SIM-Betriebssystem ein spezielles Dateiattribut unterstützen – *high update activity*. Technisch wurde dies durch mehrere Dateibodies unter einem Dateiheader realisiert. Im Falle eines auftretenden Defekts eines Dateibodies wurde vom Betriebssystem automatisch auf einen Ersatz-Dateibody umgeschaltet.

Entstanden ist dieses Dateiattribut noch in der Zeit, als EEPROM-Seiten nur 10 000 garantierte Schreib-/Löschzyklen hatten. Durch die technologische Weiterentwicklung des EEPROMs erreicht die Zyklenzahl jedoch den Bereich einer halben Million, weshalb dieses Attribut *de facto* obsolet geworden ist. Die GSM-Spezifikationen enthalten es freilich weiterhin, wobei die Chipkarten-Betriebssysteme Dateien mit diesem Attribut heute oftmals nicht anders behandeln als Dateien ohne.

Ursprünglich war beabsichtigt, die GSM-Chipkarten alle zwei Jahre auszutauschen, um Ausfällen durch die begrenzte Anzahl von Schreib-/Löschzyklen des EEPROM zuvorzukommen. Weil sich in diesem Bereich aber bislang nahezu keine Probleme ergaben, ersetzen die meisten Netzbetreiber die Chipkarten nur mehr im Falle des Ausfalls. Dies erspart dem jeweiligen Anbieter erhebliche Kosten, da er sich logistisch nur noch um den Austausch defekter Karten kümmern muss. Des Weiteren reduziert sich dadurch die Anzahl auszutauschender Karten beträchtlich, da die meisten Karten eine wesentlich höhere Lebensdauer als zwei Jahre haben. Dies senkt beträchtlich die Beschaffungskosten, da eine Chipkarte nur mehr dann durch eine neue ersetzt wird, wenn sie nicht mehr funktioniert. Die Praxis hat gezeigt, dass ein Kartenaustausch nur alle 7 bis 10 Jahre notwendig ist.

Tabelle 19.5 Typische Dateien einer SIM nach TS 51.011 mit Kodierung der Datenelemente und dekodierten erläuterten Beispielen.

MF		**Wurzelverzeichnis**
	Beschreibung	Dies ist das Ursprungsverzeichnis für die gesamte SIM.
	Datei	FID = '3F00'
$DF_{TELECOM}$		**Verzeichnis Telekom**
	Beschreibung	In diesem Verzeichnis sind alle Dateien zusammengefasst, die spezifisch für die Dienste sind.

Tabelle 19.5 (Fortsetzung): Typische Dateien einer SIM nach TS 51.011 mit Kodierung der Datenelemente und dekodierten erläuterten Beispielen.

	Datei	FID = '7F10'
DF$_{GSM}$		**Verzeichnis GSM**
	Beschreibung	In diesem Verzeichnis sind alle Dateien zusammengefasst, die spezifisch für das GSM-Netzwerk sind.
	Datei	FID = '7F20' oder FID = '7F21' (aus Kompatibilitätsgründen zu älteren GSM1800 Mobiltelefonen)
DF$_{GRAPHICS}$		**Verzeichnis Grafiken**
	Beschreibung	In diesem Verzeichnis sind alle Dateien zusammengefasst, die Grafik-Informationen enthalten.
	Datei	FID = '5F50'
MF.EF$_{ELP}$		**Erweiterung für bevorzugte Sprache** (ELP – *extended language preference*)
	Beschreibung	In dieser Datei ist eine erweiterte Aufstellung der bevorzugten Sprachen für die Benutzerschnittstelle gespeichert.
	Datei	FID = '2F05'; Struktur: transparent, Dateigröße: 2 · x Byte; Zugriffe: READ: immer; UPDATE: CHV 1
	Kodierung	jeweils zwei alphanumerische Zeichen als Länderkode nach ISO 639 im TS 23.038-Alphabet Byte 1, 2: höchstpriore Sprache ... Byte 2 · x-1, 2x niedrigstpriore Sprache
	Beispiel	'64 65' → höchstpriore Sprache: deutsch '65 6E' → zweithöchstpriore Sprache: englisch '66 72' → dritthöchstpriore Sprache: französisch '65 73' → niedrigstpriore Sprache: spanisch
MF.EF$_{ICCID}$		**Identifikationsnummer der Chipkarte** (ICCID – *ICC identification*)
	Beschreibung	In dieser Datei ist eine eindeutige Identifikationsnummer der Chipkarte gespeichert.
	Datei	FID = '2FE2'; Struktur: transparent, Dateigröße: 10 Byte Zugriffe: READ: immer; UPDATE: nie
	Kodierung	laufende Nummer, BCD-kodiert, linksbündig ausgerichtet und bei Bedarf rechts mit 'F' aufgefüllt Byte 1, Bit 1 ... Bit 4: Digit 1 Byte 1, Bit 5 ... Bit 8: Digit 2 Byte 2, Bit 1 ... Bit 4: Digit 3 usw.
	Beispiel	'98 94 20 00 00 10 81 85 39 11' → '89 49 02 00 00 01 18 58 93 11'
DF$_{GSM}$.EF$_{ACM}$		**kumulierte Gebühreneinheiten** (ACM – *accumulated call meter*)
	Beschreibung	In dieser Datei ist die ab einem bestimmten Startzeitpunkt gesammelte Anzahl von Gebühreneinheiten gespeichert.
	Datei	FID = '6F39'; Struktur: cyclic, n · 3 Bytes Zugriffe: READ: CHV 1; UPDATE: CHV 2
	Kodierung	Byte 1 ... 3: gesammelte Anzahl von Gebühreneinheiten

Tabelle 19.5 (Fortsetzung): Typische Dateien einer SIM nach TS 51.011 mit Kodierung der Datenelemente und dekodierten erläuterten Beispielen.

$DF_{GSM}.EF_{ACMmax}$	**maximale kumulierte Anzahl von Gebühreneinheiten** (ACM – *accumulated call meter maximum*)
Beschreibung	In dieser Datei ist die maximal mögliche Anzahl von Gebühreneinheiten gespeichert.
Datei	FID = '6F37'; Struktur: transparent, 3 Bytes Zugriffe: READ: CHV 1; UPDATE: CHV 2
Kodierung	Byte 1 ... 3: maximale Anzahl von Gebühreneinheiten
$DF_{GSM}.EF_{FPLMN}$	**verbotene Netzbetreiber** (FPLMN – *forbidden public land mobile network*)
Beschreibung	In dieser Datei ist eine Liste der verbotenen Netzbetreiber gespeichert.
Datei	FID = '6F7B'; Struktur: transparent, 12 Bytes Zugriffe: READ: CHV 1; UPDATE: CHV 1
Kodierung	Byte 1 ... 3: verbotenes PLMN Nr. 1 Byte 4 ... 6: verbotenes PLMN Nr. 2; ... Datenaufbau und Beispiele: siehe $EF_{PLMNsel}$
Beispiel	'FF FF FF FF FF FF FF FF FF 62 F2 20' '62 F2' → MCC → '262' → Deutschland '10' → MNC → '01' → Deutschland T-Mobile D1
$DF_{GSM}.EF_{HPLMN}$	**Zeitintervall für die Suche nach dem Heimatnetz** (HPLMN – *home public land mobile network search period*)
Beschreibung	In dieser Datei ist ein Zeitintervall für die Suche nach dem Heimatnetz gespeichert.
Datei	FID = '6F31'; Struktur: transparent, 1 Byte Zugriffe: READ: CHV 1; UPDATE: ADM
Kodierung	Zeitintervall für die Suche nach dem Heimatnetz in Minuten; Kodierung nach GSM 02.11
Beispiel	'05' → Suche Heimatnetz alle 5 Minuten
$DF_{GSM}.EF_{IMSI}$	**internationale Teilnehmernummer** (IMSI – *international mobile subscriber identity*)
Beschreibung	In dieser Datei ist die internationale Teilnehmernummer gespeichert.
Datei	FID = '6F07'; Struktur: transparent, Dateigröße: 9 Byte Zugriffe: READ: CHV 1; UPDATE: ADM
Kodierung	Byte 1: Länge der IMSI in Byte Byte 2, Bit 1 ... Bit 3: 100 Byte 2, Bit 4: Parität der IMSI, Kodierung nach TS 04.08 Byte 2, Bit 5 ... Bit 8: Digit 1 der IMSI Byte 3 ... 9: Digit 2 ... Digit 10 der IMSI IMSI = MCC || MNC || Lfd. Nr. des Netzbetreibers, BCD-kodiert und bei Bedarf rechts mit 'F' aufgefüllt Kodierung von MCC, MNC siehe EFPLMNsel
Beispiel	'08 92 62 01 71 00 10 92 67' '08' → Länge → 8 Byte '9' || '2 62' → MCC → Deutschland '01' → MNC → Deutschland T-Mobile D1 '71 00 10 92 67' → laufende Nummer des Netzbetreibers

Tabelle 19.5 (Fortsetzung): Typische Dateien einer SIM nach TS 51.011 mit Kodierung der Datenelemente und dekodierten erläuterten Beispielen.

$DF_{GSM}.EF_{KC}$		**Schlüssel Kc**
	Beschreibung	In dieser Datei ist der Schlüssel Kc für die Datenverschlüsselung auf der Luftschnittstelle gespeichert.
	Datei	FID = '6F20'; Struktur: transparent, Dateigröße: 9 Byte Zugriffe: READ: CHV 1; UPDATE: CHV 1
	Kodierung	Byte 1 ... 8: Schlüssel Kc; Byte 9, Bit 1 ... Bit 3: Folgenummer des Schlüssels
$DF_{GSM}.EF_{LOCI}$		**Ortsinformation** (LOCI – *location information*)
	Beschreibung	In dieser Datei werden Informationen über den aktuellen Ort des Mobiltelefons gespeichert.
	Datei	FID = '6F7E'; Struktur: transparent, Dateigröße: 11 Byte Zugriffe: READ: CHV 1; UPDATE: CHV 1
	Kodierung	Byte 1 ... 4: TMSI (*temporary mobile subscriber identity*) Byte 5 ... 9: LAI (*location area information*) Byte 10: TMSI TIME (ab Phase 2 nicht mehr benutzt) Byte 11: Location Update Status (b3 ... b1 = 000: aktualisiert; b3... b1 = 001: nicht aktualisiert; b3 ... b1 = 010: verbotenes PLMN; b3 ... b1 = 011: verbotene Location Area Kodierung nach TS 04.08
	Beispiel	'5F 40 96 46 62 F2 10 80 04 FF 00' '5F 40 96 46' → TMSI '62 F2 10 80 04' → LAI 'FF' → TMSI TIME → nicht benutzt '00' → Location Update Status → aktualisiert
$DF_{GSM}.EF_{LP}$		**Bevorzugte Sprache** (LP – *language preference*)
	Beschreibung	In dieser Datei ist eine Aufstellung der bevorzugten Sprachen für die Benutzerschnittstelle gespeichert.
	Datei	FID = '6F05'; Struktur: transparent, Dateigröße: x Byte; x = 1 Zugriffe: READ: immer; UPDATE: CHV 1
	Kodierung	nach TS 23.038 Byte 1: höchstpriore Sprache ... Byte x niedrigstpriore Sprache
	Beispiele für Sprachen	gültig für GSM-Alphabet nach TS 23.038 '00': deutsch '01': englisch '02': italienisch '03': französisch '04': spanisch '05': holländisch '06': schwedisch '07': dänisch '08': portugiesisch '09': finnisch '0A': norwegisch '0B': griechisch '0C': türkisch '0D': ungarisch '0E': polnisch '0F': unspezifizierte Sprache

Tabelle 19.5 (Fortsetzung): Typische Dateien einer SIM nach TS 51.011 mit Kodierung der Datenelemente und dekodierten erläuterten Beispielen.

	Beispiel	'00 01 03 05' 00 01 03 05 '00' → höchstpriore Sprache: deutsch '01' → zweithöchstpriore Sprache: englisch '03' → dritthöchstpriore Sprache: französisch '05' → niedrigstpriore Sprache: holländisch
$DF_{GSM}.EF_{PHASE}$		**Phaseninformation**
	Beschreibung	In dieser Datei ist die von der SIM unterstützte Phase gespeichert.
	Datei	FID = '6FAE'; Struktur: transparent, Dateigröße: 1 Byte Zugriffe: READ: immer; UPDATE: ADM
	Kodierung	Byte 1: 00 – Phase 1; 02 – Phase 2; 03 – Phase 2+
	Beispiel	'02' → Phase 2
$DF_{GSM}.EF_{PLMNsel}$		**bevorzugte Netzbetreiber** (PLMNsel – *public land mobile network selector*)
	Beschreibung	In dieser Datei ist eine Liste der bevorzugten Netzbetreiber gespeichert.
	Datei	FID = '6F30'; Struktur: transparent, 3 · n Bytes (n = 8) Zugriffe: READ: CHV 1; UPDATE: CHV 1
	Kodierung	Byte 1 ... 3: PLMN der höchsten Auswahlpriorität Byte 4 ... 6: PLMN der zweithöchsten Auswahlpriorität Datenaufbau: 2 Byte MCC (Mobile Country Code) || 1 Byte MNC (*Mobile Network Code*); Kodierung nach TS 04.08; BCD-kodiert, high und low Nibble vertauscht; 'FF FF FF' → Eintrag nicht benutzt
	Beispiele für MCC	262: Deutschland 208: Frankreich 234: Großbritannien 222: Italien 232: Österreich 310: USA
	Beispiele für deutsche MNC	01: Deutschland T-Mobile D1 02: Deutschland Vodafone D2 03: Deutschland E-Plus 07: Deutschland O2
	Beispiel	'62 F2 20 72 F0 10 32 F4 01 32 F2 30 32 F0 10 62 F2 10 62 F0 20 42 F0 10 22 F8 10' Rest 'FF' '62 F2' → MCC → '262' → Deutschland '20' → MNC → '02' → Deutschland Vodafone D2 usw.
$DF_{GSM}.EF_{SST}$		**Diensteerkennungen** (SST – *SIM service table*)
	Beschreibung	In dieser Datei sind in einer Tabelle zusätzlich zum Sprachdienst mögliche und freigeschaltete Dienste angegeben.
	Datei	FID = '6F38'; Struktur: transparent, Dateigröße: = 2 Byte Zugriffe: READ: CHV 1; UPDATE: ADM

Tabelle 19.5 (Fortsetzung): Typische Dateien einer SIM nach TS 51.011 mit Kodierung der Datenelemente und dekodierten erläuterten Beispielen.

	Kodierung	Byte 1, Bit 1, 2: Service Nr. 1 Byte 1, Bit 3, 4: Service Nr. 2 Byte 1, Bit 5, 6: Service Nr. 3 Byte 1, Bit 7, 8: Service Nr. 4 Byte 2, Bit 1, 2: Service Nr. 5 usw. Kodierung der Bits: b1, b3, b5, b7 = 1/0 Service möglich/nicht möglich b2, b4, b6, b8 = 1/0 Service aktiviert/nicht aktiviert
	Beispiele für Service	Service Nr. 1: Abschalten der CHV-Prüfung Service Nr. 2: Kurzrufnummern (ADN) Service Nr. 3: Festrufnummern (FDN) Service Nr. 4: Kurznachrichten (SMS) Service Nr. 18: Servicerufnummern (SDN) Service Nr. 35: Statusreport für Kurznachrichten Service Nr. 38: GPRS
	Beispiel	'DF 3F DF FF 03' = 1101 1111 || 0011 1111 || 1101 1111 || 1111 1111 || 0000 0011 11 → Abschalten der PIN-Prüfung möglich und aktiviert 11 → Kurzrufnummern möglich und aktiviert 01 → Festrufnummern möglich und nicht aktiviert 11 → Kurznachrichten möglich und aktiviert usw.
$DF_{TELECOM}.EF_{ADN}$		**Kurzrufnummern** (ADN – *abbreviated dialling numbers*)
	Beschreibung	In dieser Datei sind die Kurzrufnummern gespeichert. Jeder Record enthält einen Namen sowie die dazugehörige Rufnummer.
	Datei	FID = '6F3A'; Struktur: linear fixed, Recordgröße: n + 14 Byte Zugriffe: READ: CHV 1; UPDATE: CHV 1
	Kodierung	Byte 1 ... n Zeichenkodierung des Namens, Kodierung nach TS 23.038 Byte n + 1 Länge der BCD-kodierten Rufnummer in Byte Byte n + 2 Art der Rufnummer, Kodierung nach TS 04.08 z. B.: '81' unbekannter Rufnummerntyp, ISDN Rufnummernplan z. B.: '91' Internationaler Rufnummerntyp, ISDN Rufnummernplan Byte n + 3 ... n + 12 Rufnummer BCD-kodiert, oberes und unteres Nibble im Byte vertauscht Byte n + 13, n + 14 Zeiger auf zusätzliche Informationen zu diesem Eintrag in EFCCP und EFEXT1, i. d. R. nicht benutzt (d. h. 'FF') nicht benutzte Bytes werden auf 'FF' gesetzt.

Tabelle 19.5 (Fortsetzung): Typische Dateien einer SIM nach TS 51.011 mit Kodierung der Datenelemente und dekodierten erläuterten Beispielen.

	Beispiel 1	Recordinhalt: '57 4F 4C 46 47 41 4E 47 FF FF FF FF FF FF FF FF 07 91 94 98 69 35 24 46 FF FF FF FF FF FF' '57 4F 4C 46 47 41 4E 47' → „Wolfgang" 'FF FF FF FF FF FF FF FF' → nicht benutzt '07' → Länge der Rufnummer, d. h. 7 Byte '91' → Internationale Rufnummer, ISDN Rufnummernplan '94 98 69 35 24 46' → Rufnummer 49 89 96 53 42 64 'FF FF FF FF' → nicht benutzt 'FF FF' → EF_{CCP} und EF_{EXT1} nicht benutzt
	Beispiel 2	Recordinhalt: '57 4F 4C 46 47 41 4E 47 FF FF FF FF FF FF FF FF 07 81 80 99 56 43 62 F4 FF FF FF FF FF FF' '57 4F 4C 46 47 41 4E 47' → „Wolfgang" 'FF FF FF FF FF FF FF FF' → nicht benutzt '07' → Länge der Rufnummer, d. h. 7 Byte '81' → unbekannter Rufnummerntyp, ISDN Rufnummernplan '80 99 56 43 62 F4' → Rufnummer 089 96 53 42 64 'FF FF FF FF' → nicht benutzt 'FF FF' → EF_{CCP} und EF_{EXT1} nicht benutzt
$DF_{TELECOM}.EF_{FDN}$		**Festrufnummern** (FDN – *fixed dialling numbers*)
	Beschreibung	In dieser Datei können bei Bedarf Fest-Rufnummern gespeichert werden. Diese werden dann verwendet, wenn vom Teilnehmer nur bestimmte Rufnummern gewählt werden dürfen.
	Datei	FID = '6F3B'; Struktur: linear fixed, Recordgröße: n + 14 Byte Zugriffe: READ: CHV 1; UPDATE: CHV 2
	Kodierung	analog EF_{ADN}
	Beispiel	siehe EF_{ADN}
$DF_{TELECOM}.EF_{LND}$		**letzte gewählte Rufnummer** (LND – *last number dialled*)
	Beschreibung	In dieser Datei sind die letzten gewählten Rufnummern gespeichert.
	Datei	(optionale Datei) FID = '6F44'; Struktur cyclic, Recordgröße: n + 14 Byte Zugriffe: READ: CHV 1; UPDATE: CHV 1
	Kodierung	analog EF_{ADN}
$DF_{TELECOM}.EF_{MSISDN}$		**ISDN Nummer des Mobiltelefons** (MSISDN – *mobile station ISDN number*)
	Beschreibung	In dieser Datei ist die Rufnummer des Mobiltelefons gespeichert.
	Datei	FID = '6F40'; Struktur: linear fixed, Recordgröße: n + 14 Byte Zugriffe: READ: CHV 1; UPDATE: CHV 1
	Kodierung	analog EFADN
$DF_{TELECOM}.EF_{SDN}$		**Service Rufnummern** (SDN – *service dialling numbers*)
	Beschreibung	In dieser Datei sind Service-Rufnummern gespeichert. Dies sind beispielsweise Rufnummern für Telefon- oder Fahrplanauskunft.
	Datei	FID = '6F49'; Struktur: linear fixed, Recordgröße: n + 14 Byte Zugriffe: READ: CHV 1; UPDATE: ADM

Tabelle 19.5 (Fortsetzung): Typische Dateien einer SIM nach TS 51.011 mit Kodierung der Datenelemente und dekodierten erläuterten Beispielen.

Kodierung	analog EFADN
$DF_{TELECOM}.EF_{SMS}$	**Kurznachrichten** (SMS – *short message service*)
Beschreibung	Diese Datei gehört zum Kurznachrichtendienst. In ihr sind die Kurznachrichten vom Netzwerk und zum Netzwerk gespeichert.
Datei	FID = '6F3C'; Struktur: linear fixed, Recordgröße: 176 Byte Zugriffe: READ: CHV 1; UPDATE: CHV 1
Kodierung	Byte 1: Status des jeweiligen Records: '00' = freier Record '01' = Nachricht vom Netzwerk kommend und gelesen '03' = Nachricht vom Netzwerk kommend und noch zu lesen '05' = Nachricht an das Netzwerk gesendet '07' = Nachricht zum Versenden an das Netzwerk Byte 2 ... 176: Nachricht; Kodierung nach GSM 03.40; nicht benutzte Bytes am Ende des Records werden auf 'FF' gesetzt; Kodierung von Nachrichten vom Netzwerk an das Mobiltelefon Byte 2: Anzahl der Bytes der Rufnummer des SMSC inklusive Rufnummerntyp folgende 2 ... 12 Bytes: Rufnummer SMSC ('81' unbekannter Rufnummerntyp d. h. kein "+", '91' Internationaler Rufnummerntyp d. h. "+"); Daten sind nibbelweise vertauscht; folgendes Byte: Steuerungsinformationen (i. d. R. '04') folgendes Byte: Anzahl der Digits der Rufnummer des Absenders exklusive Rufnummerntyp folgende 2 ... 12 Byte: Rufnummer Absender, Daten sind nibbelweise vertauscht; folgendes Byte: Protokollkennzeichen ('00' = Textnachricht) folgendes Byte: Datenkodierung ('00' = GSM Standard-Alphabet) folgende 7 Byte: Zeitstempel SMSC, Daten sind nibbelweise vertauscht; Jahr || Monat || Tag || Stunde || Minuten || Sekunden || Zeitzone ('00' = GMT) folgendes Byte: Anzahl der Zeichen der Nachricht folgende 1 ... 140 Bytes: Nachricht (bei GSM-Standard-Alphabet ist der Textteil komprimiert, d. h. 7 Bits werden durchgehend in Bytes gepackt);

Tabelle 19.5 (Fortsetzung): Typische Dateien einer SIM nach TS 51.011 mit Kodierung der Datenelemente und dekodierten erläuterten Beispielen.

	Kodierung von Nachrichten vom Mobiltelefon an das Netzwerk Byte 2: Anzahl der Bytes der Rufnummer des SMSC folgende 2 ... 12 Bytes: Rufnummer SMSC ('81' unbekannter Rufnummerntyp d. h. kein "+", '91' Internationaler Rufnummerntyp d. h. "+"), Daten sind nibbelweise vertauscht; folgendes Byte: Relativzeit vom Mobiltelefon (i. d. R. 'FF') folgendes Byte: Nachrichtenreferenz folgende 2 ... 12 Byte: Rufnummer des Ziels, Daten sind nibbelweise vertauscht; folgendes Byte: Protokollkennzeichen ('00' = Textnachricht) folgendes Byte: Datenkodierung ('00' = GSM Standard-Alphabet) folgendes Byte X: Gültigkeitsdauer t der Nachricht 1 ... 143 t= (X + 1) · 5 min 144 ... 167 t= 12 h + (X - 143) · 30 min 168 ... 196 t= (X - 166) · 1 Tag 197 ... 255 t= (X - 192) · 1 Woche folgendes Byte: Anzahl der Zeichen der Nachricht folgende 1 ... 140 Bytes: Nachricht (bei GSM-Standard-Alphabet ist der Textteil komprimiert, d. h. 7 Bits werden durchgehend in Bytes gepackt) Beispiel für eine SMS vom Netzwerk an das Mobiltelefon '01 07 91 94 71 01 67 05 00 04 0C 91 94 71 71 46 53 42 00 00 00 60 52 31 63 15 00 17 C8 A0 93 28 AC 0E 91 20 62 51 0A 1A 22 93 D0 65 50 4A 2D 3A 01' || restlicher Record ist 'FF'; '01' → Nachricht vom Netz kommend und gelesen '07' → Anzahl der Bytes der Rufnummer des SMSC inklusive Rufnummerntyp '91 94 71 01 67 05 00' → +49 17 10 76 50 00 Rufnummer SMSC '04' → keine weiteren Nachrichten '0C' → 12 → Anzahl der Digits der Rufnummer des Absenders exklusive Rufnummerntyp: 12 '91 94 71 71 46 53 42' → +49 17 17 64 35 24, Rufnummer Absender '00' → Textnachricht '00' → GSM Standard-Alphabet '00 60 52 31 63 15 00' → 00 06 25 13 36 51 00 Zeitstempel SMSC → 25.06.00 13:36:51 Zeitzone 0 (= GMT) '17' → 23 → Anzahl der Zeichen der Nachricht: 23 'C8 A0 93 28 AC 0E 91 20 62 51 0A 1A 22 93 D0 65 50 4A 2D 3A 01' → Nachricht: "Handbuch der Chipkarten"

Tabelle 19.5 (Fortsetzung): Typische Dateien einer SIM nach TS 51.011 mit Kodierung der Datenelemente und dekodierten erläuterten Beispielen.

	Beispiel für eine SMS vom Mobiltelefon an das Netzwerk '07 02 81 F0 11 FF 00 81 00 00 00 08 D7 27 D3 78 0C 3A 8F FF' || restlicher Record ist 'FF' '07' → Nachricht zum Versenden an das Netzwerk '02' → Anzahl der Bytes der Rufnummer des SMSC inklusive dieser Längenangabe (T) '81' → unbekannte Rufnummer (T) 'F0' → Steuerungsinformation '11' → Relativzeit vom Mobiltelefon 'FF' → Nachrichtenreferenz (T) '00' → Länge der Rufnummer des Ziels: 0 (T) '81' → unbekannte Rufnummer (T) '00' → Textnachricht '00' → GSM Standard-Alphabet '00' → Gültigkeitsdauer (T) '08' → Anzahl der Zeichen der Nachricht: 8 'D7 27 D3 78 0C 3A 8F FF' → Nachricht: "WOLFGANG" Anmerkung 1: Der Aufbau des Datensatzes ist abhängig von der Implementierung im jeweiligen Mobiltelefon und nicht allgemein gültig. Anmerkung 2: Nach dem Lesen dieses SMS-Datensatzes aus der SIM werden die mit (T) gekennzeichneten Datenelemente vor dem Absenden vom Mobiltelefon ergänzt. Nachdem die Nachricht an das Netzwerk verschickt wurde, wird das erste Byte dieses Datensatzes von '07' nach '05' geändert.
$DF_{TELECOM}.EF_{SMSP}$	**Einstellungen für die Kurznachrichten** (SMSP – *short message service parameters*)
Beschreibung	Diese Datei gehört zum Kurznachrichtendienst. In ihr sind die Einstellungen für das Versenden von Kurznachrichten gespeichert.
Datei	FID = '6F42'; Struktur: linear fixed, Recordgröße: 28 + n Byte Zugriffe: READ: CHV 1; UPDATE: CHV 1
$DF_{TELECOM}.EF_{SMSS}$	**Zustand der gespeicherten Kurznachrichten** (SMSS – *short message service status*)
Beschreibung	Diese Datei gehört zum Kurznachrichtendienst. In ihr ist der Zustand der gespeicherten Kurznachrichten gespeichert.
Datei	FID = '6F43'; Struktur: linear fixed, Recordgröße: 2+n Byte Zugriffe: READ: CHV 1; UPDATE: CHV 1
Kodierung	Byte 1: letzte verwendete Referenznummer der SMS-Nachricht nach GSM 03.40 Byte 2: b1 = 0: Speicherkapazität für SMS in der SIM ist nicht vorhanden; b1 = 1: Speicherkapazität für SMS in der SIM ist vorhanden; b2 ... b7: RFU, sind auf 1 gesetzt.
Beispiel	'70 FF' '70' → letzte verwendete Referenznummer der SMS-Nachricht 'FF' → Speicherkapazität im SIM vorhanden

19.4.4.3 Beispiel für eine typische Kommandosequenz

Das Lesen von Rufnummern aus EFs mit Record-orientierter Struktur, wie dem EF_{ADN}, ist ein praxisnahes Beispiel für übliche Kommandosequenzen. Als erster Schritt ist die entsprechende Datei im richtigen Verzeichnis zu selektieren. Da die Anzahl der Records der Datei dem Netzbetreiber überlassen ist, muss zuerst die Dateigröße ermittelt werden, um zusammen mit der Länge eines Records die Anzahl der Einträge zu errechnen. Anschließend können mit READ RECORD die Datensätze mit den Rufnummern gelesen werden.

Terminal (IFD)		**Chipkarte (ICC)**
SELECT		
Kommando [$DF_{Telecom}$]	⟶	...
		Returncode := Ergebnis der Dateiselektion
IF (Returncode = ok)	⟵	*Antwort* [Returncode]
THEN Datei erfolgreich selektiert		
ELSE Abbruch		
SELECT		
Kommando [EF_{ADN}]	⟶	...
		Returncode := Ergebnis der Dateiselektion
IF (Returncode = ok)	⟵	*Antwort* [Returncode]
THEN Datei erfolgreich selektiert		
ELSE Abbruch		
GET RESPONSE		
Kommando []	⟶	Ermittle Dateigröße s
		Ermittle Länge der Records m
IF (Returncode = ok)	⟵	*Antwort* [s || m || Returncode]
THEN Kommando erfolgreich ausgeführt		
ELSE Abbruch		
Berechne Anzahl der Records n		
n := s/m		
VERIFY CHV		
Kommando [CHV1]	⟶	Prüfe CHV
		Returncode := Ergebnis der CHV-Prüfung
IF (Returncode = ok)	⟵	*Antwort* [Returncode]
THEN CHV Prüfung erfolgreich		
ELSE Abbruch		
FOR x := 1 TO n (		
READ RECORD		
Kommando [Record Nummer x]	⟶	Recorddaten := lies Inhalt des Record x
IF (Returncode = ok)	⟵	*Antwort* [Recorddaten || Returncode]
THEN Record erfolgreich gelesen		
ELSE Abbruch		
) // FOR		

Sequenzdiagramm 19.1 Typischer Ablauf der Kommandos im Gutfall beim Lesen der Kurzrufnummern aus dem EF_{ADN}.

19.4.4.4 Authentisierung der SIM

Neben der Speicherung von Daten ist eine Hauptaufgabe der SIM die Authentisierung gegenüber dem GSM-Netzwerk. Es handelt sich dabei um eine einseitige Authentisierung des SIMs durch das Hintergrundsystem. Die SIM prüft also nicht, ob das Hintergrundsystem echt ist, sondern nur das Hintergrundsystem, ob die SIM echt ist. Bei bestätigter Echtheit der SIM weiß der Netzbetreiber, dass er das Gespräch gegenüber dem Eigentümer des Mobiltelefons abrechnen kann. Diese einseitige Authentisierung hat jedoch den Nachteil, dass der Benutzer des Mobiltelefons nicht sicher sein kann, dass er auch mit einem echten Netz und nicht mit einem fingierten Netz verbunden ist. Aus diesem Grund ist es möglich, mit einem entsprechenden technischen Gerät, das IMSI-Catcher genannt wird, auch ohne Kenntnis der geheimen Schlüssel Gespräche abzuhören.

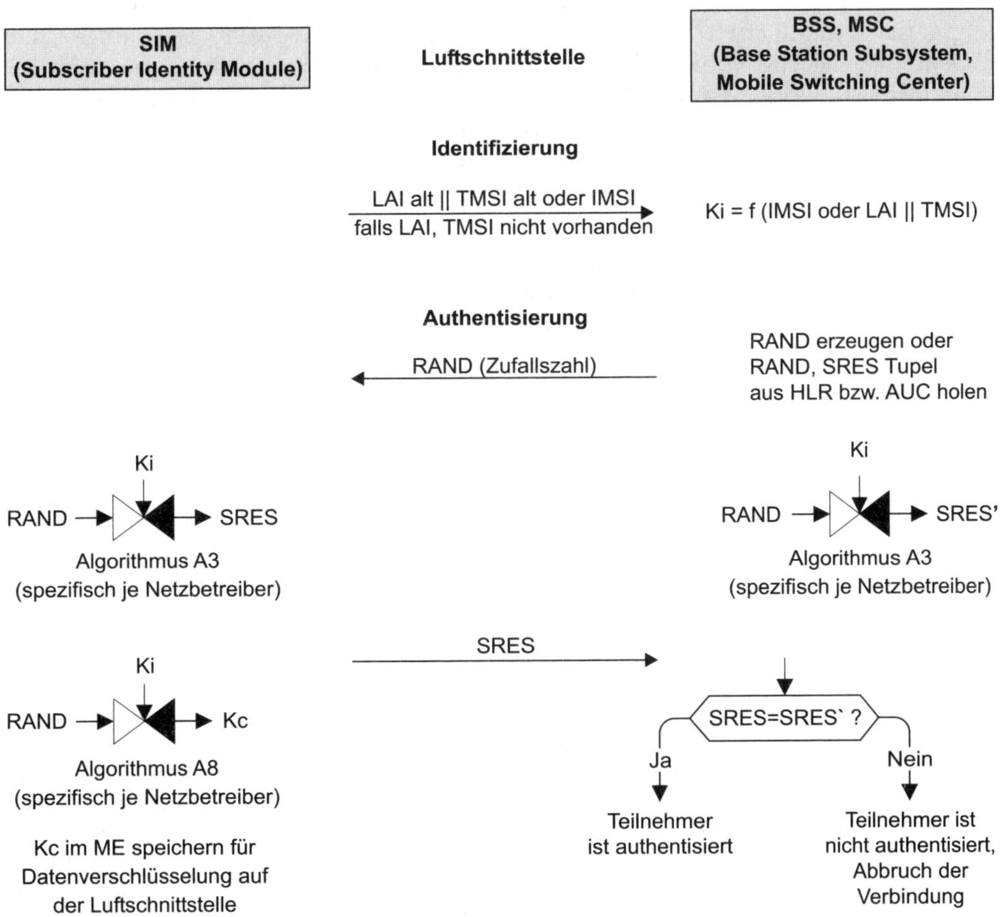

Bild 19.14 Die Identifizierung und anschließende Authentisierung der SIM durch das GSM-Hintergrundsystem mittels der netzbetreiberspezifischen Kryptoalgorithmen A3 und A8. Der Schlüssel Kc wird zur späteren Verschlüsselung der Daten auf der Luftschnittestelle zwischen Mobile Station und Base Station benutzt.

Das Funktionsprinzip eines IMSI-Catchers beruht darauf, dass er sich durch Aufbau einer eigenen Funk-Zelle als fingierte Basisstation der Luftschnittstelle dazwischenschaltet, sich dem Mobiltelefon gegenüber als Basisstation ausgibt und gegenüber der echten Basisstation als Mobiltelefon. Bei einer gegenseitigen Authentisierung und anschließender Verschlüsselung aller Gesprächsdaten zwischen SIM und Hintergrundsystem wäre dieser Angriff nicht möglich.

Die Identifizierung des SIM geschieht mit einer im gesamten GSM-System einzigartigen Nummer, die maximal 8 Byte lang ist und IMSI (*international mobile subscriber identity*) genannt wird. Anhand dieser Nummer kann der Teilnehmer vom System weltweit in allen GSM-Netzen identifiziert werden. Um die Identität des Teilnehmers im Netz so vertraulich wie möglich zu machen, wird, wann immer die Möglichkeit besteht, statt der IMSI eine TMSI (*temporary mobile subscriber identity*) verwendet. Diese wird vom Besuchsregister VLR erzeugt und ist damit auch nur innerhalb eines Teils des jeweiligen GSM-Netzes gültig. Zusammen mit der LAI (*location area information*) ist die TMSI jedoch im gesamten GSM-Netz eindeutig. Für alle weiteren Identifizierungsabläufe wird nach Vergabe der TMSI nur noch diese verwendet. Die Zuordnung IMSI zur TMSI wird für die laufende Verwendung im Besuchsregister VLR gespeichert. Sollte im Besuchsregister VLR die TMSI nicht bekannt sein, so muss in diesem Ausnahmefall die IMSI im Klartext zur Identifizierung des Teilnehmers über die Luftschnittstelle übertragen werden.

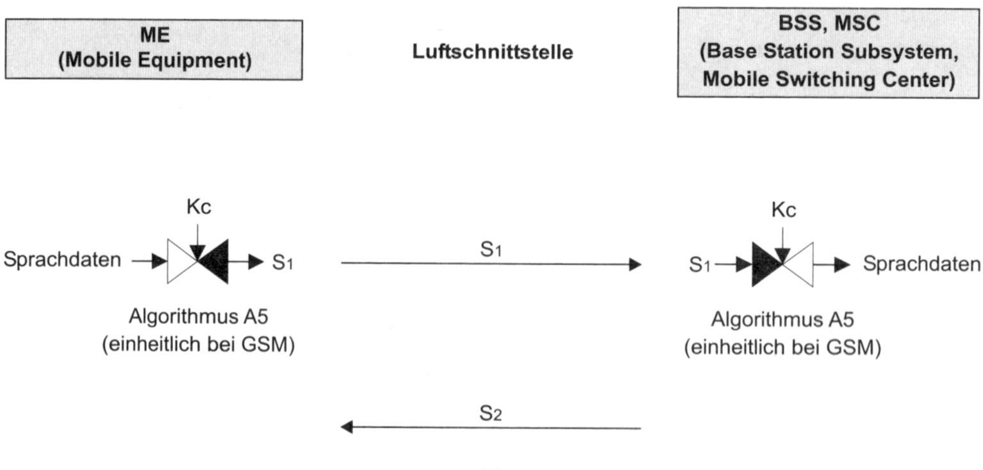

Bild 19.15 Die Verschlüsselung der Daten auf der Luftschnittstelle zwischen Mobile Station und Base Station mittels des Kryptoalgorithmus A5 und des geheimen Schlüssels Kc. Diesem Ablauf muss eine Identifizierung und Authentisierung der SIM durch das GSM-Hintergrundsystem vorausgehen, wie dies in Bild 19.14 auf der vorherigen Seite gezeigt ist.

Aus der IMSI können die kartenindividuellen Schlüssel für Authentisierung und Verschlüsselung der Daten auf der Luftschnittstelle abgeleitet werden. Die Verschlüsselung der Daten auf der Luftschnittstelle kann allerdings nicht von der SIM geleistet werden, da die Berechnungs- und Übertragungskapazität einer Chipkarte nicht für die Echtzeitverschlüsselung von Sprachdaten ausreicht. Statt dessen errechnet die SIM einen abgeleiteten und temporären Schlüssel für die Übertragungsverschlüsselung und gibt ihn an das Mobile Equipment weiter. Dieses ist mit einer leistungsfähigen Verschlüsselungseinheit in Form eines Signalprozessors ausgestattet, welche die Sprachdaten auf der Luftschnittstelle in Echtzeit ver- und entschlüsseln kann. Die verschlüsselten Daten der Luftschnittstelle werden üblicherweise durch die Feststationsteuerung BSC wieder in Klartext entschlüsselt.

Möchte ein Teilnehmer nun ein Gespräch führen, stellt seine Mobile Station eine Verbindung zu der am besten zu empfangenden Basisstation her und übergibt dieser aus dem Speicher der SIM die TMSI zusammen mit der LAI oder im Ausnahmefall die IMSI. Ist der Teilnehmer in seinem Heimatnetz, wird vom Authentisierungszentrum AuC ein Triple mit Authentisierungs- und Verschlüsselungsdaten erzeugt. Dieser Datensatz beinhaltet den Schlüssel für die Datenverschlüsselung auf der Luftschnittstelle Kc (*ciphering key*), eine Zufallszahl RAND und das dazugehörige Ergebnis SRES (*signed response*). Diese Vorgehensweise hat den Vorteil, dass der geheime Schlüssel Ki (*individual key*) und die zum Teil geheimen Authentisierungsalgorithmen nie das Authentisierungszentrum AuC verlassen müssen. Dieses Triple wird anschließend an das Heimatregister HLR weitergereicht.

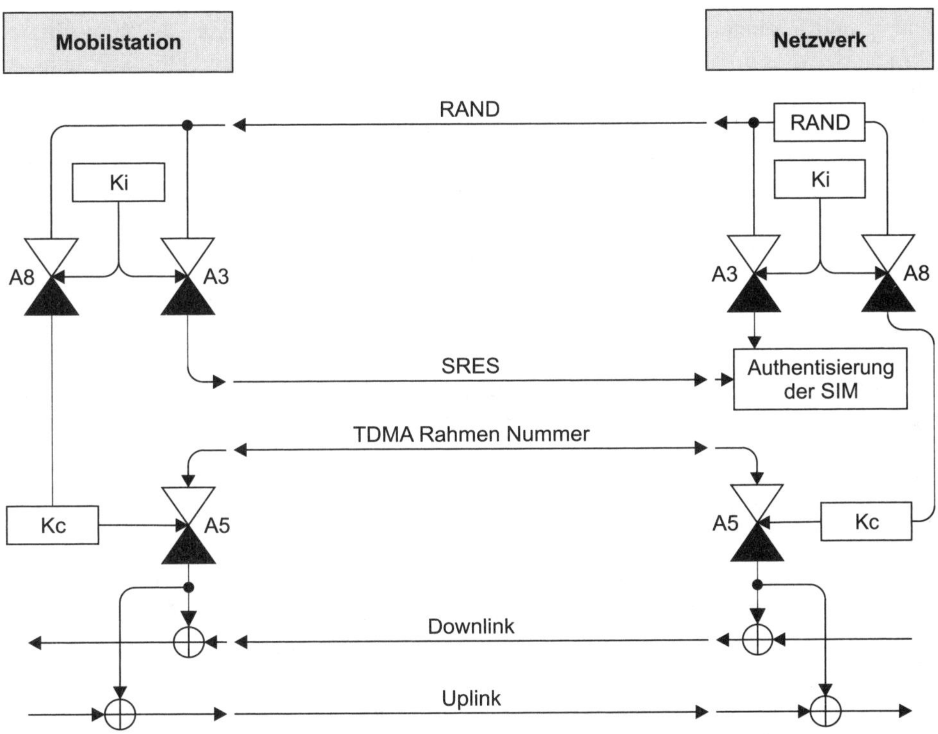

Bild 19.16 Funktionaler Überblick über die kryptografischen Funktionen von SIM, Mobile Equipment und Hintergrundsystem bei GSM.

Hält sich nun das Mobiltelefon im Heimatnetz auf, wird das Triple Kc, RAND und SRES zum entsprechenden Besucherregister VLR gesendet. Dort wird dann durch die Mobilvermittlungsstelle MSC das Ergebnis SRES von der SIM angefordert und anschließend mit dem vom AuC erhaltenen SRES verglichen. Sind beide Werte gleich, so ist die SIM authentisiert, und es kann mit der Verschlüsselung der Daten auf der Luftschnittstelle mittels Kryptoalgorithmus A5 und dazugehörigem Schlüssel Kc begonnen werden.

Befindet sich jedoch das zu authentisierende Mobiltelefon nicht im Heimatnetz, so wird das Triple zum entsprechenden Fremdnetz übertragen und kann dort analog wie im Heimatnetz verwendet werden. In diesem Fall wird die Raffinesse dieses Authentisierungs- und Verschlüsselungsschemas deutlich. Die Kryptoalgorithmen A3 und A8 sind nämlich netzbetreiberspezifisch und könnten in einem Fremdnetz selbst bei Kenntnis der geheimen Schlüssel nicht berechnet werden. Lediglich der Kryptoalgorithmus A5 für die Verschlüsselung der Daten der Luftschnittstelle ist einheitlich im GSM-System, so dass mit Kenntnis von Kc diese auch entsprechend kryptografisch gesichert werden kann.

Die im GSM-System gebrauchten Kryptoalgorithmen sind in aller Regel geheim, was in diesem System die einzige Abweichung von Kerckhoffs Prinzip[1] darstellt. Alle anderen Informationen über das System sind öffentlich zugänglich. Für die netzbetreiberspezifischen Kryptoalgorithmen A3 und A8 wurde ursprünglich oft ein Algorithmus namens COMP128 benutzt, welcher jedoch im Jahr 1998 gebrochen wurde, da er eine zu geringe Schlüssellänge hatte und Veränderungen bei den Eingangswerten nicht stark genug durchmischt. Im Nachhinein war dies im Übrigen ein Beleg für die Sinnhaftigkeit von Kerckhoffs Prinzip, da die nicht ausreichende kryptografische Sicherheit für Kryptologen klar ersichtlich war. Der Kryptoalgorithmus COMP128 wird auch nur noch selten eingesetzt. Üblicherweise werden nunmehr die Alternativen COMP128-2/3/4 benutzt. Der bei GSM einheitliche Kryptoalgorithmus A5 ist eine Stromchiffre (*stream cipher*) und setzt sich aus drei LFSR (*linear feedback shift register*) der Längen 19, 22 und 23 zusammen [Anderson 01], welche über die TDMA-Rahmennummer weitergeschaltet werden.

19.4.4.5 Abläufe beim Ein- und Ausschalten des Mobiltelefons

Beim Einschalten des Mobiltelefons wird nach den Hardware-Selbsttestroutinen das mehrere Megabyte große Betriebssystem hochgefahren. Zur Ablenkung des ungeduldigen Benutzers wird diese mehrere Sekunden dauernde Zeitspanne oft durch mehr oder weniger interessante Animationen auf dem Display überbrückt. Ist das Betriebssystem dann voll aktiv, so ist einer der nächsten Schritte die Initiierung der Anschaltsequenz für das SIM. Nach der Anschaltsequenz folgen diverse Maßnahmen zur Einstellung der optimalen Übertragungsparameter, wie ATR-Analyse und PPS-Prozedur.[2] Anschließend ist es mittlerweile üblich, eine so genannte virtuelle SIM im Speicher des Mobiltelefons aufzubauen. Dazu liest das Mobiltelefon viele Informationen, wie etwa die Kurzrufnummern, aus den Dateien der SIM und trägt sie in entsprechende Datenfelder des Mobiltelefons ein. Der Zweck dieser Maßnahme dient der Gewährleistung eines schnellen Lese- und Schreibzugriffs auf Daten der SIM. Dies wäre sonst durch die niedrige Übertragungsgeschwindigkeit zwischen Mobiltelefon und SIM sowie durch die zeitintensiven EEPROM-Schreibzugriffe nicht gewährleistet. Deshalb arbeitet das Mobiltelefon üblicherweise vor allem mit den in ihrem Speicher befindlichen Kopien der Daten der SIM. Selbstverständlich ist dieses Vorgehen nicht mit allen Daten der SIM möglich: so muss etwa eine PIN-Prüfung oder Authentisierung immer in Verbindung mit

[1] Siehe auch 7 „Sicherheitstechnische Grundlagen" auf Seite 141.

[2] Siehe auch Abschnitt 8.1 „Answer to Reset" auf Seite 219 und Abschnitt 8.2 „Protocol Parameter Selection" auf Seite 235.

der SIM durchgeführt werden, da die für diese Aktionen relevanten Daten der SIM letztere nie verlassen dürfen.

Ein die Lebenserwartung der SIM erheblich steigernder Nebeneffekt beim Einsatz virtueller SIMs ist die Tatsache, dass viele EEPROM-Schreibzugriffe schlichtweg entfallen. Damit wird der Beanspruchung von bestimmten Dateien auf der SIM durch häufige Schreibzugriffe erheblich reduziert. Ein typisches Beispiel dafür ist die Datei EF_{LOCI} mit Informationen über den aktuellen Aufenthaltsort des Mobiltelefons. Die EEPROM-Zellen dieser Datei werden bei Mobiltelefonen mit häufigen Zellenwechsel besonders stark gestresst, so dass sie auch das Attribut „high update activity“ hat. Werden diese Daten vor allem in den RAM-Zellen des Mobiltelefons aktualisiert, so ist das Problem einer zu hohen Anzahl von Schreibzugriffen auf das EEPROM der SIM nicht mehr von großer Bedeutung.

Tabelle 19.6 Typische Aktivitäten eines Mobiltelefons im Zusammenhang mit der SIM in zeitlich korrekter Reihenfolge. Die dargestellten Aktivitäten und Kommandosequenzen entsprechen einem typischen Mobiltelefon, wobei aber zu beachten ist, dass diesbezügliche Details in der Regel von den GSM-Spezifikationen dem Mobiltelefonhersteller überlassen sind. Die im Mobiltelefon verwendete SIM besitzt bis auf die Dateien für Kurzrufnummern und Kurznachrichten im Wesentlichen nur die zum Telefonieren notwendige Funktionalität. Bei einem erweiterten Funktionsumfang der SIM bzw. des Mobiltelefons würden die Aktivitäten der beiden Kommunikationspartner entsprechend zunehmen.

Kommando	Kurzbeschreibung
Benutzer schaltet das Mobiltelefon ein	
führe Anschaltsequenz der SIM aus	Einschalten der SIM
empfange ATR	ermittle das Vorhandensein der SIM und die Parameter des Übertragungsprotokolls
führe PPS aus	schalte bei Bedarf Parameter des Übertragungsprotokolls um
Das Mobiltelefon hat nun eine funktionierende Kommunikationsverbindung zur SIM errichtet.	
SELECT DF_{GSM}	
GET RESPONSE	selektiere Verzeichnis GSM und hole Informationen über das Verzeichnis
SELECT EF_{PHASE}	
READ BINARY	selektiere und lies EF mit Phaseninformation
SELECT EF_{LP}	
GET RESPONSE	
READ BINARY	selektiere, hole Informationen über den Dateiaufbau und lies EF mit bevorzugter Sprache
Benutzer gibt PIN ein	
VERIFY CHV	
STATUS	prüfe die PIN und frage anschließend den Stand der Fehlbedienungszähler ab
SELECT EF_{SST}	
GET RESPONSE	

Tabelle 19.6 (Fortsetzung): Typische Aktivitäten eines Mobiltelefons im Zusammenhang mit der SIM in zeitlich korrekter Reihenfolge. Die dargestellten Aktivitäten und Kommandosequenzen entsprechen einem typischen Mobiltelefon, wobei aber zu beachten ist, dass diesbezügliche Details in der Regel von den GSM-Spezifikationen dem Mobiltelefonhersteller überlassen sind. Die im Mobiltelefon verwendete SIM besitzt bis auf die Dateien für Kurzrufnummern und Kurznachrichten im Wesentlichen nur die zum Telefonieren notwendige Funktionalität. Bei einem erweiterten Funktionsumfang der SIM bzw. des Mobiltelefons würden die Aktivitäten der beiden Kommunikationspartner entsprechend zunehmen.

Kommando	Kurzbeschreibung
READ BINARY	selektiere, hole Informationen über den Dateiaufbau und lies EF mit Diensteerkennungen
TERMINAL PROFILE	übergebe der SIM Informationen über die Eigenschaften des Mobiltelefons (dies ist wichtig für SIM Toolkit-Anwendungen)
SELECT MF	selektiere Wurzelverzeichnis
SELECT EF_{ICCID}	
GET RESPONSE	
READ BINARY	selektiere, hole Informationen über den Dateiaufbau und lies EF mit Identifikationsnummer der Chipkarte
SELECT DFGSM	selektiere Verzeichnis GSM
SELECT EF_{IMSI}	
GET RESPONSE	
READ BINARY	selektiere, hole Informationen über den Dateiaufbau und lies EF mit internationaler Teilnehmernummer
SELECT EF_{AD}	
GET RESPONSE	
READ BINARY	selektiere, hole Informationen über den Dateiaufbau und lies EF_{AD} (administrative data) mit Verwaltungsdaten des Mobiltelefons
SELECT EF_{LOCI}	
READ BINARY	selektiere und lies EF mit Ortsinformation
SELECT EF_{KC}	
READ BINARY	selektiere und lies EF mit Schlüssel Kc
SELECT EF_{BCCH}	
READ BINARY	selektiere und lies EF_{BCCH} (*broadcast control channels*) mit netzwerkspezifischen Informationen
SELECT EF_{FPLMN}	
READ BINARY	selektiere und lies EF mit verbotenen Netzbetreibern
SELECT EF_{HPLMN}	
READ BINARY	selektiere und lies EF mit Zeitintervall für die Suche nach dem Heimatnetz
SELECT $DF_{TELECOM}$	selektiere Verzeichnis Telekom
SELECT EF_{SMSS}	
GET RESPONSE	
READ BINARY	selektiere, hole Informationen über den Dateiaufbau und lies EF mit Zustand der gespeicherten Kurznachrichten
SELECT EF_{SMSP}	
GET RESPONSE	

Tabelle 19.6 (Fortsetzung): Typische Aktivitäten eines Mobiltelefons im Zusammenhang mit der SIM in zeitlich korrekter Reihenfolge. Die dargestellten Aktivitäten und Kommandosequenzen entsprechen einem typischen Mobiltelefon, wobei aber zu beachten ist, dass diesbezügliche Details in der Regel von den GSM-Spezifikationen dem Mobiltelefonhersteller überlassen sind. Die im Mobiltelefon verwendete SIM besitzt bis auf die Dateien für Kurzrufnummern und Kurznachrichten im Wesentlichen nur die zum Telefonieren notwendige Funktionalität. Bei einem erweiterten Funktionsumfang der SIM bzw. des Mobiltelefons würden die Aktivitäten der beiden Kommunikationspartner entsprechend zunehmen.

Kommando	**Kurzbeschreibung**
READ BINARY	selektiere, hole Informationen über den Dateiaufbau und lies EF mit den Einstellungen für die Kurznachrichten
SELECT EF_{SMS}	
GET RESPONSE	
n ·READ RECORD	selektiere, hole Informationen über den Dateiaufbau und lies alle n Records des EFs mit den Kurznachrichten
SELECT EF_{ADN}	
GET RESPONSE	
n ·READ RECORD	selektiere, hole Informationen über den Dateiaufbau und lies alle n Records des EFs mit den Kurzrufnummern
Das Mobiltelefon ist nun bereit für Gesprächsaufbau oder Datenübertragung.	
Benutzer führt ein Gespräch	
SELECT DFGSM	selektiere Verzeichnis GSM
RUN GSM ALGORITHM	
GET RESPONSE	führe die Authentisierung der SIM gegenüber dem Hintergrundsystem aus
SELECT EF_{KC}	
UPDATE BINARY	selektiere ED und schreibe in das EF den aktualisierten Schlüssel Kc
SELECT EF_{LOCI}	
UPDATE BINARY	selektiere EF und schreibe in das EF die aktualisierte Ortsinformation
SELECT EF_{BCCH}	
UPDATE BINARY	selektiere und schreibe in das EF_{BCCH} (*broadcast control channels*) netzwerkspezifische Informationen
Benutzer schaltet das Mobiltelefon aus.	
SELECT EF_{LOCI}	
UPDATE BINARY	selektiere EF und schreibe in das EF die aktualisierte Ortsinformation
SELECT EF_{BCCH}	
UPDATE BINARY	selektiere und schreibe in das EF_{BCCH} (*broadcast control channels*) netzwerkspezifische Informationen

Die Daten der virtuellen SIM im Speicher des Mobiltelefons werden nach kritischen Operationen in die SIM zurückgeschrieben, so dass diese anschließend wieder über aktuelle Daten verfügt. Oft wird dies vom Endgerät asynchron durch eine Task des Betriebssystems niedriger Priorität durchgeführt, so dass der Benutzer davon nichts bemerkt. Diese zeitlichen Abgleiche an kritischen Punkten sind auch deshalb relevant, weil bei einem plötzlichen Stromausfall, wie er beispielsweise durch Abnahme des Akkus entsteht, das SIM immer annähernd aktuelle Daten in seinem EEPROM aufbewahren sollte. Es wäre in diesem Beispiel schließlich ziemlich ärgerlich, wenn in diesem Fall plötzlich alle seit dem letzten Einschalten des Mobiltelefons mühevoll eingegebenen Rufnummern verloren gingen.

Die für den Benutzer sichtbare Aktion beim Abschalten des Mobiltelefons ist meist nur eine kurze Zeichentricksequenz auf dem Display. Nebenbei werden jedoch alle Daten der virtuellen SIM in die physische SIM geschrieben, so dass diese wieder auf dem aktuellen Stand ist. Dann folgt eine Abschaltsequenz für die SIM, und anschließend wird das Betriebssystem des Mobiltelefons heruntergefahren.

Die im vorangehenden Text beschriebenen Abläufe und Mechanismen sind nicht Teil der GSM-Spezifikationen. Deshalb sind sie in den verschiedenen Mobiltelefonen auch durchaus unterschiedlich realisiert und sollten nur als eine mögliche und technisch zweckmäßige Verwirklichung verstanden werden. Auch darf man gerade bei GSM nicht übersehen, dass auch 10 Jahre alte Mobiltelefone noch immer im Einsatz sind. Bei ihnen kann man mit Sicherheit davon ausgehen, dass sie über keine virtuelle SIM verfügen, sondern alle Lese- und Schreibzugriffe direkt auf die SIM durchreichen.

19.4.4.6 SIM Application Toolkit (SAT)

Die ursprünglichen Spezifikationen im GSM-System sahen die GSM-Karte lediglich als ein vom Mobiltelefon unabhängiges Medium zur Identifizierung des Benutzers mittels PIN und als Authentisierungstoken im Sinne der Abrechnungssicherheit. Im Laufe der Jahre trat aber immer das Bedürfnis in den Vordergrund, die GSM-Karte für weitere Funktionen, insbesonders für Mehrwertdienste, zu nutzen. So ist ein Mobiltelefon auch ein adäquates Medium zur Abfrage des Kontostands oder zum Empfang von interessanten Mitteilungen, wie Fußballergebnissen oder Tageshoroskopen. Es war jedoch mit der bestehenden Funktionalität der GSM-Karte nicht möglich, diese Mehrwertdienste (*value added service* – VAS) technisch zu realisieren. Die Reaktion darauf war die Erstellung der GSM-Spezifikation TS 51.014, SIM Application Toolkit (SAT), welche 1996 in der ersten Version von ETSI veröffentlicht wurde.

Das SIM Application Toolkit ermöglicht der SIM direkten Zugriff auf Funktionen des Mobiltelefons wie Ansteuerung des Displays, Abfrage der Tastatur, Versenden von Kurznachrichten und einige weitere Funktionen, die im Zusammenhang mit einer Zusatzanwendung durchgeführt werden müssen. Letzten Endes ist das SIM Application Toolkit ein Baukasten, mit dem sich nahezu beliebige Anwendungen auf einer SIM realisieren lassen.

Für das SIM Application Toolkit wurde es notwendig, eine Reihe neuer Kommandos festzulegen. Dabei muss beachtet werden, dass es sich um Kommandos von der SIM an das Mobile Equipment handelt, was etwas Umdenken erfordert. Der Datenteil der proaktiven Kommandos ist BER-TLV-kodiert.[1] Damit kann eine einfache Erweiterbarkeit bei Sicherstellung von Abwärtskompatibilität erreicht werden. Der größte Vorteil ist jedoch die enorme Flexibilität, die man mit TLV-kodierten Daten gewinnt.

[1] Siehe auch Abschnitt 6.1 „Strukturierung von Daten" auf Seite 115.

Tabelle 19.7 Die in TS 51.014 festgelegten proaktiven Chipkarten-Kommandos der SIM für das SIM Application Toolkit. Man beachte, dass die aufgelisteten Kommandos in diesem Fall von der Chipkarte an das Terminal gesendet werden und nicht, wie üblich, vom Terminal an die Chipkarte. Die Verwendung bestimmter Kommandos ist abhängig von der Hardwareausstattung des Mobile Equipments.

Kommando	Kurzbeschreibung
Benutzerschnittstelle	
DISPLAY TEXT	Anzeige eines übergebenes Textes oder Icons auf dem Display des Mobiltelefons.
GET INKEY	Anzeige eines übergebenes Textes oder Icons auf dem Display des Mobile Equipments mit anschließender Abfrage eines Zeichens von der Tastatur.
GET INPUT	Anzeige eines übergebenes Textes oder Icons auf dem Display des Mobile Equipments mit anschließender Abfrage eines oder mehrerer Zeichen von der Tastatur.
LANGUAGE NOTIFICATION	Bekanntmachung an das Mobile Equipment über die vom SIM Application Toolkit in den Textfeldern verwendete Sprache.
PLAY TONE	Aufforderung an das Mobile Equipment, einen Ton auszugeben.
SELECT ITEM	Übergabe einer Auswahlliste an das Mobile Equipment mit der Aufforderung, dass der Benutzer einen Punkt auswählen soll.
SET UP IDLE	MODE TEXT Anzeige eines übergebenes Textes oder Icons zur Anzeige auf dem Display des Mobile Equipments, wenn dieses angeschaltet ist, aber nicht benutzt wird.
SET UP MENU	Übergabe einer Menüliste an das Mobile Equipment mit der Aufforderung, diese in die Menüstruktur des Mobile Equipments zu integrieren.
zweites Kartenterminal	
GET READER STATUS	Abfrage des Status eines zusätzlichen Kartenterminals im Mobiltelefon.
PERFORM CARD APDU	Senden einer APDU an die Chipkarte, die sich in einem zusätzlichen Kartenterminal im Mobiltelefon befindet.
POWER OFF CARD	Abschalten der Chipkarte, die sich in einem zusätzlichen Kartenterminal im Mobiltelefon befindet.
POWER ON CARD	Anschalten der Chipkarte, die sich in einem zusätzlichen Kartenterminal im Mobiltelefon befindet.
Netzwerkschnittstelle	
CLOSE CHANNEL	Aufforderung an das Mobile Equipment zum Schließen eines Datenkanals.
GET CHANNEL STATUS	Aufforderung an das Mobile Equipment, den Status eines Datenkanals zurückzugeben.
OPEN CHANNEL	Aufforderung an das Mobile Equipment zum Öffnen eines Datenkanals.
RECEIVE DATA	Aufforderung an das Mobile Equipment zum Empfang von Daten über einen geöffneten Datenkanal.
RUN AT COMMAND	Übergabe eines AT-Kommandos an das Mobile Equipment und dortiges Ausführen mit anschließender Übergabe des Ergebnisses an die SIM.
SEND DATA	Aufforderung an das Mobile Equipment zum Senden von Daten über einen geöffneten Datenkanal.

Tabelle 19.7 (Fortsetzung): Die in TS 51.014 festgelegten proaktiven Chipkarten-Kommandos der SIM für das SIM Application Toolkit. Man beachte, dass die aufgelisteten Kommandos in diesem Fall von der Chipkarte an das Terminal gesendet werden und nicht, wie üblich, vom Terminal an die Chipkarte. Die Verwendung bestimmter Kommandos ist abhängig von der Hardwareausstattung des Mobile Equipments.

Kommando	**Kurzbeschreibung**
SEND DTMF	Senden eines DTMF-Tons während einer laufenden Sprachverbindung.
SEND SHORT MESSAGE	Senden einer Kurznachricht.
SEND SS	Senden einer SS-Nachricht (*supplementary service*), welche eine Steuersequenz an das Netzwerk ist.
SEND USSD	Senden einer USSD-Nachricht (*unstructured supplementary services data*), welche zum Versand von beliebigen Daten benutzt werden kann.
SET UP CALL	Aufbau einer Verbindung.
Sonstige	
MORE TIME	Anfrage an das Mobile Equipment, der SAT-Anwendung mehr Zeit für die Abarbeitung zur Verfügung zu stellen.
POLL INTERVAL	Start der zyklischen Abfragen an die SIM und Festlegung des Intervalls (polling).
POLLING OFF	Beenden der zyklischen Abfragen (polling) an die SIM.
PROVIDE LOCAL INFORMATION	Anfrage an das Mobile Equipment, dem SIM aktuelle Ortsinformationen zur Verfügung zu stellen.
REFRESH	Information an das Mobile Equipment, dass sich Dateninhalte in der SIM geändert haben und das Mobile Equipment diese neu lesen soll.
SET UP EVENT LIST	Übergabe einer Ereignisliste an das Mobile Equipment mit der Aufforderung, die SIM zu informieren, falls ein diesbezügliches Ereignis eintritt.
TIMER MANAGEMENT	Start, Beenden und Konfiguration der acht möglichen Timer im Mobile Equipment, welche ein Ereignis erzeugen können.
LAUNCH BROWSER	Start eines vom Chipkarten-Betriebssystem unterstützten Mikrobrowsers.

Für die SIM musste bei SIM Application Toolkit eine Möglichkeit geschaffen werden, die übliche Master-Slave-Zuordnung zwischen Terminal und Chipkarte zu umgehen, dabei durfte aber das Übertragungsprotokoll aus Kompatibilitätsgründen nicht verändert werden. Die Lösung dieses Problems ist verhältnismäßig einfach. Das Mobile Equipment sendet in festlegbaren regelmäßigen (*polling*) Abständen (beispielsweise alle 30 Sekunden) das Abfragekommando STATUS zur SIM, und diese kann gegebenenfalls antworten, dass ein Kommando an das Mobile Equipment bereitsteht und von diesem abgeholt werden soll. Die einstellbare Zeitspanne für das Polling wird in der Praxis vom Mobile Equipment nicht allzu exakt eingehalten, was aber unkritisch ist. Diese Umgehung des Master-Slave-Prinzips bezeichnet man auch als Proaktivität der SIM und die dazugehörigen Kommandos als proaktive Kommandos.

Die Master-Slave-Beziehung zwischen Mobile Equipment und SIM wird auf diese Weise umgedreht. Nun ist es möglich, dass die Karte von sich aus die Mobiltelefontastatur abfragt, eigene Daten und Menüstrukturen auf dem Display des Mobiltelefons darstellt oder einen Piepston auslöst. Auch können über den Mechanismus der Kurznachrichten über die Luftschnittstelle Daten zwischen GSM-Karte mit einem Hintergrundsystem ausgetauscht werden. Beispielsweise lässt sich so ein News-Server regelmäßig abfragen, und das Ergebnis wird als E-Mail oder Kurznachricht auf dem Display des Mobiltelefons dargestellt.

Die diesen Mechanismus ermöglichenden Kommandos sind FETCH, TERMINAL RESPONSE und ENVELOPE. Mit dem Kommando FETCH holt das Mobile Equipment ein Kommando von der SIM ab. Nach Abarbeitung dieses Kommandos übergibt das Mobile Equipment die dazugehörige Antwort mit TERMINAL RESPONSE an die SIM. Mit dem Kommando ENVELOPE ist es möglich, Daten an die SAT-Anwendung vom Mobile Equipment aus zu übergeben.

Zusätzlich zur Proaktivität hat die SIM noch die Möglichkeit, dem Mobile Equipment bestimmte Ereignisse mitzuteilen, bei denen sie explizit per Kommando informiert werden muss.

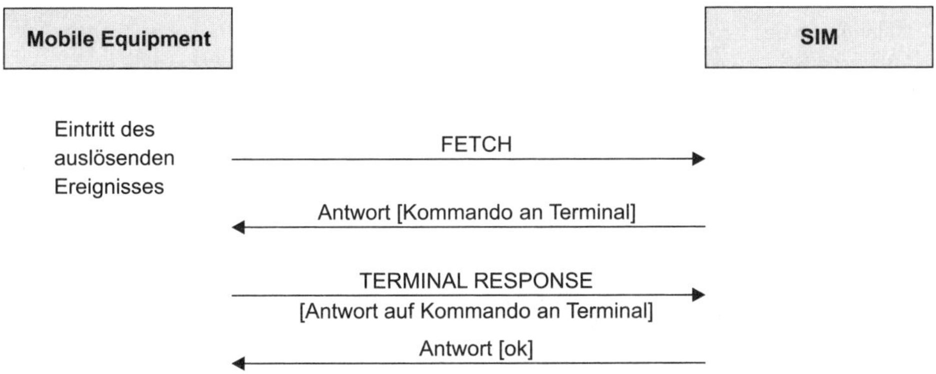

Bild 19.17 Der erweiterte Protokollablauf zwischen Mobile Equipment und SIM bei den proaktiven Kommandos des SIM Application Toolkit nach TS 51.014. Die Antwort der Chipkarte an ein Kommando enthält im Datenteil ein Kommando an das Terminal. Dieses führt das Kommando aus und gibt die dazugehörige Antwort im Datenteil eines Kommandos an die Chipkarte zurück. Der Ablauf basiert auf den gesendeten APDUs und zeigt ausschließlich den Gutfall.

Es gibt mehrere Möglichkeiten, SAT-basierte Zusatzanwendungen auf der SIM anzustoßen. Die einfachste Art erfolgt über den Benutzer. Wählt dieser beispielsweise aus einem Menü im Mobiltelefon eine bestimmte Funktion und fußt diese auf einer Zusatzanwendung der SIM, so wird vom Mobile Equipment ein entsprechendes Kommando zur SIM gesendet. Den weiteren Ablauf kann dann das Programm der Zusatzanwendung in der SIM bestimmen. Aber auch bestimmte Ereignisse im Mobiltelefon wie Rufaufbau, Rufende oder Zellwechsel können als Aufruf der SAT-basierten Anwendung in der SIM verwendet werden. Die einfachste Aufrufmethode einer SAT-Anwendung auf der SIM ist die zyklische Abfrage der SIM seitens des Mobile Equipments. Mit diesen drei grundlegenden Aufrufmethoden können in der Praxis alle relevanten SIM-basierten Zusatzanwendungen mit verhältnismäßig überschaubarem Aufwand realisiert werden.

Die eigentliche Funktionalität der Steuerung der Zusatzanwendung im SIM Application Toolkit wird über ausführbaren Programmkode erreicht. Dieser kann in einer beliebigen Programmiersprache, wie Assembler, C oder Java erstellt worden sein.

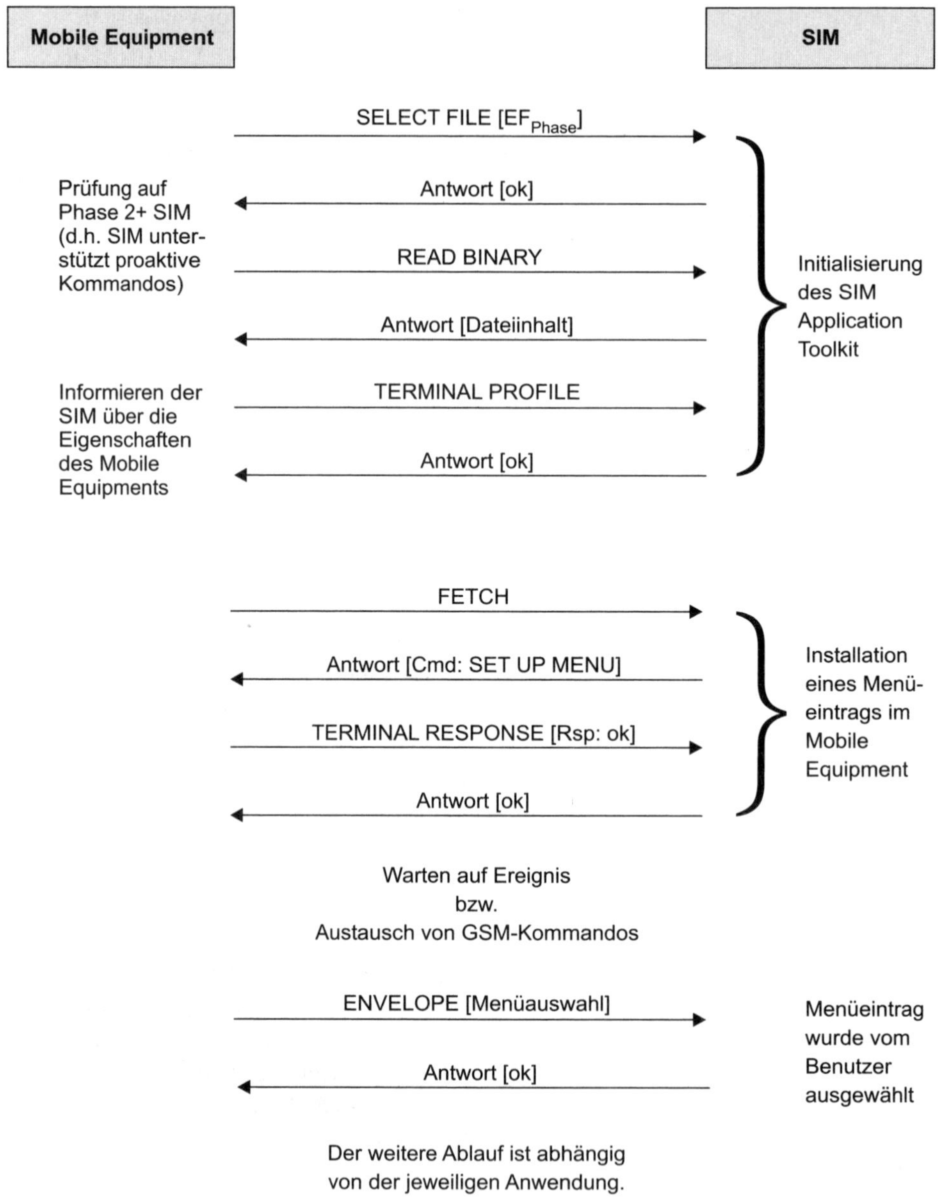

Bild 19.18 Typisches Beispiel der Anwendung des SIM Application Toolkit zur Installation eines zusätzlichen Menüeintrags im Mobile Equipment. Der Ablauf basiert auf den gesendeten APDUs und zeigt ausschließlich den Gutfall.

Der typische Ablauf bei einer SIM Application Toolkit-Anwendung sieht folgendermaßen aus: Nach der Anschaltsequenz der SIM werden unterschiedlichste Daten vom Mobile Equipment gelesen. Darunter auch die Datei EF_{Phase}, in der die von der SIM unterstützte Phase von GSM gespeichert ist. Ist dort die Kodierung für Phase 2+ abgelegt, schließt das Terminal daraus, dass SIM Toolkit voll unterstützt wird. Das Terminal übergibt daraufhin mit dem Kommando TERMINAL PROFILE seine SIM Toolkit-relevanten Eigenschaften an die SIM. Damit ist die Initialisierung abgeschlossen, und es können beliebige andere Kommandos im Rahmen der GSM-Anwendung gesendet werden, die nicht zum SIM Application Toolkit gehören.

Der typische nächste Ablauf ist die Installation eines Auswahlmenüs im Mobil Equipment. Dazu werden die BER-TLV-kodierten Daten für das Menü als Antwort auf ein von der SIM angefordertes und vom Mobil Equipment gesendetes FETCH-Kommando gegeben. Das Mobil Equipment integriert nun das neue Auswahlmenü in seinen Menübaum und quittiert dies mit einer Bestätigung im folgenden TERMINAL RESPONSE Kommando. Damit ist das Menü im Mobil Equipment installiert und aktiviert. Nun können wiederum die üblichen Kommandos im Rahmen von GSM ausgetauscht und abgearbeitet werden. Sobald der Benutzer des Mobiltelefons nun im neuen Menü einen Menüeintrag auswählt, wird ein ENVELOPE Kommando mit einer Information über den ausgewählten Eintrag zur SIM gesendet. Diese bestätigt den Empfang des Kommandos und kann nun im Rahmen der Anwendung und der Benutzerauswahl unterschiedlichste Abläufe starten. Beispielsweise könnte aufgrund der Auswahl von der Anwendung auf der SIM ein Börsenkurs abgefragt werden.

Zur Realisation dieser Funktion könnten jetzt die unterschiedlichsten Wege begangen werden. Eine einfache Vorgehensweise wäre das Versenden einer SMS an einen Server des Netzbetreibers mit der Frage nach dem aktuellen Börsenkurs einer bestimmten Firma. Der Server würde im Gutfall mittels einer Antwort-SMS die Anwendung auf der SIM über den Börsenkurs informieren und diese könnte dann beispielsweise den Benutzer des Mobiltelefons mit DISPLAY TEXT vom aktuellen Kurs in Kenntnis setzen.

Dies ist nur ein sehr einfaches Beispiel für die Möglichkeiten des SIM Application Toolkit, doch zeigt es schon deutlich, dass damit zum einen ein sehr mächtiges Werkzeug zur Erstellung von Zusatzanwendungen auf SIMs vorliegt, das zum anderen auch verhältnismäßig einfach ist. Die Schwierigkeiten beginnen dann, wenn beispielsweise Zusatzanwendungen auf der Grundlage von Funktionen des Mobile Equipments erstellt werden sollen, die der SIM Application Toolkit nicht unterstützt. Ein weiterer (bekannter) Stolperstein bei SAT-basierten Zusatzanwendungen sind unterschiedliche Darstellungsformen auf dem Display oder schlichtweg Inkompatibilitäten oder Implementierungsfehler im Mobile Equipment. Dies alles sind aber Hürden, die mit etwas Anstrengung und einiger Erfahrung überwunden werden können. Zusammenfassend ist deshalb anzumerken, dass der SIM Application Toolkit immer noch die technisch am meisten ausgereifte und sicherste Art der Verwirklichung von Zusatzanwendungen auf einem Mobiltelefon ist.

Mit dem SIM Application Toolkit wurde eine sehr mächtige und ohne Änderungen in das bisherige System integrierbare Schnittstelle für Zusatzanwendungen auf der SIM geschaffen.

Die Expertengruppe EP SCP (*ETSI project smart card platform*) definierte aufbauend auf dem SIM Application Toolkit eine generische Grundlage für alle Application Toolkits von Chipkarten im Mobilfunk. Der Name dieses Toolkits ist CAT (*card application toolkit*) und die Grundlage für SAT (*SIM application toolkit*), USAT (*USIM application toolkit*) und UATK (*UIM application toolkit*).

19.4.4.7 Over The Air (OTA)-Kommunikation

Manchmal ist es nach der Ausgabe einer SIM erforderlich, eine direkte Verbindung vom Hintergrundsystem zur SIM aufzunehmen. Vor allem zur Verwaltung von bestehenden Anwendungen und zur Erzeugung neuer Zusatzanwendungen auf der SIM ist diese Kommunikation ein unbedingtes Muss. Deshalb sind in der TS 43.048 Mechanismen geschaffen worden, um über die Luftschnittstelle (*air interface*) eine sichere Ende-zu-Ende-Kommunikation zwischen Hintergrundsystem und SIM aufzubauen.

Da diese Anforderung durch die ursprünglichen GSM-Spezifikationen nicht abgedeckt war und es fast unmöglich ist, Änderungen in einem derartig großen System durchzuführen, hat man für die Ende-zu-Ende-Kommunikation mit der GSM-Karte einen Trick benutzt. Die im System vorgesehenen Kurznachrichten werden als Container für Nachrichten von und zur SIM verwendet. Damit mussten lediglich im Hintergrundsystem und in den neu ausgegebenen Chipkarten Adaptionen gemacht werden. Alle Systeme dazwischen konnten unverändert beibehalten werden. OTA mittels Kurznachrichten als Trägerdienst ist jedoch mittlerweile nur einer von mehreren möglichen Trägern, wenn auch der mit der größten Verbreitung.

Die OTA-Kommunikation bietet eine verhältnismäßig große Bandbreite an Schutzmaßnahmen für die übertragenen Daten. So können als einfachste Absicherungsstufe die Daten mit einem CRC vor Übertragungsfehlern geschützt werden. Im Bereich der kryptografischen Sicherung ist es möglich, die Daten auch mit einem Sendefolgezähler zu versehen und sie mit DES oder Triple-DES (2 Schlüssel oder 3 Schlüssel) zu verschlüsseln. Wenn nötig, kann auch ein MAC oder eine digitale Signatur über die zu übertragenden Daten errechnet werden.

Das Funktionsprinzip mit SMS als Trägerdienst ist dabei folgendes: Möchte ein Hintergrundsystem beispielsweise ein Kommando (z. B.: READ BINARY) an eine bestimmte SIM senden, so erzeugt es eine Kurznachricht an die jeweilige Karte und bettet das Kommando unter Zuhilfenahme der notwendigen kryptografischen Schutzmaßnahmen darin ein. Sobald sich ein Mobiltelefon mit der bewussten SIM im System anmeldet, wird die Kurznachricht über den Signalisierungskanal übermittelt. Ein Verbindungsaufbau für Sprache über einen Verkehrskanal ist dazu nicht erforderlich. Das Mobile Equipment erkennt anhand der Kodierung der Kurznachricht nach GSM 03.40, dass es sich um SIM-spezifische Daten handelt, und sendet sie mittels des SIM Application Toolkit-Kommandos ENVELOPE an die SIM. Die erhaltene Kurznachricht wird also nicht, wie sonst üblich, automatisch per UPDATE RECORD vom Mobile Equipment in der Datei EF_{SMS} gespeichert. Die SIM legt die via ENVELOPE erhaltene Kurznachricht in einem separaten Puffer ab. Sollte es sich um eine Kurznachricht handeln, die mit weiteren Kurznachrichten verkettet ist, muss die SIM als nächste Aufgabe die korrekte Reihenfolge wiederherstellen, da dies der SMS-Dienst bekanntermaßen nicht gewährleistet.

Anschließend interpretiert die SIM die erhaltene Nachricht, extrahiert daraus das oder die Kommandos und arbeitet sie ab. Als Antwort kann optional von der SIM eine Kurznachricht erzeugt werden. Diese wird dann als Antwort auf ein von der SIM angefordertes FETCH-

Kommando dem Mobile Equipment übergeben und von dort über den Servicekanal auf dem üblichen Weg an das Hintergrundsystem weitergeleitet.

Mit diesem Kunstgriff ist es nun möglich, transparent zu allen dazwischenliegenden Systemkomponenten eine bidirektionale Ende-zu-Ende-Verbindung zwischen Hintergrundsystem und SIM aufzubauen. Damit kann die SIM genauso angesprochen werden, als ob sie sich in einem an einen PC angeschlossenen Terminal befinden würde. Dieser Kommunikationskanal kann nun beispielsweise im Rahmen eines Remote File Managements für Änderungen von bestehenden Daten in Dateien benutzt werden. Eine gängige Anwendung von OTA ist die Anpassung der Service-Kurzrufnummern in der SIM. Mit OTA lassen sich jedoch auch wesentlich komplexere Themen bearbeiten. So kann damit auch ausführbarer Programmkode als Applet für Zusatzanwendungen auf Java Card-basierte SIMs nachgeladen werden. Die Möglichkeiten, die OTA einem Netzbetreiber bietet, sind immens. Leider entspricht TS 43.048 in weiten Teilen keiner bitgenauen Spezifikation, sondern eher einer Norm, da sie eine große Bandbreite von zum Teil nicht vollständig ausspezifizierten Optionen anbietet, die vom jeweiligen Kartenhersteller individuell für seine SIMs maßgeschneidert eingesetzt werden können. Darunter leidet naturgemäß die Kompatibilität der SIMs verschiedener Hersteller. Dies muss deshalb im laufenden Netzbetrieb durch Chipkartenhersteller-spezifische Bibliotheken in den Hintergrundsystemen der Netzbetreiber ausgeglichen werden.

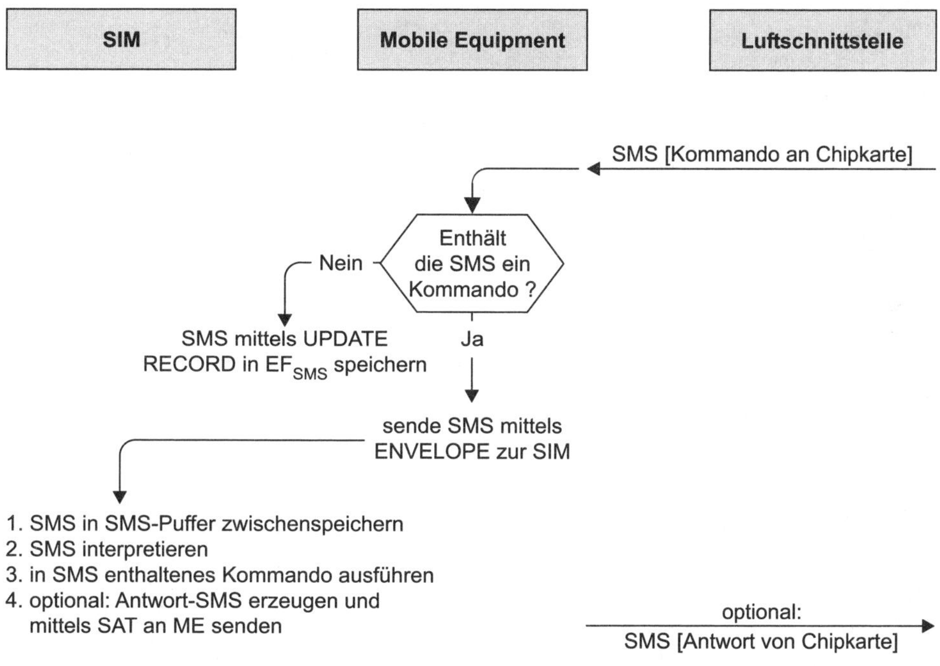

Bild 19.19 Der Ablauf beim Datenaustausch auf der Grundlage von Kurznachrichten zwischen Hintergrundsystem und GSM-Karte. Das Verfahren wird im Allgemeinen als OTA (*over the air*) bezeichnet.

19.4.4.8 Remote File Management (RFM)

Die von OTA zur Verfügung gestellten Mechanismen gestatten eine direkte Ende-zu-Ende-Kommunikation zwischen Hintergrundsystem und SIM. Dies ist die datenübertragungstechnische Grundlage für eine darauf aufbauende Fernverwaltung der Dateien auf der SIM, im GSM-Sprachgebrauch Remote File Management (RFM) genannt. Spezifiziert ist die trägerunabhängige grundsätzliche Funktionalität in der TS 43.048, welche wiederum auf den Anforderungen der TS 42.048 aufbaut.

Im Rahmen des Remote File Managements dürfen nur bestimmte SIM-Kommandos benutzt werden, mit denen sich jedoch durchaus eine erhebliche Bandbreite an Funktionalität erreichen lässt. Diese Kommandos sind eingeteilt in Kommandos, die Daten an die SIM senden (*input commands*), und Kommandos, die Daten von der SIM anfordern (*output commands*). Seitens des Hintergrundsystems darf innerhalb einer OTA-Nachricht nicht nur ein einzelnes Kommando an die SIM gesendet werden, sondern auch eine Liste mehrerer Kommandos. Dabei ist jedoch die Einschränkung zu beachten, dass in einer Kommandoliste nur das letzte Kommando Daten von der SIM anfordern darf. Der Grund dieser in der Praxis problemlosen Einschränkung liegt vor allem in der erheblichen Vereinfachung der Software in der SIM für das Remote File Management. Sollen mehrere Dateien oder Records gelesen werden, so sind wegen der vorgenannten Beschränkung mehrere OTA-Nachrichten an die SIM notwendig.

Tabelle 19.8 Aufstellung der in TS 43.048 erlaubten Chipkarten-Kommandos an die SIM für das Remote File Management über die Luftschnittstelle.

Kommandos, die Daten an die SIM übergeben (*input commands*)	**Kommandos, die Daten von der SIM anfordern (*output commands*)**
SELECT	READ BINARY
UPDATE	BINARY READ RECORD
UPDATE	RECORD GET RESPONSE
SEEK	
INCREASE	
VERIFY CHV	
CHANGE CHV	
DISABLE CHV	
ENABLE CHV	
UNBLOCK CHV	
INVALIDATE	
REHABILITATE	

An einem typischen Beispiel aus der Praxis sei das Funktionsprinzip eines Remote File Managements mit SMS als Trägerdienst kurz verdeutlicht. Möchte ein Hintergrundsystem eine Kurzrufnummer im EF_{ADN} ändern, so könnte es dabei folgendermaßen vorgehen: In einer ersten OTA-Nachricht – beispielsweise mittels mehrerer aufeinanderfolgender Kurznachrichten übertragen – wird das EF_{ADN} mittels eines SELECT-Kommandos unter Angabe des Pfades im $DF_{Telecom}$ ausgewählt. Als abschließendes Kommando in dieser OTA-Nachricht wird mit der dem Hintergrundsystem bekannten Recordnummer und READ RECORD die Service-Nummer ausgelesen und via OTA zurückgesendet. Ist die Service-Nummer nicht auf dem aktuellen Stand, so wird mit einer weiteren OTA-Nachricht ein UPDATE RECORD an die SIM gesendet und der entsprechende Record mit der neuen Nummer überschrieben.

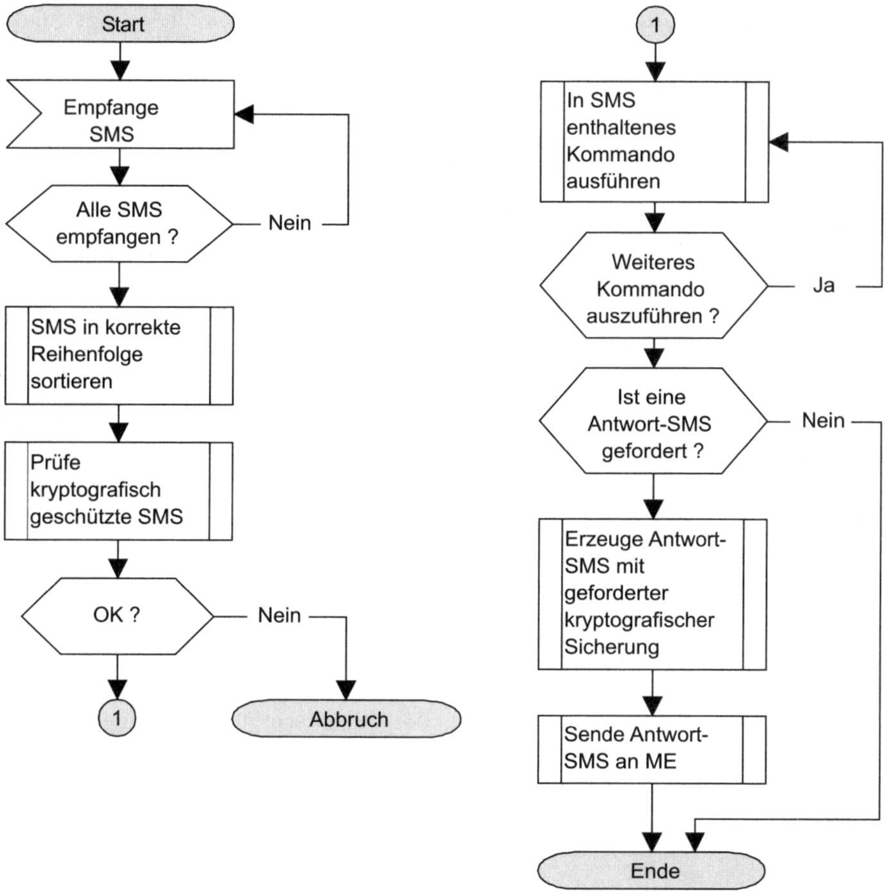

Bild 19.20 Flussdiagramm des grundlegenden Programmablaufs beim Remote File Management (RFM) über die Luftschnittstelle via OTA nach TS 43.048. Das Remote File Management wird im Wesentlichen im rechten oberen Ast des Flussdiagramms durchgeführt, die restlichen Abläufe dienen zur Errichtung der Übertragungssicherheit nach TS 43.048.

Vorsicht ist natürlich angebracht, wenn Dateien via Remote File Management geändert werden sollen, die für die laufende Sitzung von Bedeutung sind. Ein typisches Beispiel ist hier das EF_{SST} mit der SIM Service Table, einer Tabelle, die die möglichen und ggf. aktivierten Funktionen der SIM aufführt. Eine Änderung des Dateiinhalts kann dabei unter Umständen zu einem unvorhersehbaren Verhalten des Mobiltelefons führen oder im schlimmsten Fall die SIM unbrauchbar machen.

Die SIM beherbergt auch zwei EFs, bei denen Änderungen schlichtweg untersagt sind. Dies ist die Datei EF_{ICCID} mit der Identifikationsnummer der Chipkarte und die Datei EF_{Kc} mit dem Schlüssel zur Verschlüsselung der Daten auf der Luftschnittstelle zwischen Mobiltelefon und Feststation. Logisch gesehen ergibt es keinen Sinn, eine der beiden Dateien zu ändern, da die ICCID eine eindeutige Identifikationsnummer der Chipkarte ist und für den operativen Betrieb keine Rolle spielt. Der Schlüssel Kc wird ohnehin von der SIM pro Sitzung berechnet; es wäre unsinnig, ihn über RFM zu ändern. Falls man es bei einer laufenden Verbindung trotzdem tut, könnte die Verbindung zum Netzwerk möglicherweise unterbrochen werden, weil das Mobile Equipment den falschen Schlüssel für die Verschlüsselung der Daten auf der Luftschnittstelle verwendet.

19.4.4.9 Remote Applet Management (RAM)

Analog dem Remote File Management existiert in der TS 43.048 auch ein Abschnitt über Remote Applet Management. Somit ist es möglich, über eine direkte Ende-zu-Ende-Kommunikation zwischen Hintergrundsystem und SIM auf Java Card-aufbauende Anwendungen zu verwalten.

Als generelle Rahmenbedingung muss es sich bei der verwendeten Chipkarte um eine SIM nach TS 43.019 handeln, welche im Wesentlichen auf den Java Card-2.x-Spezifikationen[1] beruhen. Alle Verwaltungskommandos für Applets und Packages basieren auf der Open-Platform-Spezifikation, dem faktischen Industriestandard für diese Mechanismen.[2]

Zur Verwaltung von Anwendungen gehört das Laden (*loading*), Einrichten (*installation*), Entfernen (*removal*), Sperren (*locking*), Entsperren (*unlocking*) und die Informationsabfrage (*parameter retrival*) von Java Applets auf der SIM. Desgleichen sind Mechanismen festgelegt, um Packages auf die SIM zu laden oder zu entfernen.

Alle Abläufe und Mechanismen sind grundsätzlich unabhängig von einem bestimmten Trägerdienst, doch ist mittelfristig der Kurznachrichtendienst der universellste Weg, Applets und Packages per OTA auf einer SIM zu verwalten. Im Falle von SMS als Träger würde die Datenübertragung von und zur SIM völlig analog den beschriebenen Sequenzen bei OTS und Remote File Management ablaufen.

Tabelle 19.9 Aufstellung der in TS 43.048 erlaubten Chipkarten-Kommandos an die SIM für das Remote Applet Management über die Luftschnittstelle. Die Kommandos entsprechen in Funktionalität und Kodierung der Global Platform-Spezifikation.

Kommandos, die Daten an die SIM übergeben (*input commands*)	**Kommandos, die Daten von der SIM anfordern (*output commands*)**
DELETE	GET STATUS
SET STATUS	GET DATA
INSTALL	
LOAD	
PUT KEY	

19.4.4.10 Dual-IMSI

Im geschäftlichen Bereich werden normalerweise die anfallenden Gesprächsgebühren der Firmenmobiltelefone von der jeweiligen Firma übernommen. Möchte nun der Benutzer ei-

[1] Siehe auch Abschnitt 13.16.2 „Java Card“ auf Seite 543.

[2] Siehe auch Abschnitt 13.13 „Verwaltung von Anwendungen mit Global Platform“ auf Seite 527.

nes solchen Mobiltelefons ein privates Gespräch führen, so müsste er dies später manuell mit seiner Firma abrechnen, was aber nur funktionieren würde, wenn er eine Telefonrechnung mit Einzelkostennachweis hat. In der Praxis wird er wohl sein Privatgespräch auf Firmenkosten führen, oder er müsste in Konsequenz zwei Geräte mit sich herumtragen, um auch private Gespräche führen zu können. Dass dies eigentlich niemandem zumutbar ist, muss hier nicht weiter ausgeführt werden. Dieses Szenario ist der Hauptgrund, weshalb es so genannte Dual-IMSIs gibt. Dabei ist auf der SIM eine zusätzliche Datei vorhanden, in der sich zwei IMSIs und je nach Realisierung auch zwei Ki befinden. Diese Datei ist im Übrigen nicht Bestandteil einer Norm. Eine Zusatzanwendung in der SIM auf der Grundlage des SIM Application Toolkits erzeugt nun einen neuen Menüeintrag im Mobile Equipment, mit dem der Benutzer auswählen kann, ob er geschäftlich oder privat telefonieren will. Je nach Wahl des Benutzers wird nun eine bestimmte IMSI in das EF_{IMSI} kopiert und optional auch ein anderer dazugehöriger Ki verwendet. Damit besitzt das Mobiltelefon zwei Identitäten im Sinne der IMSI, und der Netzbetreiber kann zwei unterschiedliche Gesprächsabrechnungen erstellen. Damit sind geschäftliche und private Gespräche getrennt verrechenbar geworden.

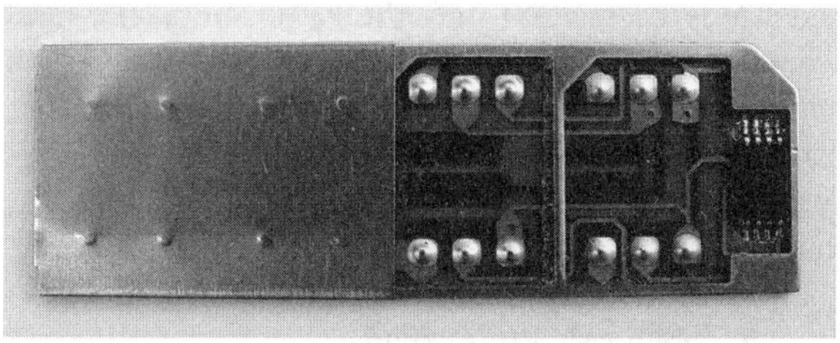

Bild 19.21 Foto eines geöffneten Plug-in-Adapters, in den zwei SIMs eingelegt werden können. Dies ist die einfache hardwaretechnische Realisierung einer Dual-IMSI-Funktion. Die Umschaltung zwischen den beiden SIMs wird durch wiederholtes Einschalten des Mobiltelefons durchgeführt und durch den Mikrocontroller auf der rechten Seite gesteuert. Die einzulegenden SIMs müssen vorab mit einem Messer auf das richtiges Maß gebracht werden.

Die Funktionalität kann noch weiter ausgebaut werden, indem beispielsweise bei der IMSI für geschäftliche Telefonate die Festrufnummern aktiviert werden, so dass der mögliche Rufnummernkreis auf bestimmte Nummern eingeschränkt ist. Damit hat der Benutzer eines solchen Mobiltelefons keine Möglichkeit mehr, private Gespräche zu führen, da nur firmenrelevante Rufnummern gewählt werden können. Wird hingegen die zweite IMSI über die Zusatzanwendung in der SIM aktiviert, so werden die Festrufnummern deaktiviert und die Gesprächsgebühren nicht mehr von der Firma getragen. Damit kann man mit einem einzigen Mobiltelefon sowohl geschäftlich als auch privat telefonieren, ohne dass es zu Problemen mit der Gebührenabrechnung kommt.

Es gibt noch eine weitere Anwendung von mehrfachen IMSIs, die technisch gesehen allerdings nicht sehr elegant ist. Sind auf einer SIM mehrere IMSIs verschiedener Netzbetreiber gespeichert und können diese vom Benutzer über ein Menü ausgewählt werden, so lässt sich dies zum manuellen Roaming verwenden. Der Benutzer wählt je nach Netzwerk, in dem er sich gerade befindet, die jeweils dazugehörige IMSI aus und kann sich dann mit dieser in das vorhandene Netzwerk einbuchen. Vom jeweiligen Netzbetreiber erhält er dann eine entsprechende Telefonrechnung. Diese Art von Roaming mit mehrfachen IMSIs wird beispielsweise in weiten Teilen Indiens praktiziert, da es dort zwischen manchen Netzbetreibern keine regulären Roaming-Abkommen gibt.

19.4.4.11 Realisierung einer Homezone

Einige Netzbetreiber bieten personenbezogen und für lokal begrenzte Gebiete Sondertarife an. In der Regel ist dies die um den eigenen Wohnsitz festlegbare annähernd kreisförmige Zone, in der bei Benutzung des Mobiltelefons statt des teuren Mobiltarifs nur der günstigere Festnetztarif abgerechnet wird. Der Vorteil für den Benutzer dieses standortbezogenen Dienstes liegt vor allem darin, dass dieser keinen Festnetzanschluss mehr benötigt und seine Kurzrufnummern nicht zwischen Mobiltelefon und Festnetztelefon abgleichen muss.

Die Realisierung dieses Dienstes lässt sich geschickterweise mit einer Anwendung im SIM und den Funktionen des SIM Application Toolkit realisieren. Damit ist auch gewährleistet, dass alle Daten über die Homezone in der personenbezogenen SIM gespeichert sind und nicht etwa im Mobiltelefon.

Im GSM-System sendet jede Feststation über die Luftschnittstelle laufend eine eindeutige Kennung aus, die sich aus der LAI (*location area information*) und einem CI (*cell identity*) zusammensetzt. Ein möglicher Lösungsansatz wäre nun, diese Information vom Mobiltelefon an die SIM weiterzureichen und dort mit einem oder mehreren gespeicherten Werten zu vergleichen. Diese Werte würden vorzugsweise in einer Datei abgelegt, so dass sie zu beliebigen Zeitpunkten über RFM (*remote file management*) geändert oder angepasst werden können. Nachteilig bei dieser Lösung ist der verhältnismäßig große Speicherbedarf in der SIM, da grundsätzlich auch Gegenden mit sehr hoher Dichte an Feststationen berücksichtigt werden müssen, was dann zu einer sehr umfangreichen Liste von LAIs und Cis führen würde.

Ein ähnlicher Lösungsansatz wäre es, die *timing advance*-Information der Luftschnittstelle zu verwenden. Damit könnte man in Bereichen hoher Zellendichte mittels Kreuzpeilung den aktuellen Standort eines Mobiltelefons auf deutlich unter 10 m genau feststellen, was für die Realisierung einer Homezone mehr als ausreichend ist.

In der Praxis wird jedoch oft einer anderen Lösung der Vorzug gegeben.[1] Dabei senden alle Feststationen eines Netzbetreibers über den Signalisierungskanal via Cell Broadcast Service periodisch ihre Ortskoordinaten aus. Auf der SIM befindet sich ein EF mit Referenzwerten, welche vom Mobile Equipment gelesen und dann mit den empfangenen Ortskoordinaten verglichen werden. Stellt das Mobile Equipment fest, dass sich das Mobiltelefon innerhalb der Homezone befindet, wird ein entsprechendes Symbol (z. B. ein kleines Häuschen) auf dem Display angezeigt. Da das Hintergrundsystem den Ort des Mobiltelefons kennt, kann es ein- und ausgehende Gespräche auf einen günstigeren Tarif umschalten. Die Informationen über die Koordinaten der Homezone sind in einem EF der SIM abgelegt, deshalb kann man diese problemlos über RFM (*remote file management)* ändern. Somit lässt sich die Homezone auch bequem per Fernwartung einrichten oder an einen anderen Ort verlegen. Nachteilig an dieser Lösung ist die Tatsache, dass sie spezielle Software im Mobile Equipment erfordert und nicht durch eine Zusatzanwendung in der SIM mit SIM Application Toolkit-Funktionen verwirklicht werden kann.

[1] c't 1999, Heft 18, „Telefon-Zellen", Harald Bögeholz, Dusan Zivadinovic

19.4.4.12 Funktionsweise des SIM-Lock

SIM-Lock oder SIM-Sperre ist die Bezeichnung für das Verfahren, ein Mobile Equipment fest mit einer bestimmten SIM oder einer bestimmten Gruppe von SIMs zu verbinden. Die SIM-Lock-Funktion wird benutzt, um vom Netzbetreiber subventionierte Mobiltelefone für eine bestimmte Zeit an eine bestimmte SIM und deren Bezahlmodalität zu binden. Die normative Grundlage zum SIM-Lock bildet die Spezifikation TS 101 624. Das Funktionsprinzip eines SIM-Lock beruht immer darauf, dass Daten, die sowohl im Mobile Equipment als auch in der SIM gespeichert sind, von einer der beiden Komponenten beim Anschalten verglichen werden und bei positivem Ausgang des Vergleichs die Telefonfunktionalität freigeschaltet wird.

Zur technischen Realisierung des SIM-Locks gibt es zwei praxisrelevante Varianten. Bei der häufig benutzten Variante 1 liest das Mobiltelefon aus der SIM bestimmte Daten und vergleicht diese mit im Mobiltelefon gespeicherten Daten. In der Regel sind dies die so genannten Group Identifiers, die in den Dateien EF_{GID1} (*Group Identifier Level 1*) bzw. EF_{GID2} (*Group Identifier Level 2*) gespeichert sind. Mit diesen Group Identifiers lassen sich Klassen von SIMs festlegen, die dann für eine klassenbasierte Paarung von bestimmten SIMs zu bestimmten (subventionierten) Mobile Equipments benutzt werden. Der Vorteil dieser Variante ist, dass SIM und Mobile Equipments nicht individuell verheiratet werden müssen. Alternativ zu den Group Identifiers wird manchmal auch noch die IMSI aus dem EF_{IMSI} oder andere statische SIM-spezifische Daten, die in EFs gespeichert sind, als Referenzwert für die Paarbildung benutzt.

Variante 2, welche jedoch in der Praxis selten verwendet wird, funktioniert, indem die SIM mittels SIM Application Toolkit eindeutige Daten aus dem Mobile Equipment liest und diese mit gespeicherten Daten vergleicht. Passen die Daten zusammen, kann das Mobiltelefon benutzt werden, indem es über die SIM für das anstehende Gespräch freigeschaltet wird.

Es ist in der Regel möglich, entweder über die Luftschnittstelle oder durch Eingabe eines geheimen Schlüssels am Mobiltelefon, die SIM-Lock Funktion abzuschalten, so dass anschließend auch andere SIMs im SIM-Lock-geschützten Mobile Equipment verwendet werden können. Die Referenz auf das jeweilige Mobile Equipment ist dann in aller Regel die eindeutige Gerätenummer IMEI.

19.4.4.13 Funktionsweise von Prepaid-Lösungen

Der Anteil von Prepaid-SIMs bewegt sich je nach Land in Größenordnungen von 30 % bis hin zu 80 %. Die dafür hauptsächlich ausschlaggebenden Gründe sind einerseits die bessere Kostenkontrolle und andererseits die entfallenden Grundgebühren.

Das Funktionsprinzip der Realisierung eines Systems für vorbezahlte SIMs gestaltet sich in der Regel folgendermaßen: Auf einem kartenförmigen Voucher, oft mit ID-1-Abmessungen, doch geringerer Dicke, befindet sich unter einem als Siegel dienenden Rubbelfeld[1] eine beispielsweise 13-stellige Zahl. Will der Benutzer nun sein Mobiltelefon „aufladen", so kauft er sich einen Voucher und kann dessen Integrität durch die Unversehrtheit des Rubbelfeldes feststellen. Nach dem Abrubbeln des Zahlenfeldes muss der Benutzer nun die sichtbare

[1] Siehe auch Abschnitt 3.5.11 „Rubbelfeld" auf Seite 50.

Zahl in einem besonderem Menü seines Mobiltelefons eingeben. Dieser Referenzwert wird direkt an das Hintergrundsystem weitergereicht, wo er über eine Datenbank mit den Referenzwerten der ausgegebenen Voucher verglichen wird. Ist der Vergleich positiv und wurde er zum ersten Mal durchgeführt, so wird der mit dem Referenzwert verbundene Ladebetrag der jeweiligen SIM gutgeschrieben. Hier teilen sich nun die möglichen Realisierungswege.

Die in den GSM-Spezifikationen ursprünglich vorgesehene Lösung war ein Einheitenzähler in einer Datei (EF_{ACM} – *Accumulated call meter*), deren vom Mobile Equipment mit *advice of charge* laufend aktualisierter Wert von der SIM mit einem Maximalwert in der Datei (EF_{ACMmax} – *Accumulated call meter maximum value*) verglichen wird. Erreicht der aktuelle Wert den Maximalwert, so unterbindet das Mobiltelefon weitere Telefonate so lange, bis der aktuelle Wert wieder zurückgesetzt worden ist. Dies könnte beispielsweise über Remote File Management geschehen. In der Praxis wird dieses technisch durchaus praktikable System jedoch nicht benutzt, da die Kommunikation zwischen Mobile Equipment und SIM nicht sicher ist und deshalb verhältnismäßig einfach manipuliert werden könnte.

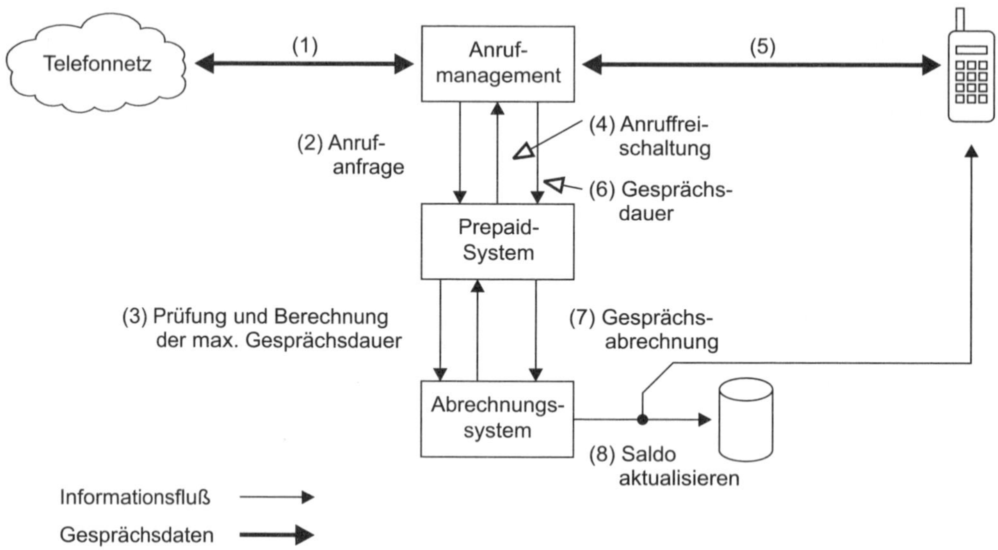

Bild 19.22 Grundlegender Systemaufbau eines Systems für vorbezahlte SIMs am Beispiel der SICAP-Prepaid-Roaming-Lösung. Die Grafik zeigt den Ablauf bei einem zum Mobiltelefon geleiteten Anruf, die in Klammern gesetzten Zahlen die Reihenfolge des Ablaufs. Das Anrufmanagement ist Teil des GSM-Hintergrundsystems, beispielsweise eine Komponente der Mobilvermittlungsstelle MSC.

In der Praxis wird die Verwaltung von vorbezahlten SIMs über ein zentrales System abgewickelt, wobei es zwei Lösungsansätze gibt: Ansatz eins verzichtet vollständig auf zusätzliche Informationen auf der SIM und wird zur Gänze im Hintergrundsystem abgewickelt. Von Nachteil dabei ist, dass die Rechner im Hintergrundsystem echtzeitfähig sein müssen, was die Anschaffungskosten in die Höhe treibt. Bei Lösungsansatz zwei muss sich auf der SIM eine entsprechende Zusatzanwendung befinden, dafür ist bei den Hintergrundsystemen keine generelle Echtzeitfähigkeit mehr notwendig. Nachteilig dabei ist, dass im Falle eines abtelefonierten Guthabens der Verbindungsabbruch unter Umständen zeitlich etwas verzögert erfolgt.

Am Beispiel der in den Bildern 19.22 auf der vorherigen Seite und 19.23 dargestellten Komponenten und Abläufe wird im Folgenden ein typisches Hintergrundsystem ohne zwingend notwendige Echtzeitfähigkeit für Prepaid-SIMs erläutert. Für die Unterstützung vorbezahlter SIMs werden in ein bestehendes GSM-System einige zusätzliche Instanzen integriert. Dies ist im Beispiel das Anrufmanagement als Zusatzelement der Mobilvermittlungsstelle MSC, das in Echtzeit Rufe weiterleiten oder unterbinden kann und eine Schnittstelle zum eigentlichen Prepaid-System unterhält. Dieses ist die zentrale Instanz mit der Aufgabe, das Anrufmanagement und das eigentliche Abrechnungssystem zu koordinieren. Im Abrechnungssystem wird mittels Datenbank die Verwaltung der SIM-spezifischen Konten mit den Gesprächsguthaben durchgeführt. Die SIM enthält bei diesem System nur einige spezielle Kommandos sowie entsprechende Daten.

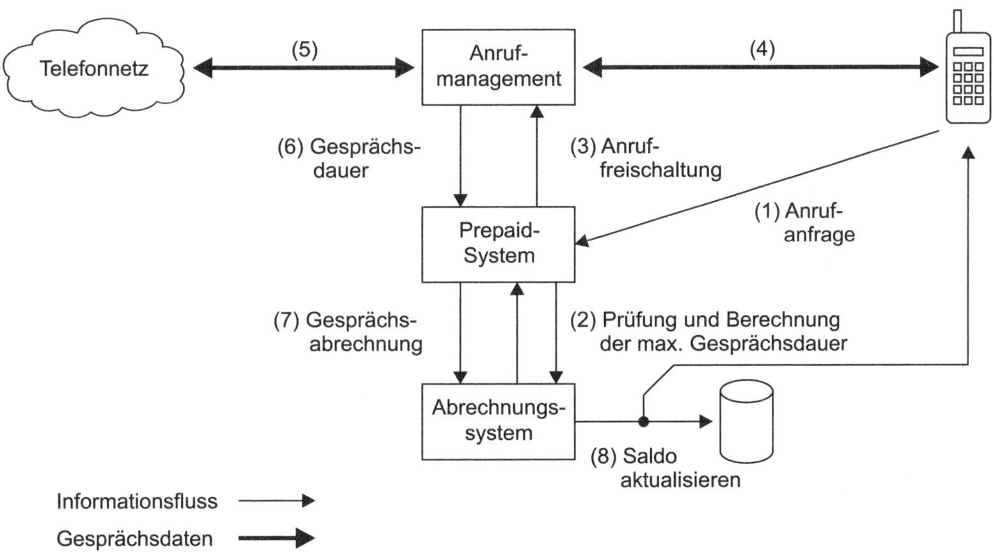

Bild 19.23 Grundlegender Systemaufbau eines Systems für vorbezahlte SIMs am Beispiel der SICAP Prepaid-Roaming-Lösung. Die Grafik zeigt den Ablauf bei einem vom Mobiltelefon abgehenden Anruf, die in Klammern gesetzten Zahlen die Reihenfolge des Ablaufs. Das Anrufmanagement ist Teil des GSM-Hintergrundsystems, beispielsweise einer Komponente der Mobilvermittlungsstelle MSC.

Wenn beim Mobiltelefon ein Anruf eintrifft wird als Erstes vom Anrufmangement das Prepaid-System darüber informiert, dass an ein bestimmtes Mobiltelefon mit einer bestimmten SIM ein Ruf erfolgen soll. Das Prepaid-System lässt nun als nächsten Schritt vom Abrechnungssystem die maximale Gesprächsdauer auf der Basis des noch vorhandenen Gesprächsguthabens für die bewusste SIM errechnen und übergibt die Information dem Anrufmangement. Dieses leitet bei genügend großem Guthaben den Ruf weiter und würde ihn seinerseits unterbrechen, wenn er die maximale Gesprächsdauer erreicht. Nach Beendigung des Gesprächs teilt das Anrufmanagement dem Prepaid-System die Gesprächsdauer mit, was dieses nutzt, um über das Abrechnungssystem den Saldo des Guthabens zu aktualisieren.

Der aktualisierte Saldo kann dann auf dem Display des Mobiltelefons auch entsprechend dargestellt werden.

Bei einem vom Mobiltelefon abgehenden Ruf findet im Prinzip ein analoger Ablauf statt. Zuerst wird über USSD-Anfrage über das Prepaid- und Abrechnungssystem die maximal mögliche Gesprächsdauer errechnet und diese dem Anrufmanagement übergeben. Sollte während des Gesprächs der Maximalwert erreicht werden, wird das Telefonat unterbrochen. Falls dies nicht der Fall ist, wird nach Beendigung des Telefonats das Gesprächssaldo auf den aktuellen Stand gebracht und in der Datenbank entsprechend eingetragen. Optional kann dann natürlich auch der noch vorhandene Betrag auf dem Mobiltelefon dargestellt werden.

19.4.5 Zukünftige Entwicklungen

Die Anwendung GSM hat für Chipkarten den internationalen Durchbruch bereitet und ist immer noch der wichtigste Standard für Chipkarten und Chipkarten-Betriebssysteme. Gegenüber den neuesten Entwicklungen auf dem Chipkarten-Sektor mögen manche Kommandos und Mechanismen des GSM-Bereichs veraltet erscheinen, doch war und ist dies der Wegbereiter für große und auch internationale Chipkarten-Anwendungen. Letztendlich können alle folgenden Anwendungen von den Erfahrungen und den Problemen dieser Anwendung nur lernen und profitieren. In vielerlei Hinsicht stellt GSM mit den Spezifikationen TS 51.011 und TS 51.014 die Grundlage aller neuen und aufwändigeren Chipkarten-Anwendungen dar.

Auch ein etabliertes Mobilfunksystem wie GSM muss weiterentwickelt werden, um neue Anforderungen und zusätzliche Wünsche an Funktionalitäten zu erfüllen. Dies erfolgt wie seit vielen Jahren bewährt in kleinen Schritten und hat zu den Änderungen und Ergänzungen hinsichtlich proaktiver SIM-Kommandos, OTA, WIM, Mikrobrowser, RFM, RAM geführt. Irgendwann war allerdings Zeit für einen großen Entwicklungsschritt, um alle Ergänzungen, Veränderungen und Sonderfälle wieder in ein in sich geschlossenes neues System zu überführen. Dieser Schritt war die Spezifikation der UICC und der USIM im Rahmen von UMTS (*Universal Mobile Telecommunication System*), die eine konsequente Weiterentwicklung der SIM mit allen ihren Funktionen sind.

19.5 Das UMTS-System

Im Jahr 1998 wurde von den fünf Normungsinstituten ANSI T1 (USA), ARIB (Japan), ETSI (Europa), TTA (Korea) und TTC (Japan) das Projekt 3GPP (*third generation partnership project*) ins Leben gerufen. Aufgabe des Projekts war es, von den GSM-Spezifikationen als Grundlage ausgehend die Folgegeneration für ein weltweites IMT-2000 konformes Mobilfunksystem zu spezifizieren. Dieses Mobilfunksystem wird weltweit üblicherweise auch als ein 3G-System (dritte Generation) bezeichnet, ist jedoch in Europa vor allem unter dem Namen UMTS (*Universal Mobile Telecommunication System*) ein Begriff geworden.[1] Die breite Öffentlichkeit hat dieses System anfangs weniger aufgrund der neuen möglichen Anwen-

[1] In diesem Buch wird durchgehend der Begriff UMTS benutzt, da er im Gegensatz zur Bezeichnung 3G dieses Mobilfunksystem eindeutig beschreibt. So ist beispielsweise auch das CDMA 2000-Mobilfunksystem ein 3G-System, allerdings mit optionaler Chipkarte, dem R-UIM (*removable user identity module*), welche viele Unterschiede zum USIM von UMTS aufweist.

dungen beachtet als an den gigantischen Lizenzgebühren für das notwendige Frequenzspektrum. Alleine in Deutschland wurden dafür von den Netzbetreibern bei der Versteigerung ungefähr 50 Milliarden Euro ausgegeben, in Europa waren es in der Summe 112 Milliarden Euro. Der Aufbau der Netze alleine in Deutschland verschlang nochmals 30 Milliarden Euro.

Nach verhältnismäßig kurzer Zeit gingen bereits Ende 2001 die ersten UMTS-Netzwerke in Japan in Betrieb. UMTS wurde nur von einigen Ländern wie beispielsweise Japan vorangetrieben, in denen aufgrund der hohen Teilnehmerdichte ein weiterer Ausbau der vorhandenen Mobilfunksysteme nicht mehr sinnvoll war.

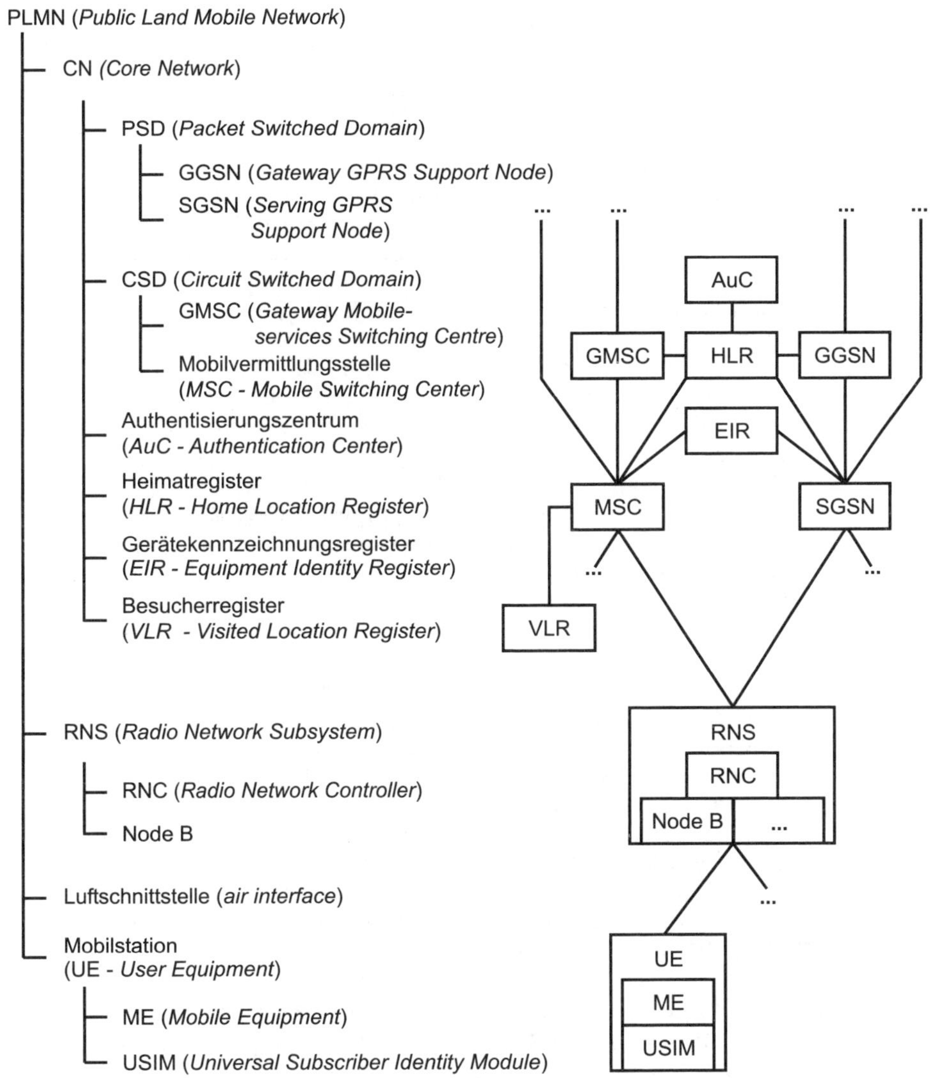

Bild 19.24 Die grundlegende Architektur und die wichtigsten Bezeichnungen für Komponenten eines typischen Mobilfunknetzes nach UMTS Standard TS 123.002.

Im Folgenden seien einige wesentliche Unterschiede zwischen UMTS und GSM aufgeführt. Bei der Luftschnittstelle UTRAN (*UMTS Radio Access Network*) wird bei UMTS zwischen Feststation und Mobiltelefon das Vielfachzugriffsverfahren CDMA (*Code Division Multiple Access*) benutzt. Als Übertragungsfrequenz wird gemäß IMT-2000 der Bereich von 2 000 MHz (Wellenlänge ca. 15 cm) verwendet. Die Architektur ähnelt sehr der von GSM, mit dem Hauptunterschied, dass bei UMTS die Systemkomponenten über ein IP-basiertes Netzwerk miteinander verbunden sind.

Der aus Sicht der Chipkarte größte Unterschied zwischen GSM und UMTS ist jedoch, dass bei UMTS ein neu definiertes Sicherheitsmodul Verwendung findet, das USIM (*universal subscriber identity module*). Es benutzt als normative Grundlage die ISO/IEC 7816 Normenreihe und gewährleistet so erstmals in der Welt der Mobilfunk-Chipkarten eine große Kompatibilität zu anderen gemäß dieser Norm festgelegten Chipkarten, wie beispielsweise EMV 2000-konformen Chipkarten des Zahlungsverkehrs.

Tabelle 19.10 Aufstellung der wichtigsten Normen für die USIM. Eine allgemeinere Aufstellung aller 3GPP/ETSI-Normen im Umfeld der USIM findet sich im Normenverzeichnis des Anhangs. Alle diese Normen können im Übrigen kostenlos über den Web-Server von ETSI [ETSI] bezogen werden.

TS 21.111	USIM and IC card requirements
TS 31.102	Characteristics of the Universal Subscriber Identity Module (USIM) application
TS 31.110	Numbering system for telecommunication IC card applications
TS 31.111	Universal Subscriber Identity Module (USIM) Application Toolkit (USAT)
TS 31.120	UICC-terminal interface; physical, electrical and logical test specification
TS 31.121	UICC-terminal interface; Universal Subscriber Identity Module (USIM) application test specification
TS 31.122	Universal Subscriber Identity Module (USIM) conformance test specification
TS 102 221	Smart Cards; UICC-Terminal interface; physical and logical characteristics
TS 102 222	Integrated Circuit Cards (ICC); administrative commands for telecommunications applications
TS 102 223	Smart Cards; Card Application Toolkit (CAT)
TS 102 241	Smart Cards; UICC Application Programming Interface (UICC API) for Java Card
TS 102 268	Smart Cards; Test specification for the UICC Application Programming Interface (AP)I for Java Card
TS 102 412	Smart Cards; Smart Card Platform Requirements Stage 1
TS 102 588	Smart Cards; Application invocation Application Programming Interface (API) by a UICC webserver for Java Card
TS 102 600	Smart Cards; UICC-Terminal interface;Characteristics of the USB interface
TS 102 613	Smart Cards; UICC–Contactless Front-end (CLF) Interface; Part 1: physical and data link layer characteristics
TR 102 151	Smart Cards; Measurement of Electromagnetic Emission of SIM Cards

An dieser Stelle sei zum Verständnis der USIM-Funktionen generell empfohlen, im Vorfeld den Abschnitt über die SIM[1] zu studieren, da sich beide Chipkarten-Anwendungen sehr ähneln und im Folgenden vor allem auf die Unterschiede eingegangen wird. Man sieht dabei

[1] Siehe auch Abschnitt 19.4.4 „Die SIM" auf Seite 879.

auch deutlich, dass das UMTS-System aus dem GSM-System hervorgegangen ist und viele der dort bewährten Prinzipien und Mechanismen in UMTS übernommen wurden.

USIM ist die übliche Bezeichnung für die Chipkarten-Anwendung für UMTS, die auf einer UICC residiert. In der Praxis wird jedoch der Begriff USIM nicht nur für die Anwendung, sondern auch für die UMTS-Chipkarte verwendet, obwohl dies eigentlich nicht ganz korrekt ist. Die USIM ist primär der Träger der Identität des Teilnehmers und hat als Hauptaufgabe die Sicherstellung der Echtheit des Mobiltelefons gegenüber dem Netzwerk und umgekehrt.

Die Spezifikation der USIM fundiert auf der Grundlagenspezifikation für Telekommunikationschipkarten TS 102 221, welche eine UICC (*universal integrated circuit card*) in ihren physikalischen und logischen Parametern charakterisiert. Aufbauend auf dieser Spezifikation einer allgemein verwendbaren Chipkarte für die Telekommunikation, sind dann in der Anforderungsspezifikation TS 21.111 die Grundlagen für die USIM-Anwendung festgelegt, die wiederum *en detail* in TS 31.102 beschrieben ist. Ergänzend dazu enthält die TS 31.111 die ausführliche Beschreibung des USIM Application Toolkit (USAT). Die Kommandos für die Verwaltung der Anwendungen auf einer UICC sind in der TS 102 222 enthalten, welche mittlerweile auch im Umfeld der SIM als Quasi-Standard benutzt wird. Schlussendlich enthält die TS 31.122 eine Testspezifikation für Konformitätstests.

Tabelle 19.11 Tabelle der charakteristischen physischen, elektrischen und logischen Eigenschaften einer USIM, die auf der Spezifikation der UICC basiert.

Eigenschaft	Bemerkung
Kartenformat	ID-1, ID-000 oder Mini-UICC
Versorgungsspannung	UICC: 1,8 V und/oder 3 V und/oder 5 V in der Praxis besitzen USIMs typischerweise die folgenden Spannungsklassen 1,8 V und 3 V
Übertragungsprotokolle	PPS (obligatorisch) T=0 (obligatorisch) T=1 (optional)
logische Kanäle	bis zu 4
Kommandos	siehe Tabelle 19.12 auf Seite 925 mit Kommandoüberblick
Zugriffsbedingungen auf Dateien	nach ISO/IEC 7816-9

Ein Chipkarten-Betriebssystem für UICC hat sich in allen wesentlichen Eigenschaften an der ISO/IEC 7816-Normenreihe zu orientieren; es ist deshalb vollständig multiapplikationsfähig. Dies gilt insbesondere für die Kommandos, die Dateiverwaltung und die Zugriffsbedingungen auf Dateien. Diese sind gemäß ISO/IEC 7816-9 regelbasiert und werden über ein EF_{ARR} (*EF access rule reference*) gesteuert. Seitens der Kommandos und der Dateiverwaltung gibt es dennoch viele Gemeinsamkeiten zur SIM.

Eine Besonderheit weist die USIM bei den Dateitypen auf, das ADF (*application dedicated file*). Dies ist ein besonderer Typ von DF, der alle DFs und EFs einer bestimmten Anwendung enthält, jedoch nicht das MF als Wurzel hat. Ein ADF ist in diesem Sinne ähnlich wie das MF zu sehen, weil es keinen übergeordnete Dateityp mehr hat. Selektiert wird ein ADF mit Hilfe eines AIDs, welcher im EF_{DIR} gespeichert ist.

Die USIM stellt auf einer UICC nichts anderes als eine von vielen möglichen Anwendungen in einem eigenen ADF dar. Aufgrund der Multiapplikationsfähigkeit einer UICC ist es auch ohne besondere Mühsal möglich, neben der USIM eine SIM zu realisieren und damit eine Chipkarte zu schaffen, die sowohl bei GSM als auch bei UMTS funktionsfähig ist. Dies ist auch auf absehbare Zeit sogar die übliche Konstellation, da sich mit einer Chipkarte für zwei unterschiedliche Mobilfunktechnologien die Logistikaufwände der Netzbetreiber reduzieren lassen.

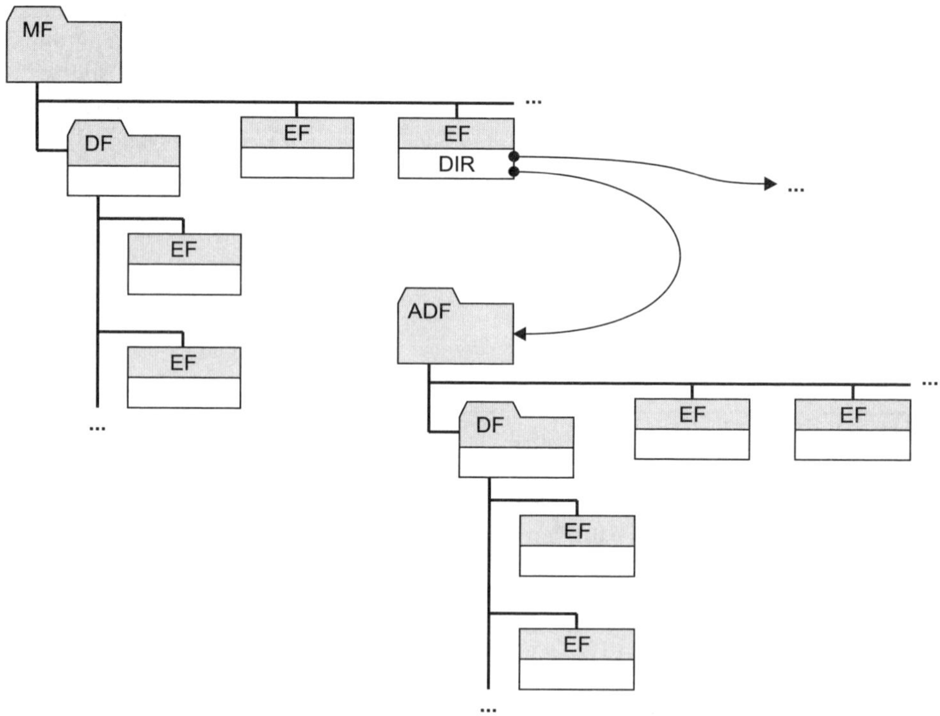

Bild 19.25 Die Zusammenhänge zwischen MF, DFs und ADFs in der UICC bzw. USIM. Ein ADF kann mittels des im EF_{DIR} hinterlegten AID selektiert werden und beinhaltet alle Dateien einer Anwendung.

Die Dateien einer USIM-Anwendung finden sich größtenteils in gleicher oder zumindest ähnlicher Form auch auf einer SIM wieder. Eine wesentliche Änderung ist lediglich bei der Speicherung der Rufnummern eingetreten. Hier wurde ein verhältnismäßig undurchsichtiges Konzept mit über Zeiger verbundenen optionalen und obligatorischen Dateien festgelegt, in dem unterschiedlichste Daten zu einer Rufnummer bzw. einem Teilnehmer gespeichert werden können.

Völlig analog zu CHV 1 und CHV 2 bei einer SIM existieren bei einer USIM PIN 1 und PIN 2. Die Zugriffsbedingungen der Dateien sind so festgelegt, dass der Kartenbenutzer PIN 1 kennt und der Kartenbesitzer PIN 2. Damit lässt sich ein Großteil der Funktionalität des Endgeräts und der möglichen Dienste flexibel steuern.

Zur Authentisierung der USIM im UMTS-System wird eine Reihe von kryptografischen Funktionen namens f1, f2, f3, f4, f5 (*function 1 ... 5*) benutzt. Diese dienen sowohl zur Authentisierung von Netzwerk und USIM als auch zum Aufbau einer kryptografisch gesicherten Datenübertragung auf der Luftschnittstelle. Der Kern dieser *Security Functions* ist ein symmetrischer Kryptoalgorithmus, der mit zusätzlich verknüpften Eingangswerten parametrisiert werden kann. Als Beispielalgorithmus ist seitens der USIM-Spezifikation für f1 bis f5 der Milenage-Algorithmus vorgeschlagen, der in seinem Kern auf den AES basiert.

Ganz analog zum SIM Application Toolkit (SAT) der SIM wurde bei der USIM ein zu SAT nahezu identisches USIM Application Toolkit (USAT) spezifiziert. Dieses wird ebenfalls völlig analog zu SAT für die Realisierung von Mehrwertdiensten auf der USIM benutzt. Seitens ETSI wurde für die USIM auch ein Mikrobrowser namens USAT-Interpreter spezifiziert, der sich jedoch nicht gegen die etablierten Browsertechnologien WIB und ST durchsetzen konnte.[1]

Tabelle 19.12 Die in TS 102 221 festgelegten Chipkarten-Kommandos für die USIM.

Kommando	Kurzbeschreibung
Kategorie Sicherheit	
CHANGE PIN	Ändern der PIN
DISABLE PIN	Abschalten der PIN-Abfrage
ENABLE PIN	Einschalten der PIN-Abfrage
UNBLOCK PIN	Zurücksetzen des abgelaufenen PIN-Fehlbedienungszählers
VERIFY PIN	Überprüfen der PIN
AUTHENTICATE	Authentisierung der USIM durch die äußere Welt
Kategorie Operationen auf Dateien	
INCREASE	Erhöhen eines Zählers in einer Datei
READ BINARY	Lesen aus einer Datei mit transparenter Struktur
READ RECORD	Lesen aus einer Datei mit Record-orientierter Struktur
SEARCH RECORD	Suchen eines Textes in einer Datei mit Record-orientierter Struktur
SELECT	Auswahl einer Datei
STATUS	Lesen von verschiedenen Informationen zur aktuell selektierten Datei
UPDATE BINARY	Schreiben in eine Datei mit transparenter Struktur
UPDATE RECORD	Schreiben in eine Datei mit Record-orientierter Struktur
DEACTIVATE FILE	Reversibles Blocken einer Datei
ACTIVATE FILE	Entblocken einer Datei
Kategorie Sonstige	
GET RESPONSE	T=0 spezifisches Kommando zur Anforderung von Daten von der Chipkarte
MANAGE CHANNEL	Steuerung der logischen Kanäle

[1] Siehe auch Abschnitt 19.7 „Mikrobrowser“ auf Seite 930.

19.5.1 Zukünftige Entwicklungen

Mit der allgemeinen Plattform UICC für Telekommunikations-Chipkarten und der für das Mobilfunksystem UMTS adaptierten Anwendung USIM wurde im Telekommunikationsbereich ein wichtiger und auch großer Schritt hin zu einer modularen Architektur von Chipkarten und deren Anwendungen getan. In der seit über einem Jahrzehnt bewährten evolutionären Vorgehensweise werden auch diese Spezifikationen stetig weiterentwickelt. Die folgenden Beispiele zeigen dabei einige wichtige neue Funktionalitäten dieser Evolution, die in den nächsten Jahren mit Sicherheit auch beim Endbenutzer sichtbar werden.

Die Anwendungsschnittstelle SIM Application Toolkit weist zwar einen für nahezu alle denkbaren Anwendungen ausreichenden Funktionsumfang auf, doch entspricht die textbasierte Benutzerschnittstelle mittlerweile nicht mehr dem aktuellen Stand der Technik. Dieses Manko wurde zwar erkannt, doch sind die Alternativen dazu bislang noch im Prototypenstadium. Aller Voraussicht nach wird die neue Benutzerschnittstelle HTML-basiert sein und auf dem Browser im Mobiltelefon basieren. Dies wird sowohl von einem Web-Server[1] auf der USIM als auch von Instanzen im Netzwerk mit Daten versorgt. Die Entwicklung geht hier ziemlich klar in Richtung einer Integration der heute üblichen Internet-Technologien in das Mobilfunksystem. Die USIM wird dann ein in das (mobile) Internet vollständig integriertes Gerät sein.

Ein völlig neues Anwendungsgebiet für Mobiltelefone könnte sich mit dem Bezahlen von Gütern und Dienstleistungen eröffnen. Die ursprüngliche Ideen, dies mit der Infrarotschnittstelle IrDA umzusetzen, kamen nie über das Papierstadium hinaus, doch mit der auf Funk aufbauenden NFC-Technologie[2] könnte dem ein Erfolg beschienen sein. Dazu benötigt man im Telefon ein Secure Element, das entweder fest eingebaut oder durch eine weitere Funktion auf der USIM realisiert ist. Die Kommunikation zwischen USIM und dem CLF (*contactless frontend*) wird mit dem Single-Wire-Protocol[3] (SWP) durchgeführt, das damit Einzug in die Chipkartenwelt hält. Sollte sich diese völlig neue Funktion für Mobiltelefone etablieren, kann dies auf der USIM zu vielen interessanten und technisch anspruchsvollen Erweiterungen führen.

Eine weitere Entwicklungstendenz ist der Einsatz von Multi-Megabyte-Karten im Telekommunikationsbereich. Die Anwendungsideen reichen von DRM-geschützter Musik über Videos bis hin zur netzbetreiberspezifischen Konfiguration (*branding*) des Mobiltelefons. Diese großen Speichermengen bedingen allerdings eine deutlich schnelle Schnittstelle zwischen USIM und Mobiltelefon, als dies heute der Fall ist. Mit USB[4] steht bereits heute eine Schnittstelle bereit, die technisch alle Anforderungen erfüllt, doch benötigt man auch die dazu passenden Mobiltelefone. Ansonsten könnte es sein, dass die alternative Abkürzung für GSM von Anfang der neunziger Jahre zu neuen Ehren kommt. Diese war „god sends mobiles“, weil damals über Monate hinweg nicht genügend Endgeräte vorhanden waren.

---

[1] Siehe auch Abschnitt 23.3 „Smart Card Web Server“ auf Seite 992.
[2] Siehe auch Abschnitt 10.11 „Near Field Communication (NFC)“ auf Seite 376.
[3] Siehe auch Abschnitt 9.6 „Single-Wire-Protokoll“ auf Seite 302.
[4] Siehe auch Abschnitt 9.4 „Übertragungsprotokoll USB“ auf Seite 295.

19.6 Die WIM (Wireless Identification Module)

Im Jahr 2000 wurde weltweit der breiten Bevölkerung das Wort WAP massiv in den Massenmedien als die lang ersehnte neue Internet-Technologie für mobile Endgeräte angepriesen. Aus vielschichtigen Gründen, die von fehlenden Inhalten über nicht verfügbare Endgeräte, niedrige Datenübertragungsraten bis hin zur enttäuschenden Darstellung der Inhalte auf zum Teil textbasierten Schwarz/weiß-Displays ging, konnte WAP bei den Endkunden nicht Fuß fassen. Mittlerweile wird WAP oft als Synonym für teure sinnlose Investitionen in eine am Endkunden vorbeigehende Technik benutzt.

Der Begriff WAP (*wireless application protocol*) ist eigentlich der Name für eine Reihe von Spezifikationen zur Realisierung der Anbindung von mobilen Endgeräten (Mobiltelefone, PDAs, ...) über ein drahtloses Netzwerk (GSM, CDMA, TDMA) an einen Server zum unmittelbaren Informationsaustausch. Die heute übliche Anwendung von WAP ist die Realisierung von Internetdiensten auf einem Mobiltelefon, weitgehend unabhängig vom jeweiligen Mobilfunkstandard. Die Bezeichnung Wireless Application Protocol steht jedoch neben der im üblichen Sprachgebrauch gemeinten Technologie auch für das Protokoll zwischen Endgerät und Hintergrundsystem.

Das international agierende Normungsgremium für WAP ist das seit Juni 1997 existierende und von den Firmen Phone.com, Ericsson, Motorola und Nokia gegründete WAP Forum [WAP] und setzt sich aus Vertretern von mittlerweile über 350 Firmen zusammen. Seit Juni 2000 beinhalten die Spezifikationen für WAP auch ein Sicherheitsmodul im Mobilgerät namens WIM (*wireless identification module*). Erst damit kann in vernünftiger Art und Weise eine sichere Kommunikation mit den Anwendungen im Hintergrundsystem aufgebaut werden. Zwei mögliche Varianten einer WIM sind festgelegt. Die WIM als Anwendung auf einer eigenen Chipkarte oder die WIM als zusätzliche Anwendung auf einer SIM, USIM oder UICC. Da sich Dual-Slot-Mobiltelefone im Markt nicht durchgesetzt haben, wird sich die zweite Option, d. h. die WIM, als zusätzliche Anwendung auf einer vorhandenen Chipkarte etablieren.

Die Grundlage der Spezifikation für die WIM ist die PKCS #15 Spezifikation [RSA] für digitale Signaturanwendungen auf Chipkarten, welche mittlerweile in kompatibler Form auch von der ISO/IEC 7816-15 abgedeckt ist. Zum Verständnis des folgenden Textes wird zumindest überblickshaftes Wissen um PKCS #15-kompatible Signaturanwendungen vorausgesetzt. Bei Bedarf sollte deshalb der entsprechende Abschnitt 23.1.7 „Die Signaturkarte" auf Seite 984 gelesen werden.

Die Hauptaufgaben der WIM sind primär die kryptografischen Funktionen für die Sicherung der WAP-Datenübertragung bei der Übertragungsschicht WTLS (*wireless transport layer security*). Interessanterweise können die Funktionen der WIM jedoch nicht nur im Umfeld von WAP genutzt werden, sondern lassen sich auch im Rahmen des SIM Application Toolkits verwenden. Damit ist die WIM eine allgemein verwendbare Signaturanwendung auf Telekommunikationskarten. Deshalb befindet sie sich mittlerweile auch standardmäßig auf vielen SIMs bzw. USIMs.

Die WIM-Spezifikation enthält in abstrakter Form eine Reihe von Primitiven, welche grundlegende Funktionen beschreiben. Tabelle 19.13 auf der nächsten Seite enthält einen Überblick über diese generischen Funktionen, welche im WTLS-Protokoll benutzt werden. Diese

Primitive sind in einem weiteren Schritt mit den entsprechenden Kommandos bzw. Kommandosequenzen verbunden.

Tabelle 19.13 Die in der WIM-Spezifikation festgelegten Primitive mit der Verbindung zu den entsprechenden Chipkarten-Kommandos.

Primitiv	Chipkarten-Kommando
Gerätesteuerung (device control)	
Open Service	MANAGE CHANNEL
Close Service	MANAGE CHANNEL
Verifikation (verification)	
Perform Verification	VERIFY
Disable Verification Requirement	DISABLE VERIFICATION REQUIREMENT
Enable Verification Requirement	ENABLE VERIFICATION REQUIREMENT
Change Reference Data	CHANGE REFERENCE DATA
Unblock Reference Data	RESET RETRY COUNTER
Datenzugriff (data access)	
Open File	SELECT
Close File	—
Read Binary	READ BINARY
Update Binary	UPDATE BINARY
Kryptografie (cryptography)	
Compute Digital Signature	MANAGE SECURITY ENVIRONMENT PERFORM SECURITY OPERATION
Verify Signature	MANAGE SECURITY ENVIRONMENT PERFORM SECURITY OPERATION
Get Random	ASK RANDOM
Key Transport	MANAGE SECURITY ENVIRONMENT PERFORM SECURITY OPERATION
Key Agreement	MANAGE SECURITY ENVIRONMENT PERFORM SECURITY OPERATION
Derive Master Secret	MANAGE SECURITY ENVIRONMENT
PHash	MANAGE SECURITY ENVIRONMENT PERFORM SECURITY OPERATION
Decipher	MANAGE SECURITY ENVIRONMENT PERFORM SECURITY OPERATION
Ausnahmen (exception)	
Exception	Dies kann jedes Kommando betreffen

Alle Dateien der WIM haben generell die Struktur transparent, um die Zugriffe zu vereinfachen und keinen unnötigen Aufwand zu verursachen. Informationstechnisch erschwert dies die Zugriffe nicht, da die Zeigerstruktur, die hinter PKCS #15 steht, einen verhältnismäßig übersichtlichen und erweiterbaren Zugriff auf die jeweiligen Datenobjekte gewährleistet. Alle Daten sind im ASN.1-Format beschrieben und mit DER (*distinguished encoding rules*) kodiert.[1]

Tabelle 19.14 Überblick der in der WIM-Spezifikation festgelegten Chipkarten-Kommandos.

Kommando	Kurzbeschreibung
Logische Kanäle	
MANAGE CHANNEL	Steuerung der logischen Kanäle. Optionales Kommando nach ISO/IEC 7816-4.
Verifikation	
VERIFY	Überprüfung von übergebenen PIN-Daten. Kommando nach ISO/IEC 7816-4.
ENABLE VERIFICATION REQUIREMENT	Einschalten der PIN Abfrage. Optionales Kommando nach ISO/IEC 7816-8.
DISABLE VERIFICATION REQUIREMENT	Abschalten der PIN Abfrage. Optionales Kommando nach ISO/IEC 7816-8.
CHANGE REFERENCE DATA	Ändern der PIN. Kommando nach ISO/IEC 7816-8.
RESET RETRY COUNTER	Rücksetzen eines Fehlbedienungszählers. Kommando nach ISO/IEC 7816-8.
Datenspeicherung	
SELECT	Auswahl einer Datei. Kommando nach ISO/IEC 7816-4.
READ BINARY	Lesen aus einer Datei mit transparenter Struktur. Kommando nach ISO/IEC 7816-4.
UPDATE BINARY	Schreiben in eine Datei mit transparenter Struktur. Kommando nach ISO/IEC 7816-4.
Kryptografische Operationen	
MANAGE SECURITY ENVIRONMENT	Ändern der Parameter für die Benutzung kryptografischer Algorithmen in der Chipkarte. Kommando nach ISO/IEC 7816-8.
PERFORM SECURITY OPERATION	Ausführen eines kryptografischen Algorithmus in der Chipkarte. Kommando nach ISO/IEC 7816-8.
ASK RANDOM	Anforderung einer Zufallszahl von der Chipkarte. Kommando nach ISO/IEC 7816-4.
Diverses	
GET RESPONSE	T=0 Kommando zur Anforderung von Daten von der Chipkarte. Kommando nach ISO/IEC 7816-4.

Zusätzlich zu den üblichen PKCS #15-Dateien und Datenobjekten existiert bei der WIM noch ein *Peers*- und ein *Sessions*-Datenobjekt. Diese beiden Datenobjekte dienen zur Speicherung von spezifischen Verbindungsdaten, so dass bei einer folgenden Sitzung ein verkürzter Authentisierungs-Handshake möglich ist.

Hinsichtlich der physikalischen Eigenschaften muss sich die WIM an den einschlägigen GSM-Spezifikationen, wie beispielsweise TS 51.011, orientieren. Sie muss das Übertragungsprotokoll T=0 unterstützen; optional kann T=1 zusätzlich von der WIM angeboten

[1] Siehe auch Abschnitt 6.1 „Strukturierung von Daten" auf Seite 115.

werden. Dies lässt sich über einen PPS bei Bedarf vom Terminal auswählen. Tabelle 19.15 enthält einen Überblick über die grundsätzlichen Eigenschaften einer WIM.

Tabelle 19.15 Tabelle einiger grundsätzlicher Eigenschaften einer WIM.

Eigenschaft	**Bemerkung**
Kartengröße ID-000	optional
Kartengröße ID-1	optional
Kommandos	siehe Tabelle 19.14 auf der vorherigen Seite mit Kommandoüberblick
logische Kanäle	optional
Übertragungsprotokoll T=0	obligatorisch
Übertragungsprotokoll T=1	optional
Versorgungsspannung 3 V	obligatorisch
Versorgungsspannung 5 V	optional

Die für die Ausführung der Funktionen mit der WIM-Anwendung notwendigen Kommandos, orientieren sich gänzlich an der ISO/IEC 7816-4 und -8. Dies macht es verhältnismäßig einfach, eine WIM auf einer Chipkarte mit einem üblichen Multiapplikations-Betriebssystem wie beispielsweise einer UICC zu realisieren.

Um die WIM-Anwendung aufzurufen wird – sofern vom Betriebssystem unterstützt – ein neuer logischer Kanal zur Chipkarte geöffnet. Als Erstes findet dabei die Anwendungsselektion mittels AID statt. Dabei hat der RID den Wert 'A0 00 00 00 63', und der dazugehörige PIX ist die ASCII-Kodierung von "WAP-WIM" mit dem Wert '57 41 50 2D 57 49 4D'. Danach laufen die üblichen Kommandosequenzen für WTLS bzw. die Signaturanwendung ab.

19.7 Mikrobrowser

Ein bedeutender Anteil am Siegeszug des World Wide Web kann mit Sicherheit den Browsern zugesprochen werden. Damit wurde es möglich, ohne die rechnerindividuelle Installation von Programmen auf einem entfernten Server gespeicherte Inhalte in Form von Hypertextdokumenten zu betrachten, zwischen ihnen zu navigieren und in die Hypertextdokumente eingebetteten Programmkode ohne unerwünschte Seiteneffekte auf dem Client-Rechner auszuführen.

Einfach aufgebaute, wenig Speicher und Rechenleistung benötigende Browser werden oft auch als Mikrobrowser bezeichnet. In der Regel können diese keinen in Hypertextdokumente eingebetteten Programmkode ausführen und sind ansonsten hinsichtlich Speicherplatzverbrauch und erforderlicher Rechenleistung dem Zielsystem angepasst. Mikrobrowser sind eine Erweiterung des betreffenden Chipkarten-Betriebssystems.

Mikrobrowser auf der SIM wurden erstmalig im Jahr 1998 von der Firma Across Wireless, heute Smarttrust [Smarttrust], im GSM-Umfeld spezifiziert. Sie können einen auf die Belange von (U)SIMs optimierten WML-Dialekt interpretieren und verfügen auch über die Möglichkeit, durch nachladbare Plug-ins zusätzliche Funktionen – wie beispielsweise die Erstellung von digitalen Signaturen mit RSA-Algorithmus – nachzuladen. Die Größe des

Programmkodes eines typischen Mikrobrowsers beträgt zwischen 30 kByte und 50 kByte. Allerdings können durchaus noch 20 kByte Kode für Plug-Ins für verschiedene Funktionserweiterungen hinzukommen. Als Arbeitspuffer im RAM sind typischerweise 1 kByte bis 2 kByte erforderlich.

Im Jahr 1999 wurde von den Firmen Gemplus, Giesecke & Devrient, ORGA und Schlumberger das Konsortium SIM Alliance [SIM Alliance] gegründet, um Dienstleistungen, die für WAP entwickelt wurden, auch auf nicht WAP-fähigen Mobiltelefonen zu ermöglichen. Dies war zu diesem Zeitpunkt noch sehr interessant, da die Durchdringung von WAP-fähigen Mobiltelefonen gering war. Zur Realisierung muss die (U)SIM über einen SIM-Alliance-fähigen Mikrobrowser verfügen, der S@T-Browser genannt wird, und das Mobiltelefon lediglich die Phase 2+ von GSM unterstützen. Somit ist die (U)SIM fähig, das Mobiltelefon über SIM Application Toolkit so weit zu steuern, dass ein Teil von WML-Inhalten und deren Funktionalität abgebildet werden können.

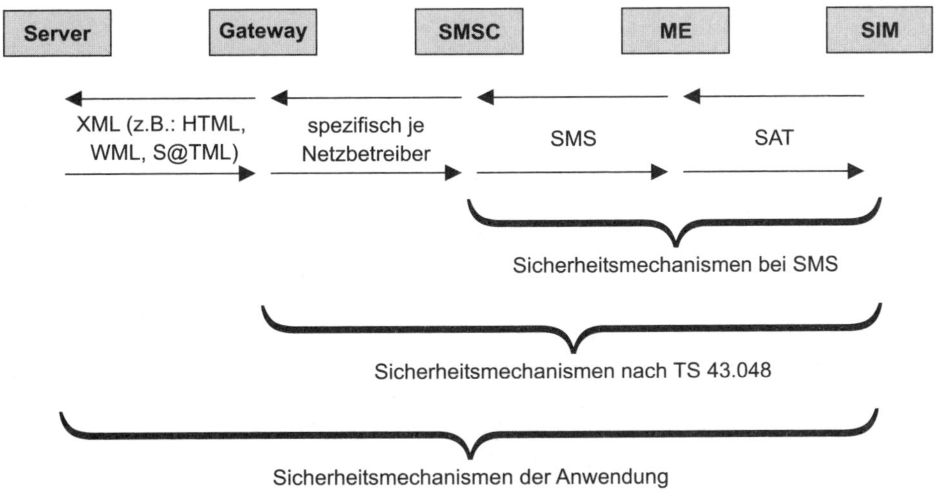

Bild 19.26 Prinzipieller Überblick der Datenübertragung und der unterschiedlichen und hierarchisch abgestuften Sicherheitsmechanismen bei Mikrobrowser-Anwendungen mit SMS als Trägermedium (*bearer*).

Ein großer Vorteil der Mikrobrowser auf der (U)SIM gegenüber ihrem Äquivalent im Mobile Equipment ist die sichere Umgebung ihrer Ausführung. Es ist durchaus denkbar, einen Browser, der im Mobile Equipment abläuft, in vielen seiner Funktionen zu manipulieren, da sowohl Prozessor als auch Speicher hinsichtlich Manipulationen zugänglich sind. Ein Mikrobrowser auf einer (U)SIM ist jedoch vollständig auf der Chipkarte integriert und kann somit von allen chipkartenspezifischen Schutzmaßnahmen profitieren. Damit lässt sich auch ohne Abstriche eine sichere Ende-zu-Ende-Verbindung auf Anwendungsebene zwischen der Anwendung auf dem Anwendungsserver und der (U)SIM realisieren. Dies ist mit einem Browser im Mobiltelefon so nicht möglich.

Sowohl der WIB-Browser als auch der S@T-Browser sind firmen- bzw. konsortienspezifische Mikrobrowser und stammen nicht von einer Normungsinstanz. Sie sind auch untereinander nicht kompatibel. Zum Ende des Jahres 2001 hat ETSI die erste Version der Spezifikationen für den so genannten USAT (*USIM application toolkit*) Interpreter veröffentlicht. Allerdings konnte sich der USAT Interpreter bei den Netzbetreibern gegenüber dem WIB- und dem S@T-Browser nicht durchsetzen, da er diesen gegenüber keine signifikanten neuen Funktionen bot und die beiden anderen bereits eine zu hohe Marktdurchdringung hatten.

Tabelle 19.16 Beispiel für eine einfache WML-Anwendung. Das WML-Dokument befindet sich auf einem Server und wird mit einem Konverter in einen 20 Byte langen WML-Bytecode umgewandelt, der dann mit einer SMS zum Mikrobrowser auf der (U)SIM übertragen wird. Dieser interpretiert den WML-Bytecode und gibt dann mit dem SIM Application Toolkit-Kommando DISPLAY TEXT die Schrift "Hello World" auf dem Display des Mobile Equipments aus.

<?xml version="1.0" encoding="ISO-8859-1"?>	Angabe der WML-Version und der Zeichenkodierung.
<wml>	Beginn des WML-Dokuments
<card>	Beginn einer neuen card
Hello World	Auf dem Display auszugebender Text
</card>	Ende der card
</wml>	Ende des WML-Dokuments
'00 12 02 0C 48 65 6C 6C 6F 20' '57 6F 72 6C 64 20 06 00 06 00'	In WML-Bytecode umgesetztes WML-Dokument

Die Verwendung von Mikrobrowsern auf einer Chipkarte setzen in der Regel ein Online-System wie bei GSM oder UMTS voraus. Die darzustellenden bzw. auszuführenden Inhalte befinden sich auf einem Anwendungsserver (*application server*) des Inhaltsanbieters (*content provider*). Dieser Server ist über übliche Internet-Protokolle und kryptografische Kommunikationsabsicherung (SSL, TSL) mit einem Gateway-Server verbunden, der zum Anwendungsserver hin die entsprechende Kommunikationssicherheit gewährleistet. Der Gateway-Server ist seinerseits im Falle der Kommunikation zur (U)SIM mittels Kurznachrichten an ein SMSC (*short message service center*) angebunden. Die an die (U)SIM zu sendenden Daten werden nun in die entsprechenden Datenpakete nach TS 43.048 umformatiert und zugleich auch mit der festgelegten kryptografischen Kommunikationssicherheit versehen. Anschließend werden die Datenpakete mittels Kurznachrichten über das GSM-System transparent an die (U)SIM gesendet. Diese erkennt, dass es sich um Daten nach TS 43.048 handelt, die entsprechend dekodiert und notfalls aus mehreren Kurznachrichten zusammengesetzt und im Gutfall an den (U)SIM-Mikrobrowser weitergereicht werden. Dieser interpretiert die Nachricht und führt die entsprechenden SIM Application Toolkit-Kommandos aus. Anschließend wird optional in umgekehrter Reihenfolge eine Nachricht zum Anwendungsserver erzeugt und abgeschickt.

Es gibt Fälle, in denen Mikrobrowser ihre Nachrichten nicht als Online-Inhalt von einem über das Netzwerk angeschlossenen Anwendungsserver erhalten, sondern der zu XML konforme Bytecode in einer Datei auf der (U)SIM abgelegt ist. Diese Offline-Inhalte sind eine elegante Variante, um häufig benutzte Anwendungen für einen schnellen Zugriff lokal abzulegen und nebenbei die Netzlast zu reduzieren. Der daraus resultierende Nachteil besteht jedoch darin, dass diese lokal gespeicherten Anwendungen vom Hintergrundsystem explizit aktualisiert werden müssen. Gerade dies ist aber der Hauptvorteil bei zentral auf einem Server gespeicherten Anwendungen.

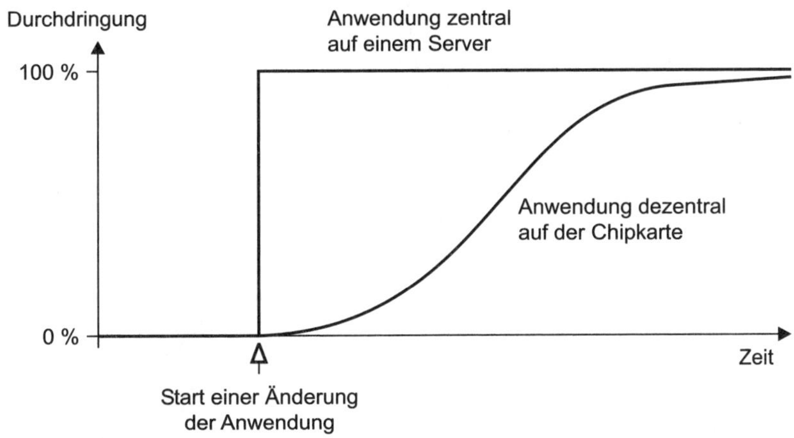

Bild 19.27 Verlauf der Durchdringung einer neuen Anwendung im Vergleich zwischen einer zentralen Speicherung auf einem Server und einer dezentralen Speicherung auf der (U)SIM. Je nach Mobilfunknetz und der jeweiligen Anwendung können bis zur Durchdringung von 90 % mehrere Wochen vergehen.

Kapitel 20

Chipkarten im Gesundheitswesen

Die finanziellen und bürokratischen Aufwendungen für ein funktionierendes Gesundheitswesen sind enorm, was in Konsequenz zu vielerlei Bestrebungen führt, diese zu reduzieren. Bei der überwiegenden Zahl der in einem Gesundheitswesen erfassten Daten handelt es sich um höchst sensible, personenbezogene Daten, für die von vielen Stellen ein erhebliches Begehren vorhanden ist, wobei aus nachvollziehbaren Gründen der Zugriff auf diese Daten von den Betroffenen strikt abgelehnt wird.

Dies alles sind zugkräftige Argumente gegen ein System, bei dem man alle Gesundheitsdaten zentral auf Servern speichert, die dann bei Bedarf von den vielen verarbeitenden Instanzen abgerufen und verarbeitet werden können. Chipkarten sind in solchen Fällen ein ideales Medium, um die Steuerung der vielfältigen Berechtigungen und zumindest einen Teil der Speicherung der vertraulichen Daten zu übernehmen. Die bereits in vielen Ländern eingeführten Chipkarten im Gesundheitsbereich wie beispielsweise die Taiwan Health Care Card (THC) oder die österreichische Gesundheitskarte e-card sind hier exemplarische Beispiele, die gleichzeitig die verhältnismäßig große Bandbreite an Variationsmöglichkeiten aufzeigen.

In diesem Kapitel sind Gesundheitskarten anhand der beiden unterschiedlichen Chipkarten des deutschen Gesundheitssystems gezeigt. Dies hat den Vorteil, dass man direkt zwei Generationen, nämlich eine einfache Speicherkarte und eine Prozessorkarte mit umfangreichen Anwendungen, vergleichen kann. Auch ist die Komplexität des deutschen Gesundheitswesens enorm, die Anstrengungen zum Schutz der persönlichen Daten ziemlich umfangreich und die Spezifikationen öffentlich – zwei Argumente, die ebenfalls die Entscheidung beeinflusst haben, nur ein einziges Land zu betrachten. Eine größere Komplexität von Chipkarten im Gesundheitswesen gibt es vermutlich in keinem Land dieser Erde, so dass der Leser hier ganz gut das maximal Mögliche erkennen kann.

20.1 Krankenversichertenkarte in Deutschland

In Deutschland haben bis Ende 1994 alle Mitglieder einer gesetzlichen Krankenkasse oder einer Ersatzkasse eine Krankenversichertenkarte (KVK) bekommen. Ab 1996 haben auch die privaten Krankenversichungen damit begonnen, eigene und zu den gesetzlichen KV-Karten kompatible Chipkarten auszugeben.

Ursprünglich war nur die Einführung einer Magnetstreifenkarte geplant, doch entschied man sich in Hinblick auf künftige Weiterentwicklungen, Karten mit Chips zu verwenden. Die kostengünstigste Lösung waren Speicherkarten, da Karten mit implantiertem Mikrocontroller teurer wären. Das System ist jedoch so ausgelegt, dass in weiteren Ausbaustufen in einigen Jahren Chipkarten die Speicherkarten ablösen können. So ist ein bundesweites System entstanden, das die Grundlage für eine spätere Gesundheits-Chipkarte bilden könnte, wenn dies erforderlich wäre.

Die Krankenversichertenkarte für den Versicherten hat zwei grundsätzliche Funktionen. Zum einen dient sie als Ausweis dem behandelnden Arzt gegenüber. Sie ist insofern ein Ersatz für den Krankenschein aus Papier geworden. Die zweite Funktion ist ein maschinenlesbarer Datenträger für den Praxiscomputer des Arztes. Im Normalfall ist das Terminal an einen PC in der Arztpraxis angeschlossen, der es auch ansteuert. Die Karte kann in dem Terminal ausgelesen, und die so erhaltenen Abrechnungsdaten können maschinell weiterverarbeitet werden. Falls der Arzt seine Praxis mit herkömmlichen Organisationsmethoden, d. h. ohne Computer, verwaltet, kann das Terminal auch direkt die Daten der Krankenversichertenkarte auf einen Drucker und somit auf Formulare übertragen.

Drei verschiedene Stellen können auf die Krankenversichertenkarte zugreifen: erstens die Arztpraxis, in der die Daten der Karte nur gelesen werden können. Schreiben von Daten ist nicht vorgesehen und wird durch die Software der Terminals verhindert. Zweitens die Krankenkasse selber, in der ebenfalls nur lesend auf den Speicher der Karte zugegriffen werden kann. Dort ist es dem Versicherten möglich, seine persönlichen Daten, die in der Karte gespeichert sind, auszulesen und zu kontrollieren. An speziellen Terminals bei den Krankenkassen können auch Daten in die Karte geschrieben werden. Dies wäre zum Beispiel bei einem Wohnungswechsel möglich, um so die neue Adresse in die Karte einzutragen.

Allerdings sind viele Krankenkassen schon dazu übergegangen, stattdessen dem Versicherten einfach eine neue Karte mit der Aufforderung, die alte zu vernichten, zuzusenden. Der Grund dafür liegt in der wesentlich einfacheren und somit billigeren Logistik.

In der Anfangsphase des KVK-Projektes standen die verschiedensten Informationen über den Patienten zur Diskussion. Von der Blutgruppe bis zu Allergien sollten Informationen auf die Karte, die auf diese Weise auch eine Art Notfallpass geworden wäre. Nachdem alle datenschutzrechtlichen Bedenken zerstreut waren, blieben jedoch nur mehr die folgenden personenbezogenen Informationen im Chip der Karte.

Die in der Karte enthaltenen Daten sind im Wesentlichen auch außen auf dem Kartenkörper zu finden, so dass der Versicherte seine Daten genau kennt; jedoch nur insoweit, als sie unveränderlich und personenbezogen sind. Die Adresse befindet sich nur im Speicher der Karte, so dass bei einem Umzug theoretisch keine neue Karte ausgestellt werden müsste.

Die Kenntnis der in der Karte enthaltenen Daten war auch eine der Voraussetzungen für die Zulassung des gesamten Systems. Es dürfen in der Karte keine geheimen oder dem Versicherten nicht bekannte Daten vorhanden sein. Auch darf keine Möglichkeit bestehen, zu einem späteren Zeitpunkt unautorisiert zusätzliche Daten in den Chip zu schreiben. Um ein Schreiben von Daten schon im Vorfeld zu verhindern, erhalten weder die Arztpraxen noch die Krankenkassen Terminals, die eine solche Fähigkeit aufweisen. Lediglich einige Verwaltungsterminals bei den Kassen können Daten in die Karte schreiben. Dazu benötigt man keinen speziellen Schlüssel zur Authentisierung, weil die Daten von einem technisch entsprechend ausgerüsteten Terminal ohne weiteres geschrieben werden können.

Tabelle 20.1 Die Datenelemente und ihre TLV-Kodierung in der deutschen Krankenversichertenkarte nach der „Technischen Spezifikation der Versichertenkarte" von 1993.

Datenelement	**Länge**	**Kennzeichen (*tag*)**
Bundesland	1–3 Byte	'8A'
Familienname des Versicherten	2–28 Byte	'87'
Geburtsdatum des Versicherten (Format: TTMMJJJJ)	8 Byte	'88'
Gültigkeitsdatum der Karte (Format: MMJJ)	4 Byte	'8D'
Name der Krankenkasse	2–28 Byte	'80'
Namenszusatz des Versicherten	1–15 Byte	'86'
Nummer der Krankenkasse	7 Byte	'81'
Nummer des Versicherten	6–12 Byte	'82'
Ortsname	2–22 Byte	'8C'
Postleitzahl	4–7 Byte	'8B'
Prüfsumme (XOR) über das gesamte Template	1 Byte	'8E'
Rechtskreis Ost/West	1 Byte	'90'
Status des Versicherten	4 Byte	'83'
Straßenname und Hausnummer	2–28 Byte	'89'
Titel des Versicherten	2–15 Byte	'84'
Template der Versichertendaten	70–212 Byte	'60'
Versichertenkartennummer (VKNR)	5 Byte	'8F'
Vorname des Versicherten	1–28 Byte	'85'

Rein äußerlich verhält sich die Krankenversichertenkarte so, als ob nur eine einzige transparente Datei (EF) vorhanden wäre. Auf diese Datei kann mit einem Offset und einer Längenangabe lesend wahlfrei zugegriffen werden. Bestimmte Verwaltungsterminals können auch in den Speicher schreiben, doch ist dies aus Datenschutzgründen die Ausnahme.

Bei der Festlegung der Anordnung der Datenelemente war es von großer Wichtigkeit, zukünftige Erweiterungen oder Änderungen ohne Kompatibilitätsprobleme zu ermöglichen. Auf Grund dieser Forderung wurden alle personenbezogenen Daten der Krankenversichertenkarte in der Datenbeschreibungssprache ASN.1 strukturiert. Sie sind im Speicher der Karte in einer TLV-Struktur enthalten. Somit können in Zukunft weitere Datenobjekte hinzugefügt oder die Kodierung vorhandener Daten geändert werden. Die zu verwendenden Kennzeichen (*tags*) schreiben eine Spezifikation vor, so dass die Datenelemente aller Krankenversichertenkarten auf der gleichen Grundlage strukturiert sind.

Die Krankenversichertenkarte ist keine Prozessorkarte. Sie ist eine Speicherkarte, wie sie mit ähnlicher Hardware auch im Telefonkartenbereich seit Jahren eingesetzt wird. Der dabei verwendete EEPROM-Speicher muss eine Größe von minimal 256 Byte besitzen. Dies ist die Länge aller notwendigen Daten, die sich in der Krankenversichertenkarte befinden. Somit passen die Daten exakt in den Speicher, und es ist physikalisch nicht möglich, zusätzliche Informationen unterzubringen, was den datenschutzrechtlichen Bestimmungen widersprechen würde.

Die zum Takt synchronen Übertragungsprotokolle sind vom jeweils eingesetzten Chiptyp abhängig. Jedes Terminal muss somit alle möglichen Protokolle komplett ausführen können. Der Kartenkörper kann in einem Spritzgussverfahren oder in Mehrlagentechnik gefertigt sein. Die Lebensdauer der Krankenversichertenkarte wurde auf 6 Jahre festgelegt. Nach Ablauf dieses Zeitraums erhält der Versicherte automatisch eine neue Karte. Dies führt dazu, dass pro Jahr ca. 15 Millionen neue Karten ausgegeben werden.

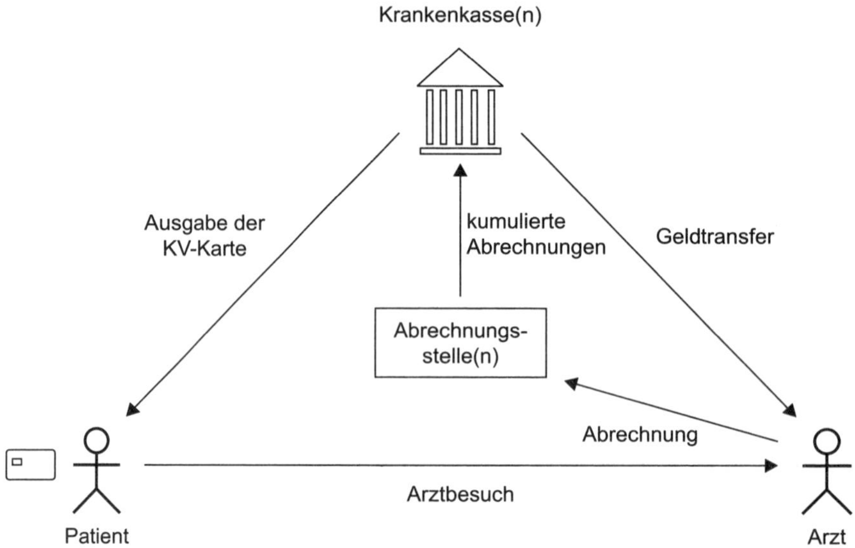

Bild 20.1 Grundlegender Systemaufbau bei der deutschen Krankenversichertenkarte.

Alle Terminals werden von einem optional angeschlossenen Rechner durch das T=1 Übertragungsprotokoll nach ISO/IEC 7816-3 angesteuert. Dabei gibt es die Einschränkung, dass im Protokoll keine Datenverkettung (*chaining*) verwendet werden darf. Dies brächte der Anwendung keine zusätzliche Funktionalität, sondern nur einen erhöhten Speicherbedarf im Terminal. Im Übrigen ist dies ein typisches Beispiel dafür, dass in realen Anwendungen oft nur die notwendigen Teile von Normen verwendet werden und selten alle geforderten Funktionen einer Norm implementiert sind.

Es gibt nur drei mögliche Kommandos, die das Terminal ausführen kann: Das erste ist ein Reset der Krankenversichertenkarte mit anschließendem Empfang oder Auslesen des ATRs. Er wird immer am Anfang einer Sitzung zum Anschalten der Krankenversichertenkarte verwendet. Das zweite Kommando ist ein READ BINARY in ISO-Kodierung, mit dem über das Terminal selektiv oder gesammelt alle Daten ausgelesen werden. Als drittes Kommando ist ein WRITE BINARY ebenfalls nach ISO/IEC 7816-4, allerdings nur an Verwaltungsterminals verfügbar. Bei allen anderen Terminals ist dieses Kommando gesperrt. Bei den KV-Karten der privaten Krankenversicherungen verfügen die Karten über einen Schreibschutz, welcher über nur den Krankenversicherungen bekannte PINs realisiert ist. Die Karten der gesetzlichen Krankenversicherungen können bei Kenntnis der nötigen Kommandos frei geschrieben werden.

Somit ist die Funktion des Terminals im Falle einer direkten Computeranbindung im Wesentlichen nur eine Protokollumsetzung von T=1 zu den von der Hardware abhängigen synchronen Protokollen der Krankenversichertenkarte. Man sieht hier jedoch deutlich, dass mit überschaubarem Aufwand eine Umstellung auf Prozessorkarten möglich wäre. Das Terminal muss im Fall von Chipkarten lediglich die vom Praxiscomputer erhaltenen Daten transparent weiterreichen. Die daraufhin von der Chipkarte erhaltene Antwort kann dann ebenfalls transparent, ohne Aufbereitung durch das Terminal, zum ansteuernden Computer gesendet werden.

20.2 Elektronische Gesundheitskarte in Deutschland

Im Jahr 2002 beschloss man in Deutschland die Einführung einer neuen Gesundheitskarte, die die seit 1994 bundesweit ausgegebene Krankenversichertenkarte ablösen soll. Dazu gründete man 2003 eine Projektgruppe und 2005 auch ein Unternehmen, das als Aufgabe die Herausgabe der Spezifikationen, die Einführung und den Betrieb der Telematik im deutschen Gesundheitswesen hat. Das Unternehmen hat den Namen „gematik" [Gematik], was die Abkürzung von Gesellschaft für Telematikanwendungen im Gesundheitswesen ist.

Das deutsche Gesundheitswesen ist kompliziert und hat eine große Zahl von beteiligten Parteien und Interessenvertretern. Einen ersten Eindruck mögen die folgenden Zahlen geben: Es gibt 700 Millionen Papierrezepte pro Jahr, 80 Millionen Versicherte, 123 000 Ärzte, 65 000 Zahnärzte, 21 000 Apotheken, 2 200 Krankenhäuser und 260 Krankenkassen bzw. Krankenversicherungen. Für alle diese Instanzen soll die Gesundheitskarte mit den dazugehörigen umfangreichen Systemen das Bindeglied sein.

Als rechtliche Rahmenbedingungen ergänzte man das Sozialgesetzbuch zur gesetzlichen Krankenversicherung (SGB V) um den Paragraphen 291a „Elektronische Gesundheitskarte", in dem die wesentlichen Eckpfeiler des Systems und der Funktionalität gesetzt sind. An Funktionen sind dabei festgelegt, dass die Gesundheitskarte ärztliche Verordnungen in elektronischer und maschinell verwertbarer Form aufnehmen kann und als Berechtigungsausweis zur Inanspruchnahme von Leistungen der Krankenversicherung dient. Diese Daten müssen auch ohne Netzzugang zur Verfügung stehen. Es ist auch explizit festgelegt, dass das Bundesdatenschutzgesetz anzuwenden ist. Die Karte soll außerdem in der Lage sein, die in der folgenden Liste aufgeführten zusätzlichen Anwendungen zu unterstützen:

- medizinische Daten für die Notfallversorgung
- Befunde, Diagnosen, Therapieempfehlungen, Behandlungsberichte für übergreifende fallbezogene Kooperation (elektronischer Arztbrief)
- Daten zur Prüfung der Arzneimitteltherapiesicherheit
- Befunde, Diagnosen, Therapiemaßnahmen, Behandlungsberichte und Impf-Informationen zur Dokumentation über den Patienten (elektronische Patientenakte)
- Daten des Versicherten und dem Versicherten zur Verfügung gestellte Daten
- Daten über in Anspruch genommene Leistungen

Aus diesen gesetzlichen Vorgaben kann man die einzelnen Anwendungen und Funktionen für die Gesundheitskarte gut ableiten. Die Karte wird über eine Reihe von Pflichtanwendungen und zusätzliche freiwillige Anwendungen verfügen. Die für alle Versicherten einheitlichen Pflichtanwendungen sind die eigenen Versichertendaten, das elektronische Rezept und die europäische Krankenversicherungskarte (European Health Insurance Card – EHIC). Die vom jeweiligen Versicherten frei wählbaren Anwendungen sind dagegen deutlich umfangreicher. Dies sind die Notfalldaten, die unter anderem Auskunft geben über Allergien, chronische Erkrankungen, Operationen und Arzeimittelunverträglichkeiten. Als weitere freiwillige Anwendung gibt es den elektronischen Arztbrief zur Weitergabe ärztlicher Daten, das Patientenfach zur Ablage von Gesundheitsdaten des Patienten oder Dritter und die elektronische Patientenakte zur Speicherung aller anfallenden medizinischen Daten.

Dass diese umfangreichen Anforderungen in Verbindung mit der Sensibilität der verarbeiteten Daten zu einem höchst komplexen Gesamtsystem führen, ist naheliegend. Die Spezifikationen haben in der Zwischenzeit einen Umfang erreicht, der deutlich über dem dieses Buches liegt, und es handelt sich um eines der komplexesten IT-Systeme, die bislang auf diesem Planeten entwickelt wurden. Dazu kommt neben den nur ansatzweise beschriebenen technischen Anforderungen auch ein starker Widerstand von Teilen der Betroffenen gegen das neue System. Es ist demzufolge auch nicht sonderlich verwunderlich, dass der im Gesetz vorgeschriebene späteste Starttermin, der 1. Januar 2006, nicht erreicht werden konnte. Man kann davon ausgehen, dass es wohl noch einige Jahre dauern wird, bis mit einer bundesweiten Einführung der neuen Gesundheitskarte zu rechnen ist.

20.2.1 Die Kartenarten

Für das System sind zwei Kartenarten spezifiziert. Die elektronische Gesundheitskarte (eGK) und der elektronische Heilberufsausweis (HBA), auch als HPC (*Health Professional Card*) bezeichnet.

Die eGK wird von den Versicherten benutzt, und die HBA-Karte dient unter anderem der Zugriffslegitimation und als Signaturkarte für die im Gesundheitswesen beruflich tätigen Personen. Die Anwendung „Gesundheitskarte“ auf der eGK trägt den Namen HCA (*health care application*).

Beide Kartenarten benutzen ein ISO/IEC 7816-kompatibles Chipkarten-Betriebssystem mit kleineren Erweiterungen, was den Vorteil bietet, dass damit das in Deutschland durch die ec-Karte und GeldKarte weit verbreitete SECCOS[1] verwendet werden kann. Als Übertragungsprotokoll wird T=1 benutzt, mit der bislang noch seltenen eingesetzten Option, dass bei der Datenübertragung auch extended length unterstützt wird. Als Kryptoalgorithmen sind Triple-DES mit zwei bzw. drei unterschiedlichen Schlüsseln, AES bis 256 Bit und RSA 2 048 Bit obligatorisch.

Sowohl die eGK als auch der HBA sind jeweils in drei umfangreichen und ausführlichen Spezifikationen im Detail festgelegt. Wie alle Spezifikationen dieses Systems sind diese frei verfügbar und können über die Webseite des Bundesministeriums für Gesundheit [BMG] kostenlos heruntergeladen werden. Teil eins hat zwar den Titel „Spezifikation der elektrischen Schnittstelle“, ist aber die Spezifikation des Betriebssystems. Im zweiten Teil werden die obligatorischen und optionalen Anwendungen der Chipkarte beschrieben und im dritten Teil die äußere Gestaltung der Karten.

[1] Siehe auch Abschnitt 18.6 „Das ec-System in Deutschland“ auf Seite 848.

20.2.2 Die Anwendungen auf der eGK

Die eGK enthält eine Reihe von obligatorischen Anwendungen, die auf jeder Karte vorhanden sind. Unter dem MF befinden sich das EF_{ARR} zur Verwaltung der Zugriffsregeln, das EF_{ATR} zur Erweiterung des ATRs, ein EF_{DIR}, das die auf der Karte befindlichen Anwendungen auflistet, und ein EF_{GDO} für die Kennnummer der Karte (*ICC serial number* – ICCSN). Im $EF_{StatusPIN}$ ist das Verfahren zum Transportschutz eingetragen, und das $EF_{Version}$ enthält die Version der Spezifikation, nach der die Karte hergestellt wurde. Dazu kommen noch zwei Dateien $EF_{CVC.CA\_eGK.CS}$ und $EF_{CVC.eGK.AUT}$ mit Zertifikaten, die unter anderem für die Authentisierung zwischen eGK und der HBA-Karte genutzt werden. Den dazugehörigen Dateibaum zeigt Bild 20.2. Gemäß Spezifikation der eGK sind eine Reihe weiterer Dateien möglich, doch sind diese betriebssystemabhängig und müssen deshalb nicht obligatorisch im Dateibaum vorhanden sein.

Neben den EFs befinden sich noch einige DFs für die Speicherung der Anwendungen auf der eGK. Die wichtigste ist dabei die HCA-Anwendung (*health care application*), die alle Daten für die Gesundheitskarte enthält. Daneben gibt es zwei DFs zur Speicherung aller Daten für die ESIGN-Anwendung nach CWA 14890, die zur Authentisierung und Ver-/Entschlüsselung von Daten vorgesehen ist. Optional kommt ein DF_{QES} hinzu, das alle Daten für qualifizierte elektronische Signaturen enthält. Dieses DF lässt sich bei Bedarf auch über ein Kartenmanagementsystem online nachladen.

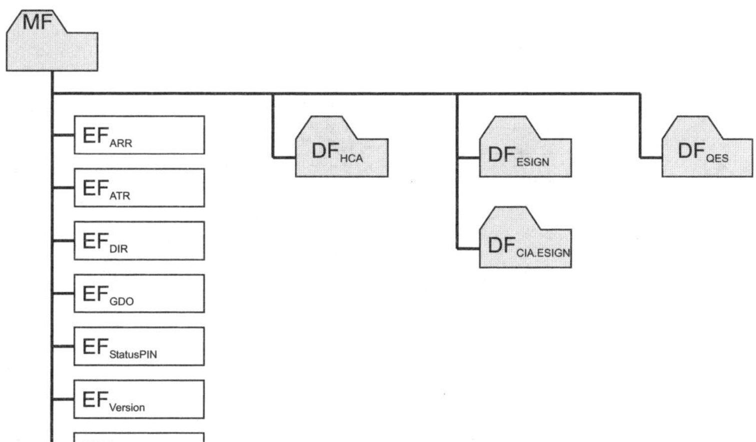

Bild 20.2 Der grundlegende Dateibaum in der deutschen eGK mit den Anwendungen HCA (*health care application*), ESIGN und QES (qualifizierte elektronische Signatur).

Die Anwendung HCA im DF_{HCA} setzt sich aus den im Bild 20.3 auf der nächsten Seite befindlichen Dateien zusammen. Das EF_{ARR} enthält die Zugriffsregeln für die Dateien des Verzeichnisses. Im EF_{DM} befindet sich eine Nachricht, die nach Authentisierung am Display eines Terminals angezeigt werden kann, damit der Kartenbenutzer den Aufbau einer sicheren Kommunikation feststellen kann.[1] Die Dateien EF_{PD} und EF_{VD} enthalten die für die Verwaltung wichtigen Personenstammdaten und die Versichertendaten. Im EF_{GVD} befinden sich schutzbedürftige Versicherungsdaten. Diese Datei kann erst nach einer Authentisierung gelesen werden. Das $EF_{StatusVD}$ mit transparenter Dateistruktur enthält Statusinformationen zu den Dateien EF_{PD}, EF_{VD} und EF_{GVD}.

Mit dem $EF_{Logging}$ ist eine Protokolldatei in linear fixed-Struktur realisiert, die Informationen über die 50 letzten Zugriffe auf die eGK enthält. Informationen über die Nutzung freiwilliger Anwendungen auf der eGK sind im $EF_{Einwilligung}$ hinterlegt, und im linear fixed aufgebauten $EF_{eRezept\_Tickets}$ sind Daten zu den aktuellen elektronischen Rezepten abgelegt. Dazu gehört auch das $EF_{eRezept\_Container}$, in dem sich elektronische Rezepte speichern lassen und das $EF_{StatusRezept}$, in dem dazugehörige Statusinformationen gespeichert sind.

Das linear fixed aufgebaute $EF_{Verweis}$ mit 10 Records enthält IDs über auf der Karte verfügbare freiwillige Anwendungen. Eine freiwillige Anwendung sind die Notfalldaten, die sich in der Datei $EF_{eNotfalldaten}$ befinden. Der Status dieser Datei ist im $EF_{StatusNotfalldaten}$ abgelegt.

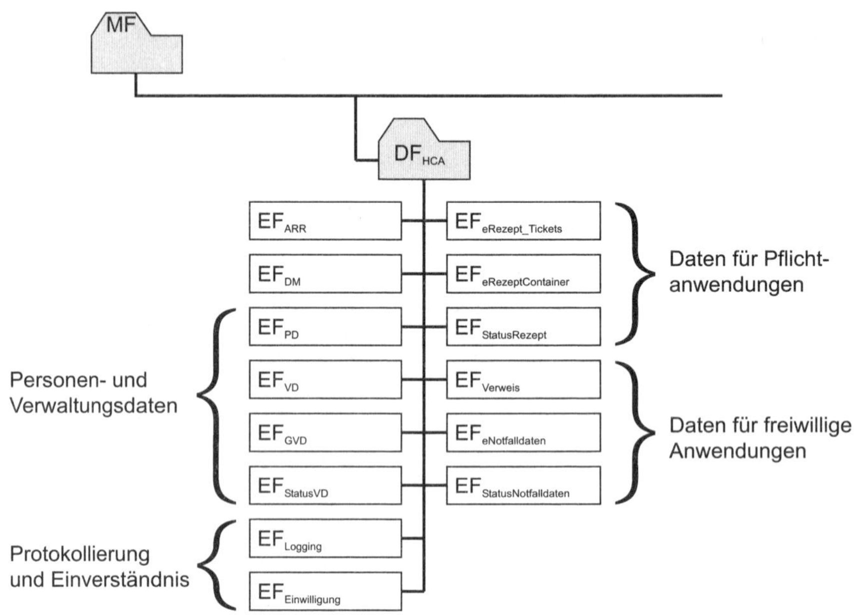

Bild 20.3 Der Dateibaum der Anwendung HCA (*health care application*) auf der deutschen Gesundkeitskarte.

20.2.3 Das elektronische Rezept (eRezept)

Das elektronische Rezept auf der eGK ist eine verpflichtende Anwendung. Sie soll das heute übliche Papierrezept ablösen und den aktuell existierenden Medienbruch bei Rezepten beseitigen. Dieser kommt deshalb zustande, weil der Arzt bislang die Rezepte in Papierform ausstellt. Mit diesem Rezept erhält dann der Patient in der Apotheke seine Medikamente.

[1] Das dahinter liegende Funktionsprinzip ist in Abschnitt 7.8.5 „Prüfung auf Echtheit des Terminals" auf Seite 208 gezeigt.

Anschließend muss das Rezept jedoch zur Abrechnung mit der Krankenversicherung aufwändig elektronisch erfasst werden.

Mit der elektronischen Gesundheitskarte fällt dieser Medienbruch weg, da über die gesamte Kette hinweg die Rezepte nur noch elektronisch verarbeitet werden. Der zukünftige Prozess wird folgendermaßen ablaufen: Der Arzt stellt für einen Patenten mit seinem Rechner ein Rezept aus, das er mit seinem Heilberufsausweis digital signiert. Das Rezept wird nun entweder auf der Gesundheitskarte des Patienten gespeichert oder gelangt über eine sichere Verbindung zu einem Server für E-Rezepte.

Der Patient sucht nun mit seiner Gesundheitskarte eine Apotheke auf, in der das Rezept entweder von der Karte gelesen oder vom E-Rezept-Server heruntergeladen wird. Damit er auf das Rezept zugreifen kann, muss der Apotheker mit seinem Heilberufsausweis vorher die entsprechende Zugriffsberechtigung erlangen. Im Gutfall erhält nun der Patient das Rezept, und der Apotheker löscht das Rezept von der entsprechenden Instanz.

Dieses Beispiel zeigt den Ablauf im einfachsten Fall, der in der Praxis gewiss der Regelfall ist. Allerdings gibt es dabei auch eine große Anzahl von Sonderfällen, welche zu berücksichtigen sind, aber die Komplexität des ganzen Systems erheblich erhöhen. Einige Beispiele sind die Einlösung des Rezepts online über eine Internetapotheke, die Einlösung von Teilpositionen des Rezepts, die Teileinlösung bei verschiedenen Apotheken oder die Umwandlung von Medikamenten in andere mit gleichem Wirkstoff. Dies sind alles Fälle, die vom Prozess abgedeckt werden müssen, da sie im Tagesgeschäft durchaus von Relevanz sind. Die grundlegende Voraussetzung für diese ganzen Abläufe ist natürlich eine landesweite, hochverfügbare Netz- und Serverinfrastruktur mit ausreichender Bandbreite und Rechenleistung.

20.2.4 Resümee und Ausblick

Die bundesweite Einführung der elektronischen Gesundheitskarte in Deutschland wird aller Voraussicht nach noch einige Zeit in Anspruch nehmen. Die Ursachen dafür liegen auch in den hochkomplexen technischen Anforderungen, doch in erster Linie daran, dass es keinen Konsens aller Betroffenen zur Gesundheitskarte gibt.

Vom technischen Standpunkt aus handelt es sich um ein sehr interessantes Projekt, da in den zukünftigen Ausbaustufen Anwendungen wie Überweisung, Einweisung, Arztbericht, Arztbrief, Medikamenten- und Behandlungshistorie bis hin zur elektronischen Patientenakte vorgesehen sind. Die größte Herausforderung wird jedoch sein, die Bürger nachhaltig zu überzeugen, dass auf ihre höchst sensiblen Gesundheitsdaten nur die medizinisch notwendigen Instanzen zugreifen können und nicht etwa am medizinischen System unbeteiligte Dritte, selbst wenn diese ein begründetes Interesse nachweisen könnten.

Kapitel 21

Chipkarten im Transportwesen

Der Einsatz von Chipkarten im Transportwesen ist vor allem durch viele lokal begrenzte Lösungen mit jeweils eigenen Anforderungen und Spezifikationen gekennzeichnet. Interoperable globale Anwendungen sind in diesem Bereich bislang nicht zu finden. Allerdings wurde dieses Anwendungsgebiet aufgrund der harten Anforderung von schnellen Transaktionsvorgängen im Personennahverkehr zum Haupttreiber der Kontaktlostechnologie.

21.1 Elektronische Fahrkarte

Der öffentliche Personennahverkehr gehörte neben den Skigebieten[1] zu den ersten Anwendungsbereichen, in denen sich kontaktlose Chipkarten in großen Stückzahlen etablieren konnten. Die Gründe dafür sind vor allem die deutlich kürzere Abfertigungszeit und die Vereinfachung der Logistik gegenüber den Fahrscheinen aus Papier oder Magnetstreifenkarten.

Begünstigt wurde die Verwendung kontaktloser Chipkarten auch dadurch, dass der Personennahverkehr meist regional organisiert ist und deshalb der notwendige Abstimmungsaufwand deutlich geringer ausfällt als bei überregionalen Projekten mit vielen beteiligten Parteien. Die größten diesbezüglichen Anwendungen kann man deshalb bei den Nahverkehrsgesellschaften in großen Städten finden. Typische Beispiele sind die folgenden Chipkarten-Anwendungen: Octopus-Karte in Hongkong [Octopus], Oyster-Karte in London [Oyster], EZ-link-Karte in Singapore [EZ-link] und die Super Urban Intelligent Card (Suica) in Tokio [Suica].

Die Chipkarten-Anwendung mit der größten Durchdringung in der Bevölkerung ist die Octopus-Karte. Sie ist mittlerweile weit über die Funktion des Personennahverkehrs hinausgewachsen und kann unter anderem auch in vielen Geschäften als elektronische Geldbörse genutzt werden. Die Octopus-Karte wurde 1997 als Nachfolger einer Magnetstreifenkarte namens Common Stored Value Ticket eingeführt, und mittlerweile wurden 14 Millionen Karten ausgegeben. Von den 7 Millionen Einwohnern Hongkongs besitzen 95 % die Octopus-Karte. Jeden Tag werden mehr als 10 Millionen Transaktionen abgerechnet, die in Summe pro Jahr einen Wert von 2,8 Milliarden Euro haben. Etwa ein Viertel aller Transaktionen

---

[1] Siehe auch Abschnitt 21.2 „Skipass“ auf Seite 954.

sind unabhängig von Fahrleistungen des Verkehrsverbundes, d. h. es sind Bezahlvorgänge für Güter und Dienstleistungen. Insgesamt gibt es etwa 50 000 Akzeptanzstellen im Großraum Hongkong für die Octopus-Karte.

Das im Folgenden beschriebene System orientiert sich am Aufbau des Systems der Octopus-Karte. Die Spezifikationen von Octopus sind nicht veröffentlicht, deshalb kann es hier durchaus zu kleineren Diskrepanzen zwischen dem realen System und dieser Beschreibung geben. Allerdings sind die hier beschriebenen Prinzipien unabhängig von einer Detailspezifikation, so dass dieser Abschnitt die weitgehend allgemeingültigen Grundlagen eines kontaktlosen Chipkarten-Systems im öffentlichen Personennahverkehr aufzeigt.

21.1.1 Systemarchitektur

Das Octopus-System basiert auf einer Architektur mit einem zentralen Clearing, an das über mehrere Stufen die Komponenten der unterschiedlichen Dienstanbieter angebunden sind. Die Architektur berücksichtigt auch Komponenten, die nur von Zeit zu Zeit online zum Hintergrundsystem sind. Dies sind beispielsweise Zugangsterminals in Bussen, die für einige Stationen oder sogar auf einer gesamten Strecke offline arbeiten müssen. Diese Offline-Fähigkeit bestimmter Front-End-Komponenten verbessert die Systemrobustheit erheblich, da so das System auch bei einer zeitweise fehlenden Verbindung zum Hintergrundsystem weiterhin in Betrieb gehalten kann. Bei einem Nahverkehrsmittel in einer Großstadt ist der unterbrechungsfreie Betrieb unabdingbar.

Damit die Terminals diese geforderte Offline-Fähigkeit erlangen können, müssen sie die Möglichkeit haben, die Echtheit der Chipkarten der Fahrgäste zu prüfen. Dazu wird eine gegenseitige Authentisierung zwischen Terminal und Chipkarte auf der Grundlage eines gemeinsamen Geheimnisses, d. h. eines geheimen Schlüssels, durchgeführt. Zur Speicherung des geheimen Schlüssels verfügt das Terminal über ein Sicherheitsmodul, das als SAM (*secure application module*) bezeichnet wird. Wie bereits seit vielen Jahren in den meisten Zahlungsverkehrssystemen üblich, nutzt man für die SAMs Chipkarten mit den Abmessungen von ID-000[1]. Die Terminals arbeiten typischerweise mit dem Betriebssystem Linux.

Ein grundsätzlicher Überblick zur Systemarchitektur ist in Bild 21.1 auf der nächsten Seite dargestellt. Es zeigt das aus vier Ebenen bestehende Gesamtsystem. Das Clearingsystem (*clearing house system*) ist die zentrale Instanz, in der alle Daten des Systems zusammenlaufen. Es ist redundant ausgelegt, so dass im Fall eines Ausfall des Produktivsystems ohne Verzögerung das Reservesystem die Arbeit übernehmen kann. Die Aufgaben des Clearingsystems sind vielschichtig, und es lässt sich in zwei Teilsysteme aufspalten. Das Teilsystem Clearing (*clearing operator sub system*) übernimmt den Systembetrieb, die Abrechnungsfunktionen gegenüber den Leistungsanbietern und auch das Management der eingesetzten Komponenten, wie beispielsweise die Terminals. Das Herausgeber-Teilsystem (*issuer sub system*) fokussiert auf die im System eingesetzten Chipkarten und übernimmt die Funktionen der Schlüsselerzeugung und -verwaltung, das Sperrlistenmanagement sowie – bei den personalisierten Chipkarten – das automatische Aufladen (*auto reload management*), sobald der Kartensaldo unter einen bestimmten Schwellenwert gefallen ist.

[1] Siehe auch Abschnitt 3.1 „Kartenformate“ auf Seite 32.

Die unter dem Clearingsystem angeordnete Ebene enthält die Rechner der Diensteanbieter (*service provider central computer*). Diese arbeiten jeweils als Konzentrator für die auf der folgenden Ebene befindliche lokale Datenverarbeitung (*local data processor*) – Rechner, die auch von Zeit zu Zeit die Kommunikation mit den partiell offline arbeitenden Terminals in Bussen und anderen Verkehrsmitteln übernehmen. Die Gates für den Zutritt können ebenfalls nur zeitweise, zum Beispiel über Funk, online an die höheren Systemschichten angebunden sein, oder es kann sich um eine dauernde Verbindung handeln. Dies hängt davon ab, wie die Infrastruktur am Standort des jeweiligen Gates beschaffen ist. Idealerweise gibt es eine Online-Anbindung, die jedoch aus Wirtschaftlichkeitsgründen nicht an jedem Gate realisierbar ist.

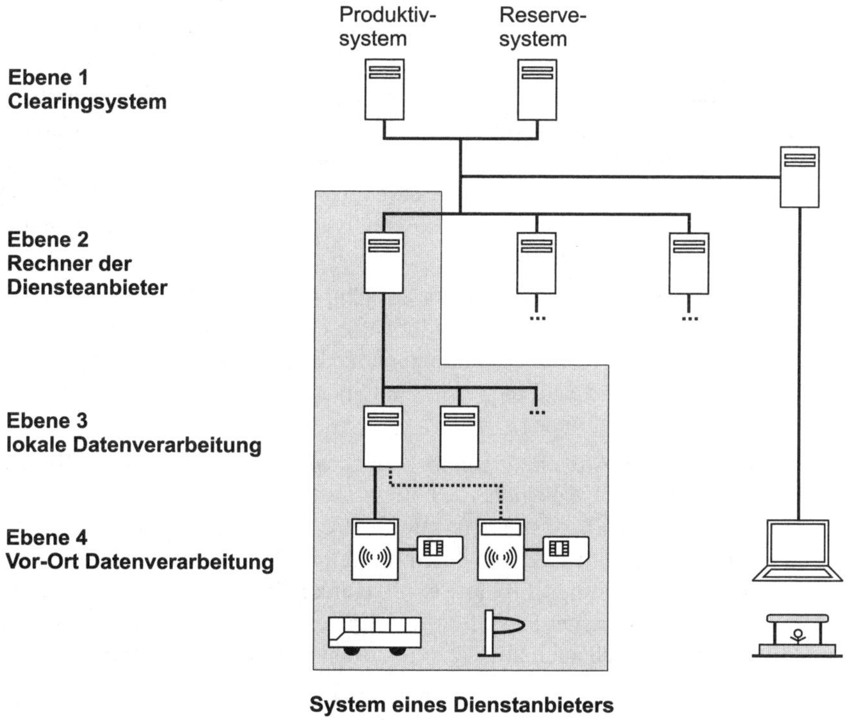

Bild 21.1 Die grundsätzliche Architektur eines dezentralen und kontaktlos arbeitenden Chipkarten-Systems für den öffentlichen Personennahverkehr am Beispiel des Octopus-Systems. Bei den durchgezogenen Linien handelt es sich um permanente und bei den gepunkteten Linien um temporäre Verbindungen.

Die Aufladeautomaten für die Chipkarten sind hingegen direkt über die genannten Zwischenebenen mit dem Clearingsystem verbunden. Analog verhält es sich mit allen Geschäften, die die Octopus-Chipkarte als Zahlungsmittel akzeptieren. Dies ermöglich in Echtzeit die Sperrung von auf der Blacklist geführten Chipkarten.

21.1.2 Octopus-Karte

Die Octopus-Karte hat das übliche ID-1-Format[1]. Als Variante davon gibt es die identische Funktionalität, integriert in verschiedene Armbanduhren und auch in eine Schale für bestimmte Mobiltelefone von Nokia.

Die Datenübertragung findet bei 13,56 MHz mit einer Übertragungsgeschwindigkeit von 212 kBit/s statt. Die kontaktlose Kommunikation wird nicht gemäß ISO/IEC 14443 durchgeführt, sondern entspricht dem von Sony entwickelten FeliCa-Verfahren [FeliCa]. Bei der Chipkarte handelt es sich um eine Prozessorkarte[2] mit einem Mikrocontroller von Sony mit 8 Bit CPU, 4 kByte ROM, 4 kByte EEPROM, 512 Byte RAM, einem DES-Beschleuniger und einem Pseudozufallszahlengenerator (PRNG). Das auf die Anwendung als elektronische Fahrkarte spezialisierte Betriebssystem im maskenprogrammierten ROM ist nach Common Criteria EAL 4[3] evaluiert.

Analog den üblichen kontaktlosen Chipkarten-Systemen ist auch bei FeliCa die Datenübertragung kryptografisch gegen Manipulation und Abhören geschützt. Replay-Angriffe werden durch Sitzungsschlüssel abgewehrt, die nach der gegenseitigen Authentisierung am Anfang einer Sitzung zwischen Chipkarte und Terminal neu erzeugt werden. Dieser Schutz ist groß genug, um nicht nur die reine Anwendung des Personennahverkehrs zu sichern, sondern die Chipkarte auch als Zahlungsmittel einzusetzen.

Der Zugriff auf die verschiedenen Datenelemente in der Chipkarte wird über jeweils zugeordnete Schlüssel geregelt, die vor der Zugriffserlaubnis für eine gegenseitige Authentisierung benutzt werden. Es ist hierbei auch möglich, unterschiedliche Anwendungen auf einer Chipkarte zu betreiben, da die Zugriffe auf die jeweiligen Speicherbereiche mit unterschiedlichen Schlüsseln geschützt werden können.

Gerade bei kontaktlos arbeitenden Anwendungen ist eine geringe Transaktionsdauer für die Kundenakzeptanz sehr wichtig. Diese liegt beim FeliCa-System bei etwa 100 ms und ist damit niedrig genug, um eine vollständige Transaktion mit einer üblichen Handbewegung beim Vorbeiführen einer Karte an dem Terminal durchzuführen. Wäre die Transaktionsdauer zu lange, dann müssten die Benutzer die Chipkarte explizit an das Terminal halten, was etwa bei der morgendlichen und abendlichen Rush-hour zu Stockungen an den Zugangsstellen führen würde und in Folge sicherlich auch zu Akzeptanzproblemen bei den Fahrgästen.

Chipkarten nach dem FeliCa-System bieten drei unterschiedliche Arten von Datentypen. Der erste beinhaltet blockorientierte Daten und nennt sich „Random“. Diese können als Ganzes geschrieben oder gelesen werden, und der Datentyp entspricht damit in etwa der Dateistruktur transparent[4] bei einer Prozessorkarte nach ISO/IEC 7816-4. Ein weiterer Datentyp hat den Namen „cyclic“ und verhält sich analog zu seinem Pendant bei einem ISO-Dateisystem. Anwendung findet er bei Protokolldaten, wie beispielsweise den letzten 10 Bezahlvorgängen der elektronischen Börse. Der dritte Datentyp trägt den Namen „Purse“ und stellt den Saldo der elektronischen Börse dar. Alle diese Datentypen können gelesen und bei Erlangung der entsprechenden Zugriffsrechte auch geschrieben werden. Beim Saldo gibt es außerdem eine Abbuchungsfunktion.

[1] Siehe auch Abschnitt 3.1 „Kartenformate“ auf Seite 32.
[2] Siehe auch Abschnitt 5 „Mikrocontroller für Chipkarten“ auf Seite 77.
[3] Siehe auch Abschnitt 15.5.1 „Die Common Criteria“ auf Seite 715.
[4] Siehe auch Abschnitt 12.7.1 Dateistruktur „transparent“ auf Seite 468.

FeliCa verwendet sowohl für die kontaktlose Datenübertragung als auch für die Verwaltung der Daten Verfahren, die nicht den heute üblichen ISO/IEC-Normen entsprechen. Der Grund dafür ist, dass das System schon verhältnismäßig früh eingeführt wurde und die Normung zu diesem Zeitpunkt das Thema noch nicht abgedeckt hatte. Ein Umstieg auf Chipkarten, die einer der heute üblichen internationalen Normen entsprechen, würde bei so großen Installationen einen erheblichen finanziellen Aufwand bedeuten und erbrächte in diesen Fällen auch keine sichtbaren Vorteile für die Fahrgäste.

Obligatorisch bei allen kontaktlosen Chipkarten sind atomare Abläufe[1] bei schreibenden Zugriffen auf den nichtflüchtigen Speicher. Die Notwendigkeit dazu ergibt sich dann, wenn der Benutzer die Chipkarte zu schnell an einem Terminal vorbeiführt. Dann kann es nämlich passieren, dass die Chipkarte während des Schreibvorgangs in den nichtflüchtigen Speicher das Feld schon wieder verlassen hat und die Daten nicht korrekt geschrieben werden konnten. So könnte der für den Fahrgast ungünstige Fall eintreten, dass nicht nur der zu entrichtende Fahrpreis vom Saldo der Chipkarte subtrahiert, sondern der Saldo auf null gesetzt wird. Genau dies verhindern atomare Schreibvorgänge, bei denen eine Schreiboperation entweder vollständig oder gar nicht ausgeführt wird. Als Bestätigung für die vollständige und korrekte Ausführung der Transaktion erhält der Kunde dann vom Terminal ein Licht- oder Ton-Signal.

Aus datenschutzrechtlicher Sicht ist das Octopus-System recht vorteilhaft gestaltet. Die verwendeten Chipkarten weisen nämlich keinen Personenbezug auf und lassen sich somit anonym verwenden. Dies ist ein klarer Vorteil gegenüber Systemen wie dem Oyster-System in London, bei dem ausschließlich Chipkarten mit Personenbezug eingesetzt werden. Dass dies durchaus das Interesse der Sicherheitsbehörden weckt, zeigen die alleine zwischen August 2004 und März 2006 durchgeführten 409 Abfragen der Datenbanken des Oyster-Systems.[2]

Ein Nachteil anonymer Karten besteht darin, dass der Aufladevorgang durch den Benutzer explizit an einem Terminal durchgeführt werden muss. Durch Verwendung von personenbezogenen Karten kann man hier jedoch mehr Bequemlichkeit für den Fahrgast schaffen. Dazu muss man lediglich einen automatischen Ladevorgang (AAVS – *automatic add value service* oder auch „auto top-up“ genannt) anstoßen, wenn der Börsensaldo einen bestimmten Schwellenwert unterschritten hat. Allerdings muss für diese Funktion der Bezug zu einem Bankkonto oder einer Kreditkarte hergestellt werden, was dazu führt, dass die Anonymität nicht mehr gegeben ist. Im Octopus-System sind beide Varianten, d. h. anonyme und personenbezogene, möglich, wobei man für die Bequemlichkeit des automatischen Aufladens, sozusagen als Gegenleistung, seine Anonymität aufgeben muss.

21.1.3 Erfassung der Fahrt

Die Erfassung der Fahrt bei konventionellen Fahrkarten erfolgt auf unterschiedlichste Weise. Im einfachsten Fall kauft sich der Fahrgast seine Fahrkarte am Schalter oder Automaten, betritt die Haltestelle, fährt die gewünschte Strecke und verlässt nach der Ankunft am Zielort die Haltestelle. Je nach Art des Verkehrsmittels kann es eine Kontrolle durch einen Schaffner geben oder eine Regelung des Zugangs durch eine Personenschleuse, an der die automatenlesbare Fahrkarte geprüft wird. In seltenen Fällen muss man beim Verlassen des Verkehrsmittels bzw. der Haltestelle an einer automatisierten Kontrolle seine Fahrkarte nochmals

[1] Siehe auch Abschnitt 13.10 „Atomare Abläufe“ auf Seite 522.

[2] Quelle: en.wikipedia.org/wiki/Oyster_card, Abfrage vom 28. April 2008.

prüfen lassen. Neben diesen streckenbezogenen Fahrkarten gibt es je nach Verkehrsgesellschaft eine Vielzahl von Varianten wie etwa Zeitkarten von einer Stunde bis zu einem Jahr. Der Hauptgrund für diese schier unüberschaubare Vielfalt an Tarifmodellen liegt in der regionalen Organisation der Verkehrgesellschaften. Hinsichtlich einer Kontrolle am Ende der Fahrt sind das dem Fahrgast entgegengebrachte Vertrauen und die Höhe der Betrugsrate als wesentliche Argumente ins Feld zu führen.

Oftmals versucht man bei elektronischen Fahrkarten die Tarifmodelle der konventionellen Fahrkarten nachzubilden, um einen Parallelbetrieb beider Systeme zu ermöglichen und um die Komplexität der Tarife für die Fahrgäste nicht noch weiter zu erhöhen. Trotzdem hat sich in der Zwischenzeit verhältnismäßig oft das Check-in-check-out-Modell (CICO) etabliert. Dabei muss der Fahrgast beim Betreten der Haltestelle seinen elektronischen Fahrschein sowie – nochmals – nach Beendigung der Fahrt, beim Verlassen der Zielhaltestelle vorweisen. Daraus lässt sich dann die Fahrstrecke ermitteln und der entsprechende Fahrpreis berechnen, der vom Saldo der Chipkarte abgebucht wird. Das Verfahren wird manchmal auch als „touch-in-touch-out" bezeichnet.

Tabelle 21.1 Die grundlegenden Datenelemente einer elektronischen Fahrkarte und ihre Zugriffsbedingungen. Zusätzliche Daten für Zeitkarten und Sonderfunktionen sind aus Vereinfachungsgründen in dieser Aufstellung nicht enthalten.

Daten	**elektronische Fahrkarte**		
Zugriffsbedingungen			
READ:	gegenseitige Authentisierung zwischen Terminal und Chipkarte		
WRITE:	gegenseitige Authentisierung zwischen Terminal und Chipkarte		
Datenobjekt	Länge	Format	Beschreibung
UID	8 Bytes	...	Kartenseriennummer (*unique identifier*)
Saldo	4 Bytes	Dezimalzahl	Saldo der elektronischen Börse
Einstieg	2 Bytes	Dezimalzahl	Einstiegshaltestelle
Ausstieg	2 Bytes	Dezimalzahl	Ausstiegshaltestelle
Status	1 Bit	Binärwert	Status der Fahrt (angetreten, abgeschlossen)
K_{PICC}	112 Bit	...	Schlüssel der Chipkarte zur Authentisierung (*key proximity integrated chip card*)
K_{MAC}	112 Bit	...	Schlüssel der Chipkarte zur authentischen Datenübertragung (*key message authentication code*)

Eine Variante dieses Systems ist das Be-in-be-out-Modell (BIBO) , bei dem der elektronische Fahrschein nicht explizit an ein Terminal gehalten werden muss, sondern automatisch beim Betreten und Verlassen des Verkehrsmittels erfasst wird. Dies ist für den Fahrgast deutlich bequemer, erfordert jedoch kontaktlose Chipkarten, die über größere Entfernungen als die bei FeliCa- und ISO/IEC 14443-Systemen üblichen 10 cm erfasst werden können.

Bei Be-in-be-out-Systemen entfällt auch das Problem der Check-in-check-out-Systeme, dass der Fahrgast beim Verlassen der Zielhaltestelle das Auschecken vergisst. Dies kann man zwar durch ein Drehkreuz am Ausgang erzwingen, was bei weiträumigen Nahrverkehrsnetzen gerade in den Außenbereichen jedoch zu unverhältnismäßig hohen finanziellen Aufwendungen aufgrund dieser Infrastrukturmaßnahmen erfordert.

In der Praxis wird das Problem oft durch folgenden Ablauf gelöst: Das Terminal trägt beim Check-in die Starthaltestelle in ein Datenfeld der Chipkarte ein. Vergisst nun der Fahrgast an der Endhaltestelle seine Chipkarte an ein Terminal zu halten, d. h. auszuchecken, dann wird ihm beim nächsten Check-in das im jeweiligen Nahverkehrsnetz maximale Fahrtentgeld vom Saldo abgezogen. Die pädagogische Absicht dahinter besteht darin, dass durch den höheren Fahrpreis der Fahrgast beim nächsten Mal am Ende seiner Fahrt das Auschecken nicht mehr vergisst.

Bei manchen Systemen hat sich aus Erfahrungswerten etabliert, dass der Saldo der elektronischen Fahrkarten um einen bestimmten, nicht allzu hohen Betrag ins Negative gehen kann. Da dieser Betrag geringer ist als das üblicherweise erhobene Pfand für die Karte kann dem Betreiber kein Schaden entstehen. Dieses Entgegenkommen gegenüber dem Fahrgast hat einen Vorteil. Es kann nämlich bei Check-in-check-out-Systemen durchaus vorkommen, dass die Fahrt mehr kostet, als noch Geld auf der Karte ist. Der Fahrpreis lässt sich beim Check-in auch nicht zuverlässig ermitteln, da die Fahrtstrecke dem System zu diesem Zeitpunkt nicht bekannt ist. Um nun zu umgehen, dass Fahrgäste unter Umständen die Endhaltestelle durch die Vereinzelung nicht mehr verlassen können, ist die Einführung eines negativen Saldos ein elegantes Hilfsmittel.

21.1.4 Typische Transaktionen

Die wichtigsten Transaktionen bei einer elektronischen Fahrkarte sind die Identifikation und Authentisierung der Karte sowie der Check-in und der Check-out. Mit Ersterem prüft das Terminal, ob es sich um eine echte Fahrkarte handelt, und erzeugt in der Regel gleich die Sitzungsschlüssel für die folgende gesicherte Kommunikation. Dies ist dann die Grundlage für die weiteren Transaktionen. Konnte die Authentisierung erfolgreich durchgeführt werden, folgt im typischen Betrieb entweder die Check-in- oder die Check-Out-Transaktion.

Weil es gerade beim Personennahverkehr wichtig ist, dass in kurzer Zeit die Fahrkarten vieler Menschen geprüft werden, ist die Transaktionsdauer ein wesentliches Akzeptanzkriterium. In der Praxis hat sich dabei eine Zeitspanne von 0,3 Sekunden als für die Fahrgäste noch akzeptabel ergeben. Diese für die Transaktion notwendige Zeit ist kurz genug, damit ein Terminal am Gate eine vollständige Transaktion durchführen kann, wenn der Fahrgast seine Chipkarte mit einer Handbewegung vorbeiführt. Da der maximale Abstand zwischen Terminal und Chipkarte bis zu 10 cm betragen kann, ist es nicht notwendig, für die Transaktion einen unmittelbaren Kontakt herzustellen.

21.1.4.1 Identifikation und Authentisierung

Die Identifikation mit anschließender Authentisierung und Erzeugung der Sitzungsschlüssel zeigt Sequenzdiagramm 21.1 auf der nächsten Seite. Als erster Schritt wird die für jede Fahrkarte einzigartige Kartenseriennummer UID (*unique identifier*) gelesen. Diese dient im nächsten Schritt zur Ableitung eines kartenindividuellen Schlüssel für die nachfolgende gegenseitige Challenge-Response-Authentisierung. Dieser Schritt ist aus kryptografischer

Sicht relativ hochwertig ausgelegt, da kartenindividuelle Schlüssel verwendet werden. Man könnte bei einem vereinfachten Verfahren durchaus darauf verzichten. Allerdings ergäbe sich dann der Nachteil, dass ein bekannt gewordener Authentisierungsschlüssel einer einzigen Chipkarte zur Diskreditierung des ganzen Systems führen würde.

Terminal (PCD)		Chipkarte (PICC)
identifiziere Chipkarte		
READ BLOCK [Tag für UID]	⟶	
	⟵	Antwort [UID]
authentisiere Terminal und Chipkarte		
$K_{PCD} = f(K_{MPCD}, UID)$		
READ BLOCK [Tag für RND_{PICC}]	⟶	erzeuge RND_{PICC}
	⟵	Antwort [RND_{PICC}]
erzeuge RND_{PCD}		
$X_{PCD} = E(RND_{PCD} \| RND_{PICC}, K_{PCD})$		
AUTHENTICATE [X_{PCD}]	⟶	$RND'_{PCD} \| RND'_{PICC} = D(X_{PCD}, K_{PICC})$ IF ($RND_{PICC} = RND'_{PICC}$) THEN Terminal authentisiert ELSE Terminal nicht authentisiert $X_{PICC} = E(RND_{PICC} \| RND'_{PCD}, K_{PICC})$
$RND'_{PICC} \| RND'_{PCD} = D(X_{PICC}, K_{PCD})$ IF ($RND_{PCD} = RND'_{PCD}$) THEN Chipkarte authentisiert ELSE Chipkarte nicht authentisiert	⟵	Antwort [X_{PICC}]
erzeuge Schlüssel für eine authentische Kommunikation		
$K_{MAC} = f(K_{MMAC}, UID)$		
$KS_{MAC} = f(RND_{PICC}, K_{MAC})$		$KS_{MAC} = f(RND_{PICC}, K_{MAC})$

Sequenzdiagramm 21.1 Ablauf der gegenseitigen Authentisierung zwischen Terminal und elektronischer Fahrkarte. Die bei diesem Ablauf erzeugten Zufallszahlen werden in Verbindung mit einem kartenindividuellen Schlüssel zur Generierung von sitzungsindividuellen Schlüsseln für eine authentische Datenübertragung verwendet. Folgende Daten werden bei diesem Ablauf verwendet: UID als eindeutige Kennung der Chipkarte, K_{MPCD} als Hauptschlüssel, aus dem mit der UID die kartenindividuellen Schlüssel K_{PCD}, K_{PICC} des Terminals bzw. der Chipkarte zur Authentisierung abgeleitet werden können und RND_{PCD}, RND_{PICC} als Zufallszahl des Terminals bzw. der Chipkarte.

Im Anschluss an die erfolgreiche Authentisierung zwischen Chipkarte und Terminal wird von beiden ein sitzungsindividueller Schlüssel für eine authentische Kommunikation erzeugt, welcher zur Sicherung der folgenden Datenübertragung benutzt wird.

21.1.4.2 Check-in-Vorgang

Der Check-in-Vorgang schließt sich nahtlos an die im Sequenzdiagramm 21.1 gezeigte Identifikation und Authentisierung an. Die wesentlichen Schritte seitens des Terminals zeigt die

Tabelle 21.2 auf. Dies beinhaltet auch den Geschäftsprozess zur Verrechnung nicht korrekt abgeschlossener Fahrten, d. h. Fahrten, bei denen der Check-out vergessen wurde. Üblicherweise wird dann der maximale Fahrpreis erhoben, der im jeweiligen Verkehrsnetz möglich ist. Die Erkennung geschieht dabei über ein Datenelement in der Chipkarte, das dem Terminal anzeigt, ob eine Fahrt korrekt abgeschlossen wurde oder nicht.

Tabelle 21.2 Überblick der grundsätzlichen Schritte beim Check-in-Vorgang einer elektronischen Fahrkarte aus Sicht des Terminals.

Schritt	Aktivität
1.	Lese die UID aus der elektronischen Fahrkarte.
2.	Authentisiere die elektronische Fahrkarte, und erzeuge die Sitzungsschlüssel für die nachfolgende authentische Kommunikation.
3.	Lese den Status der letzten Fahrt aus der elektronischen Fahrkarte. Falls der Status „angetreten" ist, dann buche den maximalen Fahrpreis vom Saldo der elektronischen Fahrkarte ab, und setze den Status auf „abgeschlossen".
4.	Schreibe die Einstiegshaltestelle in die elektronische Fahrkarte, und setze den Status auf „angetreten".

21.1.4.3 Check-out-Vorgang

Analog dem Check-in-Vorgang wird auch beim Check-out-Vorgang die im Sequenzdiagramm 21.1 auf der vorherigen Seite gezeigte Identifikation und Authentisierung benutzt. Terminalseitig werden die Schritte aus Tabelle 21.3 durchgeführt.

Tabelle 21.3 Überblick der grundsätzlichen Schritte beim Check-out-Vorgang einer elektronischen Fahrkarte aus Sicht des Terminals.

Schritt	Aktivität
1.	Lies die UID aus der elektronischen Fahrkarte.
2.	Authentisiere die elektronische Fahrkarte, und erzeuge die Sitzungsschlüssel für die nachfolgende authentische Kommunikation.
3.	Lese die Einstiegshaltestelle aus der elektronischen Fahrkarte.
4.	Errechne den Preis der Fahrt.
5.	Buche den Preis für die Fahrt vom Saldo der elektronischen Fahrkarte ab.
6.	Setze den Status der Fahrt in der elektronischen Fahrkarte auf „abgeschlossen".
7.	Schreibe die Ausstiegshaltestelle in die elektronische Fahrkarte.

21.1.5 Zusatzanwendungen

Haben elektronische Fahrkarten in einem Gebiet erst einmal eine große Verbreitung gefunden, dann gewinnen sie auch eine erhebliche Attraktivität für zusätzliche Anwendungen. Dies zeigt sich auch ganz deutlich bei der Octopus-Karte. Sie wird mittlerweile in Hongkong bei vielen Geschäften und für viele Dienstleistungen als Kleingeldbörse akzeptiert. Exemplarisch lassen sich hier Lebensmittelgeschäfte, Verkaufsautomaten, Fotokopierer, öffentliche Telefone und auch die Bezahlung von Parkgebühren aufführen.

Eine elektronische Fahrkarte kann dann in dem jeweiligen Gebiet für viele der geringwertigen Zahlungen verwendet werden. Weil die Bezahlung der Fahrpreise eine ausreichende Sicherheit gegenüber Angriffen aufweisen muss, spricht auch aus dieser Perspektive nichts gegen die Erweiterung des Einsatzgebietes. Bei Zahlungen mit höheren Beträgen kommen dann die üblichen Kreditkarten zum Einsatz.

Eine bei Octopus ebenfalls eingeführte Anwendung ist die Benutzung der Chipkarte zur Zutrittskontrolle. Als Referenz wird dazu die einzigartige Kartenseriennummer UID verwendet. Das Terminal liest dazu die UID der Chipkarte und vergleicht sie mit einer Liste von UIDs, für die der Zutritt erlaubt ist. Konnte die UID in der Liste gefunden werden, dann wird der Zutritt gestattet. Der Vorteil dieses einfachen Verfahrens besteht in der Tatsache, dass für die Speicherung der geheimen Authentisierungsschlüssel am Zutrittsterminal kein Sicherheitsmodul benötigt wird. Sicherheitstechnisch lässt sich diese Lösung verhältnismäßig leicht angreifen, da keine Authentisierung stattfindet. Für manche Szenarien ist das Sicheitsniveau jedoch ausreichend.

21.1.6 Evolution der elektronischen Fahrkarten

Die Investitionskosten zur Umstellung von Papierfahrkarten auf elektronische Fahrkarten halten manche Betreiber von einer Umstellung ab. Ein weiterer Hinderungsgrund ist, dass viele Verkehrsgesellschaften zu wenig Ertrag erwirtschaften, um die Umstellung auf kontaktlose Chipkarten zu finanzieren. Zudem sind die Einsparungen durch elektronische Fahrkarten nicht hoch genug, um kurzfristig positive Ertragseffekte hervorzurufen. In der Konsequenz führt dies dann dazu, dass die Verbreitung elektronischer Fahrkarten langsam voranschreitet und nicht mit der nahezu lawinenartigen Ausbreitung von kontaktlosen Skipässen verglichen werden kann.

Es trifft allerdings auch zu, dass die bereits bestehenden lokalen Systeme durch Zusatzanwendungen wie Kleingeldbörsen immer attraktiver werden. Diese Systeme bilden den Kern für die weitere Expanision vor allem in Gebieten mit hoher Bevölkerungsdichte. Die Technik der kontaktlosen Chipkarten ist mittlerweile auch so weit standardisiert und damit die Systeme so weit zueinander kompatibel, dass eine betreiberübergreifende Verwendung bestehender elektronischer Fahrkarten mit einigem guten Willen und kleineren Anpassungen durchaus möglich wäre. Für den Fahrgast wäre dies ein echter Gewinn, da er dann mit einer einzigen elektronischen Fahrkarte beispielsweise alle öffentlichen Verkehrsnetze eines Landes nutzen könnte.

Aus Sicht des Datenschutzes ist es problematisch, dass elektronische Fahrkarten in manchen Ländern zur Überwachung der Fahrgäste eingesetzt werden – was mit herkömmlichen Papierfahrscheinen nicht realisierbar gewesen wäre. Es liegt hier aber vor allem an den (hoffentlich) mündigen Bürgern, ob so etwas gesellschaftlich Akzeptanz findet oder ob solcher Überwachung politisch Einhalt geboten wird.

21.2 Skipass

Im Jahr 1908 baute in Eisenbach, gelegen im Hochschwarzwald, der Land- und Gastwirt Robert Winterhalder den ersten Skilift. Noch im gleichen Jahr hatte er den 280 m langen

Lift erfolgreich in Betrieb genommen. Seit dieser Zeit gab es eine gewaltige Weiterentwicklung, deren größte Ausbaustufe zur Zeit in Skigebieten wie Ski Amadé, Dolomiti Superski oder Salzburg Superski zu sehen ist. Ski amadé [Skiamade] verbindet 5 Skigebiete mit 270 Liften und 860 Pistenkilometern. Dolomiti Superski [Dolomiti] ist der Zusammenschluss von 12 Skigebieten mit 450 Liften und 1 200 km Piste. Bei Systemen wie Dolomiti Superski werden pro Jahr etwa 9 Millionen Skipässe verkauft, die für ca. 130 Millionen Fahrten benutzt werden. Salzburg Superski ist ein Verbund von 23 Skiregionen mit 580 Liftanlagen und insgesamt 2 200 km Skipiste.

Es ist nachvollziehbar, dass bei einzelnen Liften eine manuell zu entwertende Punktekarte die einfachste und kostengünstigste Lösung ist. Große Skigebiete erfordern jedoch für einen wirtschaftlichen Betrieb automatische Systeme. Dies führte bei den Skipässen zu einer Evolution – von den anfänglichen bedruckten Karten, die an der Talstation manuell entwertet wurden, über Papierkarten mit aufgedruckten Barkodes bis hin zu kontaktlosen Chipkarten. Diese haben sich mittlerweile in breiter Front durchgesetzt, wenn auch weiterhin viele ältere Systeme in Betrieb sind. Gerade bei dieser Anwendung kann jedoch die kontaktlose Chipkarten-Technologie ihre Vorteile optimal ausspielen. Mit kontaktlosen Chipkarten ist es für den Skifahrer nicht mehr notwendig, seinen Skipass mit Handschuhen aus der Jackentasche zu fummeln, und auch aus Sicht des Betreibers bieten sie Vorteile, weil sie kostengünstig und sicher sind. Deshalb ist es auch nicht verwunderlich, dass bei „Aufstiegsanlagen“, wie es im schönsten EU-Beamten-Slang heißt, bereits 1987 die ersten kontaktlosen Chipkarten verwendet wurden.

Hinsichtlich der Skipass-Varianten hat sich eine enorme Vielfalt durchgesetzt, die auch in elektronischer Form abgebildet wird. So gibt es Punktekarten, die zu einer bestimmten Anzahl von Liftfahrten berechtigen, Tageskarten für einen bestimmten Tag, Zeitkarten für mehrere Tage, Wochen oder gar eine ganze Saison. Zusätzlich gibt es auch noch Skipässe, die eine der vorhergehend genannten Eigenschaften aufweisen, aber nur für ein bestimmtes Skigebiet gelten oder für den Zusammenschluss mehrerer Skigebiete, auch Skipool genannt. Alle diese Kartenarten gibt es für Erwachsene, Jugendliche, Kinder und Senioren in unterschiedlicher Tarifierung.

Beim Kauf des Skipasses gibt es ebenfalls viele Möglichkeiten. Die einfachste Form ist es, den Skipass direkt am Lift zu erstehen. Logistisch aufwändiger wird es, den Skipass in einem Hotel am Skiort anzubieten oder in einem Webshop im Internet. Bei beiden Karten kann man noch unterscheiden zwischen Wegwerfkarten und wiederaufladbaren Karten, wobei es hier starke regionale Unterschiede gibt. In Europa sind Skipässe üblicherweise mit einem Pfand belegt, in USA werden diese Karten hingegen typischerweise verkauft.

Es gibt keine Norm oder einen Industriestandard für diese Art von Zutrittssystemen. Allerdings haben sich in der Praxis einige Grundprinzipien für die Systemarchitektur etabliert, denen nahezu alle Systeme folgen. Die folgende Beschreibung orientiert sich deshalb an den allgemein verwendeten Prinzipien für diese Art von Systemen und nicht an einem konkreten Beispiel. Im Einzelfall kann es deshalb durchaus zu Abweichungen kommen, wobei die Architektur allerdings immer sehr ähnlich dem hier beschriebenen System ist.

21.2.1 Systemarchitektur

Die Architektur eines Skipasssystems orientiert sich an zentralistischen Prinzipien. Es gibt ein Hintergrundsystem, an das alle Kassen- und Zugangssysteme angebunden sind. Bild 21.2 stellt den grundsätzlichen Systemaufbau im Überblick dar. Zusätzlich zu den unmittelbar für den Betrieb angebundenen Komponenten bietet das Hintergrundsystem eine Reihe von Schnittstellen zu weiteren Systemen. Falls es sich um den Zusammenschluss mehrerer Skigebiete handelt, können dies beispielsweise die Hintergrundsysteme der anderen Skigebiete sein. Es kann jedoch auch die Schnittstelle zu einem Webshop sein, eine Funktion, die immer mehr Systeme anbieten. Damit ist es möglich, seinen Skipass vorab über das Internet zu bestellen. Die Aktivierung des Skipasses findet dann beim Passieren des ersten Zugangssystems statt, das Erstverbuchungsterminal genannt wird. An diesem werden auch alle dazugehörigen Daten direkt auf den vorhandenen Skipass geladen.

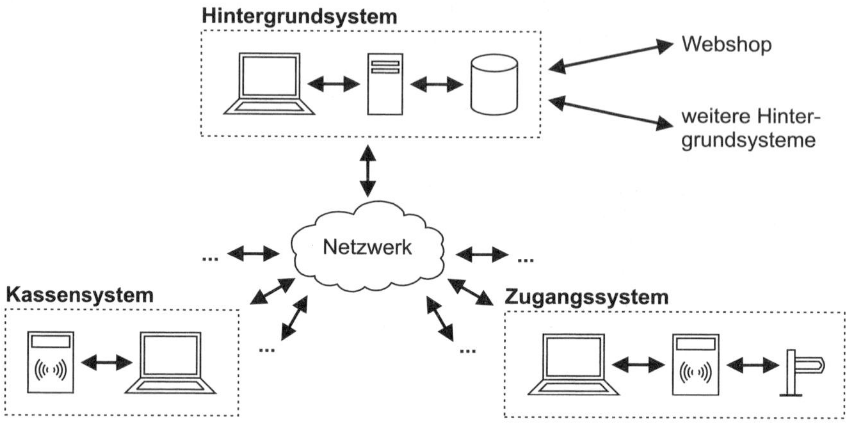

Bild 21.2 Die grundsätzliche Architektur eines Systems für Skipässe in einem einzelnen Skigebiet. Das Hintergrundsystem übernimmt die Aufgaben Abrechnung, Systemüberwachung und Kommunikation mit anderen Systemen. Das Kassensystem wird zur Ausgabe bzw. Modifikation von Skipässen benutzt, und am Zugangssystem wird der Zutritt zu den Liften geregelt.

Das System und alle Komponenten müssen hochverfügbar sein, und selbst Ausfälle von Teilen dürfen zu keiner Beeinträchtigung der restlichen Komponenten führen. So wäre es beispielsweise für die Benutzer völlig inakzeptabel, wenn sie ein Seitental per Lift nicht mehr verlassen können, nur weil die Kommunikation des Zugangssystems mit dem Hintergrundsystem ausgefallen ist. Aus diesem Grund sind zusätzlich zur zentralen Speicherung alle wesentlichen Daten des Skipasses auf der Skikarte selber abgelegt. Damit kann ein Abbruch der Verbindung zum Hintergrundsystem überbrückt werden.

Die Anbindung der einzelnen Komponenten wird auf die unterschiedlichste Weise realisiert. Mit Ethernet und dem TCP/IP-Protokollstapel lassen sich zuverlässig und wirtschaftlich auch große Systeme vernetzen. Bei kleinen Systemen kann hier jedoch auch serielle Datenübertragung nach RS 232 und RS 422 angewandt werden. Allerdings kann es in Bergregionen aus Umweltschutzgründen oder auch aufgrund eines schwierigen Geländes unmöglich sein, Leitungen zu verlegen. In diesen Fällen sind als Alternative zur kabelgebundenen Kommunikation Richtfunk oder Datenübertragungsverfahren wie GPRS von GSM[1] möglich. Dabei ist zu berücksichtigen, dass Funkverbindungen aufgrund der Geländegegebenheiten nicht immer möglich sind und dass in den Bergen durchaus Witterungsbedingungen vorkommen, die Funkverbindungen zeitweise zusammenbrechen lassen. Auch dies ist ein Grund, warum zumindest die Zugangssysteme auch offline funktionsfähig sein müssen.

Das Zugangssystem selbst besteht in der einfachsten Ausführung aus einem Terminal (in diesem Zusammenhang üblicherweise Leser genannt), einem angetriebenen Drehkreuz und einem Steuerungsrechner, der online mit dem Hintergrundsystem verbunden ist. Die Kombination Drehkreuz mit dem Terminal wird als Gate bezeichnet. Das Terminal übernimmt die kontaktlose Kommunikation mit der Skikarte, und der Rechner gibt den Durchgang frei, wenn der Benutzer dazu autorisiert werden konnte. Ein Gate kann durchaus eine Durchgangsfrequenz von bis zu 600 Personen pro Stunde haben.

In erweiterten Ausbaustufen kann am Rechner noch ein Bildschirm angeschlossen werden, der automatisch ein im Hintergrundsystem gespeichertes Foto des Benutzers anzeigt, sobald erfolgreich Kontakt mit dem Skipass aufgenommen werden konnte. Das Liftpersonal kann damit (stichprobenartig) prüfen, dass der Skipass nicht unerlaubterweise weitergegeben wurde. Eine automatische biometrische Gesichtserkennung[2] dürfte im Übrigen aufgrund der Kopfbedeckungen beim Skifahren auf absehbare Zeit unmöglich sein. Die einzige praxistaugliche automatische Prüfung ist die Messung der Körpergröße, die in manchen Skigebieten auch eingesetzt wird. Damit lassen sich zumindest Erwachsene und Kinder recht zuverlässig unterscheiden.

Die Hochverfügbarkeit des Gesamtsystems ist eine der wesentlichen Voraussetzungen für den reibungslosen Betrieb eines Skigebietes. Dazu gehört auch die Analyse der Besucherströme in Echtzeit. Damit kann beispielsweise signalisiert werden, dass im Bedarfsfall ein zusätzlicher Lift in Betrieb genommen wird. Eine ebenfalls wichtige Funktion ist die Komunikation der Gerätestatus in Echtzeit an die Zentrale. Dies schafft die Möglichkeit, den Ausfall einer Komponente der Infrastruktur ohne Zeitverzug zu erkennen und entsprechende Maßnahmen einzuleiten. Diese Art von Daten zur Infrastruktur werden als Betriebsdaten bezeichnet. Die Ergänzung dazu bilden Benutzerdaten, die Informationen zu den Personen an den Gates beinhalten.

21.2.2 Skikarte

Als Skipässe, oft auch Skikarten genannt, werden kontaktlose Chipkarten im ID-1-Format[3] benutzt. Dabei handelt es sich allerdings meist um intelligente Speicherkarten[4] und keine Prozessorkarten. Die Gründe sind der günstigere Preis von Speicherkarten gegenüber Prozessorkarten und die Komunikation nach ISO/IEC 15693, bei der zu wenig Energie für den Betrieb heutiger Microcontroller übertragen wird. Die Funktionalität dieser Art von Speicherkarten ist allerdings durchaus mit einfachen Prozessorkarten vergleichbar, wenngleich die Flexibilität etwas geringer ist. Dies bedeutet jedoch bei dieser Art von Anwendung keine spürbare Einschränkung. Neben dem etablierten Formfaktor ID-1 gibt es seit 1995 auch

[1] Siehe auch Abschnitt 19.3.4 „Trägerdienste" auf Seite 869.
[2] Siehe auch Abschnitt 7.8 „Identifizierung von Personen" auf Seite 201.
[3] Siehe auch Abschnitt 3.1 „Kartenformate" auf Seite 32.
[4] Siehe auch Abschnitt 2.3.1 „Speicherkarten" auf Seite 22.

die Variante einer speziellen Uhr von Swatch, in die der entsprechende Speicherchip mit Antenne fest eingebaut ist. Diese Uhr hat neben der Zeitanzeige die Funktionen eines wiederaufladbaren Skipasses. Realisiert wurde dies durch die Integration eines entsprechenden Halbleiter-Bausteins mit dazugehöriger Antenne in die Uhr.

Die kontaktlose Datenübertragung wird typischerweise nach ISO/IEC 15693[1] im 13,56 MHz Bereich für Vicinity-Karten durchgeführt. Die Datenübertragungsrate liegt dabei in der Region von 26 kBit/s. Der Vorteil dieser Datenübertragung ist, dass eine zuverlässige Kommunikation zwischen Terminal und Chipkarte auch noch in 1,5 m Entfernung zustande kommt. Selbstverständlich werden dabei die üblichen Mechanismen wie Fehlererkennung bei der Datenübertragung und Antikollision für kontaktlose Chipkarten unterstützt. Allerdings reicht die übertragene Energie üblicherweise nicht aus, einen Mikrocontroller zu betreiben, sondern lediglich einen kontaktlos arbeitenden Speicherchip. Dieser stellt jedoch alle notwendigen kryptografischen Sicherungsmaßnahmen für die Anwendung zur Verfügung.

Es gibt allerdings auch Systeme, bei denen die Daten nach ISO/IEC 14443 übertragen werden. Allerdings beträgt dabei der maximale Abstand für eine zuverlässige Kommunikation zwischen Terminal und Chipkarte nur etwa 10 Zentimeter. Daneben existieren noch eine Reihe von älteren Systemen, die kontaktlose Chipkarten im 125 kHz Bereich mit proprietären Protokollen verwenden, jedoch zeigt die Entwicklung durch den größen Abstand zwischen Karte und Terminal deutlich in Richtung einer ISO/IEC 15693-konformen Datenübertragung.

Das wichtigste Datenelement bei den heute üblichen Skipässen ist die 64 Bit lange UID (*unique identifier*), eine durch den Halbleiterhersteller vergebene einzigartige Seriennummer. Diese ist unveränderlich auf der Chipkarte gespeichert. Die UID wird vom Zugangssystem zur Identifizierung des jeweiligen Skipasses und als Referenz auf alle weiteren Daten im System benutzt. Für den reinen Online-Betrieb sind bis auf die Authentisierungsschlüssel keine weiteren Daten auf dem Skipass erforderlich. Allerdings müssen Skipässe in bestimmten Situationen, wie dem Abbruch der Verbindung zum Hintergrundsystem, auch offline verwendbar sein. Deshalb werden für diesen Fall alle für den Zugang zu den Liften notwendigen Daten zusätzlich auf dem Skipass gespeichert.

Je nach Bedarf können diese Datenobjekte in lese- oder auch schreibgeschützten Bereichen auf der intelligenten Speicherkarte abgelegt werden. Die typischen Datenelemente mit den Zugriffsbedingungen eines Skipasses zeigt Tabelle 21.4 auf der nächsten Seite. Eines dieser Datenobjekte ist die Art des Skipasses, also die Angabe, ob es sich um eine Punktekarte oder eine Zeitkarte handelt. Bei einer Punktekarte ist die Zahl der Punkte gespeichert und bei einer Zeitkarte Anfangs- und Enddatum mit Uhrzeit. Der Wertebereich bei diesem Datenelement kann von einigen wenigen Stunden (z. B. bei einer Halbtageskarte) bis zu einigen Monaten (z. B. bei einer Saisonkarte) betragen. Je nach Region kann noch ein Datenelement für die erlaubten Skigebiete auf dem Skipass enthalten sein. Hier werden aufgrund der etwas einfacheren Struktur von Speicherkarten einzelne Bits in einem Bitstring benutzt. Damit lässt sich bei einem Verbund von Skigebieten angeben, welche Gebiete benutzt werden dürfen. Größere Datenmengen, wie das Foto des Benutzers, werden aus Speicherplatzmangel nicht auf dem Skipass abgelegt, da dieser nur ein- bis zweitausend Bit EEPROM-Speicher besitzt.

[1] Siehe auch Abschnitt 10.10 „Vicinity-Chipkarten (ISO/IEC 15693)“ auf Seite 372.

Neben den Daten zum Skipass befindet sich auf der Chipkarte noch ein Schlüssel für die Authentisierung und die Sicherung der Datenübertragung. Dieser ist im Falle des Triple-DES 112 Bit lang und von einem Hauptschlüssel und der UID abgeleitet. Die zur Authentisierung notwendige Zufallszahl wird von einem Zufallszahlengenerator auf dem Skipass erzeugt und dort für die Dauer des Authentisierungsvorgangs gespeichert.

Tabelle 21.4 Die typischen Datenelemente eines Skipasses und ihre Zugriffsbedingungen.

Daten	Skipass		
Zugriffsbedingungen			
READ:	gegenseitige Authentisierung zwischen Terminal und Chipkarte		
WRITE:	gegenseitige Authentisierung zwischen Terminal und Chipkarte		
Datenobjekt	**Länge**	**Format**	**Beschreibung**
UID	8 Bytes	...	Kartenseriennummer (*unique identifier*)
K_{VICC}	112 Bit	...	Schlüssel der Chipkarte zur Authentisierung (*key vicinity integrated chip card*)
K_{MAC}	112 Bit	...	Schlüssel der Chipkarte zur authentischen Datenübertragung (*key message authentication code*)
Art des Skipasses	1 Byte	...	Punktekarte/Zeitkarte
Anzahl der Punkte	2 Bytes	Dezimalzahl	nur bei Punktekarte verwendet
Anfangsdatum	6 Bytes	DD.MM.JJJJ	Anfangsdatum der Gültigkeit des Skipasses
Anfangszeit	2 Bytes	hh:nn	Uhrzeit des Anfangs der Gültigkeit des Skipasses
Enddatum	6 Bytes	DD.MM.JJJJ	Enddatum der Gültigkeit des Skipasses
Endzeit	2 Bytes	hh:mm	Uhrzeit des Endes der Gültigkeit des Skipasses
Skigebiete	2 Bytes	Bitfeld	Kennzeichen für die erlaubten Skigebiete

Die möglichen Kommandos auf der Anwendungsebene bei kontaktlosen Chipkarten dieses Typs sind im Wesentlichen Lese-, Schreib- und Authentisierungskommandos. Die bei einer erfolgreichen Authentisierung erzeugten Daten können bei den darauf folgenden Kommandos zur kryptografischen Absicherung der Kommunikation benutzt werden. Es findet typischerweise eine authentische Kommunikation statt, d. h. über die zu übertragenden Daten wird ein MAC[1] berechnet und übertragen. Als Kryptoalgorithmus wird oftmals der Triple-DES[2] mit 2 Schlüsseln à 56 Bit Länge verwendet.

Der Lebenszyklus eines Skipasses lässt sich in die beiden Phasen Administration und Benutzung unterteilen. Bei Wegwerfkarten ist der Übergang in die Benutzungsphase irreversibel,

[1] Siehe auch Abschnitt 7.1.4 „Message Authentication Code und Cryptographic Checksum" auf Seite 166.
[2] Siehe auch Abschnitt 7.1.1.1 „DES-Algorithmus" auf Seite 147.

bei wiederaufladbaren Karten ist ein Übergang bei Kenntnis der entsprechenden Schlüssel möglich.

21.2.3 Typische Abläufe

Die Zahl der unterschiedlichen Abläufe bei einem Skipass ist verhältnismäßig gering. Im Wesentlichen ist dies die Identifizierung mit anschließender Authentisierung des Skipasses sowie eine authentische Kommunikation zum Lesen und Schreiben von Daten. Alle weiteren Aktionen können dann unabhängig vom Skipass im Terminal oder Hintergrundsystem ausgeführt werden.

21.2.3.1 Identifikation und Authentisierung

Die übliche Kommandosequenz bei der Prüfung auf eine Zugangsberechnung in der operativen Phase zeigt Sequenzdiagramm 21.2 auf der nächsten Seite. Im ersten Schritt wird dabei die Identität des Skipasses ermittelt. Dies geschieht, indem das Terminal die eindeutige Kennung, die UID, aus dem Skipass liest. Damit kennt das Terminal und bei Bedarf auch das Hintergrundsystem, den Skipass und alle seine enthaltenen Daten.

Anschließend wird eine gegenseitige Authentisierung[1] zwischen Terminal und Chipkarte angestoßen. Damit überprüfen die beiden Kommunikationsteilnehmer, ob der jeweils andere authentisch ist. Ist dies der Fall, so weiß die Chipkarte, dass es sich um ein echtes Terminal handelt und erlaubt den Zugriff auf die gespeicherten Zugangsdaten. Im Gegenzug kann auch das Terminal sicher sein, dass es sich um eine echte Chipkarte handelt. Diese Sequenz ist generisch, das heißt, anschließend können sowohl Daten aus den Skipass gelesen als auch Daten in den Skipass geschrieben werden.

Besteht zu diesem Zeitpunkt eine Online-Verbindung des Terminals zum Hintergrundsystem, benötigt man keine Leseoperation aus dem Skipass, da alle notwendigen Daten bereits durch die Online-Verbindung bereitstehen. Die Tabelle 21.5 auf Seite 962 zeigt dazu die üblichen Ablaufschritte.

Für die gegenseitige Authentisierung ist der Austausch von zwei Zufallszahlen notwendig. Bei der auf die Authentisierung folgenden Kommunikation können diese zur Erzeugung eines sitzungsindividuellen Schlüssels für eine authentische Kommunikation[2] benutzt werden. Dabei wird den zu übertragenden Daten ein MAC (*message authentication code*) nachgestellt, der dann vom Empfänger dieser Daten durch simples Nachrechnen geprüft werden kann. Dieser Sicherheitsansatz bietet Schutz vor der Manipulation bei der Übertragung der Daten. Ausgeschnittene oder vertauschte Datenpakete innerhalb einer Sitzung können damit zwar nicht erkannt werden, doch ist das für diese Art von Anwendung auch nicht unbedingt notwendig.

[1] Siehe auch Abschnitt 7.4 „Authentisierung“ auf Seite 178.
[2] Siehe auch Abschnitt 8.4 „Sicherung der Datenübertragung“ auf Seite 242.

Terminal (VCD)		Chipkarte (VICC)
identifiziere Chipkarte		
READ BLOCK [Tag für UID]	$\longrightarrow$	
	$\longleftarrow$	Antwort [UID]
authentisiere Terminal und Chipkarte		
$K_{VCD} = f(K_{MVCD}, UID)$		
READ BLOCK [Tag für RND_{VICC}]	$\longrightarrow$	erzeuge RND_{VICC}
	$\longleftarrow$	Antwort [RND_{VICC}]
erzeuge RND_{VCD}		
$X_{VCD} = E(RND_{VCD} \parallel RND_{VICC}, K_{VCD})$		
AUTHENTICATE [X_{VCD}]	$\longrightarrow$	$RND'_{VCD} \parallel RND'_{VICC} = D(X_{VCD}, K_{VICC})$ IF ($RND_{VICC} = RND'_{VICC}$) THEN Terminal authentisiert ELSE Terminal nicht authentisiert $X_{VICC} = E(RND_{VICC} \parallel RND'_{VCD}, K_{VICC})$
$RND'_{VICC} \parallel RND'_{VCD} = D(X_{VICC}, K_{VCD})$ IF ($RND_{VCD} = RND'_{VCD}$) THEN Chipkarte authentisiert ELSE Chipkarte nicht authentisiert	$\longleftarrow$	Antwort [X_{VICC}]

Sequenzdiagramm 21.2 Ablauf der gegenseitigen Authentisierung zwischen Terminal und Skipass. Die bei diesem Ablauf erzeugten Zufallszahlen kann man in Verbindung mit einem kartenindividuellen Schlüssel zur Generierung von sitzungsindividuellen Schlüsseln für eine authentische Datenübertragung verwenden. Folgende Daten werden bei diesem Ablauf verwendet: UID als eindeutige Kennung der Chipkarte, K_{MVCD} als Hauptschlüssel, aus dem mit der UID die kartenindividuellen Schlüssel K_{VCD}, K_{VICC} des Terminals bzw. der Chipkarte zur Authentisierung abgeleitet werden können, und RND_{VCD}, RND_{VICC} als Zufallszahl des Terminals bzw. der Chipkarte.

21.2.3.2 Lesen von Daten

Voraussetzung für den Lesezugriff auf die Daten des Skipasses ist die gegenseitige Authentisierung zwischen Terminal und Chipkarte. Wurde diese erfolgreich durchgeführt, dann erlaubt der Skipass den lesenden Zugriff auf die entsprechenden Benutzerdaten. Bei diesem Benutzungszugriff kommt es zu keiner Änderung der Daten im Skipass, sondern es findet lediglich ein Lesezugriff auf die Benutzerdaten statt.

Um zu verhindern, dass die Daten während der Übertragung manipuliert werden oder die Authentisierung mit einem gültigen Skipass durchgeführt wird und anschließend dem Terminal andere Skipassdaten untergeschoben werden, müssen die übertragenen Daten authentisch zum Terminal gelangen. Dazu generiert man mit einer bei der Authentisierung ausgetauschten Zufallszahl und einem Schlüssel einen Sitzungsschlüssel. Am einfachsten lässt sich dies durch die Triple-DES-Verschlüsselung der Zufallszahl mit einem systemweit einheitlichen Schlüssel durchführen. Sicherheitstechnisch hochwertiger, jedoch etwas komplizierter, ist die Verwendung eines kartenindividuellen Schlüssels, der beispielsweise aus der UID abgeleitet werden könnte.

Terminal (VCD)		Chipkarte (VICC)
erzeuge Schlüssel für eine authentische Kommunikation		
$K_{MAC} = f(K_{MMAC}, UID)$		
$KS_{MAC} = f(RND, K_{MAC})$		$KS_{MAC} = f(RND, K_{MAC})$
lies Daten		
READ BLOCK [Tag für DOx]	$\longrightarrow$	lies DOx aus dem Speicher
		$MAC_{VICC} = M(DOx, KS_{MAC})$
	$\longleftarrow$	Antwort [DOx || MAC_{VICC}]
$MAC_{VCD} = M(DOx, KS_{MAC})$		
IF ($MAC_{VCD} = MAC_{VICC}$)		
THEN DOx ist authentisch		
ELSE DOx ist nicht authentisch		

Sequenzdiagramm 21.3 Authentisches Lesen ein oder mehrerer Datenelemente aus der Chipkarte mit vorheriger Erzeugung eines Sitzungsschlüssel für die MAC-gesicherte Kommunikation. Die Voraussetzung für diese Sequenz zeigt Ablaufdiagramm 21.2 auf der vorherigen Seite. Folgende Daten werden bei diesem Ablauf verwendet: K_{MMAC} als Hauptschlüssel, aus dem mit der eindeutigen Kennung der Chipkarte UID der gemeinsame Schlüssel K_{MAC} von Terminal und Chipkarte zur authentischen Datenübertragung errechnet wird, KS_{MAC} als gemeinsamer Sitzungsschlüssel von Terminal und Chipkarte, Zufallszahl RND, die sowohl Terminal und Chipkarte bekannt ist (z. B. RND_{VICC}), Datenobjekt DOx der Nummer x, MAC_{VCD} und MAC_{VICC} als von Chipkarte errechneter und Terminal-geprüfter MAC.

Tabelle 21.5 Überblick der grundsätzlichen Schritte bei der Prüfung auf Zugang.

Schritt	Aktivität
1.	Lese die UID aus dem Skipass.
2.	Authentisiere den Skipass.
3.	Falls sich ein Eintrag zur UID in der zentralen oder lokal gespiegelten Datenbank befindet, dann lies die Zugangsdaten und das Foto aus der Datenbank.
4.	Falls keine Datenbank verfügbar ist, dann lies authentisch die Zugangsdaten aus dem Skipass.
5.	Falls sich die Zugangsdaten innerhalb des erlaubten Bereichs befinden, dann erlaube den Zugang.

Da es sich bei einem Skipass in der Regel um eine intelligente Speicherkarte handelt, adressiert man Daten in der Chipkarte typischerweise durch Angabe der jeweiligen Speicheradresse. Zur besseren Veranschaulichung wird jedoch im Folgenden von einer logischen Adressierung mit Tags für die einzelnen Datenobjekte ausgegangen. Die Datenobjekte werden somit vom Terminal unter Nennung des jeweiligen Tags von der Karte angefordert. Sind entsprechende Daten in der Chipkarte gespeichert, so werden diese als Antwort an das Terminal zurückgesendet, andernfalls ein entsprechender Returncode, dass die Daten nicht gefunden werden konnten. Das Terminal prüft die erhaltenen Daten auf ihre Authentizität mittels Nachkalkulation des bei der Übertragung nachgestellten MACs. Sind die erhaltenen

Daten authentisch, dann können sie für die Beurteilung der Zugangserlaubnis zum Skilift, wie in Tabelle 21.5 auf der vorherigen Seite dargestellt, verwendet werden.

21.2.3.3 Schreiben von Daten

Das Schreiben von Daten in den Skipass findet im Prinzip analog dem Lesevorgang statt. Schreibzugriffe werden ausschließlich für die Verwaltungszugriffe zur Änderung der Benutzerdaten verwendet und nicht bei den Benutzungszugriffen am Gate, die reine Lesezugriffe sind.

Zur Erlangung des Schreibrechtes in den Skipass muss zunächst eine erfolgreiche gegenseitige Authentisierung zwischen Terminal und Chipkarte durchgeführt werden, so wie in Sequenzdiagramm 21.2 auf Seite 961 dargestellt. Anschließend leitet das Terminal mit der UID des Skipasses den kartenindividuellen Schlüssel für die authentische Kommunikation ab. Die folgende Datenübertragung ist mit einem MAC gesichert, so dass eine Manipulationen der Daten während der Übertragung erkannt würde. Die Daten werden dann blockweise unter Angabe der Adresse in die dazugehörigen Speicherbereiche geschrieben. Sequenzdiagramm 21.4 zeigt die typischen Schritte beim Schreiben der Benutzerdaten in eine Chipkarte.

Sicherheitstechnisch optimal wäre ein eigener kartenindividueller Schlüssel für die Schreiboperationen. Aus Vereinfachungsgründen wird hier jedoch manchmal auch der Authentisierungsschlüssel für den Lesevorgang benutzt.

Terminal (VCD)		Chipkarte (VICC)
Erzeuge Schlüssel für eine authentische Kommunikation		
$K_{MAC} = f(K_{MMAC}, UID)$		
$KS_{MAC} = f(RND, K_{MAC})$		$KS_{MAC} = f(RND, K_{MAC})$
Schreibe Daten		
$MAC_{VCD} = M(DOx, KS_{MAC})$		
WRITE BLOCK [DOx ‖ MAC_{VCD}]	⟶	$MAC_{VICC} = M(DOx, KS_{MAC})$
		IF ($MAC_{VICC} = MAC_{VCD}$)
		THEN DOx ist authentisch
		ELSE DOx ist nicht authentisch
		Schreibe DOx in Speicher
	⟵	Antwort [ok]

Sequenzdiagramm 21.4 Authentisches Schreiben von ein oder mehreren Datenelementen in eine Chipkarte mit vorheriger Erzeugung eines Sitzungsschlüssel für die MAC-gesicherte Kommunikation. Die Voraussetzung für diese Sequenz zeigt Ablaufdiagramm 21.2 auf Seite 961. Folgende Daten werden bei diesem Ablauf verwendet: K_{MMAC} als Hauptschlüssel, aus dem mit der eindeutigen Kennung der Chipkarte UID der gemeinsame Schlüssel K_{MAC} von Terminal und Chipkarte zur authentischen Datenübertragung errechnet wird, KS_{MAC} als gemeinsamer Sitzungsschlüssel von Terminal und Chipkarte, Zufallszahl RND, die sowohl Terminal und Chipkarte bekannt ist (z. B. RND_{VICC}), Datenobjekt DOx der Nummer x und MAC_{VCD}, MAC_{VICC} als vom Terminal errechneter und Chipkarte-geprüfter MAC.

21.2.4 Zukünftige Entwicklungen

Skipass-Systeme haben noch längst nicht das Ende ihrer Entwicklungsmöglichkeiten erreicht, sondern weisen gerade in Bezug auf erweiterte Benutzerfunktionen eine Reihe von interessanten Evolutionsmöglichkeiten in der Zukunft auf. Eine ist die Buchung von Skipässen bereits vom Heimatort aus oder von unterwegs. Dies ist via Internet schon seit Jahren üblich, es wäre hier auch die Benutzung von Mobiltelefonen vorstellbar. Manche Mobiltelefone werden in Zukunft eine Schnittstelle für die kontaktlose Kommunikation nach ISO/IEC 14443 besitzen. Man kann dann beispielsweise die Daten für den Skipass über das Mobiltelefon anfordern und diese unmittelbar zur sofortigen Benutzung über die Luftschnittstelle transferieren. Das Mobiltelefon könnte dann über die Kontaktlos-Schnittstelle wie ein konventioneller Skipass eingesetzt werden. Ein Nachteil dieser Konstellation ist allerdings, dass die Kommunikation nach ISO/IEC 14443 nur für einen Abstand von zehn Zentimetern ausgelegt ist und man am Gate das Telefon verhältnismäßig nahe an die Antenne des Terminals halten muss.

Dies umgehen Systeme wie „Open Gate" von Skidata [Skidata], die mit der kontaktlosen Kommunikation nach ISO/IEC 15693 durchaus Abstände von 1,5 Metern überbrücken und mit dem Skipass sogar lageunabhängig kommunizieren können. Es spielt dann beispielsweise keine Rolle mehr, ob der Skipass in der rechten oder linken Tasche ist. Die Lesegeschwindigkeit ist so groß, dass Skifahrer ohne anzuhalten durch das Gate fahren können. Gerade für Snowboarder, die keine Stöcke zum Anschieben haben, bringt dies einen deutlich fühlbaren Vorteil. Bei Open Gate wird terminalseitig mit mehreren Antennen gearbeitet, so dass der Skipass nicht mehr parallel zur Antenne ausgerichtet werden muss und in jeder Lage mit ihm Daten ausgetauscht werden können. Der Benutzer hat lediglich darauf zu achten, dass er seine Chipkarte nicht unmittelbar neben dem Mobiltelefon oder an einem mit Alufolie eingewickelten Butterbrot in der Tasche verstaut, da dies die Kommunikation im ungünstigsten Fall so weit abschirmt, dass keine Verbindung mehr zustande kommt.

Eine in manchen Skigebieten ebenfalls schon vorhandene Funktion ist die Erfassung des persönlichen Leistungsprofils. Dazu werden alle Zutritte zu den Liften in einer Datenbank gespeichert. Anschließend können über Internet und einen Zugangskode, der optisch auf den Skipass personalisiert ist, verschiedene Daten abgefragt werden. Dies sind beispielsweise die gefahrenen Pistenkilometer, die zurückgelegten Höhenmeter oder eine Karte mit den befahrenen Pisten. Es ist natürlich auch vorstellbar, dass diese Daten nach Anforderung durch den Skifahrer entsprechend aufbereitet direkt auf seinem Mobiltelefon dargestellt werden.

Das seitens der Infrastruktur größte Thema ist jedoch das sogenannte Destination Management. Damit wird die informationstechnische Anbindung aller Beteiligten eines Skigebiet verstanden. Der Besucher kann dann mit seinem Skipass nicht nur die Lifte benutzen, sondern für die Dauer seines Aufenthalts alle notwendigen Güter und Dienstleistungen bezahlen. Dies erfordert die vollständige Vernetzung aller Kassen des Skigebiets, was in manchen Gebieten bereits heute der Fall ist.

Mit dem immer breiter werdenden Einsatz von Skipässen steigt auch der Wert, der damit umgesetzt wird. Dies erhöht wiederum die Attraktivität für Angriffe. Neben den klassischen Angriffen, die einen Kartenklon zur Folge haben, sind gerade kontaktlose Chipkarten besonders anfällig gegen Relay-Angriffe.[1] Zumindest der Benutzer hätte bei einer Zeitkarte

[1] Siehe auch Abschnitt 16.5.3 „Angriffe auf die Anwendung" auf Seite 787.

keinen finanziellen Nachteil, wenn weitere Personen mittels Relay-Angriff seinen Skipass nutzen würden. Anders sieht es jedoch aus, wenn der Skipass eine kontaktlos arbeitende Bezahlfunktion bereitstellt. In so einem Fall würde auch dem Benutzer ein finanzieller Schaden entstehen.

Diese Art von Angriff ist jedoch durchaus abwehrbar. Zur Freischaltung der Bezahlfunktion kann man einen Taster auf dem Skipass anbringen, der während des Bezahlvorgangs gedrückt werden muss. Damit ist für diese Fälle ein Relay-Angriff unmöglich gemacht. Für den Zugang zum Skilift wäre ein Taster natürlich nicht akzeptabel, da er die Vorteile einer kontaktlosen Chipkarte zunichte macht. Um solche Relay-Angriffe bei den Skiliften abzuwehren, kann man ähnliche Systeme einführen, wie es bei Kreditkarten bereits seit vielen Jahren der Fall ist. Dort schlussfolgert man bei Online-Transaktionen auf der Grundlage des Abstandes zwischen zwei Bezahlorten, ob es sich um dieselbe Karte handelt oder ob ein Kartenklon zur Bezahlung benutzt wird.

Dieses Verfahren lässt sich auf ein Skigebiet übertragen. Durch Analyse des vermuteten Aufenthaltsortes und der typischen Zeit zwischen den Gatedurchgängen an den Talstationen kann man einen Kartenklon ziemlich gut erkennen. Da es sich um ein Online-System handelt, kann man die betreffende Karte auch sofort sperren. Ergänzt werden kann dies durch die Sperrung des Skipasses für die Dauer der Bergfahrt. Dazu braucht man im Hintergrundsystem lediglich die Information, dass ein bestimmter Skipass das Gate der Talstation passiert hat. Nach Benutzung des Lifts wird die Karte für die nächste Fahrt wieder freigegeben. Man benötigt dafür entweder ein zusätzliches Gate an der Bergstation oder aber verwendet die typische Zeitdauer für die Bergfahrt zu dieser temporären Sperrung.

21.3 Tachosmart

Nach einer Verordnung des Rates der Europäischen Gemeinschaften [EG 98] sind die Kontrollgeräte im Straßenverkehr, welche im normalen Sprachgebrauch schlicht und ergreifend Fahrtenschreiber genannt werden, mittelfristig durch elektronische Fahrtenschreiber mit Chipkarte zu ersetzen. Stark verallgemeinernd wird in der oben genannten Verordnung die Karte des Fahrers als Speicherkarte bezeichnet, da sie in der Lage sein muss Daten zu speichern.

Das Prinzip von Tachosmart ist folgendes: Durch entsprechende Weg- und Geschwindigkeitssensoren misst der gegen Manipulationen gesicherte Fahrtenschreiber den zurückgelegten Weg sowie die Geschwindigkeit des Fahrzeugs. Des Weiteren enthält er eine ebenfalls gegen äußere Beeinflussung gesicherte Echtzeituhr sowie ein Terminal für Chipkarten. Der Fahrer des Fahrzeugs erhält eine auf ihn personalisierte Chipkarte, Fahrerkarte genannt, mit der er sich gegenüber dem Fahrtenschreiber ausweisen kann.

Der Fahrtenschreiber kann nun die fahrerbezogene Lenkzeit und auch die Geschwindigkeit überwachen und protokollieren. In der EU-Verordnung ist vorgesehen, dass die Daten von mindestens 28 Kalendertagen für den jeweiligen Fahrer in der Chipkarte gespeichert werden. Es ist erlaubt, bei Bedarf ältere Daten zu überschreiben. Der Fahrtenschreiber selber muss jedoch die Daten der letzten 365 Kalendertage in manipulationssicherer Form speichern.

Wie bei EU-Verordnungen üblich, werden die Details über die Gesetze der Mitgliedsstaaten und Spezifikationen der Hersteller von Fahrtenschreibern geregelt. Leider sind die technischen Dokumente vertraulich, so dass es nicht möglich ist, Details zu veröffentlichen. Voraussichtlich werden jedoch Chipkarten mit digitaler Signatur verwendet werden, die den Normen ISO/IEC 7816-4 und ISO/IEC 7816-8 entsprechen. Eine digitale Signatur ist notwendig, weil die im Fahrtenschreiber gespeicherten Daten der letzten 365 Tage gegen Veränderungen geschützt werden müssen.

Es existieren noch weitere Karten in diesem System. Die Prüfstellenkarte wird von bei den Behörden zugelassenen Stellen verwendet, um die Kalibrierung und Programmierung des Fahrtenschreibers durchzuführen. Die Kontrollkarte wird von Behörden und die Unternehmenskarte vom Eigentümer des Fahrzeugs benutzt, um auf die Daten des Fahrtenschreibers und der Fahrerkarten zuzugreifen. Um die doch ziemlich aufwändige Infrastruktur sicher, wirtschaftlich und europaweit zu betreiben, ist eine verhältnismäßig umfangreiche PKI (*public key infrastructure*) notwendig.

21.4 Elektronische Mautsysteme

In manchen Ländern ist es üblich, für die Benutzung bestimmter Straßen Maut zu verlangen. Gegenüber einer pauschalen Gebührenerhebung durch den Verkauf einer Vignette ist die Erhebung von Maut benutzungsabhängig, d. h. es ist entsprechend der Benutzungshäufigkeit und der Art des Fahrzeugs ein bestimmter Betrag zu entrichten. Bislang war es *usus*, an Mautstellen bar zu bezahlen. Vereinzelt kommen schon seit einigen Jahren elektronische Systeme mit diversen Kartenarten zum Einsatz in Mautsystemen (*road pricing*). Von Nachteil ist aber bei allen bisherigen Systemen, dass sie den Verkehrsfluss erheblich beeinträchtigen, da entweder angehalten oder die Geschwindigkeit bis auf Schritttempo gedrosselt werden muss. Auch haben die entsprechenden Mautstationen einen großen Platzbedarf.

Angesichts dieser Nachteile hat das deutsche Bundesministerium für Verkehr 1993 beschlossen, einen groß angelegten Feldversuch zum Thema automatische Gebührenerfassung (AGE) zu starten. Ausgewählt wurde dabei die Bundesautobahn A555 zwischen Köln und Bonn. Auf dieser Strecke wurden von Mai 1994 bis Juni 1995 verschiedene Systeme von zehn unterschiedlichen Firmen getestet.

Dabei gab es einige nennenswerte Rahmenbedingungen, die als Grundlage für die getesteten Systeme dienten. Der Verkehr sollte normal und ohne Behinderung durch die Gebührenerfassung fließen können. Ein normaler Verkehrsfluss kann aber in Deutschland eine Geschwindigkeit von bis zu 250 km/h bedeuten. Es sollte also nicht möglich sein, sich durch zu schnelles Fahren einer Gebührenerhebung zu entziehen. Außerdem durften keine Mauthäuschen oder Auffangkörbe zur Bezahlung verwendet werden, da man nur Systeme wollte, deren Platzbedarf an der Autobahn sich auf die Installation an Straßen- oder Schilderbrücken beschränkte. Auch mussten die verwendeten Systeme nicht nur eine Fahrspur (*single lane*), sondern mehrere parallele Fahrspuren (*multi lane*) unterstützen, da man aus baulichen Gründen keine Auffächerung in einzelne Spuren wollte, da dies wiederum den Verkehrsfluss stark beeinträchtigt hätte.

Im Laufe des Projekts bildete sich noch eine Zusatzanforderung heraus, die ursprünglich in dieser Weise nicht vorgesehen war. Sie wurde in der Öffentlichkeit mehr und mehr zum K.o.-Kriterium für den gesamten Feldversuch. Es war die Forderung nach vollständiger Anonymität bei der Gebührenerfassung. Es darf damit keine Möglichkeit geben, Bewegungsprofile von Fahrzeugen zu erstellen oder die Fahrroute von bestimmten Fahrzeugen zu überwachen. Alle Systeme konnten eine Bezahlvariante vorweisen, bei der die Anonymität des Fahrzeugs aufrechterhalten wurde. Dies aber nur so lange, wie die Gebühren bezahlt wurden. Sobald aber eine Gebührenerhebung fehlschlug, wurde das Fahrzeug fotografisch erfasst und der Fahrzeughalter ermittelt. Dieser erhielt dann einen entsprechenden Bußgeldbescheid. Dies war natürlich nicht im Feldversuch der Fall, da dort nur mit „Spielgeld“ bezahlt wurde.

Fast alle Systeme zur automatischen Gebührenerhebung verwendeten als Träger der elektronischen Währungseinheiten eine Chipkarte. Dies ist auch der Grund, warum hier diese Thematik dargestellt ist, da sie in Zukunft durchaus Bedeutung im Chipkartenbereich bekommen kann.

Die Systeme besaßen ein im Fahrzeug montiertes Bordgerät, welches die Bezeichnung OBU (*on board unit*) oder IVU (*in vehicle unit*) hat, sowie u.U. weitere Zusatzgeräte. Diese Geräte, die über die Autobatterie mit Strom versorgt werden, besitzen im Fahrzeuginnern, an der OBU, ein Chipkartenterminal und ein Display mit einfacher Tastatur. Auch besteht eine Verbindung zur äußeren Welt, die je nach System uni- oder bidirektional sein kann. Die Verbindung wird meist durch Mikrowellen in dem von CEPT für diese Anwendung empfohlenen Frequenzbereich von 5,795 GHz bis 5,805 GHz-Bereich aufgebaut. Alternativ dazu wurden zur Datenübertragung auch Funkwellen im 400 MHz–500 MHz-Bereich und IR-Übertragung eingesetzt. Letzteres hat natürlich den großen Nachteil, dass die Übertragung stark witterungsabhängig ist. Man denke nur an starken Schneefall oder Nebel. Bei den im Feldversuch beteiligten Systemen betrug der je nach Ausstattung unterschiedliche Abgabepreis der OBU in Großserienproduktion zwischen 50 und 150 Euro.

Die Kontrollstationen wurden entlang der Autobahn an Straßen- oder Schilderbrücken errichtet. Damit sind keine baulichen Eingriffe in die Straßendecke erforderlich. Die verwendeten Chipkarten enthielten keine aufwändigen elektronischen Geldbörsen, sondern nur sehr einfache, aber schnelle Abbuchungskommandos. Dies war einerseits darauf zurückzuführen, dass man kein echtes Geld verwendete, und andererseits auf die zur Verfügung stehende Transaktionszeit. Die Optimierung ging so weit, dass man zum Teil sogar den ATR der entsprechenden Chipkarten auf vier Byte verkürzte, damit genügend Zeit zum eigentlichen Abbuchen blieb. Betrachtet man die Rahmenbedingung des uneingeschränkten Verkehrsflusses, wird dies schnell verständlich. Bei Tempo 250 km/h legt ein Fahrzeug in einer Sekunde 70 m zurück. Die Kontrollstationen hatten im 5,8 GHz-Frequenzbereich eine Kommunikationsreichweite von $\approx$ 5 m. Daraus resultiert eine minimale Verweildauer im Bereich der Gebührenerfassungsstelle von $\approx$ 70 ms. In dieser Zeit müssen seitens der Chipkarte folgende Abläufe stattfinden:

- Reset der Chipkarte und Aussenden des ATRs ($\approx$ 10 ms)
- eine DES-Verschlüsselung zur Authentisierung der Chipkarte ($\approx$ 12 ms)
- ein EEPROM-Schreibzugriff zur Speicherung des neuen Guthabens ($\approx 2 \cdot 3{,}5$ ms)
- Datenübertragung von und zur Chipkarte ($\approx$ 30 ms)

Zusätzlich ist noch Zeit für die Datenübertragung zwischen OBU und der elektronischen Mautstation notwendig. Man kann sich ausrechnen, dass die zur Verfügung stehende Zeit sehr knapp bemessen ist. Die benutzten Chipkarten wurden grundsätzlich mit dem maximal zulässigen Takt (meist 5 MHz) versorgt. Die Übertragungsgeschwindigkeiten zwischen

OBU und der Mautstation waren mit bis zu 1 MBit/s wesentlich höher als zwischen OBU und Chipkarte, so dass diese Übertragungszeit von geringem Einfluss ist.

Im Folgenden sind, stellvertretend für die insgesamt zehn am Feldversuch beteiligten Systeme, drei typische Vertreter dargestellt. Einige der eingesetzten waren bis auf kleinere technische Details nahezu identisch, deshalb sind die drei im Folgenden beschriebenen auch nicht namentlich aufgeführt. Sie sind sozusagen typische Vertreter ihrer Art.

System 1

Der nachfolgend vorgestellte Teilnehmer am Feldversuch hat seitens der Infrastruktur den klassischen Aufbau. Zwei kurz hintereinander über die Autobahn führende Fahrbahn- oder Schilderbrücken wurden zur Montage der notwendigen Geräte benutzt. Das System ist natürlich so konzipiert, dass ein Fahrspurwechsel zwischen den beiden Brücken auf die Erfassung keinen Einfluss hat. Es gibt zwei verschiedene Arten der Bezahlung: Im Postpaid-Modus werden die aufgelaufenen Gebühren nach Art von Kreditkarten über ein Bankkonto eingezogen. Dabei ist die Anonymität des Fahrzeugs sehr schwierig zu gewährleisten. Im Prepaid-Modus werden vorausbezahlte Chipkarten verwendet, bei denen bei jeder Gebührenerfassung der entsprechende Betrag abgebucht wird.

Technisch gesehen, wird an der ersten Brücke die OBU mit der Chipkarte aktiviert. Anschließend erfolgen die Gebührenerhebung und eine grobe Vermessung des Fahrzeugs. Dadurch kann die Fahrzeugklasse, also LKW oder PKW, festgestellt werden. Weil der Mautbetrag eine unterschiedliche Höhe für jede Fahrzeugklasse aufweist, ist es notwendig, eine Kontrolle der in der Chipkarte vermerkten Fahrzeugklasse durchzuführen. Dazu erstellt man beim Unterfahren der Brücke ein Höhenprofil des Fahrzeugs, welches für eine sichere Klassifizierung ausreicht. Innerhalb der Kommunikationszone an der unmittelbar folgenden zweiten Brücke wird dann wiederum eine Verbindung via OBU zur Chipkarte aufgebaut. Die elektronische Mautstation prüft dort, ob die initiierte Abbuchung erfolgreich durchgeführt werden konnte. War dies nicht der Fall, wird das Fahrzeug fotografiert. Anhand der so erfassten Nummernschilder lässt sich mittlerweile vollautomatisch eine eindeutige Identifizierung durchführen. Anschließend erhält der Fahrzeughalter ein entsprechendes Bußgeld.

Das System lässt sich noch beliebig mit unterschiedlichen Verfahren erweitern. So kann beim Bezahlen die Chipkarte noch mit einer Sperrliste verglichen werden, um auf diese Weise gestohlene Karten von der Benutzung auszuschließen. Es wurde auch diskutiert, ob die Erfassungskameras in bestimmten Sonderfällen (z. B. Banküberfall mit Flucht im PKW) alle durchfahrenden Fahrzeuge erfassen sollten, um auf diese Weise Hinweise über Fluchtwege zu erhalten. Vorteile bietet dieses System durch die einfach aufgebauten und somit preisgünstigen OBUs. Allerdings müssen demgegenüber die elektronischen Mautstationen umso aufwändiger sein.

System 2

Das zweite hier vorgestellte System basiert nicht auf einer straßenseitig installierten Infrastruktur. Es verwendet im Prinzip virtuelle Mautstationen, die nur als Datenbasis in der OBU des Fahrzeugs sind. Diese Daten beinhalten alle Koordinaten der vorhandenen Mautstationen sowie die entsprechenden Preise für die zu befahrende Autobahnteilstrecke. Sobald nun ein Fahrzeug in ein solches Straßenstück einfährt, wird von einer Chipkarte der zu bezahlende Betrag abgebucht. Dieser Vorgang ist selbstverständlich längst nicht so zeitkritisch wie die in System 1 beschriebene Abbuchung.

Die OBU kennt durch ein angeschlossenes GPS-Modul zu jedem Zeitpunkt die Koordinaten, an denen sich das Fahrzeug befindet. GPS heißt Global Positioning System und ist ein weltweites System zur Ermittlung der Ortsposition.

Natürlich ist auch bei diesem Mautsystem eine Überwachung notwendig. Diese wird aber stichprobenartig, ähnlich den heutigen Geschwindigkeitskontrollen, durchgeführt. Das System hat den großen Vorteil, dass keinerlei Installationen an den mautpflichtigen Straßen notwendig sind und die Mauterhebung an virtuellen Punkten stattfindet. Die Kontrolle ist aber schwieriger, und es können keine Chipkarten im Postpaid-Modus verwendet werden, da kein Datenaustausch zwischen OBU und der äußeren Welt stattfindet. Dies hat allerdings wiederum Vorteile hinsichtlich der Anonymität.

System 3

Das hier vorgestellte System 3 ist die technisch anspruchsvollste Lösung einer automatischen Gebührenerfassung für Fahrzeuge. Die Ausrüstung der OBU besteht aus einem GPS-Empfänger und einem GSM-Mobiltelefon. Mittels der GPS-Einheit wird die Position des Fahrzeugs festgestellt, und zur Übermittlung von abrechnungsspezifischen Daten benutzt die OBU das Mobiltelefon. Die OBU enthält wie die beiden obig beschriebenen Systeme wiederum ein Terminal mit Chipkarte, die zur Verrechnung der Gebühren herangezogen wird.

Die Mautstationen sind ähnlich dem vorgestellten System 2 nur virtuelle Punkte an Straßen, die anhand von Koordinaten an der Erdoberfläche festgelegt sind. Bei diesem System ist es dem Autobahnbetreiber auch möglich, durch die bidirektionale Kommunikation mit der OBU seine Tarife beliebig zu ändern. Diese können somit abhängig von Ort, Zeit, Fahrzeugklasse und Umweltbedingungen sein. Die Berechnung der anfallenden Gebühren wird in der OBU des Fahrzeugs durchgeführt.

Um nun eine gewisse Anonymität sicherzustellen, werden die von der in der OBU befindlichen Chipkarte abgebuchten Gebühren nicht unmittelbar an das Hintergrundsystem übermittelt, sondern bis zu einem bestimmten Schwelleewert in der Chipkarte gesammelt. Ist diese Grenze erreicht, wird der Summenbetrag per Mobiltelefon zur Kontrolle bzw. Abrechnung übertragen. Aufgrund des zweiseitigen Datenaustausches ist es mit diesem System natürlich möglich, sowohl vorbezahlte elektronische Geldbörsen (*prepaid*) als auch Kreditkarten (*postpaid*) zu verwenden. Allerdings ist die Anonymität bei der nachträglichen Bezahlung nicht mehr zu gewährleisten. Bei vorbezahlten Chipkarten, die somit wie eine elektronische Geldbörse benutzt werden, kann der Autobahnbetreiber durch die Summenbildung der Beträge kein Bewegungsprofil des Fahrzeuges ermitteln. Unabhängig davon ist es natürlich dem GSM-Netzbetreiber möglich, über das ständig aktivierte Mobiltelefon laufend die Koordinaten des sich bewegenden Fahrzeugs zu ermitteln.

Auch bei diesem Systems ist es natürlich notwendig, eine Überwachung des fließenden Verkehrs zur Prüfung auf Schwarzfahrer vorzunehmen. Dies wird durch automatische Kameras an Brücken oder durch ortsveränderliche Prüfstellen durchgeführt. Die dazugehörigen Überwachungscomputer können via Mobiltelefon das Kennzeichen aus der OBU bzw. Chipkarte auslesen und mit dem am Fahrzeug befindlichen vergleichen. Sind beide unterschiedlich oder konnte zur OBU keine Verbindung aufgebaut werden, so wird das entsprechende Fahrzeug fotografiert und ein Bußgeldverfahren eingeleitet.

Der Vorteil dieses System liegt vor allem darin, dass bis auf die Überwachung keine spezifische Infrastruktur aufgebaut werden muss. Allerdings ist dadurch der Preis der OBU sicherlich höher als bei den beiden vorangehend beschriebenen Systemen. Zwei unterschiedliche Bezahlungsarten (*prepaid/postpaid*) und eine vorhandene Datenübertragung zum Fahrzeug sind ebenfalls gute Argumente für dieses System.

Kapitel 22

Chipkarten für Identifikation und Pässe

Chipkarten-Technologie lässt sich ziemlich gut im Umfeld der Identifikation von Personen einsetzen, so zum Beispiel bei Identifikationskarten, Ausweisen und Pässen. Die hohe Angriffssicherheit der Chipkarten-Mikrocontroller unterstützt diesen Einsatz zusätzlich. Lediglich die Form entspricht zumindest bei Ausweisen und Pässen nicht den üblichen Formaten der Chipkartenwelt. Da sich in diesem Gebiet jedoch sehr stark die kontaktlose Datenübertragung etabliert hat, sind alternative Formfaktoren keine spürbare Einschränkung.

Im Bereich von Pässen hat sich die Chipkarten-Technologie bereits weit etabliert. Der nächste Schritt sind die Bürgerkarten bzw. die staatlicherseits herausgegebenen ID-Karten, wie beispielsweise die European Citizen Card (ECC). Dieses noch ziemlich neue Einsatzgebiet könnte durchaus auch Anwendungen wie die der digitalen Signatur zu deutlich mehr Repräsentanz als heute verschaffen.

22.1 Personalausweis FINEID

Im Dezember 1999 wurde in Finnland als erstem Land der Welt damit begonnen, elektronische Personalausweise auszugeben. Der Name des Systems ist FINEID (*Finnish Electronic Identification Card*). Emittiert wird ein Personalausweis mit Foto, Unterschrift und diversen anderen Informationen in ID-1-Größe. Die Karte enthält an der üblichen Position zusätzlich einen Chipkarten-Mikrocontroller mit kontaktbehafteter Datenübertragung.

Die FINEID-Chipkarte ist Teil einer Public-Key-Infrastruktur und basiert auf einer PKCS-#15-konformen Signaturanwendung.[1] Die Spezifikationen dazu sind öffentlich und via Internet kostenlos erhältlich [FINEID]. Die FINEID-Chipkarte ist jeweils drei Jahre gültig und kann auch als Reisedokument in den meisten europäischen Ländern verwendet werden. Dazu genügen die optisch von Menschen lesbaren Informationen auf der Chipkarte, der Mikrocontroller muss dazu nicht benutzt werden.

Durch die Signaturanwendung auf der Chipkarte kann sie jedoch auch zur Erstellung von rechtsgültigen digitalen Signaturen benutzt werden, was die gesamte Bandbreite an E-Commerce und E-Government für den Benutzer eröffnet.

---

[1] Siehe auch 23.2 „Signaturanwendung nach PKCS #15“ auf Seite 988.

22.2 Reisepass nach ICAO

Ein Pass ist ein amtliches Dokument, das vom Staat an Personen herausgegeben wird, die Staatsbürger dieses Staates sind. Analog zum Ausweis legt es die Identität des Inhabers mit dem Anspruch auf Verbindlichkeit fest und berechtigt insbesondere zu grenzüberschreitenden Reisen und in der Regel auch zur Rückkehr in das Hoheitsgebiet des herausgebenden Staates.

Ein Pass hat üblicherweise die Form eines kleinen Buches mit beispielsweise 32 Seiten und besitzt unterschiedliche sichtbare und unsichtbare Sicherheitsmerkmale die visuell oder mit speziellen Geräten geprüft werden können. Ein Pass hat das ID-3-Format, d. h. er ist 88 mm breit und 125 mm hoch. In den Pass lassen sich je nach Reiseziel die erforderlichen Visa (deutsch: Sichtvermerke) aufnehmen. Diese sind die amtliche Bestätigung, dass die Einreise, Ausreise oder der Aufenthalt in einem fremden Staat rechtens ist.

Pässe müssen an den Grenzen von allen Ländern manuell und automatisch geprüft werden können. Aus diesem Grund benötigt man hier interoparable Dokumente. Die ICAO (*International Civil Aviation Organization*)], [ICAO] als eine Unterorganisation der Vereinten Nationen hat neben anderen Aufgaben die Standardisierung von Reisedokumenten wie Pässen übernommen. An diesen Vorgaben orientieren sich nahezu alle Staaten. Das wesentliche Dokument ist die ICAO 9303 Spezifikation, die aus drei Teilen für Pässe, Visa und Reisedokumente besteht.

Allgemein werden die von der ICAO spezifizierten maschinenlesbaren Reisedokumente als MRTD (*machine readable travel document*) bezeichnet. Sie weisen eine oder mehrere MRZ (*machine readable zone*) auf, die Daten in schriftlicher Form enthalten. Da diese in der Schrift OCR-B gedruckt sind, können sie sowohl ohne Hilfsmittel von Menschen als auch mit geringem technischen Aufwand von Maschinen gelesen werden. Die MRZ eines üblichen Passes enthält die folgenden Daten: Dokumenttyp, ausstellender Staat, Familienname (*primary identifier*), Vorname (*secondary identifier*), Passnummer, Prüfziffer der Passnummer, Nationalität, Geburtsdatum, Prüfziffer des Geburtsdatums, Geschlecht, Gültigkeitsdatum, Prüfziffer des Gültigkeitsdatums und je nach Land zusätzliche optionale Daten.

Die Ereignisse am 11. September 2001 führten dazu, dass in den Folgejahren viele Staaten ihre Pässe mit RFID-Chips erweiterten. Dies ist zum Teil auch auf den Druck der USA zurückzuführen, die die Visumfreiheit für Bürger bestimmter Staaten aufheben wollten, falls diese ihre Pässe nicht mit RFID erweiterten. Zum Zeitpunkt der Drucklegung dieses Buches haben mehr als 50 Länder, die 90 % der weltweit Reisenden repräsentieren, Pässe mit RFID eingeführt.

Der RFID-Chip ist zum einen Speicher für die im Pass bereits vorhandenen personenbezogenen Daten und zum anderen Speicher für zusätzliche biometrische Merkmale. Dies ist typischerweise ein Foto des Gesichts sowie Fingerabdrücke und gegebenenfalls ein Irisbild. Die Datenübertragung des über mindestens 32 kByte EEPROM-Speicher verfügenden RFID-Chips findet mit ISO/IEC 14443 Typ A oder Typ B statt und ist geschützt in einen der beiden Buchdeckeln des Passes mit der dazugehörigen Antenne verbaut.

Die biometrischen Daten für Foto und Fingerabdrücke werden im komprimierten JPG- oder JPG2000-Format gespeichert, damit sie unabhängig von den verwendeten Auswerteverfahren sind. Dies hat allerdings den Nachteil, dass sie auch als Vorlage für Fälschungen benutzt werden könnten, wenn ein Lesezugriff darauf möglich ist.

Die Daten eines Passes sind logisch in Datengruppen organisiert (*data group* – DG). Der gesamte Datensatz eines Passes wird deshalb auch als logische Datenstruktur (*logical data structure* – LDS) bezeichnet. Tabelle 22.1 zeigt die nach ICAO festgelegten Datenelemente der LDS.

Tabelle 22.1 Die Daten der logischen Datenstruktur LDS nach ICAO. Die Daten von DG1 sind ebenfalls in der MRZ enthalten. DG2 bis DG4 haben die Bezeichnung „kodierte Identifizierungsmerkmale" (*encoded identification features*) und DG5 bis DG7 die Bezeichnung „dargestellte Identifizierungsmerkmale" (*displayed identification features*). Die Datengruppen sind bis DG19 spezifiziert.

Datengruppe	Beschreibung
DG1	■ Art des Dokuments (*document type*) ■ Herausgebender Staat (*issuing state*) ■ Name (*name*) ■ Passnummer (*document number*) ■ Prüfziffer der Passnummer (*check digit – document number*) ■ Nationalität (*nationality*) ■ Geburtstag (*date of birth*) ■ Prüfziffer des Geburtstags (*check digit – date of birth*) ■ Geschlecht (*sex*) ■ Gültigkeitsdatum (*date of expiry date*) ■ Prüfziffer des Gültigkeitsdatums (*check digit – date of expiry date*) ■ optionale Daten (*optional data*) ■ Prüfziffer der optionalen Daten (*check digit – optional data*) ■ zusammengesetzte Prüfziffer (*composite check digit*)
DG2	■ kodiertes Foto des Gesichts (*encoded face*)
DG3	■ kodierte Fingerabdrücke (*encoded finger(s)*)
DG4	■ kodierte Bilder der Augen (*encoded eye(s)*)
DG5	■ dargestelltes Gesichtsbild (*displayed portrait*)
DG6	■ reserviert für zukünftige Verwendung (*reserved for future use*)
DG7	■ dargestellte Unterschrift (*displayed signature*)
DG8 ... DG19	■ weitere Daten

Um zu verhindern, dass die Daten im RFID-Chips beliebig und unter Umständen auch unbemerkt ausgelesen werden können, wurde die Basic Access Control (BAC) spezifiziert. Dieser Mechanismus verhindert, dass ohne aufgeschlagenes Passbuch die Daten der Datengruppe DG1 (MRZ) und DG2 (Foto) ausgelesen werden können. Da dieser Mechanismus nicht besonders stark ist, wurde für die biometrischen Daten DG3 (Fingerabdrücke) und DG4 (Augen) die Extended Access Control (EAC) als Zugriffsschutz festgelegt.

Die Funktionsweise der Basic Access Control zeigt Sequenzdiagramm 22.1 auf der nächsten Seite. Zu Begin des Ablaufs wird auf optischem Wege die maschinenlesbare Zone MRZ aus dem Pass gelesen. Dazu muss man das Passbuch öffnen und auf einen optischen Scanner legen. Dies verhindert zuverlässig einen funktechnischen Zugriff auf die Daten des Passes, ohne ihn physisch zu besitzen. Ein heimliches Auslesen der Passdaten wird somit verhindert.

Aus den Daten der MRZ wird nun ein Schlüssel zum Aufbau einer kryptografisch sicheren Verbindung und ein Schlüssel zur Authentisierung von Terminal und Pass erzeugt. Dazu werden die folgenden Daten verwendet: Passnummer, Prüfziffer der Passnummer, Geburtsdatum, Prüfziffer des Geburtsdatums, Gültigkeitsdatum und Prüfziffer des Gültigkeitsdatums. Es werden also nur Daten verwendet, die durch eine Prüfziffer abgesichert sind, um die Robustheit des Verfahrens zu erhöhen. So lässt sich bereits unmittelbar nach dem Lesen der MRZ feststellen, ob alle Daten für die Schlüsselableitung korrekt sind und nicht erst wenn die Authentisierung mit dem RFID-Pass aufgrund eines falsch berechneten Schlüssels fehlschlägt.

Terminal (IFD)		**MRTD (ICC)**
lies auf optischem Weg die MRZ des MRTD		
wähle per Zufall K_{IFD}		
berechne aus den Daten der MRZ den Schlüssel K		
Kommando [hole Zufallszahl]	⟶	erzeuge RND_{ICC}
	⟵	*Antwort* [RND_{ICC}]
erzeuge RND_{IFD}		
$X_{IFD} := E(RND_{IFD} \parallel RND_{ICC} \parallel K_{IFD}, K)$		
Kommando [X_{IFD}]	⟶	$RND'_{IFD} \parallel RND'_{ICC} \parallel K'_{ICC} := D(X_{IFD}, K)$
		IF ($RND'_{ICC} = RND_{ICC}$)
		THEN Terminal authentisch
		ELSE Abbruch
		wähle per Zufall K_{ICC}
		$X_{ICC} := E(RND_{ICC} \parallel RND'_{IFD} \parallel K_{ICC}, K)$
	⟵	*Antwort* [X_{ICC}]
$RND''_{IFD} \parallel RND'_{ICC} \parallel K_{IFD} := D(X_{ICC}, K)$		
IF ($RND''_{IFD} = RND_{IFD}$)		
THEN MRTD authentisch		
ELSE Abbruch		
verwende (K_{IFD} XOR K_{ICC}) als Schlüssel für das nachfolgende Secure Messaging		verwende (K_{IFD} XOR K_{ICC}) als Schlüssel für das nachfolgende Secure Messaging

Sequenzdiagramm 22.1 Vereinfachter Ablauf bei der gegenseitigen Authentisierung und Lesen der Daten zwischen dem Terminal und einem Pass (MRTD – *machine readable travel document*) nach der Basic Access Control (BAC).

Die Stärke des erzeugten Schlüssels lässt sich einfach berechnen. Bei einer neunstelligen numerischen Passnummer gibt es 10^9 Möglichkeiten, für das Geburtsdatum $365 \cdot 100$ Möglichkeiten, und bei einer Gültigkeit von zehn Jahren für das Ablaufdatum $365 \cdot 10$ Möglichkeiten. Der daraus erzeugte Schlüssel hat damit eine Entropie von $1{,}3 \cdot 10^{17}$. Dies entspricht ungefähr der Entropie eines DES-Schlüssels mit einem Schlüsselraum von 56 Bit ($=2^{56}$).

Die Eingangsdaten für die Schlüsselerzeugung sind allerdings statistisch nicht gleich verteilt, und man kann auch ihren Wertebereich einschränken, falls der Besitzer des Passes sichtbar ist. Aus diesem Grund ist der Zugriffsschutz über die BAC nicht sonderlich stark. Allerdings erhält man auf diesem Wege ohnehin nur die Daten, die auch optisch aus dem Pass gelesen werden können, so dass ein Hochsicherheitsverfahren in diesem Fall wenig sinnvoll wäre.

Nach Erzeugung der beiden Schlüssel wird über eine ISO/IEC 14443 konforme Datenübertragung kontaktlos eine Kommunikationsverbindung mit dem RFID-Chip des Passes aufgebaut. Nach einer erfolgreichen gegenseitigen Challenge-Response-Authentisierung zwischen Terminal und Chip gibt der Chip den Lesezugriff auf die Passdaten frei. Der folgende Lesezugriff ist durch eine kryptografisch gesicherte Datenübertragung (Secure Messaging) mit Sitzungsschlüssel und Sendefolgezähler geschützt.

Mit der Basic Access Control werden lediglich Daten geschützt, auf die der Besitzer des Passes ohnehin Zugriff hat. Sobald jedoch sensiblere Daten wie Fingerabdrücke ausgelesen werden können, reicht dieses Verfahren zum Schutz der Daten nicht mehr aus. Da in den neueren RFID-Pässen zwei oder auch mehrere Fingerabdrücke gespeichert sind, welche keinesfalls heimlich gelesen werden dürfen, wird ein stärkerer Zugriffsschutz benötigt. Dieser hat den Namen Extended Access Control, basiert auf einer Public-Key-basierten Authentisierung zwischen Terminal und RFID-Pass sowie einer gesicherten Datenübertragung, der eine mit dem Diffie-Hellman-Verfahren erfolgte Schlüsselvereinbarung vorausgeht. Eine genaue Beschreibung des Extended Access Control-Verfahrens findet sich beispielsweise in der Technical Guideline TR-3110 des BSI. Die EU-Staaten werden sich wahrscheinlich für die Extended Access Control zum Schutz von sensiblen Daten wie Fingerabdrücken und Irisbildern einigen. Dies würde zwar den Aufbau einer umfangreichen Public-Key-Infrastruktur erfordern, hat aber den großen Vorteil, dass diese Daten deutlich besser geschützt werden. Zudem bleibt die Kontrolle über diese Daten beim Herausgeberland des Passes, da nicht zwangsläufig jedes mögliche Einreiseland an die Public-Key-Infrastruktur angebunden werden muss.

Kapitel 23

Chipkarten für IT-Sicherheit

Im Bereich der Sicherheit von informationstechnischen Systemen ist die Bedeutung von Chipkarten bislang nicht allzu groß. Ein Grund dafür ist sicherlich, dass sich Chipkarten an den heute üblichen Rechnern nicht direkt verwenden lassen, da die Schnittstelle zwischen Karte und Rechner immer ein dazwischengeschaltetes Terminal erfordert. Trotzdem sind bereits einige durchaus recht interessante und für den Benutzer auch nützliche Anwendungen in überschaubaren Stückzahlen an vielen Orten im Einsatz. Ein typisches Beispiel hierfür sind Signaturkarten, die sich unter anderem gut zur Absicherung jeglicher Art von Geschäftsprozessen in offenen Netzen nutzen lassen.

23.1 Digitale Signatur

Die Anwendung von rechtsverbindlichen digitalen Signaturen erfordert zwei grundsätzliche Voraussetzungen: eine Mikrocontroller-Chipkarte mit einem leistungsfähigen numerischen Koprozessor und eindeutige gesetzliche Rahmenbedingungen. Die Chipkarte wird zur sicheren Aufbewahrung der geheimen Signaturschlüssel und zur Erstellung der digitalen Signatur benutzt. Das Gesetz schafft für alle an dieser Chipkarten-Anwendung Beteiligten einen verbindlichen Rahmen.

Digitale Signaturen als abgeschlossene Lösung lassen sich natürlich auch völlig unabhängig von einem gesetzlichen Hintergrund einsetzen. Um jedoch digitale Signaturen für den Unterschreibenden verbindlich zu machen, ist es in diesem Fall erforderlich, zwischen den beteiligten Parteien entsprechende Verträge abzuschließen. So ist beispielsweise die Verwendung von digitalen Signaturen im Business-to-Business-Bereich schon seit einigen Jahren üblich. Wird jedoch eine offene Lösung angestrebt, die auch mit untereinander unbekannten Beteiligten funktioniert, sind entsprechende gesetzliche Rahmenbedingungen notwendig. Durch diesen gesetzlichen Rahmen kann die digitale Signatur einer regulären Unterschrift gleichgesetzt werden, und das Unterschriebene kann im Streitfall vor Gericht, ganz „analog" einer händischen Unterschrift, eingeklagt werden.

Die Anwendung von gesetzlich legitimierten und damit den händischen Unterschriften gleichgestellten digitalen Signaturen ist schier unbegrenzt. Im einfachsten Falle können elektronische Briefe und Bestellungen signiert werden, doch lässt sich im elektronischen Zahlungsverkehr beispielsweise auch die Einzugserlaubnis für eine Lastschrift unterzeichnen oder auch Überweisungsaufträge im Homebanking-Bereich. Den bedeutungsvollsten Einsatz von digitalen Signaturen stellen sicherlich Verträge aller Art dar.

23.1.1 Die normativen Rahmenbedingungen

Damit digitale Signaturen in einem offenen industriellen Umfeld interoperabel benutzt werden können, müssen die sicherheitstechnisch relevanten Komponenten verschiedene Normen erfüllen. Soweit es die Signaturkarten betrifft, sind dies die internationalen Normen ISO/IEC 7816-4 für allgemeine Chipkarten-Kommandos und ISO/IEC 7816-8 für die Signatur-Kommandos. Für Kartenkörper, elektrische Eigenschaften und Datenübertragung sind die entsprechenden Normen der ISO/IEC 7816-Reihe zu berücksichtigen. Die Authentisierungsverfahren zwischen Chipkarte und dem Rest der Welt deckt die ISO/IEC 9796-2 ab. Grundlegende Mechanismen und Vorgehensweisen für digitale Signaturen sind in der ISO/IEC 14888 behandelt. Außerdem ist es üblich, dass die Zertifikate gemäß X.509 aufgebaut und kodiert sind.

Mit einer digitalen Signaturkarte kann das Analogon einer echten Unterschrift erzeugt werden. Dies bedeutet, dass abhängig vom unterschriebenen Dokument unter Umständen große Geld- oder Sachwerte im Spiel sein können. Deshalb müssen die sicherheitsrelevanten Komponenten im Umfeld einer digitalen Signaturanwendung evaluiert sein. Das dazu probate Mittel ist der Kriterienkatalog nach Common Criteria (CC).

23.1.2 Die gesetzlichen Rahmenbedingungen in Deutschland

Damit digitale Signaturen als allgemeingültige, verbindliche und auch einklagbare Unterschriften anerkannt werden, ist es unumgänglich, die dazu notwendigen Rahmenbedingungen gesetzlich zu regeln. Der amerikanische Bundesstaat Utah hat 1995 als Erster ein diesbezügliches Gesetz verabschiedet. Dieses hatte für viele andere Länder Vorbildcharakter, so auch für das deutsche Signaturgesetz.

Im deutschen Bundestag wurde am 13. Juni 1997 das „Gesetz zur Regelung der Rahmenbedingungen für Informations- und Kommunikationsdienste“ (IuKDG) beschlossen. Es ist am 1. August 1997 in Kraft getreten und wurde in einer überarbeiteten Fassung am 22. Mai 2001 veröffentlicht. Dieses Gesetz enthält als Artikel 3 das Gesetz zur digitalen Signatur, in Kurzform Signaturgesetz (SigG) genannt. Der Artikel 3 teilt sich in 16 Paragraphen auf. Im §1, Abs. 1 ist der Zweck des Signaturgesetzes genannt. Er lautet: „Zweck des Gesetzes ist es, Rahmenbedingungen für digitale Signaturen zu schaffen, unter denen diese als sicher gelten und Fälschungen digitaler Signaturen oder Verfälschungen von signierten Daten zuverlässig festgestellt werden können.“ Diese Aussage zeigt bereits deutlich, dass keine spezielle technische Lösung festgelegt wurde, sondern nur die zur Anwendung von digitalen Signaturen notwendigen Rahmenbedingungen. Dies führt natürlich dazu, dass die gesetzlichen Anforderungen auf relativ abstraktem Niveau beschrieben sind.

Die wesentlichen Forderungen des deutschen Signaturgesetzes sind im Folgendem aufgeführt:

- Der Betrieb einer Zertifizierungsstelle (d. h. eines Trustcenters) muss von der zuständigen Behörde genehmigt werden.
- Personen, die ein Zertifikat beantragen, müssen von der Zertifizierungsstelle zuverlässig identifiziert werden.
- Das Signaturschlüssel-Zertifikat darf anstelle des Namens auch ein Pseudonym des Inhabers beinhalten.
- Auf Ersuchen von bestimmten Behörden kann das Pseudonym des Signaturschlüssel-Inhabers aufgedeckt werden.
- Die Zertifizierungsstelle muss die Zertifikate für die öffentlichen Signaturschlüssel so zur Verfügung stellen, dass sie online nachprüfbar sind.
- Ein Zertifikat ist unter bestimmten Voraussetzungen, z. B. wenn der Signaturschlüssel-Inhaber dies verlangt, zu sperren.
- Die technischen Komponenten für Erzeugung und Überprüfung von digitalen Signaturen müssen die Daten, auf die sich die digitale Signatur bezieht, eindeutig darstellen.
- Durch entsprechende Vereinbarungen können auch digitale Signaturen aus anderen Ländern in Deutschland anerkannt werden.

Ein Signaturschlüssel-Zertifikat, üblicherweise nach X.509, muss nach dem Signaturgesetz die nachstehend aufgeführten Angaben enthalten:

- Namen oder Pseudonym des Signaturschlüsselinhabers;
- den dem Signaturschlüsselinhaber zugeordneten öffentlichen Signaturschlüssel;
- die Bezeichnung der für dieses Zertifikat benutzbaren Algorithmen (Hash-Algorithmus und Signatur-Algorithmus);
- die laufende Nummer des Zertifikats;
- Beginn und Ende der Gültigkeit des Zertifikats;
- den Namen der Zertifizierungsstelle;
- Angaben, ob der Signaturschlüssel nur für bestimmte Anwendungen benutzt werden darf.

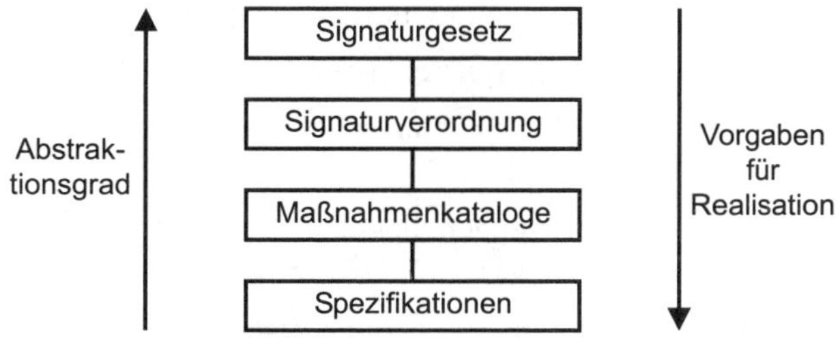

Bild 23.1 Der hierarchische Aufbau der Vorgaben für die Anwendung „digitale Signatur" in Deutschland. Das System wurde top-down gestaltet, deshalb basieren die weiter unten stehenden Dokumente auf den jeweils oberhalb angeführten.

Die Regelung und Beschreibung von digitalen Signaturanwendungen kann nicht alleine in einem Gesetz geregelt sein. Dazu ist eine Hierarchie von Anforderungen notwendig, deren oberste Instanz die gesetzliche Regelung – das Signaturgesetz – ist. Dieser folgen die dazugehörigen Ausführungsbestimmungen, in Deutschland Signaturverordnung (SigV) genannt. Auf der nachfolgenden Ebene, die technisch bereits sehr konkret die technischen Anforderungen zur digitalen Signatur beschreibt, befinden sich die Maßnahmenkataloge. Sie werden in Deutschland von der Regulierungsbehörde für Telekommunikation und Post herausgegeben. Diese drei Hierarchieebenen sind für alle Anwendungen von digitaler Signatur in Deutschland verbindlich, sofern die digitalen Signaturen einer regulären Unterschrift entsprechen sollen.

Auf der den Maßnahmenkatalogen nachfolgenden Ebene definieren die technischen Spezifikationen in eindeutig und nicht interpretierbarer Form die konkreten Lösungen. Diese Spezifikationen sind abhängig vom jeweiligen Anwendungsbetreiber und müssen sich an den drei übergeordneten Hierarchieebenen orientieren. Benötigt jedoch ein Anwendungsbetreiber nicht den gesetzlichen Charakter der digitalen Signatur, so kann er selbstverständlich sein System aufbauen, wie es für seine Zwecke optimal erscheint. Man spricht dann von nicht gesetzeskonformen Lösungen, im Gegensatz zu den gesetzeskonformen Lösungen.

Die Verordnung zur digitalen Signatur (Signaturverordnung – SigV) beinhaltet die Ausführungsbestimmungen zum Signaturgesetz. Sie wurde von der Bundesregierung am 8.10.1997 beschlossen und ist zum 1.11.1997 in Kraft getreten. Sie enthält zu jedem der 16 Paragraphen des Signaturgesetzes detaillierte Beschreibungen, deren Abstraktionsgrad deutlich geringer ist als derjenige des Gesetzes. Unter anderem sind in der Signaturverordnung folgende Aussagen enthalten:

- Der Antragsteller auf ein Zertifikat muss anhand seines Personalausweises, Reisepasses oder auf andere geeignete Weise identifiziert werden.
- Der Datenträger (in der Regel eine Chipkarte mit Signaturschlüssel) ist in persönlichem Gewahrsam zu halten, und die dazugehörigen Identifikationsdaten (z. B. PIN) sind geheim zu halten.
- Bei der Überprüfung von digitalen Signaturen muss überprüft werden, ob das Signaturschlüsselzertifikat zum Zeitpunkt der Signaturerstellung gültig war oder Beschränkungen der Benutzung enthält.
- Die Gültigkeitsdauer eines Zertifikats beträgt maximal fünf Jahre.
- Die Sperrung eines Zertifikats darf nicht mehr rückgängig gemacht werden.
- Es ist ein Maßnahmenkatalog mit geeigneten Sicherheitsmaßnahmen zu erstellen.
- Die Zertifizierungsstelle (d. h. das Trustcenter) muss von der zuständigen Behörde geprüft werden.
- Die Signaturschlüssel sind so zu erzeugen, dass ein Schlüssel mit an Sicherheit grenzender Wahrscheinlichkeit nur ein einziges Mal vorkommt.
- Der Signaturschlüssel darf nicht dupliziert werden können.
- Alle sicherheitstechnischen Veränderungen an technischen Komponenten müssen für den jeweiligen Benutzer erkennbar sein.
- Der Signaturschlüssel darf erst nach Identifikation des Inhabers durch Besitz und Wissen angewendet werden können.
- Bei der Anwendung des Signaturschlüssels darf dieser nicht preisgegeben werden.

- Im Bundesanzeiger wird eine Liste veröffentlicht, die die geeigneten Algorithmen zur Erzeugung von Signaturschlüsseln, zur Hash-Berechnung über die zu signierenden Daten und zur Erzeugung und Prüfung von digitalen Signaturen angibt. Zusätzlich wird ein Zeitrahmen angegeben, wie lange sie verwendet werden dürfen.
- Sollen mit einer Signatur versehene Daten länger gültig bleiben, als dies die zugelassenen Algorithmen erlauben, so sind diese Daten vor dem Ablauf des Algorithmus mit einer neuen digitalen Signatur inklusive Zeitstempel zu versehen.
- Die wesentlichen Komponenten einer signaturgesetzkonformen Anwendung sind nach ITSEC mit der Mechanismenstärke „hoch" zu prüfen. Die Prüfstufe ist dabei von der jeweiligen Komponente und ihrem Einsatz abhängig. Die Tabelle 14.2 zeigt die Komponenten in Abhängigkeit von der Prüfstufe.

Die Maßnahmenkataloge zum Signaturgesetz und zur Signaturverordnung fixieren die technischen Anforderungen an dieses System und sind in ihrem Inhalt deutlich konkreter als das Signaturgesetz. Die technischen Spezifikationen basieren wiederum auf den Maßnahmenkatalogen und legen im Detail fest, wie die technische Realisierung zu erfolgen hat. Die in Deutschland für die digitale Signatur wichtigste Spezifikation ist die DIN-Spezifikation „Spezifikation der Schnittstelle zu Chipkarten mit digitaler Signatur-Anwendung/Funktion nach SigG und SigV".

In der DIN-Spezifikation sind die folgenden Themenbereiche für Signaturkarten behandelt:

- Answer to Reset (ATR) und Protocol Parameter Selection (PPS)
- Übertragungsprotokolle (T=0, T=1)
- Dateien, Datenobjekte und Datenformate
- Authentisierung des Karteninhabers
- Berechnung und Überprüfung von Signaturen
- Protokollierung bei der Signaturerstellung
- Ablauf bei Erstellung und Überprüfung von Signaturen
- Zusammenarbeit mit Terminals und dazugehörige Kommandosequenzen

23.1.3 Der Systemaufbau

Die beiden wesentlichen Komponenten eines Systems für digitale Signatur sind einerseits das Trustcenter und andererseits die Signaturkarte. Diese beiden Instanzen stehen deshalb im Vordergrund, weil nur in ihnen die sicherheitstechnisch relevanten Abläufe stattfinden. Grundsätzlich kann dabei in einem System für digitale Signatur zwischen der Kartenausgabe und dem Signieren und Verifizieren unterschieden werden.

23.1.4 Kartenausgabe

Der zukünftige Benutzer einer digitalen Signaturkarte muss sich als Erstes bei einer Registrierungsstelle registrieren lassen. Dazu ist es erforderlich, dass er persönlich erscheint und einen anerkannten Identifikationsbeweis – wie seinen Personalausweis – vorlegt. Zu diesem Zeitpunkt kann der zukünftige Benutzer einer digitalen Signaturkarte wählen, ob er an Stelle seines Namens ein Pseudonym benutzt. Die Registrierungsstelle gibt die erhaltenen und geprüften Informationen an die Registrierung des Trustcenters weiter, welche die Schlüsselgenerierung sowie Personalisierung einer Signaturkarte anstößt. Dieser Vorgang kann entweder im Trustcenter geschehen, von einer dritten Instanz oder auch direkt an der Registrierungsstelle durchgeführt werden. Bei diesem Prozess wird der öffentliche Schlüssel der neuen Chipkarte vom Zertifikatsdienst des Trustcenters signiert und damit als echter öffentlicher Schlüssel anerkannt. Der signierte öffentliche Schlüssel wird im Public-Key-Verzeichnis des Trustcenters anschließend als gültig eingetragen und steht damit jedem Systemteilnehmer für die Benutzung zur Verfügung. Nachdem dies abgeschlossen ist, erhält der neue Teilnehmer seine digitale Signaturkarte sowie einen PIN-Brief. Damit ist die Kartenausgabe abgeschlossen, und die Karte kann benutzt werden.

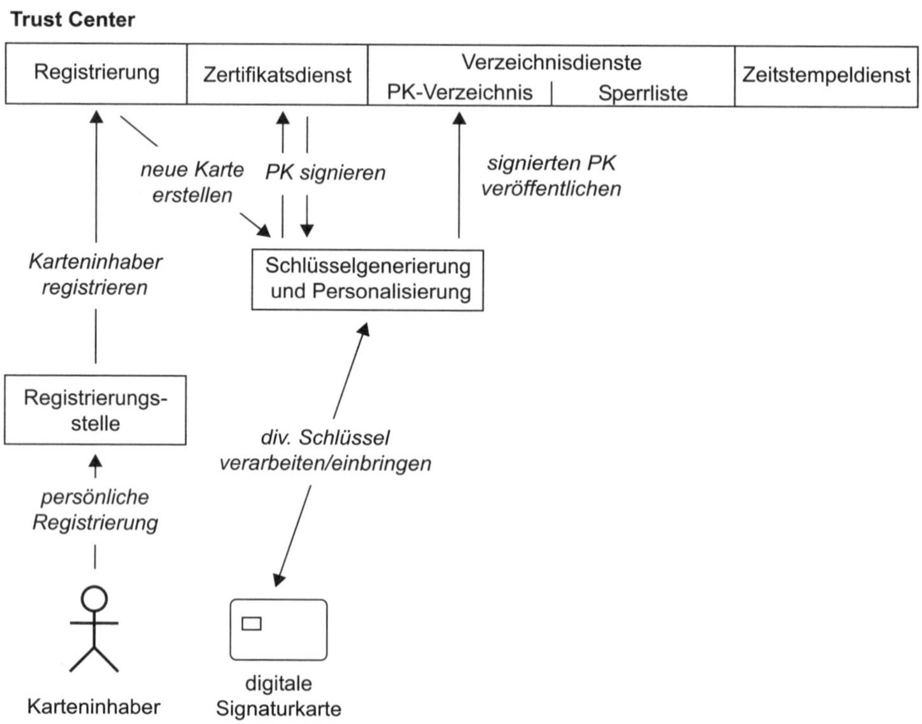

Bild 23.2 Die grundlegenden Abläufe bei der Kartenausgabe in der Anwendung „digitale Signatur".

23.1.5 Signieren und Verifizieren von Dokumenten

Beim Signieren eines elektronischen Dokuments wird dieses zu einem Hash-Wert komprimiert und von der digitalen Signaturkarte mit dem geheimen Schlüssel signiert. Dieser Vorgang kann nur nach eindeutiger Identifizierung des Karteninhabers (d. h. des Signierers) gestartet werden, was momentan bedeutet, dass dieser seine PIN eingeben muss. In Zukunft kann dies auch die Prüfung eines biometrischen Merkmals (z. B. Fingerabdruck) sein. Die beim Signieren benutzten Komponenten sind Signaturkarte, Terminal und im Regelfall ein PC.

Das digital signierte elektronische Dokument kann nun auf beliebigem Wege verschickt werden. Zur Prüfung dieses Dokuments ist wiederum ein Hash-Wert zu bilden. Bei Bedarf kann nun online der öffentliche Schlüssel des Signierers vom Public-Key-Verzeichnis des Trustcenters geholt werden. Mit diesem ist es nun möglich, zu überprüfen, ob die digitale Signatur über das elektronische Dokument echt ist. Um sicherzustellen, dass der geheime Schlüssel des Signierers nicht kompromittiert worden ist, muss bei der Signaturprüfung die Sperrliste (*revocation list*) des Trustcenters gefragt werden. Dies gibt dem Verifizierer die Sicherheit, dass der geheime Schlüssel des Signierers nicht gesperrt ist.

Benötigt der Verifizierer noch eine von Dritten überprüfbare Bestätigung dieser Sperrlistenabfrage, so kann er über den Zeitstempeldienst und in Verbindung mit den Verifikationsdaten eine für Dritte nachvollziehbare Bestätigung vom Trustcenter erhalten.

Die Systemstruktur und die dargestellten Abläufe bei der Ausgabe, beim Signieren und Verifizieren mit digitalen Signaturkarten sind Beispiele, die je nach Realisierung Abweichungen aufweisen können. Sie stellen jedoch einen realistischen, wenn auch vereinfachten Überblick über ein typisches digitales Signatursystem dar.

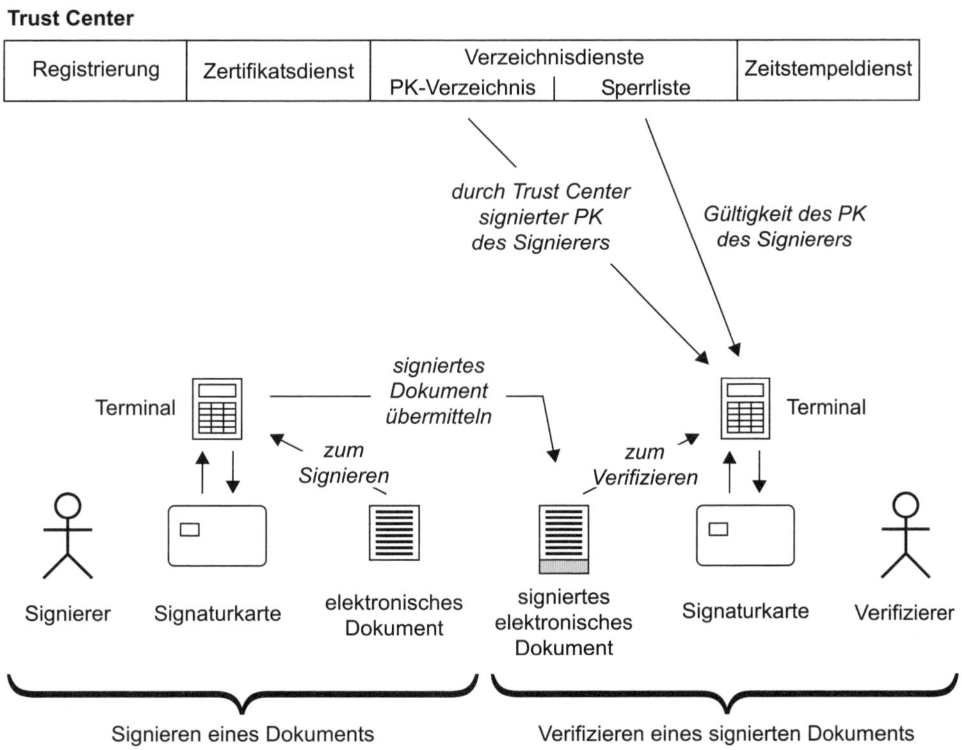

Bild 23.3 Die grundlegenden Abläufe beim Signieren und Verifizieren von signierten Dokumenten in der Anwendung „digitale Signatur“.

23.1.6 Das Trustcenter (TC)

Das Trustcenter ist neben der digitalen Signaturkarte das wesentliche Element in einem digitalen Signatursystem. Es hat sechs unterschiedliche Aufgaben: Registrierung von neuen Benutzern (*registry*), Schlüsselgenerierung mit Personalisierung von neuen digitalen Signaturkarten, Zertifikatsdienst (*certification service*), Verzeichnisdienst (*directory service*) für öffentliche Schlüssel (*public key directory service*), Verzeichnisdienst für Sperrlisten (*revocation list*) und Zeitstempeldienst (*time stamp service*).

Die Registrierung dient dazu, die persönlichen Daten und die Identität eines neuen Benutzers für digitale Signaturkarten zu erfassen. Im Regelfall ist zwischen Benutzer und Trustcenter eine Registrierungsstelle geschaltet, damit der Benutzer nicht persönlich beim Trustcenter erscheinen muss. Die Aufgaben Schlüsselgenerierung und Personalisierung müssen nicht zwangsläufig vom Trustcenter getätigt werden, sondern können beispielsweise auch bei einem Kartenhersteller geschehen. Die Schlüsselgenerierung kann sowohl außerhalb als auch innerhalb der Chipkarte stattfinden. Diese Funktion wird jedoch nur bei der Ausgabe von neuen Karten benötigt. Der Zertifikatsdienst eines Trustcenters wird benutzt, um öffentliche Schlüssel von digitalen Signaturkarten mit dem geheimen Schlüssel des Trustcenters zu unterschreiben und somit als echt anzuerkennen. Ein Trustcenter kann natürlich mehr als einen geheimen Schlüssel für seinen Zertifikatsdienst besitzen.

Die beiden Verzeichnisdienste für die öffentlichen Schlüssel und die Sperrlisten enthalten einerseits die vom Trustcenter signierten öffentlichen Schlüssel der digitalen Signaturkarten und andererseits die gesperrten Schlüssel von beispielsweise verloren gegangenen oder kompromittierten digitalen Signaturkarten. Diese Verzeichnisdienste müssen laut Signaturgesetz über allgemein verfügbare öffentliche Netze erreichbar sein.

Der Zeitstempeldienst muss nicht zwangsläufig in einem Trustcenter integriert sein, doch wird es wohl in den meisten Realisationen eines Trustcenters verfügbar sein. Dieser Dienst wird benutzt, um dem Trustcenter übergebene elektronische Informationen mit aktuellem Datum und Uhrzeit zu versehen. Information und Zeitangabe werden dann mit dem geheimen Signaturschlüssel des Zeitstempeldiensts unterschrieben. Damit kann gegenüber Dritten bewiesen werden, dass die vom Zeitstempeldienst unterschriebene Information spätestens zu diesem Zeitpunkt vorhanden gewesen sein muss.

23.1.7 Die Signaturkarte

Zur Aufbewahrung und Benutzung des geheimen Signaturschlüssels benötigt man eine sichere Hardware-Umgebung. Chipkarten stellen dafür eine ideale Lösung dar, da sie kleine Abmessungen haben, preisgünstig sind und einen hohen Schutz vor Auslesen und Beeinflussung von außen bieten. Man kann ohne Einschränkung behaupten, dass die digitale Signatur erst mit Chipkarten möglich geworden ist.

Die dabei verwendeten asymmetrischen Kryptoalgorithmen bedingen einen Mikrocontroller mit zusätzlicher numerischer Recheneinheit (NPU), damit Signaturen in akzeptabler Zeit erstellt und geprüft werden können. Theoretisch ließe sich ein signiertes Dokument auch außerhalb der Signaturkarte prüfen, da auch dort alle notwendigen Informationen vorliegen. Ob dies in der Praxis relevant wird, bleibt abzuwarten. Sicherheitstechnisch wäre es jedoch günstiger, die Prüfung in der Signaturkarte durchzuführen.

Die Schlüsselgenerierung von öffentlichen und geheimen Schlüsseln für eine digitale Signaturkarte kann entweder zentral oder dezentral erfolgen. In allen Fällen muss jedoch sichergestellt sein, dass sie in einer kryptographisch gesicherten Umgebung, wie z. B. einem Sicherheitsmodul oder einer Chipkarte, abläuft. Wichtig ist weiterhin, dass der generierte öffentliche Schlüssel mit dem geheimen Schlüssel des Trustcenters unterschrieben wird. Nur so ist sichergestellt, dass der geheime und der öffentliche Schlüssel der Signaturkarte vom Trustcenter als echt anerkannt sind. Ohne diese Anerkennung kann ein Dritter nicht prüfen, ob die digitale Signatur eines elektronischen Dokuments von einem echten Teilnehmer eines digitalen Signatursystems stammt.

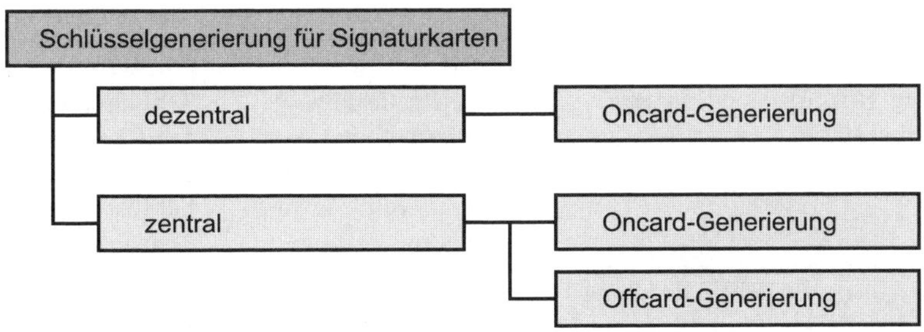

Bild 23.4 Die möglichen Varianten der Schlüsselgenerierung für Signaturkarten.

Die Schlüsselgenerierung lässt sich zentral oder dezentral durchführen. Bei der zentralen Schlüsselgenerierung werden alle Schlüsselpaare an einem Ort erzeugt und unmittelbar danach mit dem geheimen Schlüssel des Trustcenters unterschrieben. Sowohl Schlüsselgenerierung als auch Trustcentersignatur können oncard oder offcard erstellt werden. Die dezentrale Schlüsselgenerierung ist nur oncard möglich, da dies die einzige kryptographisch gesicherte Umgebung in diesem Umfeld ist. Die Vor- und Nachteile der drei Verfahren sind in Tabelle 23.1 auf der nächsten Seite dargestellt. In der Praxis wird sich wahrscheinlich eine zentrale Oncard-Schlüsselgenerierung durchsetzen, da diese sehr sicher ist und auch dem bisherigen Herstellungsprozess von Chipkarten entspricht.

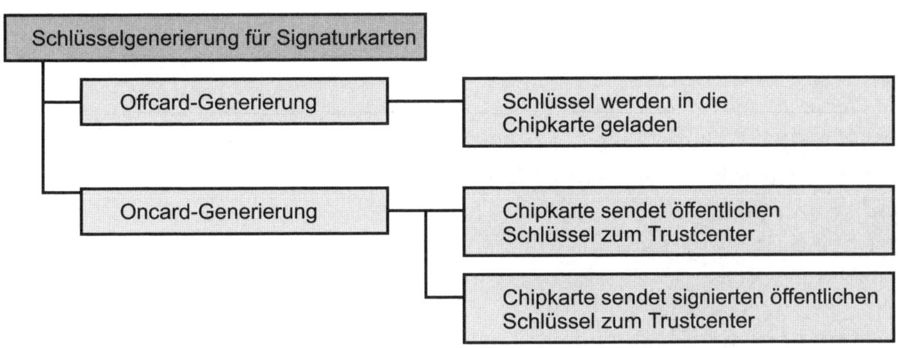

Bild 23.5 Die drei grundlegenden Möglichkeiten bei der Schlüsselgenerierung und Schlüsselverteilung zwischen Signaturkarte und Trustcenter.

Das in Deutschland wichtigste Dokument zur Schnittstelle der digitalen Signaturkarte ist die bereits oben erwähnte DIN-Spezifikation. Sie beschreibt ausführlich die benötigten Kommandos, Dateien und Abläufe für eine digitale Signaturkarte.

Die Signaturanwendung befindet sich in einem DF direkt unter dem MF. Die Spezifikation des DIN sieht für diese Anwendungen 9 EFs vor, die alle für diese Anwendungen benötigten Daten enthalten. Alle verwendeten Datenelemente sind TLV-kodiert. Die EFs und deren Dateninhalte sind in der Tabelle 23.2 auf der nächsten Seite im Überblick beschrieben.

Tabelle 23.1 Gegenüberstellung der verschiedenen Aspekte bei den drei benutzten Verfahren zur Schlüsselgenerierung. Die in der mittleren Spalte dargestellte Vorgehensweise wird in großen realen Anwendungen üblicherweise benutzt.

Verfahren	**Offcard-Schlüsselgenerierung**	**Oncard-Schlüsselgenerierung mit Übergabe des öffentlichen Schlüssels zum Trustcenter zwecks Signierung**	**Oncard-Schlüsselgenerierung mit Übergabe des signierten öffentlichen Schlüssels zum Trustcenter**
Vorteile	schnelle Personalisierung Nachproduktion von identischen Karten möglich	der geheime Signaturschlüssel verlässt nie die Chipkarte	der geheime Signaturschlüssel verlässt nie die Chipkarte
Indifferent	Schlüsselrückgewinnung (*key escrow*) technisch problemlos möglich	Schlüsselrückgewinnung (*key escrow*) schwierig	Schlüsselrückgewinnung (*key escrow*) schwierig
Nachteile	geheimer Schlüssel wird offcard erzeugt	öffentlicher Schlüssel muss auf sicherem Weg zum Trustcenter gebracht werden Nachproduktion von identischen Karten nicht möglich	geheimer Schlüssel des Trustcenters in der Chipkarte Nachproduktion von identischen Karten nicht möglich zeitaufwändige Personalisierung

Die für die Signaturkarte verwendeten Kommandos sind:

- APPEND RECORD
- EXTERNAL AUTHENTICATE
- GET CHALLENGE
- INTERNAL AUTHENTICATE
- MANAGE SECURITY ENVIRONMENT
- PERFORM SECURITY OPERATION
- READ BINARY
- READ RECORD
- SELECT

• UPDATE BINARY
• Optional: MANAGE CHANNEL
• Optional für T=0: GET RESPONSE

Bei der deutschen Signaturkarte sind die folgenden Hashfunktionen und Signaturalgorithmen vorgesehen: SHA, RIPEMD-160, RSA, DSA und ECC. Da die Berechnung eines Hash-Wertes über große elektronische Dokumente in der Chipkarte zu lange dauern würde, besteht die Möglichkeit, den Hash-Wert im PC zu bilden und dann zur Signierung an die Karte zu übergeben. Alternativ dazu kann der Hash-Wert bis auf den letzten Block extern im PC berechnet werden. Anschließend wird der letzte Block mit dem entsprechenden Teil des Dokuments in der Chipkarte gerechnet und signiert. Die vollständige Berechnung eines Hash-Wertes in der Chipkarte ist ebenfalls möglich, wird jedoch oft aus bekannten Performance-Gründen nicht sinnvoll sein.

Tabelle 23.2 Der auf die wesentlichen Dateien vereinfachte Dateibaum einer Signaturkarte nach deutschem Signaturgesetz.

Dateityp	FID	Struktur, Größe	Beschreibung
MF	'3F00'	—	Wurzelverzeichnis
$MF.EF_{GDO}$	'2F02'	transparent, x Byte	Seriennummer der Chipkarte, Name des Kartenbesitzers
DF_{SigG}	undefiniert	—	DF digitale Signaturanwendung (AID = 'D2 76 00 00 66 01')
$DF_{SigG}.EF_{KEY}$	—	undefiniert, x Byte	PINs, öffentliche/geheime Schlüssel
$DF_{SigG}.EF_{SSD}$	'1F00'	transparent, x Byte	Informationen über Eigenschaften der Signaturkarte (*security service description* – SSD)
$DF_{SigG}.EF_{C.ICC.AUT}$	'C000'	transparent, x Byte	Authentisierungszertifikat der Signaturkarte
$DF_{SigG}.EF_{C.CA.AUT}$	'C008'	transparent, x Byte	Authentisierungszertifikat der Zertifizierungsstelle
$DF_{SigG}.EF_{DM}$	'D000'	transparent, 8 Byte	Anzeigetext für das Terminal, damit der Benutzer dieses als echt erkennen kann (*display message* – DM)
$DF_{SigG}.EF_{C.CH.DS}$	'C100'	transparent, x Byte	Signaturzertifikat des Kartenbesitzers
$DF_{SigG}.EF_{C.CA.DS}$	'C108'	transparent, x Byte	Signaturzertifikat der Zertifizierungsstelle
$DF_{SigG}.EF_{PK.CA.DS}$	'B000'	transparent, x Byte	öffentliche Schlüssel der Zertifizierungsstelle
$DF_{SigG}.EF_{PROT}$	'A000'	cyclic, x Byte	Protokollierung der Signaturerstellung

23.1.8 Resümee und Ausblick

Das Signaturgesetz hat in Deutschland den gesetzlich notwendigen Rahmen geschaffen, digitale Signaturen im Alltagsleben verlässlich zu benutzen. Die Einsatzgebiete werden wahrscheinlich weniger private Kaufverträge über Häuser oder Testamente sein als der tägliche Umgang mit E-Mail, Bezahlung und Bestellung über öffentliche – und damit per se – unsichere Netze.

Man kann sicherlich davon ausgehen, dass es neben den gesetzeskonformen Lösungen auch viele nicht gesetzeskonforme Lösungen geben wird, da diese weitaus kostengünstiger und einfacher zu realisieren sind. Die in Deutschland sehr hoch liegenden Anforderungen für die Sicherheit der eingesetzten Komponenten wird kostengünstige und schnelle Lösungen nicht begünstigen. Andererseits ist dieses Sicherheitsniveau notwendig, da eine elektronische Unterschrift der eigenhändigen Unterschrift gleichgestellt wurde. Käme es zu erfolgreichen Manipulationen, würde das ganze System „digitale Signatur“ in Unglaubwürdigkeit gestürzt und müsste im schlimmsten Fall sogar außer Betrieb gehen.

Ein weiterer wichtiger Aspekt in diesem Umfeld ist das Verhalten von weltweit operierenden Organisationen, die wahrscheinlich nicht auf die Gesetze eines einzelnen Landes Rücksicht nehmen werden. Deswegen wäre es durchaus möglich, dass sich eine nicht gesetzeskonforme Lösung als internationaler Quasi-Standard etabliert.

Trotz dieser Risiken hat die deutsche Lösung für digitale Signaturen weltweiten Einfluss, sowohl auf Gesetzgebung als auch auf technische Realisierung von ähnlichen Projekten. Wird das Potenzial dieser Lösung genutzt, so wird es in Deutschland eine technisch hochwertige und vorbildliche Lösung für die Chipkarten-Anwendung „digitale Signatur“ geben.

23.2 Signaturanwendung nach PKCS #15

Im Jahr 1998 wurde von der Firma RSA Inc. [RSA] ein Papier namens „Cryptographic Token Information Format Standard“ vorgestellt. Diese Spezifikation umfasst die Beschreibung von Dateien mit dazugehörigen Datenformaten für ein kryptografisches Token. Bei dem Token handelt es sich vorzugsweise um eine Chipkarte mit Kryptokoprozessor. Als Ausgangsdokumente für PKCS #15 (*public key cryptography standards*) wurden die DC/SC- (*digital certificates on smart cards*) und SEIS-Spezifikationen (*secured electronic information in society*) für Chipkarten-Anwendungen mit digitaler Signatur herangezogen. Mittlerweile ist die PKCS #15 Spezifikation auch in kompatibler Form von der internationalen Chipkartennorm ISO/IEC 7816-15 abgedeckt. Im Folgenden wird jedoch auf die PKCS #15 Spezifikation referiert, da sich diese weltweit als Referenz etabliert hat.

Bei der Erarbeitung der PKCS #15 Spezifikation wurden verschiedene Anforderungskriterien beachtet. Die Spezifikation sollte Plattform-, Hersteller- und anwendungsneutral sein und sich auch konform zu den üblichen Normen verhalten. Außerdem musste sie modular und erweiterbar aufgebaut sein. Auch war gefordert, dass alle Daten der Anwendung mit einer ausreichenden Beschreibung versehen sind, so dass diese beim Zugriff als Referenz verwendet werden kann.

Als Grundlage für die Darstellung von Dateien wurde die ISO/IEC 7816-Normenreihe, für die Formatbeschreibung wurde ASN.1 gewählt. Die für die jeweilige Abarbeitung der Daten notwendigen Kommandos sind nicht Gegenstand der PKCS #15 Spezifikation. Aus diesen vorgenannten Gründen lässt sich PKCS #15 verhältnismäßig einfach auf Chipkarten mit typischen Multiapplikations-Betriebssystemen realisieren. Seitens des Konzepts kann jedoch jedes Sicherheitstoken für die PKCS #15-Funktionen benutzt werden.

Umgesetzt wurde PKCS #15 bisher bei einigen großen Chipkarten-Anwendungen wie zum Beispiel beim finnischen chipkartengestützten Personalausweis FINEID[1] und im Rahmen der WIM[2] (*wireless identification module*), der Signaturanwendung auf SIMs und USIMs für WAP (*wireless application protocol*) und ähnliche Einsatzzwecke in der Telekommunikation. Innerhalb kurzer Zeit hat sich die PKCS #15 Spezifikation auf breiter Basis als internationaler Industriestandard für die Datenrepräsentation von Signaturanwendungen auf Chipkarten durchgesetzt.

Die gesamte PKCS #15-Anwendung befindet sich innerhalb eines DFs mit einem festgelegten AID. Der RID hat den Wert 'A0 00 00 00 63', und der dazugehörige PIX ist die ASCII-Kodierung von "PKCS-15" und besteht demnach aus der Bytesequenz '50 4B 43 53 2D 31 35'. Je nach Realisierung kann die PIX jedoch auch einen anderen Wert aufweisen.

Als Referenz auf das DF mit der PKCS #15-Anwendung kann ein Eintrag in einem optionalen und durch ISO/IEC 7816 genormten EF_{DIR} direkt unter dem MF benutzt werden. Sollten mehrere PKCS #15-konforme Anwendungen auf der Chipkarte vorhanden sein, können diese über das EF_{DIR} eindeutig identifiziert und ausgewählt werden. Alle weiteren Dateien der Anwendung befinden sich unter dem $DF_{PKCS\ \#15}$.

Das $EF_{TokenInfo}$ innerhalb des $DF_{PKCS\ \#15}$ enthält generelle Informationen über die Chipkarte, welche die PKCS #15-Anwendung beherbergt. Dies sind unter anderem eine Seriennummer, Herstellerkennung und unterstützte Kryptoalgorithmen.

Das zentrale und wichtigste EF der PKCS #15-Anwendung ist das EF_{ODF} (*object directory file*), da es ein Verzeichnis der Verzeichnisdateien enthält, auf die mittels Zeigern verwiesen wird, so dass sie eindeutig identifiziert werden können. Diese EF ist dann sozusagen eine Art Wurzelverzeichnis, von dem aus alle anderen EFs der Anwendung durch Zeiger adressiert werden können.

Die Verzeichnisdateien EF_{PrKDF}, EF_{PuKDF}, EF_{SKDF}, EF_{CDF} und EF_{AODF} verfügen über einen einheitlichen internen Aufbau mit einem Verzeichnis und einem pro Verzeichniseintrag dazugehörigen Zeiger zu den jeweiligen Daten. Diese Daten können in Dateien innerhalb des $DF_{PKCS\ \#15}$ abgelegt sein oder sich auch in Dateien eines anderen DFs der Chipkarte befinden. Die Zeigeradressierung lässt auch zu, auf Daten innerhalb eines EFs der Struktur transparent mit Offset und Länge zu verweisen. Es wäre also zumindest theoretisch denkbar, alle Daten in einem einzigen großen EF abzulegen, wenn dies auch aus Gründen der Datenorganisation kaum sinnvoll wäre. Die Verknüpfung mittels Zeiger ist sogar dahingehend ausgelegt, dass sogar mit einer URL auf Daten extern der Chipkarte verwiesen werden kann. Eine charakteristische Anwendung dieses Mechanismus wäre die Hinterlegung eines Zertifikats zur Prüfung der Signatur bei einem Trustcenter, das somit nicht auf der Chipkarte gespeichert werden muss. Seitens der Chipkarte würde dabei nur mittels einer URL auf das Zertifikat verwiesen.

[1] Siehe auch 22.1 „Personalausweis FINEID" auf Seite 971.
[2] Siehe auch 19.6 „Die WIM" auf Seite 927.

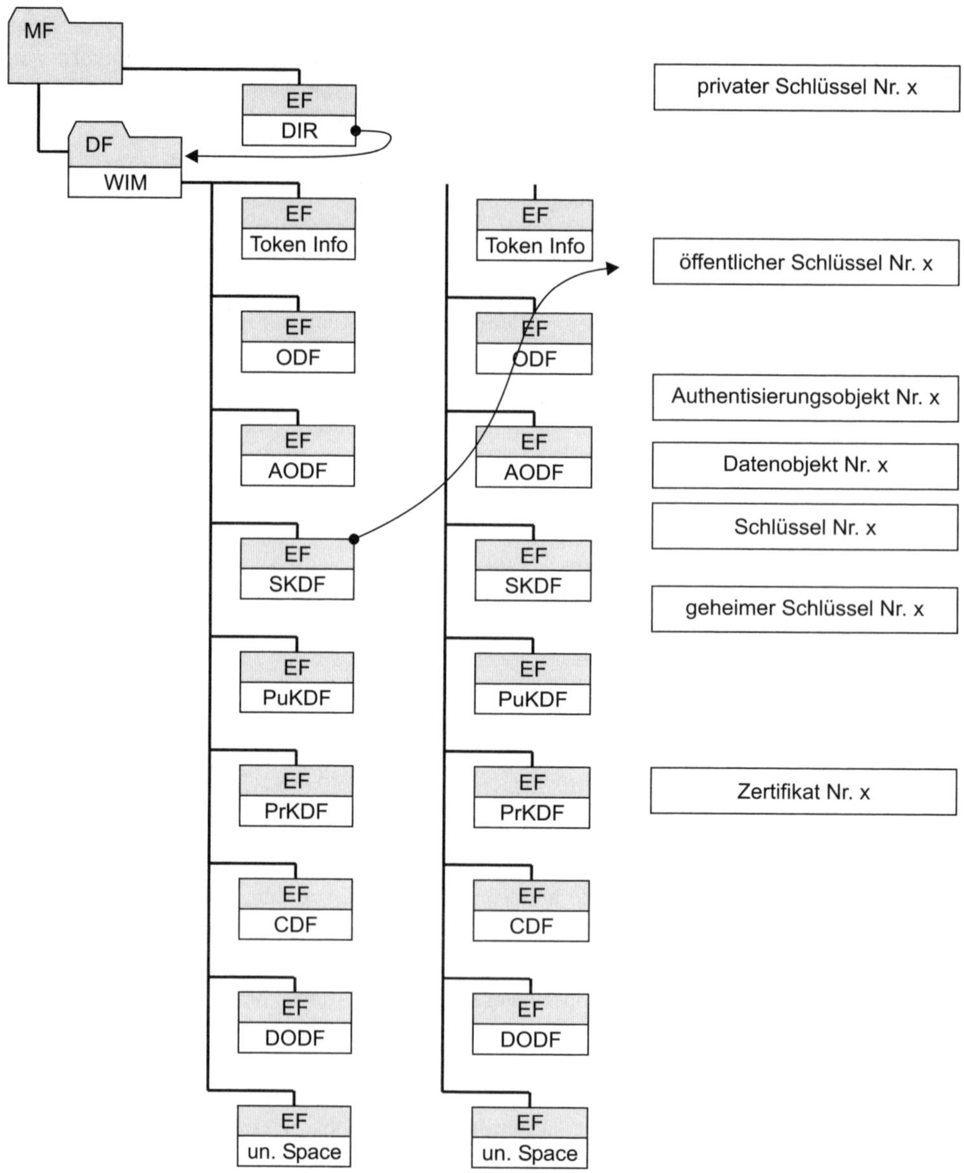

Bild 23.6 Überblick über Dateien und Datenreferenzen mittels Zeiger einer Signatur-Anwendung nach PKCS #15. Die Variable x steht für einen ganzzahligen positiven Zähler größer null und kann für die unterschiedlichen Datenobjekte verschiedene Werte annehmen.

Die Verzeichnisdateien müssen mindestens einmal auf der Chipkarte vorhanden sein; es ist allerdings auch erlaubt, mehrere Dateien mit dem gleichen Funktionszweck auf einer Chipkarte zu erzeugen. Das EF_{ODF} dient dann als Verteiler auf die jeweiligen Dateien.

Die Verzeichnisdateien EF_{PrKDF} (*private key directory file*) und EF_{PuKDF} (*public key directory file*) enthalten ein Verzeichnis der privaten respektive öffentlichen Schlüssel auf der

Chipkarte. Die beiden Dateien enthalten somit die Schlüssel für asymmetrische Kryptoalgorithmen, wie RSA, DAS oder elliptische Kurven. Im Verzeichnis der Dateien sind Zeiger auf die dazugehörigen Schlüssel vorhanden. Analog ist das EF_{SKDF} (*secret key directory file*) aufgebaut, in dem sich ein Verzeichnis mit Zeigern zu den geheimen Schlüsseln für symmetrische Kryptoalgorithmen auf der Chipkarte befindet.

Im EF_{CDF} (*certificate directory file*) und EF_{AODF} (*authentication object directory file*) finden sich auch Verzeichnisse mit Zeigern zu Zertifikaten bzw. Authentisierungsobjekten. Typische verwendete Zertifikate sind X.509-Zertifikate; Authentisierungsobjekte sind beispielsweise PINs oder auch Daten für die biometrische Benutzeridentifizierung. Entsprechend dem EF_{AODF} verhält es sich mit dem EF_{DODF} (*data object directory file*), das ein Verzeichnis mit Zeigern auf Datenobjekte enthält.

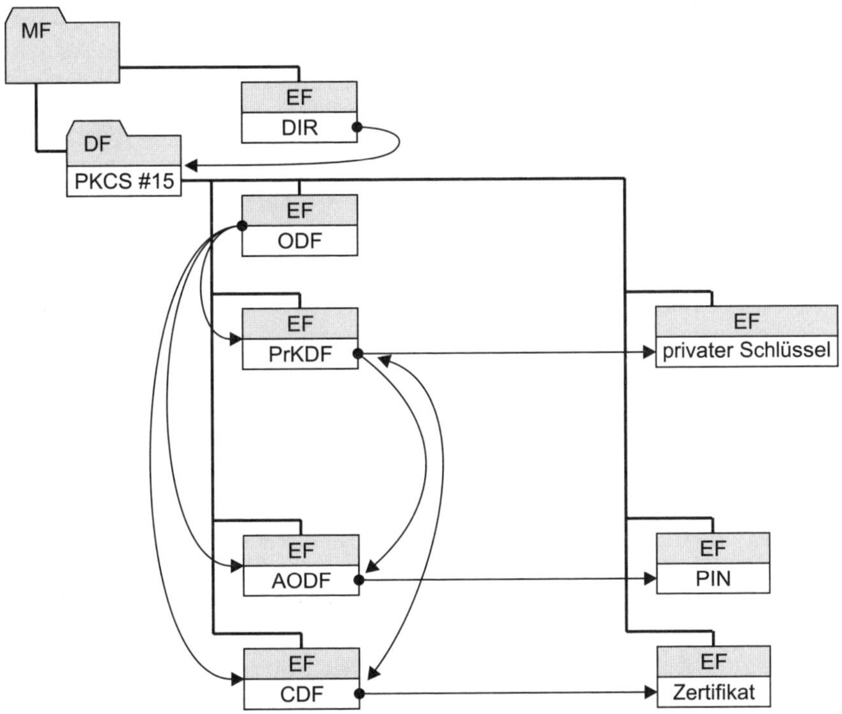

Bild 23.7 Beispiel für eine typische Zeigerstruktur nach PKCS #15 zum Schutz eines Signaturschlüssels durch eine vorherige PIN-Abfrage und eine Verbindung zu einem Zertifikat, das zur Überprüfung der mit dem Signaturschlüssel unterschriebenen Daten benutzt werden kann. Die Zeichnung enthält nur die für das prinzipielle Verständnis notwendigen Dateien.

Die optionale Datei $EF_{UnusedSpace}$ ist zur Verwaltung von nicht genutztem Speicher in bereits vorhandenen EFs der PKCS #15-Anwendung vorgesehen.

Die ASN.1-Beschreibung der möglichen Daten einer PKCS #15-Anwendung umfasst in der Originalspezifikation 14 Seiten. Wir haben es nicht als sinnvoll erachtet, diese hier Zeile für Zeile abzuschreiben, da das Originalpapier kostenlos via Internet auf [RSA] erhältlich ist und wir seitenlange Listings zur Erhöhung des Buchumfangs weder in diesem noch in anderen Büchern zugetan sind.

Nach PKCS #15 ist es möglich, den Zugriff auf bestimmte Datenobjekte wie beispielsweise Signaturschlüssel, geheime Schlüssel oder Zertifikate zu reglementieren. Dies wird entsprechend dem Konzept dieser Spezifikation wiederum über Zeiger realisiert, die vom zu schützenden Datenobjekt auf die entsprechenden Verzeichnisdateien mit den Informationen über den zu verwendenden Authentisierungstyp verweisen. Beispielsweise lässt sich so auf einfache Weise ein Signaturschlüssel nur nach vorheriger PIN-Eingabe des Benutzers verwenden. In diesem Fall würde von der Information über den Signaturschlüssel im EF_{PrKDF} ein Zeiger auf einen Eintrag im EF_{AODF} mit den Informationen über die zu benutzende PIN weisen. In den jeweiligen Datensätzen des EF_{PrKDF} und EF_{AODF} sind dann Zeiger gespeichert, die auf die entsprechenden EFs mit den eigentlichen Daten verweisen. Um das Beispiel zu vervollständigen würde sinnigerweise im EF_{PrKDF} ein Zeiger einen Eintrag im EF_{CDF} markieren, der Informationen über das zum Signaturschlüssel zugehörige Zertifikat enthält, so dass die Signatur von Dritten geprüft werden kann. In Bild 23.7 auf der vorherigen Seite ist dieses Beispiel nochmals visualisiert. Dieses Konzept auf der Grundlage von Zeigern ist im ersten Augenblick etwas gewöhnungsbedürftig, jedoch sehr mächtig, flexibel und vor allem auch für zukünftige Ergänzungen offen.

23.3 Smart Card Web Server (SCWS)

Mit dem SIM Application Toolkit (SAT)[1] lassen sich bereits seit vielen Jahren durch die Chipkarte (SIM, USIM) gesteuerte Zusatzanwendungen realisieren. Die Benutzerschnittstelle entspricht allerdings nicht mehr dem Stand der Technik, da sie textorientiert ist. Dies war vermutlich der Hauptgrund zur Entwicklung einer besseren Benutzerschnittstelle. Dabei hat man sich an den Benutzerschnittstellen bei vernetzten Rechnern orientiert, da man einen gänzlich neuen Lösungsansatz vermeiden wollte.

Die Lösung war die Implementierung eines HTTP-Servers auf Chipkarten. So konnte man die etablierten Technologien für eine moderne Benutzerschnittstelle nutzen und bekam zudem auch eine gute Integration von Chipkarten in die bestehende Internetwelt. HTTP-Server auf Chipkarten werden Smart Card Web Server (SCWS) genannt und sind seit vielen Jahren bekannt. So wurde beispielsweise bereits 1999 an der University of Michigan ein HTTP-Server auf einer Javakarte implementiert [Rees 99].

Ein HTTP-Server, der auch Web-Server genannt wird, ist nichts weiter als ein Programm, das HTTP-Anfragen interpretiert und die dazugehörigen Antworten an den Client zurück sendet.[2] Dazu unterstützt er die HTTP-Kommandos GET, HEAD, POST, PUT, DELETE, TRACE und CONNECT. Der Funktionsumfang der Smart Card Web Server ist in der OMA-Spezifikation „Open Mobile Alliance Smartcard-Web-Server" festgelegt, und die TS 102 588 spezifiziert die Java Card-Schnittstelle dazu.

Zur kryptografischen Sicherung der Datenübertragung wird anstelle von reinem HTTP auch HTTPS, d. h. HTTP mit SSL/TLS unterstützt. Dabei kann sowohl eine Authentisierung des

[1] Siehe auch Abschnitt 19.4.4.6 „SIM Application Toolkit" auf Seite 904.
[2] Siehe auch Abschnitt 8.6.2 „HTTP-Protokoll" auf Seite 254.

Servers, des Clients und auch des Benutzers durchgeführt werden, welche in RFC 2617 spezifiziert sind. Den typischen Protokollstapel eines Smart Card Web Servers zeigt Bild 23.8. Da es sich bei Chipkarten nicht um mit den üblichen Netzen an das Internet angebundene Geräte handelt, befinden sich unter TCP/IP noch Übertragungsschichten, die die Anbindung an die Protokolle der Chipkartenwelt vornehmen. Dabei gibt es zwei Varianten. Die eine ist die Anbindung über USB, d. h. das TCP/IP-Protokoll kommuniziert über einen passenden Gerätetreiber über die USB-Schnittstelle der Chipkarte. Ist USB nicht vorhanden oder soll nicht benutzt werden, besteht bei Chipkarten aus dem Telekommunikationsbereich noch die Möglichkeit, dass das TCP/IP-Protokoll über BIP[1] (*bearer independent protocol*) kommuniziert.

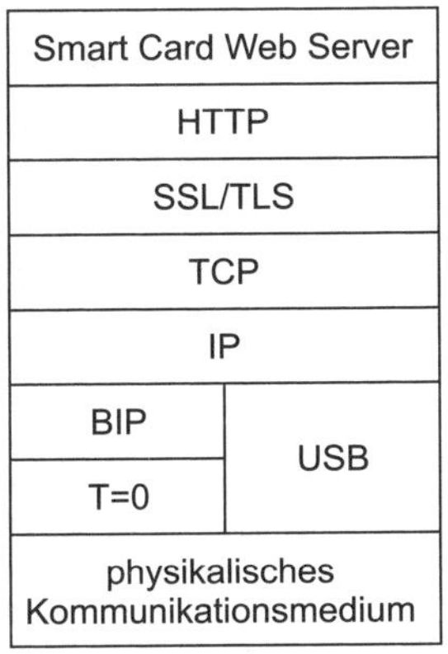

Bild 23.8 Der unter einem Smart Card Web Server liegende Protokollstapel einer Chipkarte mit den beiden Kommunikationsoptionen BIP oder USB.

Die Architektur eines Smart Card Web Server ist oberflächlich betrachtet verhältnismäßig einfach. Aufsetzend auf den notwendigen Protokollstapel befindet sich ein Parser, der eingehende HTTP-Anfragen interpretiert. In die Interpretation fließen das HTTP-Kommando, die dazugehörigen Parameter und der übergebene URL ein. Konnte der Parser den empfangenen String nicht interpretieren, so erzeugt er die dazu passende HTTP-Fehlermeldung, ansonsten wird zur Abarbeitung des erkannten HTTP-Kommandos verzweigt. Dabei gibt es typischerweise drei Gruppierungen, die sich durch Funktion und die für die Abarbeitung notwendigen Rechte unterscheiden. Im einfachsten Fall handelt es sich dabei um ein Kommando, das nur HTML-Inhalte anfordert. Typische Vertreter dafür sind die Kommandos GET und POST. Es gibt auch Kommandos für die Verwaltung von HTML-Dateien wie PUT, DELETE, POST und GET, die eine eigene Gruppe für die Abarbeitung bilden. Am technisch anspruchsvollsten ist es, wenn der Parser ein Kommando erkennt, das den Start eines Servlets erfordert.

Die Speicherung der HTML-Dateien hängt von dem von der Chipkarte unterstützten Dateisystem ab. Chipkarten-Microcontroller mit verhältnismäßig großem NAND-Flash besitzen für diese Speicherart oft ein FAT 16- oder FAT 32-Dateisystem, das auch die bei PCs üblichen Dateinamen unterstützt. In diesem Fall können direkt die in den HTTP-Kommandos adressierten HTML-Dateien als Antwort an den Client zurückgesendet werden, eine Transformation der Dateinamen ist nicht notwendig. Verfügt die Chipkarte jedoch nur über ein

[1] Siehe auch Abschnitt 8.6.3 „BIP-Protokoll" auf Seite 255.

ISO/IEC 7816-Dateisystem, muss der in der üblichen PC-Notation angeforderte Dateiname in einen Dateinamen der Chipkarte übersetzt werden. Dies lässt sich beispielsweise über eine einfache Übersetzungstabelle durchführen, die in einem EF der Struktur linear variable abgelegt ist. Jeder Record enthält für jede vorhandene HTML-Datei den Dateinamen in PC-Notation und die dazugehörige FID (*file identifier*) des ISO/IEC-7816-Dateisystems. Die eigentlichen HTML-Dateiinhalte befinden sich in diesem Fall typischerweise in EFs der Struktur transparent.

Eine von mehreren technischen Herausforderungen bei HTTP-Servern auf Chipkarten ist es beispielsweise, dass ein Client durchaus mehrere GET-Kommandos hintereinander an den Server senden darf. Dies leisten viele Browser sogar standardmäßig, weil sich damit der Seitenaufbau bei einem entsprechend leistungsfähigen Server beschleunigen lässt. Bei einem HTML-Server auf einer Chipkarte führt dies allerdings zu einem nicht zu unterschätzenden Mehrbedarf an RAM und Rechenleistung. Ein Smart Card Web Server mittlerer Leistungsfähigkeit mit TCP/IP inklusive SSL/TLS-Unterstützung benötigt etwa 100 kB Programmkode und etwa 5 kByte RAM. Dies erfordert Chipkarten-Mikrocontroller der derzeit oberen Leistungsklassen.

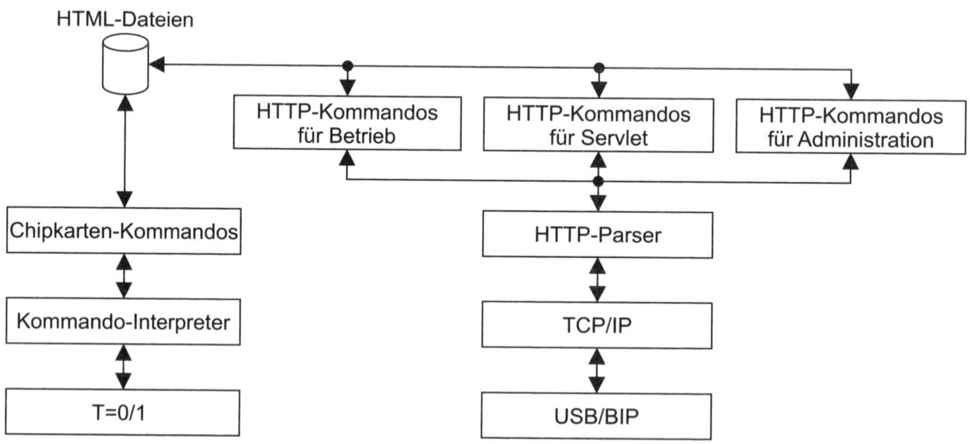

Bild 23.9 Die grundsätzliche Architektur eines Smart Card Web Servers mit den beiden typischen Kommunikationswegen einer (U)SIM-Karte. Die USB/BIP-Schnittstelle dient dem regulären Austausch von HTML-Daten des Smart Card Web Servers sowie der Administration dieser Daten, während die üblichen Chipkarten-Kommandos ausschließlich zur Administration verwendet werden.

HTTP-Server auf Chipkarten sind zwar seitens der Technik schon seit Jahren bekannt, eine große Marktdurchdringung haben sie jedoch bislang noch nicht erreicht. Dies könnte sich jedoch in der Zukunft durchaus ändern, da sich mit ihnen die anerkannt gute Benutzerschnittstelle heutiger HTML-Browser in Verbindung mit Chipkarten nutzen lässt. Im Telekommunikationsbereich würde in so einem Fall auf dem Mobiltelefon ein normaler HTML-Browser ausgeführt, der bei bestimmten Anwendungen seine Daten vom Smart Card Web Server auf der (U)SIM-Karte anstelle vom Internet bekäme. Durch die Möglichkeit, neben Text auch Grafik und Multimediainhalte zur Verfügung zu stellen, könnte man damit gegenüber den heutigen SIM Toolkits völlig neue Anwendungen schaffen.

Kapitel 24

Gestaltung von Anwendungen

Dieses Kapitel enthält im ersten Teil allgemeine Hinweise und Kennzahlen für den Einsatz von Chipkarten. Diese aus vielen Anwendungen zusammengetragenen Informationen sind direkt für die Konzeption einer Chipkarten-Anwendung verwendbar. Sie geben einen kurzen Überblick über den heutigen Stand der Technik.

Viele technische Angaben sind Werte, die stark abhängig von der verwendeten Hardware sind. Allerdings lässt sich damit trotzdem eine für die Praxis ausreichende Abschätzung für zu projektierende Anwendungen vornehmen. Dies ist unter anderem auch deshalb der Fall, weil die physikalischen und elektrischen Eigenschaften der auf dem Markt angebotenen Chipkarten-Mikrocontroller innerhalb gewisser Grenzen praktisch alle gleich sind. Die Hauptunterschiede liegen eigentlich nur in den angebotenen Speichergrößen.

Im zweiten Abschnitt werden überblickshaft Prinzipien für Werkzeuge vorgestellt, mit denen ohne Programmierung auf einfache und schnelle Art auch komplexe Anwendungen erstellt werden können. In den anschließenden Unterkapiteln sind anhand von drei Beispielen einige mögliche Anwendungen vorgestellt. Sie wurden systematisch aufgebaut, so dass die verschiedenen Mechanismen und Abläufe leicht nachvollziehbar sind.

Die aufgeführten Hinweise und Beispiele dieses Kapitels sind bewusst so allgemein und flexibel ausgelegt, dass sie als eine Art Design Pattern zur Gestaltung beliebiger Anwendungen benutzt werden können. Eine Vielzahl von Hinweisen, Mustern und Beispielen findet sich im Buch von Wolfgang Rankl [Rankl 06].

24.1 Allgemeine Hinweise und Kennzahlen

24.1.1 Mikrocontroller

24.1.1.1 Produktion

Muss für eine neue Anwendung ein spezielles Betriebssystem für Chipkarten programmiert werden, erfordert dies sehr viel Zeit. Ein Richtwert bezüglich der Dauer für die Konzeption, Programmierung und den Test eines völlig neuen Betriebssystems ist etwa 12 Monate. Wenn man Bibliotheksroutinen und schon vorhandene Programmteile verwenden kann, dann benötigt eine einzelne Person immer noch etwa 4 bis 6 Monate. Eine Parallelisierung der Tätigkeiten lässt sich aufgrund der sehr komplexen Programmierung in Assembler oder C nur eingeschränkt vornehmen. Dies führt dazu, dass mit der heutigen Softwaretechnologie selbst bei einem größtmöglichen Aufwand und Personaleinsatz die Erstellung eines neuen Chipkarten-Betriebssystems mindestens 2 bis 3 Monate dauert.

Die Entwicklung von Betriebssystemen, die ausführbaren Programmkode unterstützen, ist noch komplexer und aufwändiger. Als Richtwert kann hier auch bei günstigen Voraussetzungen von einer Entwicklungszeit von etwa 18 Monaten ausgegangen werden, sofern keine vorhandenen Konzepte oder Quellkode genutzt werden können.

Nach Produktionsstart des Mikrocontrollers bei einem Halbleiterhersteller dauert es ungefähr 8 bis 12 Wochen, bis fertige Dice in mittleren Stückzahlen (d. h. einige 10 000 Stück) verfügbar sind. Der Einbau der Dice in Module benötigt dann noch ein bis zwei Wochen. Somit beträgt die Durchlaufzeit bei der Herstellung der Mikrocontroller etwa 12 Wochen.

24.1.1.2 Lebensdauer

Für die Lebensdauer einer Chipkarte sind im Wesentlichen die Biegebeständigkeit des Kartenkörpers, die Korrosionsbeständigkeit der Kontakte und die Anzahl der Schreib-/Löschzyklen des EEPROMs verantwortlich.

Die Lebensdauer des Kartenkörpers ist stark abhängig vom Einsatzgebiet. Bei typischen Telekommunikationskarten (SIM, USIM), die sich ständig im Mobiltelefon befinden und nie herausgenommen werden, gibt es seitens des Kartenkörpers praktisch keine Lebensdauerbeschränkung. Beim anderen Extrem – beispielsweise einem Betriebsausweis, der auch noch für Kantine und Zugangskontrolle verwendet wird – kann es schon zu einem Bruch des Kartenkörpers in zwei bis drei Jahren kommen. Das Mitführen der Karte in einer Geldbörse in der Gesäßtasche begünstigt dies noch.

Die zweite Beschränkung der Lebensdauer ist die maximale Anzahl der Steckzyklen. Die aus diesem Grund hartvergoldeten Kontakte können etwa 20 000-mal kontaktiert werden. Danach ist die Oberfläche so stark verkratzt, dass daran anhaftender Schmutz und Fett eine sichere elektrische Kontaktierung verhindern. Zusätzlich kann aufgrund der dann weitgehend abgetragenen Goldschicht eine Oxidation eintreten, was sich auf die elektrische Leitfähigkeit der Kontakte ebenfalls nachteilig auswirkt. Die Lebensdauer der Kontakte und somit der Chipkarte ist natürlich auch sehr von der Form und den Kräften der Kontaktierungseinheit des Terminals abhängig. Sind diese optimal gestaltet, kann sich durchaus eine Erhöhung der Lebensdauer um den Faktor 2 bis 4 ergeben.

Die größte Beschränkung der Lebensdauer einer Chipkarte folgt aus der maximalen Anzahl der Schreib-/Löschzyklen des EEPROMs.[1]

Die üblicherweise von den meisten Halbleiterherstellern garantierte Anzahl von Schreib-/Löschzyklen für jede Speicherseite des EEPROM beträgt minimal 100 000. In der Praxis fällt das EEPROM bei Raumtemperatur und kleinen Abweichungen der Versorgungsspannung jedoch erst ab 2 Millionen bis 5 Million Zyklen aus.

Der Ausfall einer EEPROM-Seite ist dabei nicht schlagartig, sondern allmählich. Ein Anzeichen für den beginnenden Ausfall besteht darin, dass sich das EEPROM beim ersten Schreib-

[1] Siehe auch Abschnitt 5.3 „Speicherarten" auf Seite 87.

versuch nicht mehr auf den gewünschten Wert setzen lässt und die geschriebenen Daten nach wenigen Stunden nicht mehr im Speicher vorhanden sind. Benutzt man eine solche Speicherseite weiter, lassen sich nach einigen weiteren tausend Zyklen überhaupt keine Daten mehr im EEPROM speichern, da es die Inhalte sofort wieder verliert. Betroffen ist dabei aber jeweils nur eine Speicherseite (übliche Größe: 4 Byte oder 32 Byte) des EEPROMs. Andere Speicherseiten sind vom Ausfall einer Seite nicht betroffen oder werden nicht beeinflusst. Dies kann im Rahmen der Speicherorganisation für Strategien zur Fehlerüberbrückung genutzt werden.

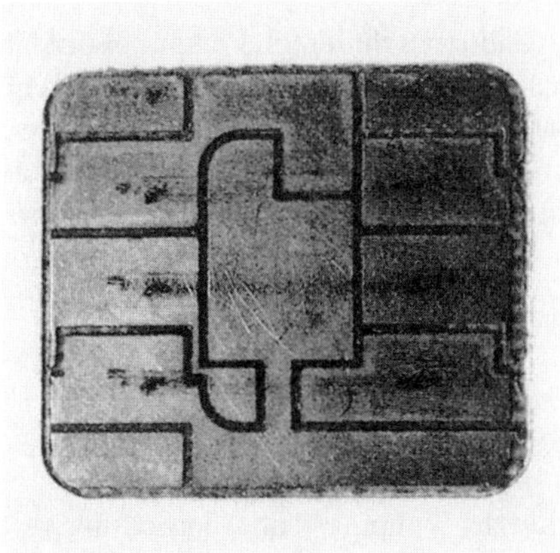

Bild 24.1 Foto eines Moduls nach 50 000 Steckzyklen. Die dabei eingesetzten Kontakte gehörten zu einer für diese Art von Test konstruierten Prüfmaschine und waren sehr hochwertig. In der Praxis kann es, abhängig von der Kontaktierungseinheit, unter Umständen zu einem erheblich schnelleren Verschleiß der Kontaktflächen kommen.

Die Datenablage im EEPROM funktioniert auf der Grundlage der Speicherung elektrischer Ladungen in winzigen Kondensatoren. Wie alle Kondensatoren, haben auch diese einen Leckstrom. Dies führt dazu, dass die im Kondensator enthaltene Ladung im Laufe der Zeit abfließt und die gespeicherte Information nicht mehr verfügbar ist. Durch hohe Temperaturen wird dies zusätzlich begünstigt. Deshalb ist der Datenerhalt des EEPROMs nicht unbegrenzt, sondern wird von den Halbleiterherstellern lediglich für 10 Jahre garantiert.

Das Problem bei der zeitlichen Angabe des Datenerhalts besteht darin, dass die Messung nicht direkt erfolgen kann, da man sonst 10 Jahre warten müsste. Die Entladezeit lässt sich nur über die Ermittlung des Kondensator-Leckstroms berechnen. Da sich auch dies messtechnisch fast nicht durchführen lässt, ermittelt man den maximalen Datenerhalt durch Variation der Umweltparameter wie Temperatur oder Ladespannung und stellt daraus eine Schlussfolgerung auf. Außerdem hängt der Datenerhalt von der Anzahl der Schreib-/Löschzyklen ab. Die spezifizierten 10 Jahre gelten für die maximale Belastung, so dass in der Regel eine weitaus höhere Lebensdauer erwartet werden kann. Für die Konzeption einer Anwendung bedeutet dies, dass man von 10 Jahren Datenerhalt ausgehen kann und diesen Maximalwert möglichst nicht erreichen sollte.

Eine grundsätzliche Aussage zur Lebensdauer einer Chipkarte ist nur unter Abwägung aller Rahmenbedingungen möglich. Ein praxisnaher Richtwert für die Lebensdauer ist drei bis fünf Jahre für eine übliche Anwendung, ohne besondere Anforderungen. In manchen Bereichen, wie z. B. GSM, gehen viele Firmen auch dazu über, die Chipkarten nur bei Bedarf, d. h. bei Ausfall, auszuwechseln, was aus wirtschaftlicher Sicht von Vorteil sein kann.

24.1.1.3 Datenübertragung

Die Geschwindigkeit der Abwicklung von Kommandos an die Chipkarte hängt neben der internen Ausführungsgeschwindigkeit vor allem von der Datenübertragungsrate der Schnittstelle Terminal – Chipkarte ab.[1]

Aufgrund der asynchronen seriellen Schnittstelle muss bei der Übertragung von einem Byte dieses auf 12 Bit verlängert sein, da neben den 8 Bit Nutzdaten noch Startbit, Paritätsbit und Stopbits übertragen werden. Damit kann man bei der Datenübertragung mit einen Richtwert von 1,25 ms/Byte bei einer Übertragungsrate von 9 600 Bit/s arbeiten. Addiert man noch einen zusätzlichen Aufwand für das zwingend notwendige Übertragungsprotokoll von 20 %, erhält man einen Wert von 1,5 ms/Byte bei der Datenübertragung. Für die Praxis und zur Abschätzung der Dauer von Datenübertragungen ist die dabei erreichte Genauigkeit ausreichend.

24.1.1.4 Ausführungsgeschwindigkeiten von Algorithmen

Da Chipkarten oft als geschützte Computer zur Abarbeitung von Algorithmen dienen, sind dazu einige typische Kennzahlen angegeben. Diese befinden sich separiert nach Algorithmen in Abschnitt 7 „Sicherheitstechnische Grundlagen“ auf Seite 141.

24.1.2 Anwendungen

Neben den spezifischen Belangen des Mikrocontrollers sind bei der Konzeption und Entwicklung einer Chipkarten-Anwendung noch weitere Aspekte zu berücksichtigen. Dies betrifft im Falle der Konzeption vor allem die Gebiete der Schlüsselaufteilung, der Verwaltung von Anwendungsdaten und der grundsätzlichen Prinzipien des Datenaustausches.

24.1.2.1 Schlüsselmanagement

In allen Anwendungen, die kryptografische Algorithmen benutzen, steckt die Sicherheit in der Geheimhaltung der entsprechenden Schlüssel. Wird ein geheimer Schlüssel aus irgendeinem Grund bekannt, sind alle darauf aufbauenden Sicherheitsmechanismen hinfällig. Da sich dieser Fall prinzipiell nicht mit absoluter Sicherheit ausschließen lässt, muss man entsprechende Vorsorge treffen.[2]

Die trivialste und kostspieligste aller Möglichkeiten ist der Austausch aller Chipkarten, was bei größeren Anwendungen jedoch wirtschaftlich indiskutabel ist. Als Richtwert kann man

[1] Siehe auch Abschnitt 8 „Kommunikation mit Chipkarten“ auf Seite 217.
[2] Siehe auch Abschnitt 7.7 „Schlüsselmanagement“ auf Seite 193.

beim notwendigen Tausch von Chipkarten einen direkten Schaden von 30 Euro pro Chipkarte annehmen. In der Praxis werden deshalb andere Verfahren benutzt, um die Auswirkungen von bekannt gewordenen Schlüsseln zu minimieren.

Grundsätzlich sollten sich in Chipkarten nur kartenindividuelle Schlüssel befinden. Jede Chipkarte hat somit individuelle Schlüssel, die im Falle des Bekanntwerdens nur zum Klonen dieser einen Karte benutzt werden könnten. Der dazugehörige Hauptschlüssel muss jedoch unter allen Umständen geheim bleiben.

Um auch den Fall der Kompromittierung des Hauptschlüssels abzusichern, kann man mehrere Generationen von kartenindividuellen Schlüsseln in die Karte einbringen, so dass man gegebenenfalls auf eine neue Schlüsselgeneration umschalten kann.

Das dritte Prinzip im Zusammenhang mit Schlüsseln ist das Trennen nach dem Verwendungszweck. In der Praxis bedeutet dies, dass z. B. ein Schlüssel für die Authentisierung nicht zur Verschlüsselung benutzt werden darf. Damit kann man die Auswirkungen, die ein bekannt gewordener Schlüssel verursacht, so gering wie möglich halten.

Die obigen drei Prinzipien sollten bei jeder größeren Anwendung unbedingt Beachtung finden, da sie dem Anwendungsbetreiber ein System das erheblich sicherer ist, garantieren und ihm unter Umständen viel Geld für den Austausch aller Chipkarten ersparen.

Eines darf in diesem Zusammenhang jedoch nicht verschwiegen werden: Jede einzelne dieser Forderungen führt dazu, dass die Zahl der Schlüssel zunimmt, was sehr schnell zu Speicherproblemen führt und dann auch eine mehr oder minder aufwändige Schlüsselverwaltung erfordert. In der Praxis ist deshalb sehr genau abzuwägen, ob man wirklich alle drei Forderungen erfüllt bzw. ob man nicht bei bestimmten Mechanismen Kompromisse eingeht.

24.1.2.2 Daten

Bei der Speicherung von Daten in Chipkarten sollten die gleichen Prinzipien eingehalten werden, wie sie im Bereich der Informationstechnik Standard sind. Dies bedeutet für eine Anwendung, dass klassifizierende Nummernsysteme so weit wie möglich zu vermeiden sind, da sie oft schon bei kleinen Änderungen oder Erweiterungen „platzen". Identifizierende Nummernsysteme sind im Gegensatz dazu jedoch oft zu abstrakt, so dass in der Praxis meist Mischnummern vorherrschen.

Ein gutes Beispiel dafür ist das deutsche Telefonnummernsystem. Der erste Teil der Nummer, die Vorwahl, ist klassifizierend. Man kann bei Kenntnis dieser Nummer genau sagen, in welchem Gebiet der entsprechende Ort liegt. Der zweite Teil, die eigentliche Rufnummer, ist identifizierend, da sie, zumindest bei kleineren Städten, keine Informationen über den genauen Ort des Teilnehmers beinhaltet. Die beiden Teile zusammen ergeben eine typische Mischnummer, die bei Erweiterungen weitgehend problemlos ist.

Um Datenelemente flexibel und in mehreren unterschiedlichen Versionen handhaben zu können, eignen sich sehr gut ASN.1-kodierte Datenobjekte.[1] Ein Richtwert aus der Praxis für den dazu erforderlichen Overhead an Kodierungsaufwand bei BER-TLV ist etwa 25 % von den Nutzdaten. Dies gilt nur für kleine Datenmengen, wie sie aber gerade im Chipkartenbereich üblich sind.

[1] Siehe auch Abschnitt 6.1 „Strukturierung von Daten" auf Seite 115.

Eine grundsätzliche Anmerkung in Bezug auf die Speicherfähigkeit von Chipkarten muss ebenfalls noch gemacht werden. Anwendungen mit einer Größe der Nutzdaten über 10 kByte sind selten, da der zur Verfügung stehende Speicher in der Regel immer sehr knapp ist.

Bei der Planung einer neuen Anwendung ist zumindest überschlagsmäßig der in der Karte zu reservierende Speicher zu berechnen. Dazu benötigt man aber nicht nur die Größe der Nutzdaten, sondern auch den dafür notwendigen Umfang an Verwaltungsdaten. Bei den neueren Betriebssystemen, die mehrere Anwendungen in einer Chipkarte gleichzeitig zulassen und eine objektorientierte Dateiverwaltung besitzen, ist der Anteil an Verwaltungsdaten relativ hoch. Die Größe der Header pro Dateityp bewegt sich dabei meist im Bereich zwischen 16 Byte und 32 Byte. Die Größe dieser Verwaltungsdaten pro Datei ist aber fest, d. h. sie hängt nicht von der Anzahl der in der Datei enthaltenen Nutzdaten ab. Es hat keinen Einfluss auf die Größe des Headers, ob ein Byte oder 200 Byte Nutzdaten vorhanden sind. Dies führt dazu, dass man versucht, nicht für jedes Datenelement eine einzelne Datei anzulegen, da sonst zu viel Speicher für die Verwaltung verschwendet würde.

24.1.2.3 Datenaustausch

Der Datenaustausch zwischen Chipkarte und Terminal erfordert vor allem die Beachtung zweier Dinge: Die serielle Schnittstelle der Chipkarte ist gemessen an der Leistungsfähigkeit heutiger Rechnersysteme sehr langsam. Die üblichen 9 600 Bit/s führen dazu, dass die Datenübertragung zwar sehr robust gegenüber Störungen ist, doch benötigt der Austausch von Daten auch sehr viel Zeit. Deshalb ist es in jedem Fall empfehlenswert, darauf zu achten, dass sich der Datenaustausch zwischen Terminal und Chipkarte auf das Wesentliche beschränkt. Daten, die das Terminal im Laufe einer Sitzung bereits einmal erhalten hat, sollte dieses nicht noch einmal anfordern. Bei Anwendungen, in denen der Zeitbedarf nur sehr untergeordnete Priorität hat, muss dies natürlich nicht beachtet werden. Sollten aber Personen am Ablauf beteiligt sein, erfordert dies auf jeden Fall eine Minimierung des Datenaustausches auf der Schnittstelle.

Im Zusammenhang mit dem Datenaustausch stehen auch die folgenden Punkte: Mit Secure Messaging[1] lassen sich im Prinzip alle Daten auf der Schnittstelle zwischen Terminal und Chipkarte sehr gut schützen. Ein Angriff über die Schnittstelle ist dadurch so gut wie unmöglich. Doch neben diesem Vorteil sinkt dabei die effektive Übertragungsgeschwindigkeit. Deshalb sollten Daten nur wenn es für die Sicherheit des Systems unumgänglich ist, im Rahmen von Secure Messaging übertragen werden.

Mit Ausnahme der geheimen Schlüssel reicht es für fast alle Nutzdaten, wenn sie mit nur einem MAC geschützt sind (Authentic-Modus). Dies reduziert die Übertragungsgeschwindigkeit nicht so stark wie die noch zusätzliche Verschlüsselung im Combined-Modus. Auch ist die Datenübertragung auf der Schnittstelle transparent und kann von außen ohne weiteres überprüft werden. Im Zusammenhang mit dem Datenschutz kann dies unter Umständen notwendig sein, weil sich auf diese Weise jederzeit und ohne Kenntnis von geheimen Schlüsseln überprüfen lässt, welche Daten die Schnittstelle passieren.

[1] Siehe auch Abschnitt 8.4 „Sicherung der Datenübertragung“ auf Seite 242.

24.1.3 System

24.1.3.1 Sicherheit

In vielen Anwendungen wird der Tripel-DES als Kryptoalgorithmus verwendet. Die Gründe dafür sind vielschichtig, doch in den meisten Fällen ist wohl ausschlaggebend, dass der DES bzw. seine Kaskadierung, der Tripel-DES, sehr bekannt ist und sich somit niemand auf unbekanntes Gebiet wagen muss. Jedoch existieren neben dem DES noch viele andere gute Algorithmen zur Ver- und Entschlüsselung von Daten. Verursacht durch den hohen Bekanntheitsgrad, ist der DES auch den meisten Angriffen ausgesetzt, von denen möglicherweise irgendwann einer erfolgreich ist. Deshalb sollte man bei größeren Chipkartenprojekten die Möglichkeit ins Auge fassen, alternativ zum DES einen anderen kryptografischen Algorithmus einzusetzen. Damit lassen sich die Auswirkungen eines erfolgreichen Angriffs auf den DES minimieren. Ein sehr gutes Beispiel für diese Philosophie stellen die aktuellen kryptografischen Algorithmen bei GSM dar, die spezielle Entwicklungen für diese Anwendung und zum Teil völlig unabhängig vom DES sind.

24.1.3.2 Benutzerschnittstelle

Entscheidend für ein erfolgreiches Chipkartenprojekt ist die Akzeptanz durch die Benutzer. Dies hat zwar sehr viel mit der Mensch-Maschine-Schnittstelle am Terminal zu tun, doch hat auch die Schnittstelle zwischen Terminal und Chipkarte Einfluss darauf. Erfahrungsgemäß kann man davon ausgehen, dass es Probleme mit der Benutzerakzeptanz gibt, wenn eine Aktion mehr als eine Sekunde andauert. Der Benutzer vermutet dann oft einen technischen Defekt und versucht, die Chipkarte aus dem Terminal zu ziehen, was zu einem unkontrollierten Abbruch der Sitzung führt. Um dies zu vermeiden, sollte man alle Abläufe zwischen Terminal und Chipkarte dahingehend optimieren, dass deren Zeitdauer unter einer Sekunde liegt.

Eines darf man vor allem in diesem Bereich der Schnittstelle Mensch–Maschine nicht übersehen: Ist die Akzeptanz unzureichend, ergeben sich auch wesentlich mehr technische Probleme auf Grund nicht vorhersehbarer Eingriffe (z. B. vorzeitiges Herausziehen der Chipkarte aus dem Terminal).

24.1.3.3 Konzeption

Bei der Konzeption eines informationstechnischen Systems mit Chipkarten sollte das Prinzip von Kerckhoffs immer Anwendung finden, d. h. die Sicherheit des Systems beruht allein auf den geheimen Schlüsseln.

Die Prüfung eines Systems ist nämlich sehr schwierig, falls die Sicherheit auf der Geheimhaltung von Informationen beruht, weil sie dann nur von einem sehr eingeschränkten Personenkreis vorgenommen werden kann. Da dieser Personenkreis auch noch meist das System konzipierte, kann eine Prüfung auf dieser Grundlage qualitativ nicht hochwertig sein. Eine totale Preisgabe aller internen Informationen ist jedoch ebenfalls problematisch, weil ein potenzieller Angreifer alle Informationen frei Haus erhält. Es ist also in der Praxis meist ein

Mittelweg sinnvoll, bei dem die grundlegenden Informationen über das System öffentlich sind, spezielle Dinge aber geheim.

Müssen, ganz im Gegensatz zu Kerckhoffs, Sachverhalte innerhalb eines Chipkartenprojektes vertraulich bleiben, dann bietet sich an, die Sicherheit nicht nur auf eine einzelne Person zu monopolisieren, sondern das Wissen auf mehrere Personen zu verteilen, von denen jede einzelne nur einen Teil des Systems kennt, aber keine das ganze.

Im Zusammenhang mit der Konzeption von auf Chipkarten basierenden Systemen muss immer das Gesamtsystem im Auge behalten werden und nicht nur die Chipkarte und deren unmittelbare Systemumgebung. Dies ist der häufigste Fehler, der im Laufe vieler Projekte zu beobachten ist. Es handelt sich aufgrund des aktiven Charakters der Komponente Chipkarte immer um verteilte Systeme, die selbstständig agieren müssen und in denen kein reines Master-Slave-Verhalten vorherrscht. Nach der Systemintegration muss das gesamte System reibungslos zusammenarbeiten und nicht nur die Chipkarte mit dem Terminal. Deshalb ist es schon sehr frühzeitig bei der Projektierung notwendig, eine gesamtheitliche Betrachtungsweise zu gewinnen.

24.1.4 Normenkonformität

Chipkarten sind wie nur sehr wenige andere Komponenten der gesamten Informationstechnik stark an Normen orientiert. Dies ergibt sich zum einen aus der Notwendigkeit der Kompatibilität vieler verschiedener Chipkarten- und Terminal-Hersteller untereinander und zum anderen aus der erforderlichen Interoperabilität der verschiedenen Chipkarten-Systeme zueinander. Im Folgenden sind deshalb eine Reihe von allgemeinen internationalen Normen angegeben, die üblicherweise von heutigen Chipkarten-Betriebssystemen unterstützt werden sollten bzw. zu denen diese kompatibel sein sollten.[1] Für tatsächliche Anwendungen sind dann selbstverständlich noch die entsprechenden nationalen Normen und Spezifikationen zu beachten.

Die international wichtigste Normenreihe ist die ISO/IEC 7816. Sie legt die wesentlichen physikalischen und informationstechnischen Rahmenbedingungen fest. Hinsichtlich Dateisystem, Kommandos und Dateizugriffsbedingungen sind dabei die Teile 4, 8 und 9 von großer Bedeutung. Es sollte jedoch bedacht werden, dass diese Normenreihe eine Art Baukasten festlegt, innerhalb dessen man bestimmte Dinge auswählen kann, d. h. nicht alle Punkte der Norm müssen jeweils von einer Chipkarte vollständig in allen Punkten erfüllt werden.

Im Bereich Telekommunikation ist die Spezifikation TS 102 221 für die UICC ein zentrales Dokument. Des Weiteren sind die Spezifikationen TS 51.011 für SIM und TS 31.102 für USIM repräsentative Beispiele für weltweite Telekommunikations-Anwendungen.

Im Bereich Zahlungsverkehr ist die EMV-Spezifikation ein Faktum, an dem sich alle anderen Spezifikationen orientieren. Hinsichtlich elektronischer Geldbörsen ist einerseits EN 1546 eine Art Grundlagennorm und andererseits CEPS das exemplarische Beispiel für eine internationale Geldbörse.

[1] Ein umfangreiches kommentiertes Verzeichnis der Chipkartennormen findet sich in Abschnitt 25.4 „Normen- und Spezifikationsverzeichnis“ auf Seite 1079.

Chipkarten-Betriebssysteme mit ausführbarem Programmkode reduzieren sich zur Zeit praktisch vollständig auf Java Card und die dazugehörigen Spezifikationen. Beim Nachladen von Anwendungen wird beinahe ausschließlich die Global Platform-Spezifikation herangezogen.

Chipkarten im Umfeld der digitalen Signatur basieren häufig auf der PKCS #15 Spezifikation. Zertifikate werden in diesem Zusammenhang oftmals in X.509-konformen Formaten gespeichert.

24.2 Hilfsmittel zur Anwendungserstellung

Für das Design von Chipkarten-Anwendungen existieren diverse Programme auf PC-Basis. Damit ist es ohne interne Kenntnisse des jeweiligen Betriebssystems der Chipkarte möglich, schnell und einfach komplette Anwendungen zu erstellen.

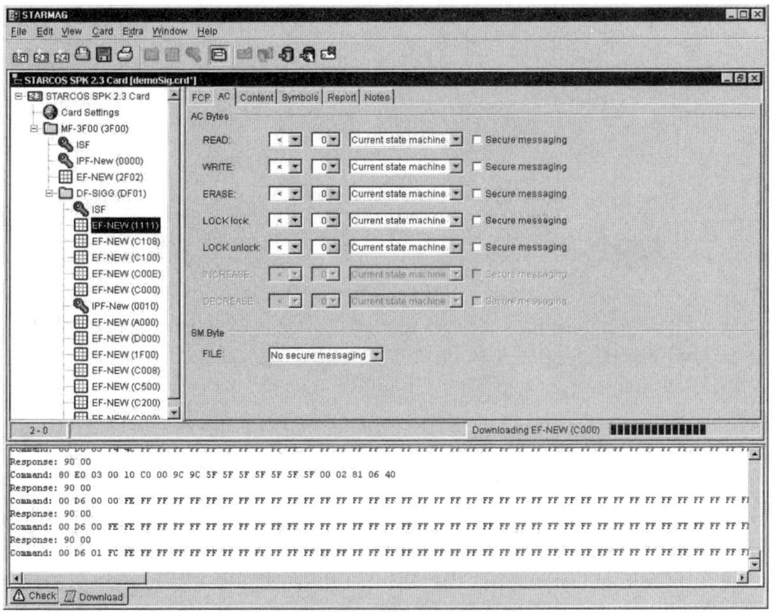

Bild 24.2 Bildschirmausgabe eines PC-gestützten Softwarewerkzeugs (Anwendungsgenerator) für die Erstellung von Anwendungen für Chipkarten. Links ist der Dateibaum in der Chipkarte zu sehen und auf der rechten Seite ein Eingabefenster für die Zugriffsbedingungen auf eine Datei. Unten befindet sich ein Fenster für die übertragenen Daten auf APDU-Ebene. (Giesecke & Devrient)

Mit den Werkzeugen wird üblicherweise zuerst ein Dateibaum aufgebaut, in dem sich dann die verschiedenen Anwendungen (d. h. DFs) und die dazugehörigen EFs befinden. Bei den EFs ist es natürlich notwendig, sowohl die Dateistruktur als auch die dazugehörigen Zugriffsbedingungen festzulegen. Besitzt das Chipkarten-Betriebssystem noch einen Zustandsautomaten für Kommandos, kann dieser ebenfalls auf der grafischen Benutzeroberfläche des PCs definiert werden. Teilweise lassen diese Konstruktionsprogramme für Anwendungen auch eine Konsistenzprüfung der definierten Zustandsautomaten zu. Da die so festgelegte

Anwendung in ihren EFs diverse Daten und Schlüssel benötigt, kann man abschließend eine Verbindung mit einer Datenbank festlegen. Auf diese Weise sind dann die Inhalte der EFs in den einzelnen Karten mit den Datensätzen der Datenbank verbunden.

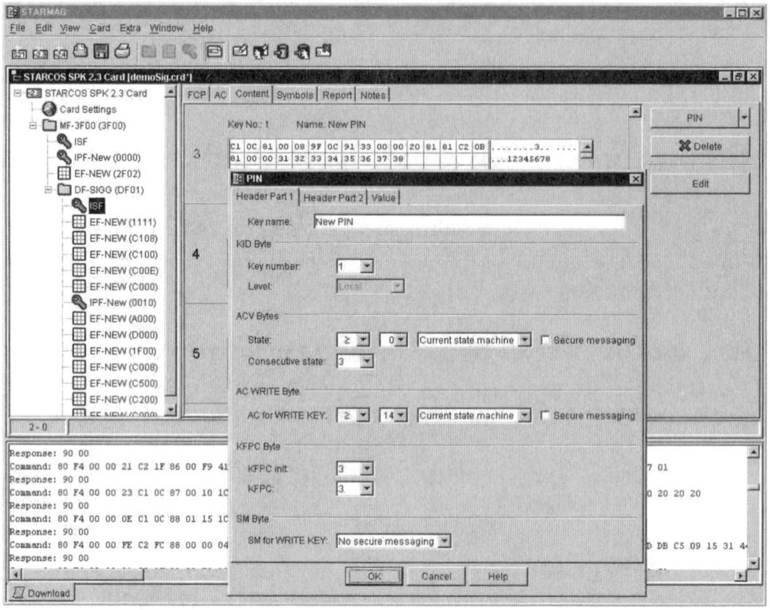

Bild 24.3 Bildschirmausgabe eines PC-gestützten Softwarewerkzeugs (Anwendungsgenerator) für die Erstellung von Anwendungen für Chipkarten. Links ist der Dateibaum in der Chipkarte zu sehen. Auf der rechten Seite im Hintergrund ist der Inhalt der aktuell ausgewählten Datei dargestellt. Im überlappenden Fenster können die Zugriffsregeln im Rahmen eines EF_{ARR} editiert werden. (Giesecke & Devrient)

Ist die komplette Anwendung im Anwendungsgenerator definiert, können noch verschiedene Rahmenparameter für das Betriebssystem der Chipkarte eingestellt werden. Dies ist beispielsweise das Übertragungsprotokoll und der dazugehörige Teiler. Nun kann die Anwendung versuchsweise in eine oder mehrere Chipkarten mit passender Speichergröße geladen werden. Nachdem auf diese Weise einige Testkarten erstellt wurden, wird man sie in einem Terminal ausprobieren. Falls sich dabei herausstellt, dass weitere Änderungen notwendig sind, ist es möglich, die Anwendung in der Chipkarte zu löschen und anschließend eine revidierte Version in die Chipkarte zu laden.

Verlaufen alle Tests zufriedenstellend und benötigt man eine größere Stückzahl von Karten, kann in einer regulären Kartenfertigung oder mit einem Desktop-Personalisierungsgerät die gewünschte Anzahl Chipkarten hergestellt werden. Die mit dem PC-Programm erstellten Anwendungsdaten (Dateien, Kommandos, Zustände, ...) bilden dabei die Grundlage für die Komplettierung, Initialisierung und Personalisierung der Chipkarten, so dass die Durchlaufzeit in der Fertigung trotz hoher Flexibilität sehr niedrig bleibt.

Parallel zu den oben vorgestellten Werkzeugen für die Gestaltung und Erstellung von Anwendungen gibt es Chipkarten-Simulatoren. Diese verhalten sich genau wie normale Chipkarten, bestehen aber lediglich aus einer Dummy-Chipkarte mit Anschlussleitungen zu einer

PC-Schnittstelle. Auf diesem PC simuliert eine entsprechende Software dann die Chipkarte in Echtzeit. Natürlich lassen sich auch am PC alle Anwendungen, wie oben beschrieben, erzeugen und testen. Man benötigt aber in jedem Falle immer den PC zur Simulation, was in vielen Fällen aufgrund der Größe dieses Simulationsaufbaus problematisch ist.

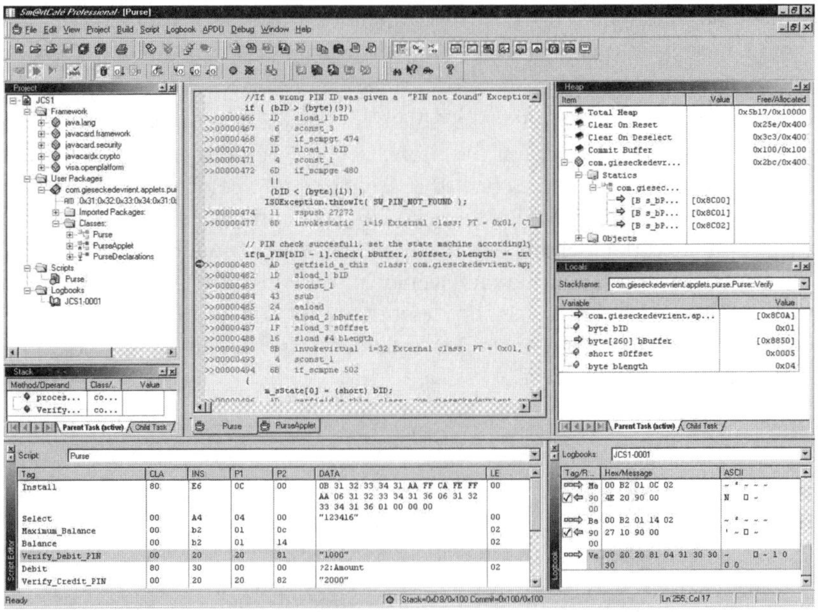

Bild 24.4 Beispiel für eine Entwicklungsumgebung mit integriertem Java Card Simulator für Entwicklung und Test von Java-Programmen auf Chipkarten. Links oben sind in einer Baumstruktur Klassen und Methoden dargestellt, rechts daneben befindet sich ein Fenster mit dem Java Quellkode und daraus übersetztem Bytecode. Die Fenster darunter und ganz rechts zeigen Stack, Heap und diverse Variablen. Ganz unten befindet sich die Anzeige und Dekodierung für den Scriptprozessor. (Giesecke & Devrient)

Obiges Vorgehen muss bei Verwendung von Chipkarten mit nachladbarem ausführbarem Programmkode (z. B. Java Card) um den Schritt der Software-Entwicklung für die Chipkarten-Anwendung ergänzt werden. Da sich jedoch auch bei heutigen Java Card-basierten Chipkarten-Betriebssystemen die eigentlichen Anwendungen in der Praxis nicht mehr von denen auf der Grundlage herkömmlicher Chipkarten-Betriebssysteme unterscheiden, bleiben die weiteren Schritte identisch.

24.3 Analyse einer unbekannten Chipkarte

Manchmal kommt es vor dass man eine unbekannte Chipkarte analysieren muss, um beispielsweise das verwendete Chipkarten-Betriebssystem oder die darauf enthaltenen Anwendungen herauszufinden. Meist möchte man den dafür notwendigen Aufwand in zielgerechten Grenzen halten, so dass die Analyseausstattung oft nur aus einem Rechner und einem Terminal besteht.

Die im Folgenden vorgestellte Vorgehensweise der Analyse einer unbekannten Chipkarte ist eine von vielen möglichen. Sie hat sich jedoch schon oft in der Praxis bewährt, wobei hier nicht verschwiegen werden soll, dass zur erfolgreichen Auswertung der Ergebnisse viel Erfahrung und umfangreiche Kenntnisse von Chipkarten-Anwendungen vonnöten sind. Selbstverständlich können mit der vorgeschlagenen Vorgehensweise weder geheime Daten noch über Zustandsautomaten blockierte Kommandos ermittelt werden. Die Erfahrung hat jedoch gezeigt, dass damit zumeist eine Grobeinstufung der unbekannten Chipkarte getroffen werden kann.

Das Flussdiagramm in Bild 24.5 zeigt den Ablauf im Überblick. In einem ersten Schritt wird ermittelt, ob die Chipkarte überhaupt funktionsfähig ist. Kann dies mit einem „Ja" beantwortet werden, folgt im nächsten Schritt die Trennung in Speicher- und Prozessorkarten. Anschließend wird bei beiden Varianten versucht, das entsprechende Übertragungsprotokoll einzustellen und vorhandene Daten im Speicher, Dateien oder Datenobjekte zu lesen. Anhand dieser Daten wird dann manuell versucht, die auf der Chipkarte befindliche Anwendung zu ermitteln. Im Falle einer Prozessorkarte kann man oft auch die unterstützten Kommandos ausforschen und auf diese Weise Schlussfolgerungen bezüglich des jeweiligen Chipkarten-Betriebssystems ziehen.

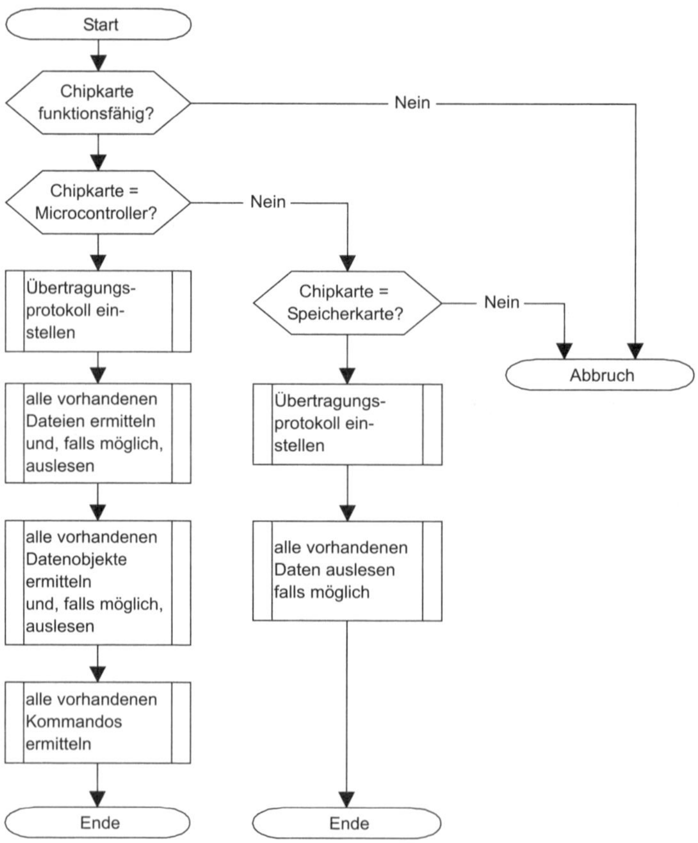

Bild 24.5 Ein möglicher prinzipieller Ablauf bei der Analyse einer unbekannten Chipkarte.

Kapitel 25

Anhang

Der Anhang in einem Fachbuch wie diesem ist üblicherweise die Sammelstelle für kapitelübergreifende Informationen in Tabellenform. Aus Platzgründen war es in dieser Auflage leider nicht möglich, die notwendige Vielzahl an Tabellen unterzubringen. Zudem ist gerade diese Art von Informationen oftmals auch häufigen Änderungen unterworfen, so dass ein Buch mittlerweile nicht mehr der ideale „Datenträger" dafür ist. Dies waren die beiden Gründe, die in den vorigen Auflagen des Handbuchs der Chipkarten in diesem Kapitel vorhandenen technischen Tabellen und Aufstellungen auf die Homepage von Wolfgang Rankl [www.wrankl.de] zu verlagern. Dort lassen sie sich problemlos auf aktuellem Stand halten und können auch mit den neuesten Informationen ergänzt werden.

25.1 Glossar

Die folgenden Seiten enthalten eine Aufstellung typischer Begriffen aus der Chipkartenwelt. Ausführliche und exakte Begriffsdefinitionen über Chipkarten finden Sie zusätzlich in der ISO/IEC 7816 Normenreihe. Das Äquivalent dazu für den Sektor der elektronischen Geldbörsen ist die EN 1546, die ausführlich und prägnant alle dazugehörigen Fachbegriffe erläutert und definiert. Die Begriffe sind abhängig vom üblichen Sprachgebrauch als Abkürzung oder in ausgeschriebener Form aufgeführt.

Umfangreiche und frei verfügbare Sammlungen von allgemeinen Begriffen aus der Informationstechnik und Kryptologie finden sich auch in den deutschen [WikiDE] und der englischen [WikiEN] Ausgabe der Wikipedia.

µC — siehe Chipkarten-Mikrocontroller

µP-Karte — Das Wort µP-Karte ist die Kurzform von → *Prozessorkarte*.

0-PIN — Eine 0-PIN ist eine für alle neu ausgegebenen → *Chipkarten* einheitliche und bekannte → *PIN*, mit der jedoch kein Zugriff auf die eigentlichen Benutzerfunktionen möglich ist. Sie ist damit eine → *Trivial-PIN*. Die 0-PIN muss bei der erstmaligen Benutzung der Karte in die vom Benutzer gewünschte PIN mit den üblichen Mechanismen (i. d. R. CHANGE CHV) abgeändert werden, wobei die 0-PIN als neue gültige PIN nicht erlaubt ist. Der Zweck der 0-PIN ist, dass der Benutzer beim Erhalt der Karte zweifelsfrei feststellen kann, ob sich diese noch in ihrem ursprünglichen Ausgabezustand befindet oder unberechtigt auf dem Zustellungsweg bereits benutzt wurde. Der Name 0-PIN stammt daher, weil oft der Wert „0000“ für diese Art von PIN verwendet wird.

1 μm, 0,8 μm, ...-Technologie Bei der Herstellung von Halbleiterchips wird die Leistung der verwendeten Technologie durch die Längenangabe für die kleinste mögliche Transistorstruktur auf dem Halbleiter beschrieben. Dies ist meist die Breite des Gateoxids bei Transistoren. Die momentan minimal möglichen Strukturbreiten liegen in der Größenordnung von 0,13 μm bis 45 nm. Größere Strukturen auf dem Chip sind selbstverständlich immer möglich.

1, 2, 4, 8, ..., x k-Chip Die Bezeichnung x k-Chip (mit x als ganzzahliger positiver Zahl) ist die oftmals im Sprachgebrauch vereinfachende Typenbezeichnung für → *Mikrocontroller* mit einer bestimmten → *EEPROM*-Größe in kByte. Ein 32 k-Chip ist demnach ein Chipkarten-Mikrocontroller mit 32 kByte EEPROM. Für überschlagsmäßige Vergleiche von typischen Chipkarten-Mikrocontrollern ist die Angabe der EEPROM-Größe durchaus ausreichend.

1G (erste Generation) Als 1G wird die erste Generation von Mobilfunknetzen bezeichnet. Diese arbeiten analog und sind zellulär aufgebaut. Typische Beispiele für 1G-Systeme sind → *AMPS* und das deutsche C-Netz.

2-Faktor-Authentisierung (*two-factor-authentication*) Eine 2-Faktor-Authentisierung verknüpft zwei der drei unterschiedlichen Authentisierungsarten (d. h. Authentisierung durch Besitz, durch Wissen oder durch ein körperliche Merkmal) miteinander. Zu einer erfolgreichen → *Authentisierung* muss man also zwei unterschiedliche Authentisierungsarten mit positiven Ergebnissen durchgeführt haben.

2G (zweite Generation) Als 2G wird die zweite Generation von Mobilfunknetzen bezeichnet. Diese arbeiten digital und sind zellulär aufgebaut. Typische Beispiele für 2G-Systeme sind → *GSM* und → *CDMA*.

3DES siehe Triple-DES

3-Faktor-Authentisierung (*three-factor-authentication*) Eine 3-Faktor-Authentisierung verknüpft alle drei unterschiedlichen Authentisierungsarten miteinander (d. h. Authentisierung durch Besitz, durch Wissen und durch ein körperliches Merkmal). Zu einer erfolgreichen Authentisierung muss man also drei unterschiedliche Authentisierungsarten mit positivem Ergebnis durchgeführt haben.

3G (dritte Generation) Als 3G wird die dritte Generation von Mobilfunknetzen bezeichnet. Diese arbeiten digital und sind zellulär aufgebaut. Das typische Beispiel für ein 3G-System ist → *UMTS*. UMTS gehört wiederum zur Familie von → *IMT-2000*.

3GPP (*third generation partnership project*) Das third generation partnership project [3GPP], gegründet von den fünf Normungsinstituten → *ANSI* T1 (USA), ARIB (Japan), → *ETSI* (Europa), TTA (Korea) und TTC (Japan), hat zur Aufgabe, weltweit verwendbare technische Spezifikationen für ein Mobilfunksystem der dritten Generation (→ *3G*) auf der Grundlage eines weiterentwickelten GSM-Kernsystems (→ *GSM*) zu erstellen. Die betroffenen Normungsinstanzen setzen diese Spezifikationen anschließend in entsprechende Normen um. 3GPP wurde im Dezember 1998 in Kopenhagen von den wesentlichen internationalen Telekommunikations-Normungsinstanzen ins Leben gerufen. Ähnliche Aufgaben wie 3GPP hat 3GPP2 (*third generation partnership project 2*) [3GPP2], hier liegt der Fokus jedoch auf der Weiterentwicklung von Nicht-GSM-Systemen in Richtung dritter Generation wie beispielsweise CDMA-Systemen (→ *CDMA*).

3GPP2 siehe 3GPP

4G (vierte Generation) Als 4G wird die vierte Generation von Mobilfunknetzen bezeichnet. Diese stehen noch am Anfang der Konzeptionierung.

8, 16, 32 bit CPU (*central processing unit*) Eine wichtige Kenngröße für die Leistungsfähigkeit eines → *Mikroprozessors* ist die Breite der Register für die zu verarbeitenden Daten im Rechenwerk. Sie wird in der Anzahl der Bits angegeben.

A3 (*algorithm 3*) A3 ist die Bezeichnung für eine kryptografische Funktion bei → *GSM* für die → *Authentisierung* der → *SIM* durch das Hintergrundsystem mittels eines → *Challenge-Response-Verfahrens*. A3 wird vom Netzbetreiber gewählt, ist also nicht einheitlich für das gesamte GSM-System.

A5 (*algorithm 5*) A5 ist die Bezeichnung für eine kryptografische Funktion bei → *GSM* für die Verschlüsselung der Sprachdaten auf der Luftschnittstelle zwischen Mobile Station und Base Station bzw. Hintergrundsystem. A5 ist einheitlich für das gesamte GSM-System.

A8 (*algorithm 8*) A8 ist die Bezeichnung für eine kryptografische Funktion bei → *GSM* zur Erzeugung des → *Sitzungsschlüssels* Kc für die Sprachdatenverschlüsselung auf der Luftschnittstelle. A8 wird vom Netzbetreiber gewählt, ist also nicht einheitlich für das gesamte GSM-System.

Abbruchtest (*disturbance test*, *recovery test*, *tear safe test*) Mit Abbruchtests wird geprüft, ob beim elektrischen Abschalten einer Chipkarte zu einem beliebigen Zeitpunkt die Daten und Programme konsistent bleiben. Realisiert wird dies durch die Betriebssystemfunktionen → *roll forward* und → *roll back*.

Ablaufsteuerung (*sequence control*) Eine Ablaufsteuerung legt verbindlich eine bestimmte Reihenfolge von Aktivitäten fest. Beispielsweise wird bei der gegenseitigen → *Authentisierung* von → *Chipkarte* und → *Hintergrundsystem* die korrekte Reihenfolge der → *Kommandos* durch eine Ablaufsteuerung in der Chipkarte realisiert. Dazu besitzt das → *Chipkarten-Betriebssystem* einen → *Zustandsautomaten* (*state machine*), mit dem durch festlegbare Zustände (*states*) und Zustandsübergänge (*state transition*) bestimmte einzuhaltende Kommandosequenzen definierbar sind.

Abschaltsequenz Die Abschaltsequenz für einen → *Chipkarten-Mikrocontroller* legt die Deaktivierungsreihenfolge der elektrischen Signale beim Ausschalten einer → *Chipkarte* fest. Sie sagt nichts über die Reihenfolge der mechanischen Dekontaktierung aus. Der Zweck der Abschaltsequenz ist, die gegenüber Ladungen und Spannungen an den Kontakten empfindlichen Chipkarten-Mikrocontroller zu schützen. Die → *Anschaltsequenz* hingegen legt die Aktivierungsreihenfolge der Kontakte fest.

Acquirer (Sammelbeauftragter) Ein Acquirer ist eine Instanz, welche die Errichtung und Verwaltung der datentechnischen Verbindungen und des Datenaustauschs zwischen dem Betreiber eines Zahlungssystems und den einzelnen Service-Anbietern betreibt. Der Acquirer kann die erhaltenen einzelnen Transaktionen zusammenfassen, so dass der Betreiber des Zahlungssystems nur mehr gesammelte Zertifikate erhält.

ADF Ein ADF[1] ist ein Verzeichnis für eine → *Anwendung* mit darunter liegenden → *EFs* im Dateisystem einer Chipkarte, das keinem → *MF* untergeordnet ist.

AES (*advanced encryption standard*) Der AES ist ein symmetrischer → *Kryptoalgorithmus*. Er wurde ursprünglich von Joan Daemen und Vincent Rijmen entwickelt und als Rijndael publiziert. Das → *NIST* hat ihn nach einer Ausschreibung und einem Bewertungs-

[1] Siehe auch Abschnitt 12.3.3 „Application Dedicated File" auf Seite 459.

verfahren im Jahr 2000 als Nachfolger des → *DES* ausgewählt und 2001 als US-Norm (FIPS 197) publiziert.

AFNOR (*Association Française de Normalisation*) Die Association Française de Normalisation [AFNOR] ist eine französische Normungsorganisation mit Sitz in Paris.

AID (*application identifier*) Der AID ist ein Kennzeichen für eine → *Anwendung* auf einer → *Chipkarte* und wird in der ISO/IEC 7816-5 definiert. Ein Teil des AID kann national oder international registriert werden und ist dann für die registrierte Anwendung reserviert und weltweit eindeutig. Der AID besteht aus den beiden Datenelementen RID (*registered identifier*) und PIX (*proprietary identifier*).

AMPS (*advanced mobile phone system*) AMPS ist ein Standard für ein zellulares Mobilfunksystem, der vor allem in USA, Lateinamerika, Australien und in Teilen Asiens verbreitet ist. AMPS arbeitet analog im 800-MHz-Bereich. AMPS-Endgeräte besitzen keine → *Chipkarte* und wurden u. a. auch aus diesem Grund oft erfolgreich angegriffen. Die Weiterentwicklung vom AMPS ist D-AMPS, ein digitaler Standard, der ebenfalls den 800-MHz-Bereich benutzt.

analog Mit dem Begriff analog bezeichnet man Systeme, bei denen ein Signal eine unbegrenzte Anzahl von Werten annehmen kann.

Analyse (*analysis*) Eine Analyse im Sinne der Softwareentwicklung ist die Ermittlung der Anforderungen des Auftraggebers an ein informationstechnisches System sowie deren eindeutige und vollständige Beschreibung. Vereinfacht ausgedrückt, ist das Ergebnis der Analyse eine Beschreibung, „was" gemacht werden soll. Der nächste Schritt bei einer sequentiellen Softwareentwicklung ist das → *Design*.

Angriff (*attack*) Ein Angriff im Sinne der Informationstechnologie ist ein Vorgehen, um die Sicherheit eines Systems oder einer Komponente zu brechen. Das typische Ziel eines Angriffs in diesem Sinne ist es, geheime Daten auszuspähen oder zu verändern, Programmabläufe zu manipulieren oder die angegriffene Instanz lahmzulegen. Bekannte Angriffe auf Chipkarten sind → *Timing Attack*, → *differentielle Fehleranalyse*, → *Lichtangriff*, → *SPA*, → *DPA*, → *Side Channel Attacks* und → *Relay-Angriff*.

Anonymisierung Anonymisierung ist die Veränderung von personenbezogenen Daten in einer Weise, dass es nicht mehr möglich ist, diese veränderten Daten der ursprünglichen Person zuzuordnen. Eine schwächere Form der Anonymisierung ist die → *Pseudonymisierung*.

Anschaltsequenz Die Anschaltsequenz[1] für einen → *Chipkarten-Mikrocontroller* legt die Aktivierungsreihenfolge der elektrischen Signale beim Einschalten einer → *Chipkarte* fest. Sie sagt nichts über die Reihenfolge der mechanischen Kontaktierung aus. Der Zweck der Anschaltsequenz besteht darin, die gegenüber Ladungen und Spannungen an den Kontakten empfindlichen Chipkarten-Mikrocontroller zu schützen. Die Deaktivierungsreihenfolge der Kontakte legt die → *Abschaltsequenz* fest.

ANSI (*American National Standards Institute*) Das American National Standards Institute [ANSI] ist eine US-amerikanische Normungsorganisation mit Sitz in New York.

Antikollisionsverfahren Ein technisches Verfahren bei der Datenübertragung per Funk, welches den störungsfreien Vielfachzugriff auf kontaktlose Karten ermöglicht.

Antwort (*response*) siehe Kommando

[1] Siehe auch Abschnitt 4.6 „An-/Abschaltsequenz" auf Seite 75.

Antwort-APDU (*response-APDU*) Eine Antwort-APDU[1] ist die → *Antwort* der → *Chipkarte* auf eine vom → *Terminal* abgesendete → *Kommando-APDU*. Sie setzt sich aus den optionalen Antwortdaten und den je 1 Byte langen obligatorischen Statuswörtern SW1 und SW2 zusammen (→ *APDU*).

Anwendung (*application*) Eine Anwendung sind alle Daten, Dateien, Kommandos, Abläufe, Zustände, Mechanismen, Algorithmen und Programme innerhalb einer → *Chipkarte*, um sie im Rahmen eines bestimmten Systems zu betreiben. Eine Anwendung mit den dazugehörigen Daten befindet sich in der Regel in einem eigenen → *DF* direkt unterhalb des → *MFs* oder in einem → *ADF*. Dies wird oft auch als → *Oncard-Anwendung* bezeichnet. Das Gegenstück ist die → *Offcard-Anwendung*, die alle Programme und Daten einschließt, die sich nicht auf der Chipkarte befinden, jedoch für die Nutzung der Oncard-Anwendung auf der Chipkarte notwendig sind.

Anwendungsbetreiber Eine Instanz, die eine → *Anwendung* auf → *Chipkarten* betreibt. Im Allgemeinen ist der Anwendungsbetreiber identisch mit dem Anwendungsanbieter.

APDU (*application protocol data unit*) Eine APDU[2] ist ein softwaretechnischer Datencontainer, in den die Daten einer → *Anwendung* verpackt werden, um sie zwischen → *Terminal* und → *Chipkarte* auszutauschen. Eine APDU wird vom Übertragungsprotokoll in eine TPDU (*transmission protocol data unit*) umgewandelt und dann über die serielle Schnittstelle vom Terminal bzw. der Chipkarte verschickt. APDUs lassen sich in → *Kommando-APDUs* und → *Antwort-APDUs* einteilen.

API (*application programming interface*) Ein API ist eine detailliert spezifizierte Softwareschnittstelle für den Zugriff auf bestimmte Funktionen eines Programms.

Applet Ein Applet ist[3] ein Programm, erstellt in der Programmiersprache → *Java*, das von der → *virtuellen Maschine* eines Rechners ausgeführt wird. Die Funktionalität eines Applets ist aus Sicherheitsgründen auf die vorher festgelegte Programmumgebung beschränkt. Ein Applet wird im Bereich von → *Chipkarten* manchmal auch Cardlet genannt und entspricht in der Regel einer → *Chipkarten-Anwendung*.

Applet-Entwickler (*applet developer*) Ein Applet-Entwickler ist die Person oder die Instanz, die ein → *Applet* entwickelt.

ASCII Der American Standard Code for Information Interchange[4] ist der am meisten benutzte Kode für Zeichen. Ein 7-Bit-Kode mit dem $2^7 = 128$ Zeichen dargestellt werden können und in der ISO/IEC 646 spezifiziert.

ASK (*amplitude shift keying* – Amplitudentastung) ASK ist ein Verfahren, bei dem die Amplitude der Trägerschwingung zwischen zwei Zuständen umgeschaltet wird.

ASN.1 (*abstract syntax notation one*) ASN.1[5] ist eine Beschreibungssprache mit Syntax und Grammatik für Daten, mit der sich Daten und Datentypen unabhängig vom benutzenden Computersystem eindeutig definieren und darstellen lassen. Mit den → *BER* (*basic encoding rules*) und den → *DER* (*distinguished encoding rules*) werden die entsprechenden Daten dann konkret kodiert. ASN.1 ist durch ISO/IEC 8824 und ISO/IEC 8825 definiert.

[1] Siehe auch Abschnitt 8.3.2 „Struktur der Antwort-APDUs" auf Seite 241.
[2] Siehe auch Abschnitt 8.3 „Struktur der Nachrichten" auf Seite 238.
[3] Siehe auch Abschnitt 13.16.2 „Java Card" auf Seite 543.
[4] Siehe auch Abschnitt 6.2.1 „7-Bit-Kode" auf Seite 122.
[5] Siehe auch Abschnitt 6.1 „Strukturierung von Daten" auf Seite 115.

Assembler Als Assembler wird ein Programm bezeichnet, das Assemblerprogramme in von einem Prozessor ausführbare Maschinensprache übersetzt. Nach dem Assembliervorgang muss das Programm üblicherweise noch mit einem → *Linker* gebunden werden (*linking*). Der Begriff Assembler wird oft auch als Kurzform von Assemblerprogrammkode benutzt.

asymmetrischer Kryptoalgorithmus siehe Kryptoalgorithmus

asynchrone Datenübertragung Bei der asynchronen Datenübertragung werden die Daten unabhängig von einem vorgegebenen Zeitraster übertragen. Das Gegenteil ist die → *synchrone Datenübertragung*.

atomarer Ablauf (*atomic operation*) Ein atomarer Ablauf ist eine oder mehrere Operationen in einem Programm, die entweder vollständig oder überhaupt nicht ausgeführt werden. Bei → *Chipkarten* werden atomare Abläufe oft im Zusammenhang mit EEPROM-Schreibroutinen eingesetzt. Damit wird sichergestellt, dass Dateninhalte zu jedem Zeitpunkt konsistent sind.

ATR (*answer to reset*) Der ATR[1] ist eine Sequenz von Bytes, welche eine → *Chipkarte* als Antwort auf den (Hardware-)Reset aussendet. Der ATR beinhaltet u. a. diverse Parameter für das Übertragungsprotokoll zur Chipkarte.

Attribut (*attribute*) Attribute im Sinne der → *objektorientierten Programmierung* sind die Datencontainer (im prozeduralen Sinne die Variablen), die ein → *Objekt* enthält. Die Attributwerte können durch → *Methoden* gelesen oder geändert werden.

Ausweis Ein Ausweis ist ein Dokument, das von staatlichen oder privaten Stellen herausgegeben wird und die Identität des Inhabers mit dem Anspruch auf Verbindlichkeit festlegt. Ein Sonderfall des Ausweises ist der → *Pass*, mit dem Hauptzweck, grenzüberschreitende Reisen zu ermöglichen.

Auswurfleser Dies ist ein → *Terminal*, das eine gesteckte Karte durch ein elektrisches oder mechanisches Signal automatisch auswerfen kann.

Authentifizierung Eine Authentisierung[2] ist der Vorgang des Nachweises der Identität einer Instanz, d. h. man stellt bei der Authentisierung durch ein bestimmtes Verfahren fest, ob eine andere Instanz wirklich diejenige ist, die sie vorgibt zu sein. Eine Authentifizierung kann durch Besitz, durch Wissen oder durch ein körperliche Merkmal durchgeführt werden. Der Begriff → *Authentisierung* wird, wie auch in diesem Buch, aus Vereinfachungsgründen oftmals äquivalent zu Authentifizierung benutzt.

Authentisierung (*authentication*) Eine Authentisierung[3] ist der Vorgang des Nachweises der eigenen Identität, d. h. man beweist bei der Authentisierung durch ein bestimmtes Verfahren dem Gegenüber, dass man derjenige ist, der man vorgibt zu sein. Eine Authentisierung kann durch Besitz, durch Wissen oder durch ein körperliche Merkmal durchgeführt werden.

Authentizität Dies ist die Echtheit und Unverändertheit einer Instanz oder Nachricht.

Automat In der Informationstechnik ein Teil eines Programms, das einen Ablauf auf der Grundlage eines vorher definierten Zustandsdiagramms (d. h. Zustände mit Zustandsübergängen) bestimmt.

[1] Siehe auch Abschnitt 8.1 „Answer to Reset“ auf Seite 219.
[2] Siehe auch Abschnitt 7.4 „Authentisierung“ auf Seite 178.
[3] Siehe auch Abschnitt 7.4 „Authentisierung“ auf Seite 178.

Autorisierung — Die Prüfung, ob eine bestimmte Aktion ausgeführt werden darf, wird Autorisierung genannt, d. h. jemand wird zu etwas ermächtigt. Wird beispielsweise eine Kreditkartentransaktion durch den Kreditkarten-Herausgeber autorisiert, so sind die Kartendaten auf Korrektheit der Daten, Einhaltung der erlaubten Betragsgrenzen und ähnliche Kriterien geprüft worden, und die beabsichtigte Zahlung wird daraufhin zugelassen. Eine Autorisierung kann durch die Authentisierung der betreffenden Instanz (z. B.: einer Chipkarte) zustande kommen. Vereinfacht ausgedrückt, erteilt man bei der Autorisierung jemandem die Erlaubnis, etwas Bestimmtes zu tun.

Bad Day-Szenario — Bad Day-Szenario ist ein anderer Ausdruck für → *Schlechtfall.*

base wafer — Unter einem base wafer versteht man einen Wafer, der aus Sicht des Halbleiterherstellers noch keine kundenspezifischen Funktionen, wie beispielsweise die → *ROM-Maske*, enthält.

baud — Baud benennt während einer Datenübertragung die Anzahl von Statusänderungen pro Sekunde. Je Statusänderung können jedoch abhängig vom Übertragungsverfahren ein oder mehrere Informationsbits übertragen werden. Aus diesem Grund kann Baud nur in dem Sonderfall, dass bei jeder Statusänderung lediglich ein Bit übertragen wird, mit der Übertragungsrateneinheit bit/s gleichgesetzt werden.

Bearer (Träger) — Als Bearer wird der Trägerdienst bezeichnet, mit dessen Hilfe Daten an ein Endgerät übertragen werden. Ein möglicher Bearer für → *WAP* ist beispielsweise → *SMS.*

Bellcore-Angriff (*Bellcore-Attack*) — siehe differentielle Fehleranalyse

Benutzer (*user*) — Ein Benutzer ist die Person, die eine → *Chipkarte* verwendet. Sie muss nicht unbedingt der → *Karteninhaber* sein.

BER (*basic encoding rules*) — Die in → *ASN.1* festgelegten grundlegenden Kodierungsregeln BER[1] dienen dazu, Daten als Datenobjekte zu kodieren. BER-kodierte Datenobjekte besitzen ein Kennzeichen (*tag*), eine Längenangabe (*length*), den eigentlichen Datenteil (*value*) und optional eine Endekennung. Aus diesem Grund werden sie auch als TLV-kodierte Daten bezeichnet. Das BER-Format lässt auch verschachtelte Datenobjekte zu. Eine Untermenge der grundlegenden Kodierungsregeln BER sind die DER (*distinguished encoding rules*). Diese geben unter anderem an, wie die Längenangabe der jeweiligen Datenobjekte zu kodieren ist (1, 2 oder 3 Byte lang).

Betriebssystem (*operating system* – OS) — Ein Betriebssystem[2] umfasst alle Programme eines digitalen Rechnersystems, die zusammen mit den Eigenschaften der Rechneranlage die Grundlage der möglichen Betriebsarten bilden und insbesondere die Abwicklung von Programmen steuern und überwachen.

Betriebssystemhersteller (*operating system manufactorer*) — Der Betriebssystemhersteller ist diejenige Instanz, die die Programmierung und den Test eines → *Betriebssystems* durchführt.

big Endian — siehe Endianness

binärkompatibler Programmkode — Unter binärkompatiblem → *Programmkode* versteht man ein Programm, das direkt vom → *Mikroprozessor* ohne Übersetzung o. Ä. ausgeführt werden kann.

Biometrie — Die Biometrie im weiteren Sinne ist die Messung von körperlichen Merkmalen an Lebewesen. Im IT-Kontext bezeichnet das Wort die automatisierte Identifikation von Personen anhand bestimmter körperlicher Eigenschaften.

[1] Siehe auch Abschnitt 6.1 „Strukturierung von Daten“ auf Seite 115.

[2] Siehe auch Abschnitt 13 „Chipkarten-Betriebssysteme“ auf Seite 477.

bit — Bit (*binary digit*, Binärziffer) ist die Maßeinheit für die Datenmenge, wobei 1 Bit der kleinsten darstellbaren Datenmenge entspricht.

Blackbox Test — Beim Blackbox Test[1] geht man davon aus, dass die testende Instanz keine Kenntnisse von den internen Abläufen, Funktionen und Mechanismen der zu prüfenden Software hat.

Blacklist — Blacklist ist ein anderer Ausdruck für → *Sperrliste*.

Blitzlichtangriff — siehe Lichtangriff

Bluetooth — Bluetooth [Bluetooth] ist eine für den Nahbereich (< 100 m) konzipierte drahtlose Netzwerktechnologie im 2,4 GHz-Frequenzbereich mit einer maximalen Bruttoübertragungsrate in der Größenordnung von 1 MBit/s bzw. in einer erweiterten Version bis 2,1 MBit/s. Die Firma Ericsson als Initiator dieser Technologie wollte mit der Namensgebung an den vor ca. 1000 Jahren lebenden dänischen König Harald II. erinnern, der den Beinamen Bluetooth trug. Sein Verdienst war die Zusammenfassung vieler einzelner Gebiete zu einem einheitlichen Königreich.

Bond-out-Chip — Ein Bond-out-Chip ist ein in einem vielpoligen Keramikgehäuse untergebrachter Mikrocontroller, bei dem alle chipinternen Busse für Speicher frei zugänglich sind, so dass das üblicherweise maskenprogrammierte → *ROM* durch einen chipexternen Speicher ersetzt werden kann. Der Zweck eines Bond-out-Chips ist die Schaffung der Möglichkeit, ohne → *ROM-Maske* Tests von Software auf der Zielhardware durchzuführen.

Bootloader (Urlader) — Ein Bootloader[2] ist ein einfaches kleines Programm (→ *Loader*), dessen einzige Funktion darin besteht, weitere und umfangreichere Programme beispielsweise über eine serielle Schnittstelle in einen Speicher nachzuladen und dort zu starten. Der Bootloader wird in der Regel dazu benutzt, den eigentlichen Programmkode in einen neuen Chip oder in ein neues elektronisches Gerät zu laden. Oft kann der Bootload-Vorgang nur ein einziges Mal ausgeführt werden.

Börsenanbieter (*purse provider*) — Unter einem Börsenanbieter versteht man die für die Gesamtfunktionalität und Sicherheit eines Börsensystems verantwortliche Organisation. Er ist im Regelfall auch der Herausgeber des elektronischen Kartengeldes und garantiert die Einlösung.

Börseninhaber (*purse holder*) — Ein Börseninhaber besitzt die → *Chipkarte* mit der elektronischen Geldbörse.

BPSK (*binary phase shift keying*) — Bei der binären Phasenmodulation BPSK wird die Phase einer Sinusschwingung durch Änderung der Phasenlage von +180° nach -180° moduliert. Damit ergeben sich 2 Zustände, mit denen man 1 Bit kodieren kann.

Bring-Prinzip — siehe Push-Technologie

Browser — Ein Browser[3] ist ein Programm zur Betrachtung von Hypertextdokumenten (→ *Hypertext*), zur Navigation zwischen diesen Dokumenten und zur Ausführung von in die Hypertextdokumente eingebettetem → *Programmkode*. Einfach aufgebaute, wenig Speicher und Rechenleistung benötigende Browser werden oft auch als Microbrowser bezeichnet. Diese können beispielsweise als → *Anwendung* innerhalb eines → *Chipkarten-Betriebssystems* laufen (z. B.: WIB-Browser von SmartTrust [SmartTrust] oder S@T-Browser von der SIMalliance [SIMalliance]) oder

[1] Siehe auch Abschnitt 15.4.2.3 „Blackbox Test“ auf Seite 703.
[2] Siehe auch Abschnitt 14.1 „Aufgaben und Rollen bei der Herstellung“ auf Seite 614.
[3] Siehe auch Abschnitt 19.7 „Mikrobrowser“ auf Seite 930.

in die Software eines Mobiltelefons integriert sein (z. B.: WAP-Browser, HTML-Browser). Browser können durch ladbare Softwarekomponenten, so genannte Plug-Ins, in ihrem Funktionsumfang erweitert werden.

Brute-force-Angriff (*brute force attack*) Ein Brute-force-Angriff[1] ist ein rechenintensiver Angriff auf ein kryptografisches System durch die Berechnung aller Möglichkeiten eines Schlüssels.

BSI (Bundesamt für Sicherheit in der Informationstechnik) Das deutsche Bundesamt für Sicherheit in der Informationstechnik [BSI] wurde 1991 gegründet und ist der Nachfolger der deutschen Zentralstelle für das Chiffrierwesen. Das BSI hat die folgenden Aufgaben: Untersuchung von Sicherheitsrisiken bei IT-Anwendungen, Prüfung und Bewertung der Sicherheit von IT-Systemen, Zulassung von IT-Systemen für Behörden und Unterstützung der Strafverfolgungs- und Verfassungsschutzbehörden. Außerdem bietet das BSI Beratung von Herstellern, Vertreibern und Anwendern in Fragen der IT-Sicherheit an und legt oft auch die Rahmenbedingungen für Kryptografieanwendungen in Deutschland fest.

buffern Buffern ist ein typischer Angriff bei Magnetstreifenkarten. Dazu wird der Magnetstreifen zunächst gelesen und gespeichert. Nachdem ein Terminal Daten (z. B. den Fehlbedienungszähler) auf dem Magnetstreifen verändert hat, werden die ursprünglichen Daten wieder auf den Magnetstreifen zurückgeschrieben.

bug fix Ein bug fix in der Softwareentwicklung ist die Ausbesserung eines bekannten Fehlers (*bug*) durch zusätzlichen → *Programmkode*. Der Fehler als solcher wird durch einen bug fix beseitigt, im Gegensatz zum → *work around*.

Burst siehe Signalburst

Bytecode (*bytecode*) Der Begriff Bytecode ist mehrfach besetzt und kann nur in seinem verwendeten Kontext korrekt interpretiert werden. Eine weit verbreitete Verwendung des Begriffs steht im Zusammenhang mit → *Java*. Unter Bytecode wird dabei der von einem Java-Compiler aus dem Quellkode erzeugte (d. h. compilierte) Zwischenkode für die Java Virtual Machine (JVM) (→ *Java Card Virtual Machine*) bezeichnet. Dieser Bytecode ist von der Firma Sun standardisiert und wird vom → *Interpreter* der Java Virtual Machine ausgeführt. Eine weitere Verwendung des Begriffs Bytecode gibt es im Umfeld von Microbrowsern (→ *Browser*). Unter Bytecode wird hier das von einem so genannten Bytecode-Converter übersetzte Hyptertextdokument (→ *Hypertext*) verstanden. Das Ergebnis der Übersetzung ist ein Bytecode, der dann im nächsten Schritt vom Microbrowser interpretiert wird.

CAD (*card acceptance device*) Im Bereich des elektronischen Zahlungsverkehrs wird statt der ISO-konformen Abkürzung → *IFD* (*interface device*) oft die Bezeichnung CAD für Chipkarten-Terminal benutzt.

CAMEL (*customized applications for mobile enhanced logic*) CAMEL ist ein zusätzlich mögliches Charakteristikum von → *GSM*, um die Funktionalität von so genannten intelligenten Netzen (IN – *Intelligent Network*) zu unterstützen. Mit CAMEL können beispielsweise Rufnummern während des Rufaufbaus vom Netzwerk geändert werden. Damit lassen sich dann auf einfache Weise Anwendungen wie beispielsweise weltweites → *Roaming* mit vorbezahlten Karten oder weltweit verfügbare einheitliche Servicenummern realisieren.

[1] Siehe auch Abschnitt 7.1.1.1 „DES-Algorithmus“ auf Seite 148.

CAP-Datei (*card application file* – CAP-file) Die CAP-Datei ist das Datenaustauschformat zwischen der Java Offcard Virtual Machine und der Java Oncard Virtual Machine.

Card Modelling Language (CML) Unter einer Card Modelling Language versteht man eine abstrakte und betriebssystemunabhängige Beschreibungssprache für die Definition von Chipkarten-Anwendungen (→ *Anwendung*).

Cardholder Verification Method (CVM) Unter cardholder verification method versteht man Verfahren zur → *Identifizierung* von Personen. Üblicherweise ist dies die PIN-Prüfung, es kann bei höher entwickelten Systemen jedoch auch eine biometrische Benutzeridentifizierung sein.

Cardlet siehe Applet

CAT (*card application toolkit*) CAT[1] ist die generische Grundlage für die Application Toolkits von Chipkarten im Mobilfunk. Dies ist eine baukastenähnliche Erweiterung der grundlegenden Funktionalität einer Mobilfunkkarte zur Steuerung von Mobiltelefonen (→ *SIM Application Toolkit*).

CAVE (*cellular authentication, voice privacy and encryption*) CAVE wird für die Verschlüsselung und Authentisierung bei → *CDMA 2000*-Mobilfunksystemen und dort im Speziellen bei der → *R-UIM* eingesetzt. CAVE basiert auf dem symmetrischen → *Kryptoalgorithmus* Cellular Message Encryption Algorithm (CMEA). Er hat eine variable Blockgröße zwischen 2 Byte und 6 Byte und eine Schlüssellänge von 64 Bit.

CCITT (*Comité Consultatif International Télégraphique et Téléphonique*) Das CCITT war ein internationaler Ausschuss für Telefon- und Telegraphendienste mit Sitz in Genf. Die CCITT ist mittlerweile unter Erweiterung der Aufgaben in → *ITU* umgetauft worden.

CCS (*cryptographic checksum*) Eine CCS ist eine kryptografische Prüfsumme über Daten, mit der Manipulationen dieser Daten während der Speicherung erkannt werden können. Werden Daten während ihrer Übertragung mit einer CCS geschützt, so spricht man von einem → *MAC* (*message authentication code*).

CDMA (*code division multiple access* – Kodevielfachzugriff) Das CDMA-Verfahren ist ein Vielfachzugriffsverfahren zur parallelen Datenübertragung von mehreren Sendern zu einem Empfänger innerhalb eines Frequenzspektrums. Dazu wird im Sender das schmalbandige Funksignal durch eine für diesen Sender spezifische Abbildungsvorschrift auf ein breitbandiges Funksignal abgebildet, d. h. gespreizt. Bei bekannter senderindividueller Abbildungsvorschrift kann dann im Empfänger aus dem empfangenen breitbandigen Funksignal wieder das schmalbandige Funksignal hergestellt werden. CDMA wird bei → *UMTS* auf der Luftschnittstelle zwischen Mobiltelefon und Basisstation verwendet. Bei WCDMA (*wideband code division multiple access*) finden der → *Uplink* und der → *Downlink* in zwei getrennten Frequenzspektren statt, weshalb dieses CDMA-Verfahren oft auch als FD/CDMA (*frequency division/code division multiple access*) bezeichnet wird. Bei TD/CDMA (*time division/code division multiple access*) wird die Trennung zwischen Uplink und Downlink durch die Benutzung unterschiedlicher Zeitschlitze realisiert.

CDMA 2000 (*code division multiple access 2000*) Das CDMA 2000-System ist ein Mobilfunksystem der dritten Generation (→ *3G*) im 2 000 MHz-Frequenzbereich mit ähnlichen Leistungsmerkmalen wie → *UMTS*. Die vorgesehene Chipkarte für CDMA 2000 Endgeräte ist optional und hat den Namen → *R-UIM*.

[1] Siehe auch Abschnitt 19.4.4.6 „SIM Application Toolkit“ auf Seite 904.

CEN (*Comité Européen de Normalisation*) Die europäische Normungsorganisation CEN [CEN] in Brüssel, Belgien, setzt sich aus den nationalen Normungsorganisationen aller europäischen Länder zusammen und ist die offizielle Institution der EU für europäische Normung.

CEPS (*common electronic purse specifications*) CEPS ist eine Spezifikation für → *elektronische Geldbörsen* mit dem Fokus auf weltweiter Interoperabilität (→ *interoperabel*) und Einbeziehung aller Komponenten, die für den Betrieb eines elektronischen Geldbörsensystems notwendig sind. CEPS wurde 1999 in ihrer ersten Version von CEPSCO [CEPSCO] veröffentlicht und baut auf vielen Prinzipien der europäischen Norm für elektronische Geldbörsen EN 1546 auf.

CEPT (*Conférence Européenne des Postes et Télécommunications*) CEPT ist eine europäische Normungsorganisation der nationalen Telekommunikationsgesellschaften.

Challenge-Response-Verfahren Das Challenge-Response-Verfahren[1] ist das im Chipkartenbereich übliche Authentisierungsverfahren. Ein geheimer Schlüssel eines Kryptoalgorithmus ist das gemeinsame Geheimnis der beiden Kommunikationspartner. Ein Kommunikationspartner sendet dem anderen eine Zufallszahl (*challenge*), dieser verschlüsselt sie mit einem Kryptoalgorithmus und sendet das Ergebnis an den Fragesteller zurück (*response*). Der Fragesteller wendet nun auf die erhaltene verschlüsselte Zufallszahl die Umkehrfunktion des Kryptoalgorithmus an und vergleicht das Ergebnis dieser Operation mit der ursprünglich gesendeten Zufallszahl. Stimmen beide überein, so weiß der Fragesteller, dass der andere Kommunikationsteilnehmer ebenfalls den geheimen Schlüssel kennt und schließt daraus, dass dieser authentisch ist.

Chinesischer Restklassensatz (*Chinese remainder theorem* – CRT) Der chinesische Restklassensatz ist ein Verfahren, um den → *RSA-Algorithmus* zu beschleunigen. Dazu müssen jedoch die beiden geheimen Primzahlen p und q bekannt sein, weshalb das Verfahren nur zur Entschlüsselung bzw. zum Signieren benutzt werden kann.

Chipgröße (*chip size*) Die Chipgröße ist die Fläche eines Chips, üblicherweise in Quadratmillimeter gemessen. Sie ist weitgehend direkt proportional zum Chip-Preis. Die mögliche Chipgröße bei Chipkarten-Mikrocontrollern liegt aufgrund der heute üblichen Einbautechnik in Module zwischen 3 mm^2 und 25 mm^2.

Chipkarte (*chip card*) Chipkarte ist der allgemeine Begriff für eine Karte, meist aus Kunststoff, die ein oder mehrere Halbleiterchips enthält. Eine Chipkarte kann entweder eine → *Speicherkarte* oder eine → *Prozessorkarte* sein.

Chipkarten-Anwendung (*smart card application*) siehe Anwendung

Chipkarten-Betriebssystem (*smart card operating system*) Ein Chipkarten-Betriebssystem,[2] oft auch COS (*card operating system*) genannt, ist eine auf die Belange von Chipkarten spezialisierte Form eines → *Betriebssystems* und umschließt alle Programme auf einem → *Chipkarten-Mikrocontroller*, die den Betrieb und die Verwaltung von Chipkarten-Anwendungen (→ *Anwendung*) ermöglichen. Dazu müssen die für eine oder mehrere Chipkarten-Anwendungen benötigten Daten, Dateien, → *Kommandos*, Abläufe, Zustände, Mechanismen, Algorithmen und Programme in geeigneter Weise unterstützt werden. Heutige Chipkarten-Betriebssysteme orientieren sich typischerweise mit ihrer Funktionalität an der ISO/IEC 7816 Normenreihe. Bietet ein Chipkarten-Betriebssystem die Möglichkeit des Betriebs mehrerer parallel existierender Anwendungen, so ist es multiapplikationsfähig. Die Entwicklungsten-

[1] Siehe auch Abschnitt 11.6 „Kommandos zur Authentisierung von Geräten“ auf Seite 405.

[2] Siehe auch Abschnitt 13 „Chipkarten-Betriebssysteme“ auf Seite 477.

denz von Chipkarten-Betriebssystemen geht in Richtung → *offener Chipkarten-Betriebssysteme*. Typische Chipkarten-Betriebssysteme sind → *Multos*, → *Java Card*, → *JCOP*, → *TCOS* und → *STARCOS*.

Chipkarten-Mikrocontroller (*smart card microcontroller*) Chipkarten-Mikrocontroller[1] sind speziell für die Anforderungen von Chipkarten optimierte → *Mikrocontroller*. Die Verbesserungen betreffen vor allem Aspekte der Chipsicherheit (z. B. Schutzschichten, Detektoren), Chipgröße und besondere Funktionseinheiten für chipkartenspezifische Anforderungen (z. B. UART für Kommunikation).

Chipmodul (*chip modul*) Der Träger und die Halterung für ein → *Die* mit darauf angeordneten Kontaktelementen wird als Chipmodul bezeichnet. Die häufig gebrauchte Kurzform für Chipmodul ist Modul.

Chip-on-Tape (COT) Beim Chip-on-Tape sind die → *Chipmodule* auf ein flexibles dünnes Band mit typischerweise 35 mm Breite paarig nebeneinander gesetzt.

CHV (*card holder value*) siehe PIN

CICC (*contactless integrated chip card*) CICC ist nach ISO die normgerechte Bezeichnung für eine Karte mit Chip, bei der die Energie- und Datenübertragung berührungslos durch elektromagnetische Felder erfolgt. Es kann sich dabei sowohl um einen Speicherchip (→ *Speicherkarte*) als auch um einen Prozessorchip (→ *Prozessorkarte*) handeln.

Class-Datei (*classfile*) Die kompilierten, d. h. in → *Bytecode* übersetzten und mit zusätzlichen Informationen versehenen Java-Programme (→ *Java*) werden in einer so genannten Class-Datei abgespeichert. Nach dem Laden werden sie von der Java Virtual Machine (→ *Java Card Virtual Machine*) ausgeführt.

Clean Room VM siehe Java Card Virtual Machine

Clearing Clearing ist die Funktion der Abrechnung im elektronischen Zahlungsverkehr zwischen dem Akzeptanten einer elektronischen Zahlung (in der Regel ein Händler) und seiner Bank.

Clearingsystem Ein Clearingsystem ist ein rechnergestütztes → *Hintergrundsystem*, das die zentrale Abrechnung im Rahmen einer Anwendung für elektronischen Zahlungsverkehr übernimmt.

Client Ein Client ist ein Programm, das auf Daten oder Programme einer zentralen Instanz zugreift. Diese wird → *Server* genannt und befindet sich üblicherweise auf einem anderen Rechner als der Client.

CMM (*capability maturity model*) CMM ist ein international verwendetes Modell zur Bestimmung des Reifegrades einer Softwareentwicklung. Der Reifegrad wird mit einem standardisierten Fragenkatalog bestimmt und hat 5 Stufen. Reifegrad 1 kennzeichnet eine mehr oder minder nach chaotischen Prinzipien ablaufende Entwicklung, Reifegrad 5 eine geordnete und sich kontinuierlich selbst verbessernde Entwicklung als höchsten möglichen Reifegrad.

CoD (*clear on deselect*) CoD ist eine Eigenschaft von Variablen bei Java Card, die die Löschung des Variableninhaltes bei einer erfolgreichen Deselektion des Applets initiiert.

CODEC (*compressor/decompressor* oder *coder/decoder*) Ein CODEC ist ein Hardwarechip oder ein Algorithmus, der entweder für die Kompression/Dekompression oder die Verschlüsselung/Entschlüsselung von Daten bestimmt ist.

[1] Siehe auch Abschnitt 5 „Mikrocontroller für Chipkarten“ auf Seite 77.

coil on chip — Bezeichnung für eine Spulenantenne direkt auf dem Chip für → *kontaktlose Karten.*

Combikarte — Der Begriff Combikarte ist ein eingetragenes Warenzeichen der Firma ADE [ADE] und bezeichnet eine → *Dual-Interface-Karte.*

Commit Buffer — Als Commit Buffer wird bei Java Card jener Zwischenspeicher bezeichnet, über den → *atomare Abläufe* realisiert werden.

Common Criteria (CC) — Die Common Criteria[1] for Information Technology Security Evaluation [CC] (Gemeinsame Kriterien für die Prüfung und Bewertung der Sicherheit von Informationstechnik) sind ein Kriterienkatalog zur Entwicklung und → *Evaluierung* von informationstechnischen Systemen. Sie sind Weiterentwicklung und Harmonisierung der ursprünglichen nationalen und internationalen Kriterienkataloge wie → *TCSEC* und → *ITSEC*. Die Common Criteria wurden 1996 vom → *NIST* veröffentlicht und sind als ISO 15408 international genormt. Die Common Criteria legen 7 hierarchische Stufen der Vertrauenswürdigkeit (→ *evaluation assurance level* – EAL) fest.

Compiler — Als Compiler wird ein Programm bezeichnet, das eine Programmiersprache wie BASIC oder C in direkt von einem Mikroprozessor ausführbare Maschinensprache übersetzt. Nach dem Kompilationsvorgang muss das Programm üblicherweise noch mit einem → *Linker* gebunden (*linking*) werden.

convention — Unter convention versteht man die Reihenfolge der Datenbits und die Kodierung des Pegels bei der Datenübertragung nach → *T=0* und → *T=1*.

CoR (clear on reset) — CoR ist eine Eigenschaft von Variablen bei Java Card, die die Löschung des Variableninhaltes bei einem Reset der Chipkarte initiiert.

COS (*card operating system*) — COS ist eine übliche Bezeichnung für → *Chipkarten-Betriebssysteme*. Sie ist oft auch Teil des Produktnamens des Betriebssystems (z. B.: → *STARCOS*, → *TCOS*, → *SECCOS*).

CP8 — CP8 ist der Markenname eines Multiapplication-Chipkarten-Betriebssystems (siehe auch Multiapplication-Chipkarte) von Bull, das in verschiedenen Versionen erhältlich war.

CPU (*central processing unit*) — siehe Mikroprozessor

CRC (*cyclic redundancy check* – zyklische Redundanzprüfung) — Ein CRC[2] ist ein einfacher und weit verbreiteter → *Fehlererkennungskode* zur Absicherung von Daten. Vor seiner Anwendung muss der CRC durch einen Startwert und ein Teilerpolynom festgelegt werden.

credential (Berechtigungsnachweis) — Ein Credential ist ein Datensatz, der die Legitimation einer Instanz zu einer bestimmten Ausführung bestätigt. Das Credential kann beispielsweise ein → *Passwort*, ein geheimer → *Schlüssel* oder das Ergebnis einer → *Authentisierung* sein.

CT-API (*chipcard terminal – application programming interface*) — Die CT-API[3] ist eine in Deutschland weit verbreitete anwendungsunabhängige Schnittstellen-Spezifikation für die Anbindung von Terminals nach der MKT-Spezifikation (→ *MKT*) an PCs. Der Herausgeber der Spezifikation ist Teletrust Deutschland [Teletrust].

D-AMPS — siehe AMPS

Dateibody (*file body*) — siehe Dateiheader

---

[1] Siehe auch Abschnitt 15.5 „Evaluierung von Hardware und Software“ auf Seite 713.
[2] Siehe auch Abschnitt 6.5.2 „CRC-Prüfsummen“ auf Seite 133.
[3] Siehe auch Abschnitt 8.7.3 „MKT“ auf Seite 260.

Dateiheader (*file header*) Dateien in Chipkarten sind üblicherweise immer in zwei getrennte Teile aufgespalten. Der Dateiheader genannte Teil enthält Informationen über die → *Dateistruktur* und die → *Zugriffsbedingungen*, während in dem mit einem Zeiger verbundenem Dateibody die → *Nutzdaten* gespeichert sind.

Dateistruktur (*file structure*) Dateistruktur[1] bezeichnet den von außerhalb der Chipkarte sichtbaren Aufbau eines → *EFs*. Dateistrukturen dienen der logisch strukturierten und speicherplatzminimierten Ablage von → *Nutzdaten*. Die üblichen Dateistrukturen nach ISO/IEC 7816-4 sind transparent, linear fixed, linear variable, cyclic und BER-TLV.

Dateityp (*file type*) Dateityp[2] kennzeichnet bei Dateiverwaltungen in Chipkarten die Art einer Datei, d. h. ob es sich um eine Verzeichnisdatei (→ *MF*, → *DF*, → *ADF*) handelt oder um eine Datei für → *Nutzdaten* (EF).

Datenschutz (*data protection*) Datenschutz ist der technische und rechtliche Schutz von bestimmten Personen zuortenbaren Informationen über ihre persönlichen und sachlichen Verhältnisse.

DEA (*data encryption algorithm*) DEA ist ein anderer Name für → *DES*.

deanonymisieren Rückgängigmachung einer → *Anonymisierung*, z. B. durch Auswertung zusätzlicher Informationen, um so einen Bezug zur ursprünglichen Person wiederherzustellen.

DECT (*digital enhanced cordless telecommunications*) Ist ein von → *ETSI* herausgegebener Standard für schnurlose Telefone in → *Zellulartechnik* mit digitaler Datenübertragung im 1,9 GHz-Bereich. Chipkarten sind bei DECT im Mobilteil des Telefons vorgesehen, jedoch nach Spezifikation optional, was dazu führte, dass sie nicht verwendet wurden.

DEMA (*differential electromagnetic analysis*) siehe SEMA

DER (*distinguished encoding rules*) siehe BER

DES (*data encryption standard*) Der DES[3] ist der bekannteste und am weitesten verbreitetste symmetrische → *Kryptoalgorithmus*. Er wurde von IBM zusammen mit dem → *NBS* entwickelt und 1977 als US-Norm (FIPS 46) als DEA (*data encryption algorithm*) publiziert. Der offizielle Nachfolger des DES ist der → *AES*[4].

DESFire (*data encryption standard fast innovative reliable and secure*) Die Bezeichnung lautet vollständig → *Mifare* DESFire und ist ein mit kontaktloser Kommunikation arbeitender weit verbreiteter und kostengünstiger Speicherchip von NXP Semiconductors [NXP]. DESFire unterstützt unterschiedliche Anwendungen auf dem Chip und verwendet als Kryptoalgorithmus für Verschlüsselung und Authentisierung den → *Triple-DES*.

DF (*dedicated file*) Ein DF[5] ist ein Verzeichnis im Dateisystem einer Chipkarte. Ein Sonderfall eines DFs ist das Root-Verzeichnis → *MF*.

Debitkarte (*debit card*) Eine Debitkarte[6] ist eine Karte mit oder ohne Chip, die einen Verfügungsrahmen aufweist und bei der die Bezahlung zeitgleich nach Erhalt des Gutes oder der Dienstleistung stattfindet. Dazu ist die Debitkarte mit einem Bankkonto verbunden,

---

[1] Siehe auch Abschnitt 12 „Dateiverwaltung in Chipkarten" auf Seite 455.
[2] Siehe auch Abschnitt 12.3 „Dateitypen" auf Seite 458.
[3] Siehe auch Abschnitt 7.1.1.1 „DES-Algorithmus" auf Seite 147.
[4] Siehe auch Abschnitt 7.1.1.2 „AES-Algorithmus" auf Seite 149.
[5] Siehe auch Abschnitt 12.3.2 „Dedicated File" auf Seite 458.
[6] Siehe auch Abschnitt 18.1.1.2 „Debitkarten" auf Seite 811.

so dass unmittelbar bei der Bezahlung der entsprechende Betrag transferiert werden kann. Diese Bezahlung wird auch als „pay now“ bezeichnet. Das typische Beispiel für Debitkarten sind ec-Karten.

Debugging — Debugging ist die Fehlersuche und -beseitigung mit dem Zweck, möglichst viele Fehler einer Software zu erkennen und zu korrigieren. Das Debugging wird in der Regel vom Softwareentwickler im Zuge der → *Implementierung* durchgeführt und ist nicht identisch mit dem Testing (→ *Test*).

Deckfolie — Die Deckfolien sind die Folien, die sich an der Oberfläche der Vorder- und Rückseite des → *Kartenkörpers* befinden und so die → *Inlettfolie* schützen. Deckfolien sind oftmals transparent und fungieren somit oft als Abriebschutz für grafisch gestaltete darunter liegende Folien.

Defragmentierung (*defragmentation*) Eine Defragmentierung[1] hat die Aufgabe, an unterschiedlicher physikalischer Position im Speicher abgelegte Daten so zu verschieben, dass diese Daten zusammenhängend abgelegt sind. Die wesentlichen Teile einer Defragmentierung muss atomar ablaufen, da es sonst beim Abbruch des Vorgangs zu Speicherinkonsistenzen kommen kann.

Delamination (*delamination*) Als Delamination bezeichnet man das unerwünschte Auseinanderlösen von durch Druck und Hitze miteinander verbundenen (d. h. laminierten) Folien. Die Delamination einer Karte kann beispielsweise durch zu großflächige Aufdrucke mit nicht thermoplastischen Druckfarben (typische Farben für Offsetdruck) zwischen → *Kernfolien* und → *Deckfolien* verursacht werden.

DF Name — Der DF Name[2] ist neben dem → *FID* (*file identifier*) ein weiteres Merkmal für ein → *DF* und hat eine Länge zwischen 1 und 16 Byte. Er wird zur Selektion des DFs benutzt und kann einen registrierten 5 bis 16 Byte langen → *AID* (*application identifier*) enthalten, der das DF weltweit eindeutig macht.

Depersonalisierung (*depersonalisation*) Depersonalisierung ist die Rückgängigmachung der elektrischen → *Personalisierung* einer Chipkarte. Falls ein → *Chipkarten-Betriebssystem* eine Depersonalisierung zulässt, kann diese beispielsweise durch ein spezielles → *Kommando* nach vorheriger Authentisierung ausgeführt werden. Depersonalisierungen werden unter anderem bei falsch personalisierten Chipkarten ausgeführt, um diese wiederverwerten zu können.

Design (*design*) Das Design, oft auch Entwurf genannt, im Sinne der Softwareentwicklung ist der Aufbau einer Softwarearchitektur anhand der bei der → *Analyse* ermittelten Anforderungen. Vereinfacht ausgedrückt, ist das Ergebnis des Designs eine Beschreibung, „wie“ die Anforderungen in der Software umgesetzt werden. Der nächste Schritt bei einer sequentiellen Softwareentwicklung ist die → *Implementierung*.

Die, Dice — Ein Die ist ein Siliziumkristall in Form eines Plättchens, auf dem sich ein einzelner halbleitertechnisch aufgebauter elektronischer Schaltkreis (z. B.: Mikrocontroller) befindet.

Diensteanbieter (*service provider*) Ein Diensteanbieter ist eine Instanz, welche gegen Bezahlung einen Dienst (z. B.: Verkauf von Gütern oder Dienstleistungen) anbietet.

deterministisch — Als deterministisch wird ein Verfahren oder Algorithmus bezeichnet, der bei identischen Ausgangsbedingungen immer zum gleichen Ergebnis kommt. Das Gegenteil ist → *probabilistisch*.

---

[1] Siehe auch Abschnitt 13.7.5 „Mechanismen der Freispeicherverwaltung“ auf Seite 507.

[2] Siehe auch Abschnitt 12.5.3 „DF Name“ auf Seite 463.

differentielle Fehleranalyse (DFA) (*differential fault analysis*) Das Prinzip der differentiellen Fehleranalyse[1] wurde 1996 von Dan Boneh, Richard A. DeMillo und Richard J. Lipton, die alle drei bei Bellcore → *Bellcore Attack* angestellt waren, veröffentlicht [Boneh 96]. Das Verfahren basiert darauf, durch die bewusste Einstreuung von Fehlern während der kryptografischen Berechnung den geheimen Schlüssel zu ermitteln. Im ursprünglichem Verfahren wurden nur Public-Key-Algorithmen genannt. Diese Angriffsmethode wurde jedoch innerhalb einiger Monate sehr schnell weiterentwickelt [Anderson 96 a], so dass mit der differentiellen Fehleranalyse prinzipiell alle Kryptoalgorithmen angegriffen werden können, sofern sie keine besonderen Schutzmaßnahmen aufweisen.

differentielle Kryptoanalyse (*differential crypto analysis*) Bei der differentiellen Kryptoanalyse werden Klartext-Paare mit bestimmten Unterschieden und gleichem Schlüssel benutzt, um durch die Analyse der Entwicklung dieser Unterschiede über die einzelnen DES-Runden hinweg den geheimen Schlüssel zu errechnen. Diese Analysemethode wurde von Eli Biham und Adi Shamir 1990 veröffentlicht.

digital Mit dem Begriff digital bezeichnet man Systeme, bei denen ein Signal nur eine begrenzte Anzahl von Werten annehmen kann.

digitale Signatur (*digital signature*) Digitale Signaturen werden zur Feststellung der Authentizität von elektronischen Nachrichten oder Dokumenten verwendet. Digitale Signaturen beruhen in der Regel auf asymmetrischen Kryptoalgorithmen, wie beispielsweise dem RSA-Algorithmus. Die Rechtswirksamkeit einer digitalen Signatur ist in vielen Ländern gesetzlich geregelt. In Deutschland beispielsweise durch das → *Signaturgesetz*. Digitale Signaturen bezeichnet man manchmal auch als elektronische Unterschriften.

digitaler Fingerabdruck (*digital fingerprint*) Der Hash-Wert einer Nachricht (z. B.: mit → *SHA-1* erstellt) wird oft auch als digitaler Fingerabdruck bezeichnet.

digitales Wasserzeichen (*digital watermark*) Ein digitales Wasserzeichen ist eine idealerweise unsichtbare bzw. unhörbare, nicht rückgängig zu machende Markierung in Bild- oder Tondateien zur Realisierung von Urheberschutz. Bei Bedarf können dann mit Analyseprogrammen entsprechende Bild- oder Tondateien auf ein digitales Wasserzeichen überprüft werden. Zur Erzeugung digitaler Wasserzeichen werden oftmals Verfahren der → *Steganografie* benutzt.

Downlink Ein Downlink ist eine Verbindung von einem übergeordneten System (z. B. Basisstation) zu einem untergeordneten (z. B. Mobiltelefon). Das Gegenteil ist der → *Uplink.*

Download Übertragen von Daten von einem übergeordneten System (z. B. Hintergrundsystem, Host) an ein untergeordnetes System (z. B. Terminal). Das Gegenteil ist der → *Upload.*

DPA (*differential power analysis*) Die differentielle Stromanalyse[2] ist eine Angriffsmethode auf → *Chipkarten* und stellt eine Verbesserung der einfachen Stromanalyse → *SPA* dar. Dabei wird wiederholt mit hoher zeitlicher Auflösung der Stromverbrauch eines Mikrocontrollers für eine bestimmte Operation mit bekannten Daten gemessen und durch Mittelwertbildung das Rauschen eliminiert. Dann wird der Stromverbrauch mit unbekannten Daten gemessen und anschließend durch Differenzbildung

[1] Siehe auch Abschnitt 16.5.1 „Angriffe auf die Hardware" auf Seite 740.
[2] Siehe auch Abschnitt 16.5.1 „Angriffe auf die Hardware" auf Seite 740.

der Messwerte der bekannten und der unbekannten Daten auf die unbekannten Daten geschlossen.

DRAM (*dynamic random access memory*) Ein DRAM ist ein RAM-Speicher (→ *RAM*) in dynamischer Bauweise und benötigt zum Erhalt des Speicherinhalts eine konstante Stromversorgung sowie eine zyklische Wiederauffrischung des Inhalts. DRAM-Speicher sind aus Kondensatoren aufgebaut. Sie benötigen weniger Platz auf dem Chip als SRAM-Speicher (→ *SRAM*) und sind deshalb billiger. Allerdings ist die Zugriffszeit auf SRAMs geringer.

DSA (*digital signature algorithm*) Der DSA wurde 1991 durch das → *NIST* als Signaturalgorithmus veröffentlicht und ist kryptografisch gesehen eine Variante des ElGamal-Verfahrens. Die Sicherheit des DSA basiert auf dem diskreten Logarithmusproblem und nicht wie beim → *RSA* auf dem Faktorisierungsproblem. Zweck des DSA war, ein Signaturverfahren zu schaffen, das nicht für Verschlüsselungen benutzt werden kann. Es wurde jedoch bereits 1993 gezeigt, dass der DSA auch für die Verschlüsselung von Daten benutzt werden kann.

Dual-Band-Mobiltelefon (*dual band mobile*) Ein Dual-Band-Mobiltelefon kann in zwei Frequenzbändern (z. B. 900 MHz und 1 800 MHz) arbeiten.

Dual-Interface-Karte (*dual interface card*) Der Begriff Dual-Interface-Karte ist die Bezeichnung für eine → *Chipkarte* mit kontaktbehafteter und kontaktloser Schnittstelle für die Datenübertragung von und zur Chipkarte.

Dual-Mode-Mobiltelefon (*dual mode mobile*) Ein Dual-Mode-Mobiltelefon ist ein Mobiltelefon, das in zwei verschiedenen Mobilfunksystemen (z. B.: GSM und AMPS) arbeiten kann.

dual-rail-bus Ein dual-rail-Bus[1] ist ein Bus auf einem → *Chipkarten-Mikrocontroller*, auf dem alle Signale gegenläufig übertragen werden. Diese Art von Bus wird zur Abwehr von → *SPA*- oder → *DPA-Angriffen* benutzt, da bei der Übertragung von Daten auf dem Bus diese nicht mehr durch unterschiedlichen Stromverbrauch des Chipkarten-Mikrocontrollers ermittelt werden können.

Dual-Slot-Handy (*dual slot mobile*) Dual-Slot-Handy ist die Bezeichnung für ein Mobiltelefon, das neben der Benutzerkarte (z. B.: SIM) noch eine von außen zugängliche Kartenkontaktiereinheit für üblicherweise ID-1 → *Chipkarten* besitzt. Mit Dual-Slot-Handys lassen sich beispielsweise Zahlungen über das Mobilfunknetz mit bestehenden elektronischen Geldbörsen auf Chipkarten abwickeln.

Dual-Slot-Lösung (*dual slot solution*) Eine Dual-Slot-Lösung ist eine Chipkarten-Anwendung, die auf der Nutzung der zweiten Kartenkontaktiereinheit eines → *Dual-Slot-Handys* beruht.

duplizieren Duplizieren ist das Übertragen von echten Daten auf eine zweite Karte zum Zwecke der Herstellung einer oder mehrerer identischer (d. h. geklonter) Karten. Der Begriff ist in der Regel identisch mit → *klonen*.

Dynamic STK (*dynamic SIM application toolkit*) Dynamic STK ist ein veralteter Ausdruck für Microbrowser-Lösungen (→ *Browser*) nach der SIM Alliance Spezifikation (→ *SIM Alliance* [SIMalliance]).

E-Commerce (*Electronic Commerce*, elektronischer Geschäftsverkehr) Unter diesem Begriff versteht man alle Formen von Dienstleistung, Handel und damit verbundenen Zahlungsverkehr in offenen Netzen, d. h. vor allem im Internet. Werden bei E-Commerce mobile Endgeräte verwendet spricht man von → *M-Commerce*.

[1] Siehe auch Abschnitt 16.5.1 „Angriffe auf die Hardware“ auf Seite 740.

EAP — Das Extensible Authentication Protocol (EAP) ist in RFC 3748 festgelegt und legt verschiedene Mechanismen zur → *Authentisierung* zweier Kommunikationsteilnehmer fest. Es ist sehr flexibel und wird unter anderem bei PPP-Verbindungen, bei LAN und WLAN zur Authentisierung eingesetzt. Wird eine Chipkarte zur Durchführung der Authentisierung im Rahmen von EAP eingesetzt, spricht man von einer EAP-SIM. Die EAP-SIM-Funktion ist in der Regel eine → *Chipkarten-Anwendung* auf einer → *SIM* oder → *USIM*.

EAP-SIM — siehe EAP

ECBS (*European Committee for Banking Standards*) ECBS [ECBS] ist eine im Jahr 1992 gegründete europäische Organisation zur Entwicklung technischer Lösungen und Standards für eine europaweite → *interoperable* Infrastruktur für Zahlungsverkehrssysteme.

ECC (*elliptic curve cryptosystem*) Die Bezeichnung für Kryptosysteme (d. h. in der Regel Kryptoalgorithmen) auf der Grundlage von elliptischen Kurven.[1]

EDGE (*enhanced data rates for GSM and TDMA evolution*) EDGE ist eine Evolutionsstufe für GSM. Unter Beibehaltung der existierenden Netzinfrastruktur können durch ein anderes Modulationsverfahren auf der Luftschnittstelle GSM-Mobiltelefone nach EDGE-Standard mit einer höheren Datenübertragungsrate an Basisstationen angebunden werden.

EEPROM (*electrical erasable read only memory*) EEPROM[2] ist eine nichtflüchtige Speicherart, die in → *Chipkarten* Verwendung findet. EEPROMs sind in Speicherseiten (*pages*) aufgeteilt. Die Seitengröße wird auch als → *Granularität* bezeichnet. Der Inhalt der Speicherseiten kann i. d. R. byteweise verändert und als Ganzes gelöscht werden, wobei es aber eine physikalisch bedingte Obergrenze der Anzahl der schreibenden bzw. löschenden Zugriffe gibt. EEPROM-Zellen haben eine typische Schreib- und Löschzeit von 2,5 ms pro Speicherseite.

EF (*elementary file*) EFs stellen die Datenspeicher im Dateibaum einer Chipkarte dar. Sie können entweder die Eigenschaft „working" (d. h. für den Gebrauch durch das Terminal) oder „internal" (d. h. für den Gebrauch durch das Betriebssystem der Chipkarte) haben und besitzen eine interne Struktur (transparent, linear fixed, linear variable, cyclic, BER-TLV, ...).

eineindeutig — (*one-to-one relation*) Eine eineindeutige (d. h. bijektive) Beziehung zwischen zwei Objekten bedeutet, dass sie umkehrbar eindeutig ist, d. h. A bezieht sich nicht nur auf B, sondern auch B auf A.

Einlagenkarte (*mono layer card*) Eine Einlagenkarte ist eine Karte, die sich aus einer einzigen Schicht Kunststofffolie zusammensetzt. Eine andere Form ist die → *Mehrlagenkarte*.

Einwegfunktion (*one-way function*) Eine Einwegfunktion ist eine mathematische Funktion, die sich einfach berechnen lässt, deren Umkehrfunktion aber einen sehr großen Rechenaufwand erfordert.

Einwegpasswort — Ein Einwegpasswort wird dem Benutzer über einen bestimmten Kommunikationsweg (z. B. E-Mail) zugestellt und kann nur ein einziges Mal verwendet werden. Danach verliert es seine Gültigkeit.

elektronische Geldbörse (*electronic purse, e-purse*) Eine elektronische Geldbörse[3] ist eine Karte mit Chip, die vor der Bezahlung mit einem Geldbetrag aufgeladen werden muss. Die-

[1] Siehe auch Abschnitt 7.1.2.4 „Elliptische Kurven als asymmetrische Kryptoalgorithmen" auf Seite 162.
[2] Siehe auch Abschnitt 5.3.3 „EEPROM" auf Seite 90.
[3] Siehe auch Abschnitt 18.1.1.3 „Elektronische Geldbörsen" auf Seite 811.

se Bezahlung wird als „pay before“ bezeichnet. Typische Beispiele für elektronische Geldbörsen sind die deutsche GeldKarte, die österreichische Quick Börse, Visa Cash, Proton oder Mondex. Elektronische Geldbörsen können die Eigenschaft von → *Purse-to-Purse-Transaktionen* haben.

elektronischer Scheck (*electronic cheque*) Ein elektronischer Scheck ist eine Variante einer → *elektronischen Geldbörse*, die mit festen und nicht stückelbaren Beträgen arbeitet. Diese Bezahlung wird als „pay before“ bezeichnet.

Embossing (*embossing*) Synonym für → *Hochprägung*.

Emulator (*emulator*) Ein Emulator ist ein Gerät (d. h. eine Hardware), das die Funktionsweise eines anderen Gerätes (des Zielsystems) nachahmt. Die Nachahmung mittels Software bezeichnet man hingegen als → *Simulator*. Emulatoren werden oft zur Entwicklung von Software für noch nicht existierende Zielsysteme eingesetzt. Ein Chipkarten-Emulator ist somit eine Hardwareschaltung, die eine echte Chipkarte auf elektrischer und logischer Ebene vollständig nachbildet. Aufgrund der Realisierung eines Großteils der Funktionalität in Hardware sind Emulatoren in der Regel schneller, d. h. echtzeitnäher, als Simulatoren.

EMV (Europay, MasterCard, Visa) Die EMV-Spezifikation [EMV] ist eine gemeinsame Spezifikation für Zahlungsverkehrskarten mit Chip sowie dazugehörige Terminals, die ursprünglich von den Firmen Europay, Master Card, Visa und American Express erstellt wurde. Diese Spezifikationen sind zum weltweiten → *Industriestandard* für → *Kreditkarten*, → *Debitkarten* und Börsenkarten (→ *elektronische Geldbörse*) avanciert.

EMV-Spezifikation siehe EMV

Ende-zu-Ende-Verbindung (*end-to-end-connection*) Unter einer Ende-zu-Ende-Verbindung versteht man die direkte Kommunikation zweier Instanzen unter Zuhilfenahme von Kommunikationspfaden einer oder mehrerer weiterer Instanzen, die jedoch den Informationsgehalt des eigentlichen Datenaustausches nicht verändern. Ist die Kommunikation der zwei Ursprungsinstanzen kryptografisch gesichert, so spricht man von → *tunneling*. Ein typisches Beispiel für eine Ende-zu-Ende-Verbindung ist die direkte Kommunikation eines Anwendungsanbieters mit einer SIM nach TS 43.048.

Endianness Die Endianness gibt die Reihenfolge der Bytes innerhalb eines Bytestrings an. Big Endian besagt, dass sich das höherwertigste Byte am Anfang und folglich das niederwertigste am Schluss der Bytes-Kette befindet. Bei little Endian ist die Reihenfolge umgekehrt, d. h. das niederwertigste Byte ist am Anfang und das höherwertigste am Schluss.

enrollment Als enrollment wird der Prozess der ursprünglichen Aufnahme der biometrischen Daten eines Kartenbesitzers und die Einbringung in die entsprechende Chipkarte bezeichnet. Die beim enrollment in der Chipkarte gespeicherten Daten sind im Folgenden die Basis für die weiteren biometrischen Benutzeridentifizierungen.

EPROM (*erasable read only memory*) Ein EPROM ist eine nichtflüchtige Speicherart, die früher in Chipkarten Verwendung fand und vollständig durch die → *EEPROM-Technologie* abgelöst ist. Ein EPROM lässt sich nur durch UV-Licht löschen, weshalb es im Chipkartenbereich nur als WORM-Speicher (*write once, read multiple*) verwendet werden kann.

ETS (*European telecommunication standard*) ETS ist die Bezeichnung der von → *ETSI* herausgegebenen Normen, die sich in erster Linie mit europäischer Telekommunikation beschäftigen.

ETSI (*European telecommunications standards institute*) ETSI [ETSI] mit Sitz in Sophia Antipolis, Frankreich, ist das Normungsinstitut der europäischen Telekommunikationsgesellschaften und beschäftigt sich mit der Normung im Bereich der europäischen Telekommunikation. Die im Chipkartenbereich wichtigsten ETSI-Normen sind die Normenreihe für GSM (z. B. TS 51.011 für die SIM) und für UMTS (z. B. TS 102 221 für die USIM-Anwendung). Die Expertentreffen der ETSI-Normungsgruppen finden in der Regel an den unterschiedlichsten (sehenswerten) Orten in Europa oder, je nach Gastgeber, weltweit statt, weshalb manche Menschen der festen Überzeugung sind, dass die Abkürzung ETSI eigentlich für European travel and sightseeing institute steht.

etu (*elementary time unit*) Eine etu ist die Dauer eines Bits bei der Datenübertragung zu Chipkarten. Die absolute Zeitdauer für ein etu ist nicht starr festgelegt, sondern in Abhängigkeit vom an die Chipkarte angelegten Takt und eines Teilers definiert. Beim Senden des → *ATRs* ist die Dauer eines etu beispielsweise 372 Takte lang, was bei 3,5712 MHz einer Datenübertragungsrate von 9 600 bit/s entspricht.

Eurosmart Eurosmart [Eurosmart] wurde 1994 gegründet und ist die Interessenvertretung der europäischen Chipkartenhersteller mit Sitz in Brüssel. Die Aufgaben von Eurosmart sind die Förderung und Standardisierung (→ *Standard*) von → *Chipkarten* und Chipkarten-Systemen, die Bildung eines Forums für den Austausch von Marktdaten und technischen Daten sowie die Etablierung von Verbindungen zu nationalen und internationalen Standardisierungsgremien.

Evaluation Assurance Level (EAL) Der EAL[1] bezeichnet von den Stufen 0 bis 7 die Stufe der Vertrauenswürdigkeit eines → *Evaluierungsgegenstands* im Rahmen einer → *Evaluierung* nach → *Common Criteria*. Stufe 0 weist dabei die geringste und Stufe 7 die höchste Vertrauenswürdigkeit auf.

Evaluierung (*evaluation*) Evaluierung[2] ist die unparteiliche, objektive, wiederholbare und reproduzierbare Bewertung von informationstechnischen Systemen (d. h. Hardware bzw. Software) durch eine vertrauenswürdige Instanz gemäß den Vorgaben eines Kriterienkatalogs. Das zu evaluierende informationstechnische System wird → *Evaluierungsgegenstand* genannt. Der international gebräuchliche Kriterienkatalog zur Evaluierung von → *Chipkarten* und Chipkarten-Systemen ist mittlerweile fast ausschließlich die → *Common Criteria* (CC).

Evaluierungsgegenstand (EVG) (*target of evaluation* – TOE) Der Evaluierungsgegenstand[3] ist das im Rahmen einer → *Evaluierung* zu prüfende informationstechnische System. Ein Evaluierungsgegenstand kann beispielsweise ein → *Chipkarten-Mikrocontroller* mit integrierter Software sein, der bestimmte → *Sicherheitsvorgaben* erfüllen muss.

f1, f2, f3, f4, f5 (*function 1 … 5*) f1, f2, f3, f4, f5 sind die Bezeichnungen für kryptografische Funktionen bei → *UMTS* zur Authentisierung von Netzwerk und → *USIM* als auch zum Aufbau einer kryptografisch gesicherten Datenübertragung auf der Luftschnittstelle. Der Kern dieser Security Functions ist ein symmetrischer → *Kryptoalgorithmus*, der mit zusätzlich verknüpften Eingangswerten parametrisiert werden kann. Als

[1] Siehe auch Abschnitt 15.5 „Evaluierung von Hardware und Software“ auf Seite 713.
[2] Siehe auch Abschnitt 15.5 „Evaluierung von Hardware und Software“ auf Seite 713.
[3] Siehe auch Abschnitt 15.5 „Evaluierung von Hardware und Software“ auf Seite 713.

Beispielalgorithmus wird seitens der USIM-Spezifikation für f1 bis f5 der → *Milenage-Algorithmus* vorgeschlagen, der in seinem Kern auf dem → *AES* basiert.

F2F (*Face-to-face*) siehe face

Fab (*fab*) Unter einer Fab (*fabrication plant*) versteht man eine Halbleiterproduktionsstätte.

face Das face eines Halbleiters ist diejenige Seite des Chips, auf der sich die halbleitertechnisch erzeugten Funktionsstrukturen befinden. So bedeutet beispielsweise eine Face-to-face-Kontaktierung, dass zwei Chips in ihren Funktionsstrukturen so zusammengelegt werden, dass die Chips elektrisch miteinander verbunden sind.

Falltür (*trap door*) Eine Falltür ist ein vorsätzlich angelegter Mechanismus in einer Software oder in einem Algorithmus, mit dem Sicherheitsfunktionen oder Schutzmechanismen umgangen werden können.

FAT (*file allocation table*) Eine FAT ist eine Dateizuordnungstabelle und bezeichnet eine spezielle Methode zur Dateiverwaltung. Dabei wird der zu verwaltende Speicher in Speicherabschnitte (so genannte Cluster) aufgeteilt und Informationen über die Belegung und die Adressen dieser Speicherabschnitte in der FAT verwaltet.

FD/CDMA (*frequency division/code division multiple access*) siehe CDMA

FDMA (*frequency division multiple access* – Frequenzvielfachzugriff) FDMA ist ein → *Vielfachzugriffsverfahren* zur parallelen Datenübertragung von mehreren Sendern zu einem Empfänger auf verschiedenen Frequenzbändern. Dazu erhält jeder Sender aus dem ganzen zur Verfügung stehenden Frequenzbereich ein Frequenzband, auf dem er exklusiv senden darf. FDMA wird bei Mobiltelefonanwendungen auf der Luftschnittstelle zwischen Mobiltelefon und Basisstation benutzt, wie beispielsweise im deutschen C-Netz.

FIB (*focused ion beam*) Ein FIB ist ein Gerät zur Erzeugung eines gebündelten Ionenstrahls zum Abtragen oder Aufbauen von Material auf Halbleitern.

FID (*file identifier*) Der FID[1] ist ein zwei Byte großes Kennzeichen für eine Datei und kann zur Selektion dieser Datei benutzt werden. Sowohl MF als auch DF und EF besitzen einen FID. Der FID des MFs ist immer '3F00'.

FIPS (*Federal Information Processing Standard*) FIPS bezeichnet die von → *NIST* herausgegebenen US-amerikanischen Normen.

Fehlbedienungszähler (*error counter*) Ein Fehlbedienungszähler ist ein Zähler, der Schlechtfälle erfasst und von dem es abhängt, ob ein bestimmtes Geheimnis (PIN oder Schlüssel) weiterhin benutzt werden kann. Erreicht der Fehlbedienungszähler den Maximalwert, so ist das Geheimnis gesperrt und kann nicht mehr verwendet werden. Der Fehlbedienungszähler wird üblicherweise auf null zurückgesetzt, wenn die Aktion erfolgreich verlaufen ist (d. h. im Gutfall).

Fehlererkennungskode (*error detection code* – EDC) Ein Fehlererkennungskode[2] ist eine Prüfsumme über Daten, mit der Fehler in den Daten mit einer bestimmten Wahrscheinlichkeit erkannt werden. Typische Beispiele für Fehlererkennungskodes sind XOR- oder → *CRC-Prüfsummen*.[3]

[1] Siehe auch Abschnitt 12.5.1 „File Identifier" auf Seite 461.

[2] Siehe auch Abschnitt 6.5 „Fehlererkennungs- und Fehlerkorrekturkodes" auf Seite 130.

[3] Siehe auch Abschnitt 6.5.2 „CRC-Prüfsummen" auf Seite 133.

Fehlerkorrekturkode (*error correction code* – ECC) Ein Fehlerkorrekturkode[1] ist eine Prüfsumme über Daten, mit der Fehler in den Daten mit einer bestimmten Wahrscheinlichkeit erkannt und ggf. auch korrigiert werden können. Ein typisches Beispiel für einen Fehlerkorrekturkode ist die Reed-Solomon-Prüfsumme.[2]

FeliCa (*felicity card*) FeliCa[3] ist ein → *Industriestandard* für → *kontaktlose Karten* von Sony. FeliCa arbeitet auf der typischen Frequenz für kontaktlose Chipkarten von 13,56 MHz und hat eine Übertragungsgeschwindigkeit von 212 kBit/s. FeliCa ist jedoch nicht kompatibel zur ISO/IEC 14443 für kontaktlose Chipkarten.

Festwertspeicher siehe ROM

Firewall Eine Firewall ist eine Instanz (Hardware und/oder Software), die eine sicherheitstechnische Trennung zwischen bestimmten → *Anwendungen* oder Instanzen realisiert. Eine Firewall kann beispielsweise zwei Anwendungen auf einer Chipkarte in einer Art und Weise separieren, so dass diese nicht über die Firewall hinweg unberechtigterweise auf Daten zugreifen können. Die deutsche Übersetzung Brandschutzmauer, welche sich zwischen zusammenhängenden Gebäuden befindet, beschreibt plastisch den Zweck und die Funktionsweise einer Firewall.

Flash-EEPROM (*flash electrical erasable read only memory*) Flash-EEPROM ist die nicht mehr gebräuchliche Langform von → *Flash.*

Flash Flash[4], bzw. exakt Flash-EEPROM (*flash electrical erasable read only memory*), ist eine nichtflüchtige Speicherart, die in Chipkarten als Ersatz für maskenprogrammiertes → *ROM* Verwendung findet. Flash-EEPROM ähnelt in Funktionalität und halbleitertechnischem Aufbau stark dem → *EEPROM* und hat ebenfalls eine physikalisch bedingte Grenze der Anzahl der schreibenden bzw. löschenden Zugriffe. Flash-Speicher können byteweise geschrieben, jedoch nur seiten- oder sektorweise gelöscht werden. Der Schreibvorgang dauert dabei nur wenige Mikrosekunden, der Löschvorgang aber einige wenige Millisekunden. Auf Flash-Speicher in NOR-Flash-Bauweise kann wahlfrei zugegriffen werden, bei den physisch kleineren NAND-Flash ist hingegen nur ein blockweiser Zugriff möglich. Aus diesem Grund ist NAND-Flash vor allem zur Speicherung von Massendaten und weniger für Programme geeignet.

fault tree analysis Als Fault Tree Analysis[5] wird beim Testen die Methode bezeichnet, bei der zur Fehlersuche jeder mögliche Programmablauf im Programmkode durchlaufen wird.

Floorlimit Das Floorlimit gibt an, ob eine Zahlung von einer dritten Instanz autorisiert werden muss. Unterhalb dieser Grenze ist eine → *Autorisierung* nicht notwendig, und oberhalb der Grenze muss eine Autorisierung vorgenommen werden, da sonst die Zahlung nicht möglich oder nicht garantiert ist.

flüchtiger Speicher (*volatile memory*) Eine Speicherart (z. B. RAM), die ihren Inhalt nur bei dauernder Stromzufuhr behält.

Footprint Unter einem Footprint, exakter: Memory Footprint, versteht man den Speicherbedarf für einen bestimmten Zweck.

---

[1] Siehe auch Abschnitt 6.5 „Fehlererkennungs- und Fehlerkorrekturkodes" auf Seite 130.
[2] Siehe auch Abschnitt 6.5.3 „Reed-Solomon-Kodes" auf Seite 135.
[3] Siehe auch Abschnitt 10.12 „FeliCa" auf Seite 381.
[4] Siehe auch Abschnitt 5.3.4 „Flash" auf Seite 96.
[5] Siehe auch Abschnitt 16.1.1 „Einstufung der Angriffe" auf Seite 723.

Forensik — Die IT-Forensik als Teilgebiet der Forensik untersucht sicherheitsrelevante Vorfälle im Zusammenhang mit informationstechnischen Systemen durch Erfassung, Analyse und Auswertung von Spuren in Rechnern.

Formfaktor — Formfaktor[1] ist der allgemeine Begriff für die Größe einer → *Chipkarte*. Übliche Formfaktoren sind → *ID-1*, → *ID-000*, → *Mini-UICC* und → *Visa-Mini*.

Foundry — Eine Halbleiterproduktionsstätte, die auf Vertragsbasis von Dritten entwickelte Halbleiter herstellt.

FPLMTS (*future public land mobile telecommunication service*) siehe IMT-2000

FRAM (*ferroelectric read access memory*) Nichtflüchtige Speicherart, die bisher in → *Chipkarten* selten Verwendung findet. Für diese Speicherart benutzt man die Eigenschaften von ferroelektrischen Substanzen, die zwischen Control Gate und Floating Gate eingebracht werden. FRAM-Zellen haben eine typische Schreibzeit von 100 ns pro Speicherseite und benötigen keine spezielle Löschspannung. Allerdings ist bei FRAM-Speicher die Anzahl der Lesezyklen limitiert, und die Herstellung beinhaltet schwer beherrschbare Prozessschritte.

Frame — Ein Frame ist eine Folge von Datenbits und optional Fehlererkennungsbits mit Rahmenbegrenzungen am Anfang und Ende. Frames für die kontaktlose Datenübertragung bei Chipkarten sind in ISO/IEC 14443 definiert.

FTL (*flash transaction layer*) Ein FTL ist eine Software-Schicht über der eigentlichen Speicher-Hardware zur Verwaltung von defekt erkannten Speicherblöcken im → *NAND-Flash*.

Garbage Collection — Die Garbage Collection[2] sammelt den von einer → *Anwendung* nicht mehr benutzten Speicher und stellt ihn wieder als Freispeicher zur Verfügung. Die Garbage Collection wurde früher mittels Interrupt zum normalen Programmablauf realisiert. In modernen Computersystemen ist die Garbage Collection ein Thread niedriger Priorität, welcher ständig den Speicher auf nicht mehr benötigte Bereiche durchsucht und ihn dann wieder freigibt.

GeldKarte — GeldKarte ist der Markenname der seit 1996 in Deutschland eingeführten elektronischen Geldbörse. Die GeldKarte ist sowohl die Bezeichnung für die Anwendung auf einer → *Multiapplication-Chipkarte* als auch für → *Chipkarte* an sich. Das Chipkarten-Betriebssystem für die GeldKarte bzw. für die Debit-Funktionalität ist → *SECCOS* (security card operating system).

geschlossene Anwendung (*closed application*) Eine geschlossene Anwendung ist eine → *Anwendung* auf einer Chipkarte, die nur dem Anwendungsbetreiber zur Verfügung steht und nicht allgemein verwendet werden kann.

geschlossene Börse (*closed purse*) Eine geschlossene Börse ist die Realisation einer geschlossenen → *Anwendung* für eine elektronische Geldbörse. Sie kann nur in dem vom Anwendungsbetreiber freigegebenen Rahmen und nicht für allgemeine Zahlungstransaktionen verwendet werden.

Glitch — Unter einem Glitch versteht man einen sehr kurzen Spannungseinbruch oder eine sehr kurze Spannungserhöhung.

glob top — Glob top ist die Bezeichnung für ein meist aus schwarzem Epoxydharz bestehendem Abdeckmaterial um Chip und Bonddrähte im → *Modul* zu schützen.

[1] Siehe auch Abschnitt 3.1 „Kartenformate“ auf Seite 32.

[2] Siehe auch Abschnitt 13.7.5 „Mechanismen der Freispeicherverwaltung“ auf Seite 507.

Global Platform (GP) Global Platform [Global Platform] ist ein im Jahr 1999 gegründetes und international agierendes Gremium verschiedener Chipkartenfirmen zur Standardisierung von Technologien für → *Multiapplication-Chipkarten*. Die wichtigste von Global Platform herausgegebene Spezifikation ist die Global Platform (GP)-Spezifikation. Diese Spezifikation umfasst unter anderem das Nachladen von Chipkarten-Anwendungen, die Sicherstellung des Anwendungslebenszyklus (→ *Lebenszyklus*) und die Verbindung einer Chipkarten-Anwendung mit dem Chipkarten-Betriebssystem. Die GP-Spezifikation ist der internationale *De-facto*-Standard bei → *Multiapplication-Chipkarten* und zum Anwendungsmanagement.

GPRS (*general packet radio system*) Das General Packet Radio System ist eine von → *ETSI* standardisierte Erweiterung von → *GSM*, um höhere Übertragungsraten für Daten bei mobilen Endgeräten zu realisieren. GPRS bietet eine → *paketorientierte* Verbindung durch Bündelung der vorhandenen Zeitschlitze. Ein Mobiltelefon mit GPRS-Technologie ist hinsichtlich der Datenübertragung ständig im Netz eingebucht und damit zu jedem Zeitpunkt für Datenübertragungen verfügbar. Die Datenübertragungsrate wird dem aktuellen Kapazitätsbedarf dynamisch angepasst, so dass immer nur die aktuell benötigte Kapazität belegt wird. Aus diesem Grund eignet sich GPRS auch sehr gut für diskontinuierliche Datenübertragungen.

Granularität (*granularity*) Der Begriff Granularität ist bei EEPROM-Speichern (→ *EEPROM*) ein häufig benutzter alternativer Ausdruck für die Pagegröße. Beispielsweise hat ein EEPROM mit der Granularität 32 die Pagegröße von 32 Byte. Davon unabhängig ist die Sektorgröße, welche mehrere Pages zu einem Bereich in einer typischen Größenordnung von 2 kByte bis 8 kByte zusammenfasst, der als Ganzes gelöscht werden kann.

Greybox Test (*greybox test*) Der Greybox Test[1] ist eine Mischform zwischen → *Whitebox Test* und → *Blackbox Test*. Die testende Instanz kennt dabei teilweise die internen Abläufe, Funktionen und Mechanismen der zu prüfenden Software.

Greylist (*greylist*) Eine Greylist ist eine Liste in einer Datenbank, auf der alle → *Chipkarten* oder Geräte vermerkt sind, die unter Beobachtung stehen (→ *Sperrliste, Hotlist, Whitelist*).

GSM (*global system for mobile communications*) Das GSM-System ist ein digitales, zellulares, betreiberübergreifendes, länderübergreifendes und bodengebundenes Mobilfunksystem der zweiten Generation (→ *2G*). Die für dieses Mobilfunksystem zugewiesenen Frequenzbereiche sind bei 900 MHz (GSM 900), 1 800 MHz (GSM 1 800) und 1 900 MHz (GSM 1 900). Das GSM-System ist durch eine Reihe von Spezifikationen definiert, deren Herausgeber → *ETSI* ist. Der Zusammenschluss der wesentlichen Netzbetreiber und Hersteller bei GSM ist die → *GSM Association*. Ursprünglich war GSM nur für einige Länder in Zentraleuropa als Nachfolger der länderspezifischen analogen Mobilfunksysteme geplant. GSM hat sich jedoch zu dem Weltstandard für Mobilfunk entwickelt. Der designierte Nachfolger von GSM ist → *UMTS*.

GSM Association Die GSM Association [GSM Association] ist ein weltweit agierendes Gremium mit Sitz in Dublin und London zur Abstimmung von Mobilfunksystemen. Sie wurde 1987 in Kopenhagen gegründet und ist verantwortlich für die Entwicklung und den Einsatz der GSM-Normen (→ *GSM*). Die GSM Association repräsentiert über 700 Netzwerkbetreiber, Hersteller und Zulieferer der GSM-Industrie.

[1] Siehe auch Abschnitt 15.4.2.5 „Greybox Test“ auf Seite 707.

Guillochen Als Guillochen werden die meist runden oder ovalen geschlossenen und miteinander verwobenen Linienfelder bezeichnet, die sich auch auf vielen verschiedenen Geldscheinen oder Aktien befinden. Diese Muster lassen sich aufgrund ihrer feinen Struktur hochqualitativ nur auf drucktechnischem Wege erzeugen und sind deshalb nur schwer kopierbar.

Gutfall (*good case*) Ein Gutfall ist der Fall bei einer logischen Entscheidung, der zum günstigeren oder beabsichtigten Ergebnis führt.

HAL (*hardware abstraction layer*) Ein HAL ist eine Zwischenschicht in einem Betriebssystem zur Verbergung aller Hardwarespezifika der Zielplattform vor dem Rest des Betriebssystems. Ziel ist es, eine Portierung des Betriebssystems zu vereinfachen, indem beim Wechsel der Hardwareplattform lediglich Anpassungen innerhalb des HAL notwendig sind.

Halbbyte (*half byte*) siehe Nibble

halbduplex (*half duplex*) Halbduplex bezeichnet eine Datenübertragung, bei der miteinander kommunizierende Geräte zu einem Zeitpunkt entweder senden oder empfangen können. Das gleichzeitige Senden und Empfangen von Daten ist mit einer Halbduplex-Verbindung nicht möglich, dazu wird eine → *Vollduplex-Verbindung* benötigt.

handle Ein Handle ist ein intelligenter Zeiger, der im Gegensatz zu einem direkt auf ein Datenobjekt verweisenden Zeiger über eine (namentliche) Referenz auf ein Datenobjekt referiert. Damit ist es möglich, das Datenobjekt im Speicher durch eine dritte Instanz zu verschieben (relozieren), ohne dass die Referenz darauf ungültig wird.

Händlerkarte (*merchant card*) Eine Händlerkarte ist eine → *Chipkarte*, die sich bei einem elektronischen Zahlungsverkehrssystem im Terminal des Händlers als Sicherheitsmodul befindet.

handover Als handover wird bei Mobilfunknetzen die unterbrechungsfreie Weitergabe eines Mobiltelefons von einer Zelle zur nächsten bezeichnet. Bei GSM wird ein handover immer vom Netz initiiert.

Happy-Day-Szenario (*happy day szenario*) Happy-Day-Szenario ist ein anderer Ausdruck für → *Gutfall*.

Hardmaske (*hard mask*) Der Begriff Hardmaske bedeutet, dass sich der gesamte → *Programmkode* weitgehend im ROM befindet (→ *ROM-Maske*). Dies spart gegenüber einer Softmaske Platz, da ROM-Zellen wesentlich kleiner als EEPROM- bzw. Flash-Zellen sind. Es hat aber den Nachteil, dass die volle Zeitspanne einer kundenindividuellen Halbleiterproduktion anfällt. Die Durchlaufzeit bei einer Hardmaske ist aus diesem Grund erheblich größer als bei einer Softmaske. Hardmasken werden üblicherweise für große Stückzahlen bei weitgehend einheitlicher Funktionalität der Chipkarten verwendet. Das Gegenteil einer Hardmaske ist die → *Softmaske*, bei der wesentliche Funktionen im EEPROM bzw. Flash sind.

Hashfunktion Eine Hashfunktion ist ein Verfahren zur Komprimierung von Daten mittels einer → *Einwegfunktion*, so dass die ursprünglichen Daten nicht rückrechenbar sind. Die Hashfunktion liefert für einen Eingabewert beliebiger Länge einen Ausgabewert fester Länge und ist so beschaffen, dass eine Änderung der Eingangsdaten mit sehr hoher Wahrscheinlichkeit Auswirkungen auf den berechneten Hash-Wert (d. h. den Ausgabewert) hat. Ein typischer Vertreter der Hash-Algorithmen ist der → *SHA-1*. Das Ergebnis einer Hashfunktion ist der Hash-Wert, der oft auch als digitaler Fingerabdruck bezeichnet wird.

HBCI (*home banking computer interface*) HBCI ist ein von der deutschen Kreditwirtschaft festgelegter Standard zur Realisierung von Homebanking in Deutschland unter optionaler Zuhilfenahme von Chipkarten.

Heimatnetz (*home net*) Als Heimatnetz wird im Mobilfunkbereich dasjenige Mobilfunknetz bezeichnet, bei dessen Betreiber der Teilnehmer Kunde ist.

Hintergrundsystem (*background system*) Hintergrundsysteme sind alle Computersysteme, die die Verarbeitung und Verwaltung von Daten ab der Hierarchie der Terminals übernehmen.

Hochprägung (*embossing*) Die Hochprägung[1] ist Teil der physikalischen Personalisierung, bei der Zeichen in einen Kartenkörper aus Kunststoff in einer solchen Weise geprägt werden, dass sie erhaben sind. Die Hochprägung wird in der Fachsprache auch Embossing genannt.

Hologramm Eine fotografische Aufnahme bei der Holographie wird als Hologramm bezeichnet. Sie ist ein dreidimensionales Bild des fotografierten Objekts. Je nach Betrachtungswinkel des Beobachters wird das Objekt auf dem Hologramm auch unter verschiedenen Winkeln gesehen. Die bei Karten üblicherweise verwendeten Hologramme sind Prägehologramme, bei denen auch bei alltäglichen Lichtverhältnissen ein halbwegs passables dreidimensionales Bild sichtbar ist.

Hol-Prinzip siehe Pull-Technologie

Homezone Homezone ist bei Mobilfunknetzen die Bezeichnung für einen standortbezogenen Dienst (→ *Location Based Service*), bei dem in einem bestimmten Gebiet (üblicherweise der Nahbereich um die eigene Wohnung) die Gesprächsgebühren zu einem deutlich niedrigeren Tarif (i. d. R. Festnetztarif) abgerechnet werden. Ein Festnetzanschluss für Sprachverbindungen kann dadurch überflüssig werden.

horizontaler Prototyp siehe Prototyp

Hotlist Eine Hotlist ist eine Liste in einer Datenbank, auf der alle → *Chipkarten* oder Geräte vermerkt sind, die wahrscheinlich manipuliert sind und keinesfalls akzeptiert werden dürfen (→ *Sperrliste, Greylist, Whitelist*).

HSM (*hardware security module oder host security module*) Anderer Name für → *Sicherheitsmodul.*

HTML (*hypertext markup language*) HTML ist eine konzeptionell auf XML aufbauende logische Auszeichnungssprache für → *Hypertext*-Dokumente im → *WWW* (→ *WML und XML*).

HTTP (*Hypertext Transfer Protocol*) HTTP ist ein zustandsloses Protokoll, mit dem typischerweise → *HTML-Seiten* über das Internet übertragen werden. Als darunterliegendes Transportprotokoll wird dabei in der Regel → *TCP/IP* benutzt.

Hybridkarte Hybridkarte ist die Bezeichnung für eine Karte mit zwei unterschiedlichen Kartentechnologien. Typische Beispiele sind eine Karte mit → *Magnetstreifen* und zusätzlichem Chip oder eine → *Chipkarte* mit optischem Speicher auf der Kartenoberfläche.

Hypertext (*hypertext*) Hypertext besitzt gegenüber normalem Text zusätzliche Querverweise (*Hyperlinks*) zu weiteren Stellen im Text oder anderen Dokumenten. Diese können durch eine entsprechende Benutzeraktion (i. d. R. durch Anklicken) aufgerufen werden. Gegenüber dem üblichen linear aufgebauten Fließtext wie beispielsweise in Büchern bietet Hypertext somit eine beliebige Vernetzung von Texten durch Querver-

[1] Siehe auch Abschnitt 3.5.9 „Hochprägung“ auf Seite 49.

weise. → *HTML* und → *WML* sind zwei typische Vertreter von Auszeichnungssprachen für Hypertext-Dokumente.

I^2C-Schnittstelle Die I^2C-Schnittstelle (*signal in-signal out-connection*) ist eine von Philips spezifizierte Schnittstelle mit zwei Signalleitungen zwischen → *NFC*-Bausteinen und Sicherheitsbausteinen wie beispielsweise → *Chipkarten*.

ICC (*integrated chip card*) ICC ist nach → *ISO* die normgerechte Bezeichnung für eine Karte mit Chip. Diese hat in der Regel die → *ID-1* oder → *ID-000* Größe. Es kann sich dabei sowohl um einen → *Speicherchip* als auch einen → *Prozessorchip* handeln.

ID-000 ID-000[1] bezeichnet nach TS 51.011 das am weitesten verbreitete Kartenformat für → *Chipkarten* im Mobilfunkbereich. Ein weiterer Name für dieses Format ist Plug-In. Diese Karte hat eine Breite von 25 mm, eine Höhe von 15 mm und eine Dicke von 0,76 mm. Eine ID-000 Karte kann man durch Ausstanzen aus dem Standardformat → *ID-1* herstellen. Aus einer ID-000 Karte kann wiederum durch Stanzen eine Chipkarte im → *Mini-UICC* Format erzeugt werden.

ID-1 Karte (*ID-1 card*) ID-1[2] bezeichnet nach ISO 7810 das Standardformat für → *Chipkarten*. Sie hat eine Breite von 85,6 mm, eine Höhe von 54 mm und eine Dicke von 0,76 mm. Im Mobilfunkbereich wird allerdings mittlerweile ausschließlich das → *ID-000*-Format eingesetzt.

Identifizierung (*identification*) Identifizierung[3] ist der Vorgang, der zum Erkennen einer Instanz führt. Die Identifizierung kann durch → *Authentisierung* erfolgen.

ID-Karte Eine ID-Karte[4] ist eine Karte mit oder ohne Chip, die als → *Ausweis* für eine Person verwendet wird.

IEC (*International Electrotechnical Commission*) Die IEC [IEC] wurde 1906 gegründet und hat ihren Sitz in Genf, Schweiz. Die Aufgabe der IEC ist die weltweite Normung im Bereich der Elektrotechnik.

IFD (*interface device*) IFD ist nach ISO die normgerechte Bezeichnung für ein Chipkarten-Terminal.

Implanter Ein Implanter ist eine Fertigungsmaschine für → *Chipkarten*, deren Aufgabe es ist, → *Module* in die → *Kavität* von → *Kartenkörpern* einzufügen („Implantieren").

Implementierung (*implementation*) Die Implementierung im Sinne der Softwareentwicklung ist die Erstellung eines Programms anhand der beim → *Design* festgelegten Software-Architektur. Zur Implementierung gehört das → *Debugging*, jedoch nicht der → *Test*, der bei einer sequentiellen Softwareentwicklung der nächste und abschließende Schritt ist.

IMSI-Catcher Ein IMSI-Catcher ist ein Gerät zum Abhören von GSM-Gesprächen durch Aufbau einer eigenen Zelle. Das Funktionsprinzip beruht darauf, dass sich der IMSI-Catcher zwischen Mobiltelefon und Basisstation dazwischenschaltet, sich also gegenüber dem Mobiltelefon als Basisstation ausgibt und gegenüber der echten Basisstation als Mobiltelefon.

IMT-2000 (*international mobile telecommunication 2000*) IMT-2000 ist das Konzept der → *ITU* für Mobilfunk-Lösungen der dritten Generation (→ *3G*) im 2 000 MHz-Frequenzbereich. IMT-2000 entstand 1995 als Nachfolger von FPLMTS (*future public land mobile*

[1] Siehe auch Abschnitt 3.1 „Kartenformate" auf Seite 32.

[2] Siehe auch Abschnitt 3.1 „Kartenformate" auf Seite 32.

[3] Siehe auch Abschnitt 7.8 „Identifizierung von Personen" auf Seite 201.

[4] Siehe auch Abschnitt 22 „Chipkarten für Identifikation und Pässe" auf Seite 971.

telecommunication service), ein 1985 begonnenes Konzept der ITU für Mobilfunk, das sich jedoch nicht in der ursprünglichen Form als weltweit einheitliches System durchsetzen ließ. Mögliche Realisierungen von IMT-2000 sind → *UMTS* und → *CDMA 2000*.

Individualisierung (*individualization*) siehe Personalisierung

indizierte TAN (*indexed TAN*) siehe Transaktionsnummer

Initialisierer (*initializer*) Ein Initialisierer ist diejenige Instanz, die die → *Initialisierung* durchführt.

Initialisierung (*initialisation*) Initialisierung[1] ist das Laden der festen und personenunabhängigen Daten einer → *Anwendung* in das EEPROM. Ein Synonym für Initialisierung ist der Ausdruck Vorpersonalisierung.

Inlettfolie Eine Inlettfolie ist die Folie, die sich nach dem Zusammenlaminieren aller Folien im Innern des → *Kartenkörpers* befindet. Ein Synonym für Inlettfolie ist Kernfolie. In der Regel wird die Inlettfolie zwischen zwei → *Deckfolien* einlaminiert und bildet so mit diesen beiden äußeren Folien die Karte. Die Inlettfolie ist oft Träger von Sicherheitsmerkmalen oder elektrischen Bauteilen, wie beispielsweise der Spule für kontaktlose Chipkarten.

Instrumentierung Unter Instrumentierung versteht man das Einfügen von speziellem → *Programmkode* in ein Programm, um Abläufe und Aufrufe in diesem Programm für Testzwecke analysieren zu können.

Intelligente Speicherkarte Eine intelligente Speicherkarte ist eine Speicherkarte mit erweiterter Logikschaltung für zusätzliche Sicherheitsfunktionen, die den Speicherzugriff überwachen.

Internet Smart Card Dies ist eine → *Chipkarte* mit einem → *Chipkarten-Betriebssystem*, die typische Internettechnologien wie → *TCP/IP-Protokoll*, Absicherung der Kommunikation mit → *SSL/TSL* und HTTP-Server (Smart Card Web Server – SCWS) unterstützt. Oftmals ist auch eine USB-Schnittstelle vorhanden und das Betriebssystem ist Multitasking- und Multithreading-fähig. Internet Smart Cards werden manchmal auch als Network Card bezeichnet, da sie als selbstständiges Gerät im Internet agieren können.

interoperabel (*interoperability*) Das Adjektiv interoperabel wird in der Chipkartenwelt für Lösungen benutzt, die auf keine spezifische Chipkarten-Anwendung (→ *Anwendung*) oder Geräte eines bestimmten Herstellers zugeschnitten sind. → *Offene Chipkarten-Betriebssysteme* sind in der Regel interoperabel. Das Gegenteil von interoperablen Lösungen sind → *proprietäre* Lösungen. Ein Beispiel für eine → *interoperable* Chipkarte ist die → *SIM*, die in allen → *GSM*-Mobiltelefonen gleichermaßen ohne Kompatibilitätsprobleme eingesetzt werden kann.

Interpreter (*interpreter*) Ein Interpreter ist ein Programm, das eine Programmiersprache wie → *BASIC* oder → *Java* zur Laufzeit in eine von einem Mikroprozessor ausführbare Maschinensprache übersetzt und auch sofort ausführt. Aufgrund des zur Laufzeit stattfindenden Übersetzungsvorgangs sind interpretierte Programme immer langsamer als kompilierter → *Programmkode*. Interpreter lassen jedoch wesentlich hardwareunabhängigere Programme als Compiler zu.

Interpreterbasierte Betriebssysteme → *Chipkarten-Betriebssysteme*, bei denen auf ihnen ablaufende → *Anwendungen* nicht in der Maschinensprache des Zielprozessors erstellt werden. Interpreterbasierte Betriebssysteme besitzen somit einen → *Interpreter* oder

[1] Siehe auch Abschnitt 14.7.3 „Initialisierung der Anwendung" auf Seite 662.

→ *Compiler* zur Übersetzung von Programmen in die Maschinensprache des Zielprozessors.

ICAO (*International Civil Aviation Organization*) Die ICAO [ICAO] ist eine Organisation der Vereinten Nationen, die viele Standards für den zivilen Luftverkehr verantwortet. Sie wurde 1944 gegründet und hat ihren Sitz in Montral.

ISDN (*integrated services digital network*) ISDN ist die Bezeichnung für ein international standardisiertes digitales Fernsprechnetz, das gleichermaßen Telefongespräche als auch Datenübertragung unterstützt. Ein ISDN-Anschluss besteht aus zwei Basiskanälen mit jeweils 64 kBit/s Übertragungsrate und einem Steuerkanal mit 16 kBit/s Übertragungsrate.

ISO (*International Standardization Organization*) Die ISO [ISO] wurde 1947 gegründet und hat ihren Sitz in Genf, Schweiz. Die Aufgabe von ISO besteht darin, die weltweite Normung zu unterstützen, um einen ungehinderten Austausch von Gütern und Dienstleistungen zu ermöglichen. Die erste ISO-Norm wurde 1951 veröffentlicht und beschäftigte sich mit Temperaturen bei Längenmessungen.

ISO-Protokolle Als ISO-Protokolle bei → *Chipkarten* werden die beiden Übertragungsprotokolle → *T=0* und → *T=1* bezeichnet, da sie über ein Jahrzehnt lang die beiden einzigen Protokolle waren, die Eingang in die ISO/IEC 7816 gefunden hatten.

ISO-Dateisystem Bezeichnung für ein Dateisystem für Chipkarten nach ISO/IEC 7816-4.

ITSEC (*Information Technique System Evaluation Criteria*) Die ITSEC sind ein Kriterienkatalog zur Entwicklung und → *Evaluierung* der Sicherheit von informationstechnischen Systemen im europäischen Bereich und wurden 1991 veröffentlicht. Die Weiterentwicklung der ITSEC und Vereinheitlichung mit diversen nationalen Kriterienkatalogen sind die → *Common Criteria*.

ITU (*International Telecommunications Union*) Die ITU [ITU] ist eine internationale Organisation zur Koordinierung, Normung und Entwicklung von globalen Telekommunikationsdiensten. Sie hat ihren Sitz in Genf. Die Vorgängerorganisation war die → *CCITT*.

jative Karte Eine jative Karte ist eine → *Java-Karte*, die keine Funktionen zum Laden von → *Applets* hat. Sie verhält sich deshalb gegenüber der äußeren Welt wie eine → *native Karte*. Jative Karten kommen meist bei sehr restriktiven Anforderungen an die Speichergrößen zum Einsatz und haben den Vorteil, dass sie sich funktionsidentisch wie Java-Karten verhalten, aber nicht deren aufwändige Funktionen zum Laden von Applet benötigen. Sie stellen für Kartenhersteller eine Möglichkeit dar, die geringeren Speicherplatzanforderungen von → *Native-Chipkarten-Betriebssystemen* auch mit → *Java-Betriebssystemen* zu realisieren.

Java Card API Die Java Card APIs stellen der in Java erstellten Anwendung auf einer Java-Karte eine große Anzahl von Methoden für die Realisierung der notwendigen Funktionen zur Verfügung.

Java Card Forum (JCF) Das Java Card Forum [JCF] ist ein im Jahr 1997 gegründetes und international agierendes Gremium verschiedener Chipkartenfirmen zur Förderung der → *Java Card*-Technologie und zur Entwicklung der dazugehörigen Spezifikationen.

Java Card Runtime Environment (JCRE) Die Java Card-Laufzeitumgebung besteht im Wesentlichen aus der → *Java Card Virtual Machine* (JCVM) und der → *Java Card API*.

Java Card Virtual Machine (JCVM) Die Java Card → *Virtual Machine* ist ein – üblicherweise in Software – simulierter → *Mikroprozessor* und hat die Aufgabe, den Java → *Bytecode* auszuführen und die Klassen und Objekte zu verwalten. Zusätzlich stellt sie die

Trennung der → *Anwendungen* durch Firewalls sicher und ermöglicht die gemeinsame Nutzung von Daten. Im Prinzip kann man die Java Card Virtual Machine auch als eine Art → *Interpreter* betrachten. Eine Clean Room VM ist die Implementation einer Java VM auf der Grundlage öffentlich zugänglicher Informationen, d. h. ohne zusätzliche lizenzbedingte Informationen von Sun. Clean Room-Implementierungen der Java VM gelten im Allgemeinen als befreit von anfallenden Lizenzzahlungen an Sun.

Java Card Der Begriff Java Card[1] bezeichnet eine → *Chipkarte* mit → *Mikrocontroller*, die unter anderem eine → *Java Card Virtual Machine* und ein → *Java Card Runtime Environment* besitzt. Java Cards sind → *Multiapplication-Chipkarten* und besitzen die Eigenschaft, Programme in Java zu verwalten und ausführen zu können. Streng genommen ist eine Java Card eigentlich kein → *Chipkarten-Betriebssystem*, da u. a. beispielsweise in den Ursprungsspezifikationen keine Dateiverwaltung festgelegt ist. In der Praxis gilt jedoch die Java Card als Urtyp eines → *offenen Chipkarten-Betriebssystems*.

Java Development Kit (JDK) Das Java Development Kit ist eine Sammlung von Softwarewerkzeugen, die die Softwareentwicklung in → *Java* ermöglichen.

Java-Karte → *Java Card*

Java Java ist eine von der Firma Sun entwickelte hardwareunabhängige und objektorientierte Programmiersprache (→ *objektorientierte Programmierung*), die im Bereich des Internets stark verbreitet ist. Java Quellkode wird mit einem Compiler in einen standardisierten → *Bytecode* übersetzt, der dann üblicherweise mit einer so genannten virtuellen Maschine auf der jeweiligen Zielhardware (Intel, Motorola, ...) und Betriebssystemplattform (Windows, MacOS, Unix, ...) interpretiert wird. Es gibt spezielle Mikroprozessoren (Pico Java), die den Bytecode von Java direkt ausführen können.

JCOP JCOP ist ein weit verbreitetes Java Card Chipkarten-Betriebssystem von NXP, das ursprünglich von IBM entwickelt wurde.

Kaltreset (*cold reset*) siehe Reset

Karte (*card*) Karte ist der allgemeine Begriff für ein in seinen physischen Abmessungen genormtes rechteckiges Stück Material mit abgerundeten Ecken. Eine Karte kann mit verschiedenen → *Kartenelementen* ausgestattet sein und damit auch einen Halbleiterchip (→ *Chipkarte*) besitzen.

Kartenakzeptant (*card acceptor*) Eine Instanz, bei der Karten für eine bestimmte Form von Interaktion (z. B.: Bezahlung) verwendet werden können. Typisches Beispiel ist ein Händler, der Kreditkarten zur Bezahlung akzeptiert.

Kartenbenutzer (*card holder*) Der Kartenbenutzer ist die Person, die eine Karte benutzt. Sie ist aber nicht unbedingt der → *Karteneigentümer*.

Kartenbesitzer Der Kartenbesitzer ist die Person, die die tatsächliche Verfügungsgewalt über eine Karte hat. Der Kartenbesitzer muss nicht zwangsläufig der → *Karteneigentümer* sein.

Karteneigentümer Der Karteneigentümer ist die natürliche oder juristische Person, die die rechtliche Herrschaft über die Karte hat und mit dieser nach Belieben verfahren kann. Bei Kredit- und Debitkarten sind die kartenherausgebenden Banken oft die Eigentümer

[1] Siehe auch Abschnitt 13.16.2 „Java Card“ auf Seite 543.

der Karten, die kartenbenutzenden Kunden sind dann lediglich die → *Kartenbesitzer*.

Kartenelement (*card component*) Kartenelemente sind Funktionseinheiten auf einer → *Karte*, wie beispielsweise → *Unterschriftsstreifen*, → *Hochprägung*, → *Magnetstreifen*, Chip (→ *Speicherkarte*, → *Prozessorkarte*) und Tastatur (→ *System-on-Card*).

Kartenemittent Andere Bezeichnung für den → *Kartenherausgeber*.

Kartenherausgeber (*card issuer*) Der Kartenherausgeber, auch Kartenemittent genannt, ist diejenige Instanz, die für die Ausgabe von Karten verantwortlich ist. Bei Monoapplikationskarten ist der Kartenherausgeber in der Regel zugleich → *Anwendungsbetreiber*, muss es aber nicht zwangsläufig sein.

Kartenhersteller (*card manufactorer*) Der Kartenhersteller ist diejenige Instanz, die → *Kartenkörper* herstellt, in die sie → *Module* einbettet.

Karteninhaber Der Karteninhaber ist der Besitzer einer Karte, meistens auch der Benutzer.

Kartenkörper Der Kartenkörper ist eine Kunststoffkarte, die als Halbfertigprodukt in nachfolgenden Produktionsschritten weiterverarbeitet wird und u.U. weitere Funktionselemente enthält (z. B. implantierten Chip).

Kartenleser (*card reader*) Ein Kartenleser[1] (Kurzform „Leser") ist ein mechanisch und elektrisch einfach aufgebautes Gerät, das zur Aufnahme und galvanischen Kontaktierung einer → *Chipkarte* dient. Im Gegensatz zu → *Terminals* haben Kartenleser kein Display und keine Tastatur. Unabhängig vom Term „Kartenleser" können Kartenleser in der Regel auch zum Schreiben von Daten in Karten verwendet werden. Der Begriff stammt ursprünglich von Magnetstreifenlesern, die anfänglich tatsächlich nur die Daten eines Magnetstreifens lesen, aber nicht schreiben konnten.

Kavität (*cavity*) Als Kavität wird die üblicherweise gefräste Aussparung im → *Kartenkörper* für das zu implantierende → *Modul* bezeichnet.

Kennzeichen (*tag*) siehe Tag

Kerckhoffs-Prinzip Das nach Auguste Kerckhoffs (1835–1903) benannte Prinzip[2] besagt, dass die gesamte Sicherheit eines → *Kryptoalgorithmus* ausschließlich auf der Geheimhaltung des Schlüssels beruhen soll und nicht auf der Geheimhaltung des Kryptoalgorithmus.

Kernel (Kern) Unter einem Kernel versteht man den zentralen Teil eines → *Betriebssystems*, der grundlegende Betriebssystemfunktionen den darüberliegenden Schichten des Betriebssystems bereitstellt.

Kernfolie (*core foil*) Kernfolie ist ein anderer Ausdruck für → *Inlettfolie*.

Kernspannung (*core voltage*) Unter Kernspannung versteht man die direkt auf dem Chip verwendete Betriebsspannung des Prozessors oder Mikrocontrollers. Ist die Kernspannung geringer als die an den Chip angelegte Spannung, so muss sie von einem auf dem Chip befindlichen Spannungswandler entsprechend reduziert werden. Niedrige Kernspannungen sind wegen der notwendigen Spannungsfestigkeit bei geringen Strukturbreiten und zur Reduktion der chipinternen Kapazitäten bei hohen Taktfrequenzen notwendig. Die typische Kernspannung von Mikrocontrollern in 0,13 µm-Technologie ist 1,8 Volt.

[1] Siehe auch Abschnitt 17 „Chipkarten-Terminals" auf Seite 795.

[2] Siehe auch Abschnitt 7.1 „Kryptologie" auf Seite 142.

Kinegramm — Ein Kinegramm[1] zeigt unter verschiedenen Betrachtungswinkeln unterschiedliche Darstellungen und ist vom Aufbau her ein → *Hologramm*. Das Kinegramm kann einen scheinbaren und ruckartigen Bewegungsablauf zeigen, oder es zeigt unterschiedliche Motive in Abhängigkeit vom Betrachtungswinkel. Kinegramme sind ähnlich, aber nicht identisch den Hologrammen, die ein 3-dimensionales Bild zeigen.

Kippbild — Kippbild ist ein anderer Name für → *Kinegramm*.

Klasse (*class*) — Eine Klasse im Sinne der → *objektorientierten Programmierung* ist eine Art von abstrakter Bauanleitung für ein → *Objekt*, d. h. für dessen → *Attribute*, → *Methoden* und Beziehungen zu anderen Objekten.

Klon — siehe klonen

klonen — Als klonen wird das vollständige Kopieren von → *ROM* und → *EEPROM* eines Mikrocontrollers bezeichnet. Klonen ist ein typischer Angriff auf ein Chipkarten-System. Das Ergebnis ist ein → *Mikrocontroller* mit identischen Speicherinhalten.

Kodedichte (*code density*) Die Kodedichte beurteilt den Befehlssatz eines Prozessors und die Güte des Compilers und spielt besonders in Systemen mit Speicherplatzbeschränkungen eine wichtige Rolle. Sie wird selten mit Absolutwerten angegeben, sondern als Vergleichswert zwischen unterschiedlichen Prozessoren und Toolchains benutzt.

Koerzitivität (*coercivity*) Koerzitivität bezeichnet die Stärke des Magnetfeldes in Oersted, das nötig ist, um Daten auf einen → *Magnetstreifen* zu schreiben. Zum Beschreiben von niedrigkoerzitiven Magnetstreifen[2] (loco – *low coercivity*) wird ein Magnetfeld in der Größenordnung von 300 bis 650 Oersted benötigt, für hochkoerzitive Magnetstreifen (hico – *high coercivity*) hingegen ein Magnetfeld in der Größenordnung von 2 750 bis 4 000 Oersted.

Kollision — Eine Kollision entsteht, wenn zwei oder mehr kontaktlose Karten, die sich im Aktionsbereich eines Terminals befinden, gleichzeitig Daten an das Terminal senden, so dass dieses die empfangenen Daten nicht dekodieren oder eindeutig zuordnen kann.

Kommando (*command*) Ein Kommando[3] im Bereich von → *Chipkarten-Betriebssystemen* ist eine Anweisung an die Chipkarte, eine bestimmte Aktion auszuführen. Das Ergebnis eines Kommandos ist eine → *Antwort* (*response*) der Chipkarte, die mindestens den Status, optional aber auch dazugehörige Daten des ausgeführten Kommandos rückmeldet. Kommandos werden durch → *Kommando-APDUs* an die Chipkarte übermittelt und Antworten durch → *Antwort-APDUs*.

Kommando-APDU (*command-APDU*) Eine Kommando-APDU[4] ist ein → *Kommando* vom Terminal an die Chipkarte und besteht aus dem Kommando-Header und optional aus dem Kommando-Body. Der Kommando-Header setzt sich wiederum aus Class-, Instruction-, P1- und P2-Byte zusammen (→ *APDU*).

Kompatibilität (*compatibility*) Kompatibilität ist allgemein die Verträglichkeit unterschiedlicher Hardware, Software und Daten, ohne besondere Anpassungsmaßnahmen miteinander arbeiten zu können, und bedeutet nicht, dass zwei Dinge identisch sind.

komplettieren (*completion*) Komplettieren ist das Vervollständigen des → *Betriebssystems* durch Laden der EEPROM-Teile. Dies ermöglicht nachträgliche Änderungen und Anpassun-

[1] Siehe auch Abschnitt 3.5.7 „Kinegramm, Kippbild" auf Seite 48.
[2] Siehe auch Abschnitt 2.2 „Magnetstreifenkarten" auf Seite 18.
[3] Siehe auch Abschnitt 11 „Kommandos von Chipkarten" auf Seite 383.
[4] Siehe auch Abschnitt 8.3.1 „Struktur der Kommando-APDUs" auf Seite 239.

gen, ohne dass eine neue → *ROM-Maske* erstellt werden muss. Beim Komplettieren werden in jede Chipkarte identische Daten geschrieben, es handelt sich also dem Prinzip nach um eine Art → *Initialisierung*.

Komplettierung (*completion*) Bei der Komplettierung werden die im → *ROM* befindlichen Teile des → *Chipkarten-Betriebssystems* durch ergänzende Teile im → *EEPROM* vervollständigt. Dies können Erweiterungen oder Korrekturen sein.

Kontaktfläche Die an der Vorderseite einer → *Chipkarte* befindlichen sechs oder acht Kontaktflächen[1] sind die elektrische Schnittstelle zwischen dem → *Terminal* und dem → *Mikrocontroller* in der Chipkarte. Alle elektrischen Signale werden über diese Kontakte geführt.

kontaktlose Karte (*contactless card*) Kontaktlose Karte ist die Kurzbezeichnung für eine → *Chipkarte*, bei der die Energie- und Datenübertragung berührungslos durch elektromagnetische Felder erfolgt (→ *CICC*).

Kreditkarte (*credit card*) Eine Kreditkarte[2] ist eine Karte mit oder ohne Chip, die einen Verfügungsrahmen aufweist und bei der die Bezahlung zeitlich nach Erhalt des Gutes oder der Dienstleistung stattfindet. Diese Bezahlung wird als „buy now – pay later" bezeichnet. Typisches Beispiel für diese Kartenart sind hochgeprägte Kreditkarten.

Kryptoalgorithmus (*cryptoalgorithm*) Ein Kryptoalgorithmus ist eine Rechenvorschrift mit mindestens einem geheimen Parameter, dem → *Schlüssel*, um Daten zu ver- oder entschlüsseln. Es gibt symmetrische Kryptoalgorithmen wie den DES-Algorithmus (→ *DES*), die zur Ver- und Entschlüsselung den gleichen Schlüssel benutzen, und asymmetrische Kryptoalgorithmen wie den RSA-Algorithmus (→ *RSA*), die zur Verschlüsselung einen öffentlichen Schlüssel und zur Entschlüsselung einen geheimen Schlüssel verwenden.

kryptografischer Algorithmus (*cryptographic algorithm*) Kryptografischer Algorithmus[3] ist die mittlerweile selten verwendete Langform von → *Kryptoalgorithmus*.

Kryptokarte siehe Prozessorkarte

Kryptokoprozessor Der Begriff Kryptokoprozessor im Chipkartenbereich bezeichnet eine zusätzliche numerische Recheneinheit auf einem Mikrocontroller. Die Funktionalität dieses Koprozessors ist optimiert zur schnellen Berechnung von → *Secret-Key-Algorithmen* (z. B. → *DES*, → *AES*) und/oder → *Public-Key-Algorithmen* (→ *RSA*, → *DSA*, → *ECC*).

Kundenkarte (*customer card*) Eine Kundenkarte ist eine → *Chipkarte*, die von Kunden in einem elektronischen Zahlungsverkehrssystem an den Terminals der Händler zum Bezahlen benutzt wird.

kuvertieren Kuvertieren ist das automatische Falten und Einstecken eines Briefes, u. U. mit aufgeklebter Chipkarte, in einen Briefumschlag.

Ladebeauftragter (*load agent*) Diejenige Instanz, welche das Laden von elektronischen Geldeinheiten auf eine elektronische Geldbörse vornimmt; sozusagen das Gegenstück zum Leistungsanbieter.

[1] Siehe auch Abschnitt 3.2 „Kontaktflächen" auf Seite 39.
[2] Siehe auch Abschnitt 18.1.1.1 „Kreditkarten" auf Seite 810.
[3] Siehe auch Abschnitt 7.1 „Kryptologie" auf Seite 141.

Laminieren (*laminate*) Das Verkleben von dünnen Materialschichten unter Druck und Hitze bezeichnet man als Laminierung. Karten werden oft aus mehreren Kunststofffolien laminiert.

Lasercutter Ein Lasercutter ist ein Gerät zum Bohren und Schneiden mit einem energiereichen Laserstrahl in einer Genauigkeit von Teilen eines Mikrometers, vorzugsweise auf Halbleitern. Lasercutter können auch für sogenannte → *Lichtangriffe* auf Halbleiter verwendet werden.

Lasergravur (*laser engraving*) Verfahren zur Schwärzung von speziellen Kunststoffschichten durch Verbrennen mit einem Laser. Der Vorgang der Lasergravur wird umgangssprachlich oft auch „Lasern" genannt.

Lead-Frame-Modul Kostengünstige Module, bei denen die aus einer Kupferlegierung mit galvanisierter Goldoberfläche gestanzten Kontaktflächen durch einen Moldkörper aus Kunststoff zusammengehalten werden. Auf diesem wird dann mit Pick-and-Place der Chip aufgesetzt und im Wire-Bond-Verfahren mit den Rückseiten der Kontaktflächen verbunden. Anschließend schützt man den Chip noch mit einem Überzug aus lichtundurchlässigem Epoxidharz. Das Lead-Frame-Verfahren ist zur Zeit eines der kostengünstigsten Verfahren zur Modulherstellung, ohne Nachteile bei der mechanischen Stabilität dafür in Kauf nehmen zu müssen.

Leadtime Leadtime ist die Zeit in der Halbleiterfertigung von der Maskenabgabe (→ *ROM-Maske*) bis zu den ersten Mustern.

Lebenszyklus (*life cycle*) Unter diesem Begriff versteht man die Summe der Lebensphasen einer → *Chipkarte*, beginnend von der Chip- und Kartenherstellung über die → *Personalisierung* bis zur Benutzung und dem logischen oder physischen Lebensende der Karte. Im Lebenszyklus einer Karte werden dann die einzelnen Phasen zur Festlegung von bestimmten Sicherheitsmechanismen und Funktionalitäten verwendet. Ein Beispiel für die diesbezügliche Verwaltung des Lebenszyklus einer Karte ist die → *Global Platform* Spezifikation.

Leistungsanbieter (*service provider*) In einem Chipkarten-System der Leistungen anbietende, die ein Benutzer in Anspruch nimmt und bezahlt. Beim Beispiel eines Zahlungsverkehrssystems mit elektronischen Geldbörsen ist er derjenige, der vom Börseninhaber für seine Ware oder Dienstleistung Geld von einer elektronischen Geldbörse erhält.

leitungsorientiert siehe verbindungsorientiert

Leser *reader* Kurzform von → *Kartenleser*.

Lichtangriff (*light attack*) Bei Lichtangriffen,[1] auch als Optical Fault Induction Attacks bekannt, wird der → *Mikrocontroller* kurzzeitig und selektiv an einer bestimmten Stelle mit Licht hoher Intensität bestrahlt. Dieses kann beispielsweise aus einem → *Lasercutter* stammen. Durch die hohe zugeführte Energiemenge kann es zu Fehlfunktionen des Mikrocontrollers kommen, die für Angriffe auf den Chip genutzt werden können.

Linker Ein Linker hat die Aufgabe, die symbolischen Speicheradressen eines kompilierten oder assemblierten → *Programmkodes* in absolute oder relative Speicheradressen umzusetzen.

little Endian siehe Endianness

Loader (*loader*) Ein Loader ist ein Programm, mit dessen Hilfe weitere Programme, beispielsweise über eine serielle Schnittstelle, nachgeladen werden können (→ *Bootloader*).

[1] Siehe auch Abschnitt 16.5.1 „Angriffe auf die Hardware" auf Seite 740.

Location based Service (standortbezogener Dienst) Location based Services sind Mehrwertdienste für Mobiltelefonteilnehmer, die auf dem Wissen über die aktuelle geografische Position beruhen; Beispiele: lokale Wettervorhersagen, dynamisch an den aktuellen Standort angepasste Stadtpläne und integrierte Standortangaben bei Notrufen.

logische Kanäle (*logical channels*) Logische Kanäle[1] dienen dazu, mit mehreren → *Anwendungen* auf einer → *Chipkarte* parallel und unabhängig voneinander Daten auszutauschen. Die Kommunikation findet jedoch nach wie vor über die nur einmal vorhandene serielle Schnittstelle mit Chipkarte statt, durch die logischen Kanäle können jedoch die Empfängeranwendungen für die → *APDUs* auf der Chipkarte eindeutig adressiert werden.

M2M *machine to machine* Die Verwendung von Chipkarten-Mirocontroller bei Automaten, Telemetrie-Geräten und das weite Feld des Automotivebereichs wird zusammenfassend als M2M-Anwendung bezeichnet. Dabei sind Funktionalität und Sicherheitsanforderungen an den Mikrocontroller in der Regel unverändert, lediglich die Anforderung hinsichtlich des Temperaturbereichs ist deutlich erweitert.

M/Chip M/Chip ist der Name einer → *EMV*-konformen Implementierung einer chipgestützten Debit-/Kreditkarte von MasterCard. Die Variante M/Chip Select verwendet neben symmetrischen Kryptoalgorithmen auch asymmetrische und stellt eine Obermenge von M/Chip light dar, welche eine vereinfachte Variante ist und nur symmetrische Kryptoalgorithmen benutzt.

MAC (*message authentication code* – Datensicherungskode) Ein MAC ist eine kryptografische Prüfsumme über Daten, mit der Manipulationen dieser Daten während der Übertragung erkannt werden können. Werden Daten während ihrer Ablage in einem Speicher mit einem MAC geschützt, spricht man hingegen von einer CCS (*cryptographic checksum*) (→ *Cryptographic Checksum*).

Magnetkarte Oft verwendete Kurzform des Begriffs → *Magnetstreifenkarte*.

Magnetstreifen Ein Magnetstreifen[2] ist ein Streifen aus Kunststoff, mit einer Oberfläche aus magnetisierbarem Metalloxid der über die gesamte Länge der Karte auflaminiert wird. Magnetstreifen haben zwei bis drei Datenspuren und werden entsprechend der → *Koerzitivität* zum Löschen der auf ihnen enthaltenen Daten in nieder-, mittel- und hochkoerzitiv eingeteilt.

Magnetstreifenkarte Karte mit einem Magnetstreifen, auf dem Daten geschrieben und wieder gelesen werden können. Der Magnetstreifen enthält in der Regel drei Datenspuren mit unterschiedlicher Datenaufzeichnungsdichte. Spur 1 und 2 werden nach der Ausgabe an den Kartenbenutzer nur noch gelesen, Spur 3 hingegen darf auch im Feld geschrieben werden. Die magnetische Eigenschaft des magnetisierbaren Materials kann entweder hoch- oder niederkoerzitiv (siehe koerzitiv) sein.

Maosco siehe Multos

Maske Maske ist die Kurzform von → *ROM-Maske*.

M-Commerce (*mobile Commerce*, mobiler Geschäftsverkehr) Alle Formen von Dienstleistung, Handel und dazugehörigem Zahlungsverkehr mit mobilen Endgeräten (z. B. Mobiltelefon, PDA). Werden stationäre Endgeräte verwendet, spricht man von → *E-Commerce*.

[1] Siehe auch Abschnitt 8.5 „Logische Kanäle“ auf Seite 251.

[2] Siehe auch Abschnitt 2.2 „Magnetstreifenkarten“ auf Seite 18.

Mehrlagenkarte (*multi layer card*) Aus mehreren Schichten Kunststofffolie zusammengesetzte Karte; wird in die äußeren Deckfolien (*overlay foil*) und die Kernfolien (*core foils*) unterteilt. Eine andere Form ist die → *Einlagenkarte*.

Memory Footprint Unter dem Memory Footprint versteht man die Aufteilung der Speicherbelegung bei einem Rechnersystem.

Methode (*method*) Eine Methode im Sinne der → *objektorientierten* Programmierung ist eine Funktion für die Manipulation von → *Attributen* eines → *Objekts*, die von der → *Klasse* des Objektes zur Verfügung gestellt wird.

MExE (*mobile station execution environment*) MExE ist ein Framework zur Integration einer Java Virtual Machine (JVM) in Mobiltelefone. Es können damit Java-Programme in Mobiltelefone geladen und ausgeführt werden. Damit besteht die Möglichkeit, Zusatzanwendungen direkt im Mobiltelefon und nicht auf der SIM zu realisieren.

MF (*master file*) Das Master File[1] im Dateisystem einer Chipkarte ist ein besonderes DF. Es ist das Wurzelverzeichnis des Dateibaums und wird automatisch nach einem Reset der Chipkarte selektiert.

Microbrowser siehe Browser

Midlet Ein Midlet ist ein Programm, erstellt in der Programmiersprache → *Java*, das von der → *virtuellen Maschine* eines Rechners ausgeführt wird. Ein Midlet wird typischerweise in einem mobilen Endgerät (z. B. Mobiltelefon) ausgeführt.

Mifare Mifare [Mifare] ist ein weit verbreiteter → *Standard* für → *kontaktlose Karten* von NXP Semiconductors [[NXP]]. Mifare ist kompatibel zu ISO/IEC 14443 Typ A.

Mikrocontroller (*microcontroller*) Ein Mikrocontroller[2] besitzt auf einem Chip einen → *Mikroprozessor*, flüchtigen Speicher (→ *RAM*), nichtflüchtigen Speicher (→ *ROM*, → *EERPOM*, → *Flash-EEPROM*) und entsprechende Schnittstellen für die Kommunikation nach chipextern. Er ist damit ein selbstständig arbeitsfähiger Computer auf einem einzelnen Chip. Mikrocontroller werden neben Chipkarten vor allem in der Steuerungstechnik eingesetzt.

Mikroprozessor Der Mikroprozessor ist die wichtigste Funktionseinheit eines → *Mikrocontrollers*. Er löst die im Programm festgelegten Maschinenbefehle in die elementaren Mikrobefehle auf und führt diese aus. Ein Mikroprozessor enthält alle für die Befehlsabarbeitung notwendigen Register, ein Steuerwerk und das Rechenwerk. Das eigentliche Rechenwerk eines Mikroprozessors wird manchmal auch Prozessor genannt. Der Begriff CPU (*central processing unit*) wird oft als Synonym zu Mikroprozessor gebraucht.

Milenage-Algorithmus Symmetrischer Beispielalgorithmus für die kryptografischen Funktionen → *f1* bis f5 der → *USIM*. Der Milenage-Algorithmus basiert in seinem Kern auf dem → *AES*.

Mini-UICC Mini-UICC[3] ist die Bezeichnung für ein Kartenformat für → *Chipkarten* im Mobilfunkbereich. Das Format wurde unsprünglich unter dem Begriff 3FF (*third form factor*) bekannt und hat eine Breite von 15 mm, eine Höhe von 12 mm und eine Dicke 0,76 mm. Eine Mini-UICC kann durch Ausstanzen einer → *ID-1* oder → *ID-000*-Karte hergestellt werden.

[1] Siehe auch Abschnitt 12.3.1 „Master File" auf Seite 458.

[2] Siehe auch Abschnitt 5 „Mikrocontroller für Chipkarten" auf Seite 77.

[3] Siehe auch Abschnitt 3.1 „Kartenformate" auf Seite 32.

MKT (Multifunktionales Kartenterminal) Die MKT-Spezifikation[1] ist eine in Deutschland weit verbreitete Spezifikation für multifunktionale Chipkartenterminals (→ *Terminal*) und deren Anbindung an PCs mittels der → *CT-API* Schnittstellenspezifikation. Es werden sowohl → *Speicherkarten* als auch → *Prozessorkarten* unterstützt. Der Herausgeber der Spezifikation ist Teletrust Deutschland [Teletrust].

MMU Eine Memory Management Unit ist ein Speicherschutz mit virtueller Adressierung.

Modul siehe Chipmodul

Modulhersteller Eine Instanz, die Dice in → *Module* einbaut und eine elektrische Verbindung (i. d. R. durch → *Bonden*) mit den → *Kontaktelementen* herstellt.

Mondex Mondex [Mondex] ist eine → *elektronische Geldbörse* auf Chipkarten mit der Möglichkeit von → *Purse-to-Purse-Transaktionen*.

Monoapplication-Chipkarte Der Begriff Monoapplication-Chipkarte besagt, dass sich auf einer Chipkarte nur eine → *Anwendung* befindet.

monofunktionale Chipkarte Monofunktionale Chipkarten sind → *Prozessorkarten*, deren → *Betriebssystem* nur eine einzige → *Anwendung* unterstützt und unter Umständen sogar auf diese Anwendung hin optimiert wurde. Verwaltungsfunktionen (z. B.: Generieren und Löschen von Dateien) werden von monofunktionalen Chipkarten manchmal nur in eingeschränkter Form unterstützt.

MoU (*memorandum of understanding*) Das Memorandum of Understanding ist die gemeinsame rechtliche Grundlage aller GSM-Netzbetreiber. Das Gremium hinter dem MoU ist die → *GSM Association*.

MPU Eine Memory Protection Unit ist ein Zugriffsschutz auf festlegbare Speicherbereiche eines Chipkarten-Mikrocontrollers. Sie wird verwendet, um unterschiedliche Anwendungen voneinander abzuschotten.

Multi-Project-Wafer Auf einem Multi-Project-Wafer können verschiedene Mikrocontrollerchips mit unterschiedlichen ROM-Masken gemeinsam auf einem Wafer produziert werden.

Multiapplication-Chipkarte (*multi-application smart card*) Der Begriff Multiapplication-Chipkarte besagt, dass sich auf einer Prozessorkarte mehrere → *Anwendungen* befinden, z. B. eine Bankkarte mit zusätzlicher Fahrscheinanwendung.

multifunktionale Chipkarte (*multi functional card* - MFC) → *Prozessorkarten*, die mehrere → *Anwendungen* unterstützen und entsprechende Verwaltungsfunktionen für die Anlage und das Löschen von → *Anwendungen* und Dateien haben.

Multitasking Computersysteme, die Multitasking unterstützen, ermöglichen es, mehrere Programme quasi gleichzeitig auszuführen. Die parallel ausgeführten Programme befinden sich üblicherweise in einem von den anderen Programmen abgegrenzten und geschützten Adressraum und können nur über spezielle Mechanismen Daten miteinander austauschen. Multitasking ist nicht mit Multithreading gleichzusetzen, da dort ein einzelnes Programm quasi gleichzeitig mehrere Aufgaben ausführt. Ein Computersystem kann sowohl Multitasking als auch Multithreading unterstützen.

Multithreading Computersysteme, die Multithreading unterstützen, ermöglichen es, dass ein Programm quasi gleichzeitig mehrere Aufgaben ausführt. Die einzelnen Threads eines Programms benutzen dabei üblicherweise einen gemeinsamen Adressraum. Multithreading ist nicht mit Multitasking gleichzusetzen, da sich dort mehrere individuelle Programme in separierten Adressräumen parallel in der Ausführung befinden.

[1] Siehe auch Abschnitt 8.7.3 „MKT“ auf Seite 260.

Ein Computersystem kann sowohl Multithreading als auch Multitasking unterstützen.

Multos (*multiapplication operating system*) Markenname eines offenen Multiapplication-Chipkarten-Betriebssystems (→ *Chipkarten-Betriebssystem*, → *offenes Chipkarten-Betriebssystem*). Der Herausgeber der Spezifikationen, der Lizenzgeber und Betreiber der für Multos notwendigen Zertifizierungsdienste ist das Maosco Consortium [Maosco].

Namensraum (*namespace*) Menge von Namen, in der alle Namen eindeutig sind.

NAND-Flash siehe Flash

Nativcode (*native code*) Unter Nativcode versteht man ein Programm im spezifischen Maschinenkode für den Mikroprozessor, auf dem er ausgeführt wird.

native Karte Chipkarte mit einem → *Native-Chipkarten-Betriebssystem.*

Native-Chipkarten-Betriebssysteme → *Chipkarten-Betriebssysteme*, die in der Maschinensprache des jeweiligen Zielprozessors ablaufen. Programmbasierte → *Anwendungen* auf Native-Betriebssystemen benutzen ebenfalls die Maschinensprache des Zielprozessors. Somit besitzen Native-Betriebssysteme keinen → *Interpreter* oder → *Compiler* zur Übersetzung von Programmen in die Maschinensprache des Zielprozessors. Eine andere Form von Chipkarten-Betriebssystemen sind → *Interpreterbasierte Betriebssysteme*.

NBS (*National Bureau of Standards*) NBS war die vor 1988 gültige Bezeichnung des → *NIST*.

NCSC (*National Computer Security Center*) Das US-amerikanische NCSC [NCSC] ist eine Unterorganisation des → *NSA*, zuständig für die Prüfung von Sicherheitsprodukten und Herausgeber von Kriterien für sichere Computersysteme, u. a. der TCSEC.

negative file siehe Blacklist

Network Card siehe Internet Smart Card

NFC (*Near Field Communication*) Near Field Communication[1] ist eine Funktechnik für den Bereich bis ca. 20 cm Entfernung, die ursprünglich von Sony und Philips entwickelt wurde und mittlerweile durch die ISO 18092 u. a. genormt ist. Das 2004 gegründete NFC-Forum [NFC] ist der Zusammenschluss von an NFC interessierten Firmen mit der Aufgabe, die NFC-Technik zu fördern und zu standardisieren. NFC arbeitet mit geringer Sendeleistung im Frequenzbereich von 13,56 MHz und stellt Datenübertragungsraten von 106, 212 und 424 kBit/s zur Verfügung. Die Kommunikation findet grundsätzlich → *halbduplex* statt, wobei der Kommunikationsaufbau verglichen mit Bluethooth und WLAN sehr schnell stattfindet. NFC ist ausschließlich für die Kommunikation zwischen zwei Geräten vorgesehen. Mindestens eines der Geräte muss dabei aktiv senden, das andere kann wie bei → *RFID* passiv arbeiten (*passive mode*). Es ist jedoch auch möglich, dass beide Geräte aktiv an der Kommunikation beteiligt sind (*active mode*).

Nibble Als Nibble werden die vier höherwertigen oder niederwertigen Bits eines Bytes bezeichnet. Ein anderer Ausdruck für Nibble ist Halbbyte.

Nichtabstreitbarkeit (*non-repudiation*) Unter Nichtabstreitbarkeit einer Nachricht versteht man (i. d. R. kryptografische) Verfahren, die sicherstellen, dass der Empfänger den Erhalt einer Nachricht nicht leugnen kann. Der Sender der Nachricht kann damit beweisen, dass

[1] Siehe auch Abschnitt 10.11 „Near Field Communication (NFC)“ auf Seite 376.

sie der Empfänger bekommen hat. Nichtabstreitbarkeit ist also das Analogon zum „Einschreiben mit Rückantwort" bei der konventionellen Briefpost.

nichtflüchtiger Speicher (*non-volatile memory*) Speicherart (z. B. → *EEPROM*, → *Flash*), die ihren Inhalt auch ohne Stromzufuhr behält.

NIST (*National Institute of Standards and Technology*) Das US-amerikanische NIST [NIST] ist eine Abteilung des amerikanischen Wirtschaftsministeriums und zuständig für die US-nationale Normung von Informationstechnik. Bis 1988 trug es die Bezeichnung NBS. Das NIST ist der Herausgeber der FIPS-Normen.

NOR-Flash siehe Flash

Norm (*standard*) Dokument, das technische Beschreibungen und genaue Kriterien enthält, die als Regeln und Definitionen von Eigenschaften verwendet werden, um dadurch sicherzustellen, dass Materialien, Produkte, Prozesse oder Leistungen für ihren Zweck verwendet werden können. In diesem Buch wird der Ausdruck „Norm" durchgehend im Zusammenhang mit einen nationalen oder internationalen Normungsgremium (z. B.: ISO, CEN, ANSI, ETSI) benutzt. Der deutsche Begriff Norm ist nicht mit dem deutschen Begriff → *Standard* gleichzusetzen.

NPU (*numeric processing unit*) siehe Kryptokoprozessor

NSA (*National Security Agency*) Die US-amerikanische NSA [NSA] ist die offizielle Institution für Kryptografie und Kommunikationssicherheit der amerikanischen Regierung. Sie ist direkt dem Verteidigungsministerium untergeordnet und hat u. a. die Aufgabe, ausländische Kommunikation abzuhören und zu dekodieren. Die Entwicklung neuer Kryptoalgorithmen und die Beschränkung des Einsatzes von bestehenden fällt ebenfalls in das Aufgabengebiet dieser Behörde.

Null-PIN siehe 0-PIN

Nutzdaten Nutzdaten sind diejenigen Daten, die direkt für eine → *Anwendung* notwendig sind.

Nutzen Beim Druck die Zusammenfassung von kleinen zu bedruckenden Teilen (z. B.: einer Karte) auf einem großen Bogen, der nach dem Bedrucken in einzelne Teile getrennt wird. Dadurch kann der Druckvorgang fertigungstechnisch optimiert werden, da die großen Bögen in einem Arbeitsschritt gefertigt werden können, anstatt in vielen einzelnen. Ein typischer Nutzen beim Druck von Karten besteht aus 42 Karten auf einer großen Kunststofffolie.

Objekt (*object*) Ein Objekt im Sinne der → *objektorientierten* Programmierung ist ein softwaretechnisches Konstrukt, dessen Bauanleitung eine → *Klasse* ist, das Daten enthält, d. h. → *Attribute* hat, die mit in der Klasse definierten → *Methoden* gelesen und geändert werden können.

objektorientierte Programmierung (*object oriented programming*) Die objektorientierte Programmierung basiert darauf, dass alle Daten einer Software in → *Objekten* abgelegt sind, die auch → *Methoden* bereitstellen, um diese Daten zu lesen oder zu ändern. Die Objekte werden durch → *Klassen* definiert. Ein zentraler Aspekt der objektorientierten Programmierung ist, dass die zu verarbeitenden Daten und nicht der Programmablauf wie bei der → *prozeduralen Programmierung* im Mittelpunkt steht. Typische objektorientierte Programmiersprachen im Chipkartenumfeld sind C++ und → *Java*.

OCF (*open card framework*) Die OCF-Spezifikation [OCF] beschreibt eine plattformunabhängige Java-basierte Schnittstelle zur Einbindung von Chipkarten in beliebige Anwendungen auf PCs. Voraussetzung ist, dass für das jeweils am PC benutzte Terminal ein passender Treiber vorhanden ist und die verwendete Chipkarte OCF-kompatibel ist.

Offcard-Anwendung (*offcard application*) siehe Anwendung

offene Anwendung → *Anwendung* auf einer Chipkarte, die verschiedenen Leistungsanbietern (z. B.: Händlern, Dienstleistern) ohne notwendige Rechtsbeziehung untereinander zur Verfügung steht.

offene Börse Eine offene Börse ist die Realisation einer offenen → *Anwendung* für eine elektronische Geldbörse. Mit ihr können allgemeine Zahlungstransaktionen für unterschiedliche Leistungsanbieter getätigt werden.

offene Plattform (*open platform*) siehe offenes Chipkarten-Betriebssystem

offenes Chipkarten-Betriebssystem (*open smart card operating system*) Ein → *Chipkarten-Betriebssystem* wird als offen bezeichnet, wenn es die Möglichkeit bietet, unabhängig vom → *Betriebssystemhersteller* → *Anwendungen* und Programme Dritter auf die betreffende → *Chipkarte* zu laden und diese dort in sicherer Umgebung auszuführen. Die bekanntesten offenen Chipkarten-Betriebssysteme sind → *Multos* und → *Java Card*. Offene Chipkarten-Betriebssysteme sind in der Regel → *interoperabel* und nicht → *proprietär*. Ein anderer Ausdruck für offenes Chipkarten-Betriebssystem ist offene Plattform (*open platform*), welche aber nicht mit der Schnittstelle zur Verwaltung von Anwendungen auf einer Chipkarte → *Global Platform* (GP) verwechselt werden darf.

Oncard-Matching Unter Oncard-Matching versteht man die Fähigkeit einer → *Chipkarte*, oncard oder offcard gemessene biometrische Daten mit in der Chipkarte gespeicherten Referenzdaten zwecks Benutzeridentifizierung (→ *Identifizierung*) zu vergleichen.

Oncard-Anwendung (*oncard application*) siehe Anwendung

Open Platform (OP) Die Open Platform, früher Visa Open Platform (VOP), ist eine ursprünglich von Visa International spezifizierte Schnittstelle im → *Chipkarten-Betriebssystem* mit der Aufgabe der Verwaltung von Chipkarten-Anwendungen. Der Herausgeber von OP ist mittlerweile das → *Global Platform*-Gremium, und die Spezifikation wurde in → *Global Platform* umbenannt.

Optische Speicherkarte (*optical memory card*) Karte, bei der Informationen in einer reflektierenden Schicht auf der Kartenoberfläche eingebrannt sind (analog einer CD oder DVD).

OTA (*over the air*) Bezeichnung für die Möglichkeit, im → *GSM*- und → *UMTS-System*, zwischen → *Hintergrundsystem* und → *SIM* bzw. → *USIM* über die Luftschnittstelle von Feststation und Mobiltelefon eine → *Ende-zu-Ende-Verbindung* aufzubauen. Damit können dann beispielsweise direkt vom Hintergrundsystem aus Kommandos transparent an die SIM gesendet werden. OTA ist auch eine der Grundlagen für alle → *Zusatzanwendungen* auf der SIM/USIM, da diese über die Luftschnittstelle auch direkt und transparent Daten mit übergeordneten Systemen austauschen können. Als Übertragungsdienst (→ *Bearer*) für OTA wird oft der Kurzmitteilungsdienst → *SMS* benutzt.

Package Ein Package bei der Java Card ist ein → *Namensraum* und die kleinste Einheit innerhalb der Sprache → *Java*. Ein Package kann über Klassen und Interfaces verfügen.

Padding Unter Padding[1] versteht man die Erweiterung eines Datenstrings durch Fülldaten mit dem Zweck, diesen Datenstring auf eine bestimmte Länge zu bringen. Meist

[1] Siehe auch Abschnitt 7.1.3 „Padding“ auf Seite 164.

muss die neue Länge des Datenstrings ein Vielfaches einer bestimmten Blocklänge (z. B.: 8 Byte) sein, um dann den Datenstring beispielsweise durch einen Kryptoalgorithmus weiterverarbeiten zu können.

paketorientiert (*packet-switched*) Bei paketorientierten Verbindungen werden die auszutauschenden Daten beim Sender in Pakete aufgeteilt, einzeln und u.U. auch über unterschiedliche Wege übertragen und beim Empfänger wieder zu den ursprünglichen Daten zusammengesetzt. Bei paketorientierten Verbindungen wird in der Regel die übertragene Datenmenge abgerechnet und nicht die Zeitdauer der Verbindung (→ *verbindungsorientiert*). Typische Beispiele für paketorientierte Verbindungen sind X.25 und → *GPRS*.

parallele Datenübertragung Bei der parallelen Datenübertragung werden mehrere (z. B. 8/16/32) Datenbits gleichzeitig auf ebenso vielen Datenleitungen übertragen.

Paritätsbit (*parity bit*) Der wohl bekannteste → *Fehlererkennungskode* ist die Verwendung eines Paritätsbits, das an das zu schützende Byte angehängt wird. Vor der Berechnung der Parität muss festgelegt werden, ob mit gerader (*even*) oder ungerader (*odd*) Parität gearbeitet wird. Bei der geraden Parität wird das Paritätsbit so gewählt, dass die Gesamtzahl der Einsen im Datenbyte und im Paritätsbit eine gerade Zahl ergibt. Bei ungerader Parität muss die Zahl der Einsen in Datenbyte und Paritätsbit ungerade sein. Mit einem Paritätsbit ist die sichere Erkennung von einem falschen Bit pro Byte möglich. Die Korrektur eines Bitfehlers hingegen ist nicht möglich, weil das Paritätsbit keine Aussage über die Position des veränderten Bits erlaubt.

Pass (*passport*) Amtliches Dokument, das vom Staat an Personen herausgegeben wird, dessen Staatsangehörigkeit sie besitzen. Er legt auch, analog einem → *Ausweis*, die Identität des Inhabers mit dem Anspruch auf Verbindlichkeit fest und berechtigt im Besonderen zu grenzüberschreitenden Reisen und i. d. R. auch zur Rückkehr in das Hoheitsgebiet des herausgebenden Staates.

Passivierung Passivierung ist eine Schutzschicht auf einem Halbleiter, um ihn vor Oxidation und anderen chemischen Vorgängen zu schützen. Vor einer physischen Manipulation des Halbleiters muss sie teilweise oder vollständig entfernt werden.

Patch Ein Patch in der Softwareentwicklung ist ein kleines Programm, manchmal auch in Maschinenkode geschrieben, das die Funktionalität eines vorgegebenen Programms abändert oder ergänzt. Patches werden in der Regel zur schnellen und unkomplizierten Korrektur von Programmfehlern benutzt. Sie werden entweder als → *work around* oder als → *bug fix* realisiert.

Patent Dokument, das einem Erfinder das Recht zur alleinigen Verwertung der Erfindung für einen beschränkten Zeitraum und für ein oder mehrere bestimmte Länder einräumt. Die maximale Laufzeit eines Patents beträgt üblicherweise 20 Jahre.

Pay before Bezieht sich auf den Geldfluss bei Karten im Zahlungsverkehr. Vor dem Erhalt der gewünschten Ware oder Dienstleistung fließt das „echte" Geld des Karteninhabers. Typische Vertreter von Pay before sind die → *elektronischen Geldbörsen*, die vor dem Einkauf mit elektronischem Geld geladen werden müssen. Im Telekommunikationsbereich wird diese Art der Bezahlung als → *prepaid* bezeichnet.

Pay later Bezieht sich auf den Geldfluss bei Karten im Zahlungsverkehr. Erst nach dem Erhalt der gewünschten Ware oder Dienstleistung fließt das „echte" Geld des Karteninhabers. Typische Vertreter von Pay later sind die Kreditkarten, bei denen zum Teil erst Wochen nach dem Kauf das Geld vom Konto des Bezahlenden auf das Konto des Händlers transferiert wird. Im Telekommunikationsbereich wird diese Art der Bezahlung als → *postpaid* bezeichnet.

Pay now Bezieht sich auf den Geldfluss bei Karten im Zahlungsverkehr. Unmittelbar beim Erhalt der gewünschten Ware oder Dienstleistung fließt das „echte“ Geld des Karteninhabers. Typische Vertreter dafür sind alle → *Debitkarten*, wie beispielsweise die ec-Karte, die es ermöglicht, unmittelbar beim Kauf Geld vom Konto des Bezahlenden auf das Konto des Händlers zu transferieren.

PC/SC (*personal computer/smart card*) Die PC/SC-Spezifikation[1] [PC/SC] beschreibt eine plattform- und programmiersprachenunabhängige Schnittstelle zur Einbindung von Chipkarten in beliebige Anwendungen. Die Voraussetzung ist, dass für das jeweils am PC benutzte Terminal ein passender Treiber vorhanden und die verwendete Chipkarte PC/SC-kompatibel ist.

PCD (*Proximity Coupling Device*) Ein PCD ist ein Kartenterminal, welches die Kommunikation mit einer kontaktlosen Karte (→ *PICC*) ermöglicht.

Persistenz (*persistent*) Persistenz ist die Fähigkeit eines Objekts, über die Ausführungszeit eines Prozesses hinaus zu existieren, das Gegenteil ist die → *Transistenz*. Persistente Objekte überdauern deshalb sowohl eine Sitzung als auch plötzliche Spannungsausfälle, ohne dass Daten verloren gehen oder inkonsistent werden.

Personalausweis siehe Ausweis

Personalisierer (personaliser) Ein Personalisierer ist die Instanz, die die Personalisierung durchführt.

Personalisierung (*personalisation*) Die Personalisierung[2] ist der Vorgang der Zuordnung einer Karte zu einer Person. Dies kann einerseits durch die physikalische Personalisierung (z. B. Hochprägung, Lasergravur) oder auch durch die elektrische Personalisierung (d. h. Laden der personenbezogenen Daten in den Speicher der Chipkarte) geschehen. Das Wort Individualisierung für diesen Vorgang wäre der exaktere Begriff, da bei der elektrischen Personalisierung nicht zwangsläufig personenbezogene Daten in den Chip geschrieben werden, wie dies beispielsweise bei anonymen vorbezahlten SIMs (siehe prepaid SIM) der Fall ist.

Phase 1, Phase 2, Phase 2+ Die Phasen 1, 2 und 2+ kennzeichnen einzelne aufeinander aufbauende Entwicklungsschritte im GSM-System (→ *GSM*). In Phase 1 wurden u. a. die Basisdienste Sprachübertragung, Rufweiterleitung, → *Roaming* und → *SMS* realisiert. In Phase 2 kamen ab 1996 zu den Diensten der Phase 1 u. a. die Dienste Konferenzschaltung, Gesprächsweitergabe, Rufnummernübermittlung und GSM im 1 800 MHz Frequenzband hinzu. Anschließend wurden diese Dienste in Phase 2+ u. a. mit der Funktionalität des → *SIM Application Toolkit*, HSCSD (*high speed circuit switched data*) und → *GPRS* ergänzt.

phising Phising ist ein Kunstwort aus *passwort* und *fishing* und bezeichnet den Vorgang unter Nutzung falscher Angaben und in betrügerischer Absicht Passwörter einer Person in Erfahrung zu bringen.

PICC (*Proximity Integrated Circuit Card*) Kontaktlose Chipkarte mit einer Reichweite von ungefähr 10 cm.

[1] Siehe auch Abschnitt 8.7.1 „PC/SC“ auf Seite 256.

[2] Siehe auch Abschnitt 14.8.2 „Personalisierung bzw. Individualisierung“ auf Seite 670.

PIN (*personal identification number*) Die PIN[1] ist eine üblicherweise 4-stellige numerische geheime Zahl zur → *Identifizierung* einer Person. In der Telekommunikationswelt wird für die PIN meist die Bezeichnung CHV (*card holder value*) benutzt.

PIN-Pad PIN-Pad im ursprünglichem Sinne ist die mechanisch und kryptografisch besonders geschützte Eingabetastatur bei Terminals. Im allgemeinen Sprachgebrauch wird oft auch das ganze Terminal als PIN-Pad bezeichnet.

pipelining Beim pipelining werden gleichzeitig Daten empfangen und in den nichtflüchigen Speicher geschrieben. Das Verfahren wird beim Laden von Daten in Chipkarten während der Fertigung benutzt.[2]

PKCS #1 ... #15 (*public key cryptography standard number 1 ... 15*) Die Public Key Cryptography Standards sind von der Firma RSA Inc. [RSA] veröffentlichte Regelwerke mit Fokus auf der Anwendung von asymmetrischen Kryptoalgorithmen, wie z. B. → *RSA*.

PKI (*public key infrastructure*) Unter einer PKI versteht man alle Einrichtungen, die zum Betrieb und zur Verwaltung einer auf asymmetrischer Kryptografie aufbauenden Datenspeicherung und Datenaustausch notwendig sind. Dies ist unter anderem eine → *Zertifizierungsinstanz*, eine → *Registrierungsinstanz*, ein → *Verzeichnisdienst* für Sperrlisten (→ *Zertifikatswiderrufsliste*), ein Zeitstempeldienst (→ *Zeitstempeldienst*) und → *Signaturkarten*.

Plastic Card Karten aus Kunststoff, typischerweise im ID-1-Format, die durch Sicherheitsmerkmale oder einen Halbleiterchip gegen unbefugtes Kopieren geschützt sind.

PLMN (*public land mobile network*) PLMN ist der übliche *terminus technicus* für terrestrische Mobilfunknetze.

Plug-In (Einschubkarte) Plug-In[3] ist ein anderer Name für eine Chipkarte im → *ID-000*-Format.

Plug-Ins siehe Browser

polling Polling ist das laufende programmgesteuerte Abfragen eines Eingabekanals zur Detektion einer eingehenden Nachricht. Polling benötigt je nach Wiederholrate der stattfindenden Abfragen unter Umständen große Rechenleistung, weshalb man versucht, polling zu vermeiden und stattdessen eine von der Rechnerhardware unterstützte Abfrage mittels Interrupt bevorzugt. Polling wird beispielsweise von Mobiltelefonen zur Realisierung von proaktiven Kommandos benutzt.

POS (*point of sale*) Örtlichkeit, bei der ein bestimmtes Gut oder eine bestimmte Dienstleitung verkauft wird.

postpaid Bezieht sich auf den Geldfluss bei Karten im Telekommunikationsbereich. Erst nach dem Erhalt der Dienstleistung (i. d. R. Telefonat oder Datenübertragung) fließt das echte Geld des Karteninhabers. Postpaid-Karten sind seitens der Zahlfunktion mit Kreditkarten vergleichbar. Im Zahlungsverkehr wird diese Art der Bezahlung als → *pay later* bezeichnet.

Power-On-Reset siehe Reset

PPS (*protocol parameter selection*) PPS ist eine veraltete Bezeichnung für → *PTS*.

prepaid (vorbezahlt) Bezieht sich auf den Geldfluss bei Karten im Telekommunikationsbereich. Bereits vor dem Erhalt der Dienstleistung (i. d. R. Telefonat oder Datenübertragung) fließt das echte Geld des Karteninhabers. Prepaid-Karten sind seitens der Zahlfunk-

[1] Siehe auch Abschnitt 7.8.2 „Prüfung einer Geheimzahl“ auf Seite 203.
[2] Siehe auch Abschnitt 14.7.5 „Beschleunigung des Datentransfers in die Chipkarte“ auf Seite 666.
[3] Siehe auch Abschnitt 3.1 „Kartenformate“ auf Seite 32.

tion mit elektronischen Geldbörsen vergleichbar. Im Zahlungsverkehr wird diese Art der Bezahlung als → *pay before* bezeichnet.

prepaid SIM (vorbezahlte SIM) Eine vorbezahlte und in der Regel wiederaufladbare SIM. Die gesamte Funktionalität der Abrechnung und Wiederaufladung wird im Regelfall durch das Hintergrundsystem abgedeckt, hat also keine Auswirkungen auf Datenelemente oder Funktionen in der SIM. Das Gegenteil ist eine → *postpaid* SIM.

Proaktivität Unter Proaktivität[1] versteht man einen Transaktions-Mechanismus für Chipkarten, der es der Chipkarte ermöglicht, selbstständig Aktionen im Terminal zu starten. Damit wird das starre Master-Slave-Prinzip bei der Chipkarten-Kommunikation umgangen. Realisiert wird die Proaktivität durch zyklisch stattfindende Anfragen des Terminals (d. h. polling) an die Chipkarte. Die Zykluszeit der Anfragen kann dabei vorab von der Chipkarte eingestellt werden. Entstanden und hauptsächlich eingesetzt wird die Proaktivität vor allem bei SIMs, um nach TS 51.014 einen Teil der Steuerung des Mobiltelefons zu übernehmen.

probabilistisch (*propabilistic*) Verfahren oder Algorithmus, der bei identischen Ausgangsbedingungen zu unterschiedlichen Ergebnissen kommt. Das Gegenteil ist → *deterministisch.*

Profil (*profile*) Ein Profil legt das → *Chipkarten-Betriebssystem* und die → *Chipkarten-Anwendung* mit allen Applets, Dateien und Zugriffsbedingungen für einen bestimmten Kunden fest.

Programmkode Bezeichnung für ein von einem → *Interpreter* oder direkt vom → *Mikroprozessor* ausführbares Programm (→ *Nativkode*).

proprietär (*proprietary*) Das Adjektiv proprietär wird in der Chipkartenwelt in häufig abwertender Form für firmenspezifische Lösungen benutzt, deren Spezifikationen nicht vollständig veröffentlicht oder die Eigentum einer einzelnen Firma sind. Das Gegenteil zu proprietär sind so genannte offene Lösungen, die auch von Dritten benutzt werden können. Sowohl die Verwendung des Begriffs proprietär als auch des Begriffs der offenen Lösung ist aber keinesfalls eindeutig. Objektiv gesehen ist manches so genannte offene Chipkarten-Betriebssystem auch beachtlich proprietär und abhängig von einer bestimmten Firma. Eine proprietäre Chipkarten-Anwendung (→ *Anwendung*) wäre beispielsweise ein elektronisches Geldbörsensystem für ein abgegrenztes Gebiet, das sich nicht an die einschlägigen Spezifikationen hält und von einer bestimmten Firma als Speziallösung entwickelt wurde.

Proton Markenname eines elektronischen Geldbörsensystems mit ca. 40 Millionen ausgegebenen Karten. Die Spezifikationen von Proton definieren u. a. auch ein Multiapplication-Chipkarten-Betriebssystem (→ *Chipkarten-Betriebsystem*).

Prototyp Ein (Software-) Prototyp ist ein ablauffähiges Modell des späteren Produkts mit eingeschränkter Funktionalität. Er wird zur Erprobung von bestimmten Eigenschaften des späteren Produkts benutzt. Beim horizontalen Prototyp werden nur bestimmte Ebenen der Software realisiert, wogegen beim vertikalen Prototyp bestimmte Teile durch alle Ebenen der Software hindurch realisiert werden.

prozedurale Programmierung Die prozedurale Programmierung basiert darauf, dass Programme als Folgen von Anweisungen an einen → *Mikroprozessor* formuliert werden. Der Programmablauf lässt sich zur Vereinfachung in Funktionen zerlegen und die notwendigen Daten werden in Variablen gehalten. Ein zentraler Aspekt der prozeduralen Programmierung ist die Tatsache, dass der Programmablauf und nicht wie bei der

[1] Siehe auch Abschnitt 19.4.4.6 „SIM Application Toolkit" auf Seite 904.

→ *objektorientierten Programmierung* die zu verarbeitenden Daten im Mittelpunkt stehen. Typische prozedurale Programmiersprachen sind Basic und C.

Prozessmodell Prozessmodell ist ein anderer Begriff für → *Vorgehensmodell.*

Prozessor siehe Mikroprozessor

Prozessorkarte Eine Prozessorkarte ist eine Karte mit Chip, die einen → *Mikrocontroller* mit CPU, flüchtigem (→ *RAM*) und nichtflüchtigem Speicher (→ *ROM*, → *EEPROM*) besitzt. Prozessorkarten können außerdem einen numerischen Koprozessor (→ *Kryptoprozessor*) haben, um Public-Key-Kryptoalgorithmen schnell ausführen zu können. Diese Art von Karten werden manchmal auch Kryptokarten oder Kryptocontrollerkarten genannt.

Pseudonymisierung Veränderung von personenbezogenen Daten mittels einer Zuordnungsvorschrift in einer Weise, dass es nicht mehr möglich ist, diese veränderten Daten ohne Kenntnis der Zuordnungsvorschrift der ursprünglichen Person zuzuordnen. Der Begriff rührt daher, dass im einfachsten Fall der ursprüngliche Name durch ein einzigartiges Pseudonym ersetzt wird. In einer separaten Zuordnungstabelle (der Zuordnungsvorschrift) wird dann die Verbindung zwischen Pseudonym und ursprünglichem Namen hergestellt. Eine stärkere Form der Pseudonymisierung ohne die Möglichkeit der Herstellung einer Verbindung ist die → *Anonymisierung.*

PSTN (*public switched telephone network*) Bezeichnung für das reguläre öffentliche leitungsgebundene Telefonnetz.

Public-Key-Algorithmus siehe Kryptoalgorithmus

PUK (*personal unblocking key*) Die PUK ist eine spezielle → *PIN* zum Rücksetzen des auf dem Maximalwert stehenden → *Fehlbedienungszählers* der PIN. Eine PUK hat üblicherweise eine größere Länge (z. B. 8stellig) als die PIN, da Benutzer die PUK nur im Fall einer vergessenen PIN kennen müssen und dann in ihren Unterlagen nachsehen können. Mit der erfolgreichen Benutzung einer PUK wird gleichzeitig eine neue PIN festgelegt, weil die alte PIN dem Benutzer offensichtlich nicht mehr bekannt war.

Pull-Technologie Informationsweitergabe durch das Abholen von Information von einem übergeordneten System (z. B. Server) durch ein untergeordnetes System (z. B. Mobiltelefon). Der Gegensatz zur Pull-Technologie ist die → *Push-Technologie.*

Purse-to-Purse-Transaktion (*purse to purse transaction*) Transaktion von elektronischen Geldeinheiten von einer elektronischen Geldbörse direkt zu einer anderen, ohne den Umweg über ein drittes, übergeordnetes System. Im Regelfall bedeutet diese Funktionalität, dass das Börsensystem anonym arbeiten muss und die elektronischen Geldbörsen für diese Funktion einen gemeinsamen Schlüssel benützen müssen.

Push-Technologie Informationsweitergabe durch das Versenden von Information von einem übergeordneten System (z. B. Server) an ein untergeordnetes System (z. B. Mobiltelefon). Der Gegensatz zur Push-Technologie ist die → *Pull-Technologie.*

Quick Markenname der 1995 in Österreich landesweit eingeführten elektronischen Geldbörse. Diese basiert in ihren wesentlichen Teilen auf der europäischen Norm für eine branchenübergreifende elektronische Geldbörse nach EN 1546.

Quota Die Verwaltung von Speicherplatz auf Chipkarten für Dritte wird in Anlehnung an die entsprechende Unix-Funktion als Quota-Mechanismus bezeichnet. Damit kann der Kartenherausgeber die maximal zu allokierende Speichermenge für flüchtigen und nichtflüchtigen Speicher für jede einzelne der Anwendungen festlegen und bei Bedarf auch anpassen.

R-UIM (*removable user identity module*) R-UIM[1] ist die Bezeichnung für ein optionales Sicherheitsmodul, das sich austauschbar in mobilen Endgeräten des Mobilfunksystems → *CDMA 2000* befindet. Die R-UIM hat eine ähnliche Funktionalität wie die → *SIM*, jedoch mit dem Kryptoalgorithmus → *CAVE* (*cellular authentication, voice privacy and encryption*), der für eine Vielzahl von kryptografisch gesicherten Funktionen in der R-UIM eingesetzt wird. Angelehnt an das → *SIM Application Toolkit*, ist für die R-UIM auch ein UIM Application Toolkit (→ *UATK*) spezifiziert.

RAM (*random access memory*) RAM[2] ist eine flüchtige Speicherart, die in Chipkarten als Arbeitsspeicher Verwendung findet. Das RAM verliert seinen Inhalt bei Stromausfall. → *SRAM* und → *DRAM* sind RAM-Speicher mit besonderen technischen Eigenschaften.

Rauschfreiheit Rauschfreiheit ist eine Eigenschaft von → *Kryptoalgorithmen*. Diese benötigen bei Rauschfreiheit unabhängig von → *Schlüssel*, Klar- und Schlüsseltext für die Ver- und Entschlüsselung immer die gleiche Zeit. Ist ein Kryptoalgorithmus nicht rauschfrei, lässt sich durch eine Analyse der Berechnungszeit der Schlüsselraum stark eingeschränken. Auf diese Weise kann der Schlüssel wesentlich schneller gefunden werden, als bei einer erschöpfenden Schlüsselsuche.

Record Ein Record (Datensatz) ist eine bestimmte Anzahl von Daten ähnlich einem String.

Redlist siehe Hotlist

regelbasierte Programmierung Die regelbasierte Programmierung basiert darauf, dass allgemeine Regeln formuliert werden, die man dann auf die zu lösenden Probleme anwendet. Anhand dieser Regeln kann das Problem vom Computer selbstständig gelöst werden. Ein zentraler Aspekt der regelbasierten Programmierung besteht darin, dass keine Programmabläufe wie bei der → *prozeduralen Programmierung* oder die zu verarbeitenden Daten wie bei der → *objektorientierten Programmierung* im Mittelpunkt stehen, sondern allgemeine Regeln. Typische regelbasierte Programmiersprachen sind Lisp und Prolog.

Registrierungsinstanz (*registration authority* – RA) Die Registrierungsinstanz bei einer → *PKI* nimmt die Zertifizierungsanträge von Antragstellern entgegen und leitet diese nach Prüfung der Echtheit der Antragsteller an die → *Zertifizierungsinstanz* weiter. Die Registrierungsinstanz ist somit die Instanz, die die eindeutige Zuordnung von Zertifikaten zu Personen herbeiführt.

Relay-Angriff Bei einem Relay-Angriff[3] wird der Kommunikationsbereich einer kontaktlosen Chipkarte auf ein Vielfaches der ursprünglichen Distanz erweitert, um auf diese Weise unbemerkt vom eigentlichen Benutzer Transaktionen durchführen zu können.

Remote Applet Management (RAM) Die Verwaltung (Erzeugen, Löschen, ...) von → *Applets* in einer Chipkarte von einem → *Hintergrundsystem* aus. Beispielsweise ist es in verschiedenen → *GSM-Systemen* über die Luftschnittstelle möglich, → *Applets* in eine → *SIM* zu laden bzw. zu löschen.

Remote File Management (RFM) Remote File Management ist die Verwaltung (Erzeugen, Löschen, Schreiben, Lesen, Änderung der Zugriffsbedingungen, ...) von Dateien in einer → *Chipkarte* von einem → *Hintergrundsystem* aus. Beispielsweise ist es in ver-

[1] Siehe auch Abschnitt 19.4.4 „Die SIM“ auf Seite 881.
[2] Siehe auch Abschnitt 5.3.5 „RAM“ auf Seite 97.
[3] Siehe auch Abschnitt 16.5.3 „Angriffe auf die Anwendung“ auf Seite 787.

schiedenen → *GSM-Systemen* möglich, über die Luftschnittstelle neue Dateien in einer → *SIM* zu erzeugen und in diese Daten zu schreiben.

Reset — Zurücksetzen eines Computers (in diesem Zusammenhang: einer Chipkarte) auf einen definierten Ausgangszustand. Man spricht von einem Kaltreset oder Power-On-Reset, wenn zur Ausführung des Resets die Versorgungsspannung ab- und wieder angeschaltet wird. Ein Warmreset wird durch ein Signal auf der Resetleitung zur Chipkarte ausgeführt, die Versorgungsspannung bleibt davon unberührt.

Responsedaten — Im Umfeld der Chipkartenfertigung erzeugte Daten für den Kartenherausgeber.

Retikel — → *ROM-Maske*

RFID (*radio frequency identification*) RFID hat die Aufgabe, Gegenstände im Bereich über maximal einige Meter Entfernung per Funk zu identifizieren (→ *Identifizierung*). Die Gegenstände müssen dazu über einen RFID-Chip verfügen.

RMI (*remote method invocation*) RMI ist ein protokollunabhängiger Mechanismus für auf verschiedenen Rechnern ausgeführte Programme zum Aufruf von → *Methoden* und zur Übergabe von Daten.

roaming — Erreichbarkeit eines Mobiltelefons in einem anderen Netz als dem → *Heimatnetz* bezeichnet.

roll back — Als roll back bezeichnet man eine Funktionalität von Betriebssystemen, Daten im Fehler- oder Abbruchfall konsistent zu halten. Bei der Roll-back-Funktionalität werden die bei einer fehlerhaften oder abgebrochenen Operation verwendeten Daten durch die ursprünglichen Daten wieder ersetzt. Dieser Prozess kann automatisch oder nach Anforderung angestoßen werden und ist bei Chipkarten-Betriebssystemen oft durch → *atomare Abläufe* realisiert. Eine andere Strategie der Konsistenzhaltung von Daten im Fehler- oder Abbruchfall ist die → *roll forward*-Funktionalität.

roll forward — Als roll forward bezeichnet man eine Funktionalität von Betriebssystemen, Daten im Fehler- oder Abbruchfall konsistent zu halten. Bei der Roll-forward-Funktion wird bei einer fehlerhaften oder abgebrochenen Operation mit den vorhandenen inkonsistenten Daten die Operation in einer Art wieder aufgenommen, dass die Daten anschließend wieder konsistent sind. Dieser Prozess kann automatisch oder nach Anforderung angestoßen werden, ist jedoch bei Chipkarten-Betriebssystemen aufgrund der hohen Sicherheitsanforderungen selten realisiert. Eine andere Strategie der Konsistenzhaltung von Daten im Fehler- oder Abbruchfall ist die → *roll back*-Funktionalität.

ROM (*read only memory*) Das ROM[1] ist ein nichtflüchtiger Speicher, der in Chipkarten Verwendung findet. Er dient vornehmlich zur Speicherung von Programmen und statischen Daten, weil sich der Inhalt eines ROM nicht verändern lässt. Ein anderer Name ist Festwertspeicher oder Nur-Lese-Speicher.

ROMed application — Diese Bezeichnung wird für Chipkarten-Anwendungen benutzt, die sich nicht im EEPROM befinden, sondern fest im maskenprogrammierten ROM des → *Chipkarten-Mikrocontrollers*.

ROM-Maske (*ROM-mask*) Der Begriff ROM-Maske[2] wird umgangssprachlich sehr kontextspezifisch verwendet. Die ursprüngliche Bedeutung einer ROM-Maske ist die halbleitertechnische Belichtungsmaske für die Herstellung des ROM bei der Halbleiterfertigung. Die Bezeichnung Maske wird jedoch nur verwendet, wenn bei der Belichtung

[1] Siehe auch Abschnitt 5.3.1 „ROM“ auf Seite 89.

[2] Siehe auch Abschnitt 14.3.3 „Halbleitertechnische Fertigung der Chips“ auf Seite 622.

des → *Wafers* gegenüber der Maske keine Verkleinerung stattfindet. Werden hingegen die Strukturen bei der Abbildung auf den Wafer verkleinert, wird die „Maske" als Retikel bezeichnet. Der Ausdruck Maske wird jedoch auch die Bezeichnung für den Dateninhalt des ROMs bei → *Chipkarten-Mikrocontrollern* benutzt und in manchen Fällen sogar das Synonym für das ganze → *Chipkarten-Betriebssystem* (→ *Softmaske*, → *Hardmaske*).

Root-CA siehe Zertifizierungsinstanz

Round-trip Engineering Beim Round-trip Engineering wird innerhalb des Software-Entwicklungsprozesses sequentiell an Design und Implementierung gearbeitet, wobei sich beide Tätigkeiten gegenseitig beeinflussen. Die Software-Architektur und der Programmkode werden durch ein Programm automatisch konsistent zueinander gehalten. Die Grundlage bildet dabei eine formale Modellierungssprache (z. B. UML), aus der dann durch automatische Programmkodegenerierung zumindest ein Rumpfkode des Programms erstellt wird. Die Erkenntnisse und Änderungen, die durch Verfeinerung und Test dieses Programmkodes gewonnen werden, fließen dann in einem Reverse Engineering Prozess wieder in die Modellierung des Programms zurück. Bei mehrmaligem Durchlaufen der Schleife Kodegenerierung – Reverse Engineering erhält man in relativ kurzer Zeit praxisbezogene Software mit einer zum Quellkode konsistenten Architektur.

RSA (Ronald L. Rivest, Adi Shamir, Leonard Adleman) Der bekannteste und meistverbreitetste asymmetrische → *Kryptoalgorithmus*; wurde von Ronald L. Rivest, Adi Shamir und Leonard Adleman im Jahr 1978 publiziert und ist nach den Anfangsbuchstaben der drei Familiennamen benannt. Das einfache Funktionsprinzip basiert auf der Arithmetik großer Ganzzahlen, und die Sicherheit beruht auf dem Faktorisierungsproblem.

S@T-Browser siehe Browser

S^2C Der S^2C-Bus ist eine Zweidrahtverbindung mit den Leitungen Sigout und Sigin, welche eine Vollduplex-Datenverbindung zwischen zwei Instanzen zulässt. Sie war ein Vorschlag von Philips/NXP zur Kommunikation von → *USIM* und NFC-Controller bei Mobiltelefonen mit → *NFC*.

salt Als salt wird eine Zufallssequenz verstanden, die zur Verlängerung von Passwörtern verwendet wird, um Wörterbuchangriffe auf die gespeicherten Passwörter zu erschweren.

SAM (*secure application module*) siehe Sicherheitsmodul

Sammelbeauftragter siehe Acquirer

Sandbox (*sandbox*) siehe Virtual Machine

Schlechtfall (*bad case*) Der Fall bei einer logischen Entscheidung, der zum ungünstigeren oder ungewollten Ergebnis führt.

Schlüssel (*key*) Als Schlüssel wird bei einem → *Kryptoalgorithmus* derjenige Parameter bezeichnet, der die Ver- oder Entschlüsselung individualisiert. Schlüssel müssen im Falle von symmetrischen Kryptoalgorithmen zur Gewährleistung der Sicherheit ein Geheimnis sein oder dürfen bei asymmetrischen Kryptoalgorithmen im Falle eines öffentlichen Schlüssels bekannt sein.

Schlüsselmanagement (*key management*) Alle Verwaltungsfunktionen für die Erzeugung, Verteilung, Speicherung, Aktualisierung, Vernichtung und Adressierung von kryptografischen Schlüsseln.

Schutzprofil (*protection profil* – PP) Ein Schutzprofil[1] im Rahmen einer → *Evaluierung* ist eine implementierungsunabhängige Menge von → *Sicherheitsvorgaben*, angepasst an spezifische Anwendungsgebiete für bestimmte → *Evaluierungsgegenstände*.

SCOPE (*smart card open platform environment*) SCOPE war eine Initiative zur Spezifikation eines → *HAL* (*hardware abstraction layer*) für Chipkarten-Mikrocontroller, die jedoch keine Bedeutung erlangt hat.

Scrambling Scrambling ist die vermischte Anordnung der Busse (Adress-, Daten- und Steuerbus) auf dem Chip eines Mikrocontrollers, so dass eine Zuordnung nach Funktionen ohne Hintergrundinformationen nicht mehr möglich ist. Statisches Scrambling bedeutet, dass die Busse einer Serie von Mikrocontrollern identisch gescrambelt sind. Beim dynamischen Scrambling sind die Busse chipindividuell oder sogar sitzungsindividuell gescrambelt.

scrap rate Mit scrap rate wird die Ausschussrate in der Kartenfertigung bezeichnet.

SDMA (*space division multiple access* – Raumvielfachzugriff) Vielfachzugriffsverfahren zur parallelen Datenübertragung von mehreren Sendern zu einem Empfänger auf einer Frequenz. Dazu verwenden die Sender richtungsselektive Antennen, die auf den jeweiligen Empfänger ausgerichtet werden. Dies lässt sich aufgrund des hohen Aufwandes im Mobilfunkbereich nur bei den Basisstationen, beispielsweise mit Antennen-Arrays (adaptive Antennen), realisieren.

SECCOS (*security card operating system*) Name des Multiapplication-Chipkarten-Betriebssystems (→ *Multiapplication-Chipkarte*) für die deutsche ec-Karte mit Chip bzw. → *Geld-Karte*.

SEMA (*simple electromagnetic analysis*) Analog zur Stromanalyse VerweisSPA (*simple power analysis*) lassen sich durch die elektromagnetische Abstrahlung beim Betrieb eines Mikrocontrollers Schlüsse auf interne Abläufe ziehen. Dieses Verfahren wird als SEMA bzw. in der differentiellen Form als → *DEMA* (*differential electromagnetic analysis*) bezeichnet.

SET (*secure electronic transaction standard*) Zahlungsverkehrsprotokoll zur Abwicklung von sicheren Kreditkartenzahlungen im Internet. Es wurde von Visa und MasterCard 1996 veröffentlicht. SET verlangt beim Bezahler nur optional eine → *Chipkarte* (Chip-SET) und kann vollständig in Software auf dem PC realisiert sein. SET hat im Internetzahlungsverkehr keine große Bedeutung erreicht.

SHA-1 Der SHA-1 (*secure hash algorithm 1*) ist eine 1995 veröffentlichte und weit verbreitete → *Hashfunktion* mit einem Hash-Wert von 160 Bit Länge. Der SHA-1-Algorithmus sollte nicht mehr für Neuentwicklungen benutzt werden, da 2006 eine Schwäche publiziert wurde. Verbesserte Varianten des SHA-1, die bereits 2002 vom → *NIST* veröffentlicht wurden, weisen größere Hash-Werte von 224 Bit (SHA-224), 256 Bit (SHA-256), 384 Bit (SHA-384) und 512 Bit (SHA-512) Länge aus.

Scratch-Karte (*scratch card*) Karte im üblichen → *ID-1*-Format, jedoch mit geringerer Kartendicke, die mit einer Geheimzahl oder einem Passwort unter einer undurchsichtigen abkratzbaren Deckschicht bedruckt ist. Diese Schicht wirkt als Siegel, so dass die Unversehrtheit vor Benutzung visuell geprüft werden kann. Eine Scratch-Karte verfügt somit über eine ähnliche Funktionalität wie ein PIN-Brief. Scratch-Karten werden oft als Voucher zur Verteilung von Einmalpasswörtern beim Wiederaufladen von → *prepaid SIMs* benutzt.

[1] Siehe auch Abschnitt 15.5.1 „Die Common Criteria“ auf Seite 715.

Secret-Key-Algorithmus siehe Kryptoalgorithmus

Secure Messaging Unter Secure Messaging[1] versteht man alle Mechanismen, Protokolle und Kryptoalgorithmen, um die Datenübertragung von und zu einer → *Chipkarte* gegen Manipulationen oder Abhören zu schützen.

Secure Signature-Creation Device (SSCD) Gegen Angriffe abgesichertes Gerät zur Erstellung von Signaturen wie beispielsweise eine → *Chipkarte*. Der Begriff rührt von einem bestimmten → *Schutzprofil* für → *Signaturkarten* der → *Common Criteria* her.

Security Environment – SE) Sicherheitsumgebung) Security Environment bei einer Chipkarte ist die Bezeichnung für einen logischen Container, der eine Menge von vollständig definierten Sicherheitsmechanismen enthält, die von sicherheitsrelevanten → *Kommandos* und → *Secure Messaging* benutzt werden. Security Environments eignen sich beispielsweise sehr gut für die sicherheitstechnische Absicherung der unterschiedlichen → *Lebenszyklen* einer Chipkarte. Im einfachsten Fall würde man in diesem Beispiel für Personalisierung und späteren Betrieb unterschiedliche Security Environments definieren, so dass die → *Zugriffsbedingungen* auf die Dateien je nach Lebensabschnitt der Chipkarte unterschiedlich festgelegt sind. Im Falle der Personalisierung darf man dann auf alle Dateien schreibend zugreifen, und im Falle des Betriebs sind die Zugriffsbedingungen entsprechend der eigentlichen → *Anwendung* gesetzt.

Seitenorientierung Zusammenfassung von mehreren Bytes in einem Speicher, die nur als Ganzes geschrieben oder gelöscht werden können. Eine Seitenorientierung gibt es bei → *Chipkarten-Mikrocontrollern* nur für Speicher des Typs EEPROM oder Flash-EEPROM. Typische Größen von Speicherseiten sind 8 Byte, 32 Byte, 128 Byte und 256 Byte. Allerdings gibt es mittlerweile auch Mikrocontroller, die keine fixe Seitenorientierung haben, sondern eine variable Seitenorientierung in einem bestimmten Bereich, z. B. 1 Byte bis 128 Byte.

Sektor (*sector*) siehe Granularität

Server Programm, das von zentraler Stelle aus Daten und Programme für einen oder mehrere → *Clients* bereitstellt.

Short-FID Der Short-FID[2] ist ein 5 Bit langes Kennzeichen für → *EFs* mit dem Wertebereich 1 bis 31. Er wird zur impliziten Selektion eines EFs innerhalb eines Schreib- oder Lesekommandos (z. B.: READ BINARY) an die Chipkarte benutzt.

Shrink Flächenreduzierung eines Halbleiterchips durch Verwendung einer Halbleitertechnologie mit kleinerer Strukturbreite. Auf Grund des reduzierten Flächenbedarfs können pro Wafer mehr Halbleiterchips untergebracht werden. Dies reduziert wiederum die Kosten der Halbleiterchips, da der Chip-Preis annähernd proportional zum Platzbedarf auf dem → *Wafer* ist.

Shutter Ein Shutter[3] ist die mechanische Vorrichtung in Terminals, die gegebenenfalls alle von der Chipkarte aus dem Terminal führenden Drähte abschneidet. Damit soll eine Manipulation der Kommunikation verhindert werden. Falls ein Abschneiden nicht möglich ist, wird die gesteckte Chipkarte elektrisch nicht aktiviert.

[1] Siehe auch Abschnitt 8.4 „Sicherung der Datenübertragung" auf Seite 242.

[2] Siehe auch Abschnitt 12.5.2 „Short File Identifier" auf Seite 463.

[3] Siehe auch Abschnitt 17.5 „Sicherheitstechnik" auf Seite 806.

Sicherheitsanforderung (*security requirements*) Die einzelnen Sicherheitsanforderungen[1] beschreiben im Rahmen einer → *Evaluierung* die sicherheitstechnischen Anforderungen an einen → *Evaluierungsgegenstand* und werden in der Regel zu einem → *Schutzprofil* zusammengefasst.

Sicherheitsmodul Sowohl mechanisch als auch informationstechnisch abgesichertes Bauteil, das zur Aufbewahrung geheimer Daten und zur Ausführung von Kryptoalgorithmen dient. Andere Namen für Sicherheitsmodul sind SAM (*secure application module*) und HSM (*hardware security module* oder *host security module*).

Scratch-Karte Eine Scratch-Karte besitzt eine abrubbelbare Siegelschicht mit einer darunter gedruckten geheimen Information. Dadurch kann ein Benutzer feststellen, ob er als Erster die Information erhält oder ob sie bereits von einem Dritten gelesen wurde. Scratch-Karten werden typischerweise als Voucher benutzt.

seed number (Initialzahl) Als seed number[2] oder seed wird der aus einer → *Zufallszahl* bestehende Startwert für Pseudozufallszahlengeneratoren (→ *Zufallszahlengenerator*) bezeichnet.

serielle Datenübertragung Bei der seriellen Datenübertragung werden die einzelnen Datenbits nacheinander auf einer Datenleitung übertragen. Das Gegenteil ist die → *parallele Datenübertragung*.

shall, should, may Diese drei englischen Hilfsverben kommen normalerweise an vielen Orten in internationalen Normen vor. Ihre Bedeutung ist akkurat geregelt und weicht daher teilweise vom verbreiteten laxen umgangssprachlichen Gebrauch dieser Wörter ab. „shall“ bedeutet, dass der bezeichnete Sachverhalt entsprechend der Beschreibung verpflichtend realisiert werden muss. „should“ hingegen entspricht nur im Ansatz einer Empfehlung, weil das Beschriebene wenn irgendwie möglich erfüllt werden muss. Eine echte Entscheidungsmöglichkeit bei der Realisierung ist nur mit „may“ gegeben.

Sicherheitsvorgabe (*security target* – ST) Die Sicherheitsvorgaben im Rahmen einer → *Evaluierung* beschreiben die zu prüfenden Mechanismen beim → *Evaluierungsgegenstand.* Sie sind somit eine Art Anforderungskatalog für die Evaluierung. Die Sicherheitsvorgaben für bestimmte Arten und Anwendungsgebiete von Evaluierungsgegenstände können in → *Schutzprofilen* beschrieben sein.

Side Channel Attacks Bei Side Channel Attacks (Seitenkanalangriffen) nutzt man (größtenteils ungewollte) physikalische Effekte im Zusammenhang mit der benutzten Chiphardware. Man misst Zeitverhalten, Stromverbrauch, elektromagnetische Abstrahlung o. Ä. um dadurch zusätzliche Informationen über Daten oder Programmabläufe im Mikrocontroller zu gewinnen, und korreliert diese Informationen mit bekannten Daten. Dies ist stark vom jeweiligen Chiptyp abhängig und würde sich nur mit großem Aufwand simulieren lassen.

Signalburst Ein Signalburst, kurz oft auch Burst genannt, ist ein zusammenhängendes Datenpaket, dass über die Luftschnittstelle zwischen Feststation und Mobiltelefon übertragen wird.

Signaturgesetz (SigG) Im Allgemeinen versteht man unter einem Signaturgesetz[3] ein Gesetz, das den Gebrauch und Einsatz → *digitaler Signaturen* regelt. In Deutschland versteht man

[1] Siehe auch Abschnitt 15.5.1 „Die Common Criteria“ auf Seite 715.

[2] Siehe auch Abschnitt 7.3 „Zufallszahlen“ auf Seite 170.

[3] Siehe auch Abschnitt 23.1.2 „Die gesetzlichen Rahmenbedingungen in Deutschland“ auf Seite 978.

darunter das „Gesetz über Rahmenbedingungen für elektronische Signaturen" vom 22. Mai 2001. Darin ist der Rahmen für den Einsatz von digitalen Signaturen in Deutschland vorgegeben, welche in der → *Signaturverordnung* konkretisiert werden.

Signaturkarte (*signature card*) Signaturkarte[1] bezeichnet eine → *Chipkarte* mit → *Mikrocontroller*, deren Hauptaufgabe die sichere Aufbewahrung und Nutzung von geheimen Schlüsseln für → *digitale Signaturen* ist.

Signaturverordnung (SigV) In der deutschen Signaturverordnung vom 22. November 2001 werden die vom → *Signaturgesetz* vorgegebenen Rahmenbedingungen so weit konkretisiert, dass darauf aufbauend konkrete Maßnahmenkataloge als Vorschläge zur praktischen Anwendung von digitalen Signaturen erstellt werden können. Die Signaturverordnung beschreibt beispielsweise die notwendigen Verfahren zur Erzeugung von Signaturschlüsseln und Identifikationsdaten sowie notwendige Sicherheitskonzepte und die notwendigen Prüfstufen nach → *Common Criteria* für die Signaturkomponenten.

SIM (*subscriber identity module*) SIM[2] ist die übliche Bezeichnung für die GSM-spezifische Chipkarte. Sie ist ein obligatorisches Sicherheitsmodul, das sich austauschbar in mobilen Endgeräten des GSM-Mobilfunksystems befindet. Sie ist mittlerweile ausschließlich als Plug-In-Karte in → *ID-000* ausgeführt. Das SIM ist der Träger der Identität des Teilnehmers und hat als Hauptaufgabe die Sicherstellung der Echtheit des Mobiltelefons gegenüber dem Netzwerk. Zusätzliche Aufgaben sind die manipulationssichere Ausführung von Programmen, die Benutzeridentifizierung (mittels PIN) und die Speicherung von Daten, wie beispielsweise Telefonnummern. Das Äquivalent der SIM bei → *UMTS* ist die → *USIM*.

SIM Alliance Die SIM Alliance [SIM Alliance] ist ein im Jahr 1999 von Gemplus, G&D, ORGA und Schlumberger gegründetes Konsortium, um ursprünglich Inhalte und Dienstleistungen des Internets auf Mobiltelefonen zu ermöglichen. Dazu muss die → *SIM* über einen SIM Alliance-fähigen Browser (S@T-Browser) verfügen und das Mobiltelefon die → *Phase 2+* von → *GSM* unterstützen. Damit ist die SIM fähig, das Mobiltelefon über → *SIM Application Toolkit* so weit zu steuern, dass Inhalte des Internets und deren Funktionalität abgebildet werden können. Mittlerweile hat sich die SIM Alliance auch als weltweite Instanz für Marktzahlen von → *SIMs* und → *USIMs* etabliert.

SIM Application Toolkit (SAT, STK) Der SIM Application Toolkit, genormt in TS 51.014, ist eine baukastenähnliche Erweiterung der TS 51.011 Spezifikation, die es der SIM-Karte erlaubt, eine aktive Rolle bei der Steuerung des Mobiltelefons zu übernehmen. Mit dem SIM Application Toolkit ist es beispielsweise einer SIM möglich, Anzeigen auf dem Display auszugeben, Eingaben über die Tastatur anzufordern und Nachrichten über die Luftschnittstelle zu senden und zu empfangen. Das SIM Application Toolkit ist die Grundlage für die meisten Zusatzanwendungen bei Mobiltelefonen. Das Äquivalent des SIM Application Toolkit bei UMTS ist das → *USIM Application Toolkit* (USAT), und bei der → *R-UIM* ist es das → *UATK*. Die von der Expertengruppe → *EP SCP* definierte zukünftige generische Grundlage für alle Application Toolkits von Chipkarten im Mobilfunk wird das → *AbsBIP* (*card application toolkit*) sein.

[1] Siehe auch Abschnitt 23.1.7 „Die Signaturkarte" auf Seite 984.
[2] Siehe auch Abschnitt 19.4.4 „Die SIM" auf Seite 879.

SIM-Lock (SIM Sperre) SIM-Lock[1] ist die Bezeichnung für das Verfahren, das Mobiltelefone fest mit einer bestimmten → *Chipkarte*, d. h. einer → *SIM*, verbindet. Dazu liest entweder das Mobiltelefon aus der SIM bestimmte Daten aus und vergleicht diese mit im Mobiltelefon gespeicherten Daten, oder das SIM liest eindeutige Daten aus dem Mobiltelefon und vergleicht diese mit gespeicherten Daten. Sind die Daten gleich, kann das Mobiltelefon benutzt werden. Es ist in der Regel möglich, entweder über die Luftschnittstelle oder durch Eingabe eines geheimen Schlüssels am Mobiltelefon, die SIM-Lock-Funktion abzuschalten, so dass anschließend auch andere Chipkarten verwendet werden können. Die SIM-Lock-Funktion wird benutzt, um vom Netzbetreiber subventionierte Mobiltelefone für eine gewisse Zeit an eine bestimmte Chipkarte und deren Bezahlmodalität (→ *prepaid*) zu binden.

SIM Toolkit SIM Toolkit[2] ist die Kurzform von → *SIM Application Toolkit*.

SIMEG (*subscriber identity module expert group*) Die SIMEG war eine 1988 gegründete Expertengruppe, die im Rahmen von → *ETSI* die Spezifikation für die Schnittstelle zwischen Chipkarte und Mobiltelefon festgelegt hat (unter anderem GSM 11.11 jetzt TS 51.011). Der Name SIMEG wurde 1994 in → *SMG9* geändert.

simplex Datenübertragung, bei der es einen eindeutigen Sender und einen eindeutigen Empfänger von Nachrichten gibt, d. h. der Informationsfluss geht nur in eine Richtung. Die beiden anderen Verfahren sind → *halbduplex* und → *simplex*.

Simulator (*simulator*) Software, die die Funktionsweise eines Geräts (des Zielsystems) nachahmt. Die Nachahmung mittels Hardware bezeichnet man hingegen als → *Emulator*. Simulatoren werden oft zur Entwicklung von Software für noch nicht existierende Zielsysteme eingesetzt. Ein Chipkarten-Simulator ist beispielsweise eine Software, die eine echte Chipkarte auf logischer Ebene vollständig nachbildet. Simulatoren sind in der Regel langsamer als Emulatoren, d. h. sie simulieren oft nicht in Echtzeit.

Single-Sign-On (SSO, Einfachanmeldung) Bei einem Single-Sign-On werden mehrere unterschiedliche Benutzeridentifizierungen für verschiedene Anwendungen durch eine einzelne zentrale Benutzeridentifizierung ersetzt. Realisiert wird dies mit einer Software, die aufgrund der korrekten zentralen Benutzeridentifizierung die entsprechenden Identifizierungsnamen (→ *Identifizierung*) und Passwörter an die zugehörigen Identifizierungsinstanzen sendet. Damit entfällt für den Benutzer die Notwendigkeit, sich viele verschiedene Passwörter zu merken.

Sitzung (*session*) Diejenige Zeitspanne zwischen An- und Abschaltsequenz einer Chipkarte, in der sowohl der gesamte Datenaustausch als auch die dafür notwendigen informationstechnischen Mechanismen ablaufen.

Sitzungsschlüssel (*session key*) Ein Sitzungsschlüssel, auch dynamischer Schlüssel genannt, ist ein kryptografischer Schlüssel, der nur für die aktuelle → *Sitzung* gültig ist.

skimming Skimming ist ein typischer Angriff bei Magnetstreifenkarten. Dazu werden die Daten des Magnetstreifens von einer fremden Magnetstreifenkarte unerlaubterweise gelesen und auf den Magnetstreifen einer Blankokarte kopiert. Diese Karte kann nun hinsichtlich des Magnetstreifens wie die Originalkarte verwendet werden. Der Begriff wird mittlerweile auch für das Kopieren von Chipkarten benutzt.

[1] Siehe auch Abschnitt 19.4.4.12 „Funktionsweise des SIM-Lock" auf Seite 917.
[2] Siehe auch Abschnitt 19.4.4.6 „SIM Application Toolkit" auf Seite 904.

Skript (*script*) Interpretiertes Programm, hauptsächlich zur Realisierung von einfachen kurzen Anwendungen und zur Automatisierung von wiederkehrenden Abläufen.

Smart Card Ein anderer Ausdruck für → *Prozessorkarte*. Er steht für eine Chipkarte, die „smart", also schlau ist, weshalb → *Speicherkarten* nicht mehr unter diesen Überbegriff fallen.

Smart Label Datenträger in dünner Bauform, mit denen mittels kontaktloser Datenübertragung kommuniziert werden kann. Dabei können in der einfachsten Variante (oft auch ohne Chip) Daten lediglich vom Smart Label gelesen werden. Höher entwickelte Varianten von Smart Labels ermöglichen es, auch Daten zu schreiben bzw. Daten analog einer → *Chipkarte* im Smart Label zu verarbeiten.

Smart Object Ein Smart Object ist ein → *Chipkarten-Mikrocontroller*, verpackt in einer alternativen Bauform zur üblichen Kartenform. Beispiele für Smart Objects sind USB-Stecker, Münzen oder Ringe, die mit einem Chipkarten-Mikrocontroller ausgerüstet sind.

Smartcard Der Begriff Smartcard ist ein eingetragenes Warenzeichen der kanadischen Firma Groupmark [Groupmark].

SMG9 (*special mobile group* 9) Die SMG9 war eine Expertengruppe, die im Rahmen von → *ETSI* die Spezifikation für die Schnittstelle zwischen Chipkarte und Mobiltelefon festgelegt hat (z. B.: GSM 11.11 jetzt TS 51.011, GSM 11.14 jetzt TS 51.014, ...). Sie setzte sich aus Vertretern von Karten-, Mobiltelefonherstellern und Netzbetreibern zusammen. Der frühere Name der SMG9 war → *SIMEG*. Im Jahr 2000 wurde die SMG9 aufgelöst und die Aufgaben auf zwei neue Expertengruppen verteilt. Für die applikationsspezifische Schnittstelle Mobiltelefon zu → *SIM* bzw. → *USIM* ist die 3GPP Expertengruppe T3 verantwortlich. Alle generischen Themen betreffend Chipkarten im Bereich der Telekommunikation werden von der ETSI-Expertengruppe EP SCP (*ETSI project smart card platform*) bearbeitet.

SMS (*short message service*, Kurzmitteilungsdienst) Kurzmitteilungsdienst von → *GSM* mit einer maximalen Nachrichtenlänge von 160 alphanumerischen Zeichen. SMS-Nachrichten werden über den Signalisierungskanal und nicht über den Datenkanal übertragen, d. h. sie können auch während eines aktiven Telefonats gesendet und empfangen werden. Der SMS-Dienst wird nicht nur zur Übermittlung von Kurznachrichten für die Teilnehmer verwendet, sondern auch als → *Bearer-Dienst* zur Übertragung von Daten an das Mobiltelefon beispielsweise bei → *WAP* oder an die → *SIM* (→ *OTA*).

Sniffer Software zur Analyse der Kommunikation bei einer Datenübertragung. Im Gegensatz zu einem → *Tracer* ist ein Sniffer ein reines Softwarewerkzeug ohne zusätzliche Hardware und hat deshalb vor allem bei der Analyse der elektrischen Aspekte einer Datenübertragung durchaus Beschränkungen.

SoftSIM siehe auch virtuelle Chipkarte

Softmaske (*soft mask*) Der Begriff Softmaske[1] bedeutet, dass sich aufbauend auf einem → *Chipkarten-Betriebssystem* im → *ROM* ein Teil des Programmkodes im → *EEPROM* oder → *Flash* befindet (→ *ROM-Maske*). Programme im EEPROM/Flash lassen sich durch Überschreiben leicht ändern, sind also „soft". Der Ausdruck „Maske" ist in diesem Zusammenhang eigentlich falsch, weil man für ein Programm im EEPROM/Flash keine halbleitertechnische Belichtungsmaske erstellen muss. Typischerweise werden Softmasken nicht für große Stückzahlen verwendet. Durch

[1] Siehe auch Abschnitt 13.5.3 „Soft- und Hardmaske " auf Seite 494.

die Einführung des gegenüber EEPROM kostengünstigeren Flash-Speichers werden mittlerweile Chipkarten mit Softmasken auch in großen Volumina hergestellt. Das Gegenteil einer Softmaske ist die → *Hardmaske*, bei der die wesentlichen Funktionen Teile des ROMs sind.

SPA (*simple power analysis*) Die einfache Stromanalyse ist eine Angriffsmethode auf Chipkarten, bei der mit hoher zeitlicher Auflösung der Stromverbrauch eines Mikrocontrollers gemessen wird. Aufgrund des Stromverbrauchs kann auf die internen Abläufe und verarbeiteten Daten des Mikrocontrollers geschlossen werden. Ein ähnlicher, jedoch deutlich stärkerer Angriff ist die differentielle Stromanalyse (→ *DPA*).

SPA/DPA-resistent SPA/DPA-resistent[1] ist die Eigenschaft eines Kryptoalgorithmus, wonach der benutzte geheime Schlüssel nicht durch eine → *SPA* bzw. → *DPA-Analyse* herausgefunden werden kann.

Speicherkarte (*memory card*) Karte mit Chip, der eine einfache Logikschaltung mit zusätzlichem schreib- und lesbarem Speicher besitzt. Speicherkarten können außerdem Sicherheitsbaugruppen aufweisen, welche beispielsweise eine Authentisierung ermöglichen.

Speicherschutz Eine Funktion des → *Multitaskings* bei dem parallel ausgeführte Programme sich in einem abgegrenzten und geschützten Adressraum befinden und nur über spezielle Mechanismen Daten miteinander austauschen können.

Sperrliste (*blacklist*) Liste in einer Datenbank, auf der alle Chipkarten oder Geräte vermerkt sind, die in einer bestimmten → *Anwendung* nicht mehr verwendet werden dürfen (→ *Hotlist, Greylist, Whitelist*).

Spezifikation (*specification*) Die eindeutige, vollständige und redundanzfreie Beschreibung einer Software. Ihr Inhalt darf keine auslegungsfähigen Teile enthalten und muss von allen Lesergruppen mit unterschiedlicher Funktion (Entwickler, Tester, Qualitätssicherer, ...) in vertretbarer Zeit verstanden werden können.

SRAM (*static random access memory*) Ein SRAM[2] ist ein RAM-Speicher (→ *RAM*) in statischer Bauweise, der zum Erhalt des Speicherinhalts lediglich eine konstante Stromversorgung und keine zyklische Wiederauffrischung des Inhalts benötigt. Die Zugriffszeit auf SRAM-Speicher ist geringer als auf DRAM-Speicher (→ *DRAM*), allerdings benötigen SRAMs mehr Platz auf dem Chip und sind deshalb auch teurer.

SSL Secure Sockets Layer[3] (SSL) ist ein transparentes Protokoll zwischen Transport- und Anwendungsschicht für authentische und verschlüsselte Datenübertragung, das vor allem im Internet eingesetzt wird. Die Weiterentwicklung von Secure Sockets Layer (SSL) ist die Transport Layer Security (TLS), allerdings sind beide Protokolle noch in Verwendung.

Stack Datenstruktur, in der die zuletzt abgelegten Objekte als Erste wieder entfernt werden können (*last in first out* – LIFO). Der wohl bekannteste Stack ist der Programmstack, auf dem beim Aufruf von Unterprogrammen die Rücksprungadressen abgelegt werden.

Standard (*standard*) Als Standard werden üblicherweise alle normungsähnlichen Dokumente bezeichnet, die beispielsweise von Firmen oder im industriellen Umfeld publiziert werden und nicht von einem nationalen oder internationalen Normungsgremium erstellt

[1] Siehe auch Abschnitt 16.5.1 „Angriffe auf die Hardware“ auf Seite 740.
[2] Siehe auch Abschnitt 5.3.5 „RAM“ auf Seite 97.
[3] Siehe auch Abschnitt 8.4 „Sicherung der Datenübertragung“ auf Seite 244.

bzw. veröffentlicht wurde. Verwirrenderweise werden in Deutschland die Begriffe → *Norm* und Standard oft gleichwertig verwendet, was streng genommen nicht korrekt ist.

STARCOS STARCOS ist der Markenname eines Multiapplication-Chipkarten-Betriebssystems (→ *Multiapplication-Chipkarte*) von G&D [GD], das seit 1991 in verschiedenen Versionen erhältlich ist.

Steganografie Der Zweck der Steganografie besteht darin, Nachrichten in anderen Nachrichten so zu verbergen, dass sie von einem unbedarften Beobachter (Mensch oder Maschine) nicht erkannt werden können. Beispielsweise könnte ein Text kodiert und in einer Bilddatei versteckt werden, so dass das betreffende Bild sich nur geringfügig ändert und deshalb die Bildmodifikation praktisch nicht mehr wahrnehmbar ist. Im Zusammenhang mit Bildern spricht man dabei auch von einem → *digitalen Wasserzeichen*. Mit einem entsprechenden Analyseprogramm könnte man jedoch den in der Bilddatei versteckten Text zu einem späteren Zeitpunkt wiederherstellen und so beispielsweise einen Copyright-Vermerk wieder zum Vorschein bringen.

Super Smart Card Dieser Begriff bezeichnet eine Chipkarte mit integrierten aufwändigen Kartenelementen wie Display und Tastatur. Seit einigen Jahren hat sich anstelle von Super Smart Card jedoch auch der Begriff → *System-on-Card* eingebürgert.

SWP *single wire protocol* Das Single Wire-Protokoll[1] ist ein vollduplex arbeitendes serielles Übertragungsprotokoll, das lediglich eine einzige Leitung benötigt, und wird zur Kommunikation zwischen einem NFC-Controller (*contactless frontend* – CLF) und einer (U)SIM benutzt.

symmetrischer Kryptoalgorithmus siehe Kryptoalgorithmus

synchrone Datenübertragung Bei der synchronen Datenübertragung werden die Daten abhängig von einem fest vorgegebenen Zeitraster übertragen. Das Zeitraster kann beispielsweise von der an dem Chip angelegten Taktfrequenz abgeleitet sein. Das Gegenteil ist die → *asynchrone Datenübertragung*.

System-on-Card In der Chipkartenwelt wird mit System-on-Card eine um zusätzliche Kartenelemente neben dem Chipmodul erweiterte Chipkarte verstanden. Die üblicheren aufgeführten Kartenelemente sind Display, Stromversorgung (Batterie, Solarzellen), Tastatur, Antenne, Sensoren für biometrische Benutzeridentifizierung (z. B.: Fingerabdruck) und Lautsprecher. Die Ansteuerung dieser Kartenelemente kann vom Chip im Modul aus erfolgen, muss es aber nicht. Ein anderer, mittlerweile jedoch seltener benutzter Begriff für System-on-Card ist Super-Smart-Card.

T=0 Das Übertragungsprotokoll T=0[2] regelt die Datenübertragung zwischen Terminal und Chipkarte und war das erste international genormte Übertragungsprotokoll für Chipkarten. Es ist ein byteorientiertes Halbduplex-Protokoll, das asynchron betrieben wird und ist für minimalen Speicherbedarf und maximale Einfachheit ausgelegt. Dieses Protokoll wird weltweit in der → *SIM* verwendet und hat deshalb den größten Verbreitungsgrad aller Chipkarten-Protokolle. Genormt ist T=0 in ISO/IEC 7816-3, dazu kompatible Spezifikationen sind in der TS 51.011, TS 102 221 und dem EMV-Standard enthalten.

[1] Siehe auch Abschnitt 9.6 „Single-Wire-Protokoll“ auf Seite 302.

[2] Siehe auch Abschnitt 9.3.1 „Übertragungsprotokoll T=0“ auf Seite 276.

T=1 Das Übertragungsprotokoll T=1[1] regelt die Datenübertragung zwischen Terminal und Chipkarte. Es ist ein blockorientiertes Halbduplex-Protokoll, das asynchron betrieben wird, und bietet eine Trennung zwischen Datenübertragung und → *Anwendung*. Genormt ist T=1 in ISO/ IEC 7816-3, dazu kompatible Spezifikationen sind in TS 102 221 und dem EMV-Standard enthalten.

T=CL T=CL (*contactless*) ist die allgemeine Bezeichnung für ein Protokoll zur kontaktlosen Datenübertragung,[2] wie es beispielsweise in der ISO/IEC 14443 spezifiziert ist.

T3 siehe SMG9

Tag (engl.) Unter dem englischen Tag[3] versteht man eine Kennzeichnung für Datenobjekte, die unter anderem vor allem bei → *ASN.1*-Kodierungen zum Einsatz kommt.

tape out Zeitpunkt, zu dem das Chipdesign fertiggestellt ist und die dabei erzeugten Daten an die Maskenherstellung (→ *ROM-Maske*) überführt werden. Dies ist ein wichtiger Meilenstein bei der Chipherstellung. Der Begriff rührt daher, dass früher die Maskendaten auf Magnetbändern (*tape*) übergeben (out) wurden.

TCOS Das Telesec Chipcard Operating System ist ein → *Chipkarten-Betriebssystem* von T-Systems.

TCP/IP Die beiden Protokolle TCP (*Transmission Control Protocol*) und IP (*Internet Protocol*) sind die beiden wichtigsten Protokolle der TCP/IP-Architektur und damit eine der Grundlagen der Kommunikation im Internet. TCP ist ein zuverlässiges verbindungsorientiertes Protokoll, das eine fehlerlose Kommunikation von einem Rechner zu einem anderen ermöglicht, und ist der Transportschicht (*transport layer*) zuzuordnen. IP ist im Schichtenmodell unter TCP einzuordnen und gehört zur Internetschicht (*Internet layer*). Eine der wesentlichen Aufgaben des IP ist die eindeutige Adressierung und Gruppierung von Rechnern in einem Netzwerk, was wiederum die Basis für das Routing der Datenpakete ist.

TCSEC (*trusted computer system evaluation criteria*) Kriterienkatalog zur Entwicklung und → *Evaluierung* der Sicherheit von informationstechnischen Systemen im US-amerikanischen Bereich und wurden 1983 vom National Computer Security Center → *NCSC* veröffentlicht. Nachfolger der nationalen TCSEC sind die international gültigen → *Common Criteria.*

TD/CDMA (*time division/code division multiple access*) siehe CDMA

TDES TDES ist ein anderer Ausdruck für → *Triple-DES.*

TDMA (*time division multiple access* – Zeitvielfachzugriff) Vielfachzugriffsverfahren zur quasi parallelen Datenübertragung von mehreren Sendern zu einem Empfänger auf einer Frequenz. Dazu erhält jeder Sender einen bestimmten Zeitschlitz, in dem er exklusiv senden darf, was eine sehr genaue Synchronisation erfordert. TDMA wird in Verbindung mit FDMA bei GSM auf der Luftschnittstelle zwischen Mobiltelefon und Basisstation benutzt.

Teiler Teiler[4] ist in der Chipkartenwelt die gebräuchliche Kurzform von clock rate conversion factor (CRCF). Der Teiler gibt die Dauer eines Bits bei der Datenübertragung in der Anzahl der Takte auf der Clock-Leitung an.

[1] Siehe auch Abschnitt 9.3.2 „Übertragungsprotokoll T=1“ auf Seite 282.
[2] Siehe auch Abschnitt 10 „Kontaktlose Datenübertragung“ auf Seite 307.
[3] Siehe auch Abschnitt 6.1 „Strukturierung von Daten“ auf Seite 115.
[4] Siehe auch Abschnitt 9.3 „ISO-Übertragungsprotokolle“ auf Seite 275.

Terminal (*terminal*) Das Gegenstück zur Chipkarte ist das Chipkarten-Terminal,[1] i. d. R. Terminal genannt – ein Gerät, z. T. mit Tastatur und Display, das die elektrische Versorgung und den Datenaustausch mit der Chipkarte ermöglicht. Nach ISO ist die normgerechte Bezeichnung für ein Chipkarten-Terminal IFD (*interface device*), und im Zahlungsverkehr ist die übliche Bezeichnung für ein Terminal CAD (*card accepting device*). Manchmal wird das Terminal auch als → *Kartenleser* bezeichnet.

Tesatest Umgangssprachliche Bezeichnung für einen Test zur Haftfestigkeit von Farbe. Dazu wird ein Klebeband (Tesa) auf die zu prüfende Fläche geklebt und nach dem Abziehen geprüft, ob daran Farbe hängen geblieben ist.

Test (*test*) Beim Test[2] wird ein bereits gedebugtes Programm in systematischer Vorgehensweise auf seine Funktionsfähigkeit und die Erfüllung der bei der → *Analyse* ermittelten Anforderungen geprüft. Das vorrangige Ziel ist nicht die Suche nach Fehlern im Programm, sondern die Prüfung der geforderten Funktionen. Das Testing ist deshalb nicht identisch mit dem → *Debugging*.

TETRA (*terrestrial trunked radio*, früher: trans European trunked radio) TETRA ist eine Spezifikation von → *ETSI* für ein digitales Bündelfunksystem im 380 MHz- bis 420 MHz-Bereich mit → *TDMA*-Vielfachzugriff. Zur Teilnehmeridentifikation ist bei TETRA analog → *GSM* eine → *SIM* vorgesehen, die üblicherweise TETRA-SIM genannt wird. Die TETRA-SIM ist jedoch optional, kann also auch als Software im Mobiltelefon realisiert werden.

TETRA-SIM siehe TETRA

Thread siehe Multithreading

Timing-Attack Die Timing-Attack ist ein → *Angriff* auf einen → *Kryptoalgorithmus* der die Abhängigkeit der Laufzeit vom geheimen Schlüssel nutzt, um dadurch den Schüssel zu ermitteln. Die Gegenmaßnahme dazu sind sogenannte rauschfreie Kryptoalgorithmen, deren Laufzeit unabhängig vom Schlüssel ist.

TLV-Format Der Begriff TLV-Format[3] ist ein umgangssprachlicher Ausdruck für → *BER*-kodierte Datenobjekte nach → *ASN.1*, bei dem ein Datum (*value*) durch ein vorangestelltes Kennzeichen (*tag*) und die Länge (*length*) eindeutig beschrieben werden.

Toolchain (Toolkette) Unter einer Toolchain versteht man die gesamte Kette von Softwareentwicklungswerkzeugen, beginnend von der Programmerstellung und Quellkodeverwaltung über → *Compiler* und → *Linker* bis hin zum → *Simulator* und → *Emulator*. In manchen Fällen werden die Werkzeuge für die Anforderungs- und Änderungsverwaltung ebenfalls zur Toolchain gezählt.

Top-Level-CA siehe Zertifizierungsinstanz

TPDU siehe APDU

Tracer Ein Tracer ist eine Software mit dazugehöriger Hardware zur Analyse der Kommunikation bei einer Datenübertragung. Im Gegensatz zu einem → *Sniffer* benötigt ein Tracer zusätzliche Analysehardware.

Transaktion (*transaction*) Unter einer Transaktion versteht man den aufeinanderfolgenden Ablauf mehrerer zusammengehöriger → *Kommandos* zu einer Chipkarte, um eine bestimm-

[1] Siehe auch Abschnitt 17 „Chipkarten-Terminals“ auf Seite 795.
[2] Siehe auch Abschnitt 15.4 „Testmethoden für Software“ auf Seite 698.
[3] Siehe auch Abschnitt 6.1 „Strukturierung von Daten“ auf Seite 115.

te Aufgabe zu erledigen. Typisches Beispiel für eine Transaktion sind die → *Kommandos* für das Laden einer elektronischen Geldbörse.

Transaktionsnummer (TAN) (*transaction number*) Eine TAN ist im Gegensatz zu einer PIN nur für eine einzige Transaktion gültig und kann deshalb nur einmal verwendet werden. Üblicherweise erhält man mehrere TANs in Form einer Tabelle mit fünfstelligen Zahlen, ausgedruckt auf Papier, die dann üblicherweise in der vorgegebenen Reihenfolge für die einzelnen Transaktionen bzw. Sitzungen benutzt werden müssen. Bei der indizierten Transaktionsnummer (indizierte TAN, *indexed TAN*) wird dem Benutzer vom Hintergrundsystem mittels einer Nummer mitgeteilt, welche der durchnummerierten TANs er für die aktuelle Transaktion verwenden soll. Dieses Verfahren bietet einen gewissen Schutz, wenn ein Angreifer eine oder einen kleinen Teil der Transaktionsnummern kennt.

Transferkarte (*transfer card*) Eine Transferkarte ist eine → *Chipkarte*, die als Transportmedium zwischen zwei Instanzen genutzt wird. Dazu besitzt sie einen großen Datenspeicher und in der Regel Schlüssel für eine Authentisierung, die prüft, ob die zu transferierenden Daten von der jeweiligen Stelle gelesen bzw. geschrieben werden dürfen.

Transistenz (*transient*) Die Fähigkeit eines Objekts, nur während der Ausführungszeit eines Prozesses zu existieren, das Gegenteil ist die → *Persistenz*.

Transportprotokoll Transportprotokoll[1] ist ein unüblicher Ausdruck für → *Übertragungsprotokoll*.

trapdoor (Falltür) In eine Software bewusst eingebaute Möglichkeit, unter Umgehung von Sicherungsmaßnahmen auf Daten und Programme eines Systems zuzugreifen.

Triple-Band-Mobiltelefon Mobiltelefon, das in drei Frequenzbändern (z. B. GSM 900, GSM 1 800, und GSM 1 900) arbeiten kann.

Triple-DES Der Triple-DES[2], auch TDES und 3DES genannt, ist eine modifizierte DES-Verschlüsselung durch aufeinander folgenden dreifachen Aufruf des DES-Algorithmus mit abwechselnder Ver- und Entschlüsselung. Wird für die drei DES-Aufrufe der gleiche Schlüssel verwendet, entspricht die Triple-DES-Verschlüsselung einer normalen DES-Verschlüsselung. Werden hingegen zwei bzw. drei unterschiedliche Schlüssel verwendet, stärkt dies die DES-Verschlüsselung erheblich gegenüber einer einfachen DES-Verschlüsselung.

Triple-Interface-Karte (*triple interface card*) Bezeichnung für eine → *Chipkarte* mit drei unterschiedlichen Schnittstellen für die Datenübertragung von und zur Chipkarte. Ein Beispiel dafür ist eine Chipkarte mit ISO-Schnittstelle (→ *ISO-Protokolle*), USB-Schnittstelle (→ *USB*) und SWP-Schnittstelle (→ *SWP*).

Trivial-PIN Eine Trivial-PIN[3] ist eine leicht zu erratende → *PIN*, wie beispielsweise „1234" (→ *0-PIN*).

trojanisches Pferd Ein trojanisches Pferd[4] ist – historisch gesehen – das Holzpferd, in dem es Odysseus gelang, sich Zutritt zur stark befestigten Stadt Troja zu erschleichen. In der modernen Fassung ein Programm, das vordergründig eine definierte Aufgabe erfüllt, doch zusätzliche und unbekannte Funktionen ausführen kann. Es wird bewusst in ein Computersystem oder Wirtsprogramm eingebracht und kann sich im Gegensatz zu Viren nicht vermehren.

---

[1] Siehe auch Abschnitt 9 „Kontaktbehaftete Datenübertragung" auf Seite 263.
[2] Siehe auch Abschnitt 7.1.1.7 „Mehrfachverschlüsselung" auf Seite 153.
[3] Siehe auch Abschnitt 7.8.2 „Prüfung einer Geheimzahl" auf Seite 203.
[4] Siehe auch Abschnitt 16.5.2 „Angriffe auf das Betriebssystem" auf Seite 771.

Trustcenter (*trust center* – TC) Neben der → *Signaturkarte* das wesentliche Element bei einer → *PKI* welches Zertifikate erzeugt, verteilt und verwaltet. Sie übernimmt damit je nach Ausprägung die Aufgaben einer → *Zertifizierungsinstanz*, einer → *Registrierungsinstanz*, eines → *Verzeichnisdienstes* und eines Zeitstempeldienstes (→ *Zeitstempel*).

Trusted-Third-Party (TTP – vertrauenswürdige dritte Partei) Unter einer TTP versteht man eine Instanz, die von zwei oder mehreren anderen Instanzen als vertrauenswürdig anerkannt wird und beispielsweise → *Zertifikate* herausgibt.

TSL siehe SSL

tunneling Unter tunneling versteht man eine kryptografisch gesicherte → *Ende-zu-Ende-Verbindung* zweier Instanzen unter Zuhilfenahme von Kommunikationspfaden einer oder mehrerer weiterer Instanzen, die jedoch den Informationsgehalt des eigentlichen Datenaustausches nicht verändern.

UART (*universal asynchronous receiver transmitter*) Ein UART ist ein universell einsetzbarer und unabhängig vom → *Mikroprozessor* asynchron arbeitender Baustein zum Senden und Empfangen von Daten. Mit einem UART ist es nicht mehr notwendig, die Kommunikation auf Bit- und Byteebene vom Mikroprozessor erledigen zu lassen. Dies führt zu einer Vereinfachung der Kommunikationsprotokolle und kann auch zur Realisierung höherer Datenübertragungsgeschwindigkeiten als bei einer reinen Softwarelösung durch den Mikroprozessor benutzt werden.

UATK (*R-UIM application toolkit*) Das UATK ist, analog zum → *SIM Application Toolkit*, eine baukastenähnliche Erweiterung, die es der → *R-UIM* erlaubt, eine aktive Rolle bei der Steuerung des Mobiltelefons zu übernehmen.

Übertragungsprotokoll (*transport protocol*) Als Übertragungsprotokoll[1] werden in der Chipkartenwelt die Mechanismen zum Senden und Empfangen von Daten zwischen Terminal und Chipkarte bezeichnet. Das Übertragungsprotokoll beschreibt im Detail die benutzten OSI-Protokollschichten, den Datenaustausch im Gutfall, Fehlererkennungsmechanismen und Reaktionsmechanismen bei Fehlern.

UCS (*universal character set*) UCS ist eine Weiterentwicklung von → *ASCII* und → *Unicode* zur Kodierung von Schriftzeichen und ist in der internationalen Norm ISO/IEC 10646 festgelegt. UCS verwendet 32 Bit für die Kodierung eines Zeichens, wobei jedoch nur die Hälfte des möglichen Adressraums genutzt wird ($2^{32}/2 = 2\,147\,483\,648$). Mit diesem Adressraum können alle Schriftzeichen in allen Sprachen dieser Welt dargestellt werden. UCS ist so definiert, dass → *Unicode* eine Untermenge davon darstellt und die Kodierung der ersten 128 Zeichen der ASCII-Kodierung entspricht.

UICC (*universal integrated chip card*) Eine UICC ist eine → *Chipkarte* mit einem für Chipkarten-Anwendungen (→ *Anwendung*) in der Telekommunikation optimierten → *Chipkarten-Betriebssystem* nach ISO/IEC 7816. Die normative Grundlage für die UICC ist die TS 102 221, die von → *ETSI* herausgegeben wird. Die UICC ist die Grundlage für die → *USIM*. Sie ist üblicherweise als Plug-In-Karte in → *ID-000* oder → *Mini-UICC* ausgeführt.

UIM (*user identity module*) Veralteter Begriff für → *USIM*.

UML (*unified modeling language*) UML ist eine grafisch orientierte methodenunabhängige Modellierungssprache zur abstrakten Beschreibung statischer und dynamischer Aspekte von objektorientierten Programmen. Die Grundlagen zur Notation und Semantik

[1] Siehe auch Abschnitt 8 „Kommunikation mit Chipkarten" auf Seite 217.

von UML wurden in den 90er-Jahren von Grady Booch, James Rumbaugh und Ivar Jacobson geschaffen. UML ist unabhängig von einem bestimmten → *Vorgehensmodell* zur Softwareentwicklung. Die Object Management Group (OMG) [OMG] ist verantwortlich für die Weiterentwicklung der UML.

UMTS (*universal mobile telecommunication system*) UMTS ist der europäische Nachfolger von → *GSM* und gehört zur → *IMT-2000* Familie. UMTS ist ein digitales, zellulares, betreiberübergreifendes, länderübergreifendes und bodengebundenes Mobilfunksystem der dritten Generation (→ *3G*). Der für dieses Mobilfunksystem zugewiesene Frequenzbereich ist bei 2 000 MHz. Das UMTS-System ist durch eine Reihe von Spezifikationen definiert, die unter der Schirmherrschaft von → *3GPP* erstellt wurden und deren Herausgeber → *ETSI* ist. UMTS stellt den nächsten großen Evolutionsschritt nach → *GSM* dar. Die wesentlichen Änderungen gegenüber GSM sind eine neue Luftschnittstelle in → *CDMA*-Technik und deutlich höhere Datenübertragungsraten.

Unicode Unicode[1] [Unicode] ist eine Weiterentwicklung der bekannten ASCII-Kodierung von Schriftzeichen. Im Gegensatz zum 7-Bit-ASCII-Kode verwendet Unicode 16 Bit für die Kodierung. Dies ermöglicht es, die Schriftzeichen der am meisten verbreiteten Sprachen dieser Welt zu unterstützen. Die ersten 256 Zeichen von Unicode sind mit ASCII nach ISO 8859-1 identisch.

Unterschriftsstreifen Beschreibbarer Streifen auf einer Karte, wo der → *Karteninhaber* mit idalerweise dokumentenechtem Stift unterschreibt. Unterschriftsstreifen sind oftmals so gestaltet, dass ein Überkleben oder Wegradieren der ursprünglichen Unterschrift zu erkennen ist.

Uplink Verbindung von einem untergeordneten System (z. B. Mobiltelefon) zu einem übergeordneten System (z. B. Basisstation). Das Gegenteil ist der → *Downlink.*

Upload Übertragen von Daten von einem untergeordneten System (z. B. Terminal) an ein übergeordnetes (Hintergrundsystem, Host). Das Gegenteil ist der → *Download.*

URL (*uniform resource locator*) Eindeutige alphanumerische Adresse im → *WWW.*

USB Der Universal Serial Bus (USB)[2] [USB] ist ein serieller Bus mit zwei differentiellen Datenleitungen zur Verbindung eines Rechners mit Zusatzgeräten und Übertragungsgeschwindigkeiten von 1,5 MBit/s (*low speed*), 12 MBit/s (*full speed*) und 480 MBit/s (*high speed*).

USIM (*universal subscriber identity module*) USIM[3] ist die übliche Bezeichnung für die Chipkarten-Anwendung (→ *Anwendung*) für → *UMTS*, die auf einer → *UICC* residiert. In der Praxis wird der Begriff USIM jedoch nicht nur für die Anwendung, sondern auch für die UMTS-Chipkarte verwendet, obwohl dies eigentlich nicht ganz korrekt ist. Die USIM ist der Träger der Identität des Teilnehmers und hat als Hauptaufgabe die Sicherstellung der Echtheit des Mobiltelefons gegenüber dem Netzwerk und umgekehrt. Zusätzliche Aufgaben sind die manipulationssichere Ausführung von Programmen, die Benutzeridentifizierung (mittels PIN) und die Speicherung von Daten, wie beispielsweise Telefonnummern. Die normative Grundlage für die USIM ist die TS 31.102, die von → *ETSI* herausgegeben wird. Das Äquivalent der USIM bei → *GSM* ist die → *SIM.*

[1] Siehe auch Abschnitt 6.2.3 „16-Bit-Kode“ auf Seite 123.
[2] Siehe auch Abschnitt 9.4 „Übertragungsprotokoll USB“ auf Seite 295.
[3] Siehe auch Abschnitt 19.5 „Das UMTS-System“ auf Seite 920.

USIM Application Toolkit (USAT) Das USIM Application Toolkit erlaubt es einer USIM-Karte, eine aktive Rolle bei der Steuerung des Mobiltelefons zu übernehmen. Mit dem USIM Application Toolkit ist es beispielsweise einer USIM möglich, Anzeigen auf dem Display auszugeben, Eingaben über die Tastatur anzufordern und Nachrichten über die Luftschnittstelle zu senden und zu empfangen. Das USIM Application Toolkit ist die Grundlage für die meisten Zusatzanwendungen bei Mobiltelefonen. Das Äquivalent des USIM Application Toolkit bei GSM ist der → *SIM Application Toolkit*.

verbindungsorientiert (*circuit-switched*) Bei verbindungsorientierten Datenübertragungen wird zum Datenaustausch eine direkte Verbindung (d. h. eine Leitung) zwischen zwei Instanzen hergestellt. In der Regel wird dabei die Zeitdauer der Verbindung abgerechnet und nicht die übertragene Datenmenge (→ *paketorientiert*). Ein ebenfalls benutzter und äquivalenter Ausdruck ist leitungsorientiert. Typische Beispiele für verbindungsorientierte Datenübertragungen sind analoge Telefonanschlüsse im Festnetz.

vertikaler Prototyp siehe Prototyp

Verwaltungsdaten Daten, die nur zur Verwaltung von → *Nutzdaten* dienen und für eine → *Anwendung* ansonsten keinerlei Bedeutung haben.

Verzeichnisdienst (*directory service*) Dienst, der in einer Datenbank Listen mit bestimmten Informationen für Anfrager zur Verfügung stellt. Ein typisches Beispiel dafür sind → *Zertifikatswiderrufslisten*, in denen bei einer → *PKI* alle nicht mehr gültigen und akzeptierten Zertifikate aufgeführt sind.

Vielfachzugriffsverfahren (*multiple access*) Funk- und informationstechnische Methoden, um eine begrenzte Frequenzbandbreite einer Funkübertragung gleichzeitig oder scheinbar gleichzeitig möglichst vielen Teilnehmern zur Verfügung zu stellen. Die üblichen vier Verfahren sind Frequenzvielfachzugriff (→ *FDMA*), Zeitvielfachzugriff (→ *TDMA*), Kodevielfachzugriff (→ *CDMA*) und Raumvielfachzugriff (→ *SDMA*).

Virginalkarte Karte, die noch ohne Chip und noch nicht optisch oder elektrisch personalisiert ist. Eine Virginalkarte ist im Wesentlichen ein bedruckter, uniformer → *Kartenkörper*, wie er in der Massenproduktion von Karten hergestellt wird.

Virtual Machine (VM) Ein in Software simulierter → *Mikroprozessor* mit in der Regel eigenem Opcode für die Maschinenbefehle und einem ebenfalls simulierten Adressraum. Auf diese Weise wird eine von den Hardware-Gegebenheiten unabhängige Gestaltung von Software möglich. So kann beispielsweise der virtuelle Adressraum einer VM um ein Vielfaches größer sein als derjenige, welche die Hardware zur Verfügung stellt. Im Umfeld von → *Java* wird für die geschlossene Umgebung der Virtual Machine oft auch der Begriff „Sandbox" verwendet.

virtuelle Chipkarte (*virtual smart card*) Softwaretechnische Simulation einer Chipkarte in einem anderen System, z. B. einem → *Sicherheitsmodul* oder Mobiltelefon. Einen Spezialfall der virtuellen Chipkarte stellt die virtuelle Händlerkarte dar, bei der die Simulation der Chipkarte im Terminal des Händlers abläuft.

virtuelle Händlerkarte (*virtual merchant card*) siehe virtuelle Chipkarte

Visa Cash Visa Cash ist der Markenname von Visa für technologisch unterschiedliche elektronische Geldbörsensysteme mit Chipkarten.

Visa Easy Entry (VEE) Verfahren für die einfache Migration von magnetstreifenbasierten → *Kreditkarten* hin zu Kreditkarten mit → *Prozessorchip*. Dazu werden der Name des → *Kartenbesitzers* und alle Daten der Magnetstreifenspur in einem → *EF* unter einem für Visa reservierten DF abgelegt. Bei einer Kreditkartenzahlung liest das → *Terminal* die für diese → *Transaktion* notwendigen Daten statt vom → *Magnetstreifen* aus dem → *Chip*. Der Vorteil des Verfahrens besteht darin, dass nur am → *POS* das Terminal mit einer Chipkartenkontaktiereinheit umgerüstet werden muss und das gesamte → *Hintergrundsystem* ohne Änderungen weiter betrieben werden kann.

Visa-Mini Visa-Mini ist ein von Visa spezifiziertes Kartenformat,[1] das auf dem → *ID-1*-Format basiert. Es hat eine Breite von 65,6 mm, eine Höhe von 40 mm und eine Dicke von 0,76 mm.

Visum Das Visum (Sichtvermerk) ist die amtliche Bestätigung, dass die Einreise, Ausreise oder der Aufenthalt in einem fremden Staat erlaubt wird. Die Voraussetzungen für die Erteilung des Visums sind in den einzelnen Ländern unterschiedlich geregelt.

vollduplex (*full duplex*) Bezeichnet eine Datenübertragung, bei der miteinander kommunizierende Geräte gleichzeitig senden und empfangen können. Die beiden weiteren Verfahren sind → *halbduplex* und → *simplex*.

VOP siehe OP

Vorgehensmodell (*life cycle model*) Ein Vorgehensmodell, auch Prozessmodell genannt, legt in abstrakter Form den organisatorischen Rahmen, die Arbeitsabläufe und die Aktivitäten mit dazugehörigen Voraussetzungen und Ergebnissen für Entwicklungen fest. Der Zweck ist eine allgemein einsetzbare und einheitliche Arbeitsweise bei Entwicklungen. Beispiele für Vorgehensmodelle sind Wasserfallmodell, V-Modell und zyklische Entwicklungsmodelle.

Vorpersonalisierung Alternative Bezeichnung für → *Initialisierung*.

Wafer (Scheibe) Eine dünne Scheibe Silizium, auf der mit halbleitertechnischen Mitteln Chips aufgebaut werden. Typische Durchmesser von Wafern sind 150 mm (6 Inch), 200 mm (8 Inch) und 300 mm (12 Inch).

WAP (*wireless application protocol*) Der Begriff WAP [WAP] steht für eine Reihe von Spezifikationen zur Anbindung von mobilen Endgeräten über Mobilfunknetze an das Internet. Standardisiert wurde WAP vom seit Juni 1997 existierenden WAP-Forum, das 2002 in Open Mobile Alliance [OMA] umbenannt wurde.

Warmreset siehe Reset

WCDMA (*wideband code division multiple access*) siehe CDMA

wear leveling Wear leveling[2] sind Verfahren, um die Lebensdauer von nichtflüchtigen Speichern wie → *EEPROM* und → *Flash* mit einer begrenzten Anzahl von Schreib-/Löschzyklen zu erhöhen. Das Prinzip dabei besteht darin die Belastung durch die Schreib-/Löschzyklen möglichst gleichmäßig auf den gesamten zur Verfügung stehenden nichtflüchtigen Speicher zu verteilen sowie defekte Speicherblöcke zu kennzeichnen und nicht mehr zu verwenden.

white plastic (weiße Karte) Unter white plastics versteht man nicht personalisierte Blankokarten, die in betrügerischer Absicht verwendet werden. Der Begriff kommt ursprünglich von den typischen Kartenrohlingen aus weißem Kunststoff zur Herstellung von Testkarten. Mittlerweile bezeichnet der Ausdruck jedoch auch bedruckte Karten mit den unterschiedlichsten → *Kartenelementen*, wie beispielsweise noch nicht hoch-

[1] Siehe auch Abschnitt 3.1 „Kartenformate“ auf Seite 32.
[2] Siehe auch Abschnitt 13.6.3 „Speichermanagement für Flash“ auf Seite 499.

geprägte Kreditkartenrohlinge mit Magnetstreifen und Hologramm oder auch Chipkarten mit einem frei programmierbaren Microcontroller.

Whitebox Test Beim Whitebox Test, oft auch Glassbox Test genannt, geht man davon aus, dass die testende Instanz vollständige Kenntnis über alle internen Abläufe und Daten der zu prüfenden Software hat.

Whitelist Eine Whitelist ist eine Liste in einer Datenbank, auf der alle Chipkarten oder Geräte vermerkt sind, die in einer bestimmten → *Anwendung* verwendet werden dürfen (→ *Sperrliste, Hotlist, Greylist*).

WIB-Browser siehe Browser

WIM (*wireless application protocol (WAP) identity module*) Die WIM[1] ist das Sicherheitsmodul für WAP-Endgeräte (→ *WAP*). Die Spezifikation beschreibt eine zu → *PKCS#15* kompatible → *Chipkarten-Anwendung*. Die Hauptaufgaben eines WIM sind die Erstellung und Prüfung → *digitaler Signaturen* und die Verschlüsselung von Daten. Eine WIM kann entweder eine eigene physikalische Chipkarte sein oder eine von mehreren Anwendungen auf einer Multiapplikationskarte. Typischerweise ist die WIM eine → *Anwendung* auf einer → *SIM* oder → *USIM*.

Windows for Smart Cards Windows for Smart Cards (WfSC, WSC) war ein → *Chipkarten-Betriebssystem* der Firma Microsoft [Microsoft], das mehrere → *Anwendungen* und nachladbare Programme unterstützte. Eine Besonderheit von Windows for Smart Cards war, dass ein → *FAT*-basierendes Dateisystem benutzt wurde.

Wissensteilung (*shared secrets*) Das Prinzip der Wissensteilung besagt, dass es niemanden gibt, der von einem bestimmten System alles weiß. Die bewusste Aufteilung des Wissens verhindert, dass einzelne Personen durch Dritte angreifbar werden oder durch ihr Wissen zu viel Macht über ein System erlangen. Bei der Entwicklung von Sicherheitskomponenten ist die Wissensteilung auf mehrere Personen ein üblicher Ansatz.

WML (*wireless markup language*) WML ist eine auf → *XML* aufbauende logische Auszeichnungssprache, um Anwendungen für WAP zu erstellen. WML ist zu → *HTML* sehr ähnlich. Die auf einem WAP-Server in einer WML-Seite abgelegte WML-Anwendung wird von einem Converter → *on-the-fly* in kompakten WML-Bytecode übersetzt, über das drahtlose Netzwerk zum mobilen Endgerät übertragen und dann dort von einem Microbrowser (→ *Browser*) interpretiert.

work around Ein work around in der Softwareentwicklung ist die Umgehung eines bekannten → *Fehlers* durch „Um-den-Fehler-Herumprogrammieren". Der Fehler als solcher wird durch einen work around nicht beseitigt, sondern lediglich seine negativen Auswirkungen auf den Rest des Programms. Beispielsweise werden festgestellte Fehler von ROM-basierten → *Chipkarten-Betriebssystemen* nachträglich typischerweise mit work arounds im EEPROM durchgeführt, so dass diese Fehler keine negativen Auswirkungen auf das Chipkarten-Betriebssystem haben. Dabei kann jedoch durch den work around durchaus die Funktionalität des Chipkarten-Betriebssystems gegenüber dem ursprünglichen Umfang eingeschränkt werden.

WWW, W3 (*world wide web*) Das World Wide Web ist ein Teil des weltweiten Internets und zeichnet sich vor allem durch die Möglichkeit der beliebigen Verknüpfung von Dokumenten mit Hyperlinks und die Integration von multimedialen Objekten in Dokumente aus.

[1] Siehe auch Abschnitt 19.6 „Die WIM" auf Seite 927.

X.509 Die von der → *ITU* herausgegebene X.509-Norm definiert Aufbau und Kodierung von → *Zertifikaten*. Sie ist die weltweit am häufigsten eingesetzte Norm für Zertifikatsstrukturen (→ *PKI*).

XML (*extended markup language*) XML ist eine logische Auszeichnungssprache und sowohl Nachfolger als auch Ergänzung von → *HTML*. Mit XML lassen sich eigene Sprachelemente festlegen, so dass sich andere Auszeichnungssprachen wie HTML oder WML mittels XML definieren lassen. XML selber ist wiederum eine Untermenge der sehr mächtigen ISO-Norm SGML (*standard generalized markup language*).

Zeitstempel (*time stamp*) Ein Zeitstempel[1] ist eine mit einer → *digitalen Signatur* versehene Bescheinigung einer Instanz, dass dieser Instanz bestimmte digitale Daten zu einem bestimmten Zeitpunkt vorgelegen haben (→ *PKI*).

Zelle (*cell*) Eine Zelle im Mobilfunkbereich ist die kleinste geografische Einheit, in der das Netzwerk aufgeteilt ist.

Zellulartechnik Unter Zellulartechnik versteht man ein analoges oder digitales Mobilfunksystem (z. B. → *GSM*, → *UMTS*), das in Zellen organisiert ist. Üblicherweise befindet sich im ungefähren Mittelpunkt der Zelle die Sende- und Empfangsstation des Netzwerks, die üblicherweise Basisstation genannt wird.

Zertifikat (*certificate*) Ein Zertifikat[2] ist ein von einer vertrauenswürdigen Instanz digital signierter öffentlicher Schlüssel mit dazugehörigen Verwaltungsdaten, damit dieser von Dritten als authentisch anerkannt werden kann (→ *PKI*). Die verbreitetste und bekannteste Festlegung des Aufbaus und Kodierung von Zertifikaten ist die → *X.509*-Norm.

Zertifikatswiderrufsliste (*certificate revocation list* – CRL) Darunter versteht man eine Liste in einem → *Verzeichnisdienst*, die alle gesperrten und nicht mehr akzeptierten Zertifikate innerhalb einer → *PKI* enthält.

Zertifizierung Der Begriff Zertifizierung wird manchmal nicht ganz korrekt als Äquivalent zum Begriff → *Evaluierung* benutzt.

Zertifizierungsinstanz (CA – *certificate authority*) Eine Zertifizierungsinstanz[3] in einer Public-Key-Infrastruktur (→ *PKI*) ist eine Zertifizierungsstelle, die öffentliche Schlüssel für → *digitale Signaturen* beglaubigt, d. h. sich für ihre Echtheit verbürgt. Dazu unterschreibt die Zertifizierungsinstanz mit ihrem geheimen Schlüssel die öffentlichen Schlüssel der Anwender und stellt bei Bedarf die signierten öffentlichen Schlüssel in einem Verzeichnis (→ *Verzeichnisdienst*) in Form eines → *Zertifikates* zur Verfügung. Die Zertifizierungsinstanz kann die dazu notwendigen Schlüsselpaare (geheimer und öffentlicher Schlüssel) selber erzeugen. Zertifizierungsinstanzen sind oft aus organisatorischen Gründen hierarchisch aufgebaut, wobei die oberste Zertifizierungsinstanz auch als Top-Level-CA oder Root-CA bezeichnet wird.

ziffern Ziffern ist das Aufprägen oder Aufdrucken einer Nummer bei → *Chipkarten*. Dies wird typischerweise bei der Produktion von anonymen Telefonwertkarten durchgeführt, um diesen eine sichtbare und einzigartige Nummer zur eindeutigen Identifizierung zu geben.

ZKA Der Zentrale Kreditausschuss (ZKA) ist in Deutschland die Koordinierungsinstanz für die elektronischen Zahlungsverfahren der deutschen Banken. Der ZKA setzt

[1] Siehe auch Abschnitt 23.1.6 „Das Trustcenter" auf Seite 984.
[2] Siehe auch Abschnitt 7.6 „Zertifikate" auf Seite 191.
[3] Siehe auch Abschnitt 15.5 „Evaluierung von Hardware und Software" auf Seite 713.

sich aus dem Deutsche Sparkassen- und Giroverband (DSGV), dem Bundesverband der Deutschen Volks- und Raiffeisenbanken (BVR), dem Bundesverband deutscher Banken (BdB) und dem Verbund öffentlicher Banken (VÖB) zusammen. Den Vorsitz des ZKA übernimmt jedes Jahr ein anderer der vier Bankenverbände.

Zufallszahlengenerator (*random number generator* – RNG) Ein Zufallszahlengenerator ist ein Verfahren zur Erzeugung einer Folge von Zufallszahlen. Es kann sich dabei um einen Pseudozufallszahlengenerator (PRNG — *random number generator*) handeln, der üblicherweise in Software realisiert wird und eine deterministische Folge von Zufallszahlen liefert. Zur Erzeugung unterschiedlicher Folgen von Zufallszahlen ist ein zufälliger → *seed number* (Initialwert) notwendig. Nicht-deterministische Zufallszahlengeneratoren benutzen einen physikalischen Effekt, der zufällige Werte liefert (z. B. Rauschen einer Stromquelle), und bereiten die gemessenen Werte mittels Software auf. Diese Zufallszahlengeneratoren werden oft auch als TRNG *true random number generator*) bezeichnet.

Zugriffsbedingungen (*access conditions* – AC) Im Zusammenhang mit dem Dateisystem einer Chipkarte versteht man unter den Zugriffsbedingungen einer Datei eine endliche Zahl von Bedingungen für vom Betriebssystem unterstützte Zugriffe auf diese Datei (z. B. Lesen, Schreiben, Löschen, ...), wobei die Bedingungen für jede Zugriffsart in der Regel unabhängig voneinander sind und vor dem Zugriff erfüllt sein müssen.

Zusatzanwendungen (*value added service* – VAS) Dies sind weitere → *Anwendungen*, die sich neben einer Hauptanwendung auf einer → *Chipkarte* befinden. Voraussetzung dafür sind in der Regel → *Multiapplication-Chipkarten*.

25.2 Weiterführende Literatur

Der inhaltliche Fokus des Handbuchs der Chipkarten liegt auf dem Gebiet von Chipkarten und deren Anwendungen. Es gibt jedoch eine Reihe von Disziplinen, die starken Einfluss auf Chipkarten und deren Umfeld haben, ihrerseits jedoch wiederum Spezialgebiete mit eigener Fachliteratur sind. Die Autoren des Handbuchs der Chipkarten möchten den Fokus auf ihr Spezialgebiet beibehalten und nicht in größerem Umfang Abhandlungen über assoziierte Fachgebiete verfassen. Dies würde auch den Rahmen dieses Buches sprengen. Für alle Leser, die ihr Wissen auf diesen verknüpften Themengebieten vertiefen möchten, haben wir die folgende kurze Literaturliste erstellt.

Tabelle 25.1 Liste mit Literatur zu Fachgebieten, die im Umfeld von Chipkarten von Bedeutung sind.

Themengebiet	Literatur
Anwendungen für Chipkarten	[Rankl 06]
Betriebssysteme	[Tanenbaum 02]
Fertigung von Chipkarten	[Haghiri 02]
Java als Programmiersprache	[Arnold 00]
Kryptografie	[Menezes 97], [Schneier 96]
RFID	[Finkenzeller 06]
SPA/DPA-Analyse	[Mangard 07]
Sicherheit von Komponenten und Systemen	[Anderson 01]
Softwareentwicklung	[Balzert 98]
Softwareentwicklung für Java Card	[Chen 00]

25.3 Literaturverzeichnis

Die nachfolgenden Veröffentlichungen sind hinsichtlich des ersten Kriteriums nach dem Familiennamen des Autors und dem zweiten in aufsteigender Reihenfolge nach dem Datum sortiert. Veröffentlichungen in Newsgroups oder Diskussionsforen des Internets sind mit der Quellenangabe „Internet“ gekennzeichnet.

AIS 20 — Bundesamt für Sicherheit in der Informationstechnik (BSI): Anwendungshinweise und Interpretationen zum Schema (AIS), Funktionalitätsklassen und Evaluationsmethodologie für deterministische Zufallszahlengeneratoren, Bonn 1999

AIS 31 — Bundesamt für Sicherheit in der Informationstechnik (BSI): Anwendungshinweise und Interpretationen zum Schema (AIS), Funktionalitätsklassen und Evaluationsmethodologie für physikalische Zufallszahlengeneratoren, Bonn 2001

Abelson 97 — *Hal Abelson, Ross Anderson, Steven M. Bellovin, Josh Benaloh, Matt Blaze, Whitfield Diffei, John Gilmore, Peter G. Neumann, Ronald L. Rivest, Jeffrey I. Schiller, Bruce Schneier:* The Risks of Key Recovery, Key Escrow, and Trusted Third-Party Encryption, 1997 bei www.crypto.com

Anderson 01 — *Ross J. Anderson:* Security Engineering, John Wiley and Sons, Chichester 2001

Anderson 92 — *Ross J. Anderson:* Automatic Teller Machines, Internet, Dezember 1992

Anderson 95 — *Ross J. Anderson, Roger M. Needham:* Programming Satan's Computer, Computer Science Today www.computersciencetoday.com 1995

Anderson 96 a — *Ross J. Anderson, Markus G. Kuhn:* Improved Differential Fault Analysis, Internet, November 1996

Anderson 96 b — *Ross J. Anderson, Markus G. Kuhn:* Tamper Resistance – a Cautionary Note, USENIX Workshop, November 1996

Arnold 00 — *Ken Arnold, James Gosling, David Holmes:* The Java Programming Language, 3. Auflage, Addison Wesley, Boston 2000

BIS 96 — Bank for International Settlements: Security of Electronic Money – Report by the Committee on Payment and Settlement Systems and the Group of Computer Experts of the central banks of the Group on Ten countries, Basel, August 1996

BSI 05 — Bundesamt für Sicherheit in der Informationstechnik: Studie: Untersuchung der Leistungsfähigkeit von biometrischen Verifikationssystemen BioP II Öffentlicher Abschlussbericht Version 2.0 vom 23.8.2005 Bonn

Balzert 98 — *Helmut Balzert:* Lehrbuch der Software-Technik, Band 2, 2. Auflage, Spektrum Akademischer Verlag, Heidelberg 1998

Bar-El 04 — *Hagai Bar-El, Hamid Choukri, David Naccache, Michael Tunstall, Claire Whelan*: The sorcerer's apprentice guide to fault attacks by Hagai Bar-El, Hamid Choukri, David Naccache, Michael Tunstall, and Claire Whelan In Workshop on Fault Detection and Tolerance in Cryptography, Florence, Italy, June 30, 2004

Bellare 95 — *Mihir Bellare, Philip Rogaway:* Optimal Asymmetric Encryption – How to encrypt with RSA, Internet, 1995

Bellare 96 — *Mihir Bellare, Philip Rogaway:* The Exact Security of Digital Signatures – How to Sign with RSA and Rabin, Internet, 1996

Biham 91 — *Eli Biham, Adi Shamir:* Differential Cryptoanalysis of DES-like Cryptosystems, Journal of Cryptology, Vol. 4, No. 1, 1991

Biham 93 — *Eli Biham, Adi Shamir:* Differential Cryptoanalysis of the Data Encryption Standard, Springer, New York 1993

Biham 96 — *Eli Biham, Adi Shamir:* A new cryptoanalytic attack on DES, Internet, 1996

Boehm 81 — *Barry W. Boehm:* Software Engineering Economics, Prentice Hall, Upper Saddle River, New Jersey 1981

Bogdanov 07 — *Andrey Bogdanov:* Cryptanalysis of the KeeLoq block cipher, Internet, 2007

Boneh 96 — *Dan Boneh, Richard A. DeMillo, Richard J. Lipton:* On the Importance of Checking Computations, Math and Cryptography Research Group, Bellcore, 1996

Bono 05 — *Steve Bono, Matthew Green, Adam Stubblefield, Ari Juels, Avi Rubin, Michael Szydlo:* Security Analysis of a Cryptographically-Enabled RFID Device, The Johns Hopkins University Information Security Institute, Baltimore, 28. Januar 2005

Chen 00 — *Zhiqun Chen:* Java Card Technology for Smart Cards, Addison Wesley, Boston 2000

Datenschutz 96 — Der Hamburgische Datenschutzbeauftragte: Anforderungen zur informationstechnischen Sicherheit bei Chipkarten, Hamburg 1996

Dhem 96 — *J.-F. Dhem, J.-J. Quisquater, R. Lecat:* Lossless Compression Algorithms for Smart Cards: A Progress Report, 1996, UCL

Diffie 76 — *Whitfield Diffie, Martin E. Hellman:* New Directions in Cryptography, Internet, 1976

Douin 04 — *J-M. Douin, P. Paradinas und C. Pradel:* Papier: Open Benchmark for Java Card Technology, presented at e-Smart 2004.

EG 98 — Europäische Gemeinschaften: Verordnung Nr. 2135/98 des Rates der Europäischen Gemeinschaften vom 24. September 1998 zur Änderung der Verordnung Nr. 3821/85 über das Kontrollgerät im Straßenverkehr und der Richtlinie 88/599/EWG über die Anwendung der Verordnungen Nr. 3820/85 und Nr. 3821/85

EU 95 — Europäisches Parlament und Europäischer Rat: Richtlinie 95/46/EG des Europäischen Parlaments und des Rates vom 24. Oktober 1995 zum Schutz natürlicher Personen bei der Verarbeitung personenbezogener Daten und zum freien Datenverkehr, Amtsblatt der Europäischen Gemeinschaften Nr. L 281, 23. November 1995

Eberspächer 00 — *Jörg Eberspächer, Hans-Jörg Vögel, Christian Bettstetter:* GSM – Global System for Mobile Communication, B.G. Teubner, Stuttgart 2000

Fenton 96 — *Norman E. Fenton, Shari Lawrence Pfleeger:* Software Metrics, Thomson Computer Press, London 1996

Finkenzeller 06 — *Klaus Finkenzeller:* RFID-Handbuch, 4. Auflage, Carl Hanser, München 2006

Franz 98 — *Michael Franz:* Java – Anmerkungen eines Wirth-Schülers, Informatik Spektrum, Springer, Berlin 1998

Gamma 04 — *Erich Gamma, Richard Helm, Ralph E. Johnson:* Entwurfsmuster, Addison-Wesley, München 2004

Gandolfi 01 — *Karine Gandolfi, Christophe Mourtel, Francis Oliver:* Electromagnetic Analysis: Concrete Results, Cryptographic Hardware and Embedded Systems – CHES 2001, Springer, Berlin/Heidelberg 2001

Garstka 03 — *Hansjürgen Garstka:* Informationelle Selbstbestimmung und Datenschutz. In *Christiane Schulzki-Haddouti*: Bürgerrechte im Netz, Bundeszentrale für politische Bildung, Bonn 2003

Gentz 97 — *Wolfgang Gentz:* Die elektronische Geldbörse in Deutschland, Diplomarbeit an der Fachhochschule München, München 1997

Gora 98 — *Walter Gora:* ASN.1 – Abstract Syntax Notation One, 3, Auflage 1998, Fossil, Köln

Gosling 95 — *James Gosling, Henry McGilton:* The Java Language Environment – A White Paper, Sun Microsystems, USA 1995

Guthery 02 — *Scott B. Guthery, Mary J. Cronin:* Mobile Application Development with SMS and the SIM Toolkit, McGraw-Hill, New York 2002

Gutmann 96 — *Peter Gutmann:* Secure Deletion of Data from Magnetic and Solid-State Memory, USENIX Konferenz, San José 1996

Gutmann 98 a — *Peter Gutmann:* Software Generation of Practically Strong Random Numbers, Internet, 1998

Gutmann 98 b — *Peter Gutmann:* X.509 Style Guide, Internet, 1998

Haghiri 02 — *Yahya Haghiri, Thomas Tarantino:* Smart Card Manufacturing: A Practical Guide, John Wiley and Sons, Chichester 2002

Hancke 05 — *Gerhard P. Hancke:* A Practical Relay Attack on ISO 14443 Proximity Cards, University of Cambridge, Computer Laboratory, Internet, February 2005

Hassler 02 — *Vesna Hassler, Martin Manninger, Mikhail Gordeev, Christoph Muller:* Java Card for E-Payment Applications, Artech House, London 2002

Hellmann 79 — *Martin E. Hellmann:* The Mathematics of Public-Key cryptography, Scientific American, August 1979

Heydt-Benjamin 06 — *Thomas S. Heydt-Benjamin, Daniel V. Bailey, Kevin Fu, Ari Juels, Tom O'Hare:* Vulnerabilities in First-Generation RFID-enabled Credit Cards, Proceedings of the Sixth Workshop on Privacy Enhancing Technologies (PET 2006), Cambridge, Springer, 2006

Hillebrand 2002 — *Friedhelm Hillebrand (Editor):* GSM and UMTS, John Wiley & Sons, Chichester 2002

Hilleringmann 04 — *Ulrich Hilleringmann:* Silizium-Halbleitertechnologie, 4. Auflage, B. G. Teubner, Stuttgart 2004

Horster 99 — *Patrik Horster, Dirk Fox (Hrsg.):* Datenschutz und Datensicherheit, Vieweg, Braunschweig 1999

Hunt 03 — *Andrew Hunt, David Thomas:* Der Pragmatische Programmierer, Carl Hanser, München 2003

Intel 98 — Intel, AP-684, APPLICATION NOTE, Understanding the Flash Translation Layer (FTL) Specification, December 1998

Isselhorst 97 — *Hartmut Isselhorst:* Betreiberorientierte Sicherheitsanforderungen für Chipkarten-Anwendungen, Card-Forum, Lüneburg 1997

Jacobs 05 — *Bart Jacobs, Ronny Wichers Schreur:* Biometric Passport, Radboud University Nijmengen, Safe NL Workshop 2005

Janke 02 — *Marcus Janke, Peter Laackmann:* Renaissance der physikalischen Angriffe, Card-Forum, Lüneburg 2002

Janke 03 — *Marcus Janke, Peter Laackmann:* Chipkarten unter Beschuss, Card-Forum, Lüneburg 2003

Jones 91 — *C. Jones:* Applied software measurement, McGraw-Hill, New York 1991

Jun 99 — *Benjamin Jun, Paul Kocher:* The Intel Random Number Generator, Internet, 1999

Kaliski 93 — *Burton S. Kaliski Jr.:* A Layman's Guide to a Subset of ASN.1, BER and DER, RSA Laboratories Technical Note, Internet, 1993

Kaliski 96 — *Burton S. Kaliski Jr.:* Timing Attacks on Cryptosystems, RSA Laboratories, Redwood City 1996

Karten 97 — Zeitschrift Karten: Zur Sicherheit der ec-Karte PIN: Das Urteil des OLG Hamm, Fritz Knapp, Frankfurt, August 1997

Kfir 05 — *Z. Kfir, A. Wool:* Picking virtual pockets using relay attacks on contactless smartcard systems, SECURECOMM 05 2005

Knuth 97 — *Donald Ervin Knuth:* The Art of Computer Programming, Volume 2, Seminumerical Algorithms, 3. Auflage, Addison Wesley Longman, Reading, Massachusetts 1997

Kocher 95 — *Paul C. Kocher:* Timing Attacks on Implementations of Diffie-Hellmann, RSA, DSS, and Other Systems, Internet, 1995

Kocher 98 a — *Paul C. Kocher, Joshua Jaffe, Benjamin Jun:* Introduction to Differential Power Analysis and Related Attacks, Internet, 1998

Kocher 98 b — *Paul C. Kocher, Joshua Jaffe, Benjamin Jun:* Differential Power Analysis: Leaking Secrets, Internet, 1998

Krissler 08 — *Jan Krissler, Karsten Nohl, Henryk Plötz:* Chiptease, c´t Nr. 8, 31. März 2008

Kriterien 05 — Regulierungsbehörde für Telekommunikation und Post (Reg TP): Bekanntmachung zur elektronischen Signatur nach dem Signaturgesetz und der Signaturverordnung (Übersicht über geeignete Algorithmen), 2. Januar 2005

Kuhn 97 — *Markus G. Kuhn:* Probability Theory for Pickpockets – ec-PIN Guessing, COAST Laboratory, Purdue University, West Lafayette, Indiana 1997

Kuhn — *Markus G. Kuhn:* Attacks on Pay-TV Access Control Systems, University of Cambridge, Internet, Jahr unbekannt

Kömmerling 99 — *Oliver Kömmerling, Markus G. Kuhn:* Design Principles for Tamper-Resistant Smartcard Processors, USENIX Workshop on Smartcard Technology, Chicago USA, 10–11 Mai 1999

Lamla 00 — *Michael Lamla:* Hardware Attacks on Smart Cards – Overview, Eurosmart Security Conference, Marseille, 13–15 Juni 2000

Lamport 81 — *Leslie Lamport:* Password Authentication with Insecure Communication, Communications of the ACM 24, 11, San Diego, CA 1981

Leiberich 99 — *Otto Leiberich:* Vom diplomatischen Code zur Falltürfunktion, Spektrum der Wissenschaft, Juni 1999

Lender 96 — *Friedwart Lender:* Production, Personalisation and Mailing of Smart Cards – A Survey, Smart Card Technologies and Applications Workshop, Berlin, November 1996

Levy 99 — *Steven Levy:* The open secret, Wired, April 1999

Liggesmeyer 02	*Peter Liggesmeyer:* Software-Qualität, Spektrum, Heidelberg 2002
Liggesmeyer 02	*Peter Liggesmeyer:* Software-Qualität, Spektrum, Heidelberg 2002
Lindholm 97	*Tim Lindholm, Frank Yellin:* Java – Die Spezifikation der virtuellen Maschine, Addison-Wesley, Reading 1997
Maltoni 05	*Davide Maltoni, Dario Maio, Anil K. Jain, Salil Prabhakar:* Handbook of Fingerprint Recorgnition, 2. Auflage,Springer Science + Business Media, USA 2005
Mangard 07	*Stefan Mangard, Elisabeth Oswald, Thomas Popp*, Power Analysis Attacks Revealing the Secrets of Smartcards, Springer, Berlin 2007
Massey 88	*James L. Massey:* Proceedings of the IEEE, An Introduction to Contemporary Cryptology, S. 533–549, IEEE, Vol. 76, No. 5, 1988
Massey 97	*James L. Massey:* Cryptography, Fundamentals and Applications, 1997
McConnell 05	*Steve McConnell:* Code Complete, 2. Auflage, Microsoft Press, Unterschleißheim 2005
Meister 95	*Giesela Meister, Eric Johnson:* Schlüsselmanagement und Sicherheitsprotokolle gemäß ISO/SC 27 – Standards in Smart Card – Umgebungen in: Albert Glade, Helmut Reimer, Bruno Struif: Digitale Signatur, Vieweg, Braunschweig 1995
Menezes 93	*Alfred J.Menezes:* Elliptic Curve Public Key Cryptosystems, Kluwer Academic Publishing, Boston 1993
Menezes 97	*Alfred J. Menezes, Paul C. van Oorschot, Scott A. Vanstone:* Handbook of Applied Cryptography, CRC Press, Boca Raton 1997
Merkle 81	*Ralph C. Merkle, Martin E. Hellman:* On the Security of Multiple Encryption, Internet, 1981
Messerges 99	*Thomas S. Messerges, Ezzy A. Dabbish, Robert H. Sloan:* Investigations of Power Analysis Attacks on Smartcards, USENIX Workshop on Smartcard Technology, Chicago USA, 10–11 Mai 1999
Meyer 82	*Carl H. Meyer, Stephen M. Matyas:* Cryptography, John Wiley & Sons, New York 1982
Meyer 96	*Carsten Meyer:* Nur Peanuts – Der Risikofaktor Magnetkarte, c´t, Juli 1996
Montenegro 99	*Sergio Montenegro:* Sichere und fehlertolerante Steuerungen, Carl Hanser, München, Wien 1999
Moore 02	*Simon Moore, Ross Anderson, Paul Cunningham, Robert Mullins, George Tayler:* Improving Smart Card Security using Self-timed Circuits, Internet, Mai 2002
Myers 95	*Glenford J. Myers:* The Art of Software Testing, 5. Auflage, John Wiley & Sons, New York 1995
Müller-Maguhn 97 a	*Andy Müller-Maguhn:* „Sicherheit" von EC-Karten, Die Datenschleuder, Ausgabe 53, 1997
Müller-Maguhn 97 b	*Andy Müller-Maguhn:* EC-Karten Unsicherheit, Die Datenschleuder, Ausgabe 59, 1997
NIST 01	NIST, A Statistical Test Suite for Random and Pseudorandom Number Generator for Cryptographic Applications, Special Publication 800-22
Nebelung 96	*Brigitte Nebelung:* Das Geldbörsen-Konzept der ec-Karte mit Chip, debis Systemhaus, Bonn 1996

Nechvatal 00 — *James Nechvatal, Elaine Barker, Lawrence Bassham, William Burr, Morris Dworkin, James Foti, Edward Roback:* Report on the Development of the Advanced Encryption Standard (AES), NIST, Internet 2000

Odlyzko 95 — *Andrew. M. Odlyzko:* The future of integer factorization, AT&T Bell Laboratories, 1995

Otto 82 — *Siegfried Otto:* Echt oder falsch? Die maschinelle Echtheitserkennung, Betriebswirtschaftliche Blätter, Heft 2, Februar 1982

PP 06 — Sun: Java Card System Protection Profile Collection Version 1.1, Santa Clara CA, USA, 2006

Peyret 97 — *Patrice Peyret:* Which Smart Card technologies will you need to ride the Information Highway safely?, Gemplus, 1997

Pomerance 84 — *C. Pomerance:* The Quadratic Sieve Factoring Algorithm, Advances in Cryptology – Eurocrypt 84

Press 92 — *William H. Press, Saul A. Teukolsky, William T. Vetterling, Brian P. Flannery:* Numerical Recipes in C – The Art of Scientific Computing, 2. Auflage, Cambridge University Press, Cambridge 1992

Rankl 06 — *Wolfgang Rankl:* Chipkarten-Anwendungen – Entwurfsmuster für Einsatz und Programmierung von Chipkarten, Carl Hanser, München 2006

Reed 60 — *Irving S. Reed, Gustave Solomon* veröffentlichten 1960 einen Artikel mit dem Titel „Polynomial Codes over Certain Finite Fields“

Rees 99 — *Jim Rees, Peter Honeyman:* CITI Technical Report 99-3, Webcard: a Java Card web server, University of Michigan, Ann Arbor 1999

Rescorla 01 — *Eric Rescorla:* SSL and TLS, Addison-Wesley, Boston 2001

Rivest 78 — *Ronald L. Rivest, Adi Shamir, Leonard Adleman:* Method for obtaining Digital Signatures and Public-Key Cryptosystems, Internet, 1976

Robertson 96 — *James Robertson, Suzanne Robertson:* Vollständige Systemanalyse, Carl Hanser, München, Wien 1996

SAS Methodology 07 — Security Accreditation Scheme – Methodology Version 3.4.0 September 2007, GSM Association

Schaar 02 — *Peter Schaar:* Datenschutz im Internet, C.H. Beck, München 2002

Schartner 01 — *Peter Schartner:* Security Tokens, it Verlag, Höhenkirchen 2001

Scherzer 00 — *Helmut Scherzer:* Chipkarten-Betriebssysteme – Gefahrenpotentiale und Sicherheitsmechanismen, Forum IT-Sicherheit Smartcards, 14. März 2000

Schindler 97 — *Werner Schindler:* Wie sicher ist die PIN?, Vortrag bei der Tagung „Kreditkartenkriminalität“, Heppenheim, Oktober 1997

Schneier 96 — *Bruce Schneier:* Angewandte Kryptographie, Addison-Wesley, Bonn 1996

Schneier 99 — *Bruce Schneier:* Attack Trees – Modeling security threats, Dr. Dobb's Journal, December 1999

Sedgewick 97 — *Robert Sedgewick:* Algorithmen, 3. Auflage, Addison-Wesley, Bonn München Reading 1997

Sharma 03 — *Ashok K. Sharma:* Advanced Semiconductor Memories: Architectures, Designs and Applications, IEEE Press und John Wiley & Sons, 2003

SigG 01 — Gesetz über Rahmenbedingungen für elektronische Signaturen, 22. Mai 2001

Silverman 97 — *Robert D. Silverman:* Fast Generation of Random, Strong RSA Primes, RSA Laboratories Crypto Byte, Internet, 1997

Simmons 92 — *Gustavus J. Simmons (Editor):* Contemporary Cryptology, New York: IEEE Press, 1992

Simmons 93 — *Gustavus J. Simmons:* The Subliminal Channels in the U.S. Digital Signature Algorithm, Proceedings of Symposium on State and progress of Research in Cryptography, Rom 1993

Skorobogatov 02 — *Sergei Skorobogatov, Ross Anderson:* Optical Fault Induction Attacks, Internet, Mai 2002

Sommerville 90 — *Ian Sommerville:* Software Engineering, Addison-Wesley, Wokingham 1990

Spillner 03 — *Andreas Spillner, Tilo Linz:* Basiswissen Softwaretest, dpunkt.verlag, Heidelberg 2003

Steele 01 — *Raymond Steele, Chin-Chun Lee, Peter Gould:* GSM, cdmaOne and 3G Systems, John Wiley & Sons, Chichester 2001

Tanenbaum 02 — *Andrew S. Tanenbaum:* Moderne Betriebssysteme, 3. Auflage, Addison-Wesley Longman, Reading, Massachusetts 2002

Thaller 93 — *Georg Erwin Thaller:* Qualitätsoptimierung der Software-Entwicklung. Das Capability Maturity Model (CMM), Vieweg, Braunschweig 1993

V-Modell XT — Bundesrepublik Deutschland: V-Modell XT, www.v-modell-xt.de, 2004

Vedder 97 — *Klaus Vedder, Franz Weikmann:* Smart Cards – Requirements, Properties and Applications, ESAT-COSIC Course, Katholische Universität Leuven, 1997

Walke 00a — *Bernhard Walke:* Mobilfunknetze und ihre Protokolle, Band 1 Grundlagen, GSM, UMTS und andere zellulare Mobilfunknetze, B. G. Teubner, Stuttgart 2000

Walke 00b — *Bernhard Walke:* Mobilfunknetze und ihre Protokolle, Band 2 Bündelfunk, schnurlose Telefonsysteme, W-ATM, HIPERLAN, Satellitenfunk, UPT, B. G. Teubner, Stuttgart 2000

Weikmann 92 — *Franz Weikmann:* Smart Card-Chips – Technik und weitere Perspektiven, Der GMD-Spiegel 1´92, Gesellschaft für Mathematik und Datenverarbeitung, Sankt Augustin 1992

Weikmann 98 — *Franz Weikmann, Klaus Vedder:* Smart Cards Requirements, Properties and Applications in: Tagungsband Chipkarten, Vieweg, Braunschweig 1998

Wiener 93 — *Michael J. Wiener:* Efficient DES Key Search, Crypto 93, Santa Barbara 1993

Woodhouse 01 — *David Woodhouse:* JFFS: The Journalling Flash File System, Red Hat, Inc., Internet, 2001

Yellin 96 — *Frank Yellin:* Low Level Security in Java, Internet, 1996

Zieschang 98 — *Thilo Zieschang:* Differentielle Fehleranalyse und Sicherheit von Chipkarten, Internet, 1998

25.4 Normen- und Spezifikationsverzeichnis

Der folgende Abschnitt enthält ein ausführlich kommentiertes Verzeichnis der für Karten mit und ohne Chip relevanten Normen und Industriestandards. Das Verzeichnis nimmt vor allem Rücksicht auf internationale und weniger auf lokale, länderspezifische Normen. Es sind sowohl Normen von Normungsorganisationen (z. B.: ANSI, CEN, ETSI, ISO) als auch kartenrelevante Quasi-Normen wie beispielsweise der EMV-Standard oder Internet-RFCs aufgeführt.

Zusätzlich zum kommentierten Verzeichnis zeigt die Tabelle 25.2 eine Übersicht von Quellen für themenspezifische Normen und Standards. Vor allem die Industriestandards sind mittlerweile in der Regel kostenlos via Internet erhältlich. Dies ist bei vielen Normen, die Normungsinstitute herausgeben, leider nicht der Fall.

Die für Chipkarten wichtigsten Normen und Standards sind mit dem Symbol „◆ " gekennzeichnet. Alle Normen und Standards sind nach der herausgebenden Institution und ihrer Nummer, ohne Berücksichtigung von Präfixen (z. B.: „pr") oder Zustandsbezeichnungen (z. B.: „DIS") geordnet. Das aufgeführte Datum ist das Erscheinungsdatum der zur Drucklegung dieses Buches aktuell gültigen Ausgabe.

Tabelle 25.2 Aufstellung der wichtigsten Web-Server für den Download von Normen und Informationen über Chipkarten-relevante Normen

Instanz	Web-Server	Bemerkung
ANSI	[ANSI]	—
CEN	[CEN]	—
DIN	[DIN]	—
EMV	[EMVCO]	Die Standards können kostenlos vom Web-Server heruntergeladen werden.
ETSI	[ETSI]	Alle ETSI-Normen (u. a. für GSM und UMTS) können kostenlos vom Web-Server heruntergeladen werden.
FIPS	[NIST]	Alle FIPS-Normen können kostenlos vom Web-Server heruntergeladen werden.
Global Platform	[Global Platform]	Die Standards können kostenlos vom Web-Server heruntergeladen werden.
IEEE	[IEEE]	—
ISO/IEC	[ISO]	—
ITU	[ITU]	—
Java Card Forum	[JCF]	Die Standards können kostenlos vom Web-Server heruntergeladen werden.
RFC	[RFC]	Die Standards können kostenlos vom Web-Server heruntergeladen werden.
RSA Inc.	[RSA]	Die Standards können kostenlos vom Web-Server heruntergeladen werden.
SEIS	[SEIS]	Die Standards können kostenlos vom Web-Server heruntergeladen werden.

Ergänzungen zu ISO- und ISO/IEC-Normen befinden sich in der Regel in einem Anhang (*Amendment, Amd.*). Bei der nächsten Revision dieser Norm, die üblicherweise alle 5 Jahre stattfindet, fließt dann der Anhang in die jeweilige Neufassung der Norm ein.

Neue Versionen von CEN-Normen werden in analoger Art wie ISO-Normen bezeichnet. Bei FIPS-Normen ist die Nummer der revidierten Auflage ein Bestandteil der Normungsbezeichnung (z. B. FIPS 140-2). Telekommunikationsnormen von ETSI benutzen eine dreistellige Versionsnummer als ausschlaggebendes Unterscheidungskriterium. Bei Industrie-Standards kommen je nach Herausgeber sowohl Jahreszahlen wie auch Versionsnummern als eindeutiges Merkmal für bestimmte Dokumentenstände zum Einsatz.

3GPP TS 21.111 Version 8.1.0 : 2007 USIM and IC card requirements
Kurze Norm mit den Festlegungen der grundsätzlich notwendigen Funktionalitäten eines Sicherheitsmoduls, d. h. einer USIM, für ein UMTS-Mobilfunknetzwerk. Diese Norm ist das UMTS-Äquivalent zur GSM-Norm GSM 02.17.

3GPP TS 23.038 Version 8.0.0 : 2008 Alphabets and language-specific information
Festlegung der Zeichen-Kodierung bei SMS, USSD und der bei UMTS benutzten Zeichensätze.

3GPP TS 23.040 Version 8.1.0 : 2008 Technical realization of the Short Message Service (SMS)

3GPP TS 31.102 Version 8.1.0 : 2008 Characteristics of the USIM Application
◆ *Spezifikation der logischen Eigenschaften der Chipkarten-Anwendung USIM, wobei diese durch eine Beschreibung der Schnittsstelle zwischen USIM und dem UMTS-Mobiltelefon realisiert ist. Die TS 31.102 beinhaltet eine detaillierte Beschreibung aller Dateien mit ihren Datenelementen, die Definition einiger weniger USIM-spezifischen Kommandos und eine Aufstellung von Kommandosequenzen für typische Abläufe. Zusammen mit der TS 31.101 ist diese Norm das UMTS-Äquivalent zur GSM-Norm GSM 11.11.*

3GPP TS 31.111 Version 8.0.0 : 2008 USIM Application Toolkit (USAT)
Definition und ausführliche Beschreibung des USIM Application Toolkits für USIMs. USAT beschreibt eine Schnittstelle zwischen Mobiltelefon und USIM zur teilweisen Steuerung des Mobiltelefons von Zusatzanwendungen der USIM aus. Die Norm führt proaktive Kommandos für die USIM ein und definiert viele neue Kommandos im Zusammenhang mit der Steuerung des Mobiltelefons, wie beispielsweise Displayausgabe, Tastaturabfrage oder Versenden von Kurznachrichten. Das GSM-Äquivalent zu dieser Norm ist die GSM 11.14.

3GPP TS 31.120 Version 7.0.0 : 2007 UICC-terminal interface; Physical, electrical and logical test specification

3GPP TS 31.121 Version 7.2.0 : 2007 UICC-terminal interface; Universal Subscriber Identity Module (USIM) application test specification

3GPP TS 31.122 Version 3.1.0 : 2007 Universal Subscriber Identity Module (USIM) conformance test specification
Festlegung von Testumgebung, Testausrüstung, Testhierarchie und der einzelnen Testfälle für das Testing von USIMs. Die beschriebenen Tests zielen ausnahmslos auf die elektrischen und informationstechnischen Aspekte. Dazu sind Tests von der elektrischen Versorgung über Datenübertragung, Dateiverwaltung, Kommandos bis hin zu typischen Abläufen in der UMTS-Anwendung im Detail festgelegt. Diese Norm zeigt sehr gut und ausführlich, wie USIM-Tests beschrieben, aufgebaut und durchgeführt werden können. Diese Norm ist das USIM-Äquivalent zur SIM-Testnorm GSM 11.17.

3GPP TS 33.102 Version 7.1.0 : 2006 3G Security; Security Architecture
Zentrale Norm für die gesamte Sicherheitsarchitektur eines UMTS-Mobilfunknetzwerks bezüglich Netzwerkzugriff, Authentisierung, Vertraulichkeit und Datenintegrität. Diese Norm enthält unabhängig von einem bestimmten Kryptoalgorithmus eine vollständige Beschreibung der Netzwerksicherheitsfunktionen, Authentisierungsprotokolle, Verschlüsselungsverfahren sowie der Erzeugung der Authentisierungsvektoren und der verwendeten Schlüsselableitungen.

3GPP TS 42.019 version 5.1.0 : 2005 Subscriber Identity Module Application Programming Interface (SIM API); Stage 1

3GPP TS 51.011 Version 4.15.0 : 2005 Specification of the Subscriber Identity Module – Mobile Equipment (SIM – ME) interface (Release 4), 2003
◆ *Spezifikation der physikalischen und logischen Eigenschaften einer SIM, wobei diese durch eine Beschreibung der Schnittstelle zwischen SIM und dem GSM-Mobiltelefon realisiert ist. Die Spezifikation beinhaltet die Definition der Kartengrößen ID-1 und Plug-In, der mechanischen Rahmenparameter für die Karte und die Kontakte. Weiterhin sind in GSM 11.11 die Festlegung aller elektrischen Rahmenwerte sowie Struktur und Dateninhalt von ATR und PPS enthalten sowie die Festlegung der möglichen Dateistrukturen, Sicherheitsmechanismen, Kommandos und Returncodes. Zusätzlich sind alle für eine SIM notwendigen Datenelemente und Dateien aufgeführt sowie typische Kommandosequenzen. Diese Norm ist das GSM-Äquivalent zu den UMTS-Normen TS 31.101 und TS 31.102.*

3GPP TS 51.013 Version 5.6.1 : 2005 Test specification for Subscriber Identity Module (SIM) Application Programming Interface (API) for Java Card

3GPP TS 51.014 Version 4.5.0 : 2005 Specification of the SIM Application Toolkit for the Subscriber Identity Module – Mobile Equipment (SIM – ME) interface (Release 4), 2003
◆ *Definition und ausführliche Beschreibung des SIM Application Toolkits für SIMs. SAT beschreibt eine Schnittstelle zwischen Mobiltelefon und SIM zur teilweisen Steuerung des Mobiltelefons von Zusatzanwendungen der SIM aus. Die Norm führt proaktive Kommandos für die SIM ein und definiert viele neue Kommandos im Zusammenhang mit der Steuerung des Mobiltelefons, wie beispielsweise Displayausgabe, Tastaturabfrage oder Versenden von Kurznachrichten.*

3GPP TS 51.017 Version 4.2.0 : 2005 Subscriber Identity Module (SIM) test specification

ANSI X9.84 : 2003 Biometric Information Management and Security
Diese sehr umfangreiche Norm legt für die unterschiedlichsten biometrischen Identifizierungsverfahren die grundlegenden Architekturprinzipien, die Verwendung, Verwaltung und Sicherheitsanforderungen für biometrische Daten fest.

CC PP 01 Common Criteria for Information Technology Security – Smart Card Security User Group Protection Profile, Internet, 2001

CEPS, Version 2.1.3 : 2001 Joint Specification for Common Electronic Purse Cards
CEPS ist eine wichtige Norm für elektronische Geldbörsen, welche in Zukunft die Grundlage der meisten Börsensysteme in Europa sein wird bzw. schon ist und sich an EN 1546 orientiert.

CWA 14167 Security Requirements for Trustworthy Systems Managing Certificates for Electronic Signatures

-1 : 2003 Part 1: System Security Requirements

-2 : 2004 Part 2: Cryptographic module for CSP signing operations with backup – Protection profile (CMCSOB-PP)

-3 : 2004 Part 3: Cryptographic module for CSP key generation services – Protection profile (CMCKG-PP)

-4 : 2004 Part 4: Cryptographic module for CSP signing operations – Protection profile (CMCSO PP)

CWA 14169 : 2004 Secure Signature-creation devices „EAL 4+“

CWA 14170 : 2004 Security requirements for signature creation applications

CWA 14171 : 2004	General guidelines for electronic signature verification
CWA 14365	Guide on the Use of Electronic Signatures
-1 : 2004	Part 1: Legal and Technical Aspects
-2 : 2004	Part 2: Protection Profile for Software Signature Creation Devices
CWA 14890	◆ Application Interface for smart cards used as Secure Signature Creation Devices
-1 : 2004	Part 1: Basic requirements
-2	Part 2: Additional Services
EMV Version 4.1 : 2007	Integrated Circuit Card Specification for Payment Systems ◆ *Dies ist die wichtigste Normenreihe für Chipkarten im Zahlungsverkehr und wird gemeinsam von EMVCo [EMV] veröffentlicht. Die Reihe besteht aus vier Teilen, Bücher genannt, die die Chipkarte und die dazugehörige Debit- oder Kredit-Zahlungsverkehrsanwendung sowie das dazugehörige Terminal festlegen.*
EMV Book 1	EMV Integrated Circuit Card Specification for Payment Systems, Book 1 Application Independent ICC to Terminal Interface Requirement, Version 4.1, 2007 ◆ *Dieser Teil enthält die Spezifikation der mechanischen und elektrischen Eigenschaften von Chipkarten und Terminals. Definition der An- und Abschaltsequenz, der Datenübertragung auf elektrischer Ebene, des ATRs sowie der dazugehörigen Datenelemente. Außerdem sind die beiden Übertragungsprotokolle T=0 und T=1 sowie APDU-Aufbau, logische Kanäle, einige wenige grundlegende Kartenkommandos und Mechanismen zur Anwendungsselektion spezifiziert.*
EMV Book 2	EMV Integrated Circuit Card Specification for Payment Systems, Book 2 Security and Key Management, Version 4.1, 2007 ◆ *In diesem Teil sind statische und dynamische Datenauthentisierung, PIN-Verschlüsselung und Secure Messaging beschrieben. Er enthält auch generelle Rahmenbedingungen für das Schlüsselmanagement der Public Keys eines Zahlungsverkehrssystems und Anforderungen für die Terminalsicherheit inklusive dazugehörigem Schlüsselmanagement.*
EMV Book 3	EMV Integrated Circuit Card Specification for Payment Systems, Book 3 Application Specification, Version 4.1, 2007 ◆ *Dieser Teil der EMV-Spezifikation definiert eine Reihe von notwendigen Kommandos der Chipkarte und die Chipkarten-Anwendung für Debit- und Kreditkarten. Des Weiteren Vorgaben für die Transaktionsabläufe. Im Anhang befindet sich unter anderem eine Beschreibung inklusive Kodierung aller Datenelemente, Vorgaben zur TLV-Kodierung von Daten und generelle Ansätze zur Integration von EMV-Chipkarten in Zahlungsverkehrssystemen.*
EMV Book 4	EMV Integrated Circuit Card Specification for Payment Systems, Book 4 Cardholder, Attendant and Acquirer Interface Requirements, Version 4.1, 2007 ◆ *In Book 4 sind die obligatorischen und optionalen Anforderungen für ein Terminal, das Chipkarten nach EMV unterstützt, aufgeführt. Dazu gehören denkbare Konfigurationen, funktionale und sicherheitstechnische Anforderungen an das Terminal, mögliche und erlaubte Benutzermeldungen inklusive verwendetem Zeichensatz sowie die Schnittstelle zum Acquirer. Dieser Standard definiert in den Grundzügen auch die Architektur der Terminalsoftware sowie das Modell eines Interpreters im Terminal für ausführbaren Programmkode. Im*

Anhang befindet sich eine Aufstellung von Terminal-relevanten Datenelementen und Hinweise zur technischen Gestaltung der Terminals sowie Beispiele für Terminals am Point-of-Sale, an Geldausgabe- und Warenausgabeautomaten.

EMV CPA — EMV Integrated Circuit Card Specifications for Payment Systems, Common Payment Application Specification, Version 1.0, December 2005

EN 1332 — Identification card systems – Man-Machine Interface

- 1 : 2007 — Part 1: Design principles and symbols for the user interface

- 2 : 1998 — Part 2: Definition of a Tactile Identifier for ID-1 cards
Festlegung einer fühlbaren Aussparung für ID-1-Karten zur Erkennung der Ausrichtung der Karte.

- 3 : 1999 — Part 3: Key pads

- 4 : 2007 — Part 4: Coding of user requirements for people with special needs

- 5 : 2006 — Part 5: Raised tactile symbols for differenciation of application on ID-1 cards

EN 1545 — Identification card systems – Surface transport applications

-1 : 2005 — Part 1: Elementary data types, general code lists and general data elements

-2 : 2005 — Identification card systems – Surface transport applications – Part 2: Transport and travel payment related data elements and code lists

EN 1546 — Identification card systems – Inter-sector electronic purse
◆ *Die weltweit wichtigste Norm für elektronische Geldbörsen, welche die Grundlage der meisten Börsensysteme darstellt. Die Normenreihe ist relativ allgemein gehalten, enthält somit viele Optionen, ist aber eine sehr gute und auch vollständige Beschreibung einer elektronischen Geldbörse.*

- 1 : 1999 — Part 1: Definition, concepts and structures
Definition der Begriffe für die gesamte Normenreihe und Beschreibung der grundlegenden Konzepte und Strukturen für die branchenübergreifende elektronische Geldbörse.

- 2 : 1999 — Part 2: Security architecture
Beschreibung der verwendeten Notationen für Sicherheitsmechanismen, der Sicherheitsarchitektur und der dazugehörigen Abläufe und Mechanismen bei der branchenübergreifenden elektronischen Geldbörse.

- 3 : 1999 — Part 3: Data elements and interchanges
Beschreibung der Datenelemente, Dateien, Kommandos und Returncodes zwischen allen Komponenten der branchenübergreifenden elektronischen Geldbörse.

- 4 : 1999 — Part 4: Data objects
Beschreibung des TLV-Mechanismus zum Lesen beliebiger Datenelemente aus Dateien sowie detaillierte Darstellung der Komponenten und der Zustände für die Zustandsautomaten der branchenübergreifenden elektronischen Geldbörse. Inklusive eine Liste der Kennzeichen (tags) für alle verwendeten Datenelemente.

ETSI TS 101 086 Version 8.2.0 : 2005 — Subscriber Identity Module (SIM) conformance test specification
Festlegung von Testumgebung, Testausrüstung, Testhierarchie und der einzelnen Testfälle für den Test von SIMs. Die beschriebenen Tests zielen ausnahmslos auf die elektrischen und informationstechnischen Aspekte. Dazu sind Tests von der elektrischen Versorgung über Datenübertragung, Dateiverwaltung,

Kommandos bis hin zu typischen Abläufen in der GSM-Anwendung im Detail festgelegt. Diese Norm zeigt sehr gut und ausführlich, wie SIM-Tests beschrieben, aufgebaut und durchgeführt werden können.

ETSI TS 101 181 Version 8.9.0 : 2005 Security mechanisms for SIM application toolkit; Stage 2

◆ *Diese Norm enthält die Spezifikation aller Sicherheitsmechanismen für eine abhör- und manipulationssichere Verbindung zwischen Hintergrundsystem und SIM. Außerdem ist der grundsätzliche Mechanismus eines Remote File Managements auch durch SMS beschrieben.*

ETSI TS 101 476 Version 8.5.0 : 2002 Subscriber Identity Module Application Programming Interface (SIM API); SIM API for Java Card; Stage 2

◆ *Spezifikation einer Java-Card-Variante für den Einsatz als SIM mit SIM Application Toolkit auf der Basis der Java Card 2.1-Spezifikationen. Diese Norm ist das zentrale Dokument für den Einsatz von Java Card bei GSM. Die Grundlage dazu bildet die GSM 02.19.*

ETSI TS 101 955 Version 8.3.0 : 2005 Test specification for SIM API for Java card

Festlegung von Testumgebung, Testanwendungen, Testabläufen, Testabdeckung und der einzelnen Testfälle für das SIM API für Java Card nach GSM 03.19. Die beschriebenen Tests zielen ausnahmslos auf die informationstechnischen Aspekte einer Java Card für GSM. Diese Norm zeigt sehr gut und ausführlich, wie Tests für eine Java Card beschrieben, aufgebaut und durchgeführt werden können.

ETSI TS 102 221 Version 7.10.0 : 2008 Smart cards; UICC-Terminal interface; Physical and logical characteristics

◆ *Spezifikation der physikalischen und logischen Eigenschaften einer USIM, wobei diese durch eine Beschreibung der Schnittstelle zwischen USIM und dem UMTS-Mobiltelefon realisiert ist. Die Spezifikation beinhaltet die Definition der Kartengrößen ID-1 und Plug-In, der mechanischen Rahmenparameter für die Karte und die Kontakte. Weiterhin ist in dieser Spezifikation die Festlegung aller elektrischen Rahmenwerte sowie Struktur und Dateninhalt von ATR und PPS enthalten sowie die Definition der Übertragungsprotokolle, der Dateistrukturen, Sicherheitsmechanismen, Kommandos und Returncodes. Zusätzlich sind alle von einer bestimmten Telekommunikationsanwendung unabhängigen Dateien mit ihren Datenelementen sowie Kommandosequenzen aufgeführt. Diese Norm ist die Grundlage für ein Chipkarten-Betriebssystem für eine USIM und wird von der TS 31.102 mit allen anwendungsspezifischen Teilen für eine USIM ergänzt.*

ETSI TS 102 222 Version 7.1.0 : 2007 Integrated Circuit Cards (ICC); Administrative commands for telecommunications applications (Release 6), 2005

◆ *In dieser Spezifikation sind die administrativen Kommandos zur Verwaltung von Dateien sowie die dazugehörigen Sicherheitsbedingungen für Telekommunikations-Chipkarten festgelegt.*

ETSI TS 102 223 Version 7.10.0 : 2008 Smart cards; Card Application Toolkit (CAT)

◆ *Definition und ausführliche Beschreibung eines generischen Application Toolkits für Telekommunikations-Chipkarten. CAT beschreibt eine Schnittstelle zwischen Mobiltelefon und Chipkarte zur teilweisen Steuerung des Mobiltelefons von Zusatzanwendungen der Chipkarte aus. Die Norm definiert die Kommandos im Zusammenhang mit der Steuerung des Mobiltelefons, wie beispielsweise Displayausgabe, Tastaturabfrage oder Versenden von Kurznach-*

richten. Auf dieser Grundlagennorm baut beispielsweise GSM 11.14 und TS 31.111 auf.

ETSI TS 102 230 Version 5.7.0 : 2007 Smart cards; UICC-Terminal Interface; Physical, Electrical and Logical Test Specification *Festlegung der physikalischen und elektrischen Tests für UICCs. Außerdem sind grundlegende Tests für die Kommunikationsverbindung zur UICC und Tests zu den beiden Übertragungsprotokollen T=0 und T=1 beschrieben.*

ETSI TS 102 268 Version 6.0.0 : 2007 Smart Cards; Test specification for the UICC Application Programming Interface (AP)I for Java Card

ETSI TS 102 588 Version 7.1.0 : 2007 Smart Cards; Application invocation Application Programming Interface (API) by a UICC webserver for Java Card platform

ETSI TS 102 600 Version 7.1.0 : 2007 Smart Cards; UICC-Terminal interface; Characteristics of the USB interface

ETSI TS 102 613 Version 7.1.0 : 2008 Smart Cards; UICC – Contactless Front-end (CLF) Interface; Part 1: Physical and data link layer characteristics

ETSI TS 102 622 Version 7.0.0 : 2008 Smart Cards; UICC – Contactless Front-end (CLF) Interface; Host Controller Interface (HCI)

FIPS 46-3 : 1999 Data Encryption Standard (DES)
Diese Norm beschreibt den DES- und Triple-DES-Algorithmus.

FIPS 74 : 1981 Guidelines for Implementing and Using the NBS Encryption Standard

FIPS 81 : 1980 DES Modes of Operation

FIPS 140-2 : 2001 Security Requirements for Cryptographic Modules
◆ *Diese Norm ist eine weltweit eingesetzte Grundlagennorm bezüglich der Sicherheitsanforderungen von Sicherheitsmodulen, zu denen auch Chipkarten gezählt werden können. Sie definiert vier unterschiedlich hohe Sicherheitsniveaus für Sicherheitsmodule und beschreibt detailliert sieben sicherheitsrelevante Anforderungsbereiche. Der Inhalt dieser Norm ist sehr praxisbezogen und geht auch auf technische Realisierungsdetails wie beispielsweise Kriterien für die Qualität von Zufallszahlengeneratoren ein.*

FIPS 180-3 : 2007 Secure Hash Standard (SHA)
◆ *Diese Norm beschreibt die SHA-Hashfunktionen.*

FIPS 186-2 : 2000 Digital Signature Standard (DSS)
Diese Norm beschreibt den DSS-Algorithmus.

FIPS 197 : 2001 Advanced Encryption Standard (AES)
◆ *Diese Norm beschreibt den AES-Algorithmus.*

Global Platform Card Specification 2.2 : 2006 ◆ *Dies ist die wichtigste Spezifikation zum Thema Verwaltung von Anwendungen auf Multiapplikations-Chipkarten. Die sehr umfangreiche Spezifikation enthält eine detaillierte Darstellung der Software- und Sicherheits-Architektur von Multiapplikations-Chipkarten sowie eine ausführliche Beschreibung von dazu notwendigen Kommandos. Der Anhang enthält unter anderem die Spezifizierung einer API für das Anwendungsmanagement auf Java Cards, was zum De-facto-Standard bei diesem Typ von Chipkarten avanciert ist.*

ICAO 9303-1 Vol. 1 : 2006 ICAO 9303 Teil 1 – Machine Readable Passport – Volume 1 Passports with Machine Readable Data Stored in Optical Character Recognition Format

ICAO 9303-1 Vol. 2 : 2006 ICAO 9303 Teil 1 – Machine Readable Passport – Volume 2 Specifications for Electronically Enabled Passports with Biometric Identification Capabilities

ICAO 9303-2 : 2005 ICAO 9303 Teil 2 – Machine Readable Visas

ICAO 9303-3 : 2002 ICAO 9303 Teil 3 – Size 1 and Size 2 Machine Readable Official Travel Documents

IEEE 1363 : 2000 Standard Specifications for Public-Key Cryptography
◆ *Dies ist eine sehr ausführliche und umfassende Norm, welche beinahe alle Aspekte – von der Schlüsselgenerierung bis zur Verwendung bei digitaler Signatur, Schlüsselaustausch und Verschlüsselung bei asymmetrischen Kryptoalgorithmen – abdeckt.*

ISO 639 Codes for the representation of names of languages

- 1 : 2002 Part 1: Alpha-2 code

- 2 : 1998 Part 2: Alpha-3 code

- 3 : 2007 Part 3: Alpha-3 code for comprehensive coverage of languages

- 4 : DIS 2006 Part 4: Implementation guidelines and general principles for language coding

- 5 : FDIS 2008 Part 5: Alpha-3 code for language families and groups

- 6 : 2007 Part 6: Alpha-4 representation for comprehensive coverage of language variants

ISO 3166 Codes for the representation of names of countries and their subdivisions

- 1 : 2006 Part 1: Country codes

- 2 : 2007 Part 2: Country subdivision code

- 3 : 1999 Part 3: Code for formerly used names of countries

ISO 4217 DIS : 2007 Codes for the representation of currencies and funds

ISO 4909 : 2006 Bank cards – Magnetic stripe data contents for track 3

ISO 7810 : 2003 Identification cards – Physical characteristics
Beschreibung der wichtigsten physikalischen Eigenschaften einer Karte ohne Chip und Definition der Kartengrößen ID-1, ID-2 und ID-3.

ISO 7811 Identification cards – Recording technique
Diese Normenreihe ist eine wichtige Referenz für die mechanischen Aspekte von Karten und legt für diesen Bereich die wesentlichen Kartenelemente in ihrer Ausführung fest.

- 1 : 2002 Part 1: Embossing
Exakte Definition der zehn Ziffern sowie der grundlegenden Beschriftungsart für die Hochprägung von Karten.

- 2 : 2001 Part 2: Magnetic stripe – low coercivity
Definition der Größe und Position des Magnetstreifens einer Karte. Außerdem sind in dieser Norm die physikalischen Eigenschaften des magnetisierbaren Materials und die Kodierung der Zeichen auf dem Magnetstreifen festgelegt.

- 3 : 2003 Part 3: Location of embossed characters on ID-1 cards
Definition von möglichen Positionen der Hochprägung auf ID-1-Karten.

- 4 : 1996 Part 4: Location of read-only magnetic tracks – Tracks 1 and 2
Definition der Position der nur lesbaren Spuren 1 und 2 auf ID-1-Karten.

- 5 : 1996 Part 5: Location of read-write magnetic track – Track 3
Definition der Position der schreib- und lesbaren Spur 3 auf ID-1-Karten.

- 6 FIDS : 2008	Part 6: Magnetic stripe – High coercivity
- 7 WD : 2001	Part 7: Magnetic stripe – High coercivity high density
- 8 : 2008	Part 8: Magnetic stripe – Coercivity of 51,7 kA/m (650 Oe)
- 9 FDIS : 2008	Part 9: Tactile identifier mark
ISO 7812	Identification cards – Identification of issuers
- 1 : 2006	Part 1: Numbering system *Spezifikation eines Nummerierungsschemas für die Herausgeber von ID-Karten.*
- 2 : 2007	Part 2: Application and registration procedures *Festlegung der Registrierungsinstanz und eines Formulars für die Registrierung von Anwendungen. Enthält außerdem den Algorithmus für die Prüfsumme nach Luhn (Modulo 10 Prüfsumme).*
ISO 8583	Financial transaction card originated messages – Interchange message specifications *Norm für die Datenübertragung zwischen Terminal und Host. In einer angelehnten Form funktioniert auch in Deutschland die Kommunikation zwischen Terminals für Debitkarten und dem Hintergrundsystem.*
- 1 : 2003	Part 1: Messages, data elements and code values
- 2 : 1998	Part 2: Application and registration procedures for Institution Identification Codes (IIC)
- 3 : 2003	Part 3: Maintenance procedures for messages, data elements and code values
ISO 9564	Banking – Personal Identification Number management and security
- 1 : 2002	Part 1: PIN protection principles and techniques *Grundlagen der PIN-Auswahl, des PIN-Managements und des Schutzes der PIN für allgemeine Bankanwendungen. In den Anhängen sind unter anderem generelle Forderungen an Eingabegeräte für PINs definiert. Auch sind dort Vorschläge für das Layout der entsprechenden Tastaturen vorhanden. Des Weiteren befinden sich im Anhang Hinweise zum Löschen von sensitiven Daten auf verschiedenen Medien wie Magnetband, Papier oder Halbleiterspeicher.*
- 2 : 2005	Part 2: Approved algorithm(s) for PIN encipherment *Sehr kurze Norm, die den DES als Algorithmus zur PIN-Verschlüsselung definiert.*
- 3 : 2003	Part 3: PIN protection requirements for offline PIN handling in ATM and POS systems
ISO 9992	Financial Transaction Cards – Messages between the Integrated Circuit Card and the Card Accepting Device
- 1 : 1990	Part 1: Concepts and structures
- 2 : 1998	Part 2: Functions, messages (commands and responses), data elements and structures *Definition von Kommandos, Abläufen und Datenelementen für Chipkarten im Zahlungsverkehr. Enthält die Definition der Kennzeichen (tags) für Datenelemente im Zahlungsverkehr und viele Querverweise auf bestehende Normen der ISO/IEC 7816-Reihe.*
- 4 DIS : 1993	Part 4: Common data for interchange
- 5 CD : 1991	Part 5: Organization of data elements
ISO 11568	Banking – Key management

- 1 : 2005	Part 1: Introduction to Key Management
- 2 : 2005	Part 2: Key management techniques for symmetric ciphers
- 3 : 1994	Part 3: Key life cycle for symmetric ciphers
- 4 : 2007	Part 4: Key management techniques for public key cryptosystems
- 5 : 1998	Part 5: Key life for public key cryptosystems
- 6 : 1998	Part 6: Key management schemes
ISO 15782	Banking – Certificate management for financial services
- 1 : 2003	Part 1: Public Key Certificates
- 2 : 2001	Part 2: Certificate extensions
ISO/IEC 646 : 1991	Information technology – ISO 7-bit coded character set for information interchange
ISO/IEC 7501	Identification cards – Machine readable travel documents
- 1 DIS : 2007	Part 1: Machine readable passport
- 2 : 1997	Part 2: Machine readable visa
- 3 : 2005	Part 3: Machine readable offcial travel documents
ISO/IEC 7813 : 2006	Identification cards – Financial transaction cards
ISO/IEC 7816	Identification cards – Integrated circuit(s) cards with contacts ◆ *Dies ist die wichtigste ISO-Normenreihe für Prozessorkarten. Die ersten drei Teile fokussieren vor allem auf die Karten- und Chiphardware. Die nachfolgenden Teile legen alle Mechanismen und Eigenschaften von Anwendungen und Betriebssystemen für Chipkarten sowie der dazugehörigen Informationstechnik fest.*
- 1 : 1998	Part 1: Physical characteristics *Definition der physikalischen Eigenschaften einer Karte mit einem kontaktbehafteten Chip, sowie der dafür anzuwendenden Tests.*
- 2 : 2007	Part 2: Dimensions and location of the contacts *Definition der Größe und Position der Kontaktelemente einer Chipkarte sowie der möglichen Anordnung von Chip, Magnetstreifen und Hochprägung. Auch ist die Messmethode für die Position der Kontakte auf der Chipkarte beschrieben.*
- 3 : 2006	Part 3: Electrical interface and transmission protocols ◆ *Die wichtigste ISO-Norm für die elektrischen Rahmenparameter einer Mikrocontroller-Chipkarte. In dieser Norm sind alle grundlegenden elektrischen Eigenschaften wie Spannungsversorgung, Anhalten der Taktfrequenz und Resetverhalten (Kalt- und Warmreset) festgelegt. Außerdem sind die Datenelemente, der Aufbau und die möglichen Abläufe von ATR und PPS definiert. Ein großer Teil dieser Norm befasst sich noch mit den Grundlagen der Datenübertragung auf physikalischer Ebene (z. B. Teiler) und die Definition der beiden Übertragungsprotokolle T=0 und T=1 mit ausführlichen Beispielen des Kommunikationsablaufs.*
- 4 : 2005	Part 4: Organization, security and commands for interchange ◆ *Die wichtigste ISO-Norm auf Anwendungsebene für Chipkarten. Definition der Dateiorganisation, Dateistrukturen, Sicherheitsarchitektur, TPDUs, APDUs, Secure Messaging, Returncodes und der logischen Kanäle. Den größten Teil nimmt eine ausführliche Beschreibung der Kommandos für Chipkarten*

	ein. Außerdem werden die grundlegenden Mechanismen von Chipkarten für allgemeine Industrieanwendungen beschrieben.
- 5 : 2004	Part 5: Registration of application identifiers *Definition des Nummerierungsschemas für die eindeutige Identifizierung von nationalen und internationalen Anwendungen in Chipkarten. Außerdem werden die exakte Datenstruktur der AIDs definiert und die Registrierungsprozedur für Anwendungen erklärt.*
- 6 : 2004	Part 6: Inter-industry data elements for interchange *Definition von Datenelementen (data objects – DO) und dazugehöriger TLV-Kennzeichnung für allgemeine Industrieanwendungen. Auch sind die dazugehörigen TLV-Strukturen erläutert sowie Prozeduren für das Auslesen von Datenobjekten aus Chipkarten.*
- 7 : 1999	Part 7: Commands for Structured Card Query Language (SCQL) *Definition zusätzlicher Kommandos für Chipkarten in Ergänzung zu ISO/IEC 7816-4. In dieser Norm sind die Prinzipien einer an SQL angelehnten Datenbank für Chipkarten definiert. Außerdem legt sie die Kommandos für die dazugehörigen SCQL-Zugriffe auf Chipkarten fest.*
- 8 : 2004	Part 8: Commands for security operations ◆ *Dieser Teil der Normenreihe ist zur Gänze dem Thema sicherheitsrelevante Funktionen und Kommandos gewidmet. Die Norm definiert ergänzend zu ISO/IEC 7816-4 zusätzliche Mechanismen für Secure Messaging. Des Weiteren sind umfangreiche Kommandos für kryptografische Funktionen, wie beispielsweise digitale Signatur, Hash-Berechnung, MAC-Berechnung, Ver- und Entschlüsselung von Daten beschrieben.*
- 9 : 2004	Part 9: Commands for card management ◆ *In dieser in drei Teile gegliederten Norm ist am Beginn der Lebenszyklus von Chipkarten-Anwendungen auf Dateiebene in Form von Zuständen beschrieben. Der nächste große Abschnitt beschäftigt sich mit der Beschreibung von Zugriffskontrollobjekten (access control objects – ACO), die für die Reglementierung von Dateizugriffen verwendet werden können. Der dritte umfangreiche Teil der Norm definiert Suchkommandos für Dateiinhalte und die für die Verwaltung von Anwendungen notwendigen Administrationskommandos zum Erzeugen und Löschen von Dateien.*
- 10 : 1999	Part 10: Electronic signals and answer to reset for synchronous cards *Dieser Teil ist für Speicherkarten das Gegenstück zu Teil 3 dieser Normenreihe. Hier werden die wesentlichen elektrischen Rahmenparameter für Speicherkarten festgelegt. Auch sind die Datenelemente, der Aufbau und die möglichen Abläufe des ATR für synchrone Karten definiert.*
- 11 : 2004	Part 11: Personal verification through biometric methods *Dieser Normenteil definiert Kommandos zur biometrischen Benutzeridentifizierung sowie dazugehörige Datenelemente. Des Weiteren werden im Anhang überblickshaft der Ablauf für die Aufnahme der biometrischen Daten in die Chipkarte (*enrollment*) aufgezeigt und ein Szenario für die Überprüfung dieser biometrischen Daten beschrieben.*
- 12 : 2005	Part 12: USB electrical interface and operating procedures
- 13 : 2007	Part 13: Commands for application management in a multi-application environment

- 15 : 2004	Part 15: Cryptographic information application ◆ *Dieser Teil der Normenreihe nutzt den PKCS #15 Standard als Grundlage und definiert darauf aufbauend alle notwendigen Datenelemente für eine interoperable Chipkarte für digitale Signatur. Die Norm enthält eine Beschreibung aller für eine Signaturkarte notwendigen Datenobjekte, Verzeichnisse und Dateien sowie eine ASN.1-Beschreibung aller in den Dateien gespeicherten Zertifikate, Schlüssel und sonstiger Verwaltungsinformationen.*
ISO/IEC 8824	Information technology – Abstract Syntax Notation One (ASN.1) *Definition der grundlegenden Kodierungsregeln von ASN.1.*
ISO/IEC 8825	Information technology – Open Systems Interconnection – Specification of Basic Encoding Rules for Abstract Syntax Notation One (ASN.1) *Definition der Datenbeschreibungssprache ASN.1.*
ISO/IEC 8859	Information technology – 8-bit single-byte coded graphic character sets
ISO/IEC 9075	Information technology – Database languages – SQL *Definition der Datenbankabfragesprache Structured Query Language (SQL), welche eine Obermenge der chipkartenbasierten Datenbankabfragesprache SCQL ist.*
ISO/IEC 9979 : 1999	Information technology – Security techniques – Procedures for the registration of cryptographic algorithms
ISO/IEC 9796	Information technology – Security techniques – Digital signature scheme giving message recovery *Definition von Verfahren zur Erstellung und Überprüfung digitaler Signaturen mit Nachrichtenrückgewinnung. Im Anhang befinden sich mehrere Zahlenbeispiele zur Schlüsselerzeugung, Signaturerstellung und Prüfung der Signatur.*
- 1 : 1999	Part 1: Mechanisms using redundancy
- 2 : 2002	Part 2: Integer factorization based mechanisms
- 3 : 2006	Part 3: Discrete logarithm based mechanisms
ISO/IEC 9797	Information technology – Security techniques – Message Authentication Codes (MACs)
- 1 CD : 2007	Part 1: Mechanisms using a block cipher
- 2 : 2002	Part 2: Mechanisms using a dedicated hash-function
ISO/IEC 9798	Information technology – Security techniques – Entity authentication ◆ *Normenreihe, die im Detail die unterschiedlichen kryptografischen Techniken für die Authentisierung von einer, zwei oder drei beteiligten Instanzen beschreibt. Diese Normenreihe ist die wichtigste Referenz zum Thema Authentisierung.*
- 1 : 1997	Part 1: General *Festlegung der Bezeichnungen und Notationen für die weiteren Teile der Normenreihe.*
- 2 : 2004	Part 2: Mechanisms using symmetric encipherment algorithms *Festlegung von Authentisierungsverfahren, die auf symmetrischen Kryptoalgorithmen basieren.*
- 3 : 1998	Part 3: Mechanisms using digital signature techniques *Festlegung von Authentisierungsverfahren, die auf digitalen Signaturen basieren.*

- 4 : 1999 Part 4: Mechanisms using a cryptographic check function
Festlegung von Authentisierungsverfahren, die auf kryptografischen Prüffunktionen basieren.

- 5 : 2004 Part 5: Mechanisms using zero knowledge techniques
Festlegung von Authentisierungsverfahren, die auf Zero-Knowledge-Verfahren basieren.

ISO/IEC 10116 : 2006 Information technology – Security techniques – Modes of operation for an n-bit block cipher algorithm
Beschreibung der vier üblichen Modi (ECB, CBC, CFB, OFD), mit denen ein Blockverschlüsselungsalgorithmus betrieben werden kann. Im Anhang befinden sich detaillierte Anmerkungen zur jeweiligen Anwendung der vier Verschlüsselungsmodi sowie in einem weiteren Anhang die entsprechenden Zahlenbeispiele dazu.

ISO/IEC 10118 Information technology – Security techniques – Hash functions
Allgemeine Grundlagen zu Hashfunktionen sowie dazugehörige Padding-Methoden.

- 1 : 2000 Part 1: General

- 2 : 2000 Part 2: Hash functions using an n-bit block cipher algorithm
Definition von Hashfunktionen, die einen Blockverschlüsselungsalgorithmus als Grundlage benutzen. Es wird ein Algorithmus mit einfacher und einer mit doppelter Schlüssellänge beschrieben. Im Anhang befindet sich jeweils ein dazu passendes Zahlenbeispiel auf der Basis des DES.

- 3 : 2004 Part 3: Dedicated hash functions

- 4 : 1998 Part 4: Hash-functions using modular arithmetic

ISO/IEC 10373 Identification cards – Test methods
◆ *Grundlegende Norm zum Test von Karten. Genaue Beschreibung von Testmethoden für Kartenkörper und Kartenkörper in Verbindung mit dem implantierten Chip. Die einzelnen Tests werden mit vielen erklärenden Zeichnungen detailliert beschrieben.*

- 1 : 2006 Part 1: General characteristics tests

- 2 : 2006 Part 2: Cards with magnetic stripes

- 3 : 2001 Part 3: Integrated circuit(s) cards with contacts and related interface devices
Festlegung von Testumgebung, Testmethoden und Testabläufen für elektrische Tests von kontaktbehafteten Chipkarten. Dazu sind Abläufe für die Prüfung der Kontaktpositionen, der elektrischen Versorgung und der Datenübertragung bei ATR, PPS und den Übertragungsprotokollen im Detail festgelegt.

- 5 : 2006 Part 5: Optical memory cards

- 6 : 2001 Part 6: Proximity cards

- 7 FDIS : 2008 Part 7: Vicinity cards

ISO/IEC 10536 Identification cards – Contactless integrated circuit(s) cards – Close-coupled cards
In dieser Norm werden kontaktlose Chipkarten beschrieben, deren Einsatzgebiet sich auf den direkten Kontakt mit dem Terminal beschränkt.

- 1 : 2000 Part 1: Physical characteristics
Definition der physikalischen Eigenschaften von kontaktlosen Chipkarten sowie der dazugehörigen Testmethoden.

- 2 : 1995	Part 2: Dimension and location of coupling areas *Spezifikation der Abmessungen und Lage der Koppelflächen für kontaktlose Karten und den Betrieb in Kartenterminals mit Kartenschlitz oder an der Oberfläche.*
- 3 : 1996	Part 3: Electronic signals and reset procedures *Definition der elektrischen Signale der induktiven und kapazitiven Koppelelemente zwischen Terminal und Chipkarte.*
ISO/IEC 10646	Information technology – Universal Multiple-Octet Coded Character Set (UCS)
ISO/IEC 11693 : 2005	Identification cards – Optical memory cards – General characteristics
ISO/IEC 11694	Identification cards – Optical memory cards and devices – Linear recording method
- 1 : 2005	Part 1: Physical characteristics
- 2 : 2005	Part 2: Dimensions and location of the accessible optical area
- 3 : 2001	Part 3: Optical properties and characteristics
- 4 : 2001	Part 4: Logical data structures
- 5 : 2006	Part 5: Data format for information interchange for applications using ISO/IEC 11694-4, Annex B
- 6 : 2006	Part 6: Use of biometrics on an optical memory card
ISO/IEC 11770	Information technology – Security techniques – Key management
- 1 : 1996	Part 1: Framework
- 2 FDIS : 2008	Part 2: Mechanisms using symmetric techniques
- 3 : 1999	Part 3: Mechanisms using asymmetric techniques
- 4 : 2006	Part 4: Mechanisms based on weak secrets
ISO/IEC 12207 FDIS : 2007	Information technology – Software life cycle processes
ISO 13491	Banking – Secure cryptographic devices
- 1 : 2007	Part 1: Concepts, requirements and evaluation methods
- 2 : 2005	Part 2: Security compliance checklists for devices used in magnetic stripe card systems
ISO/IEC 13888	Information technology – Security techniques – Non-repudiation
- 1 : 2004	Part 1: General
- 2 : 1998	Part 2: Mechanisms using symmetric techniques
- 3 : 1997	Part 3: Mechanisms using asymmetric techniques
ISO/IEC 14443	Identification cards – Contactless integrated circuit(s) cards – Proximity cards ◆ *In dieser Norm werden kontaktlose Chipkarten beschrieben, die bis zu einigen 10 cm Abstand zu Terminals verwendet werden können.*
- 1 : FDIS 2008	Part 1: Physical characteristics
- 2 : 2001	Part 2: Radio frequency power and signal interface
- 3 : 2001	Part 3: Initialization and anticollision
- 4 : 2001	Part 4: Transmission protocol
ISO/IEC 14888	Information technology – Security techniques – Digital signature with appendix *Diese Norm spezifiziert grundlegende Mechanismen und Vorgehensweisen für digitale Signaturen mit Anhang.*

- 1 : FDIS 2007	Part 1: General
- 2 : FDIS 2007	Part 2: Integer factorization based mechanisms
- 3 : 2006	Part 3: Discrete logarithm based mechanisms
ISO/IEC 15292 : 2001	Information technology – Security techniques – Protection Profile registration procedures
ISO/IEC 15408	Information technology – Security techniques – Evaluation criteria for IT security
- 1 : 2007	Part 1: Introduction and general model
- 2 : 2007	Part 2: Security functional requirements
- 3 : 2007	Part 3: Security assurance requirements
ISO/IEC 15457	Identification cards – Thin flexible cards
-1 : 2008	Part 1: Physical characteristics
-2 : 2007	Part 2: Magnetic recording techniques
-3 : 2008	Part 3: Test methods
ISO/IEC 15693	Identification cards – Contactless integrated circuit(s) cards – Vicinity cards *In dieser Norm werden kontaktlose Chipkarten beschrieben, die in bis zu einem Meter Abstand zu Terminals verwendet werden können.*
- 1 : 2000	Part 1: Physical characteristics
- 2 : 2006	Part 2: Air interface and initialization
- 3 : 2001	Part 3: Anticollision and transmission protocol
ISO/IEC 15946	Information technology – Security techniques – Cryptographic techniques based on elliptic curves
- 1 FDIS : 2007	Part 1: General
- 2 FDIS : 2001	Part 2: Digital signatures
- 3 : 2002	Part 3: Key establishment
- 4 CD : 2000	Part 4: Digital signatures giving message recovery
ISO/IEC 18013	Personal Identification – ISO Compliant Driving Licence
- 1 WD : 2005	Part 1: Physical Characteristics and Data Set
- 2 FDIS : 2007	Part 2: Machine-readable technologies
ISO/IEC 18045 : 2005	Information technology – Security techniques – Methodology for IT security evaluation
ISO/IEC 18092 : 2004	Information technology – Telecommunications and information exchange between systems – Near Field Communication – Interface and Protocol (NFCIP-1)
ISO/IEC 19794	Information technology – Biometric data interchange formats
ISO/IEC 24727	Identification cards – Integrated circuit card programming interfaces
ITU X.509	ITU X.509 : 2005 Information Technology – Open Systems Interconnection – The Directory: Authentication Framework ◆ *Diese Norm legt Aufbau und Kodierung von Zertifikaten fest. Sie stellt weltweit die meistbenutzte Grundlage für Zertifikatsstrukturen dar.*
Java Card 2.2.2 : 2006	◆ *Dieser Industriestandard ist die Grundlage der Java Card; er wird vom Java Card Forum erstellt und von der Firma Sun veröffentlicht. Alle drei Stan-*

dards ergänzen sich und decken die verschiedenen Implementierungs-Aspekte einer Java Card ab.

JCAPI 06 — Sun Microsystems: Java Card Platform Specification, Version 2.2.2 – Application Programming Interface, Santa Clara 2006
◆ *Dieser Standard spezifiziert die gesamte Schnittstelle, das API, die einem Applet auf einer Java Card zur Verfügung steht. Das Dokument umfasst im Wesentlichen eine umfangreiche Aufstellung aller Klassen und Interfaces des Java Card API.*

JCBio 02 — Biometric Application Programming Interface (API) for Java Card, Version 1.1, NIST 2002

JCRES 06 — Sun Microsystems: Java Card Platform Specification, Version 2.2.2 – Runtime Environment Specification, Santa Clara 2006
◆ *Dieser Standard spezifiziert die Java Card-Laufzeitumgebung, die im Wesentlichen aus der Virtuellen Maschine und dem Java Card API besteht. Das Dokument beschreibt im Detail die Themen Lebensdauer der Virtuellen Maschine und Lebensdauer von Applets, Selektion von Applets, transistente Objekte, Sharing von Objekten, Transaktionen und Atomität von Transaktionen sowie Installation von Applets.*

JCVMS 06 — Sun Microsystems: Java Card Platform Specification, Version 2.2.2 – Virtual Machine Specification, Santa Clara 2006
◆ *Dieser Standard spezifiziert die Virtuelle Maschine der Java Card. Er umfasst den detaillierten Aufbau der Virtuellen Maschine, den Befehlssatz der Virtuellen Maschine und das Format der CAP-Dateien.*

MKT Spezifikation, Version 1.0 : 1999 — Multifunktionale Karten Terminals
Die von Teletrust Deutschland herausgegebene MKT Spezifikation ist in Deutschland der Quasi-Standard für die Anbindung von Terminals an PCs.

Teil 1 — MKT-Basiskonzept

Part 2 — CT-ICC-Interface – MKT-Schnittstelle für kontaktorientierte Chipkarten mit synchroner und asynchroner Übertragung

Part 3 — CT-API 1.1 – Anwendungsunabhängiges Card Terminal Applikation Programming Interface

Part 4 — CT-BCS – Anwendungsunabhängiges Card Terminal Basic Command Set

Part 5 — Chipkarten mit synchroner Übertragung – ATR und Datenbereiche

Part 6 — Chipkarten mit synchroner Übertragung – Übertragungsprotokolle

Part 7 — Chipkarten mit synchroner Übertragung – Anwendung von Interindustry Commands

OMA Wireless Application Protocol Identity Module Specification, Version 260 : Juli 2001
Spezifikation der physikalischen und logischen Eigenschaften einer WIM, der digitalen Signaturanwendung für Telekommunikations-Chipkarten. Es sind alle für eine WIM-Anwendung notwendigen Mechanismen, Kommandos, Datenelemente und Dateien aufgeführt.

OMA Smartcard-Web-Server Version 1.0 : 2007

PC/SC V 2.01.4 : Juli 2007 — Interoperability Specification for ICCs and Personal Computer Systems
◆ *Diese umfangreiche und detaillierte Spezifikation ist die Grundlage der Anbindung von Chipkarten und Terminals an das Ressourcenmanagement der 16-Bit- und 32-Bit-Betriebssysteme von Microsoft.*

- 1 Part 1: Introduction and Architecture Overview
- 2 Part 2: Interface Requirements for Compatible IC Cards and Readers
- 3 Part 3: Requirements for PC-Connected Interface Devices
- 4 Part 4: IFD Design Considerations and Reference Design Information
- 5 Part 5: ICC Resource Manager Definition
- 6 Part 6: ICC Service Provider Interface Definition
- 7 Part 7: Application Domain and Developer Design Considerations
- 8 Part 8: Recommendations for ICC Security and Privacy Devices

PKCS *Die Public Key Cryptography Standards sind von der Firma RSA Inc. veröffentlichte Industriestandards mit Fokus auf dem Einsatz von asymmetrischen Kryptoalgorithmen.*

PKCS #1 V 2.1 : 2001 RSA Cryptography Standard
Dieser PKCS-Standard beschreibt die Funktionsweise der Ver- und Entschlüsselung mit dem RSA-Algorithmus.

PKCS #3 V 1.4 : 1993 Diffie-Hellman Key-Agreement Standard
Dieser PKCS-Standard beschreibt die Funktionsweise des Schlüsselaustausch zwischen zwei Instanzen nach dem Verfahren von Diffie-Hellman.

PKCS #5 V 2.1 : 2006 Password-Based Cryptography Standard
Dieser PKCS-Standard enthält Empfehlungen zur Realisierung von Verschlüsselung, Schlüsselableitung und MAC-Bildung auf der Grundlage von Schlüsseln, die aus Passwörtern gebildet werden.

PKCS #11 V 2.2 : 2004 Cryptographic Token Interface Standard
◆ *Weltweite De-facto-Norm für eine API zum Aufruf von kryptografischen Funktionen. Die API hat den Namen „Cryptoki" (cryptographic token interface) und beinhaltet Funktionen wie RC2, RC4, RC5, MD5, SHA-1, DES, Triple-DES, IDEA, RSA, DSA, MAC-Berechnung und Schlüsselerzeugung für die unterschiedlichen Kryptoalgorithmen.*

PKCS #13 V 1.0 : 1998 Elliptic Curve Cryptography Standard

PKCS #15 PKCS #15 V 1.1 : 2000 Cryptographic Token Information Format Standard
◆ *Dies ist die weltweite De-facto-Norm der notwendigen Datenelemente einer interoperablen Chipkarte für digitale Signatur. Der Standard enthält eine Beschreibung aller für eine Signaturkarte notwendigen Verzeichnisse und Dateien sowie eine ASN.1-Beschreibung aller in den Dateien gespeicherten Zertifikate, Schlüssel und sonstiger Verwaltungsinformationen.*

RFC 768 : 1980 User Datagram Protocol

RFC 791 : 1981 Internet Protocol

RFC 793 : 1981 Transmission Control Protocol

RFC 1321 : 1992 The MD5 Message-Digest Algorithm

RFC 1750 : 1994 Randomness Recommendations for Security
Darstellung der Funktionsprinzipien von unterschiedlichen Zufallszahlengeneratoren. Aufbauend darauf werden Empfehlungen für Verfahren zur Konzeption einer hochwertigen Pseudozufallszahlengenerierung für PCs gegeben.

RFC 1945 : 1996 Hypertext Transfer Protocol – HTTP/1.0

RFC 2104 : 1997 HMAC: Keyed-Hashing for Message Authentication

RFC 2246 : 1999	The TLS Protocol
RFC 2289 : 1998	A One-Time Password System
RFC 2460 : 1998	Internet Protocol, Version 6 (IPv6)
RFC 2616 : 1999	Hypertext Transfer Protocol – HTTP/1.1
RFC 2617 : 1999	HTTP Authentication: Basic and Digest Access Authentication
RFC 2818 : 2000	HTTP Over TLS
RFC 3161 : 2001	Internet X.509 Public Key Infrastructure Time-Stamp Protocol (TSP)
RFC 3748 : 2004	Extensible Authentication Protocol (EAP)
SP 800-57	Recommendation for Key Management
- 1 : 2007	Part 1: General
- 2	Part 2: Best Practices for Key Management Organization
TR-3110 : 2007	BSI Technical Guideline TR-03110; Advanced Security Mechanism for Machine Readable Travel Documents – Extended Access Control (EAC), Version 1.1
TS 15480	Identification card systems – European Citizen Card
Part 1 : 2007	Physical, electrical and transport protocol characteristics
Part 2 : 2007	Logical data structures and card services
Part 3 : 2007	Interoperability using an application interface
Part 4 : 2007	Card issuance, operation and use

Universal Serial Bus Revision 2.0 Specification : 2000

◆ *Diese sehr umfangreiche Spezifikation ist die Grundlage für die USB-Schnittstelle.*

25.5 Web-Adressen

Die folgende Liste von Web-Adressen ist ein Querschnitt durch die unterschiedlichen Firmen und Institutionen, die auf dem Gebiet der Chipkarten aktiv sind. Sie erhebt natürlich keinen Anspruch auf Vollständigkeit, kann aber sehr gut als Startpunkt für weitere Recherchen benutzt werden. Diese Liste befindet sich im HTML-Format und in laufend aktualisierter Form auch auf der Hompepage von Wolfgang Rankl [www.wrankl.de].

In der Regel kann über die Homepage einer Firma auch deren Postanschrift sowie die Telefonnummer eines Ansprechpartners herausgefunden werden, weshalb es kein explizites Verzeichnis von Firmenadressen gibt. Bei konkretem Bedarf an einer bestimmten Information geben wir prinzipiell den Rat, mit den entsprechenden Suchbegriffen und der Zuhilfenahme einer leistungsfähigen Suchmaschine das Web zu durchkämmen.

Tabelle 25.3 Liste der Web-Adressen von Firmen und Institutionen auf dem Gebiet der Chipkarten.

Referenz	Firma oder Institution	URL
[3GPP2]	3GPP2	www.3gpp2.org
[3GPP]	3GPP	www.3gpp.org
[AC]	Austria Card	www.austriacard.at
[AFNOR]	Association française de Normalisation	www.afnor.org
[AmEx]	American Express	www.americanexpress.com

Tabelle 25.3 (Fortsetzung): Liste der Web-Adressen von Firmen und Institutionen auf dem Gebiet der Chipkarten.

[ANSI]	American National Standards Institute	www.ansi.org
[Atmel]	Atmel	www.atmel.com
[BasicCard]	BasicCard	www.basiccard.com
[Bluetooth]	Bluetooth	www.bluetooth.com
[BMG]	Bundesministerium für Gesundheit	www.bmg.bund.de
[BSI]	Bundesamt für Sicherheit in der Informationstechnik	www.bsi.bund.de
[CCC]	Chaos Computer Club	www.ccc.de
[CC]	Common Criteria	www.commoncriteria.org
[CDG]	CDMA Development Group (CDG)	www.cdg.org
[CEN]	Comité Européen de Normalisation	www.cenorm.be
[CEPS]	Common Electronic Purse Specifications	www.cepsco.com
[DECT]	DECT Forum	www.dect.org
[Diehard]	Diehard	www.stat.fsu.edu/pub/diehard
[Diners]	Diners-Club	www.diners-club.com
[DIN]	Deutsches Institut für Normung	www.din.de
[Dolomiti]	Dolomiti Superski	www.dolomitisuperski.de
[DPA]	Deutsches Patentamt	www.deutsches-patentamt.de
[Drexler]	Drexler Technology	www.lasercard.com
[ECBS]	European Committee for Banking Standards	www.ecbs.org
[EMV]	EMVCO	www.emvco.com
[ETSI]	European Telecommunications Standards Institute	
[Eurosmart]	Eurosmart	www.eurosmart.com
[EZ-link]	EZ-link-Karte	www.ezlink.com.sg
[FeliCa]	FeliCa	www.sony.co.jp/Products/felica
[FINEID]	FINEID	www.fineid.fi
[GD]	Giesecke & Devrient	www.gi-de.com
[GeldKarte]	GeldKarte	www.geldkarte.de
[Gemalto]	Gemalto	www.gemalto.com
[Gematik]	Gematik	www.gematik.de
[GP]	Global Platform	www.globalplatform.org
[GSM]	GSM Association	www.gsmworld.com
[Hanser]	Carl Hanser Verlag	www.hanser.de
[IATA]	International Air Transport Association	www.iata.org
[ICAO]	International Civil Aviation Organization	www.icao.int
[ICMA]	International Card Manufactorers Association	www.icma.com
[IEC]	International Electrotechnical Commission	www.iec.ch
[IEEE]	Institute of Electrical and Electronics Engineers	www.ieee.org

Tabelle 25.3 (Fortsetzung): Liste der Web-Adressen von Firmen und Institutionen auf dem Gebiet der Chipkarten.

[IMT-2000]	IMT-2000	www.imt-2000-online.com
[Infineon]	Infineon	www.infineon.de
[Integri]	Integri	www.integri.be
[Iridium]	Iridium	www.iridium.com
[ISC]	Internet Systems Consortium	www.isc.org
[ISO]	International Organization for Standardization	www.iso.org
[ITU]	International Telecommunication Union	www.itu.int
[JCB]	Japan Credit Bureau	www.jcb-global.com
[JCF]	Java Card Forum	www.javacardforum.org
[JTC1]	Joint Technical Commettee One	www.jtc1.org
[Maosco]	Maosco Ltd.	www.multos.com
[MasterCard]	MasterCard International	www.mastercard.com
[Mifare]	Mifare	www.mifare.net
[MMCA]	MultiMediaCard Association	www.mmca.org
[Mondex]	Mondex International Ltd	www.mondex.com
[MUSCLE]	Movement for the Use of Smart Cards in a Linux Environment	www.linuxnet.com
[NCSC]	National Computer Security Center	www.ncsa.uiuc.edu
[NFC Forum]	NFC Forum	www.nfc-forum.org
[NIST]	National Institute of Standards and Technology	www.nist.gov
[NSA]	National Security Agency	www.nsa.gov
[NXP]	NXP	www.nxp.com
[Oberthur]	Oberthur Smart Cards	www.oberthur.com
[OCF]	OCF	www.opencard.com
[Octopus]	Octopus-Karte	www.octopuscards.com
[OMA]	OMA	www.openmobilealliance.org
[OMG]	OMG	www.omg.com
[OTP]	Open Trading Protocol	www.otp.org
[Oyster]	Oyster-Karte	www.oystercard.com
[PC/SC]	PC/SC Arbeitsgruppe	www.pcscworkgroup.com
[Proton]	Proton	www.protonworld.com
[Radicchio]	Radicchio	www.radicchio.org
[Rankl]	Wolfgang Rankl	www.wrankl.de
[RFC]	RFC Server	www.rfc.net
[RFID]	RFID Handbook	www.rfid.com
[RSA]	RSA Inc.	www.rsa.com
[Sagem Orga]	Sagem Orga	www.sagem-orga.com
[SEIS]	Swedish Secured Electronic Information in Society Specification	www.seis.se
[Semper]	Semper	www.semper.org
[SEPT]	SEPT	www.sept.fr
[SET]	Secure Electronic Transaction LLC	www.setco.org
[SIM Alliance]	SIM Alliance	www.simalliance.org

Tabelle 25.3 (Fortsetzung): Liste der Web-Adressen von Firmen und Institutionen auf dem Gebiet der Chipkarten.

[SIT]	Fraunhofer Institut für sichere Informationstechnologie (SIT)	www.sit.fraunhofer.de
[Skiamade]	Ski amadé	www.skiamade.com
[Skidata]	Skidata	www.skidata.com
[SmartTrust]	SmartTrust	www.smarttrust.com
[Smarttrust]	Smarttrust	www.smarttrust.com
[STM]	ST Microelectronics	www.st.com
[Suica]	Super Urban Intelligent Card	www.jreast.co.jp/suica
[Telesec]	Telesec	www.t-systems-telesec.com
[TETRA]	TETRA	www.tetramou.com
[TIA]	Telecommunications Industry Association	www.tiaonline.org
[Top500]	Top 500 Supercomputer	www.top500.org
[TTT]	Teletrust	www.teletrust.de
[UMTS-Forum]	UMTS-Forum	www.umts-forum.org
[Unicode]	Unicode Konsortium	www.unicode.org
[USB]	USB	www.usb.org
[Visa]	Visa International	www.visa.com www.visa.de
[WikiDE]	deutsche Wikipedia	de.wikipedia.org
[WikiEN]	englische Wikipedia	en.wikipedia.org
[Wiley]	John Wiley & Sons, Inc.	www.wiley.co.uk
[Zeitcontrol]	Zeitcontrol Cardsystems GmbH	www.zeitcontrol.de

Stichwortverzeichnis